AF608500

E. Stein Proktologie

Springer-Verlag Berlin Heidelberg GmbH

E. Stein

Proktologie

Lehrbuch und Atlas

Vierte, vollständig überarbeitete Auflage
mit 368 überwiegend farbigen Abbildungen
in 878 Einzeldarstellungen und 54 Tabellen

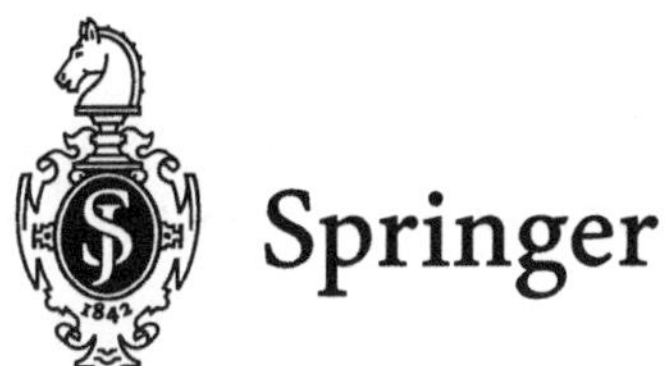

Springer

Dr. med. Ernst Stein
Arzt für Dermatologie - Allergologie
Schwetzinger Straße 35, 67117 Limburgerhof

ISBN 978-3-540-43033-9

Die Deutsche Bibliothek - CIP-Einheitsaufnahme
Stein, Ernst: Proktologie: Lehrbuch und Atlas; 54 Tabellen / Ernst Stein. - 4., vollst. überarb. Aufl. - Berlin; Heidelberg; New York; Barcelona; Hongkong; London; Mailand; Paris; Tokio: Springer, 2003
ISBN 978-3-540-43033-9 ISBN 978-3-642-55594-7 (eBook)
DOI 10.1007/978-3-642-55594-7

http://www.springer.de/medizin

Einband: deblik, Berlin
Gesamtherstellung: Appl, Wemding
Gedruckt auf säurefreiem Papier SPIN 10778809 22/3130/op 5 4 3 2 1 0

Vorwort zur 4. Auflage

Da auch die 3. Auflage nach verhältnismäßig kurzer Zeit vergriffen war, wurde die nun vorliegende vollständig aktualisierte 4. Auflage erforderlich. Für viele wertvolle Anregungen von Lesern bedanke ich mich und hoffe auf weitere Verbesserungsvorschläge.
Um das „Dinosaurier-Syndrom" zu vermeiden, versuchte ich wiederum, mich auf das Wesentliche zu beschränken und komplexere Sachverhalte in einheitlich gegliederter Form, möglichst kurz und verständlich, wiederzugeben. Nur so konnte der Umfang des Buches beibehalten werden, obwohl eine Menge Neues aus der Literatur und auch viele Abbildungen hinzukamen. Besondere Beachtung fanden praxisbezogene Diagnostik- und Therapieempfehlungen, möglichst aus evidenzbasierten Leitlinien von Fachgruppen, ein noch ausführlicheres Sachverzeichnis und Querverweise zum besseren Verständnis spezieller Zusammenhänge. Ausgewählte Quellenangaben im Text sollen weiterführende Informationen ermöglichen.
Das Buch wendet sich an Internisten und Allgemeinärzte, an Chirurgen, Urologen, Dermatologen, Gynäkologen, Pathologen, Radiologen und Parasitologen, insbesondere aber auch an Studierende der Medizin, denen es als Orientierung und rechtzeitiger Wegweiser dienen kann.

Limburgerhof, August 2002 — Ernst Stein

Vorwort zur 1. Auflage

Die rasche Weiterentwicklung aller Bereiche der Medizin, insbesondere jedoch unsere zunehmende Kenntnis von den oft vielschichtigen und fachübergreifenden Zusammenhängen vieler Krankheitsbilder, haben zwangsläufig auch zu einer Ausweitung des Faches Proktologie geführt.
Dieses Gebiet kann heute, weniger denn je, als Domäne eines bestimmten Fachbereiches der Medizin verstanden werden, allein schon deshalb nicht, weil ein Großteil der heute zur Proktologie zählenden Krankheitsbilder nur fachübergreifend erfaßbar ist.
Die Proktologie muß vielmehr den Anspruch erheben, als ein eigenständiges Fach definiert zu werden, das mehr oder weniger gewichtig die Subdisziplinen gastroentorologische bzw. endoskopische Chirurgie, Innere Medizin, Dermatologie bzw. Allergologie und Mikrobiologie, Mykologie, Histo-Pathologie, Urologie und Parasitologie umfaßt.
Viele früher als unheilbar geltende Krankheiten können heute, dank der Entdeckung hochwirksamer Medikamente, neuer Operationsmethoden und weiterer therapeutischer Errungenschaften der modernen Medizin, langzeitig gebessert oder geheilt werden. Voraussetzung ist jedoch stets die exakte, möglichst frühzeitige Diagnosestellung.
Vergegenwärtigt man sich die möglichen Folgen einer kritiklosen Langzeittherapie symptomatischer Hauterscheinungen im Perianalbereich, die idiopathischen Hautkrankheiten im Erscheinungsbild gleichen können oder gar die tödliche Gefahr einer verzögerten Diagnosestellung eines Rektumkarzinoms infolge symptomatischer Behandlung vermeintlicher Hämorrhoiden, so wird der zunehmende Stellenwert der Diagnostik erkennbar.
Ohne eine offene und vorurteilsfreie Kooperation mit den Kollegen anderer Fachgebiete ist heute eine verantwortungsbewußte Diagnostik und Therapie in der Proktologie undenkbar. Fachegoismus ist hier fehl am Platze. Jeder proktologisch tätige Kollege sollte sich streng auf das beschränken, was er zu leisten vermag. Wir laufen sonst Gefahr, das Kostbarste unseres Berufes zu verlieren, nämlich das Vertrauen unserer Patienten.
Die stürmische Fortentwicklung der Medizin läßt wissenschaftliche Veröffentlichungen zunehmend schneller altern. Eine ausufernde Publikationsflut macht es dem Einzelnen immer schwerer, das Schrifttum selbst nur eines Fachbereiches zu überblicken und Bewährtes sowie echte Fortschritte auszuwäh-

len. Umfassendere Einautoren-Fachbücher erscheinen demzufolge heute schon fast wie ein Anachronismus.
Das „team-work" stellt *die* zeitgemäße Arbeitsform dar auch bei der Abfassung medizinischer Lehrbücher.
Der Autor gab sich demzufolge niemals der Illusion hin, ein so facettenreiches Fach wie die Proktologie auch nur annähernd erschöpfend darstellen zu können. Ziel war es vielmehr, die heutigen Möglichkeiten und Grenzen des Faches Proktologie erkennbar zu machen.
Es wurde versucht, das Wesentliche der Ätiologie, Klinik, Diagnostik und Therapie der heute zur Proktologie zählenden oder in dieses Fach hineinreichenden Krankheitsbilder zusammenzustellen und möglichst praxisorientiert wiederzugeben.
Da das Buch vorwiegend didaktischen Wert haben soll und bewußt auf detaillierte wissenschaftliche Abhandlungen verzichtet wurde, blieben viele ätiopathogenetische Hypothesen ebenso unerwähnt wie zahlreiche neue Therapievorschläge, für die noch keine nachvollziehbaren Beweismöglichkeiten bestehen.
Auch auf die Beschreibung der einzelnen Operationstechniken wurde verzichtet. Hierfür stehen ausführliche Lehr- und Handbücher der Chirurgie zur Verfügung, auf die verwiesen wird.
Den einzelnen stets nach einheitlichem Schema gegliederten Kapiteln sind zur eingehenderen Information Literaturverzeichnisse angefügt.
Da der proktologisch tätige Arzt in besonderem Maße auf das Erwerben und Verarbeiten eidetisch wirksamer Eindrücke angewiesen ist, wurde besonderer Wert auf eine vielseitige und farbige Bebilderung gelegt. So wurden häufig verschiedene Abbildungen der gleichen Erkrankung gezeigt, um so das charakteristische Gepräge des betreffenden Krankheitsbildes deutlicher werden zu lassen.
Sofern dieses Buch dazu beiträgt, die Proktologie als einen zunehmend eigenständiger werdenden Fachbereich der Medizin zu verstehen aber auch zu erkennen, daß eine vorbehaltlose interdisziplinäre Zusammenarbeit auch zukünftig eine conditio sine qua non bleibt, wird der vorliegende Beitrag zwar vergänglich, jedoch nicht ganz vergeblich gewesen sein.

Ludwigshafen/Rhein, März 1986 Ernst Stein

Danksagung

Bei der Neugestaltung der vorliegenden 4. Auflage waren wieder namhafte Kollegen unterschiedlicher Fachbereiche behilflich. Mein Dank für die kritische Durchsicht der „dermatologischen Krankheitsbilder“ gilt insbesondere Herrn Dr. W. H. C. Burgdorf (Tutzing), der auch die Übersetzung für die englische Ausgabe vornahm, für die der „Kolitiden“ Herrn Prof. Dr. J. F. Riemann (Ludwigshafen/Rhein), der „Parasitosen“ Herrn Prof. Dr. H. Mehlhorn (Düsseldorf), der Techniken „Defäkographie“, „Biofeedback“, „Manometrie“ und „Elektromyographie“ Herrn Prof. Dr. W. Jost (Wiesbaden) und der Ausführungen zu „Verletzungen im Kolon-, Rektum- und Sphinkterbereich“ unter besonderer Beachtung forensischer Aspekte Herrn Prof. Dr. Dr. G. Schmidt (Heidelberg).
Weiterhin möchte ich Herrn Prof. Dr. E. Schöpf (Freiburg/Br.), Herrn Dr. H. Mlitz (Saarbrücken) und Herrn Dr. D. Böhringer (Karlsruhe) meinen freundschaftlichen Dank für viele gute Ratschläge bekunden.
Dem Springer-Verlag, insbesondere Herrn J. Engelbrecht und Frau I. Oppelt bin ich für ihr Engagement und die Umsicht bei der technischen Ausgestaltung sehr dankbar.

Zahlreiche Abbildungen wurden in großzügiger Weise von Vertretern verschiedener Fachrichtungen zur Verfügung gestellt. Den nachfolgend genannten Kollegen danke ich hierfür ganz herzlich:

- Prof. Dr. F. A. Bahmer, Bremen, BRD
  Abb. 3.19 a–c
- Prof. Dr. V. Becker, Erlangen-Nürnberg, BRD
  Abb. 16.29
- Dr. R. S. Berardi, Des Moines, Iowa, USA
  Abb. 3.49 a–c
- Prof. Dr. H. Birzle, Ludwigshafen/Rhein, BRD
  Abb. 24, 25, 3.7 b, 4.2 a, 14.13, 14.39, 14.40, 16.21
- Dr. D. Böhringer, Karlsruhe, BRD
  Abb. 17 b
- Dr. W. H. C. Burgdorf, Tutzing, BRD
  Abb. 2.8, 2.23, 2.31 a, b, 2.43 a, b, 2.52 a, b, 2.65, 2.67, 2.76, 2.86 a–c
- Dr. H. B. Carstens, Louisville, Kentucky, USA
  Abb. 14.27, 14.29,
- Dr. L. Corey, Seattle, Washington, USA
  Abb. 2.34
- Prof. Dr. A. E. Daccach, Guayaquil, Ecuador
  Abb. 2.30 e, 14.25

- Prof. Dr. T. C. B. Dehn, London, G. B.
  Abb. 3.30 a, b
- Dr. U. Detmar, München, BRD
  Abb. 15.22
- Dr. W. Dietze, Ludwigshafen/Rhein, BRD
  Abb. 17 a, 20, 22, 23, 1.9 c, e, 1.11 a, 1.15 a, 3.3 g, k, 3.7 c–e, 3.15 d, f, 3.16 a, 14.1 k, l, 14.30 b, c, e
- Prof. Dr. F. Ehring, Münster-Handorf, BRD
  Abb. 15.21 a–c, 15.19
- Prof. Ch. Ell, Wiesbaden, BRD
  Abb. 3.42 a, b
- Prof. Dr. K. Ewe, Mainz, BRD
  Abb. 3.5 a_1
- Dr. G. Di Febo, Bologna, Italien
  Abb. 3.47 b, c
- Prof. Dr. G. Feifel, Homburg/Saar, BRD
  Abb. 28
- Dr. K. Fenn, Bruchsal, BRD
  Abb. 8.2 a, 15.9 b
- Priv. Doz. Dr. H. S. Füeßl, München, BRD
  Abb. 3.3 m, n
- Dr. F. Gabrielli, Triest, Italien
  Abb. 14.41 e
- Prof. Dr. H. R. Gelderblom, Berlin, BRD
  Abb. 15.37
- Dr. B. E. Genter, Jenkintown, Pennsylvania, USA
  Abb. 3.40 a–c
- Prof. Dr. P. Gerhard, München, BRD
  Abb. 3.7 a, 8.4 a, b, 14.31, 14.37 a, b
- Prof. Dr. M. Gloor, Karlsruhe, BRD
  Abb. 3.41 a, b
- Prof. Dr. K.-J. Goerg, Wuppertal, BRD
  Abb. 3.54 a, b
- Dr. D. Goldmeier, London, G. B.
  Abb. 2.33 a
- Dr. A. van Gompel, Leuven, Belgien
  Abb. 3.38, 3.39 a, b, 3.45 a, b, 3.46, 3.47 a, 3.48 b
- Dr. S. E. Goodell, Washington, USA
  Abb. 2.33 c
- Prof. Dr. H. Graffner, Helsingborg, Schweden
  Abb. 5.3
- Prof. Dr. W. Grill, Starnberg/See, BRD
  Abb. 3.5 d, 3.8 a–c, 3.19 e
- Prof. Dr. G. Gross, Rostock, BRD
  Abb. 2.39
- Prof. Dr. E. I. Grussendorf-Conen, Aachen, BRD
  Abb. 2.50
- Dr. G. D. Guest, Victoria, Australien
  Abb. 14.5 a, b
- Prof. Dr. T. Gürgen, Istanbul, Türkei
  Abb. 3.27 c
- Dr. J. Hadlich, Erfurt, BRD
  Abb. 2.62 b
- Kl. Hain, Nehren, BRD
  Abb. 32, 33 a–d, 34 a, b, 35, 36 a, b

- Dr. B. Hammer, St. Gallen, Schweiz
  Abb. 3.5 e, e_1
- Prof. Dr. K. Hasegawa, Tokio, Japan
  Abb. 3.39 d, e
- Dr. N. Heger, Saarbrücken, BRD
  Abb. 3.3 o, 3.5 a, 4.2 d, 5.2, 8.2 b, 14.11 h, 14.15 b, 14.32, 14.36 a–c
- Dr. A. Heidelberger, Nürnberg, BRD
  Abb. 2.28
- Prof. W.-P. Herrmann, Bremen, BRD
  Abb. 15.17
- Prof. Dr. C. J. Hobbs, Leds, G. B.
  Abb. 9
- Prof. Dr. O. P. Hornstein, Erlangen, BRD
  Abb. 2.83
- Dr. med. E. Hoting, Hamburg, BRD
  Abb. 2.85 a
- Dr. J. Jongen, Kiel, BRD
  Abb. 3.15 h
- Prof. Dr. W. Jost, Wiesbaden, BRD
  Abb. 26, 31
- Prof. Dr. E. G. Jung, Mannheim, BRD
  Abb. 38, 2.30 d_1, 2.57, 2.62 a, e, 2.70 d, 2.74, 3.25 h_1, i, n, 15.28 a, d, 15.29 c, d, 15.30, 15.33 b
- Priv. Doz. Dr. M. Kahle, Gießen, BRD
  Abb. 14.41 a
- Dr. D. Kanto, Rio de Janeiro, Brasilien
  Abb. 14.9 a
- Dr. J. C. Kim, Seoul, Korea
  Abb. 15.8 a–f
- Prof. Dr. Dr. H.-G. Knoch, Bad Salzuflen, BRD
  Abb. 1.1 a, d, f, 11.1
- Prof. Dr. J. Koo, Edmonton, Alberta, Canada
  Abb. 15.16, 15.23 c, d, 15.24 a, b
- Prof. Dr. G. W. Korting, Mainz, BRD
  Abb. 2.68 b, 2.82 b
- Prof. Dr. E. Landes, Darmstadt, BRD
  Abb. 39, 2.54, 2.70 b, 2.72 a, 2.75, 2.82 a
- Prof. Dr. A. Landsberger u. Sohn Anselm, Heidelberg, BRD
  Abb. 1, 2 a, b, 3 a, b, 4 a, b, 5, 6, 7, 10, 13, 14, 19, 1.17, 1.19, 12.1
- Dr. B. H. Lenhard, Heidelberg, BRD
  Abb. 3.44 a, b, 15.38 b, 15.41 b
- Prof. Dr. D. J. C. Levasseur, Reims, Frankreich
  Abb. 3.31 a, b, 3.32, 3.33
- Dr. R. Lorenz, München, BRD
  Abb. 3.4 b
- Dr. Ph. van Maercke, Köln, BRD
  Abb. 2.60
- Prof. Dr. B. C. Manegold, Mannheim, BRD
  Abb. 1.1 b, 1.9 f, 2.35 e, 2.68 c, 2.84 f, g, 3.3 k_1, 3.5 d_1, 3.10, 3.15 f_1, 3.16 c, 3.29 d, 3.36, 3.52 a, b, 3.53 a, b, 5.4, 9.1, 9.4, 9.5, 9.6, 14.8 a, 14.21, 14.30 a, d, 14.35, 14.38
- Prof. Dr. J. Mauß, Düsseldorf, BRD
  Abb. 1.1 h, 1.11 c, 1.18 d, 2.5 o_1–o_4, q, 2.44 b, 2.50 b, 2.62 f, 2.70 e_1, e_2, 2.72 b, 3.13 b, 3.15 a, b, 3.27 a_1, d, 15.27 c, 16.17
- Prof. Dr. H. Mehlhorn, Düsseldorf, BRD
  Abb. 16.1, 16.3, 16.4 a–d, 16.6 a–c, 16.7 a, b, 16.8 a, b, 16.9 a, b, 16.10 a,

16.11 a, b, 16.12 a, b, 16.13 a–c, 16.14 a–e, 16.15 a–c, 16.16 a–c, 16.18 a, b, 16.19 c, d, 16.20, 16.22 a–c, 16.23, 16.24, 16.25, 16.26, 16.27, 16.28, 16.30 a, b, 16.31, 16.32, 16.33 a, b, 16.34, 16.35, 16.36 a, b, 16.37 b, 16.38 a, 16.40, 16.41 a–c, 16.42 a, b, 16.43 a, b, 16.44 a, b, 16.45 a, b, 16.46 b–d, 16.47, 16.48, 16.49 a–c

- Prof. Dr. W. N. Meigel, Hamburg, BRD
  Abb. 15.39 a
- Prof. Dr. R. Mennigen, Steinfurt, BRD
  Abb. 29, 30
- Dr. M. Merlini, Lausanne, Schweiz
  Abb. 15.36 e
- Dr. S. Meryn, Wien, Österreich
  Abb. 2.81
- Prof. Dr. R. Michalowski, Lublin, Polen
  Abb. 2.70 f
- Dr. H. Mlitz, Saarbrücken, BRD
  Abb. 1.1 d_1, 1.2 a, b, 1.13, 1.18 c, 2.5 u, 2.46 c, 2.49, 2.51 a, b, 2.87 a, 3.7 k, l, 3.13 d, 3.15 g, 3.16 b, 3.19 e, 3.23, 3.29 c_1, 3.37 a, 3.39 c_1, c_2, 3.48 b_1, 3.51, 7.1 b_1, 8.1 a–d, 8.3, 9.2, 9.3, 10.1, 10.2, 14.6, 14.7, 14.15 a, 14.22 c, d, 15.1 b
- Dr. I. Nakada, Tokio, Japan
  Abb. 3.28 a–e
- Prof. Dr. Th. Nasemann, Hamburg, BRD
  Abb. 3.13 a
- Prof. Dr. F. Niedobitek, Berlin, BRD
  Abb. 14.3
- Dr. M.-E. Olszewsky, Fürth, BRD
  Abb. 2.5 t
- Prof. Dr. Dr. H. F. Otto, Heidelberg, BRD
  Abb. 3.1 a–i, 3.2 a–f, 3.5 b, b_1, c, 3.8 d, 3.11 a, b, 3.12 a, b, 3.18, 3.50, 3.55 c, 5.1, 7.1 e, 14.2, 14.10, 14.11 g, 14.12 a, b, 14.17, 14.23 a–c, 14.24, 14.28, 14.34, 15.2, 15.43
- Prim. Dr. W. Pachinger, Klagenfurt, Österreich
  Abb. 2.64 f
- Dr. K.-P. Peters, Erlangen, BRD
  Abb. 2.5 r, r_1, s, 14.30 e_1
- Prof. Dr. D. Petzoldt, Heidelberg, BRD
  Abb. 15.26, 15.29 b
- Ass. Dr. W. Pimpl, Salzburg, Österreich
  Abb. 14.16 a, b, 14.19
- Prof. Dr. M. Poll, Lübbecke/Westfalen, BRD
  Abb. 14.26 a–c
- Dr. H. van Poppel, Leuven, Belgien
  Abb. 15.10, 15.11
- Dr. C. Povýsil, Prag, CSSR
  Abb. 6.3 b
- Prim. Doz. Dr. H. J. Prexl, Voitsberg, Österreich
  Abb. 4.2 b
- Dr. K. Rappersberger, Wien, Österreich
  Abb. 2.66 a–d
- Prof. Dr. K. Remberger, Homburg/Saar, BRD
  Abb. 2.87 b, 3.37 b
- Prof. Dr. J. F. Riemann, Ludwigshafen/Rhein, BRD
  Abb. 14.14, 14.20, 15.1 a
- Dr. W. G. Robertson, Santa Barbara, Kalifornien, USA
  Abb. 2.88 a, b

- Dr. A. M. Rywlin, Miami Beach, Florida, USA
  Abb. 6.3 a
- Prof. Dr. P. L. Samarasinghe, London, G. B
  Abb. 2.33 b
- Prof. Dr. K. P. Schaal, Bonn, BRD
  Abb. 15.6, 15.12, 15.13, 15.14 a, b
- Priv. Doz. Dr. R. Schaller, Hamborn, BRD
  Abb. 6.1, 6.2 a, b
- Dr. H. Schmelzer, München, BRD
  Abb. 27
- Prof. Dr. Dr. U. W. Schnyder, Zürich, Schweiz
  Abb. 37, 2.3 a, b, 2.6 a, b, 2.10, 2.21, 2.25, 2.27 a, 2.36, 2.38 a, b, 2.41 a, b, 2.44 a, 2.45, 2.48, 2.55, 2.61, 2.62 d, 2.63, 2.68 a, 2.69, 2.71, 2.73, 2.78, 2.79 a–c, 2.80, 3.14 a, b, 3.24 a, b, 3.43 a–c, 15.5 a, b, 15.27 a, 15.32, 15.33 a, 15.34, 15.35 a, 15.36 a, c
- Priv. Doz. Dr. H. H. Schöfer, Frankfurt, BRD
  Abb. 2.47, 15.38 a, 15.40, 15.41 a
- Prof. Dr. E. Schöpf, Freiburg/Breisgau, BRD
  Abb. 1.9 a, 1.20 b, 2.2 b, 2.4 a, 2.5 p, 2.42 b, 2.46 a, 2.70 a, 2.72 d, 2.77 b, c, e, 2.84 a, 3.13 c, 3.20 b, 3.21 a, b, 3.22 a, b, 14.4, 15.20 a, b, 15.28 c, 15.36 b, 15.42 b
- Prof. Dr. H. M. Seitz, Bonn, BRD
  Abb. 16.5 a, b, 16.19 a, b, 16.30 c, 16.33 c, d, 16.37 a, 16.39 a, b, 16.46 a
- Dr. J. O. Sieck, Riyad, Saudi-Arabien
  Abb. 15.23 a, b
- Dr. C. Sousa, Porto, Portugal
  Abb. 3.39 f
- Dr. A. Stary, Dortmund, BRD
  Abb. 2.24
- Dr. D. Stenger, Dillingen, BRD
  Abb. 1.20 e, 2.5 c, q_1, 2.46 b, 2.62 e_1, 2.84 e, 3.15 e
- Prof. Dr. E. Strunk, Siegen, BRD
  Abb. 4.3
- Prof. Dr. G. Stüttgen, Berlin, BRD
  Abb. 15.36 d
- Prof. Dr. R. H. Thorlakson, Winnipeg, Manitoba, Canada
  Abb. 3.34 a–c
- Dr. J. J. Tjandra, Parkville, Australien
  Abb. 2.84 b–d, h
- Dr. Y. Tomiki, Tokio, Japan
  Abb. 3.9 a–d
- Prof. Dr. G. Triadafilopoulos, Palo Alto, Kalifornien, USA
  Abb. 14.33 d
- Dr. M. Varney, Düsseldorf, BRD
  Abb. 4.2 c
- Prof. Dr. L. Weber, Ulm, BRD
  Abb. 15.5 c, d, 15.9 a, 15.15
- Prof. Dr. K. Wegener, Ludwigshafen/Rhein, BRD
  Abb. 2.26 a, b, d, 3.17, 3.25 b, 4.1 a, b, 7.2, 14.1 b, 14.8, 14.42, 15.4
- Prof. Dr. J. P. Weill, Strasbourg, Frankreich
  Abb. 3.55 a, b
- Prof. Dr. V. Wienert, Aachen, BRD
  Abb. 1.11 b, 2.2 c, 2.35 d, 2.44 c, 2.70 c, 2.82 c, 15.18, 15.28 e, f
- Prof. Dr. J. L. Williams, Sheffield, G. B.
  Abb. 5.5

- Prof. Dr. R. K. Winkelmann, Rochester, Minnesota, USA
  Abb. 2.30 e_1, 2.85 b, 3.4 a, c–e
- Dr. M. Winzer, Lübeck, BRD
  Abb. 15.39 b
- Prof. Dr. H. H. Wolff, Lübeck, BRD
  Abb. 2.53, 2.56 a, b
- Dr. R. Wotzka, München, BRD
  Abb. 3.42 c
- Dr. Th. K. Wu, New York, New York, USA
  Abb. 3.48 c, d
- Dr. E. Zillessen, Bad Neuenahr, BRD
  Abb. 1.1 c, e, 1.7 d, 2.29 a, b, 3.3 a–f, h–j, l, 3.7 f–j, 3.29 a–c, 3.35, 3.48 a, 7.1 a–d, 14.1 c–j, 14.9 b, 14.11 a–f, 14.18 b–e, 14.22 a, b, 14.33 a–c, 14.41 b–d, 15.3, 15.7, 15.9 c, 15.44, 16.38 b, c
- Prof. Dr. A. Zissiadis, Thessaloniki, Griechenland
  Abb. 1.10

Inhaltsverzeichnis

Einführung

Topographische Anatomie des anorektalen Bereichs 3
- Analkanal 3
- Mastdarm 3
- Muskulatur des Beckenbodens 6
- Beckenbindegewebe 6
- Venöse Versorgung der Anorektalregion 9
- Arterielle Versorgung der Anorektalregion 9
- Nervale Versorgung des Anorektums 10
- Lymphabfluss des Anorektums 11

Grundlagen physiologischer und pathophysiologischer Bewegungsabläufe des Anorektums 13
- Kontinenz 13
- Inkontinenz 15

Proktologischer Untersuchungsgang 19
- Untersuchungspositionen 19
- Desinfektion und Sterilisation 20
- Untersuchungsverfahren 28
  - Anamnese 28
  - Inspektion 29
  - Digitaluntersuchung 30
  - Fisteluntersuchung 31
  - Proktoskopie – Anoskopie 32
  - Starre Rektosigmoidoskopie 34
  - Flexible Rektosigmoidoskopie 39
  - Koloskopie 39
  - Radiologische Untersuchungsmethoden 43
  - Sonographie 47
  - Anorektale Manometrie und Elektromyographie 49
  - Mykologische und bakteriologische Untersuchungsmethoden 53
  - Allergologische Untersuchungsmethoden 62
  - Krebsvorsorge 67

Proktologische Krankheitsbilder

1 Hämorrhoidaler Symptomenkomplex 73

1.1 Hämorrhoiden 73
1.2 Marisken 81
1.3 Analvenenthrombose 82
1.4 Analprolaps 85
1.5 Rektumprolaps 87
1.6 Kryptitis und Papillitis 90
1.7 Hypertrophe Analpapillen 92
1.8 Analrhagaden und -erosionen 94
1.9 Analfissur 95
1.10 Periproktaler Abszess 101
1.11 Fisteln 106

2 Perianal lokalisierte Krankheitsbilder 113

2.1 Perianaler Pruritus 113
2.2 Kortikosteroidschäden 115
2.3 Perianale Kontaktekzeme 118
2.4 Pigmentstörungen der Haut 127
2.4.1 Perianale Hyperpigmentierungen 129
2.4.2 Perianale Depigmentierungen 130
2.5 Perianales Hämatom 133
2.6 Aknetetrade 134
2.7 Pilonidalsinus 139
2.8 Bakterielle Erkrankungen 141
2.8.1 Pyodermien 141
2.8.2 Perianale streptogene Dermatitis 141
2.8.3 Erythrasma 143
2.9 Tinea inguinalis 145
2.10 Herpes simplex 147
2.11 Zoster 154
2.12 Mollusca contagiosa 158
2.13 Humane Papillomviren 161
2.13.1 Verrucae vulgares 161
2.13.2 Condylomata acuminata 164
2.13.3 Bowenoide Papulose 169
2.13.4 Morbus Bowen 172
2.13.5 Verruköses Karzinom 176
2.14 Epizootien 178
2.14.1 Skabies 179
2.14.2 Pediculosis pubis 183
2.15 Lichen ruber planus 184
2.16 Lichen sclerosus et atrophicus 188
2.17 Acrodermatitis enteropathica 192
2.18 Glukagonomsyndrom 195
2.19 Acanthosis nigricans 199
2.20 Dyskeratosis follicularis (Darier-Krankheit) 202
2.21 Pemphigus chronicus benignus familiaris (Hailey-Hailey) 205

2.22 Porokeratosis Mibelli 208
2.23 Psoriasis inversa 210
2.24 Pemphigus vegetans 215
2.25 Morbus Behçet 218
2.26 Morbus Paget 222
2.27 Langerhanszell-Histiozytose 226
2.28 Syringocystadenoma papilliferum 228

3 Tumoren und tumorartige Läsionen des Dickdarms, Anorektums und Perianalbereichs 231

3.1 Epitheliale Tumoren 231
3.1.1 Kolon- und Rektumpolypen 231
3.1.2 Karzinome 245
3.1.2.1 Kolorektales Karzinom 245
3.1.2.2 Analkarzinom 256
3.1.3 Neuroendokrine Tumoren (Karzinoide) 264
3.2 Neuroektodermale Tumoren 267
3.2.1 Malignes Melanom 267
3.3 Mesenchymale Tumoren und tumorartige Läsionen 275
3.3.1 Fettgewebe 276
3.3.2 Muskelgewebe 282
3.3.3 Blutgefäße 285
3.3.4 Lymphgefäße 299
3.4 Lymphome 299
3.4.1 Maligne Lymphome 299
3.4.2 Benigne Lymphome 304

4 Endometriose 307

5 Pneumatosis coli 311

6 Malakoplakie 315

7 Melanosis coli 319

8 Stenosen und Atresieformen 323

9 Verletzungen im Kolon-, Rektum- und Sphinkterbereich 329

10 Descending-Perineum-Syndrom 337

11 Pektenose 341

12 Kokzygodynie 343

13 Proctalgia fugax 345

14 Entzündliche Erkrankungen des Dickdarms, Anorektums und Perianalbereichs 347

14.1 Morbus Crohn 347
14.2 Colitis ulcerosa 364
14.3 Ischämische Kolitis 377
14.4 Kollagen-Kolitis 383
14.5 Pseudomembranöse Kolitis 386
14.6 Reizdarmsyndrom 391

14.7 Colitis cystica profunda 396
14.8 Solitäres Rektumulkus 399
14.9 Divertikulose-Divertikulitis 402
14.10 Strahlenproktitis 412

15 Infektiöse Krankheitsbilder 417

15.1 Reisediarrhö 417
15.2 Shigellosen 421
15.3 Yersiniosen 423
15.4 Campylobacteriosen 428
15.5 Aktinomykosen 431
15.6 Tuberkulose 438
15.7 Gonorrhö 445
15.8 Syphilis 448
15.9 Ulcus molle 458
15.10 Granuloma inguinale 461
15.11 Lymphogranuloma venereum 463
15.12 HIV-Infektion/Aids 467
15.13 Candidose 476

16 Darmparasitosen 483

16.1 Labordiagnostik der Darmparasiten 484
16.1.1 Stuhluntersuchungsverfahren auf Wurmeier 485
16.1.2 Stuhluntersuchungsverfahren auf Darmprotozoen 487
16.1.3 Serologische Nachweismethoden 487
16.1.4 Bestimmung der Bluteosinophilie 488
16.1.5 IgE-Bestimmungen 488
16.2 Würmer (Helminthes) 489
16.2.1 Plattwürmer (Plathelminthes) 489
16.2.1.1 Saugwürmer (Trematodes) 489
16.2.1.2 Bandwürmer (Cestodes) 497
16.2.2 Rund- oder Fadenwürmer (Nematodes) 507
16.3 Einzeller (Protozoen) 525
16.3.1 Entamoeba histolytica 525
16.3.2 Giardia lamblia (Lamblia duodenalis) 530
16.3.3 Leishmania donovani 532
16.3.4 Balantidium coli 533
16.3.5 Sarcocystis bovihominis und S. suihominis 535
16.3.6 Isospora belli 537
16.3.7 Cryptosporidium-Arten 538
16.3.8 Mikrosporidien 539
16.3.9 Cyclospora cayetanensis 540
16.3.10 Blastocystis hominis 541

Sachverzeichnis 545

Einführung

Topographische Anatomie des anorektalen Bereichs

Analkanal 3
Mastdarm 3
Muskulatur des Beckenbodens 6
Diaphragma pelvis 6
Diaphragma urogenitale 6
Beckenbindegewebe 6
Venöse Versorgung der Anorektalregion 9
Arterielle Versorgung der Anorektalregion 9
Nervale Versorgung des Anorektums 10
Lymphabfluss des Anorektums 11

Eingehende Kenntnisse der Anatomie und Topographie, Physiologie, Pathophysiologie sowie der pathologischen Anatomie des Anorektums sind die Voraussetzung zum Verständnis der Ätiopathogenese und somit Grundlage einer kausalen Therapie proktologischer Erkrankungen.
Der anorektale Bereich (Anorektum) wird, der chirurgischen Praxis folgend, in 3 Stockwerke unterteilt:

1. Das unterste Stockwerk reicht von der äußeren Analöffnung bis zur Linea anorectalis, versorgt aus Ästen der Arteria rectalis inferior. Das Venenblut wird überwiegend zur Vena cava inferior geleitet.
2. Das mittlere Stockwerk ist eine schmale Zone, die dem Levatortrichter entspricht und noch nicht von Peritoneum bedeckt ist, also subperitoneal gelegen ist. Dieser Bereich wird von den Aa. rectales mediales (Vv. rectales mediales) versorgt.
3. Das oberste Stockwerk reicht bis zum Übergang in das Sigmoid (S 2–3). Die Versorgung erfolgt durch die Arteria rectalis superior (Vena rectalis superior). Rückfluss zur Pfortader (Leber!).

Die Anordnung der Lymphbahnen entspricht dem Verlauf der Blutgefäße.

Analkanal

Man unterscheidet den sog. chirurgischen bzw. funktionellen Analkanal, der sich in einer Länge von 2,5–4,5 cm von der Durchtrittsstelle des Rektums durch das Diaphragma pelvis (Linea anorectalis – „anorektaler Ring") bis zur Linea anocutanea erstreckt, von dem etwas weiter kaudal an der Kryptenlinie (Linea dentata sive sinuosa) beginnenden sog. anatomischen Canalis analis.
Im Bereich der Linea dentata, der wenige Millimeter breiten embryonalen Übergangszone zwischen Entoderm und Ektoderm („Pektenzone"), wo das Zylinderepithel der Dickdarmmukosa in das mehrschichtige Plattenepithel des Analkanales (Analkanalhaut) übergeht, finden sich die sog. Columnae anales („Morgagnische Säulen"), die kaudal in den sog. Analpapillen (S. 90) enden können und zum Verschluss des Afters beitragen.
Dazwischen befinden sich, häufig etwas gegeneinander versetzt, taschenartige Einstülpungen, die sog. Analkrypten oder Sinus anales („Morgagnische Buchten"), die an ihrem unteren Ende von den Valvulae anales (Analsegeln) abgeschlossen werden und so eine wellenförmige „gezähnelt" aussehende Linie (L. dentata) bilden (Abb. 1).
In den Boden der Krypten münden die sog. Proktodäaldrüsen, die sich bis in die Sphinkteren hinein verzweigen können [1] und, wenn überhaupt, so vorwiegend kokzygeal, gelegentlich perineal und selten lateral angelegt sind. Dies ist auch die bevorzugte Lokalisation von Abszessen und Fisteln, weswegen die Proktodealdrüsen vermutlich oft Ausgangspunkt derartiger entzündlicher Prozesse im Analbereich darstellen [2, 3].
Im Bereich der Linea anocutanea geht die sensible Analkanalhaut in die dunkelpigmentierte Haut des Perianalbereiches über, die neben Talg- auch Schweißdrüsen aufweist und die beim Mann in sagittaler Richtung verlaufende mehr spaltförmige und bei der Frau rundliche äußere Analöffnung begrenzt.

Mastdarm

Der Übergang vom Colon sigmoideum zum Rektum wird durch das Peritoneum definiert. In Höhe des 2., zumeist des 3. Sakralwirbels, verliert das Kolon seine Peritonealduplikatur (Mesosigmoideum).
Das ist der Beginn des Rektums, das nunmehr retroperitoneal liegt.

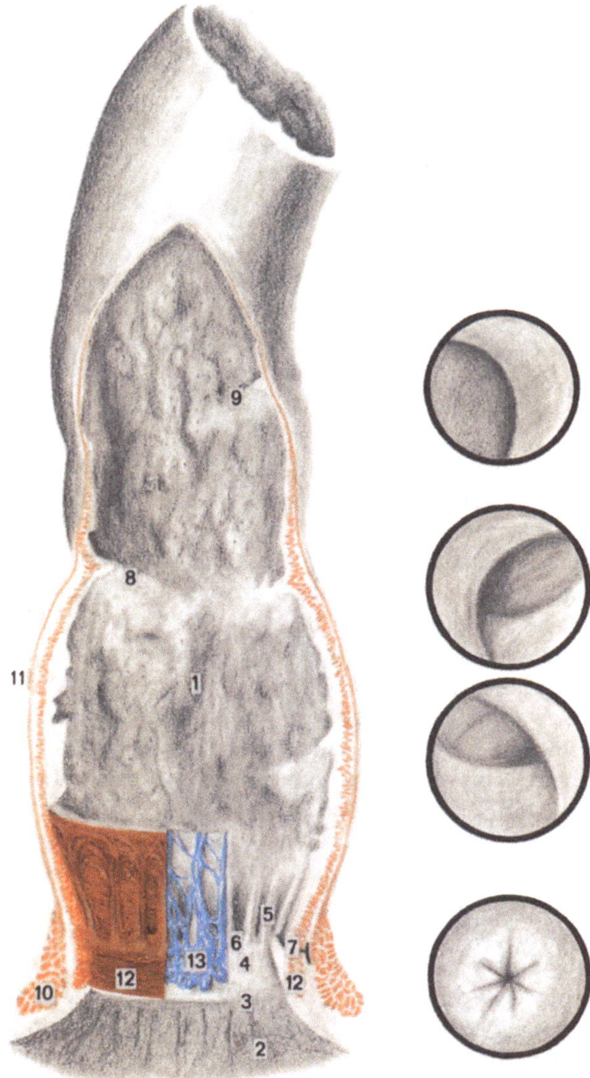

Abb. 1. Darstellung von Rektum und Analkanal von ventral, vorne aufgeschnitten und auseinander gezogen; zur Darstellung des Corpus cavernosum recti eine Bindegewebsschicht abgetragen; zur Darstellung der muskulären Grundlagen der Columnae anales eine weitere. *1* Ampulla recti, *2* Zona cutanea, *3* Linea anocutanea (Linea alba, Hiltonsche Linie), *4* Zona intermedia, *5* Columnae anales (Morgagnische Säulen; oberhalb davon die Linea anorectalis), *6* Linea pectinea (Linea dentata), *7* Proktodäaldrüse, *8* Plica transversalis recti (Kohlrausch-Falte), *9* Plica terminalis, *10* M. sphincter ani ext., *11* Tunica muscularis, *12* M. sphincter ani int., *13* Corpus cavernosum recti

Einzelne Autoren sprechen von einem Mesoprokton und meinen damit die Kolonstrecke zwischen dem unteren Rand des 5. Lendenwirbels und dem 3. Sakralwirbel. Beide Definitionen haben, je nach Lehrbuch, noch Gültigkeit, und so ist auch die erhebliche Schwankung in der Längenangabe des Rektums von 10–20 cm zu verstehen. Wir folgen der Angabe: 3. Sakralwirbel bis Linea anocutanea (Hilton-Linie).

Der Mastdarm lässt genetisch und topographisch 2 verschiedene Anteile unterscheiden.

Die *Pars pelvina* ist der Krümmung des Os sacrum angeglichen und auch weitgehend durch Bindegewebe fixiert. Der Begriff „Rectum mobile" ist nur dann gerechtfertigt, wenn der Endteil des Colon sigmoideum (L 1–L 3) als Teil des Rektums betrachtet wird.

Die Krümmung der Pars pelvina wird als Flexura sacralis bezeichnet. Der sich daran anschließende kleinere Teil liegt bereits innerhalb des Dammes, wird demgemäß als *Pars perinealis* bezeichnet. Dieser ist gegenüber der Pars pelvina gegensinnig gekrümmt und heißt Flexura perinealis. Der von Schließmuskeln umgebene Teil der Pars perinealis ist der Analkanal (Canalis analis).

Innerhalb der Pars pelvina wird ein Abschnitt begrenzt, der zwischen der Plica transversalis recti (Kohlrausch) und dem Anfang der Pars perinealis liegt. Dieser Abschnitt ist besonders erweiterungsfähig und gilt als Sammel- und Formungsorgan des Kotes: die Ampulla recti.

Die Außenfläche des Rektums ist glatt und ähnelt dadurch eher der des Dünndarmes als der des Kolons. Dies kommt dadurch zustande, dass sich die Tänien des Kolons am Übergang auf das Rektum ausbreiten, um wiederum eine ununterbrochene Längsmuskellage zu bilden, wodurch auch die Haustra coli und Plicae semilunares coli auf dem Rektum fehlen.

Demgegenüber zeigt die Innenfläche des Rektums ausgesprochenen Dickdarmcharakter, obwohl regelmäßig ausgebildete Schleimhautfalten, wie sie für die Dickdarminnenwand kennzeichnend sind, im Rektum fehlen. Hier kommt es lediglich zur Ausbildung von – meist 3 – charakteristischen Schleimhautfalten, den Plicae transversales recti („Houston-Falten"), die halbmondförmig in das Darmlumen hineinragen und jeweils die Hälfte oder 2 Drittel des Darmrohres umfassen.

Die mittlere, am stärksten ausgebildete sog. Kohlrausch-Falte, die etwa in Höhe der vorderen Peritonealumschlagfalte an der oberen Ampullengrenze rektoskopisch stets leicht zu finden ist, liegt rechtsseitig, während die beiden schwächer und unregelmäßiger ausgebildeten Querfalten links lateral lokalisiert sind.

Vom Peritoneum wird die ventrale und ein Teil der lateralen Rektumwand *nur* im Bereich ihrer Flexura sacralis überzogen, während die Ampulla recti lediglich von lockerem Binde- und Fettgewebe umgeben ist und deswegen dehnbar bleibt.

Der Bauchfellüberzug reicht hierbei ventral tiefer als lateral und schlägt sich vom tiefsten Punkt aus auf

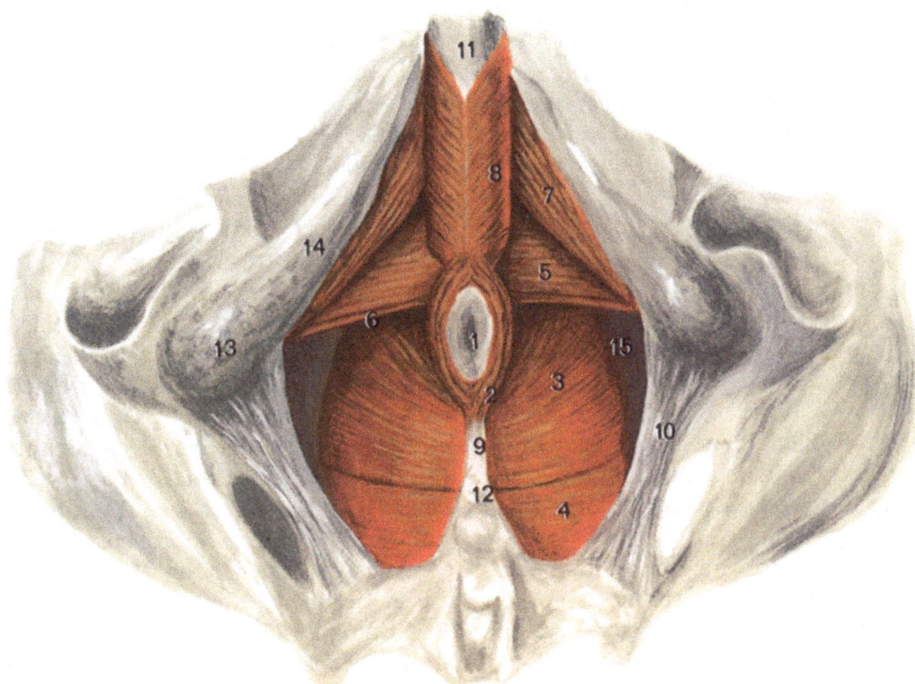

Abb. 2 a. Beckenbodenmuskulatur des Mannes von kaudal. Faszien und Inhalt der Fossa ischiorectalis entfernt. *1* Anus, *2* M. sphincter ani ext., *3* M. levator ani, *4* M. coccygeus, *5* M. transversus perinei profundus, *6* M. transversus perinei superficialis, *7* M. ischiocavernosus, *8* M. bulbospongiosus, *9* Lig. anococcygeum, *10* Lig. sacrotuberale, *11* Penis, *12* Os coccygis, *13* Tuber ischiadicum, *14* Ramus ossis ischii, *15* Fossa ischiorectalis

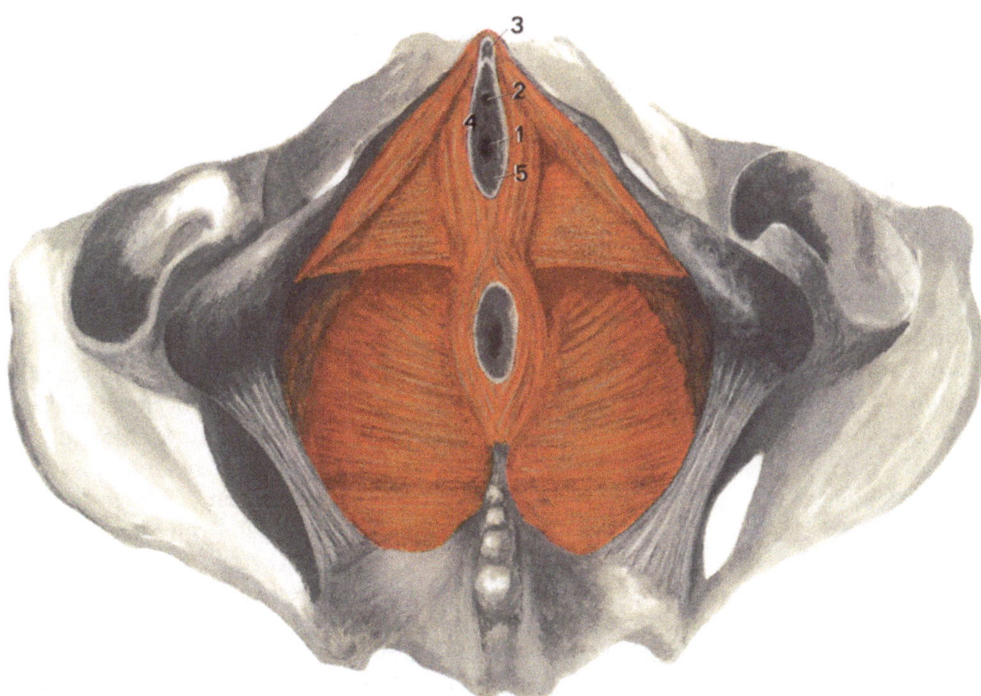

Abb. 2 b. Beckenbodenmuskulatur der Frau von kaudal. *1* Ostium vaginae, *2* Ostium urethrae ext., *3* Glans clitoridis, *4* Labium minus pudendi, *5* Vestibulum vaginae

die Beckenorgane über (Excavatio rectovesicalis bzw. rectouterina – „Douglas-Raum") – beim Mann 7 cm, bei der Frau 4 cm vom Anus entfernt – auf die Bauchorgane über. Diese Spalträume, die im Stehen die tiefsten Punkte des Peritonealraumes darstellen, sind die Sammelstellen intraperitonealer Flüssigkeit (Blut, Eiter usw.).

Muskulatur des Beckenbodens

Der Beckenausgang wird durch einen aus Faszien und Muskulatur bestehenden Verschlussapparat gesichert.

Diese Muskel-Faszien-Platte besteht aus einer inneren durchgehenden Schicht, dem Diaphragma pelvis und dem außen, teilweise kulissenartig vorgelagerten Diaphragma urogenitale.

Nach außen schließt sich sodann eine weitere Muskelschicht, bestehend aus dem M. sphincter ani externus, M. bulbospongiosus, M. sphincter urethrae und M. ischiocavernosus an (Abb. 2 a).

Diaphragma pelvis

Das Diaphragma pelvis besteht aus dem M. levator ani (M. pubococcygeus, M. puborectalis, M. iliococcygeus, M. levator prostatae bzw. M. pubovaginalis) mit seinen Faszien (Fascia diaphragmatis pelvis superior et inferior) und dem M. coccygeus, der allerdings zum größten Teil durch Sehnen ersetzt sein kann und so als Teil des Ligamentum sacrospinale erscheint.

Die Levatorplatte bildet hierbei eine nach außen gewölbte Kuppel, an deren tiefster Stelle sich Lücken zum Durchtritt für Rektum, Urethra und Vagina befinden.

Die seitlichen Wände des Diaphragma pelvis werden außen von lockerem Fettgewebe der Fossa ischiorectalis sowie dem M. obturator internus bzw. dessen Fascia obturatoria umgeben.

Diaphragma urogenitale

Das Diaphragma urogenitale stellt eine etwa 1 cm dicke Muskel-Sehnen-Platte dar, die sich unterhalb des Diaphragma pelvis vor den Levatorspalt legt und die Öffnung des Sinus urogenitalis sichert. Muskuläre Grundlage stellt der M. transversus perinei profundus dar, der am hinteren Rand des Diaphragma urogenitale durch den kleinen variabel ausgebildeten M. transversus perinei superficialis ergänzt wird. Die innere und äußere Begrenzung des Diaphragma urogenitale stellt die Fascia diaphragmatis urogenitalis superior et inferior dar. Im mittleren Feld ist die Urethra eingelagert und damit auch mehr oder weniger fixiert, die vom M. sphincter urethrae umgeben wird. Neben der Urethra durchdringt bei der Frau noch die Vagina das Diaphragma urogenitale. Der Durchlass heißt Hiatus genitalis.

Zwischen Hinterwand des Diaphragma urogenitale und vorderer Rektalwand findet sich eine sehnige Platte, das Centrum tendineum perinei, in die neben den tieferen Fasern des quer gestreiften M. sphincter ani externus auch Teile des M. levator ani, M. transversus perinei superficialis et profundus und des M. bulbocavernosus einstrahlen.

Das funktionelle Zusammenspiel des M. sphincter ani externus, auch äußerer After-Schließmuskel genannt, mit dem M. puborectalis stellt die wichtigste Voraussetzung einer ungestörten Kontinenz des Darmes dar (s. u.). Demgegenüber kommt dem aus glatter Muskulatur bestehenden M. sphincter ani internus zur Erhaltung der Kontinenz nur eine untergeordnete Bedeutung zu. Er stellt die direkte Fortsetzung der Ringmuskulatur des Darmes dar und umschließt die proximalen zwei Drittel des Analkanals.

Die äußere Längsmuskelschicht des Rektums, die sich im Bereich des Analkanales zwischen äußerem und innerem Sphinkter fortsetzt und diese damit voneinander trennt (Abb. 2), ist mit beiden Muskeln jedoch vielfach verflochten, wobei es durch fibröse Faserzüge auch zur Aufteilung in verschiedene Fragmente kommt.

Eine dieser bindegewebigen Scheidewände umkreist hierbei am unteren Rand den M. sphincter ani internus und setzt distal der Linea dentata am Analkanal an. Diese intraanal sichtbare Verankerung erscheint als eine schmale pergamentfarbene Linie, die Weiße oder Hiltonsche Linie genannt wird.

Beckenbindegewebe

Die mit lockerem Binde- bzw. Fettgewebe ausgefüllten Räume des kleinen Beckens stellen elastische Pufferzonen insbesondere zum Schutz von Nerven und Gefäßen dar gegen die von der starren Beckenwand eingeschlossenen, jedoch z. T. erheblichen Größenschwankungen unterworfenen Organe des kleinen Beckens wie Rektum, Uterus und Harnblase, die selbst durch entsprechende Haltebänder federnd in ihrer jeweiligen Lage fixiert sind (Abb. 3).

Die Fascia transversalis, die im Bereich der vorderen Beckenwand dem Peritoneum meist eng anliegt, weicht im Becken von diesem ab und bildet so das mit lockerem Bindegewebe ausgefüllte Spatium subperitoneale pelvis (Abb. 4 a).

Die Fortsetzung der Fascia transversalis ins kleine Becken heißt innere Beckenfaszie oder Fascia pelvis,

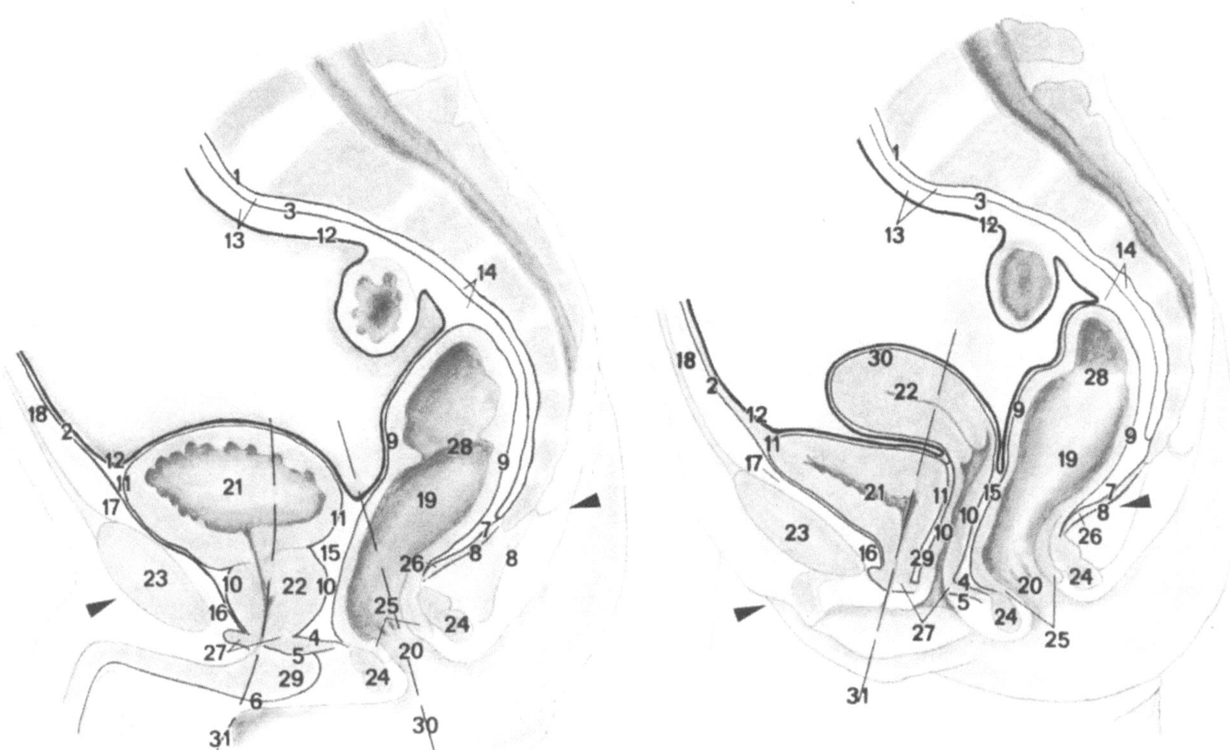

Abb. 3 a. Medianer Sagittalschnitt durch das männliche Becken. Darstellung der Faszien und Bindegewebsräume (Spatien). *1* Fascia transversalis, *2* Fascia pelvis parietalis int., *3* Fascia dorsalis laminae vas. et nerv., *4* Fascia diaphragmatis urogenitalis sup., *5* Fascia diaphragmatis urogenitalis inf., *6* Fascia penis, *7* Fascia diaphragmatis pelvis sup., *8* Fascia diaphragmatis pelvis inf., *9* Fascia visceralis recti, *10* Fascia visceralis prostatae, *11* Fascia visceralisvesicae, *12* Peritoneum, *13* Retroperitoneum, *14* Spatium retrorectale, *15* Spatium rectoprostaticum, *16* Spatium interfasciale pelvis, *17* Spatium praevesicale, *18* Spatium praeperitoneale, *19* Ampulla recti, *20* Canalis analis, *21* Vesica urinaria, *22* Prostata, *23* Os pubis, *24* M. sphincter ani ext., *25* M. sphincter ani int., *26* Diaphragma pelvis (M. levator ani), *27* Diaphragma urogenitale (M. transversus perinei profundus), *28* Plica transversalis (Kohlrausch-Falte), *29* Bulbus corporis recti cavernosi urethrae, *30* Schnittebene, linke Hälfte in Abb. 4 a, *31* Schnittebene, rechte Hälfte in Abb. 4 a. Die zwischen den Dreiecken ►◄ gedachte Linie ist die Pubokokzygeallinie (Linea pubosacralis)

Abb. 3 b. Medianer Sagittalschnitt durch das weibliche Becken. Darstellung der Faszien und Bindegewebsräume (Spatien). *1–5, 7–9* s. Abb. 3 a, *10* Fascia visceralis vaginalis, *11–14* s. Abb. 3 a, *15* Spatium rectovaginale, *16–21* s. Abb. 3 a, *22* Uterus, *23–28* s. Abb. 3 a, *29* Spatium urethrovaginale, *30* Fascia visceralis uteri, *31* Schnittebene in Abb. 4 b. Die zwischen den Dreiecken ►◄ gedachte Linie soll den Verlauf und die Lage der puborektalen Schlinge verdeutlichen

die sich in ein parietales Blatt, das die Wand des kleinen Beckens auskleidet und ein die meisten Organe (Rektum, Samenblase, Prostata, Harnblase) und Gefäßbündel überziehendes viszerales Blatt teilt. Zwischen viszeraler Faszie und Rektumoberfläche findet sich eine bindegewebige Schicht, das Paraproktium.

Die Fascia pelvis parietalis, die an der Linea terminalis entspringt, überzieht die Innenfläche des Kreuzbeins, den M. piriformis, und als Fascia diaphragmatis pelvis superior die Oberseite des M. levator ani.

Da, wo die parietale Beckenfaszie den kranialen Teil des M. obturator internus überzieht, ist sie besonders derb ausgebildet und wird Fascia obturatoria genannt. In ihrem kaudalen Teil bildet die Fascia m. obturatorii interni den die A. und V. pudenda interna und den N. pudendalis umscheidenden Canalis pudendalis („Alcock-Kanal") (Abb. 4).

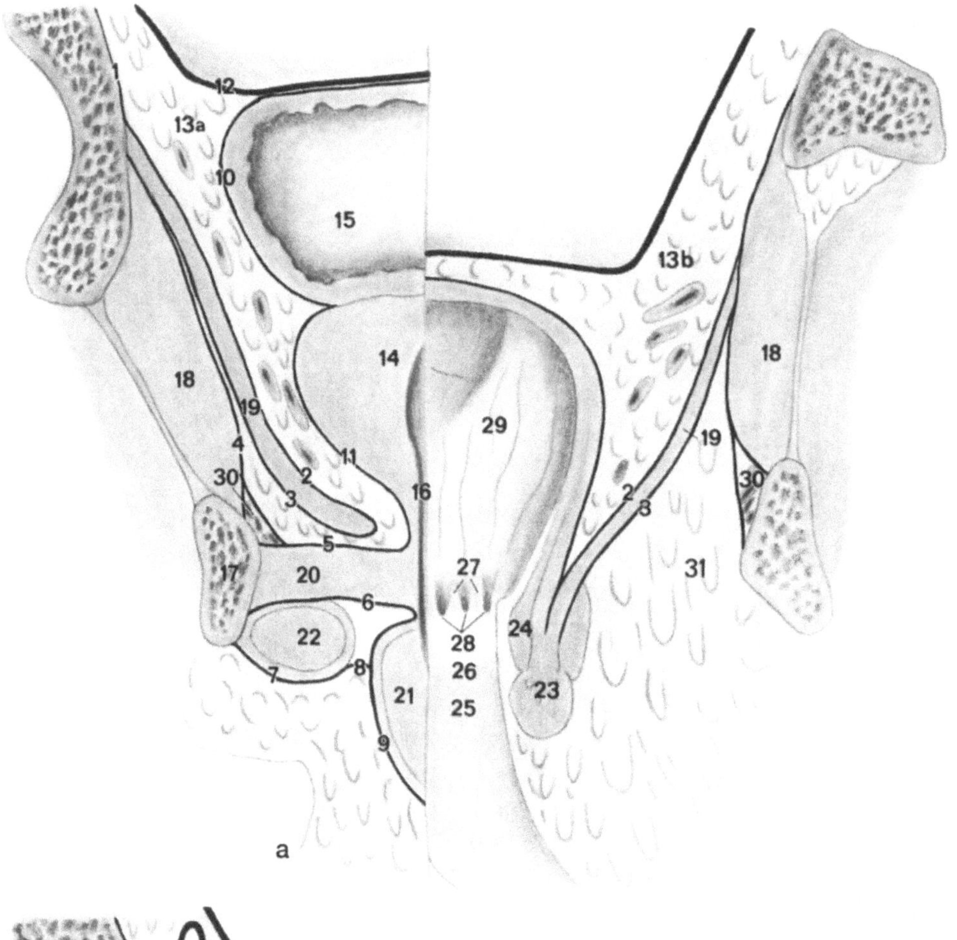

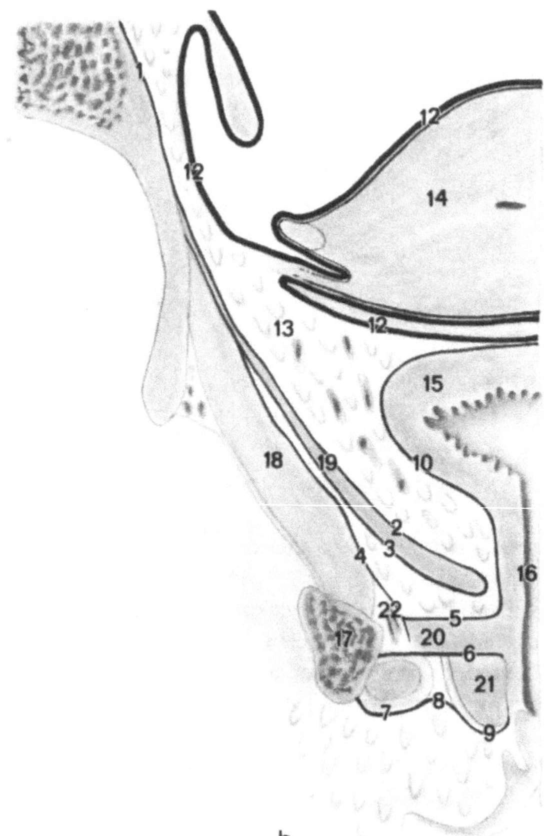

Abb. 4. **a** Frontalschnitt durch das männliche Becken, Ansicht von ventral. Darstellung der Faszien und Bindegewebsräume (Spatien). Schnittebene rechts im Bereich der Harnblase und Prostata, links durch das Rektum (s. Abb. 3 a). *1–6* s. Abb. 4 b, *7, 9* Fascia penis, *8* Fascia perinealis, *10* Fascia visceralis vesicae, *11* Fascia visceralis prostatae, *12* Peritoneum, *13* Spatium subperitoneale, *13 a* Paracystium, *13 b* Paraproctium, *14* Prostata, *15–20* s. Abb. 4 b, *21* Bulbus corporis cavernosi urethrae, *22* Crus penis, *23* M. sphincter ani ext., *24* M. sphincter ani int., *25* Canalis analis, *26* Linea anocutanea (Hiltonsche Linie), *27* Columnae anales, *28* Sinus anales, *29* Ampulla recti, *30* Canalis pudendalis (Alcock), *31* Fossa ischiorectalis
b Frontalschnitt durch das weibliche Becken (Schnittebene s. Abb. 3 b), Ansicht von ventral. Darstellung der Faszien und Bindegewebsräume (Spatien). *1* Fascia parietalis pelvis int., *2* Fascia diaphragmatis pelvis sup., *3* Fascia diaphragmatis pelvis inf., *4* Fascia obturatoria int., *5* Fascia diaphragmatis urogenitalis sup., *6* Fascia diaphragmatis urogenitalis inf., *7* Fascia clitoridis, *8* Fascia perinealis, *9* Fascia bulbi vestibuli, *10* Fascia visceralis vesicae, *12* Peritoneum, *13* Spatium subperitoneale, *14* Uterus, *15* Vesica urinaria, *16* Urethra, *17* Ramus ossis pubis, *18* M. obturator int., *19* M. levator ani, *20* M. transversus perinei profundus, *21* Bulbus vestibuli, *22* Canalis pudendalis (Alcock)

Außen wird der M. levator ani von der Fascia diaphragmatis pelvis inferior bedeckt, die die innere Begrenzung der mit Fettgewebe ausgefüllten und nach außen von der Fascia m. obturatoris interni begrenzten Fossa ischiorectalis darstellt (vgl. Abb. 4 a).

Weiterhin finden sich neben der Fascia perinei superficialis, die sich nach vorne in die Fascia penis superficialis fortsetzt, die beiden, den M. transversus perinei profundus von oben und unten bedeckenden Faszien (Fascia diaphragmatis urogenitalis superior et inferior), die sich vor der Urethra zum Ligamentum transversum perinei verdichten.

Venöse Versorgung der Anorektalregion

Der venöse Abfluss aus dem Rektumbereich oberhalb der Linea dentata erfolgt aus dem klappenlosen Plexus venosus rectalis superior, aus dem bei Dilatation die inneren Hämorrhoiden entstehen, über die ebenfalls klappenlosen Vv. rectales superiores, die das Blut sodann über die V. mesenterica inferior in die Pfortader leiten.

Demgegenüber leiten die Vv. rectales mediae et inferiores, die Klappen aufweisen, das venöse Blut aus dem kaudal davon gelegenen Rektum-, Anal- und Perianalbereich, aus dem sog. Plexus venosus rectalis inferior über die Vv. iliacae internae in die v. cava inferior (Abb. 5).

Da zwischen diesen beiden venösen Geflechten zahlreiche Anastomosen bestehen, wird hier eine Verbindung zwischen dem Hohlvenen- und Pfortadersystem hergestellt.

Darüber hinaus gibt es weitere Venenplexus (Plexus venosus pudendalis, P. vesicalis, P. prostaticus, P. uterovaginalis), deren funktionelle Bedeutung vor allem in ihrer Fähigkeit liegt, anzuschwellen und somit als „Blutpolster“ die im starren Beckengürtel eingeschlossenen Organe vor auftretendem Druck zu schützen.

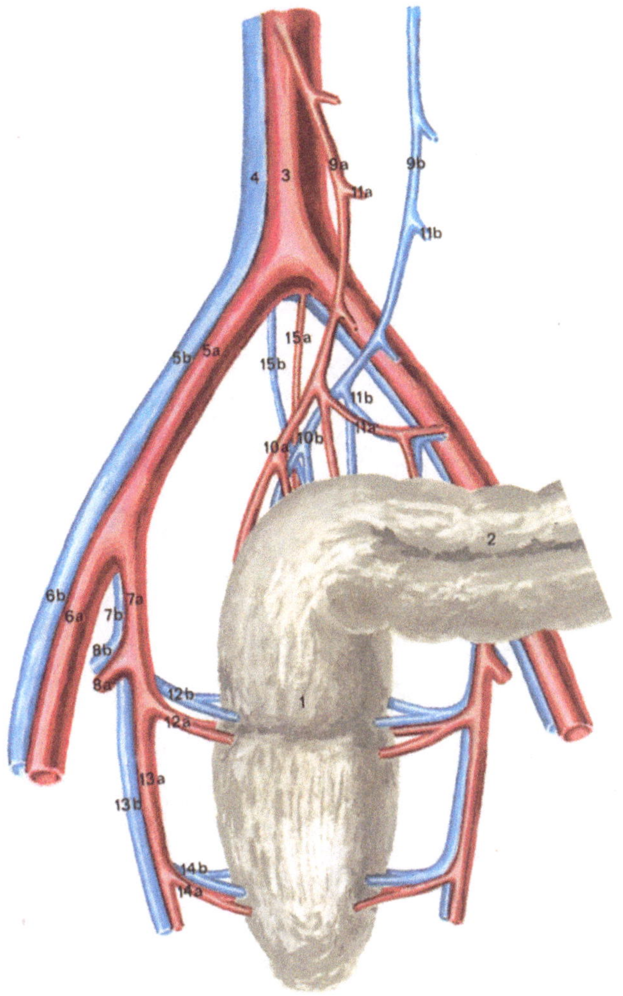

Abb. 5. Arterielle und venöse Versorgung des Anorektums von ventral. *1* Rectum, *2* Colon sigmoideum, *3* Aorta abdominalis, *4* Vena cava inf., *5 a, b* A./V. iliaca communis, *6 a, b* A./V. iliaca ext., *7 a, b* A./V. iliaca int., *8 a, b* A./V. glutea sup., *9 a, b* A./V. mesenterica inf., *10 a, b* A./V. rectalis sup., *11 a, b* Aa./Vv. sigmoideae, *12 a, b* A./V. rectalis media, *13 a, b* A./V. pudenda int., *14 a, b* A./V. rectalis inf., *15 a, b* A./V. sacralis media

Arterielle Versorgung der Anorektalregion

Die arterielle Versorgung des Anorektums erfolgt aus der A. mesenterica inferior, der A. iliaca interna und der A. sacralis mediana.

Der obere Rektumbereich wird arteriell versorgt durch die A. rectalis superior, die den Stamm der unteren Gekröseschlagader (A. mesenterica inferior) nach Abzweigung der Aa. sigmoideae kaudalwärts fortsetzt, sich in Höhe des rektosigmoidalen Überganges in einen linken und rechten Ast teilt und mit ihren Endästen kranial der Linea dentata in den Columnae anales i. d. R. bei 3, 7 und 11^{00} SSL – der typischen Lokalisation innerer Hämorrhoiden – das sog. Corpus cavernosum bildet.

Die Endverzweigungen der A. rectalis superior anastomisieren hierbei sowohl mit denen der Aa. rectales mediae et inferiores als auch mit denen der Aa. sigmoideae.

Die Hinterwand der Rektumampulle wird z. T. mitversorgt durch die A. sacralis mediana.

Die arterielle Versorgung von unterem Rektum sowie Anal- und Perianalbereich erfolgt über die Aa. rectales mediae et inferiores, die aus der rechten und linken A. iliaca interna hervorgehen und untereinander durch zahlreiche Anastomosen funktionell verbunden sind.

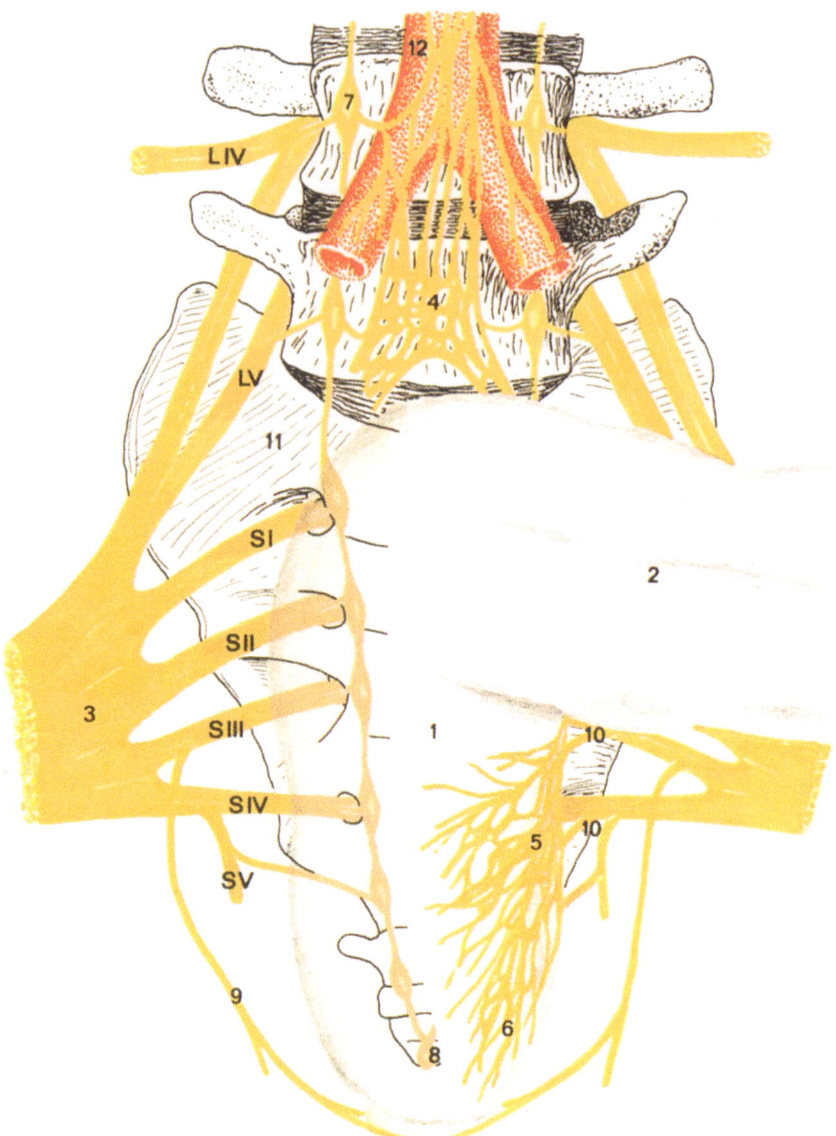

Abb. 6. Nervöse Versorgung (Rektum rechtsseitig transparent, Plexus hypogastricus dexter nur teilweise), Ansicht von ventral. *1* Rectum, *2* Colon sigmoideum, *3* Plexus sacralis, *4* Plexus hypogastricus sup., *5* Plexus hypogastricus inf. (pelvinus), *6* Plexus rectalis, *7* Truncus sympathicus, *8* Ganglion impar, *9* N. pudendus, *10* N. pelvis, *11* Os sacrum, *12* Aorta abdominalis

Nervale Versorgung des Anorektums

Die motorische und sensible Steuerung von Rektum und Analkanal erfolgt sowohl über vegetative wie zerebrospinale Nervenbahnen.

Die vielfältige Verflechtung der beiden Nervensysteme führt hierbei zu einer funktionellen Einheit (Abb. 6).

Rektum, oberer Teil des Analkanales sowie die Mm. sphincter ani interni et corrugatores cutis ani unterstehen nur dem autonomen Nervensystem.

Der Parasympathikus wirkt hierbei inhibitorisch auf den M. sphincter ani internus und die übrige glatte Muskulatur, der Sympathikus dagegen kontrahierend.

Während der untere Analkanal hochsensibel auf Schmerzreize reagiert, reagiert das Rektum lediglich auf Dehnung (Völlegefühl).

Die parasympathische Versorgung von Rektum und Analkanal erfolgt über die Nn. erigentes (3. und 4. Sakralnerv), die sich mit den pelvinen Plexus vereinigen. Von hier verlaufen die parasympathischen Fasern zu den Beckenorganen.

Der Parasympathikus wirkt motorisch auf den Darm und erschlaffend auf die glatte Muskulatur.
Das den oberen Rektumbereich versorgende sympathische Nervengeflecht stammt vom Plexus mesentericus und begleitet die A. iliaca und die Aa. rectales superiores.
Dagegen erfolgt die sympathische Innervation von unterem Rektum- und oberem Analkanalbereich über den aus dem 3. und 4. Lumbalganglion entspringenden N. praesacralis, der kaudalwärts zielt und die beiden pelvinen Plexus bildet.
Auf das Rektum wirkt der Sympathikus erschlaffend, auf die glatte Muskulatur kontrahierend.
Die sensible Innervation des Analkanals erfolgt über die Nn. rectales inferiores, die aus dem N. pudendus (2.–4. Sakralnerv) hervorgehen.
Die motorische Innervation des M. sphincter ani externus erfolgt ebenfalls über die Nn. rectales inferiores des N. pudendus (3. und 4. Sakralnerv) und zusätzlich über die Nn. anococcygei sowie perianale Äste des 4. Sakralnerven. Der Sphincter externus wird darüber hinaus parasympathisch durch die Nn. splanchnici pelvini und sympathisch durch die Nn. splanchnici sacrales innerviert.
Der proximale Teil des quer gestreiften Levator ani wird motorisch innerviert vom 4. Sakralnerven, sein distaler Teil von Ästen des N. pudendus.

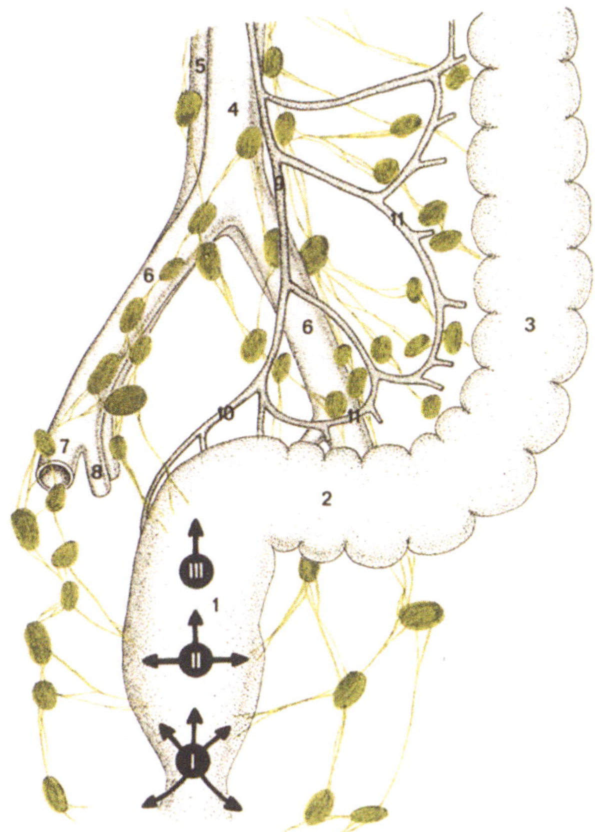

Abb. 7. Lymphdrainage, Ansicht von ventral. *1* Rectum, *2* Colon sigmoideum, *3* Colon descendens, *4* Aorta abdominalis, *5* V. cava inf., *6* A. iliaca communis, *7* A. iliaca ext., *8* A. iliaca int., *9* A. mesenterica inf., *10* A. rectalis sup., *11* Aa. sigmoideae

Lymphabfluss des Anorektums

Die Lymphwege des Anorektums führen zu 3 regionären Lymphknotengruppen:

1. Die untere Abflussbahn führt zu den Lymphonodi inguinales superficiales.
2. Die mittlere Abflussbahn führt zu den Lymphonodi iliaci (interni et interiliaci).
3. Die obere Abflussbahn führt zu den Lymphonodi sacrales et lumbales.

Berücksichtigt man hierbei die topographische Situation des Rektums im Verhältnis zum Becken und zum Peritoneum, dann kann man 3 Stockwerke unterscheiden, die von klinischer Bedeutung sind.

Stockwerk I: Fossae ischiorectales, die topographisch dem Analkanal mit dem anokutanen Bereich entsprechen.
Aus diesem Stockwerk gibt es 3 Lymph- oder Metastasenstraßen zu den 3 oben genannten Lymphknotengruppen (Abb. 7). Allein daraus ergibt sich eine ungünstige Prognose für maligne Tumoren in dieser Region, vor allem für die malignen Melanome, die häufig erst durch ihre Metastasen für den Träger symptomatisch werden.

Stockwerk II: Spatium pelvis subperitoneale, das topographisch etwa dem unteren Teil der Ampulla recti entspricht und nur noch 2 Lymph- oder Metastasenstraßen hat. Tumoren in diesem Bereich haben dadurch eine etwas günstigere Prognose als die des unteren Stockwerks.

Stockwerk III: Cavum pelvis peritoneale, das topographisch dem oberen Teil der Ampulla recti entspricht, mit nur noch einer Lymph- oder Metastasenstraße. Demgemäß haben Rektumkarzinome dieses Bereiches im Allgemeinen die günstigste Prognose.
Zudem gilt die Regel, dass Rektumkarzinome selten von oben nach unten – also afterwärts metastasieren.

Literatur

1. Brossy JJ (1959) Recent advances in the anatomy and physiology of the anorectal region. Surg Clin North Am 39: 1391
2. Eisenhammer S (1966) The anorectal fistulous abscess and fistula. Dis Colon Rectum 9: 91
3. Parks AG (1963) Etiology and surgical treatment of fistula in ano. Dis Colon Rectum 6: 17
4. Scott JES (1959) The anatomy of the pelvic anatomic nervous system in cases of high imperforate anus. Surgery 45: 1013
5. Sobotta J (2000) Atlas der Anatomie des Menschen, 21. Aufl. Urban & Fischer, München
6. Watts EW (1958) Ano-rectal anatomy. Proc R Soc Med 51: 425

Grundlagen physiologischer und pathophysiologischer Bewegungsabläufe des Anorektums

Kontinenz 13
Muskulatur 13
Schleimhaut und Corpus cavernosum recti 14
Nervöse Steuerung der Kontinenz und Defäkation 14
Inkontinenz 15

Kontinenz

Unter anorektaler *Kontinenz* und *Defäkation* versteht man die funktionell an komplizierte Strukturen und Mechanismen gebundene Fähigkeit, den Darminhalt reflektorisch und willkürlich zurückzuhalten und die Entleerung zu gewünschter Zeit durchzuführen.

Als Kontinenzorgan wird lediglich die Pars perinealis (Canalis ani) des Mastdarmes bezeichnet, die in die Beckenbodenmuskulatur eingebaut ist. Die Ampulla recti, der Pars perinealis vorgeschaltet, dient hierbei der Speicherung, Formung und Verzögerung der Fäzes. Zudem vermittelt uns dieses Organ die Empfindung für die Beschaffenheit des Mastdarminhalts, ob fest, flüssig oder gasförmig.

Eingeleitet wird die Defäkation, neben der willkürlichen Unterstützung der Bauchwandmuskulatur, über nervöse Rezeptoren in der Ampulla recti. Durch zentralnervöse Steuerung erfolgt dann der koordinierte Ablauf der Defäkation zwischen Ampulla recti und Kontinenzorgan. Dieser Ablauf wird durch das Zusammenspiel folgender Strukturen erreicht:

- quer gestreifte und glatte Muskulatur,
- arteriell gespeiste Schwellkörper (Corpus cavernosum recti),
- Schleimhaut,
- Nervensystem.

Muskulatur

Der Musculus sphincter ani internus kann als zentraler Muskel des Kontinenzorgans betrachtet werden.

Er besteht aus glatten Muskelfasern und besitzt somit alle Eigenschaften der glatten Muskulatur wie langsame Kontraktion, plastische Anpassungsfähigkeit, vegetative Nervenversorgung, Fähigkeit zur spontanen Eigenkontraktion, Verharren in Teilverkürzung, generalisierter Tonus.

Letztlich stellt der M. sphincter ani internus eine Verdickung der gewöhnlichen Ringschicht der Darmmuskulatur auf etwa das Doppelte dar und liegt zuinnerst des anorektalen Kanals, wo er etwas höher hinauf reicht als der quer gestreifte äußere Schließmuskel (M. sphincter ani externus). Hingegen endet der innere Schließmuskel analwärts früher als der äußere.

Durch diese muskuläre Anordnung wird die Schleimhaut des Canalis ani von einem doppelwandigen Hohlzylinder umgeben. Beide Muskeln stehen unter einem tonischen Dauerschluss, wobei der innere Sphinkter aganglionär ist und nicht der willkürlichen Kontrolle untersteht. Beim äußeren Sphinkter wird die tonische Kontraktion spinal-reflektorisch durch afferente Impulse aus dem Muskel selbst, aber auch von der Analhaut aufrecht erhalten. Die Wirkung dieses Muskels bei der Kontinenz ist geringer als beim inneren Sphinkter. Glatte Muskelzüge der Längsschicht des Darmes durchlaufen den M. sphincter ani internus, septieren ihn unvollständig und inserieren radiär an der Haut um die Afteröffnung. Durch den Tonus dieser glatten Muskelfasern wird die Analhaut radiär gerunzelt. Die Summe dieser Muskelfasern wird deshalb als Musculus corrugator ani bezeichnet.

Außerdem durchdringen den inneren Sphinkter außer Blutgefäßen die sog. Proktodäaldrüsen (Abb. 1), die von den Analkrypten ausgehen, blind enden im Bereich des äußeren Sphinkters, genauer, im intersphinktären Spatium. In diesen präformierten Gängen können infektiöse Prozesse zu intrasphinktären oder transsphinktären Abszessen ggf. mit nachfolgendem Fistelleiden führen (S. 106).

Der M. sphincter ani externus enthält keine ringförmig verlaufenden Fasern; insofern ist der zuvor gebrauchte Ausdruck „Hohlzylinder“ nicht ganz zutreffend. Seine Fasern treffen sich ventral und dorsal des Kontinenzorgans in spitzem Winkel.

Sein Fasergefüge lässt 3 Schichten unterscheiden. Seine oberflächliche Schicht und ein Teil seiner mittleren umgeben den Anulus haemorrhoidalis recti (nach der neuen Sprachregelung als *Canalis ani* bezeichnet, weil das Wort *hämorrhoidal* zur pathologischen Anatomie gehört. Wir verwenden hier noch den alten Begriff, da er dem Arzt mehr sagt.) und wirkt auf ihn wie eine Klemme. Die tiefen Anteile der mittleren Faserzüge bilden eine schwache Schlinge um den vorderen Bereich der Pars perinealis recti, während die tiefliegenden Faserzüge eine kräftige Schlinge um deren Hinterwand darstellen. Hier reicht der Muskel höher hinauf als an der Vorderwand und wird zudem von einem Teil des Musculus levator ani, dem Musculus puborectalis, verstärkt. Beide Muskeln bestehen aus quer gestreiften Muskelfasern und unterstehen somit dem Einfluss des Willens. Durch Verlauf und Tonus dieser Muskeln kommt es zwischen Rektum und Analkanal zu einer Abknickung, die als anorektaler Winkel bezeichnet wird. Durch die Wirkung beider quer gestreifter Muskeln wird der glatte innere Sphinkter entlastet. Dies ist deshalb anzunehmen, weil bei einer Druckerhöhung in der Ampulla recti reflektorisch die Kontraktion des M. puborectalis verstärkt wird. Der gleiche reflektorische Vorgang ist auch bei einer intraabdominellen Drucksteigerung zu beobachten. Muskulär wird die Verschlussfähigkeit durch zwei verschiedene Funktionen erreicht: Einengung des Analkanals durch die Sphinktermuskeln sowohl in sagittaler als auch in transversaler Richtung, dazu der durch die Muskelschlingen entstandene anorektale Winkel, der jedoch für die Kontinenz sicher überschätzt wird. Zudem ist bedeutsam, dass die Längsmuskulatur der Ampulla recti eine geschlossene Schicht ist, während sie im Colon sigmoideum noch in 3 Längszüge (Taenia libera, mesocolica und omentalis) gegliedert ist. In der Ampulla recti sind weder Haustra coli noch Plicae semilunares zu finden.

Schleimhaut und Corpus cavernosum recti

In der Ampulla recti finden sich 8–10 cm vom Anus entfernt einige querstehende Falten, die Plicae transversales recti, von denen zumeist eine besonders kräftig ausgebildet ist, die sog. Kohlrausch-Falte.

An der Bildung dieser Plicae ist die Wandmuskulatur nicht direkt beteiligt. Lediglich die Ringmuskulatur ist an dieser Stelle verstärkt. Diese muskuläre Verstärkung wird als Musculus sphincter ani tertius oder auch Nelatonscher Muskel bezeichnet. Äußerlich wird dieser Bereich durch eine Einziehung deutlich. Die Querfalten verstreichen auch nicht bei Füllung der Ampulle, die Längsfalten der Schleimhaut hingegen verstreichen bei Füllung im Sinne von Reservelängen. Im proximalen Teil des Canalis ani sind die Längsfalten (8–10) zu sog. Columnae anales geformt und angeordnet. Die Längsfalten im Analkanal wie auch die Columnae anales haben eine muskuläre Grundlage. Die zwischen den Columnae liegenden Buchten werden als Sinus anales bezeichnet, die von ihnen ausgehenden Vertiefungen stellen die Analkrypten dar, die sich durch den M. sphincter ani internus hindurch als sog. Proktodäaldrüsen fortsetzen. Die zu den Columnae erweiterten Längsfalten beherbergen arteriell gespeiste Schwellkörper (Glomera rectalia; zusammen werden sie auch als Corpus cavernosum recti bezeichnet).

Die von Ästen der Arteria rectalis superior gespeisten Schwellkörper unterstützen die Kontinenz, indem sie bei kontrahiertem Sphinkter wie Zahnräder ineinander greifen. Auf diese Weise wird der Analkanal weitgehend wasser- und gasdicht verschlossen. Die Schleimhaut wirkt so im Sinne einer Feinkontinenz.

Nervöse Steuerung der Kontinenz und Defäkation

Die Funktionen Speicherung und Formung des Stuhles, Verschluss und regelrechte Entleerung werden durch parasympathische sakrale und durch somatomotorische nervöse Mechanismen zeitlich aufeinander abgestimmt gesteuert. Noch ungenügend erforscht ist hierbei die Bedeutung des sympathischen Anteils der Versorgung des Rektums. Untersuchungen lassen vermuten, dass der M. sphincter ani internus von sympathischen Fasern aus dem thorakolumbalen Bereich stimuliert wird. Die wichtigsten Rezeptoren für die Erhaltung der Kontinenz befinden sich im Analkanal zwischen Hiltonscher Linie und den Columnae anales. Zudem finden sich in der Ampulla recti sowie auch in der Beckenbodenmuskulatur mit zugehörigem Bindegewebe und der Analhaut weitere Rezeptoren.

Bemerkenswert ist, dass nach weitgehender chirurgischer Entfernung der Ampulle die Kontinenz erhalten bleibt, wohingegen die Zerstörung des Sakralmarkes zum Ausfall des Defäkationsreflexes führt. Wird jedoch das Rückenmark oberhalb des Sakralmarkes durchtrennt, bleiben die spinalen Defäkationsreflexe erhalten. Allerdings fehlt dann die unterstützende Willkürmotorik der Bauchdeckenmuskulatur, die jedoch nicht unbedingt notwendig ist.

Bedeutungsvoll in diesem Zusammenhang ist der Analreflex, der über das Segment S5 läuft. Am seitlich liegenden Patienten, der die Beine in Hüfte und Knie gebeugt hat, bestreicht man rechts und links die perianale Region mit dem Holzstiel eines Wattetupfers. Der Reflexerfolg zeigt sich in einer Kontraktion des Schließmuskels. Nur einseitiges

Fehlen des Reflexes ist verwertbar, da er inkonstant ist [34].

Im Zustand der Kontinenz sind beide Sphinkteren (M. sphincter ani internus et externus) geschlossen, der aganglionäre Sphincter internus durch seine spontane Eigenkontraktion und sympathische wie parasympathische Stimulation. Der Sphincter externus (quer gestreift) wird spinal-reflektorisch durch afferente Impulse aus dem Muskel selbst sowie durch Impulse aus dem benachbarten Gewebe und der Analhaut geschlossen gehalten.

Motorisch wird der Sphincter externus durch Neurone aus dem 2.–4. Sakralsegment innerviert, die im Nervus pudendus verlaufen.

Die auf sensorischen und motorischen Komponenten beruhende Kontinenz wird durch ein reflektorisches Zusammenspiel extraspinaler und kortikaler Mechanismen gesteuert. Zudem kann zentral dieses reflektorische Zusammenspiel *Kontinenz – Defäkation* bewusst gehemmt oder gefördert werden (z. B. frontale Hirnrinde; limbisches System).

Wird die Rektumampulle durch peristaltische Bewegungen des Colon descendens (parasympathische Innervation) gefüllt, führt dies zur Dehnung der Rektumwand und als Folge davon zu einer Erschlaffung des inneren Sphinkters (*rektosphinktärer Reflex* im Kapitel *Anorektale Manometrie und Elektromyographie*, S. 51). Dieser Reflex kommt über das intramurale Nervengeflecht des Darmes zustande. Durch Barorezeptoren, die in den Paraproktien vermutet werden, löst die Dehnung der Ampulle über spinale Bahnen das Gefühl von Stuhldrang (Perzeption) aus. Gleichzeitig kommt es zu einer unwillkürlichen Kontraktion des M. sphincter externus, die willentlich verstärkt werden kann, sofern keine Defäkation gewünscht ist.

In diesem Fall nimmt die Relaxation des M. sphincter ani internus wieder ab, da die Rektummuskulatur in der Lage ist, sich infolge einer plastischen Adaptationsreaktion erhöhten Füllungsvolumina anzupassen (Compliance). Durch die Verminderung der Wandspannung lassen der Dehnungsreiz und damit auch das Gefühl von Stuhldrang wieder nach. Durch bewusstes Zurückhalten von Stuhl werden Rektumfüllungen von bis zu 2 Litern möglich. Geschieht dies häufig, erhöht sich die Schwelle für den Defäkationsreflex, sodass es zur Obstipation mit Überlaufinkontinenz kommen kann.

Die Defäkation wird normalerweise durch die willkürliche Unterstützung über die Bauchdeckenmuskulatur (Bauchpresse), vor allem durch den M. transversus abdominis, in Inspirationsstellung eingeleitet. Über parasympathische Reflexwege kommt es zu peristaltischen Kontraktionen des Colon descendens, des Colon sigmoideum und des Rektums. Gleichzeitig erschlaffen beide Sphinkteren sowie die Muskulatur des Beckenbodens. Durch das Zusammenwirken der genannten Strukturen wird eine vollständige Entleerung erreicht. Nach der Defäkation kontrahieren sowohl die beiden Sphinkteren als auch die Beckenbodenmuskulatur. Durch das Absinken des Beckenbodens während der Defäkation und nachfolgendem Anheben nach Beendigung hat der M. levator ani seinen Namen zu Recht erhalten.

Die Defäkationsfrequenz ist unterschiedlich und ist u. a. auch abhängig von der Menge aufgenommener Ballaststoffe. Als Normbereich gilt jedoch: 3-mal täglich bis 3-mal pro Woche, bei Beachtung von Form, Konsistenz, Farbe und Geruch des Stuhles sowie Beimengungen (z. B. Blut, Schleim usw.).

Inkontinenz

Definiert ist die Incontinentia alvi (Inkontinenz) als Unfähigkeit, den Stuhl willentlich bis zur gewünschten Defäkation zurückzuhalten.

Jede der einzelnen Komponenten, die die Verschlussfähigkeit des Mastdarmes ausmachen, können bei pathologischen Veränderungen zu einer Form von Inkontinenz führen. Die Prävalenz der Stuhlinkontinenz soll 0,3–1,5 % betragen [7, 10, 22, 46].

Für die Diagnostik und Therapie wichtige Untersuchungsverfahren sind die anorektale Manometrie und Elektromyographie (S. 49 ff.) sowie die Endosonographie (S. 47 ff.) und ggf. auch die Defäkographie (S. 45ff.).

Bezüglich der jeweils anzuwendenden Operationsverfahren zur Wiederherstellung der Kontinenz wird auf die weiterführende chirurgische Literatur verwiesen [1–3, 5, 8, 9, 13, 16, 20, 24–26, 29, 30, 33, 36–39, 42, 44, 47, 49, 51, 52] (vgl. hierzu auch S. 334; symptomatische Therapiemaßnahmen und prophylaktisches Vorgehen s. S. 480).

Vor chirurgischen Eingriffen sollten allerdings konservative Therapiemöglichkeiten ausgeschöpft werden. Zur Anwendung kommen krankengymnastisches Training der Beckenbodenmuskulatur sowie aktive Sphinkterkontraktionsübungen mit oder ohne Biofeedback-Kontrolle. *Biofeedback* („Operant conditioning") hat sich bei der Behandlung insbesondere der Stuhlinkontinenz als effektiv erwiesen. Hierbei wird rektal ein aufblasbarer Ballon platziert und dem Betroffenen über Sensoren, die auf manometrischer oder EMG-Basis arbeiten, die physiologische Funktion, die er lernen soll zu verbessern, wie z. B. die Kontraktionskraft des Sphincters ani externus und M. puborectalis, optisch oder akustisch übermittelt. Voraussetzung ist, dass intakte Sphinktermuskulatur vorhanden ist bzw. blieb und der Patient Dehnungsreize im Rektum wahrzunehmen im Stande ist. Oft schaffen erst rekonstruktive Maßnahmen die anatomischen Strukturen, die sodann durch konservative Behandlungsmethoden in ihrer Funktion verbessert werden können [4, 14, 15, 17, 18, 32, 33, 35, 41].

Als weitere allerdings passive konservative Therapie der analen Inkontinenz wäre schließlich die *Elektrostimulation* zu nennen [6, 11, 23, 27, 28, 31, 33, 40, 41, 43, 48].

Im Allgemeinen werden 3 Formen oder Schweregrade der analen Inkontinenz unterschieden:

- *1. Grad (leichte Form):* Gelegentlich eine geringe Verschmutzung der Wäsche; gelegentlicher unkontrollierter Abgang von Darmgasen. Diese leichte Form kommt auch bei etwa 10% Gesunder vor. Bei älteren oder alten Menschen kann dies auch ein Symptom beginnender Altersdegeneration und psychischer Hinfälligkeit sein.
- *2. Grad (mittlere Form):* Häufiger unkontrollierter Abgang von Darmgasen, häufige Verschmutzung der Wäsche, gelegentlicher Abgang größerer Stuhlmengen oder Flüssigkeiten.
- *3. Grad (schwere Form):* Es besteht eine totale Stuhlinkontinenz.

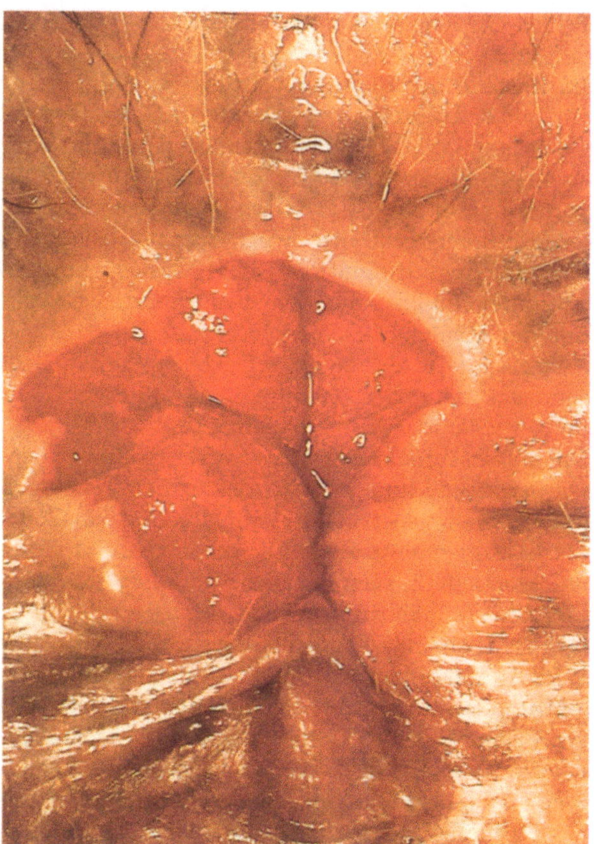

Abb. 8. Whitehead-Anus. Zustand nach Whitehead-Operation. Ausgedehntes Ektropium mit schleimiger Sekretion und Stuhlinkontinenz

Erkrankungen, die mit einer symptomatischen Inkontinenz einhergehen, können verschiedene Ursachen haben:

- Sensorisch, durch Verlust oder Schädigung sensibler Rezeptoren. Ursache für eine derart bedingte Inkontinenz war früher nicht selten die 1882 von Whitehead angegebene Hämorrhoidenoperation, bei der der gesamte Bereich des Corpus cavernosum recti einschließlich der darüber liegenden Schleimhaut (Anoderm) bis an die Linea dentata zirkulär exzidiert und der ringförmige Defekt durch Rektummukosa gedeckt wurde. Zwangsläufige Folge waren nicht selten mehr oder weniger ausgeprägte Analstenosen aufgrund zirkulärer Narbenbildungen in dem im Bereich der Linea dentata gelegenen Nahtbereich, Ektropium mit anhaltenden Irritationen und Schleimabsonderungen, wie dies Abb. 8 zeigt, und schließlich Inkontinenz infolge Verlust der sensiblen Rezeptoren zwischen Linea dentata und anokutaner Grenze [12, 45, 50].
- Pathologische Veränderungen der Schleimhaut durch entzündliche kolorektale Prozesse wie Colitis ulcerosa, Morbus Crohn, medikamenteninduzierte Kolitis, Ruhr usw.
  Gemeinsames Symptom dieser Erkrankungen ist die Diarrhö. Wird therapeutisch die Diarrhö behoben, schwindet zumeist auch die Inkontinenz. Gleiches gilt auch für Diarrhöen, die durch Laxanzien, Parasiten, durch eine Pankreasinsuffizienz usw. verursacht werden.
  Ebenso können chronische Fisteln, auch Analfissuren, eine rektale Kapazitätsverkleinerung, innere Hämorrhoiden und Rektumprolapse symptomatisch von einer Inkontinenz begleitet werden.
- Muskuläre Schäden, die auf der Basis langjähriger chronischer Entzündungen im Analkanal zu einer Sphinkterschwäche führen. Nicht ganz selten werden solche Patienten, die sich über Jahre mit schmerzhafter Defäkation, dem Gefühl ungenügender Entleerung und Tenesmen quälten, aufgrund mangelhafter Untersuchung als „Analneurotiker" eingeordnet.
  Auch können jahrelange kleinere Reiz- und Entzündungsvorgänge im Analbereich zu einem stenosierenden submukösen Narbenring (Pectenosis) führen, mit nicht mehr voll kontraktionsfähigem M. sphincter ani externus und sklerosiertem M. sphincter ani internus (S. 341).
  Weiter sind Schäden oder Folgeschäden möglich nach Traumen, Operationen und Einwirkung ionisierender Strahlen, hier auch Spätschäden nach Jahren.

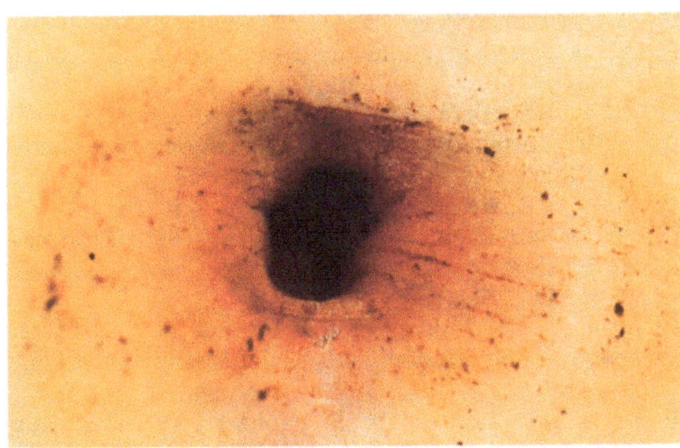

Abb. 9. Dilatierter Anus mit erheblich gestörter Sphinkterfunktion bei einem 2-jährigen Jungen als Folge von sexuellem Mißbrauch (anale Penetration mit dem Penis) durch den Vater [19]

Schließlich ist bei jeder Form der Inkontinenz, nicht nur bei älteren Patienten, primär an einen malignen Prozess zu denken. Im Anorektalbereich ist eine Frühdiagnose in hohem Maße möglich und damit auch eine Dauerheilung.

- Bei neurologischen Schäden oder pathologischen Veränderungen der frontalen Hirnrinde, des limbischen Systems, des spinalen Mastdarmzentrums im Sakralmark und seiner Nervenleitungen, besonders des Conus medullaris und der Cauda equina, des intramuralen Gangliensystems, sowie der subkortikalen Kontrollfunktionen kann die Inkontinenz ein wegweisendes Symptom sein.
  Auch hier ist an Primärtumoren wie auch an Metastasen zu denken.
  Die im Alter, und zwar nicht nur im Senium auftretenden inkontinenten Störungen sind zumeist Ausdruck allgemeiner degenerativer sklerotischer Prozesse und geistiger Minderung (z. B. Zerebralsklerose).
  Chronologisches und biologisches Alter können weit divergieren. Erbanlagen und Lebensweise sind hierbei bestimmende Faktoren.
- Emotionale Zustände (Angst, Spannung usw.) können auch bei sonst gesunden Menschen zu imperativem Stuhldrang führen. Bedingt durch eine Hyperperistaltik des Darmes kann es hierbei trotz suffizientem Kontinenzorgan zu einem unfreiwilligen Abgang von Stuhl kommen. Psychogene bzw. psychoorganische Ursachen der Inkontinenz sind bei undifferenzierten, debilen oder neurotischen Patienten anzutreffen [24].
  Doch gilt hier im besonderen Maße der Grundsatz, dass erst dann psychische Komponenten als Ursache angenommen werden dürfen, wenn durch eine gründliche Untersuchung kein krankhafter Organbefund erhoben werden konnte.

Als hilfreich hat sich die seit 1987 in Deutschland bestehende Gesellschaft für Inkontinezhilfe e.V. (GIH), Friedrich-Ebert-Str. 124, 34119 Kassel (Tel. 0561/780604) erwiesen.

Literatur

1. Adang EMM, Engel GL, Rutten FH, Geeredes BP, Baeten GMI (1998) Cost effectiveness of dynamic graciloplasty in patients with fecal incontinence. Dis Colon Rectum 41: 725–734
2. Baeten CG et al. (1995) Anal dynamic graciloplasty in the treatment of intractable fecal incontinence. N Engl J Med 332: 1600–1605
3. Baeten C, Bailey R, Bakka A et al. (2000) Safety and efficacy of dynamic graciloplasty for fecal incontinence: Report of a prospective multicenter trial. Dis Colon Rectum 43: 743–751
4. Bleijenberg G, Kuijpers HC (1994) Biofeedback treatment of constipation: a comparison of two methods. Am J Gastroenterol 89: 1021–1026
5. Briel JW, de Boer LM, Hop WCJ, Schouten WR (1998) Clinical outcome of anterior overlapping external anal sphincter repair with internal anal sphincter imbrication. Dis Colon Rectum 41: 209–214
6. Caldwell KPS (1963) The electrical control of sphincter incompetence. Lancet 7: 174–175
7. Chassagne P, Landrin I, Neveu C et al. (1999) Fecal incontince in the institutionalized elderly: Incidence, risk factors, and prognosis. Am J Med 106: 185–190
8. Chen AS, Luchtefeld MA, Senagore AJ, MacKeigan JM, Hoyt O (1998) Pudendal nerve latency. Does it predict outcome of anal sphincter repair? Dis Colon Rectum 41: 1005–1009
9. Christiansen J, Rasmussen O, Lindorff-Larsen K (1998) Dynamic graciloplasty for severe anal incontinence. Br J Surg 85: 88–91
10. Diamant NE, Kamm MA, Wald A, Whitehead WE (1999) American gastroenterological association medical position statement on anorectal testing techniques. Gastroenterology 116: 732–760
11. Enck P, Frieling T (1993) Therapie der Stuhlinkontinenz aus internistischer Sicht. Z Gastroenterol 31: 405–409
12. Fischer AW (1934) Analkanalplastik nach mißglückter Whiteheadoperation. Zentralbl Chir 61: 157–159
13. Gilliland R, Altomare DF, Moreira H, Oliveris L, Gilliland JE, Wexner SD (1998) Pudendal neuropathy is predictive of failure following anaterior sphincteroplasty. Dis Colon Rectum 41: 1516–1522
14. Glia A, Gylin M, Akerlund JE, Lindfors U, Lindberg G (1998) Biofeedback training in patients with fecal incontinence. Dis Colon Rectum 41: 359–364
15. Guillemot F, Bouche B, Gower-Rousseau C et al. (1995) Biofeedback for the treatment of fecal incontinence: long term clinical results. Dis Colon Rectum 38: 393–397
16. Hancke E, Junginger T (1991) Anorektale Kontinenz und Kontinenzstörungen. Ärztebl Rheinland-Pfalz 3: 112–121
17. Heymen S, Pikarsky AJ, Weiss EG, Vickers D, Nogueras JJ, Wexner SD (2000) A prospective radomized trial comparing four biofeedback techniques for patients with faecal incontinence. Colorectal Disease 2: 88–92

18. Ho Y, Chiang J, Tan M, Low JY (1996) Biofeedback therapy for excessive stool frequency and incontinence following anterior resection or total colectomy. Dis Colon Rectum 39: 1289–1292
19. Hobbs CJ, Wynne JM (1986) Buggery in childhood – a common syndrom of child abuse. Lancet II: 792–796
20. Hool GR, Lieber ML, Church JM (1999) Postoperative anal canal length predicts outcome in patients having sphincter repair for fecal incontinence. Dis Colon Rectum 42: 313–318
21. Hüppe D et al. (1992) Psychosoziale Aspekte der Stuhlinkontinenz. Leber Magen Darm 4: 138–142
22. Jorge J, Wexner S (1993) Etiology and management of fecal incontinence. Dis Colon Rectum 36: 77–97
23. Jost WH (1998) Electrostimulation in fecal incontinence: relevance of the sphincteric compound muscle action potential. Dis Colon Rectum 41: 590–592
24. Karoui S, Leroi AM, Koning E, Menard JF, Michot F, Denis P (2000) Results of sphincteroplasty in 86 patients with anal incontinence. Dis Colon Rectum 43: 813–820
25. Korsgen S, Deen KI, Keighley MR (1997) Long-term results of total pelvic floor repair for postobstetric fecal incontinence. Dis Colon Rectum 40: 835–839
26. Madoff RD, Rosen HR, Baeten CG et al. (1999) Safety and efficacy of dynamic muscle plasty for anal inconticence: Lessons from a prospective multicenter trial. Gastroenterology 116: 549–556
27. Matzel KE, Stadelmaier U, Hohenfellner M, Gall FP (1995) Electrical stimulation of sacral spinal nerves for treatment of faecal incontinence. Lancet 346: 1124–1127
28. Matzel KE, Stadelmaier U, Hohenfellner M, Hohenberger W (2001) Chronic sacral spinal nerve stimulation for fecalincontinence: long-term results with foramen and cuff electrodes. Dis Colon Rectum 44: 59–66
29. Mavrantonis C, Matsuoka H, Yamaguchi T, Gilliland R, Wexner SD (1998) Postanal repair for fecal incontinence: is it worthwhile? Dis Colon Rectum 41: A50
30. Mavrantonis C, Wexner SD (1999) Stimulated graciloplasty for the treatment of intractable fecal incontinence: critical influence of the method of stimulation. Dis Colon Rectum 42: 497–504
31. Österberg A, Graf W, Eeg-Olofsson K, Hallden M, Phalman L (1999) Is electrostimulation of the pelvic floor an effective treatmetn for neurogenic faecal incontinence? Scand J Gastroenterol 34: 319–324
32. Patankar SK, Ferrara A, Levy JR, Larach SW, Williamson PR, Peroxo SE (1997) Biofeedback in colorectal practice. A multicenter, statewide, three-year experience. Dis Colon Rectum 40: 827–831
33. Pehl C, Birkner B, Bittmann W et al. (2000) Stuhlinkontinenz. Diagnostisches und therapeutisches Stufenschema. Dtsch Ärtzebl 97: A-1302–1308
34. Poeck K (1987) Reflexe. In: Lehrbuch der Neurologie. Springer, Berlin Heidelberg New York Tokyo, S 12–15
35. Rao SS, Enck P, Loening-Baucke V (1997) Biofeedback therapy for defecation disorders. Dig Dis 15(Suppl): 78–92
36. Rasmussen O, Puggard L, Christiansen J (1999) Anal sphincter repair in patients with obstetric trauma: age affects outcome. Dis Colon Rectum 42: 193–195
37. Rieger NA, Sarre RG, Saccone GT, Hunter A, Toouli J (1997) Postanal repair for faecal incontinence: long-term follow-up. Aust N Z J Surg 67: 566–570
38. Ruppert R, Staimmer D (1999) Neu Möglichkeiten der Inkontinezbehandlung durch dynamische Grazilisplastik und „artificiall bowel sphincter". Coloproctology 21/6: 269–275
39. Sangwan YP, Solla JA (1998) Internal anal sphincter: advances and insights. Dis Colon Rectum 41: 1297–1311
40. Scheuer M, Kuijpers HC, Bleijenberg G (1994) Effect of electrostimulation on sphincter function in neurogenic fecal continence. Dis Colon Rectum 37: 590–593
41. Scheurlen C, Neubrand M, Kaminski M, Sauerbruch T (2000) Stuhlonkontinenz. Internist 41: 1213–1242
42. Sielezneff I, Malouf AJ, Bartolo DCC et al. (1999) Dynamic graciloplasty in the treatment of patients with feacal incontinence. Br J Surg 86: 61–65
43. Sprakel B, Maurer S, Lunger M, Diller R, Spiegel HU, Winde G (1998) Value of electrotherapy within the scope of conservative treatment of anorectal incontinence. Zentralbl Chir 123: 224–229
44. Stratmann H, Kaminski M, Lauschke H, Hirner A (2000) Plastische Chirurgie im Anorektalbereich. Indikation, Technik und Ergebnisse. Zentralbl Chir 125: 161–165
45. Struck F (1967) Zur Whiteheadschen Operation bei sogenannten inneren Hämorrhoiden. Zentralbl Chir 92: 2167
46. Talley NK, O,Keefe EA, Zinsmeister AR, Melton III LJ (1992) Prevalence of gastrointestinal symptoms in the elderly: a population-based study. Gastroenterology 102: 895–901
47. Ternent CA, Shashidharan M, Blatchford GJ, Christensen MA, Thorson AG, Sentovich SM (1997) Transanal ultrasound and anorectal physiology findings affecting continence after sphincteroplasty. Dis Colon Rectum 40: 462–467
48. Vaizey CJ, Kamm MA, Turner CJ, Nicholls RJ, Woloszko J (1999) Effects of short term sacral nerve stimulation on anal and rectal function in patients with anal incontinence. Gut 44: 407–412
49. Wexner SD, Gonzalez-Padron A, Rius J et al. (1996) Stimulated gracilis neosphincter operation. Initial experience, pitfalls, and complications. Dis Colon Rectum 39: 957–964
50. Wolff BG, Culp CE (1998) The Whitehead hemorrhoidectomy. Dis Colon Rectum 31: 587–590
51. Wong WD, Jensen LL, Bartolo DC, Rothenberger DA (1996) Artificial anal sphincter. Dis Colon Rectum 39: 1345–1351
52. Young CJ, Mathur MN, Eyers AA, Solomon MJ (1998) Successful overlapping anal sphincter repair. Relationship to patient age, neuropathy, and colostomy formation. Dis Colon Rectum 41: 344–349

Proktologischer Untersuchungsgang

Untersuchungspositionen 19
Desinfektion und Sterilisation 20
Desinfektion 21
Sterilisation 24
Desinfektion und Sterilisation der Instrumente 25
Untersuchungsverfahren 28
Anamnese 28
Inspektion 29
Digitaluntersuchung 30
Fisteluntersuchung 31
Proktoskopie – Anoskopie 32
Starre Rektosigmoidoskopie 34
Flexible Rektosigmoidoskopie 39
Koloskopie 39
Radiologische Untersuchungsmethoden 43
Sonographie 47
Anorektale Manometrie und Elektromyographie 49
Mykologische und bakteriologische Untersuchungsmethoden 53
Allergologische Untersuchungsmethoden 62
Krebsvorsorge 67

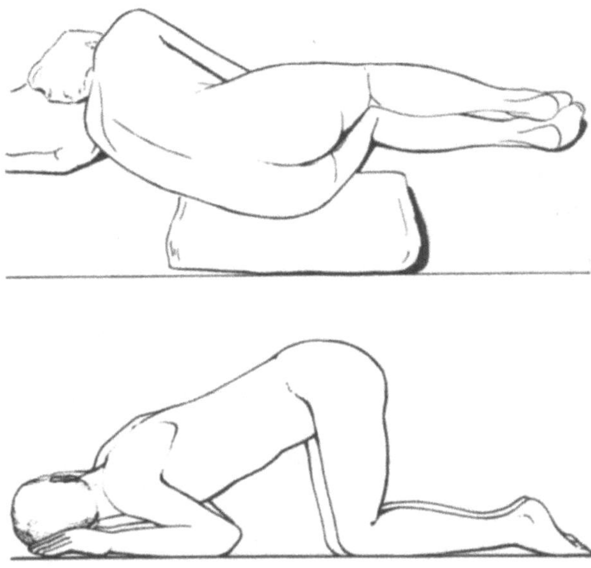

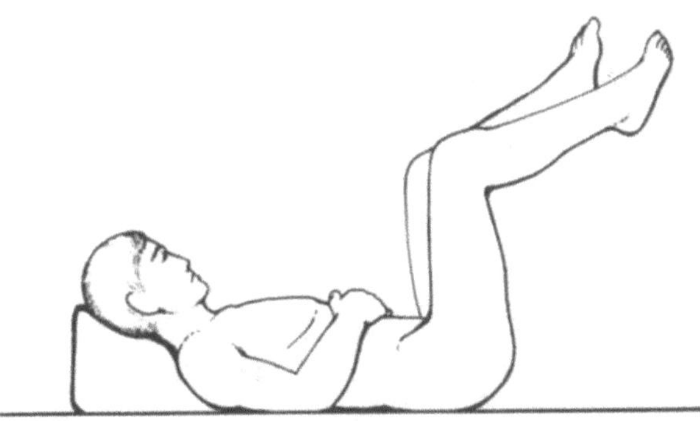

Abb. 10. Untersuchungspositionen. *Oben*: Sims-Seitenlage, *Mitte*: Knie-Ellenbogen-Lage, *unten*: Steinschnittlage

Untersuchungspositionen

Untersucht werden kann entweder in Knie-Ellenbogen-Lage, Simsscher Seitenlage, gebückter Stellung des Patienten oder in Steinschnittlage.
Jede dieser Lagerungen hat Vor- und Nachteile, sodass die Effektivität der Untersuchung letztlich weniger von der Art der Untersuchungsposition als vielmehr von der Erfahrung und Geschicklichkeit des Untersuchers abhängt.
Die *Sims-Seitenlage* (Abb. 10 oben), bei der der Patient auf seiner linken Seite mit angewinkelten Hüft- und Kniegelenken auf einem am besten hoch zu stellenden waagrechten Tisch liegt, wobei das Gesäß durch eine stabile Unterlage leicht erhöht gelagert wird, schränkt die Bewegungsfreiheit des Untersuchers zwar etwas ein, bietet jedoch relativ gute Möglichkeiten zur Durchführung aller proktologischen Untersuchungsschritte. Allerdings ist bei der Rektoskopie die Lufteinblasung zur Entfaltung des Darmlumens meist nicht zu vermeiden. Die Untersuchung in dieser Position kann ggf. auch einmal bei schwer kranken Patienten im Bett vorgenommen werden.

Bei der *Knie-Ellenbogen- oder Brustlage* (Abb. 10 Mitte) kniet der Patient auf einer Liege, wobei er sich vornübergebeugt auf die Ellenbogen abstützt oder ggf. auch mit der Brust aufliegt. Diese Lagerung ist aufgrund ihrer Unbequemlichkeit zur Durchführung länger dauernder proktologischer Eingriffe wie auch zur Untersuchung alter und gebrechlicher Patienten nur begrenzt durchführbar.
Speziell für diese Lagerung entwickelte, kippbare Untersuchungsstühle, die durch Anbringung von Beinstützen auch zur Untersuchung in Steinschnitt-

lage umgebaut werden können, ermöglichen eine für den Patienten wesentlich bequemere Lagerung.
Durch Kopftieflagerung wird bei dieser Position der Bauchinhalt der Schwere gemäß nach unten verlagert. Hierbei wird Luft angesogen, die sich in einem relativ großen klaffenden Darmlumen mit Darmgas (Methan u.a.) zu einem explosiven Gemisch vermengen kann. Bei einem evtl. elektrokaustischen Eingriff besteht hier die Gefahr einer Explosion [1]. Bei dieser Lagerung muss daher vor elektrokaustischen Maßnahmen sicherheitshalber Stickstoff in den Darm eingeblasen werden, wofür entsprechende Stickstoffflaschen mit Lüftungsrohr zum Ausblasen des Rektoskops vor der Elektrokoagulation im Fachhandel zur Verfügung stehen. Andererseits bietet diese Lagerung insbesondere für Rektosigmoidoskopien relativ günstige Bedingungen; schon deshalb, weil, wie oben erläutert, eine Luftinsufflation i.d.R. entfällt. Von Vorteil ist neben einer besonders übersichtlichen Darstellbarkeit des perianalen Bereiches der Umstand, dass durch das nach vorne unten hängende Abdomen Schleim- und Stuhlmassen normalerweise kaum in das Proktoskop und Rektoskop gelangen können.
Die *Steinschnittlage* (Abb. 10 unten) hat den Nachteil, dass der Bauchinhalt das Sigma komprimiert und daher stets Luftinsufflation zu dessen Entfaltung notwendig ist. Von Vorteil ist dagegen, dass jeder gynäkologische Untersuchungsstuhl hierfür verwendbar ist und alle proktologischen Untersuchungen in dieser Lagerung durchführbar sind. Auch ältere, gebrechliche Leute können in dieser Weise ohne viel Aufwand untersucht werden.

Literatur

1. Bond JH, Levy M, Levitt MD (1976) Explosion of hydrogen gas in the colon during proctosigmoidoscopy. Gastrointest Endosc 23: 41–42

Desinfektion und Sterilisation

Durch die Ausweitung und Komplexität der diagnostischen und therapeutischen Eingriffe, aber auch durch immer höhere Patientenzahlen in immer rationeller arbeitenden Spezialabteilungen bzw. Arztpraxen und daneben wohl auch durch ein gewisses Verdrängen präventiven Denkens, d.h. Vernachlässigung klassischer Hygieneregeln durch Vertrauen auf lückenlose Wirksamkeit von Chemotherapeutika und Antibiotika, nimmt die Gefahr von Hospitalinfektionen („nosokomiale Infektionen") zu. Das heißt, der Patient erwirbt zusätzlich zu seinem Grundleiden im Krankenhaus bzw. in der Arztpraxis eine infektiöse Krankheit. Derartige Infektionskrankheiten verlaufen oftmals schwerer als das Leiden, das den Patienten zum Arzt führte: Die Prävalenzrate nosokomialer Infektionen in Deutschland soll bei 2,97–3,5%, auf Intensivstationen sogar bei 15,3 (9–32)% liegen, Davon entfallen 40,2–52,9% auf Harnwegsinfektionen, gefolgt von 19,7–21% auf Atemwegsinfektionen, 1–15,8% auf postoperative Wundinfektionen und 8,3–10,3% auf primäre Septikämien [28, 34, 35, 37, 39] (s. S. 387).
Händewaschen und Händedesinfektion (s.u.) sind die einfachsten und effektivsten Einzelmaßnahmen zur Verhinderung nosokomialer Infektionen [20].
In den meisten derartigen Fällen handelt es sich um *endogene* Infektionen, d.h. solche, bei denen die Erreger von den Patienten selbst stammen und an einen Ort verschleppt wurden, wo sie physiologisch nicht vorkommen und wo sie nunmehr pathogene Eigenschaften entwickelten. Demgegenüber stammen die potenziell pathogenen Keime bei *exogenen* Infektionen nicht vom Patienten selbst, sondern werden mittelbar über mit kontaminiertem Blut, Urin, Stuhl, Sputum usw. behaftete Gegenstände oder unmittelbar von anderen Patienten, dem Arzt oder dessen Mitarbeitern auf ihn übertragen, sofern die notwendigen Hygienemaßnahmen nicht genügend beachtet wurden [22]. In der proktologischen Sprechstunde sind es insbesondere endoskopische Eingriffe, die zu solchen Infektionen führen.
Hierbei werden die pathogenen Keime, die sich heute weniger durch besondere Virulenz als vielmehr durch eine gesteigerte Resistenz gegen Antibiotika auszeichnen, instrumentell von einem auf den anderen Patienten, aber auch auf den Untersucher bzw. auf das ärztliche Hilfs- und Reinigungspersponal und darüber hinaus möglicherweise auf Dritte und von diesen wieder auf Patienten übertragen.
Die zunehmend strenger werdenden Anforderungen der Rechtsprechung an die hygienische Sorgfalt der Ärzte in Klinik und Praxis machen es erforderlich, der Infektionsprophylaxe erhöhte Beachtung zu schenken.
Neuerdings zunehmend häufiger auftretende virusbedingte Erkrankungen, wie insbesondere Aids, erfordern die Einhaltung festgelegter Hygieneregeln (s.u.).
Was die erworbene Immunschwäche Aids betrifft, so gilt heute als sicher, dass das Risiko einer nosokomialen Transmission von HIV extrem niedrig ist. Es handelt sich um ein gegenüber äußeren Umwelteinflüssen wenig resistentes Virus. Alle bekannten Maßnahmen, die zur Inaktivierung des Hepatitis-B-Virus führen, inaktivieren mit Sicherheit auch das HIV [15, 18, 19, 22, 26, 32, 38].

Das Risiko einer Ansteckung mit HIV für Ärzte und Hilfspersonal ist demzufolge äußerst gering und auf Stichverletzungen mit infizierten Nadeln sowie auf ausgiebigen Kontakt von HIV-haltigem Material (Blut) mit offenen Haut- und Schleimhautstellen beschränkt [23, 29] (s. Aids S. 467ff.).
Auch seinen Mitarbeitern gegenüber obliegt dem Arzt eine Sorgfaltspflicht, die sich aus der arbeitgeberrechtlichen Fürsorgepflicht ableitet, deren Verletzung zivilrechtliche und/oder strafrechtliche Konsequenzen nach sich ziehen kann. Dies bedeutet, dass der Arzt dafür zu sorgen hat, dass sich nicht nur Geräte und Instrumente, sondern auch Arbeitsräume, -bekleidung etc. stets in einem Zustand befinden, der gewährleistet, dass das Personal gegen Gefahr für Leben und Gesundheit geschützt ist, soweit es die Natur des Dienstverhältnisses gestattet (§ 618 BGB) [17].
Die Verpflichtung zum Tragen von Schutzkleidung, für deren Desinfektion, Reinigung und Instandhaltung zu sorgen ist, und die stets in ausreichender Stückzahl zur Verfügung zu stehen hat, ergibt sich in der Bundesrepublik aus § 14 der Unfallverhütungsvorschrift.
Eine ständige Weiterbildung auch auf infektionsprophylaktischem Gebiet ist für den Arzt nicht nur eine Standes- sondern auch eine Rechtspflicht! Der Arzt muss zivil- und strafrechtlich dafür einstehen, wenn ihm im Einzelfall gesicherte neuere Erkenntnisse, beispielsweise bei der Vorsorge gegen Aids oder einer Hepatitis-B-Infektion unbekannt geblieben sind und einem Patienten oder seinem Personal daraus ein Schaden entstanden ist. Sofern es streitig ist, welches Maß an Vorsicht zur sicheren Verhütung einer Infektion notwendig ist, hat der Arzt – um nicht fahrlässig und damit schuldhaft zu handeln – stets dafür zu sorgen, dass die aufwendigere Vorsichtsmaßnahme getroffen wird. Die VBG 103 verpflichtet den Arzt, einen Reinigungs- und Desinfektionsplan zu erstellen, den sog. „Hygieneplan", der schriftlich fixiert, was, wo, wie und von wem desinfiziert wird.
Welche wirksamen Maßnahmen gibt es nun, um der ärztlichen Sorgfaltspflicht zu genügen und derartige artefizielle Infektionen zu verhüten?
Die Hygiene bietet hierzu zwei Möglichkeiten: Desinfektion und Sterilisation.

Desinfektion

Unter Desinfektion (Entseuchung) versteht man die gezielte Abtötung bzw. irreversible Inaktivierung von krankheitserregenden Keimen an und in kontaminierten Objekten. Sie dient der Unterbrechung von Infektketten.
Die Desinfektion stellt somit eine Maßnahme dar, die einen Gegenstand in den Zustand versetzt, dass dieser nicht mehr infizieren kann.
Die Desinfektion kann mit physikalischen und chemischen Methoden sowie deren Kombination angestrebt werden.
Feuchte Hitze in Form von heißem Wasser macht man sich bei der Wäschedesinfektion, beim Pasteurisieren von Milch und anderen Gegenständen (kurzfristiges Erwärmen auf 60–80 °C) sowie beim Kochen von Lebensmitteln zunutze. Im Haushalt ist das Abkochen eine einfache und sichere Methode für Entseuchungszwecke, die in Notsituationen auch für Trinkwasser herangezogen werden kann.
Der *Wirkungsmechanismus* der thermischen Inaktivierung besteht in einer irreversiblen Proteindenaturierung. Bei ionisierenden und nichtionisierenden Strahlen entstehen Schäden an der DNS. Hieraus resultieren stoffwechsel- und zellphysiologische Fehlleistungen der betroffenen Zelle. Die meisten chemischen Wirkstoffe wiederum führen zu einer irreversiblen Denaturierung von Proteinen (Alkohole, Phenole, Aldehyde), andere zerstören Zellwand und Zellmembran (z. B. quartäre Ammoniumbasen), wieder andere (z. B. Schwermetalle) blockieren bestimmte Enzymsysteme, wobei die Vorgänge bis zu einem gewissen Grad reversibel sind.
Die Praxis der rein chemischen Desinfektion erfordert genaue Detailkenntnisse, da die Lösungen korrekt angesetzt, die Einwirkungszeiten und die Wirkungsspektren beachtet werden müssen. Außerdem sind toxische Risiken zu berücksichtigen.
Der Erfolg einer chemischen Desinfektion hängt entscheidend von der richtigen Auswahl der Mittel ab. Verwendung sollten grundsätzlich nur solche Mittel finden, die in einer offiziellen Desinfektionsmittelliste aufgenommen wurden. Es existieren hierzu entsprechende Listen zur Auswahl, die angefordert werden sollten.
In der BRD gibt es zwei derartige Listen, die ständig überarbeitet werden und somit stets auf neuestem Stand sind:

- Liste der vom Robert-Koch-Institut gemäß § 18 Infektionsschutzgesetz geprüften und anerkannten Desinfektionsmittel und -verfahren – erhältlich beim Robert Koch-Institut, Nordufer 20, 13353 Berlin (www.rki.de).
  Diese amtliche Liste enthält die Mittel und Verfahren, die bei Vorliegen meldepflichtiger Krankheiten auf Anordnung des Amtsarztes nach §§ 3, 10 a, 10 c BSeuchG angewendet werden müssen.
- Liste der nach den „Richtlinien für die Prüfung chemischer Desinfektionsmittel" geprüften und von der *D*eutschen *G*esellschaft für *H*ygiene und *M*ikrobiologie als wirksam befundenen Desinfek-

tionsverfahren („DGHM-Liste") – zu beziehen über mhp-Verlag GmbH, Ostring 13, 65205 Wiesbaden (Tel. 06122/7709131).
Diese Liste enthält alle die Mittel, die nach den Richtlinien der Deutschen Gesellschaft für Hygiene und Mikrobiologie auf Wirksamkeit geprüft worden sind (anwendbar bei z.B. nicht meldepflichtigen Erkrankungen) [8].

Nach heutigem Stand stehen 4 Wirkstoffgruppen von chemischen Desinfektionsmitteln, die den gesamten praktischen Anwendungsbereich abdecken, im Vordergrund. Es sind dies:

Aldehyde. Dieser Gruppe ist das breiteste Wirkungsspektrum zuzuordnen, insbesondere, weil eine Vorbeugung gegen eine Übertragung von Hepatitisviren durch sie sicher möglich ist.
Allerdings ist ihre Anwendbarkeit eingeschränkt, da sie einen Eiweißfehler besitzen und außerdem nicht nur stark toxisch, sondern auch allergisierend wirken [2, 3]. Verwendet werden Aldehyde bevorzugt zur Wischdesinfektion von Flächen und zur Desinfektion von Instrumenten. Häufig angebotene Sprays sollten dabei nicht verwendet werden, da ein Großteil des Sprühnebels nicht auf die Flächen gelangt, die desinfiziert werden sollen, sondern in die Luft und somit in die Atemwege von Patienten und Personal.
2%ige Glutaraldehyd- (Cidex) und 10%ige Bernsteindialdehydlösungen (Gigasept) sind die am häufigsten verwendeten Desinfektionsmittellösungen zur Desinfektion endoskopischer Geräte [27].

Phenolderivate (ausgenommen Diphenylalkane und deren Abkömmlinge). Der Anwendungsbereich dieser Desinfektionsmittelgruppe ist wegen schwerwiegender Lücken in ihrer desinfizierenden Wirkung (z.B. Hepatitis B) sehr begrenzt. Nachteilig ist ferner ihre Toxizität bei unsachgemäßer Anwendung, ihre schlechte Abbaubarkeit und die daraus resultierende Umweltbelastung.

Alkohole. Nachteilig für Alkohole – verwendet werden Ethanol, Propanol und Isopropanol – ist ihre Brand- und Explosionsgefahr.
Vorteilhaft ist ihr schneller Wirkungseintritt bereits nach einer halben bis einer Minute. Ihr Hauptanwendungsbereich ist die Hände- und Hautdesinfektion. Zur Prophylaxe bei Hepatitis-B und Aids werden alkoholische Einreibemittel (z.B. Primasept M, Spitaderm) empfohlen [8].

Glukoprotamin. Vom hygienischen Gesichtspunkt her (breites Wirkungsspektrum gegen Bakterien, einschließlich Mykobakterien, Pilze, Hepatitis B-Virus und HIV) ist Glukoprotamin im Bereich der Flächendesinfektion eine mögliche Alternative zu den aldehydischen Desinfektionsmitteln. Wegen seiner mangelhaften biologischen Abbaubarkeit erscheint der Einsatz von Glukoprotamin allerdings ökologisch bedenklich.

Desinfektion der Hände

Eine wirksame Reinigung der Hände stellt, insbesondere in der proktologischen Sprechstunde, eine wichtige Infektionsprophylaxe dar. Zur Unterbrechung möglicher Infektionsketten genügt meist schon gründliches Händewaschen, möglichst jedoch nicht mit Stückseifen, die häufig bakteriell kontaminiert sind, sondern mit Flüssigseifen, die Qualitätskontrollen unterliegen und in auswechselbaren Behältern geliefert werden.
Bei der Desinfektion der Hände muss zwischen der hygienischen und der aufwendigen chirurgischen Händedesinfektion unterschieden werden [4, 13, 16, 28, 30, 31, 37].

Hygienische Händedesinfektion

Für die hygienische Desinfektion der Hände werden heute fast ausschließlich alkoholische Einreibepräparate (z.B. Spitaderm) empfohlen. Welche hierfür geeigneten Mittel im Einzelnen in Betracht kommen, und wo die entsprechenden Listen, aus denen auch alle weiteren notwendigen Angaben darüber hervorgehen, anzufordern sind, wird auf S. 21 angegeben.
Vorteil dieser Präparate ist ihr schneller Wirkungseintritt [9].
Das Desinfektionsmittel wird zunächst in die hohle Hand gegeben, anschließend über die Hände verteilt und solange eingerieben, bis die Hände trocken erscheinen.
Wurden die Hände sichtbar mit keimhaltigem Material kontaminiert, so sind die beschmutzten Stellen zuerst mit Zellstoff zu reinigen, der mit dem Desinfektionsmittel angefeuchtet wurde. Danach erfolgt Händedesinfektion oder Waschen mit Wasser und Seife und anschließend Händedesinfektion.
In allen Situationen, wo eine Kontamination zu erwarten ist, sollten neben Schutzhandschuhen Einwegplastik- bzw. desinfizierbare Gummischürzen getragen werden, um eine Kontamination gar nicht erst zustande kommen zu lassen. Außerdem sollte in den Arbeitsräumen auf das Tragen von Uhren, Eheringen usw. verzichtet werden.
An den Waschbecken, auch in Praxistoiletten, sollten neben einem geeigneten Hautpflegemittel, Direktspender für Flüssigseifen und Desinfektionsmit-

tel, Einmalhandtücher sowie ein Abfallkorb mit auswechselbarem Plastikbeutel angebracht sein. Außerdem empfiehlt es sich, in Arbeitsbereichen nur solche Wasserarmaturen zu verwenden, die ohne Berührung mit den Händen bedient werden können. Ist eine derartige Waschvorrichtung nicht vorhanden, kann man den Wasserhahn mit dem zum Abtrocknen benutzten Einmalhandtuch wieder zudrehen, um eine Rekontamination zu vermeiden [11, 12, 24].

Chirurgische Händedesinfektion

Auch die zur chirurgischen Händedesinfektion geeignetsten Desinfektionsmittel sind aus stets auf neuestem Stand gehaltenen Listen zu erfahren, die in der BRD unter den auf S. 21 angegebenen Adressen angefordert werden können [10].
Anmerkung: Reinigungsmittel sind nicht in diesen Listen enthalten! Geeignete Waschlotionen werden von den Herstellern parallel zu den Händedesinfektionsmitteln angeboten (z. B. Esemtan-Lotion) [21].
Die Händedesinfektion vor chirurgischen Eingriffen erfolgt i. d. R. in folgender Weise:
Für operative Eingriffe ist es notwendig, besonders keimarme Verhältnisse zu schaffen. Dies führt dazu, dass für die chirurgische Händedesinfektion eine spezielle Methode durchgeführt wird.
Die chirurgische bzw. präoperative Händedesinfektion als zweite Methode muss erheblich gesteigerten Desinfektionsansprüchen genügen, denn die Haut ist bis in tiefere Schichten mit Mikroorganismen durchsetzt.
Durch die chirurgische Händedesinfektion erreicht man eine Abtötung der transienten und zum größtmöglichen Teil auch der residenten, d. h. der tiefer liegenden Hautflora.
Eine Sterilisation der Hände ist in keinem Fall zu erzielen. Auch die desinfizierte Hand gibt aus den tieferen Hautschichten weiter Keime an die Hautoberfläche ab. Dieser Vorgang spielt sich natürlich auch in Operationshandschuhen ab, sodass sich nach kurzer Zeit wieder Keime im sog. Handschuhsaft zu vermehren beginnen. Es darf nicht vergessen werden, dass der Operationshandschuh primär das Operationsfeld vor dem Kontakt mit der Hautflora schützt. Etwa ein Viertel der Handschuhe weisen jedoch nach der Operation Punkturen – vor allem der Fingerkuppen – auf, durch welche Keime austreten können; gelegentlich zerreißen Handschuhe während der Operation.
Deshalb muss die Gefahr, dass auf diesem Wege die Operationswunde mit Keimen kontaminiert wird, auf ein Minimum gesenkt werden. Das heißt aber, dass die angewendeten Desinfektionspräparate nicht nur eine gute Sofortwirkung, sondern idealerweise auch eine ausreichende Langzeitwirkung besitzen sollten.
Bei der chirurgischen Händedesinfektion werden Hände und Unterarme mit einer Waschlotion, wie z. B. Esemtan-Lotion eine Minute lang gewaschen. Holzstäbchen oder Bürste dienen ausschließlich dazu, die Fingernägel und Nagelfalze zu reinigen. Nach dem Abspülen muss mit einem Handtuch (das Handtuch muss hierbei nicht steril sein) sehr sorgfältig abgetrocknet werden. Danach werden mit einem alkoholischen Einreibemittel (z. B. Desderman) die Hände bis zu den Ellenbogen mit ausreichend Händedesinfektionsmittel 3 min [23] lang eingerieben, bis die Haut trocken ist.
Bei Kontraindikationen gegenüber alkoholischen Produkten kann alternativ PVP-Jod-Seife zur chirurgischen Händedesinfektion verwendet werden. Dabei wird nach einminütigem Waschen mit dem PVP-Jod-Präparat die eigentliche chirurgische Händedesinfektion mit der antiseptischen Flüssigkeitsseife für 5 min durchgeführt. Anschließend werden Hände und Unterarme mit einem sterilen Stoffhandtuch abgetrocknet.

Hautdesinfektion

Vor Injektionen, Schutzimpfungen, Blutentnahmen und zur Vorbereitung des Operationsfeldes ist es erforderlich, diese Hautstellen zu desinfizieren. Dabei ist zu beachten, dass das in der Praxis vor Injektionen meist übliche Einsprühen zu keiner ausreichenden Desinfektion führt. Die Haut muss mit Alkohol abgewischt werden. Zur Desinfektion eignen sich sterilfiltrierte Alkohole mit einer Einwirkungszeit von i. d. R. 15 s bis 1 min. Bei operativen Eingriffen sollte eine Einwirkungszeit von 3 min erfolgen [1].
Zur Schleimhautdesinfektion eigenen sich besonders Jodverbindungen (z. B. PVP-Jod-Präparate). Die Haut- und Schleimhautreizung ist im Normalfall nur sehr gering, die Verfärbungen lassen sich leicht wieder auswaschen.

Oberflächendesinfektion

Unter „Flächen" wird alles verstanden, was nicht in Tauchbädern desinfiziert werden kann, also Arbeitsflächen, Mobiliar, Wände, Fußboden usw.
Dabei soll immer eine Wischdesinfektion durchgeführt werden.

Wischdesinfektion. Die zu desinfizierende Fläche wird hierbei mit einem geeigneten Wischtuch, das mit einem Desinfektionsmittel getränkt ist (aldehydisches Flächendesinfektionsmittel, z.B. Buraton 10 F 0,5%), unter leichtem Druck eingerieben, wobei stets Schutzhandschuhe getragen werden sollten. Wo entsprechende aktuelle Listen hierzu geeigneter Desinfektionsmittel in der Bundesrepublik erhältlich sind, wird auf S.21 angegeben. Wichtig ist, dass die Anweisungen der Herstellerfirmen bezüglich Gebrauchsverdünnung, Anwendungsweise, Nebenwirkungsrisiken usw. genau beachtet werden.

Gröbere Verunreinigungen durch Sputum, Fäzes, Blut o.Ä. sind sofort nach Kontamination mit einem mit Desinfektionsmittel getränkten Papiertuch zu entfernen (= gezielte Desinfektion).

Eine routinemäßig durchgeführte Fußbodendesinfektion ist nicht erforderlich (Ausnahme: OP-Säle; Räume, in denen invasive Eingriffe durchgeführt werden), da 2–3 h nach Desinfektion gleich hohe Keimzahlen wie beim bloßen Feuchtwischen nachweisbar sind. Es wird deshalb auch empfohlen, neben der normalen Säuberung eine gezielte Desinfektion von Fußböden durchzuführen, d.h. die kontaminierte Stelle wird mit einem mit Desinfektionsmittel getränkten Einmallappen gesäubert. Hierbei sind wiederum Einmalhandschuhe anzuziehen.

Bei der Desinfektion der zur Reinigung verwendeten Materialien wie Scheuertüchern, Mopps usw. sollte thermischen Verfahren der Vorzug vor chemischen Methoden gegeben werden (z.B. Waschmaschine bei 70°C). Die Reinigung (bzw. Desinfektion) der Fußböden erfolgt am besten mit dem sog. Bezugswechselverfahren. Dabei befindet sich auf dem Reinigungswagen eine Wanne mit Reinigungsmittellösung und einem Abtropfsieb. Auf diesem Sieb wird der schon eingespannte und in die Lösung getauchte Mopp ausgedrückt und anschließend damit die Reinigungslösung auf dem Boden verteilt. Mit einem trockenen Mopp wird nachgewischt. Mit dem Wechseln der Bezüge nach jedem Zimmer ist ein optimaler Reinigungserfolg ohne Keimverschleppung in das nächste Zimmer gegeben.

Sterilisation

Unter Sterilisation versteht man die Abtötung bzw. irreversible Inaktivierung *sämtlicher* an und in einem Objekt vorhandener Mikroorganismen und Viren, insbesondere die Abtötung bakterieller Sporen. Dies kann erfolgen durch Hitze, durch Filtration, durch Chemikalien und durch Bestrahlung.

Hitzesterilisation

Sterilisation durch Hitze ist die einfachste und sicherste Methode und sollte, wo immer das zu sterilisierende Material es zulässt, angewandt werden. Grundsätzlich zu unterscheiden ist hierbei zwischen trockener und feuchter Hitze.

Sterilisation durch trockene Hitze. Das Verfahren ist nur geeignet für hitzestabile und nichtbrennbare Materialien wie Metall, Glas, Porzellan usw. Das zu sterilisierende Material wird hierbei in sog. Heißluft- bzw. Trockensterilisatoren (isolierte Schränke verschiedener Größe, die ein Heizelement und einen Thermostaten enthalten) auf bis zu 200°C erhitzt, wobei die Sterilisationsdauer von Art und Menge des zu sterilisierenden Materials abhängt. Richtwerte sind: 180°C, Einwirkungszeit mindestens 30 min; 160°C, Einwirkungszeit mindestens 200 min.

Sterilisation durch feuchte Hitze. Hierbei lässt man auf das zu sterilisierende Material in einem sog. Dampfdrucktopf (Autoklaven) nach Austreibung der Luft i.d.R. bei 2,05 bar eine Temperatur von 121°C für die Dauer von 15–20 min bzw. bei 3,04 bar eine Temperatur von 134°C für 5 min gespannten, gesättigten Wasserdampf einwirken, wodurch ebenfalls die Abtötung auch von Bakteriensporen gewährleistet ist. Entscheidend für ein erfolgreiches Verfahren ist, dass dabei alle Parameter erfüllt sind (gesättigter, gespannter Wasserdampf, eine ausreichende Temperatur sowie eine genügend lange Einwirkzeit).

Mittels sog. *Bakterienfilter*, die aus Glas, Ton, Asbest oder bestimmten Membranen bestehen können, werden Flüssigkeiten, die beim Erhitzen nicht stabil bleiben würden, sterilisiert. Wegen der kleinen Porengrößen muss die zu sterilisierende Flüssigkeit durch den Filter hindurchgesogen oder -gepresst werden.

Diese Filter haben den Nachteil, dass Viren u.U. nicht zurückgehalten werden, sodass die filtrierte Lösung, die in einem durch Hitze vorsterilisierten Gefäß aufgefangen wird, zwar bakterien-, jedoch nicht virenfrei sein kann.

Gassterilisation

Eine solche Sterilisation kann erfolgen durch Ethylenoxid oder durch das billigere und auch einfacher anzuwendende Formaldehydgas und eignet sich für thermolabile Gegenstände.

Ethylenoxid-Sterilisation. Ethylenoxid-(EO-)Gas besitzt ein großes Penetrationsvermögen und kann Kunststoffe durchdringen. Das Sterilisiergut muss deshalb zum Schutz von Patienten und Personal je nach Art und Verwendung des Materials bis zu 4 Wochen zur Auslüftung (Desorption) gelagert werden. EO-Gas reizt die Atemwege und ist kanze-

rogen. Ein Restgehalt von EO in medizinischen Produkten darf vor Anwendung am Patienten 1 mg/kg (= ppm) nicht überschreiten [36].
Die Materialien müssen sorgfältig gereinigt werden, damit das Gas überall durchdringen kann. Das Sterilgut muss frei von Kristallen und restlos trocken sein.
Verpackungen müssen durchlässig sein für das EO-Gas (Verpackung nach DIN 58 953).
Die EO-Sterilisation erfordert eine EO-Konzentration von 1000–1200 mg/l, eine Temperatur von 50–60 °C, eine Feuchtigkeit von 55–85 %, einen definierten Druck oder ein Vakuum sowie eine ausreichende Einwirkzeit.
Das EO-Verfahren kommt heute wegen strenger Umweltschutzauflagen nur noch selten zur Anwendung und spielt in der Praxis des niedergelassenen Arztes keine Rolle [6].

Formaldehyd-Sterilisation. Aldehyd ist ein starkes Allergen. Es besteht zudem der Verdacht auf ein krebserzeugendes Potenzial. Der zu sterilisierende Gegenstand muss sauber, kristallfrei und trocken sein.
Formaldehyd wird mit Wasserdampf als stabilisierte Formaldehydlösung verdampft. Die Sterilisation erfolgt bei Unterdruck (0,2 bar), einer Temperatur von 60–75 °C und einer Sterilisationszeit von bis zu 90 min. Anschließend muss auch hier eine ausreichende Desorption durch mehrmalige fraktionierte Vakuum- und Dampfspülung erfolgen. Die Einhaltung eines MAK-Wertes (maximale Arbeitsplatzkonzentration) wegen der oben genannten Risiken muss erfüllt sein [6].

Plasmasterilisation

In einem Hochvakuum sowie einem hochfrequenten elektromagnetischen Feld wird stark verdünntes, dampfförmiges Wasserstoffperoxid (mikrobiozide Eigenschaft) in einen Plasmazustand versetzt.
Bei Temperaturen von unter 50 °C wird die Sterilisation von vielen thermolabilen Medizinprodukten wie Optiken, Endoskopen und elektronischen Instrumenten ermöglicht. Eine Sterilisation von absorbierenden Materialen sowie Gegenständen mit blind endenden, engen Lumina ist hier nicht möglich. Eine gründliche Reinigung und Trocknung vor der Sterilisation ist auch hier erforderlich.
Nach dem Abschalten der Hochfrequenz baut sich das Plasma zu molekularem Sauerstoff und Wasser ab, sodass keine toxischen Substanzen zurückbleiben [6].

Sterilisation durch Bestrahlung

Hierfür kommen nur ionisierende Strahlen, vor allem *Gammastrahlen* (Gammatron) und Korpuskularstrahlen ($2{,}5 \cdot 10^4$ Gy) (Elektronenbeschleuniger), in Betracht, die nicht nur zelluläre Mikroorganismen, sondern auch Viren inaktivieren. Ihre Verwendung ist jedoch infolge sehr hoher Investitionskosten solcher Anlagen großen Zentren vorbehalten.
Weil hierbei das zu sterilisierende Material nur geringfügig erwärmt wird, eignen sich diese Verfahren besonders zur Sterilisation hitzeempfindlicher Produkte, etwa aus der Pharmaindustrie, die aufgrund der Tiefenwirkung dieser Strahlen fertig verpackt bestrahlt werden können, aber auch zur sicheren Sterilisation medizinischer Geräte.

Desinfektion und Sterilisation der Instrumente

Bei allen endoskopischen Eingriffen, die nicht in sterilen Körperhöhlen durchgeführt werden, ist eine an die Reinigung anschließende Desinfektion ausreichend. Bei allen endoskopischen Eingriffen, bei denen die Durchtrennung der Haut und subkutanen Gewebsschichten erfolgt und/oder die Endoskope in physiologischerweise sterilen Körperhöhlen eingesetzt werden, wird der Einsatz von sterilen Endoskopen und Zubehör gefordert, obwohl dies aufgrund praktischer Erfahrungen nicht notwendig zu sein scheint.
Eine Sterilisation im Autoklaven soll nach Möglichkeit in einem Container erfolgen. Dabei müssen die Herstellerempfehlungen beachtet werden. Üblicherweise wird eine Temperatur von 134 °C angewendet, da bei 121 °C durch die wesentlich längere Temperatureinwirkung das Instrument geschädigt werden könnte. Zubehör wie Lichtleitkabel, Insufflationsschläuche, Biopsiezangen usw. müssen nach jeder Untersuchung autoklaviert werden.
Endoskopiezubehör sollte aus wiederverwendbarem Material sein, das gleichzeitig gute Reinigungs-, Desinfektions- und Sterilisationsmöglichkeiten erfüllen muss. Das heißt, das Zubehör muss mit thermischen Verfahren desinfizierbar bzw. sterilisierbar sein. Eine gründliche Vorreinigung vor der Desinfektion bzw. Sterilisation ist unerlässlich. Bei schwer zu reinigenden Teilen ist der Einsatz von Ultraschallgeräten zu empfehlen. Nach Möglichkeit sollte alles Zubehör mit Dampf sterilisiert werden, wie z. B. Biopsiezangen und Zytologiebürsten. Die Sterilisation der Wasserflasche und deren Anschlussschlauch zur Spülung der Optik ist täglich durchzuführen. Eine Zerlegbarkeit ist außerordentlich wich-

tig, um die korrekte Aufbereitung zu gewährleisten [6, 7, 14, 25, 33].
Die hierzu geeignetsten chemischen Desinfektionsmittel sind aus stets aktuell gehaltenen Listen ersichtlich, die in der Bundesrepublik unter den auf S. 21 angegebenen Adressen angefordert werden können. Wichtig ist jeweils die genaue Beachtung der von der Herstellerfirmen gemachten Angaben bezüglich Verdünnungs- und Wirkzeiten, Nebenwirkungen usw.

Reinigung, Desinfektion und Sterilisation starrer Instrumente

Bei der Aufbereitung von starren Endoskopen erfolgt zunächst eine Reinigung mit Zellstoff im Anschluss an die Untersuchung. Das Endoskop inkl. Optik wird in seine Einzelteile zerlegt (Herstellerangaben) und in Reinigungslösung eingelegt (s. Herstellerempfehlung). Sämtliche Kanäle müssen mittels Spritze vollständig gefüllt sein. Die Kanäle mit einer Bürste reinigen, mit Wasser durchspülen und anschließend innen mit Druckluft und außen mit einem sauberen Tuch trocknen.
Eine Sterilisation sollte je nach Herstellerangaben im Container erfolgen. Die Geräteteile sollten zuvor mit einem Pflegeöl behandelt werden. Dies gilt auch für die Lichtkabel, Insufflationsschläuche, Biopsiezangen etc. (Autoklavierung oder Plasmasterilisation).
Falls die Sterilisation des Endoskopes nicht möglich oder erforderlich ist, muss ein Desinfektionsverfahren durchgeführt werden. Dabei soll das Endoskop inklusive Optik in eine aldehydische Instrumentendesinfektionsmittellösung eingelegt werden (Konzentration und Einwirkzeit nach Herstellerangaben), und die Kanäle sollten mittels Spritze vollständig mit Desinfektionsmittellösung gefüllt werden.
Die Bereitstellung von starren Endoskopen hat wie folgt zu erfolgen:

- Bei Eingriffen in sterile Körperhöhlen müssen alle Materialien steril sein. Entnahme des Materials aus der Desinfektionslösung (mit sterilen Handschuhen) und direktes Einlegen in eine sterilisierte, mit sterilisiertem Wasser gefüllte Wanne.
- Gründliches Spülen mit sterilem Wasser, anschließend die Außenseite mit sterilen Kompressen mehrmals abwischen. Die Kanäle mit einer sterilen Spritze mehrmals durchspritzen.
- Vollständiges Abtrocknen mit einem sterilen Tuch oder steriler Kompresse.
- Trockenblasen der Kanäle mit Luft, anschließende Aufbewahrung in einem sterilisierten Behälter mit Deckel.

Bei Eingriffen in nichtsterilen Körperhöhlen erfolgt das Freispülen der Geräte mit Aqua dest. oder Leitungswasser (aus Hähnen ohne Strahlregler). Gründliches Trocknen mit einem sauberen Tuch oder Kompresse, anschließende Aufbewahrung in einem mit Alkohol ausgewischten Behälter mit Deckel. Aufbereitung des Endoskopiezubehörs:

- Lichtkabel mit 70 % Alkohol abwischen,
- Biopsiezangen etc. nach Gebrauch reinigen, anschließend autoklavieren oder plasmasterilisieren,
- Reinigungsbürsten täglich thermisch desinfizieren oder autoklavieren [6].

Reinigung, Desinfektion und Sterilisation von Fiberskopen

Eine Reinigung erfolgt sofort nach der Untersuchung. Der Außenmantel des Endoskopes wird mit Zellstoff gesäubert, die Kanäle mit Wasser durchgesaugt oder gespült. Anschließend den Außenmantel mit Reinigungslösung (lt. Herstellerangaben) abwaschen. Reinigen des Instrumentier- und Saugkanals mit einer flexiblen Bürste sowie Durchsaugen oder Spülen mit der Reinigungslösung.
Das Distalende mit einer Bürste reinigen. Freispülen des Luft- und Spülkanals mit Wasser über Trompetenventil, ebenso den Instrumentier- und Saugkanal.
Freiblasen oder -saugen aller Kanäle mit Druckluft oder einer Spritze.
Die Ventilgewinde mit aldehydischer Instrumentendesinfektion und Stieltupfer auswischen (Konzentration und Einwirkzeit nach Herstellerangaben).
Die Desinfektion bei **nicht** wasserdichten Endoskopen erfolgt folgendermaßen:
Einführungsteil bis 5 cm unterhalb des Bedienungsknopfes in aldehydische Desinfektionsmittellösung hängen (s. Herstellerangaben). Anschließend alle Kanäle mit Desinfektionsmittellösung füllen, die Spritzen während der Desinfektion angeschlossen lassen oder den Schlauch abklemmen, um ein Absinken des Flüssigkeitsspiegels zu verhindern.
Bei wasserdichten Endoskopen diese vollständig in aldehydische Desinfektionsmittellösung hängen (nach Herstellerangaben), alle Kanäle füllen. Sämtliche Ventile und Gummikappen in die Desinfektionsmittellösung einlegen, die Schutzkappe am Distalende (falls vorhanden) entfernen und ebenfalls einlegen.

Bei der Bereitstellung den Außenmantel und alle Kanäle gründlich mit Leitungswasser (aus Hähnen ohne Strahlregler) freispülen. Alle Kanäle mit Druckluft trocknen und anschließend die Kanäle mit 70 %igem Alkohol durchspülen und wieder mit Druckluft trocknen. Nach der Trocknung des Außenmantels und Bedienungsknopfes diese z. B. mit 70 %igem Alkohol abreiben.

Die Ventile, Gummikappen und Schutzkappen trocken einsetzen.

Die Aufbewahrung soll staubfrei und trocken sein.

Hilfsinstrumente wie flexible Bürsten, Biopsie-Zangen, Diathermieschlingen usw. müssen sorgfältig gereinigt (z. B. Ultraschallbad) und anschließend autoklaviert oder plasmasterilisiert werden. Die Ansätze von Druckluft und Wasserpistole müssen ebenfalls in die Desinfektionslösung eingelegt werden.

Spritzen, die zur Desinfektion verwendet wurden, sollten nicht weggeworfen werden, sondern nach Programmende thermisch desinfiziert oder zerlegt in die Instrumentendesinfektionsmittellösung eingelegt werden.

Bei beiden beschriebenen Aufbereitungsverfahren ist mit Handschuhen zu arbeiten.

Bei Tuberkulose, Hepatitis B etc., HIV-Infektion, Salmonellose, Yersinieninfektion, Shigellenruhr etc. sollen nur Endoskope verwendet werden, die vollständig in Desinfektionsmittellösung eingelegt bzw. vollautomatisch desinfiziert werden können.

Bakteriologische Überprüfung von flexiblen Endoskopen

- Abstriche von Außenmantel, Distalende, Gewinde der Distalschutzkappe, allen Kanaleingängen sowie den dazugehörigen Verschlusskappen bzw. Ventilen.
- Durchspülen aller Kanäle mit Nährbouillon mit Enthemmer oder Nacl 0,9 % oder Aqua dest.
- Probe aus der Flüssigkeit der Spülflasche [6].

Literatur

1. Beck EG, Schmitt P (1987) Verhütung und Bekämpfung von Infektionen und Kontaminationen. In: Hygiene-Präventivmedizin. Enke, Stuttgart
2. British Society of Gastroenterology, Endoscopy Committee working party (1993) Aldehyde disinfectants and health in endoscopy units. Gut 34: 1641–1645
3. Calder IM, Wright LA, Grimstone D (1992) Glutaraldehyde allergy in endoscopic units. Lancet 339: 433
4. Daniels IR, Rees BI (1999) Handwashing: Simple, but effective (see comments). Ann R Coll Surg Engl 81: 117–118
5. Daschner F (1995) Antibiotika in der Praxis mit Hygieneratschlägen, 2. Aufl. Springer, Berlin Heidelberg New York Tokio
6. Daschner F (1996) Praktische Krankenhaushygiene und Umweltschutz, 2. Aufl. Springer, Berlin Heidelberg New York Tokio
7. Desinfektionsmittel-Kommission der DGHM (1997) Quantitativer Suspensionsversuch mit Mycobacterium terrae für die Prüfung von Instrumentendesinfektionsmitteln. Hyg Med 22: 278–283
8. Deutsche Gesellschaft für Hygiene und Mikrobiologie (2000) Liste der nach den „Richtlinien für die Prüfung chemischer Desinfektionsmittel" geprüften und von der Deutschen Gesellschaft für Hygiene und Mikrobiologie als wirksam befundenen Desinfektionsverfahren. Stand: 1.03.2000
9. Deutsche Gesellschaft für Krankenhaushygiene (1994) Hygiene Medizin 19, 2: 103–104
10. Din (1997) DIN EN 12791 – Chirurgische Händedesinfektionsmittel, Prüfverfahren und Anforderungen (Phase 2/Stufe 2). Beuth, Berlin
11. DIN (1997) DIN EN 1499 – Desinfizierende Händewaschung, Prüfverfahren und Anforderungen (Phase 2/ Stufe 2). Beuth, Berlin
12. DIN (1997) DIN EN 1500 – Hygienische Händedesinfektion, Prüfverfahren und Anforderungen (Phase 2/ Stufe 2). Beuth, Berlin
13. Eckmanns T et al. (2001) Compliance der Händedesinfektion auf Intensivstationen. Dtsch Med Wochenschr 126: 745–749
14. Empfehlungen der Bundesärztekammer zur Qualitätssicherung in der gastrointestinalen Endoskopie (2000) Dtsch Ärztebl 97: A-475–477
15. Gerberding JL (1994) Incidence and prevalence of human immunodeficiency virus, hepatitis B virus, hepatitis C virus, and cytomegalovirus among health care personnel at risk for blood exposure: final report from a longitudinal study. J Infect Dis 170: 1410–1417
16. Guideline for Handwashing and Hospital Environmental Control (1997) In: Friede A, O'Carroll PW, Nicola RM, Oberle MW, Teutsch SM (eds) CDC Prevention Guidelines – A guide for action. Williams & Wilkins, Baltimore Philadelphia Londeon, pp 1253–1270
17. Guideline for Infection Control in Hospital Personnel (1997) In: Friede A, O'Carroll PW, Nicola RM, Oberle MW, Teutsch SM (eds) CDC Prevention Guidelines – A guide for action. Williams & Wilkins, Baltimore Philadelphia London, pp 1355–1389
18. Guidelines for Prevention of Transmissions of HIV and Hepatitis B Vrisu to Health-Care and Public-Safety-Workers (1997) In: Friede A, O'Carroll PW, Nicola RM, Oberle MW, Teutsch SM (eds) CDC Prevention Guidelines – A guide for action. Williams & Wilkins, Baltimore Philadelphia London, pp 291–310
19. Hanson PJV, Gor D, Jeffries DJ, Collins JV (1990) Elimination of high titre HIV from fibreoptic endoscopes. Gut 31: 657–659
20. Hauer Th et al. (2001) Sinnvolle und nicht sinnvolle Hygienemaßnahmen in dere inneren Medizin. Dtsch Med Wochenschr 126: 83–88
21. Haut- und Händedesinfektion mit System (1984) Schülke & Mayr GmbH, Norderstedt
22. Hübner J et al. (1991) Hygienemaßnahmen bei der gastroenterologischen Endoskopie. Verdauungskrankh 9/2: 49–52
23. Kappstein I, Schulgen G, Waninger J, Daschner F (1993) Mikrobiologische und ökonomische Untersuchungen über verkürzte Verfahren für die chirurgische Händedesinfektion. Chirurg 64: 400–405

24. Kommission für Krankenhaushygiene und Infektionsprävention am Robert-Koch-Institut (2000) Händehygiene. Bundesgesundheitsblatt 43(3): 230–233
25. Kovacs BJ, Chen YK, Kettering JD, Aprecio RM, Roay I (1999) High-level desinfection of gastrointestinal endoscopes. Are current guidelines adequate? Am J Gastroenterol 94: 1546–1550
26. Kurth R, Werner A, Barret N et al. (1986) Stability and inactivation of the human immunodeficiency virus (HIV). A review. AIFO 1: 601–608
27. Leiss O, Exner M (1999) Infektionsrisiken, Hygiene und Geräteaufbereitung in der Endoskopie. In: Frühmorgen P (Hrsg) Gastroenterologische Endoskopie, 4. Aufl. Springer, Berlin Heidelberg New York Tokio
28. Mangram AJ, Horan TC, Pearson ML, Silver LC, Jarvis WR (1999) Guideline for prevention of surgical site infection, 1999. Hospital Infection Control Practices Advisory Committee (see comments). Infect Control Hosp Epidemiol 20: 250–278; quiz 279–280
29. McCray E (1986) Occupational risk of the acquired immunodeficiency syndrome among health care workers. N Engl J Med 314: 1127–1132
30. Mitteilung der Kommission für Krankenhaushygiene und Infektionsprävention (2000) Empfehlungen Händehygiene. Bundesgesundheitsblatt 43: 230–233
31. Pittet D, Hugonnet S, Harbarth S, Mourouga P, Sauvan V, Touveneau S, Pernegger TV (2000) Effectiveness of a hospital-wide programme to imprive compliance with hand hygiene. Lancet 356: 1307–1312
32. Public Health Services (1997) Statement on Management of Occupational Exposure to HIV, Including Considerations Regarding Zidovudine Postexposure Use. In: Friede A, O'Carroll PW, Nicola RM, Oberle MW, Teutsch SM (eds) CDC Prevention Guidelines – A guide for action. Williams & Wilkins, Baltimore Philadelphia London, pp 284–291
33. Rösch T, Hagenmüller F, Hohner R, Classen M (1997) Gerätedesinfektion bei der gastroenterologischen Endoskopie. In: Sauerbruc T, Scheurlen Ch (Hrsg) Leitlinien der Deutschen Gesellschaft für Versdauungs- und Stoffwechselerkrankungen (DGVS), 2. Aufl. Demeter, Balingen, S 167–172
34. Rüden H, Daschner F (2000) Nosokomiale Infektionen in Deutschland – Erfassung und Prävention (NIDEP-Studie). Teil 2: Studie zur Einführung von Qualiatätsmanagementprogrammen. Baden-Baden
35. Rüden H, Gastmeier P, Daschner FD et al. (1997) Nosocomial and community-acquired infections in Germany. Summary of the results of the first national prevalence study (NIDEP). Infection 25(4): 199–202
36. Scherrer M, Daschner F (1995) Vergleich der human- und ökotoxikologischen Wirkungen verschiedener Sterilisationsverfahren für thermolabile Materialien. Hygiene Medizin 20: 410–420
37. Tablan OC, Anderson LJ, Arden NH, Breiman RF, Butler JC, McNeil MM (1994) Guideline for prevention of nosocomial pneumonia. The Hospital Infection Control Practices Advisory Committee, Centers for Disease Control and Prevention. Infect Control Hosp Epidemiol 15: 587–627; erratum 19(5): 304
38. Universal Precautions for Prevention of Transmission of HIV, Hepatitis B Virus, and Other Bloodborne Pathogens in Health-Care Settings (1997) In: Friede A, O'Carroll PW, Nicola RM, Oberle MW, Teutsch SM (eds) CDC Prevention Guidelines – A guide for action. Williams & Wilkins, Baltimore Philadelphia London, pp 336–341
39. Weber DJ, Rutala WA (1997) Environmental issues and nosocomial infections. In: Wenzel RP (ed) Prevention and control of nosocomial infections, 3rd edn. Williams & Wilkins, Baltimore, pp 491–506

Untersuchungsverfahren

Anamnese

In der Proktologie ist eine gründliche Anamnese von besonderer Bedeutung. Durch eine gezielte Befragung kann bei einem Großteil der Fälle bereits hierdurch eine Vermutungsdiagnose gestellt werden. Es ist dadurch möglich, die zu ergreifenden diagnostischen Maßnahmen auf das richtige, ökonomisch angemessene Maß zu beschränken.
Da sich viele Patienten scheuen, alle in proktologischer Hinsicht wichtigen Fragen offen zu beantworten, empfiehlt es sich, einen Anamnesefragebogen (Abb. 11) zu verwenden, der erfahrungsgemäß von fast allen Patienten gewissenhaft und vollständig ausgefüllt wird.
Da die Symptomatik der Anorektalerkrankungen im Großen und Ganzen durch die Leitsymptome Schmerzen, Juckreiz, Blutungen und Nässen bestimmt wird, genügt meist ein einziger Blick auf den ausgefüllten Fragebogen, um gezielte differenzialdiagnostische Überlegungen anstellen zu können, etwa folgender Art:

- Klagt der Patient über *Schmerzen*, so kann es sich außer um entzündliche Hämorrhoiden auch um Analrhagaden, eine Analfissur, eine Perianalthrombose, eine Kryptitis oder Papillitis, einen Sphinkterspasmus, einen Analprolaps, um Fisteln, um einen Dehnungsschmerz bei Obstipation oder um einen perianalen Abszess u. a. handeln.
- *Juckreiz* kann bedingt bzw. mitbedingt werden durch ein perianales Ekzem oder eine Mykose (meist Kandidose), eine Psoriasis inversa, einen Lichen ruber, Marisken, Oxyuren u. a.
- *Nässen* im perianalen Bereich veranlasst zu folgender differenzialdiagnostischer Erwägung: Proktitis, Anitis, Prolaps, Analfistel, akutes Ekzem, Lues I, anorektale Gonorrhö, Sphinkterinsuffizienz u. a.
- Kreuzt der Patient auf dem Anamnesefragebogen *Blutungen* an, so können sich dahinter die verschiedensten benignen anorektalen Krankheitsbilder, wie etwa entzündlich veränderte Hämorrhoiden, Analfissuren und -rhagaden (blinde), innere Fisteln, eine Rektosigmoiditis bzw. Kolitis, eine Divertikulitis, ein Anal- bzw. Rektumpro-

Name ....

Sehr geehrte Patientin! Sehr geehrter Patient!

Bitte beantworten Sie **jede** der folgenden Fragen in DRUCKSCHRIFT bzw. durch Ankreuzen der Kästchen Datum ....

Leidet/litt Ihr Vater □ Mutter □ Geschwister □ an Hämorrhoiden □ Krampfadern □ Darmpolypen □ Darmkrebs □

Nehmen Sie Abführmittel? ja □ nein □ Wenn ja, regelmäßig □ ab und zu □ seit wann? .... welche? ....

Welche Medikamente nehmen Sie sonst ein und seit wann? ....

Wurden Sie insbesondere im Darm- oder Afterbereich operiert oder wurden bereits Hämorrhoiden-Verödungen vorgenommen ja □ nein □

Wenn ja, geben Sie bitte auf der Rückseite an, was operiert wurde, wann die Operation(en)/Verödungen stattfand(en) und wo.

Ist die Art Ihrer Beschwerden gekennzeichnet durch Druckgefühl □ Schweregefühl □ Juckreiz □ Wundsein □ **SCHMERZEN** □ Wenn letzteres ja, sind diese Schmerzen anhaltend □ nur bei der Stuhlentleerung □ nach der Stuhlentleerung anhaltend □ stechend □ ziehend □ reißend □ klopfend □ schneidend □ drückend □ spitz, d.h. nur an einer Stelle □ stumpf □ außerhalb □ innerhalb des Afterschließmuskels □ wenn ja, □ vorn □ hinten □ rechts □ links □ an einer anderen Stelle □ wo? ....

Wann erstmals aufgetreten? .... Wann zuletzt? ....

Haben □ hatten □ Sie **BLUT** □ Nässen □ Schleim □ Eiter □ beim Stuhl? Wenn ja, wann erstmals? .... wann zuletzt? .... war die Farbe des Blutes hellrot □ dunkelrot □ handelte es sich um wenige Tropfen von Blut □ Schleim □ Eiter □ oder um eine größere Menge □ von Blut □ Schleim □ Eiter □ War dieses(r) mit dem Stuhl vermischt □ dem Stuhl nur aufgelagert □

Haben □ hatten □ Sie einen plötzlich aufgetretenen **SCHMERZHAFTEN KNOTEN** am äußeren Afterbereich? ja □ nein □ Haben □ hatten □ Sie regelmäßig □ ab und zu □ beim Stuhlgang □ beim Gehen □ einen **VORFALLENDEN KNOTEN?** ja □ nein □ Wenn ja, ist es ein derber Knoten □ oder ein weiches Gebilde (Darm) □ Muß(te) das vorgefallene Gebilde jeweils wieder zurückgedrückt werden □ oder zieht (zog) es sich selbst in den Darm zurück □ Seit wann leiden Sie darunter? Seit .... Jahren.

Haben Sie regelmäßig Stuhlgang? ja □ nein □ Wenn nicht, leiden Sie unter Verstopfung □ Durchfällen □ ständigem Wechsel dieser Beschwerden □ anhaltendem Stuhldrang □ Gefühl der unvollständigen Stuhlentleerung □ Afterengegefühl □ Blähungen □ seit wann? ....

Neigen Sie zu allergischen Reaktionen? Ja □ nein □ Wenn ja, beschreiben Sie bitte diese Reaktionen etwas genauer auf der Rückseite.

Abb. 11. Muster eines Formblattes zur Erhebung der proktologischen Anamnese

laps, perianale Thrombosen, oberflächliche irritierte Analpapillen und -polypen, aber natürlich auch ein Malignom verbergen. Diese Angabe macht insofern eine Ausnahme, als hier auf eine einwandfrei gesicherte Diagnose unbedingt Wert zu legen ist. Es ist so lange differenziert weiterzufragen, und kein diagnostischer Aufwand darf gescheut werden, bis alle Blutungsquellen eindeutig feststehen.

Von den meisten Patienten werden mehrere Symptome gleichzeitig angeführt.

Nachfolgend sollen nunmehr die einzelnen Untersuchungsschritte kurz erläutert werden, deren wichtigstes Ziel es stets sein sollte, ein malignes Geschehen im Bereich von Dickdarm, Anorektum oder Prostata auszuschließen.

Inspektion

Nach der gründlichen anamnestischen Befragung sollte zunächst eine genaue Inspektion des analen und perianalen Bereiches erfolgen, wobei zur besseren Beurteilung neben dem Spreizen der Nates der Patient auch aufgefordert werden sollte, zu pressen, um ggf. vorhandene äußere Hämorrhoiden oder rezidivierend auftretende Analprolapse oder -fibrome sicher zu diagnostizieren (Abb. 12).

Allein durch die Inspektion können bereits eine ganze Reihe von proktologischen Erkrankungen erkannt werden: Analabszesse, prolabierte Analpolypen, Marisken, Condylomata acuminata und C. lata, partielle und totale Analprolapse, Descending-Perineum-Syndrom, Analrandthrombosen, Rektumprolapse, Rhagaden, Fissuren, Fistelöffnungen, perianale Ekzeme bzw. Mykosen.

Weiterhin manifestiert sich gelegentlich das eine oder andere folgender dermatologischer Krankheitsbilder in diesem Bereich:

Herpes simplex, Gonorrhö, Akne comedonica et conglobata perianalis, Epizootien, Röntgenschäden, atrophische Kortikosteroidhaut, Lichen sclerosus et atrophicus, Vitiligo, Hämangiome, papillomatöse, pigmentierte Nävuszell-Nävi, Hamartome, seborrhoische Warzen, variköse Venektasien, systematisierte Nävi, Sebozystomatose (Günther), Fibroma

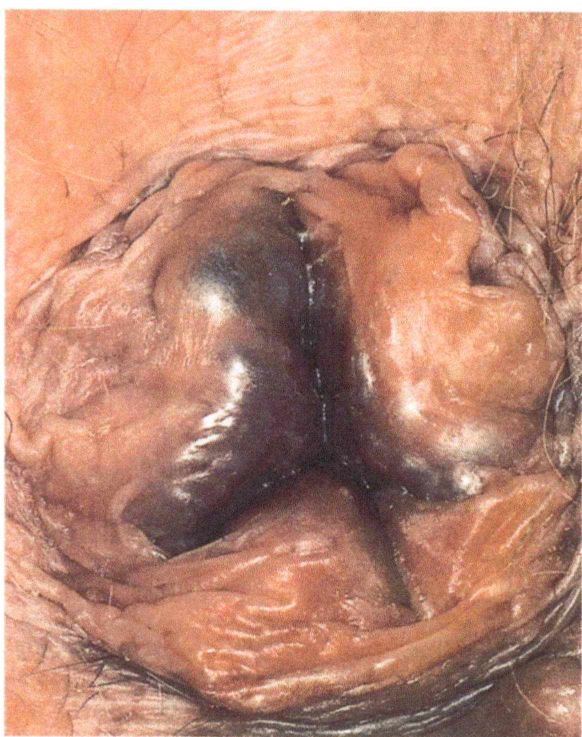

Abb. 12. Nach „Pressenlassen“

pendulans, Lipome, Lupus vulgaris, Akanthosis nigricans, Dyskeratosis follicularis, Lichen simplex chronicus, Hidradenitis suppurativa, Erysipel, Herpes zoster, Verrucae vulgares et planae juveniles, Erythrasma, Morbus Bowen, Basaliome, Spinaliome, Melanome u. a.

Gerade die Inspektion des Analbereiches kann entscheidende diagnostische Hinweise ergeben. Sie sollten demgemäß mit besonderer Sorgfalt ausgeführt werden.

Digitaluntersuchung

Als weiterer Schritt folgt die digitale Austastung des Analkanals und der unteren Abschnitte des Rektums. Der mit einem Handschuh oder einem Fingerling bedeckte Zeigefinger wird mit einem Gleitmittel bestrichen und durch langsamen, stetigen Druck in den Anus eingeführt. Bei schmerzhaften Prozessen kann auch ein Gleitmittel, das ein Lokalanästhetikum enthält (z.B. sagittaproct Gleitgel Lido) verwendet werden.
Durch Drehen und Beugen des Fingers wird die Wandung systematisch nach Infiltration oder druckempfindlichen Stellen abgetastet. Durch Kontrahierenlassen des Sphinkters wird sodann dessen Tonus überprüft. Eine evtl. bestehende Analfissur oder ein Abszess kann durch Schmerzangabe genauer lokalisiert werden (Abb. 13).
Außerdem können die Prostata beurteilt sowie evtl. bestehende Analpapillen bzw. -polypen, thrombosierte Hämorrhoidalknoten, Stenosen u. a. sowie Schleimhautveränderungen bemerkt werden (Abb. 14).
Das *Prostatakarzinom* tritt zumeist nach dem 60. Lebensjahr auf. Sein bevorzugter Entstehungsort ist der Hinterlappen. Es ist ein isolierter, derber Knoten zu tasten, dessen Konsistenz etwa der des Knöchels einer geballten Faust entspricht.
Bei allen Patienten über 45 sollte in regelmäßigen Abständen rektal untersucht werden.
Finden sich hierbei pathologische Befunde, so muss unverzüglich eine weitergehende fachurologische Abklärung erfolgen.
Bei der Beschreibung des Prostata-Tastbefundes sind insbesondere folgende Kriterien bedeutsam:

- Verschieblichkeit der Rektalschleimhaut über der Prostata,
- Oberflächenbeschaffenheit: glatte, derbe, harte Resistenzen; weiche oder derbe Knoten,
- genaue Lokalisation der getasteten Veränderungen,
- Größe und Abgrenzbarkeit der Prostata gegenüber ihrer Umgebung,
- Druckschmerzhaftigkeit.

Bei der Digitaluntersuchung der Frau tastet man die Portio als harten, etwa walnussgroßen verschieblichen Knoten an der Vorderwand, was einen extrarektalen Tumor vortäuschen kann. Auch eingelegte Pessare, Ringe oder vaginale Tampons können von Unerfahrenen fehlinterpretiert werden.
Das beginnende *Rektumkarzinom* fällt bei der Digitaluntersuchung nicht selten aufgrund seiner Härte, Unverschieblichkeit und rauen Oberfläche auf. Außerdem finden sich am untersuchenden Finger häufig Blutspuren. Tiefsitzende Rektumkarzinome und Polypen bis in 5–8 cm Höhe lassen sich digital i. A. gut erfassen. Die Digitaluntersuchung sollte deswegen bei Vorsorgeuntersuchungen niemals versäumt werden (s. Krebsvorsorge, S. 67 ff.).
Abschließend noch eine Empfehlung zur Technik der Digitaluntersuchung bei Vorliegen eines sog. Trichteranus (Abb. 15 b). Wenn der Analkanal fast die gesamte Fingerlänge beansprucht, ist es oft empfehlenswert, den Patienten weit vornüberbeugen zu lassen, wobei er sich auf einen Stuhl stützen sollte. Beim Einführen des Fingers sollte der Untersucher, der dahinter auf einem Stuhl sitzt, den Patienten zum Pressen auffordern. Hierdurch ist es meist auch bei Vorliegen derlei ungünstiger anatomischer Verhältnisse möglich, einen aussagekräftigen Tastbefund zu erheben.

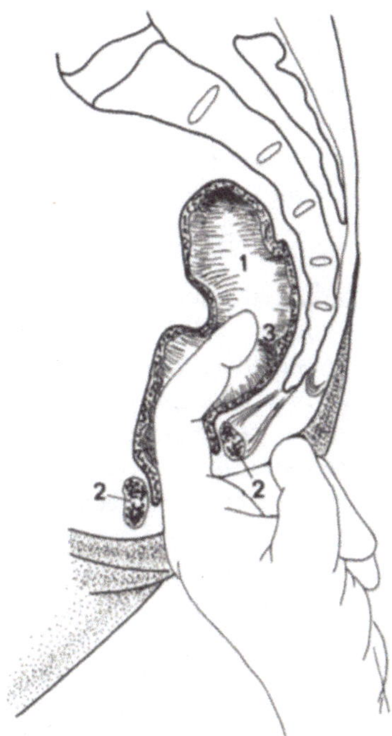

Abb. 13. „Reichweite" der mittellosen Hand, Medianschnitt. *1* Ampulla recti, *2* M. sphincter ani ext., *3* Plica transversalis recti (Kohlrausch-Falte)

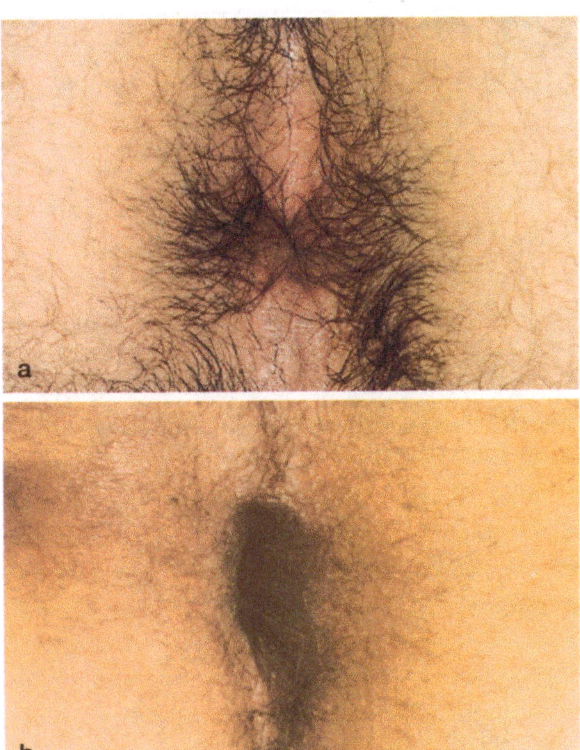

Abb. 15. **a** Normaler Anus; **b** Trichteranus

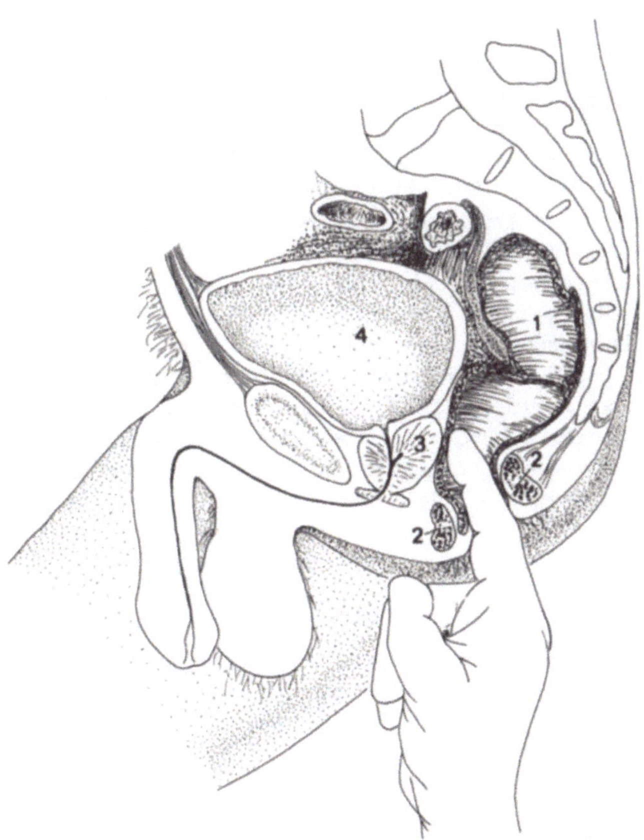

Abb. 14. Prostata-Tastung, Medianschnitt. *1* Ampulla recti, *2* M. sphincter ani ext., *3* Prostata, *4* Vesica urinaria

Fisteluntersuchung

Sofern eine innere Fistelöffnung, eine tiefer gelegene Fissur, eine Kryptitis oder etwa eine hypertrophe Analpapille vermutet wird bzw. genauer angesehen und entsprechend behandelt werden soll, folgt nunmehr als nächster Schritt die Untersuchung mit dem *spreizbaren Analspekulum* (Abb. 16). Dieses mit einer eingebauten Kaltlichtfontäne versehene Instrument ist für diesen Zweck besser geeignet als das Proktoskop.

Um die Tiefe bzw. den Verlauf einer Fistel zu erfassen, bedient man sich einer sog. Knopfsonde.

In der proktologischen Sprechstunde sollte stets ein ganzes Sortiment derartiger verschieden gebogener Metallsonden, die in unterschiedlicher Dicke und Länge im Fachhandel erhältlich sind, zur Verfügung stehen (Abb. 17).

Sofern durch die beiden beschriebenen Untersuchungsmethoden die innere Öffnung einer vorhandenen Fistel nicht gefunden werden kann, kommen weitere auf S. 108 ff. genannte Nachweismethoden von Fistelgängen in Betracht.

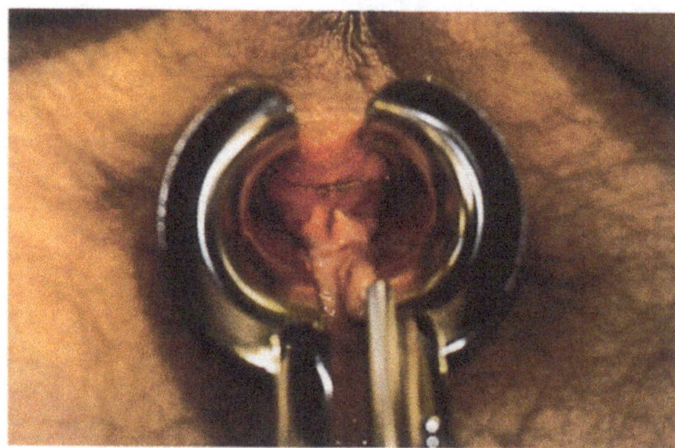

Abb. 16. Analspekulum. Eingestellt sind 2 hypertrophe Analpapillen („Katzenzähne") bei 6^{00} SSL

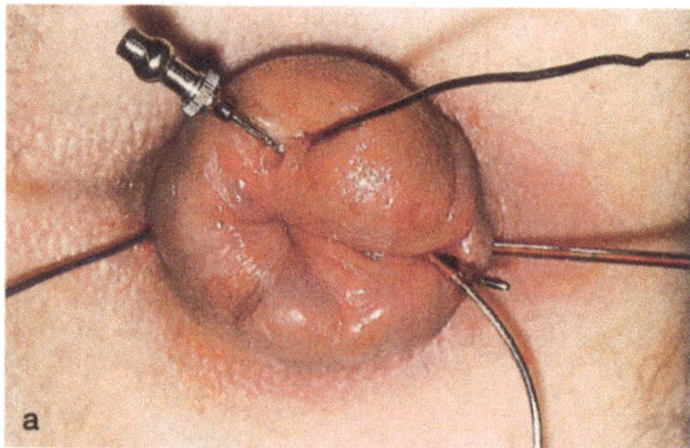

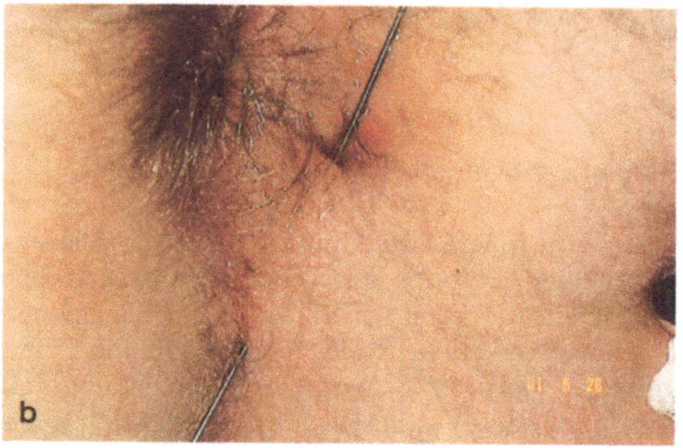

Abb. 17. **a** Sondierung multipler Fisteln bei M. Crohn; **b** sondierte subkutane Perianalfistel

Proktoskopie – Anoskopie

Weder Digitaluntersuchung noch Rektoskopie oder Koloskopie eignen sich zum Nachweis innerer Hämorrhoiden. Dies gelingt am besten mit dem nun folgenden Untersuchungsschritt, der Proktoskopie. Dadurch, dass das Proktoskop entweder ein seitliches Fenster oder eine vordere Öffnung mit Abschrägung hat, können sich bei der Untersuchung die Hämorrhoidalknoten in das Lumen dieses Instrumentes vorwölben und werden so erst sichtbar. Auch zur Feststellung einer Kryptitis, Papillitis, Rektitis, von Analpapillen und -polypen, von Rektumpolypen und anderen Tumoren ist dieses Endoskop geeignet. Eine ausreichende Beleuchtung, am besten mit einem eingebautem Kaltlicht, ist allerdings Voraussetzung.

Bei jedem Patienten, der in die proktologische Sprechstunde kommt, sollte daher nach Inspektion und Digitaluntersuchung eine Prokto- bzw. Anoskopie durchgeführt werden. Es ist sicherlich kein Fehler, auch vor einer weitestgehend risikolosen Prokto- bzw. Anoskopie die Einverständniserklärung des Patienten auf einem entsprechenden Formblatt (Abb. 18) einzuholen.

Allerdings reicht nach heutiger Rechtssprechung ein unterschriebenes Formblatt allein nicht aus; die Aufklärung der Patienten ist nicht formbedürftig. Verlangt wird heute ein *umfassendes, zeitgerechtes* und *verständliches Arzt-Patienten-Gespräch* vor jedem diagnostischen oder operativen Eingriff. Hierbei müssen *alle* eingriffstypischen Risiken genannt werden. Selbst Komplikationen die mit einer Wahrscheinlichkeit von weniger als 0,005% auftreten d.h. „möglich sind und nicht vermeidbar erscheinen" dürfen dem Patienten nicht verschwiegen werden [25].

Besonders wichtig ist, dass die Aufklärung des Patienten so frühzeitig erfolgt, dass ihm zwischen Aufklärung und Eingriff ausreichend Gelegenheit bleibt das Für und Wider der Behandlungsmaßnahmen mit seinem Hausarzt, Familienangehörigen oder einer sonstigen Vertrauensperson zu besprechen und abzuwägen. Dies gilt selbstverständlich nicht bei vital indizierten Eingriffen, wo Eile geboten ist [24].

Die Risikoaufklärung solle/müsse i. d. R. in den der Operation vorausgehenden Beratungstermin vorverlagert werden. Handelt es sich um einen Eingriff mit „geringen bzw. weniger einschneidenden Risiken", dann genügt auch eine Aufklärung „am Vorabend der Operation" [25].

Der Arzt oder ein von ihm beauftragter Vertreter hat in die Patientendaten bzw. das unterschriebene Merkblatt selbst möglichst handschriftlich einzutragen, wann und worüber er seinen Patienten in allen Einzelheiten hinsichtlich möglicher – auch finanzieller – Risiken der bevorstehenden Untersuchung oder Operation und über alternative Methoden aufgeklärt hat; hierbei können auch nachvollziehbare Abkürzungen verwendet werden.

Schließlich wird heute gefordert, dass jeder den Eingriff vornehmende Arzt sich vor Beginn davon überzeugen muss, dass sein Patient auch ausreichend aufgeklärt wurde und die Aufklärung auch

Sehr geehrte(r)
Frau/Herr . . . .

es ist beabsichtigt, bei Ihnen eine

PROKTOSKOPIE ☐

REKTOSIGMOIDOSKOPIE ☐

KOLOSKOPIE ☐

durchzuführen, die Ihrer Einwilligung bedarf.

(Kostenträger)
(Name des Versicherten/Mitglied) (Vorname) (geb. am)
(Ehegatte/Kind/usw.) (Vorname) (geb. am)
(Arbg./Dienstst./Rentner/BVG/Freiw.) (Mitgl.-Nr.) (Krankensch.-Nr.)
(Wohnung des Patienten)

Mit dem Proktoskop kann der Enddarm bis zu einer Tiefe von ca. 12cm, mit dem entsprechend längeren Rektosigmoidoskop bis zu 30cm untersucht werden. Während Proktoskop und Rektoskop starre, etwa daumendicke Instrumente darstellen, handelt es sich bei dem Koloskop um ein dünneres, flexibles Instrument, mit dem der gesamte Dickdarm und sogar noch ein Teil des Dünndarmes untersucht und, sofern nötig, behandelt werden kann.
Diese ambulant durchführbaren Eingriffe sind nötig, insbesondere zur rechtzeitigen Erkennung und Entfernung von bösartigen Dickdarmgeschwülsten. Aber auch entzündliche Erkrankungen können durch eine solche „Spiegelung" diagnostiziert werden. Hierdurch kann meist eine aufwendige und schmerzhafte Operation vermieden werden. Aus einem verdächtigen Darmwandbereich wird hierbei mit einer Spezialzange Schleimhaut entnommen und mikroskopisch untersucht. Dies geschieht entweder mit der Knipszange, wenn es sich um vorstehende Schleimhaut-Wucherungen handelt, oder einer sog. Saugbiopsiezange, mit der ein kleines Stückchen Schleimhaut angesogen und abgetrennt wird. Eine solche Gewebsentnahme zur Diagnosesicherung ist schmerzlos. Ebenso schmerzfrei ist die therapeutische Abtragung eines Dickdarmpolypen während einer solchen Spiegelung mittels elektrischer Schlinge.

Wie bei allen medizinischen Untersuchungs- und Behandlungsmaßnahmen können jedoch auch hier Komplikationen eintreten. Während es sich bei der i.d.R. 5–10 Minuten dauernden Proktoskopie und Rektosigmoidoskopie um ausgesprochen risikoarme Eingriffe handelt, kann es bei der etwas aufwendigeren Koloskopie schon eher einmal zu einem Darmriß, einer Blutung, einem Kreislaufkollaps u.ä. kommen.
Normalerweise bedeutet ein solcher, seltener, jedoch unvorhersehbarer Zwischenfall keine ernste Gefahr. Eine Aufnahme in die Klinik und die Durchführung eines operativen Eingriffes kann hierbei jedoch notwendig werden. Während die Proktoskopie normalerweise nicht und die Rektosigmoidoskopie kaum schmerzhaft ist, können bei der Koloskopie, insbesondere wenn ungünstige anatomische Verhältnisse vorliegen oder Lufteinblasung zur besseren Entfaltung und damit Beurteilung des Darmes nötig ist, ein mehr oder weniger starkes Druckgefühl auftreten.
Sofern erforderlich, erhalten Sie eine Schmerz- und/oder Beruhigungsspritze, wodurch Ihr Reaktionsvermögen, etwa beim Autofahren, für bis zu 24 Stunden beeinträchtigt sein kann.

Sofern Sie weitere Fragen haben, stehe ich Ihnen gerne zur Verfügung. Sollte dies aufgrund dieses Merkblattes und des mit mir geführten Aufklärungsgespräches nicht der Fall sein, so bestätigen Sie bitte Ihr Einverständnis zu der/den o. angekreuzten Untersuchung/en und ggf. notwendig werdenden Folge- bzw. Nebeneingriffen durch Ihre Unterschrift.

Datum Unterschrift

Abb. 18. Einwilligungserklärung zur Durchführung einer Prokto-, Rekto- und Koloskopie

begriffen hat; der Arzt trägt hierfür allein die Beweislast [11, 25, 26].

Neben dem 10–15 cm langen Proktoskop, mit dem der Analkanal und je nach Länge des Modells auch ein Teil des Rektums untersucht werden kann, gibt es das aus einem Tubus und Mandrin bestehende, kürzere (5–10 cm) Anoskop, das nur die Inspektion des Analkanals erlaubt.

Das mit der Spitze in einem am besten anästhesierend wirkenden Gleitmittel eingetauchte Instrument wird bei der Untersuchung unter leicht kreisenden Bewegungen und leichtem Druck in den Analkanal eingeführt.

Sofern ein Modell mit Obturator verwendet wird, wird dieser sogleich nach Überschreitung der Sphinkterbarriere entfernt und das Instrument dann unter Sicht langsam weitergeführt. Die Inspektion des Sphinkterbereiches erfolgt sodann bei der Rückführung des Instrumentes.

Das vorn geschlossene Fensterproktoskop, das insbesondere zur Sklerosierungsbehandlung von Hämorrhoiden geeignet ist, gewährleistet demgegenüber während des gesamten Untersuchungs- bzw. Behandlungsvorganges die Inspektion des zu untersuchenden anorektalen Bereiches.

Es ist sicherlich zweckmäßig, für evtl. Sonderfälle verschiedene Anoskop- und Proktoskopmodelle vorrätig zu haben.

Die Qualität einer proktologischen Untersuchung hängt jedoch letztlich wohl weniger vom Instrumentenmodell als vielmehr von Geschick und Erfahrung des Untersuchers ab.

Der Untersuchende wird meist das Anoskop- bzw. Proktoskopmodell als das beste propagieren, mit dem er selbst die meiste Erfahrung gesammelt hat.

Starre Rektosigmoidoskopie

Sofern nach Abschluss der Proktoskopie bzw. Anoskopie nicht alle Symptome eindeutig abgeklärt werden konnten, also ein evtl. bestehendes Rektumkarzinom nicht mit Sicherheit ausgeschlossen wurde, könnte nun die Rektosigmoidoskopie nachfolgen. Dieser Untersuchungsschritt macht das gesamte Rektum sowie das distale Sigma bis auf eine Strecke von insgesamt 30 cm dem Auge und damit auch der bioptischen Untersuchung zugänglich. Der Zeitaufwand dieser auch ambulant ohne weiteres durchzuführenden Untersuchung beträgt 5–10 min einschließlich evtl. notwendiger Biopsien. Der besondere Wert der Rektoskopie in der Krebsvorsorgeuntersuchung ist darin zu sehen, dass die im oberen Rektum und unteren Sigma gelegenen Tumoren, die digital nicht mehr erreichbar wären und durch Röntgendarstellung noch nicht sicher dargestellt werden können, durch das Rektoskop gut zu erkennen sind.

Vorbereitende Maßnahmen

Wie oben dargelegt, sollte der Patient stets über Hergang, Zweck und Risiken des Eingriffes eingehend informiert werden und seine Zustimmung auch schriftlich bestätigen (Abb. 18).

Der zu Untersuchende sollte weiterhin darauf hingewiesen werden, dass er am Vortag kein Abführmittel einnehmen darf, da die Untersuchung sonst durch flüssige Stuhlmassen erschwert bzw. unmöglich gemacht würde. Eine besondere Kost ist nicht notwendig; auch muss der Patient nicht nüchtern sein. Vor der Untersuchung sollte die Blase entleert werden.

Da selbst geringe Stuhlmengen wichtige Befunde verdecken können, ist die völlige Entleerung des Enddarmes von besonderer Bedeutung. Die modernen Saug- und Spülapparaturen haben die Vorbereitungsmaßnahmen vereinfacht. Es ist hierdurch, von Ausnahmefällen abgesehen, nicht mehr nötig, den Darm am Vortag bereits durch Abführmittel, Einläufe usw. zu reinigen. Dies ist schon deshalb wichtig, da hierdurch die Schleimhaut meist stärker gereizt wurde, was die Befunderhebung erschwerte. Sofern am Tag der Spiegelung bereits eine Defäkation erfolgte, kann i. d. R. auf eine weitere Reinigung des Darmes verzichtet werden. Evtl. noch störende Stuhl- oder Schleimreste können während der Untersuchung abgesaugt werden. Auch Kotballen lassen sich mittels Spülstrahl zerkleinern und absaugen.

Sofern größere Stuhlmengen die Spiegelung behindern, empfiehlt sich die Applikation eines gebrauchsfertigen sog. Einmal-Klistiers (z. B. Prakto-Clyss) ggf. auf dem Untersuchungstisch. Der Patient kann sich das Klysma jedoch auch selbst verabreichen. Gleich danach sollte er hin und her laufen. 5–15 min später erfolgt sodann i. d. R. die Entleerung. Wegen erhöhter Vulnerabilität der Schleimhaut muss bei Verdacht auf Vorliegen einer Colitis ulcerosa auf jegliche Reinigungsmaßnahmen verzichtet werden. Der Dickdarm ist jedoch bei diesem Krankheitsbild wegen der gehäuften Stuhlgänge ohnehin meist leer, sodass die Untersuchung auch ohne Vorbereitung erfolgen kann.

Abschließend sei darauf hingewiesen, dass vor endoskopischen Eingriffen Eisenpräparate 4–5 Tage zuvor abgesetzt werden sollten und, sofern eine endoskopische Polypektomie mit in Betracht kommt, ein Gerinnungsstatus, ein Ausgangs-Hb und eventuell die Blutgruppe bekannt sein sollten.

Lagerung des Patienten

Die bevorzugte Lagerung des Patienten zur Rektoskopie ist die Knie-Ellenbogen- bzw. Knie-Brust-Position. Von Vorteil ist hierbei, dass Luftinsufflation zur Entfaltung des Darmlumens im Gegensatz zur Steinschnittlage nicht notwendig ist.
Die modernen Proktoskopie- und Rektoskopiestühle sind so konstruiert, dass diese für den Patienten sonst unbequeme und ermüdende Lagerung selbst für ältere und behinderte Patienten meist ohne Schwierigkeit durchführbar ist.
Die Steinschnittlage ist für den Patienten bequemer und sollte besonders bei älteren Menschen Anwendung finden.
Die Sims-Seitenlage ist mehr der Untersuchung schwer kranker Patienten vorbehalten, die im Bett rektoskopiert werden müssen (Näheres dazu S. 19).

Untersuchungsvorgang

Das etwas angewärmte und mit Gleitmittel (z. B. sagittaproct Gleitgel Lido) bestrichene Rektoskop wird mit geringer Neigung nach ventral unter leichtem Druck und drehenden Bewegungen eingeführt, wobei der Patient aufgefordert wird, wie zum Stuhlgang leicht zu pressen (Abb. 19/I).
Der Obturator, der beim Einführen des Instrumentes mit dem Daumen festzuhalten ist, wird sogleich nach Passage des 3–5 cm langen Analkanales entfernt und die Optik aufgesetzt.
Die weitere Untersuchung erfolgt unter Sicht. Um die Ampulle zu überblicken und das Instrument weiterführen zu können, muss die Rektoskopspitze nach dorsal angehoben werden (Abb. 19/II). Um die in Knie-Ellenbogen-Lage weitgestellte Ampulla recti vollständig zu erfassen, sind sodann kreisende Bewegungen der Rektoskopspitze notwendig.
In etwa 15 cm Höhe wird schließlich die rektosigmoidale Flexur erreicht, die oft stark abgewinkelt ist. Indem nun der Rektoskopgriff nach dorsal und rechts geschwenkt wird, muss versucht werden, diese kritische Stelle zu überwinden (Abb. 19/III). Wegen der Gefahr einer Darmperforation ist insbesondere an dieser Stelle jede Gewaltanwendung zu vermeiden. Die vollständige Rektosigmoidoskopie erlaubt die endoskopische Beurteilung bis zu einer Tiefe von 25–30 cm.
In fast 25 % der Fälle gelingt es jedoch mit dem starren Rektoskop nicht, die rektosigmoidale Flexur zu überwinden.
Die Spiegelung dauert insgesamt 5–15 min, je nachdem, ob Probeexzisionen bzw. Polypektomien durchgeführt werden. Der Untersuchende sollte nach einem selbst festgelegten Schema systematisch jeden Wandabschnitt absuchen, um zu einer möglichst präzisen Aussage zu kommen. Hierzu müssen insbesondere sämtliche evtl. noch verbliebenen Stuhl- und Schleimreste vorsichtig abgetupft oder abgesaugt werden.

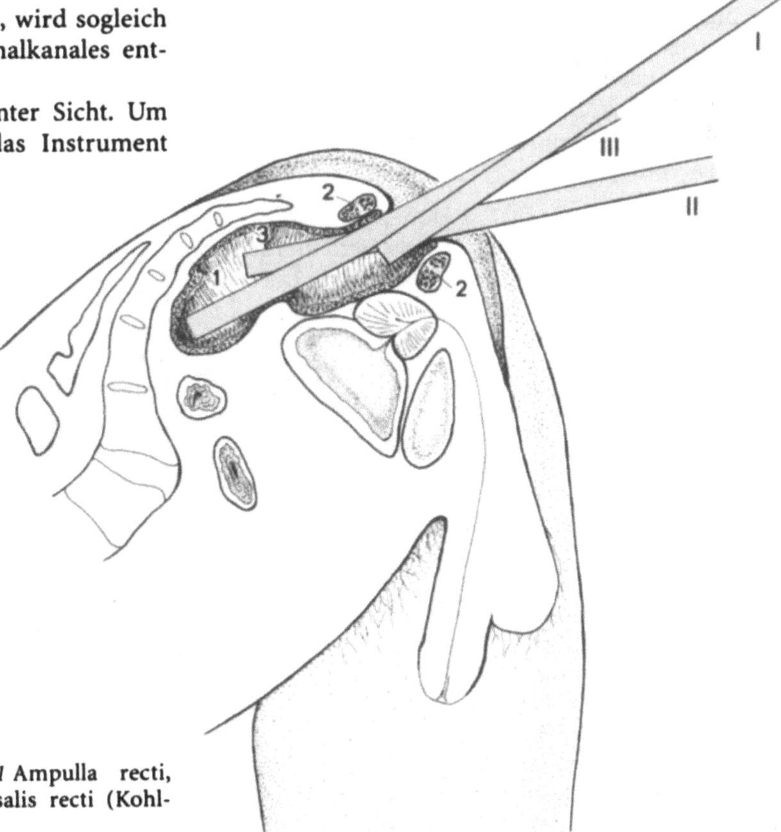

Abb. 19. Rektoskopie, Medianschnitt. *1* Ampulla recti, *2* M. sphincter ani ext., *3* Plica transversalis recti (Kohlrausch-Falte)

Rektoskopischer Normalbefund

Die topographisch anatomischen Verhältnisse sind auf S. 3 ff. dargestellt. Die eingehende Untersuchung der Darmwand erfolgt i. d. R. erst beim Zurückgleiten des Instrumentes, wodurch die Schleimhaut mit rotierenden Bewegungen des Rektoskops möglichst vollständig abgesucht werden sollte.
Das Erscheinungsbild des Sigma ist durch konzentrisch verlaufende, rugale Felder gekennzeichnet.
Die Schleimhaut der Rektumampulle ist demgegenüber hell, glatt und zart. Man sieht außerdem ein feines Gefäßnetz sowie die 3 Plicae semicirculares (Kohlrausch-Falten) in einer Tiefe von 6–7, 8–9 und 11–12 cm.
Der durch die 6–8 Morgagnischen Falten gekennzeichnete Linea-dentata-Bereich und der beim Einführen des noch mit Obturator versehenen Rektoskops blind passierte, von spiegelnd glatter, heller Haut ausgekleidete Analkanal kann schließlich am Ende des Untersuchungsvorganges kontrolliert werden (Abb. 20).
Zur exakten Beurteilung dieses letzten Bereiches ist allerdings das lichtstärkere und handlichere Proktoskop dem Rektosigmoidoskop überlegen.

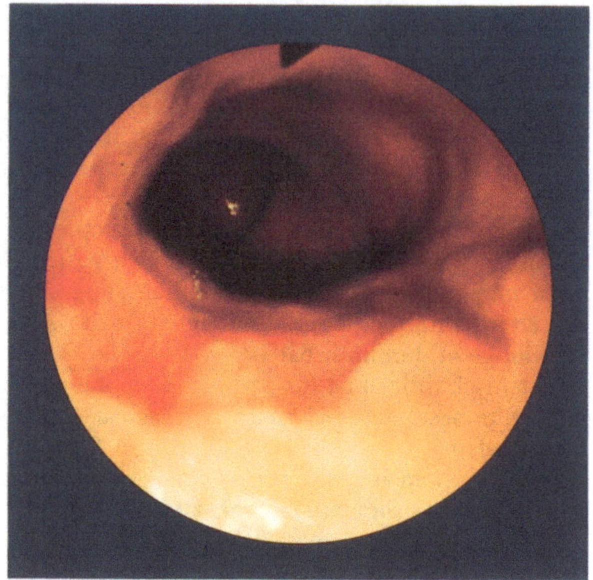

Abb. 20. Normalbefund Linea-dentata-Bereich

Dokumentation des Untersuchungsbefundes

Die präzise und vollständige Aufzeichnung des erhobenen Befundes ist gerade bei der Rektosigmoidoskopie eine unerlässliche Voraussetzung für die Weiterbetreuung des Patienten.
Der registrierte Befund muss insbesondere folgende Angaben enthalten:

- am Rektoskop abzulesende Höhe,
- Lokalisation der pathologischen Veränderungen nach Uhrzeigersinn mit Angabe der Untersuchungsposition,
- morphologische Beschreibung (Größe, Form, Oberfläche, Begrenzung, Farbe, Konsistenz) der Läsion,
- bei Biopsien bzw. Polypabtragungen: Entnahmetechnik (Kauter, Zange u. a.),
- evtl. Komplikationen,
- erreichte maximale Eindringtiefe des Rektoskops.

Um jedes wichtige Detail im Untersuchungsbefund auch exakt zu erfassen, empfiehlt es sich, nicht den Befundbericht erst nach der Untersuchung aus der Erinnerung niederzuschreiben, da hierbei zwangsläufig die eine oder andere wesentliche Beobachtung verloren geht. Vielmehr ist es ratsam, den erhobenen Befund unmittelbar während des Untersuchungsganges zu diktieren. Hierzu eignet sich ein Diktiergerät mit Fußbedienung [29]. Mit Hilfe des ausgewerteten, in Abb. 11 dargestellten Anamnese-Fragebogens kann so unmittelbar nach der Untersuchung bzw. Behandlung der entsprechende Befundbericht geschrieben und dem einige Minuten wartenden Patienten für den überweisenden Kollegen mitgegeben werden.
Den Erfahrungen des Verfassers gemäß handelt es sich hierbei nicht nur um eine präzisere Befunderhebung, sondern auch um eine Rationalisierungseinrichtung von hohem Wert.
Zur übersichtlichen Dokumentation des diktierten Untersuchungsbefundes eignet sich schließlich ein entsprechendes Schema. Ein Muster eines solchen Befundschemas zeigt Abb. 21.

Biopsien

Wenn bei der endoskopischen Inspektion eine pathologisch erscheinende Veränderung bemerkt wird, muss die Diagnose histologisch gesichert werden.
Hierzu sollten stets mehrere Probeexzisionen an verschiedenen Stellen der zu untersuchenden Läsion durchgeführt werden. Bei den Probeentnahmen mit Zangen empfiehlt es sich, das Gewebe möglichst aus Schleimhautfalten zu entnehmen.
Bei besonderer Fragestellung (z. B. Morbus Hirschsprung) sind Saugbiopsien in definierten Abständen sinnvoll. Durch Unterdruck wird hierbei Schleimhaut nur so weit in eine kleine Öffnung eingesogen, dass die stets saubere Durchtrennung mit einem am Handgriff zu bedienenden Messerchen zu keinen Wandperforationen o. Ä. Komplikationen führen kann.

AOK	LKK	BKK	IKK	VdAK	AEV	Knappschaft	UV*)

Name des Versicherten — Vorname — geb. am

Ehegatte/Kind — Vorname — geb. am

Arbeitgeber (Dienststelle) Mitglieds-Nr./Freiw./Rentner

Wohnung des Patienten

Sehr geehrte(r)

verbindlichen Dank für die freundliche Überweisung d. o.g. Pat.
Die proktologische Untersuchung am .... hat folgenden Befund ergeben:

ANAMNESE:

INSPEKTION:

DIGITALUNTERSUCHUNG:

Proktoskopie ☐ Rektosigmoidoskopie ☐ Koloskopie ☐:

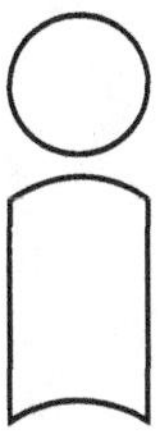

Therapievorschlag:

Kontrolle:

Mit kollegialen Grüßen

Abb. 21. Muster eines Formblattes zur Befunderhebung

Endoskopische Abtragung von Polypen

Grundsätzlich muss jeder Rektum- und Kolonpolyp in toto exzidiert werden, da die Dignität nur histologisch zu bestimmen ist und ein solches Adenom auch nur z.T. karzinomatös entartet sein kann. Jede Probeexzision aus einem Kolon- oder Rektumpolypen gilt als Kunstfehler!

Kleinere Polypen können mit der Biopsiezange, Polypen ab einem Durchmesser von 0,5 cm mit der Elektroschlinge abgetragen werden (Abb. 22 und 23). Hierbei ist insbesondere darauf zu achten, dass keine Perforation entsteht.

Sofern der Polyp deutlich gestielt ist, kann eine solche Exzision i.d.R. ambulant durchgeführt werden. Breitbasig aufsitzende, große Polypen sind jedoch wegen der größeren Gefahr von Nachblutungen und Wandperforationen der Klinik vorbehalten.

Komplikationen

Trotz aller Vorsicht sind Darmwandverletzungen, die zu Blutungen oder in seltenen Fällen sogar einmal zu einer Perforation führen, nicht vollkommen zu vermeiden. Bei einigermaßen geschicktem Vorgehen stellt die Rektosigmoidoskopie sicherlich eine risikoarme endoskopische Untersuchung dar. Kommt es trotzdem einmal zu einer Blutung, so ist diese i.d.R. leicht durch Kompression mit adrena-

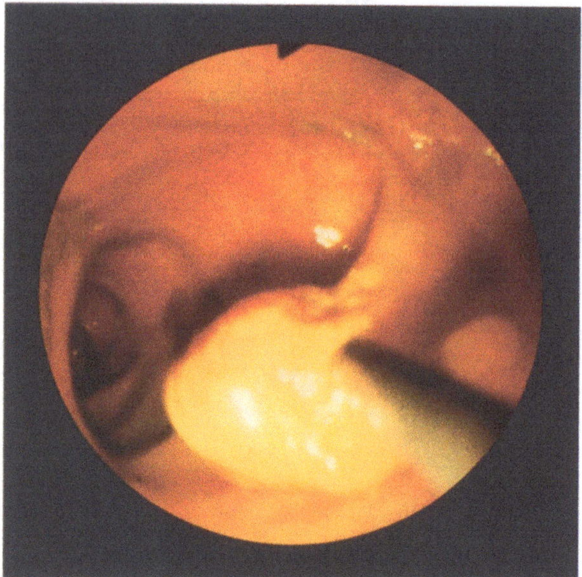

Abb. 22. Gestieltes Adenom im Bereich der linken Flexur unmittelbar vor der Abtragung mit der Elektroschlinge

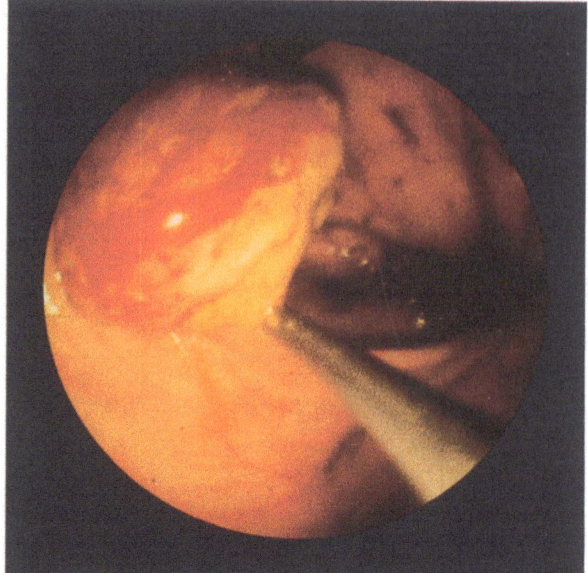

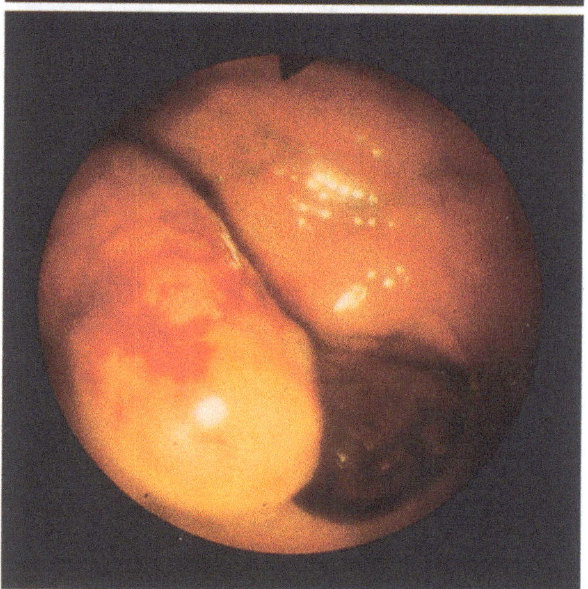

Abb. 23. Adenom im Bereich der rechten Kolon-Flexur. Mit der Elektroschlinge an der Basis gefasst

linhaltiger Watte, durch Elektrokoagulation oder Injektionsbehandlung zu stillen. Hierfür geeignete Koagulationsgeräte sind im Fachhandel erhältlich.
Zu einer Perforation kommt es nur in seltenen Fällen (S. 241). Sie findet sich dann meist an der Rektosigmoidalflexur oder entsteht durch eine geschädigte und damit leicht verletzbare Darmwand etwa infolge einer Kolitis, eines Karzinoms o. Ä. Schließlich kann es auch einmal bei einer Probeexzision oder der zu wandnahen Exzision eines Polypen zu einer Darmperforation kommen. Auch eine zu starke Luftinsufflation bei Steinschnittlage kann bei geschädigter Wand zu einer Perforation führen.
Die Therapie eines solchen Zwischenfalles besteht im Übernähen des Darmrisses, wenn möglich nach Exzision der Wundränder ohne oder mit vorübergehendem Anlegen eines Anus praeter.
Für die Prognose entscheidend ist die möglichst frühzeitige operative Versorgung.
Schließlich kann Luftinsufflation zum einen zu kolikartigen Schmerzen führen und zum anderen kann dabei, wie auf S. 20 bereits erwähnt, bei gleichzeitig erfolgenden elektrokaustischen Eingriffen eine Gasexplosion durch Methan u. a. entstehen. Es handelt sich hierbei allerdings um ein äußerst seltenes Ereignis.

Indikationen

Die Durchführung einer Rektosigmoidoskopie ist angezeigt in folgenden Fällen:

- Blut beim Stuhl, insbesondere wenn es sich nicht um hellrotes Blut, das dem Stuhl aufgelagert ist, handelt und die Blutungsquelle proktoskopisch nicht sicher nachweisbar ist,
- Tenesmen und unklare Schmerzen im Unterbauch und Kolonbereich,
- ungeklärte Obstipation und Diarrhöen,
- Schleim und Eiter beim Stuhl,
- verdächtige Röntgen- oder Tastbefunde,
- als Kontrolluntersuchung bei Risikopatienten: Patienten, bei denen bereits ein Darmkarzinom oder Präkanzerosen entfernt wurden, bei Vorliegen eines Morbus Crohn, einer Colitis ulcerosa, einer familiären Polyposis usw.

Da bekanntlich Mastdarmkarzinome oft lange Zeit völlig symptomlos bleiben, kann die größtmögliche Effektivität dieser Untersuchungsmethode nur durch eine großzügige Indikationsstellung erreicht werden.
Die Rektosigmoidoskopie ist die sicherste Untersuchungsmethode zur Diagnose von Rektum- und den meisten Sigmakarzinomen. Aus diesen Gründen sollte sie, mehr als dies bisher geschieht, auch in der ambulanten Praxis als Routinemethode eingesetzt werden.

Flexible Rektosigmoidoskopie

Starre Rektoskope werden zunehmend von flexiblen Glasfiberinstrumenten verdrängt [6]. Ursachen hierfür sind wohl die geringere Belastung des Patienten sowie die größere Eindringtiefe bei nahezu gleicher Untersuchungszeit. Nachteilig sind insbesondere die gegenüber starren Instrumenten deutlich höheren Anschaffungskosten und die aufwendigeren Pflegemaßnahmen.
Die Untersuchung erfolgt in Linksseitenlage. Nachdem ein Gleitmittel auf Instrumentenspitze und Anusbereich aufgetragen wurde, erfolgt das Vorschieben des Endoskops - was niemals blind oder gegen Widerstand erfolgen sollte - ähnlich wie bei der Koloskopie (s. u.). Die eigentliche Inspektion der Mukosa erfolgt sodann beim Zurückziehen des Instrumentes. Mit dem flexiblen Sigmoidoskop können Untersuchungen bis zur linken Flexur durchgeführt werden. Sowohl die vorbereitenden Maßnahmen wie auch die Indikationen zur flexiblen Rektosigmoidoskopie entsprechen weitgehend denen der starren Rektosigmoidoskopie (s. o.).

Koloskopie

Mit der Koloskopie kann der gesamte Dickdarm und untere Dünndarm untersucht werden, wobei gleichzeitig die Möglichkeit besteht, Biopsien zu entnehmen und Polypen abzutragen. Die Koloskopie stellt die derzeit aufwendigste, aber auch sicherste Nachweismethode des Dickdarmkarzinoms dar; die Komplikationsmöglichkeiten sollten aber bekannt sein.

Vorbereitende Maßnahmen

Wie auf S. 34 ausführlich dargelegt sollte der Patient zunächst eingehend über Hergang, Zweck und Risiken des vorgesehenen Eingriffes informiert werden und seine Einwilligung schriftlich bestätigen (Abb. 18). Eine ausreichende Aufklärung ist nicht nur aus forensischen Gründen unverzichtbar, sondern auch die Voraussetzung für die notwendige Kooperation sowohl bei den Vorbereitungen als auch bei der Untersuchung. Neben einer gründlichen Anamnese empfiehlt sich sodann die Durchführung eines Gerinnungsstatus, sofern eine endoskopische Polypektomie mit in Betracht kommt. Außerdem ist es vorteilhaft, orale Eisenpräparate 4–5 Tage vor endoskopischen Eingriffen abzusetzen, weil sie die endoskopische Sicht behindern. Sofern die anamnestischen und proktologischen Voruntersuchungsbefunde die Durchführung eines Kolondoppelkontrastes notwendig machten, sollte - sofern notwendig - eine Koloskopie möglichst nicht früher als eine Woche danach erfolgen.
Eine wesentliche Voraussetzung für die präzise Befunderhebung bei der Koloskopie stellt eine ausreichende Reinigung der zu untersuchenden Darmbereiche dar. Die hierzu notwendigen Maßnahmen differieren, je nachdem, ob es sich lediglich um eine tiefe, partielle oder totale Koloskopie handelt.
Ist nur eine *partielle Koloskopie* vorgesehen, so kann im Allgemeinen eine ausreichende Reinigung der zu untersuchenden Darmabschnitte (Rektum, Sigma, C. descendens) allein mit einem, ggf. auch mehreren Einläufen (Practo-Clyss o. Ä.) 15–30 min vor dem Eingriff erreicht werden.
Zur Vorbereitung einer *totalen Koloskopie* hat neben der „sweet-lavage“ [3] die von Levy et al. 1976 [14] mitgeteilte „saline-lavage“ eine zunehmende Verbreitung gefunden. Es handelt sich hierbei um eine orthograde Darmspülung mit einer isotonen Elektrolytlösung, die pro Liter 6,5 g NaCl, 2,5 g $NaHCO_3$ und 0,75 g KCl enthält. Der Vorteil dieser Methode besteht insbesondere in der Kürze der Anwendung und dem Verzicht auf mehrtägige diätetische Maßnahmen, Reinigungseinläufe und Laxantien.
Heute wird zur Vorbereitung überwiegend die sog. Golytely-Lösung (z. B. Klean-Prep) eingesetzt. Es handelt sich hierbei um eine modifizierte Lavage, die durch den Zusatz von Polyäthylenglykol (PEG) eine Wasserretention weitgehend unterbindet [1] und damit die Nachteile der „saline-lavage“ verhindert. Von Vorteil ist ferner, dass sich die Vorbereitungszeit i. d. R. auf 3–5 h vor der Untersuchung verkürzt. Der Patient trinkt pro Stunde 1–1,5 l so lange, bis sich klare Flüssigkeit aus dem Darm entleert. Normalerweise benötigt man zwischen 3 und 4 l Trinklösung. Die Lösung kann ausnahmsweise auch über eine Sonde verabreicht werden. Aufgrund vielfältiger Erfahrungen ist die Akzeptanz der Vorbereitung mit der Golytely-Lösung vor allem bei älteren Patienten ausgezeichnet [12, 15, 31].

Sofern bei einer Koloskopie eine Sedierung etwa bei besonders ängstlichen Patienten oder bei schwierigen Eingriffen sinnvoll erscheint, kommen Spasmolytika (z.B. Buscopan 2-4 ml i.v.), Analgetika wie Pethidin (Dolantin 25-50 mg i.v.) und Pentazocin (Fortral 15-30 mg i.v.) und/oder Sedativa wie Midazolam (Dormicum 2-7,5 mg i.v., als Antidot Flumazenil [Anexate]) in Betracht [5, 30, 33].
Vielerorts wird neuerdings Propofol, ein Kurznarkotikum mit dosisabhängiger sedativ-hypnotischer Wirkung und sehr kurzer Halbwertszeit (2-5 min) als Mittel der ersten Wahl angesehen; hiermit tritt die Sedierung sehr rasch ein und da die Wirkungsdauer extrem kurz ist, erholen sich die Patienten sehr schnell von der Sedierung [17, 26, 32].
Sofern eine Sedierung erfolgt, sollten alle technischen und personellen Voraussetzungen für eine kardiorespiratorische Notfallbehandlung (Pulsoxymeter, EKG-Monitor u.w.) zur Verfügung stehen [5, 13, 17, 21].

Untersuchung

Die Koloskopie erfolgt i.d.R. in Linksseitenlage (s. S. 19), wobei das Instrument von einem Assistenten eingeführt wird, während der Untersucher die Richtung dirigiert.
Die notwendige Entfaltung des Darmlumens kann, sofern nötig, durch rotierende Lagerungen des Patienten um seine Längsachse sowie durch Luftinsufflation erreicht werden. Diese insufflierte Luftmenge sollte jedoch so gering wie möglich gehalten werden, da sonst leicht schmerzhafte Abdominalspasmen auftreten. Eine weitere Hilfe insbesondere zur Lagebestimmung des Instrumentes, aber auch zur Begradigung von Darmschlingen stellt die gleichzeitige Röntgenuntersuchung dar.
Der Untersuchungsablauf kann aufgrund individueller anatomischer Verschiedenheiten keinem starren Schema unterliegen. Der reibungslose Ablauf der Untersuchung ist demgemäß weitgehend von Übung und Geschick des Untersuchers abhängig. Diesem sollte insbesondere die typischen Verlaufsformen des Sigmas (S. 35) bekannt sein, um die schwierigste Stelle, die Sigmapassage, zu überwinden. Wegen der Schleifenbildung muss diese Stelle oft ohne Sicht in das Darmlumen passiert werden. Hierbei ist streng darauf zu achten, dass die zu sehende Darmwand ihre normale Farbe und Gefäßzeichnung behält. Wird sie etwa durch einen Stopp der Instrumentenspitze blass oder klagt der Patient über Schmerzen, besteht die Gefahr einer Perforation der Darmwand. Das Koloskop muss in einem solchen Fall unverzüglich zurückgezogen werden, bis die Schmerzen aufhören und das Darmlumen erkennbar wird. Auch kann es vorkommen, dass durch die Schleifenbildung im Sigmabereich der Druck auf das Instrument nicht mehr auf die Spitze übertragen wird. Auch hierdurch können schmerzhafte Überdehnungen der Darmwand eintreten.
Sofern eine hohe Koloskopie durchgeführt werden soll, ist im Allgemeinen die Begradigung des Sigmas erforderlich. Dies geschieht durch entsprechende Drehung des Endoskops entsprechend der röntgenologisch gefundenen Sigma-Schlingenform. Die modernen Koloskope, die mit zunehmender Gerätelänge versteift sind, tragen dem Rechnung.
Bei besonderen Fragestellungen (z.B. Kontrollen von Ileokolitiden) kann, sobald das Zökum erreicht ist, versucht werden, die Ileozökalklappe zu überwinden, um das untere Ileum zu „spiegeln" (Ileoskopie).
Beim Vorschieben des Endoskops erfolgt allenfalls eine orientierende Beurteilung. Die gründliche Inspektion des Darmes geschieht erst beim langsamen Zurückziehen des Instrumentes unter kreisenden Bewegungen der Endoskopspitze. Erst jetzt werden aus suspekten Schleimhautarealen Biopsien entnommen, Polypen mit der Elektroschlinge entfernt, pathologisch erscheinende Bereiche fotografiert und die erhobenen Befunde diktiert.

Indikationen

Zu unterscheiden ist zwischen der tiefen bzw. partiellen Koloskopie, mit der nur bis zu einer Höhe von etwa 55 cm untersucht wird, und der totalen Koloskopie.
Für die Koloskopie gibt es zwei Schwerpunkte: 1. die Suche und endoskopische Abtragung der Adenome als polypöse Präkanzerosen sowie inzipienter polypöser Karzinome, und 2. die Diagnose und Verlaufskontrolle der chronisch entzündlichen Darmerkrankungen. Beide Fragestellungen verlangen in der Regel eine Untersuchung des gesamten Kolons nach optimaler Darmreinigung.
Die Indikationen zur Durchführung einer Koloskopie sind in nachfolgender Übersicht dargestellt (S. 41).

Kontraindikationen

Die Kontraindikationen für die Koloskopie sind im Großen und Ganzen dieselben wie die für die Röntgendiagnostik. In der nachfolgenden Übersicht sind die absoluten und relativen Kontraindikationen zusammengestellt, die jedoch naturgemäß keiner allzu starren Auslegung unterzogen werden dürfen.

Indikationen zur Koloskopie

- Unklare Röntgenbefunde, die weiter abzuklären sind (Morbus Crohn, Tumorverdacht usw.)
- Negatives Ergebnis einer proktologischen Durchuntersuchung (Digitaluntersuchung, Anoproktoskopie, Rektoskopie, Doppelkontrast) trotz anamnestisch hinreichendem Verdacht auf Vorliegen eines pathologischen Befundes oder unklarer klinischer Symptomatologie (chronisch perianale Blutung, Obstipation, Diarrhö, Subileuserscheinungen u. Ä.)
- Polypektomie
- Fremdkörperextraktion
- Verlaufs- und Therapiekontrollen von Kolitiden, Anastomosen (Koloskopie durch Anus praeter), Polypektomien usw.
- Krebsvorsorge bei Vorliegen von ungeklärtem, blutpositivem Stuhl (s. S. 67)
- Akute Blutung (Notfallkoloskopie)
- Risikopatienten (Adenomatosis coli, Gardner-Syndrom, polypektomierte Patienten, insbesondere wenn es sich histologisch bereits um ein Adenom mit schweren Zellatypien oder mit Karzinom gehandelt hat, länger als 15 Jahre bestehende Colitis ulcerosa oder Morbus Crohn zum Ausschluss einer malignen Erkrankung)
- Intra operationem, z. B. zur Lokalisation des Polypektomieulkus bei notwendiger Nachresektion
- Akute Pseudoobstruktion

Auch in floridem Zustand kann in einem besonderen Falle eine Koloskopie einmal sinnvoll sein, wenn der Allgemeinzustand des Patienten und die gewissenhafte Abwägung von Risiken und Vorteilen für die Durchführung des Eingriffes sprechen.

Kontraindikationen der Koloskopie

Absolute Kontraindikationen

1. Ungenügende Patientenkooperation
2. Peritonitis
3. Gravidität (allerdings möglich ohne Röntgendurchleuchtung)
4. Schock (außer bei akuter Pseudoobstruktion)

Relative Kontraindikationen

1. Hochfloride Colitis ulcerosa, Morbus Crohn, Divertikulitis, toxisches Megakolon
2. Hämorrhagische Diathesen (Antikoagulations-Therapie)
3. Kardiale oder respiratorische Insuffizienz

Endoskopische Prophylaxe und Therapie. Untersuchungen ohne gleichzeitige Bereitschaft zur endoskopischen Therapie sollten unterbleiben.
Im Fachhandel werden hierzu entsprechende Biopsiezangen, Elektroschlingen und Zytologiebürsten angeboten.

Biopsien. Es empfiehlt sich, den histologisch zu untersuchenden Schleimhautbereich endoskopisch exakt einzustellen. Dann wird die mit Silikon o. Ä. benetzte Biopsiezange bzw. die Elektroschlinge eingeführt, bis sie im Gesichtsfeld sichtbar wird. Sofern dies wegen zu starker Schleifenbildung des Endoskops nicht möglich ist, muss dieses zuvor begradigt werden.

Gewinnung von zytologischem Material. Es empfiehlt sich, aus einem verdächtigen Bereich stets mehrere Probeexzisionen zu entnehmen. Aus Kolon- und Rektumpolypen dürfen bekanntlich keine Biopsien entnommen werden; diese müssen ausnahmslos in toto entfernt werden (s. hierzu S. 240). Die Gewinnung zytologischen Materials aus dem Darm gelingt mittels einer sog. Zytologiebürste. Diese Bürste wird hierfür mehrmals über das verdächtige Schleimhautareal geführt, wird knapp in den Biopsiekanal zurückgezogen und muss sodann zusammen mit dem Koloskop aus dem Darm entfernt werden, da andernfalls das gewonnene Material verloren ginge. Während der Geräteextraktion ist auf jede weitere Absaugung zu verzichten. Die in der Bürste hängenden Zellen werden schließlich auf einem Objektglas ausgestrichen, fixiert und in das entsprechende Labor geschickt.

Polypektomien. Ab welcher Größe sessile Polypen chirurgisch entfernt werden sollten, wird unterschiedlich diskutiert [2, 19]. Sehr kleine Polypen kann man mit der Knipsbiopsiezange entfernen. Kleinere Polypen werden durch die Elektrokoagulationszange biopsiert und vollständig verschorft. Optimal ist die Abtragung mit der Diathermieschlinge.

Komplikationen

Sofern die Kontraindikationen beachtet werden, stellt die Koloskopie ein relativ risikoarmes Untersuchungsverfahren dar. Allerdings wird der Patient gelegentlich durch stärkere Schmerzen während des Eingriffes belastet, die durch zu starke Luftinsufflation oder auch zuweilen notwendig werdendes Vorschieben des Instrumentes ohne volle Lumensicht bedingt werden können. In diesen Fällen muss sogleich die Luft abgesaugt bzw. das Endoskop retrahiert werden. Das Komplikationsrisiko ist bei der diagnostischen Koloskopie mit 0,14–0,25 % sehr gering. Treten doch einmal Komplikationen auf, sind sie meist auf die Prämedikation zurückzuführen. Bei der therapeutischen Koloskopie muss man dagegen mit einem deutlich höheren Risiko von 1,2–7,2 % rechnen (s. hierzu auch S. 241). Die Mortalität wird mit 0–0,06 % angegeben [4]. Daher sollten alle Patienten nach einer therapeutischen Endoskopie, auch wenn sie in der Praxis statt gefunden hat, für mindestens 24–48 h nachbeobachtet werden [23].

Die beiden wichtigsten Komplikationen sind die Perforation und die Blutung.

Zu einer *Perforation* kann es kommen durch zu starke Luftinsufflation insbesondere bei Vorliegen von Divertikeln, Ulzerationen, etwa bei einer floriden Colitis ulcerosa, einer vorgeschädigten Darmwand, beispielsweise bedingt durch einen malignen Prozess oder bei operativen endoskopischen Eingriffen. Auch ungeschicktes Vorschieben des Endoskops trotz spürbarem Widerstand und Abblassen der Schleimhaut kann leicht zu einem Darmwandriss führen. Aus diesem Grund finden sich Perforationen meist im rektosigmoidalen Übergangsbereich oder an den Kolonflexuren, da hier die Passage mit dem Endoskop besonders schwierig ist.

Die größte Gefahr liegt darin, dass sich eine Perforation gelegentlich erst nach Stunden durch die sich entwickelnde Peritonitis bemerkbar macht. Sofern nötig, erfolgt der Nachweis eines Darmrisses durch die Röntgen-Leeraufnahme. Es findet sich in einem solchen Falle eine subphrenische Luftsichel. Die Therapie der Wahl besteht in der sofortigen chirurgischen Versorgung unter Antibiotikaschutz.

Auch unstillbare stärkere *Nachblutungen*, die am ehesten nach Polypektomien auftreten, sind, sofern die Kontraindikationen und die entsprechenden Empfehlungen zur operativen Endoskopie (S. 41) beachtet werden, seltene Ereignisse. Sofern der endoskopische Versuch einer Blutstillung durch Kompression mit der Polypektomieschlinge durch Elektrokoagulation, mit Hilfe des Lasers [2, 9] oder durch die Injektion eines vasokonstriktorisch wirkenden Präparates (S. 407) nicht zum Erfolg führt, ist auch hier die umgehende stationäre Aufnahme mit Angiographie oder sofortiger Notoperation und Kreislaufüberwachung angezeigt.

Die Koloskopie hat die Dickdarmdiagnostik entscheidend verbessert. Der Wert dieses Untersuchungsverfahrens liegt nicht nur darin, Frühkarzinome des gesamten Dickdarms sicher erfassen zu können, sondern durch die mögliche endoskopische Polypektomie die Möglichkeit einer wirksamen Krebsprophylaxe zu bieten.

Die Koloskopie stellt im Rahmen der Dickdarmdiagnostik die heute höchstmögliche diagnostische Sicherheit dar.

In der Hand des Geübten gibt es derzeit kein Verfahren von vergleichbarer Aussagekraft.

Auch die virtuelle Endoskopie (Kolographie), die zwar – insbesondere als Screeningverfahren – zu gewissen Hoffnungen berechtigt, weist derzeit noch zu viele Schwachstellen (fehlende Histologie, unsichere Erkennung flacher kleiner (< 5mm) Läsionen, erhöhte Kosten u.a.) auf [7, 8, 10, 16].

Literatur

1. Davis GR et al (1980) Development of a lavage solution associated with minimal water and electrolyte absorption or secretion. Gastroenterology 78: 991–995
2. Ell C (1994) Aktuelle Entwicklungen in der gastroenterologischen Endoskopie. Fortschr Med 3: 1–2; 5–6
3. Fischer LJ, Kühner W, Ottenjann R (1979) Sweet lavage-saline lavage. Endoscopy 11: 221
4. Froehlich F, Gonvers J-J, Dubois RW, Bumand B (1999) Appropriateness of gastrointestinal endoscopy: risk of complications. Endoscopy 31: 684–686
5. Frühmorgen P (1999) Medikation vor und während endoskopischer Untersuchungen. In: Frühmorgen P (Hrsg) Gastroenterologische Endoskopie. Ein Leitfaden zur Diagnostik und Therapie, 4. Aufl. Springer, Berlin Heidelberg New York Tokio
6. Gabrielli F, Ginanneschi U (1983) Die Aussagekraft der flexiblen Sigmoidoskopie für die vorläufige diagnostische Beurteilung rektaler Blutungen. Coloproctology 2: 89–93
7. Günther RW (2001) Virtuelle Koloskopie – Eine elektronische Spielerei? (Editorial) Dtsch Ärtzebl 98: A1119
8. Herfarth H, Schreyer A, Messmann H, Feuerbach S, Schölmerich J (2001) MR-basierte virtuelle Endoskopie des Gastrointestinaltrakts. Dtsch Ärztebl 98: A1120–1123
9. Joffe SN, Schröder T (1987) Lasers in general surgery. Adv Surg 20: 125–154
10. Kay CL, Kulling D, Hawes RH, Young JWR, Cotton PB (2000) Virtual endoscopy – Comparison with colonoscopy in the detection of space-occupying lesions of the colon. Endoscopy 32(3): 226–232
11. Kern BR (2001) Der Einsatz von Aufklärungsbögen. Kommt die schriftliche Aufklärung? Internist 6: M128–131
12. Krakamp B, Leidig P, Thelen E (1996) Koloskopievorbereitung: ein sicheres und einfach zu handhabendes Regime. Z Gastroenterol 34: 686–691
13. Lazzaroni M, Bianchi Porro G (1996) Preparation, premedication and surveillance. Endoscopy 28: 6
14. Levy AG, Benson JW, Hewlett EL, Herdt JR, Dopmann JL, Gordon RS (1976) Saline lavage: a rapid, effective and acceptable method for cleansing the gastrointestinal tract. Gastroenterology 70: 157–166
15. Lux G, Matek W, Riemann J-F, Rösch W (1994) Checkliste Gastroenterologie. Thieme, Stuttgart New York
16. Mühlhöfer A, Zoller WG (1999) A comparison of virtual and conventional colonoscopy for the detection of colorectal polyps. N Engl J Med 341: 1496–1503
17. Nguyen HN, Matern S (2001) Prämedikation vor Endoskopien. Dtsch Med Wochenschr 126: 125–126
18. Oehler R, Sauerbruch T (1993) Richtlinien für die Patientenüberwachung bei endoskopischen Untersuchungen in der Gastroenterologie. Z Gastroenterol 31: 165–167
19. Ottenjann R (1994) Zur endoskopischen Abtragung großer kolorektaler Polypen. Endoskopie heute 1: 12

20. Poellath C et al. (1993) Die Magen-Darm-Lavage vor kolorektalen Operationen. Coloproctology 5: 300–303
21. Practical Guidelines (1995) Sedation and monitoring of patients undergoing gastrointestinal endoscopic procedures. American Society for Gastrointestinal Endoscopy. Gastrointest Endosc 42: 626–629
22. Riemann JF (1990) Ausbildung in der Endoskopie – aus internistischer Sicht. Endoskopie heute 4: 209–211
23. Riemann JF (1995) Endoskopieren. Was geht in der Praxis? Med Trib 35: 13
24. Rösch W (1992) Aufklärung vor endoskopischen Eingriffen: Die Praxis des Endoskopikers. Endoskopie heute 2: 157–159
25. Schlund GH (1994) Zur Aufklärung vor endoskopischen Untersuchungen und Eingriffen. Endoskopie heute 1: 25–29
26. Schlund GH (2001) Aufklärungs- und Dokumentationspflicht des Arztes. Neueste Rechtsprechung. Internist 6: M124–127
27. Seifert H, Wehrmann T (1999) Endoskopische Diagnostik und Therapie. In: Caspary WF, Stein J (Hrsg) Darmkrankheiten. Klinik, Diagnostik und Therapie. Springer, Heidelberg New York Tokio
28. Stein E (1976) Einige praktische Hinweise für die proktologische Sprechstunde. Dtsch Dermatol 75/24: 333–340
29. Stein E (1978) Rationalisierte Arztpraxis. Urban & Schwarzenberg, Wien München Baltimore
30. Van Houten JS, Crane SA, Janardan SK, Wells K (1998) A randomized, rpospective, double-blind comparison of midazolam (Versed) and emusified diazepam (Dizac) for opioid-based, conscious sedation in endoscopic procedures. Am J Gastroenterol 93: 170–174
31. Wanitschke R (1999) Sicherheitsaspekte der Darmreinigung vor Koloskopien und chirurgischen Eingriffen am Dickdarm. Coloproctology 21: 178–181
32. Wehrmann T, Kokabpick S, Lembcke B, Caspary W, Seifert H (1999) Efficacy and safety of intravenous propofol sedation during routine ERCP: a prospective, controlled study. Gastrointest Endosc 49: 677–683
33. Zakko SE, Seifert HA, Gross JB (1999) A comparison of midazolam and diazepam for conscious sedation during colonoscopy in a prospective double-blind study. Gastrointest Endosc 49: 684–689

Radiologische Untersuchungsmethoden

Weitgehende Neuentwicklungen endoskopischer Apparaturen der letzten Jahre haben die Bedeutung röntgenologischer Untersuchungsmethoden des Kolons nicht gemindert. Beide Verfahren weisen unterschiedliche Vor- und Nachteile auf; sie konkurrieren demgemäß nicht miteinander, sondern sind geeignet, sich in sinnvoller Weise zu ergänzen.

So können funktionelle Störungen vornehmlich durch Röntgenuntersuchung diagnostiziert werden, während bei der Karzinomsuche röntgenologische Untersuchungen des Kolons allein niemals die Rektosigmoidoskopie oder Koloskopie ersetzen sollten, da die Ampulla recti und das Sigmoid röntgenologisch nicht immer so optimal dargestellt werden können, dass eine sichere Beurteilung möglich wäre.

Die Radiologie verfügt über mehrere Untersuchungsmethoden des Dickdarms, die je nach Fragestellung angewandt werden können. Die erste Röntgenmaßnahme ist die *Abdomenübersichtsaufnahme* (sog. Leeraufnahme), weil sie über eine evtl. sofort notwendige Operation entscheidet oder die weitere Diagnostik in eine bestimmte Richtung lenkt.

Zum Beispiel gestattet die Abdomenleeraufnahme am stehenden Patienten oder in Linksseitenlage bei horizontalem Strahlengang den Nachweis eines Ileus oder die Feststellung freier Luft in der Bauchhöhle, z. B. durch Darmperforation.

Eventuell ist zusätzlich eine weitere Leeraufnahme a. p. in Rückenlage bei vertikalem Strahlengang und weicher Belichtungstechnik vorteilhaft. Hierdurch kann z. B. die retroperitoneale Gasansammlung bei retroperitonealer Perforation am besten erkannt werden.

Nur Ausnahmefällen vorbehalten ist die *Angiographie*. Sie wird zuweilen bei chronisch entzündlichen Darmerkrankungen [35], zur Lokalisierung intestinaler Blutungen [25], zur Abklärung von Verschlüssen oder Stenosen von Eingeweidearterien und selten auch einmal bei der Tumordiagnostik [7] eingesetzt (Abb. 14.37 a, b).

Eine weitere Untersuchungsmethode des Kolons stellt die sog. *Dickdarmpassage* nach oraler Breigabe dar. Sie erfolgt praktisch nie als isolierter Untersuchungsgang, sondern meist im Anschluss an eine *Magendarmpassage*. Sie kann den Verdacht auf einen stenosierenden Prozess lenken und ggf. Lageanomalien des Dickdarms aufdecken (z. B. Malrotation, Verlagerung im Zusammenhang mit Hernien) und auch Divertikel nachweisen. Keinesfalls genügt diese Methode allein den Ansprüchen, die heute an die Röntgendiagnostik des Dickdarmes zu stellen sind [15].

Eine weitere Technik mit oraler Kontrastmittelgabe stellt der sog. *Kolon-Cocktail* dar [15, 34]. Auch diese Methode ist wegen ihres begrenzten Aussagewertes nur von untergeordneter Bedeutung.

Die größte Bedeutung in der radiologischen Diagnostik des Dickdarms hat die peranale Kontrastmittelapplikation in Form des sog. Kolonkontrast- und besonders des Kolondoppelkontrasteinlaufs.

Die konventionelle Kolonkontrastmethode ist wegen ihrer niedrigeren Trefferquote beim Nachweis von Polypen [48] heute weitgehend verdrängt durch das wesentlich aussagekräftigere Verfahren des Doppelkontrastes.

Nur die Doppelkontrasttechnik wird den Anforderungen, die heute an die Röntgendiagnostik des Dickdarms zu stellen sind, gerecht. Mit diesem Verfahren können selbst kleinste Läsionen von wenigen

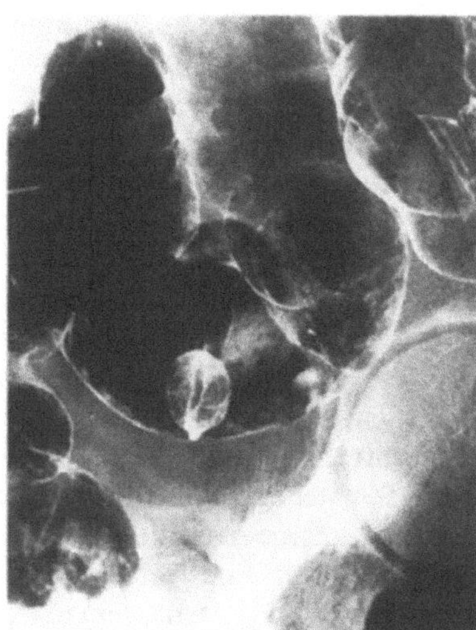

Abb. 24. Mit einem kleinen Stiel aufsitzender, glatt begrenzter Sigmapolyp von 2 auf 2,5 cm Ausdehnung; Doppelkontrastdarstellung. Blutprobe im Stuhl positiv. Bruder des Patienten vor einigen Jahren an Darmkrebs gestorben

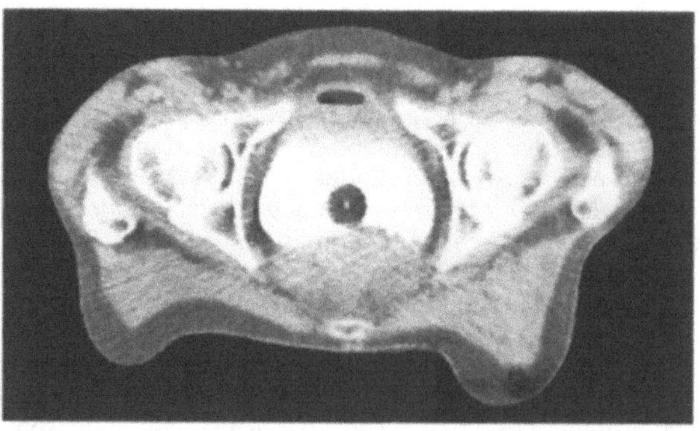

Abb. 25. 48jähriger Patient. Vor einem halben Jahr Rektumexstirpation wegen Karzinom. Jetzt großes Rezidiv in der Kreuzbeinhöhle mit Einbruch in die Blase von dorsal her. Darstellung im Computertomogramm. Füllung der Blase mit verdünntem Kontrastmittel. Im Zentrum der Blase große Füllungsaussparung durch Ballonkatheter

Millimetern Durchmesser, wie etwa Polypen oder Ulzerationen, nicht nur als wandständige Konturunregelmäßigkeiten, sondern in Aufsicht und im Profil als umschriebene, definierbare Schleimhautveränderungen mit hoher Treffsicherheit dargestellt bzw. diagnostiziert werden (Abb. 24).

Obwohl die Endoskopie mit der Möglichkeit gleichzeitiger Biopsie und Polypektomie heute den ersten Platz in der Dickdarmdiagnostik inne hat, behält der Doppelkontrasteinlauf seine Indikation für die Fälle, in denen eine Koloskopie abgelehnt wird oder in denen eine solche wegen Lageanomalien, Verwachsungen, Stenosen oder Schmerzen nicht oder nur partiell durchführbar ist.

Zur Vorbereitung eines Kolonkontrasteinlaufs ist i. Allg. eine intensive Reinigung des Dickdarmes erforderlich [1, 47, 48]. Bei alten und schwachen Patienten wird man sich jedoch oft mit einer weniger eingreifenden Vorbereitung zufrieden geben müssen. Medikamentös kommt zur Tonusminderung ein Spasmolytikum (z. B. Buscopan) und zur Sekretionshemmung Atropin o. Ä. in Betracht. Als Kontrastmittel wird Barium verwandt.

Mit Komplikationen ist bei diesem ausgesprochen risikoarmen Verfahren kaum zu rechnen, sofern man sich davor hütet, einen Bariumeinlauf durchzuführen, sobald auch nur der geringste Anhalt für eine penetrierende Darmwandläsion besteht (Divertikulitis, Kolitis, frische Anastomose, Karzinom). Kommt es dennoch einmal zu einem Übertritt von Kontrastmittel in die freie Bauchhöhle oder in das retroperitoneale Gewebe, ist die Prognose eines solchen Zwischenfalls ausgesprochen ungünstig. Die Letalität wurde in der Literatur bisher stets mit etwa 50% angegeben [2, 3, 6, 37, 44]. Durch Verbesserung der Operationsmethodik wie auch der Intensivbehandlung konnte die Letalitätsrate in den letzten Jahren jedoch deutlich gesenkt werden [2, 10]. Entscheidend ist, dass therapeutische Maßnahmen unverzüglich eingeleitet werden. Gefürchtete Spätfolgen der Bariumperitonitis sind insbesondere Bariumgranulome und Ileuszustände infolge von Verwachsungen.

Um raumfordernde Prozesse im kleinen Becken auszuschließen, bieten sich heute die Computertomographie (CT) und die Magnetresonanztomographie (MRT) an [8, 12, 24]. Ihre Bedeutung liegt für den Proktologen vor allem in der Abgrenzung außerhalb des Darmes gelegener Raumforderungen, insbesondere bei Zustand nach Rektumexstirpation (Abb. 25). Unter den Darmtumoren können insbesondere Lipome durch das CT identifiziert werden (S. 281).

In der Diagnostik der Obstipation hat sich zur Abklärung einer Inertia coli die *Transitzeitbestimmung* etabliert. Dabei werden dem Patienten über einige Tage eine definierte Anzahl strahlendichter Marker verabreicht, deren Passagegeschwindigkeit anhand von Röntgenaufnahmen verfolgt werden kann. Auf diese Weise lassen sich Obstipationsformen mit normaler Darmpassagezeit von Obstipationsformen mit verzögertem Transit unterscheiden (Abb. 26).

Obstipationssymptome bei normaler Darmpassagezeit beruhen nicht selten auf einer funktionell obstruktiven Entleerungsstörung *(outlet obstruction)*, die durch Anomalien im Bereich des Beckenbodens verursacht wird. Hierbei handelt es sich vor allem um Rekto- und Enterozelen, innere Prolapsformen, die Puborektalisdysfunktion und die abnorme Beckenbodensenkung beim Pressen.

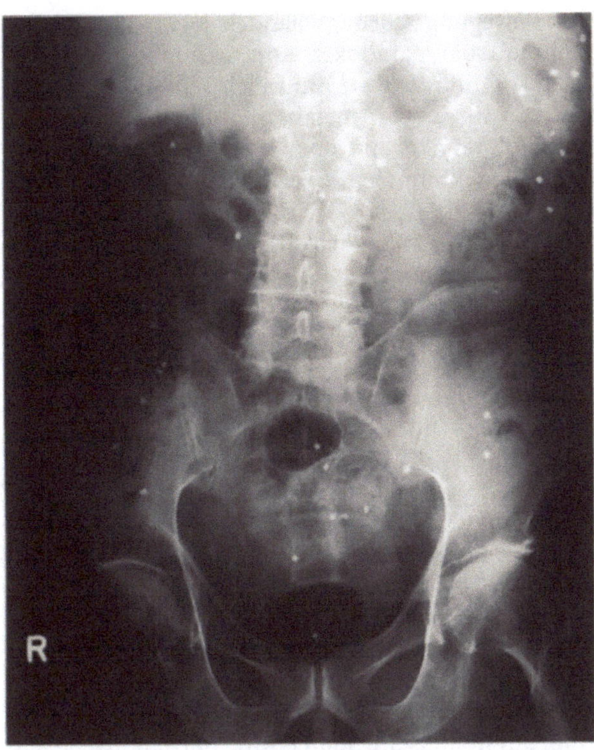

Abb. 26. Abdomenübersicht nach Einnahme von 60 Markern. Der Patient nahm 6 Tage morgens um 10 Uhr eine Gelatinekapsel mit 10 Markern ein, am 7. Tag erfolgte die Röntgenaufnahme

Obgleich sich diese Anomalien fast immer durch eine differenzierte digitale und endoskopische Funktionsuntersuchung während des Pressversuches identifizieren lassen, hat sich in den letzten 10 Jahren die *Defäkographie* als wissenschaftliche Untersuchungsmethode etabliert. Als bildgebendes Verfahren hat sie in Forschung und Lehre einen großen Stellenwert für das Verständnis der Kontinenzleistung des Anorektums und seiner Pathophysiologie gewonnen. Klinisch hat sie sich in der Differenzierung und Bewertung der erhobenen Befunde und vor allem in der perioperativen Dokumentation als hilfreich und nützlich erwiesen [4, 5, 9, 27–29, 31, 39–42, 45].

Nach rektalem Einlauf von 100–150 ml eines dickflüssigen Bariumbreis und Markierung von Analring, Analkanal und Vagina (z.B. Bleikügelchen, Kontrastmittel) wird der gesamte Ablauf des Defäkationsaktes im seitlichen Strahlengang dargestellt und in Einzelaufnahmen oder in Videotechnik, evtl. mit computergestützter Analyse [30], festgehalten. Während der Untersuchung sitzt der Patient bei aufgerichtetem Durchleuchtungsapparat auf einem strahlendurchlässigen Toilettensitz.

Im Normalfall bilden Rektum und Analkanal einen nach dorsal offenen Winkel von etwa 90°, der durch den Tonus der Puborektalschlinge – erkennbar an einer Impression an der unteren Rektumhinterwand – aufrecht gehalten wird [27]. Die Achse dieses anorektalen Winkels liegt normalerweise in Höhe oder nur wenig unterhalb der Pubokokzygeallinie (Steißbeinspitze – Symphysenunterrand; S. 7, Abb. 3) und kennzeichnet die Beckenbodenebene.

Während der Defäkation lässt der Tonus der Puborektalschlinge nach. Damit öffnet sich der Analkanal trichterförmig, der Beckenboden tritt tiefer – bei Gesunden 2–3 cm –, der anorektale Winkel wird flacher (135–150°), die kurvigen Begrenzungslinien des Rektums strecken sich [27, 48].

Beim weiblichen Geschlecht werden manche Fälle obstruktiver Entleerungsstörung durch eine anteriore Rektozele verursacht. Man versteht darunter die Herniation der vorderen Rektumwand durch die Levatorenlücke in die Scheide oder ein geschwächtes Perineum hinein, was in fortgeschrittenen Fällen – oft in Kombination mit einem Descensus uteri – als Prolaps der hinteren Scheidenwand imponiert.

Untersucht man Frauen mit dem nach vorn gekrümmten Finger, findet man bei vielen eine Rektozele, nicht alle aber sind symptomatisch. Im Defäkogramm lässt sich das verschiedene Ausmaß dieser taschenartigen Ausbuchtungen darstellen (Abb. 27) und ihr Entleerungsverhalten demonstrieren.

Die Symptomatik einer Rektozele beruht darauf, dass während der Defäkation ein Teil der Fäzes sequestriert wird, der nach scheinbarer Beendigung der Defäkation in die Ampulle zurückflutet. Damit entsteht erneut Stuhldrang, was zu forciertem Pressen verleitet und den beschriebenen Mechanismus perpetuiert. Das Gefühl, sich nur unvollständig entleeren zu können, schafskotartige Stuhlportionen

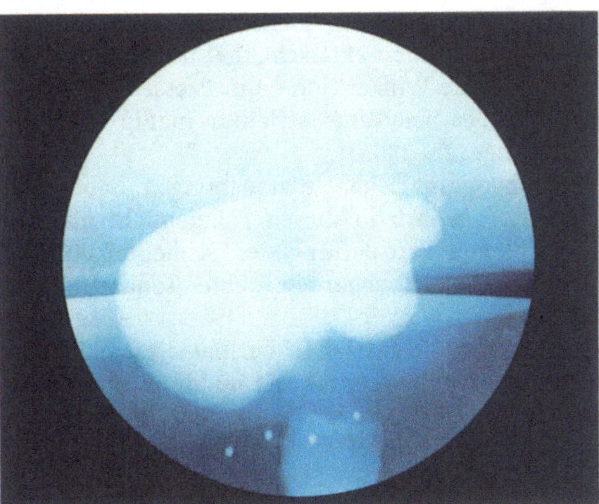

Abb. 27. Riesige anteriore und kleine posteriore Rektozele

und häufige frustrane Entleerungsversuche sind die typischen Zeichen [38]. Manche Patienten versuchen, sich die Entleerung zu erleichtern, indem sie mit dem Daumen die Scheidenhinterwand stützen oder mit der Hand gegen den Damm rücken, was als pathognomonisches Zeichen gelten kann.

Bei ausgeprägtem Beschwerdebild und Versagen konservativer Maßnahmen ist die transanale Rektumwandplastik die operative Therapie der Wahl [23, 43]. Durch eine Kontrastmittelmarkierung von Scheide und Dünndarm lässt sich eine Enterozele ausschließen, die u. U. einen transabdominellen Eingriff erfordert.

Domäne der Defäkographie ist der Nachweis und die Differenzierung intrarektaler Intussuszeptionen (okkulter Rektumprolaps, Mukosaprolaps), die auch beim Pressen nicht durch den Analkanal hindurchtreten und klinisch nicht immer zweifelsfrei zu diagnostizieren sind [4, 17, 18, 29] (S.87).

Solch ein Prolaps kann durch ringförmige Stenosierung oder partielle Verlegung der Analkanalapertur die anorektale Stuhlpassage erschweren und eine Obstipationssymptomatik hervorrufen. Aber auch Inkontinenzerscheinungen sind möglich [17]. Typisch im Defäkogramm ist hierbei die starke Abflachung des anorektalen Winkels beim Pressen, die umso größer zu werden scheint, je fortgeschrittener der Prolaps ist [28]. Kombinationen mit Entero- und Rektozele sind möglich. Hier hilft die Defäkographie, die Wertigkeit der einzelnen Befunde zu bestimmen, bzw. das geeignete Operationsverfahren zu wählen.

Wie auf S. 13 dargelegt, kommt es bei der Defäkation sowohl zur Erschlaffung des inneren Sphinkters als auch der quer gestreiften Mm. puborectalis und sphincter ani externus. Bei einigen Patienten mit chronischer Obstipationssymptomatik und normalem rektosphinktärem Reflex scheint der Tonus der quer gestreiften Schließmuskeln zu persistieren. Im Defäkogramm kann man erkennen, dass die Impression der Puborektalschlinge bestehen bleibt, der anorektale Winkel sich beim Pressen kaum ändert und der Analkanal sich nur mäßig oder gar nicht öffnet [26, 28, 33].

Elektromyographische Untersuchungen haben gezeigt, dass es sich in diesen Fällen nicht nur um eine fehlende Erschlaffung der Schließmuskulatur handelt, sondern sogar um eine Tonuszunahme [26, 36].

Neuere Arbeiten unterscheiden bei diesem Phänomen die paradoxe Kontraktion im Sinne einer „willkürlichen" Fehlkoordination, die Spastik infolge einer Schädigung des 1. Motoneurons und den sog. *Anismus*, eine Dystonie, wobei es sich um unwillkürlich einschließende Kontraktionen der quer gestreiften Muskulatur im Sinne einer extrapyramidalen Bewegungsstörung handelt [13, 19–22, 46]. Während bei paradoxer Kontraktion ein Biofeedback Training (s. S. 15) hilfreich sein kann, werden bei Spastik und Anismus Botulinuminjektionen, Anticholinergika und operative Maßnahmen (Dilatation, Myektomie) mit wechselndem Erfolg eingesetzt [4, 13, 19–21].

Schließlich lässt sich defäkographisch auch das Ausmaß einer abnormen funktionellen Beckenbodensenkung objektivieren, die nicht selten mit einem Prolaps oder einer Rektozele in Verbindung steht, aber auch isoliert als Entleerungsstörung in Erscheinung treten kann und 1966 erstmals von Parks, Porter und Hardcastle als „descending perineum syndrome" (s. S. 337 ff.) beschrieben wurde [11, 14, 32].

Röntgenologisch auffällig ist eine extreme Ballonierung des Beckenbodens mit Abflachung des anorektalen Winkels beim Pressen, wobei der anorektale Übergang weit unter die Pubokokzygeallinie fällt. Es scheint, dass hier die vermeintliche Obstruktion auf einer (neuropathischen) Schwäche des M. levator ani beruht, der nicht in der Lage ist, die für eine physiologische Entleerung notwendige Trichterfunktion aufrecht zu erhalten.

Trotz der Möglichkeit einer eindrucksvollen Darstellung klinischer Befunde, sollte man sich immer vor Augen halten, dass die Defäkografie keine objektive Untersuchungsmethode ist. Sie eignet sich nicht für eine „routinemäßige" Abklärung der Obstipation. Eine Interpretation defäkografischer Bilder ist nur vor dem klinischen Hintergrund möglich und setzt eingehende Kenntnisse der komplexen Morphologie und Physiologie des Beckenbodens voraus.

Literatur

1. Altaras J (1982) Radiologischer Atlas Kolon und Rektum. Urban & Schwarzenberg, München Wien Baltimore
2. Appel A, Henrich M, Kollath J (1976) Perforationszwischenfälle beim Kolon-Kontrasteinlauf und ihre Behandlung. Chir Praxis 21: 517–526
3. Bahls G (1970) Beitrag zur Rektumverletzung durch Kontrastmitteleinlauf mit schwerwiegenden Dauerfolgen. Chirurg 40: 522
4. Barnes PRH et al. (1985) Experience of posterior division of the puborectalis muscle in the management of chronic constipation. Br J Surg 72: 475–477
5. Bartolo DCC, Roe AM, Vrirjee J, Mortensen NJ McC (1985) Evacuation proctography in obstructed defaecation and rectal intussusception. Br J Surg 72[Suppl]: 111–116
6. Bikfalvi A, Schütze U, Noeske K (1972) Zur Frage der Bariumsulfat-Peritonitis nach Kolonperforation. Zentralbl Chir 97: 1194–1204

7. Chvojka J, Dolezel J (1971) Die Arteriographie der beiden Mesenterialarterien als ein Beitrag zur Diagnostik der Tumoren des Dickdarms. Radiologie 7: 247
8. deSouza NM, Kmiot WA, Puni R et al. (1995) High resolution magnetic resonance imaging of the anal sphincter using an internal coll. Gut 37: 284–287
9. Ekberg O, Nylander G, Fork FT (1985) Defecography. Radiology 155: 45–48
10. Filler D, Kunze HH, Tonak J (1980) Bariumperitonitis. Proktologie 2: 88–90
11. Girona J (1987) Analer Schmerz bei Beckenbodeninsuffizienz - Differentialdiagnose. In: Forstmann P, Schüler H, Alpers R (Hrsg) Aktuelle Koloproktologie, Bd 4. Edition Nymphenburg, München, S 190–202
12. Haaga JR, Aofidi RJ (1985) Computed tomography. Mosby, St Louis
13. Hallan RI, Williams NS, Melling J et al. (1998) Treatment of anismus in intractable constipation with botulinum A toxin. Lancet II: 714–717
14. Henry MM, Parks AG, Swash M (1982) The pelvic floor musculature in the descending perineum syndrome. Br J Surg 69: 470–472
15. Hippèli R (1979) Technik der Röntgenuntersuchung des Dickdarmes. In: Frommhold W, Gerhardt P (Hrsg) Erkrankungen des Dickdarmes, Bd 9. Thieme, Stuttgart, S 21–36
16. Hübner K-H (1985) Computertomographie, 2. Aufl. Thieme, Stuttgart New York
17. Ihre T, Seligson U (1975) Intussusception of the rectum internal procidentia: treatment and results in 90 patients. Dis Colon Rectum 18: 391–396
18. Johansson C et al. (1985) Disturbances in the defecation mechanism with special reference to intussusception of the rectum (internal procidentia)
19. Jost WH (1993) Therapie des Anismus mit Botulinumtoxin. Kontinenz 2: 84–85
20. Jost W, Mlitz H (2001) Leitlinie: Anismus. Coloproctology (im Druck)
21. Jost WH, Raulf F, Schimrigk K (1994) Anismus: Definition, Pathophysiologie, Diagnostik und Therapie. Kontinenz 3: 211–215
22. Jost WH, Schrank B, Herold A et al. (1999) Functional outlet obstruction: Anismus, spastic pelvic floor syndrome, and dyscoordination of the voluntary sphincter muscles. Scand J Gastroenterol 34: 449–453
23. Khubchandani IT, Sheets JA, Statisik JJ, Hakki AR (1983) Endorectal repair of retocele. Dis Colon Rectum 26: 972–976
24. Koehler PR, Feldberg MAM, Waes PFGM van (1984) Preoperative staging of rectal cancer with computerized tomography. Cancer 54: 512–516
25. Koehler PR, Salmon RB (1967) Angiographic localisation of unknown acute gastrointestinal bleeding sites. Radiology 89: 244
26. Kuijpers HC, Bleijenberg G (1985) The spastic pelvic floor syndrome: a cause of constipation. Dis Colon Rectum 28: 669–672
27. Mahieu P, Pringot J, Bodart P (1984) Defecography: I. Description of a new procedure and results in normal patients. Gastrointest Radiol 9/3: 247–251
28. Mahieu P, Pringot J, Bodart P (1984) Defecography: II. Contribution to the diagnosis of defecation disorders. Gastrointest Radiol 9/3: 253–261
29. Marti MC, Mirescu D (1984) Die Bedeutung der Defäkographie zur Diagnostik des Rektumprolapses. Coloproctology 6: 119–122
30. Mascarenhas-Saraiva M, Mascarenhas-Saraiva A (1994) Computerunterstützte Analyse der Defäkographie. Coloproctology 5: 316–319
31. Müller-Lissner SA, Bartolo DCC, Christiansen J et al. (1998) Interobserver agreement in defecography - an international study. Z Gastroenterol 36: 273–279
32. Parks AG et al. (1966) The syndrome of the descending perineum. Proc R Soc Med 59: 477–482
33. Piloni V et al. (1991) Defäkografie bei obstruierter Defäkation: Ein vereinheitlichtes Konzept beim fäkalen Blockadesyndrom. Coloproctology 2: 118–122
34. Pochaczevsky R (1974) Oral examination of the colon. „The colonic cocktail". AJR 121: 318
35. Potocky V, Balcar V, Setka J (1970) Angiographische Untersuchungen bei Dickdarmentzündungen. Radiologie 8: 309
36. Preston DN, Lennard-Jones JE (1985) Anismus in chronic constipation. Dig Dis Sci 30/5: 413–418
37. Ritter L, Kun M, Lanyi F (1972) Barium-Peritonitis bei Dickdarmperforation. Praxis 61: 1071–1075
38. Schmelzer H (1987) Anteriore Rektozele. selecta 45: 2787–2788
39. Schmelzer H, Mangel E, Schweiberer L (1988) Defäkographie und obstruktive Entleerungsstörung. Münch Med Wochenschr 130/5: 48–50
40. Schmelzer H (1989) Defäkographie. Dtsch Dermatol 2: 166–167
41. Schmelzer H (1993) Defäkografie und obstruktive Entleerungsstörung. hautnah dermatol 3: 214–226
42. Skomorowska E, Henrichsen S, Christiansen J, Hegedus V (1987) Videodefaecography combined with measurement of the anorectal angle and of perineal descent. Acta Radiol 28/5: 559–562
43. Sullivan ES, Laeverton GH, Hardwick KCE (1968) Transrectal perineal: an adjuct to improved function after anorectal surgery. Dis Colon Rectum 11: 106–114
44. Valesky A, Hamperl D (1977) Perforationen im Colon-Rectumbereich bei transanalen diagnostischen und therapeutischen Eingriffen. Verhütung und Behandlung. Chirurg 48: 125–127
45. Voderholzer W (2000) Defäkationsstörungen als Ursache der Obstipation. Z Gastroenterol (Suppl 1)
46. Voderholzer WA, Neuhaus DA, Klauser AG et al. (1997) Paradoxical sphincter contraction is rarely indicative of anismus. Gut 41: 258–262
47. Welin S (1962) Über die röntgenologische Untersuchung des Dickdarmes mit der Doppelkontrastmethode. Die Malmömodifikation. Radiologe 3: 87
48. Welin S, Welin G (1976) The double contrast examination of the colon: experiences with the Welin-modification. Thieme, Stuttgart

Sonographie

Die herkömmliche transkutane Sonographie des unteren Abdomens ist infolge Luftüberlagerung, kompliziertem Verlauf der Darmschlingen sowie Lage des Rektums im knöchernen Becken limitiert [12]. Eine Möglichkeit diese nachteiligen Faktoren zu umgehen, wurde durch die *Endosonographie* in Form des sog. *endorektalen* bzw. *transrektalen Ultraschalles* gefunden.

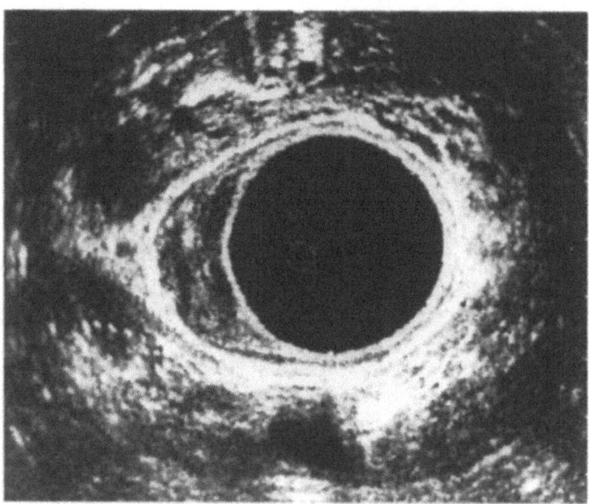

Abb. 28. Endosonographie des Rektums. Linksseitig im Sonogramm ist ein sich über die halbe Zirkumferenz ausdehnender Tumor erkennbar. Dieser Tumor ist auf die Darmwand beschränkt (u T 2, „ultrasound staging"), festzustellen an der intakten äußeren Grenzschicht *(weiße Linie)*. Außerhalb der Grenzschicht befindet sich bei 9 °° ein ca. 3 mm großer Lymphknoten

Transanal eingeführte Schallköpfe in Verbindung mit der Videotechnik liefern direkt am Untersuchungsort Bilder mit hoher Auflösung.
Hierzu wird ein Rotorschallkopf (7,5–20 MHz) mit einem Gummiüberzug versehen, der mit Wasser gefüllt wird, sodass eine Ankopplung an die Schleimhaut gewährleistet ist.
Lymphknotenmetastasen beispielsweise können oft schon in einer Größe erkannt werden, wo sie im Computertomogramm noch nicht sichtbar sind.
Weiterhin gelingt es mit der Endosonographie die Wandschichten des Mastdarmes darzustellen. Insbesondere die klinisch wichtige Muscularis propria lässt sich im endorektalen Ultraschall gut sichtbar machen, wodurch eine präoperative Zuordnung des Tumorwachstums zum jeweiligen T-Stadium (S. 246) möglich wird [3, 17, 19] (s. Abb. 28). Falsch positive Ergebnisse im Sinne eines „overstagings" sind allerdings bei kleinen Tumoren möglich; bei größeren Tumoren jedoch nimmt Spezifität und Sensitivität der endorektalen Sonographie sehr deutlich zu. Aufgrund der hohen Treffsicherheit trägt die Endosonographie entscheidend zur operativen Verfahrenswahl bei [2, 8, 14, 17, 19].
Neben der Rektumwand sind auch die Muskulatur des Sphinkterapparates, die Prostata sowie vaskuläre Veränderungen gut zu beurteilen, sodass auch periproktitische Prozesse (Fisteln und Abszesse) dargestellt werden können [2, 5, 10, 15, 19]. Da bei der Endosonographie keinerlei schädliche Strahlenbelastung auftritt, kann sie unter diesem Aspekt beliebig oft wiederholt werden. Hierdurch eignet sich dieses Verfahren besonders zum Staging und zum Überwachen von Rektumkarzinomen nach Kontinuitätsresektion sowie zur Suche nach Rezidiven oder beteiligten Lymphknoten [5, 8]. Eine detailgetreue Darstellung des Befundes mit exakter Abbildung der umliegenden Parenchymstrukturen wird mittels dreidimensionaler Endosonographie möglich [11, 22, 25].
Bei dieser Technik werden nach dem Anfertigen von Schnittbildern mittels Ultraschall diese Rohdaten vom Computer dazu verwendet, 3 D-Darstellungen zu berechnen, um sie dann als dreidimensionale Objekte auf einem Bildschirm darzustellen.
Eine weitere Methode stellt die *Kolonsonographie* dar. Durch Instillation von ca. 1500 ml Wasser in den vorgereinigten Dickdarm kann das Kolon vom rektosigmoidalen Übergang bis zum Zökum dargestellt werden [12, 13]. Veränderungen der Haustrierung, der Lumenweite, der Wanddicke sowie die Dicke der einzelnen Darmwandschichten und der Echostruktur der Darmwand können als Kriterien bei der Diagnostik und Verlaufsbeurteilung entzündlicher und neoplastischer Dickdarmerkrankungen erfasst werden.
Weiterhin hat sich die anale Sonographie zum Nachweis bzw. Ausschluss von Sphinkterdefekten bewährt. In ihrer Aussagekraft ist sie vergleichbar dem EMG-Mapping, dabei jedoch deutlich weniger belastend für den Patienten [6].

Literatur

1. Chak A (2000) Endoscopic ultrasonography. Endoscopy 32(2): 146–152
2. Deen KI et al. (1993) Anale Sphinkteroperation bei der fäkalen Inkontinenz: Die Rolle der Endosonographie. Coloproctology 6: 352–355
3. Feifel G, Hildebrandt U, Dhom G (1987) Assessment of depth of invasion in rectal cancer by endosonography. Endoscopy 19: 64–67
4. Gast P, Belaiche J (1999) Rectal endosonography in inflammatory bowel disease: differential diagnosis and prediction of remission. Endoscopy 31: 158–167
5. Herzog U, Ackermann C, Schuppisser JP, Tondelli P (1996) Endoanale Sonographie – ein neues diagnostisches Instrument bei analen Erkrankungen. Coloproctology 18: 34–40
6. Jost W (2001) Persönliche Mitteilung
7. Kohler BM (1995) Endoskopische Dopplersonographie Technik, Indikationen, Ergebnisse. Springer, Berlin Heidelberg New York Tokio
8. Kuntz C et al. (1994) Endosonographie und computerunterstützte Ultraschallbildanalyse zur Beurteilung breitbasiger Adenome und kleiner Rektumkarzinome. Endoskopie heute 2: 173–178
9. Kuntz C et al. (1994) Der endoanale Ultraschall. Indikationen und Ergebnisse. Chirurg 65: 352–357

10. Langenscheidt P, Ecker KW, Hildebrandt U, Feifel G (1995) Endosonographische Beurteilung der Analsphinkterverletzung. Coloproctology 17: 56–61
11. Lies H et al. (1994) Improvements in volumetric Quantification of circumscribedepatic Lesions by three dimensional Sonography. Z Gastroenterol 32: 488–492
12. Limberg B (1991) Diagnose von Kolontumoren und entzündlichen Dickdarmerkrankungen durch Hydro-Kolon-Sonographie. Endoskopie heute 4: 254–261
13. Limberg B (1992) Hydrokolon-Sonographie. Neue Screening-Methode für Kolontumoren. Therapiewoche 42: 2296–2297
14. Löhnert M et al. (1994) Welchen Einfluss hat die endorektale Sonographie auf Diagnostik und Therapie von Analkarzinomen? Endoskopie heute 1: 115
15. Novell F, Novell J, Trias M (1996) Endoanal ultrasonography in the evaluation of fecal incontinence. Coloproctology 18: 191–194
16. Querleux B, Léveque JL, de Rigal J (1988) In vivo cross-sectional ultrasonic imaging of human skin. Dermatologica 177: 332–337
17. Rösch T, Classen M (1992) Richtlinien für endoskopische Untersuchungen in der Gastroenterologie. Endosonographie bei Tumoren des Gastrointestinaltraktes. Z Gastroenterol 30: 167–170
18. Rösch Th, Classen M (1996) Endosonographie In: Hahn G, Riemann JF (Hrsg) Klinische Gastroenterologie, Bd 1, 3. Aufl. Thieme, Stuttgart, S 227–239
19. Sailer M et al. (1995) Die endorektale Sonographie. Indikationen und Befundbeispiele. Coloproctology 17: 149–157
20. Schroeders N von, Tirpitz C von, Pfeiffer MM et al. (1999) Echosignalverstärkte Power Doppler-Sonographie in der Differenzierung von Stenosen bei Morbus Crohn. Ultraschall Med Suppl 1: 1112
21. Soweld AM, Chak A, Katz JA, Sivak MV (1999) Catheter probe-assisted endoluminal US in inflammatory bowel disease. Gastrointest Endosc 50: 41–46
22. Stuhldreier G et al. (1995) Dreidimensionale Endosonographie des Rektums. Coloproctology 17: 1–5
23. Tsuga K, Haruma K, Fujimura J et al. (1999) Evaluation of the colorectal wall in normal subjects and patients with ulcerative colitis using an ultrasound catheter probe. Gastrointest Endosc 48: 477–484
24. Zbar AP (1999) Prospective comparison of endosonography, magnetic resonance imaging and surgical findings in anorectal fistula and abscess complicating Crohn's disease. Br J Surg 8: 1093
25. Zoller WG, Ließ H (1995) 3 D-Sonographie in der Gastroenterologie. Wie ist der Stand der Entwicklung? Therapiewoche 35: 2044–2048

Anorektale Manometrie und Elektromyographie

Anorektale Manometrie

Die anorektale Manometrie ist ein Untersuchungsverfahren, mit dem die Druckverhältnisse des Anorektums in Ruhe, unter Stress, bei unwillkürlicher Kontraktion, beim Pressen und bei Distension des Rektums gemessen werden, was zugleich eine Aussage über die rektale Sensorik erlaubt.

Sie hat wesentlich zum Verständnis der Kontinenzleistung des Anorektums und der Physiologie des Defäkationsmechanismus beigetragen. Indem sie objektive, quantifizierbare und reproduzierbare Messdaten und Messgrößen liefert, ergänzt sie die digitale und endoskopische Funktionsuntersuchung.

Klinisch findet sie ihre Anwendung vor allem in der Abklärung und Abgrenzung der Formen der Inkontinenz (z.B. *Pudendusneuropathie, Sphinkterläsion, Überlaufinkontinenz*) und der funktionell obstruktiven Entleerungsstörung (z.B. *paradoxe Puborektaliskontraktion, Anismus, Beckenbodenspastik, Megarektum, Inertia recti, innerer Rektumprolaps*). In Verbindung mit der Elektromyographie (s.u.) können sich hier Kriterien in Bezug auf Therapie, Verlauf und Prognose erschließen.

Obgleich die anorektale Manometrie hinsichtlich einer Operationsindikation und der Wahl des Verfahrens die Aussage des erfahrenen Untersucherfingers kaum übertrifft, dient sie bei allen Eingriffen, die den Sphinkterapparat verletzen, tangieren oder rekonstruieren (z.B. Fissur- und Fisteloperation, koloanale Anastomose, Pouch-Operation, Sphinkternaht, „post-anal-repair"), der prä- und postoperativen Dokumentation, der Kontrolle des Verlaufs und des Erfolgs, nicht zuletzt aus forensischen Gründen [3].

Als Druckaufnehmer werden folgende Systeme beschrieben: luft- oder wassergefüllte Ballone unterschiedlicher Größe, perfundierte und nicht perfundierte Katheter, die seitlich („open-side") oder an der Spitze („open-tip") offen sind, Staudruckmessgeräte, Dehnungsmessstreifen, piezoelektrische Sonden und Mikrotipkatheter [2, 5, 11, 12, 16, 18]. Die hieraus gewonnenen Druckwerte kann man über einen Druckwandler und ein Schreibgerät analog einem EKG-Streifen zur graphischen Darstellung bringen (Abb. 29).

Die verschiedenen Messverfahren unterliegen einer Reihe von Fehlermöglichkeiten. Jede intraanal platzierte Messsonde stellt einen Fremdkörper dar. Daraus resultiert eine mehr oder weniger starke Irritation, vor allem bei den großlumigen Ballonsonden [2]. Bei den häufig benutzten Perfusionskathetern kann es über eine Reizung der sensiblen Zone des Analkanals durch geringe Flüssigkeitsmengen zu einer fälschlichen Anhebung des analen Druckprofils kommen. Andererseits wird eine gewisse Mindestperfusionsrate benötigt (> 1 ml/min), um eine zuverlässige Messcharakteristik des Katheters zu erzielen [9]. Weiterhin werden mit den verschiedenen Methoden unterschiedliche Drücke erfasst: Während mit den Open-side-Kathetern die Darmwandspannung in Höhe der Seitenlöcher aufgenommen wird, misst der Open-tip-Katheter den Darmsegmentöffnungsdruck [9].

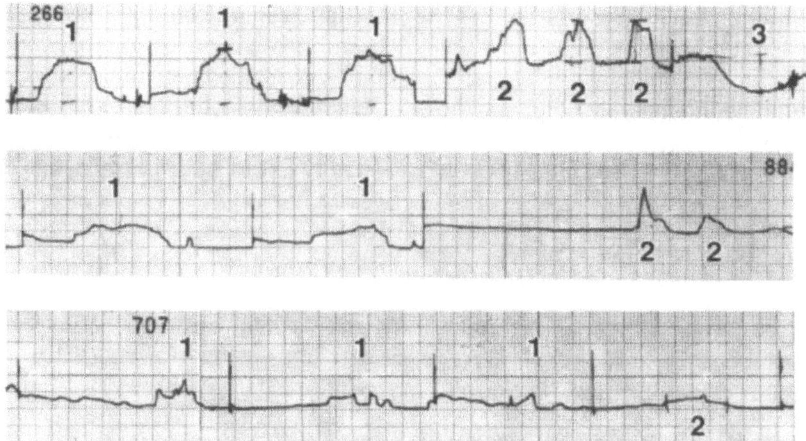

Abb. 29. Originalkurven der Durchzugsmanometrie bei verschiedenen Kontinenzgraden. *Oben*: Kontinenzgrad I (normale Druckverhältnisse): 1. Ruhedruckprofil (3 mal wiederholt), höchster analer Ruhedruck: 80 mm Hg, 3. Sphinktererschlaffung durch anorektalen Reflex nach Balloninsufflation. *Mitte*: Kontinenzgrad III: 1. höchster analer Ruhedruck: 30 mm Hg, 2. Willkürdruck: 25 mm Hg, 3. nicht auslösbar. *Unten*: Kontinenzgrad V: 1. höchster analer Ruhedruck: 20 mm Hg, 2. nicht auslösbar, 3. nicht auslösbar. Schreibergeschwindigkeit 2,5 mm/s; 10 mm Ausschlag (in der Abb. verkleinert!) ? 50 mm Hg; Dauer der gesamten Messung 10–15 min. (Nach Mennigen et al. [13])

Ballonsysteme wiederum registrieren einen mittleren Intraluminaldruck über die Länge des Ballons [13]. Hieraus folgt, dass nur Messwerte verglichen werden dürfen, die unter gleichen Bedingungen gewonnen wurden.

Die Durchführung der Manometrie erfolgt zumeist in Linksseitenlage (S. 19), aber auch in Rückenlage [12]. Eine dem Untersuchungsvorgang vorausgehende Darmreinigung, ggf. aber auch psychische Einflüsse sind bei der Gewinnung der Messresultate zu berücksichtigen.

Mit Hilfe der *Durchzugs-Perfusionsmanometrie* in Verbindung mit stationären Messungen lassen sich in einem Untersuchungsgang nicht nur das anorektale Druckprofil, sondern auch verschiedene andere Messgrößen bestimmen, die eine Aussage über die kapazitive, motorische und sensorische Funktionstüchtigkeit des Anorektums erlauben. Dazu werden im Allgemeinen mehrlumige Katheter mit mehreren Messaustrittsöffnungen und einem distalen, separat füll- oder aufblasbaren Ballon benutzt [1].

Der *anale Ruhedruck* stellt einen Summationsdruck aus innerem und äußerem Schließmuskel dar. Er ist geschlechts- und altersabhängig [16]. Im anorektalen Druckprofil (Abb. 30) erscheint er als Plateau, wobei im Abstand von 1–2 cm von der anokutanen Grenze noch ein Peak erkennbar ist, als Ausdruck des maximalen Ruhedruckes.

Mit Hilfe der Elektromyographie (s. u.) ist es möglich, die Aktivität des M. sphincter externus abzuleiten und über eine mathematische Extrapolation den Anteil des M. sphincter internus am Gesamttonus zu errechnen (ca. 75 %) [17].

Die Länge der *Hochdruckzone* entspricht der Länge des funktionellen Analkanals und erstreckt sich normalerweise über 3–4 cm. Mit der Durchzugstechnik lassen sich vom Rektum bis zur anokutanen Grenze die Drücke mit 0,5 cm Genauigkeit angeben [13].

Kneift der Patient, lässt sich der Willkürdruck aufzeichnen. Der *maximale Willkürdruck* entspricht hauptsächlich der Kontraktion des M. sphincter externus und M. puborectalis und ist in der Druckkurve als Differenz zum analen Ruhedruck abzulesen (Abb. 30). Der Willkürdruck bei sphinktergesunden Menschen übertrifft normalerweise den Ruhetonus.

Lässt man die Patienten husten, sollte der intrarektale Druck den intraanalen nicht überschreiten

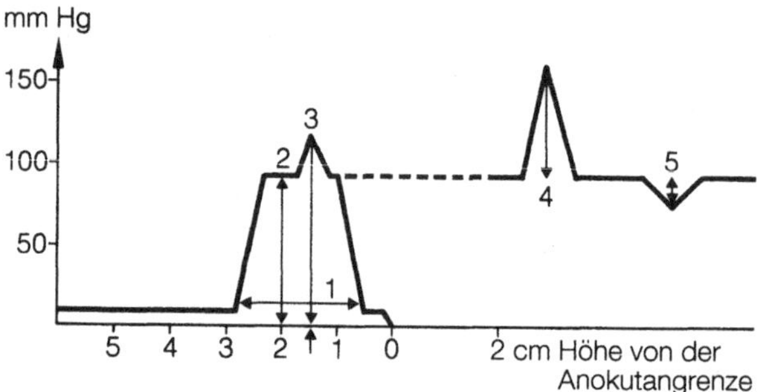

Abb. 30. Schema eines anorektalen Druckprofiles. *1* Länge des funktionellen Analkanals, *2* analer Ruhedruck, *3* höchster analer Ruhedruck und Position (s. *Pfeil*), *4* willkürlicher Druck, *5* anorektaler Reflex. (Nach Mennigen et al. [13])

(Stresskontinenzprüfung). Fordert man sie zum Pressen auf, fällt normalerweise der Ruhedruck *(reflektorische Relaxation)* und wir messen den sog. *Relaxationsdruck*, wichtiger Parameter für die Beurteilung einer Entleerungsstörung.

Der *rektosphinktäre Reflex (rektoanaler Inhibitionsreflex)* wird durch Füllung mit Wasser oder Insufflation des im Rektum platzierten Ballons ausgelöst. Durch die Rektumdistension kommt es reflektorisch zu einer Erschlaffung des M. sphincter internus, was in der Druckkurve als Negativzacke zu erkennen ist (Abb. 30). Diese 1877 von Gowers zum ersten Mal beschriebene Relaxationseigenschaft des M. sphincter internus wird normalerweise mit Ballonfüllungen ab 40 ml erreicht [19]. Ein Fehlen des rektoanalen Inhibitionsreflexes ist pathognomonisch für den *Morbus Hirschsprung* und kann zum Nachweis eines aganglionotischen Rektumsegments benutzt werden.

Außerdem lassen sich durch Aufblasen oder Füllen des Ballons die *Perzeptionsschwelle* (kleinstes als Rekumfüllung wahrnehmbares Volumen), das *Stuhldrangvolumen* (kleinstes Volumen, das Stuhldrang hervorruft) und das *maximal tolerierbare Volumen* (kleinstes Volumen, bei dem Schmerzen auftreten) bestimmen [1].

Die Messung des intrarektalen Druckverhaltens bei steigenden Füllungsvolumina erlaubt ferner eine Aussage über die Dehnbarkeit des Rektums und seine plastische Adaptionsfähigkeit *(Compliance)*, was insbesondere in Verbindung mit der anorektalen Sensorik von Bedeutung ist. Bei normaler Compliance bewirken größere Volumensteigerungen nur geringe Druckänderungen. Nach tiefen anterioren Rektumresektionen ist die Compliance vermindert, 6–8 Stuhlgänge täglich sind die Folge. Erhöhungen der Compliance und der Perzeptionsschwelle (Megarektum, Alter, neurologische Erkrankungen) können zur Obstipation mit *Überlaufinkontinenz* führen.

Anorektale Elektromyographie

Die anorektale Elektromyographie umfasst die Messung von Muskelaktionspotentialen (Amplitude, Dauer, Phasenzahl und Entladungsfrequenz) der Sphinkter- und Beckenbodenmuskulatur in Ruhe, in Funktion und bei Nervenstimulation.

Mit Hilfe von *Oberflächenelektroden* lässt sich lediglich die globale Aktivität der Muskulatur erfassen. Sie nützen daher allenfalls im Zusammenhang mit einer manometrischen Untersuchung oder zur Bestimmung von Reflexlatenzen und Reizantworten. Pathologische (verlängerte) Reflexlatenzen (Analreflex, Bulbo-cavernosus-Reflex) weisen auf eine Schädigung der afferenten und efferenten Nervenfasern hin.

Haarfeine *konzentrische Nadelektroden* (Durchmesser 0,6 mm) erlauben hingegen eine Differenzierung zwischen neurogener und muskulärer Schädigung, zentraler und peripherer Läsion und akuter oder chronischer Denervierung. Sie werden zur Untersuchung in Linksseitenlage am Afterrand in den M. sphincter externus eingestochen, im Allgemeinen bei 3 und 9 Uhr SSL oder fallweise, z. B. zur *Ortung eines Sphinkterdefektes*, an jeder beliebigen Stelle der Zirkumferenz. Um sie in den M. puborektalis vorzuschieben – was am besten seitlich der hinteren Kommissur geschieht – sind längere Nadeln (60 mm) notwendig.

Als Normalbefund gelten Ruhepotentiale mit einer Dauer von 3–10 ms und mit einer Amplitude von 0,3 bis 2 mV [7].

Fordert man Patienten zum Pressen auf, wird die *Ruheaktivität* gehemmt. Das gleiche gilt in mehr oder weniger starkem Ausmaß für die physiologische Defäkation, wohingegen bei gestörtem Entleerungsmechanismus pathologische Aktivität zu verzeichnen ist [8]. Bei willkürlicher Kontraktion des Sphinkters oder bei reflektorischer Anspannung (z. B. Husten, digitale Dehnung) treten größere und längere Potentiale auf.

Ein neurogener Schaden gibt sich in Ruhe durch *Spontanaktivität* (Fibrillationen, positive scharfe Wellen) zu erkennen und bei Innervation durch eine Verbreiterung von Muskelaktionspotentialen mit höheren Amplituden und eine Häufung polyphasischer Potentiale. Bei muskulären Defekten lassen sich in dem betroffenen Bereich keine Muskelaktionen ableiten. Zentrale Läsionen führen zu einer Verminderung der Willküraktivität und einer Verstärkung unkontrollierter reflektorischer Aktivität, zeigen aber keine Veränderung hinsichtlich der Charakteristik der Einzelpotentiale.

Zur Differenzialdiagnose der Inkontinenz (Denervierung, Sphinkterdefekt) und Beurteilung einer funktionell obstruktiven Entleerungsstörung haben sich in der klinischen Routine neben der Manometrie das Elektromyogramm (EMG) mit konzentrischer Nadelektrode als nützlich und ausreichend erwiesen. Für besondere Fragestellungen und als Forschungsinstrument werden darüberhinaus in manchen proktologischen Zentren die *Einzelfaserelektromyographie* und die Bestimmung der *Latenzzeit des N. pudendus* durchgeführt.

Mit Hilfe der sehr aufwendigen *Einzelfaserelektromyographie* kann die elektrische Aktivität einzelner Muskelfasern abgeleitet und so die Faserdichte bestimmt werden. Eine erhöhte Faserdichte weist auf Reinnervationsvorgänge hin. Damit lässt sich bei *neurogener Inkontinenz*, die immer eine erhöhte Faserdichte aufweist, eine quantifizierbare Aussage über das Ausmaß der neurogenen Schädigung treffen [15].

Zur Bestimmung der *Latenzzeit des N. pudendus* (PNTML = „pudendal nerve terminal motor latency") bedient man sich als Reizelektrode einer intrarektal platzierten Stabelektrode oder, eleganter, eines Fingerlings, dem eine Reizelektrode an der Spitze und in definiertem Abstand zwei Ableitelektroden an der Fingerbasis aufgeklebt sind, die nach transrektaler Reizung des Nervs die Reizantwort (Abb. 31) am M. sphincter externus aufnehmen [10]. Normale Werte liegen unter 2,2 ms [4].

Neuropathien des N. pudendus werden auf eine Schädigung durch Druck oder durch Überdehnung bei Geburten oder exzessivem Pressen zur Defäkation zurückgeführt. Durch Prüfung der Latenzzeit wurde nachgewiesen, dass es nach Entbindungen mit lang andauernden Presswehen tatsächlich zu einem Nervenschaden kommen kann, der sich normalerweise nach zwei Monaten von selbst wieder behebt [6].

Bei speziellen Fragestellungen können weiterhin Pudendus-SSEP (somatosensibel evozierte Potenziale), MEP zum Analsphinkter (motorische evozierte Potenziale) und eine sakrale Wurzelstimulation eigesetzt werden [7].

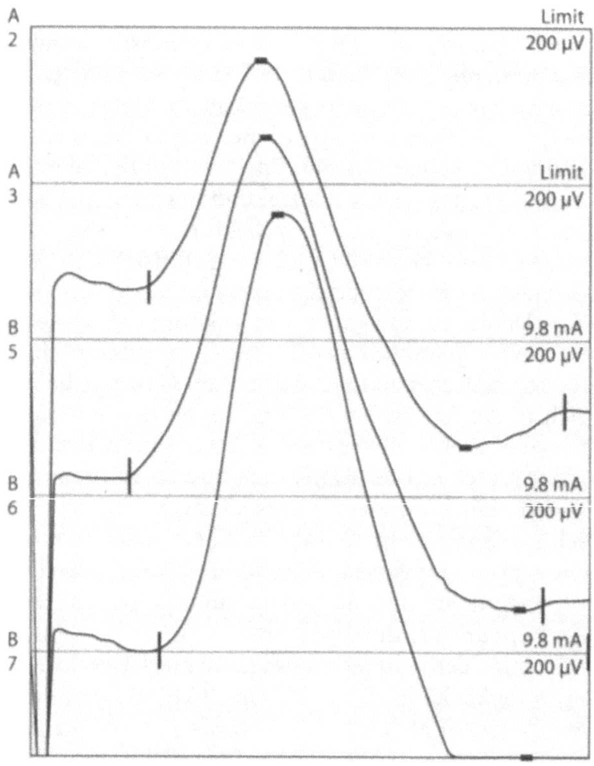

Abb. 31. Normwertige PNTML mit regelrechten Amplituden und Latenzen

Literatur

1. Benz C, Jakob P, Riemann JF (1993) Wertigkeit der anorektalen Manometrie in der Diagnostik von Defäkationsstörungen. Überblick, Durchführung und eigene Ergebnisse. Ärztebl Rheinland-Pfalz 6: 229–232
2. Braun J, Silny J, Schumpelick V (1987) Methodische und analytische Probleme elektromyographischer Untersuchungen des inneren Analschließmuskels im Rahmen der anorektalen Funktionsdiagnostik. Coloproctology 4: 199–209
3. Bruns CJ, Wolfgarten B, Keller HW, Manich BK (1996) Analyse der analen Sphinkterfunktion nach transanalen Eingriffen durch Sphinktermanometrie mit Mikrotiptransducern. Coloproctology 6: 231–237
4. Girona J, Denkers D (1994) Welche Untersuchungsmethoden sind bei Funktionsstörungen des Beckenbodens empfehlenswert? Coloproctology 4: 263–269
5. Harris LP, Winans CS, Pope CE (1966) Determination of yield pressures: A method for measuring anal sphincter competence. Gastroenterology 50: 754–769
6. Henry MM, Swash M (1985) Colonproctology and the pelvic floor. Butterworths, London
7. Jost WH, Schimrigk K (1994) Elektrophysiologische Diagnostik in der Proktologie. coloproctology 2: 78–83
8. Jost WH, Raulf F, Schimrigk K (1994) Anismus: Definition, Pathophysiologie, Diagnostik und Therapie. Kontinenz 3; 211–215
9. Jostarndt L (1984) Die Bedeutung der Manometrie in der Funktionsdiagnostik der analen Kontinenz. Fortschr Med 102/10: 269–271
10. Kiff ES, Swash M (1984) Slowed condutionin the pudendalnerves in idiopathix (neurogenic) faecal incontinence. Br J Surg 71: 614–616
11. Klotter HJ, Koltai JL, Dzieniszewski GP, Pistor G, Schild H (1985) Methodische Untersuchungen zur Manometrie des Enddarms. Zentralbl Chir 110: 339–350
12. Meixner J (1987) Erste Erfahrungen mit der Bestimmung des Analsphinkteröffnungsdruckes (ASÖD) bei Kindern mit Defäkationsstörungen. Kinderärztl Praxis 55: 75–80
13. Mennigen R, Kusche J, Vestweber K-H, Troidl H (1988) Technische Bedeutung der rektoanalen Druckmessung als Methode zur Beurteilung der Stuhlkontinenz. Phlebol Proktol 17: 60–66
14. Mennigen R, Kusche J, Troidl H (1989) Die Validierung der Analmanometrie als klinisch-diagnostischer Test. Coloproctology 3: 134–138
15. Neill ME, Parks AG, Swash M (1981) Physiological studies of the anal sphincter musculature in faecal incontinence and rectal prolapse. Br J Surg 68: 531–536
16. Poos RJ, Bittner R, Frank J, Berger HG (1984) Ergebnisse der anorektalen Manometrie zur Bestimmung von alters- und geschlechtsabhängigen Druckunterschieden. Z Gastroenterol 22: 592–597
17. Schweiger M (1979) Eine Methode zur Differenzierung zwischen dem Anteil der glatten und quer gestreiften Analsphinctermuskulatur am Ruhetonus. Langenbecks Arch Chir [Suppl] Chir Forum 1979: 151–155
18. Wehrmann T, Dietrich CF (1997) Anorektale Manometrie. In: Wehrmann T, Dietrich CF (Hrsg) Gastroenterologische Motilitätsdiagnostik - ein praktischer Leitfaden. Shaker, Aachen, S 108–120

19. Wienbeck M, Altaparmakov I (1981) Simultane elektromyographische und manometrische Funktionsuntersuchung des Anorektums. Z Gastroenterol 19: 329–337

Mykologische und bakteriologische Untersuchungsmethoden

Das Perianalekzem unklarer Genese ist eine der am häufigsten festgestellten Diagnosen in der proktologischen Sprechstunde. Ätiopathogenetisch spielen eine ganze Reihe verschiedener Faktoren eine Rolle.
Als Ursachen kommen sowohl zu hoch konzentrierte und dadurch hautreizend wirkende Externa bzw. Sekretabgang infolge vorliegender Fisteln, Prolapse, entzündeter Hämorrhoidalknoten oder Malignome, wie auch epidermale Sensibilisierungen (S. 118) in Betracht. Darüber hinaus sind es insbesondere aber auch Mykosen, die zu einem hohen Prozentsatz die Mit- bzw. alleinigen Verursacher der subjektiv juckenden, brennenden und manchmal nässenden perianalen Dermatitiden darstellen.
Da die verschiedensten Ursachen stets zu dem morphologisch gleichen Bild, dem sog. perianalen Ekzem führen, ist, um eine symptomatische Langzeit- bzw. Fehltherapie zu vermeiden, eine gezielte Ursachenabklärung notwendig. Hierzu ist es für den proktologisch tätigen Arzt obligatorisch, nicht nur die bisher beschriebenen proktologischen Untersuchungsmethoden zu beherrschen, sondern er sollte auch die einzelnen Testmethoden, die zur Abklärung von Allergien nötig sind, kennen (S. 62 ff.) und neben bakteriologischen Kenntnissen insbesondere die Möglichkeit haben, in einem eigenen mykologischen Labor Pilze im Nativpräparat bzw. kulturell nachzuweisen und zu differenzieren.
Die Forderung nach einem eigenen Pilzlabor erscheint notwendig, da einerseits die Effektivität insbesondere der mykologischen Diagnostik durch unsachgemäße Materialgewinnung, Transportmedien, Postversand, Befundübermittlung usw. oft erheblich gemindert wird und andererseits mykologisch bedingte Beschwerden in der proktologischen Sprechstunde erfahrungsgemäß immer mehr zunehmen.
Nachfolgend soll zunächst das für die Einrichtung und Unterhaltung eines Mykologielabors Wesentliche dargelegt werden. Anschließend werden die notwendigen diagnostischen Maßnahmen zum Ausschluss einer anorektalen Gonorrhö beschrieben.

Mykologische Untersuchungsmethoden

Nach dem derzeit gültigen Infektionsschutzgesetz sind alle Ärzte, Zahnärzte und Tierärzte befugt, mykologische Untersuchungen selbst durchzuführen oder unter ihrer Aufsicht und Verantwortung von geschultem Personal durchführen zu lassen.
Unter Mykosen versteht man Erkrankungen, die durch pathogene Pilze verursacht werden. Da die Pilze lange vor den Bakterien entdeckt wurden, ist die Mykologie innerhalb der Mikrobiologie der älteste Fachbereich. Pilze – Myzeten – wurden lange Zeit als Teil des Pflanzenbereiches betrachtet. Dies hat sich geändert. Als „Kingdom of Fungi" haben die Pilze einen eigenständigen Platz in der belebten Welt erhalten.
Pilze besitzen kein Chlorophyll und sind zu autotropher Existenz daher nicht befähigt. Zum Leben benötigen sie vorgefertigte organische Materie, die von ihnen abgebaut wird.
Unter den mehr als 100 000 beschriebenen Pilzen sind es nur sehr wenige, die als Erreger von Mykosen medizinisch eine Rolle spielen [10].
In der proktologischen Sprechstunde nehmen die Hefen, insbesondere die der Gattung *Candida* (S. 56 und 476 ff.), einen bevorzugten Rang ein. Im Gegensatz zu den Dermatophyten (s. u.), die nur die Haut und Hautanhangsgebilde (Haare, Nägel) befallen, können die Hefen auch die Schleimhäute besiedeln und dort pathologische Veränderungen hervorrufen.
Hierbei ist die Tatsache bedeutsam, dass eine Pilzbesiedelung allein noch keine Krankheitssymptome bewirken muss. Erst durch bestimmte lokale Veränderungen, wie etwa Zerstörung der physiologischen Bakterienflora und damit des sog. labilen Gleichgewichts zwischen Pilzen und Bakterien oder eine Schwächung der Körperabwehr, kann der Übergang eines pathogenen Pilzes vom Stadium des Saprophytismus in das der Pathogenität erfolgen.
Weitere hierfür begünstigende Faktoren sind – neben der Gabe von Antibiotika, Trichomonaziden, Kortikosteroiden, Zytostatika, Immunsuppressiva, oralen Kontrazeptiva – Grundkrankheiten wie Diabetes mellitus, Leukämie sowie Krankheiten, die mit einer Immuninsuffizienz (s. Aids, S. 467 ff.) verbunden sind und schließlich Gravidität.
Das Ansteigen der Pilzerkrankungen ist weiterhin zu erklären durch eine Zunahme der Infektionsmöglichkeiten infolge oft weitgehend geänderter Lebensgewohnheiten. Touristik, Promiskuität, Diabetes mellitus, Massenbetrieb in oft nicht ausreichend desinfizierten öffentlichen Schwimmbädern, Turnhallen und schließlich auch Krankenhäusern („Pilzhospitalismus") sind nur einige Schlagworte.
Bei Nachweis eines mykologisch bedingten bzw. mykologisch superinfizierten Perianalekzems sollte niemals auf eine proktologische Durchuntersuchung verzichtet werden, da bei Vorliegen von Hämorrhoiden, eines Malignoms o. a. mit Sekret-, Schleim- oder Blutabgang einhergehenden Erkrankungen

das hierdurch erzeugte pathogenetische Terrain für die Mykose gleichzeitig durch entsprechende Therapiemaßnahmen beseitigt werden muss.

Der mykologische Arbeitsplatz

Die Einrichtung eines mykologischen Labors ist nicht besonders aufwendig. Am günstigsten ist ein kleiner separater Raum, der möglichst keinen Luftdurchzug haben sollte, um Kontaminationen durch Anflugkeime zu vermeiden. Aus diesem Grunde sollten auch keine Ventilatoren verwendet werden. Es empfiehlt sich, die gesamte Auskleidung des Raumes und Mobiliars mit abwasch- und desinfizierbarem Material zu versehen. Peinliche Sauberkeit und steriles Arbeiten ist am mykologischen Arbeitsplatz Grundvoraussetzung. Neben einem Labortisch umfasst die Einrichtung ein Spülbecken mit Wasser, ein geeignetes Regal zur Aufbewahrung der Pilzkulturen und evtl. einen Gasanschluss. Sofern der Gasanschluss für einen Bunsenbrenner zu aufwendig erscheint, kann auch ein im Fachhandel erhältlicher Campinggasbrenner genügen. Das Regal sollte zur besseren Betrachtungsmöglichkeit der Nährbodenplatten schräge Böden aufweisen.
Die für die mykologische Untersuchung benötigten Instrumente und Geräte zeigt Abb. 32. Im Einzelnen handelt es sich um:

- Mikroskop (10 ×; 40 ×)
- Objektträger
- Deckgläschen
- Brutschrank
- Impfhaken
- Impfösen und Ösenhalter
- Präpariernadeln
- Scheren
- Epilationspinzetten
- scharfe Löffel
- Skalpelle
- Mulltupfer
- Watteträger
- Etiketten
- Filzstifte
- Filtrierpapier
- 10–15 %ige Kalilauge
- Xylol (gereinigt)
- 70 %igen Alkohol
- Nährböden

Materialgewinnung

Die Entnahme des zu untersuchenden Materials muss mit sterilen Instrumenten erfolgen. Die Materialgewinnung aus dem Vaginal-, Vulva-, Mund- und Anusbereich erfolgt entweder mit einer Platinöse oder einem sterilen, u. U. mit physiologischer Kochsalzlösung angefeuchteten Watteträger. Wichtig ist, dass der Nährboden unverzüglich danach an möglichst vielen Stellen beimpft wird. Das Wattestäbchen sollte hierzu unter drehenden Bewegungen über den gesamten Nährboden ausgestrichen werden. Beim männlichen Genitale und ggf. auch der Zunge und Zahnprothesen ist die sog. Abklatsch-Kultur die Methode der Wahl. Hierbei wird die Nährbodenplatte selbst mehrfach gegen das Präputium, die Glans, die Zunge oder die Prothese gedrückt.

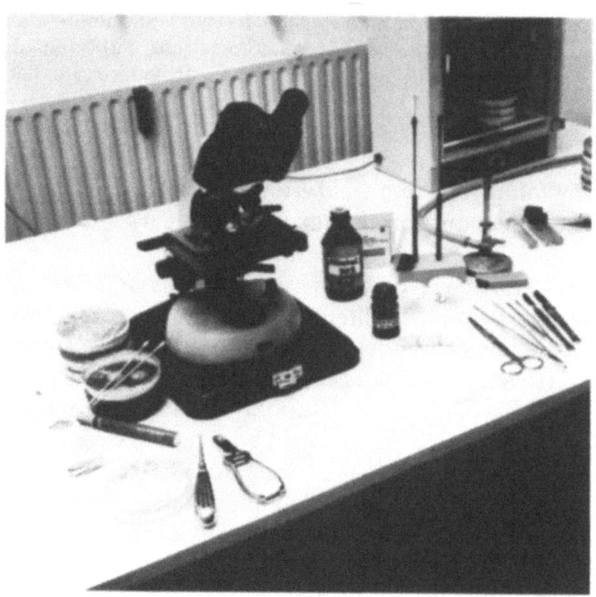

Abb. 32. Instrumentarium des mykologischen Labors

Die Materialgewinnung erfolgt hier in der Weise, dass der zu untersuchende Bereich wenn nötig zunächst von gröberen Krusten, Borken, Salbenresten und Schuppenauflagerungen und sodann mittels eines mit 70 %igem Isopropylalkohol getränkten Wattebauschs von Bakterien gereinigt wird. Vom aktiven Randbereich des verdächtigen Herdes werden sodann mit einem sterilen Skalpell, einer Brocq-Kürette oder einem scharfen Löffel winzige Schüppchen abgekratzt und – sofern auch Material für Nativpräparate benötigt wird – in die sterile Deckelinnenseite der Nährboden-Petrischale aufgefangen. Wird auf die mikroskopische Untersuchung verzichtet, können die abgeschabten Hautschüppchen unmittelbar mit dem Nährboden aufgefangen werden.
Um Kontaminationen mit Luftkeimen aus der Umgebung zu vermeiden, sollte der Vorgang der Beimpfung zügig erfolgen und möglichst auch auf Unterhaltungen über geöffneten Nährböden verzichtet werden.
Bei therapieresistenten, perianalen und genitalen Mykosen sollten auch ggf. die Haarfollikel mituntersucht werden. Hierzu müssen die Haare kurz geschnitten und nur die Stümpfe entnommen und sogleich auf den Nährboden gebracht werden.
Abschließend sei bemerkt, dass alle Versuche, Pilze nachzuweisen, fraglich bzw. vergeblich sind, wenn bereits eine antimykotische Therapie erfolgt ist bzw. gerade läuft. Eine diesbezüglich exakte Befragung ist daher vor jeder Materialentnahme erforderlich. Im Falle einer Vorbehandlung ist vor der Materialgewinnung eine Therapieunterbrechung von mehreren Tagen (1 Woche) notwendig.

Nativpräparat

Das von der Schleimhaut, dem Darm oder auch aus Körpersekreten gewonnene Material wird auf einen Objektträger gebracht, mit einigen Tropfen physiologischer Kochsalzlösung vermischt, mit einem Deckgläschen bedeckt und mikroskopisch untersucht. Bei abgeblendetem Hellfeld wird das Präparat zunächst mit der 10fachen Optik abgesucht. Verdächtige Bereiche werden schließlich mit der 40fachen Vergrößerung betrachtet.

Die Herstellung ungefärbter Nativpräparate von Hautschuppen, Haarstümpfen oder auch Nagelmaterial, was in der proktologischen Sprechstunde nur gelegentlich einmal nötig sein wird, geschieht wie folgt:

Das abgeschabte bzw. mit der Pinzette oder der Schere gewonnene Material wird auf einen Objektträger in einen Tropfen 10–15%iger Kalilauge eingebracht, mit einem Deckglas abgedeckt und vorsichtig über einer schwachen Flamme erwärmt. Leichtes Erwärmen beschleunigt die Auflösung des Haut-, Haar- bzw. Nagelgewebes, wodurch die Pilzelemente erst erkannt werden können. Die KOH darf hierbei jedoch nicht zum Kochen gebracht werden, da es sonst zu Hitzebläschen und Kristallbildungen kommen kann. Durch leichten Druck auf das Deckgläschen mit einem Spatel o.Ä. treten die Pilzfäden oft deutlicher hervor und können besser erkannt werden. Anstelle von KOH kann man für Nativpräparate auch TMOH (Tetramethylammoniumhydroxid) verwenden. Eine wässrige, 10%ige TMOH-Lösung bewirkt eine rasche Mazeration von Haut- und Haarpartikeln. Vorteilhaft ist die lange Stabilität von TMOH-Präparaten. Austrocknung und Kristallbildung tritt erst nach mehr als 12 h auf.

Steht ein Fluoreszenzmikroskop zur Verfügung, so empfiehlt sich die Markierung evtl. vorhandener Pilze mit einem Fluorochrom, z.B. Myko-Fluoro LGH. Die Mikromorphologie der Pilze tritt dann so deutlich hervor, dass eine Verwechslung mit Artefakten fast ausgeschlossen ist.

Im Nativpräparat können Pilzfäden, egal ob es sich um Hefen, Dermatophyten oder Schimmelpilze handelt, hinsichtlich Form, Dicke und Länge ganz unterschiedlich aussehen (Abb. 33a–d).

Eine Differenzierung in D-H-S (s.u.) ist, von wenigen Ausnahmen wie etwa dem Erreger der Pityriasis versicolor *(Malassezia furfur)* abgesehen, im Nativpräparat nicht möglich. Nur die Kultur kann den für die Therapie meist notwendigen Aufschluss darüber geben, ob es sich um einen Dermatophyten oder eine Hefe handelt.

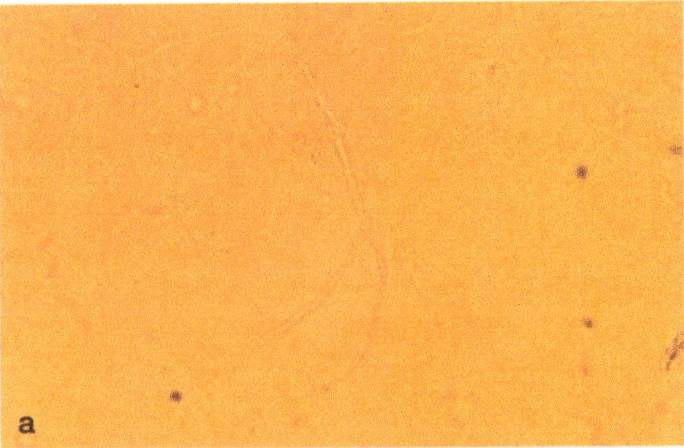

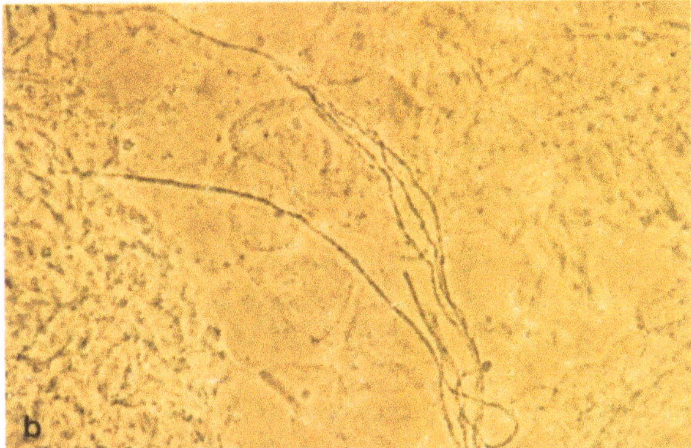

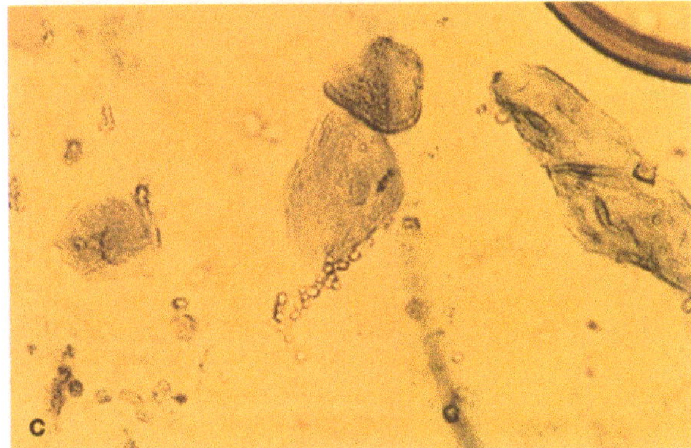

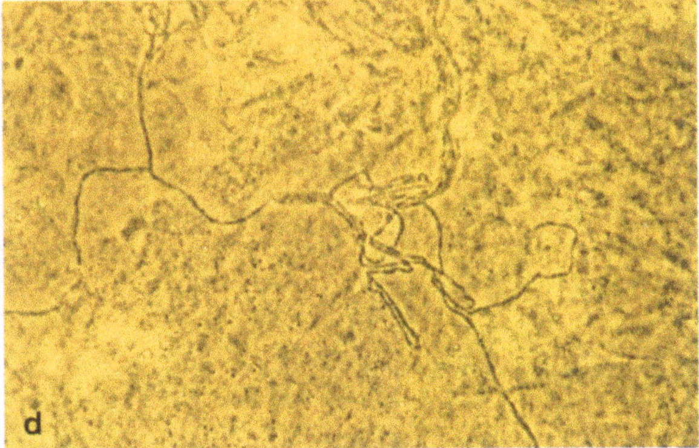

Abb. 33. a, b Typische Pilzfäden im Kalilaugenpräparat; **c** Hefezellen unterhalb einer Epithelzelle; **d** Pilzfäden ebenfalls im KOH-Präparat. Die punktförmigen hellen Bereiche sind keine Hefezellen (!), sondern Artefakte

Pilzkultur

Warum in keinem Fall auf die Pilzkultur verzichtet werden darf, soll nachfolgend dargelegt werden:

- Ein negatives Nativpräparat schließt eine Mykose nicht aus. Große Reihenuntersuchungen haben ergeben, daß eine völlige Übereinstimmung von Nativpräparat und Kultur niemals möglich ist. Dies bedeutet, dass stets beide Methoden angewandt werden müssen.
- Ein positives Nativpräparat ist lediglich ein Hinweis darauf, dass eine Mykose vorliegt. Ob es sich um einen griseofulvinempfindlichen „Fadenpilz“, d.h. eine echtes, septiertes Myzel bildende *Candida*-Art handelt oder ob die „Fäden“ von Schimmelpilzen stammen, kann nur kulturell festgestellt werden.
- Misch- und Superinfektionen sind meist nur kulturell zu erkennen.
- Insbesondere bei antimykotischer Vorbehandlung ist das Nativpräparat in einem besonders hohen Prozentsatz falsch negativ. Die zusätzliche Pilzkultur ist erforderlich.
- Verschiedene z.T. sehr kostenaufwendige Antimykotika (z.B. Itrakonazole, Terbinafin) machen aus ökonomischen Gründen eine differenzierte kulturelle Mykosediagnostik notwendig. Diese ist zwar zuverlässiger, kann aber ebenfalls falschnegative Ergebnisse bringen.
- Schließlich erscheint durch zunehmende Touristik und der damit verbundenen Einschleppungsgefahr exotischer Mykosen die kulturelle Pilzdiagnostik zunehmend wichtiger.

Als Nährmedium zum Anzüchten von Pilzen dienen feste und flüssige Nährböden.
Die durch Agar-Agar gefestigten Nährböden werden in Petrischalen oder Schrägagar-Reagenzgläsern, die flüssigen in Reagenzgläsern oder Erlenmayer-Kolben verwandt.
In großen Pilzlaboratorien werden die Nährböden aus wirtschaftlichen Gründen meist selbst gekocht. Für die Praxis ist die Verwendung fertiger bzw. halbfertiger Böden zweckmäßiger. Im Fachhandel stehen je nach Verwendungszweck verschiedene Nährböden zur Verfügung.

Kimmig-Agar. Dieser Nährboden eignet sich besonders für vermutlich nicht stärker verunreinigtes Material. Da auf ihm nahezu alle Pilze gut gedeihen, ist er gegen Verunreinigungen, d.h. Überwucherungen insbesondere durch Schimmelpilze, stärker gefährdet. Ähnlich universell ist der *Sabouraud-Dextrose-Agar.*

Selektivagar für pathogene Pilze. Ist das zu untersuchende Material stärker verunreinigt, eignet sich dieser sog. Selektivagar, in dem durch Zugabe bestimmter Stoffe Schimmelpilze und andere nicht erwünschte apathogene Pilze in ihrem Wachstum gehemmt werden. Allerdings kann es vorkommen, dass trotzdem einige apathogene Pilze wachsen, und in seltenen Fällen können auch einmal pathogene Pilze unterdrückt werden.

Candida-Selektivagar nach Nickerson. Werden infolge Abstrichen aus Körperhöhlen nur Hefen erwartet, so empfiehlt sich die Verwendung dieses Nährbodens. Allerdings kann es vorkommen, dass außer Hefen der Gattung *Candida* auch Vertreter anderer Hefegattungen wachsen. Sogar Schimmelpilze, Dermatophyten und Bakterien können ggf. darauf gedeihen, z.B. wachsen darauf alle *Escherichia* -Arten wie Hefen!

Reisextraktagar. Mit diesem Nährboden kann meist bereits nach 24 h durch Nachweis der typischen Chlamydosporen *Candida albicans* von den anderen Hefen abgegrenzt werden. Auch dieser Spezialnährboden ist gebrauchsfertig in Petrischalen zu beziehen.

Dermatophyten-Selektivagar nach Taplin. Dieser für die proktologische Sprechstunde nur in Ausnahmefällen einmal nötige Nährboden soll nur der Vollständigkeit wegen angegeben werden.
Seine Verwendung kann dann nötig sein, wenn ein Dermatophyt die vermutliche Ursache beispielsweise eines perianalen, inguinalen oder genitalen Ekzems ist und ggf. gleichzeitig verdächtige Nagelveränderungen vorliegen. Zur Vermeidung einer nutzlosen und kostenaufwendigen Griseofulvintherapie kann dieser Nährboden, der bereits nach wenigen Tagen durch eine intensive Rotfärbung des Agars Dermatophyten anzeigt, von Nutzen sein.

Für die mykologische Pilzdiagnostik im Rahmen der proktologischen Sprechstunde eignet sich gut der Selektivagar für pathogene Pilze. Bewährt hat sich der Candida Agar II von Biotest. Er zeichnet sich durch hohe Selektivität für Hefen bei Unterdrückung der Bakterien aus!
Zur Vermeidung o.a. Unsicherheitsfaktoren, d.h. zur Kontrolle empfiehlt es sich, ggf. parallel dazu auch den Kimmig-Agar zu verwenden.
Nach dem Beimpfen des Nährbodens wird die Petrischale wieder verschlossen, wobei allerdings das Klebeband weggelassen werden sollte, um einen gewissen Luftaustausch zu ermöglichen.
Exakt beschriftet mit Deckel nach oben werden die Kulturen sodann übersichtlich geordnet in entspre-

chenden Regalen untergebracht und bei Zimmertemperatur bebrütet (20–25 °C).
Dermatophyten können nach 1–3 Wochen abgelesen werden. Hefen, insbesondere *Candida albicans*, sind, sofern diese im Brutschrank bei 37 °C bebrütet werden, schon innerhalb 48 h erkennbar. Allerdings ist bei der Aufbewahrung unter höherer Temperatur die Gefahr der Kontamination durch Bakterien größer. Hefekulturen sollten bei Zimmertemperatur bis zu 10 Tagen aufbewahrt werden.

Aufbewahrung und Haltbarkeit von Nährböden

Fertignährböden sind bei Raumtemperatur i. d. R. mehrere Wochen haltbar. Sollen sie für mehrere Monate gelagert werden, empfiehlt sich die Aufbewahrung im Kühlschrank bzw. Kühlraum bei 4–6 °C. Temperaturen unter 0 °C sind hierbei zu vermeiden, da die Nährböden sonst durch Ausfrieren des Wassers verdorben würden. Weiterhin sollten die Böden möglichst im Dunkeln stehen und außerdem mit dem Deckel nach unten gelagert werden, um störende Kondenswasserbildungen zu vermeiden. Bei vorschriftsmäßiger Aufbewahrung sind Fertignährböden etwa 9 Monate haltbar. Das jeweils angegebene Verfallsdatum sollte beachtet werden.
Veränderungen, die auf die Unbrauchbarkeit eines Nährbodens hinweisen, sind: runzelige Oberfläche, Verfärbungen, Schrumpfung oder Wandablösung des Nährmediums usw. Verfallsdatum und Aufbewahrung entscheiden über die von der Firma zu gewährende Garantie.

Pilzdifferenzierung

In praxi genügt i.Allg. die sog. D-H-S-Diagnostik nach Rieth. Darunter versteht man die Differenzierung zwischen Dermatophyten (D), Hefen (H) sowie Schimmel und sonstigen Pilzen (S). Mit relativ geringem Zeit- und Materialaufwand ermöglicht dieses Schema, Befunde zu erheben, die zur Durchführung einer gezielten Therapie nötig sind.

Hefen

Hefen bilden kein Luftmyzel. Die weißen bis grauweißen, gelben bis bräunlichen, zuweilen rosaroten, selten schwarzen Kolonien sind von schleimig-creme-gummiartiger Konsistenz und weisen eine glatte oder leicht gekräuselte, gefältelte bis gefurchte Oberfläche auf. Die Ränder der Kolonien sind meist glatt, können jedoch auch rauh und mit Ausläufern besetzt sein. Wurzelartige Ausläufer in dem Nährboden bilden einige bestimmte Candida-Arten. Eigenartig für die Hefen ist auch ein obstartiger Geruch.

Derzeit sind unter den Hefen 83 Gattungen bei ca. 730 Arten bekannt [2]. Für die Praxis sind besonders die Gattungen *Candida, Torulopsis, Cryptococcus, Trichosporon* und *Rhodotorula* von Bedeutung.
Die Gattung *Candida* umfaßt 165 Arten, von denen nur bei einem geringen Teil pathogene Eigenschaften bekannt geworden sind [2]. Hefepilze sind auf Nährböden meist ohne große Schwierigkeiten als solche zu erkennen [12]. Allein die Größe der einzelnen Hefezellen (bis ca. 7 µm) bedingt jeweils – im Vergleich zu Bakterienkolonien – ziemlich große, meist undurchscheinende Kolonien.
Im Zweifelsfall zeigt ein mikroskopisches Präparat schnell, ob diese großen Zellen vorliegen oder nicht.
Darüber hinaus ist die Differenzierung der Hefen nach Gattung und Art mit recht erheblichen Schwierigkeiten verbunden.
Abbildungen einzelner Hefen, makroskopische und mikroskopische, geben in aller Regel nur zu Verwirrung Anlass. Die Unterschiede sind so gering und variieren je nach Nährboden, Bebrütungsdauer etc. so sehr, dass eine Einteilung nach dem Aussehen nicht möglich ist. Lediglich Hefen der Gattung *Rhodotorula* sind aufgrund ihrer roten Farbe gut zu erkennen. Die Artbestimmung nach Kolonie- und Zellform aber ist nicht möglich.
Candida albicans kann mit einiger Sicherheit über den Reisagar aus der Masse der Hefen „herausgefiltert" werden. Dabei muss man wissen, dass nicht jeder Reisagar dazu geeignet ist – es kommt sehr auf die Qualität des Reises an, der zur Herstellung benutzt wurde. *Candida stellatoidea* bildet auf Reisagar Wuchsformen, die mit *C. albicans* zu verwechseln sind. Sie gilt inzwischen als Subspezies von Candida albicans.
Eine zuverlässige Differenzierung der Hefen nach Gattung und Art ist nur mittels biochemischer Methoden möglich.
Absolut reine Kolonien sind die Voraussetzung für exakte Bestimmungen. Mischkulturen veschiedener Hefen oder von Hefen und Bakterien sind für solche Untersuchungen ungeeignet.
Zur biochemischen Bestimmung der Hefepilze werden diesen in flüssigen und festen Medien bestimmte Zucker angeboten. Je nachdem, ob Wachstum und Gärung eintreten oder nicht, wird die Reaktion mit „ + " oder „-" bezeichnet. Die Sequenzen dieser Zeichen sind charakteristisch für bestimmte Hefen.
Die Abb. 34 und 35 zeigen einige in einer dermatologisch-proktologischen Praxis angelegte Hefekulturen.
Nur *Rhodotorula* ist sicher zu erkennen, alle anderen Kulturen zeigen Hefe, ohne dass eine Zuord-

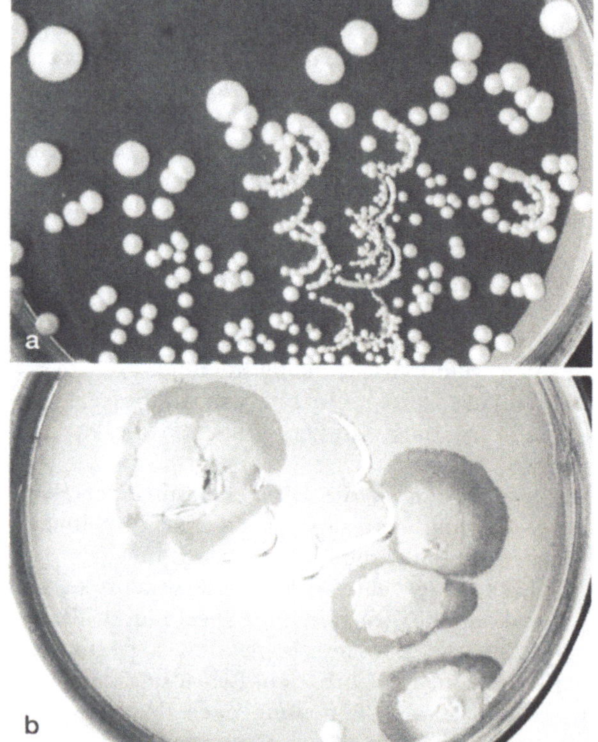

Abb. 34. Hefepilz, Bebrütung 4 Tage (a) bzw. 9 Tage (b) bei Zimmertemperatur

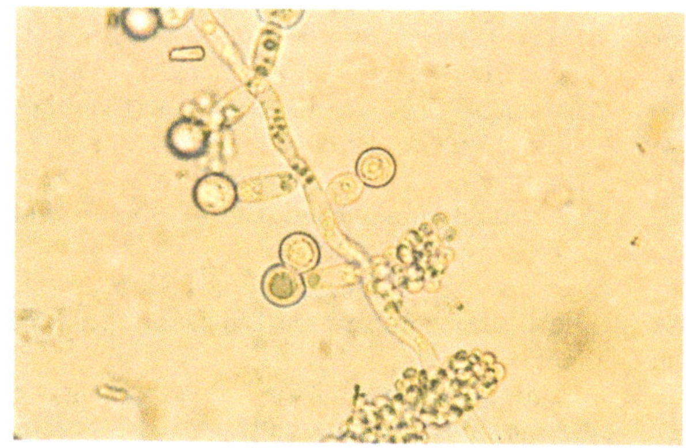

Abb. 35. *Candida albicans*: Sproßzellen (Blastosporen), Pseudomyzel und Chlamydosporen auf Reisagar 48 h nach Beimpfung

nung schon möglich wäre. Für die Therapie ist nur in Ausnahmefällen eine Bestimmung der Hefen nach Gattung und Art erforderlich. Die im Handel angebotenen Mittel wirken gegen alle Hefepilze.

Bei einem Hefebefall des Anal- oder Genitalbereiches (S. 476 ff.) handelt es sich erfahrungsgemäß in der weit überwiegenden Mehrzahl um Candida-Spezies. Trotzdem sollte die Bezeichnung Kandidose

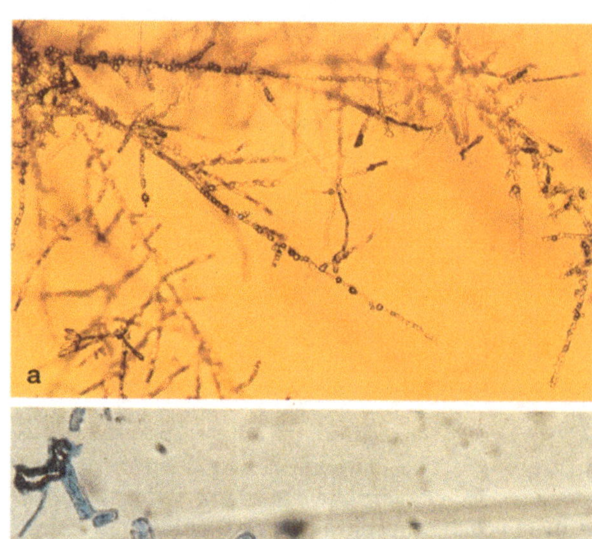

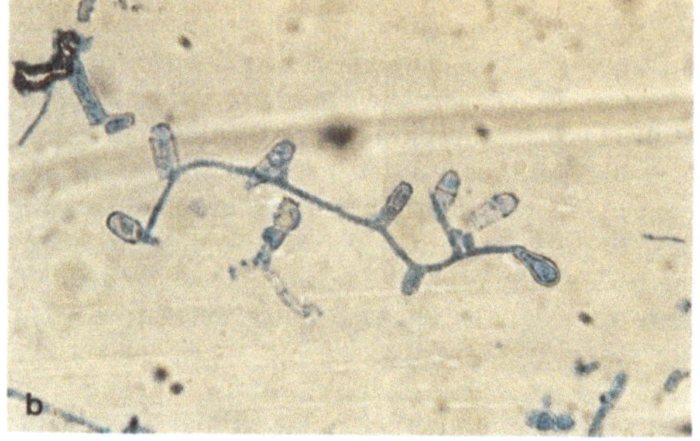

Abb. 36. **a** *Epidermophyton floccosum*; Myzel aus aneinandergereihten Chlamydosporen, häufig in der Peripherie der Kolonien, schon bei schwacher Vergrößerung gut zu sehen. **b** *Epidermophyton floccosum*; dieser Dermatophyt bildet nur Makrokonidien. Hier junge Formen, z. B. noch ohne Septen

nur dann verwandt werden, wenn eine Hefe aus der Gattung *Candida* der eindeutig nachgewiesene Erreger ist. Im Zweifelsfall ist die korrektere Bezeichnung Levurose (Hefemykose).

Dermatophyten

Sie zeichnen sich stets durch Bildung von verschieden gefärbtem Luftmyzel aus (weiß, gelblich, gelbgrün, rosa, purpur, violett). Diese Farben erscheinen oft auf der Unterfläche der Kolonien deutlicher als auf der Oberfläche. Die Oberfläche der Kulturen erscheint trocken, watteartig, flaumig, samtartig, sandig, gipsig, zuweilen gefurcht, gefranst oder zerebriform.

Die Bestimmung der Dermatophyten gelingt in den meisten Fällen wenn nicht makroskopisch, so mikroskopisch aufgrund ihrer Fruktifikationsformen. Nicht immer sind diese aber deutlich ausgebildet. Zur Darstellung genügen oft schon geringe Vergrößerungen (Abb. 36).

Die für die Praxis wichtigsten Vertreter der Dermatophyten sind in Tabelle 1 aufgeführt.

Tabelle 1. Die wichtigsten Vertreter der Dermatophyten

Gattung	Art
Trichophyton	*T. rubrum*
	T. mentagrophytes
	T. verrucosum
	T. tonsurans
	T. schoenleinii
Epidermophyton	*E. floccosum*
Mikrosporon	*M. audouini*
	M. canis
	M. gypseum

Schimmelpilze

Von einigen Schimmelpilzspezies abgesehen, die auch bei uns als Krankheitserreger in Frage kommen, wie z. B. *Scopulariopsis brevicaulis, Aspergillus, Penicillium* und *Geotrichum* -Arten [13], spielen sie – von der Auslösung allergischer Reaktionen in Form einer Rhinitis allergica, Conjunctivis allergica oder eines allergischen Asthmas abgesehen – als Krankheitserreger beim Menschen kaum eine Rolle.

Als unerwünschte, den gesuchten Pilz oft überwuchernde Begleiter erkennt man Schimmelpilze auf dem Nährboden durch ein verschiedenfarbiges Luftmyzel (weiß, gelblich, gelb-blaugrün, braun, lila, rötlich, grauschwarz). Entsprechend bunt, d. h. unterschiedlich pigmentiert ist auch oft die Rückseite der Kultur. Die Oberflächenbeschaffenheit ist meist watteartig, flaumig, samtig, fädig, kann jedoch auch glatt, gefranst oder gefurcht sein. Schimmelpilze wachsen viel schneller als Dermatophyten. Nach wenigen Tagen sind meist schon sehr große Kolonien zu sehen.

Beseitigung der ausgewerteten Pilzkulturen

Keinesfalls dürfen beimpfte Pilzkulturen, auch nicht in luftdichter Verpackung, der öffentlichen Müllabfuhr übergeben werden.

Sofern die Kulturen nicht mit einem vom Bundesgesundheitsamt entsprechend zugelassenen Desinfektionsmittel unschädlich gemacht werden oder in einer in der Nähe zur Verfügung stehenden geeigneten Verbrennungsanlage vernichtet werden können, ist der für die Praxis einfachste und wohl auch üblichste Weg der, die alten, in einem luftdichten Plastiksack gesammelten Pilzkulturen von der Herstellerfirma bei der Lieferung neuer Nährböden wieder mitnehmen zu lassen.

Bakteriologische Untersuchungsmethoden

Extragenitale Manifestationen der Gonorrhö, insbesondere im Anorektal- und Pharynxbereich, aber auch die sog. benigne Gonokokkensepsis gewinnen in den letzten Jahren mehr und mehr an Aktualität. Dem Umstand, dass es zahlreiche extragenitale und damit fachübergreifende Gonorrhömanifestationsmöglichkeiten gibt, ist es zuzuschreiben, dass in einem relativ hohen Prozentsatz derartiger Fälle nicht an eine gonorrhoische Genese gedacht wird. Die in der Literatur zu niedrig angegebene und damit irreführende Morbiditätsrate extragenitaler Gonorrhöfälle ist vor allem auf eine oft unzureichende Diagnostik zurückzuführen (S. 445 ff.).

Nachfolgend sollen zunächst die in der proktologischen Sprechstunde durchführbaren und notwendigen diagnostischen Nachweismöglichkeiten einer Gonorrhö dargelegt werden. Danach wird die Fluoreszenz-Nachweismethode von *Corynebakterium minutissimum*, dem Erreger des Erythrasma, beschrieben. Auf weitere bakteriologische Nachweis- und Resistenztestmethoden soll im Rahmen dieser Abhandlung nicht eingegangen werden, da diese weitestgehend Speziallaboratorien vorbehalten sind und für die proktologische Sprechstunde eine ohnehin nur untergeordnete Rolle spielen.

Mikroskopische Nachweismethoden

Die 1879 von Albert Neisser entdeckten Gonokokken *(Neisseria gonorrhoeae)* sind gramnegative, ca. 0,8 μm große Diplokokken von typisch semmel- oder kaffeebohnenartiger Gestalt. Im Nativpräparat des akuten Krankheitsstadiums erscheinen sie in charakteristischer Weise gruppenförmig im Protoplasma der polymorphkernigen Leukozyten angeordnet, während apathogene Neisserien und andere Diplokokken, wie z. B. Mimea-Arten vorzugsweise extrazellulär gelegen sind [10].

Demgegenüber liegen bei chronischen und damit oft nicht leicht zu diagnostizierenden Fällen die Gonokokken meist extrazellulär.

Nur bei der Urethritis gonorrhoica acuta des Mannes genügt i. d. R. zur Sicherung der Diagnose die Anamnese, das klinische Bild und die alleinige mikroskopische Untersuchung eines mit Methylenblau und/oder gramgefärbten Abstrichpräparates. Bei allen anderen Fällen ist der, wenn nötig wiederholt durchzuführende, kulturelle Erregernachweis zum sicheren Ausschluss der Diagnose unerläßlich. In Zweifelsfällen, etwa bei erfolgter Anbehandlung, sollte aber auch bei der akuten Gonorrhö des Mannes eine Kultur angelegt werden.

Zum mikroskopischen Nachweis der Gonokokken wird hierbei mit einer ausgeglühten Platinöse ein

Tropfen des für die akute Gonorrhö typisch gelblich-rahmigen Ausflusses auf einem Objektträger ausgestrichen, luftgetrocknet bzw. mit der Unterseite einige Male kurz über eine Flamme gezogen und sodann mit Methylenblau oder/und nach Gram (s. Übersichten) gefärbt. Sicherheitshalber sollten stets 2 Primärpräparate angefertigt werden. Bei Verdacht auf Vorliegen einer anorektalen Gonorrhö gelten als optimale Entnahmestellen die Analkrypten.
Durch die Gramfärbung kann die mikroskopische Diagnose auf „gramnegative Kokken" (Neisseriaceae) eingeengt werden, die Fehlerbreite beträgt aber dennoch 20–60% [4].

Methylenblaufärbung nach Löffler

1. Präparat fixieren (3-mal durch Flamme ziehen)
2. Methylenblau 30–120 s
3. Abspülen mit Wasser
4. Lufttrocknen

Suchfärbung. Kernfärbung zur Übersicht. Brauchbar für Bakterien- und Hefennachweis.
Die Gonokokken und die Zellkerne der Leukozyten erscheinen hierbei dunkelblau, während das Zytoplasma nur blass angefärbt wird (Abb. 37). Verwechslung mit morphologisch ähnlichen grampositiven Diplokokken möglich! Werden mittels Methylenblaufärbung Diplokokken gefunden, sollte stets die Gramfärbung (s. u.) angeschlossen werden.

Gramfärbung (Abb. 38)

1. Präparat fixieren (3-mal durch Flamme ziehen)
2. Karbol-Gentianaviolett 3 min
3. Abspülen mit Wasser
4. Lugollösung 1 min
5. Abspülen mit Wasser
6. Entfärben mit 96% Alkohol, bis keine Farbwolken mehr abgehen
7. Abspülen mit Wasser
8. Wässrige Fuchsinlösung 30 s
9. Abspülen mit Wasser und Lufttrocknen

Differenzialfärbung

Gramnegativ = rot	*Neisseria gonorrhoeae* *Escherichia coli* *Proteus mirabilis* *Pseudomonas aeruginosa*
Grampositiv = blau	Streptokokken Staphylokokken Sarcina Lactobakterien Corynebakterien Hefepilze

Aufgrund dieser hohen Fehlerquote der Objektträgerverfahren sollte auch gemäß den Richtlinien der Deutschen Gesellschaft zur Bekämpfung der Ge-

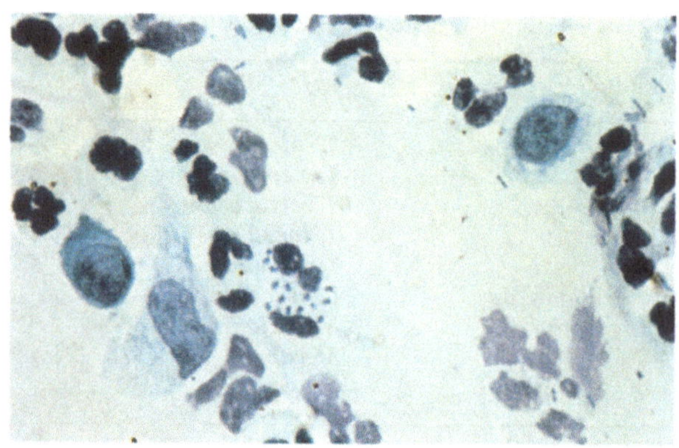

Abb. 37. Akute Gonorrhö. Methylenblaufärbung. Mit Ölimmersion finden sich bei 1000facher Vergrößerung die typischen Gonokokken, die sich um die Zellkerne herum haufenweise gelagert vorfinden

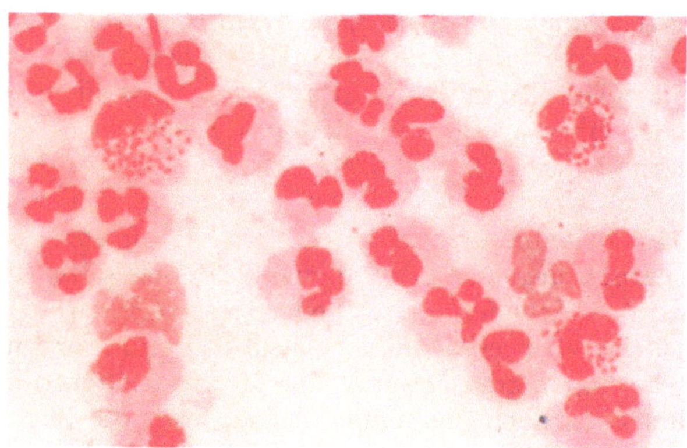

Abb. 38. Gonokokken im Trippereiter. Gramfärbung

schlechtskrankheiten zur Absicherung der Diagnose möglichst in allen Verdachtsfällen eine Kultur angelegt werden. Dies erscheint besonders auch deswegen wichtig, weil zukünftig häufiger mit dem Auftreten penicillinresistenter Gonokokkenstämme zu rechnen ist.

Kultureller Gonorrhönachweis

Für die subaktuen, chronischen und insbesondere extragenitalen, zunehmend oligo- und asymptomatischen, gonorrhoischen Verlaufsformen gibt es bis heute keine 100%ig sichere Ausschlußmethode. Hier können nur wiederholte Untersuchungen die Sicherheit erhöhen, unter Beachtung anderer differenzialdiagnostisch abzuklärender Infektionen spezifischer oder unspezifischer Natur.
Bei Homosexuellen, aber auch aufgrund der bei Frauen meist okkult verlaufenden anorektalen Gonorrhö sollten bei entsprechender Anamnese, insbesondere bei häufig wechselnden Geschlechtspart-

nern bereits bei geringstem Verdacht am besten routinemäßig Go-Kulturen angelegt werden.

Zur Isolierung von *Neisseria gonorrhoeae* aus Rektalabstrichen eignen sich aufgrund der zwangsläufig gemischten Flora nur Selektivnährböden (z.B. Nährbodenträger Gobak Biotechnik GmbH oder Gono-Nährboden Röhm Pharma). Es handelt sich um modifizierte Thayer-Martin-Medien, denen zur Unterdrückung der Begleitflora bestimmte Antibiotika (z.B. Vancomycin, Colistin, Amphotericin B, Trimethoprim-Laktat) zugesetzt sind [7].

Das mit einer ausgeglühten Platinöse (Stahlösen können durch Brennrückstände zu falschpositiven Oxydasereaktionen führen!) bzw. bei einem rektalen Abstrich mit einem sterilen Watteträger entnommene Material wird zickzackförmig auf beide Hälften einer mit Thayer-Martin-Selektivmedium beschichteten Platte ausgestrichen. Der Nährbodenträger wird sodann zusammen mit einer CO_2-Tablette bzw. -Pulver zur Herstellung eines geeigneten, halb anaeroben Milieus in das jeweils beigefügte Röhrchen gegeben, das fest verschlossen für 24–48 h in einem normalen Brutschrank bei einer Temperatur zwischen 34 °C und 37 °C aufbewahrt wird.

Da Gonokokken gegen Austrocknung und Temperaturänderungen sehr empfindlich sind, werden zuverlässige Kulturergebnisse nur erzielt, wenn der Nährboden unmittelbar nach der Materialentnahme beimpft wird bzw. das Material unverzüglich in ein geeignetes Transportmedium (s.u.) gegeben wird.

Zur Auswertung wird der beimpfte Nährboden wieder herausgenommen und das separat beigefügte Oxydasereagens auf den Nährboden gegeben. Da das Reagens auf Bakterien toxisch wirkt, empfiehlt es sich hierbei, nur die eine Seite der Platte damit zu behandeln, um den beimpften Nährboden der anderen Seite für evtl. nötige weitergehende Untersuchungen zu erhalten.

Vorhandene Go-Kulturen, die i.d.R. klein, rund, glatt, glänzend und von leicht grauer Färbung sind, ergeben eine positive Oxydasereaktion, d.h. sie verfärben sich (innerhalb von 20–30 s) purpur bis blauschwarz. Fehlende Verfärbung schließt Gonokokken aus. Positive Oxydasereaktionen ergeben jedoch auch andere Keime (s. Übersicht). Diese werden jedoch von den Selektivnährböden unterdrückt oder haben wie etwa einige Hefekolonien, die ebenfalls Farbveränderungen beim Oxydasetest ergeben, ein so differentes Aussehen, dass der Nachweis von Oxydase-positiven, gramnegativen Diplokokken auf den Nährböden i.Allg. als Beweis für das Vorhandensein von *Neisseria gonorrhoeae* angesehen werden kann. Die Diagnose einer Infektion durch *Neisseria gonorrhoeae* besitzt 95 % Sicherheit, wenn sie auf kulturellem Nachweis auf Thayer-Martin-Selektivagar und positiver Oxydasereaktion beruht [10].

Oxydase-positive Mikroorganismen

Neisserien:
- *N. gonorrhoeae*
- *N. meningitidis*
- *N. catarrhalis* u.a.

Weitere Gattungen mit Oxydase-positiven Arten:
- *Pseudomonas*
- *Aeromonas*
- *Moraxella*
- *Vibrio* u.a.

Sofern jedoch Resistenzbestimmungen oder eine weitere Differenzierung angezeigt erscheinen, entweder durch den Nachweis mit der direkten Immunfluoreszenz oder kulturell und bioptisch, muß der Nährbodenträger an ein Speziallabor geschickt werden. Hierbei empfiehlt es sich, vor dem Transport alles Kondenswasser und auch die Kohlensäure aus dem Behälter zu entfernen und weiterhin zu berücksichtigen, daß nach Angaben der Hersteller von den ungefärbten Go-Kolonien nur innerhalb von 72 h nach Beimpfung Subkulturen angelegt werden können.

Ein geeignetes Transportmedium, das bei Raumtemperatur beimpft und unbebrütet an ein Labor geschickt wird, besteht aus angereichertem Kochblutagar und einem CO_2-Generator, wie z.B. das Transgrow-Medium der Fa. Becton Dickinson [15].

Fluoreszenz-Nachweismethode des Erythrasmas

Das Krankheitsbild des Erythrasma, das hauptsächlich im inguinalen, aber auch im axillären und anogenitalen Bereich in Erscheinung tritt, wird auf S. 143 ff. dargestellt. Da es sich um eine relativ häufige Dermatose handelt, die aufgrund ihrer differentialdiagnostischen Bedeutung zu anderen perianalen Krankheitsbildern auch für den Proktologen ge-

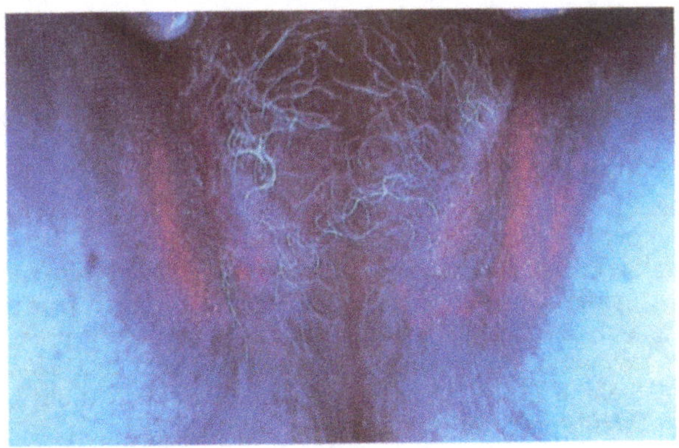

Abb. 39. Typische ziegelrote Fluoreszenz. Erythrasma-Nachweismethode

legentlich eine Rolle spielt, soll nachfolgend eine einfache, ohne viel Aufwand in der Sprechstunde durchführbare Nachweismethode dargestellt werden: Der Erregernachweis des Erythrasma erfolgt am einfachsten durch Erzeugung der Porphyrinfluoreszenz mit der sog. Wood-Lampe.

Im verdunkelten Raum wird hierzu der verdächtige Hautbereich im Abstand von 10–20 cm mit der Wood-Lampe (Abb. 39) angestrahlt. Mit *Corynebakterium minutissimum* befallene Areale leuchten hierbei mit deutlich ziegelroter Fluoreszenz auf.

Literatur

1. Abeck D, Seidl H-P, Mempel M (1997) Bakterienkultur. In: Korting HC, Sterry W (Hrsg) Diagnostische Verfahren in der Dermatologie. Blackwell, Berlin Wien, S 183–188
2. Barnett JA et al. (1990) Yeasts: Characteristics and identification, 2nd edn. Cambridge University Press, Cambridge/UK
3. Bøvre K, Hagen N (1981) The family Neisseriaceae. In: Starr MP et al. (eds) The prokaryotes, vol II. Springer, Berlin Heidelberg New York, pp 1497–1529
4. Buck A, Heite HJ, Thomann W (1977) Probleme der mikrobiologischen Diagnostik der Gonorrhoe. Z Hautkrankht 52(Suppl 1): 4–6
5. Crissey JT, Lang H, Parish LC (1995) Manual of medical mycology. Blackwell Science, London
6. De Hoog GS, Guarro J (1995) Atlas of clinical fungi. Centralbureau voor Schimmelcultures, Baarn and Delft, The Netherlands
7. Genzmer U et al. (1984) Zur Brauchbarkeit handelsüblicher Kulturmedien für die Gonokokkendiagnose in der Praxis. Vergleichende Untersuchung verschiedener Testsysteme. Der Hautarzt 35: 512–516
8. Hahn H, Falke D, Kaufmann SHE, Ullmann U (Hrsg) (1999) Medizinische Mikrobiologie und Infektiologie, 3. Aufl. Springer, Berlin Heidelberg New York Tokio
9. Heise H (2001) Gonnorrhö. In: Petzoldt D, Gross G (Hrsg) Diagnostik und Therapie sexuell übertragbarer Krankheiten. Leitlinien 2001 der Deutschen STD-Gesellschaft. Springer, Berlin Heidelberg New York Tokio, S 31–38
10. Hoting E (1983) Gonorrhoe-Diagnostik. Z Hautkrankht 58: 307–314
11. Kendrick B (1979) The whole fungus. Natural Museum of Natural Sciences, Ottawa
12. Reinel D (1996) Hefepilzdiagnostik: Vom Abstrich über das Nativpräparat zu Kultur und Subkultur. Pilzdialog 2: 32–33
13. Rieth H (1979) Hefe-Mykosen. Urban & Schwarzenberg, München Berlin Baltimore
14. Seebacher C, Blaschke-Hellmessen R (1990) Mykosen, Epidermilogie – Diagnostik – Therapie. Fischer, Jena
15. Stein E (1976) Einige praktische Hinweise für die proktologische Sprechstunde. Derm Mittlg 75/24: 333–340
16. Stein E (1976) Ursachen perianaler Hautaffektionen. Ärztl Praxis 90: 3526
17. Stein E (1984) Mykologische Untersuchungsmethoden in der Praxis. Teil 1: Der mykologische Arbeitsplatz. Der Allgemeinarzt 1: 16–21
18. Stein E (1984) Mykologische Untersuchungsmethoden in der Praxis. Teil 2: Die Nährböden. Der Allgemeinarzt 2: 139–140
19. Stein E (1984) Mykologische Untersuchungsmethoden in der Praxis. Teil 3: Die Pilzdifferenzierung. Der Allgemeinarzt 3: 214–219
20. Tietz H-J (1997) Pilzkultur. In: Korting HC, Sterry W (Hrsg) Diagnostische Verfahren in der Dermatologie. Blackwell, Berlin Wien, S 189–196

Allergologische Untersuchungsmethoden

Ein Großteil der Patienten, die den Dermatologen aufsuchen, leiden unter einem Kontaktekzem. Auch in der proktologischen Sprechstunde ist das perianale Kontaktekzem ein häufig diagnostiziertes Krankheitsbild. Demzufolge muss der Proktologe nicht nur die verschiedenen Formen eines solchen Perianalekzems kennen, sondern auch – sofern er als Hautarzt nicht selbst Allergietestungen durchführt – über die diagnostischen Möglichkeiten, die eine kausale Behandlung erst ermöglichen, ausreichend unterrichtet sein.

Die Entstehung eines perianalen Kontaktekzems kann auf verschiedene Weise erfolgen. Sie hängt sowohl von der individuellen Beschaffenheit der Haut als auch von der Natur der einwirkenden Substanz ab. An individuellen Risikofaktoren, die zu Ekzemen disponieren, sind in erster Linie zu nennen:

- Atopische Diathese (genetische Disposition, die u.a. mit veränderter Reaktionsbereitschaft der Haut einhergeht),
- anatomische Besonderheiten bzw. Vorerkrankungen, die eine Schädigung der Epidermisbarriere begünstigen.

Seitens der Wirkung chemischer Substanzen oder physikalischer Einflüsse sind irritierende und kontaktsensibilisierende Substanzen zu unterscheiden. Grundsätzlich unterscheidet man zwischen dem toxischen bzw. toxisch-degenerativen und dem allergisch bedingten Kontaktekzem. In der klinischen Wirklichkeit handelt es sich bei vielen Exzemen um solche mit polyfaktorieller Ätiologie.

Unter dem sog. *toxischen perianalen Kontaktekzem* versteht man eine Folgeerscheinung von extern einwirkenden hautschädigenden Noxen. Die Stoffe, die eine derartige Schädigung bewirken können, lassen sich nach dem Grad ihrer Hauttoxizität – wenn man die Einwirkungszeit einmal außer Betracht läßt – in obligat und fakultativ toxische Substanzen unterscheiden. Eine obligat toxisch wirkende Substanz, die bei jedem Menschen eine toxische Kontaktdermatitis oder ein solches Kontaktekzem hervorruft, ist beispielsweise eine konzentrierte Lauge oder Säure. In hochverdünnter Form stellt sie dem-

gegenüber eine fakultativ toxische Substanz dar, die bei hautempfindlichen bzw. hautvorgeschädigten Menschen oder bei wiederholter bzw. längerfristiger Einwirkung eine toxische Kontaktdermatitis hervorruft.
Vorgeschädigt und damit empfindlich für einwirkende Noxen kann die Haut etwa durch Mazerationsvorgänge infolge ständiger Sekret- oder Schweißeinwirkung, durch eine Mykose, durch längere Applikation eines fluorierten Kortikosteroidexternums, durch Seifeneinwirkung usw. werden.
Durch wiederholtes Einwirken vor allem fakultativ toxischer Stoffe (wie z.B. alkalischer Seifenwaschungen o.Ä. über längere Zeit) entsteht infolge Schädigung des Oberflächenfettfilmes und des Säuremantels der Haut das sog. *toxisch-degenerative* (bzw. *kummulativ-toxische*) *perianale Kontaktekzem.*
Als auslösende Faktoren eines degenerativ-toxischen Perianalekzems sind eine ganze Reihe zu nennen: Von dem zu hoch konzentrierten und dadurch hautreizend wirkenden Externum angefangen über anhaltendes Nässen bei Fisteln und Prolapsen, Kratzen bei mykotisch oder durch Oxyuren bedingten Pruritus bis hin zur Haut- bzw. Schleimhautirritation durch dünnen Stuhl, mangelhafte Analhygiene, Sphinkterinsuffizienz, Trichteranus oder ständigen Hautkontakt bei Vorliegen von größeren Marisken usw. Auch entzündliche Darmerkrankungen, Laxanzien- und Antibiotikaabusus, innere Hämorrhoiden sowie gut- und auch bösartige Anus- oder Rektumtumoren können durch ständige Sekret- oder Blutabsonderungen ein derartiges Ekzem hervorrufen.
Adipositas, bakterielle und mykotische Superinfektionen, Diabetes, Hyperhidrose usw. sind Faktoren, die ein derartig entstandenes Perianalekzem schließlich unterhalten.
Das *allergische perianale Kontaktekzem*, das sich vom klinischen Bild her nicht sicher vom toxischen bzw. toxisch-degenerativen Kontaktekzem unterscheiden läßt, entsteht durch erneuten Kontakt einer sensibilisierten Haut mit einem Allergen, wodurch eine gesetzmäßig verlaufende, reproduzierbare immunologische Reaktion ausgelöst wird.
Der die Sensibilisierung auslösende Stoff bzw. das Allergen bedarf also keiner toxischen Eigenschaften zur Ekzemprovokation. Entscheidend ist eine erworbene Sensibilisierung mit nachfolgender Allergie vom Spättyp bzw. vom Typ IV nach Coombs und Gell. Allerdings kommt es gerade auch bei vorgeschädigter Epidermis im Analbereich im Rahmen der therapeutischen Zufuhr von Arzneistoffen oder Salbengrundlagen zu einer Neusensibilisierung gegen diese Substanzen mit anschließender Kontaktdermatitis bei fortbestehender Allergenexposition.
In dieser Sensibilisierungsphase werden spezifische T-Lymphozyten gebildet, die bei erneutem exogenen oder endogenen Kontakt mit dem Kontaktallergen eine Entzündungskaskade in Gang setzen. Diese entzündliche Reaktion vom Ekzemtyp entwickelt sich gewöhnlich erst nach einer Latenzzeit von 12–48 h, ggf. erst nach 3 Tagen.
Das Zustandekommen einer solchen Sensibilisierung hängt nicht nur von den Eigenschaften des Allergens (allergene Potenz) und der Veranlagung, d.h. der allergischen Diathese des Patienten ab, sondern ganz besonders auch vom Hautzustand an der Kontaktstelle. So führt eine toxisch-degenerative oder etwa durch eine Mykose geschädigte Haut im Perianalbereich durch leichteres Eindringen bzw. Haften von Kontaktallergenen erfahrungsgemäß eher zu epidermalen Sensibilisierungen selbst gegenüber Jahre hindurch gut tolerierten Externa, als dies bei intakter Hautoberfläche der Fall wäre („2-Phasen-Ekzem"). Das toxisch-degenerative Kontaktekzem kann daher als Wegbereiter des allergischen perianalen Kontaktekzems angesehen werden.
Starke allergene Potenz besitzen beispielsweise Giftefeu oder Dinitrochlorbenzol (DNCB), die bei entsprechendem Kontakt bei jedem Menschen eine Allergie hervorrufen können. Oft genügt schon ein relativ kurzer Kontakt mit diesen hochpotenten Ekzematogenen, um die Sensibilisierung herbeizuführen. Meist handelt es sich jedoch um Allergene mit einer geringeren allergischen Potenz, so dass diese Sensibilisierungsphase einen längeren Zeitraum in Anspruch nimmt.
Als bedeutsame Allergene bei Patienten mit Analekzemen sind zu nenen: Topische Lokalanästhetika (Benzocain), Duftstoffe und ätherische Öle (z.B. Kamille, Teebaumöl, Perubalsam), Konservierungsstoffe, Salbengrundlagen (z.B. Wollwachsalkohole, Emulgatoren) und andere Arzneistoffe (z.B. Dexpanthenol, Bufexamac).
Die Voraussetzung jeder auf Dauer wirksamen Therapie beim perianalen Kontaktekzem ist die exakte ursächliche Abklärung. Der erste und wohl auch wichtigste Schritt hierzu ist der, daß überhaupt an die Möglichkeit eines kontaktallergischen oder -toxischen Geschehens gedacht wird. Die Gefahr, dass diese Überlegung unterbleibt und ein Analekzem symptomatisch behandelt wird, ist naturgemäß beim toxischen bzw. toxisch-degenerativen perianalen Kontaktekzem unerheblicher als beim allergischen, das im Einzelfall oft durch eine ganze Reihe möglicher Allergene hervorgerufen werden kann. Eine subtile Anamnese ist in der Allergiediagnostik von zentraler Bedeutung und oft richtungweisend. So kann etwa ein allergisch bedingtes Analekzem nicht nur von Duft- oder Farbstoffen des Toilettenpapiers, von Inhaltsstoffen benutzter Hämorrhoi-

dalpräparate, Intimsprays, Bruchbänder, Kondome, Wasch- und Desinfektionsmittel, Depilatorien usw., sondern ggf. auch von Nahrungsbestandteilen bzw. deren Abbauprodukten hervorgerufen bzw. unterhalten werden.
Die allergologische Anamnese wird durch verschiedene Testverfahren ergänzt, die der proktologisch tätige Dermatologe selbst durchführt, der Nichtdermatologe jedoch kennen muß, um sie gezielt durchführen zu lassen. Eine ausführliche Behandlung allergologischer Tests kann an dieser Stelle nicht erfolgen. Bedeutsame Testverfahren in der Diagnostik von Analekzemen sind:

1. Epikutantest. Der Epikutantest wird auch Läppchen- bzw. Patchtest genannt. Er dient der ursächlichen Abklärung der Allergien vom Spättyp und somit insbesondere von allergischen Kontaktekzemen

2. Pricktest. Der Pricktest dient wie der Intrakutantest der Klärung von Allergien vom Soforttyp wie Rhinitis et Conjunctivitis allergica, Asthma bronchiale allergicum, Urticaria usw. Beim Pricktest wird ein Tropfen der fraglichen Substanz auf die Haut aufgebracht und mit einer Pricklanzette durch den Tropfen in die Haut eingestochen.

3. Intrakutantest. Beim Intrakutantest wird das entsprechende Allergen mit einer 20 iger Kanüle – wie der Name sagt – streng intrakutan, d.h. in das obere Korium. Der Intrakutantest gilt als sensitiver als der Pricktest, ist aber schmerzhaft und zudem mit einem höheren Risiko an testinduzierten anaphylaktischen Reaktionen verbunden.

4. In-vitro-Test. Mit In-vitro-Tests können im Serum spezifische Antikörper der Klasse IgE nachgewiesen werden, z.B. *RAST* (*R*adio-*A*llergo-*S*orbens-*T*est).

5. Karenztest. Gezieltes Weglassen einer verdächtigen Substanz lässt die Haut- bzw. Schleimhautveränderungen abklingen.

6. Expositionstest. Hierbei wird das verdächtige Allergen äußerlich oder innerlich appliziert, um die entsprechenden Reaktionen zu provozieren. Wegen der hierbei erhöhten Gefahr eines anaphylaktischen Schocks ist insbesondere die innere Verabreichung einer verdächtigen Substanz nicht ungefährlich und wird daher vor allem in der Klinik durchgeführt.

Wichtig für die proktologische Sprechstunde ist vor allem die Epikutantestung zur Klärung des perianalen Kontaktekzems. Daher soll auf den Epikutantest im Folgenden eigens eingegangen werden. Grundsätzlich können auch Nahrungsmittelallergene Analekzeme auslösen. So können zum einen Spättypallergene, die in Nahrungsmitteln enthalten sind, auch nach Darmpassage Beschwerden im Sinne eines allergischen Kontaktekzems auslösen. Auch besteht die Möglichkeit einer verzögerten Soforttypreaktion gegen Soforttypallergene in Nahrungsmitteln. Bei Verdacht sind geeignete Nahrungsmittel zu testen und bei gezieltem Verdacht können dann auch Karenz- bzw. Expositionsversuche weiterführend sein.

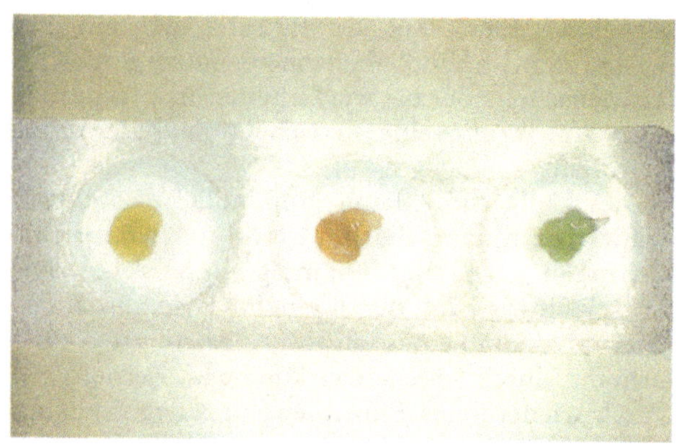

Abb. 40. Testpflaster

Epikutantestung

Beim Anlegen eines Epikutantests ist darauf zu achten, daß die Haut zum Zeitpunkt der Testung möglichst frei von entzündlichen Veränderungen ist, da sonst mit unspezifischen Reaktionen im Sinne des „angry back" [4, 10] zu rechnen ist und die nach 24, 48 und 72 h erfolgende Ablesung der Testreaktionen fraglich, wenn nicht unmöglich, sein kann.
Weiterhin ist zu beachten, daß es unter Langzeit-Glukokortikoidbehandlung zu falschnegativen Testergebnissen kommen kann. Auch die topische Anwendung von Steroidpräparaten sollte eine Woche vor der Epikutantestung beendet werden [4, 10]. Testort ist der obere Rücken (Abb. 40), alternativ die Deltoidealregion der Oberarme. Dort werden die Testsubstanzen in Testkammern eingebracht und dann auf der Haut fixiert.
Bei Verdacht auf Vorliegen von epidermalen Sensibilisierungen empfiehlt es sich, Standardreihen zu testen, die neben den häufigsten sensibilisierenden Medikamenten und Berufsstoffen auch die wichtigsten Allergene des täglichen Lebens enthalten (Tabelle 2). Diese kommerziellen Epikutantestserien sind im Fachhandel erhältlich (z.B. Standard-Epikutantest-Hermal). Nur falls damit keine Kontaktsensibilisierungen zu identifizieren sind und der

Tabelle 2. Standardblock

Testsubstanz[a]	Testkonzentration [%]
Quecksilber(II)-amid-chlorid	1
Terpentin	10
(Chlor)-Methylisothiazolon (Kathon CG, in Wasser)	0,01
Paraben-Mix	16
Cetylstearylalkohol	20
Vaselinum album	pur
Thiomersal	0,1
Zinkdiethyldithiocarbamat	1
Bufexamac	5
Sesquiterpenlactone-Mix	0,1
Propolis	10
Lyral	5
Mercaptobenzothiazol	2
Kaliumdichromat	0,5
p-Phenylendiamin (Freie Base) (Cl 76060)	1
Thiuram-Mix	1
Neomycinsulfat	20
Kobalt(II)-chlorid x 6 H_2O	1
Benzocain (Ethylaminobenzoat)	5
Nickel(II)-sulfat x 6 H_2O	5
Kolophonium	20
N-Isopropyl-N-phenyl-p-phenylendiamin	0,1
Wollwachsalkohole	30
Mercapto-Mix	1
Epoxidharz	1
Perubalsam	25
p-tert.-Butylphenol/Formaldehydharz	1
Formaldehyd	1
Duftstoff-Mix	8
Dibromdicyanobutan, Phenoxyethanol (Euxyl K 400)	0,5

[a] Sofern nicht anders angegeben, wird als Testvehikel Vaseline verwendet.

Verdacht auf eine Kontakallergie fortbesteht, sollten auch Tests mit patienteneigenem Material vorgenommen werden. Hier ist auf geeignete Testkonzentrationen zu achten.

Neben der Standardreihe ist es bei entsprechender Anamnese sinnvoll, auch Salbengrundlagen, Desinfektionsmittel bzw. medizinische Konservierungsmittel und einen Antibiotikablock zu testen (Tabelle 3) [8].

Substanzen zur Abklärung allergischer Perianalekzeme werden in Tabelle 4 dargestellt.

Die Testpflaster werden nach 48 h (alternativ 24 h) entfernt, die Testfelder mit Methylenblau oder einem Filzstift markiert und erstmals abgelesen.

Hierbei empfiehlt es sich, nach Abreißen des Pflasters 10–20 min, in Einzelfällen sogar bis zu 30 min mit dem Ablesen zu warten, bis erythematöse Pflasterreizungen, die positive Testreaktionen vortäuschen können, abgeklungen sind (Abb. 41).

Tabelle 3. Arzneistoffe und Lokalanästhetika

Testsubstanz[a]	Testkonzentration [%]
Bacitracin	20
Polymyxin-B-Sulfat	3
Polidocanol	3
Gentamicinsulfat	20
Chloramphenicol	10
Resorcin	1
Tetracainhydrochlorid	1
Cinchocainhydrochlorid	5
Sulfanilamid	5
Dexpanthenol	5
Oxytetracyclin	3
Ethylendiamindihydrochlorid	1
Isopropylalkohol (in Wasser)	10
Framycetinsulfat	20
Clotrimazol	5
Clioquinol	5
Lidocainhydrochlorid	15
Mutterkrautblüten-Extrakt	1
Schafgarbenkraut-Extrakt	1
Arnikablüten-Extrakt	0,5

[a] Sofern nicht anders angegeben, wird als Testvehikel Vaseline verwendet.

Tabelle 4. Analblock

Testsubstanz[a]	Testkonzentration [%]
Hexylresorcin	0,25
p-Aminomethylbenzolsulfonamid (Mafenid)	10
Menthol	1
Kamillenextrakt (standardisiert)	2,5

[a] Sofern nicht anders angegeben, wird als Testvehikel Vaseline verwendet.

Die 2. Ablesung erfolgt 72 h nach Aufbringen der Testpflaster.

Die Auswertung von allergischen Testreaktionen erfolgt definitionsgemäß durch folgende Angaben:

1. negative Reaktion,
2. zweifelhafte Reaktion,
3. schwach positive Reaktion,
4. stark positive Reaktion,
5. toxische Reaktion.

Zur weiteren Bewertung (Abb. 42) von Testreaktionen wird folgende Bewertungsskala verwendet:

0	keine Reaktion
IR	irritative Reaktion (Seifeneffekt, Bläschen, Blase, Nekrose)
?	nur Erythem, kein Infiltrat

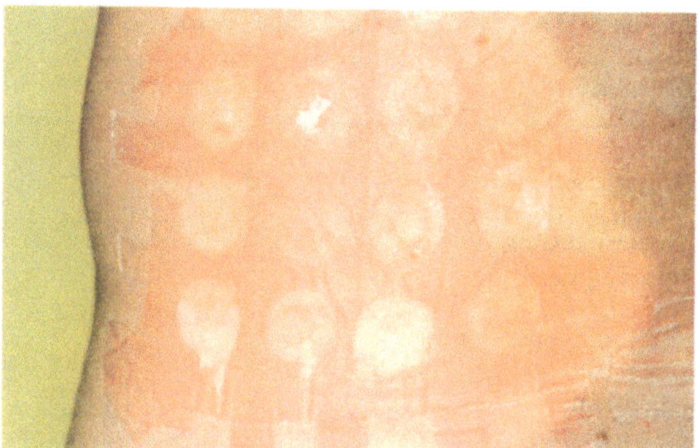

Abb. 41. Erythematöse Pflasterreizung, unmittelbar nach Abnahme der Testpflaster

+	positive allergische Reaktion: Erythem, Infiltrat, keine oder wenig Papeln
++	positive allergische Reaktion: Erythem, Infiltrat, Papeln, Bläschen
+++	positive allergische Reaktion: dichtstehende Papeln, Infiltrat, konfluierende Bläschen

Literatur

1. Bauer A, Geier J, Elsner P (2000) Allergic contact dematitis in patients with anogenital complaints. J Reprod Med 45(8): 649–654
2. Blecher P, Korting HC (1995) Tolerance to different toilet paper preparations: toxicological and allergological aspects. Dermatology 191(4): 299–304
3. Böhm I (1995) Welche „Hautproben" sind heute noch Standard? Dtsch Dermatol 43: 82
4. Braun-Falco O, Plewig G, Wolff HH (1996) Dermatologie und Venerologie, 4. Aufl. Springer, Berlin Heidelberg New York Tokio
5. Bruynzeel DP, Andersen KE, Camasara JG, Lachapelle JM, Menre T, White IR (1995) The European standard series. European Environmental and Contact Dermatitis Research Group (EECDRG). Contact Dermatitis 33(3): 145–148
6. Gollhausen R, Przybilla B, Ring J (1989) Reproducibility of patch tests. J Am Acad Dermatol 21: 1169–1202
7. Jackson EM, Goldner R (eds) (1990) Irritant contact dermatitis. Dekker, New York Basel
8. Peters K-P, Heese A, Hahn H (1988) Relevant allergens in perianal contact-dermatitis. In: Frosch PJ (ed) Current topics in contact dermatitis. Springer, Berlin Heidelberg New York Tokyo, pp 255–257
9. Rietschel RL, Fowler JF (eds) (2001) Fisher's contact dematitis, 5th edn. Lippincott Williams & Wilkins, Philadelphia
10. Ring J (2002) Angewandte Allergologie. Urban & Vogel, München
11. Rueff F, Przybilla B (1997) Hauttests bei Soforttyp-Allergie. In: Korting HC, Sterry W (Hrsg) Diagnostische Verfahren in der Dermatologie. Blackwell, Berlin Wien, S 87–98

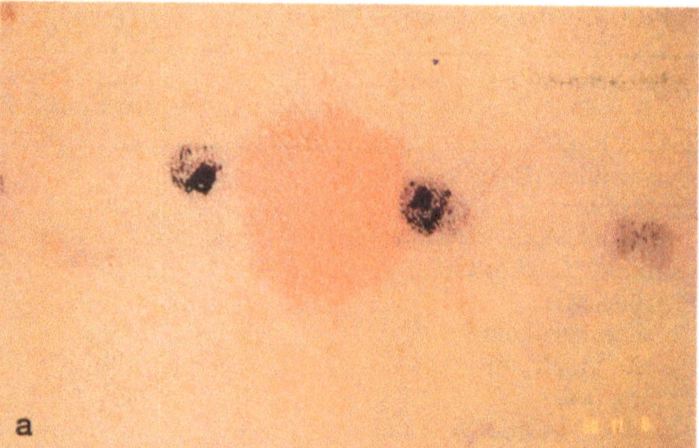

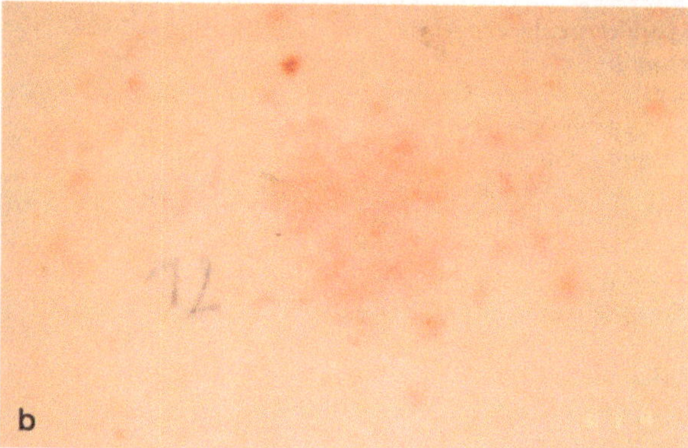

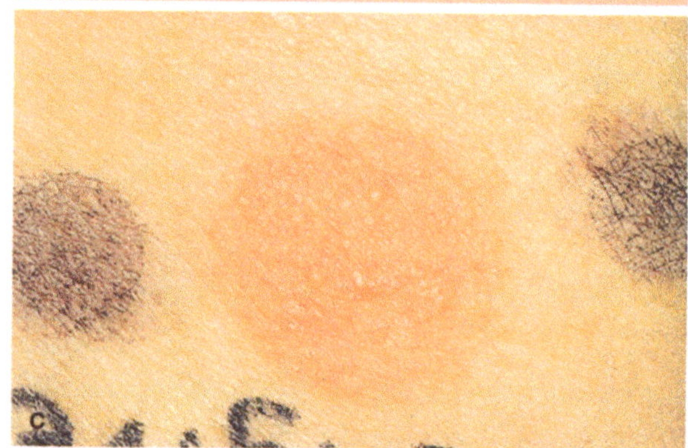

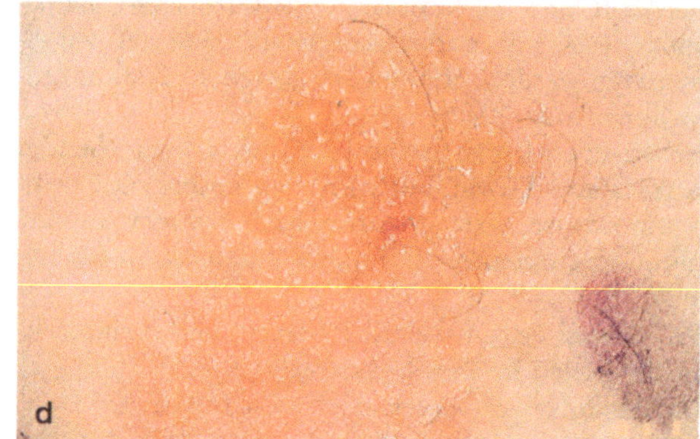

Abb. 42 a–d. Kontaktallergische Reaktionsgrade, die ein Maß für die Stärke der epidermalen Sensibilisierungen darstellen. **a** 1fach –, **b** 2fach –, **c** 3fach –, **d** 4fach positive Epikutantestreaktion

12. Rycroft RJG, Menné T, Frosch PJ (eds) (2001) Textbook of contact dermatitis, 3rd edn. Springer, Berlin Heidelberg New York Tokyo
13. Schöpf E (1981) Allergen-Applikationsmöglichkeiten bei der Epikutantestung. Aktuel Dermatol 7: 171–172
14. Schnuch A, Martin V (1997) Epikutantest. In: Korting HC, Sterry W (Hrsg) Diagnostisches Verfahren in der Dermatologie. Blackwell, Berlin Wien, S 99–116
15. Schulz KH, Fuchs T (1990) Der Epikutantest. In: Fuchs E, Schulz KH (Hrsg) Manuale Allergologicum, Bd IV, 4. Dustri, Deisenhofen, S 1–24
16. Stein E (1975) Ist die aufwendige Diagnostik in der freien Praxis unwirtschaftlich? Der niedergelassene Arzt 21: 21–25
17. Stein E (1976) Ursachen perianaler Hautaffektionen. Ärztl Praxis 90: 3526
18. Stein E (1978) Rationalisierte Arztpraxis. Urban & Schwarzenberg, München Wien Baltimore
19. Stein E (1980) Plädoyer für eine ausreichende Allergietestung. Dtsch Dermatol 2: 177–189
20. Stein E (1982) Perianales Kontaktekzem. Coloproctology 5: 279–286
21. Stein E, Böhringer D (1982) Das Kontaktekzem. Z Allgemeinmed 15: 835–841

Krebsvorsorge

Durch Einführung von Krebsfrüherkennungsprogrammen wurden der Bevölkerung wesentliche Möglichkeiten der Präventivmedizin erschlossen. So haben in der BRD Frauen ab dem 20. Lebensjahr einmal im Jahr Anspruch auf eine Untersuchung des Muttermundes und des Gebärmutterhalses, ab 30 auf eine Untersuchung von Brust und Haut und ab 45 auf eine Untersuchung von Rektum und Dickdarm. Männer können ab dem 45. Lebensjahr Krebsfrüherkennungsuntersuchungen des Dickdarms, der Prostata, der äußeren Genitalien und der Haut in Anspruch nehmen. Es ist erstaunlich, dass nur 15% der Männer und 30% der Frauen über 45 Jahre dieses kostenlose Angebot zur Krankenvorsorge in Anspruch nehmen [10]. Dies hängt wohl nicht zuletzt damit zusammen, dass trotz verbaler Bekenntnisse für die Prävention weder in der Forschung noch in der Ausbildung der Mediziner bis heute eine erkennbare Gewichtsverlagerung von der Krankheits- zur Gesundheitsorientierung stattgefunden hat. Dies ist wohl auch der Grund, warum weniger als 10 bis max. 20% aller kolorektalen Karzinome im Rahmen von Vorsorgeuntersuchungen diagnostiziert werden [9]. Dem Proktologen kommt bei der Durchführung von Krebsfrüherkennungsuntersuchungen insofern eine besonders verantwortungsvolle Aufgabe zu, weil seine „Überweisungsschein-Klientel" in relativ hohem Prozentsatz „karzinomverdächtig" ist. Die wichtigste Methode zur Früherkennung von Dickdarmkarzinomen bei asymptomatischen Personen stellt neben der Digitaluntersuchung und der Endoskopie insbesondere der leicht durchführbare fäkale okkulte Bluttest (FOBT) dar, der als das derzeit immer noch geeignetste Massen-Screening-Verfahren zur Erfassung des Dickdarmkarzinoms bei der asymptomatischen Normalbevölkerung gilt. Aufgrund der deutlichen Zunahme des kolorektalen Karzinoms ab dem 50. Lebensjahr wird dieses Alter heute als sinnvoller Beginn des Screening angesehen [27].

Ausgehend von der Tatsache, dass ein großer Teil der im Kolon und Rektum lokalisierten Karzinome und präkanzerösen Polypen *intermittierend* kleine Mengen Blut verlieren, ohne dass diese Blutspuren makroskopisch immer sichtbar wären, wurde die bereits seit über 100 Jahren bekannte Nachweismethode von okkultem Blut im Stuhl durch Benzidin bzw. O-Toluidin 1971 in den USA zu dem heute gut praktikablen modifizierten *Guajak-Test* nach *Greegor* [6] auf vorgefertigten Testbriefchen (z. B. Haemoccult) weiterentwickelt. Dieser einfach durchzuführende Test wurde 1977 sodann auch in der BRD für Männer und Frauen ab 45 Jahren in die allgemeine Vorsorgeuntersuchung aufgenommen.

Mit den früher üblichen Bestimmungsmethoden waren größere Untersuchungsserien nicht durchführbar, da einerseits die Probanden eine dazu notwendige, strenge Diät einhalten mussten und es außerdem dem Labor nicht zuzumuten war, in größerem Ausmaß mit frischem Stuhl zu arbeiten. Zu einer praktikablen Screening-Methode ist der Test erst dadurch geworden, dass er diese beiden Nachteile heute nicht mehr aufweist. Der Patient streicht zu Hause mit einem Holzspatel an 3 aufeinander folgenden Tagen winzige Mengen Stuhl, die an 2 separaten Stellen entnommen werden, auf Guajak-imprägniertes Filterpapier auf. Diese eingetrocknete und nahezu geruchlose Stuhlprobe gelangt dann evtl. auch durch die Post ins Labor. Hier muß lediglich eine H_2O_2-Entwicklerlösung auf die Rückseite des Filterpapiers aufgetropft und nach 30 s aufgrund einer evtl. eintretenden Blauverfärbung abgelesen werden.

Inzwischen konnte gezeigt werden, dass bei konsequentem *jährlichem* Stuhl-Blut-Screening die Darmkrebsmortalität um 23% gesenkt werden kann [7, 11, 13, 21, 23, 24]. In der sog. Minnesota-Studie betrug die Senkung der Mortalität nach 18 Jahren sogar 33% [15]. Die jährliche Testung ist der zweijährlichen in Bezug auf Reduktion der Mortalität deutlich überlegen [27]. Voraussetzung hierfür ist allerdings, dass bei *jedem* positiven Okkultbluttest unverzüglich eine adäquate Kolondiagnostik eingeleitet wird, gemäß dem obersten Leitsatz der Proktologie, demzufolge jede Blutung in oder aus dem Darm so lange als karzinomverdächtig anzusehen ist, bis ein solcher Verdacht zweifelsfrei ausgeschlossen werden kann. Bei ungefähr einem Drittel der Patienten mit positivem Testausfall muss mit einer kolorektalen Neoplasie in Form eines Adenoms oder Karzinoms gerechnet werden [19]. Das heißt, wenn auch nur ein Haemoccult-Test positiv ausfällt, ist eine hohe Koloskopie nach digitaler rektaler Untersuchung indiziert [2, 4, 8, 21]. Dies beinhaltet auch den sicheren Ausschluss eines Anal- oder distalen Rektumkarzinoms mittels Proktoskopie [21].

Die o.a. Bilanz der Screening-Methode lässt leider auch auf eine nicht unerhebliche Rate falschnegativer Ausfälle schließen und zeigt insbesondere die Bedeutung einer genauen Anamneseerhebung und einer möglichst fehlerfreien Durchführung der Screening-Teste. Um die Genauigkeit der Probe zu erhöhen, sollten die Testpersonen insbesondere auf Folgendes hingewiesen werden:

- Da 2/3 aller Karzinome im Verlauf einer Woche bluten, führt die wiederholte Testung zur zuverlässigeren Erkennung von kolorektalen Karzinomen [14, 27].
- Drei Tage vorher sollte mit einer ballaststoffreichen Kost begonnen werden, um die Verweilzeit des Stuhls im Kolon und Rektum zu verkürzen, damit dort verlorenes Blut möglichst wenig abgebaut wird. In dieser Kost sollten möglichst auch Nüsse oder Körner enthalten sein, die vorhandene Läsionen mechanisch zum Bluten anregen können. Außerdem sollten täglich höchstens 500 mg Vitamin C aufgenommen werden [10].
- Demgegenüber sollen – entgegen früherer Ansicht – leichtere Blutungen in die Mundhöhle oder den Magen, ebenso wie der Verzehr von rohem Fleisch oder die Einnahme von Eisenpräparaten keine falschpositiven Testergebnisse liefern [10]. Weiterhin hat sich gezeigt, dass eine Rehydrierung der Testbriefchen die Sensitivität des Tests zu Lasten der Spezifität signifikant steigert. Zur Vermeidung zusätzlicher falschpositiver Testergebnisse und damit unnötiger Koloskopien etc. sollte daher im Labor auf keinen Fall ein Tropfen Wasser auf die Stuhlproben gegeben werden, bevor die Entwicklerlösung aufgetropft wird [10, 15].

Immunologische Verfahren zum Nachweis von Blut im Stuhl sind zwar spezifischer und sensibler als der Guajak-Test, konnten sich jedoch als Massen-Screening-Verfahren bislang insbesondere aus Kosten- und Praktibilitätsgründen nicht durchsetzen [1, 3]. Auch die Effizienz der Sigmoidoskopie als Screening-Verfahren für das kolorektale Karzinom ist gesichert; sie führt zu einer Senkung der Mortalität der Karzinome im rektosigmoidalen Bereich um 60–80% [17, 18, 21, 22]. Die Durchführung der Sigmoidoskopie wäre ebenfalls ab dem 50. Lebensjahr als Screening-Test alle 5 Jahre wünschenswert, wobei die Kombination von fäkalem okkultem Bluttest einmal pro Jahr und Sigmoidoskopie alle 5 Jahre der alleinigen Sigmoidoskopie überlegen ist [26]. Schließlich wäre die komplette Koloskopie, die eine digitale rektale Untersuchung immer miteinschließen muss, als Screening-Untersuchung – empfohlen am dem 55. Lebensjahr – die effektivste, aber auch aufwendigste Alternative [21, 25, 27]. Kontrollkoloskopien werden erst nach Ablauf von 10 Jahren gefordert, da das Zeitintervall der Entwicklung eines Polypen zum Karzinom 10 Jahre nicht unterschreitet [16, 18, 22, 27].

Darüber hinaus gibt es Personen, die infolge einer besonderen Prädisposition ein erhöhtes Risiko für die Entwicklung kolorektaler Karzinome im Vergleich zur Normalbevölkerung aufweisen. Man kann diese Personen i.d.R. in eine der nachfolgend genannten Risikogruppen einordnen:

1. Sporadische kolorektale Karzinome
2. Hereditäre kolorektale Karzinome
   - Familiäre adenomatöse Polypose
   - Attenuierte familiäre adenomatöse Polypose
   - Hereditäres nichtpolypöses Kolonkarzinom
   - Hamartomatöse Polypose (Peutz-Jeghers-Syndrom, juvenile Polyposis coli, Cowden-Syndrom [12]
3. Chronisch-entzündliche Darmerkrankungen
   - Colitis ulcerosa (S. 364 ff.)
   - Morbus Crohn (S. 347 ff.)

Die für diese Risikogruppen empfohlenen Vorsorgeuntersuchungen sind in den Tabellen 5–7 [21] zusammengestellt.

Tabelle 5. Vorsorgeuntersuchungen bei Risikopatienten

Verwandte ersten Grades von Patienten mit KRK	Wenn Indexpatient < 60 Jahre bei KRK-Diagnose, erste Koloskopie spätestens mit 40 Jahren
	Wenn Indexpatient > 60 Jahre bei KRK-Diagnose, erste Koloskopie spätestens mit 50 Jahren
	Koloskopie auf jeden Fall mindestens 10 Jahre vor dem Alterszeitpunkt der KRK-Diagnose beim Indexpatienten Koloskopie alle 10 Jahre wiederholen
Verwandte von Patienten mit kolorektalem Adenom	Wenn Indexpatient bei Adenomdiagnose < 60 Jahre, erste Koloskopie mit 40 Jahren
	Wenn Indexpatient bei Adenomdiagnose > 60 Jahre Vorsorge entsprechend asymptomatischer Bevölkerung
	Koloskopie alle 10 Jahre wiederholen

Tabelle 6. Vorsorgeuntersuchungen bei hereditären KRK

Familiäre adenomatöse Polypose (FAP):	• Bei Risikopersonen humangenetische Beratung und nachfolgend molekulargenetische Untersuchung im Alter von 10 Jahren • Nach Genträgerausschluss Vorsorge entsprechend asymptomatischer Bevölkerung • Bei Risikopersonen und nachgewiesenen Genträgern ab dem 10. Lebensjahr jährliche Sigmoidoskopie, bei Nachweis von Adenomen komplette Koloskopie • Prophylaktische kontinenzerhaltende Proktokolektomie abhängig von der Klinik vor dem 20. Lebensjahr • Postoperativ jährliche Pouchoskopie • Bei Genträgern Ösophagogastroduodenoskopie mit Papilleninspektion präoperativ und falls negativ spätestens • Ab dem 30. Lebensjahr alle 3 Jahre, bei Nachweis von Adenomen jährlich
Attenuierte familiäre adenomatöse Polypose (FAP):	• Komplette Koloskopie, Intervall der Untersuchungen unklar
Hereditäres Non-Polyposis-coli-Kolonkarzinom (HNPCC):	• Bei Risikopersonen humangenetische Beratung und nachfolgend molekulargenetische Untersuchung im Alter von 18 Jahren • Nach Genträgerausschluss Vorsorge entsprechend asymptomatischer Bevölkerung • Bei Risikopersonen und Genträgern ab dem 25. Lebensjahr jährliche Koloskopie • Bei Vorkommen von Magenkarzinomen ab dem 30. Lebensjahr jährlich Ösophagogastroduodenoskopie • Oberbauchsonographie und Urinzytologie • Bei weiblichen Risikopersonen ab dem 30. Lebensjahr zusätzlich zur jährlichen gynäkologischen Untersuchung transvaginaler Ultraschall zur Früherkennung von Endometrium- und Ovarialkarzinomen
Hamartomatöse Polypose:	• Keine generelle Überwachungsempfehlung, Abstimmung mit ausgewiesenem Zentrum

Tabelle 7. Vorsorgeuntersuchungen bei chronisch-entzündlichen Darmerkrankungen

Colitis ulcerosa:	Bei Pancolitis > 8 Jahren oder linksseitiger Colitis > 15 Jahren komplette Koloskopie mit Stufenbiopsien jährlich, nach 2 Jahren zweijährlich Bei eindeutiger und bestätigter (zweiter unabhängiger Pathologe) Dysplasie elektive, kontinenzerhaltende Proktokolektomie Postoperativ jährliche Pouchoskopie
Morbus Crohn:	Zurzeit noch keine generelle Empfehlung zur endoskopischen Überwachung

Literatur

1. Allison JE et al. (1996) A comparison of fecal occult-blood tests for colorectal-cancer screening. N Engl J Med 334: 155–159
2. Bönner C, Prohm P (1995) Zur Wertigkeit der Koloskopie in der koloproktologischen Praxis. Coloproctology 5: 195–199
3. Frommer DJ et al. (1988) Improved screening for colorectal cancer by immunological detection of occult blood. Br Med J 296: 1092–1094
4. Gerbes L, Jüngst D (1994) Senkt jährliche Untersuchung des Stuhls auf okkultes Blut die Mortalität an kolorektalen Karzinomen? Kommentiertes Referat. Z Gastroenterol 32: 603–606
5. Gnauck R (1997) Plädoyer für aktives Darmkrebs-Screening. Münch Med Wochenschr 139: 337–338
6. Greegor DH (1971) Occult blood testing for detection of asymptomatic colon cancer. Cancer 28: 131–134
7. Hardcastle JD (1996) Randomised controlled trial of faecal-occult-blood screening for colorectal cancer. Lancet 348: 1472–1477
8. Herold G et al. (1995) Kolorektaler Polypenstatus und Wertigkeit der starren Rektoskopie als mögliche Screeninguntersuchung. Endoskopie heute 2: 140–147
9. Hohenberger W, Hermanek P jr, König H-J (1996) Kolon-, Rektum- und Analkanaltumoren. In: Hahn G, Riemann JF (Hrsg) Klinische Gastroenterologie, Bd 1, 3. Aufl. Springer, Berlin Heidelberg New York Tokio, S 1001
10. Johnsen A (2000) Damit der Haemoccult klappt: Stuhl trocknen, aber richtig! Ärztl Praxis 95: 9
11. Kronberg O (1996) Randomised study of screening for colorectal cancer with faecal-occult-blood test. Lancet 348: 1467–1471
12. Mallory SB (1995) Cowden syndrome (multiple hamartoma syndrome). Dermatol Clin 13: 27–31
13. Mandel JS et al. (1993) Reducing mortality from colorectal cancer by screening for fecal occult blood. N Engl J Med 328: 1365–1371
14. Mandel JS, Bond JH, Church TR et al. (1993) Reducing mortality from colorectal cancer by screening for fecal occult blood. Minnesota Colon Cancer Control Study. N Engl J Med 328: 1365–1371
15. Mandel JS, Church FE, Bond JH (1999) Colorectal cancer mortality: Effectiveness of biennial screening for fecal occult blood. J Natl Cancer Inst 91: 434–437
16. Muller AD, Sonnenberg A (1995) Prevention of colorectal cancer by flexible endoscopy and polypectomy.

A case-control study of 32 702 veterans. Ann Intern Med 123: 904–910

17. Muller AD, Sonnenberg A (1995) Protection by endoscopy against death from colorectal cancer. A case-control study among veterans. Arch Intern Med 155: 1741–1748
18. Newcomb PA, Norfleet RG, Storer BE, Surawicz TS, Marcus PM (1992) Screening sigmoidoscopy and colorectal cancer mortality. J Natl Cancer Inst 84: 1572–1575
19. Porschen RF (1994) Positiver Stuhltest auf Blut muß Kolondiagnostik erzwingen. Ärztl Praxis 19: 11
20. Prohm P, Borger M, Kühne F (1996) Proktologische Patienten mit rektalen Blutungen - was ist diagnostisch erforderlich? Coloproctology 5: 185–190
21. Schmiegel W, Adler G, Fölsch U, Layer P, Pox Ch, Sauerbruch T (2000) Kolorektales Karzinom. Prävention und Früherkennung in der asymptomatischen Bevölkerung - Vorsorge bei Risikogruppen. Dtsch Ärztebl 97: 34–35, A-2240–2243, B-1906–1912, C-1697–1703
22. Selby JV, Friedman GD, Quesenberry CP, Weiss NS (1992) A case-control study of screening sigmoidoscopy and mortality from colorectal cancer. N Engl J Med 326: 653–657
23. Stein E (2001) Rektale Untersuchung bei der Krebsvorsorge. Gynäkol Praxis 25: 616
24. Towler B, Irwig L, Glasziou P, Kewenter J, Weller D, Silagy C (1998) A systematic review of the effects of screening for colorectal cancer using the faecal occult blood test, hemoccult. Br Med J 317: 559–565
25. Winawer SJ, Zauber AG, Ho MN et al. (1993) Prevention of colorectal cancer by colonoscopic polypectomy. The National Polyp Study Workgroup. N Engl J Med 329: 1977–1981
26. Winawer SJ, Flehinger BJ, Schottenfeld D, Miller DG (1993) Screening for colorectal cancer with fecal occult blood testing and sigmoidoscopy. J Natl Cancer Inst 85: 1311–1318
27. Winawer SJ, Fletcher RH, Miller L et al. (1997) Colorectal cancer screening: clinical guidelines and rationale. Gastroenterology 112: 594–642

Proktologische Krankheitsbilder

KAPITEL 1

Hämorrhoidaler Symptomenkomplex

1.1 Hämorrhoiden 73
1.2 Marisken 81
1.3 Analvenenthrombose 82
1.4 Analprolaps 85
1.5 Rektumprolaps 87
1.6 Kryptitis und Papillitis 90
1.7 Hypertrophe Analpapillen 92
1.8 Analrhagaden und -erosionen 94
1.9 Analfissur 95
1.10 Periproktaler Abszess 101
1.11 Fisteln 106

1.1 Hämorrhoiden

Unter Hämorrhoiden versteht man eine mehr oder weniger ausgeprägte Hyperplasie des arteriell gespeisten Corpus cavernosum recti [42]. Dieser Schwellkörper, dessen funktionelle Aufgabe die Gewährleistung der Feinkontinenz ist (S. 14 ff.), wird aus den 3 Ästen der A. rectalis superior versorgt (S. 9), wodurch die 3 Prädilektionsstellen der inneren Hämorrhoidalknoten bei 3^{oo}, 7^{oo} und 11^{oo} Steinschnittlage erklärbar sind.

Bei etwa 70% aller Erwachsenen über 30 Jahre sind proktoskopisch Hämorrhoiden nachweisbar [19, 21]. Diese Zahl verdeutlicht, dass allein das Bestehen von Hämorrhoiden noch nicht bedeuten muss, dass der Patient Beschwerden hat. Demzufolge ist zwischen dem Vorliegen von Hämorrhoiden und dem eines Hämorrhoidalleidens zu unterscheiden.

Da es sich bei Hämorrhoiden um eine Erkrankung der arteriovenösen Strombahnen handelt, kommt es zu mehr oder weniger starken Beschwerden erst dann, wenn durch eine vaskuläre Stauung in den arteriovenösen Gefäßpolstern (Corpus cavernosum recti) am anorektalen Übergang entzündliche Veränderungen im Sinne einer Phlebitis mit Übergreifen auf die Umgebung hinzukommen. Erst wenn Schmerzen, Nässen, Blutungen usw. auftreten, spricht man von einem Hämorrhoidalleiden bzw. hämorrhoidalen Symptomenkomplex (s. u.).

Hämorrhoiden werden in 4 *Schweregrade* unterteilt:

Grad I: In das Proktoskop prolabierende wulstige Knoten.

Grad II: Zeitweiliger Vorfall, der spontan zurückgleitet. Beim Pressen außen sichtbar.

Grad III: Nur digital zu reponierender partieller/totaler Analprolaps.

Grad IV: Fixierter, digital nicht zu reponierender partieller/totaler Analprolaps (s. S. 85).

Dieser Einteilung kommt allerdings eine eher akademische als therapeutische Bedeutung zu, denn die klinischen Erscheinungs- und Beschwerdebilder werden entscheidend von anderen Faktoren, wie etwa Bestandsdauer, geprägt; die Größe der Hämorrhoidalknoten spielt oft eine eher untergeordnete Rolle. So können beispielsweise rezidivierend auftretende Grad-I-Hämorrhoiden durch die zwangsläufig dadurch auftretenden Folgeerscheinungen (z. B. perianale Reizekzeme) zu einem erheblich größeren Therapieaufwand zwingen als ein erstmals aufgetretener Hämorrhoidenprolaps (Grad III) [62].

ÄTIOLOGIE

Auf dem Boden einer hereditären Disposition [18, 21, 64] werden ätiopathogenetische Einflüsse, die zu Stauungen, insbesondere infolge venöser Abflussbehinderung [18, 21] im Bereich des Corpus cavernosum recti führen, verantwortlich gemacht.

Als begünstigende Faktoren hierfür gelten sitzende Lebensweise, Adipositas, Bindegewebsschwäche, Gravidität, erhöhter Analsphinktertonus und vor allem starkes Pressen bei der Defäkation. Letzteres ist zumeist Folge einer durch ballaststoffarme Ernährung bedingten chronischen Obstipation [16, 36, 56, 58, 65, 66].

Durch langdauerndes Pressen wird der transsphinktäre Blutabfluss bei der Defäkation (s. hierzu S. 13 ff.) behindert. Eine hierdurch bedingte Überdehnung der Schwellkörperkonvolute führt zu Hyperämisierung und Wärmestau, wodurch die Bedingungen für hyperplastische Veränderungen von Abschnitten des Corpus cavernosum recti erfüllt sind [9, 12, 13, 20–22, 26, 40, 42, 48, 57].

Schreitet dieser Prozess weiter fort, kommt es zu den nachfolgend beschriebenen Erscheinungs- und

Beschwerdebildern des *hämorrhoidalen Symptomenkomplexes.*

KLINIK

Erscheinungsbild. Das klinische Erscheinungsbild des Hämorrhoidalleidens ist vielgestaltig. Proktoskopisch wölben sich die in ihrer Konsistenz nicht vermehrten, d.h. digital nicht erfassbaren, hell- bis düsterrot und spiegelnd glatt erscheinenden Hämorrhoiden I.° auffällig in das Proktoskop vor (vgl. Abb. 1.1 a).

Demgegenüber sind die endoskopisch zunehmend livid bis tiefdunkelrot erscheinenden, voluminöseren, beim Pressen u. U. partiell prolabierenden Hämorrhoiden II.° aufgrund zunehmender Fibrosierungsvorgänge mehr oder weniger deutlich als knotenartige Gebilde palpabel (Abb. 1.1 b–d).

Das klinische Erscheinungsbild des partiellen bzw. totalen Analprolapses (III.° und IV.°) wird auf S. 85 ff. dargelegt.

Beschwerdebild. Kompliziert wird das Krankheitsbild entzündeter Hämorrhoiden durch auftretende Thromben, die perforieren können, vor allem durch eine stauungsbedingte ständige Sekretion und/oder Kontaktblutungen, wodurch zwangsläufig ein toxisch-degeneratives Kontaktekzem mit allen daraus resultierenden Folgen entsteht (S. 118 ff.).

Bevorzugt klagen die betroffenen Patienten demzufolge über Schmerzen und Brennen bei und nach dem Stuhlgang, Stechen, Nässen, Juckreiz, falschen Stuhldrang und damit verbundenen Sitzbeschwerden.

Besonders die hierbei auftretenden Blutbeimengungen im Stuhl führen den Patienten zum Arzt. Typisch für die Hämorrhoidenblutung ist, dass es sich meist nur um einige Tropfen *hellroten*, da arteriell gespeisten Blutes handelt, das am Ende der Stuhlsäule jeweils aufgelagert ist, sich am Toilettenpapier findet oder nachtropft (Abb. 1.1 h). Unter Umständen kann es bei Einriss größerer Gefäße aber auch zu massiveren Blutungen kommen, die jedoch i. d. R. spontan zum Stillstand kommen, vor allem, wenn der Patient sich hinlegt [67].

Die Symptomatologie des Hämorrhoidalleidens ist schließlich nicht unbedingt abhängig von der Größe vorhandener Hämorrhoidalknoten. Ausgedehnte Hämorrhoidenkonvolute können weitgehend oder ganz symptomlos verlaufen, während diskrete Veränderungen bereits zu erheblichen Beschwerden führen können [62, 64].

Hämorrhoidalbeschwerden werden oft von längeren Perioden völliger Beschwerdefreiheit unterbrochen und unterscheiden sich dadurch von gleichartigen malignombedingten Symptomen.

DIAGNOSE

Die Diagnosestellung erfolgt am sichersten durch das Proktoskop. Ausmaß und Beschaffenheit der Hämorrhoiden lassen sich hierdurch exakt beurteilen (S. 32).

THERAPIE

Sofern die eingehende proktologische Untersuchung, die grundsätzlich jeder Therapie vorauszugehen hat, ein Hämorrhoidalleiden als einzige Ursache für die angegebenen Beschwerden ergibt, steht der Proktologe vor der Wahl einer ganzen Reihe möglicher Behandlungsmethoden.

Die klinische Vielfalt des Hämorrhoidalleidens lässt erkennen, dass es ein therapeutisches Idealverfahren nicht geben kann. Zur Erzielung optimaler Behandlungsergebnisse ist neben einer entsprechenden apparativen Ausstattung die solide Kenntnis der verschiedenen Methoden Voraussetzung, um diese je nach vorliegendem Befund einzeln oder kombiniert einsetzen zu können [54].

Um eine Besserung auf Dauer zu erzielen, ist eine kausale Therapie Voraussetzung. Dies kann, wie nachfolgend dargelegt, auf verschiedene Weise erfolgen; entweder durch eine klinisch durchführbare Operation (Milligan-Morgan-, Parks-Methode, Stapler-Hämorrhoidektomie) bzw. einen auch ambulant möglichen semioperativen Eingriff (Gummibandligatur, Kryotherapie, Sphinkterdehnung, Infrarotkoagulation) oder mittels Sklerosierung.

Operative Maßnahmen

Hämorrhoidenoperationen. Chirurgische Eingriffe bleiben schon wegen des Aufwandes auf verhältnismäßig wenige Fälle beschränkt. Hierzu zählen Hämorrhoidenfälle der Grade III und IV, zusammen maximal 10% [68] ggf. aber auch solche geringerer Schwere, wenn sie zusammen mit anderen anorektalen Erkrankungen wie Fissuren oder Fisteln auftreten. Der Klinik und wenigen spezialisierten Praxen [44, 53] vorbehaltene Operationen sind die sog. Dreizipfelresektion nach Milligan-Morgan [38, 39] und die aufwendigere submuköse Hämorrhoidektomie nach Parks, hierauf gründende Modifikationen [11, 34, 49, 50, 68] und neuerdings die sog. Stapler-Hämorrhoidektomie [27, 30, 35, 37, 51, 55].

Kryochirurgie. Die von Lewis et al. [28] 1969 eingeführte kryochirurgische Abtragung von Hämorrhoiden erfolgt unter Verwendung von Lachgas oder flüssigem Stickstoff [14, 17, 29]. Ein solcher Eingriff ist relativ schmerzlos, sodass eine ambulante Durchführung ohne Narkose möglich ist.

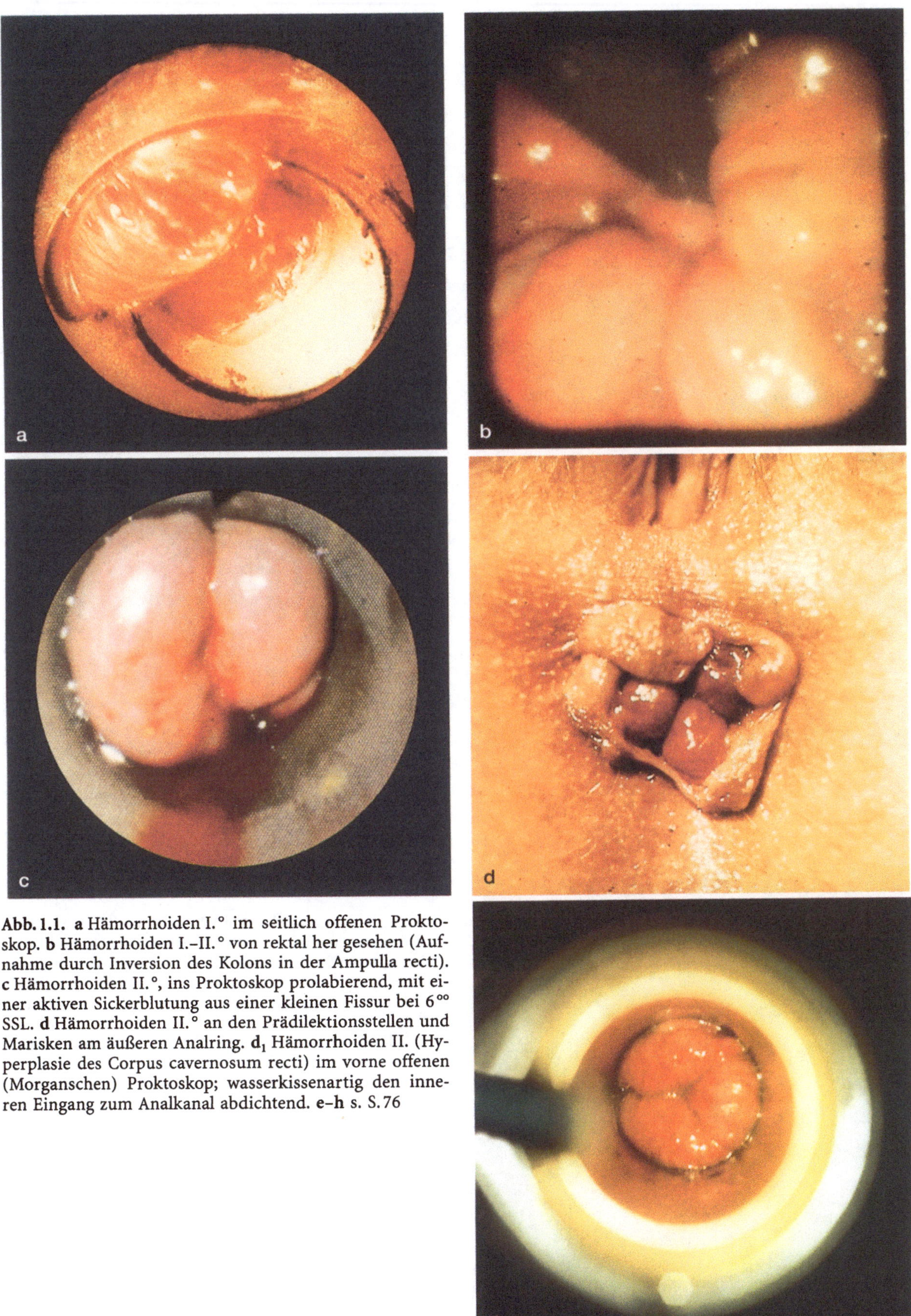

Abb. 1.1. **a** Hämorrhoiden I.° im seitlich offenen Proktoskop. **b** Hämorrhoiden I.–II.° von rektal her gesehen (Aufnahme durch Inversion des Kolons in der Ampulla recti). **c** Hämorrhoiden II.°, ins Proktoskop prolabierend, mit einer aktiven Sickerblutung aus einer kleinen Fissur bei 6^{00} SSL. **d** Hämorrhoiden II.° an den Prädilektionsstellen und Marisken am äußeren Analring. **d_1** Hämorrhoiden II. (Hyperplasie des Corpus cavernosum recti) im vorne offenen (Morganschen) Proktoskop; wasserkissenartig den inneren Eingang zum Analkanal abdichtend. **e–h** s. S. 76

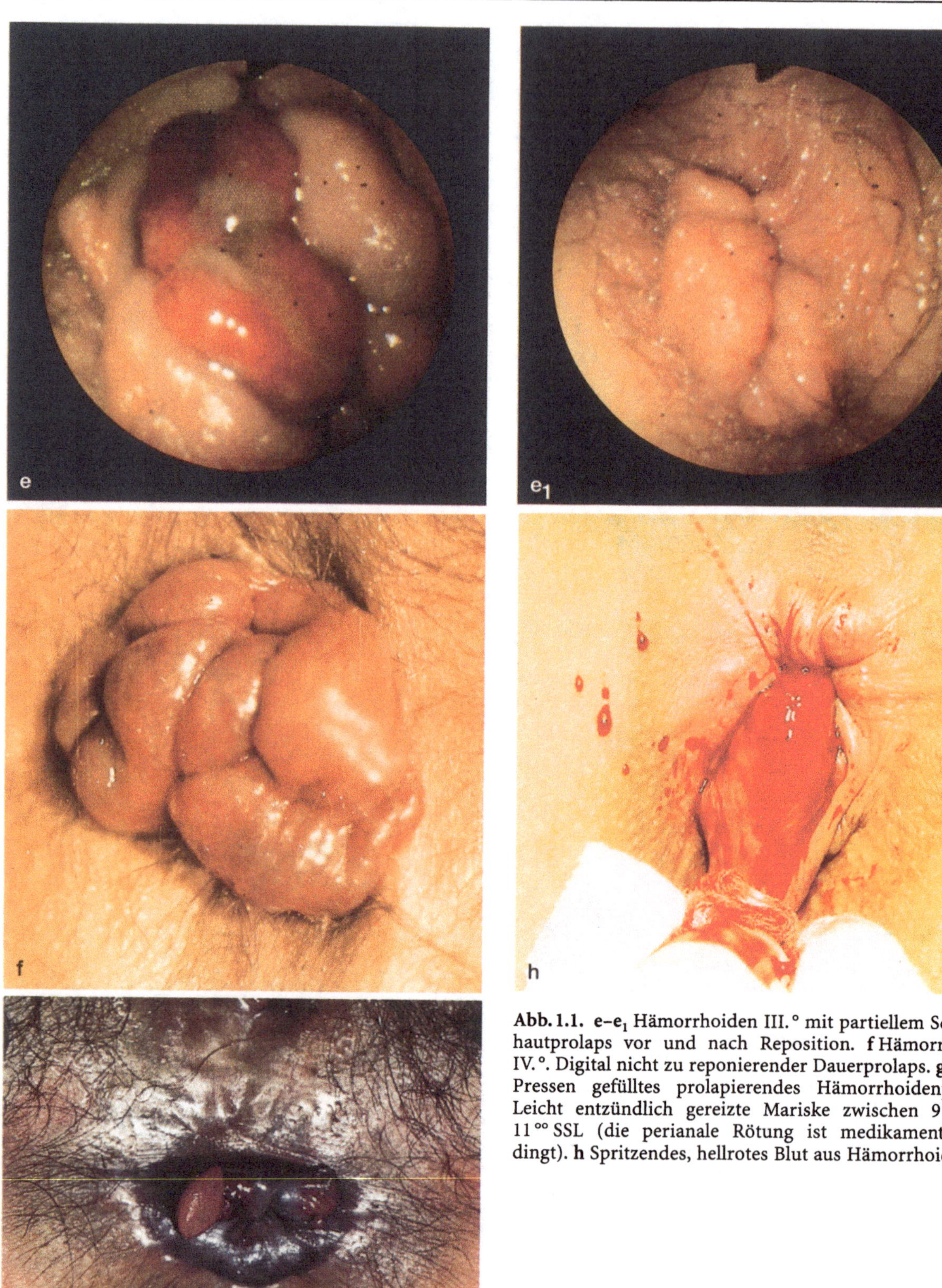

Abb. 1.1. e–e_1 Hämorrhoiden III.° mit partiellem Schleimhautprolaps vor und nach Reposition. **f** Hämorrhoiden IV.°. Digital nicht zu reponierender Dauerprolaps. **g** Durch Pressen gefülltes prolapierendes Hämorrhoidenpolster. Leicht entzündlich gereizte Mariske zwischen 9°° und 11°° SSL (die perianale Rötung ist medikamentös bedingt). **h** Spritzendes, hellrotes Blut aus Hämorrhoiden II°

Aufgrund der hierdurch erzeugten Gewebsnekrose leiden die Patienten anschließend jedoch bis zu 6 Wochen unter wässrig-eitrigen Absonderungen aus dem Anus [14]. Es erscheint fraglich, ob die kryochirurgische Abtragung von Hämorrhoiden wegen ihrer Komplikations- und Rezidivrate [11, 17, 23, 24] sowie der unerwünschten Nebenwirkungen als eine zufriedenstellende Behandlungsmethode angesehen werden kann.

Gummibandligatur nach Barron [11, 24, 41, 48, 52, 57]. Bei der 1954 von Blaisdell [5, 6] entwickelten und von Barron [1] modifizierten Gummibandligaturmethode wird unter proktoskopischer Sicht mittels eines speziellen Applikators ein Gummiring an der Basis eines inneren, oberhalb der Linea dentata lokalisierten Hämorrhoidalknotens angelegt und hierdurch stranguliert. Nach wenigen Tagen kommt es sodann zum Abgang des inzwischen abgestoßenen nekrotischen Gewebes per vias naturales (Abb. 1.2). Etwa 3 Wochen nach der Unterbindung ist die Ligaturstelle völlig abgeheilt und wieder mit Mukosa bedeckt, sodass die nächste Sitzung erfolgen kann [43]. Sofern kein sensibel versorgtes Anoderm miterfasst wurde, ist der ohne Narkose ambulant in wenigen Minuten auch bei Risikopatienten und während der Schwangerschaft durchführbare Eingriff schmerzfrei. Komplikationen wie stärkere Blutungen, Ulzera oder Schmerzen sind ungewöhnlich; treten sie trotzdem auf, können sie i. Allg. ambulant gut beherrscht werden [43]. Dieser Technik kommt zunehmende Bedeutung insbesondere in der Behandlung von Hämorrhoiden II.° und ggf. auch III.° zu.

Analdilatation nach Lord. Bei der von Lord [31–33] beschriebenen Analdilatation wird in kurzer Vollnarkose oder Leitungsanästhesie der Analkanal vorsichtig bis zu 8-Finger-Weite gedehnt. Wegen der Gefahr einer auftretenden hierdurch bedingten postoperativen analen Inkontinenz hat diese Methode keine nennenswerte Verbreitung gefunden [24, 57].

Infrarotkoagulation. Ein weiteres Verfahren stellt die von Nath und Mitarbeitern [45] entwickelte und von Neiger [46] für den Einsatz zur Hämorrhoidenverödung modifizierte Infrarotkoagulationsmethode dar. Es handelt sich hierbei um ein Gerät, mit dem man durch das Proktoskop über einen starren Lichtleiter die exakt zu dosierende Strahlungsenergie einem abgrenzbaren Gewebsbereich zuführen kann. Dabei wird eine Koagulationsnekrose erzeugt und so die Blutzufuhr zu den Hämorrhoidalgefäßen gedrosselt. Nach 2 Wochen findet sich nur mehr eine diskrete narbige Einziehung, die nach weiteren 1–2 Wochen wieder von normaler Mukosa bedeckt ist.

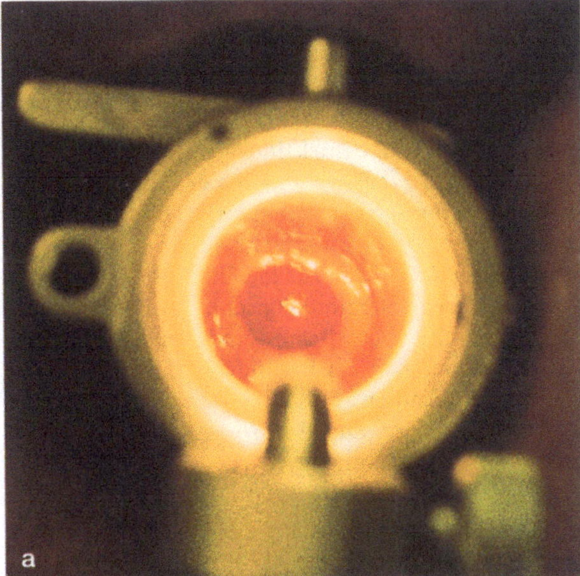

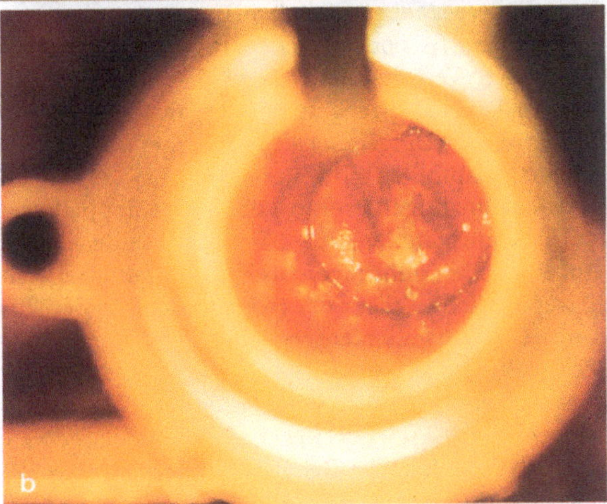

Abb. 1.2. **a** Ligierter Hämorrhoidalknoten. **b** Ulkus nach Ligaturbehandlung. Zustand nach Abfallen des Knotens und des Gummibandes

Dieses, im Vergleich zu Geräten, die mit Laserstrahlen arbeiten, verhältnismäßig einfache und damit preiswerte Gerät scheint sich insbesondere zur Koagulation parenchymatöser Sickerblutungen wie auch zur Blutstillung nach Polypexzisionen, Verletzungen usw. zu eignen. Mancherorts wird es aber auch zur ambulanten Verödung, vor allem bei beginnenden inneren Hämorrhoiden, wenn diese bluten, angewandt. Zur Behandlung sollen insgesamt 3–4 Sitzungen im Abstand von 3–4 Wochen genügen, wobei pro Sitzung 4 Stellen koaguliert werden [15, 25]. In Betracht kommt diese Methode ggf. bei Patienten mit bekannter Allergie gegen Sklerosierungsmittel (s. u.).

Sklerotherapie

Die heute am weitesten verbreitete kausale Behandlungsmethode von Hämorrhoiden I. °–II. ° (–III. ° s. S. 87) stellt die Sklerotherapie dar. Von einer ganzen Reihe differierender Injektionstechniken unter Verwendung verschiedener Sklerosierungsmittel werden die Methoden von Bensaude (Blanchard [7]) und die nach Blond am meisten angewandt.
Als *Kontraindikationen* für die Sklerotherapie gelten Schwangerschaft, hämorrhagische Diathese, Morbus Crohn, Colitis ulcerosa, eine ausgesprochene Thromboseneigung insbesondere bei thrombotischen und akut entzündlichen Prozessen im Hämorrhoidalbereich und das Vorliegen einer schweren sonstigen Erkrankung.

Methode nach Bensaude. Bei der Methode von Bensaude [2, 4] wird oberhalb der Hämorrhoidalknoten eine größere Menge (0,5–2 ml) eines jodhaltigen (Varigloban o. Ä.) oder eines geringprozentigen chininhaltigen Verödungsmittels (z. B. 5 %ige Chinin-Urethan-Lösung) streng submukös an die Basis der Knoten in die Umgebung der versorgenden Gefäße injiziert. Empfohlen wird hierzu die Verwendung eines röhrenförmigen Proktoskops sowie doppellumige Injektionskanülen mit Bajonettverschluss [67]. (Auf ölige Phenollösungen als Verödungsmittel sollte, wegen nicht sicher auszuschließender Nebenwirkungsrisiken, verzichtet werden.)
Die Injektionen erfolgen in die Zuflussgebiete der Hämorrhoidalknoten bei 3^{00}, 7^{00} und 11^{00} SSL, wobei pro Sitzung in der Regel alle 3 Zuflussgebiete umspritzt werden. Die Behandlung umfasst 2–4 Sitzungen in 1- bis 4 wöchigen Intervallen.
Richtig gesetzte Depots sind erkennbar an einer etwas heller als die Umgebung erscheinenden Vorwölbung der Mukosa. Zu oberflächliche Injektionen führen zu Schleimhautulzera, Nekrosen und Blutungen, in die Muscularis gesetzte zu Schmerzen. Nachblutungen treten sehr selten auf; sie können u. U. lebensbedrohlich sein und machen eine unverzügliche Kontrollendoskopie mit elektrokaustischer Blutstillung erforderlich. Bei Männern empfiehlt es sich, erfahrungsgemäß den Bereich um 12^{00} SSL auszusparen.

Methode nach Blond. Die wohl am weitesten verbreitete Technik stellt die von Blond [8] vervollkommnete und nach ihm benannte Sklerosierungsmethode dar [25, 54, 60]. Mittels einer sog. Rändel-Tropf-Spritze nach Roschke wird mit einer durch das seitliche Fenster des mit Kaltlichtfontäne versehenen Proktoskops tropfenweise 0,2–1,5 ml einer meist hochprozentigen Chininlösung (Sagittaproct CH 20 %ig o. Ä.) intranodulär streng submukös, injiziert. Bei nach kaudal dislozierten Hämorrhoiden sollten die Injektionen, gemäß neuerer histologischer Untersuchungen, nicht wie bisher empfohlen in das Zentrum, sondern möglichst in die Basis, d. h. zwischen Hämorrhoidalkonvoluten und angrenzende Muskelschicht erfolgen. Denn die günstige Wirkung einer Sklerosierungsbehandlung soll nicht, wie bisher angenommen, vorwiegend auf einer Schrumpfung der Hämorrhoidalknoten, sondern auf deren Rückverlagerung und Fixierung in den oberen Analkanal beruhen [8–10]. Zur Desinfektion empfiehlt es sich, nach jeder Injektion z. B. Gentianaviolett 0,5 %ig, wässrig, mittels Wattestäbchen aufzutupfen. Das kann dazu beitragen, unerwünschte entzündlich-infektiöse Begleiterscheinungen zu vermeiden.
In Ausnahmefällen klagen Patienten am Tag nach der Injektion über ein leichtes Druckgefühl u. Ä. Um dies zu verhüten, empfiehlt es sich, nicht – wie dies zumeist empfohlen wird – pro Sitzung 5 und mehr Injektionen durchzuführen, sondern nur 1–2 (insgesamt also nur 0,2–0,5 ml), und die Patienten nicht wie üblich in 8-tägigen, sondern in 14-tägigen Abständen einzubestellen. Hierdurch kann erreicht werden, dass ebenfalls insgesamt nur etwa 10 Sitzungen nötig sind, die Patienten jedoch nur ganz selten einmal über Beschwerden klagen [60].
Obwohl i. Allg. selbst erhebliche Blutungen und Schmerzen nach ein bis zwei Sitzungen bereits beseitigt sind, sollten eines bleibenden Erfolges wegen die Injektionen trotz evtl. Beschwerdefreiheit zu Ende geführt werden.
Wie die operative Behandlung so weist auch die Sklerosierung eine gewisse Rezidivquote auf. Für die Blondsche Methode liegt sie eigenen Erfahrungen gemäß unter 10 %. Nach etwa einem halben Jahr sollten daher die Patienten zu einer Kontrolluntersuchung einbestellt werden, sodass, wenn erforderlich, erneut eine oder auch mehrere Sklerosierungen durchgeführt werden können, um das Leiden sodann endgültig oder für viele Jahre zu beseitigen.

Vorteile der Methode nach Blond. Die Sklerotherapie nach Blond stellt eine unkomplizierte, in jeder Praxis durchführbare, weitgehend risikolose Behandlungsmethode dar, die bei richtiger Anwendung ausgezeichnete Erfolge bringt. Gerade Fälle mit sehr starken Beschwerden verbunden mit stärkeren Blutungen, können erfahrungsgemäß oft schlagartig gebessert werden. Durch einige ambulant durchzuführende, völlig schmerzlose Injektionen können selbst ältere, operationsunfähige Patienten oft in beachtlich kurzer Zeit von ihren nicht selten jahrelang bestehenden Beschwerden befreit werden. Durch die Sklerosierungstherapie nach

Blond, die weder Bettruhe noch stationäre Behandlung noch irgendeine Beeinträchtigung im Wohlbefinden des Patienten verursacht, kommt es erfahrungsgemäß so gut wie nie zu Nekrosen, Stenosen, stärkeren Nachblutungen, Inkontinenzen oder sonstigen Nebenwirkungen.

Nebenwirkungen der Methode nach Blond. Da Chinin bzw. sein rechtsdrehendes Stereoisomer Chinidin ein potentes Allergen darstellt, treten nach Sklerosierungen mit chininhaltigen Lösungen in maximal 4% der Fälle allergische Reaktionen in Erscheinung, was jedoch kein Hindernis sein sollte, diese Methode anzuwenden. Übertriebene Furcht vor ernsten anaphylaktischen Reaktionen durch Verwendung eines chininhaltigen Sklerosierungsmittels erscheint nicht begründet [3, 47, 59, 60].

Die betroffenen Patienten klagen hierbei vorwiegend über flüchtige, meist urtikarielle Exantheme (Abb. 1.3), über Juckreiz, Hitzegefühl, leichte Übelkeit und ähnliche allergische oder pseudoallergische Unverträglichkeitsreaktionen.

Als Gegenmaßnahme genügt es i. d. R. die Behandlung mit einem chininhaltigen Mittel zu beenden oder ein Antihistaminikum, in Ausnahmefällen auch einmal ein Kortikosteroid innerlich zu verabreichen. Bei – erfahrungsgemäß sehr selten auftretenden – Schockreaktionen mit Blutdruckabfall sollte umgehend eine Therapie nach den Regeln der Schockbehandlung eingeleitet werden. Die Verödung sollte sodann mit einem chininfreien Präparat (z. B. Polidocanol 10%) fortgeführt werden.

Sobald die allergischen Reaktionen abgeklungen sind und die Testreaktion medikamentös nicht mehr gestört ist, kann ein Scratchtest durchgeführt werden, um die vermutete Sensibilisierung abzusichern und dem Patienten einen entsprechenden Allergiepass auszuhändigen.

Mit weiteren Begleiterscheinungen ist, wie bereits erwähnt, bei sachgemäßer Durchführung der Blondschen Methode i. Allg. nicht zu rechnen.

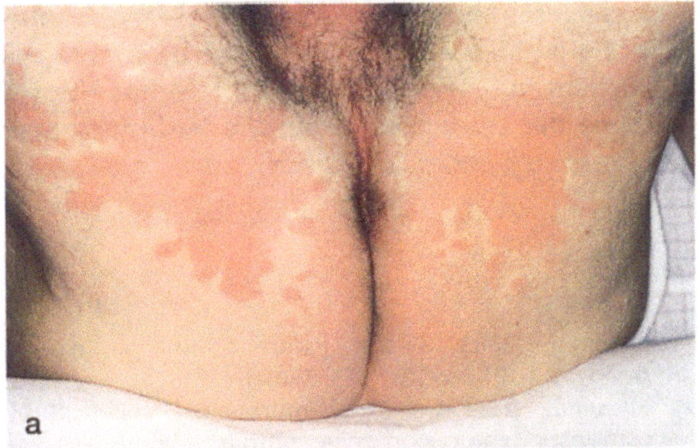

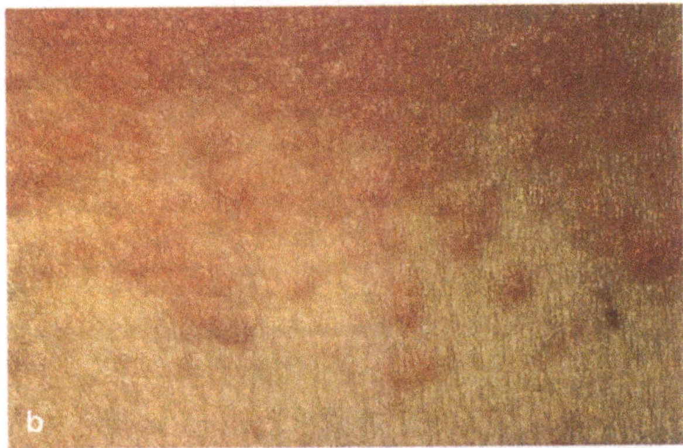

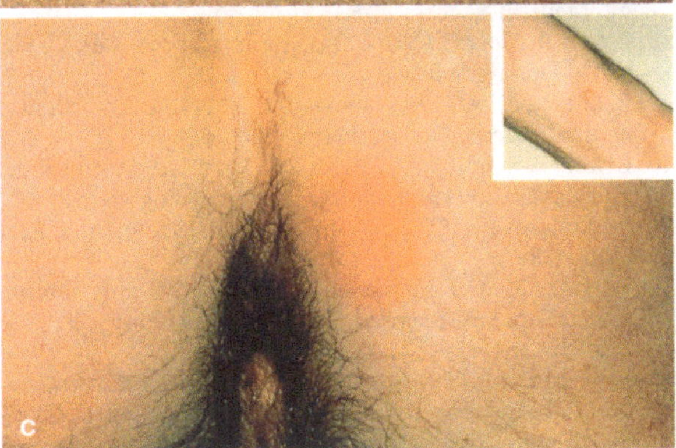

Abb. 1.3. **a** Urtikarielles, **b** papulo-urtikarielles, **c** erythema-bullöses generalisiertes Arzneimittelexanthem, hervorgerufen durch chininhaltige Verödungsmittel

Symptomatische Behandlung

Eine symptomatische Behandlung mit Externa sollte allenfalls kurzzeitig als Begleitmaßnahme angewandt werden, da hierdurch allein eine Heilung auf Dauer nicht erwartet werden kann. Da entzündlich veränderte Hämorrhoiden neben Kryptitiden, Abszessen und Fisteln in vielen Fällen auch die Ursache chronischer Perianalekzeme darstellen [60, 61, 63] muss auch die alleinige Behandlung dieser Folgezustände letztlich unwirksam bleiben, da die Ursachen fortbestehen.

Zur Beherrschung akuter schmerzhafter Reizzustände haben sich als Überbrückung bzw. Begleittherapie mittels sog. Applikatoren intraanal anwendbare Salben (z. B. Dolo-Posterine) oder Analtampons (z. B. Hämotamps) bewährt. In bestimmten Fällen kann durch Platzierung von Analtampons im Analkanal ein schnellerer Rückgang der durch Stauung und entzündliche Anschwellung bedingten Beschwerden erreicht werden.

Vor einer längerzeitigen Lokaltherapie mit kortikosteroidhaltigen Präparaten ist jedoch Vorsicht geboten, da ihre Anwendung zwangsläufig zu zusätzlichen Komplikationen führt (S. 115 ff.).

Weitere, das Hämorrhoidalleiden günstig beeinflussende allgemeine Maßnahmen sind neben einer sorgfältigen Analhygiene (seifenfreie Waschungen post defaecationem) eine natürliche Stuhlregulierung. Empfohlen wird vor allem eine ballaststoffreiche Ernährung (Weizenkleie o.Ä.) [13] zur Normalisierung der Darmpassagezeit und Verhütung starken Pressens bei der Defäkation (s.o.).

Literatur

1. Barron J (1963) Office ligation of internal hemorrhoids. Am J Surg 105: 563–570
2. Bensaude A (1967) Les hémorrhoides et affections courantes de la région anale. Libraire Maloine SA, Paris
3. Bensaude A, Neiger A, Nicholls RJ, Stein E (1981) Vier Antworten auf neun Fragen über die Sklerotherapie von Hämorrhoiden mit Chininderivaten und Phenolmandelöl. Coloproctology 3: 182–183
4. Bensaude R, Bensaude A (1939) Les hémorrhoides et leur traitement. In: Bensaude R (éd) Maladies et l'intestin, 5ème édn, série *IV.* Masson, Paris
5. Blaisdell PC (1954) Scientific Exhibit. American Medical Association, San Francisco, June
6. Blaisdell PC (1958) Prevention of massive hemorrhage secondary to hemorrhoidectomy. Surg Gynecol Obstet 106: 845
7. Blanchard CE (1926) Text book of ambulant proctology. Medical Success Press, Youngstown, p 134
8. Blond K, Hoff H (1936) Das Hämorrhoidalleiden. Deuticke, Leipzig Wien
9. Brühl W (1993) Diagnostik und Therapie des Hämorrhoidalleidens. Fortschr Med 4: 39–42
10. Brühl W, Schmauz R (1991) Zur Verödungstechnik der Hämorrhoiden nach Blond. Coloproctology 6: 374–377
11. Buchmann P (1994) Lehrbuch der Proktologie, 3. Aufl. Huber, Bern
12. Burkitt DP (1972) Varicose veins, DVT and hemorrhoids; epidemiology and suggested aetiology. Br Med J 2: 556–561
13. Burkitt DP (1980) Die Bedeutung der Ernährung für die Pathogenese der Hämorrhoiden. Coloproctology 5: 315–316
14. Detrano S (1983) Die Kryochirurgie in der Behandlung von prolabierten Hämorrhoiden und des Mukosaprolapses. Technik u. Auswertung. Coloproctology 6: 362–365
15. Erckenbrecht (JE (2000) Epidemiologie der Obstipation. Z Gastroenterol Suppl 1: 3–5
16. Geile D (1982) Infrarot-Koagulation. Coloproctology 4: 210–212
17. Goligher JC (1976) Cryosurgery for hemorrhoids. Dis Col Rectum 19: 213–218
18. Goligher JC (1975) Surgery of the anus, rectum and colon, 3rd edn. Baillière Tindall, London
19. Haas PA et al (1983) The Prevalence of Hemorrhoids. Dis Colon Rectum 26: 435–439
20. Haas PA et al. (1984) The pathogenesis of hemorrhoids. Dis Colon Rectum 27/7: 442–450
21. Hancke E, Junginger Th (1990) Hämorrhoiden – Klinik, Diagnostik, Therapie. Ärztebl Rheinland-Pfalz 9: 438–443
22. Hansen HH (1977) Neue Aspekte zur Pathogenese und Therapie des Hämorrhoidalleidens. Dtsch Med Wochenschr 102: 1244
23. Irving AD, Walker MA (1987) Cryosurgery für haemorrhoids: 6-year review of »cured« patients. J R Coll Surg Edinb 32: 267–269
24. Jaspersen D (1993) Diagnose und Differentialtherapie des Hämorrhoidalleidens. Endoskopie heute 4: 273–280
25. Kirsch JJ (1996) Medikamentöse Behandlung des Hämorrhoidalleidens. Sinn und Unsinn in der Therapie. Therapiewoche 27: 1506–1513
26. Klug W (1996) Das Hämorrhoidalleiden. TW Dermatologie 26: 106–112
27. Kohlstadt CM, Weber J, Prohm P (1999) Die Stapler-Hämorrhoidektomie. Eine neue Alternative zu den konventionellen Methoden. Zentralbl Chir 124: 238–243
28. Lewis MJ, de la Cruz T, Gazzaniga DA (1969) Cryosurgical haemorrhoidectomy. Dis Colon Rectum 12: 371–374
29. Lloyd-Williams K, Haq IU, Elem B (1973) Cryodestruction of haemorrhoids. Br Med J 1: 666–670
30. Longo A (1998) Treatment of hemorrhoids disease by reduction of mucosa and hemorrhoidal prolapse with a circular suturing device: a new procedure. 6th World Congress of Endoscopic Surgery, Rome, June 3–6, pp 777–784
31. Lord PH (1968) A new regime for the treatment of haemorrhoids. Proc R Soc Med 61: 935–936
32. Lord PH (1972) A new approach to haemorrhoids. Prog Surg 10: 109–124
33. Lord PH (1972) Haemorrhoidectomy versus manual dilatation of the anus. Lancet 2: 1021
34. Marti M-C (1990) Hämorrhoiden In: Marti M-C, Givel J-C (Hrsg) Chirurgie anorektaler Krankheiten. Springer, Berlin Heidelberg New York, Tokio, S 60–80
35. Mehigan BJ, Monson J, Hartley J (2000) Stapling procedure for haemorrhoids versus Milligan-Morgan haemorrhoidectomy: randomised controlled trial. Lancet 355: 782–785
36. Mertz H, Naliboff B, Mayer EA (1999) Physiology of refractory chronic constipation. Am J Gastroenterol 94: 60–65
37. Milito G, Cortese F, Casciani CU (1998) Surgical treatment of mucosal prolapse and haemorrhoids by stapler. 6th World Congress of Endoscopic Surgery, Rome, June 3–6, pp 785–789
38. Milligan ETC (1939) Haemorrhoids. Br Med J 2: 412
39. Milligan ETC, Morgan CN, Jones LE, Officer R (1937) Surgical anatomy of the anal canal and the operative treatment of haemorrhoids. Lancet 2: 119
40. Morgado PJ, Suarez JA, Gomez LG, Morgado PJ Jr (1988) Histoclinical basis for a new classification of hemorrhoidal disease. Dis Colon Rectum 31/6: 474–480
41. Morgado PJ et al. (1993) Die Gummiringligatur von Hämorrhoiden: Übersicht über 765 Fälle. Coloproctology 2: 111–113
42. Müller-Lobeck H (1987) Überlegungen zur Entstehung des Hämorrhoidalleidens. Verdauungskrankh 5/5: 185–187
43. Muller ChA (1989) Klinische Früh- und Spätergebnisse der Gummiring-Hämorrhoidektomie. Coloproctology 3: 169–174
44. Narro JL (1997) Durchführbarkeit der Hämorrhoidektomie in der Praxis – Grenzen und Zumutbarkeit für den Patienten. Coloproctology 2: 67–71

45. Nath G, Kreitmaier A, Kiefhaber P, et al. (1977) Neue Infrarotkoagulationsmethode. Verhandlungsband des 9. Kongresses der Deutschen Gesellschaft für Gastroenterologie, München, 1976. Perimed, Erlangen, S 17
46. Neiger A, Moritz K, Kiefhaber P (1977) Hämorrhoiden-Verödungsbehandlung durch Infrarot-Koagulation. Fortschritte der gastroenterologischen Endoskopie. Witzstock, Baden-Baden, S 102–106
47. Oeller A (1991) Häufigkeit und Ausprägung einer Chinin-Allergie bei der Hämorrhoidensklerosierung nach Blond. Coloproctology 4: 207–210
48. Otto P (1993) Das Hämorrhoidalleiden – Gummibandligatur. vasomed 9: 510–512
49. Parks AG (1956) The surgical treatment of haemorrhoids. Br J Surg 43: 337
50. Parks AG (1976) Anorektale Chirurgie. In: Zenker R, Deucher F, Schink W (Hrsg) Chirurgie der Gegenwart, Bd 2. Urban & Schwarzenberg, München Wien Baltimore, S 1–60
51. Pernice LM et al. (2001) Early and late (ten years) experience with circular stapler hemorrhoidectomy. Dis Colon Rectum 6: 836–841
52. Prohm P (1994) Die Barron-Ligatur und ihre Komplikationen. Coloproctology 2: 84–93
53. Rad M (1996) Zehn Jahre ambulante operative Hämorrhoidenbehandlung. Coloproctology 2: 79–83
54. Roschke W, Knoch HG, Krause H, Walther J (1986) Die proktologische Sprechstunde. Urban & Schwarzenberg, München Wien Baltimore
55. Roveran A, Susa A, Patergnani M (1998) Hemorrhoidectomy with circular stapler in advanced hemorroid pathology. G Chir 19: 239–240
56. Schäfer R (2000) Ballaststoffe in der Therapie der Obstipation. Z Gastroenterol Suppl 1: 28–32
57. Schmelzer H (1992) Hämorrhoidalleiden – Therapeutische Optionen. Coloproctology 1: 13–16
58. Schmidt T (2000) Pathophysiologie der chronischen Obstipation. Z Gastroenterol Suppl 1: 6–8
59. Schneider KW (1980) Anaphylaktischer Schock nach Sklerotherapie von Hämorrhoiden. Coloproctology 4: 255–256
60. Stein E (1980) Praktische Erfahrungen mit der Sklerotherapie. Coloproctology 3: 144–149
61. Stein E (1995) Diseases of the anus and perianal region. In: Demis DJ (ed) Clinical dermatology, 22nd rev, vol 4. 1-21. Lippincott – Raven, Philadelphia New York
62. Stein E, Kratofiel M (2000) Stufentherapie des Hämorrhoidalleidens. Internist Prax 40: 751–759
63. Stein F (1988) Perianalekzem. Chir Gastroenterol 3/10: 299–302
64. Stelzner F, Staubesand J, Machleidt H (1962) Das Corpus cavernosum recti – die Grundlage der inneren Hämorrhoiden. Langenbecks Arch Klin Chir 299: 302–312
65. Voderholzer WA, Schatke W, Mühldorfer BE, Klauser AG, Birkner B, Müller-Lissner SA (1997) Clinical response to dietary fiber treatment of chronic constipation. Am J Gastroenterol 92(1): 95–98
66. Wanitschke R (2000) Pharmakologische Therapie der Obstipation. Z Gastroenterol Suppl 1: 24–27
67. Winkler R (1982) Proktologische Erkrankungen. In: Müller-Wieland K (Hrsg) Dickdarm. Springer, Berlin Heidelberg New York (Handbuch der inneren Medizin, 5. Aufl, Bd 3/4)
68. Winkler R (1996) Das Hämorrhoidalleiden – chirurgische Therapie. Coloproctology 5: 204–209

1.2 Marisken

Marisken, auch bekannt unter den *Synonyma* Perianalfalten, Hautfibrome, Analläppchen, anale Hautbürzel oder -zipfel, fibröse Analpolypen, Wächter, Wachtposten, perianale Fibrome (s. hierzu auch S. 97), stellen harmlose läppchenartige Hautfalten am äußeren Analring dar, die sich im Gegensatz zu den ebenfalls hier lokalisierten sog. äußeren Hämorrhoiden beim Pressenlassen nicht füllen.
Meist handelt es sich um schlaffe, erbsen- bis kleinkirschgroße Gebilde. Durch entzündliche Vorgänge können diese u. U. jedoch mehr oder weniger stark fibrosieren und damit zu kompakten, ggf. gestielten polypenartigen Fibromen manchmal störenden Ausmaßes heranwachsen (Abb. 1.4).

Ätiologie

Ätiopathogenetisch stellen Marisken i. Allg. Folge- bzw. Endzustände abgelaufener entzündlicher Vorgänge, wie Perianalthrombosen, Analfissuren usw., dar.

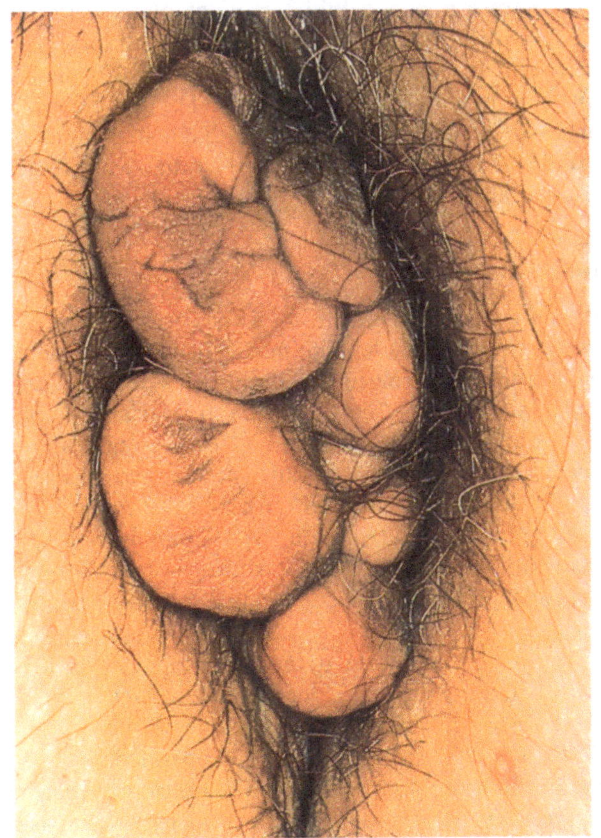

Abb. 1.4. Marisken

KLINIK

Sie verursachen normalerweise keinerlei Beschwerden. Multiple und ggf. stärker hypertrophierte Marisken können jedoch die Analhygiene u. U. erheblich beeinträchtigen und damit zu entzündlichen Veränderungen, wie perianalen Kontaktekzemen, Mykosen usw., führen und diese unterhalten.

DIAGNOSE

Die Diagnosestellung erfolgt i. d. R. prima vista durch Inspektion des Perianalbereichs.

DIFFERENZIALDIAGNOSE

Differenzialdiagnostisch spielen ggf. die auf S. 92 beschriebenen hypertrophierten Analpapillen (sog. Analpolypen) eine Rolle, die jedoch stets von der Linea dentata ausgehen, sowie äußere Hämorrhoidalknoten, die sich jedoch im Gegensatz zu den Marisken beim Pressenlassen füllen sowie ausdrücken lassen.
Ein am äußeren Analrand lokalisiertes Spinaliom (Abb. 3.15) oder Basaliom (Abb. 3.13) kann, insbesondere wenn dessen Oberfläche noch intakt ist, u. U. vom klinischen Bild her nicht ohne weiteres von fibrotisch veränderten Marisken zu unterscheiden sein. In einem solchen Fall kann die Diagnose nur histologisch gesichert werden [1].
Schließlich kommen differenzialdiagnostisch noch Condylomata lata (Abb. 15.28) und acuminata (Abb. 2.42) in Betracht.

THERAPIE

Kleinere Marisken bedürfen, da sie normalerweise symptomlos verlaufen, keinerlei Behandlung. Um entzündlichen Folgeerscheinungen vorzubeugen, sollte auch bei Vorliegen kleinerer Marisken post defaecationem grundsätzlich eine Reinigung des Perianalbereichs möglichst mit lauwarmem Wasser ohne Anwendung von Seife oder sog. Feuchttüchlein, ggf. unter Verwendung von Einmalwaschlappen erfolgen. Gegebenenfalls kommen auch Kamillen- oder Gerbstoffsitzbäder (z. B. Tannosynt) in Betracht.
Sofern es jedoch trotz derartiger prophylaktischer Maßnahmen immer wieder zu entzündlichen Veränderungen mit den damit verbundenen Beschwerden kommt, empfiehlt sich eine operative Abtragung. Ein derartiger, auch ambulant durchführbarer Eingriff erfolgt am zweckmäßigsten in Lokalanästhesie mit Diathermieschlinge oder -messer.
Unter der Anwendung von antibiotischen und ggf. wundreinigenden Salbenkompressen (z. B. Fucidine, Betaisodona, Iruxol o. Ä.), Kaliumpermanganat- oder Rivanol-Sitzbädern und kurzzeitiger Verabreichung eines milden Abführmittels (Weizenkleie, Leinsamen, ggf. Agiolax o. Ä.) zur Erlangung eines weichen Stuhles heilen solche Wunden, die nur koaguliert, also nicht genäht werden, erfahrungsgemäß innerhalb einer Woche komplikationslos ab.

Literatur

1. Brühl W (1987) Differentialdiagnose und Therapie perianaler Knoten. Verdauungskrankh 5: 188–194
2. Roschke W, Knoch HG, Krause H, Walther J (1986) Die proktologische Sprechstunde. Urban & Schwarzenberg, München Wien Baltimore

1.3 Analvenenthrombose

Diese relativ häufig vorkommenden analen bzw. perianalen Thrombosen sind auch bekannt unter den *Synonyma* perianales oder perivenöses Hämatom (vgl. Abb. 2.19), äußere Hämorrhoidalthrombose, Perianalthrombose, Pseudothrombose, und – ebenfalls zu Unrecht – äußere Hämorrhoiden.

ÄTIOLOGIE

Die Ursachen, die zum Auftreten der Analvenenthrombosen führen, sind noch weitgehend unbekannt.
Nach hartem Stuhlgang oder auch Durchfall, nach Heben eines schweren Gegenstandes, in der Endphase einer Schwangerschaft, aber auch ohne erkennbare Ursache kann es meist schlagartig zum Auftreten solcher schmerzhaften Thrombosen in den Analrandvenen kommen.
Es gibt zahlreiche ätiopathogenetische Hypothesen. So stellt man sich beispielsweise vor, dass sich phlebitische Veränderungen in den inneren Hämorrhoiden vom Plexus haemorrhoidalis cranialis über anastomosierende Gefäße zu den Venen im Bereich des äußeren Analringes, die vom Plexus haemorrhoidalis caudalis gespeist werden, fortsetzen könnten und hier durch Überdehnung von Gefäßabschnitten bzw. Einrissen bei starkem Pressen oder sonstiger Überanstrengung zu Blutkoagel und damit zur Entstehung perianaler Thrombosen führen.
Weitere Ursachen, die mittelbar oder unmittelbar in Betracht zu kommen scheinen, sind nachfolgend zusammengestellt.

Mögliche Ursachen der Analrandthrombosen.
(Nach Brühl [2])

1. Konstitution
2. Funktionelle Störungen:
   - Durchblutungsstörungen bei vergrößerten Hämorrhoiden
   - Sphinkterspasmen
   - Veränderungen der Stuhlfrequenz oder -konsistenz
   - Traumen: etwa bei hartem Stuhl
   - Kälteeinwirkung
3. Hormonelle Einflüsse: während der Menstruation
4. Organische Veränderungen:
   - Hypertrophierte Analpapillen
   - Vertiefte Krypten
   - Narben
   - Fibrome
   - Sphinktertaschen

KLINIK

Erscheinungsbild. Es handelt sich um lividrote bis blauschwarze, durch die durchsichtige Analhaut hindurchschimmernde und infolge ödematöser Anschwellung des umgebenden Gewebes u. U. bis walnussgroße, zu Beginn prall elastische, nicht selten mehrkammerige, oft perlschnurartig hintereinander angeordnete Gebilde, die am äußeren Analring meist im Bereich der anokutanen Grenze lokalisiert sind (Abb. 1.5–1.7).

Beschwerdebild. Die Symptomatologie wird geprägt von einem meist plötzlich auftretenden, heftigen stechenden Schmerz mit zunehmendem Druck und Spannungsgefühl im Analbereich. Die Stärke und Dauer dieser weitgehend stuhlunabhängigen, nach einigen Stunden sich einstellenden Dauerschmerzen ist abhängig von der Größe der Thrombose und dem Ausmaß der u. U. zu allgemeinen Krankheitserscheinungen führenden Begleitphlebitis.
Infolge der hohen Berührungsempfindlichkeit leidet zwangsläufig oft die Analhygiene, was wiederum zu perianalen, ggf. mykotisch oder bakteriell superinfizierten, degenerativ-toxischen Kontaktekzemen mit entsprechender Begleitsymptomatik (S. 118 ff.) führen kann.
Infolge einer nicht selten eintretenden Druckschädigung des Epithels kann es im Bereich dieser sog. Drucknekrose zu einer Spontanperforation kommen, wobei sich im Gegensatz zum hellroten Blut einer erodierten inneren Hämorrhoide dunkelrote Blutkoagel entleeren (Abb. 1.7 a–d) und der Spannungsschmerz schlagartig aufhört.
Bei Fortbestehen der Thrombosen klingen die Beschwerden mit oder ohne konservative Therapiemaßnahmen in einem Zeitraum von i. d. R. 5–14 Tagen kontinuierlich ab. Zurückbleiben können mehr oder weniger große Marisken (S. 81).

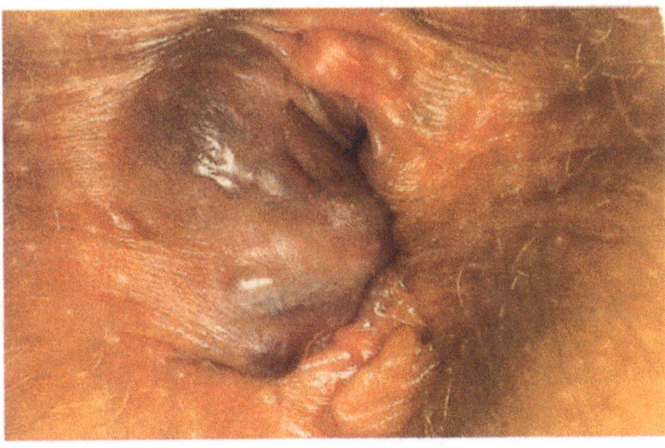

Abb. 1.5. Sechs Tage alte, mehrkammerige Analvenenthrombose

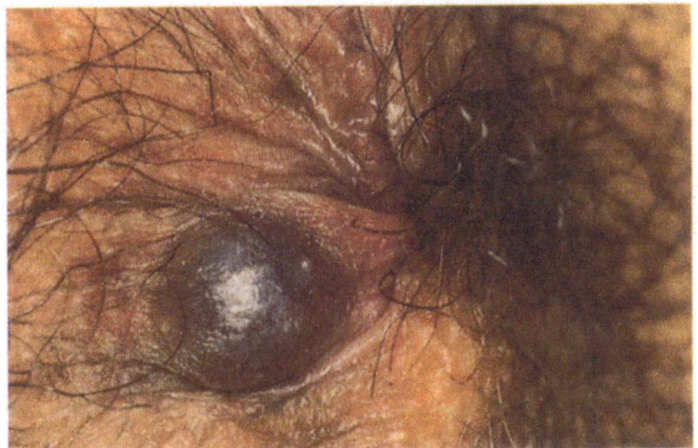

Abb. 1.6. Bereits 2 Wochen alte, typisch blauschwarz erscheinende, kleinkirschgroße perianale Thrombose

DIAGNOSE

Die Diagnosestellung ist aufgrund der typischen anamnestischen Angaben und der Inspektion – eine Digitaluntersuchung ist, wegen der meist erheblichen Schmerzhaftigkeit anfangs meist nicht möglich – problemlos.

DIFFERENZIALDIAGNOSE

Differenzialdiagnostisch kann u. U. ein inkarzerierter Hämorrhoidalprolaps Schwierigkeiten bereiten. Allerdings sind prolabierte Hämorrhoidalknoten immer von feuchtem Epithel bedeckt und zeigen einen mehr rötlichen Farbton.
Des Weiteren können vom Aspekt her insbesondere das basaloidzellige Analkarzinom, ein anales malignes Melanom, entzündlich veränderte Marisken sowie das Granuloma pyogenicum ähnlich aussehen. Anamnese und Tastbefund grenzen die Differenzialdiagnosen sehr schnell ein.

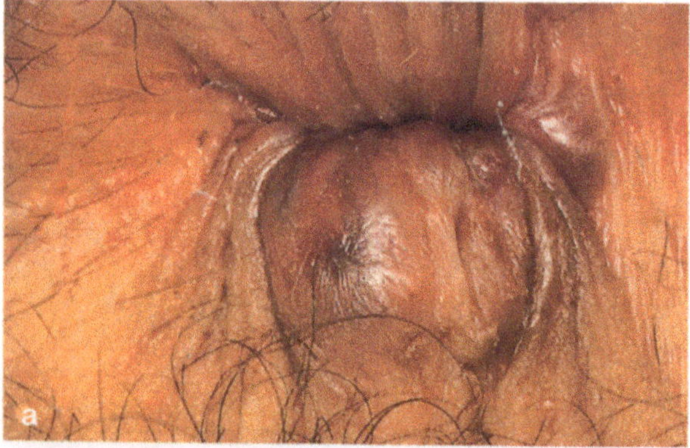

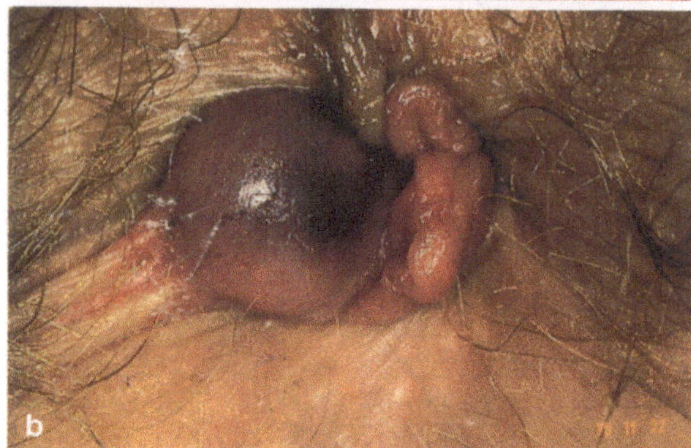

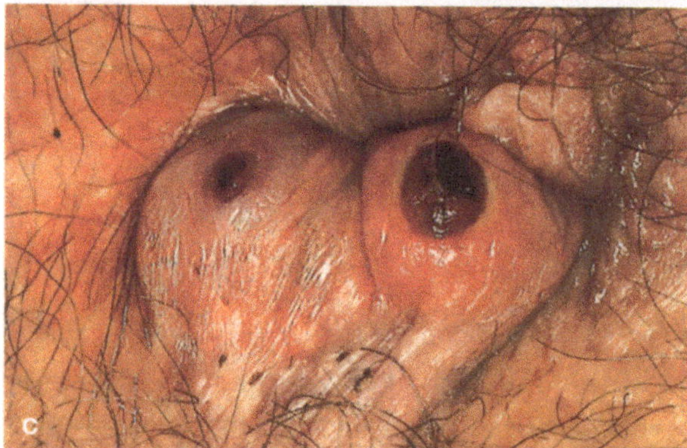

THERAPIE

Die Behandlungsmethode der Wahl ist bei Analvenenthrombosen, die nicht älter als 2, maximal 4 Tage sind, die Entleerung der Thromben, entweder durch radiäre Stichinzision mit dem Skalpell oder, sofern weitere kleinere Nebenthrombosen zu tasten sind, die ggf. zu Rezidiven führen könnten, die vollständige Eröffnung aller thrombosierten Gefäße in Lokalanästhesie [3, 4].

Sofern der Hauptthrombus noch nicht organisiert und damit fixiert ist, bewirkt die Stichinzision, dass dieser meist von selbst herausspringt und der Patient schlagartig beschwerdefrei wird. Gegebenenfalls muss der Thrombus auch exprimiert werden, wobei sich durch leichten Druck oft noch weitere Blutkoagel entleeren lassen. Unter der Behandlung mit Salben bzw. Pasten (Betaisodona o. Ä.), Kompressen und Sitzbädern (Tannosynt, Kamillosan, Kaliumpermanganat o. Ä.) bei gleichzeitiger Gabe eines nichtsteroidalen Antiphlogistikums (Ibuprofen, z. B. Ibu KD) ist mit raschem und komplikationslosem Abklingen eines solchen, wegen der hohen Schmerzintensität oft recht dramatischen Geschehens zu rechnen.

Sofern eine Stichinzision wegen bereits eingesetzter Fibrinisierung nicht mehr möglich erscheint, kommt entweder die ebenfalls ambulant durchführbare operative Abtragung in toto in Lokalanästhesie in Betracht [3] oder es kann durch eine antiphlogistische Behandlung (z. B. Diclofenac-ratiopharm) zusammen mit heparin- und in diesem Falle auch kortikosteroidhaltigen Externa (Hepathrombin-Procto, Doloproct o. Ä.) ebenfalls eine rasche Besserung erreicht werden.

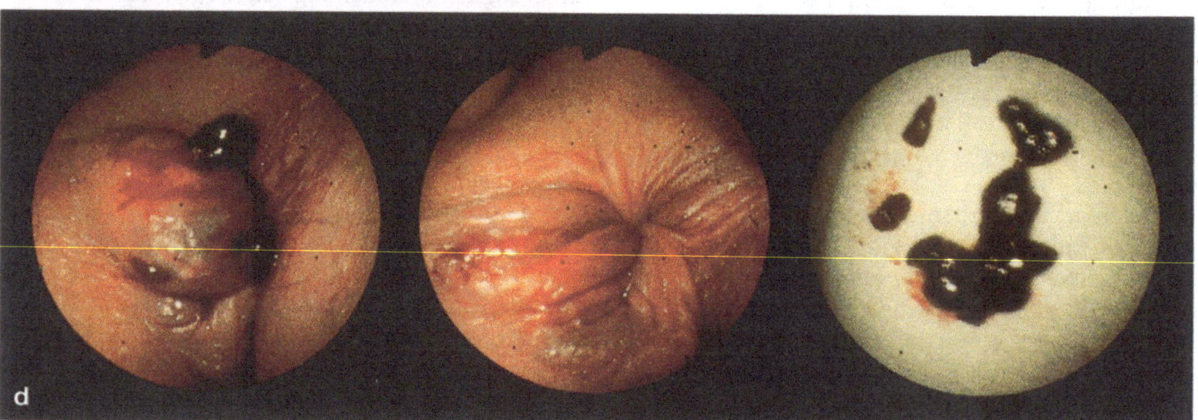

Abb. 1.7 a–d. Analvenenthrombose unterschiedlicher Entwicklungsstadien. **a** 2 Tage alt. Gerade erkennbare sog. zentrale Drucknekrose. **b** 4 Tage alt. Bereits weit fortgeschrittene Drucknekrose. **c** 6 Tage alt. Eingetretene Spontanperforation einer zweikammerigen Analvenenthrombose. **d** Spontan perforierende akute Hämorrhoidalthrombose; *Mitte*: unmittelbar nach Thrombektomie, *rechts*: entfernte Thromben

Da bei rezidivierend auftretenden, perianalen Thrombosen erfahrungsgemäß ein meist ausgeprägtes Hämorrhoidalleiden vorliegt, sollte nach abgeklungener Entzündung eine Verödungsbehandlung vorhandener Hämorrhoiden erwogen werden. Eine Sklerosierung innerer Hämorrhoiden wie auch die Beseitigung evtl. vorliegender hypertrophierter Analpapillen und vertiefter Krypten soll die ansonsten meist ausgesprochene Rezidivneigung deutlich herabsetzen [1].

Literatur

1. Brühl W (1983) Zur Ätiologie der Analrandthrombosen. Coloproctology 4: 241–242
2. Brühl W (1987) Differentialdiagnose und Therapie perianaler Knoten. Verdauungskrankh 5: 188–194
3. Giebel GD (1996) Analvenenthrombose. TW Dermatologie 26: 336–339
4. Winkler R (1982) Proktologische Erkrankungen. In: Müller-Wieland K (Hrsg) Dickdarm. Springer, Berlin Heidelberg New York (Handbuch der inneren Medizin, 5. Aufl, Bd 3/4)

1.4 Analprolaps

Unter einem Analprolaps versteht man eine Ausstülpung des hyperplastischen analen Schwellkörpers vor das Anallumen.
Je nach Stadium und Ausmaß unterscheidet man den partiellen vom semizirkulären und totalen sowie den noch reponierbaren vom bereits fixierten bzw. dem inkarzerierten Mukosaprolaps (s. S. 73).
Der im Verhältnis zum Rektumprolaps recht häufige Analprolaps tritt bevorzugt im mittleren Lebensalter auf, während er im Kindesalter so gut wie nie beobachtet wird [3].

ÄTIOLOGIE

Die Ätiopathogenese ist in vielerlei Hinsicht noch unklar.
Während der fixierte, meist partielle Hämorrhoidalprolaps häufig Folge mehrfach durchgeführter operativer Eingriffe am Analkanal – früher insbesondere nach der Durchführung der Whitehead-Hämorrhoidektomie – darstellt (S. 16), scheint der zunächst jedenfalls fast immer reponierbare Analprolaps die Folge eines schweren Hämorrhoidalleidens zu sein; er stellt eine für das Spätstadium des Hämorrhoidalleidens geradezu typische Komplikation dar [4].
Inwieweit ätiopathogenetisch ein bei frischen Analprolapsen meist auffällig hypertones, oft sogar spastisches Sphinkterorgan, was u. U. zur Inkarzeration führen kann, oder chronische Obstipationen eine Rolle spielen, ist ebenfalls noch weitgehend unklar.

KLINIK

Erscheinungsbild. Die zunächst infolge einer vorliegenden Stauung, meist mehr oder weniger lividrot, prall elastisch erscheinende vorgefallene Schleimhaut fühlt sich bei der Palpation, im Gegensatz zur prolabierten vollständigen Darmwand eines Rektumprolapses, dünn an und zeigt nicht, wie der Vorfall des Mastdarmes, zirkuläre, sondern radiär angeordnete Schleimhautfalten (Abb. 1.8 a–d).

Beschwerdebild. Das Beschwerdebild ist abhängig von Bestandsdauer und klinischem Bild.
Ein frisch aufgetretener Analprolaps macht sich meist nur post defaecationem durch ein kurzzeitiges, oft nur partielles Vortreten der Mukosa bemerkbar, die sich sodann selbst wieder retrahiert. Im Laufe der Zeit bildet sich jedoch, wohl mitbedingt durch zunehmende relative Sphinkterinsuffizienz, aus einem partiellen mehr und mehr ein totaler Prolaps, der dann nicht nur beim Stuhlgang, sondern bereits beim Bücken oder längerem Stehen prolabiert und von zunehmenden Inkontinenzproblemen begleitet wird. Durch die unphysiologische Lage der Schleimhaut bei solchen Prolapsen ist diese meist stärker gereizt. Die zwangsläufige Folge sind Nässen und petechiale Blutungen, wodurch der Patient, der oft noch jahrelang imstande ist, den Vorfall selbst digital zu reponieren, meist stark belästigt wird.
Weiterhin kann ein solcher Prolaps ödematös anschwellen, zumindest partiell thrombosieren, schließlich fibrinisieren und dadurch irreponibel werden.

DIAGNOSE

Die Diagnosestellung eines Analprolapses ist, sofern es sich bereits um einen irreponiblen Vorfall handelt, einfach.
Im anderen Falle muss ein Prolaps anamnestisch diagnostiziert oder im Zweifelsfalle durch Pressen provoziert werden. Das entscheidende Erkennungsmerkmal eines oft mehr knotenförmig erscheinenden Analprolapses, das ihn gleichzeitig sicher von einem Rektumprolaps unterscheidet, ist die durch typisch radiäre Faltenbildung der prolabierten Mukosa bedingte meist mehr oder weniger sternförmige Öffnung.

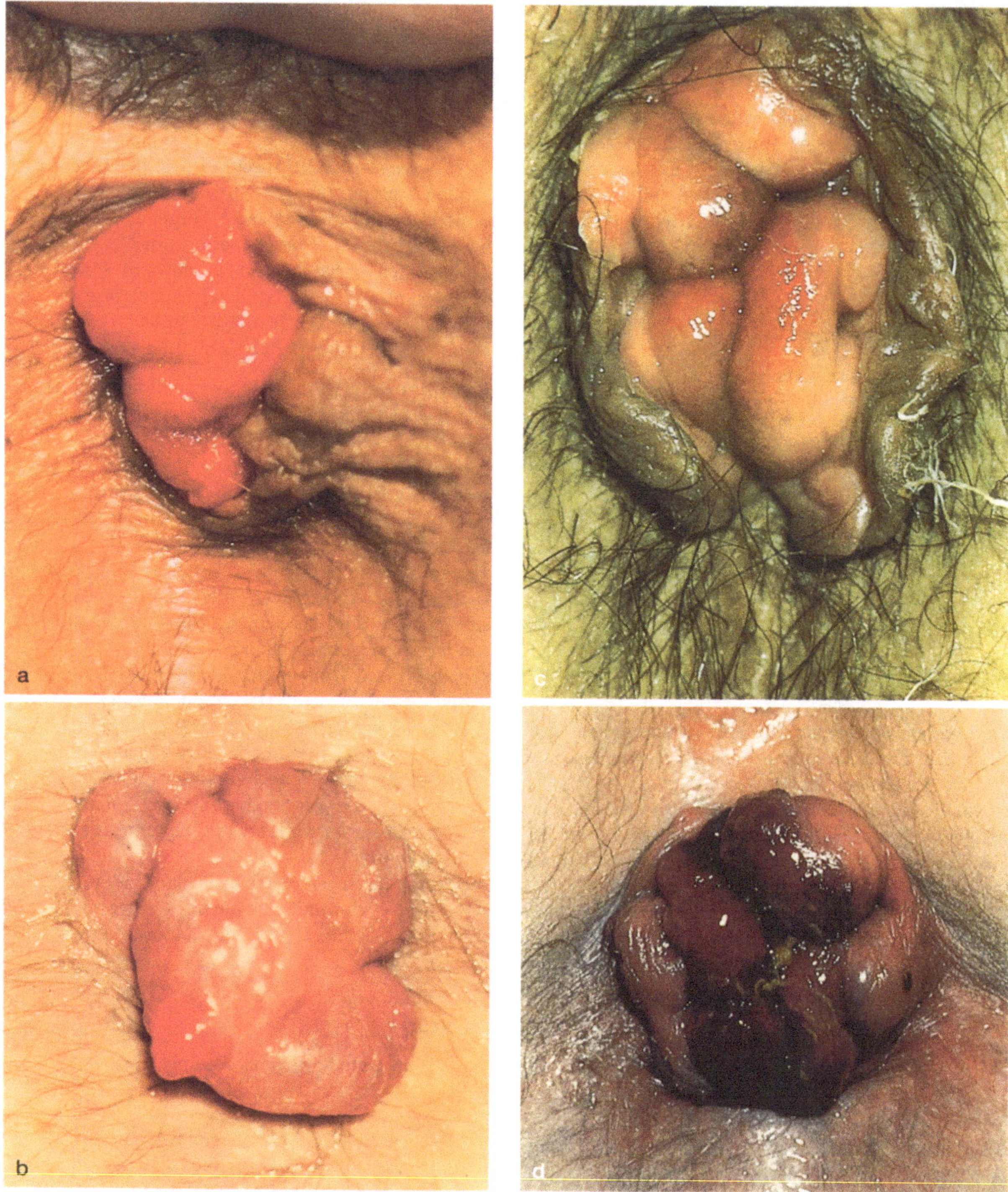

Abb. 1.8. **a** Partieller reponierbarer Analprolaps. **b** Semizirkulärer Analprolaps mit katzenzahnartigem Fibrom bei 8 °° SSL. **c** Seit mehreren Jahren rezidivierend post defaecationem auftretender totaler, noch weitgehend reponierbarer Analprolaps. Oberflächliche Erosionen. Radiär angeordnete Schleimhautfalten. **d** Neu aufgetretener, vollständiger Analprolaps. Stauungsbedingte, typisch lividrot, prallelastisch erscheinende prolabierte Schleimhaut bei radiärer Faltenbildung

DIFFERENZIALDIAGNOSE

Die Differenzialdiagnose des Analprolapses umfasst insbesondere den Rektumprolaps, prolabierende anorektale Polypen und Tumoren, Analvenenthrombosen, Marisken, Kondylome und weitere Neubildungen im Bereich des äußeren Analringes.

THERAPIE

Die Behandlung richtet sich nach dem klinischen Erscheinungsbild. Liegt bereits ein stark fibrinisierter und damit ein z.T. oder bereits vollständig fixierter oder gar inkarzerierter Prolaps vor, kommt nur ein operativer Eingriff in Betracht, ggf. ambulant, i.d.R. jedoch unter stationären Bedingungen (s. S. 74). Bei Vorliegen eines erhöhten Analsphinktertonus wird die Durchführung einer partiellen Sphinkterotomie des M. sphincter ani internus empfohlen [1, 2, 5].

Die Methode der Wahl für den überwiegenden Teil selbst fortgeschrittener, jedoch noch nicht fixierter Analprolapse stellt die Behandlung mit sklerosierenden Injektionen dar. Selbst Jahre bestehende Schleimhautprolapse, die täglich reponiert werden mussten, können erfahrungsgemäß nicht selten durch eine solche, nur wenige Minuten dauernde schmerzlose Behandlung zum Verschwinden gebracht werden. Es gibt sicherlich wenige Behandlungsmöglichkeiten in der Medizin, die durch so geringen Aufwand so risikolos einen so schlagartigen Therapieeffekt haben wie die Sklerosierungsbehandlung der Analprolapse nach der Blond-Methode [6].

Um einen bleibenden Erfolg zu erzielen, ist es empfehlenswert, gleich bei der ersten Sitzung nach Reponierung des Prolapses eine sog. ringförmige Sklerosierung mit 10 und mehr Injektionen durchzuführen. Es empfiehlt sich hierbei schon aus Gründen der Übersicht, bei $6^{\circ\circ}$ SSL zu beginnen, da dieser am tiefsten liegende Bereich meist nach einigen Injektionen überblutet ist. Danach werden im Uhrzeigersinn unter Bevorzugung der Bereiche bei $7^{\circ\circ}$, $11^{\circ\circ}$ und $3^{\circ\circ}$ weitere 8–10 Injektionen mit einem chininhaltigen Sklerosierungsmittel (z.B. Sagittaproct CH 20%ig) bis zu einer Gesamtdosis von 2,5 ml streng submukös vorgenommen. In Abständen von 8–14 Tagen werden weitere 5–10 Sklerosierungssitzungen mit sodann 1–3 Injektionen zu jeweils 0,2–0,5 ml durchgeführt.

Nach der ersten Sitzung kann sicherheitshalber ein Redressverband, am besten mit einem durch Pflaster fixierten Suppositorium (Tampositorien o.Ä.) für einen Tag, d.h. bis die gewünschte Wirkung der Injektion einsetzt, angelegt werden. Danach empfiehlt es sich, ggf. durch kurzzeitige Verabreichung eines Abführmittels für weichen Stuhlgang zu sorgen. Längerfristige Laxanzieneinnahmen wie auch motilitätshemmende Medikamente sollten jedoch gemieden werden. Vielmehr muss insbesondere durch eine ballastreiche Ernährung eine Stuhlregulierung erreicht werden, sodass exzessives Pressen vermieden werden kann.

Literatur

1. Bellomo R, Morganti J (1982) Operative Behandlung des rektalen Mukosaprolapses. Coloproctology 1: 65–67
2. Burkitt DP (1975) Haemorrhoids, varicose veins and deep vein thrombosis; epidemiologic features and suggested causative factors. Can J Surg 18: 483–488
3. Kunath U (1979) Diagnose und Therapie des Mastdarmvorfalls. Therapiewoche 29: 1780–1786
4. Roschke W, Knoch HG, Krause H, Walther J (1986) Die proktologische Sprechstunde. Urban & Schwarzenberg, München Wien Baltimore
5. Rüedi Th, Allgöwer M, Schiller U (1981) Anal- und Rektumprolaps. In: Allgöwer M et al. (Hrsg) Chirurgische Gastroenterologie 2. Springer, Berlin Heidelberg New York
6. Stein E (1980) Praktische Erfahrungen mit der Sklerotherapie. Coloproctology 3: 144–149

1.5 Rektumprolaps

Unter einem Rektumprolaps (Providencia recti) versteht man eine graduelle Intussuszeption sämtlicher Wandschichten des Rektums.

Beim *äußeren* Rektumprolaps tritt eine solche Einstülpung des Rektums durch den nicht mitprolabierten Anus hindurch. Bleibt der Vorfall hingegen auf die Ampulle beschränkt, spricht man von *innerem* Rektumprolaps.

Kommt es nicht zu einer zirkulären Intussuszeption der Rektumwand oberhalb des Beckenbodens, sondern erfolgt nur eine Invagination der Rektumvorderwand, so entsteht kein „kompletter“ Prolaps mit meist zentraler Öffnung, sondern ein „partieller“. Davon zu unterscheiden ist der reine *Mukosaprolaps*. Hier rutscht lediglich die Schleimhaut zumeist der unteren Rektumvorderwand in den Analkanal.

Die Entstehung eines Mastdarmvorfalls erstreckt sich meist über Jahre und kann grundsätzlich in jedem Lebensalter erfolgen.

Eine Häufung findet sich jedoch bei Kindern vor dem 3. Lebensjahr – Jungen scheinen hierbei etwas häufiger betroffen zu sein als Mädchen – sowie bei Erwachsenen ab dem 5. Lebensjahrzehnt, wobei demgegenüber das weibliche Geschlecht im Verhältnis 5:1 zum männlichen dominiert [16].

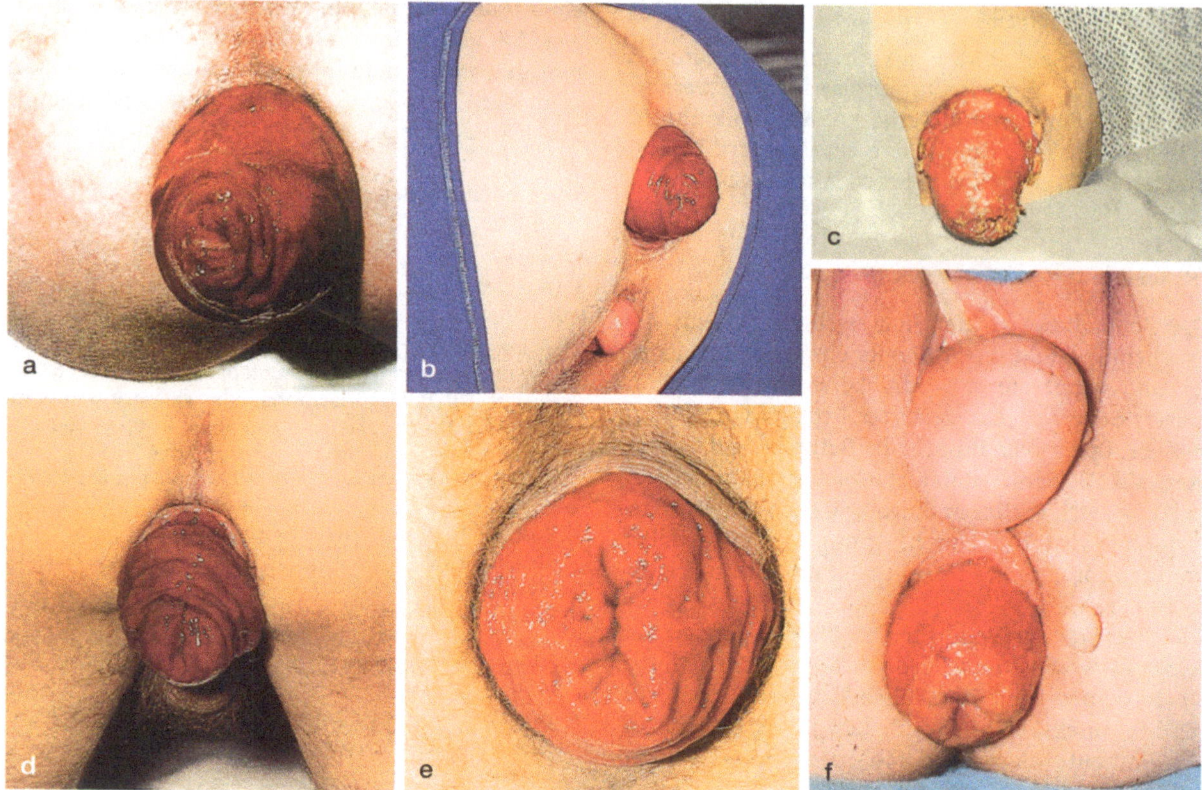

Abb. 1.9 a–f. Rektumprolapse. Mit zusätzlichem Uterusprolaps (f)

ÄTIOLOGIE

Wie es zur Ausbildung eines Rektumprolapses kommt, ist noch weitgehend unklar. Weder für die Annahme, dass eine hereditäre Insuffizienz des Beckenbindegewebes bzw. der Perineal- und Sphinktermuskulatur, noch dass Schwangerschaften, Dammrisse, Erhöhung des intraabdominellen Druckes, chronische Obstipation oder angeborene anatomische Anomalien, wie etwa die Persistenz einer besonders tiefen Douglas-Tasche, eines überlangen Mesorektums bzw. Mesosigmas oder eines offenen Anorektalwinkels, ätiopathogenetisch relevant sind bzw. mehr oder weniger disponierende Faktoren darstellen, liegen bisher schlüssige Beweise vor.
Sekundäre, d.h. durch Zug von Tumoren, Polypen, ggf. auch ausgeprägter Hämorrhoiden hervorgerufene Rektumprolapse stellen seltene Ausnahmen dar.

KLINIK

Erscheinungsbild. Von dem durch *radiäre* Fältelung gekennzeichneten Analprolaps (S. 85) unterscheidet sich der meist kleinere und relativ selten vorkommende Mastdarmvorfall durch das typische Bild *zirkulär* verlaufender Schleimhautfalten (s. hierzu Abb. 1.9 a–f).

Beschwerdebild. Das Beschwerdebild ist i.d.R. abhängig vom Zeitpunkt des erstmaligen Auftretens und wird hauptsächlich bestimmt vom jeweiligen Ausmaß der meist zunehmenden Kontinenzstörung bei gleichzeitig abnehmendem Tonus der Sphinkter- und Perinealmuskulatur.
Der interne Rektumprolaps macht lediglich durch eine entsprechende Symptomatologie auf sich aufmerksam. Insbesondere klagen die Betroffenen über Obstruktions-, Fremdkörper- und ständiges Stuhldranggefühl, über perineale Schmerzen bis hin zur partiellen Inkontinenz [7]. Eine Rötung der Rektumvorderwand oder sogar ein solitäres Ulkus (Abb. 14.30) sind immer verdächtig auf einen inneren Rektumprolaps [12].
Patienten mit externem Rektumprolaps begeben sich erfahrungsgemäß oft erst dann in ärztliche Behandlung, wenn sie selbst nicht mehr in der Lage sind, ihre ständigen Darmvorfälle zu beherrschen. Subjektiv klagen sie vor allem über ziehende Schmerzen sowie über ein Druck- und Fremdkörpergefühl im Anorektalbereich.

Während anfangs meist nur bei der Defäkation ein in diesem Stadium meist noch spontan reversibler oder manuell noch leicht zu reponierender Prolaps auftritt, erfolgt mit zunehmender Inkontinenz, wobei der Patient zunächst keine Winde und schließlich keinen Stuhl mehr halten kann, immer häufiger auch beim Husten, Niesen und schließlich schon beim Stehen und Gehen ein Darmvorfall.
Neben einer durch die vorliegende obstruktive Entleerungsstörung bedingten chronischen Obstipation kann es seltener auch zu Diarrhöen sowie zu unkontrollierten Stuhlabgängen kommen. Zwangsläufig führt dies insbesondere durch Stauung und mechanische Reizung der prolabierten Darmschleimhaut zu ständiger Sekretion und ggf. zu Sickerblutungen mit allen daraus sich für den Patienten ergebenden Konsequenzen.
Weitere *Komplikationen*, die sich ggf. daraus entwickeln bzw. noch hinzutreten können, sind insbesondere blutende Ulzerationen und Thrombosen sowie – bei noch gut erhaltenem Sphinktertonus – eine Inkarzeration des prolabierten Darmes, was bei bereits eingetretener Gangränbildung zu einer sofortigen operativen Intervention zwingen kann.

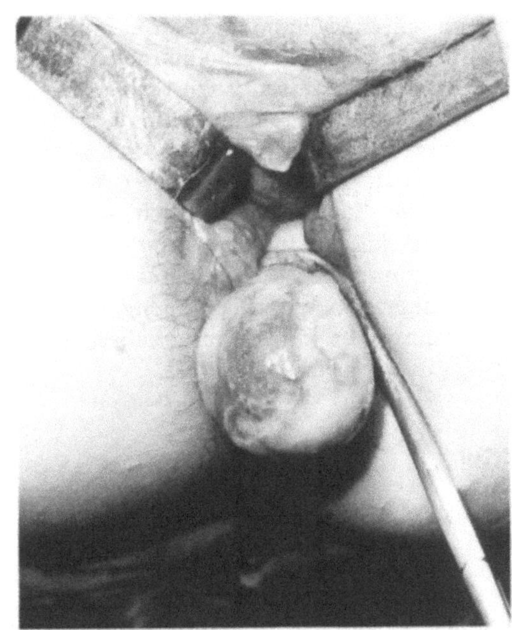

Abb. 1.10. Benignes, polypoides, 4,5 × 2,5 × 2,2 cm großes Teratom des Rektums bei einer 60-jährigen Frau zum differenzialdiagnostischen Vergleich zu einem Rektumprolaps (s. Abb. 1.9 a–f)

DIAGNOSE

Ein ausgetretener Rektumprolaps ist unverkennbar. Die typisch bienenkorbartig (zirkulär) angeordneten rosaroten Falten eines Mastdarmvorfalles fühlen sich auffällig kompakt an, da sie aus zwei vollständigen Darmwänden mit stellenweise noch dazwischenliegendem peritonealen Bruchsack bestehen. Die prolabierte Schleimhaut ist zusätzlich nicht selten ödematös verdickt und stellenweise erodiert bzw. ulzeriert. Ein solitäres Ulkus (S. 399 ff.) soll hierbei besonders typisch sein [4, 12].
Sofern zum Zeitpunkt der Untersuchung jedoch kein äußerlich sichtbarer Prolaps vorliegt und durch Pressenlassen auch keiner provoziert werden kann, anamnestische Angaben aber darauf hinweisen, kann die Defäkographie weiterhelfen. Wie auf S. 46 ff. dargelegt, lassen sich mit ihrer Hilfe auch rektale Intussuszeptionen feststellen, die selbst während des Pressens die Anorektallinie nicht überschreiten.
Bei der rektalen Untersuchung, die i. Allg. ohne Missempfindungen möglich ist, findet sich meist ein auffällig schwacher Sphinktertonus, der in fortgeschrittenen Fällen auch bei willkürlichem Verschluss nicht wesentlich kräftiger ist.
Wird durch die Anamnese, die Inspektion der Analregion und die Digitaluntersuchung geklärt, ob es sich um einen reponiblen oder einen bereits fixierten bzw. inkarzerierten Prolaps handelt, dient die Proktoskopie und Rektosigmoidoskopie dem Ausschluss pathologischer Veränderungen im Analkanal und Rektosigmoidalbereich.
Weitere Diagnostikmaßnahmen sind die Analmanometrie sowie Elektromyographie (S. 49 ff.) des sphinktären Verschlussapparates. Bei vorliegender Inkontinenz kann hierdurch das Ausmaß der muskulären Sphinkterschädigung bestimmt werden [13].

DIFFERENZIALDIAGNOSE

Die Differenzialdiagnose umfasst insbesondere prolabierende Hämorrhoiden, Analprolapse, größere vorfallende anorektale Polypen und, wie Abb. 1.10 zeigt, in seltenen Fällen auch einmal ein prolabierendes Rektumteratom [18].
Eine ähnliche Symptomatik (wie ein innerer Rektumprolaps) kann eine Rektozele (S. 45), die auch in Kombination mit einem solchen auftreten kann, verursachen. Mittels Defäkographie (S. 45 ff.) ist eine sichere Differenzierung möglich.

THERAPIE

Die Behandlung des Rektumprolapses ist aufgrund der ätiopathogenetischen Unsicherheit nicht einheitlich. Grundsätzlich sollte durch ballastreiche Ernährung (z. B. Haferkleie), Gabe von Plantago-ovata-Samenschalen (z. B. Mucofalk) u. Ä. eine Stuhlregulierung angestrebt werden. Des Weiteren muss

vor der chronischen Einnahme von Laxanzien bzw. motilitätshemmenden Psychopharmaka gewarnt werden. Exzessives Pressen ist zu vermeiden.
Während selten vorkommende sekundäre bzw. mechanisch hervorgerufene Prolapse durch Abtragung des betreffenden Polyps oder anderer den Prolaps verursachender Tumoren u.U. auch ambulant zu beheben sind, kommt für die überwiegende Mehrzahl der Rektumprolapse nur eine chirurgische Behandlung unter stationären Bedingungen mittels einer der zahlreichen Operationsverfahren [1–6, 8–11, 13–17] in Betracht.

Literatur

1. Allam M, Piskun G, Fogler R (1997) Laparoscopic-assisted abdominoperineal proctosigmoidectomy for rectal prolapse. A new technique. Am Surg 63: 9–12
2. Boccasanta P, Rosati R, Venturi M et al. (1998) Comparison of laparoscopic rectopexy with open technique in the treatment of complete rectal prolapse: clinical and functional results. Surg Laparosc Endosc 8: 460–465
3. Buchmann P (1994) Lehrbuch der Proktologie, 3. Aufl. Huber, Bern
4. Gemsenjäger E (1994) Rektumprolaps. Chir Gastroenterologie 10: 278–286
5. Himpens J, Cadiere GB, Bruyns J et al. (1999) Laparoscopic rectopexyaccording to Wells. Surg Endosc 13: 139–141
6. Huber FT, Stein H, Siewert JR (1995) Functional results after treatment of rectal prolapse with rectopexy and sigmoid resection. World J Surg 19: 138–143
7. Ihre Th, Seligson U (1975) Intussusception of the rectum internal procidentia: treatment and results in 90 patients. Dis Colon Rectum 18: 391–396
8. Kim DS, Tsang CB, Wong WD, Lowry AC, Goldberg SM, Madoff RD (1999) Complete rectal prolapse: evolution of management results. Dis Colon Rectum 42: 460–466
9. Kirchdorfer B, Ruppert R, Mündel D, Günther B (2001) Innerer Rektumprolaps: Welche Therapie ist die beste? Coloproctology 23: 98–101
10. Schütz G, Ulrich B (1999) Die extrakorporale Rektumresektion in der Behandlung des kompletten Rektumprolapses. Eine Alternative zu transabdominellen Verfahren? Coloproctology 21(6): 276–280
11. Schütz G, Ulrich B (1999) Erfahrungen mit der extracorporalen Rectumresektion in der Behandlung des kompletten Rectumprolaps. Chirurg 70: 54–58
12. Schweiger M, Alexander-Williams J (1977) Solitary ulcer syndrome of the rectum, its association with occult rectal prolapse. Lancet 1: 170
13. Selvaggi F et al. (1994) Operative Behandlung des internen Rektumprolapses. Coloproctology 5: 341–345
14. Watts AM, Thompson MR (2000) Evaluation of Delorme's procedure as a treatment for full-thickness rectal prolapse. Br J Surg 87: 218–222
15. Winde G et al. (1993) Klinische und funktionelle Ergebnisse der abdominellen Rektopexie unter Verwendung verschiedener Fixierungsgrundlagen. Langenbecks Arch Chir 378: 86–91
16. Winkler R (1994) Rektumprolaps – Resektion. Coloproctology 5: 301–309
17. Yildirim S, Köksal HM, Baykan A (2001) Incarcerated and strangulated rectal prolapse. Int J Colorectal Dis 16: 60–61
18. Zissiadis A, Tzioufa V, Aletras H (1993) Bebign polypoid teratoma of the rectum. Coloproctology 1: 14–16

1.6 Kryptitis und Papillitis

Unter der relativ häufig auftretenden, sekundär zur Fistelbildung neigenden und daher auch „inkomplette Fistel“ genannten analen Kryptitis versteht man eine abszedierte, unspezifische Entzündung der Morgagnischen Krypten. Nicht selten greift eine solche Entzündung auf die Analpapillen über, im Proktoskop erkennbar an einem entzündlich geröteten, ödematösen Aussehen. Es handelt sich sodann um eine sog. Papillitis. Sind beide Krankheitsbilder – was nicht selten vorkommt – gleichzeitig vorhanden, kann man von einer *Proktitis* im Gegensatz zu der weiter kranial lokalisierten *Rektitis* sprechen.
Derart entzündlich veränderte Analpapillen neigen bei längerem Bestehen der Entzündung zur Hypertrophie („Papillitis hypertrophicans“) und schließlich zur Polypenbildung. Diese sog. Analpolypen (S.92) unterscheiden sich von Rektumpolypen (S.231) dadurch, dass sie kaudal der Linea dentata, d.h. im Bereich der Analpapillen und -krypten lokalisiert sind.

ÄTIOLOGIE

Ätiopathogenetisch sollen Stuhlunregelmäßigkeiten, Laxanzienabusus, scharfe Gewürze oder andere die Schleimhaut irritierende Einflüsse eine Rolle spielen. Durch Schleimhautreizung im Bereich der Papillen und dadurch bedingte Hyperämisierung und Ödematisierung können Speisereste in den Krypten rückgestaut und so eine weitere Reizung der für entzündliche Vorgänge ohnehin anfälligen Krypten bewirken.

KLINIK

Das klinische *Erscheinungsbild* wird von mehr oder weniger starken Entzündungsvorgängen im Krypten- und Papillenbereich geprägt. Auf Druck entleert sich aus den entzündenden und vertieften Analkrypten Sekret oder Eiter (Abb. 1.11).
Lokalisiert ist diese besondere Form einer Proktitis bevorzugt im Bereich der hinteren Kommissur des Analkanals. [4].

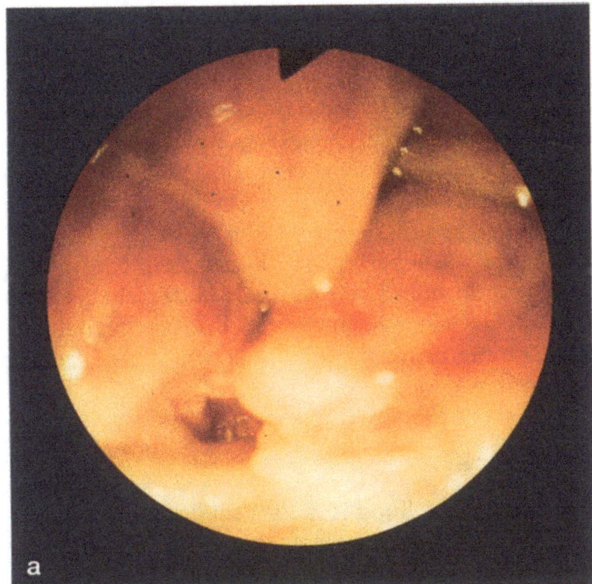

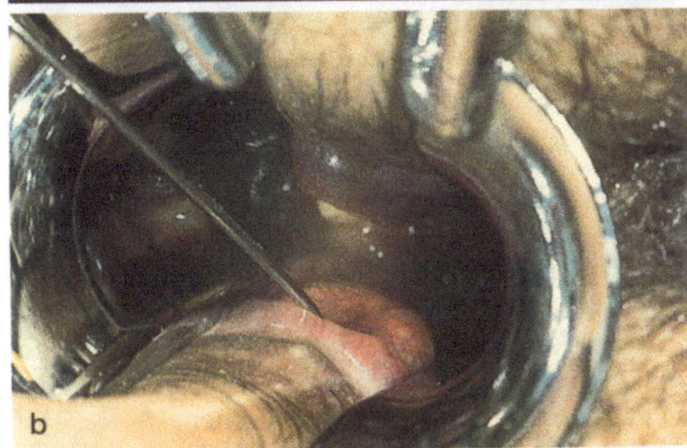

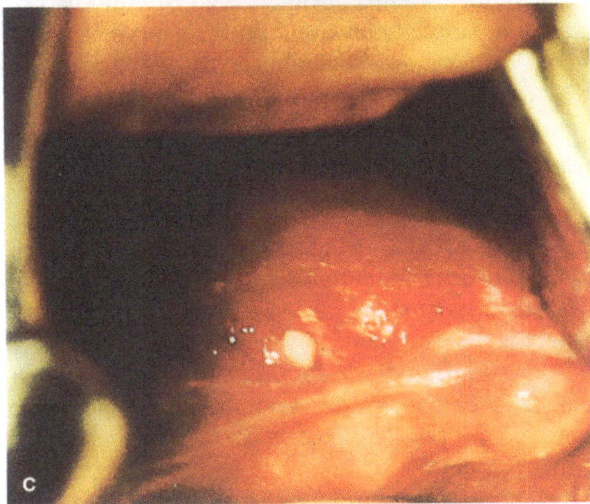

Abb. 1.11. a Akute Proktitis; **b** Nachweis einer Kryptitis mit Spreizspekulum und Sonde; **c** aus einer erweiterten Krypte herausquillender Eitertropfen

Die *Beschwerden* sind uncharakteristisch. Subjektiv wird bei Vorliegen einer Kryptitis bzw. Papillitis neben dem Gefühl der unvollständigen Stuhlentleerung besonders über einen dumpfen Druckschmerz im Anus geklagt, der sich vor und beim Stuhlgang steigert.
Durch die einsetzende Hypersekretion und entzündliche Anschwellung entstehen dann die für die Kryptitis und Papillitis typischen Symptome Nässen und Schmerzen.

DIAGNOSE

Nachzuweisen sind die beschriebenen Krankheitsbilder am besten mit dem Spreizspekulum und dünnen Hakensonden verschiedener Längen (Abb. 1.11 b). Außer bei stark hypertrophen Analpapillen bzw. -polypen ermöglicht demgegenüber die Digitaluntersuchung keine differenzierte Aussage.

DIFFERENZIALDIAGNOSE

Differenzialdiagnostisch oft schwer oder gar nicht abzugrenzen von einer analen Kryptitis sind inkomplette subkutane Analfisteln, insbesondere weil es sich hierbei um Übergangsformen handeln kann.

THERAPIE

Bei der unkomplizierten Proktitis empfiehlt sich die Durchführung einer Sklerosierung. Durch eine sorgfältige Abdrosselungsbehandlung der meist vorhandenen inneren Hämorrhoiden klingen erfahrungsgemäß diese entzündlichen Veränderungen i. Allg. rasch ab. Unterstützend können kortikoidfreie Analtampons verabreicht werden (z. B. Posterisan-Zäpfchen mit Mulleinlage). Führen diese Behandlungsschritte nicht zum Ziel, so kommen chirurgische Maßnahmen in Betracht. Hierbei empfiehlt es sich, die entzündlich veränderten Krypten mit der Hakensonde oder dem Kryptotom aufzureißen [5] oder durch Anheben des Kryptendaches mit der Hakensonde eine sparsame ellipsenförmige Exzision des Daches mit der Schere vorzunehmen [1, 3]. Eventuell vorhandene entzündete Papillen werden ggf. mit der Diathermieschlinge abgetragen.

Literatur

1. Brühl W (1992) Die anale Kryptitis. Haut 3: 73–74
2. Duhamel J (1972) The role of anitis and cryptitis in the anal pathology of children and adults. In: Drobni S, Féher M (eds) Recent progress in the study of disorders of the colon and rectum. Akadémiai Kiadó, Budapest, pp 493–496

3. Kiene S (1975) Operationen am Mastdarm und After. In: Bier, Braun, Kümmel (Hrsg) Chirurgische Operationslehre, Bd 4/II. Barth, Leipzig, S 363–364
4. Klosterhalfen B, Vogel P, Dohrenbusch J, Mittermayer C (1988) Modelle zur Pathogenese der analen Kryptitis mit besonderer Berücksichtigung der Kryptenverteilung und der Durchblutung des Analkanals. Coloproctology 5: 307–310
5. Roschke W, Knoch HG, Krause H, Walter J (1986) Die proktologische Sprechstunde. Urban & Schwarzenberg, München Wien Baltimore

1.7 Hypertrophe Analpapillen

Bei den recht häufig vorkommenden „katzenzahnartigen", gestielt polypoiden, warzenartigen oder flachen, stets von der Linea dentata ausgehenden hypertrophen Analpapillen, den sog. Analpolypen, die u.U. eine Länge von 3–4 cm erreichen können („Fibroma pendulans") (Abb. 1.12 d), handelt es sich um gutartige, mit Plattenepithel überzogene Fibrome ohne neoplastische Potenz [3].

ÄTIOLOGIE

Ätiopathogenetisch spielen chronische oder rezidivierend auftretende, ggf. durch häufige Mikrotraumen verursachte Entzündungsprozesse im Papillen- und Kryptenbereich, aber auch Residuen thrombosierter Hämorrhoiden die entscheidende Rolle.
Hierdurch kommt es zur fibrotischen Umwandlung und Hypertrophie der zunächst entzündlich ödematösen, im reizlosen Zustand nur 1–2 mm großen Analpapillen (s.o.).

KLINIK

Erscheinungsbild. Im Gegensatz zu den differenzialdiagnostisch in erster Linie abzugrenzenden Rektumadenomen (S. 231 ff.) zeigen die leicht geröteten, bei längerem Bestehen meist noch etwas blasseren, hypertrophen Papillen, deren Spitze nicht selten in mehreren kleinen Zacken endet und oft charakteristisch weiß erscheint, i.Allg. keinerlei Blutungsneigung und erweisen sich weiterhin bei einem leichten Kneifversuch mit der Pinzette gut mit sensiblen Nervenfasern versorgt.

Beschwerdebild. Analpapillen können, wenn sie entsprechende Größen erreicht haben, durch Prolabieren, Stieldrehung oder ständige Reizung infolge Druck auf die Umgebung zu den verschiedensten Beschwerden führen. Während die klinischen Beschwerden bei kleineren hypertrophischen Analpapillen meist gering und uncharakteristisch sind, verursachen langgestielte polypoide Papillen, die zu Inkarzeration und Prolaps post defaecationem neigen, neben mehr oder weniger starken stuhlunabhängigen Schmerzen und gelegentlichen Tenesmen ein ständiges Nässen, insbesondere jedoch ein ausgesprochenes Fremdkörpergefühl.
Kompliziert wird das Beschwerdebild einmal durch die infolge ständiger Exsudation bedingten Folgeerkrankungen wie perianale Kontaktekzeme, Mykosen usw. und zum anderen dadurch, dass neben einem Hämorrhoidalleiden meist auch eine begleitende Entzündung benachbarter Analkrypten und Proktodäaldrüsen vorliegt.

DIAGNOSE

Die Diagnosestellung ist aufgrund der meist charakteristischen Erscheinungsformen eines infolge der derben Konsistenz und meist glatten Oberfläche typischen Tastbefundes sowie des obligaten Ansatzpunktes an der Linea pectinea i.d.R. einfach.

DIFFERENZIALDIAGNOSE

Differenzialdiagnostisch ist insbesondere an Rektumadenome zu denken (s.o. und Abb. 1.13). Auch die Abgrenzung zu weiteren differenzialdiagnostisch in Betracht kommenden Tumoren wie Rektum- und Analkarzinomen, Morbus Bowen, Basaliomen, Leiomyosarkomen, amelanotischen Melanomen, Morbus Paget, Keratoanthomen (Abb. 3.15 h) [2], Lipomen, Neurofibromen, dem Granuloma pyogenicum, Condylomata lata und C. acuminata sowie m.E. Hämorrhoidalthrombosen ist proktoskopisch i.Allg. problemlos.

THERAPIE

Eine Behandlung ist, sofern vorhandene hypertrophe Analpapillen keine deutliche Wachstumstendenz aufweisen und zu keinerlei Beschwerden führen, nicht notwendig.
Sofern sie jedoch Folgeerscheinungen verursachen, ist die Therapie der Wahl die ambulant durchführbare Abtragung mit der versenkbaren Diathermieschlinge in Lokalanästhesie (z.B. Scandicain 2%, 1 ml).
Eine Abtragung direkt an der Papillenbasis erscheint hierbei notwendig, da verbliebene Stielreste zu Rezidiven führen können [4].
Nach der Abtragung sollten Analpapillen histologisch untersucht werden, da sie, wenn auch sehr selten, von Karzinomgewebe infiltriert sein können [1]. Die Nachbehandlung kann mit Salben (z.B. Betaisodona) oder Analtampons (z.B. Posterisan-Zäpfchen mit Mulleinlage) erfolgen.

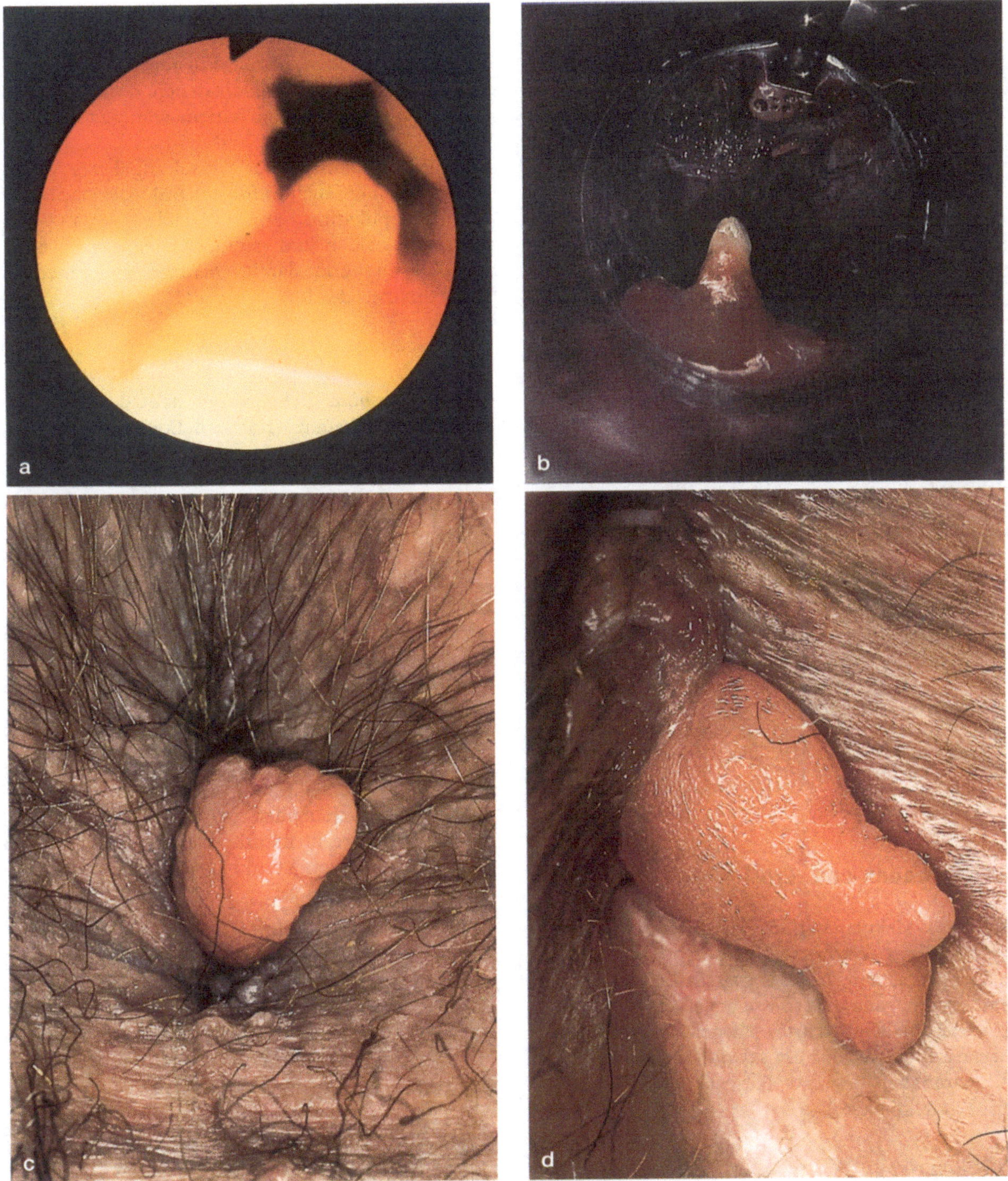

Abb. 1.12. **a** Hypertrophe Analpapille aus endoskopischer Sicht. **b** Sog. Katzenzahn. Charakteristisch weißliche Papillenspitze. **c** Prolabierter sog. Analpolyp. **d** Über 3 cm große, zweizipfelige, hypertrophierte Analpapille („Fibroma pendulans")

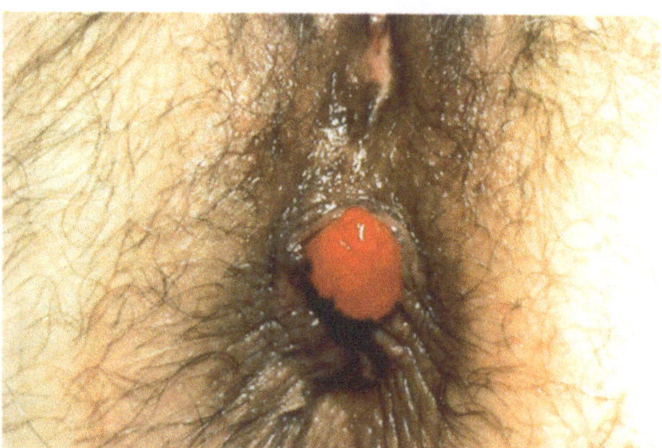

Abb. 1.13. Aus dem After prolabierendes, fast mandarinengroßes tubulovillöses Rektumadenom zum differenzialdiagnostischen Vergleich zu Abb. 1.12 a–d

Literatur

1. Gebbers JO, Laissure JA (1984) Pathologie der Analtumoren. Schweiz Rundschau Med 73: 847–862
2. Jensen SL et al. (1985) Keratocanthoma of the anus. Dis Colon Rectum 10: 743–745
3. Otto HF, Wanke M, Zeitlhofer J (1976) Darm und Peritoneum. In: Doerr W, Seifert G, Uehlinger E (Hrsg) Spezielle pathologische Anatomie, Bd 2, Teil 2. Springer, Berlin Heidelberg New York
4. Winkler R (1982) Proktologische Erkrankungen. In: Müller-Wieland K (Hrsg) Dickdarm. Springer, Berlin Heidelberg New York (Handbuch der inneren Medizin, 5. Aufl, Bd 3/4)

1.8 Analrhagaden und -erosionen

Während Makula, Urtika, Papula, Vesikula, Bulla, Zyste, Pustula, Phyma und Tumor *primäre* Effloreszenzen darstellen, handelt es sich bei der Erosion und der Rhagade ebenso wie bei einem Ulkus, einer Exkoriation, einer Kruste, Schwiele, Narbe, Pigmentierung oder Atrophie um *sekundäre* Effloreszenzen, d. h. krankheitsbedingte Folgezustände aus primären Effloreszenzen.

ÄTIOLOGIE

Ätiopathogenetisch sind neben mechanischen bzw. medikamentösen Einflüssen vor allem die verschiedensten entzündlichen Krankheitsprozesse im gastroenteralen und perianalen Bereich wichtig.
So können sowohl perianale Kontaktekzeme wie ebenso alle entzündlichen, ggf. superinfizierten enterokoloproktologischen Prozesse, wie etwa eine Kolitis, eine Proktitis, ein Fistelleiden usw., insbesondere infolge ständiger Exsudations- und damit Mazerationsvorgänge zu einem Elastizitätsverlust der Haut und somit zur Entstehung von Analrhagaden und -erosionen führen. Ein regelrechter Circulus vitiosus kann dadurch entstehen, dass Rhagaden und Erosionen selbst zu einem ständigen Nässen führen können.
Nicht selten kommt es zur Entstehung dieser Veränderungen aber auch infolge kritikloser topischer Langzeitapplikation kortikosteroidhaltiger sog. Hämorrhoidalsalben und -suppositorien, die zu einer Atrophierung und damit ebenfalls zunehmenden Verletzlichkeit der Haut führen [2].

KLINIK

Erscheinungsbild. Eine *Erosion* stellt definitionsgemäß einen Substanzverlust im Epithelbereich dar. Sie imponiert als scharf umschriebene, meist rundlich-ovale, glatte rote Fläche und heilt, da submuköse bzw. subepidermale Schichten nicht mitbeteiligt sind, stets ohne Narbenbildung ab.
Demgegenüber handelt es sich bei den im Gegensatz zu den analen bzw. perianalen Erosionen meist nur vereinzelt vorkommenden – bzw. schnittförmig in den Spaltlinien der Haut und somit radiär zum Anus verlaufenden *Rhagaden* (Abb. 1.14) oder Schrunden um Dehiszenztrennungen der Haut im Bereich der Epidermis, allenfalls bis zum Papillarkörper reichend [1].
In der proktologischen Sprechstunde sind Rhagaden und Erosionen als Folge bzw. Begleiterscheinungen allergischer oder toxischer Kontaktekzeme, Mykosen usw. recht häufig zu finden und sind als Eintrittspforten von Krankheitserregern pathogenetisch wichtig.

Beschwerdebild. Das durch Rhagaden und Erosionen hervorgerufene Beschwerdebild besteht vor allem in der Angabe diffuser brennender Schmerzen während und nach dem Stuhlgang. Diese Schmerzen haben jedoch niemals die infolge Spasmen des M. sphincter ani internus verursachte Intensität der sog. echten Analfissur.

DIAGNOSE

Die Diagnosestellung erfolgt prima vista durch Inspektion bzw. Anoskopie oder Proktoskopie.

THERAPIE

Die Therapie sollte auch hier stets kausal sein. Die zugrunde liegende Enteritis oder Kolitis, der Diabetes, das perianale Kontaktekzem, die Kandidose oder der chronische Kortikosteroid- oder Laxanzienmissbrauch müssen beseitigt werden.

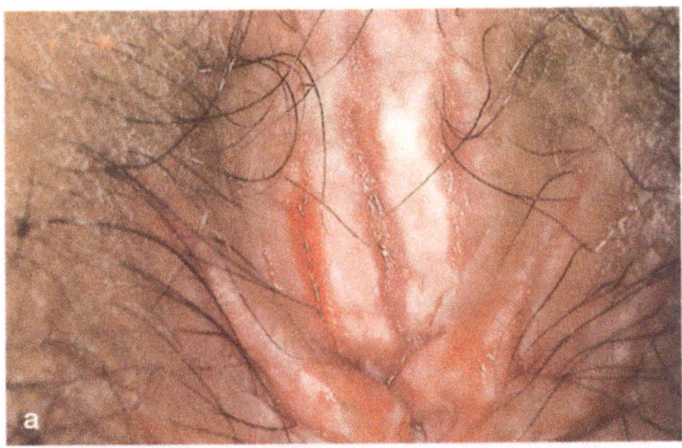

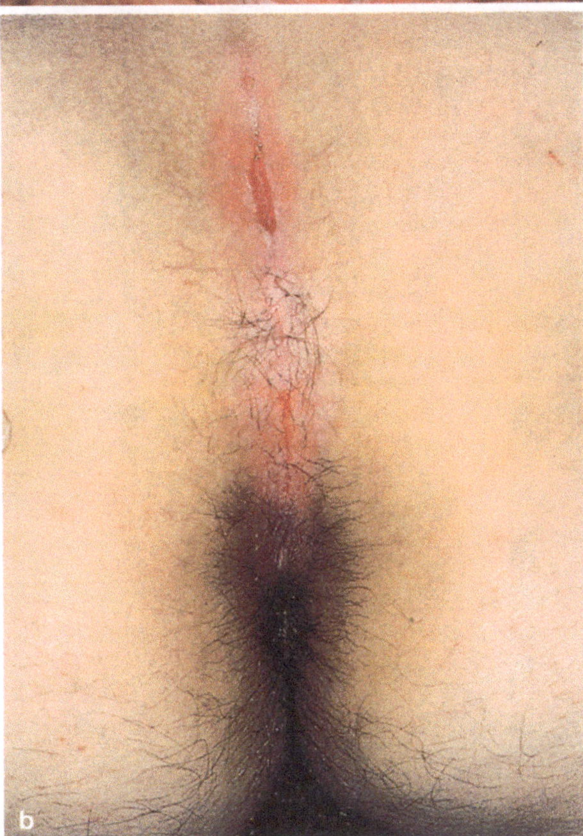

Abb. 1.14 a, b. Analrhagaden

Zusätzlich empfehlen sich neben einer möglichst reizlosen Analtoilette symptomatische Maßnahmen, wie etwa Kaliumpermanganat- oder Gerbstoff-Sitzbäder (z.B. Tannosynt), Pinselungen mit Gentianaviolett (0,5%ig, wässrig), 1%iger wässriger Eosinlösung u.Ä., ggf. auch vorsichtiges Ätzen mit 1%iger Argentum-nitricum-Lösung bzw. Abdecken der betroffenen Bereiche, z.B. mit Pasta zinci mollis.
Auch gerbstoffhaltige Salben, z.B. Hamamelisextrakt-haltige Zubereitungen (z.B. Posterine-Salbe) haben sich bewährt.

Literatur

1. Fischer E (1980) Effloreszenzlehre. In: Korting GW (Hrsg) Dermatologie in Praxis und Klinik, I. Bd. Thieme, Stuttgart
2. Stein E (1974) Uncharakteristische dermatologische Krankheitsbilder durch Kortikosteroid-Kombinations-Externa. Ärztl Praxis 14: 613

1.9 Analfissur

Die relativ häufig vorkommende Analfissur stellt eine der schmerzhaftesten proktologischen Erkrankungen dar.

ÄTIOLOGIE

Die Ätiopathogenese ist immer noch weitgehend ungeklärt. Die ausgesprochene Vielfalt in der Literatur von sich z.T. widersprechenden oder ergänzenden ätiopathogenetischen Hypothesen reflektiert einerseits eine weitgehende Unsicherheit und spricht andererseits für die Annahme, dass es sich um ein polyätiologisches Geschehen handelt.
Eine Annahme geht davon aus, dass die Voraussetzung zur Entstehung einer Analfissur ein analer Reizzustand (Diätfehler, Alkoholabusus usw.) auf der Grundlage disponierender Begleiterkrankungen (Hämorrhoidalleiden, Kryptitis, oberflächige, inkomplette oder komplette Fistel usw.) ist. Forcierte Pressdrücke führten sodann bei hochgestelltem Sphinktertonus zu analen Einrissen i.d.R. bei 6$^{\circ\circ}$ Steinschnittlage („Locus minoris resistentiae") [5, 12, 48].
Ein weiterer Versuch, die Entstehung der Analfissur pathophysiologisch zu erklären, geht davon aus, dass eine primäre Ursache (mechanische Verletzung, Durchbruch einer intraanalen Thrombose mit sekundärer Infektion u.Ä.) zu einem unter der Fissur schwelenden sog. entzündlichen Infiltrat führt, woraus bei kaudaler Ausbreitung die anfangs stark ödematös entzündlich erscheinende Vorpostenfalte und bei kranialer Ausdehnung die hypertrophe Analpapille hervorgeht. Der Sphinkter ani internus, in den dieses entzündliche Infiltrat eindringe, reagiere hierbei mit einem kräftigen Dauerhypertonus, der Sphinkter ani externus mit Krämpfen auf jeden Dehnungsreiz, wodurch ein Circulus vitiosus von Schmerz, chronischer Infektion, entzündlichem Infiltrat, Sphinkterhypertonus, Mangeldurchblutung und schlechter Heilungstendenz entstehe [22, 25, 42].

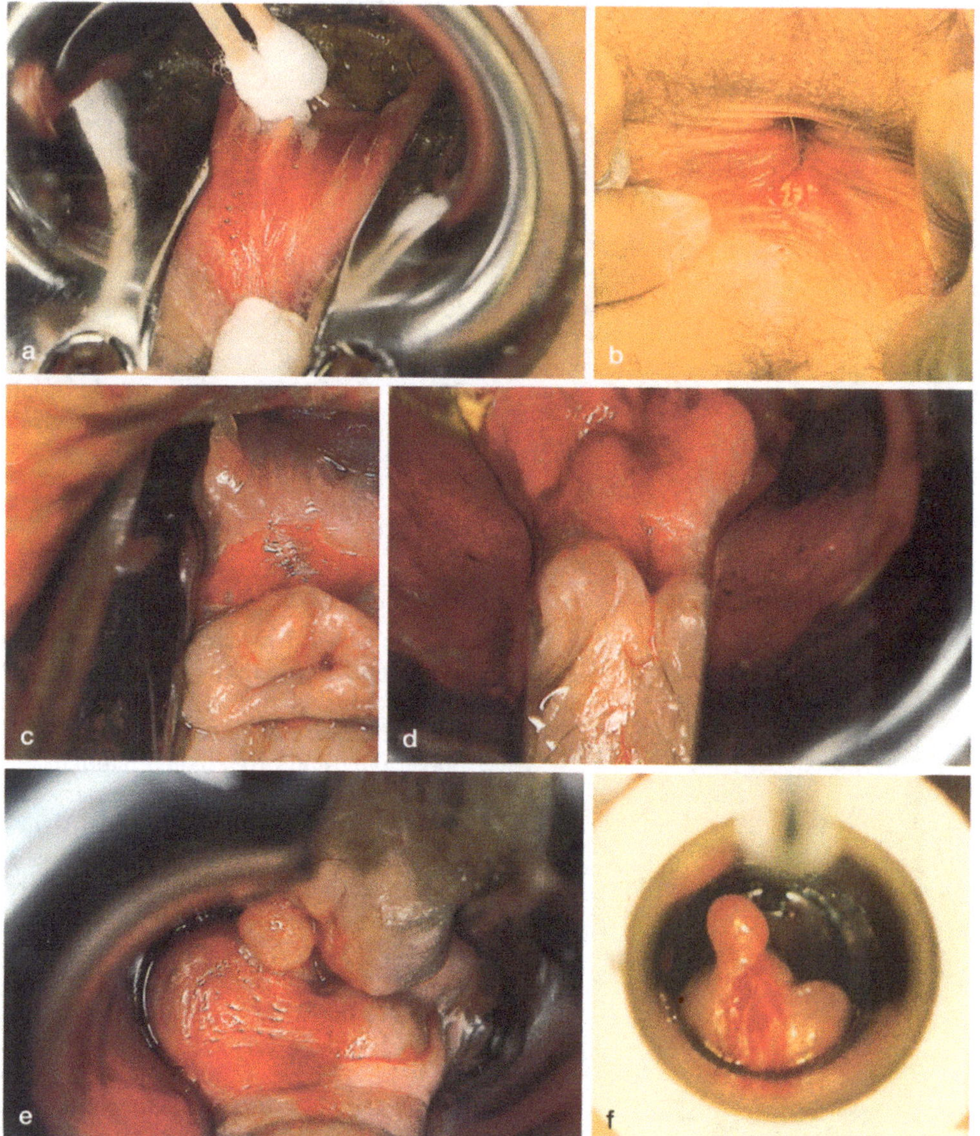

Abb. 1.15. a Eine beginnende leicht blutende Analfissur in Form eines oberflächlichen Risses im Anoderm bei 6^{00} SSL mit hypertropher Analpapille („Katzenzahn"). **b** Akute Analfissur, ebenfalls im Bereich der hinteren Kommissur. **c** Blutende Analfissur mit Wachtposten und kranialer, hypertropher Analpapille. **d** Unter einer Mariske versteckte Analfissur bei 6^{00} SSL bei stark geröteter, ödematös durchtränkter Umgebung. **e** Große, blutende Analfissur mit hypertropher Analpapille bei 6^{00} SSL im Spreizspekulum. **f** Gleiche Fissur wie **e** im Fensterproktoskop

KLINIK

Erscheinungsbild. Es handelt sich um ein meist spindelförmiges, einige Millimeter bis 2 cm langes und bis zu 1,5 cm breites benignes Ulkus, das in etwa 90% der Fälle bei 6^{00} Uhr Steinschnittlage im distalen Analkanal lokalisiert ist [9, 28] und bei beiden Geschlechtern in etwa gleicher Häufigkeit auftritt [12].

Bei *frischen* Fissuren, deren glatte Wundränder von gesunder Analhaut begrenzt sind, beherrschen akut entzündliche Vorgänge das Bild. Das Gewebe des gesamten Bereiches erscheint daher gerötet und ödematös durchtränkt (Abb. 1.15).

Sofern es nicht zur Abheilung kommt, erfolgt i. d. R. nach etwa 2 Monaten [25] der Übergang in ein dystrophisch-atrophisches Stadium. Es entsteht ein weitgehend therapieresistentes kallöses Geschwür, die *chronische* Analffisur. Sie ist gekennzeichnet durch grauweiß aufgeworfene, in weit fortgeschrittenem Zustand meist unterminierte Wundränder, in deren tiefem Grund nicht selten die querverlaufenden weißlichen Fasern des M. sphincter ani internus zu erkennen sind. Typisch für die chronische

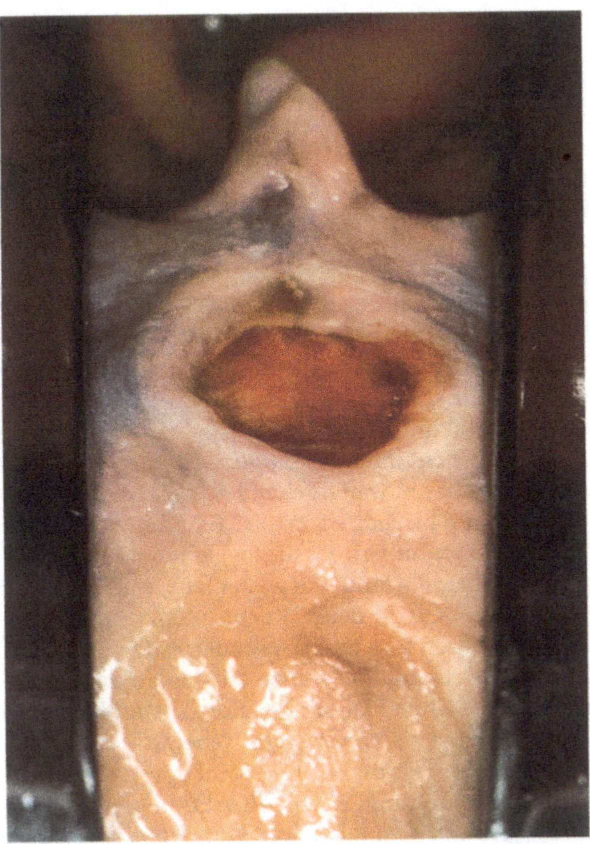

Abb. 1.16. Chronische Analfissur bei 6^{00} SSL mit kallösen z. T. unterminierten Wundrändern, etwas sichtbaren querverlaufenden sklerotisch veränderten Fasern des Sphincter internus auf dem Fissurgrund, ausgeprägter kranialer Analpapille und nur gering entwickelter kaudaler Vorpostenfalte

Fissur ist weiterhin die am kranialen Fissurende oft vorhandene hypertrophe Analpapille, auch suprafissuräres Fibrom genannt, sowie die die kaudale Begrenzung darstellende, oft hahnenkammartig geschwollene Mariske, der sog. Wachtposten. Letzterer, auch Vorpostenfalte, Analhautzotte, Hautfibrom oder Vorpostenhämorrhoide genannt, ist i. Allg. bereits bei nicht gespreiztem Anus sichtbar und weist so bei der Inspektion der Perianalregion schon auf das Vorliegen einer chronischen Analfissur hin (Abb. 1.16).

Wegen der schlagartig eintretenden starken Schmerzen bei jeglicher Irritation ist zwar in den meisten Fällen weder eine digitale noch eine instrumentell endoskopische Untersuchung ohne Lokalanästhesie möglich. Es genügt jedoch meist schon 1 ml eines Lokalanästhetikums (Skandicain 2 % o. Ä.) zunächst in der Umgebung und sodann unmittelbar unter den Fissurgrund zu injizieren, um schmerzfrei alle notwendigen Untersuchungsmaßnahmen durchführen zu können.

Beschwerdebild. Die typische Symptomatologie insbesondere der *akuten* Analfissur erleichtert die Diagnosestellung: Stets gibt der Patient als Hauptsymptom einen sogleich bei der Defäkation einsetzenden, meist ungewöhnlich heftigen, stechend, brennend und zuweilen krampfartig in andere Körperregionen (Rücken-, Genital- und Beinbereich) ausstrahlenden Analschmerz an, der am Ende der Defäkation kurzzeitig nachlässt, danach je doch meist mehrere Stunden anhält (die sog. Tenesmen).

Demgegenüber unterscheidet sich das Beschwerdebild der *chronischen* Analfissur durch eine etwas geringere Schmerzintensität. Sie verursacht nur mäßige Beschwerden während, jedoch ebenfalls starke Schmerzen einige Minuten nach der Defäkation, die sodann auch stundenlang anhalten können.

Die hierdurch erzeugte Angst des Patienten vor jeder Defäkation bewirkt in der Folge nicht selten einen chronischen Laxanzienabusus, Gewichtsverlust bis hin zum Suizidversuch. Weiterhin, allerdings nicht obligatorisch, finden sich meist bei Stuhlgang hellrote Blutspuren, die dem Stuhl stets aufgelagert sind.

Durch ständiges Nachsickern von Wundsekret aus dem Anus sowie die durch die Schmerzen bedingte häufig unzureichende Analhygiene entsteht sekundär nicht selten ein toxisches Kontaktekzem des Perianalbereichs. Dieses imponiert meist infolge ständigen Juckens und Brennens durch multiple, gelegentlich sekundär impetiginisierte oder durch eine Mykose überlagerte Kratzeffekte (Abb. 2.3, 2.4).

Der bei der Defäkation einsetzende heftige Schmerz ist so zu verstehen, dass der Sphincter ani internus, der an diesem entzündlichen Geschehen beteiligt ist, jeden äußeren Reiz mit einer schmerzhaften Dauerkontraktion beanwortet. Infolge der durch den Dauerspasmus bedingten Minderdurchblutung heilt eine solche Fissur nur selten allein ab.

DIAGNOSE

Eine Analfissur ist aufgrund der charakteristischen Anamnese und infolge des typischen pathomorphologischen Befundes durch die perianale Inspektion nach Ektropionieren der Analhaut leicht erkennbar.

DIFFERENZIALDIAGNOSE

Die Differenzialdiagnose der Analfissur umfasst insbesondere folgende Krankheitsbilder:

- Proctalgia fugax,
- Pektenose,
- Kokzygodynie,
- funktionelle Sphinkterspasmen,
- intersphinktärer Abszess,

- Kryptitis (beginnende Fistel),
- Analrhagaden (Abb. 1.14),
- Verletzungen,
- Herpes simplex (Abb. 2.33),
- Morbus Behçet (Abb. 2.82),
- Colitis ulcerosa,
- Morbus Crohn,
- Ulcus molle,
- Lues I (Abb. 15.27 c),
- Ulkus bei HIV-Infektion,
- solitäres Ulkus (Abb. 14.2),
- Ergotismus,
- Spinaliom (Abb. 3.15),
- Amöbiasis,
- Balantidiose.

Infolge der pathognomonischen 3-zeitigen Schmerzsymptomatik, des meist typischen klinischen Bildes und der vorwiegenden Lokalisation der Analfissur bei 6°° Uhr Steinschnittlage ist eine Unterscheidung zu diesen Erkrankungen i. d. R. meist einfach.

THERAPIE

Bisherige Behandlungsmöglichkeiten

Akute Analfissuren sprechen oft auf konservative Maßnahmen an. Es empfiehlt sich zunächst der Versuch, die Fissur mit einem Lokalanästhetikum zu unterspritzen und dem Patienten zu empfehlen, mehrmals täglich für 3–5 min den Sphinkter willkürlich zu kontrahieren. Neben Kaliumpermanganat- oder Eichenrinden-Sitzbädern werden kortikosteroidfreie Salben rezeptiert (z. B. Posterine-Salbe).
Der Patient wird weiterhin angehalten, für einen weichen Stuhl, ggf vorübergehend unter Anwendung eines milden Abführmittels (Leinsamen, Weizenkleie o. Ä.) zu sorgen.
Sofern diese Maßnahme nicht zum Erfolg führt, empfiehlt sich anschließend folgender Versuch, der auf eine Veränderung des Muskeldauerhypertonus abzielt: Der Patient wird angehalten, jeweils nach dem Stuhlgang einen mit einem Gleitgel betupften sog. Analdehner, im Fachhandel in verschiedenen Formen, Größen und Materialien erhältlich, zunächst für 1 min, schließlich bis zu 10 min in den Analkanal einzuführen, um so eine Dilatation des hypertonisierten Muskels zu erreichen [24]. Diese Maßnahmen führen bei akuten und subakuten Fissuren nicht selten zum gewünschten Erfolg. Ist dies jedoch nicht der Fall, so kann die digitale Dilatation des Analkanals, d. h. eine Sphinkterdehnung in kurzer Narkose versucht werden. Hierbei werden 2–4 Finger in den Analkanal eingeführt und seitlich mit zunehmender Stärke gespreizt [27]. Allerdings sollte diese bei richtiger Durchführung effektive Methode wegen der Gefahr einer zu starken Schädigung des M. sphincter ani internus und externus mit nachfolgender mehr oder weniger ausgeprägter Inkontinenz [34, 44] dem Geübten vorbehalten bleiben.
Als etablierte Therapie der *unkomplizierten chronischen* Fissur gilt auch heute noch die laterale Sphinkterotomie [1, 25, 35, 36, 41]. Hierbei kommt es zur Reduktion des Sphinkterspasmus und damit zur besseren Durchblutung, wodurch die Fissur abheilen kann. Als wesentliche Komplikation der lateralen Sphinkterotomie gilt jedoch ebenfalls die mögliche Inkontinenz [23, 36, 39].
Handelt es sich um eine *komplizierte chronische* Fissur, führt nur ein weitergehendes chirurgisches Vorgehen zum dauerhaften Erfolg. Empfohlen wird die En-bloc-Exzision von Fissur, begleitender hypertropher Analpapille und Vorpostenfalte sowie (sofern vorhanden) entzündeter Kryptitiden, Hämorrhoidalthrombosen und unterlagernder Fistel [48, 49].
Zur Nachbehandlung dienen Sitzbäder und nichtsteroidale Salben. Fluorierte Kortikosteroidexterna sind aufgrund der bekannten Nebenwirkungen des Kortisons wie Protein- und Mukopolysaccharidssynthese-Hemmung, Vasokonstriktion und der damit verbundenen Wundheilungsstörung sowie Schwächung der Infektabwehr zur Behandlung eines Fissurleidens kontraindiziert [45].

Neue Therapiemethoden

Das Therapiespektrum der Analfissur wird zunehmend durch nichtinvasive Eingriffe dominiert. Das hierbei verfolgte Ziel ist eine pharmakologische Reduktion des Sphinkterhypertonus, zumindest solange, bis die Fissur abgeheilt ist.
Wie nachfolgend beschrieben, kann dieses therapeutische Prinzip durch die topische Applikation von Nitropräparaten, vor allem jedoch durch Botulinumtoxin-A-Injektionen erfolgreich praktiziert werden:

Lokale Anwendung von Nitroglycerin-Salbe. Die Bedeutung von Stickstoffmonoxid als inhibitorischem Neurotransmitter im Sphincter ani internus konnte vor einigen Jahren nachgewiesen werden [38, 37]. Der Einsatz von organischen Nitraten als NO-Donatoren führt demzufolge zu einer Reduktion des Sphinktertonus und damit zu einer reversiblen „chemischen Sphinkterotomie" [4, 26, 30, 35, 40].
Bei 3-mal täglicher Anwendung einer 0,2 %igen Nitroglycerin-Salbe (z. B. Percutol) über 4–6 (–8) Wochen wird eine Erfolgsrate von 41–88 % angegeben [2, 29, 30, 43, 47] wobei die Ergebnisse bei akuten Fissuren deutlich besser sind [11].

Als häufigste *Nebenwirkung* werden Kopfschmerzen in 20–75% der Fälle angegeben [2, 11]. Mit Kontinenzbeschwerden ist demgegenüber nicht zu rechnen [2].

Behandlung mit Botulinumtoxin A. Botulinumtoxin A (BT-A), ein von Clostridium botulinum produziertes Neurotoxin führt zu einer kompletten Hemmung der Acetylcholinausschüttung aus den präsynaptischen Vesikeln. Durch die hierdurch bewirkte Unterbrechung der Impulsübertragung vom Nerven auf den Muskel resultiert eine Lähmung sowohl bei quergestreiften wie glatten Muskeln.
Medikamentös beim Menschen wurde BT-A erstmals von dem Augenarzt Scott 1980 zur Behandlung des Strabismus eingesetzt. Die erstmalige Anwendung von BT-A als Therapie der Analfissur erfolgte 1990 von Jost et al. [16, 17]. Inzwischen sind weltweit zahlreiche weitere Studien mit vergleichbaren Ergebnissen bekannt [6, 7, 8, 10, 31, 32, 33].

Durchführung der BT-A-Injekionen. Vor Beginn der Behandlung müssen Fisteln und Grundkrankheiten ausgeschlossen werden; weiterhin muss gewährleistet sein, dass ein erhöhter Sphinktertonus vorliegt, da das Ziel die Beseitigung der Sphinkterhypertonus ist und bei fehlendem Hypertonus und zusätzlicher Parese der Sphinkteren die erhöhte Gefahr einer Stuhlinkontinenz bestünde [14].
Als *Kontraindikationen* gelten insbesondere Blutgerinnungsstörungen, Marcumarisierung und komplizierte Fistelbildungen [15].
Weiterhin empfiehlt es sich, eine detaillierte schriftliche Einverständniserklärung des Patienten einzuholen, da BT-A zwar bereits ein zugelassenes Medikament ist, die Analfissur für BT-A jedoch derzeit noch keine zugelassene Indikation darstellt.
Eine Standardisierung dieser Behandlungsmethode (Applikationsdosis, -häufigkeit, -ort) steht derzeit noch aus. Bei den Angaben in der Literatur handelt es sich bislang nur um klinische Erfahrungswerte, bei denen akzeptable Therapieergebnisse erwartet werden können.
Strittig ist insbesondere der Injektionsort. Eine Reihe von Autoren propagieren als geeignetste Injektionsstelle den Sphincter ani internus [8, 31]. Einiges spricht jedoch für die gleichermaßen wirksame, jedoch wesentlich einfacher durchführbare Injektion in den M. sphincter ani externus: So ist beispielsweise der Internus nicht immer sicher punktierbar, wodurch u. a. die Gefahr besteht, dass das Toxin in den intersphinkteren Spalt gelangt [15], weiterhin konnte festgestellt werden, dass stets eine therapeutisch ausreichende Diffusion des Toxins innerhalb des äußeren und inneren Sphinkters stattfindet [15, 20].
Mit einer sog. Insulinspritze wird bei dem zuletzt genannten Vorgehen etwa 1 cm tief in den M. sphincter ani externus lateral und distal der Fissur eingestochen, d.h. bei posteriorer Fissur bei 5°° und 7°° Steinschnittlage, bei einer anterioren Fissur bei 1°° und 11°° SSL etwas lateral der Linea anocutanea. Eine zu tiefe Injektion sollte vermieden werden, damit das Toxin nicht in den M. puborectalis diffundiert, was zu einer höheren Inkontinenzrate führen würde [15].
In Deutschland ist BT-A seit 1993 in Form der nachfolgend genannten beiden Handelspräparate erhältlich. Pro Injektionsstelle werden – abhängig vom Muskeltonus – 0,1 (2,5 E.) bis 0,2 ml (5 E.) Botox oder 0,05 (10 E.) bis 0,1 ml (20 E.) Dysport injiziert. Eine Lokalanästhesie ist nicht erforderlich [15].
Die Wirkung (Schmerzlinderung) setzt zumeist innerhalb der ersten beiden Tage ein, wobei sich ein deutlich reduzierter Sphinktertonus feststellen lässt; die Parese ist nach 4–7 Tagen maximal ausgeprägt, hält etwa 4 Wochen an und bildet sich sodann langsam zurück [15]. Die *Abheilungsrate* nach einer Ersttherapie wird mit 80–82% angegeben (Tabelle 1.1) [13, 15, 18].
Sowohl bei Rezidiven wie nach unbefriedigendem Ergebnis nach einer Erstbehandlung kann in der Mehrzahl der Fälle mit einem positiven Therapieeffekt durch eine erneute BT-A-Injektion gerechnet werden [19].
Mit *Nebenwirkungen* ist von einer passageren, maximal 2 Wochen andauernden und i. d. R. leichtgradig verlaufenden analen Inkontinenz in weniger als 5% der Fälle abgesehen normalerweise nicht zu rechnen [15, 21, 32]. Gegenüber einem deutlich aufwendigeren operativen Vorgehen sind durch BT-A-Injektionen, die i. d. R. alle ambulant durchführbar sind, keine bleibenden Inkontinenzschäden zu befürchten, da der Sphinkterapparat stets intakt bleibt.
Im Gegensatz zu der topischen Anwendung von Nitropräparaten (s. o.) ist auch nicht mit systemischen Nebenwirkungen zu rechnen und da eine BT-A-Injektion wochenlang anhält, ist keine längere aktive Mitarbeit der Betroffenen erforderlich, was eine gute Patientenakzeptanz mitbewirkt [3].

Abheilungsrate. Die BT-A-Injektionsbehandlung der Analfissur führt in etwa 80% aller Fälle zu einer Abheilung auf Dauer. Nach bisherigem Erkenntnisstand kann diese Methode inzwischen als sichere und hochwirksame Therapiealternative bei Versagen konservativer Maßnahmen (s. o.) und vor bzw. zu chirurgischen Eingriffen angesehen werden.
Die bisherigen Erfahrungen mit BT-A-Injektionen bei Analfissuren lassen vermuten, dass dieses Therapieprinzip für den Gastroenterologen und Proktologen zunehmend Bedeutung gewinnen wird. Über

Tabelle 1.1. Symptome, Verlauf und unerwünschte Wirkungen von 100 behandelten Patienten mit 2 × 2,5 E. Botox [13]

	Nach einer Woche	Nach bzw. innerhalb von 3 Monaten	Nach bzw. innerhalb von 6 Monaten
Schmerzfrei	78/100	82/82	79/79
Reduzierter Sphinktertonus	89/100	0/82	0/79
Reduzierter Tonus des Puborectalis	4/100	0/82	0/79
Erhaltene Kontinenz	93/100	82/82	79/79
Abheilung ohne Operation	–	82/100	79/100
Rezidiv	–	5/100	8/100
Operation	–	18/100	21/100
Unerwünschte Wirkungen	0/100	0/82	0/79

einen erfolgreichen Einsatz von BT-A wurde bereits bei der Achalasie, dem diffusen Ösophagusspasmus, beim spastischen Beckenboden sowie beim Anismus berichtet.

Wegen des postoperativ meist schmerzbedingten Sphinkterhypertonus und der dadurch befürchteten Wundheilungsverzögerung versucht man neuerdings präoperativ durch BT-A-Injektionen in den M. sphincter ani internus den Tonus zu reduzieren um so die Abheilung zu beschleunigen [15].

Literatur

1. Argov S, Levandovsky 0 (2000) Open lateral sphincterotomy is still the best treatment for chronic anal fissure. Am J Surg 179: 201–202
2. Bacher H et al. (2000) Lokale Anwendung von Nitroglycerin-Salbe zur Behandlung von Analfissuren. Eine Alternative zur chirurgischen Therapie? Coloproctology 22: 35–38
3. Brisinda G, Maria G, Bentivoglio, AR, Cassetta E, Gui D, Albanese A (1999) A comparison of injections of botulinum toxin and topical nitroglycerin ointment for the treatment of chronic anal fissure. N Engl J Med 341: 65–69
4. Cook TA, Humphreys MM, Mortensen McC NJ (1999) Oral nifedipine reduces resting anal pressure and heals chronic anal fissure. Br J Surg 86: 1269–1273
5. Dohrenbusch J et al. (1986) Analkrypten als pathomorphologisches Substrat der chronischen Analfissur. Coloproctology 6: 638–371
6. Espí A et al. (1998) Therapeutic effects of different doses of botulinum toxin in chronic anal fissure (Abstract). Dis Colon Rectum 41: Al6
7. Fernandez Lopez F et al. (1999) Botulinum toxin for the treatment of anal fissure. Dig Surg 16: 515–518
8. Gui D, Caessetta E, Anastasio G, Bentivoglio AR, Maria G, Albanese A (1994) Botulinum toxin for chronic anal fissure. Lancet 344: 1127–1128
9. Hananel N, Gordon PH (1997) Reexamination of clinical manifestations and response to therapy of fissure-in-ano. Dis Colon Rectum 40: 229–233
10. Hasler WL (1999) The expanding spectrum of clinical uses for botulinum toxin: healing of chronic anal fissures. Gastroenterology 116: 221–223
11. Hyman NH, Cataldo PA (1999) Nitroglycerin ointment for anal fissures: effective treatment or just a headache? Dis Colon Rectum 42: 383–385
12. Jost WH (1990) Die Analfissur. Z Allg Med 66: 652–656
13. Jost WH (1997) One hundred cases of anal fissure treated with botulin toxin: early and long-term results. Dis Colon Rectum 40: 1029–1032
14. Jost WH (1999) Incidence of anal fissure in nonselected neurological patients. Dis Colon Rectum 42: 828
15. Jost WH (2000) Botulinum toxin in anal fissure. In: Bruch HP, Frühmorgen P (eds) Nonneoplastic diseases of the anorectum. Kluwer, Dordrecht Boston London (in print)
16. Jost WH, Schimrigk K (1993) Use of botulinum toxin in anal fissure. Dis Colon Rectum 36: 974
17. Jost WH, Schimrigk K (1994) Therapy of anal fissure using botulin toxin. Dis Colon Rectum 37: 1321–1324
18. Jost WH, Schimrigk K (1995) Botulinum toxin in therapy of anal fissure. Lancet 345: 188–189
19. Jost WH, Schrank B (1999) Repeat botulin toxin injections in anal fissure: In patients with relapse and after insufficient effect of the first treatment. Dig Dis Sci 44: 1588–1589
20. Jost WH, Mlitz H, Kaiser T, Schimrigk K (1997) The importance of sphincters in anal fissure. Int J Surg Sci 4: 22–24
21. Jost WH, Schanne S, Mlitz H, Schimrigk K (1995) Perianal thrombosis following injection therapy into the external anal sphincter using botulin toxin (letter). Dis Colon Rectum 38: 781
22. Jostarndt L et al. (1986) Analfissur und Sphinkterspasmus. Coloproctology 6: 375–379
23. Kamm MA (1994) Obstetric damage and faecal incontinence. Lancet 344: 730–733
24. Klug W, Knoch H-G (1993) Objektivierung der Wirksamkeit des therapeutischen Dilators bei der Behandlung der akuten Analfissur. Coloproctology 1: 22–28
25. Lock G, Holstege A (1999) Botulinumtoxin zur Behandlung der chronischen Analfissur. Z Gastroenterol 37: 253–255
26. Loder PB, Kamm MA, Nicholls RJ, Phillips KS (1994) Reversible chemical sphincterotomy by local application of glyceryl trinitrate. Br J Surg 81: 1386–1389
27. Lord PH (1972) A new approach to haemorrhoids. Prog Surg 10: 109–124
28. Lund JN, Scholefield JH (1996) Aetiology and treatment of anal fissure. Br J Surg 83: 1335–1344

29. Lund JN, Scholefield JH (1997) Glyceryl trinitrate is an effective treatment for anal fissure. Dis Colon Rectum 40: 468–470
30. Lund JN, Scholefield JH (1997) A randamized, prospective, double-blind, placebo-controlled trial of glyceryl trinitrate ointment in treatment of anal fissure. Lancet 349: 11–14
31. Maria G, Brisinda G, Bentivoglio AR, Cassetta E, Gui D, Albanese A (1998) Botulinum toxin injections in the internal anal sphincter for the treatment of chronic anal fissures: long-term results after two different dosage regimens. Ann Surg 228: 664–669
32. Maria G, Cassetta E, Gui D, Brisinda G, Bentivoglio AR, Albanese A (1998) A comparison of botulinum toxin and saline for the treatment of chronic anal fissure. N Engl J Med 338: 217–220
33. Mínguez et al. (1999) Therapeutic effects of different doses of botulinum toxin in chronic anal fissure. Dis Colon Rectum 42: 1016–1021
34. Nielsen M et al. (1993) Risk of sphincter damage and anal incontinence after anal dilatation for fissure-in-ano: An endosonographic study. Dis Colon Rectum 36:677–680
35. Oettlé W (1997) Glyceryl trinitrate vs. sphincterotomy for treatment of chronic fissure-in-ano. Dis Colon Rectum 40: 1318–1320
36. Oh C, Divino CM, Steinhagen RM. (1995) Anal fissure. 20-year experience. Dis Colon Rectum 38: 378–382
37. O'Kelly TJ (1996) Nerves that say NO: a new perspective on the human rectoanal inhibitory reflex. Ann R Coll Surg 78: 31–38
38. O'Kelly TJ, Brading A (1993) Nerve mediated relaxation of the human internal anal sphincter: the role of nitric oxide. Gut 34: 689–693
39. Pernikoff BJ, Eisenslat TE (1994) Reappraisal of partial lateral internal sphincterotomy. Dis Colon Rectum 37: 1291–1295
40. Pitt J, Craggs MM, Henry MM, Boulos PB (2000) Alpha-I-adrenoceptor blockade: potential new treatment for anal fissures. Dis Colon Rectum 43: 800–803
41. Richard CS et al. (2000) Internal sphincterotomy is superior to topical nitroglycerin in the treatment of chronic anal fissure. Dis Colon Rectum 43: 1048–1058
42. Roschke W (1980) Zur Pathophysiologie der Analfissuren. Coloproctology 1: 55–58
43. Schouten WR, Briel JW (1996) Pathophysiological aspects and clinical outcome of intra-anal application of isosorbide dinitrate in patients with chronic anal fissure. Gut 39: 465–469
44. Speakman C, Burnett S (1991) Sphincter injury after anal dilatation demonstrated by anal endosonography. Br J Surg 78: 1429–1430
45. Stein E (2002) Botulinum toxin and anal fissure. In: Böni R, Kreyden O, Burg G (eds) Hyperhidrosis and Botulinumtoxin in dermatology. Curr Probl Dermatol, vol 30. Basel, Karger
46. Stein E (2001) Das Krankheitsbild der Analfissur unter besonderer Berücksichtigung neuer Therapiemöglichkeiten. Internist. Praxis (in Druck)
47. Watson SJ, Kamm MA (1996) Topical glyceryl trinitrate in the treatment of chronic anal fissure. Br J Surg 83: 771–775
48. Winkler R (1994) Analfissur: Konservative vs. invasive Therapie. Dtsch Med Wochenschr 119: 737
49. Winkler R (1996) Kommentar zur Ätiologie und Therapie der Analfissur. Coloproctology 3: 140

1.10 Periproktaler Abszess

Ein periproktaler (*Synonyma*: periproktischer, periproktitischer, paraproktischer, paraproktitischer, paraanaler, perianaler) Abszess stellt eine Eiteransammlung in dem den Mastdarm bzw. den Analkanal umgebenden Bindegewebe bzw. in den sich hier vorfindenden, von Fettgewebe ausgefüllten anatomischen Spalträumen (Fossa ischiorectalis, Spatium pelvirectale, S. submucosum und S. intermusculare) dar.
Es handelt sich um ein häufiges, Männer bevorzugt betreffendes Leiden [7, 14], das grundsätzlich in jedem Alter auftreten kann, jedoch überwiegend bei Erwachsenen zwischen dem 20. und 40. Lebensjahr festzustellen ist. Menschen mit bevorzugt sitzender Tätigkeit, aber auch Diabetiker sind besonders häufig betroffen.
Periproktale Abszesse und Fisteln sind eng zusammengehörende proktologische Krankheitsbilder. Je nach Stadium der Entzündung steht entweder der Abszess als das mehr akute Bild oder die Fistel als chronische Form im Vordergrund. Demzufolge stellt der Abszess meist die Vorstufe eines Fistelleidens dar. Allerdings kann in selteneren Fällen umgekehrt etwa aus einer zunächst vorliegenden inkompletten inneren Fistel sekundär ein Abszess entstehen.

EINTEILUNG

Wie für Perianalfisteln, so gibt es auch für Abszesse bereits eine ganze Reihe Klassifikationsschemata. Nachfolgend wird das auf topographisch-anatomischen Gesichtspunkten aufgebaute Einteilungsschema von Stelzner [17] wiedergegeben, das sowohl Erscheinungsbild wie Ausgangspunkt des Entzündungsgeschehens berücksichtigt. Hierbei werden folgende Abszessformen im Anorektalbereich unterschieden.

1. Intersphinktäre Abszesse. Sie breiten sich im Spaltraum zwischen M. sphincter ani externus et internus aus. Gemäß ihrer Lokalisation unterscheidet man *subkutan marginale, subkutan perianale* und *hohe intermuskuläre* Abszessbildungen (Abb. 1.17).

2. Ischiorektale Abszesse. Hierbei handelt es sich um Abszesse, die sich in der Ischiorektalgrube ausgebreitet haben und nach innen von den Sphinkteren, nach oben vom M. levator ani und nach außen vom Sitzbein begrenzt werden. Sie nehmen ihren Ausgang fast ausnahmslos von kokzygealen Krypten, durchdringen entlang der entsprechenden Proktodäaldrüsen den Sphinkter („transsphinktäre Abszesse") und gelangen in die Fossa ischiorectalis.

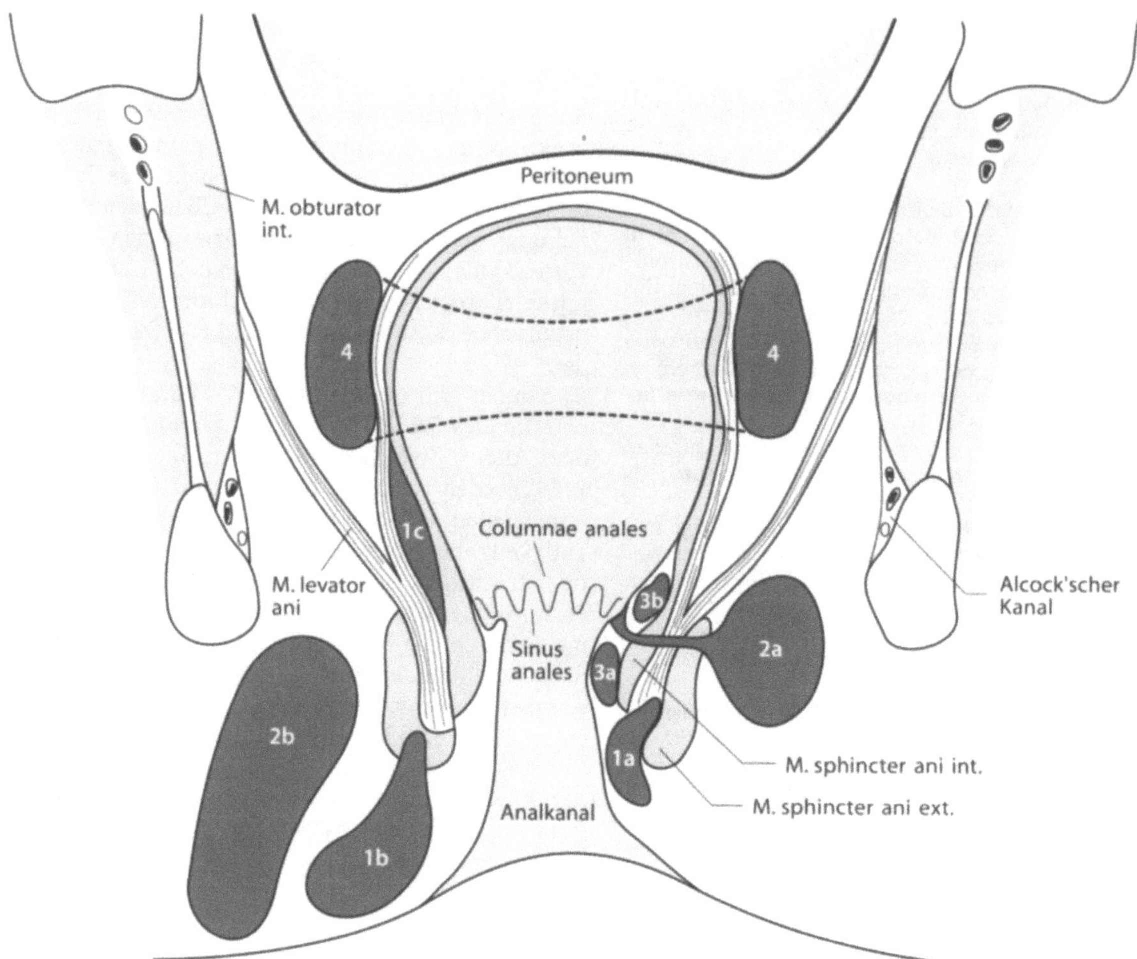

Abb. 1.17. Schematische Darstellung möglicher Abszesse im Bereich des Rektums. **1. Intersphinktäre Abszesse:** **a** subkutan marginal, **b** subkutan perianal, **c** hoher intermuskulärer Abszess. **2. Ischiorektale Abszesse:** **a** einseitig, mit transsphinktärem Fistelgang, **b** einseitig, mit perianalem Ausläufer. **3. Intrasphinktäre Abszesse:** **a** subkutan, **b** submukös. **4. Pelvirektale Abszesse:** doppelseitig

Entsprechend den anatomischen Gegebenheiten („Leitschienen") breiten sich ischiorektale Abszesse in ganz bestimmte Richtungen aus. Sie werden demzufolge unterteilt in *einseitige, doppelseitige* („Hufeisenabszesse") und solche mit *subkutanen, perianalen, marginalen* oder *intersphinktären* Ausläufern (Abb. 1.17).

3. Intrasphinktär gelegene submuköse und subkutane Abszesse. Diese relativ selten vorkommenden, oberflächlichen, zwischen Sphinkterapparat und Anal- bzw. Rektumepithel gelegenen Abszessbildungen werden in die kranial der Kryptenlinie lokalisierten submukösen und die sich kaudal davon ausgebildeten subkutanen Abszesse unterteilt (Abb. 1.17).

4. Supra- bzw. extralevatorisch gelegene pelvirektale Abszesse. Wie aus Abb. 1.17 hervorgeht, finden sich diese im Verhältnis zu den o. g. Abszessformen in einer sowohl in diagnostischer wie therapeutischer Hinsicht schwierigen Region zwischen Rektumwand, Levatorplatte und Peritoneum.

ÄTIOLOGIE

Prädilektionsstellen für abszedierende Entzündungsprozesse im Bereich des Analkanales stellen die taschenartigen Morgagnischen Krypten dar. Durch gestauten, bakteriell kontaminierten Darminhalt kann es hier leicht über Mikroverletzungen zur pyogenen Kryptitis kommen, die sich sodann über die meist in den Kryptengrund mündenden Proktodäaldrüsen in die Perianalräume ausbreiten kann. Perianale Abszesse sollen in 95 % der Fälle ihren Ursprung im Proktodäaldrüsenbereich und zwar meist in der hinteren Kommissur, dem vorwiegenden Mündungsort der 6–10 beim Menschen vorhandenen und sich im Laufe des Lebens zurückbildenden Analdrüsen, haben [8, 17].

Prädispositionsfaktoren für die durch kryptoglanduläre Keiminvasion bedingte *primäre* Abszessbildung in den perianalen Spalträumen stellen insbesondere Diarrhöen infolge Virulenzerhöhung der Darmflora, Malnutrition, Diabetes, Agranulozytose, Leukämie sowie alle anderen Erkrankungen, die ein Immundefizit nach sich ziehen (s. Aids, S. 467 ff.), dar. Als weitere begünstigende Faktoren wären lokale Traumata, etwa durch Fremdkörper, Koprolithen, Kotstauung oder auch ungeschickte Untersuchungs- bzw. Therapieeingriffe zu nennen.

Da die meisten Proktodäaldrüsen im intermuskulären Spalt verlaufen, treten die verschiedenen Formen intersphinktärer Abszesse mit 80% [17] weitaus am häufigsten auf.

Der weitere Durchbruch der Infektion vom intermuskulären Spalt durch den M. sphincter ani externus stellt sodann den fast ausschließlich erfolgenden Entstehungsweg ischiorektaler Abszessformen dar.

Zur Ausbildung subkutaner bzw. submuköser Abszesse kann es entweder durch Epithelverletzung und sekundäre Impetiginisation kommen oder – sofern die betreffende Proktodäaldürse intrasphinktär verläuft – ebenfalls als Folge einer kryptoglandulären Infektion.

Für die Entstehung der seltenen extrasphinktär gelegenen pelvirektalen Abszesse kommen schließlich die verschiedenartigsten Ursachen in Betracht (s. Übersicht).

Ursachen extrasphinktär gelegener pelvirektaler Abszesse

- Traumata
  (Fremdkörper im Rektum, Pfählungsverletzungen, Geburtstraumata, Beckenfrakturen, diagnostische oder therapeutische proktologische Eingriffe).
- Folge fortgeleiteter, entzündlich-infektiöser Veränderungen im Abdomen- und Beckenbereich
  (Osteomyelitis, Pyelitis, Urethritis, Divertikulitis, Appendizitis u. w.).
- Bestimmte Grunderkrankungen
  (Morbus Crohn, Colitis ulcerosa, Leukämie, Immunopathien, Malignome, Aktinomykosen, Tuberkulose u. w.)

KLINIK

Das klinische *Beschwerdebild* anorektaler Abszessbildungen ist abhängig von Lokalisation und Ausdehnung der Infektion. Die führenden Symptome sind ein mehr oder weniger ausgeprägter Dauerschmerz mit Spannungsgefühl, bei entsprechender Lokalisation verbunden mit sicht- bzw. fühlbaren Entzündungszeichen wie Rötung, Anschwellung, Wärmebildung bis hin zu Allgemeinerscheinungen wie hohem Fieber, Schüttelfrost usw.

Im Gegensatz zu dem meist schlagartig einsetzenden Schmerz beim Auftreten einer Perianalthrombose wird die Abszessbildung i. d. R. von einer allmählich zunehmenden Schmerzssymptomatik geprägt.

Kam es jedoch zur Spontanperforation, kann eine meist nur geringgradige eitrige Sekretion, die i. d. R. jedoch rasch zur Ausbildung eines toxisch-degenerativen perianalen Kontaktekzems mit entsprechenden Folgeerscheinungen führt, das einzige Leitsymptom sein.

Bei Vorliegen von subkutan oder perianal gelegenen, bei der Inspektion leicht erkennbaren Abszessen klagen die oft leicht fieberhaften Patienten stets über stechende und/oder klopfende Schmerzen, die sich beim Gehen und bei der Defäkation verstärken und Sitzen oft unmöglich machen.

Demgegenüber sind Ischiorektalabszesse aufgrund ihrer versteckten Lage und dem Fehlen sichtbarer Entzündungszeichen zumindest in ihrem Anfangsstadium wesentlich schwerer zu diagnostizieren. Leitsymptome sind dann mehr allgemeines Krankheitsgefühl mit oftmals hohem Fieber, insbesondere einem dumpfen, schmerzhaften Druckgefühl im Rektumbereich. Gelegentlich tritt vor allem bei Männern auch eine Harnsperre hinzu.

Uncharakteristische Symptome bieten schließlich pelvirektale Abszesse, die demzufolge meist erst spät erkannt werden.

Die Betroffenen fühlen sich meist infolge hoher Temperaturen, Schüttelfrösten und ggf. Darmpassagestörung, Harnsperre, Bakteriäme schwer krank. Die Patienten klagen insbesondere über dumpfe anhaltende Schmerzen im Mastdarmbereich, die differenzialdiagnostisch an eine Appendizitis, Divertikulitis oder auch an ein akutes urogenitales Leiden denken lassen.

DIAGNOSE

Die Diagnosestellung ist, sofern äußerlich sichtbare Veränderungen vorliegen, i. d. R. problemlos. Bei *subkutan* und *perianal* lokalisierten Abszessen erscheint der betroffene Perianalbereich furunkelartig erhaben, gerötet und druckempfindlich. Mit zunehmendem Reifegrad wird die vorgewölbte Haut auffällig glänzend, und es findet sich eine mehr oder weniger deutliche Fluktuation (Abb. 1.18).

Demgegenüber sind höher gelegene, durch die Inspektion nicht sichtbare *submuköse* Abszessbildungen nur endoskopisch zu verifizieren. Bei der Proktoskopie bzw. Rektoskopie, die wegen der Schmerzhaftigkeit oft nur in Narkose durchführbar ist, zeigt

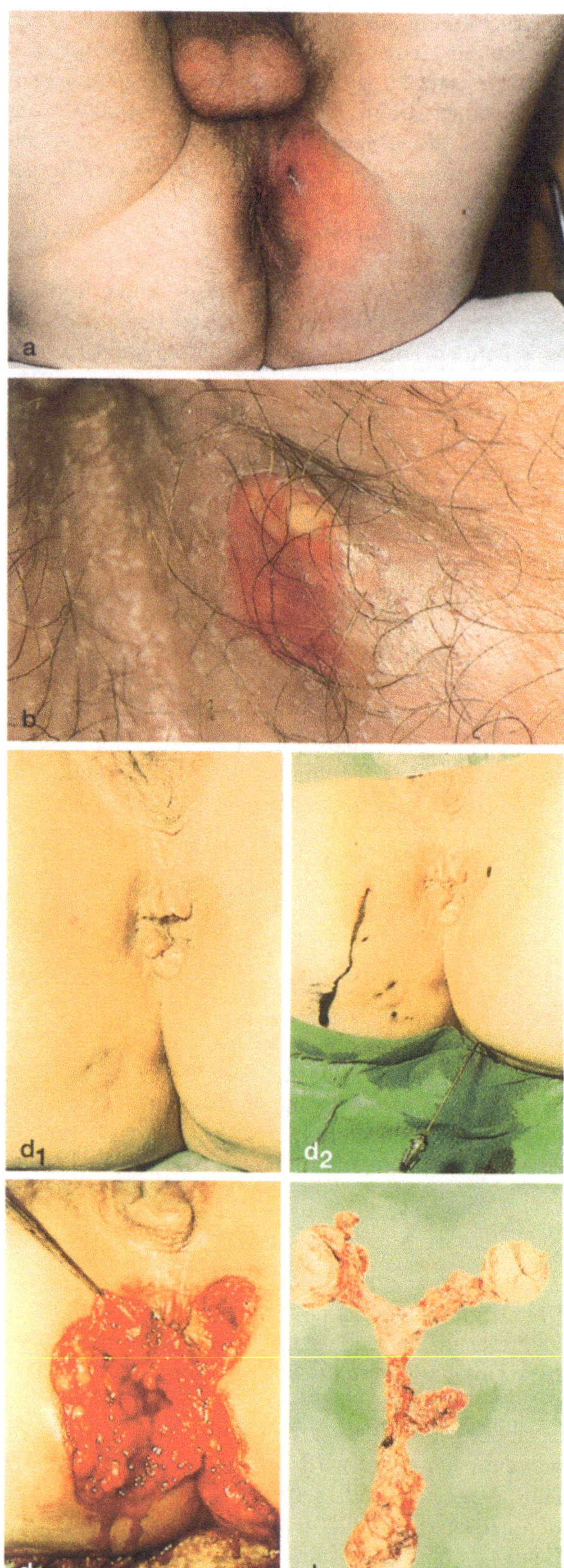

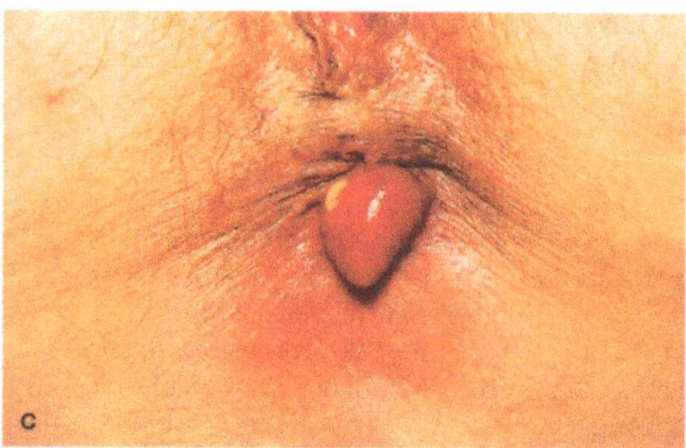

Abb. 1.18 a–d. Perianale Abszessbildungen. **a** Düsterrote furunkelartige Anschwellung. Die vorgewölbte Haut erscheint auffällig glänzend. **b** Nach Spontanperforation Austritt von gelblich-rahmigem Eiter. **c** Atypischer Perianalabszess mit Eiteraustritt. **d** Hufeisenfistel. Situ und Resektionspräparat

sich der Abszess durch eine Vorwölbung der düsterrot verfärbten Schleimhaut.

Auch die *hohen intermuskulären* und *ischiorektalen* Abszesse sind zumindest in ihrem Anfangsstadium aufgrund ihrer versteckten Lage i. d. R. nur durch einen erhöhten Diagnostikaufwand, der über spezielle Sonographieverfahren (S. 47) auch die Computertomographie mit einbeziehen kann, erkennbar [12, 15].

Bei der bimanuellen Palpation, wobei ein Finger rektal und die andere Hand vom Perineum her palpiert, findet sich in der Tiefe eine meist prall elastische, ggf. deutlich fluktuierende druckdolente ein- oder doppelseitige pararektale Anschwellung.

Erst, wenn ein solcher Entzündungsprozess in seinem weiteren Verlauf die Ischiorektalmembran (Fascia perinealis superficialis) durchbrochen hat und sich im Subkutangewebe ausbreitet, wird er aufgrund seines nunmehr unverwechselbaren Erscheinungsbildes leicht erkennbar.

Die *pelvirektalen* Abszesse schließlich werden wegen ihres unspezifischen Beschwerdebildes häufig erst spät entdeckt.

Bei der rektalen Austastung findet sich oberhalb der Anorektallinie ein meist stark berührungsempfindliches derbes, ggf. fluktuierendes Infiltrat. Endoskopisch erscheint die im betroffenen Bereich vorgewölbte Rektumwand meist auffällig gerötet und ödematös angeschwollen. In unklaren Fällen kann ggf. der stets in Narkose durchzuführende Versuch, mittels einer Saugspritze den vermuteten Eiterherd unter digitaler Führung zu punktieren, berechtigt sein.

Da bekanntlich die meisten Analabszesse von entzündlich veränderten Analkrypten ausgehen, sollte endoskopisch und palpatorisch der Kryptenbereich

besonders eingehend auf Fistelöffnungen bzw. narbig tastbare Einsenkungen abgesucht werden.
Die betreffende Krypte erscheint ebenso wie die benachbarten Papillen hierbei meist gerötet und ödematös verändert. Entleert sich aus einer solchen Krypte auf Druck schwallartig Eiter, so ist damit der Beweis für das Vorliegen eines entzündlichen Infiltrates gegeben, wobei es sicherlich oft strittig sein kann, einen derartigen Befund als Abszess oder als inkomplette innere Fistel zu definieren.
Bakteriologie mit entsprechenden Resistenzbestimmungen und histologische Gewebsuntersuchungen zum Ausschluss spezifischer Grundleiden stellen weitere ggf. notwendige Diagnostikmaßnahmen dar.

THERAPIE

Spontanheilungen sind zwar möglich, weit häufiger jedoch kommt es ohne die Durchführung einer Kausaltherapie infolge Ausbreitung der Infektion und Fistelbildungen zu langjährigen mehr oder weniger schweren Krankheitsverläufen.
Da jedes Abwarten, etwa auf Eintritt der Fluktuation bzw. auf eine Spontanperforation, wie auch alle konservativen bzw. symptomatischen Therapieversuche (Rotlicht, Sitzbäder, „Zugsalben", Antibiotika, Stichinzisionen, Punktionen usw.) zu keiner endgültigen Sanierung führen, besteht die Methode der Wahl erfahrungsgemäß allein in der unverzüglichen chirurgischen Intervention, d.h. in der großzügigen Eröffnung und Ausräumung sowie ausreichenden Drainage der Abszesshöhle einschließlich Sanierung der inneren Infektionsquelle [2, 5, 6, 10, 13, 16]. Wichtig ist hierbei insbesondere, dass die äußere Haut so weit exzidiert wird, dass sie auseinander klafft und nicht verkleben kann, um so nach kompletter Ausräumung aller entzündlichen Infiltrate, Narbenbildungen und Resthöhlen eine ausreichende Drainage und Heilung von innen nach außen zu erreichen.
Sofern die betreffende Abszessbildung unterhalb, d.h. distal des M. levator ani und vor allem der Puborektalisschlinge gelegen ist, ist die Kontinenz nicht beeinträchtigt, und auch eine großzügige Spaltung und Freilegung eines solchen Abszesses bzw. von Fistelgängen bis auf Höhe der Linea dentata führt nicht zu Kontinenzstörungen [1]. Es ist dabei auch bedeutungslos, ob die distalen Anteile des äußeren Sphinkters von einer Fistel durchbrochen oder von einem Abszess zerstört sind.
Außer den oberflächlich gelegenen marginalen Abszessen, die auch ambulant in Lokalanästhesie eröffnet werden können, sollte die Versorgung aller anderen Anorektalabszesse in Sakralanästhesie [4] oder in Vollnarkose erfolgen. Hierbei stehen 2 Möglichkeiten zur Verfügung:

Einzeitige Methode. Hierbei wird gleichzeitig mit dem Abszess die innere Infektionsquelle einschließlich des oder der Verbindungsgänge freigelegt. Dieses Vorgehen erscheint allerdings nur dann empfehlenswert, wenn die betreffende Proktodäaldrüse bzw. die Morgagnische Krypte problemlos aufzufinden ist. Energischere Sonderierungsversuche sollten möglichst unterbleiben, da es in dem entzündlich veränderten und damit vulnerablen Gewebe sonst leicht zu Verletzungen und damit zur Ausbildung zusätzlicher artifizieller Fistelgänge kommen kann.

Zweizeitige Methode. Hierbei wird zunächst nur der Abszess eröffnet und drainiert. Die sich nicht selten daraufhin ausbildende Analfistel wird sodann einige Monate später, wie auf S. 109 ff. dargelegt, durch einen zweiten operativen Eingriff endgültig saniert.
Während subkutane und perianale Abszesse durch eine ovaläre oder runde Hautresektion eröffnet und nach außen drainiert werden („Abdeckelung"), empfiehlt es sich, ischiorektale Abszesse durch einen großen T-Schnitt zu eröffnen, wobei es ratsam ist, die Ecken zu exzidieren, um so die Abszesshöhle sicherer offen zu halten. Sofern sich der Abszess auch auf der Gegenseite ausgebreitet hat („Hufeisenabszess") muss auch die kontralaterale Ischiorektalgrube eröffnet werden.
Die sorgfältig auskürettierte und ggf. für 1–2 Tage mit einem Gazestreifen – getränkt z.B. in Rivanol-Lösung – austamponierte Abszesshöhle bzw. die offen gehaltenen Wundflächen werden sodann der i.d.R. rasch und komplikationslos erfolgenden spontanen Sekundärheilung überlassen.
Bei *sekundären* Abszessen muss selbstverständlich auch eine Behandlung der Grunderkrankung (M. Crohn, Aktinomykosen, Tuberkulose, Lymphogranuloma venereum, perianales Dermoid, Aknetetrade, Hidradenitis suppurativa u.a.) erfolgen.

KOMPLIKATIONEN

Eine häufig unausweichliche Folge der Spaltung anorektaler Abszesse ist die sekundäre Fistelbildung, vor allem bei nicht konsequenter therapeutischer Miterfassung der Infektionsquelle oder ungenügend durchgeführter Drainage.
Abszessrezidive [9] oder weitergehende Infektionen (Septikämie) können sich insbesondere nach unvollständiger Abszessentleerung entwickeln.
Schließlich stellen Kontinenzeinbußen entweder mittelbar durch entzündliche bzw. narbige Destruktionen des Sphinkterapparates aufgrund ständiger Rezidive oder als unmittelbare Folge unsachgemäßer operativer Eingriffe verhältnismäßig häufige und gefürchtete Komplikationen dar.

Literatur

1. Ani AH (1976) Anal Fistula. A review of 82 cases. Dis Col Rectum 19: 1
2. Athanasiadis S, Oladeinde J, Kuprian A, Keller B (1995) Endorektale Verschiebelappenplastik vs transperinealer Verschluß bei der chirurgischen Behandlung der rektovaginalen Fisteln. Chirurg 66: 490–502
3. Buchmann P (1994) Lehrbuch der Proktologie, 3. Aufl. Huber, Bern
4. Brühl W, Krause H (1988) Die Therapie periproktaler Abszesse. Coloproctology 5: 302–325
5. Cox SW, Senagore AJ, Luchtefeld MA et al. (1997) Outcome after incision and drainage with fistulotomy for ischiorectal abscess. Am J Surg 63: 686–689
6. Girona J, Denkers D (1996) Fistel, Fissur, Abszeß. Chirurg 67: 222–228
7. Götze KJ, Mohr T (1976) Ambulante Behandlung periproktitischer Abszesse. Dtsch Med Wochenschr 101: 1450–1453
8. Hancke E, Junginger Th (1990) Anorektale Abszesse und Fisteln. Einteilung, Klinik, Diagnostik, Therapie. Ärztebl Rheinland-Pfalz 8: 396–400
9. Hancke E, Bach R, Junginger Th (1992) Anorektale Abszesse: Disponierende Faktoren für das Auftreten von Rezidiven. Coloproctology 1: 18–22
10. Ho YH, Tan M, Chui CH et al. (1997) Randomized controlled trial of primary fistulotomy with drainage alone for perianal abscesses. Dis Colon Rectum 40: 1435–1438
11. Klug W, Hausstein S (1992) Langzeitbeobachtungen von Patienten nach Behandlung eines periproktitischen Abszesses. Coloproctology 5: 274–278
12. Leppert R, Sailer M, Fuchs K-H, Thiede A (1994) Die endosonographische Darstellung der Analfistel und des Analabszesses und deren anatomische Beziehung zum Kontinenzorgan. Coloproctology 16: 327–329
13. Marti M-C, Givel J-C (Hrsg) (1990) Chirurgie anorektaler Krankheiten. Springer, Berlin Heidelberg New York Tokio, S 90–105
14. McElwain JW, McLean MD, Alexander RM, Hoexter B, Guthrie JF (1975) Experience with primary fistulectomy for anorectal abscess. A report of 1000 cases. Dis Colon Rectum 18: 646
15. Nomikos IN (1997) Anorectal abscesses: need for accurate anatomical localization of the disease. Clin Anat 10: 239–244
16. Ommer A, Athanasiadis S, Happel M, Köhler A, Psarakis E (1999) Die chirurgische Behandlung des anorektalen Abszesses. Sinn oder Unsinn der primären Fistelsuche. Coloproctology 21(5): 161–169
17. Stelzner F (1981) Die anorectalen Fisteln. Springer, Berlin Heidelberg New York

1.11 Fisteln

Eine Fistel stellt einen abnormen erworbenen oder angeborenen (z.B. Atresia ani s. recti complicata) Gang dar.

Entsteht hierdurch eine Verbindung von Analkanal bzw. Rektum mit der Hautoberfläche, spricht man von einer *kompletten* („doppelmündigen") äußeren Fistel (F. externa s. pariet.).

Endet eine nach außen offene Fistel im Körperinneren blind, liegt eine *inkomplette* äußere Fistel vor, ggf. als sog. fistulöses Geschwür bzw. anorektaler Sinus bezeichnet.

Demgegenüber spricht man von inneren Fisteln (F. interna), wenn der betreffende Fistelgang nur im Körperinneren verläuft. Kommt es insbesondere bei chronischen Verlaufsformen zur Ausbildung mehrerer miteinander kommunizierender Gänge, Ostien und ggf. auch sog. Resthöhlen, so handelt es sich um kommunizierende bzw. komplexe Fisteln („Fuchsbaufisteln").

Verläuft der Fistelgang unilateral zur Analzirkumferenz, spricht man von einer lateralen, verläuft er bogenförmig bilateral – kommuniziert also mit der Gegenseite – von einer kommissuralen Fistel („Hufeisenfistel").

Von den im Anorektalbereich fast ausschließlich vorkommenden, stets von leicht blutendem Granulationsgewebe ausgekleideten Röhrenfisteln sind die sog. Lippenfisteln (F. labiformis) zu unterscheiden. Diese, im Gegensatz zu Röhrenfisteln spontan nicht heilenden Fisteln, sind dadurch gekennzeichnet, dass bei ihnen Epithel unmittelbar wieder an Epithel grenzt, so wie dies beispielsweise bei Kolostomien bewusst herbeigeführt wird.

Einteilung

Die zahlreichen Variationsmöglichkeiten eines anorektalen Fistelleidens können hier im Einzelnen nicht dargelegt werden. Hierzu muss auf die einschlägige Fachliteratur, z.B. Stelzner [35] verwiesen werden, dessen Gliederung der anorektalen Fisteln hier im Wesentlichen übernommen wurde.

Darüber hinaus gibt es eine ganze Reihe weiterer Klassifikationsschemata [2, 12, 13, 29, 30, 35, 36].

Je nach Lage und Verlauf zum Schließmuskelsystem werden inter-, trans-, supra- und extrasphinktäre Anorektalfisteln unterschieden (Abb. 1.19).

1. Intersphinktäre Fisteln. Sie durchbohren den M. sphincter ani internus und verlaufen im intermuskulären Spatium. Sie sind häufig mit anderen Fisteln kombiniert.

2. Transsphinktäre Fisteln. Bei dieser Form durchsetzt der Fistelgang den äußeren und inneren Schließmuskel und erreicht hierdurch die Fossa ischiorectalis.

3. Suprasphinktäre Fisteln. Der Fistelgang durchsetzt den M. sphincter ani internus, verläuft im Spatium intermusculare nach kranial, greift über den

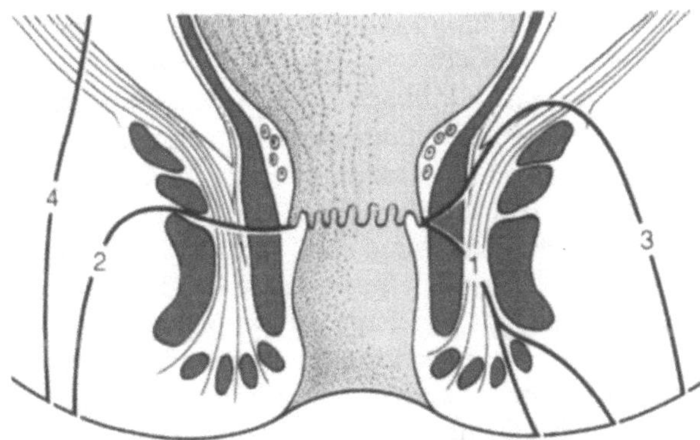

Abb. 1.19. Schematische Darstellung der verschiedenen Analfisteltypen: *1* intersphinktäre, *2* transssphinktäre, *3* suprasphinktäre und *4* extrasphinktäre

M. puburectalis hinweg und erreicht dann die Fossa ischiorectalis.

4. Extrasphinktäre Fisteln. Diese Fistelform stellt eine Verbindung zwischen pelvirektalem Gewebe und Rektum oder zwischen pelvirektalem Gewebe und perianaler Haut her.

Neben dieser Einteilung kann zusätzlich eine Klassifikation aufgrund des Ausgangspunktes erfolgen, die für die Behandlung jedoch von untergeordneter Bedeutung ist: Kokzygeale („hintere"), perineale („vordere") und laterale Fisteln [42]. Nach obiger Einteilung stellen die inter- und transsphinktären Fisteln mit etwa 95% den größten Anteil dar [16].
Die *subkutanen* oder *submukösen Fisteln* (intrasphinktäre Fisteln) bleiben beim o.g. Schema unberücksichtigt. Sie verlaufen oberflächlich zwischen Sphinkterapparat und Anal- bzw. Rektumepithel. Meist handelt es sich bei diesen Fisteln um ein Anhängsel der intersphinktären Fisteln; sie können wie diese i.d.R. problemlos chirurgisch gespalten werden [34].

ÄTIOLOGIE

Das Vorstadium einer Analfistel ist i.d.R. ein periproktaler Abszess (S. 101), der in 95% der Fälle von einer pyogenen Entzündung hervorgerufen wird, die ihren Ursprung im Proktodäaldrüsenbereich hat [14, 35].
Prädilektionsstellen für Entzündungsvorgänge im Analkanal stellen die taschenartigen Morgagnischen Krypten dar. Die hier durch bakteriell kontaminierten Darminhalt entstandene Entzündung führt meist zur Hyperplasie der Analpapillen (S. 92) und kann sich ggf. über die in den Kryptengrund mündenden Ausführungsgänge bis in die Proktodäaldrüsen ausbreiten. Begünstigende Faktoren für die eitrige Fortleitung einer solchen kryptoglandulären Infektion sind die mit der Unterlage festverwachsene und damit nur gering anschwellfähige Haut des Analkanales, der dauerkontrahierte Sphincter internus und die damit insgesamt verhältnismäßig geringe Durchblutung des Gewebes in diesem Bereich [35].
Da die meisten der beim Menschen rudimentär ausgebildeten Proktodäaldrüsen im intersphinktären Spalt gelegen sind und im Bereich der hinteren Kommissur münden, entstehen derartige schließlich zu Fisteln führende Abszesse überwiegend intersphinktär und haben in 70–80% der Fälle [32, 40] ihren Ursprung im Bereich der hinteren Kommissur. Bei 6°° Steinschnittlage wird erfahrungsgemäß ja auch die Mehrzahl der Kryptitiden (S. 90 ff.) und Fissuren [1, 11] diagnostiziert.
Kommt es zum Durchbruch der Entzündung durch den Sphincter ani externus in den Ischiorektalraum, entsteht eine „transsphinktäre" Fistel. Breitet sich jedoch die Entzündung nach kranial über die für die Kontinenz so wichtige Puborektalschlinge hinaus aus, führt dies zu einem pelvirektalen Abszess (S. 102).
Bricht ein solcher Abszess in die Ischiorektalgrube ein, entsteht eine suprasphinktäre Fistel. Diese Fistel entsteht häufig auch iatrogen durch die Behandlung eines einfachen Fisteltypen [26].
Bei der Ausbildung der meist recht atypisch verlaufenden extrasphinktären Fisteln kommen die verschiedenartigsten Ursachen in Betracht.
Nach ihrer Pathogenese unterteilt Parks [30] demzufolge die *extrasphinktär verlaufenden Fisteln* in die nachfolgend zusammengestellten Gruppen, die die unterschiedlichsten Ätiologiemöglichkeiten dieser zum Glück selten auftretenden Fistelformen übersichtlich zusammenfassen.

Extrasphinktäre Fisteln

- Fisteln, die als Sekundärerkrankung – etwa aus hoch verlaufenden transsphinktären Fistelgängen, die spontan in das Rektum perforiert sind, – hervorgerufen werden, oder Fisteln, die spontan bzw. iatrogen – etwa durch ungeschicktes Sondieren – entstehen.
- Als Folge von Verletzungen (Pfählungsverletzungen, verschluckte Fremdkörper, Operationen u. Ä.) oder Missbildungen.
- Als Folge spezifischer Erkrankungen wie Morbus Crohn, Colitis ulcerosa, Lymphogranuloma inguinale, anorektale Gonorrhö, Lues, Parasitosen, Aktinomykosen, Tuberkulose, Malignomen, Aids u. a.
- Als Folge entzündlich-infektiöser Veränderungen im Abdomen- und Beckenbereich (Geburtstraumata, Bestrahlungsfolgen, Divertikulitis, Appendizitis, Osteomyelitis, Urethritis, Prostatitis u. a.).

KLINIK

Erscheinungsbild. Das klinische Erscheinungsbild wird geprägt von der Stärke der Sekretion einschl. hierdurch bedingter sekundärer Hautveränderungen und dem Ausmaß perifistulärer entzündlicher Infiltrationen.

Beschwerdebild. Neben mehr oder weniger ausgeprägten Schmerzen im Stehen, Sitzen oder bei der Defäkation, u.U. verbunden mit unwillkürlichem Luftabgang und rezidivierend auftretenden perianalen Anschwellungen klagen die Patienten insbesondere über anale eitrig-seröse, gelegentlich kotige oder auch blutige Sekretion, die zwangsläufig zur Ausbildung eines sog. toxischen Kontaktekzems der Perianalregion führt mit allen sich daraus wiederum ergebenden Folgeerscheinungen (S. 118 ff.).

Bei nicht selten auftretenden passageren Spontanverschlüssen von Fistelöffnungen kann es, wie auch bei Vorliegen größerer, sich nicht ausreichend entleerender Resthöhlen, zu entzündlichen druckschmerzhaften Anschwellungen kommen, ggf. bis hin zu Symptomen wie Fieber, Schüttelfrost usw.

DIAGNOSE

Eine im Perianalbereich endende Fistel, aus der sich spontan oder auf Druck Sekret, Blut, Stuhl usw. entleert, ist i.Allg. problemlos durch die einfache *Inspektion* diagnostizierbar. Diese äußeren Fistelöffnungen stellen sich häufig als kleine, narbenartig indurierte Einsenkungen auf einem umschriebenen, meist auffällig braunrötlich veränderten Hautbereich dar.

Gelegentlich sind paraanale Fistelöffnungen jedoch von radiären Hautfalten bedeckt, sodass sie erst durch Spreizen der Nates sichtbar werden. Nicht selten können derartige Fistelöffnungen auch überhäutet sein und erscheinen sodann als lividrote narbenartige Vorwölbungen (Abb. 1.20c). Ein derartiger, meist ohnehin nur passagerer Epithelverschluss, kann i.d.R. leicht mittels einer Knopfsonde durchbrochen werden.

Vom Erscheinungsbild sekundärer Hautveränderungen können unter Verwertung entsprechender anamnestischer Angaben u.U. Schlüsse auf die etwaige Bestandsdauer einer Perianalfistel gezogen werden.

Demgegenüber können die inneren Ostien von Fistelgängen i.d.R. am einfachsten durch die intraanale und rektale *Digitaluntersuchung* aufgefunden werden. Sie sind als derbes, trichter- oder knötchenförmiges Gebilde zu erkennen.

Da die Fistelgänge i.Allg. von mehr oder weniger entzündlich veränderten, derb-fibrösem Gewebe umgeben sind, können diese – zumindest trifft das auf die intersphinktären Fisteln zu – meist deutlich als strangförmige Verhärtungen palpiert werden.

Da die meisten Analfisteln von entzündlich veränderten Analkrypten ausgehen, sollte bei der *proktoskopischen* bzw. *anoskopischen Untersuchung* dieser Bereich besonders eingehend auf Fistelöffnungen abgesucht werden. Die betreffende Krypte erscheint wie die benachbarten Papillen hierbei meist auffällig gerötet und ödematös angeschwollen. Entleert sich aus einer derartig veränderten Krypte auf Druck schwallartig eine größere Sekretmenge, so liegt wahrscheinlich eine inkomplette innere Fistel vor.

In Fällen, wo die vermutete innere Fistelöffnung jedoch weder palpatorisch noch durch die einfache endoskopische Untersuchung auffindbar ist und auch der vorsichtige Versuch, mittels einer Hakensonde im Kryptenbereich eine Fistelöffnung aufzufinden, vergeblich war, kommt entweder die Sondierung mit einer dünnen *flexiblen Knopfsonde* (Abb. 17, 1.20b) bei gleichzeitiger digitaler Austastung oder der Darstellungsversuch des Fistelganges entweder *röntgenologisch* mit einem Kontrastmittel, endosonographisch durch Insufflation von Wasserstoffperoxid [5, 6, 20], mittels Computertomographie und neuerdings Kernspintomographie oder durch *Injektion einer Farblösung* in Betracht. In letzterem Falle eignet sich folgendes Vorgehen: In die äußere Fistelöffnung injiziert man mittels einer Knopfkanüle Coloxid, Gentianaviolett-Lösung (0,5%ig, wässrig), Methylenblau oder am besten Methylenblau-Milch, da diese nicht in das umgebene Gewebe diffundiert, wodurch, sofern es sich um eine komplette Fistel handelt, durch Austritt der Farblösung die innere Fistelöffnung endoskopisch erkennbar wird. Die hierzu verwendeten Spekula sollten, um die innere Fistelöffnung nicht abzuklemmen, hierbei zweckmäßigerweise gedreht werden. Gegebenenfalls muss zur Kenntlichmachung höhergelegener Fisteln zum Auffangen der Farblösung ein Wattebausch in die Rektumampulle eingebracht werden. Die Kenntnis der *Goodsall-Regel* kann bei der Suche nach inneren Fistelostien manchmal nützlich sein. Sie besagt, dass perianale Fisteln, deren äußere Öffnungen in Steinschnittlage unterhalb einer fiktiven Linie, die horizontal durch Anus und beide Sitzhöcker läuft, i.d.R. bogenförmig verlaufen und im Analkanal zwischen 5.30[oo] und 6.30[oo] SSL münden, während Fisteln, die oberhalb dieser Linie perianal münden, meist geradlinig auf den Analkanal zuziehen.

Aus diagnostischer Sicht scheint insbesondere vor operativen Eingriffen die Durchführung einer anorektalen Manometrie sinnvoll, ggf. in Kombination mit der Elektromyographie, um hierdurch einen

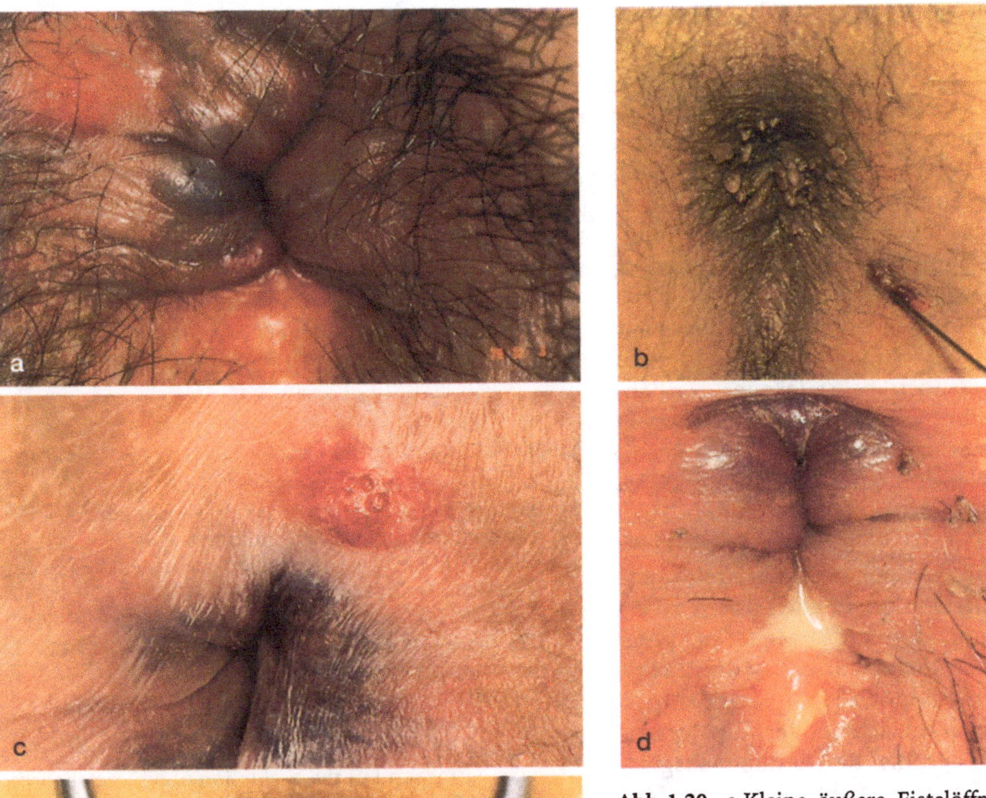

Abb. 1.20. **a** Kleine äußere Fistelöffnung mit entzündlich indurierter Umgebung. **b** Sondierte, bei etwa 5$^{\circ\circ}$ SSL mündende Analfistel. Reizlose Umgebung. Gleichzeitiges Vorliegen multipler kleiner Condylomata acuminata. **c** Durch epidermale Reizwucherung überhäutete, narbenartig vorgewölbte, entzündlich gerötete Fistelmündung bei 1$^{\circ\circ}$ SSL. **d** Peranale Entleerung von gelblich-rahmigem Eiter als Folge einer inkompletten, inneren Analfistel und eines intrasphinkteren Abszesses. **e** Posteriore Analfissur mit zusätzlicher mittels Hakensonde markierter retrofissural verlaufender, inkompletter Analfistel

präoperativen Status der Kontinenzfunktion vorliegen zu haben (S. 49 ff.).

Die *histologische* bzw. *bakteriologische Untersuchung* von Fistelrandgewebe bzw. Exsudat zum Ausschluss eines spezifischen Grundleidens stellen weitere, u. U. notwendige Diagnostikschritte dar.

DIFFERENZIALDIAGNOSE

Differenzialdiagnostisch sind insbesondere der Pilonidalsinus (S. 139) und die Hidradenitis suppurativa bzw. Hidradenitis-suppurativa-artige Entzündungen im Rahmen einer Aknetetrade (S. 134) auszuschließen.

THERAPIE

Mit Ausnahme von *sekundären* anorektalen Fistel- bzw. Ulkusbildungen, die etwa durch einen Morbus Crohn (Abb. 14.4) oder eine Tuberkulose (Abb. 15.21) hervorgerufen sind und die mit Besserung bzw. Ausheilung des Grundleidens meist spontan mit abheilen, ist mit Spontanheilungen *primärer* anorektaler Fisteln insbesondere infolge ständiger fäkaler Kontamination und auch einer zunehmenden narbigen Wanderstarrung nicht zu rechnen.

Da es keine wirksamen konservativen Therapiemaßnahmen gibt und abwartendes Verhalten das Risiko der Bildung zusätzlicher Fistelgänge birgt, besteht die Methode der Wahl in der möglichst frühzeitigen chirurgischen Revision, d.h. in der Einweisung des Patienten in eine chirurgische Klinik, wobei atypisch verlaufende Fisteln einem auf diesem Gebiet erfahrenen Operateur zugeleitet werden sollten.

Ziel der operativen Intervention, bei der immer differenziertere Operationsmethoden [4, 12, 18, 21, 22, 27] zur Anwendung kommen, ist stets die komplette Spaltung aller vorliegenden Fistelgänge und Ausräumung aller entzündlichen Infiltrate, Narbenbildungen und Resthöhlen einschließlich der Sanierung der inneren Infektionsquelle.

Die Heilung des verbleibenden Wundgrabens, aus dem, um Rezidive zu verhindern, möglichst alles Fistelgewebe einschließlich behindernder Narbenbildung exzidiert wird, erfolgt per granulationem aus der Tiefe, durch Schrumpfung und durch Reepithelialisation vom Wundrand her [24, 29, 30, 35, 39, 41]. Wichtig ist hierbei auch, dass die äußere Haut so weit exzidiert wird, dass sie auseinander klafft und nicht verkleben kann, um so eine ausreichende Drainage und Heilung von innen nach außen zu erreichen [17]. Wesentlich für den Erfolg jedes operativen Eingriffes ist die therapeutische Miterfassung der auslösenden Ursache. Wird ein Fremdkörper, der die Fistelbildung verursachte, oder die Morgagnische Krypte, von der die Entzündung ausging, nicht mitentfernt oder unterbleibt die gezielte Mitbehandlung der dem Fistelleiden zugrunde liegenden Erkrankung, wie etwa eine Divertikulitis, Colitis ulcerosa, Morbus Crohn, Lymphogranuloma inguinale usw., so ist ein Rezidiv unvermeidlich.

Lediglich die oberhalb der Linea anorektalis verlaufenden Fisteln dürfen nicht zum Analkanal hin gespalten werden, da dies zur Inkontinenz führen würde. Die proximalen Anteile des M. sphincter ani internus sowie die Puborektalisschlinge müssen zur Kontinenzerhaltung unbedingt geschont werden [31]. Die relativ selten vorkommenden, den M. levator ani durchbohrenden supra- und extrasphinktären Fisteln müssen daher von parasakral her angegangen werden, wohingegen die Spaltung supralevatorisch verlaufender submuköser Fistelgänge nach innen bedenkenlos erfolgen kann, da hierbei kein Muskelgewebe durchtrennt werden muss.

Die bereits von Hippokrates zur Behandlung von Fisteln beschriebene *Fadenligaturmethode* gilt heute als obsolet.

Dagegen kann die langzeitige *Fadendrainage* für bestimmte Fälle als eine Alternative, zumindest jedoch als Ergänzung zur operativen Fistelsanierung angesehen werden [4, 8].

KOMPLIKATIONEN

Die gefürchtetste Komplikation ist die Incontinentia faecalis, hervorgerufen entweder durch eine Verletzung oder durch entzündliche bzw. narbige Destruktion des Sphinkterapparates, etwa infolge wiederholter Rezidive oder als unmittelbare Folge unsachgemäßer operativer Eingriffe.

Relativ häufig kommt es bei der Behandlung des Fistelleidens zu Rezidiven, insbesondere bei unvollständiger Diagnostik, nicht ausreichender Sphinkterspaltung oder ungenügend durchgeführter Drainage [22].

Schließlich ist als eine weitere Komplikation, insbesondere bei jahrelang bestehenden Fisteln, die mögliche Entstehung gutartiger Tumoren [23] wie auch von Karzinomen [4, 7, 9, 15, 25] zu erwähnen.

Literatur

1. Baytner S et al. (1989) Perianale Fisteln oder Abszesse mit Analfissuren. Coloproctology 6: 374–375
2. Brühl W (1986) Das perianale Fistelleiden. Teil A: Eine Übersicht. Coloproctology 2: 108–114
3. Brühl W, Neundorf G, Krause H, Roschke W (1986) Das perianale Fistelleiden. Teil B: Die langzeitige Fadendrainage. Coloproctology 3: 175–181
4. Buchmann P (1994) Lehrbuch der Proktologie, 3. Aufl. Huber, Bern
5. Cataldo PA, Senagore A, Luchtefeld MA (1993) Intrarectal ultrasound in the evaluation of perirectal abscesses. Dis Colon Rectum 36: 554–558
6. Cheong DMO et al. (1993) Anal endosonography for recurrent anal fistulas: image enhancement with hydrogen peroxide. Dis Colon Rectum 36: 1158–1160
7. Crespi B et al. (1995) Schleimsezernierendes Adenokarzinom in einer chronischen Analfistel. Coloproctology 3: 145–147
8. Eitan A, Duek DS, Barzilai A (1990) Die Fadendrainage bei der Behandlung von transsphinktären Analfisteln. Coloproctology 3: 177–181
9. Getz S et al. (1981) Mucinous adenocarcinoma developing in chronic anal fistula: report of two cases and review of the literature. Dis Colon Rectum 24: 562–566
10. Girona J, Denkers D, Broß J (1996) Chirurgisches Vorgehen bei der anovaginalen Fistel-Technik und Ergebnisse. Coloproctology 5: 210–215
11. Goligher JC (1977) Fistula in ano. In: Goligher JC (ed) Surgery of the anus, rectum and colon, 3rd edn. Balliere Tindall, New York, pp 205–255
12. Gordon PH (1981) Die operative Behandlung der Analfistel. Coloproctology 3: 195–199
13. Hansen H, Stelzner F (1981) Proktologie. Springer, Berlin Heidelberg New York
14. Hancke E, Junginger Th (1990) Anorektale Abszesse und Fisteln: Einteilung, Klinik, Diagnostik, Therapie. Ärztebl Rheinland-Pfalz 8: 396–400
15. Heidenreich A, Collarini HA, Paladino AM, Fernandez JM, Calvo TO (1966) Cancer in anal fistulas. Dis Colon Rectum 9: 371
16. Junghans C, Kirsch JJ (1987) Das ano-rektale Fistelleiden. Aktuel Chir 22: 14–18
17. Karavias T et al. (1977) Die anorektalen Abszesse und Fisteln. Therapiewoche 27: 8497–8510
18. Lechner P (1991) Der Mucosa-Verschiebelappen in der Behandlung supra- und hoch-transsphinktärer Analfisteln. Chirurg 62: 891–894

19. Lennert KA (1994) Die Fistel Diagnostik und Therapie. Springer, Berlin Heidelberg New York Tokyo
20. Leppert R et al. (1994) Die endosonographische Darstellung der Analfistel und des Analabszesses und deren anatomische Beziehung zum Kontinenzorgan. Coloproctology 5: 327–329
21. Mann CV, Clifton MA (1985) Rerouting of the track for the treatment of high anal and ano-rectal fistulae. Br J Surg 72: 134–137
22. Marti M-C (1990) Anorektale Abszesse und Fisteln. In: Marti MC, Givel J-C (Hrsg) Chirurgie anorektaler Krankheiten. Springer, Berlin Heidelberg New York Tokyo, S 90–105
23. Millar DM (1979) Nicht unbedingt maligne: Tumoren in Analfisteln. Proktologie 2: 50–53
24. Mohr Th, Götze KJ (1976) Ergebnisse der Analfistelbehandlung. Zentralbl Chir 101: 485–488
25. Nelson R, Prasad M, Herand A (1985) Anal carcinoma presenting as a perirectal abscess or fistula. Arch Surg 120: 632–635
26. Nicholls J, Glass R (1988) Anorektales Abszeß- und Fistelleiden. In: Nicholls J, Glass R (Hrsg) Koloproktologie. Springer, Berlin Heidelberg New York, S 101–110
27. Parks AG (1961) Pathogenesis and treatment of fistula-in-ano. Br Med J 1: 463
28. Parks AG (1969) The classification of fistulae in ano. Hoferchter J (ed) Progress in proctology. Springer, Berlin Heidelberg New York, S 30
29. Parks AG (1976) Anorektale Chirurgie. In: Zenker R, Deucher F, Schink W (Hrsg) Chirurgie der Gegenwart, Bd II. Urban & Schwarzenberg, München Wien Baltimore
30. Parks AG, Gordon PH, Hardcastle JD (1976) A classification of fistula-in-ano. Br J Surg 63: 1–12
31. Parks AG, Gordon PH (1976) Perineal fistula of intra-abdominal or intrapelvic origin simulating fistula-in-ano: Report of seven cases. Dis Colon Rectum 19: 500
32. Rüedi Th, Allgöwer M (1981) Analfisteln und Abszesse. In: Allgöwer M, Harder F, Hollender LF, Peiper HJ, Siewert JR (Hrsg) Chirurgische Gastroenterologie. Springer, Berlin Heidelberg New York
33. Schneider A, Leber K (1982) Differentialdiagnose und Therapie der perianalen Fisteln und Abszesse. In: Winkler R (Hrsg) Proktologische Indikationen und Therapie. Enke, Stuttgart
34. Schweiger M (1987) Analfisteln und -abszesse: Spalten oder drainieren. Medizin 15: 37–41
35. Stelzner F (1981) Die anorektalen Fisteln. Springer, Berlin Heidelberg New York
36. Sumikoski Y, Takano M, Okada M, Kiratuka J, Sato Sh (1974) New classification of fistulas and its application to the operations. Am J Proctol 25: 72–78
37. Wedell J et al. (1987) Sliding flap advancement for the treatment of high level fistulae. Br J Surg 74: 390–391
38. Wierisch W, Girona J (1988) Das anale Fistelleiden. Anatomie und Pathologie unter besonderer Berücksichtigung der Analdrüsen. Edition Nymphenburg, München, S 15–20
39. Winkler R (1977) Analabszesse und -fisteln. Richtlinien der Diagnostik, operative Therapie und Nachsorge. Aktuel Chir 12: 171–182
40. Winkler R (1981) Analfissuren und Fisteln. Therapiewoche 31: 3779–3784
41. Winkler R (1982) Proktologische Erkrankungen. In: Müller-Wieland K (Hrsg) Dickdarm. Springer, Berlin Heidelberg New York (Handbuch der inneren Medizin, 5. Aufl, Bd 3/4)
42. Winkler R (1988) Analfisteln und Abszesse – Einteilung und Behandlungsrichtlinien. In: Junghans PC, Brühl W, Zenner O (Hrsg) Aktuelle Koloproktologie, Bd 5. Edition Nymphenburg, München, S 33–43

KAPITEL 2

Perianal lokalisierte Krankheitsbilder

2.1 Perianaler Pruritus 113
2.2 Kortikosteroidschäden 115
2.3 Perianale Kontaktekzeme 118
2.4 Pigmentstörungen der Haut 127
2.4.1 Perianale Hyperpigmentierungen 129
2.4.2 Perianale Depigmentierungen 130
2.5 Perianales Hämatom 133
2.6 Aknetetrade 134
2.7 Pilonidalsinus 139
2.8 Bakterielle Erkrankungen 141
2.8.1 Pyodermien 141
2.8.2 Perianale streptogene Dermatitis 141
2.8.3 Erythrasma 143
2.9 Tinea inguinalis 145
2.10 Herpes simplex 147
2.11 Zoster 154
2.12 Mollusca contagiosa 158
2.13 Humane Papillomviren 161
2.13.1 Verrucae vulgares 161
2.13.2 Condylomata acuminata 164
2.13.3 Bowenoide Papulose 169
2.13.4 Morbus Bowen 172
2.13.5 Verruköses Karzinom 176
2.14 Epizootien 178
2.14.1 Skabies 179
2.14.2 Pediculosis pubis 183
2.15 Lichen ruber planus 184
2.16 Lichen sclerosus et atrophicus 188
2.17 Acrodermatitis enteropathica 192
2.18 Glukagonomsyndrom 195
2.19 Acanthosis nigricans 199
2.20 Dyskeratosis follicularis (Darier-Krankheit) 202
2.21 Pemphigus chronicus benignus familiaris (Hailey-Hailey) 205
2.22 Porokeratosis Mibelli 208
2.23 Psoriasis inversa 210
2.24 Pemphigus vegetans 215
2.25 Morbus Behçet 218
2.26 Morbus Paget 222
2.27 Langerhanszell-Histiozytose 226
2.28 Syringocystadenoma papilliferum 228

Die Kenntnis der bevorzugt oder nur gelegentlich im Anal- und/oder Perianalbereich lokalisierten dermatologischen Krankheitsbilder ist Voraussetzung einer differenzierten und damit letztlich befriedigenden proktologischen Arbeit.
Die nachfolgenden Kapitel lassen zum einen die Bedeutung, die den Perianalerkrankungen im proktologischen Gesamtkrankengut zukommt, zum anderen aber auch die differenzialdiagnostischen Schwierigkeiten, mit denen sich insbesondere Nichtdermatologen vor allem wegen der meist monoformen Symptomatologie dieser Krankheitsbilder konfrontiert sehen, erkennen.
Da nur eine gezielte Diagnostik zu einer kausalen und damit letztlich wirksamen Therapie führen kann, erscheint gerade hier eine konsequente interdisziplinäre Zusammenarbeit notwendig.

2.1 Perianaler Pruritus

Juckreiz stellt kein Krankheitsbild sui generis dar. Es handelt sich vielmehr um eine subjektive Empfindung, die durch Reizung feinverzweigter sensibler Nervenendigungen in der dermoepidermalen Grenzfläche entsteht. Kurzzeitig einmal auftretender Pruritus ist daher meist als physiologisch anzusehen. Nur persistierender Pruritus ist pathogen.
Juckreiz, eine der häufigsten Sensationen am Hautorgan, wird subjektiv zumindest als störend, wenn nicht als qualvoll oder gar als unerträglich empfunden. Er führt nicht selten infolge von Schlaflosigkeit und dadurch entstehender Übermüdung zu Nervosität, Unausgeglichenheit und Reizbarkeit mit allen daraus sich ergebenden Folgen für das private und berufliche Leben [2].
Es ist hierbei auch beachtenswert, dass Pruritus, der im Gegensatz zur Schmerzempfindung auf die Haut und Haut-Schleimhaut-Grenze beschränkt ist, ganz verschiedenartig auftreten kann und dementsprechend, je nachdem, welche Krankheit zugrunde liegt, verschieden beantwortet wird. So wird cum grano salis ein ekzembedingter Juckreiz mit den Fingernägeln scharf aufgekratzt, mit entsprechend sichtbaren, striemenartigen Kratzeffekten. Ein urtikariell bedingter Pruritus dagegen ist normalerweise nie aufgekratzt, hier wird nur mit den Fingern gerieben. Exkoriationen und Lichenifikationen fehlen demzufolge bei der Urtikaria. Reiben, oft bis zum Auftreten von Blutungen, ist weiterhin wieder typisch bei intertriginösem Pruritus. Bei wieder anderen juckenden Dermatosen wird meist nur die Umgebung der juckenden Effloreszenz zerkratzt. Al-

lerdings gibt es hierbei immer wieder Ausnahmen von der Regel, wie etwa stark juckende exanthematische Formen einer normalerweise nicht juckenden Psoriasis vulgaris u.Ä., sodass die Qualität einer Juckreizempfindung grundsätzlich nicht als ein sicheres differenzialdiagnostisches Kriterium anzusehen ist und bei Überbewertung leicht zu diagnostischen Fehlschlüssen führen kann.

Die Juckreizschwelle kann durch eine Reihe verschiedener Faktoren beeinflusst werden. Juckreizfördernd wirkt etwa eine erhöhte Hautdurchblutung oder erhöhte Körpertemperatur. Eine Steigerung der Juckreizempfindlichkeit findet sich auch in der Umgebung eines stark juckenden Herdes („itchy skin") [12].

Ferner ist die Juckreizschwelle in klinisch gesunder und ekzematös veränderter Haut verschieden. Während die Aufbringung von Juckpulver auf gesunde Haut erst nach 30 s zum Auftreten eines Juckreizes führt, der nach 70–90 s seinen Höhepunkt erreicht und nach 110 s verschwunden ist, tritt auf der ekzematösen Haut bereits nach 15 s heftiger Juckreiz auf, der nach 40–115 s seinen Höhepunkt erreicht hat und erst nach 165 s verschwunden ist. Die herabgesetzte Juckreizschwelle bei gewissen Hautveränderungen erklärt, dass aus der Konstellation Juckreiz und Kratzen ein Circulus vitiosus entsteht, der die unheilvolle Abfolge von Juckreiz, klinischen Erscheinungen, Drang zum Kratzen, Verstärkung der klinischen Erscheinung, Verstärkung des Juckreizes und so fort unterhält [1].

Die Haut der Genitoanalregion ist wie die des behaarten Kopfes zu Juckreiz disponiert [17].

Zu einem Pruritus ani können die verschiedensten anorektalen Erkrankungen führen, weswegen der Patient in der proktologischen Sprechstunde erfahrungsgemäß gerade über dieses Symptom wohl am häufigsten klagt.

Meist wird Juckreiz im perianalen Bereich bedingt durch toxische oder allergische Kontaktekzeme, deren Ursache durch eine gezielte Anamnese mit eventueller Epikutantestung (S.64) abgeklärt werden kann.

Aber auch ein sog. Trichteranus, Adipositas, eine Mykose, Ektoparasiten oder mangelhafte wie auch übertriebene Analhygiene kann beispielsweise eine juckreizverursachende Perianitis bewirken.

Bedingt oder mitbedingt durch oft langzeitige externe oder interne Kortikosteroidapplikation, aber auch durch Antikonzeptiva, Antibiotika, durch das Vorliegen eines Diabetes mellitus u.a. kommt es anscheinend immer häufiger zu einer juckreizverursachenden perianalen Mykose, meist durch Candida albicans bedingt. Weiterhin kann ein Pruritus ani verursacht werden durch eine relative Sphinkterinkontinenz, durch Mazerationsvorgänge etwa infolge von Marisken, durch Oxyuren, wobei der Pruritus anfallsweise vor allem nachts auftritt, durch Stoffwechselerkrankungen, durch psychogene Faktoren und nicht zuletzt durch Begleiterscheinungen wie Sekret- oder Blutabgänge infolge entzündlicher oder tumoröser Kolon-, Rektum- oder Analprozesse [11].

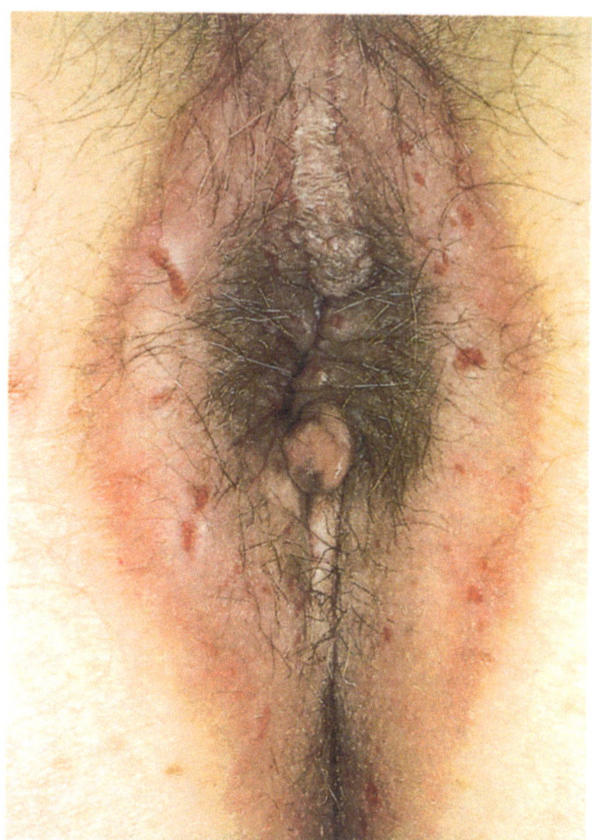

Abb. 2.1. Frische Kratzeffekte bei Vorliegen eines subakut-chronischen, toxisch-degenerativen, mykotisch superinfizierten perianalen Kontaktekzems

Pruritus kann ferner suggestiv ausgelöst werden. Die Schilderung etwa eines juckenden, durch Filzläuse bedingten Ekzems kann das subjektive Befinden des Zuhörers stören, wobei rein subjektiv eine Juckreizempfindung ausgelöst und ggf. sogar mit Kratzeffekten beantwortet wird (Abb. 2.1).

Die Möglichkeit einer polyätiologischen Auslösung eines Analpruritus erfordert stets eine differenzierte diagnostische und therapeutische Strategie [4, 7, 10, 15].

Soll dem Patienten ein oft jahrelanges, meist sich verschlimmerndes Leiden erspart werden, so muss anstatt einer rein symptomatischen Behandlung eines perianalen Pruritus meist mit Kortikosteroidkombinationsexterna oder Antihistaminika aus folgenden Gründen eine Kausaltherapie gefordert werden: Die einem Juckreiz im Perianalbereich zugrunde liegenden Ursachen können i.d.R. durch solche Präparate nicht beseitigt werden. Die Behandlung dieser Folgezustände mit derartigen Präparaten muss daher letztlich unwirksam bleiben, da die Ursachen fortbestehen. Eine Kausalbehandlung, etwa in Form einer Hämorrhoidensklerosierung, kann demgegenüber meist in kürzester Zeit ohne die Gefahr von Komplikationen zur Besserung führen.

Die Behandlung eines perianalen Pruritus mit einem der zahlreichen, oft kortikosteroidhaltigen Hämorrhoidenexterna erscheint nur dann einmal sinnvoll und zu verantworten, wenn die zugrunde liegende Ursache mittels Proktoskopie, Rektosigmoidoskopie und ggf. Koloskopie, Erhebung eines Haut- und Schleimhautstatus, Probeexzision, Epikutan- und ggf. Scratchtestung, Bakteriologie, Abklatschpräparaten auf Oxyureneier, Pilzkultur, Wood-Untersuchung, Luesserologie, Blutbild (Eosinophilie) usw. abgeklärt wird bzw. wurde und eine kausale Therapie folgen soll. Es ist unbestreitbar, dass die Hauptursache für die oft lange und für den Patienten schließlich tödliche Verschleppungszeit beim Rektumkarzinom die kritiklose symptomatische Behandlung vermeintlicher „Hämorrhoiden" bzw. des dadurch verursachten Symptoms Pruritus darstellt. Hinzu kommt, dass die oft kortikosteroidhaltigen Externa nach längerer Anwendung die verschiedenartigsten Nebenwirkungen (s.u.) hervorrufen. Das enthaltende Kortikosteroid atrophisiert die Analschleimhaut und auch die Haut des Perianalbereiches, was letztlich erneut zu Pruritus führt; ein entzündlicher Prozess, wie etwa eine perianale Thrombophlebitis, eine Fissur, eine inkomplette Fistel oder ein tuberkulöser Prozess kann verschlimmert und eine Hefemykose kann (s.o.) provoziert werden - auch durch ein in solchen Präparaten oft mitenthaltenes Antibiotikum - und es kann schließlich nicht selten durch irgendeinen, oft nicht einmal angegebenen Inhaltsstoff eines solchen Externums ein allergisches, u.U. auch toxisches, juckendes Kontaktekzem aufgepfropft werden [5].

Aufgrund der nicht selten durch einen Analpruritus und den sich daraus ergebenden Folgezuständen eintretenden Arbeitsunfähigkeit ist ein gezieltes therapeutisches Vorgehen auch wesentlich ökonomischer.

Im Sinne von Patient, Kassen und Arbeitgebern muss deshalb bei Vorliegen eines Pruritus ani grundsätzlich die Forderung nach einer gezielten Diagnostik stehen, da nur so eine kausale und damit erfolgreiche Therapie durchgeführt werden kann.

Literatur

1. Alexander-Williams J (1983) Pruritus ani. extracta dermatologica 5: 433–439
2. Bernhard JD (1994) Itch: Diagnosis and treatment. McGraw-Hill, New York
3. Brasch J (1993) Lokalisierter Pruritus. Z Hautkrankht 5: 332–334
4. Daniel GL, Longo WE, Vernava AM 3rd (1994) Pruritus ani. Causes and concerns. Dis Colon Rectum 37/7: 670–674
5. Dasan S, Neill SM, Donaldson DR, Scott HJ (1999) Treatment of persistent pruritus ani in a combined colorectal and dermatologic clinic. Br J Surg 86/10: 1337–1340
6. Denman ST (1986) A review of pruritus. J Am Acad Dermatol 14: 375–392
7. Giordano M, Rebesco B, Torelli I, Blanco G, Cattarini G (1999) Pruritus ani. Minerva Chir 54/12: 885–891
8. Greither A (1980) Pruritus und Prurigo. Hautarzt 31: 397–405
9. Handwerker HO (1993) Neurophysiologische Mechanismen des Juckens. Z Hautkrankht 11: 730–735
10. Jones DJ (1992) ABC of colorectal diseases. Pruritus ani. BMJ 305/6853: 575–577
11. Laurent A, Boucharlat J, Bosson JL, Derry A, Imbert R (1997) Psychological assessment of patients with idiopathic pruritus ani. Psychother Psychosom 66/3: 163–166
12. Lyell A (1972) The itching patient. Scot Med J 17: 334
13. Marghescu S (1993) Pruritus sine materia. Z Hautkrankht 5: 335–337
14. Mauß J (1985) Pruritus ani. Dtsch Ärztebl 54: 2726–2730
15. Pfenninger JL, Zainea GG (2001) Common anorectal conditions: Part I. Symptoms and complaints. Am Fam Physician 63/12: 2391–2398
16. Steen KH et al. (1995) Die neuronale Vermittlung des Pruritus. Z Hautkrankht 1: 43–47
17. Steigleder GK (1986) Zur Differenzialdiagnose des Pruritus. Z Hautkrankht 12: 839

2.2 Kortikosteroidschäden

Häufig kommen Patienten mit uncharakteristischen perianalen Hautveränderungen in die proktologische Sprechstunde. Diese Patienten, die auf Befragen meist angeben, wegen Juckreiz und ekzematöser Hautveränderungen im Perianalbereich ein kortisonhaltiges Hämorrhoidenpräparat - oft über Monate - verordnet bekommen zu haben, klagen über zunehmendes Brennen bei äußerster Reizbarkeit gegenüber jeder hygienischen und therapeutischen Maßnahme. Bei der Inspektion findet sich zumeist eine flächenhaft gerötete, atrophische, von Teleangiektasien und ggf. weiteren Kortikosteroidnebenwirkungen veränderte Perianalhaut (Abb. 2.2a).

Bei langfristiger Anwendung von Kortikoiden, insbesondere unter Okklusion oder im feuchten Milieu, können sich kleine erythematöse Knötchen bilden. Diese Veränderungen sind als *Granuloma gluteale infantum* (Abb. 2.2 b) oder „pseudoverruköse Papeln" bekannt [1]. In seltenen Fällen können diese Veränderungen allein durch Feuchtigkeit und/ oder Irritation hervorgerufen werden [9]. Allerdings ist der Teilbegriff „infantum" irreführend, da dieselbe Erkrankung auch bei inkontinenten oder bettlägerigen Patienten jeden Alters vorkommen kann [7].

Die sich im Laufe von einigen Monaten wieder langsam zurückbildenden Granulome zeigen ein charakteristisches histologisches Bild mit unregelmäßiger Akanthose der Epidermis, einem gemischtzelligen Infiltrat in der Dermis, Mikroabszessen und Eosinophilie [2, 3, 13, 14].

In den meisten Fällen ist das in solchen Kortikosteroidkombinationspräparaten enthaltene Antimykotikum oder Antibiotikum für die entsprechende Behandlung entweder nicht spezifisch oder nicht dosisgerecht, sodass nach meist anfänglicher subjektiver Besserung die Abheilung nicht erfolgt. Aus einer akuten Epidermophytie entsteht hierdurch nicht selten ein durch zusätzlichen Hefebefall und hinzukommendes Kontaktekzem kompliziertes Krankheitsbild mit nun meist großer Therapieresistenz. Von kurzen anfänglichen Zustandsbesserungen abgesehen bewirkt die Applikation kortikosteroidhaltiger Externa bei entzündlichen Hämorrhoidalerkrankungen und deren Folgezuständen letztlich fast immer eine Verschlimmerung des Krankheitsgeschehens dadurch, dass das Kortikosteroid die Haut bzw. die Schleimhaut atrophisiert und zusammen mit einem möglicherweise enthaltenden Antibiotikum eine Candidose provozieren kann, dabei nicht selten ein allergisches Kontaktekzem hinzukommt und die Ursache des Grundleidens fortbesteht.

Bei der Anwendung kortikosteroidhaltiger Externa sollte daher stets bedacht werden, dass durch die proliferationshemmende, vasokonstriktorische und membranabdichtende Wirkung des inkorporierten Kortikosteroids die entzündliche Note nebst Pruritus abklingt, wodurch dann beispielsweise eine Mykose nicht mehr erkannt wird („Tinea incognita") [6, 10]. Eine Diagnosestellung wird oft erst nach einem Intervall indifferenter Behandlung wieder möglich. In Fällen, wo sich ein so behandeltes „Perianalekzem" schließlich als verschleppter Morbus Paget, Morbus Bowen, Lupus vulgaris, Lues oder Dermatomyositis erweist, kann dies für den Patienten unter Umständen ernste Folgen haben.

Eine Besserung kann in derartigen Fällen dann oft nur erreicht werden, wenn das einzige Mittel, das scheinbar hilft, unverzüglich abgesetzt und das Grundleiden diagnostisch abgeklärt wird.

Grundsätzlich muss mit Haut- und Schleimhautschäden bei externer Anwendung eines fluorierten Kortikosteroids bereits nach 2-wöchiger Behandlung gerechnet werden. Im Einzelnen können die in der nachfolgenden Übersicht zusammengestellten unerwünschten Begleiterscheinungen auftreten [4, 5, 8].

Zum Schutz des Patienten sollte die pharmazeutische Industrie angehalten werden, mehr antimykotika- und antibiotikafreie Kortikosteroidpräparate und kortikosteroidfreie Antibiotika und Antimykotika herzustellen. Kortikosteroidhaltige Kombinationsexterna sollten nicht als eine Art Allheilmittel für nahezu jeden „Hautausschlag" angepriesen werden!

Sofern der erstkonsultierte proktologisch tätige Arzt nicht die Möglichkeit zur eigenen mykologischen und bakteriologischen Differenzierung, zur Durchführung einer Probeexzision oder zur Allergietestung hat, sollte die Überweisung zu einem auf diesem Gebiet tätigen Kollegen sogleich und nicht erst nach einer oft wochenlangen, ungezielten Behandlung erfolgen.

Es entspricht alten dermatologischen Grundsätzen, eine nachgewiesene Mykose lediglich mit einem spezifischen Antimykotikum, eine Pyodermie mit

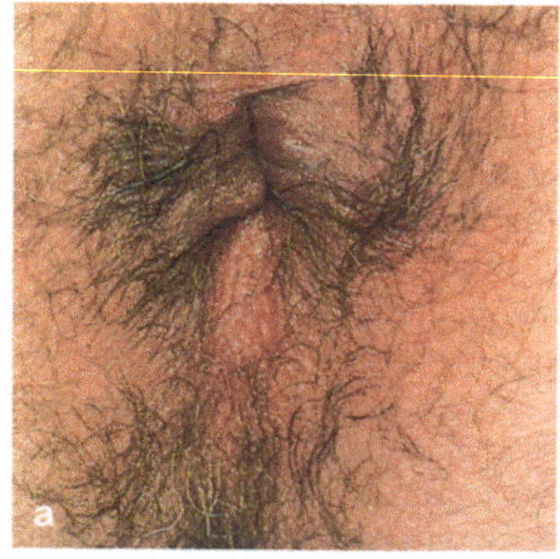

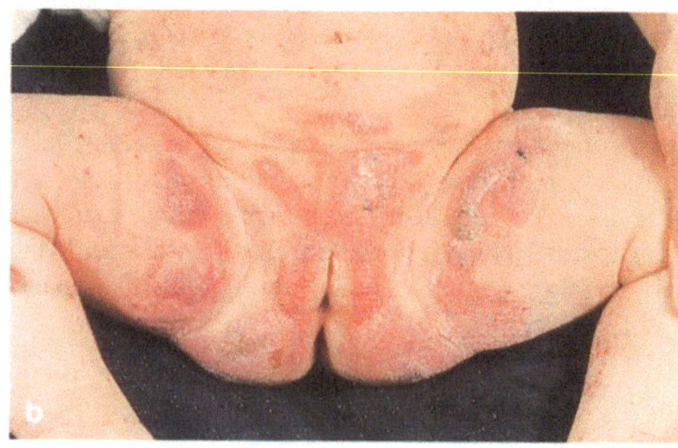

Abb. 2.2 a, b. Legende s. S. 117

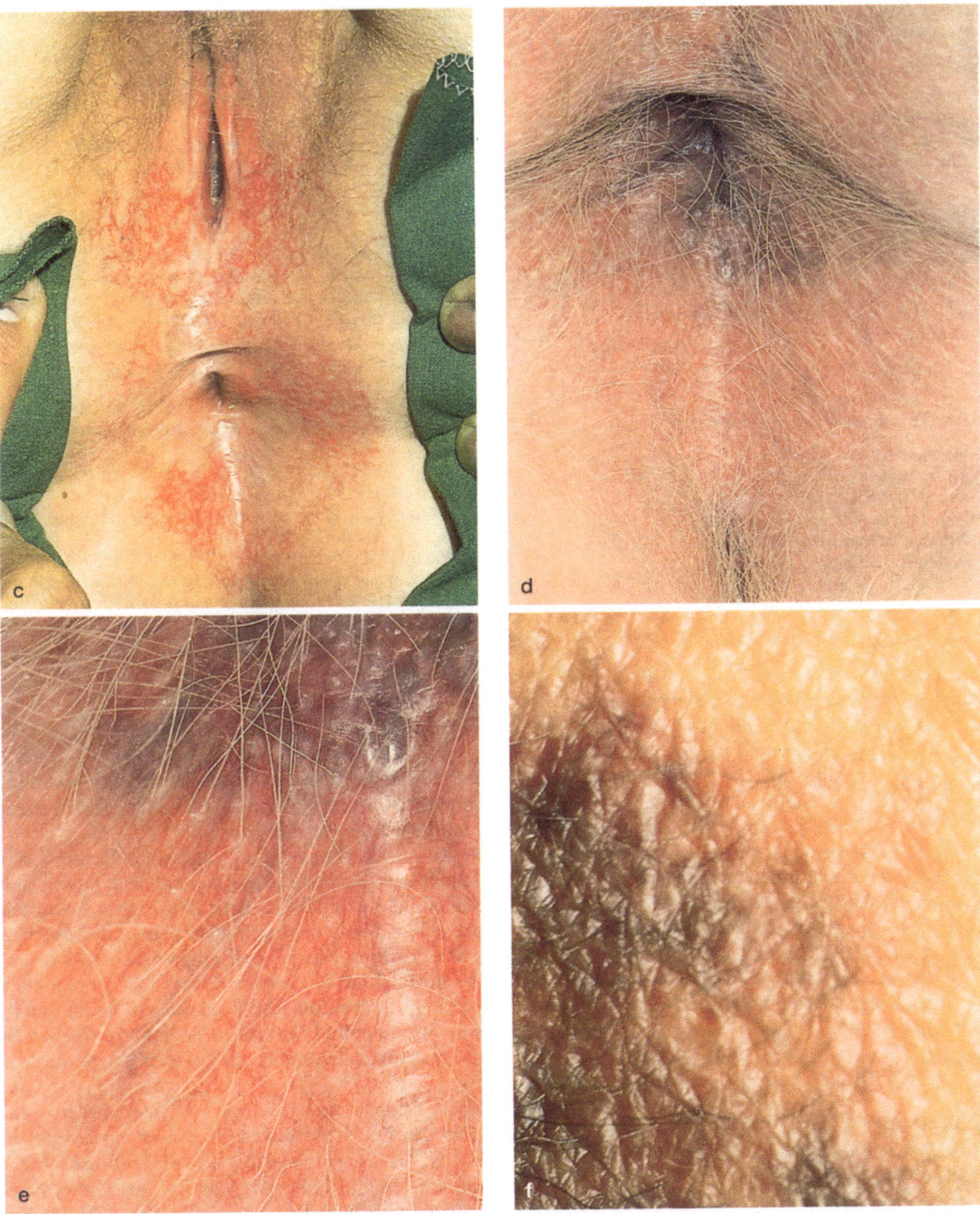

Abb. 2.2. **a** Auffällige, unscharf begrenzte Rötung und Hautatrophie der Perianalregion bei subjektiv ausgeprägtem Juckreiz und Brennen infolge mehrmonatiger externer Anwendung verschiedener kortikosteroidhaltiger „Hämorrhoidensalben". **b** Granuloma glutaeale infantum. Eine vorwiegend bei Säuglingen zwischen dem 2. und 7. Lebensmonat auftretende granulomatöse Erkrankung, die im Anschluss an die Behandlung einer sog. Windeldermatitis mit fluorierten Glukokortikosteroiden beobachtet wird. **c** Durch langzeitige topische Kortisonapplikation bedingte, von Teleangiektasien durchzogene Hautatrophie der Anogenitalregion. **d** Fortgeschrittene, von Teleangiektasien durchzogene Atrophie der perianalen Haut infolge topischer Langzeitapplikation einer fluorierten Kortisonsalbe. **e** Ausschnitt aus **d.** **f** Typische kortisonbedingte „zigarettenpapierartige" Hautatrophie mit zusätzlicher Hautblutung vom Typ der Purpura senilis und beginnender Pigmentverschiebung (Hämosiderinablagerung)

Nebenwirkungen bei externer Langzeitapplikation fluorierter Kortikosteroide

Folgen der Protein- und Mukopolysaccharidsynthesehemmung:
- Atrophie der Epidermis, Kutis und Subkutis
- Striae rubrae distensae
- Wundheilungsstörungen bei ulzerösen Prozessen (Fissur- und Fistelprogredienz)

Folgen von Gefäßveränderungen (Vasodilatation, Vasokonstriktion):
- Teleangiektasien (Rubeosis steroidica)
- Purpura, Ekchymosen

Folgen einer Schwächung der Infektabwehr:
- Candidose
- Impetigo
- Follikulitis
- Herpes simplex
- Warzen, Condylomata acuminata

Weitere Nebenwirkungen:
- Entstehung bzw. Verschlimmerung einer Acne comedonica perianalis
- Hypertrichose
- Pigmentverschiebungen
- Systemische Nebenwirkungen
- Allergische Reaktionen auf Kortikosteroide

dem entsprechenden Antibiotikum und ein akutes Ekzem primär mit feuchten Umschlägen und bis zum Abklingen der entzündlichen Note ggf. mit einer Kortikosteroidcreme zu behandeln, wobei i. Allg. die einmalige tägliche Applikation ausreicht. Bei sekundär impetiginisierten Ekzemen, der vermeintlichen Domäne von kortikosteroidhaltigen Kombinationsexterna, ist es ebenfalls ratsam, erst die Komplikation mit feuchten Umschlägen durch Zugabe von Farbstoffen, Antibiotika oder Desinfizienzien zu behandeln. Danach erst erfolgt die Behandlung des Grundleidens, anfangs evtl. mit einem Kortikosteroidexternum und danach mit zuvor auf Verträglichkeit getesteten konventionellen Mitteln.

Literatur

1. Amiry SA, Pride HB, Tyler WB (2001) Perianal pseudoverrucose papules and nodules mimicking condylomata acuminata and child sexual abuse. Cutis 67/4: 335–338
2. Altmeyer P (1973) Die Bedeutung fluorierter Glukokortikoide in der Aetiopathogenesis des Granuloma glutaeale infantum. Z Hautkrankht 48: 621–626
3. Bruckner-Tuderman L (1984) Granuloma glutaeale infantum. Hautarzt 37: 347–349
4. Drake LA, Dinehart SM, Farmer ER et al. (1996) Guidelines of care for the use of topical glucocorticosteroids. J Am Acad Dermatol 35/4: 615–619
5. Gysler A, Schäfer-Korting M (2001) Glukokortikoide. In: Korting HC, Sterry W (Hrsg) Therapeutische Verfahren in der Dermatologie: Dermatika und Kosmetika. Blackwell, Berlin, S 101–111
6. Jacobs JA, Kolbach DN, Vermeulen AH, Smeets MH, Neumann HA (2001) Tinea incognito due to Trichophytom rubrum after local steroid therapy. Clin Infect Dis 33/12: E142–144
7. Maekawa Y, Sakazaki Y, Hayashibara T (1978) Diaper area granuloma of the aged. Arch Dermatol 114/3: 382–383
8. Raimer SS (2001) The safe use of topical corticosteroids in children. Pedriatr Ann 30/4: 225–229
9. Rodriguez Cano L, Gracia-Patos Briones V, Pedragosa Jove R, Castells Rodellas A (1994) Perianal pseudoverrucous papules and nodules after surgery of Hirschsprung disease. J Pedriatr 126/6: 914–916
10. Solomon BA, Glass AT, Rabbin PE (1996) Tinea incognito and „over-the-counter“ potent topical steroids. Cutis 58/4: 295–296
11. Stein E (1974) Uncharakteristische dermatologische Krankheitsbilder durch Korikosteroid-Kombinations-Externa. Ärztl Praxis 14: 613
12. Stein E (1976) Ursachen perianaler Hautaffektionen. Ärztl Praxis 90: 3526
13. Tappeiner J, Pfleger L (1971) Granuloma glutaeale infantum. Hautarzt 22: 383–388
14. Zeeuw R de, Praag MC van, Oranje AP (2000) Granuloma gluteale infantum: a case report. Pedriatr Dermatol 17/2: 141–143

2.3 Perianale Kontaktekzeme

Das Ekzem stellt die häufigste flächenhaft entzündlich erscheinende juckende Reaktion der Oberhaut und des Papillarkörpers dar [2].

Das klinische Erscheinungsbild eines Ekzems, das stets ohne Narbenbildung abheilt und selten die Schleimhäute befällt, ist sehr vielgestaltig. Während das akute Stadium durch Bläschen und Knötchen sowie Rötung, Nässen und eingetrocknete Krusten gekennzeichnet ist, imponiert das meist noch stärker juckende chronische Stadium vor allem durch eine flächenhafte Infiltration der Haut mit Lichenifikation, Rhagaden, Desquamation und Hyperkeratosis.

Nach ätiopathogenetischen Gesichtspunkten umfasst der Formenkreis der Ekzeme nach Hornstein [8] als Hauptgruppen die vorwiegend exogenen, die vorwiegend endogenen sowie die dysregulativ-mikrobiellen Ekzeme (mit verschiedenen klinischen Varianten z. B. als dyshidrotischer, seborrhoischer, asteatotischer Typ).

Während den endogenen und dysregulativ-mikrobiellen Ekzemen in proktologischer Hinsicht eine untergeordnete, allenfalls differenzialdiagnostische Bedeutung zukommt, stellt das exogen verursachte perianale Kontaktekzem das wohl häufigste proktologische Krankheitsbild überhaupt dar.

Neben der Auslösung durch epikutanen Kontakt gibt es auch hämatogene allergische Kontaktekzeme, bei welchen das Allergen auf dem Blutwege in die Haut gelangt [12, 15].

Eine seltene Sonderform eines solchen hämatogenen allergischen Kontaktekzems stellt das *Baboon-Syndrom* dar. Hierbei kommt es nach erfolgter Sensibilisierung, z. B. gegen Antimykotika oder Antibiotika, zu einer charakteristischen flammend roten Ekzemreaktion im Glutäalbereich, die der Erkrankung den Namen gegeben hat (engl. baboon = Pavian) (Abb. 2.5 s) [1, 7, 13]. Ähnliche Rötungen können zusätzlich inguinal und axillär auftreten [21, 22].

Beim *fixen toxischen Arzneimittelexanthem* handelt es sich nicht um eine Kontaktdermatitis; dennoch soll es hier zur differenzialdiagnostischen Abgrenzung kurz beschrieben werden. Hierbei bilden sich nach Medikamentenapplikation (Pyrazolonderivate wie Metamizol oder Phenylbutazon, Antibiotika, Hydantoine, Barbiturate u. a.) zumeist solitäre, rundliche, scharf begrenzte lividrote Herde, die gelegentlich ödematös oder bullös und sehr selten ulzerierend-nekrotisierend sein können (Abb. 2.5 r + r_1). Rezidive treten an den gleichen Haut- oder Schleimhautstellen („fix") bei jeder erneuten Zufuhr des auslösenden Medikamentes auf, wobei sich die Läsionen zunehmend bräunlich-düsterviolett verfärben [12] und über Monate bestehen bleiben können.

ÄTIOLOGIE

Gemäß den Leitlinien der Deutschen Dermatologischen Gesellschaft entpuppen sich 40 % der Analekzeme als allergische Kontaktdermatitiden, 30 % sind irritativ-toxischer Genese und bei 25 % handelt es sich um ein exazerbiertes atopisches Ekzem [2].

An einem nichtallergischen, *toxischen* Kontaktekzem erkrankt grundsätzlich jede Haut, sofern die betreffende Substanz nur lange genug und/oder in genügend hoher Konzentration auf sie einwirkt. Im Gegensatz zum allergisch bedingten Kontaktekzem bilden sich die ekzematösen Hauterscheinungen jedoch sogleich spontan zurück, sobald die exogene Einwirkung der schädigenden Substanz aufhört.

Durch wiederholtes Einwirken exogener Noxen, wie z. B. alkalische Seifenwaschungen o. Ä. über längere Zeit, entsteht infolge Schädigung des Oberflächenfettfilmes und des Säuremantels der Haut das sog. *toxisch-degenerative* Kontaktekzem (Abnutzungsekzem).

Als auslösende Faktoren eines degenerativ-toxischen Perianalekzems sind eine ganze Reihe zu nennen: Von dem zu hoch konzentrierten und dadurch hautreizend wirkenden Externum angefangen über anhaltendes Nässen bei Fisteln und Prolapsen, Kratzen bei mykotisch oder durch Oxyuren bedingtem Pruritus bis hin zur Haut- bzw. Schleimhautirritation durch dünnen Stuhl, mangelhafte Analhygiene, erhöhte Schweißneigung und Behaarung, Sphinkterinsuffizienz oder ständigen Hautkontakt bei Vorliegen eines sog. Trichteranus bzw. größerer Marisken usw. Auch entzündliche Darmerkrankungen, Laxanzien- und Antibiotikaabusus, innere Hämorrhoiden sowie gut- und auch bösartige Anus- oder Rektumtumoren können durch ständige Sekret- oder Blutabsonderungen ein derartiges Abnutzungsekzem entstehen lassen.

Adipositas, bakterielle und mykotische Superinfektionen, Diabetes, Hyperhidrose usw. sind Faktoren, die ein solches einmal entstandenes Perianalekzem schließlich unterhalten.

Für den Proktologen wichtige irritative, d. h. nichtallergische, kumulativ-toxische Kontaktekzeme bzw. -dermatitiden stellen die sog. Intertrigo, die Windeldermatitis sowie die durch eine Stuhl- oder Harninkontinenz bedingten anogenitoinguinalen Hautveränderungen dar.

Diese dermatologischen Erscheinungsbilder werden wegen ihrer klinischen Ähnlichkeit mit intertriginösen Levurosemanifestationen im differenzialdiagnostischen Zusammenhang auf S. 479 ff. beschrieben.

Das *allergische* Kontaktekzem entsteht durch Antigenkontakt an der Haut, wobei es nach einer Sensibilisierungsperiode, in der zunächst Immunzellen aktiviert werden, bei der erneuten Allergenexposition zu der sog. allergischen Reaktion vom Spättyp kommt. Es handelt sich hierbei nach der Klassifikation von Coombs und Gell um eine Typ-IV-Reaktion (sensibilisierte T-Lymphozyten).

Als auslösende Ursache kommen insbesondere Hygieneartikel, wie Seifen oder Toilettenpapier, Inhaltsstoffe von Hämorrhoidalmitteln, Bruchbänder, Kondome u. Ä. in Betracht [3, 10, 16, 18]. Hohe allergene Potenz zeigen beispielsweise Cinchocain-HCl, Mafenid, Hexylresorcin, Lidocain-HCl, Albothyl, Kamillenextrakt, Chininsulfat und Menthol [2]. Zunehmend wird auch eine Toilettenpapierallergie beobachtet. Die allergene Potenz von weißem Papier ist sehr gering, steigt aber mit gefärbtem oder feuchtem Papier. Die Hauptallergene hierbei sind Konservierungsmittel – Kathon C6 und Euxyl K400 [5, 6]. Recycling-Hygienepapier soll vermehrt zu allergischen perianalen Kontaktekzemen führen, und zwar infolge des relativ hohen Anteils an Störbestandteilen, insbesondere verschiedener Metalle [4, 14].

Es erscheint nicht verwunderlich, dass es bei Angehörigen des Islams infolge ritueller Waschungen und Verzicht auf Toilettenpapier signifikant weniger perianale Kontaktekzeme geben soll.

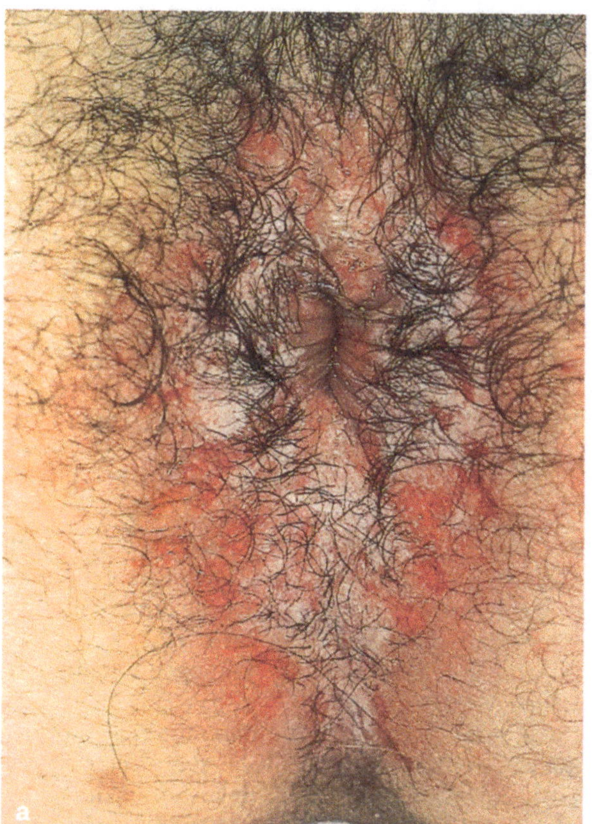

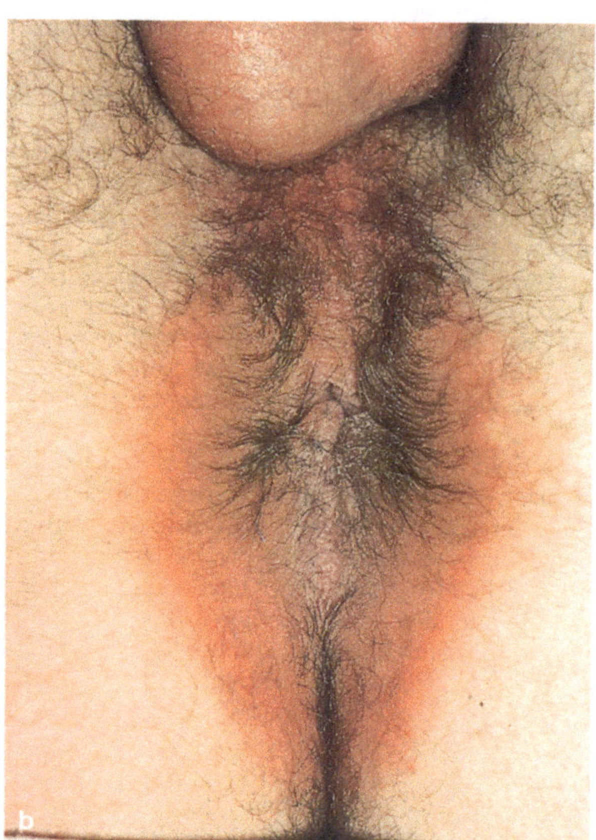

Abb. 2.3. **a** Akutes z. T. nässendes allergisches Kontaktekzem, hervorgerufen durch eine im Epikutantest nachgewiesene epidermale Sensibilisierung durch ein Antimykotikum, womit eine kulturell gefundene perianale Candidose behandelt wurde. **b** Toxisch-degeneratives Kontaktekzem („Abnutzungsekzem"), hervorgerufen durch alkalische Seifenwaschungen bei Vorliegen einer Alkaliresistenzminderung der Haut

Das Zustandekommen einer solchen Sensibilisierung hängt nicht nur von den Eigenschaften des Allergens (allergene Potenz) ab, sondern in ganz besonderer Weise auch vom Hautzustand an der Kontaktstelle. So führt eine toxisch-degenerative oder etwa durch eine Mykose geschädigte Haut im Perianalbereich durch leichteres Eindringen bzw. Haften von Kontaktallergenen erfahrungsgemäß eher zu epidermalen Sensibilisierungen selbst gegenüber Jahre hindurch gut tolerierten Externa, als dies bei intakter Hautoberfläche der Fall wäre. Das toxisch-degenerative Kontaktekzem kann daher als Wegbereiter des allergischen perianalen Kontaktekzemes angesehen werden („2-Phasen-Kontaktekzem") [9].

KLINIK

Das klinische *Erscheinungsbild* des perianalen Kontaktekzems ist recht polymorph. Im akuten Stadium stehen eine intensive Rötung und Anschwellung der Haut, die Bildung von Papeln und Bläschen, mazerative bis erosiv-nässende Vorgänge sowie Kratzeffekte im Vordergrund. Pathognomonisch für das gerade entstandene *akute*, sowohl allergische als auch toxische Kontaktekzem ist die scharfe Begrenzung und eine dem Kontaktbereich genau entsprechende Konfiguration (Abb. 2.3, 2.5 q, q_1).

Diese typischen Merkmale des akuten Bildes verschwinden zunehmend, je länger das Ekzem fortbesteht.

Das *chronische* Perianalekzem ist gekennzeichnet durch zunehmende Hautverdickung und Lichenifikation, d. h. Vergröberung der Hautfelderung. Der von dicken Schuppen, Blutkrusten und Mazerationen bedeckte, oft braunrötlich bis weiß, derb und eher etwas trocken wirkende Hautbereich verliert mehr und mehr seine Elastizität. Neben multiplen Kratzeffekten infolge heftigen Juckreizes entstehen oft zusätzlich schmerzhafte, rhagadiforme Einrisse. Weiterhin ist das sich oft mehr und mehr auf die Umgebung ausbreitende chronische Kontaktekzem eher unscharf begrenzt (Abb. 2.4 b).

Obzwar das toxische Kontaktekzem morphologisch etwas eintöniger wirkt als das allergisch bedingte, ist eine sichere Unterscheidung allein vom klinischen Bild her kaum möglich. Da noch eine ganze

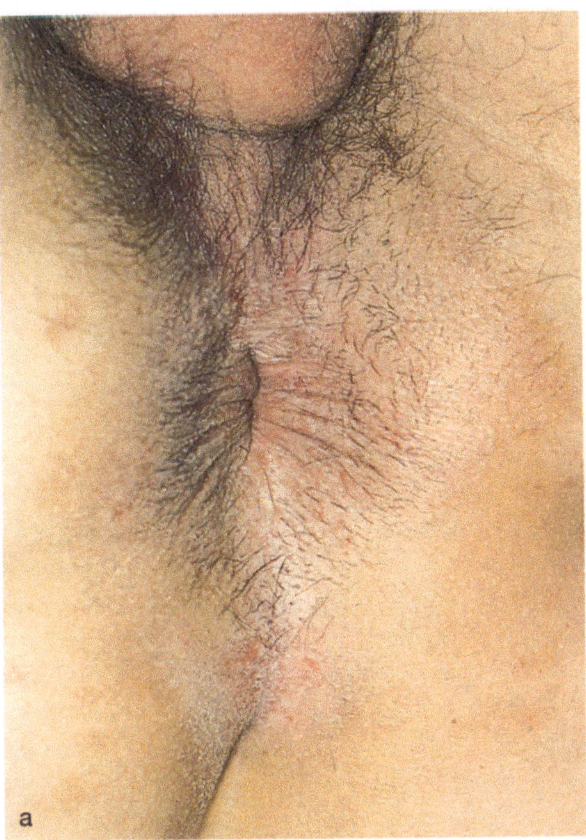

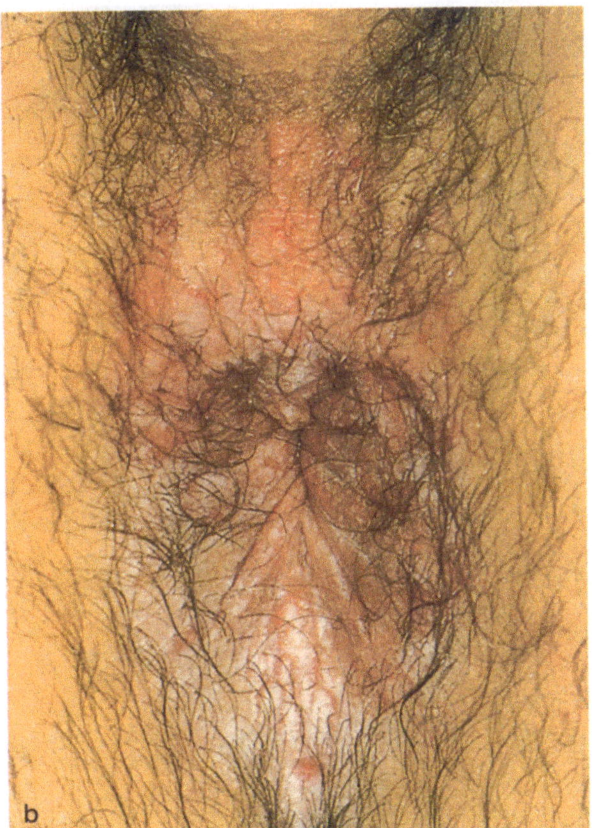

Abb. 2.4. **a** Subakut-chronisches Perianalekzem mit Rhagaden, Mazerationen und beginnender Vergröberung der Hautfelderung. **b** Chronisches perianales Kontaktekzem mit Vergröberung der Radiärfältelung und multiplen sekundären Kratzeffekten

Reihe anderer perianaler Krankheitsbilder wie Candidose, Oxyuriasis, Lichen Vidal, Psoriasis und weitere ganz analoge Veränderungen hervorrufen können, sollte grundsätzlich eine gezielte ursächliche Abklärung erfolgen (s. auch Differenzialdiagnose). Das *Beschwerdebild* des perianalen Kontaktekzems wird geprägt von einem mehr oder weniger stark ausgeprägten Juckreiz.

DIFFERENZIALDIAGNOSE

Differenzialdiagnostisch vom perianalen Kontaktekzem abzugrenzende Krankheitsbilder sind:

- perianale Candidose (Abb. 15.42),
- Kortikosteroidschaden (Abb. 2.2),
- Tinea inguinalis (Abb. 2.30 b, c),
- Neurodermitis atopica (Abb. 2.5k–n),
- seborrhoisches Ekzem (Abb. 2.5 o_1, o_2),
- Psoriasis inversa (Abb. 2.77c–e),
- Erythrasma (Abb. 2.29),
- mikrobiell-parasitäres Ekzem (Abb. 2.5 i, j),
- Lichen simplex chronicus Vidal (Abb. 2.5 c, d),
- Lichen ruber (Abb. 2.58),
- Lichen sclerosus et atrophicus (Abb. 2.62),
- Morbus Paget (Abb. 2.84),
- Acanthosis nigricans (Abb. 2.68 a),
- Pityriasis versicolor (Abb. 2.5 g, h),
- Darier-Krankheit (Abb. 2.70),
- Skabies (Abb. 2.54),
- Pityriasis rosea (Abb. 2.5 a, b),
- fixes Arzneiexanthem (Abb. 2.5 r),
- Acrodermatitis enteropathica (Abb. 2.64 a, b),
- Erythema chronicum migrans,
- Pemphigus Hailey-Hailey (Abb. 2.72a–c),
- Erysipel,
- Porokeratosis Mibelli (Abb. 2.75),
- Baboon-Syndrom (Abb. 2.5 s).

DIAGNOSE

Bei der ursächlichen Abklärung des allergischen Kontaktekzems muss nach in Frage kommenden Allergenen in Grundlagen, Konservierungszusätzen oder auch Wirkstoffen evtl. angewandter Externa gefahndet werden.

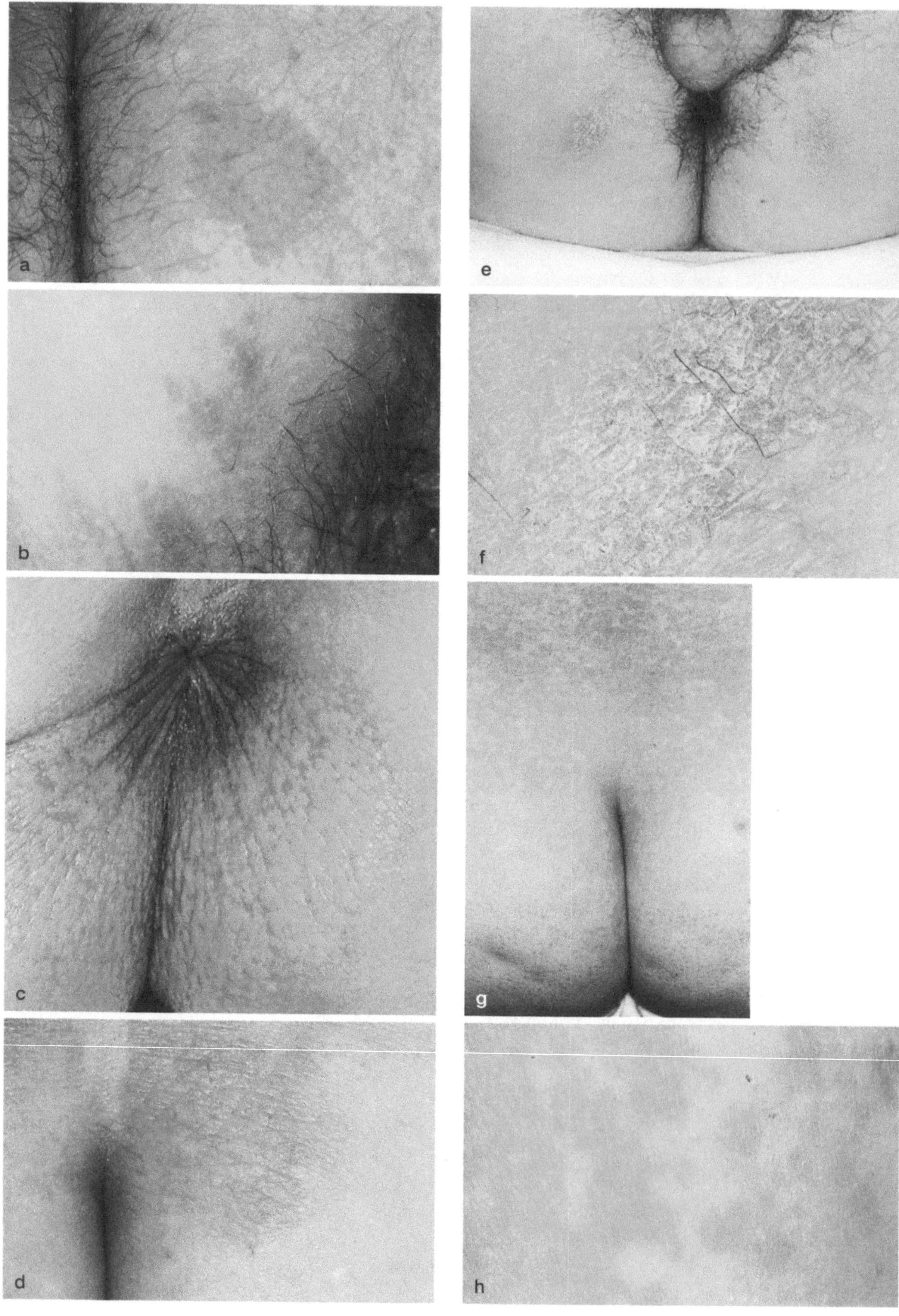
a
b
c
d
e
f
g
h

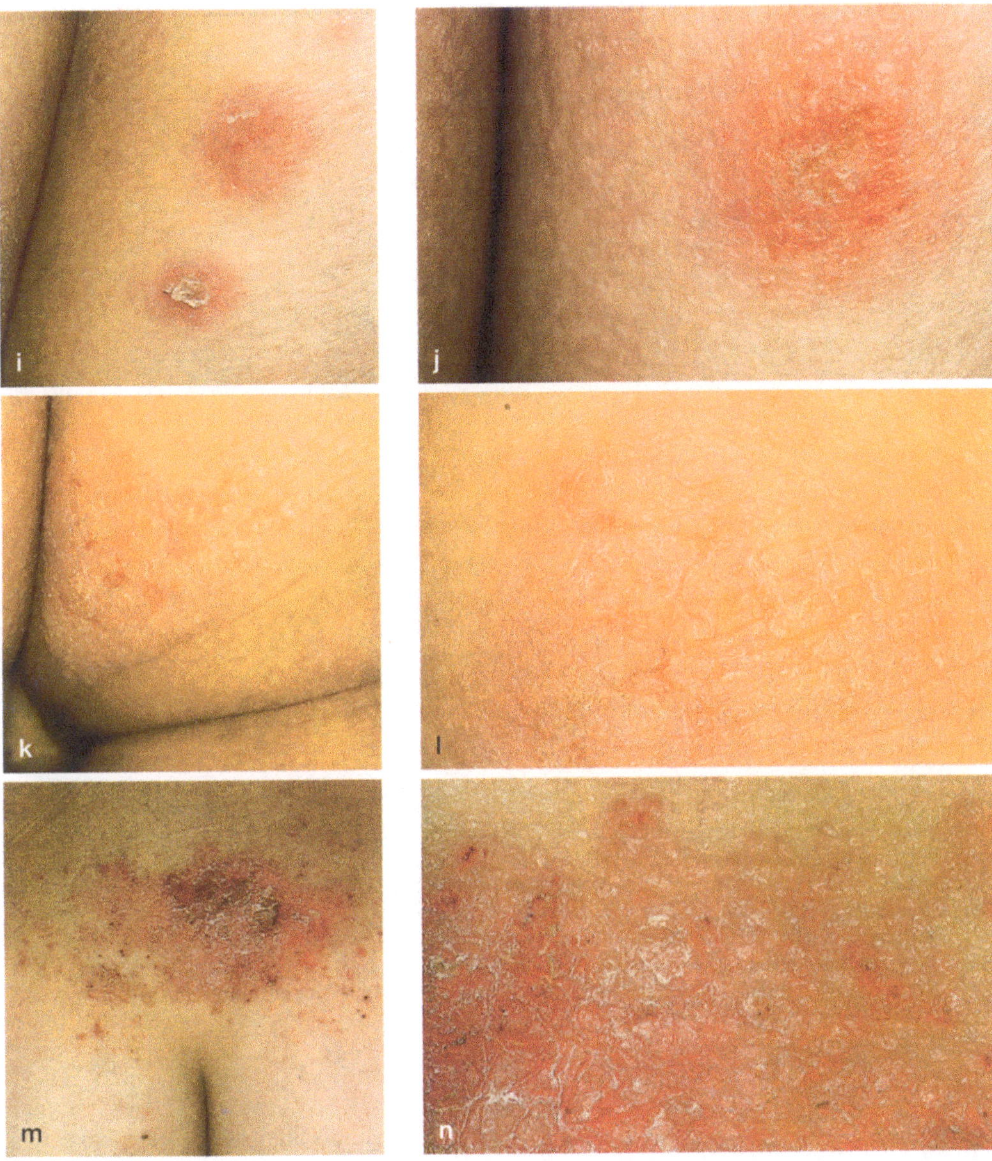

◁ **Abb. 2.5 a–u. a, b** Pityriasis rosea. Typische „pityriasiforme" Schüppchen, rundovale Herde, die meist den Spaltlinien der Haut folgen. **c, d** Neurodermitis circumscripta („Lichen Vidal"). Licheninfiziertes, umschriebenes, ekzematoides Bild, starker Juckreiz. **e, f** Reaktive Hyperkeratose. Gleicht dem chronischen Ekzem. Keine entzündlichen Begleiterscheinungen, kein Juckreiz. **g, h** Pityriasis versicolor. Scharf begrenzte braun-rötlich konfluierende, leicht juckende durch *Malassezia furfur* hervorgerufene wenig entzündliche Pilzerkrankung. **i, j** Mikrobiell-parasitäres bzw. nummuläres Ekzem. Typischer Ekzemcharakter der für ein Ekzem verhältnismäßig scharf umschriebenen Rundherde. **k–n** Neurodermitis atopica. Sekundäre, unscharf begrenzte Ekzematisationen bei zugrunde liegender Atopie. Kratzeffekte. **o–u** s. S. 124, 125

Weiterhin können innerlich verabreichte Medikamente, die unverändert oder auch umgebaut in anderer Form ausgeschieden werden, sensibilisierende Substanzen darstellen bzw. enthalten. Sofern ursächlich nicht Letzteres, d.h. ein im Stoffwechsel erst entstandenes Allergen vorliegt, ist es i. Allg. nicht allzu schwierig, durch den Läppchentest das bzw. die auslösenden Allergene herauszufinden und allein durch zukünftiges Meiden einer solchen Substanz das Kontaktekzem rezidivfrei zur Abheilung zu bringen.

Die gezielte Diagnostik ist gerade bei Vorliegen eines Perianalekzems die Grundvoraussetzung jeder auf Dauer wirksamen Therapie. Die im Einzelnen notwendigen diagnostischen Maßnahmen wurden auf S. 62 ff. beschrieben. Die im histologischen Bild typischen Merkmale werden in Abb. 2.6 a, b dargestellt.

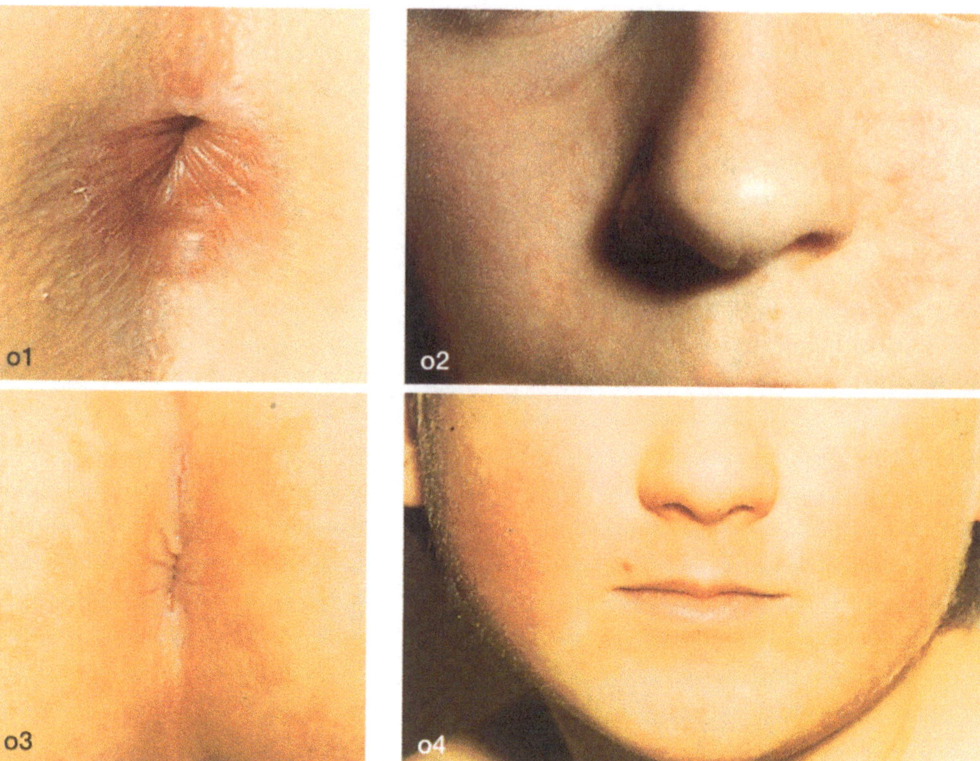

Abb.2.5 $\mathbf{o_1}$, $\mathbf{o_2}$ Seborrhoische Dermatitis bei einem 9-jährigen Mädchen in der Perianal- und Perinasalregion. $\mathbf{o_3}$, $\mathbf{o_4}$ Pityriasis rubra pilaris bei einem 8-jährigen Jungen. **p** Seborrhoisches Ekzematid bei atopischer Disposition. Hauptmanifestation im Windelbereich mit pityriasiformen Streuherden am übrigen Körper. *Candida-albicans-Besiedlung* nachgewiesen. **q** Combustio (toxische Dermatitis), hervorgerufen durch negative Elektrode. $\mathbf{q_1}$ Toxische Kontaktdermatitis als Folge einer Kaliumpermanganatverätzung. **r** Fixes Arzneimittelexanthem. Noxe: Sulfonamid. $\mathbf{r_1}$ Ulzerierendes fixes Arzneimittelexanthem nach Clorambucil (Leukeran). **s** Baboon-Syndrom, ausgelöst durch Ampicillin. **t** Teleangiektatisches Erythem mit stecknadelkopf- bis linsengroßen depigmentierten Arealen eines Thomson-Syndroms (Poikiloderma congenitum). **u** Histologisch gesichertes ekzematoid erscheinendes Spinaliom im Anogenitalbereich ▷

THERAPIE

Was die Therapie anbetrifft, so muss für alle Kontaktekzemformen der Grundsatz gelten, dass allein die Behandlung der für die perianale Kontaktdermatitis verantwortlichen Ursache einen Therapieerfolg auf Dauer bringen kann. Darüber sollte auch nicht der verblüffendste Scheinerfolg, etwa durch Applikation eines Kortikosteroidexternums, hinwegtäuschen. Alle unklaren perianalen Ekzeme sollten prinzipiell, sei es zur Durchführung einer Epikutantestung (S. 64), einer mykologischen Differenzierung (S. 53 ff.) oder histologischen Abklärung einem Dermatologen möglichst ohne Vorbehandlung zugewiesen werden. Ohne Anbehandlung deshalb, weil die leider oft leichtfertige Verabreichung besonders von kortikosteroidhaltigen Kombinationsexterna nach gewisser Zeit die entzündliche Note abklingen lässt, wodurch beispielsweise eine Mykose nicht mehr erkannt wird (Tinea incognita). Eine Diagnosestellung wird dann oft erst nach einem Intervall indifferenter Behandlung wieder möglich. Aus einer akuten Epidermophytie entsteht hierdurch nicht selten ein durch zusätzlichen Hefebefall und hinzukommendes Kontaktekzem kompliziertes Krankheitsbild mit oft großer Therapieresistenz. Auch ein selteneres „Kunstprodukt" wie beispielsweise eine chronisch vegetierende Pyodermie kann entstehen. Der Dermatologe, zu dem diese „Problempatienten" letztlich dann doch kommen, sieht sich so mehr und mehr in die Rolle gedrängt, solche durch inadäquate Behandlung entstandene Hautschäden wieder korrigieren zu müssen [19].

Erst wenn alle Faktoren, die ein perianales Kontaktekzem auslösen und unterhalten, beseitigt sind bzw. eine gezielte Ursachenabklärung bereits erfolgt, sollte die Durchführung einer symptomatischen Externabehandlung in Betracht kommen.

Je nachdem, ob es sich um ein akutes, subakutes oder chronisches Ekzem handelt, stehen hierfür

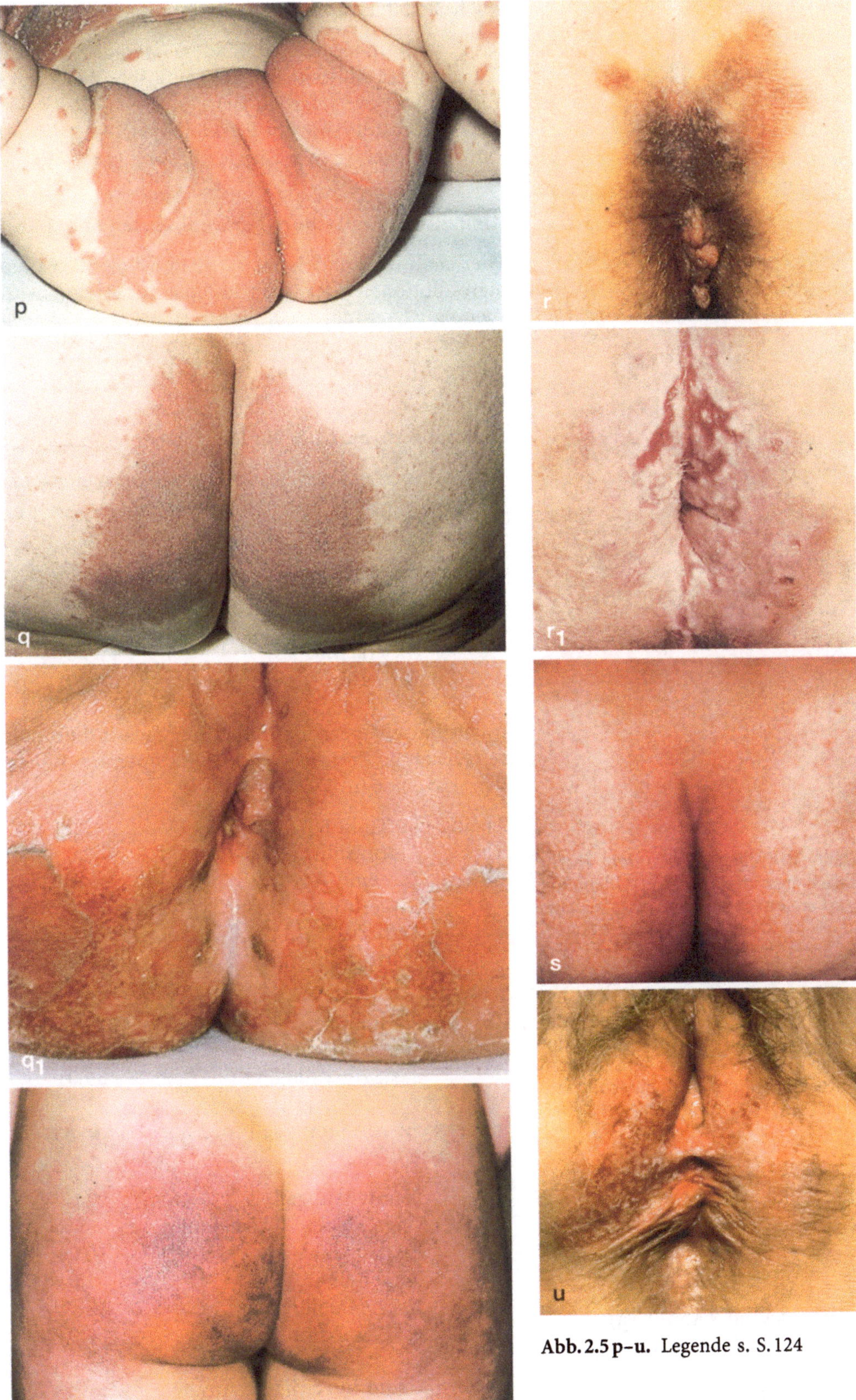

Abb. 2.5 p–u. Legende s. S. 124

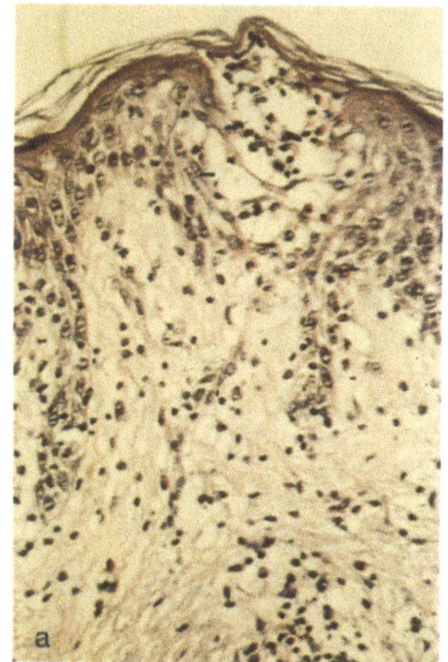

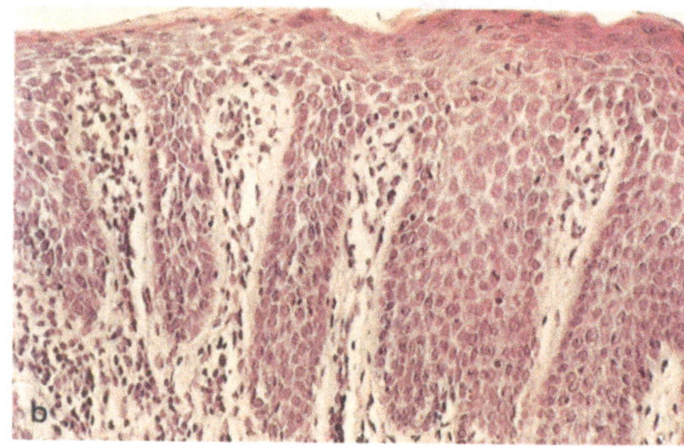

Abb. 2.6. a Akutes Ekzem. *Von oben nach unten*: Hornschicht normal, umschriebenes interzelluläres Ödem mit Lymphozyten (sog. spongiotische Bläschen), leichte Akanthose der Epidermis, mäßiges perivaskuläres Rundzellinfiltrat im Papillarkörper. **b** Chronisches Ekzem. *Von unten nach oben*: Leichtes Ödem des Papillarkörpers mit perivaskulärer lymphohistiozytärer Infiltration und Akanthose mit birnenförmiger Elongation der Reteleisten, geringgradiges interzelluläres Ödem des Stratum spinosum, herdförmiges Fehlen des Stratum granulosum *(links)*, Hornschicht mit parakeratotischen Einschlüssen. HE-Färbung

eine ganze Reihe von therapeutischen Möglichkeiten zur Verfügung. Nachfolgend einige Therapievorschläge.

Akutes, nässendes Perianalekzem (Abb. 2.3 a)

Hier bewähren sich besonders Farbstofflösungen:

Rp. Gentianaviolett, wässrig 0,2–0,5 %
Rp. Eosin, wässrig 0,5–1,0 %
Rp. Brillantgrün, wässrig 0,5 %
Rp. Sol. Castellani NRF

Auch Sitzbäder kommen ggf. in Betracht:

Rp. Kaliumpermanganatbäder (wenige Kristalle in lauwarmem Wasser auflösen, bis dieses etwa cognacfarben ist)
Rp. Gerbstoffbäder (z. B. Tannosynt)
Rp. Chloramin in wässriger Lösung (1 : 1000)

Akutes, nicht nässendes Perianalekzem (Abb. 2.3 b)

Hier stellt die kurzfristige Applikation von Kortikosteroidlotionen oder -cremes die wirksamste Therapiemöglichkeit dar (z. B. Linola-HN Creme, Posterine Corte). Auch wirkstofffreie Lotionen kommen in Betracht (z. B. Lotio alba).

Subakutes/chronisches Perianalekzem (Abb. 2.4)

Bei Vorliegen eines subakuten Perianalekzems kann die folgende Paste hilfreich sein:

Rp.	Ol. olivar	2,5
	Cer. alb.	4,0
	Cetyl. palm.	5,0
	Aqua dest.	10,0
	Ol. arachid.	25,0
	Past. zinc. moll. DAC ad	100,0

Im chronischen Stadium bewähren sich insbesondere teerhaltige Präparate. (*Cave*: Brennen bei Rhagaden und offenen Wunden!)

Arningsche Tinktur:

Rp.	Anthrarobini	2,0
	Tumenol-Ammonii	
	Glycerini purissimi	ää 3,0
	Aetheris	15,0
	Spiritus absoluti	ad 50,0

Teerpaste

Rp	Pix lithantr.	0,5
	Tween 20	0,5
	Past. zinc. moll. ad	50,0

In Betracht kommen auch folgende kortikosteroidfreie Pasten:

Rp.	Bismut. subgall.	2,0
	Ungt. alcohol. lanae. aquos.	
	Past. zinc. ää ad	30,0
Rp.	Tumenoli ammon.	1,0
	Ungt. lenientis	
	Past. zinc. mol. ää ad	50,0

Weiterhin sind kurzfristige Anwendungen von Kortikosteroidsalben Mittel der Wahl, evtl. mit Tumenol- bzw. Teerzusatz (z. B. Teer-Linola-Fett). Insbesondere bei subakuten ekzematösen Erscheinungen sind auch wirkstofffreie (Pasta zinci mollis) oder kortikosteroidhaltige Pasten mit 5–10%igem Ichthyol- oder Tumenol- und bei mikrobieller Überlagerung Vioformzusatz (z. B. Locacorten-Vioform) empfehlenswert.

Zusätzlich kommen bei chronischen perianalen Kontaktekzemen auch Bäder mit Schieferölsulfaten in Betracht (z. B. Ichtho-Bad).

Auf Seifenwaschungen sollte beim perianalen Kontaktekzem ebenso wie auf Alkoholkonsum und den Genuss scharfer Gewürze möglichst verzichtet werden. Eine Reinigung des perianalen Bereiches erfolgt am zweckmäßigsten mit reinem lauwarmen Wasser unter Verwendung eines weichen Schwammes oder von Einmalwaschlappen (z. B. Duni-Well-Einmalwaschlappen) (s. hierzu auch S. 479 ff.).

Auf die Anwendung sog. Feuchtreinigungstücher sollte aufgrund der darin meist enthaltenen Konservierungsstoffe und Ähnlichem möglichst verzichtet werden. Aufgrund jahrelanger eigener Erfahrung in der proktologischen Sprechstunde gibt es kaum einen zuverlässigeren Auslöser perianaler Kontaktekzeme als diese Feuchttüchlein [20].

Da einmal eingetretene epidermale Sensibilisierungen oft bis zum Lebensende andauern und es bei wiederholten Kontakten mit den betreffenden Ekzematogenen auch zu ausgedehnten, evtl. sogar exanthematischen Streuungen kommen kann, ist der Proktologe nicht nur zu einer gezielten Diagnostik und kausalen Therapie jedes perianalen Kontaktekzems aufgerufen, sondern auch zu entsprechender prophylaktischer Aufklärung insbesondere der Patienten mit verminderter Alkaliresistenz, die besonders vor bestimmten Noxen geschützt werden müssen und ggf. auch zur psychotherapeutischen Führung besonders belasteter Patienten.

Aber auch der Gesetzgeber sollte im Rahmen des Umweltschutzes verstärkt darauf achten, dass die pharmazeutische – und insbesondere die kosmetische Industrie – die Inhaltsstoffe ihrer Produkte ausreichend deklariert und die Verwendung allergenpotenter Stoffe reduziert.

Literatur

1. Andersen KE, Hjorth N, Menné T (1984) The baboon syndrome – systematically induced allergic contact dermatitis. Contact Dermatitis 10: 97–100
2. Arbeitsgemeinschaft der Wissenschaftlichen Medizinischen Fachgesellschaften (AWMF) (2000) Leitlinie zum Krankheitsbild des Analekzems. Leitlinien der Deutschen Dermatologischen Gesellschaft. AMWF online, awmf@uni-duesseldorf.de
3. Bauer A, Geier J, Elsner P (2000) Allergic contact dermatitis in patients with anogenital complaints. J Reprod Med 45/8: 649–654
4. Blecher P, Korting HC (1992) Gesteigertes Risiko für Analekzeme durch Recycling-Hygienepapier? Dermatologie 6: 5
5. Blecher P, Korting HC (1995) Tolerance to different toilet paper preparations: toxicological and allergological aspects. Dermatology 191/4: 299–304
6. Groot AC de, Baar TJ, Terpstra H, Weyland JW (1991) Contact allergy to moist toilet paper. Contact Dermatitis 24/2: 135–136
7. Herfs H, Schirren CG, Przybilla B, Plewig G (1993) Das „Baboon-Syndrom". Hautarzt 44: 466–469
8. Hornstein OP (1984) Ekzemkrankheiten. Therapiewoche 34: 400–409
9. Hornstein OP (1986) Anmerkungen und Vorschläge zur Definition und Klassifikation der Ekzemkrankheiten. Z Hautkrankht 61: 18, 1281–1296
10. Kearney CR, Fewings J (2001) Allergic contact dermatitis to cinchocaine. Australas J Dermatol 42/2: 118–119
11. Lazarov A (1999) Perianal contact dermatitis caused by nail lacquer allergy. Am J Contact Dermat 10/1: 43–44
12. Lechner T, Grytzmann B, Bäurle G (1987) Hämatogenes allergisches Kontaktekzem nach oraler Gabe von Nystatin. Mykosen 30: 143–146
13. Montag G, Weber L, Gall H (1996) Baboon-Syndrom auf Allopurinol. Aktuel Dermatol 22: 311–313
14. Oostendorp I, Rakoski J (1991) Kontaktekzeme in der Analregion. Der Dtsch Dermatologe 39: 1317–1318
15. Peters K-P, Lechner T, Grytzmann B (1987) Perianal auftretende Arzneimittelreaktionen. In: Forstmann P, Schüler H, Alpers R (Hrsg) Aktuelle Koloproktologie, Bd 4. Edition Nymphenburg, München
16. Rietschel RL, Fowler JF (eds) (2001) Fisher's contact dermatitis, 5th edn. Lippincott Williams & Wilkins, Philadelphia
17. Ring J (1996) Zum Wandel des Ekzem-Begriffes: Klassisches versus atopisches Ekzem. Hautkrankht 10: 752–756
18. Rycroft RJG, Menné T, Frosch PJ (eds) (2001) Textbook of contact dermatitis, 3rd edn. Springer, Berlin Heidelberg New York Tokyo
19. Stein E (1973) Kritische Betrachtung zur Anwendung von Cortikosteroid-Kombinations-Externa (CKE) bei Hautkrankheiten. Z Allgemeinmed 26: 1227–1233
20. Stein E (1994) Perianalekzem. Chir Gastroenterol 10: 299–302
21. Waldmann T, Pönnighaus JM, Kowalzick L (1999) Baboon-Syndrom durch Amoxicillin. Akt Dermatol 25: 73–75
22. Weiss JM, Mockenhaupt M, Schöpf E, Simon JC (2001) Fixes Arzneimittelexanthem auf Terbinafin mit charakteristischem Verteilungsmuster eines Baboon-Syndroms. Hautarzt 52: 1104–1106

2.4 Pigmentstörungen der Haut

Zirkumskripte Hyper- und Depigmentierungen der Haut des Perianalbereiches verschiedener Genese und unterschiedlichen Ausmaßes können allein auf sonst unverändertem Terrain oder in vielgestaltiger

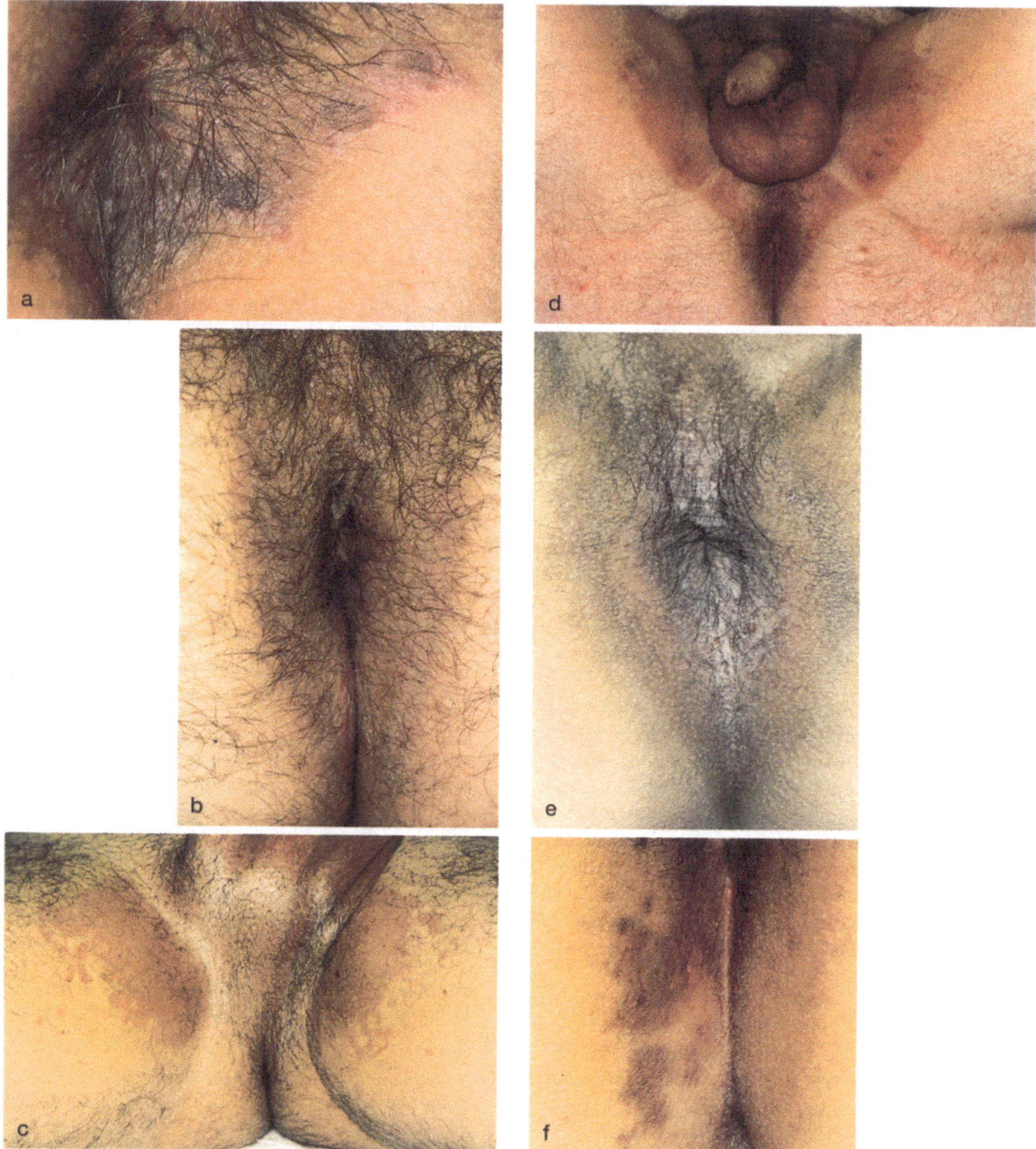

Abb. 2.7 a–f. Passagere posteruptive Hyperpigmentierungen nach: **a** nahezu abgeklungenem Lichen ruber perianalis; **b** behandelter, kulturell nachgewiesener Hefemykose; **c** abgeklungenem Erythrasma; **d** abgeheilter, perianaler Psoriasis vulgaris; **e** degenerativ-toxischem Kontaktekzem; **f** Dyskeratosis follicularis (Darier)

Kombination mit den verschiedenartigsten Effloreszenzen vorkommen.

Ihr teils diskretes und damit klinisch oft atypisches, teils aber auch recht eindrucksvolles Auftreten kann zu einer Vielfalt klinischer Bilder und Verlaufsformen führen, aus deren Merkmalen sich entweder prima vista präzise Diagnosen oder wichtige Hinweise auf zugrunde liegende weitergehende Krankheitszustände ergeben. Auffällige Hyper- wie Depigmentierungen der Perianalregion sollten daher stets Anlass sein, bei der anamnestischen und klinischen Befunderhebung nach Zeichen weiterer bereits abgeklungener, abheilender oder noch florider Hauterscheinungen zu fahnden.

2.4.1 Perianale Hyperpigmentierungen

Nachfolgend sollen nur zirkumskripte durch Melanin bedingte und perianal auftretende Pigmentverteilungsstörungen besprochen werden. Eine Änderung der durch das körpereigene Pigment Melanin bedingten Hautfärbung kann sowohl durch Schwankung der Zahl der melaninbildenden Zellen wie auch durch unterschiedlichen Melaningehalt dieser Melanozyten eintreten. Interessant ist, dass die absolute Zahl dieser pigmentbildenden Zellen bei dunkelpigmentierten Rassen nicht höher ist als bei hellhäutigen; die dunklere Hautfarbe kommt demzufolge durch die Bildung von größeren und demnach länger persistierenden Melaningranula in den Melanozyten zustande.

Die in der proktologischen Sprechstunde am häufigsten festzustellenden Hyperpigmentierungen im Perianalbereich sind die *erworbenen* bzw. sekundär bedingten „postläsionalen, eruptiven bzw. inflammatorischen" Hyperpigmentierungen. Nach externer Einwirkung (Druck, Hitze, Bestrahlung, chemische Noxen, Entzündung, Verletzung) kommt es zu sekundärer Hyperpigmentation, entweder durch Erhöhung der Melanozytenzahl und/oder verstärkter Melaninbildung oder durch Untergang melaninhaltiger Zellen als Folge entzündlicher Veränderungen. In letzterem Falle entsteht durch die im Corium phagozytierten und abgelagerten Melaningranula (Melanosomen) eine mehr graubläuliche Hyperpigmentierung [9].

Entzündliche Hyperpigmentierungen

Zirkumskripte Hyperpigmentierungen im Perianalbereich sieht man vorwiegend im Anschluss an entzündlich verlaufende dermatologische Krankheitsbilder, wie z. B. Lichen ruber planus (Abb. 2.7 a), Psoriasis vulgaris (Abb. 2.7 d), Pemphigus vegetans bzw. Pemphigus Hailey-Hailey, Acanthosis nigricans (Abb. 2.68 b), Dyskeratosis follicularis (Darier) (Abb. 2.7 f), Mykosen (Abb. 2.7 b) usw.

In allen Fällen ist die vermehrte Pigmentierung durch eine Kombination aus vermehrter Melaninsynthese durch stimulierte Melanozyten sowie durch eine vermehrte Ablagerung von Melanosomen in der oberen Dermis, die durch die epidermodermale Grenze „abtropfen", bedingt. Die dermalen Makrophagen, die die Melanosomen aufnehmen, werden als Melanophagen bezeichnet (Abb. 2.8).

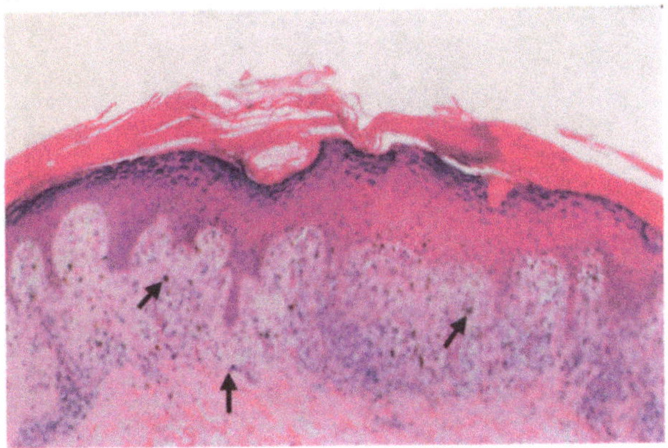

Abb. 2.8. Postinflammatorische Hyperpigmentierung bei Lichen ruber, viele Melanophagen im oberen Corium

Chemische Hyperpigmentierungen

Zu einer chemisch verursachten sekundären Hyperpigmentierung kann es im Anschluss an perianale Kontaktekzeme kommen. Die zur Auslösung einer toxisch bedingten Kontaktdermatitis in Betracht kommenden chemischen Noxen sind auf S. 119 ff. dargelegt. Die hierdurch hervorgerufene Hautbräunung kommt ebenfalls durch Aktivitätssteigerung der Melanozyten zustande. Die dermatologisch wichtigen photodynamisch ausgelösten Hyperpigmentierungen seien der Vollständigkeit halber in diesem Zusammenhang erwähnt; sie spielen ebenso wie die photobiologisch durch alleinige UV- bzw. Röntgenbestrahlung eintretende Bräunung der Haut proktologisch eine untergeordnete Rolle [4, 6, 7].

Mechanische und kalorische Hyperpigmentierungen

Sowohl nach Verletzungen (Operationen, Artefakte) wie nach chronischen mechanischen oder thermischen Reizen kann es sekundär zu einer individuell unterschiedlich ausgeprägten, ebenfalls durch erhöhte Melanogenese bedingten Hyperpigmentierung kommen. Derartige umschriebene Braunverfärbungen im Perianal- und Inguinalbereich sieht man vorwiegend bei adipösen Menschen.

Auch zu einer *anlage-* bzw. *rassebedingten* Hyperpigmentierung kann es in der perianalen wie auch in der genitoinguinalen und axillären Region kommen (Abb. 2.9).

Wie dem ebenfalls angeborenen, meist im Sakralbereich lokalisierten mehr grau-bläulichen Mongolenfleck (Abb. 2.10) bzw. dem dunkelgrau-blau-schwarzen Naevus coeruleus (Abb. 2.11) kommt auch diesen oft recht auffälligen schwarz-braunen Hyperpigmentierungen keine pathologische Bedeutung zu.

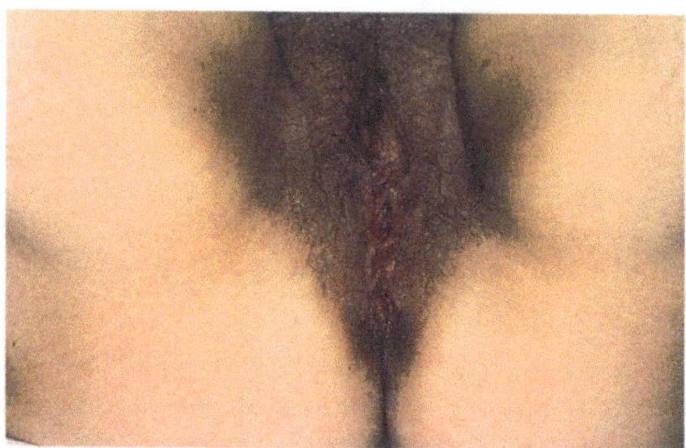

Abb. 2.9. Rassebedingte Hyperpigmentierung

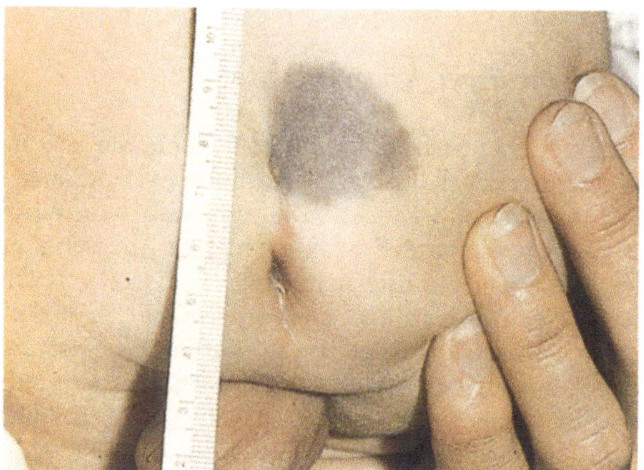

Abb. 2.10. Mongolenfleck

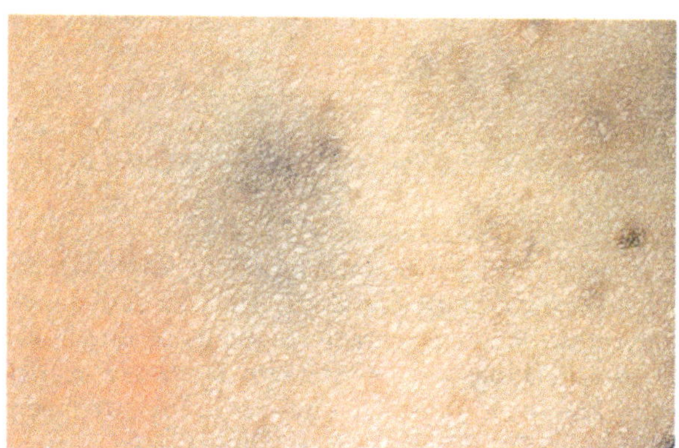

Abb. 2.11. Naevus coeruleus

Ein weiteres Krankheitsbild, das neben der Neurofibromatosis von Recklinghausen (Abb. 2.12) auch im Perianalbereich zu scharf begrenzten blau-bräunlichen asymptomatischen, ebenfalls durch Melanin bedingten Hautveränderungen führen kann, ist die sog. Ashy dermatosis, auch bekannt unter den *Synonyma* Erythema dyschromicum perstans oder Dermatosis cenicienta (Abb. 2.13).

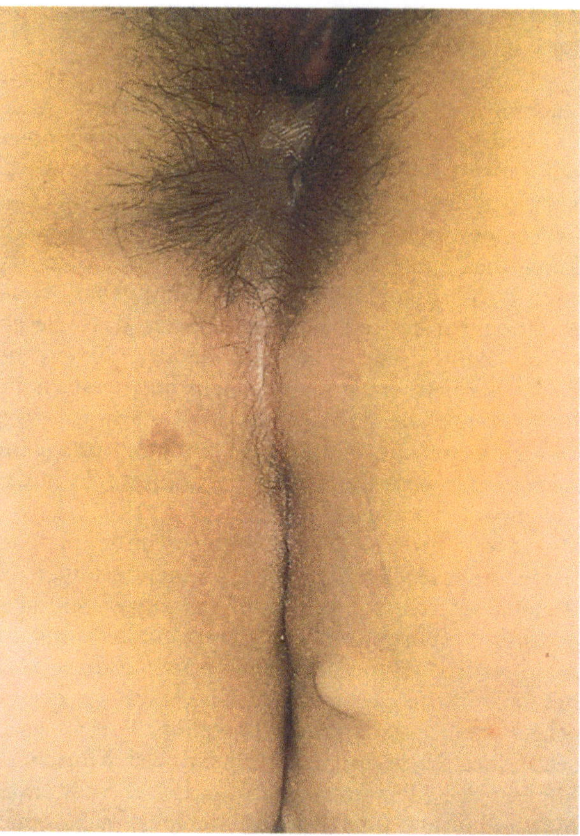

Abb. 2.12. Sogenannter Café-au-lait-Fleck mit wammenartigem Neurofibrom bei Neurofibromatosis von Recklinghausen

Differenzialdiagnostisch ggf. auszuschließende weitere Krankheitsbilder sind die Pytiriasis versicolor (Abb 2.14) Pigmentatio maculosa eruptiva idiopathica (Gottron), die Incontinentia pigmenti (Bloch-Sulzberger), das fixe Arzneimittelexanthem und u. U. auch Chrysiasis, Argyrose, Arsenmelanose, Ochronose, Morbus Addison, Pinta, Hämochromatose, Nägeli-Franceschetti-Jadassohn-Syndrom usw. *Therapeutische Maßnahmen* sind allenfalls für Grund- bzw. Begleiterkrankungen angezeigt.

2.4.2 Perianale Depigmentierungen

Das Auftreten von weißen oder hellen Flecken im Perianalbereich kann auf ganz unterschiedlichen Ursachen beruhen [1, 8].

Während manche Depigmentierungen, wie etwa die Vitiligo, eine Prima-vista-Diagnose erlauben, können andere wiederum zu erheblichen differenzialdiagnostischen Schwierigkeiten führen.

Grundsätzlich sind die auf hereditären Störungen der Melanogenese beruhenden sog. Hypo- bzw.

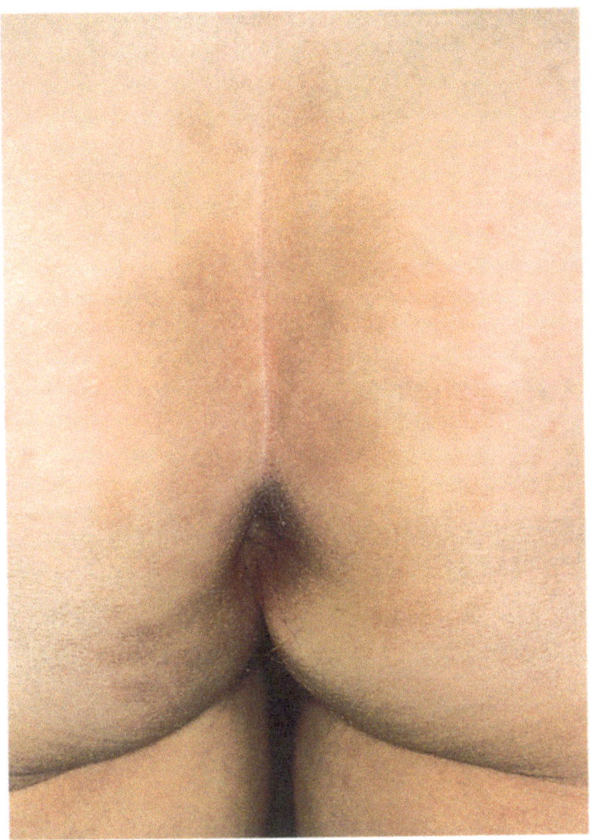

Abb. 2.13. Ashy-Dermatosis

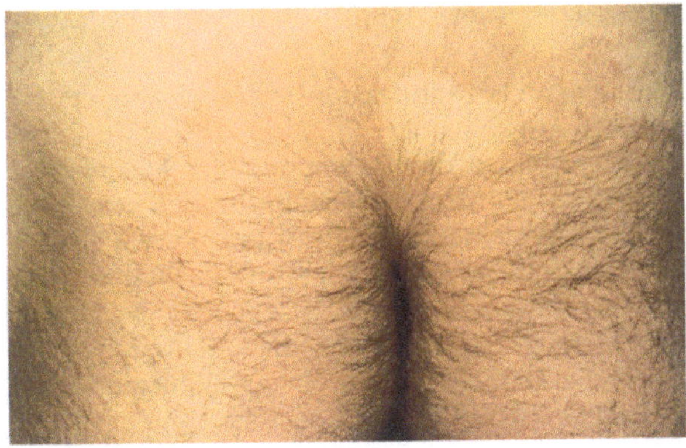

Abb. 2.14. Pityriasis versicolor. Großflächige, scharf begrenzte Braunverfärbung der Haut im Gesäßbereich

Amelanosen (Albinismus, Phenylketonurie, Piebaldismus usw.) bzw. der auf einem angeborenen Melaninmangel beruhende Naevus depigmentosus (Abb. 2.15) von den erst im Laufe des Lebens eintretenden, d.h. erworbenen und vielfach auch wieder rückbildungsfähigen Depigmentierungen zu unterscheiden.

Der Verlust der normalen Melaninpigmentierungsfähigkeit der Haut kann, wie etwa bei der Vitiligo,

Abb. 2.15. Naevus depigmentosus

ohne eine bislang bekannte und damit erkennbare Ursache eintreten oder sich als sog. Leukoderm als Folge externer Einwirkung einer chemischen Noxe oder als Begleit- bzw. Folgeerscheinung bestimmter Dermatosen entwickeln.

Erworbene Depigmentierungen ohne erkennbare Ursache

Zu den erworbenen Depigmentierungen ohne erkennbare Ursache ist insbesondere die im Perianalbereich relativ häufig auftretende Vitiligo („Weißfleckenkrankheit") zu zählen. Prädilektionsstellen dieser ätiologisch letztlich noch ungeklärten, ggf. ebenfalls erblich bedingten bzw. mitbedingten und zur Progredienz neigenden Erkrankung sind neben dem Anogenitalbereich vor allem andere stärker pigmentierte Hautregionen wie Axillen, Nabelbereich, Mamillen usw.

Aufgrund einer funktionellen Störung oder durch den Untergang von Melanozyten entstehen weiße ggf. konfluierende Herde, die insbesondere durch ihre scharfe und kontrastreiche Begrenzung zu der relativ dunkel pigmentierten Perianalhaut unverkennbar sind (Abb. 2.16 a, b).

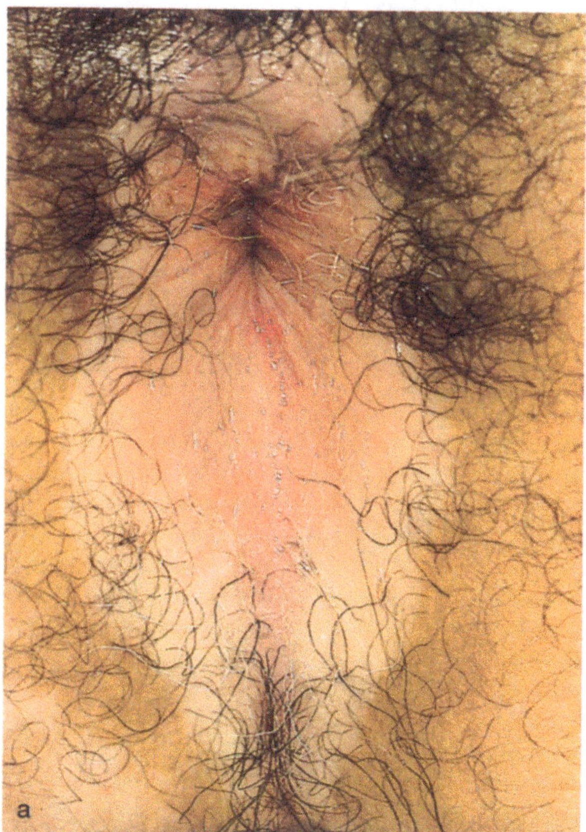

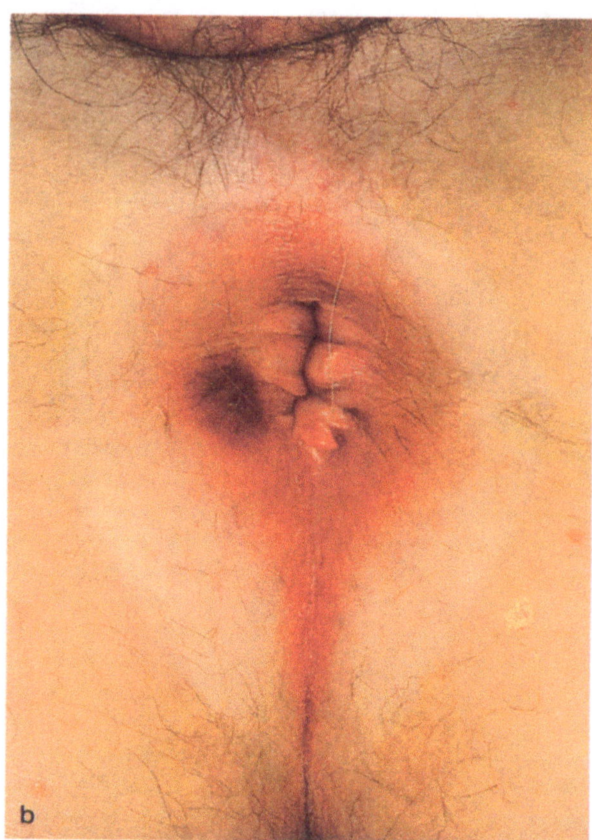

Abb. 2.16. **a** Typischer, scharf begrenzter Vitiligoherd. **b** Perianalbefall einer Vitiligo bei gleichzeitig vorliegendem älterem perianalem Hämatom von rot-bräunlichem Farbton. Hämosiderinablagerung kann ggf. melaninbedingte Hyperpigmentierung vortäuschen

Klinisch wichtig ist die signifikant häufige Koinzidenz der Vitiligo mit autoimmunologischen, trophisch-neuralen und hormonalen Störungen, wie Perniciosa, Hyperthyreose, Diabetes, Morbus Addison, Alopecia areata, Lupus Erythematodes, Myasthenia gravis, Sklerodermie, Morbus Crohn usw., sowie der Umstand, dass die depigmentierten Vitiligoherde erfahrungsgemäß leichter zur Ekzematisation neigen als unveränderte Haut [3, 5, 10, 11].

Depigmentierungen verursacht durch chemische Noxen, ionisierende Bestrahlungen und Verletzungen

Substanzen, die durch Hautkontakt zu umschriebenen Depigmentationen der Haut, sei es durch Hemmung der Melanogenese oder Zerstörung der Melanozyten führen können, sind beispielsweise die bei der Herstellung von Gummihandschuhen, Fingerlingen und Kondomen bzw. von Heftpflastern früher vielfach verwendeten Hydrochinonderivate oder das bei der Herstellung von Kunstharzen und früher auch als Desinfektionsmittel verwendete Butyl- oder Amylphenol.

Zu einer infolge des Untergangs der Melanozyten bleibenden, auf den Einwirkungsbereich streng begrenzten Depigmentierung im Anal- bzw. Perianalbereich kann es schließlich durch Verletzungen bzw. Operationen mit anschließenden Narbenbildungen oder nach Röntgen- bzw. Radiumbestrahlungsbehandlungen in Form sog. Röntgenoderme kommen (Abb. 2.17) [6].

Depigmentierungen als Folge entzündlicher Dermatosen

Reversible sekundäre Achromien, sog. Leukoderme, können nach Abklingen zahlreicher entzündlicher Dermatosen auftreten. Derartige mehr oder weniger lange persistierende Depigmentierungen entstehen durch eine vorübergehende Störung der Melanogenese.

Im Perianalbereich kommt es zu diesen i. d. R. eher unscharf begrenzten depigmentierten Herden vorwiegend bei Auftreten von Lichen ruber, Psoriasis

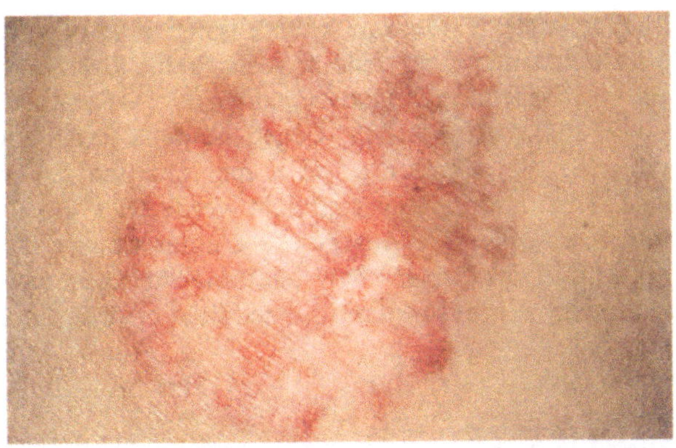

Abb. 2.17. Röntgenodermatologischer Zustand nach Röntgenbestrahlung eines Spinalioms im Perianalbereich

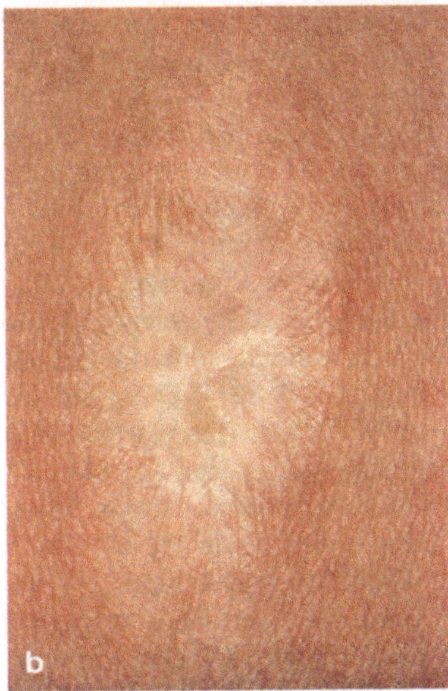

Abb. 2.18. a Leucoderma psoriaticum. b Anetodermie zum differenzialdiagnostischen Vergleich

vulgaris (Leucoderma psoriaticum, Abb. 2.18), aber auch durch perianale Ekzeme, Mykosen und entzündliche Affektionen.

Differenzialdiagnostisch von den Leukodermen abzugrenzen ist insbesondere die *nichtreversible* sekundäre Depigmentierung durch einen ebenfalls nicht selten im Perianalbereich auftretenden Lichen sclerosus et atrophicus.

Literatur

1. Bolognia JL, Pawelek JM (1988) Biology of hypopigmentation. J Am Acad Dermatol 19/2: 217–255
2. Braun-Falco O, Plewig G, Wolff HH (1996) Dermatologie und Venerologie, 4. Aufl. Springer, Berlin Heidelberg New York Tokyo
3. Geel N van, Ongenae K, Naeyaert JM (2001) Surgical techniques for vitiligo. Dermatology 202/2: 162–166
4. Iliev D, Elsner P (1998) An unusual hypopigmentation in occupational dermatology: presentation of a case and review of the literature. Dermatology 196/2: 248–250
5. Le Poole C, Boissy RE (1997) Vitiligo. Semin Cutan Med Surg 16/1: 3–14
6. Lerner EA, Sober AJ (1988) Chemical and pharmacologic agents that cause hyperpigmentation or hypopygmentation of the skin. Dermatol Clin 6/2: 327–337
7. Malakar S, Panda S (2001) Post-inflammatory depigmentation following allergic contact dermatitis to chloroxylenol. Br J Dermatol 144/6: 1275–1276
8. Nordlund JJ, Abdel-Malek ZA (1988) Mechanisms for post-inflammatory hyperpigmentation and hypopigmentation. Prog Clin Biol Res 256: 219–236
9. Pandya AG, Guevara IL (2000) Disorders of pigmentation. Dermatol Clin 18/1: 91–98
10. Shaffrali F, Gawkrodger D (2000) Management of vitiligo. Clin Exp Dermatol 25/8: 575–579
11. Westerhof W (2000) Vitiligo management update. Skin Therapy Lett 5/6: 1–2, 5

2.5 Perianales Hämatom

Unter einem Hämatom, auch Blutbeule oder Bluterguss genannt, versteht man ein umschriebenes Blutextravasat im Gewebe.

Eine solche Blutung („Hämorrhagie“) kann entweder durch Zerreißen der Gefäßwand (Gefäßruptur, -arrosion) in Form einer sog. Rhexisblutung (Haemorrhagia per rhexis) oder – seltener – bei Vorliegen einer hämorrhagischen Diathese aufgrund eines Blutaustrittes durch die zwar unverletzte, jedoch pathologisch veränderte Gefäßwand als sog. Diapedesisblutung (Haemorrhagia per diapedesi) erfolgen.

Während man bei Vorliegen einer umschriebenen, massiven, tiefer gelegenen geschlossenen Blutung definitionsgemäß von einem Hämatom spricht,

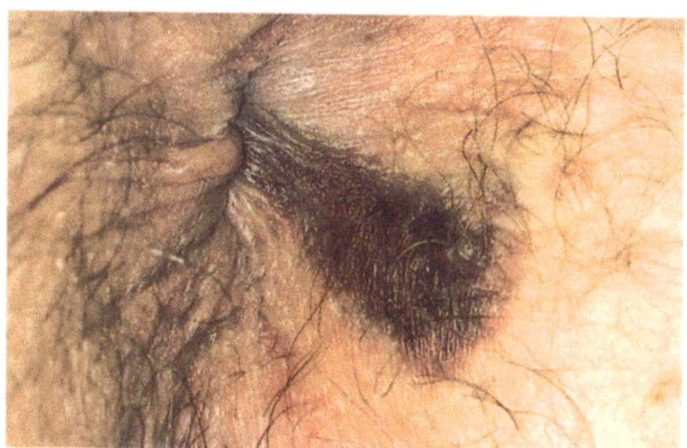

Abb. 2.19. Perianales Hämatom aufgetreten nach elektrokaustischer Abtragung von Analpolypen. Typische radiäre Anordnung und keilförmige Konfiguration

wird eine mehr flächenhafte und unscharf begrenzte Haut- und Schleimhautblutung als *Sugillation* bzw. *Suffusion* bezeichnet.
Vereinzelte winzige Blutpunkte nennt man demgegenüber *Petechien*, größere *Ekchymosen*.
Dicht gesäte, punktförmige bis konfettigroße Blutextravasate, disseminiert, meist symmetrisch über größere Hautbereiche bzw. innere Organe verteilt, werden schließlich als *Purpura* bezeichnet.
Die in der Literatur noch gelegentlich auftauchende und zu Missverständnissen führende Bezeichnung Hämatom für Analrandthrombosen ist, da es sich um zwei klar voneinander abzugrenzende Krankheitsbilder handelt, unberechtigt.
Im Perianalbereich gelegentlich erkennbare Hämatome sind i. d. R. traumatisch verursacht. Sie sind meist Folge einer Gewebs- bzw. Gefäßruptur infolge eines operativen Eingriffes, der Durchführung einer Lokalanästhesie, starken Pressens bei der Defäkation u. Ä. (Abb. 2.19).
Bei externer Langzeitapplikation eines fluorierten Kortikosteroids kann es aber auch einmal zu einer kortikoidbedingten Hautblutung vom Typ der Purpura senilis kommen. Eine solche in Abb. 2.2 f dargestellte Hautblutung, die aufgrund einer durch katabole Wirkung der Glukokortikoide eintretenden erhöhten Gefäßbrüchigkeit auftritt und histopathologisch den sog. Altersblutungen der Haut entspricht, stellt einen Übergang zwischen der Purpura und den Hämatomen dar.
Das klinische *Erscheinungsbild* eines perianalen Hämatoms hängt ab von der Menge des ausgetretenen Blutes und der jeweiligen Bestandsdauer.
Frische Hämatome erscheinen zunächst blaurötlich und werden durch Abbau des Hämoglobins schließlich blaubraun-rot-grün und gelb. Das anfangs flüssige Blut gerinnt und wird innerhalb von 1–2 Wochen teils resorbiert, teils bindegewebig organisiert.

Da perianale Hämatome allenfalls leicht druckempfindlich sind, sonst jedoch meist keine *Beschwerden* verursachen, sind *therapeutische Maßnahmen* i. d. R. nicht erforderlich. Gegebenenfalls kann zur externen Applikation eine heparinhaltige Salbe (z. B. Thrombophob) verabreicht werden. Die Punktion bzw. operative Ausräumung einer massiveren Blutung in das Gewebe bzw. anatomische Räume erscheint nur in besonderen Einzelfällen erforderlich.

2.6 Aknetetrade

Die Akne stellt neben den verschiedenen Ekzemformen die häufigste dermatologische Erkrankung dar. Ihre Ätiopathogenese, die in vielerlei Hinsicht noch ungeklärt ist, wird von zahlreichen, ganz verschiedenen Faktoren wie Vererbung, follikulären Verhornungsstörungen und Reaktionsbereitschaft auf eine Entzündung, Talg, Propionibakterien, Hormonen und immunologischen Vorgängen bestimmt.
Im Vordergrund des Krankheitsgeschehens steht der Komedo, entweder als offener dunkelpigmentierter oder geschlossener hellgelblich durchschimmernder „Mitesser". Entzündet er sich, entwickeln sich aus ihm Papeln, Pusteln, Knoten bis hin zu Abszessen, Ulzerationen, Fisteln und Narben.
Die klinischen Erscheinungsformen der Akne variieren daher außerordentlich stark. Wird das klinische Bild von Komedonen beherrscht, spricht man von *Acne comedonica*. Diese leichteste Akneform tritt bekanntlich bevorzugt im Nasen-, Stirn- und Wangenbereich auf. Nicht selten kann sie aber auch in der Perianalregion (Abb. 2.20) in Erscheinung treten, wo ihr jedoch, da sie hier zumeist nur aus wenigen Effloreszenzen besteht, i. d. R. keinerlei Krankheitswert zukommt.
Sofern papulopustulöse Effloreszenzen im Vordergrund stehen, spricht man von *Acne papulo-pustulosa*. Erreichen die entzündlichen Veränderungen schließlich das Ausmaß von indurierten, schmerzhaften Knoten, die konfluieren, entzündlich einschmelzen und zu Zysten, Fistelgängen und Narbenbildungen führen können, so handelt es sich um die *Acne conglobata* (Abb. 2.21). Diese schwerste Form der Akne, die bevorzugt das männliche Geschlecht betrifft und Teilsyndrom der Aknetetrade darstellt (s. u.), kann sich auch auf sonst von der Akne nicht befallene Hautbereiche wie Gesäß, Bauch, Arme, Nacken und Kapillitium ausdehnen [10, 11, 12, 27].
Von diesen 3 Formen der Akne werden die Aknesonderformen Aknetetrade, Acne fulminans, Acne mechanica, Acne venenata, Acne excoriée des jeunes filles, Acne neonaturum, Acne infantilis, Acne cosmetica, die Pomaden-, prämenstruelle und die

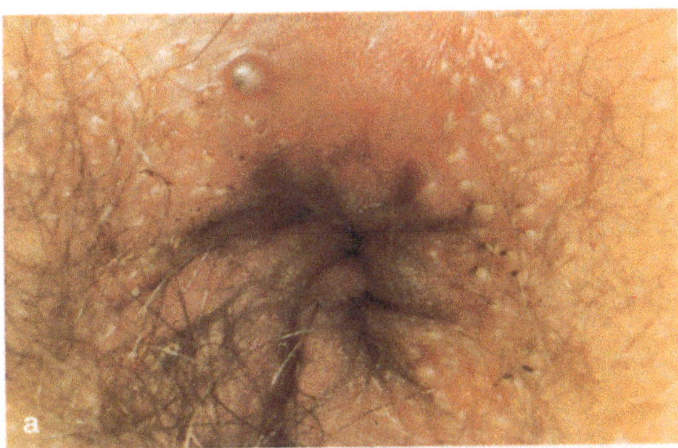

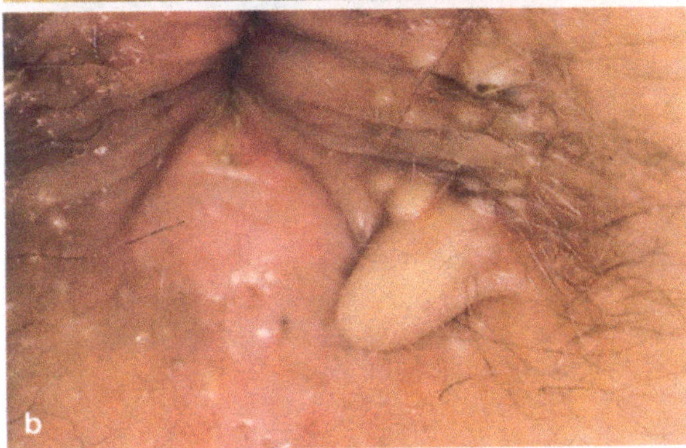

Abb. 2.20 a, b. Acne comedonica perianalis; **b** mit einem Riesenkomedo bei 5^{oo} SSL

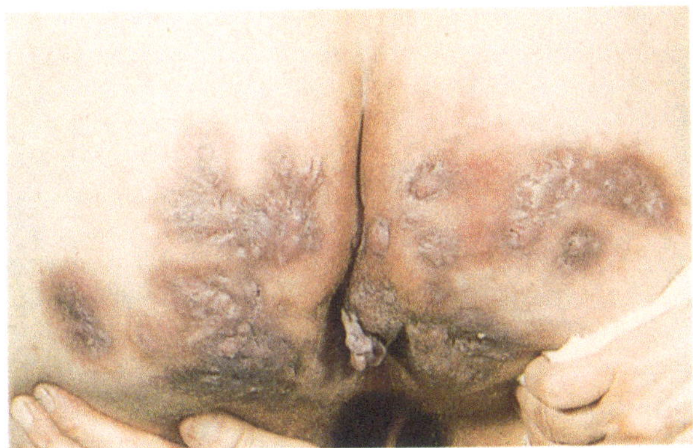

Abb. 2.21. Acne conglobata perianalis

Öl-, Teer- und Pechakne sowie Komedonen nach ionisierenden Strahlen und schließlich androgenisierende Syndrome unterschieden.

Demgegenüber werden die heute allseits bekannte Jod- und Bromakne wie auch das Jodo- und Bromoderm, die sog. Mallorca-Akne und die Trichostasis spinulosa nicht als eigentliche Akneformen, sondern als sog. akneiforme Exantheme angesehen, da sie primär nicht mit einer Verhornungsstörung (Mikrokomedo) beginnen, sondern aus einer follikulär gebundenen Entzündung hervorgehen.

Für den Proktologen ist nur die Aknetetrade von besonderer Bedeutung. Nachfolgend soll daher auf diese Sonderform der Akne näher eingegangen werden. Unter Aknetetrade versteht man die Kombination von:

- Acne conglobata,
- Acne inversa (Perianal-, Inguinal-, Axillenbereich),
- abszedierende Perifollikulitis (Kapillitium-, Nackenbereich),
- Pilonidalsinus (Steißbeinbereich).

Die Diagnose dieses Aknesyndroms wird häufig nicht gestellt, weil der Zusammenhang zur Akne oft nicht erkannt wird, insbesondere wegen einer Vielzahl irreführender Bezeichnungen. Dieses heute klar definierte Krankheitsbild wird so oft als rezidivierende Steißbein- oder Raphefisteln, als Schweißdrüsenabszesse oder als Hidradenitis suppurativa fehldiagnostiziert und behandelt.

Für den Proktologen ist es wichtig, sich über den Unterschied zwischen perianalen und inguinalen Veränderungen einer Acne inversa und den akuten früher als Hidradenitis suppurativa bezeichneten Läsionen im Klaren zu sein. Acne inversa ist so wie die anderen oben beschriebenen Akneformen ein obstruktiver follikulärer Prozess. Die Primärläsion besteht aus einem entzündeten, obstruierten Follikel mit sekundärer Beteiligung der diesem Follikel zugehörigen apokrinen Drüsen. Bakterien spielen keine primäre Rolle, auch wenn meist verschiedene Mikroorganismen in der Kultur nachgewiesen werden können. Furunkel, zumeist Staphylokokkeninfektionen, in gleicher Lokalisation können sehr ähnlich aussehen, neigen aber zu schnellerer Abheilung unter oraler Antibiose und einfacher Drainage. Früher wurden solche akuten Läsionen auch als Hidradenitis suppurativa bezeichnet, was nicht zutrifft, da es sich um follikuläre Entzündungen handelt und nicht um Infektionen der Schweißdrüsen (Abb. 2.22). Handelt es sich nur um eine kleine Anzahl von Läsionen in der Leiste ohne andere Stigmata, kann eine Abgrenzung zwischen Acne inversa und rezividierender Furunkulose manchmal unmöglich sein [2, 6, 13, 14, 15, 18, 29].

Das Teilsyndrom Acne inversa ist auch unter den mehr oder weniger irreführenden Begriffen Hidradenitis-suppurativa-artige Entzündungen, Pyodermia fistulans sinifika, Dermatitis perianalis fistulosa, Hidradenitis-suppurativa-artige Abszesse und Narben und Acne conglobata sinifika bekannt (Abb. 2.23). Es wurde erstmals von Verneuil beschrieben [31, 32, 33].

Die großflächig entzündlichen Veränderungen im Perianalbereich entsprechen daher fast nie einer bakteriellen Infektion, sondern Hidradenitis-suppu-

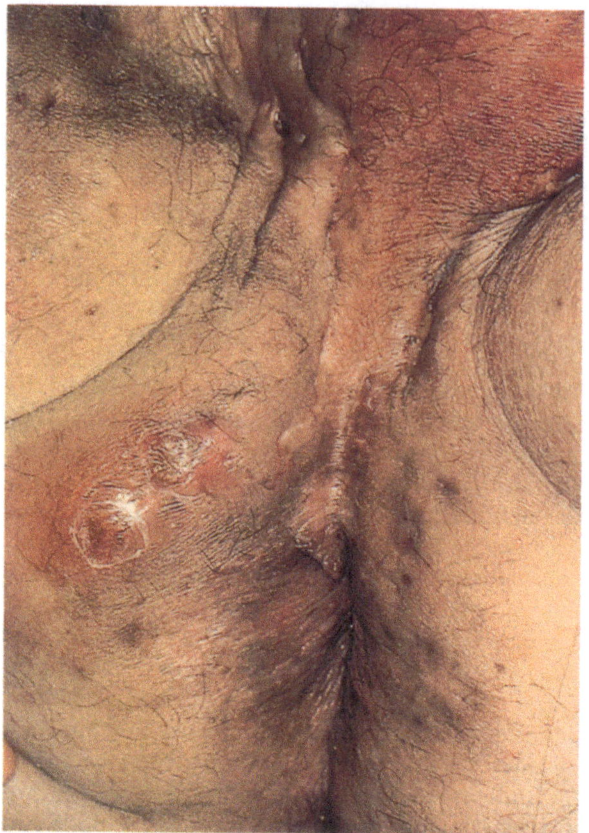

Abb. 2.22. Acne inversa

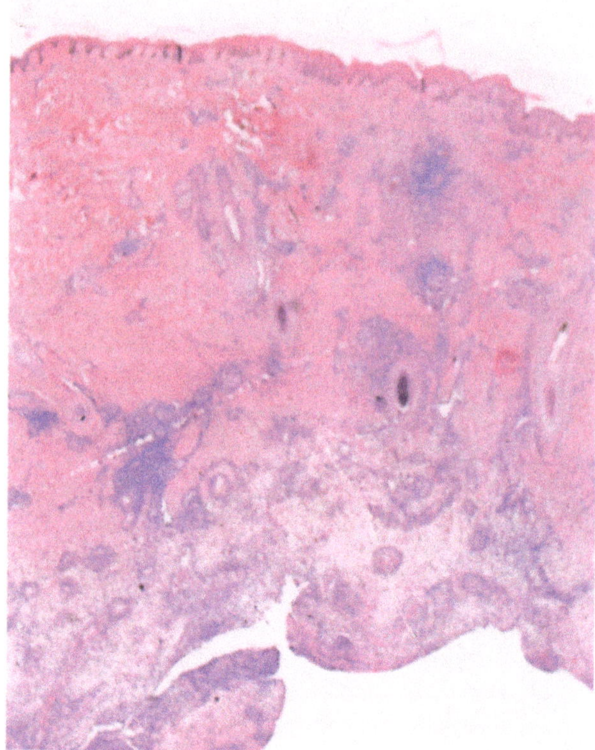

Abb. 2.23. Acne inversa. Follikuläre Entzündung, Plasmazellen und tiefe Vernarbung

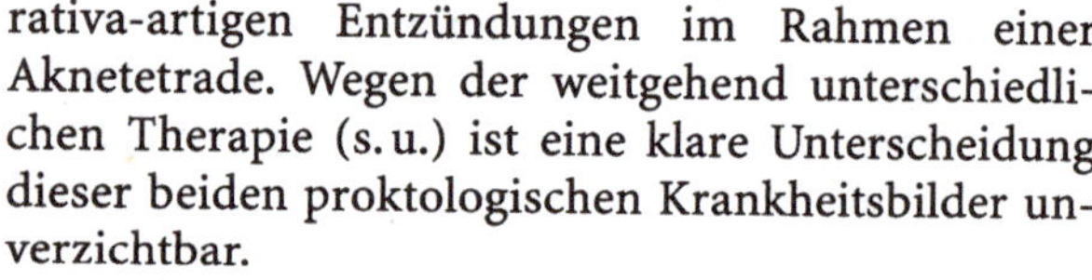

rativa-artigen Entzündungen im Rahmen einer Aknetetrade. Wegen der weitgehend unterschiedlichen Therapie (s. u.) ist eine klare Unterscheidung dieser beiden proktologischen Krankheitsbilder unverzichtbar.

Eine langjährig bestehende Acne conglobata bzw. Aknetetrade ist das typische Beispiel einer chronisch-entzündlichen Hautveränderung, bei der auch mit der Entwicklung eines spinozellulären Karzinoms gerechnet werden muss (Abb. 2.24) [1, 4, 22, 28].

KLINIK UND DIAGNOSE

Das klinische *Erscheinungsbild* der Aknetetrade wird dadurch geprägt, dass hierbei eine Acne conglobata unter einem inversiven Bild verläuft [7, 8, 24, 26, 27, 34]. Das heißt, während die Prädilektionsstellen der Akne wie Gesicht, Brust und Rücken kaum oder gar nicht betrofffen sind, kommt es – für die Diagnosestellung entscheidend – in den intertriginösen Bereichen anoinguinal sowie axillär und zusätzlich im Nacken- und Kapillitiumbereich zu schwersten, sich über Jahre und Jahrzehnte hinziehenden Krankheitserscheinungen.

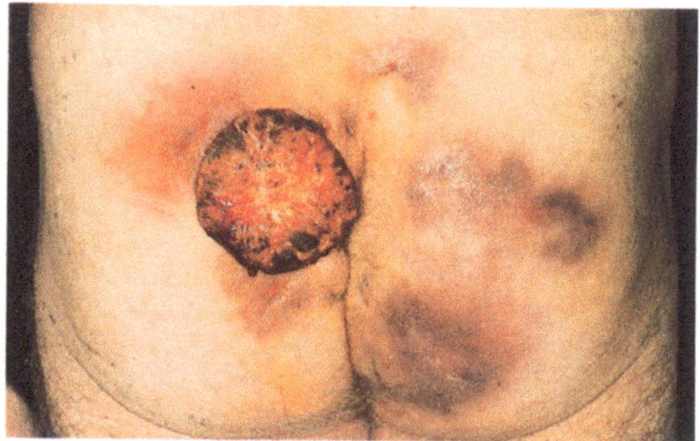

Abb. 2.24. Knapp faustgroßes, spinozelluläres Karzinom bei einem 61-jährigen Mann, der seit 30 Jahren an einer Aknetetrade litt. Der Tumor entwickelte sich in einem Zeitraum von 18 Monaten. Die klinische Durchuntersuchung ergab keinen Anhalt für das Vorliegen von Metastasen

Der Entzündungsprozess geht hierbei von den Talgdrüsenfollikeln und den Terminalfollikeln aus, wobei die apokrinen Drüsen erst sekundär in die einschmelzende Entzündung einbezogen werden.

Zunächst perianal-inguinal, später auf Oberschenkelinnenseiten, Skrotum, Labien und Gesäßbacken

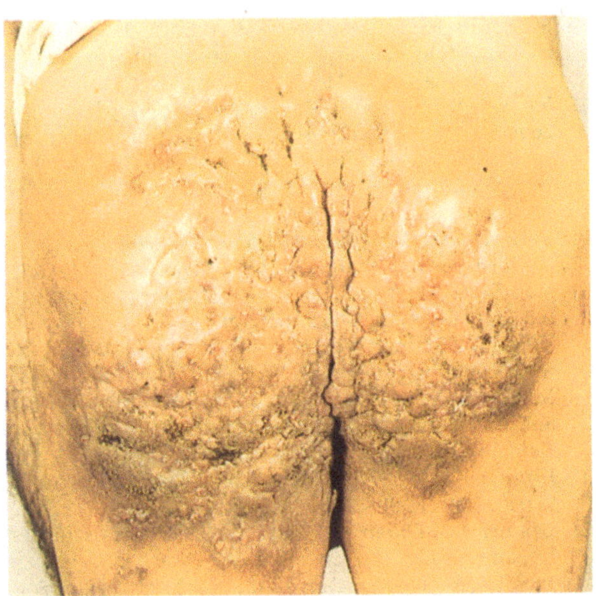

Abb. 2.25. Hidradenitis-suppurativa-artige Entzündungen im Rahmen einer Aknetetrade. Chronischer Prozess. Ausgedehnter Befall des perianalen, inguinalen und genitalen Bereiches

übergehend sowie im Axillarbereich kommt es zu großflächigen, oft brettharten, braunroten, örtlich einschmelzenden, von Epithel ausgekleideten Gängen durchzogenen Infiltraten. Aus oft multiplen Fistelöffnungen entleert sich hierbei blutig-eitriges, meist infolge Besiedelung mit gramnegativen Keimen wie E. coli und Pseudomonas fötides Sekret. Durch schrumpfende Narbenstränge kommt es, insbesondere axillär infolge dermatogener Narbenkontrakturen, häufig auch zu Bewegungseinschränkungen. In vielen Fällen wird das klinische Bild weiterhin durch mehr oder weniger ausgedehnte Narben bereits erfolgter operativer Eingriffe geprägt (Abb. 2.25).

Zum voll ausgebildeten klinischen Bild des Aknesyndroms gehört weiterhin eine Follikulitis und Perifollikulitis im Nacken- und Kopfhaarbereich, die schließlich zu derben, keloidartigen Narben und bleibendem Haarausfall führt, und weiterhin das klinische Erscheinungsbild des Pilonidalsinus bzw. des Sakraldermoids, das als separates Krankheitsbild auf S. 139 ff. beschrieben wird, heute jedoch als Teilsyndrom der Aknetetrade angesehen wird.

DIFFERENZIALDIAGNOSE

Differenzialdiagnostisch in Betracht kommen insbesondere das Lymphogranuloma inguinale (Abb. 15.36), anorektale Veränderungen beim Morbus Crohn (Abb. 14.4), Aktinomykosen (Abb. 15.10), tiefe Mykosen, Tuberculosa subcutanea et fistulosa (Abb. 15.21) sowie eine vegetierende Pyodermie (S. 141).

THERAPIE

Die Behandlung der Aknetetrade entspricht der einer schweren Akne. Eine Stichinzision mit Tamponade eines „reifen" Abszesses, die sicher zuweilen notwendig erscheint, ist nicht als kurative, sondern als symptomatische Behandlungsmaßnahme anzusehen.

Als Therapie der Wahl gilt heute bei strenger Beachtung der Nebenwirkungsrisiken die orale Gabe von 13-cis-Retinsäure (z. B. Roaccutan) in einer Dosierung von 0,2–2,0 mg/kg KG über 12–20 Wochen mit anschließender, möglichst großzügiger Exzision der betroffenen Hautbereiche [9, 11, 23, 24, 27].

Im Perianalbereich wird hierbei die Exzision mit anschließender Sekundärheilung als Methode der Wahl angesehen [20, 21, 30]. Sofern eine plastische Deckung gewünscht wird, ist die Spalthautlappentransplantation einer Deckung mittels Schwenklappen wegen der in letzterem Falle höheren Rate lokaler Rezidive vorzuziehen. Bei Durchführung einer operativen Therapie mit Hauttransplantation sollte perioperativ jedoch keine Retinsäure appliziert werden [3, 8, 16, 17, 19].

Sofern die Verabreichung von 13-cis-Retinsäure, sei es wegen der zu erwartenden Nebenwirkungen wie Trockenheit von Haut und Nasenschleimhaut oder wegen einer vorliegenden Schwangerschaft – die Substanz wirkt teratogen –, nicht möglich erscheint, kommt die herkömmliche Behandlung der Acne conglobata in Betracht.

Diese besteht neben einer entfettenden Hautreinigung und einer in intertriginösen Bereichen wegen der zu erwartenden Hautreizung nur m. E. durchführbaren lokalen Schälbehandlung, insbesondere mit Vitamin-A-Säure [5], Benzoylperoxyd (aknefug-oxid o. Ä.), und der innerlichen Gabe eines Tetracyclins (Tefilin o. Ä.) in der Anfangsdosis von 1–3 g/Tag bei einer u. U. über mehrere Monate dauernden Erhaltungsdosis von 250 mg–1,0 g/Tag [5, 7] oder für speziellere Fälle Clindamycin (Sobelin o. Ä.), Cotrimoxazol oder Erythromycin nach Vorliegen eines Antibiogramms [24]. Auf Nebenwirkungen, insbesondere pseudomembranöse Kolitis, Leberschäden und Leukopenie ist bei Clindamycin allerdings zu achten.

Einige Antibiotika eignen sich zur Behandlung entzündlich veränderter Akneformen auch zur topischen Anwendung, beispielsweise in Form folgender Rezepturen:

Rp.	Tetracyclinhydrochlorid	1,0
	(oder Erythromycin	1,0)
	Cordes T.E.C.	ad 50,0
Rp.	Sobelin solubile	2,0
	Alkohol isopropyl. 70%	ad 30,0

Eine weitere, insbesondere bei indurierten Knoten und abszedierenden Fistelgängen wirksame, zusätzliche Lokalbehandlung besteht u.a. in der Durchführung der sog. Kryotherapie, wobei dem hierbei zu verwendenden Kohlensäureschnee u.U. weitere Substanzen wie Resorcin und Schwefel beigemischt sein können. Nützlich sind auch adstringierende Sitzbäder, z.B. Eichenrinde oder Fertigpräparate mit Tannin (z.B. Tannosynt flüssig o.Ä.) [24]. Aufgrund ihrer sebosuppressiven Wirkung und wegen Hemmung einer Komedonenneubildung kommt schließlich als zusätzliche Therapiemaßnahme bei Frauen die Verabreichung antiandrogener cyproteronacetat- (z.B. Diane-35) oder chlormadinonacetathaltiger (z.B. Gestamestrol N) Ovulationshemmer in Betracht.

Literatur

1. Alexander SJ (1979) Squamous cell carcinoma in chronic hydradenitis suppurativa. A case report. Cancer 43: 745–748
2. Attanoos RL, Appleton MA, Douglas-Jones AG (1995) The pathogenesis of hidradenitis suppurativa: a closer look at apocrine and apoeccrine glands. Br J Dermatol 133/2: 254–258
3. Bellomo R (1990) Chirurgische Behandlung des Morbus Verneuil. Coloproctology 1: 50–53
4. Black SB, Woods JW (1982) Squamous cell carcinoma complicating hydradenitis suppurativa. J Surg Oncol 19: 25–26
5. Bierl H (1995) Differenzierte Akne-Therapie mit hoher Erfolgsquote. TW Dermatol 25: 239–242
6. Boer J, Weltevreden EF (1996) Hidradenitis suppurativa or acne inversa. A clinicopathologic study of early lesions. Br J Dermatol 135/5: 721–725
7. Braun-Falco O, Plewig G, Wolff HH (1996) Dermatologie und Venerologie, 4.Aufl. Springer, Berlin Heidelberg New York Tokyo
8. Breuninger H, Wienert H (2001) Acne inversa. Dtsch Ärztbl 98/44: C2293
9. DiGiovanna JJ (2001) Systemic retinoid therapy. Dermatol Clin 19/1: 161–167
10. Fanta D, Messeritsch-Fanta C (1999) Akne 1999: brauchen wir den Hautarzt noch? Hautarzt 50: 900–911
11. Hartschuh W (1997) Acne inversa (Pyodermia fistulans sinifica). Coloproctology Verbandsnachrichten 19/1: 9–13
12. Jansen T, Romiti R, Plewig G (2000) Acne fulminans. Schwere Akne mit ungewöhnlichem klinischem Verlauf. Dtsch Ärztebl 97/22: A1533–A1537
13. Jemec GB, Faber M, Gutschik E, Wendelboe P (1996) The bacteriology of hidradenitis suppurativa. Dermatology 193/3: 203–206
14. Jemec GB, Heidenheim M, Nielsen NH (1996) The prevalence of hidradenitis suppurativa and its potential precursor lesions. J Am Acad Dermatol 35/2: 191–194
15. Jemec GB, Thomsen BM, Hansen U (1997) The homogeneity of hidradenitis suppurativa lesions. A histological study of intra-individual variation. APMIS 105/5: 378–383
16. Käufer C, Axnick E (1988) Operative Therapie der Aknetetrade. Z Hautkrankht 63/7: 597–609
17. Kreißler-Haag D et al. (1994) Die mehrzeitige chirurgische Sanierung der schweren perianalen und perigenitalen Pyodermien. Coloproctology 6: 371–374
18. Küster W, Rodder-Wehrmann O, Plewig G (1991) Acne inversa. Pathogenese und Genetik.Hautarzt 42/1: 2–4
19. Kurzen H, Schönfelder-Funcke S, Hartschuh W (2000) Surgical treatment of acne inversa at the University of Heidelberg. Coloproctology 22: 76–80
20. Lentner A (1995) Pyoderma fistulans sinifica (Acne inversa). H + G 70: 460
21. Lentner A, Rübben A, Wiener V (1992) Klinisches Erscheinungsbild und Therapie der Pyodermia fistulans sinifica (Acne inversa). Z Hautkrankht 67: 988–992
22. Michalowski R (1973) Akne conglobata mit spinozellulärem Karzimnom. Hautarzt 24: 404
23. National Dermatology Working Group (1997) Isotretinoin (roaccutane) usage – a South African consensus guideline. S Afr Med J 87/10: 1410–1413
24. Orfanos CE, Garbe C (1995) Therapie der Hautkrankheiten. Springer, Berlin Heidelberg New York Tokyo
25. Plewig G (1983) Die sogenannten rezidivierenden Schweißdrüsenabszesse und ihre chirurgische Behandlung. In: Schweiberer L (Hrsg) Chirurgische und plastisch-chirurgische Aspekte bei Infektionen und infizierten Defekten der Körperoberfläche, der Extremitäten und der Analregion. Zuckschwert, München Bern Wien
26. Plewig G, Steger M (1989) Acne inversa. In: Marks R, Plewig G (eds) Acne and related disorders. Martin Dunitz, London
27. Plewig G, Kligman AM, Jansen T (2000) Acne and Rosacea, 3rd edn. Springer, Berlin Heidelberg New York Tokyo
28. Quintal D, Jackson R (1986) Aggressive squamous cell carcinoma arising in familial acne conglobata. J Am Acad Dermatol 14: 207–214
29. Rodder-Wehrmann O, Kuster W, Plewig G (1991) Acne inversa. Diagnose und Therapie. Hautarzt 42/1: 5–8
30. Rompel R, Petres J (1995) Operative Akne-Therapie. H + G 70: 700–704
31. Verneuil A (1864) De l'hidrosadénite phlegmoneuse et des abcès sudoripares. Arch Gen Med 114: 537–557
32. Verneuil A (1865) De l'hidrosadénite phlegmoneuse et des abcès sudoripares. Arch Gen Med 115: 327–337
33. Verneuil A (1865) De hidrosadénite phlegmoneuse et des abcès sudoripares. Arch Gen Med 115: 437–453
34. Wienert V, Breuninger H, Müller RPA (2001) Acne inversa. In: Korting HC, Callies R, Reusch M, Schlaeger M, Schöpf E, Sterry W (Hrsg) Dermatologische Qualitätssicherung – Leitlinien und Empfehlungen, 2. Aufl. Zuckschwerdt, München, S 32–39

2.7 Pilonidalsinus

Das Krankheitsbild des Pilonidalismus wurde 1847 von Anderson [3] erstmals beschrieben und von Hodges 1889 [12] Sinus pilonidalis genannt.

Der Pilonidalsinus, auch Sakraldermoid, Pilonidal-, Steißbein- oder Raphefistel, Epidermoidzyste, Sakralabszess, Haarnestgrübchen, Dermoidsack, Haarnestfistel oder -drüse, Traktions- oder Inklusionsdermoid, „jeep disease" oder sakrokokzygeale Pilonidalkrankheit genannt, stellt einen weichen, meist etwa haselnussgroßen Hautbalg im Steißbeinbereich dar, der durch eine, ggf. auch mehrere miteinander kommunizierende Fisteln mit der Hautoberfläche verbunden ist und neben abgestoßenen Horn- und Epithelzellen auch Haare enthält, die nicht selten als Büschel aus den epithelisierten, feinen Fistelöffnungen herausragen.

Das Krankheitsbild tritt meist bei stark behaarten, adipösen Personen im 2.–3. Lebensjahrzehnt auf, wobei Männer 3-mal häufiger davon betroffen werden als Frauen [13, 15, 20].

Maligne Entartungen sind selten, wurden jedoch in Fällen eines chronischen, meist unbehandelten Pilonidalsinus beschrieben, ähnlich wie bei Acne inversa [1, 8, 16, 18].

Ätiologie

Die Ätiopathogenese ist nicht eindeutig geklärt. Während man das Sakraldermoid früher als ein kongenitales Leiden ansah, das aus liegen gebliebenen Resten des primitiven Canalis mesentericus entsteht, wird heute mehrheitlich die Meinung vertreten, dass es sich um ein erworbenes Krankheitsbild handelt, das durch stärkere mechanische Belastung und/oder Mazerationsvorgänge der Haut infolge langer Autofahrten u. Ä. ausgelöst werden kann („jeep disease") [5, 7, 11]. Hierfür sprechen auch die Umstände, dass eine Haarnestfistel in seltenen Fällen auch interdigital, an Amputationsstümpfen oder im Nabelbereich vorkommen kann, dass vorwiegend stark behaarte Menschen betroffen sind, und schließlich, dass auch nach Exzisionen in toto Rezidive gesehen wurden.

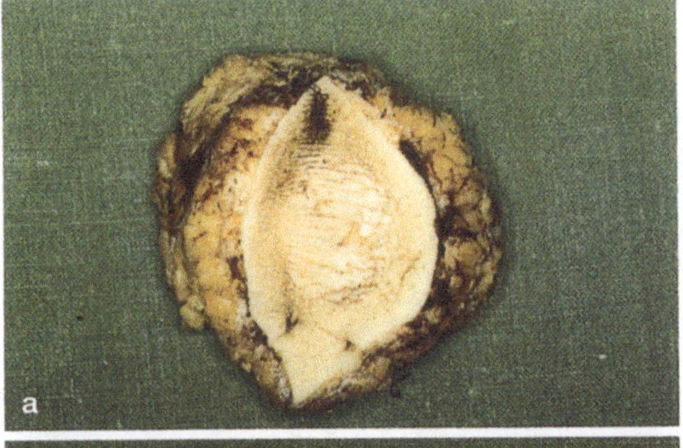

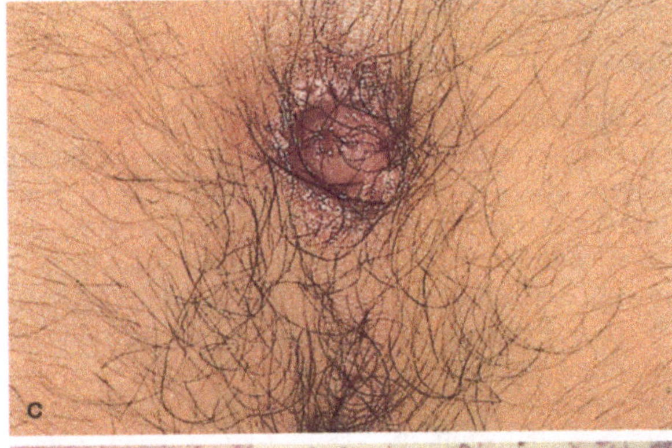

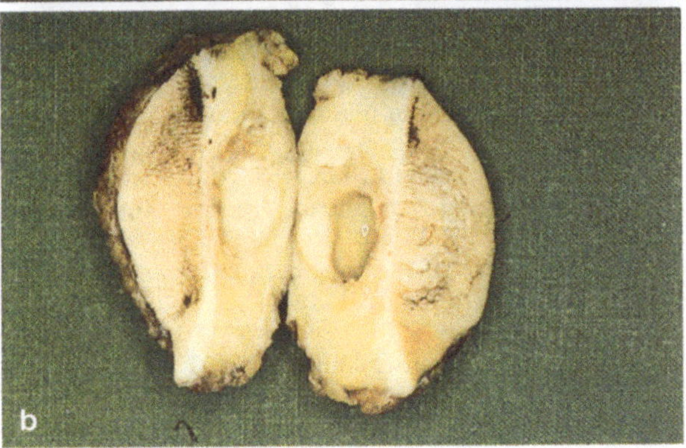

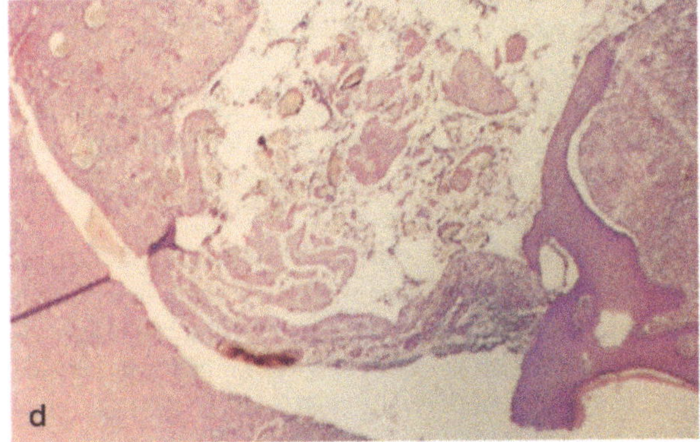

Abb. 2.26. a Sakraldemoid. Aufsicht von außen mit Einziehung der Epidermis auf einen Fistelkanal zu. Größe des Präparates: 5,5 × 5 × 3 cm. **b** Aufgeschnittenes Sakraldermoid mit Pilonidalzyste. Schmieriger Inhalt mit Talg, Hornlamellen und Haaren. **c** Sakraldermoid mit Rötung, Anschwellung und Druckschmerzhaftigkeit der Umgebung. **d** Pilonidalfistel mit Plattenepithelformationen auf der rechten Seite und Zelldetritus im Fistellumen. Nekrotische Haarschäfte und abgeschilferte Plattenepithele. HE-Färbung

KLINIK

Das *Erscheinungsbild* des blanden pilonidalen Sinus imponiert als weiche Geschwulst über dem Os sacrum oder Os coccygis mit einer oder ggf. auch mehreren kleinen Öffnungen von mit Plattenepithel ausgekleideten Fisteln, aus denen – was, sofern vorhanden, kennzeichnend ist – ein Haarbüschel herausragt (Abb. 2.26). Eine entsprechende *Symptomatologie* tritt erst dann ein, wenn entzündliche Vorgänge hinzukommen. Ein Pilonidalsinus bleibt daher meist lange Zeit unbemerkt und bekommt erst klinische Bedeutung durch das Auftreten entzündlicher Komplikationen. Erst durch Abszess- und ggf. sekundäre Fistelbildungen kommt es zur Rötung, Anschwellung, Schmerzhaftigkeit, Fieber, Abgang von eitrigem Sekret usw.

DIAGNOSE

Die Diagnosefindung ist aufgrund des typischen klinischen Bildes meist problemlos.
Die Knopfsonde kann durch die Fistelgänge in den darunter befindlichen Hautbalg eingeführt werden. Im entzündlichen Zustand tritt Rötung, Anschwellung und Druckschmerzhaftigkeit der Umgebung hinzu.

THERAPIE

Die Behandlung ist chirurgisch. Der Dermoidsack sollte einschließlich aller Fisteln in toto exzidiert werden. Hierbei kann es u. U. nützlich sein, zum besseren Auffinden aller Gänge einen Farbstoff, etwas wässrige 0,5 % ige Gentianaviolett-Lösung, mit einer Knopfkanüle in die Fistelöffnung zu injizieren. Ob eine Exzision mit nachfolgender sekundärer Wundheilung, eine Exzision mit primärem Nahtverschluss – mit oder ohne Antibiotikagabe – oder eine Verschiebelappenplastik bevorzugt werden sollte, wird kontrovers diskutiert [5, 6, 9, 11, 14, 17, 21, 22, 23].
Eine weitere Möglichkeit, die sich gut für akute Läsionen zu eignen scheint, ist die Injektion von hoch konzentrierter Phenollösung mit anschließender ausgiebiger Spülung [19].
Insbesondere wegen der kürzeren Wundheilungs- und damit Arbeitsunfähigkeitszeit wird heute eher die Heilung durch primären Wundverschluss favorisiert, obwohl die offene Wundbehandlung signifikant weniger Rezidive aufweist.

Literatur

1. Abboud B, Ingea H (1999) Recurrent squamous-cell carcinoma arising in sacrococcygeal pilonidal sinus tract: report of a case and reviwe of the literature. Dis Colon Rectum 42/4: 525–528
2. Al-Hassan HK, Francis IM, Neglen P (1990) Primary closure or secundary granulation after excision of pilonidal sinus? Acta Chir Scand 156/10: 695–699
3. Anderson AW (1847) Hair extracted from an ulcer. Boston Med Surg 36: 74–76
4. Benhamou G, Vilotte J (1988) Kystes et sinus pilonidaux. Ann Dermatol Venerol 115: 95–97
5. Bock J-U et al. (1995) Therapie des Sinus pilonidalis. T W Dermatologie 25: 210–215
6. Buchmann P (1994) Lehrbuch der Proktologie, 3. Aufl. Huber, Bern
7. Dahl HD, Henrich MH (1992) Licht- und elektronenmikroskopische Untersuchungen zur Pathogenese des Sinus pilonidalis und der Analfistel. Langenbecks Arch Chir 377: 118–124
8. Davis KA, Mock CN, Versaci A, Lentrichia P (1994) Malignant degeneration of pilonidal cysts. Am Surg 60/3: 200–204
9. Denkers D, Girona J (1996) Der abszedierte Sinus pilonidalis der Steißbeinregion – Möglichkeiten der chirurgischen Versorgung. Coloproctology 6: 257–259
10. Fuzun M et al. (1994) Which technique for treatment of pilonidal sinus – open or closed? Dis Colon Rectum 37: 1148–1150
11. Giebel D, Menningen R, Petrovici V (1994) Transpositionslappen bei der Behandlung des Sinus pilonidalis. Coloproctology 4: 255–262
12. Hodges RM (1889) Pilonidal sinus. Boston Med Surg J 103: 485
13. Hodgkin W (1998) Pilonidal sinus disease. J Wound Care. 7/9: 481–483
14. Khaira HS, Brown JH (1995) Excision and primary suture of pilonidal sinus. Ann R Coll Surg 77: 242–244
15. Kooistra HP (1942) Pilonidal sinuses: review of the literature and report of three hundred and fifty cases. Am J Surg 55: 3
16. Kulayat MN, Gong M, Doerr RJ (1996) Multimodality treatment of squamous cell carcinoma complicating pilonidal disease. Am Surg 62/11: 922–929
17. Marks J et al. (1985) Pilonidal sinus excision – healing by open granulation. Br J Surg 72: 637–640
18. Philipshen SJ, Gray G, Goldsmith E, Dineen P (1981) Carcinoma arising in pilonidal sinuses. Ann Surg 193/4: 506–512
19. Schneider IH, Thaler K, Kockerling F (1994) Treatment of pilonidal sinuses by phenol injections. Int J Colorectal Dis 9/4: 200–202
20. Silva JH da (2000) Pilonidal cyst: cause and treatment. Dis Colon Rectum 43/8: 1146–1156
21. Spivak H, Brooks VL, Nussbaum M, Friedman I (1996) Treatment of chronic pilonidal disease. Dis Colon Rectum 39/10: 1136–1139
22. Sondenaa K et al. (1992) Morbidity and short term results in a randomised trial of open compared with closed treatment of chronic pilonidal sinus. Eur J Surg 158: 351–355
23. Sondenaa K et al. (1995) Bacteriology and complications of chronic pilonidal sinus treated with excision and primary suture. Int J Colorect Dis 10: 161–166

24. Wienert V, Mlitz H, Prinz B (2001) Pilonidalsinus. In: Korting HC, Callies R, Reusch M, Schlaeger M, Schöpf E, Sterry W (Hrsg) Dermatologische Qualitätssicherung – Leitlinien und Empfehlungen, 2. Aufl., Zuckschwerdt, München, S 40–45

2.8 Bakterielle Erkrankungen

2.8.1 Pyodermien

In der Perianalregion gibt es eine Vielzahl bakterieller Infektionen. Als Erreger finden sich am häufigsten Staphylokokken und Streptokokken [2]. Betroffen sind die Haut und/oder die Haarfollikel. Das alte Konzept einer spezifischen Entzündung der Schweißdrüsen, der sog. Hidradenitis suppurativa, ist in jüngster Zeit verlassen worden. Die akuten Läsionen stellen sich als Furunkel oder Karbunkel dar, während chronische Läsionen als Aknetetrade bezeichnet werden.

Die stets von außen hervorgerufene bakterielle Infektion kann sowohl die Epidermis, etwa als groß- oder kleinblasige Impetigo contagiosa [1] (Abb. 2.27 a), als auch die Hautanhangsgebilde wie Haartalgdrüsenfollikel in Form der auch häufig perianal und im Gesäßbereich auftretenden verschiedenen Follikulitisformen (Abb. 2.27 b, c) einschließlich der tiefer reichenden Haarfollikelentzündungen Furunkel und Karbunkel (Abb. 2.27 d) oder die Perianalregion bei einer perianalen streptogenen Dermatits befallen (Abb. 2.28). Weiterhin können die Infektionen als Erysipel, Ekthyma, Phlegmone sowie als chronisch vegetierende, zur Atrophisierung bzw. Nekrosebildung neigende Formen auch das kutane-subkutane Bindegewebe betreffen. Schließlich zählt man heute zu diesen *primären* Pyodermien auch das durch Propionibakterien (Corynebakterien) hervorgerufene Erythrasma (Abb. 2.29) [1, 2, 3, 4].

Davon zu unterscheiden sind die *sekundären* bakteriellen Infektionen, die als sog. Sekundärimpetiginisationen bzw. Pyodermisationen (Abb. 2.27 e) bereits vorliegende Hautveränderungen wie etwa Ekzeme, Ulzera, Verbrennungen usw. weiter komplizieren.

Der Proktologe kann zwar durchaus mit den verschiedenen Pyodermieformen konfrontiert werden. Da diese Krankheitsbilder mit Ausnahme der perianalen streptogenen Dermatitis und des Erythrasmas jedoch weder bevorzugt noch ausschließlich im Perianal- oder Inguinalbereich lokalisiert sind, soll nachfolgend nur auf die beiden Genannten näher eingegangen werden.

Es gibt heute zahlreiche Quellen, bei denen sich der behandelnde Arzt nach dem neuesten Stand der Antibiotikatherapie und der Resistenzlage von Keimen informieren kann. Meist ist das örtliche bakteriologische Labor einer der besten ersten Ansprechpartner [5, 6].

Literatur

1. Abeck D, Mempel M, Seidl HP, Schnopp C, Ring J, Heeg K (2000) Impetigo contagiosa – Erregerspektrum und therapeutische Konsequenzen. Dtsch Med Wschr 125: 1257–1259
2. Abeck D, Strom K, Schnopp C, Korting HC, Heeg K (2001) Pyodermien – Ein interdisziplinäres Problem. Dtsch Ärztebl 98/45: C2338 ff.
3. Braun-Falco O, Plewig G, Wolff HH (1996) Dermatologie und Venerologie. 4. Aufl. Springer, Berlin Heidelberg New York Tokyo
4. Darmstadt GL, Lane AT (1994) Impetigo: an overview. Pediatr Dermatol 11: 294–303
5. Korting HC, Neubert U, Abeck D (1998) Current antimicrobial susceptibility of cutaneous bacteria to first line antibiotics. Int J Antimicrob Agents 10: 165–168
6. Ochsendorf FR, Richter T, Niemczyk UM, Schäfer V, Brade V, Milbradt R (2000) Prospektive Erfassung wichtiger bakterieller Erreger von Pyodermien und deren In-vitro-Antibiotikaempfindlichkeit. Hautarzt 51: 319–326

2.8.2 Perianale streptogene Dermatitis

Das Krankheitsbild der perianalen streptogenen Dermatitis wurde erstmals 1966 von Amren et al. [1] als eine perianale streptogene Cellulitis beschrieben. Aufgrund des eher erythematös-ekzematoiden Erscheinungsbildes hat sich inzwischen jedoch die Bezeichnung Dermatitis durchgesetzt [4].

ÄTIOLOGIE

Die Erreger sind β-hämolysierende Streptokokken der Gruppe A, die meist durch einen Rachenabstrich nachgewiesen werden können, obwohl eine klinische Pharyngitis in den meisten Fällen nicht besteht. Ein Transfer der Keime vom Mund über die Hand zum Anus wird vermutet.

KLINIK

Das klinische Bild kann sehr variieren. Meist handelt es sich um 3–4 Jahre alte Kinder unter Bevorzugung des männlichen Geschlechts [2, 3, 5, 9]. Am häufigsten findet sich ein mehrere Zentimeter breites ringförmiges perianales Erythem (Abb. 2.28). Die entzündete Haut kann verdickt sein oder nässen. In manchen Fällen finden sich auch Pusteln

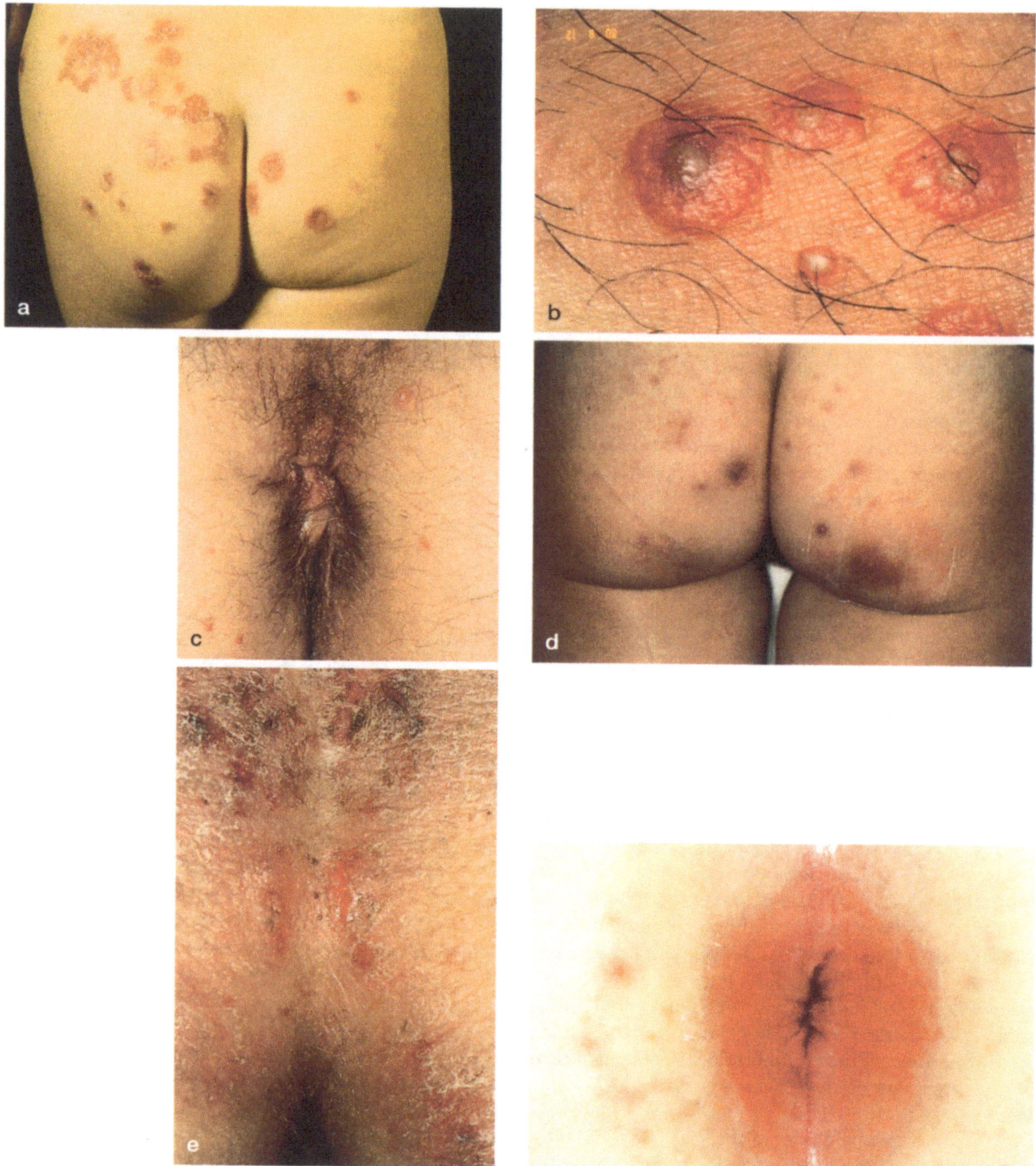

Abb. 2.27. **a** Impetigo contagiosa im Glutäalbereich; **b** bakterielle Infektion der Haarfollikel; **c** perianale Follikulitis; **d** (rezidivierende) perianale Furunkulose; **e** sekundär impetiginiertes Perianalekzem

Abb. 2.28. Scharf begrenztes, randbetontes Erythem im Perianalbereich mit dezenter lamellöser Schuppung und Satellitenherden einer perianalen streptogenen Dermatitis

und Erosionen. Die Kinder klagen oft über Juckreiz oder Schmerzen bei der Defäkation; oft meiden sie den Toilettengang. Manchmal finden die Eltern Blutspuren am Toilettenpapier oder an der Kleidung. Aber auch Erwachsene können betroffen sein [7]. Dabei stellt die Kombination aus perianaler streptogener Dermatitis und Psoriasis guttata ein besonderes Problem dar [8] (s. Abschn. 2.23).

DIAGNOSE

Es sollten bakterielle Anstriche mit anschließender kultureller Untersuchung sowohl vom Pharynx als auch vom Perianalbereich entnommen werden. Das zuständige Labor sollte man darüber informieren, welche Errger vermutet werden, damit nicht nur nach enteral pathogenen Keimen gesucht wird.

DIFFERENZIALDIAGNOSE

Die perianale streptogene Dermatitis wird zunächst oft fehldiagnostiziert. In seltenen Fällen werden auch Staphylokokken nachgewiesen [6].
Andere ähnlich aussehende Krankheitsbilder sind:

- toxische oder allergische Kontaktdermatitis,
- Oxyuren,
- Psoriasis,
- seborrhoische Dermatitis,
- Candidose,
- Folgen von sexuellem Missbrauch.

THERAPIE

Orales Penicillin über 10 Tage ist die Therapie der Wahl und führt in der Regel zur Abheilung. Unterstützend wird außerdem Mupirocin Salbe 1- bis 2-mal/Woche im Anschluss an die systemische Therapie über einige Monate zur Prophylaxe empfohlen.

Literatur

1. Amren DP, Anderson AS, Wannamaker LW (1966) Perianal cellulitis associated with group A streptococci. Am J Dis Child 112/6: 546–552
2. Heidelberger A, Cremer H, Ring J, Abeck D (2000) Perianale streptogene Dermatitis. Hautarzt 51/2: 86–89
3. Kokx NP, Comstock JA, Facklam RR (1987) Streptococcal perianal disease in children. Pediatrics 80/5: 659–663
4. Krol AL (1990) Perianal streptococcal dermatitis. Pediatr Dermatol 7/2: 97–100
5. Mogielnicki NP, Schwartzmann JD, Elliott JA (2001) Perineal group A streptococcal disease in a pediatric practice. Pediatrics 106/2: 276–281
6. Montemarano AD, James WD (1993) Staphylococcus aureus as a cause of perianal dermatitis. Pediatr Dermatol 10/3: 259–262
7. Neri I, Bardazzi F, Marzaduri S, Patrizi A (1996) Perianal streptococcal dermatitis in adults. Br J Dermatol 135/5: 796–798
8. Patrizi A, Costa AM, Fiorillo L, Neri I (1994) Perianal streptococcal dermatitis associated with guttate psoriasis and/or balanoposthitis: a study of five cases. Pediatr Dermatol 11/2: 168–171
9. Souillet AL, Truchot F, Jullien D, Dumas V, Faure M, Floret D, Claudy A (2000) Anite périanale streptococcique. Arch Pediatr 7/11: 1194–1196

2.8.3 Erythrasma

Beim Erythrasma handelt es sich um eine bakteriell bedingte, bevorzugt ältere Menschen und überwiegend Männer betreffende, chronisch verlaufende, bevorzugt in tropischen und subtropischen Bereichen auftretende, kaum ansteckende intertriginöse Dermatose.

ÄTIOLOGIE

Der Erreger ist das im Stratum corneum und im Haarfollikel nachzuweisende, zu den Propionibakterien zählende, 7 μm breite und 5–20 μm lange kokkenförmige, porphyrinproduzierende und damit im UV-A-Licht (Wood-Lampe) ziegelrotfluoreszierende Corynebacterium minutissimum, früher Mikrosporon furfur genannt (Abb. 39) [2].
Pathogenetische Voraussetzungen sind feuchtwarmes Milieu, Störung der Standortflora aufgrund einer Schädigung des Säuremantels der Haut, Mazerationen und Epitheldefekte. Als prädisponierende Faktoren gelten Adipositas, Hyperhidrose, Diabetes mellitus und mangelhafte Körperpflege.

KLINIK

Das klinische *Erscheinungsbild* (Abb. 2.29) ist gekennzeichnet durch scharf begrenzte, jedoch nicht oder nur ganz geringfügig randbetonte, homogene, rot bis bräunliche, runde oder polyzyklisch geformte, linsengroße bis überhandtellergroße Herde, deren glatt erscheinende Oberfläche erst durch Kratzen eine leichte, mehlstaubartig-pityriasiforme Schuppung zeigt.
Prädilektionsstellen sind neben der Analfalte insbesondere die Berührungsflächen des Skrotums bzw. der großen Labien mit den Oberschenkeln wie auch der Axillen-, Submammär- und Zwischenzehenbereich.
Asymptomatische Infektionen sind eher die Regel als die Ausnahme [1].
Der ausgesprochen chronische *Verlauf* ist gekennzeichnet durch eine langsame Progredienz mit jeweiligen Exazerbationen der Hautveränderungen während der warmen Jahreszeiten.
Über subjektive *Beschwerden* klagen die Betroffenen i. d. R. nicht. Allenfalls bei stärkerem Schwitzen oder mechanischer Reizung, etwa durch scheuernde Kleidung der betroffenen Bereiche, kann es gelegentlich einmal zu mehr oder weniger starkem Juckreiz kommen.

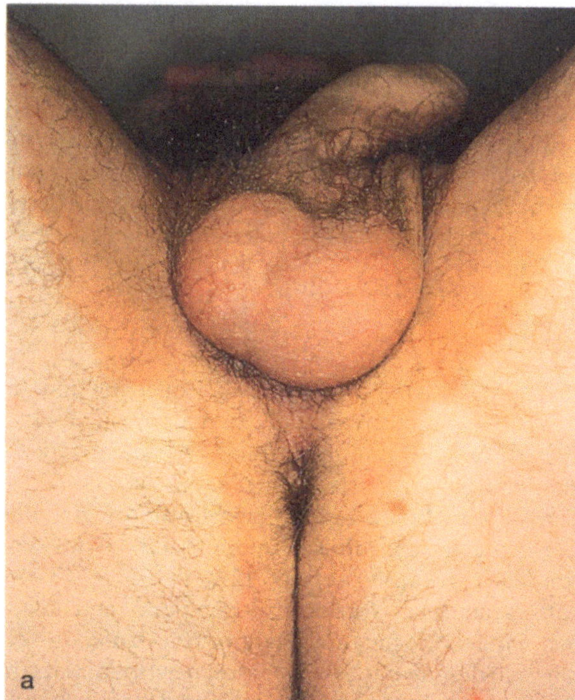

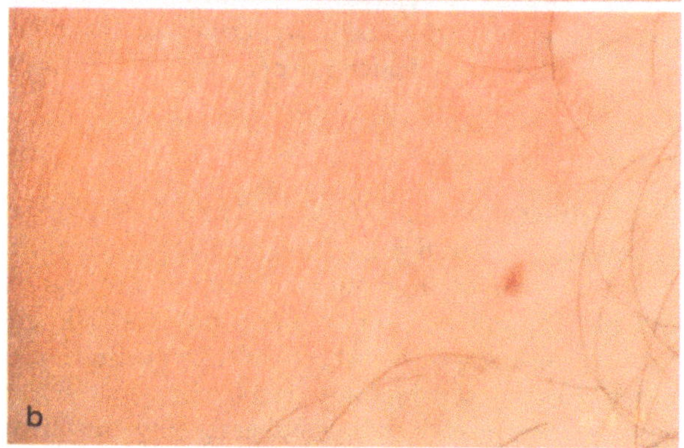

Abb. 2.29. a Erythrasma. Typisches klinisches Bild: homogen rot-bräunlicher Farbton. Scharfe Begrenzung, fehlende Randbetontheit. **b** Ausschnitt aus **a**

DIAGNOSE

Das kennzeichnende klinische Bild und die typischen Lokalisationen lassen die richtige Diagnose meist unschwer vermuten.
Gesichert wird die Diagnose sodann am einfachsten durch Nachweis der kennzeichnenden ziegelroten Fluoreszenz mittels Wood-Lampe (Abb. 39). Nicht alle Läsionen fluoreszieren jedoch [3].
Demgegenüber ist der zwar auch mögliche mikroskopische Erregernachweis aus abgeschabten Hautschüppchen mit Hilfe der Methylenblau-, Gram- oder Giemsa-Färbung weniger sinnvoll, da die unter Normalbedingungen saprophytär lebenden, zur normalen Bakterienflora gehörenden Korynebakterien fast auf jeder Hautoberfläche zu finden sind.

DIFFERENZIALDIAGNOSE

Am wichtigsten ist die Unterscheidung zur Tinea inguinalis (Abb. 2.30), die sich vom Erythrasma insbesondere durch ihre mehr oder weniger deutliche papulöse bzw. papulopustulöse Randbetontheit, verbunden stets mit Juckreiz, unterscheidet.
Weitere differenzialdiagnostisch u. U. in Betracht kommende Krankheitsbilder sind neben einer Candidose (Abb. 15.42) insbesondere eine atypisch lokalisierte Pityriasis versicolor, deren Effloreszenzen ein sehr ähnliches klinisches Bild zeigen können (Abb. 2.5 g, h) und die darüber hinaus relativ häufig mit einem Erythrasma, von dem sie jedoch sicher mit der Wood-Lampe abzugrenzen ist, gemeinsam vorkommt. Schließlich sind intertriginöse, toxische oder allergische Kontaktdermatitiden (S. 118 ff.) sowie auch die Psoriasis inversa (Abb. 2.77c–e), differenzialdiagnostisch in Betracht zu ziehen.

THERAPIE

Bewährt haben sich Clotrimazol (z. B. Canifug), Bifonazol (z. B. Mycospor) und weitere antimikrobielle Externa, die bei täglich 1- bis 2-maliger Applikation bereits nach wenigen Tagen zur Beseitigung des Erregers führen, was durch Verschwinden der ziegelroten Fluoreszenz dokumentiert werden kann. Die braun-rötliche Verfärbung kann nach erfolgter Ausheilung allerdings noch längere Zeit bestehen bleiben. Sofern in seltenen Einzelfällen eine Lokaltherapie nicht zum Erfolg führt, kommt eine einwöchige interne Behandlung mit Erythromycin in Betracht. Auch eine Einmaldosis von Clarithromycin 250 mg ist wirksam [4].
Um Rezidive zu verhüten, empfiehlt sich über den Zeitpunkt der klinischen Abheilung hinaus zur Beseitigung des intertriginös-feuchten Milieus eine austrocknende, reinigende Nachbehandlung etwa mit Sitzbädern (z. B. Tannosynt) und Syndets (z. B. Dermofug).

Literatur

1. Allen S, Christmas TI, McKinney W, Parr D, Oliver GF (1990) The Auckland skin clinic tinea pedis and erythrasma study. N Z Med 103/896: 391–393
2. Golledge CL Phillips G (1991) Corynebacterium minutissimum infection. J Infect 23/1: 73–76
3. Mattox TF, Rutgers J, Yoshimori RN, Bhatia NN (1993) Nonfluorescent erythrasma of the vulva. Obstet Gynecol 81/5: 862–864
4. Wharton JR, Wilson PL, Kincannon JM (1998) Erythrasma treated with single-dose clarithromycin. Arch Dermatol 134/6: 671–672

2.9 Tinea inguinalis

Die Tinea inguinalis, auch bekannt unter den *Synonyma* Eccema marginatum Hebra, Tinea cruris, Epidermophytia inguinalis bzw. Epidermophytia glutaealis, Dermatomykose, Dermatophytie, Dermatophytose, stellt eine überwiegend bei erwachsenen Männern auftretende, häufige Fadenpilzerkrankung der Inguinal- und Genitoanalregion dar.

ÄTIOLOGIE

Die Infektion kann von verschiedenen Dermatophyten hervorgerufen werden. Die wichtigsten Erreger sind Trichophyton rubrum, Trichophyton mentagrophytes sowie Epidermophyton floccosum. Hierbei ist der am häufigsten gefundene Erreger der Tinea inguinalis und vor allem der Tinea glutaealis Trichophyton rubrum (S. 59) [8].

Prädisponierende Faktoren für das Angehen der Infektion sind Adipositas, Hyperhidrose bzw. enge, luftundurchlässige Kleidung, sitzende Tätigkeit, warme Witterung bei hoher Luftfeuchtigkeit, vorgeschädigte Haut etwa durch langzeitige, topische Anwendung eines fluorierten Kortikosteroids (S. 115 ff.), Diabetes mellitus u. Ä.

Die Übertragung erfolgt entweder durch direkten Körperkontakt oder mittelbar, insbesondere in Gemeinschaftseinrichtungen, über Kleidungsstücke, Handtücher usw. In den meisten Fällen handelt es sich um eine Autoinokulation von einer zumeist vorausgehenden Zwischenzehenmykose. Eine Tinea pedis sollte daher stets ausgeschlossen bzw. behandelt werden.

KLINIK

Das klinische *Erscheinungsbild* ist gekennzeichnet von scharf begrenzten, runden bis polyzyklischen, entzündlich rot bis braunrötlichen, randbetonten Herden. Die sich randwärts, meist asymmetrisch ausbreitende Läsion zeigt insbesondere in ihrem mehr oder weniger stark infiltrierten Randsaum einen ekzematoiden Aspekt in Form multipler Bläschen, Pusteln und feiner Schüppchen („Eccema marginatum Hebra“).

Das Krankheitsbild kann aber auch in einer mehr follikulären bis knotig furunkuloiden Form in Erscheinung treten. Nicht selten finden sich sog. Satellitenherde.

Prädilektionsstellen sind vor allem die Anliegeflächen des Skrotums an den Oberschenkeln, aber auch die angrenzende Genitoinguinal- und Perianalregion (Abb. 2.30). Darüber hinaus kann es zu einem Befall weiterer intertriginöser Regionen wie Submammär- und Axillärbereichen sowie Kniekehlen und Ellenbeugen kommen.

Das *Beschwerdebild* wird geprägt von mehr oder weniger starkem Juckreiz besonders bei Wärmestau infolge längerer Autofahrten u. Ä.

DIAGNOSE

Lokalisation und typisch randbetontes Erscheinungsbild führen meist leicht zum Verdacht einer Pilzinfektion. Entscheidend wichtig zur Sicherung der Diagnose ist jedoch der Erregernachweis aus Material des Randbereiches im Nativpräparat und in der Kultur. Die Histologie ist zur Diagnostik weder erforderlich noch wird diese empfohlen; wenn jedoch z. B. unter der Verdachtsdiagnose eines Ekzems eine histologische Untersuchung erfolgt, kann man die Hyphen im Gewebe mit speziellen Färbungen nachweisen (Abb. 2.31 a,b). Weitere Einzelheiten hierzu S. 53 ff.

DIFFERENZIALDIAGNOSE

Die Differenzialdiagnose umfasst im engeren Sinne vor allem das Erythrasma, das durch fehlende Randbetontheit sowie die typisch ziegelrote Fluoreszenz bei der Wood-Lampen-Untersuchung (s. hierzu S. 61) leicht auszuschließen ist (Abb. 39), unscharf begrenzte Kontaktekzeme (Abb. 2.4) und Kortisonschäden (Abb. 2.2), die perianale Candidose (Abb. 15.42), die Psoriasis inversa (Abb. 2.77), die Acanthosis nigricans (Abb. 2.68), die Neurodermitis circumscripta (Vidal) (Abb. 2.5 c, d), den Pemphigus chronicus benignus familiaris (Abb. 2.72a–c) und wegen seiner auffälligen Randbetontheit (Abb. 2.30 d_1) schließlich noch das ätiopathogenetisch noch ungeklärte Erythema anulare centrifugum.

THERAPIE

Neben der Beseitigung prädisponierender Milieufaktoren (s. o.) genügt zur Ausheilung einer Tinea inguinoglutaealis, die übrigens keine Tendenz zur Selbstheilung zeigt, in der Regel eine topische Therapie bis mindestens zwei Wochen nach klinischer Abheilung. Die Azole (Clotrimazol, Econazol, Miconazol, Bifonazol, Sertaconazol), Hydroxypyridone (Ciclopiroxolamin) und Allylamine (Naftifin, Terbinafin) sind alle ähnlich gut wirksam und werden gleichrangig in den Leitlinien empfohlen [1, 2, 3]. Sie sind bei allen an der Hautoberfläche wachsenden Pilzarten gut wirksam, müssen nur einmal täglich, am besten als Creme, dünn aufgetragen werden und zeichnen sich durch gute Verträglichkeit aus.

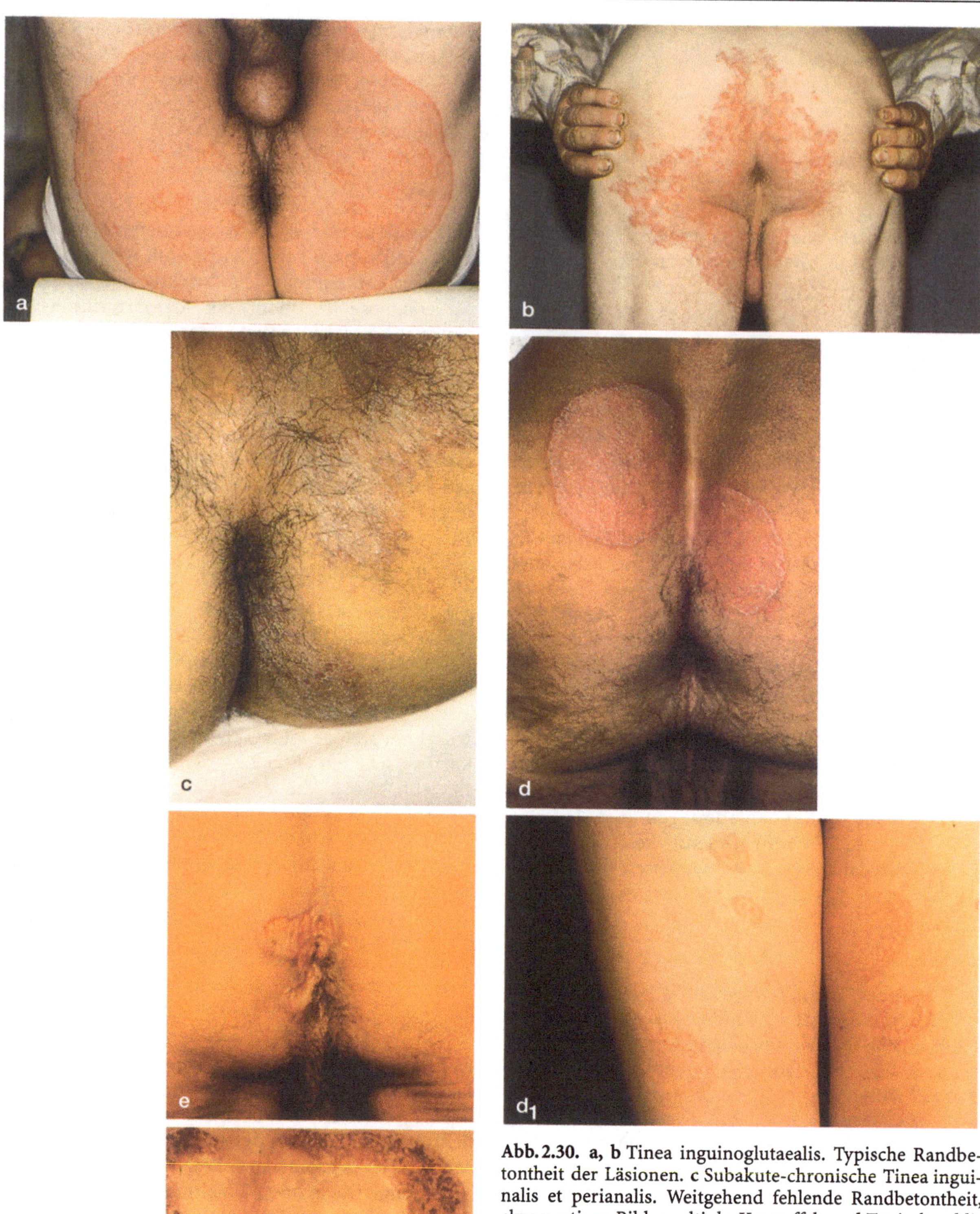

Abb. 2.30. a, b Tinea inguinoglutaealis. Typische Randbetontheit der Läsionen. **c** Subakute-chronische Tinea inguinalis et perianalis. Weitgehend fehlende Randbetontheit, ekzemartiges Bild, multiple Kratzeffekte. **d** Typisches klinisches Bild einer Dermatomykose. Konzentrische Ringe, Randbetontheit, scharfe Begrenzung. Erreger: *Trichophyton rubrum*. **d_1** Erythema anulare centrifugum zum differenzialdiagnostischen Vergleich. **e, e_1** Südamerikanische Blastomykose (Paracoccidioidomycosis) der Perianalregion im differenzialdiagnostischen Vergleich. Erreger: *Blastomyces brasiliensis*

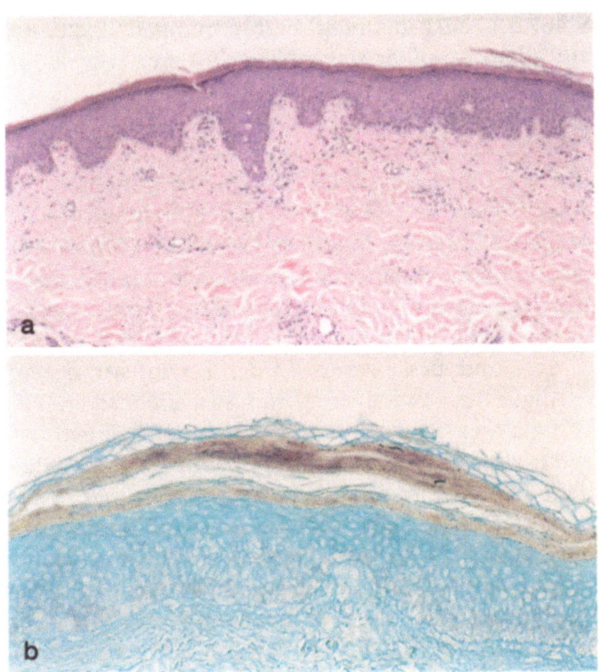

Abb. 2.31 a, b. Tinea inguinals. **a** Unspezifische Histologie mit geringer Parakeratose und einzelnen Infiltraten. **b** Pilzhyphen dargestellt mit Versilberung nach Grocott

Unterstützend vor allem bei dyshidrosiformen Veränderungen kann die zusätzliche Verordnung adstringierender Sitzbäder (z. B. Tannosynt) und/oder anhidrotischer Lotionen oder Puder (z. B. Ansudor) sein.

Eine interne Behandlung mit den nur gegen Dermatophyten ausreichend wirksamen Präparaten Griseofulvin (z. B. Fulcin S 500) oder Terbinafin (z. B. Lamisil) oder den auch gegen Candidainfektionen wirkenden Breitbandantimykotika Ketoconazol (z. B. Nizoral), Itraconazol (z. B. Sempera) und Fluconazol (z. B. Diflucan) kommt aufgrund der möglichen Nebenwirkungen der peroralen Therapie nur in besonders ausgedehnten, therapieresistenten Ausnahmefällen, etwa bei immunsupprimierten Patienten, in Betracht [4, 7].

Zur Rezidivprophylaxe erscheint die Mitsanierung einer oft gleichzeitig vorliegenden Tinea pedis ebenso wichtig wie die Mituntersuchung bzw. -behandlung von Kontaktpersonen.

Literatur

1. Bonifaz A, Saul A (2000) Comparative study between terbinafine 1% emulsion-gel versus ketoconazole 2% cream in tinea cruris and tinae corporis. Eur J Dermatol 10/2: 107–109
2. Gupta AK, Einarson TR, Summerbell RC, Shear NH (1998) An overview of topical antifungal therapy in dermatomycoses. A North American perspective. Drugs 55/5: 645–674
3. Hay RJ (1999) New developments in antifungals. Int J Dermatol 38 (Suppl 2): 65–69
4. Heerden JS van, Vismer HF (1997) Tinea corporis/cruris: new treatment options. Dermatology 194 (Suppl1): 14–18
5. Hoog GS de, Guarro J (Hrsg.) (1995) Atlas of clinical fungi. Centraalbureau voor Schimmelcultures Baarn/ Delft, NL
6. Korting HC, Abeck D, Bernhardt HI et al. (2001) Tinea der freien Haut. In: Korting HC, Callies R, Reusch M, Schlaeger M, Schöpf E, Sterry W (Hrsg) Dermatologische Qualitätssicherung – Leitlinien und Empfehlungen, 2. Aufl. Zuckschwerdt, München, S 55–58
7. Keyser P de, Backer M de, Massart DL, Westelinck KJ (1994) Two-week oral treatment of tinea pedis, comparing terbinafine (250 mg/day) with itraconazole (100 mg/day): a double-blind, multicentre study. Br J Dermatol 130 (Suppl 43): 22–25
8. Silva-Tavares H, Alchorne MM, Fischman O (2001) Tinea cruris epidemiology (Sao Paulo, Brazil). Mycopathologia 149/3: 147–149
9. Stein E (1995) Diseases of the anus and perianal region. In: Demis DJ (ed) Clinical dermatology, 22. Revision, Vol 4. Lippincott-Raven, Philadelphia New York, pp 1–21
10. Stein E (1996) Anale Hauterkrankungen: Dermatophytosen. Coloproctology 3: XIII–XVI

2.10 Herpes simplex

Der Herpes simplex stellt eine weltweit zunehmend häufiger auftretende [30], in jedem Lebensalter mögliche Infektion durch das vorwiegend ektodermotrope, ausnahmsweise pantrope und fakultativ auch neurotrope DNA-haltige Herpes-simplex-Virus (HSV) – auch Herpesvirus hominis genannt – dar.

Man unterscheidet 2 antigendifferente HSV-Typen: den überwiegend orofazialen HSV-1-Typ und den zumeist im genitalen, analen und glutäalen Bereich nachzuweisenden HSV-2-Typ. Diese Zweiteilung scheint sich aber zunehmend zu verwischen.

Durch Polypeptid- und Restriktionsenzymanalysen lassen sich innerhalb der beiden Typen einzelne Stämme unterscheiden, was epidemiologisch wichtig ist. Das Virus ist außerhalb des Organismus nur relativ kurz überlebensfähig, wenn es unter Raumtemperatur der Austrocknung ausgesetzt ist.

Es wird zwischen primärer, rekurrierender und initialer Infektion unterschieden, wobei unter der initialen Infektion der erstmals auftretende Krankheitsschub bei einem bis zu diesem Zeitpunkt asymptomatischen Virusträger zu verstehen ist.

Manifestationen der Erkrankung können erfolgen an der Haut, den Schleimhäuten, Augen und dem Zentralnervensystem; ggf. kann es aber auch zu einem generalisierten Befall fast aller Organe kommen. Hierbei kann das HS-Virus neben einem primären und sekundären, ggf. rezidivierenden Herpes simplex bzw. dem Herpes genitalis, Herpes analis und Herpes glutaealis (s. u.) die verschiedenartigsten weiteren Krankheitsbilder wie Proktitis (s. u.), Vulvovaginitis, Meningoencephalitis und Keratoconjunctivitis herpetica, dem Eczema herpeticatum und der oft letal endenden Herpessepsis der Neugeborenen hervorrufen. Infektionen mit beiden Virustypen gleichzeitig können hierbei ebenso wie exogene Reinfektionen vorkommen [6, 12, 18, 30].

EPIDEMIOLOGIE UND PATHOGENESE

Die Übertragung erfolgt von akut Erkrankten oder inapparenten Virusausscheidern über kleine Läsionen der Haut bzw. der Halbschleimhäute und Schleimhäute des Gastrointestinal- oder Urogenitaltraktes und der Konjunktiven entweder durch direkten Kontakt (GV, Kuss, Partus) oder durch Tröpfchen- und Schmierinfektion. Der Mensch stellt für das HS-Virus das alleinige Reservoir dar.

Die Erstinfektion, die durch einen Anstieg in der KBR zu erkennen ist, erfolgt zumeist schon im Kleinkindesalter und bleibt meist klinisch unauffällig. Bei über 90 % der erwachsenen Bevölkerung sollen HSV-Antikörper nachweisbar sein und über 60 % der infizierten Individuen sollen lebenslang Virusträger bleiben [7].

Von Rezidiven wird etwa ein Drittel der Bevölkerung betroffen. Hierzu kann es entweder durch exogene Reinfektion oder durch Reaktivierung eines latenten HS-Virus (endogene Rekurrenzen) kommen, wobei die Provokationsmechanismen noch weitgehend ungeklärt sind. Tierexperimentell weiß man lediglich, dass die sich in Zellen von sensorischen und autonomen Ganglien in Latenz befindenden HS-Erreger durch bestimmte „Auslöser" wie UV-Strahlen (Gletscherbrand), Fieber (Herpes febrilis), Menstruation (Herpes menstrualis), Nervenreizung (Herpes simplex traumaticus), Immunsuppression, hormonelle und psychische Faktoren usw. veranlasst werden können, wiederum auf neuralem Weg zur Peripherie zu gelangen, wo sie durch entsprechende Krankheitserscheinungen sichtbar werden [22]. Dies gelingt trotz des Vorhandenseins von Antikörpern, weil die Viren befähigt sind, unter Umgehung des Interzellularraumes über Zellkontakte direkt von Zelle zu Zelle vorzudringen.

Andererseits kann es auch zur Virämie kommen, wobei sämtliche parenchymatösen Organe befallen werden können. Die HSV-2-Meningitis soll auf hämatogenem Wege erfolgen.

Als gefährdet für schwere Verlaufsformen gelten insbesondere Patienten mit Immundefizit (s. Aids, S. 467 ff.), ausgedehnten Verbrennungen, Ekzemen, vor allem Atopiker sowie Neugeborene.

KLINIK

Die von Immunlage des betroffenen Patienten, Virulenz des Erregerstammes und Eintrittspforte geprägten klinischen Manifestationen des Herpes simplex umfassen ein außergewöhnlich breites Spektrum, das sich von der latenten Infektion bis zur generalisierten Form erstreckt. Das klinische *Erscheinungs-* und *Beschwerdebild* der Erstinfektion zeigt i. Allg. einen massiveren und ausgedehnteren Verlauf als dies bei Rezidiveruptionen der Fall ist.

Prädilektionsstellen des Herpes simplex sind neben dem Gesichtsbereich, insbesondere der perioralen Region (Herpes simplex labialis) und Mundhöhle, der Anogenitalbereich (Herpes simplex genitalis, -analis, -glutaealis). Zunehmend häufiger scheint es aber auch, insbesondere bei homosexuellen Männern, zu einer HSV-Infektion der Rektumschleimhaut zu kommen (Abb. 2.33).

Während es sich bei einer diagnostizierten Proktitis herpetica (HSV-Proktitis) fast immer um eine Primärinfektion handelt, liegt bei einem Herpes simplex im analen oder glutäalen Bereich i. d. R. eine Rezidiveruption vor.

Nachfolgend soll auf diese beiden, überwiegend durch HSV-Typ 2 hervorgerufenen, proktologisch zunehmend wichtigeren Erscheinungsbilder des Herpes simplex näher eingegangen werden [14, 23].

Herpes simplex analis

Im Falle einer *Rezidiveruption* geht einem zunächst auftretenden, umschriebenen, infiltrierten Erythem ein mehr oder weniger deutliches Spannungsgefühl und Juckreiz voraus. Es kommt sodann rasch zur Ausbildung von durchschnittlich 5–10 stecknadelkopf- bis reiskorngroßen, gedellten, einzeln oder gruppiert („herpetiform") angeordneten, einkammerigen Bläschen. Die zunächst prallen, meist dicht stehenden und zu polyzyklischen Herden konfluierenden, sich langsam eintrübenden und sodann aufplatzenden Bläschen hinterlassen zunächst Erosionen, sodann bräunliche Borken und schließlich ein passageres Resterythem. Die Erkrankung ist i. d. R. nach 8–12 Tagen narbenlos abgeheilt. Zu Narbenbildungen kommt es nur, wenn die Herde sekundär bakteriell infiziert werden (Herpes impetiginisatus). Zu ggf. schmerzhaften Anschwellungen der regionären Lymphknoten kommt es bei Rezidiveruptionen meist nicht (Abb. 2.32).

Bei HIV-/Aids-Patienten sind chronische HSV-bedinge perianale Ulzera typischerweise sehr schmerzhaft und heilen oft sehr langsam ab. Häufig

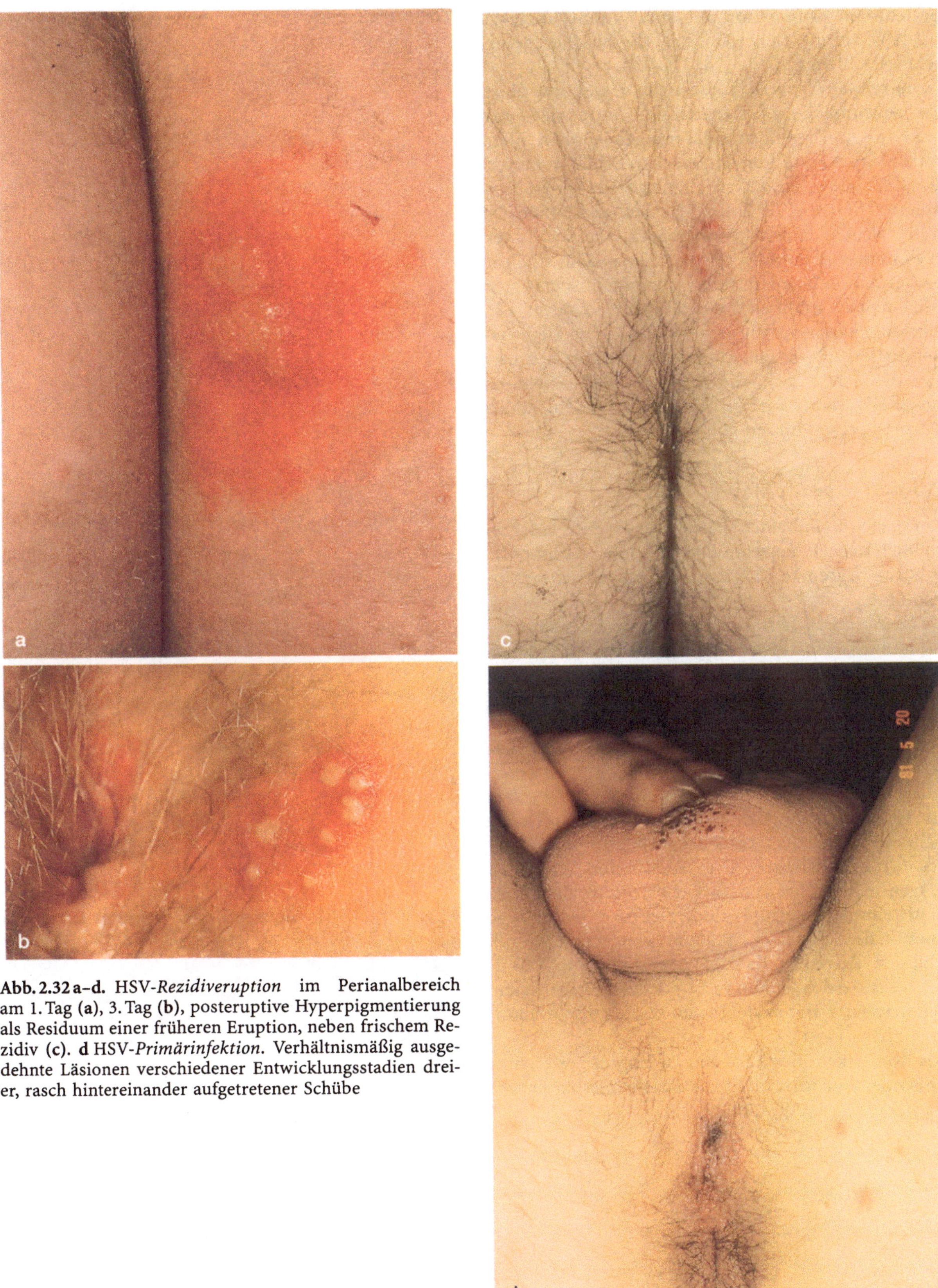

Abb. 2.32 a–d. HSV-*Rezidiveruption* im Perianalbereich am 1. Tag (**a**), 3. Tag (**b**), posteruptive Hyperpigmentierung als Residuum einer früheren Eruption, neben frischem Rezidiv (**c**). **d** HSV-*Primärinfektion*. Verhältnismäßig ausgedehnte Läsionen verschiedener Entwicklungsstadien dreier, rasch hintereinander aufgetretener Schübe

besteht eine Koinfektion mit dem Zytomegalievirus (CMV), die zu einem noch größeren therapeutischen Problem führt [2, 28, 31].

Demgegenüber verläuft die *Primärinfektion* eines Herpes simplex im perianalen oder intraanalen Bereich meist wesentlich schwerer. Es können nicht nur mehrere Eruptionen in raschen Schüben hintereinander auftreten, auch die Einzelherde sind ausgedehnter und die Zahl der Bläschen wesentlich erhöht. Neben deutlich erkennbaren, schmerzhaften regionären Lymphknotenanschwellungen, häufig verbunden mit mehr oder weniger ausgeprägten Allgemeinsymptomen wie Fieber, Schüttelfrost, Übelkeit und Kopfschmerzen, klagen die betroffenen Patienten vor allem über meist heftige Schmerzen im Analbereich, die u.U. zu einer reflektorischen Hemmung der Stuhlentleerung mit folgenden Darmtenesmen führen können [13].

Proctitis herpetica (HSV-Proktitis)

Auf den Schleimhäuten gehen die Bläschen rasch in gelblich belegte, einzelne oder gruppierte und polyzyklisch begrenzte, schmerzhafte, aphthoide Erosionen über.

Das *endoskopische Bild* meist nur der distalen Rektummukosa wird daher geprägt von ulzerierenden oder diskreten vesikulösen bzw. pustulösen Läsionen [10]. Als weiterhin verdächtig auf Vorliegen einer HSV-Proktitis gilt ein vergröbertes, rektales Schleimhautrelief mit deutlicher Anschoppung, Blutung und Eiterauflagerungen [9] (Abb. 2.33).

Das klinische *Beschwerdebild* einer HSV-Proktitis ist, sofern es sich um eine Primärinfektion handelt, meist recht eindrucksvoll und von längerer Krankheitsdauer. Die betroffenen Patienten klagen neben allgemeinem mehr oder weniger starkem Krankheitsgefühl und Fieber über heftige anorektale Schmerzen, schleimig-eitrigen und ggf. blutigen Ausfluss, Tenesmen, Obstipation, Miktionsbeschwerden, Impotenz, sakrale Parästhesien, schmerzhafte inguinale Lymphknotenanschwellungen und perianale Ulzerationen [33].

Als Komplikationen können eine aseptische Meningitis oder eine umschriebene sakrale Meningomyelitis auftreten [11, 26, 27, 30].

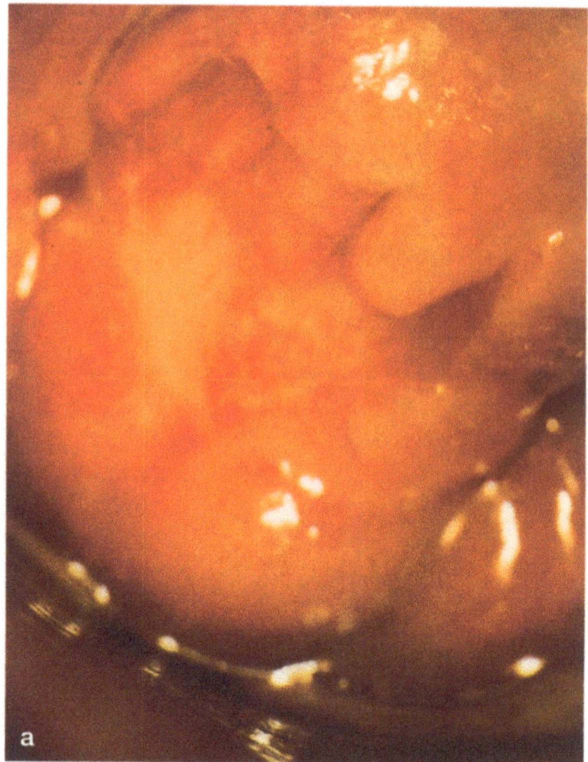

a

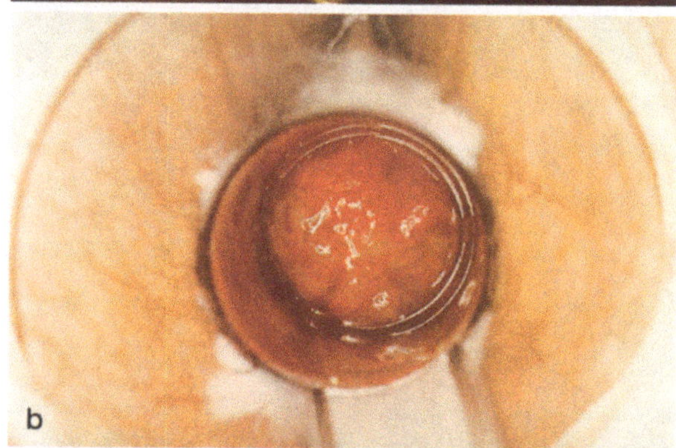

b

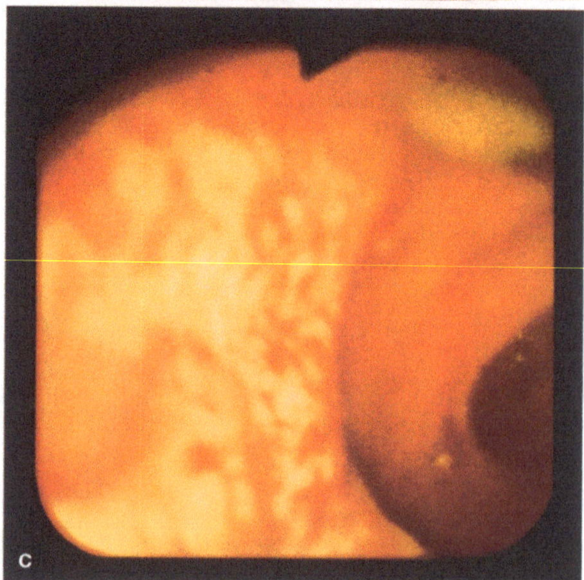

c

▷

Abb. 2.33 a–c. HSV-Proktitis nahe der Linea dentata (**a**); im Bereich der distalen Rektummukosa, Erreger kulturell nachgewiesen (**b**), im koloskopischen Bild (**c**)

DIAGNOSE

Das klinische Erscheinungs- und Beschwerdebild einer HSV-Infektion ist meist unverkennbar. Die Festigung der Diagnose ist daher nur in Ausnahmefällen erforderlich. In einem Bläschenausstrich und anschließender Giemsa-Färbung kann man multinukleäre Riesenzellen finden, die auf eine virale Erkrankung hinweisen. Folgende aufwendigere Labornachweismethoden stehen außerdem zur Verfügung [20, 21]:

Erregernachweis mittels Elektronenmikroskopie. Da die Effizienz der spezifischen antiviralen Behandlung oftmals entscheidend von ihrem frühzeitigen Beginn abhängt, kommt der direkten elektronenmikroskopischen Untersuchung (EM), mit der der schnellste und auch einfachste Virusnachweis gelingt, besondere Bedeutung zu [25, 30].

Aus reifen Bläschen kann hierzu Flüssigkeit entweder mit einer Tuberkulinspritze abgesaugt oder das Untersuchungsmaterial nach Abhebung der Bläschendecke durch Abwischen des Läsionsgrundes gewonnen werden. Entweder wird es sodann zum Versand auf einem Objektträger ausgestrichen und luftgetrocknet oder man sucht sogleich im elektronenmikroskopischen Labor mittels sog. Negativkontrastverfahren nach Elementarkörpern des Herpes-simplex-Virus.

Die EM erlaubt allerdings nur eine orientierende Viruszuordnung; eine Differenzierung zwischen HSV 1 und HSV 2 ist hierdurch nicht möglich.

Serologischer Nachweis. Der serologische Nachweis einer HSV-Infektion ist durch spezifische Antiseren möglich, die in verschiedenen Immunassays wie im Neutralisationstest, Immunfluoreszenztest, indirektem Hämagglutinationstest, der Elisatechnik (ELISA, EIA-AG) oder im Radioimmunassay (RIA) eingesetzt werden [3, 8, 29]. Durch die Bestimmung virusspezifischer IgM-Antikörper kann bereits in der Frühphase des Primärinfektes oder bei einem ausgedehnten Rezidiv eine relativ sichere Diagnosestellung erreicht werden, wie sie mit älteren Methoden nur durch Abwarten eines Titeranstieges erbracht werden konnte. Dennoch kann auch mit diesen Methoden die Diagnosestellung bei lokalisierten Rezidiven problematisch werden, da diese in der Mehrzahl der Fälle zu keinem verwertbaren Titeranstieg, auch nicht in der Klasse der IgM-Antikörper führen. In solchen Fällen sollte daher immer parallel der Antigennachweis erbracht werden, der im positiven Fall als infektionsbeweisend gilt [3].

Molekularbiologischer Nachweis. Die beiden wichtigsten Verfahren stellen die Restriktionsanalyse und die Hybridisierungstechnik dar. Hierbei erfolgt eine Typisierung mit Hilfe der Nukleinsäureanalyse. Bei der Restriktionsenzymanalyse wird das Virusgenom durch Endonukleasen in typische mit Referenzstämmen vergleichbare Muster zerteilt, wobei dessen Fragmente mittels Agaroseelektrophorese dargestellt werden [29]; bei der DNA-Hybridisierung erfolgt der Nachweis viraler DNA mit klonierten radioaktiv markierten DNA-Proben [32].

Die Polymerasekettenreaktion (PCR) ermöglicht eine hochspezifische, exponentielle (millionenfache) Vermehrung von DNS-Sequenzen nach Zufügen einer entsprechenden Vorlage und zyklischen Temperaturwechseln. Aufgrund der hohen Empfindlichkeit lassen sich selbst aus kleinsten Gewebeproben Erreger noch hochsensitiv nachweisen [4, 8].

Diese Methoden sind so spezifisch, dass nicht nur eine Unterscheidung der beiden HSV-Typen möglich ist, sondern sogar intratypische Stammdifferenzen aufgezeigt werden können. Hierdurch werden diese Methoden zur Klärung epidemiologischer Fragestellungen, des Rezidivmechanismus und der onkogenen Potenz herangezogen [4, 29].

Virusisolierung auf Zellkulturen. Das durch Abstrich gewonnene Untersuchungsmaterial wird, sofern es versandt werden muss, in spezielle flüssige oder halbfeste Transportmedien gebracht (z.B. in ein serumfreies rinderalbuminangereichertes Gewebekulturmedium) und im Labor auf bestimmte Zellkulturen überimpft. Die Vermehrungszeit beträgt 24–72 h.

Aufgrund typischer Zellveränderungen, sog. Plaques, ist i.d.R. auf diese Weise eine Differenzierung zwischen HSV 1 und HSV 2 möglich. Nur in wenigen atypischen Fällen muss eine Typendifferenzierung mit speziellen Methoden angeschlossen werden.

Schließlich ist noch der histologische bzw. elektronenmikroskopische Nachweis mittels Probeexzision zu erwähnen, der jedoch nahezu ausschließlich wissenschaftlichen Zwecken dient (Abb. 2.34).

DIFFERENZIALDIAGNOSE

Die differenzialdiagnostische Unterscheidung zwischen einem im glutäalen Bereich lokalisierten Herpes simplex und einem Zoster ist, insbesondere, wenn es sich um eine HSV-Primärinfektion handelt, u.U. nur kulturell möglich.

Auch eine Impetigo contagiosa, Lues I, erosive Artefakte (z.B. Kratzeffekte) und ein Ulcus molle kann ggf. ein ähnliches klinisches Bild hervorrufen.

Die Differenzialdiagnose der HSV-Proktitis umfasst insbesondere alle akuten, schmerzhaften, proktologischen Erkrankungen der Anorektalregion, vor al-

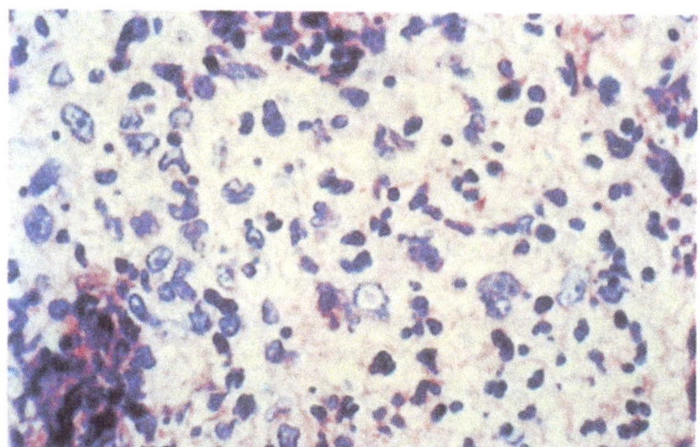

Abb. 2.34. HSV-Proktitis: submuköse Lymphozytose. Infiltration mit mehrkernigen Zellen und unklaren Einschlüssen

lem unspezifische Proktitiden, Analrhagaden, -erosionen und -fissuren, den Morbus Behçet und ggf. auch das solitäre Ulkus, die Proctalgia fugax, die Pectenosis, Plaques muqueuses, wegen der Lymphknotenbeteiligungen das Lymphogranuloma inguinale und schließlich ebenfalls den Herpes zoster, der, wie auf S. 154 dargelegt, in seltenen Fällen auch anorektale Läsionen hervorbringen kann.

THERAPIE

Eine Behandlungsmöglichkeit, mit der eine HSV-Infektion zur rezidivfreien Abheilung gebracht werden könnte, gibt es noch nicht. Es stehen heute jedoch einige spezifisch wirkende Chemotherapeutika zur Verfügung.

Insbesondere ist mit Aciclovir (Zovirax) ein wirksames, bewährtes und gut verträgliches Virostatikum gefunden worden, mit dem systemisch die Intensität der klinischen Erscheinungen sowohl bei Primär- wie bei Rezidiveruptionen gemindert und die Dauer der Symptome und der Virusdissemination abgekürzt werden kann.

Valaciclovir ist ein sog. Prodrug von Aciclovir, d.h. es wird nach Aufnahme im Körper metabolisiert und dadurch in die aktive Wirkform umgewandelt. Demgegenüber ist Famciclovir eng mit Penciclovir verwandt. Beide müssen weniger häufig eingenommen werden als Aciclovir. Brivudin wird bei HSV-2-Infektionen nicht empfohlen [14].

Tabelle 2.1 zeigt die empfohlenen Therapieschemata für primäre genitale HSV-Infektionen; dagegen ist in Tabelle 2.2 das Vorgehen bei rezidivierender Erkrankung dargestellt, einschließlich Intervall- und Suppressionstherapie [1, 13, 15, 16, 24]. Tabelle 2.3 gibt Empfehlungen bei immunsupprimierten Patienten.

Topisches Aciclovir hat sich entgegen anfänglicher Hoffnungen nicht etablieren können. Penciclovir ist ein weiteres Nukleosidanalogon, das topisch wirksam ist und in den USA für Herpes labialis zugelassen wurde. N-Docosanol zeigte widersprüchliche Ergebnisse in verschiedenen Studien [17]. Schließlich stellt möglicherweise Imiquimod (Aldara 5% Creme) eine weitere Therapieoption dar [5].

Tabelle 2.1. Therapie der Primärinfektion des Herpes genitalis. (Nach Lautenschlager u. Kempf [14])

1. *Virostatika*	
Aciclovir (Zovirax)	5-mal 200 mg/Tag p.o. während 5 Tagen
Valaciclovir (Valtrex)	2-mal 500 mg/Tag p.o. während 5 Tagen
Famciclovir (Famvir)	3-mal 250 mg/Tag p.o während 5 Tagen
Immunsupprimierter Patient	
Aciclovir (Zovirax)	5-mal 400 mg/Tag p.o.während 7–10 Tagen, evtl. 3-mal 10 mg/kg KG i.v. während 7–10 Tagen
Valaciclovir (Valtrex)	2-mal 500 mg/Tag p.o. während 5–10 Tagen
Famciclovir (Famvir)	2-mal 500 mg/Tag p.o. während 7 Tagen
Bei Resistenz	
Foscarnet (Foscavir)	3-mal 40 mg i.v. pro Tag während 14 Tagen
2. *Analgetika, Antiphlogistika*	
Acetylsalicylsäure (Aspirin)	
Nichsteroidale Antirheumatika (z.B. Diclofenac [Voltaren], Indomethacin [Indocid])	
3. *Antiseptisch und antiphlogistisch wirkende Externa*	
Akutphase	
Sitzbäder oder Kompressen mit jodhaltigen Lösungen (z.B. Betadine/Braunol-Lösung, Verdünnung 1:10), Eichenrindenextrakten (u.a. Tannosynt flüssig), Applikation von Farbstoffen (Brillantgrün 0,5% wässrig, Pyoktanin-Lösung) oder ZnSO4 in Lösung (0,05%)	
Abheilendes Stadium	
Aufweichende Externa (Bepanthen Salbe, Betadine Salbe, evtl. antibiotikahaltige Salben)	

Tabelle 2.2. Therapie des rezividierenden Herpes genitalis. (Nach Lautenschlager u. Kempf [14])

Episodische Therapie	
Aciclovir (Zovirax)	5-mal 200 mg/Tag p.o. 5 Tage
Valaciclovir (Valtrex)	2-mal 500 mg/Tag p.o. 5 Tage
Famciclovir (Famvir)	2-mal 125 mg/Tag p.o. 5 Tage
Suppressionstherapie (über mindestens 6–12 Monate)	
Aciclovir (Zovirax)	2-mal 400 mg/Tag p.o.
Valaciclovir (Valtrex)	1-mal 500 mg/Tag p.o. Bei mehr als 10 Rezidiven 2-mal 250 mg/Tag p.o.
Famciclovir (Famvir)	2-mal 250 mg/Tag p.o.

Tabelle 2.3. Therapie des chronisch-ulzerierenden Herpes genitalis bei immunsupprimierten Patienten. (Nach Lautenschlager u. Kempf [14])

Leichtere Formen (CD4-Zahl in der Regel > 100/μl)	
Aciclovir (Zovirax)	5-mal 200–400 mg/Tag p. o. 10 Tage
Valaciclovir (Valtrex)	2- bis 3-mal 500 mg/Tag p. o.
Famciclovir (Famvir)	2-mal 500 mg/Tag p. o.
Schwere Formen (CD4-Zahl in der Regel < 100/μl)	
Aciclovir (Zovirax)	10 mg/kg KG/Tag i.v. 10 Tage
Bei fehlendem Ansprechen (Resistenzentwicklung)	
Foscarnet (Foscavir)	3-mal 40 mg/kg (evtl. 2-mal 60 mg) KG/Tag i.v. 2 Wochen
Eventuell Cidofovir	Topisch oder i.v.

Demgegenüber kann bei Fällen mit leichterem Verlauf auch in Anbetracht der ausgesprochenen Neigung zur raschen Selbstheilung insbesondere bei Herpesrezidiven, wie dies bei Eruptionen im perianalen und glutäalen Bereich zumeist der Fall ist, i. d. R. auf eine eingreifende Chemotherapie verzichtet werden. Hier genügt meist eine antiinflammatorische, adstringierende und/oder antiseptische Lokalbehandlung, etwa mit einer 3 %igen Xeroform- oder 1 %igen Vioform-Zinkschüttelmixtur, Phenolzinkpaste (Labiosan), Terracortril-Creme oder -Spray u. Ä.

Schließlich kommen neben Aciclovir-Creme verschiedene weitere Virostatika in Betracht, deren Wirkung allerdings nicht sicher erwiesen ist, wie Idoxuridin (IDU) in Dimethylsulfoxid (DMSO) (Virunguent bzw. Virunguent-P, IDU, „Röhm-Pharma", Spectanefran, Synmiol, Zostrum) oder Vidarabin (Vidarabin 3 %Thilo-Salbe).

Literatur

1. Baker DA (1994) Long-term suppressive therapy with acyclovir for recurrent genital herpes. J Int Med Res 22 (Suppl1). 24A–31A
2. Bratzke B, Orfanos CE, Stavermann T, Ehlers G (1991) Chronisch-erosiver, therapierefraktärer perianaler Herpes (TypII) mit Herpes-Proktitis bei AIDS. Hautarzt 42/2: 96–100
3. Braun R, Kirchner H (1986) Klinische Bedeutung von Infektionen mit Herpes-simplex-Viren. Dtsch Ärztebl 37/83: 2433–2438
4. Braun-Falco O, Plewig G, Wolff HH (1996) Dermatologie und Venerologie. 4. Aufl. Springer, Berlin Heidelberg New York Tokyo
5. Gilbert J, Drehs MM, Weinberg JM (2001) Topical imiquimod for acyclovir-unresponsive herpes simplex virus 2 infection. Arch Dermatol 137/8: 1015–1017
6. Doerr HW, Rabenau H (1996) Dermatotrope Herpesviren, Infektionsbiologie, Epidemiologie und Diagnostik. Chemotherapie J 1: 1–11
7. Fleming DT, McQuillan GM, Johnson RE et al. (1997) Herpes simplex type 2 in the United States, 1976 to 1994. N Eng J Med 337: 1105–1111
8. Glosch St (1996) Herpes-simplex-Virus-Infektionen. Derm 2: 474–480
9. Goldmeier D (1980) Proctitis and herpes simplex virus in homosexual men. Br J Vener Dis 56: 111–114
10. Goodell SE et al. (1983) Herpes simplex virus proctitis in homosexual men. N Engl J Med 308: 868–871
11. Gross G (1994) Herpes genitalis. Wegbereiter für eine HIV-Übertragung. TW Dermatologie 24: 150–155
12. Gross G (1995) Klinik und Therapie der HSV1 und HSV2 Infektion. In: Ring J, Zander AR, Malin J-P (Hrsg) Diagnostik und Therapie von Herpes Virus-Infektionen. Braun, S 41–62
13. Lautenschlager S, Eichmann A (2001) The heterogenous clinical spectrum of genital herpes. Dermatology 202/3: 211–219
14. Lautenschlager S, Kempf W (2000) Herpes genitalis. Hautarzt 51: 964–983
15. Mahler V, Schuler G (2001) Therapie von Varizella-Zoster- und Herpes-simplex-Virus-bedingten Erkrankungen. Teil 1: Virustatische Agenzien. Hautarzt 52: 464–471
16. Mahler V, Schuler G (2001) Therapie von Varizella-Zoster- und Herpes-simplex-Virus-bedingten Erkrankungen. Teil 2: Hinweise zur Durchführung und Indikationen zur virustatischen Therapie. Hautarzt 52: 554–574
17. McKeough MB, Spruance SL (2001) Comparison of new topical treatments for herpes labialis: efficacy of penciclovir cream, acyclovir cream, and n-docosanol cream against experimental cutaneous herpes simplex virus type 1 infection. Arch Dermatol 137/9: 1153–1158
18. Mindel A (1989) Herpes simplex virus. Springer, London Berlin Heidelberg New York Paris Tokyo
19. Mindel A et al. (1988) Dosage and safety of long-term suppressive aciclovir therapy for recurrent genital herpes. Lancet I/8591: 926–928
20. Nahass GT, Goldstein BA, Zhu WY, Serfling U, Penneys NS, Leonardi CL (1992) Comparison of Tzanck smear, viral culture, and DNA diagnostic methods in detection of herpes simplex and varicella-zoster infection. JAMA 268/18: 2541–2544
21. Moseley RC, Corey L, Benjamin D, Winter C, Remington ML (1981) Comparison of viral isolation, direct immunofluorescence, and direct immunoperoxidase techniques for detection of genital herpes simplex virus infection. J Clin Microbiol 13/5: 913–918
22. Orfanos CE, Garbe C (1995) Therapie der Hautkrankheiten. Springer, Berlin Heidelberg New York Tokyo
23. Petersen EE, Doerr HW, Gross G, Petzoldt D, Weissenbacher ER, Wutzler P (1999) Der Herpes genitalis. Dtsch Ärztebl 38: A2358–A2364
24. Preiser W, Berger A, Doerr HW (2000) Therapie viraler Erkrankungen. Dtsch Ärztbl 50: A3433–A3440
25. Reimlinger St, Wassilew S (1984) Primärer Herpes analis. Der Hautarzt 35: 263–264
26. Rufli Th (1983) Sexuell übertragene anorektale Infektionskrankheiten. Schweiz Rundschau Med (Praxis) 72: 1000–1008
27. Samarasinghe PL, Oates IK, MacLennan IPB (1979) Herpetic proctitis and sacral radiculomyelopathy – a hazard for homosexual man. Br Med J II: 360–365
28. Schmitt SL, Wexner SD, Nogueras JJ, Jagelmann DG (1993) Is aggressive management of perianal ulcers in

homosexual HIV-positive men justified? Dis Colon Rectum 36/3: 240–246
29. Stary A (1985) Neuere diagnostische Methoden beim Herpes simplex. Z Hautkrankht 60/22: 1767–1779
30. Wehr A (1997) Herpes genitalis - die unterschätzte Erkrankung? Beilage in Der Hautarzt 48/1: 1–8
31. Winceslaus J, Jones PA (1997) Genital herpes masquerading as anal fissures. J R Coll Surg Edinb 42/4: 276–277
32. Wolf MH (1986) Herpes simplex - Virus-Infektion. Diagnose Labor 36: 104–111
33. Zimmer D (1995) Herpes genitalis: Emotionale Unterstützung bessert Lebensqualität. Fortschr Med 113/19: 44

2.11 Zoster

Der Zoster (Gürtelrose, früher auch Herpes zoster genannt) stellt eine weltweit, jahreszeitunabhängig auftretende, relativ häufige Viruserkrankung dar, die beide Geschlechter gleich häufig betrifft und bevorzugt bei älteren Erwachsenen mit Gipfel zwischen dem 50. und 70. Lebensjahr auftritt.
Erreger ist das 150–200 nm große Varicella-Zoster-Virus (VZV), das als Primärinfektion die Varizellen (Windpocken) und als Zweitinfektion („endogenes Rezidiv") den Zoster hervorruft.
Im Gegensatz zum Herpes-simplex-Virus (HSV) existiert das VZV nur in einem einheitlichen Typ und ist streng wirtsspezifisch. Es kann nur auf Primaten übertragen und auch nur in Primatenzellen vermehrt werden.

ÄTIOLOGIE UND EPIDEMIOLOGIE

Die Kontagiosität des Zoster ist gering. Zur Entstehung des Krankheitsbildes kommt es entweder durch eine *Reinfektion* etwa durch Kontakt eines Erwachsenen mit einem an Varizellen erkrankten Kind bzw. einem an Zoster Erkrankten oder durch *Reaktivierung* der latent vorhandenen Erreger. Voraussetzung ist in beiden Fällen, dass der Betroffene früher einmal varizelleninfiziert war und noch über eine Teilimmunität verfügt.
Das heißt, nach Überstehen der VZV-Erstinfektion (Varizellen) persistiert das Virus – ähnlich wie dies beim HSV der Fall ist – trotz einer weitgehenden, viele Jahre anhaltenden Immunität lebenslang in Spinalganglien und kann ebenfalls ganz analog zum HSV durch bestimmte „Auslöser" wie Traumata, Intoxikationen, Kälte, Röntgen- oder UV-Bestrahlung, Malignome usw. Jahrzehnte später reaktiviert werden und zur segmentären Manifestation des Zoster führen.
Die örtliche Begrenzung der Krankheitserscheinungen wie auch die fast ausschließliche Beschränkung auf das Erwachsenenalter wird hierbei durch die noch bestehende Restimmunität erklärt.
So ist auch verständlich, dass die Erkrankung mit zunehmendem Alter i. d. R. schwerer verläuft und es bei Patienten, die infolge einer ernsten Grundkrankheit (Karzinom, Morbus Hodgkin, Leukämien o. a.) oder durch langfristige Applikation von Immunsuppressiva bzw. durch Aids (S. 467 ff.) resistenzgeschwächt und damit „zostergefährdet" sind, zu einem besonders schweren, ggf. generalisierten Erscheinungsbild (Zoster generalisatus) kommen kann.
Bei massiver verlaufenden Erkrankungsfällen, insbesondere bei Vorliegen eines gangränösen, generalisierten Zoster empfiehlt es sich daher, ein evtl. vorliegendes, chronisch-konsumierendes Grundleiden auszuschließen. Die Inkubationszeit beträgt 8–14 Tage.

KLINIK

Beschwerdebild. Sofern es überhaupt zu einem i. d. R. 3–5 Tage dauernden Prodromalstadium kommt, klagen die Betroffenen meist über Mattigkeit, Magen-Darm-Störungen, geringe Temperaturerhöhungen und besonders ältere Menschen über mehr oder weniger starke, oftmals sogar unerträgliche Schmerzen im Bereich der befallenen Nervensegmente, die nach Abklingen der Hauterscheinungen noch monate- bis jahrelang weiterbestehen können (postzosterische Neuralgien). In seltenen Fällen verläuft die Erkrankung aber auch ohne subjektive Beschwerden.

Erscheinungsbild. Auf der Haut entsteht zunächst ein den Spaltlinien der Haut folgendes, leicht infiltriertes, umschriebenes Erythem, dem ebenfalls streng im Ausbreitungsbereich des betreffenden Nervensegmentes (Dermatoms) meist weitere Erytheme folgen. Sodann entstehen im Bereich dieser Herde kleine, gruppiert („herpetiform") angeordnete Papeln, die sich rasch in stecknadelkopf- bis reiskorngroße oder auch größere, wasserklare, prall gespannte Bläschen umwandeln, die im Gegensatz zu denen des Herpes simplex hämorrhagisch und ggf. nekrotisch-ulzerös werden können (Zoster hämorrhagicus, Zoster gangraenosus). Nach einigen Tagen kommt es zur gelblich-eitrigen Eintrübung des Bläscheninhaltes. Danach trocknen die Bläschen ein. Es kommt zur Bildung bräunlich-gelblicher Borken und Krusten und schließlich, insbesondere bei gangränösen Verlaufsformen des Zoster oder bei bakteriellen Sekundärinfektionen zu bleibender varioliformer Narbenbildung.
Kennzeichnend für das Hautbild des Zoster ist das Nebeneinander von Krankheitsherden, die zu ver-

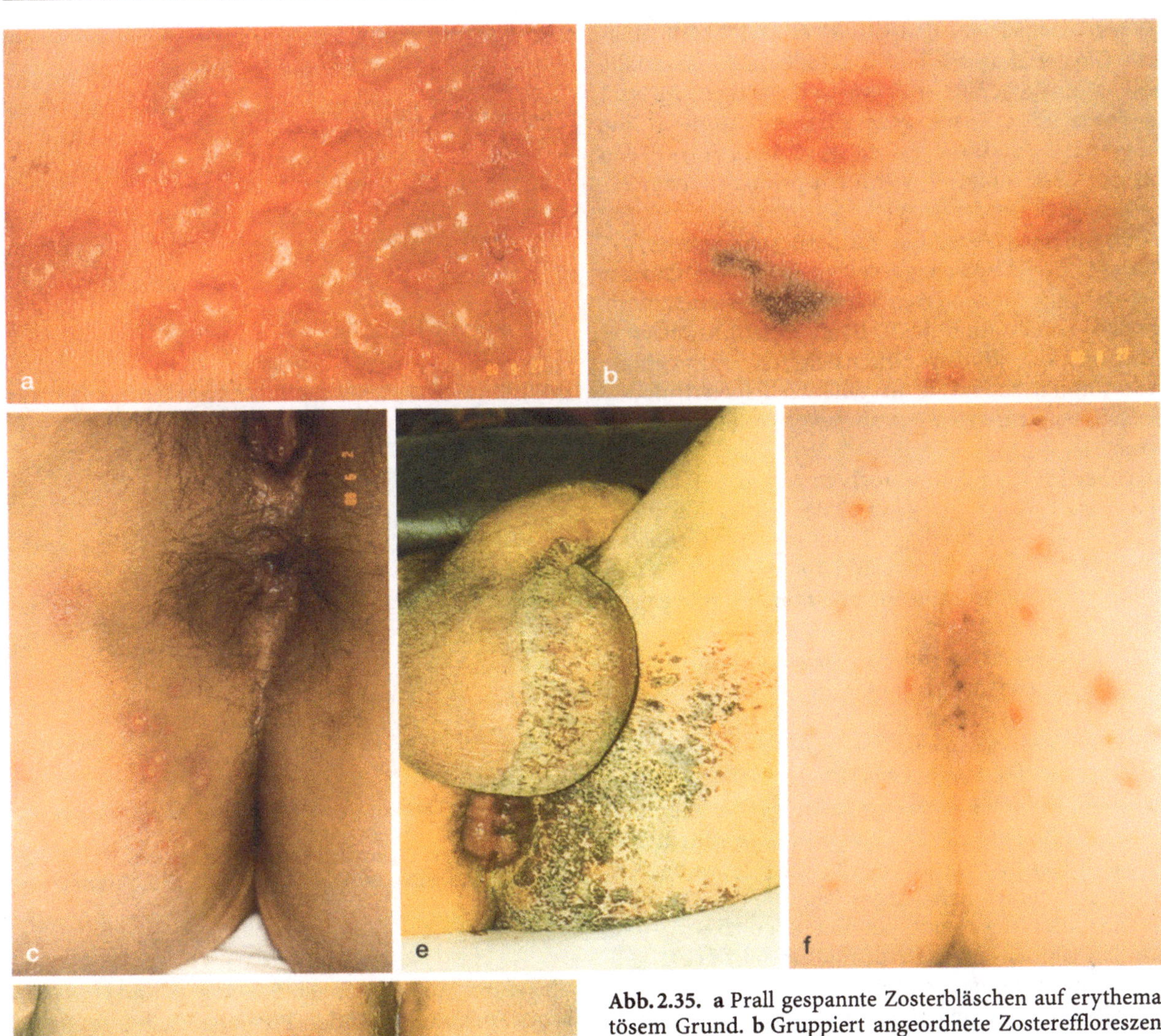

Abb. 2.35. **a** Prall gespannte Zosterbläschen auf erythematösem Grund. **b** Gruppiert angeordnete Zostereffloreszenzen, teilweise nekrotisch-ulzerös, z. T. gelblich-eitrige Eintrübung des Bläscheninhaltes. **c** Zoster im Perianalbereich, typisch lividroter Farbton. **d** Zoster im Glutäalbereich links. **e** Ältere Zostereffloreszenzen, streng einseitiger Befall der Anogenitalregion. **f** Varizellenbläschen ganz unterschiedlicher Entwicklungsstadien („Sternenhimmel"), beidseitiger Befall

schiedenen Zeitpunkten entstanden sind und somit verschiedene Entwicklungsstadien aufweisen. Der Grund hierfür ist der schubweise Verlauf der Erkrankung (Abb. 2.35) [9].

Lokalisation. Die segmentgebundene, in Schüben verlaufende Erkrankung kann im Bereich *jedes* sensiblen Nervenastes nicht nur an der Haut, sondern auch an den Schleimhäuten und den von dem betroffenen Nervensegment versorgten inneren Organen Veränderungen hervorrufen, meist verbunden mit Anschwellung der regionären Lymphknoten.

In den meisten Fällen ist nur ein einseitiger Segmentbereich (Zoster segmentalis), ggf. sind aber auch mehrere nebeneinander oder weiter auseinander liegende Segmentbereiche betroffen (Zoster multiplex unilateralis). Das heißt, die Medianlinie des Körpers wird nicht überschritten. Grundsätzlich ist jedoch auch ein doppelseitiger Hautbefall möglich (Zoster duplex), und in 2–5% aller Zosterfälle soll es zu generalisierter varizellenartiger Aussaat in Form eines Zoster generalisatus kommen. Eine Abgrenzung zu Windpocken ist in derartigen Fällen oft nur dann möglich, wenn ein primärer segmentgebundener Herd vorliegt.

Während ein Zoster bei Kindern sehr selten vorkommt, findet man eine solche Infektion häufiger bei immunsupprimierten Patienten. Bei einer perianalen Lokalisation fehlt häufig die hinweisende zosteriforme klinisch offensichtliche segmentale Anordnung, sodass es in seltenen Fällen mit den Folgen von Kindesmissbrauch verwechselt werden kann [1].

Darüber hinaus kann es auch zu einem Befall innerer Organe kommen. So kann der Zoster beispielsweise zu einer zeitweiligen Lähmung der Harnblase, oder auch zu einem Sensibilitätsverlust der Analregion bzw. einer analen Inkontinenz führen [6, 18].

Auch Magen-Darmwand-Veränderungen, die im Innervationsbereich des jeweils betroffenen Rückenmarksegmentes liegen und klinisch beispielsweise eine Appendizitis oder einen Subileus vortäuschen können, wurden beschrieben [7].

Röntgenologisch können im Kolon ggf. kleine polygonale Bläschen und wie ausgestanzt erscheinende kleine Ulzerationen gefunden werden, wobei ein meist simultaner Befall eines bestimmten Darmbereiches und des korrespondierenden Dermatoms auf den gemeinsamen Ursprung hinweist [12].

Die *Erkrankungsdauer*, die wesentlich vom Alter des betroffenen Patienten abhängt, beträgt, sofern keine Komplikationen eintreten, zumeist 2–5 Wochen.

DIAGNOSE

Die Diagnosestellung des Zoster ist aufgrund des klinischen Erscheinungsbildes, der Lokalisation, des Verlaufes und der subjektiven Beschwerden zumeist problemlos.

In einem Teil der Fälle ist jedoch die virologische Differenzialdiagnose zu anderen herpetiformen Krankheitsbildern notwendig [13, 16].

Die Herpesvirus-Diagnose erfolgt unter Verwendung von Material aus Bläscheninhalt am schnellsten und einfachsten elektronenmikroskopisch im sog. Negativkontrastverfahren. Eine wichtige Diagnostikhilfe ist die Polymerasekettenreaktion (S. 151) geworden [3].

Die Unterscheidung von Zoster- und Herpes-simplex-Virus kann sodann durch Virusisolierung auf Zellkulturen erfolgen. Während HSV bereits nach 1–4 Tagen einen zytopathischen Effekt auf den verschiedensten Zellkulturen erzeugt (S. 151), erfolgt dies durch VZV erst nach 5–8 Tagen, und zwar ausschließlich auf diploiden Primaten-Zellkulturen.

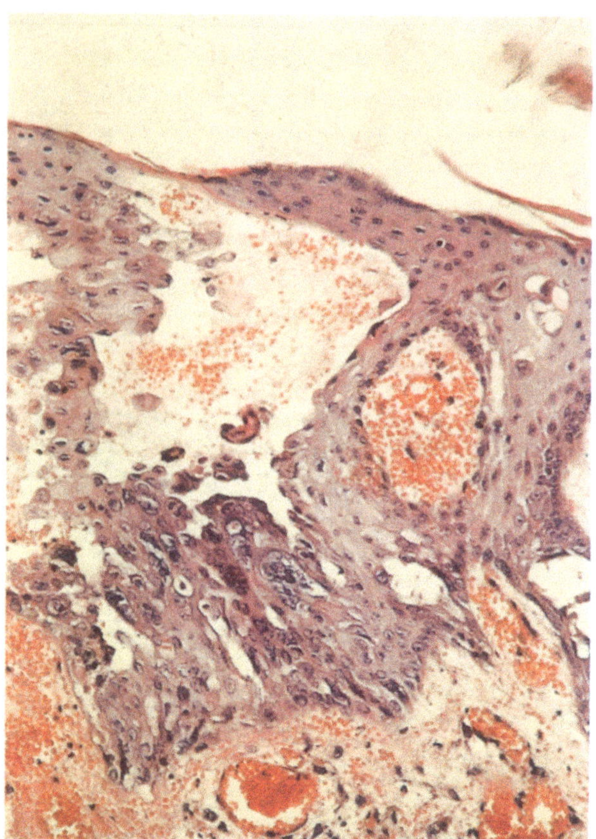

Abb. 2.36. Herpes zoster. Intraepidermale Blasenbildung mit ballonierender Epitheldegeneration. HE-Färbung

Für die serologische Diagnose eignet sich die Komplementbindungsreaktion und der Enzymimmuntest. Kreuzreaktionen mit dem HSV können hierbei allerdings auftreten.

Histologisch kennzeichnend für den Zoster ist ein intraepidermales Bläschen, das durch massive ballonierende und retikulierende Degeneration der Epidermiszellen gebildet wird. Aufgrund des histologischen Bildes allein ist der Zoster nicht von den beiden anderen Krankheiten der Herpesgruppe, dem Herpes simplex und den Varizellen, zu unterscheiden. Die kennzeichnenden histologischen Merkmale der Herpesgruppe sind:

- intraepidermale Bläschen,
- ballonierende Degeneration,
- epitheliale multinukleäre Riesenzellbildung,
- eosinophile Kerneinschlüsse (Abb. 2.36).

DIFFERENZIALDIAGNOSE

Die differenzialdiagnostische Abgrenzung gegenüber einem Herpes simplex kann besonders im Anfangsstadium des Zoster, ggf. aber auch bei abortiv verlaufenden Fällen zuweilen schwierig sein.
Wichtig sind hierbei zwei Unterscheidungskriterien, die für den Zoster kennzeichnend sind: zum einen hämorrhagische oder hämorrhagisch-nekrotische Bläschen, sofern solche vorhanden sind, und zum anderen das gleichzeitige Vorliegen von Läsionen verschiedener Entwicklungsstadien aufgrund des schubweisen Krankheitsverlaufes.

THERAPIE

Die jeweils in Frage kommenden Therapiemaßnahmen hängen ab von evtl. angegebenen Schmerzen, dem Ausmaß der Krankheitserscheinungen und der Bestandsdauer der vorliegenden Läsionen.
Die Zostertherapie ist vor allem dann erfolgversprechend, wenn sie so früh wie möglich begonnen wird, am besten im Prodromalstadium (Brennen, Berührungsempfindlichkeit und Schmerzen des später befallenen Dermatoms).
Zur *äußerlichen* Behandlung frischer Herde kommen neben Schüttelmixturen (Vioform 1%ig in Lotio zinci, Anaesthesulf-Lotio) und bei massiv nässenden Herden nichthaftende Wundauflagen (z.B. Sofra-Tüll). Zusätzlich kommen ggf. lokalanästhesierende Externa (z.B. EMLA-Creme) oder die Um- oder Unterspritzung umschriebener Herde (z.B. Xylocain 1–2%) in Betracht. Im späteren Stadium empfiehlt sich zum Ablösen der angetrockneten Krusten und zur Verhütung einer bakteriellen Superinfektion die Anwendung antibiotischer Salben (Fucidine o.a.).
Zur *inneren* Behandlung, die oftmals nicht nötig erscheint und schwereren Verlaufsformen vorbehalten bleiben sollte, stehen neben Schmerzmitteln (z.B. Paracetamol) bei älteren und/oder besonders infektionsgefährdeten Patienten, vor allem Virustatika zur Verfügung. An eine systemische virustatische Therapie ist inbesondere zu denken bei älteren Menschen (> 50 Jahre), bei starken Schmerzen, bei Zoster ophthalmicus vor allem bei N.nasociliaris-Beteiligung wegen der Gefahr einer Augenbeteiligung, bei zervikalem Zoster wegen der Gefahr von motorischen Ausfällen und bei allen immunsupprimierten Patienten. Tabelle 2.4 gibt einen Überblick über mögliche Therapieschemata. Die Standardtherapie besteht nach wie vor aus der Gabe von Aciclovir. Valaciclovir ist eine inaktive Vorstufe von Aciclovir mit hoher Bioverfügbarkeit. Als weitere Virustatika kommen auch Famaciclovir und Brivudin zum Einsatz, die den Vorteil bieten, aufgrund ihrer Pharmakokinetik weniger häufig eingenommen werden zu müssen, wodurch die Compliance verbessert wird. Tabelle 2.4 gibt außerdem empfohlene Dosierungen bei immunsupprimierten Patienten an [10, 11]. Wichtig ist ein möglichst frühzeitiger Beginn der antiviralen Therapie, wodurch die Chance, postzosterische Schmerzen zu vermeiden, erhöht wird [2, 14].
Bei Patienten, die älter als 50 Jahre sind und deren Krankheitsherde eine stärker entzündliche Komponente aufweisen, kann kurzfristig eine Virustatika-Kortikosteroid-Kombinationstherapie eingesetzt werden. Sofern keine entsprechenden Kontraindikationen vorliegen, beginnt man hochdosiert mit 40–60 mg Prednison/Tag und schleicht sich nach 8–10 Tagen durch Reduzierung der Dosis langsam aus, sodass diese Behandlung nach 3 Wochen beendet ist. Hierdurch sollen Krankheitsdauer verkürzt und postzostrische Schmerzen vermindert bzw. verhindert werden können, was allerdings nicht ganz einheitlich diskutiert wird [8, 17, 19].
Weiterhin wird bei immunologisch stark geschwächten Patienten Interferon empfohlen. In bedrohlichen Fällen können ggf. zusätzlich Zosterimmunglobuline in ausreichender Dosierung verabreicht werden [4].

Tabelle 2.4. Dosierung der Virostatika in der Behandlung des Zoster. (Nach Kempf u. Lautenschlager [9])

Beim immunkompetenten Patienten	
ACV-Zovirax	5-mal 800 mg/Tag p.o., 7 Tage
VACV-Valtrex	3-mal 1000 mg/Tag p.o., 7 Tage
FCV-Famvir	3-mal 500 mg/Tag p.o., 7 Tage
Brividin	1- bis 2-mal 125 mg/Tag p.o., 7 Tage
Beim immunsupprimierten Patienten	
ACV (Zovirax)	3-mal 10 mg/kg KG/Tag i.v., 10 Tage bzw. bis zur Abheilung
Eventuell bei leichter bis mittelgradiger Immundefizienz	VACV (Valtrex) 3-mal 1000 mg/Tag oder FCV (Famvir) 3-mal 250 mg/Tag, 10 Tage; Brivudin 4-mal 125 mg/Tag, 5 Tage
Bei fehlendem Ansprechen (meist als Indikator einer Resistenzbildung)	Foscarnet (Foscavir) 3-mal 40 mg/kg KG/Tag i.v. bis zur Abheilung

PROGNOSE

Die Prognose des Zoster ist i.Allg. als günstig zu bewerten. Da eine VZV-Rezidiveruption zu einer meist lebenslangen Auffrischung der Immunität führt, kommt es nur äußerst selten zu einem Zosterrezidiv.

Literatur

1. Christian CW, Singer ML, Crawford JE, Durbin D (1997) Perianal herpes zoster presenting as suspected child abuse. Pediatrics 99/4: 608–610
2. Degreef H. et al. (1994) Famciclovir, a new oral antiherpes drug: results of the first controlled chemical study demonstrating its efficacy and safety in the treatment of uncomplicated herpes zoster in immunocompetent patients. Antimicrobiology Agents Internat 4: 241–246
3. Eis-Hübinger AM et al. (1992) Nachweis von Varizella-Zoster-Virus-Infektionen mittels Polymerasekettenreaktion. Hautarzt 43: 767–771
4. Engst R (1989) Therapie des Zoster. Z Hautkrankht 64: 848–850
5. Gross G (1997) Zoster-Manifestationsformen an der Haut, Komplikationen und Therapie. Dtsch Med Wochenschr 122: 132–139
6. Jellinek EH, Selby Tulloch W (1976) Herpes zoster with dysfunction of bladder and anus. Lancet 2: 1219–1222
7. Jucgla A, Badell A, Ballesta C, Arbizu T (1996) Colonic pseudo-obstruction: a complication of herpes zoster. Br J Dermatol 134/4: 788–790
8. Kint A (1987) Neuere therapeutische Möglichkeiten bei Herpes simplex und Herpes zoster. Aktuel Dermatol 13: 241–242
9. Kempf W, Lautenschlager S (2001) Infektionen mit dem Varizella-zoster-Virus. Hautarzt 52: 359–376
10. Mahler V, Schuler G (2001) Therapie von Varizella-Zoster- und Herpes-simplex-Virus-bedingten Erkrankungen. Teil 1: Virustatische Agenzien. Hautarzt 52: 464–471
11. Mahler V, Schuler G (2001) Therapie von Varizella-Zoster- und Herpes-simplex-Virus-bedingten Erkrankungen. Teil 2: Hinweise zur Durchführung und Indikationen zur virustatischen Therapie. Hautarzt 52: 554–574
12. Menuck LS et al. (1976) Colonic Changes of Herpes Zoster. AJR 127: 273–276
13. Nahass GT, Goldstein BA, Zhu WY, Serfling U, Penneys NS, Leonardi CL (1992) Comparison of Tzanck smear, viral culture, and DNA diagnostic methods in detection of herpes simplex and varicella-zoster infection. JAMA 268/18: 2541–2544
14. Pue MA, Benet LZ (1993) Pharmacokinetics of famciclovir in man. Antiviral Chem Chemother 4 [Suppl] 1
15. Rowbotham MC (1992) Treatment of postherpetic neuralgia. Semin Dermatol 3: 218–225
16. Sauerbrei A, Sommer M, Wutzler P (1999) Virologische Diagnostik des Herpes zoster. Hautarzt 50: 873–878
17. Söltz-Szötz J (1987) 3 Jahre Erfahrung in der Zostertherapie mit Aciclovir und Corticosteroiden. Aktuel Dermatol 13: 245–246
18. Yamanashi T, Yasuda K, Sakakibara R, Hattori T, Uchiyama T, Minamide M, Ito H (1998) Urinary retention due to herpes virus infections. Neururol Urodyn 17/6: 613–619
19. Wood MJ et al. (1994) A randomized trial of aciclovir for 7 days or 21 days with and without prednisolone for treatment of acute herpes zoster. N Engl J Med 330: 896–900

2.12 Mollusca contagiosa

Das Krankheitsbild der Mollusca contagiosa, auch bekannt unter den *Synonyma* Mollusaca epitheliale s. varioliforme s. verrucosum, Acne molluscoides s. umbilicata s. sebacea molluscum, Condyloma porcellaneum, Epithelioma contagiosum s. molluscum, Batemann disease, Dellwarzen, wurde 1817 erstmals von dem Londoner Arzt Thomas Batemann (1778–1821) beschrieben.
Die durch das streng epidermotrope Virus, Poxvirus mollusci (*Synonyma*: Molitor hominis, Strongyloplasma hominis, Molluscum-contagiosum-virus), ein DNS-haltiges Virus der Poxvirusgruppe, das elektronenoptisch Rechteckform aufweist („Quadervirus“), hervorgerufene benigne Epitheliose tritt vorwiegend bei Kindern und Jugendlichen, gelegentlich aber auch in jedem anderen Lebensalter unter leichter Bevorzugung des männlichen Geschlechtes auf.
Die *Inkubation* kann 2 Wochen bis 20 Monate betragen.

EPIDEMIOLOGIE

Mollusca contagiosa können überall auf der Welt vorkommen, besonders häufig aber in den Tropen [4].
Die Übertragung erfolgt direkt von Mensch zu Mensch, auch durch Geschlechtsverkehr, weswegen die Krankheit mit zu den sog. *"sexually transmitted diseases"* gerechnet wird. Sie ist aber ebenfalls mittelbar – häufig in öffentlichen Schwimmbädern – über infizierte Badetücher, -schwämme usw. möglich. Da der Kontagionsindex nicht groß zu sein scheint, tritt das Krankheitsbild nicht allzu oft in Erscheinung. Im dermatologischen Krankengut wird es im Verhältnis zu anderen Hautleiden mit 0,1–1,2 % angegeben [1]. In den letzten Jahren scheinen Dellwarzen jedoch zunehmend häufiger aufzutreten. Gelegentlich kann es sogar zu kleineren Epidemien in Kindergärten, Schulen, Schwimmbädern, auf Spielplätzen usw. kommen.
Als eine der Ursachen hierfür wird die weitverbreitete Anwendung von Kortikosteroiden angesehen, insbesondere weil bekannt ist, dass Kinder, die an Neurodermitis leiden und längere Zeit mit Kortikosteroiden behandelt wurden, besonders häufig an ungewöhnlich hartnäckigen und in oft großer Zahl auftretenden Dellwarzen erkranken [14]. Das Gleiche gilt auch für immungeschwächte Patienten, z. B. HIV/Aids-positive Patienten [16] oder solche mit konsumierenden Erkrankungen [17].

KLINIK

Das klinische *Erscheinungsbild* ist gekennzeichnet von 1–10, in seltenen Fällen bis 20 mm großen, gelegentlich einzeln, meist jedoch in mehr oder weniger großer Zahl, u. U. bis zu mehreren Hundert in disseminierter Anordnung auftretenden, hautfarbenen bis gelblich-weißen oder rötlichen, scharf zur entzündungsfreien Umgebung begrenzten, halbkugeligen, glatten, perlartig-mattglänzenden, derben Knötchen, deren Kuppe in fortgeschrittenem Zustand zentral eine leichte Delle („Dellwarze") und ggf. auch eine kleine Öffnung aufweist, aus der auf seitlichen Druck eine rahmartige, zähe, grauweißliche Masse aus umgewandelten Epidermiszellen mit intrazytoplasmatischen Einschlüssen (Molluskumkörperchen) herausquillt (Abb. 2.37).

Prädilektionsstellen sind insbesondere Gesicht (bevorzugt Augenlider) [12] und Lippenregion, Hals, Oberkörper und -arme, Axillen sowie Zungen-, Mundschleimhaut- [18] und Anogenitalbereich.

In Ausnahmefällen können Mollusken zu traubenförmig konfluierenden Gebilden heranwachsen, ggf. auch riesengroß werden (Mollusca contagiosa gigantea) oder gestielt sein (Mollusca contagiosa pediculata) und so durch sekundäre Begleiterscheinungen ein entsprechendes mehr oder weniger ausgeprägtes klinisches *Beschwerdebild* hervorrufen.

DIAGNOSE

Die Diagnosestellung ist aufgrund des charakteristischen klinischen Bildes meist ohne Schwierigkeit durch die einfache Inspektion möglich.

Nur in Ausnahmefällen, etwa bei Vorliegen oben beschriebener Sonderformen oder bei ungewöhnlicher Lokalisation, wie etwa an den Fußsohlen [1] oder im Bereich der Konjunktiven, ist eine Diagnosesicherung notwendig, die leicht mikroskopisch erfolgen kann. Bereits bei schwacher Vergrößerung sind im Exprimat die typischen Molluskumkörperchen, auch *Henderson-Paterson-Körperchen* genannt, die den Erreger enthalten, als homogene, kernlose epithelzellenähnliche ovoide Gebilde zu erkennen (Abb. 2.38).

Der Erreger selbst kann lichtoptisch mit Hilfe der Morosow-Färbung oder elektronenmikroskopisch entweder durch Ultradünnschnittpräparate oder im Schnellverfahren mittels der Negativkontrastmethode nachgewiesen werden.

DIFFERENZIALDIAGNOSE

Differenzialdiagnostisch sind insbesondere die meist etwas gelblicher erscheinenden *eruptiven Xanthome* auszuschließen, die ganz bevorzugt im Glutäalbereich lokalisiert sind.

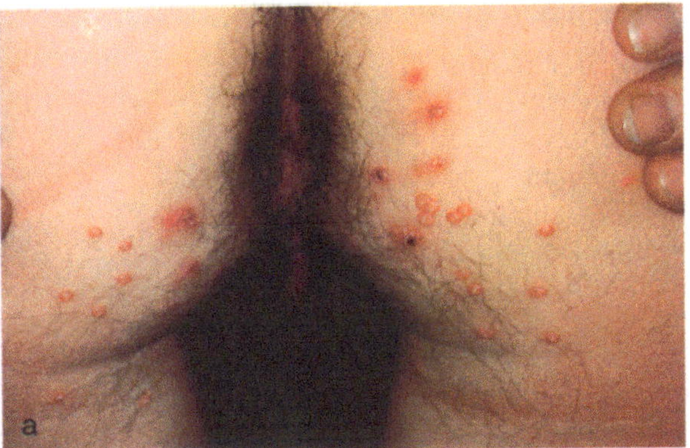

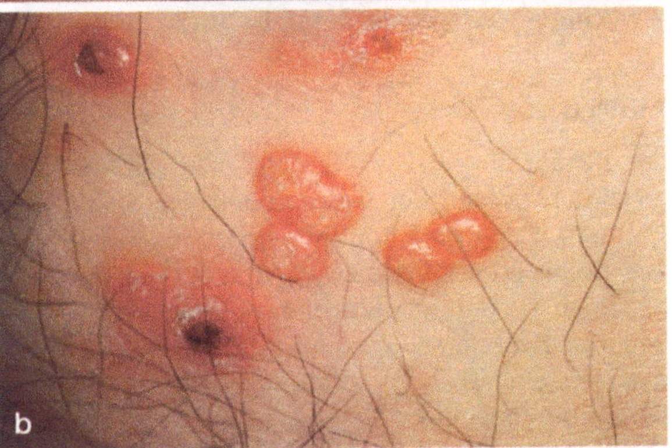

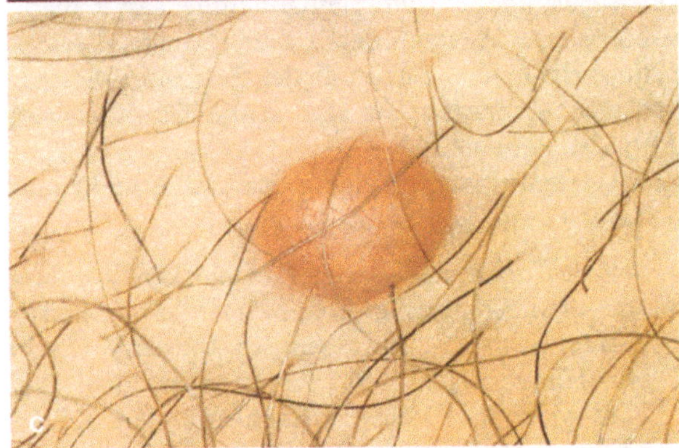

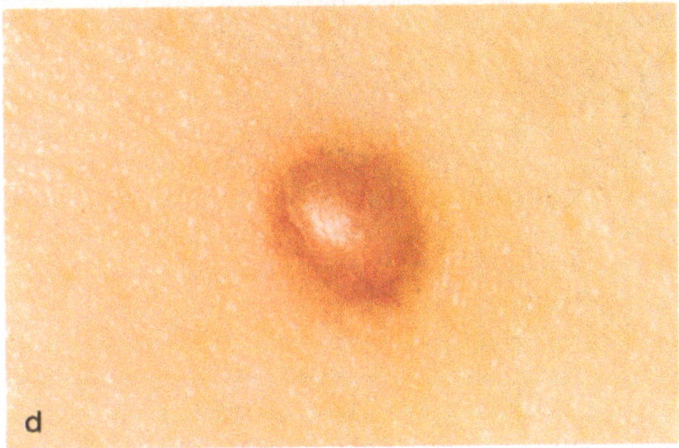

Abb. 2.37. **a** Multiple, hautfarben-rötliche, scharf begrenzte, halbkugelige, glatte, z. T. leicht gedellte und konfluierende Mollusca contagiosa im Perianalbereich. **b** Ausschnitt aus **a.** **c** Eruptives papuloses Xanthom mit einem mehr gelblichen Farbton. **d** Juveniles Xanthogranulom zum differenzialdiagnostischen Vergleich

Differenzialdiagnostisch weiterhin wichtig sind:

- Miliaria cristallina,
- Komedonen (Abb. 2.20),
- Hydrozystome,
- Basaliome,
- Ulcera mollia,
- Verrucae vulgares,
- juvenile Xanthogranulome (Naevoxanthoendotheliome),
- Keratoakanthome (Abb. 3.15h),
- Granuloma pyogenicum (Abb. 3.29),
- Ostiofollikulitis,
- Syringocystadenoma papilliferum (S. 228 ff.).

THERAPIE

Die Behandlung der Mollusca contagiosa sollte insbesondere wegen der Gefahr der Fremd- und auch weiteren Selbstinfektion möglichst rasch erfolgen. Die Dellwarzen neigen zwar zu spontaner Remission, doch ist damit erfahrungsgemäß nicht vor Ablauf von 2 Monaten zu rechnen. Andererseits wurde das Bestehenbleiben solitärer Mollusken bis zu 5 Jahren beobachtet [7].
Die zu wählende Therapiemaßnahme hängt insbesondere vom Ausmaß des Befalls, der Lokalisation, evtl. vorliegender entzündlicher Begleiterscheinungen oder -erkrankungen und schließlich auch vom Alter des Patienten ab.
Zur Verfügung stehen eine ganze Reihe mehr oder weniger gut geeigneter Methoden:

- Bei Vorliegen nur weniger Mollusken kommen vor allem operativ-mechanische Maßnahmen in Betracht, wie z. B. Abtragen der Knötchen in toto mit dem scharfen Löffel, Anritzen mit dem Star- oder Moncorps-Messer und Auspressen des Inhaltes, Ausquetschen der Dellwarzen mit einer Splitterpinzette oder die elektrokaustische Abtragung in Lokalanästhesie; u. U. genügt das vorherige Auftragen von EMLA-Creme oder Chloräthylspray. Weitere effektive Therapiemöglichkeiten sind die Kryotherapie und die Laserbehandlung [6].
- Bei multiplem Befall kommt demgegenüber eher das Bepinseln der Mollusken mit 20 %iger Podophyllinlösung, 0,9 %iger Cantharidinlösung [5] oder die ebenfalls zu einer mehr oder weniger starken Reizung der Haut führende topische Anwendung von Vitamin-A-Säure (z. B. Tretinoin) [10] in Betracht.
  Die zuletzt genannte Therapiemöglichkeit ist insbesondere wegen der therapeutisch erwünschten, ja notwendigen Hautreizung bei normalerweise 3-maliger Applikation pro Tag vor allem bei Kleinkindern nicht ganz unproblematisch.

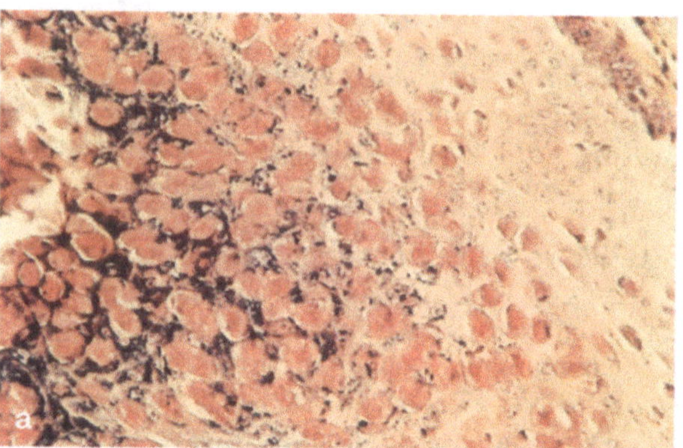

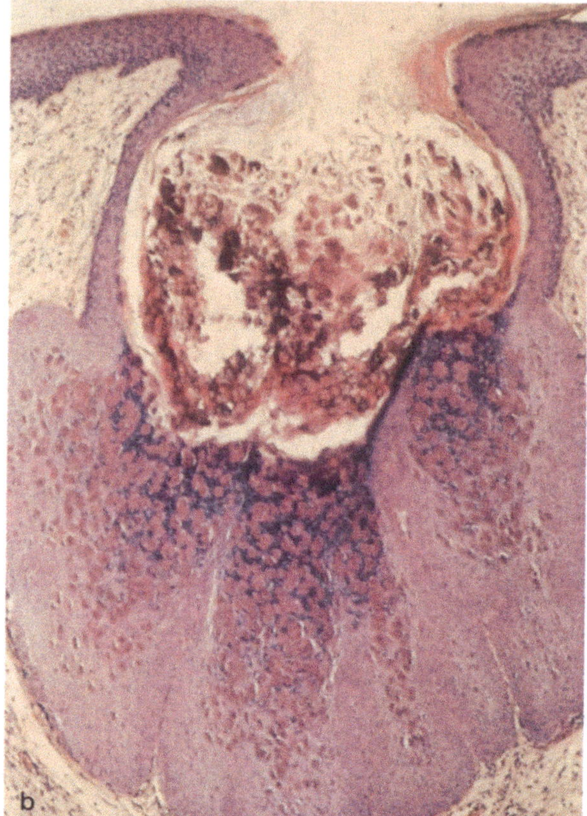

Abb. 2.38 a, b. Molluscum contagiosum. **a** Detailaufnahme. In den kraternahen Abschnitten finden sich reichlich „corps ronds" und zytoplasmatische Einschlusskörper. **b** Übersicht mit Darstellung des Molluskumkörperchens. HE-Färbung

- Eine erst kürzlich beschriebene Behandlungsmöglichkeit beinhaltet 5 % Kaliumhydroxid [15].
- Eine weitere neue vielversprechende Therapiealternative stellt Imiquimod 5 % Creme dar. Diese sollte maximal einmal am Tag für bis zu 16 Wochen aufgetragen werden. Außer Irritation und zeitweiligem leichten Brennen am Applikationsort sind keine schwerwiegenden Nebenwirkungen bekannt [2, 8, 13]. Cidofovir 1 % Creme wird ebenfalls derzeit erprobt, allerdings bisher bevor-

zugt bei HIV-positiven Patienten [3]. Auch wurde beobachtet, dass es bei HIV-positiven Patienten unter HAART oft zu einer Besserung der Mollusca contagiosa kommt [9, 11].

Literatur

1. Bunney MH (1969) Molluscum contagiosum of the sole: A rare diagnosis or a rare condition. Br J Dermatol 81: 623–625
2. Barba AR, Kapoor S, Berman B (2001) An open label safety study of topical imiquimod 5% cream in the treatment of molluscum contagiosum in children. Dermatol Online J 7/1: 20
3. Calista D (2000) Topical cidofovir for severe cutaneous human papillomavirus and molluscum contagiosum infections in patients with HIV/AIDS. A pilot study. J Eur Acad Dermatol Venereol 14/6: 484–488
4. Diven DG (2001) An overview of poxiviruses. J Am Acad Dermatol 44/1: 1–16
5. Epstein E (2001) Cantharidin therapy for molluscum contagiosum in children. J Am Acad Dermatol 45/4: 638
6. Hammes S, Greve B, Raulin C (2001) Mollusca contagiosa. Hautarzt 52: 38–42
7. Hawley TG (1970) The natural history of molluscum contagiosum in Fijian children. II. Hyg Camb 68: 631–632
8. Hengge UR, Esser S, Schultewolter T, Behrendt C, Meyer T, Stockfleth E, Goos M (2000) Self-administered topical 5% imiquimod for the treatment of common warts and molluscum contagiosum. Br J Dermatol 143/5: 1026–1031
9. Hicks CB, Myers SA, Giner J (1997) Resolutiion of intractable molluscum contagiosum in a human immunodeficiency virus-infected patient after institution of antiretroviral therapy with ritonavir. Clin Infect Dis 24/5: 1023–1025
10. Hund G (1975) Vitamin-A-Säure-Therapie von Mollusca contagiosa bei Haemophilie. A Z Hautkrankht 50: 291–292
11. Hurni MA, Bohlen L, Furrer H, Braathen LR (1997) Complete regression of giant molluscum contagiosum lesions in an HIV-infected patient following combined antiretroviral therapy with saquinavir, zidovudine and lamivudine. AIDS 11/14: 1784–1785
12. Ingraham HJ, Schoenleber DB (1998) Epibulbar molluscum contagiosum. Am J Ophthalmol 125/3: 394–396
13. Liota E, Smith KJ, Buckley R, Menon P, Skelton H (2000) Imiquimod therapy for molluscum contagiosum. J Cutan Med Surg 4/2: 76–82
14. Pauly ChR, William MA, Henry EJ (1978) Atopic dermatitis impaired cellular immunity and molluscum contagiosum. Arch Dermatol 114: 391–393
15. Romiti R, Ribeiro AP, Romiti N (2000) Evaluation of the effectiveness of 5% potassium hydroxide for the treatment of mollusum contagiosum. Pedriatr Dermatol 17/6: 495
16. Schwartz JJ, Myskowski PL (1992) Molluscum contagiosum in patients with human immunodeficiency virus infection. A review of twenty-seven patients. J Am Acad Dermatol 27/4: 583–588
17. Simon M jr, Wieser E (1980) Ungewöhnliche Molluscum contagiosum-Infektion bei Sarkoidose. Hautarzt 31: 341–343
18. Whitaker SB, Wiegand SE, Budnick SD (1991) Intraoral molluscum contagiosum. Oral Surg Oral Med Oral Pathol 72/3: 334–336

2.13 Humane Papillomviren

Humane Papillomviren (HPV) sind verantwortlich für eine Vielzahl von Erkrankungen der Haut und Schleimhaut [12, 20]. Die vulgären Warzen (Verrucae vulgares) werden zusammen mit den planen, juvenilen Warzen (Verrucae planae juveniles), den Plantar-, Dorn- und Mosaikwarzen (Verrucae plantares), den Feig- oder Feuchtwarzen (Condylomata acuminata, Abb. 2.42) und den Schleimhautwarzen bzw. Schleimhautpapillomen (disseminierte, orale Papillomatose, Larynxpapillom, Condylomata plana, Morbus Heck) als Virusakanthome bzw. -papillome bezeichnet.

Die verschiedenen klinischen Erscheinungsbilder werden durch unterschiedliche, elektronenmikroskopisch nicht zu unterscheidende Typen des zu den Papovaviren zählenden, im Durchmesser 45–55 nm großen, karyotropen Warzenvirus (menschliches Papillomavirus = "human papilloma virus" = HPV) hervorgerufen (Abb. 2.39). Molekularbiologisch bzw. serologisch konnten bereits über 100 genetisch unterschiedliche Papillomvirustypen beim Menschen differenziert werden, wobei verschiedene Typen bei ein- und derselben Warzenart gefunden werden können.

Es besteht heute kein Zweifel mehr daran, dass bestimmte HPV-Typen bei der Entstehung von Karzinomen bzw. Präkanzerosen eine Rolle spielen. Tabelle 2.5 gibt eine Übersicht über häufige HPV-induzierte Erkrankungen und deren häufigste Erregertypen.

2.13.1 Verrucae vulgares

Die vor allem bei Kindern und Jugendlichen offenbar zunehmend häufiger, weltweit einzeln oder multipel vorkommenden vulgären Warzen, die etwa 75% der o.a. Warzenformen ausmachen, finden sich zwar bevorzugt an den Händen und Füßen, kommen jedoch nicht selten meist durch Autoinokulation infolge Kratzens auch perianal und – etwa durch Abbeißen von Warzen – im Bereich der Lippen oder der Mundschleimhaut vor. Verrucae vulgares können auch gleichzeitig mit Verrucae pla-

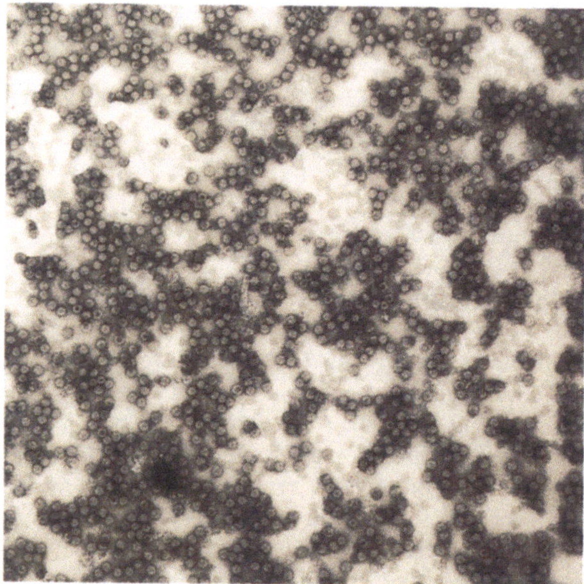

Abb. 2.39. Elektronenmikroskopische Aufnahme von humanen Papillomviren (HPV) aus einer HPV2-positiven Verruca vulgaris. Negativfärbung mit Phosphorwolframsäure

Tabelle 2.5. HPV-Typen und Erkrankungen

Erkrankung	HPV-Typ[a]
Haut	
Verrucae vulgares	2, 3, 4
Verrucae plantares	1
Verrucae planae	3, 10, 28, 49
Schleimhaut	
Condylomata acuminata	6, 11
Larynxpapillome	6, 11
Haut und Schleimhaut	
Anogenitales Karzinom	16, 18, 31, 33
Bowenoide Papulose	16 (+6, 11, 18)
Morbus Bowen	16 (+34)
Verruköses Karzinom	6, 11

[a] Nur beispielhaft.

nae juveniles und/oder Condylomata acuminata vorkommen. Da die Infektion eine mehr oder weniger ausgeprägte, in vielerlei Hinsicht allerdings noch ungeklärte Immunität hinterlässt, sind gesunde Erwachsene weitgehend vor Rezidiven geschützt.

ÄTIOLOGIE

Die Übertragung des in Zellkulturen nicht replizierbaren Warzenvirus erfolgt wahrscheinlich über Mikroläsionen der Haut; sie ist möglich von Mensch zu Mensch, von Tier zu Tier und von Tier (Rind, Pferd, Katze, Hund o.a.) zu Mensch. Zur Infektion, d.h. zum Angehen der Warzen scheint eine gewisse Disposition notwendig zu sein, da sich erfahrungsgemäß nicht jeder Mensch ohne weiteres infizieren kann. Als begünstigende Faktoren einer Virusinokulation gelten gestörte periphere Durchblutungsverhältnisse, Immundefekte [7, 23] (s. Aids, s. S. 467 ff.) und bestimmte Grundleiden, wie etwa ein Status sebostaticus oder eine Atopie. Auch bei topischer, langfristiger Kortikosteroidapplikation kommt es gelegentlich zur disseminierten Warzenaussaat.

Die *Inkubationszeit* ist nicht genau bekannt. Sie soll variieren zwischen 4 Wochen und mehreren Monaten.

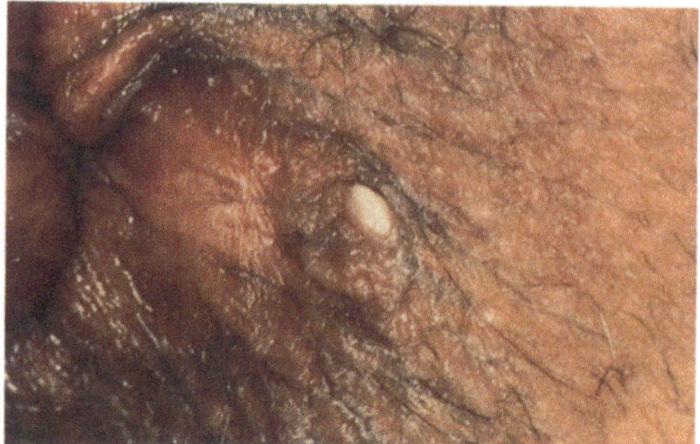

Abb. 2.40. Verruca vulgaris im Perianalbereich. Milieubedingte, glatte, weißliche Oberfläche

KLINIK

Die vulgäre Warze stellt ein sich vorwölbendes, hartes, rundes oder ovales, scharf begrenztes, zunächst hautfarbenes und später bräunlich bis schwärzliches Gebilde dar, dessen Oberfläche anfangs glatt und später immer höckeriger und zerklüfteter, also verrukös erscheint. Die im Perianalbereich auftretenden vulgären Warzen zeigen milieubedingt allerdings eine mehr glatte, weißliche Oberfläche (Abb. 2.40). Die „Mutterwarze" kann – nicht selten – Erbsen- oder gar Bohnengröße erreichen.

Die Gestalt der Warzen wird weitgehend durch ihre Lokalisation geprägt; so gibt es eine eigenartige Spielart vulgärer Warzen, die sog. Pinselwarzen (filiforme Warzen). Es handelt sich hierbei um dünne, fadenförmige Warzen, die in behaarten Körperregionen zwischen den Haaren wachsen können und papillomatösen Fibromen ähneln.

Auch im Lippenbereich kann es zu zottenartig-filiformen, papillomatösen Warzenformen kommen.

Demgegenüber sind die differenzialdiagnostisch von Condylomata acuminata oft schwer zu unterscheidenden weißlich-grauen Viruspapillome (Con-

dylomata plana) auf Schleimhäuten kalotten- oder plateauartig flach geformt [14].
Eine ebenfalls plane, lichenoid bis stumpf erscheinende Oberfläche weisen die gelegentlich auch im Perianalbereich auftretenden und nur 3–4 mm großen, rundlich bis polygonal begrenzten, hautfarbenen bis graugelblich-bräunlich, gelegentlich rötlichen, derben, epidermalen Verrucae planae juveniles auf. Subjektive *Beschwerden* treten nicht auf.
Der *Verlauf* einer stets vorübergehenden Infektion mit vulgären Warzen ist ganz unterschiedlich. Es kann bereits nach Wochen, aber auch erst nach vielen Monaten oder Jahren zur Spontanremission stets ohne Narbenbildung kommen.

DIAGNOSE

Die Diagnostizierung vulgärer Warzen im Perianalbereich ist aufgrund des oben beschriebenen, charakteristischen klinischen Erscheinungsbildes i. Allg. problemlos. Histologisch sind Verrucae vulgares gekennzeichnet durch eine reaktive geschwulstartige, jedoch rückbildungsfähige Epithelhyperplasie mit konsekutiver Papillomatose (Abb. 2.41 a, b).
Neben der Histologie sollte in fraglichen Fällen auch eine Virustypisierung (molekulare Hybridisierung, Restriktionsenzymanalyse, Polymerasekettenreaktion, immunfluoreszenztechnische Verfahren [2, 3, 6, 9, 18, 21]) erfolgen, insbesondere zur Abgrenzung der Verrucae planae juveniles von flachen, kondylomatösen Effloreszenzen bzw. einer bowenoiden Papulose.
Bei chronischen Verläufen im Perianalbereich ist neben der Klinik eine HPV-Typisierung besonders wichtig, insbesondere im Hinblick auf eine mögliche Tendenz zur Kanzerisierung einiger Subtypen.

DIFFERENZIALDIAGNOSE

Differenzialdiagnostisch zu unterscheiden sind insbesondere die ebenfalls bevorzugt bei Kindern auftretenden juvenilen Warzen.
Die Differenzialdiagnose perianaler Verrucae vulgares umfasst weiterhin Lichen ruber (Abb. 2.58), Mollusca contagiosa (Abb. 2.37), Condylomata acuminata, ein beginnendes Spinaliom, die bowenoide Papulose (Abb. 2.44 b), Fibrome und papilläre Pigmentnaevi.

THERAPIE

In therapeutischer Hinsicht sollte zunächst bedacht werden, dass es sich bei einem Befall mit vulgären oder juvenilen Warzen um eine harmlose und passagere Infektionskrankheit handelt.

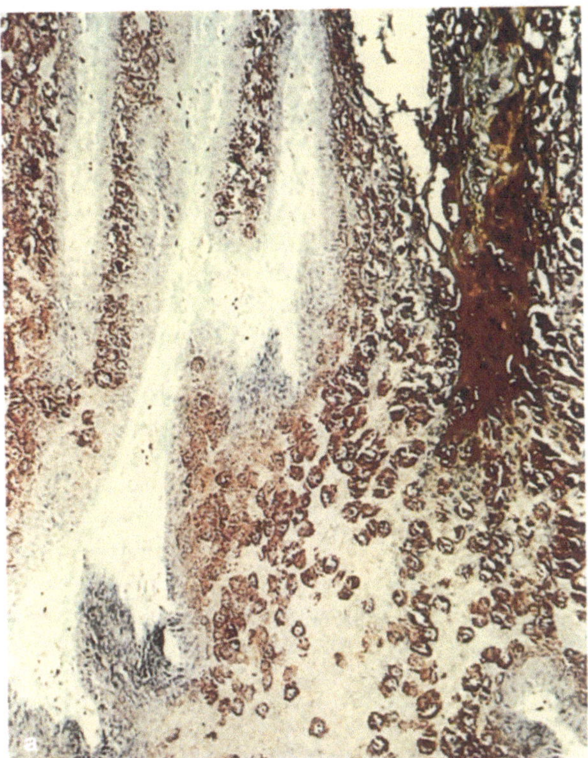

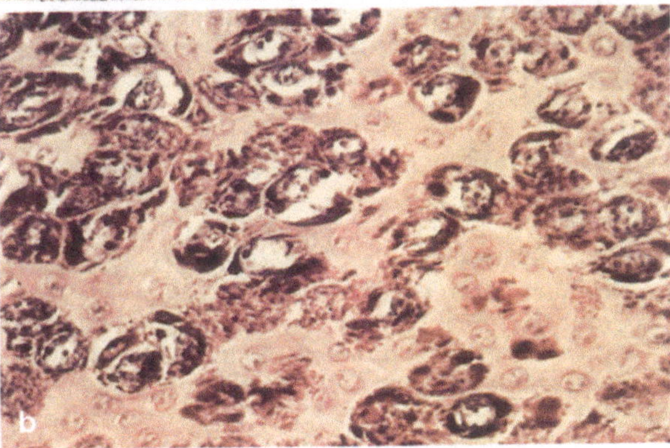

Abb. 2.41 a, b. Verruca vulgaris vom Einschlusstyp. **a** Papillomatose der Epidermis. Stratum granulosum unregelmäßig verbreitert mit bizarren grobscholligen Keratohyalingranula. **b** Detailaufnahme aus der Körnerschicht: Keratohyalingranula grobschollig

Die Vielfalt heute propagierter Therapiemöglichkeiten dokumentiert, dass es eine ideale Behandlungsmethode, die etwa in einer wirksamen virustypspezifischen Vakzine bestehen könnte, noch nicht gibt. Auch die viel beschriebene Suggestivbehandlung der Warzen wird i. Allg. sehr unterschiedlich beurteilt.
Geeignete Möglichkeiten der Abtragung sind insbesondere die Kryotherapie mit flüssigem Stickstoff, wobei sich durch Bildung einer subepidermalen Blase die Warze abhebt und eine i. d. R. narbenlose Abheilung erfolgt, die Exkochleation mit dem schar-

fen Löffel ggf. in Chloräthylvereisung oder schließlich die Abtragung mit der elektrischen Schlinge in Lokalanästhesie.
Auch konservative Behandlungsmaßnahmen unter Anwendung von lokalen Ätzmitteln (Trichloressigsäure 30% o.Ä.), Keratolytika (z.B. Guttaplast), Vitamin-A-Säure-haltigen Externa und Virustatika (z.B. Verrumal) unter Abdeckung der Umgebung etwa mit Hermal-Paste in der Perianalregion haben nach wie vor ihre Berechtigung.
Neuere Möglichkeiten in der Therapie von Virusakanthomen bietet die Lasertherapie [17, 22] und bei massiven therapierefraktären Verläufen die systemische Verabreichung von Interferon (z.B. Fiblaferon) bzw. von Retinoiden [1, 4, 5, 7, 10, 13, 16].

Literatur

1. Berth-Jones, Hutchinson PE (1992) Modern treatment of warts: cure rates at 3 and 6 months. Br J Dermatol 127: 262–265
2. Braun-Falco O, Plewig G, Wolff HH (1996) Dermatologie und Venerologie. 4. Aufl. Springer, Berlin Heidelberg New York Tokyo
3. Egawa K (1994) New types of human papillomaviruses and intracytoplasmatic inclusion bodies: a classification of inclusion warts according to clinical features, histology and associated HPV types. Br J Dermatol 130: 158–166
4. Gross G (1987) Lesions of the male and female external genitalia associated with human papillomaviruses. In: Syrjänen K, Gissmann L, Koss LG (eds) Papillomaviruses and human disease. Springer, Berlin Heidelberg New York Tokyo, pp 197–234
5. Gross G (1997) Therapy - skin warts. In: Gross G, Krogh G von (eds) Human papillomavirus infections in dermatovenerology. CRC, Boca Raton, p 375
6. Gross G, Jablonska S (1997) Skin warts: morphology and histology. In: Gross G, Krogh G von (eds) Human papillomavirus infections in dermatovenerology. CRC, Boca Raton, p 243
7. Gross G, Pfister H, Hagedorn M, Stahn R (1982) Effect of oral aromatic retinoid (Ro 10-9359) in human papilloma virus-2-induced common warts. Dermatol 78: 160–164
8. Grußendorf-Conen E-J (1990) Humanpathogene Papillomviren und deren Beziehungen zur Onkogenese. Hautarzt 41: 658–661
9. Grußendorf-Conen E-J (1993) Humanpathogene Papillomviren in der Genese des Zervixkarzinoms. Fortschr Med 9: 145–146
10. Grußendorf-Conen E-J (1993) Behandlung von HPV-induzierten klinischen Veränderungen. Dtsch Ärztebl 90: A 1 2326–2330
11. Grußendorf-Conen E-J (1993) HPV in der Onkogenese. Hautarzt 44: 427–431
12. Jablonska S, Majewski S, Obalek S, Orth G (1997) Cutaneous warts. Clin Dermatol 15/3: 309–319
13. Kimmig W, Kröger HJ, Hicks R, Breitbart W (1987) Ultraschallkontrollierte Nd-YAG-Lasertherapie von Viruspapillomen. Aktuel Dermatol 13: 231–233
14. Lentner A, Wienert V (1996) Perianale Condylomata plana. Z Hautkrankht 8: 630–632
15. Moy R, Eliezri YD (1994) Significance of human papillomavirus-induced squamous cell carcinoma to dermatologists. Arch Dermatol 130: 235–237
16. Pfau A et al. (1994) Nd: YAG laser hyperthermia in the treatment of recalcitrant verrucae vulgares. (Regensburg's technique). Acta Derm Venereol 74: 212–214
17. Robson KJ, Cunningham NM, Kruzan KL, Patel DS, Kreiter CD, O,Donnell MJ, Arpey CJ (2000) Pulsed-dye laser versus conventional therapy in the treatment of warts: a prospective randomized trial. J Am Acad Dermatol 43: 275–280
18. Schneider A, Wagner D (1993) Infektionen der Frau mit genitalem humanem Papillomvirus. Dtsch Ärztebl 10: A 1 730–732
19. Stein E (1985) Warzen. Z Allgemeinmed 13: 3–5
20. Tyring SK (2000) Human papillomavirus infections: epidemiology, pathogenesis, and host immune response. J Am Acad Dermatol 43: S18–26
21. Villiers EM de (1992) Laboratory techniques in the investigation of human papillomavirus infection. Genitourin Med 68: 50–54
22. Wimmershoff MB, Scherer K, Bäumler W, Hohenleutner U, Landthaler M (2001) Behandlung von therapieresistenten Verrucae vulgares mit dem lang-gepulsten Farbstofflaser. Hautarzt 52: 701–704
23. Zur Hausen H (1977) Human papillomaviruses and their possible role in squamous cell carcinomas. Current Top Microbiol Immunol 78: 1–30
24. Zur Hausen H (1982) Human genital cancer: synergism between two virus infections or synergism between a virus infection and initiating events? Lancet II: 1370–1372
25. Zur Hausen H (1987) Papillomaviruses in human cancer. Cancer 59: 1692–1696

2.13.2 Condylomata acuminata

Die zunehmend häufiger auftretenden Condylomata acuminata (*Synonyma*: Feig- oder Feuchtwarzen, Papillomta acuminata sive venerea, Verrucae acuminatae, spitze Kondylome) stellen infektiöse Fibroepitheliome dar, die durch Papovaviren (insbesondere HPV 6 und HPV 11) hervorgerufen werden [4, 15, 16, 38].
Es werden 3 Verlaufsarten unterschieden:

- *Condylomata acuminata* (klassischer Typ): spitze papillomatöse Wucherungen, die häufig von der anogenitalen Gegend ausgehen,
- *Condylomata plana*: mit vorwiegender Lokalisation an Präputium und Cervix uteri,
- *Condylomata gigantea* (Buschke-Löwenstein-Tumoren): als destruierende Form der Riesenkondylome [3, 5] (s. Abschn. 2.13.5).

Auf die onkogene Potenz bestimmter HPV-Typen wird im Abschn. 2.13.1 (S. 162) hingewiesen.

ÄTIOLOGIE

Förderlich für das Angehen dieser durch Schmierinfektion vorwiegend beim Geschlechtsverkehr übertragenen Erkrankung, die zu den STD (*„sexually transmitted diseases“*) gezählt wird und die beide Geschlechter vor allem in jüngeren Jahren, d.h. auf dem Höhepunkt sexueller Aktivität befällt, ist ein bestimmtes Milieu, das durch Feuchtigkeit, Mazeration und Epithelläsionen gekennzeichnet ist.
Weiterhin ist die Empfindlichkeit gegenüber dem Virus unterschiedlich. Wie auch bei mykotischen Infektionen scheinen die Durchblutung, der Feuchtigkeitsgehalt sowie der pH-Wert der Haut hierbei eine Rolle zu spielen. Systemerkrankungen wie Diabetes mellitus, maligne Tumoren und die erworbene Immunschwäche Aids (S.467) sind ebenfalls überdurchschnittlich häufig mit Condylomata acuminata assoziiert.
Als *begünstigende Faktoren* sind insbesondere Erkrankungen anzusehen, die infolge Fluor- oder Ekzembildung den betreffenden Haut- oder Schleimhautbereich feucht halten und mazerieren und dadurch zu Mikroläsionen führen, wie dies beispielsweise durch eine Balanitis oder Vulvitis verschiedener Genese, eine gonorrhoische oder unspezifische Urethritis, Phimose, durch Condylomata lata, ein Hämorrhoidalleiden, eine Candidose, Trichomoniasis, durch eine Oxyuriasis, Kontaktekzeme, aber auch infolge mangelnder Hygiene, durch Promiskuität, durch Ovulationshemmer, Kortisonbehandlung, Gravidität usw. geschieht [7, 10].
Gelegentlich sind Condylomata acuminata auch spontan rückbildungsfähig.
Die *Inkubationszeit* kann 4 Wochen bis mehrere Monate, wenn nicht gar Jahre betragen.

KLINIK

Man findet Condylomata acuminata überwiegend in feuchten Körperfalten, bevorzugt also im Genitoinguinal- und Anal- bzw. Perianalbereich, wobei sie sich in Ausnahmefällen bis ins Rektum oder in die Urethra hinein ausdehnen können. Gelegentlich können sie auch im Mundrachenraum wie auch im Bereich der Nasolabialfalten, des Nabels, der Axillen und der Submammärregion auftreten.
Prädilektionsstellen beim Mann sind der Sulcus coronarius, das innere Präputialblatt und das Frenulum, bei der Frau die großen und kleinen Labien bis zum Introitus vaginae. Von den Kondylomen im Glansbereich sind die sich am Übergang zum Sulcus coronarius befindlichen Papillae coronae glandis (hirsutoide Penispapillome), denen keine pathologische Bedeutung zukommt, abzugrenzen.
Das klinische *Erscheinungsbild* der Condylomata acuminata wird von den jeweils vorliegenden Terrainbedingungen bestimmt. Wenn sie, wie im Perianalbereich zweiseitigem Druck etwa durch die Nates ausgesetzt sind, entstehen abgeplattete „hahnenkammartig“ hyperkeratotische Wucherungen (Abb.2.42a), während sich bei fehlendem Druck mehr „blumenkohl“- oder „maulbeerartige“ Formen bilden (Abb.2.42b) [36].
Zunächst finden sich kleinste, sofern mazeriert, elfenbein- bis porzellanfarbene, mattglänzende, sonst mehr rötliche bis hautfarbene warzenförmige, indolente Papillome, die je nach Lokalisation gruppiert, beetartig konfluierend oder kranzförmig angeordnet die merkwürdigsten Formen hervorbringen können und durch Mazerationsvorgänge und ggf. bakteriellen oder mykotischen Superinfektionen an der vielfach stark zerklüfteten Oberfläche schmierig aufgeweicht, ggf. nekrotisch und damit fötide werden und gelegentlich zu recht monströsen Gebilden heranwachsen können (Abb.2.42c).
Zu *Beschwerden* führen Feigwarzen allenfalls aufgrund sekundärer Folgeveränderungen.
Die betroffenen Patienten kommen erfahrungsgemäß daher eher wegen eines auftretenden Juckreizes infolge eines durch Condylomata acuminata und der hierdurch gestörten Analhygiene entstandenen sog. toxischen Kontaktekzems im Perianalbereich in die Sprechstunde als aufgrund der stets schmerzlosen Kondylome selbst, die erfahrungsgemäß oft auch für Hämorrhoiden gehalten werden. Kondylome etwa, die sich in der Harnröhre ausbreiten, können zum *Beschwerdebild* einer Urethritis und ausgedehnte Feigwarzenkonglomerate im Präputialbereich infolge Mazerationsvorgängen und Sekundärinfektionen zu dem einer Balanitis führen.
Als *Sonderform* kann sich meist aus jahrelang nicht adäquat behandelten und aufgrund chronisch-entzündlicher Vorgänge, insbesondere infolge andauernder Traumatisierung und Sekundärinfektionen, zur Destruktion, Bindegewebsproliferation und Fistelbildung neigenden Condylomata acuminata in seltenen Ausnahmefällen das Bild der lokal invasiv und aggressiv destruierend wachsenden karzinomähnlichen Kondylomatose, der sog. Condylomata acuminata gigantea Buschke-Löwenstein entwickeln, die eine Form des verrukösen Karzinoms darstellt (s. Abschn. 2.13.5).

DIAGNOSE

Die Diagnosestellung ist aufgrund des meist recht charakteristischen klinischen Erscheinungsbildes i.d.R. problemlos. Nur in besonderen Fällen ist eine Unterscheidung zu den differenzialdiagnostisch in Betracht kommenden Krankheitsbildern (s.u.) prima vista nicht möglich [24].

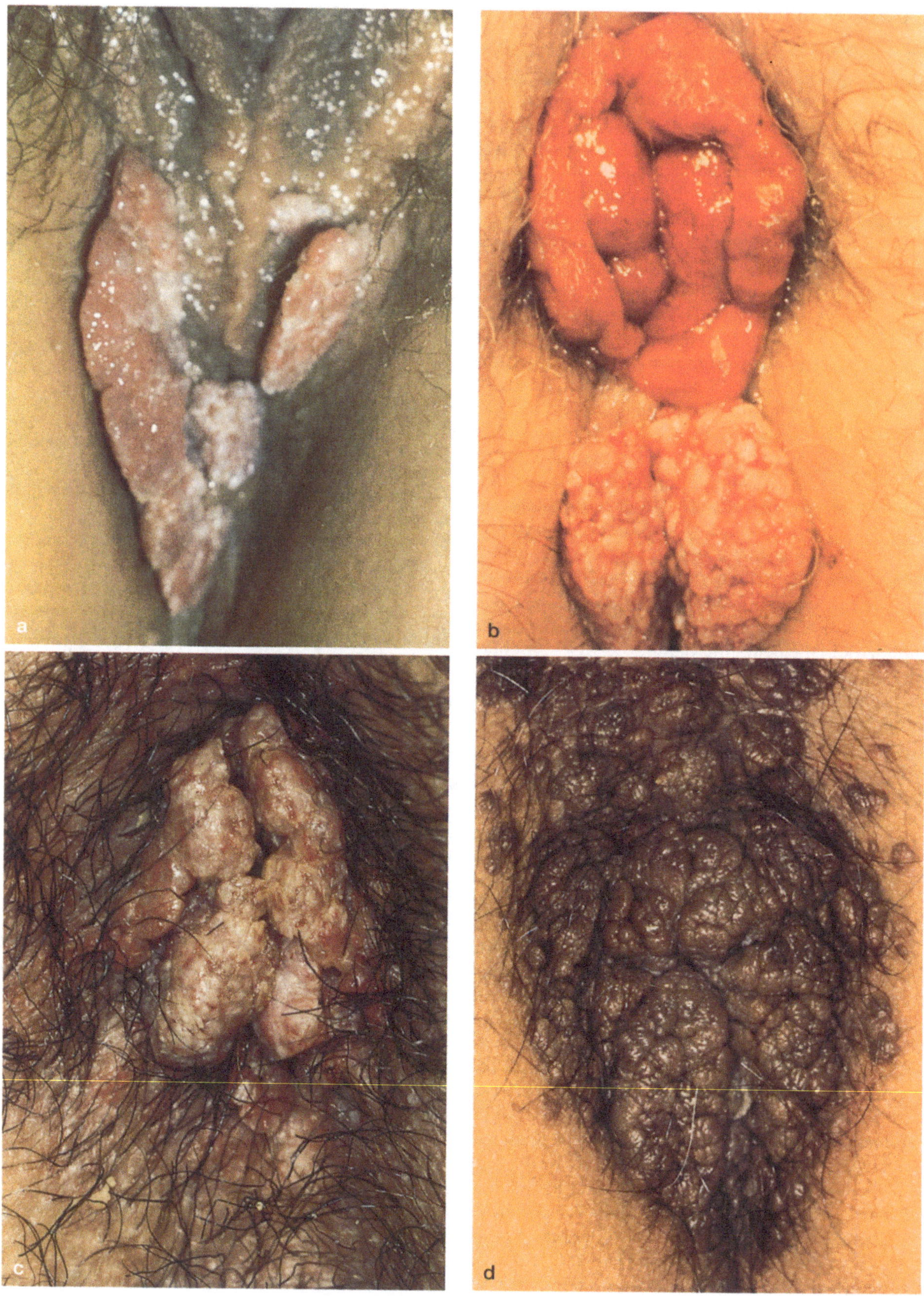

Abb. 2.42 a–d. Legende s. S. 167

Zu empfehlen ist neben der endoskopischen Überprüfung des Rektumbereiches (Endoskopie jedoch nur nach vollständiger Entfernung sichtbarer äußerer HPV-Läsionen!) in jedem Fall der Ausschluss von erfahrungsgemäß häufigen Begleiterkrankungen, wie Gonorrhö, Trichomoniasis, Candidose, Oxyuriasis, Lues und HIV-Infektion.

Zwar ist die Histologie hilfreich, aber Einschlusskörperchen (wie in Abb. 2.41 a, b) werden nur selten gefunden. Die typischen histologischen Merkmale sind Papillomataose und Koilozyten in der oberen Epidermis (Abb. 2.43 a,b). Bei einigen HPV-Typen ist der Nachweis mittels Immunperoxidase-Färbung möglich [29].

Eine Virustypisierung mittels virologischer Southern-Blot-Methode sollte grundsätzlich bei allen flachkondylomatösen Effloreszenzen erfolgen [9, 15, 16].

DIFFERENZIALDIAGNOSE

Die Differenzialdiagnose umfasst neben der Papillomatosis mucosae carcinoides insbesondere folgende Krankheitsbilder:

- flachkondylomatöse Effloreszenzen,
- Condylomata lata (Lues II) (Abb. 15.28),
- Mollusca contagiosa (Abb. 2.37),
- Pemphigus vegetans (Abb. 2.79 a, b),
- Plattenepithelkarzinom (Abb. 3.15),
- Morbus Paget (Abb. 2.84),
- bowenoide Papulose (Abb. 2.44),
- Morbus Bowen (Abb. 2.46),
- Verrucae vulgares (Abb. 2.40),
- seborrhoische Warzen (Abb. 3.25),
- Lichen ruber.

THERAPIE

Die jeweils anzuwendende Therapiemethode hängt von Ausdehnung und Lokalisation der Kondylome ab [13, 14, 27, 37].

Dass die Behandlung der Feigwarzen insgesamt recht problematisch ist und demzufolge sowohl konservative als auch chirurgische Therapiemaßnahmen mit relativ hohen Rezidivraten belastet sind, wird schon durch die Vielzahl der angegebenen Verfahren dokumentiert und hängt insbesondere mit der meist schwer zugängigen Lokalisation im Genitoanorektalbereich zusammen.

Grundsätzlich sollten diagnostizierte Kondylome unverzüglich entfernt werden, da mit einer spontanen Remission nur selten zu rechnen ist.

Bei nur geringem Befall und guter Zugänglichkeit im Genital- oder Perianalbereich und bei kleineren Läsionen im Analkanal empfiehlt sich eine zytotoxische Behandlung mit 0,5 %igem Podophyllotoxin (z. B. Condylox) [26]. Aus toxikologischer Sicht kann die Behandlung mit 15–25 %igem Podophyllinspiritus heute nicht mehr empfohlen werden.

5 %ige Imiquimod Creme stellt eine weitere neue Therapieoption dar. Es ist ein topisches Immunmodulans, das eine Reihe unterschiedlicher Zytokine in der Haut stimuliert. Normalerweise wird es 3-

◁

Abb. 2.42. **a** Hahnenkammartige Feig- oder Feuchtwarzen. **b** Blumenkohl- oder maulbeerartige Condylomata acuminata bei gleichzeitig vorliegendem partiellen Analprolaps. **c** Gigantöse, z. T. schmierig aufgeweichte Feigwarzen im Analbereich. **d** Multiple, auffällig pigmentierte Condylomata acuminata

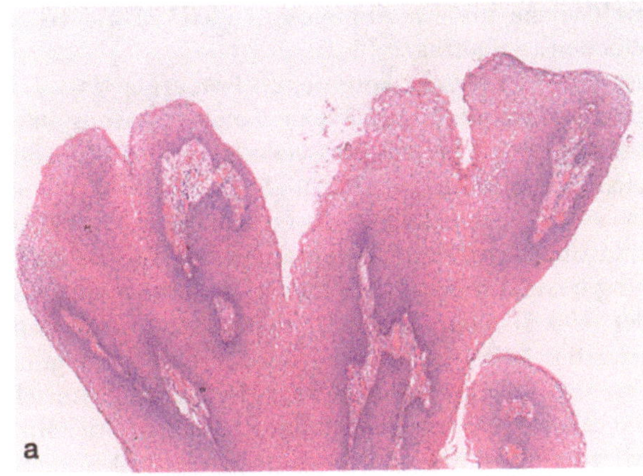

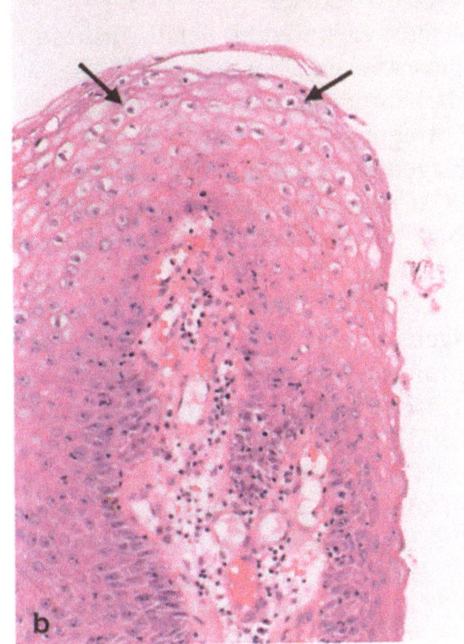

Abb. 2.43 a, b. Condyloma acuminatum. **a** Akanthose und Papillomatose. **b** Bei stärkerer Vergrößerung erkennt man deutlich Koilozyten *(Pfeile)*

mal/Woche bis zur Abheilung (maximal bis zu 16 Wochen) aufgetragen [6, 20].

Weitere in Betracht kommende Präparate sind Trichloressigsäure 30%, 0,5%ige Colchicinlösung bzw. 1–3%iger Colchicin-Laktose-Puder und 5-Fluorouracil (z.B. Efudix) [9, 19, 23, 25, 30, 37].

In vielen, insbesondere fortgeschritteneren Fällen sind operative Maßnahmen angezeigt. Die Behandlung besteht hierbei entweder in der Abtragung mit der elektrischen Schlinge, dem Laser oder dem scharfen Löffel mit anschließender Elektrokoagulation in Lokalanästhesie oder Entfernung mittels Kryotherapie, entweder mit flüssigem Stickstoff ggf. mit einem Stickstoffkryospray oder mit Kohlensäureschnee (Trockeneis).

Bei noch ausgedehnterem Befall, insbesondere im Ano- bzw. Anorektalbereich stellt die aussichtsreichste Behandlungsmethode zweifellos die chirurgische Abtragung speziell nach dem von Thomsen vorgeschlagenen Verfahren dar, wobei oftmals ein Vorgehen in mehreren Sitzungen sinnvoll erscheint, um narbige Stenosen im Op-Bereich zu verhüten [2, 33].

Auch beim Buschke-Löwenstein-Tumor stellt die erfahrungsgemäß einzig effektive Therapiemethode die chirurgische Exzision bzw. die elektro- oder laserchirurgische Abtragung dar, die wegen des sonst hohen Rezidivrisikos stets weit im Gesunden erfolgen sollte [19, 21, 28].

Adjuvant kommen insbesondere bei ausgedehnten Befunden zur Rezidivprophylaxe die immunmodulierenden, antiproliferativen Interferone zur Anwendung [17, 34]. Die Interferontherapie kann auch lokal als Interferonhydrogel im Anschluss an eine Laserung oder operative Abtragung [18, 22] eingesetzt werden. Dies scheint insbesondere bei Patienten mit einem Immundefekt (HIV-Seropositive, maligne Tumoren) als adjuvante Therapie sinnvoll zu sein, da bei dieser Patientengruppe ein schlechtes Ansprechen auf systemisch verabreichtes Interferon beobachtet wurde [8, 10, 11].

Schließlich müssen evtl. vorliegende, das Grundleiden begünstigende Begleiterkrankungen und in Frage kommende Sexualpartner therapeutisch miterfasst werden [9]. Wegen der großen Rezidivgefahr und der möglichen malignen Entartung, insbesondere flacher bzw. pigmentierter Effloreszenzen, sind konsequente Nachkontrollen, die ggf. eine Biopsie mit beinhalten, über einen längeren Zeitraum empfehlenswert. Bei der Frau sollten nach wie vor in kürzeren Abständen Zervixabstriche entnommen und nach Papanicolaou gefärbt werden.

Literatur

1. Arbeitsgemeinschaft der Wissenschaftlichen Medizinischen Fachgesellschaften (AMWF) (1999) Leitlinie zum Krankheitsbild der Feigwarzen in der anorektalen Region. Leitlinien der Deutschen Dermatologischen Gesellschaft. AWMF online, awmf@uni-duesseldorf.de
2. Beersiek E, Gross E, Eigler FW (1980) Die chirurgische Behandlung analer und intraanaler Condylomata acuminata. Coloproctology 6: 400–402
3. Braun-Falco O, Plewig G, Wolff HH (1996) Dermatologie und Venerologie, 4. Aufl. Springer, Berlin Heidelberg New York Tokyo
4. Brown TJ, Yen-Moore A, Tyring SK (1999) An overview of sexually transmitted diseases. Part II. J Am Acad Dermatol 41/5: 661–677
5. Buschke A, Löwenstein L (1925) Über carcinomähnliche Condylomata acuminata des Penis. Klin Wochenschr 4: 1726
6. Edwards L, Ferenczy A, Eron L et al. (1998) Self-administered topical 5% imiquimod cream for external anogenital warts. Arch Dermatol 134/1: 25–30
7. Elsner P, Hartmann AA, Wecker J (1987) Condylomata acuminata-assoziierte STD-Infektionen der Urethra des Mannes. Eine vergleichende epidemiologische Studie. Hautarzt 38: 26–30
8. Firlbeck G, Rassner G (1987) Behandlung von Condylomata acuminata mit systemisch applizierten rekombinanten Interferon gamma. Z Hautkrankht 62/17: 1280–1287
9. Gross G (1984) Condylomata acuminata und andere Papillomvirus-assoziierte Erkrankungen der Urogenital- und Analregion. Infekt Immun 12: 261–265
10. Gross G (1987) Lesions of the male and female external genitalia associated with human papillomaviruses. In: Syrjänen K, Gissmann L, Koss LG (eds) Papillomaviruses and human disease. Springer, Berlin Heidelberg New York Tokyo, pp 197–234
11. Gross G (1988) HPV-Infektionen mit Essigsäure aufspüren. Sexualmedizin 17: 59–62
12. Gross G (2001) Condylomata acuminata und andere HPV-assoziierte Krankheitsbilder des Genitale und der Harnröhre. Leitlinie der Deutschen STD-Gesellschaft (DSTDG). Hautarzt 52: 405–410
13. Gross G (2001) HPV-Infektionen. In: Petzoldt D, Gross G (Hrsg) Diagnostik und Therapie sexuell übertragbarer Krankheiten – Leitlinien der Deutschen STD-Gesellschaft. Springer, Berlin Heidelberg New York Tokyo
14. Gross G (2001) Klinik und Therapie anogenitaler Warzen und papillomvirusassoziierter Krankheitsbilder. Hautarzt 52: 6–17
15. Gross G, Pfister H, Hagedorn M, Gissmann L (1982) Correlation between human papillomavirus type (HPV) and histology of warts. J Invest Dermatol 78: 160–164
16. Gross G et al. (1985) Papillomavirus infection of the anogenital region: Correlation between histology, clinical picture and virus type. Proposal of a new nomenclature. J Invest Dermatol 85: 147–152
17. Gross G, Roussaki A, Brzoska J (1988) Low doses of systemically administered recombinant interferon-gamma effective in the treatment of genital warts. J Invest Dermatol 90: 242
18. Gross G, Roussaki A, Baur S, Wiegand M, Mescheder A (1996) Systematically administered interferon alfa-2a

prevents recurrence of condylomata acuminata following CO2-laser ablation. The influence of the cyclic low-dose therapy regimen. Results of a multicentre double-blind placebo-controlled clinical trial. Genitourin Med 72/1: 71
19. Gross G, Krogh G von, Barrasso R (1997) Therapy – genitoanal lesions. In: Gross G, Krogh G von (eds) Human papillomavirus infections in dermatovenerology. CRC, Boca Raton, p 389
20. Hengge UR, Benninghoff B, Ruzicka T, Goos M (2001) Topical immunomodulators – progress towards treating inflammation, infection, and cancer. Lancet Infect Dis 1: 189–198
21. Hohenleutner U et al. (1989) Condylomata acuminata gigantea (Buschke-Löwenstein-Tumor). Dtsch Med Wochenschr 113: 985–987
22. Hohenleutner U, Landthaler M. Braun-Falco O (1990) Postoperative adjuvante Therapie mit Interferon-Alfa-2b nach Laserchirurgie von Condylomata acuminata. Hautarzt 41/10: 545–548
23. Krogh G von (1976) 5-Fluorouracil cream in the successful treatment of therpeutical refractory condylomata acuminata of the urinary meatus. Acta Derm Venereol (Stockh) 56: 297–301
24. Krogh G von, Gross G, Barrasso R (1997) Warts and HPV-related squamous cell tumors of the genitoanal area in adults. In: Gross G, Krogh G von (eds) Human papillomavirus infections in dermatovenerology. CRC, Boca Raton, p 259
25. Krumm D (1987) Ergebnisse einer konservativen Therapie von Condylomata acuminata. Darstellung anhand eines Falles von analen Condylomen. Dt Derm 35/3: 269–275
26. Landthaler M (1994) Anogenitale Feigwarzen: Behandlung heute aussichtsreicher. Med Trib 29: 8
27. Luchtefeld MA (1994) Perianal condylomata acuminata. Surg Clin North Am 74/6: 1327–1338
28. Prasad J, Isbister WH (1995) Perianale Condylomata acuminata. Coloproctology 3: 111–113
29. Rock B, Shabh KV, Farmer ER (1992) A morphologic, pathologic, and virologic study of anogenital warts in men. Arch Dermatol 128/4: 495–500
30. Simmons PD (1981) Podophyllin 10% and 25% in the treatment of ano-genital warts. A comparative double-blind study. Br J Vener Dis 57: 208–209
31. Stein E (1983) Therapiemethoden bei Vorliegen von Condylomata acuminata. Med Trib 6: 37–38
32. Stein E (1984) Condylomata acuminata. Der informierte Arzt 7: 6–10
33. Thomson JPS et al. (1978) The treatment of perianal and anal condylomata acuminata: a new operative technique. J R Soc Med 71: 180–185
34. Wagner G, Kowalzick L (1992) Erfolgreiche systemische Behandlung vorher therapieresistenter Condylomata acuminata mit rekombinantem Gamma-Interferon. Aktuel Dermatol 18: 180–182
35. Weismann K, Kassis V (1982) Behandlung von Condylomata acuminata mit 0,5%iger 5-Fluorouracil-Lösung. Eine doppelblindklinische Untersuchung. Z Hautkrankht 57: 810–816
36. Wienert V (1999) Krankheitsbild der Feigwarzen in der anorektalen Region. Coloproctology 21: 38–41
37. Wienert V (2001) Feigwarzen in der anorektalen Region. In: Korting HC, Callies R, Reusch M, Schlaeger M, Schöpf E, Sterry W (Hrsg) Dermatologische Qualitätssicherung – Leitlinien und Empfehlungen, 2. Aufl. Zuckschwerdt, München, S 128–133
38. Zur Hausen H (1989) Papilloma viruses in anogenital cancer as a model to understand the role of viruses in human cancers. Cancer Res 49: 4677–4681

2.13.3 Bowenoide Papulose

Das 1970 erstmals von Lloyd [17] beschriebene Krankheitsbild, auch bekannt geworden unter den *Synonyma* bowenoide Papulose der Anogenitalregion [16], bowenoide Penispapeln [22], pigmentierte Penispapeln (PPP) [1], Pseudobowen [2], multiple bowenoide Papeln der Genitalorgane [16], multizentrisches bowenoides Akanthom, multizentrischer pigmentierter Morbus Bowen [12], „vulvar intraepithelial neoplasia" (VIN), „penile intraepithelial neoplasia" (PIN), betrifft überwiegend jüngere Menschen [12] zwischen dem 20. und 40. Lebensjahr.
Im Gegensatz zum Morbus Bowen (S. 172 ff.) neigt die bowenoide Papulose zur Spontanheilung (s. u.).

Ätiologie

Die bowenoide Papulose wird durch Papillomviren hervorgerufen. Fast immer wird HPV 16 gefunden, zum Teil in Kombination mit HPV 6, 11 und 18, in seltenen Fällen auch andere Subtypen wie HPV 33, 34, 35, 39 und viele mehr. Dabei ist bekannt, dass HPV 16 zur „High-risk-Gruppe" zählt, mit einem hohen Risiko für eine maligne Entartung [9, 13, 14, 18].
Die gleichzeitige Anwesenheit von HPV-16-DNS in Karzinomen der Vulva und der Cervix uteri wie auch in intraepidermalen Neoplasien wie der bowenoiden Papulosis deutet auf eine besondere Rolle dieses Virustyps in der Ätiologie maligner epithelialer Tumoren der Genitale hin [5, 7, 8, 24].

Klinik

Das klinische *Erscheinungsbild* wird geprägt von meist multiplen, scharf begrenzten, gruppiert oder linear angeordneten, flach-erhabenen, breitbasig aufsitzenden, papulösen, graubraun-braunrötlichen Veränderungen von 3–10 mm Durchmesser, die eine glatte bis samtartige oder verruköse Oberfläche aufweisen (Abb. 2.44). Daneben finden sich auch makulöse rötliche oder weißliche leukoplakieartige Herde von wenigen Millimetern Durchmesser.
Prädilektionsstellen sind beim Mann die Penis-, Perianal- und Inguinalregion [5, 12, 17, 22] und bei der Frau der Perianal-, Perineal- und Vulvabereich [4, 5, 7, 8, 12, 22].

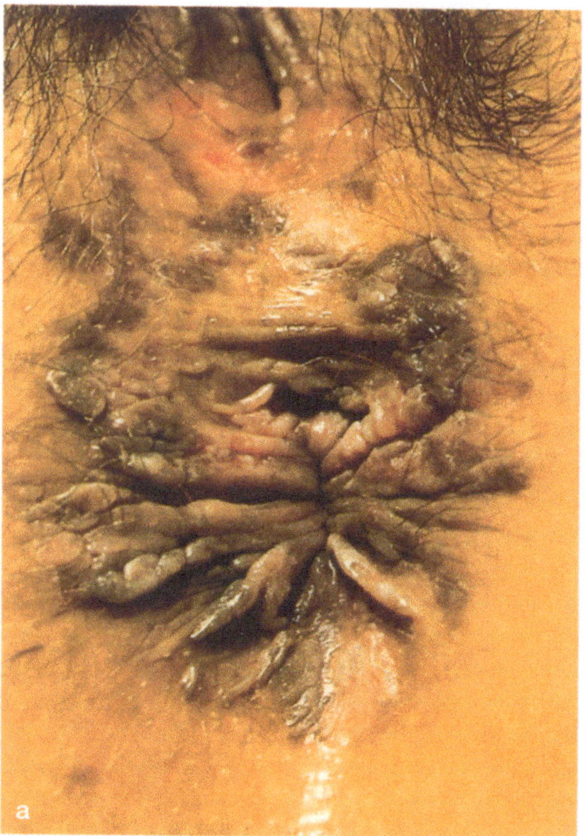

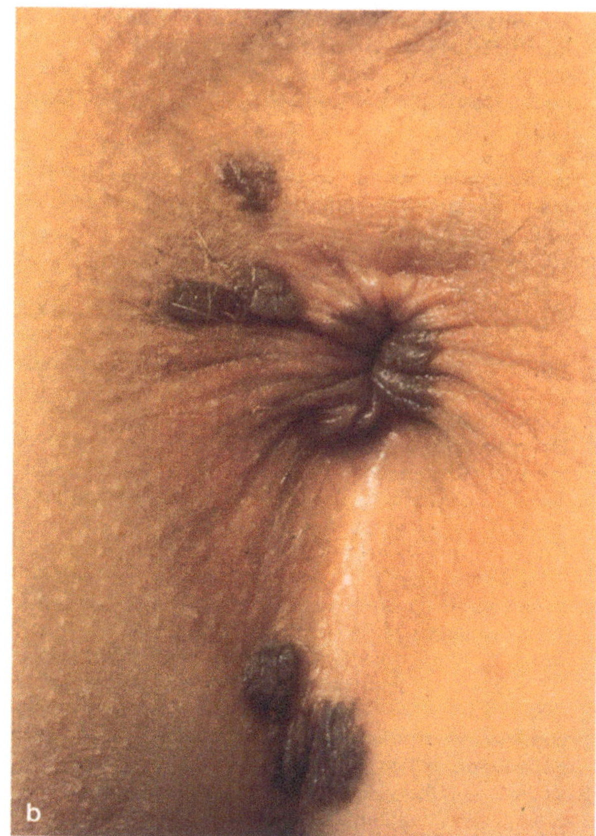

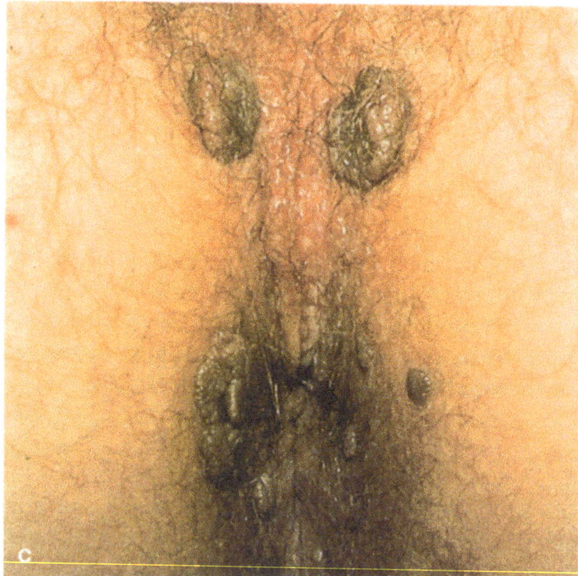

Abb. 2.44 a, b. Typische klinische Bilder der bowenoiden Papulose im Perianalbereich. c Verrucae seborrhoicae, histologisch nachgewiesen zum differenzialdiagnostischen Vergleich

Subjektive *Beschwerden* treten i. Allg. nicht auf. Allenfalls wird über leichten Juckreiz geklagt.

Der *Krankheitsverlauf* ist gekennzeichnet durch eine rasche Entwicklng der Papeln, wobei die Größenzunahme der Herde durch Neubildung und/oder Konfluenz erfolgt, sowie der Neigung zu rezidivfreien [12, 22] Spontanregressionen [4, 12]. Allerdings kann es trotz intensiver therapeutischer Maßnahmen auch zu hartnäckigen Rezidiven kommen [16].

DIAGNOSE

Zur Diagnosestellung ist die histologische Untersuchung unerlässlich und sollte bei Verdacht stets durchgeführt werden. Genauso unerlässlich ist die HPV-Typisierung bei chronischem Verlauf.

Das histologische Bild der bowenoiden Papulose (Abb. 2.45) ist mit dem des Morbus Bowen (S. 172 ff.) weitgehend identisch. Das heißt, der Pathologe ist nicht in der Lage, die beiden Krankheitsbilder allein anhand histologischer Schnitte zu unterscheiden [4, 5, 8, 12, 16, 17], was jedoch wegen der einzuschlagenden Therapie unverzichtbar erscheint.

Die notwendige Diagnosesicherung ist i. d. R. daher nur durch den Vergleich der histopathologischen

Tabelle 2.6. Klinische Differenzialdiagnose zwischen bowenoider Papulose und Morbus Bowen. (Nach Gross [5])

	Bowenoide Papulose	Morbus Bowen
Anamnese	Vorausgegangener Papillomvirusinfekt	Ggf. chronische Arsenzufuhr
Alter	20.–40. Lebensjahr	> 50 Jahre
Morphe	*Multiple*, samtartig bis verruköse *Läsionen* (vgl. S. 169 und Abb. 2.44)	In 60% der Fälle *Einzelherd* mit „psoriasiformem" oder, sofern erodiert, feinkörnig bis papillomatösem Aussehen (vgl. S. 172 und Abb. 2.46)
Lokalisation	Genital-, Perineal- und Perianalregion	Jede beliebige Hautstelle
Verlauf	In der Regel rasche Größenzunahme. Neigung zu Spontanremissionen. Rezidive möglich	Chronisch, sehr langsam progredient. Im Allg. nach Jahren karzinomatöse Entartung

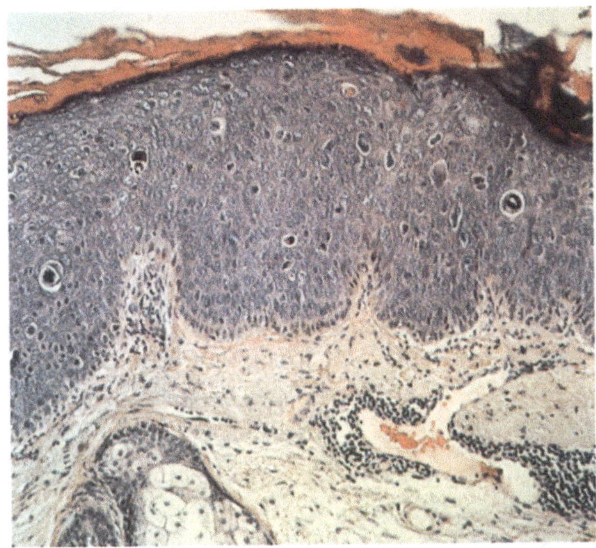

Abb. 2.45. Bowenoide Papulose. Pathologisch-histologisches Bild eines Carcinoma in situ. Basalzellschicht gut erhalten. Im Stratum Malpighi in lockerer Aussaat dyskeratotische Zellen verschiedener Größe. Im Papillarkörper Gefäße, z. T. seenartig erweitert und von Lymphozyten umgeben. HE-Färbung

Veränderungen mit dem klinisch-makroskopischen Erscheinungsbild unter gleichzeitiger Berücksichtigung entsprechender anamnestischer Daten möglich, was wiederum eine enge Kooperation zwischen Klinik und Pathologie voraussetzt [5, 6, 8, 19, 20, 21].

Die wichtigsten Kriterien zur klinischen Differenzialdiagnose zwischen bowenoider Papulose und Morbus Bowen sind in Tabelle 2.6 gegenübergestellt.

DIFFERENZIALDIAGNOSE

Am wichtigsten ist die Abgrenzung der bowenoiden Papulose zum Morbus Bowen. Die hierzu wesentlichen klinischen Unterscheidungsmerkmale zeigt Tabelle 2.6.

Weitere differenzialdiagnostisch in Betracht kommende Krankheitsbilder sind:

- Condylomata lata (Abb. 15.28),
- Condylomata acuminata (Abb. 2.42),
- Verrucae planae juveniles et vulgares,
- Verrucae seborrhoicae (Abb. 2.44 c, 3.25 f),
- Mollusca contagiosa (Abb. 2.37),
- Lichen ruber (Abb. 2.70),
- Psoriasis (Abb. 2.77),
- Lichen sclerosus et atrophicus (Abb. 2.62),
- Morbus Paget (Abb. 2.84),
- postskabiöse Granulome,
- Granuloma anulare,
- Papillomatosis coronae glandis,
- Erythroplasie Queyrat.

THERAPIE

Die Behandlung hängt letztlich von der Präzision der klinischen Diagnose ab. Sofern ein Morbus Bowen weitestgehend ausgeschlossen werden kann, erschien bisher in Anbetracht des günstigen Verlaufes und spontaner Remission eine abwartende Haltung ausreichend.

Mit dem Nachweis von HPV-16-DNA bzw. von anderen Risiko-HPV-Typen in der bowenoiden Papulose ist die Entfernung der Läsionen mit anschließenden engmaschigen Nachkontrollen zur Erfassung evtl. auftretender Rezidive vorzuziehen [1, 7, 8, 15].

In Betracht kommt sodann entweder die chirurgische Exzision, ggf. Kryochirurgie, die oberflächliche Elektro- bzw. Laserkoagulation oder bei umschriebenen Läsionen die topische Anwendung von 5-Fluorouracil. Auch die topische Anwendung von 5% Imiquimod Creme soll sich bewährt haben [23]. Als adjuvante topische Therapie wird Interferongel (z. B. Fiblaferon) und zur Rezidivprophylaxe Interferon (alpha/gamma) und aromatisches Retinoid (z. B. Acitretin) innerlich empfohlen [1, 3, 10, 19].

Literatur

1. Braun-Falco O, Plewig G, Wolff HH (1996) Dermatologie und Venerologie, 4. Aufl. Springer, Berlin Heidelberg New York Tokyo
2. Civatte J (1983) Die falschen Formen von Morbus Bowen an den Genitalschleimhäuten. Hautarzt 34: 298–305
3. Fierlbeck G (1993) Topische Interferon-Therapie: Kritische Bewertung. In: Braun-Falco O, Plewig G, Meurer M (Hrsg) Fortschritte der praktischen Dermatologie und Venerologie, Bd. 13. Springer, Berlin Heidelberg New York Tokyo, S 407–412
4. Friedrich EG (1972) Reversible vulvar atypia. A case report. Obstet Gynecol 39: 173–181
5. Gross G (1987) Lesions of the male and female external genitalia associated with human papillomaviruses. In: Syrjänen K, Gissmann L, Koss LG (eds) Papillomaviruses and human disease. Springer, Berlin Heidelberg New York Tokyo, pp 197–234
6. Gross G, Barrasso R (1997) Human papillomavirus infection. A clinical atlas. Ullstein/Mosby, München Chicago
7. Gross G et al. (1985) Papillomavirus infection of the anogential region: Correlation between histology, clinical picture and virus type. Proposal of a new nomenclature. J Invest Dermatol 85: 147–152
8. Gross G et al. (1985) Bowenoid Papulosis. Presence of human papillomavirus (HPV) structural antigens and of HPV 16-related DNA sequences in bowenoid papulosis. Arch Dermatol 121: 858–863
9. Gross G, Wagner D, Hauser-Brauner B, Ikenberg H, Gissmann L (1985) Bowenoide Papulose und Carcinoma in situ der Cervix uteri bei Sexualpartnern. Ein Beispiel für die Übertragbarkeit der HPV-16-Infektion. Hautarzt 36/8:465–469
10. Gross G, Krogh G von, Barrasso R (1997) Therapy – genitoanal lesions. In: Groß G, Krogh G von (eds) Human papillomavirus infections in dermatovenerology. CRC, Boca Raton, p 389
11. Grussendorf-Conen EJ (1988) HPV-16-induzierte pigmentierte bowenoide Papulose am Hals. Aktuel Dermatol 14: 317–319
12. Hagedorn M, Faber M (1979) Multizentrisches bowenoides Akanthom – ein neues Krankheitsbild im genito-analen Bereich. Aktuel Dermatol 5: 185–190
13. Hauser B, Gross G, Schneider A, Villiers EM de, Gissmann L, Wagner D (1985) HPV-16-related Bowenoid papulosis. Lancet 2/8446: 106
14. Höpfl R, Guger M, Widschwendter A (2001) Humane Papillomviren und ihre Rolle bei der Karzinogenese. Hautarzt 52: 834–846
15. Ikenberg H, Gissmann L, Gross G, Grussendorf-Conen EI, zur Hausen H (1983) Human papillomavirus type 16 related DNA in genital Bowen's disease and in Bowenoid Papulosis. Int J Cancer 32: 563–565
16. Kopf AW, Bart RS (1977) Tumor conference No 11. Multiple bowenoid papules of the penis: a new entity? J Dermatol Surg Oncol 3: 265–269
17. Lloyd KM (1970) Multicentric pigmented Bowen's disease of the groin. Arch Dermatol 101: 48–51
18. Majewski S, Jablonska S (1997) Human papillomavirus – associated tumors of the skin and mucosa. J Am Acad Dermatol 36/5: 659 ff.
19. Materna U, Zabel M, Hettwer H (1996) Frühinvasives Plattenepithelkarzinom bei bowenoider Papulose (VIN III) Triggerung durch virale (HPV 16-) und bakterielle (Chlamydien-) Infektionen? Z Hautkrankht 1: 15–20
20. Palefsky J (1997) HPV related disease in immunosuppressed individuals. In: Gross G, Krogh G von (eds) Human papillomavirus infections in dermatovenerology. CRC, Boca Raton, p 227
21. Schwartz RA, Janninger CK (1991) Bowenoid papulosis. J Am Acad Dermatol 24: 261–264
22. Wade TR, Kopf AW, Ackerman AB (1979) Bowenoid papulosis of the Genitalia. Arch Dermatol 115: 306–308
23. Wigbels B, Luger T, Metze D (2001) Imiquimod – eine neue Therapiemöglichkeit der bowenoiden Papulose? Hautarzt 52/2: 128–131
24. Zachow KR, Ostrow RS, Bender M et al. (1982) Detection of human papillomavirus DNA in anogenital neoplasias. Nature 300: 771–773

2.13.4 Morbus Bowen

Das 1912 von John T. Bowen [4] erstmals beschriebene Krankheitsbild Morbus Bowen, auch bekannt unter den *Synonyma*: Bowen-Dermatose, Bowen-Epitheliom, Dermatitis praecancerosa Bowen, Epithelioma in situ, intraepitheliales Epitheliom, stellt ein chronisch-entzündliches, intraepidermal gelegenes *Carcinoma in situ* mit charakteristischen Zellatypien dar.
Überwiegend betrifft der Morbus Bowen, der als Solitärläsion, u. U. aber auch in Form multipler Herde [7] auch im Analkanal und Perianalbereich auftreten kann, geschlechtsunabhängig [2] Patienten zwischen dem 50. und 80. Lebensjahr [11, 15].

Ätiologie

Bei der Entstehung eines Morbus Bowen scheinen neben der Altersdisposition verschiedene kanzerogene Faktoren gleichzeitig oder in der zeitlichen Abfolge bedeutsam zu sein. Am bekanntesten sind chronische Arsenintoxikation (arsenhaltiger Haustrunk der Winzer, Medikamente usw.) und ionisierende Strahlenschäden.
Mittlerweile geht man davon aus, dass der Morbus Bowen gerade im perianalen Bereich durch eine Infektion mit humanen Papillomviren, insbesondere des Typs HPV 16, hervorgerufen werden kann. Dieses Virus konnte in Morbus Bowen wie auch bowenoiden Papulosebiopsien nachgewiesen werden [9, 12, 17].
Vermutlich spielen in der Ätiopathogenese des Morbus Bowen jedoch noch eine ganze Reihe weiterer, bislang unbekannter Faktoren eine Rolle [9].

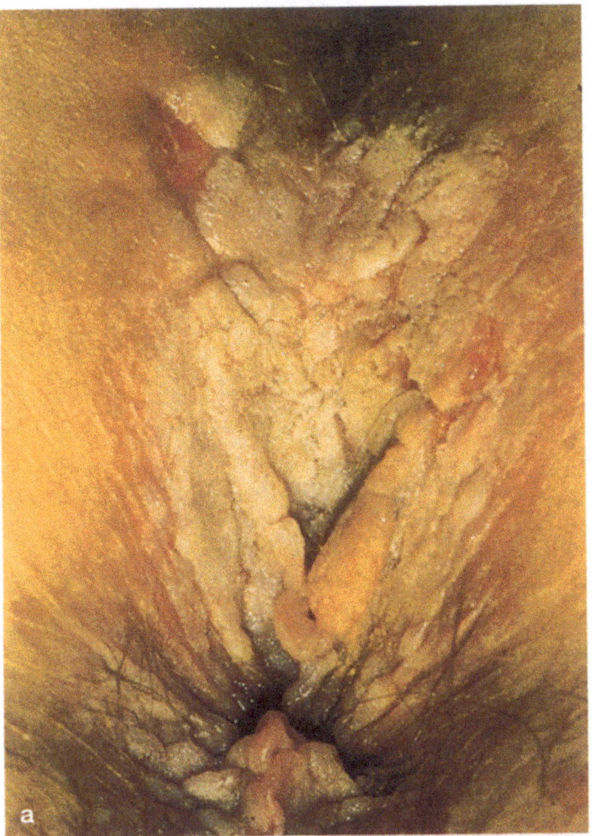

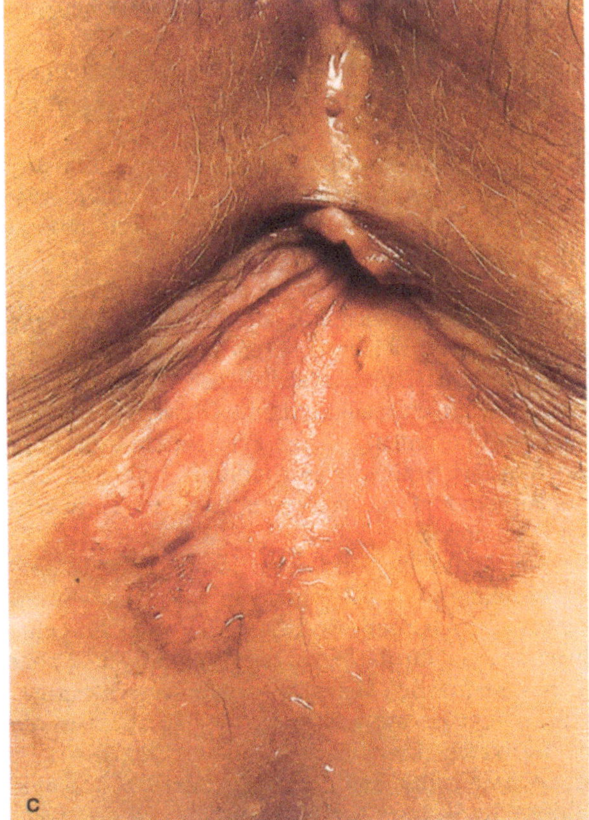

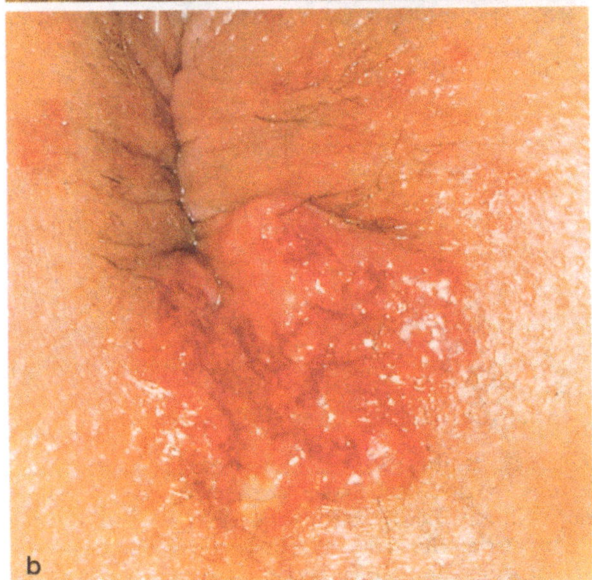

Abb. 2.46 a–c. Morbus Bowen der Perianalregion

KLINIK

Das klinische *Erscheinungsbild* des sowohl an jeder beliebigen kleidungsbedeckten oder unbedeckten Hautstelle wie auch an den Schleimhäuten bzw. Halbschleimhäuten vorkommenden Morbus Bowen wird geprägt von entzündlich geröteten, nicht oder geringgradig erhabenen, hyperkeratotischen oder krustös-schuppenden, scharf begrenzten und damit psoriasiform bis ekzematoid erscheinenden, bis mehrere Zentimeter großen Läsionen.

Bei Vorliegen multipler Herde – was bei etwa einem Drittel aller Fälle zutrifft – kann es durch Konfluenz zu polyzyklischer Begrenzung und infolge gelegentlicher zentraler Involution zur Randbetontheit kommen. Nach Ablösen der weißlichen bis graugelblichen Schuppenkrusten etwa durch Mazerationsvorgänge in intertriginösen Bereichen wie etwa in den Anokruralfalten imponieren Morbus-Bowen-Läsionen als mehr oder weniger unscharf begrenzte, leicht infiltrierte, erosiv nässende, granulär bis papillomatöse, ggf. vegetierende Erytheme (Abb. 2.46). Demgegenüber zeigt sich der Morbus Bowen im Bereich der Schleimhäute bzw. Halbschleimhäute als scharf begrenzter, auffällig geröteter, samtartig erscheinender Herd („Erythroplasie") ggf. mit leukoplakieartigen, keratotischen Auflagerungen.

Ein gleichzeitiges Auftreten von Haut- und Schleimhautläsionen soll sehr selten sein.

Über subjektive *Beschwerden* wird, von gelegentlich geringgradigem Juckreiz abgesehen, i. d. R. nicht geklagt.

Der *Verlauf* des Morbus Bowen ist chronisch und durch sehr langsame, unregelmäßige periphere Ausbreitung gekennzeichnet. Eine Neigung zu spontaner Regression besteht nicht.

Bei 2–20% der Fälle soll es allerdings meist erst nach vieljähriger Latenz durch Überschreitung der Basalmembran infolge endophytisch-infiltrierenden und destruierenden Wachstums zur Entstehung eines Stachelzellkarzinoms (Bowen-Karzinom, Abb. 2.47) kommen, das die zytologischen Charakteristika des präinvasiven Stadiums beibehält und eine höhere Metastasierungsquote als ein Spinaliom der Haut aufweisen soll.

Eine nach jahrelangem Bestand auftretende Ulzerationsneigung gilt als Zeichen von einsetzendem, invasivem Wachstum, wodurch sich die *Prognose* durch die Gefahr der bevorzugt lymphogenen, aber auch hämatogenen Metastasierungen verschlechtert.

Seit langem ist umstritten, ob der Morbus Bowen als Indikatorerkrankung für andere internistische Malignome gelten kann. In einer kürzlich durchgeführten Studie mit über 1100 Patienten ist dies nicht bestätigt worden [13]. Auch eine andere Studie konnte bei Morbus Bowen speziell der Perianalregion kein erhöhtes Risiko zeigen [19]. Dennoch haben Patienten mit einer Arseneinnahme in der Anamnese und Morbus Bowen tatsächlich ein unumstritten höheres Risiko, sodass eine gründliche Durchuntersuchung der Patienten angezeigt ist. Insbesondere sollten hierbei Malignome des Atem-, Gastrointestinal- und Urogenitaltraktes ausgeschlossen werden.

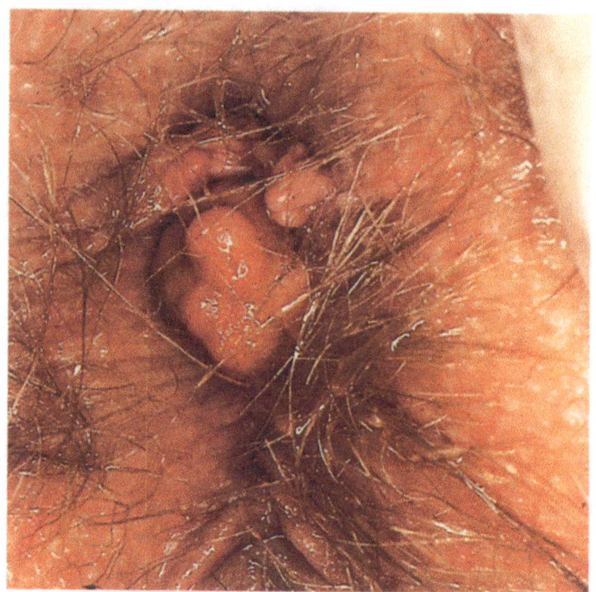

Abb. 2.47. Histologisch gesichertes Bowen-Karzinom auf der warzigen Oberfläche eines nach Pressen prolabierenden Analfibroms bei einem 37-jährigen HIV-infizierten Patienten

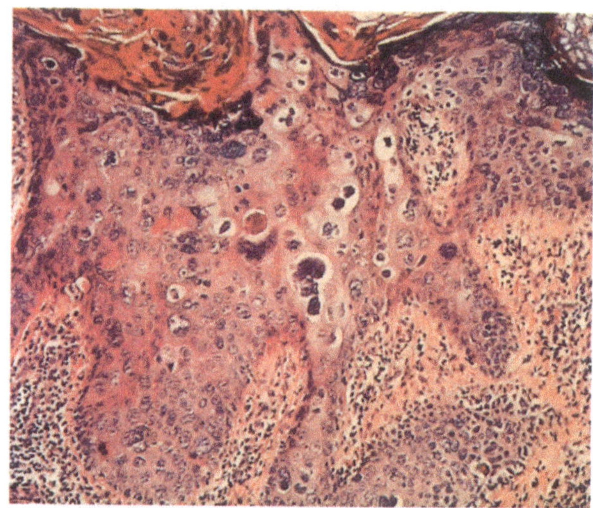

Abb. 2.48. Morbus Bowen. Unregelmäßig akanthotisches Epithel. Stachelzellen finden sich einzeln oder in Haufen mit teilweise blasig aufgetriebenem und verklumptem Kernmaterial. Hornschicht verbreitert und parakeratotisch verhornend. Im Papillarkörper starke Stromareaktion. HE-Färbung

DIAGNOSE

Ein Morbus Bowen lässt sich vom klinischen Bild her, das allerdings recht variabel sein kann, zwar vermuten, eindeutig zu diagnostizieren ist er jedoch nur durch die histologische Untersuchung unter Berücksichtigung des zur Abgrenzung der bowenoiden Papulose auf S. 169 ff. Dargelegten.

Die charakteristischen histopathologischen Merkmale zeigt die Abb. 2.48.

DIFFERENZIALDIAGNOSE

Aus therapeutischen Gründen ist eine sichere Abgrenzung des Morbus Bowen zur bowenoiden Papulose (S. 171 ff.) unverzichtbar. Da beide ein nahezu identisches histologisches Bild aufweisen können, ist die Klärung der Diagnose meist nur durch Hinzuziehung klinischer Daten möglich. Die zur differenzialdiagnostischen Unterscheidung dieser beiden Erkrankungen wesentlichen klinischen Merkmale sind in Tabelle 2.6 gegenübergestellt.

Weitere differenzialdiagnostisch ggf. in Betracht kommende Krankheitsbilder bei Vorliegen eines perianalen Morbus Bowen sind insbesondere:

- Psoriasis inversa (Abb. 2.77),
- isolierte psoriasiforme oder seborrhoische Ekzemherde,
- flache seborrhoische Warzen,
- Morbus Paget (Abb. 2.84),
- oberflächliche pagetoide Basaliome (Abb. 3.13),
- beginnendes Plattenepithelkarzinom (Abb. 3.15),
- Lues II (Abb. 15.28),
- Lichen ruber planus (Abb. 2.58),
- Lupus vulgaris (Abb. 15.20),
- Langerhanszell-Histiozytose (Abb. 2.85, 2.86),
- Condylomata acuminata (Abb. 2.42),
- Balanitis plasmacellularis (Zoon),
- Erythroplasie Queyrat.

Die Morbus-Bowen-Schleimhautveränderungen im Enddarmbereich können im klinischen Bild leukoplakischen Lichen-ruber-Herden ähneln.

THERAPIE

Da es sich beim Morbus Bowen um ein spontan nicht rückbildungsfähiges Carcinoma in situ handelt und eine mögliche Umwandlung in ein invasiv wachsendes Karzinom nicht abzuschätzen ist, besteht die Therapie der Wahl in der Exzision der betroffenen Bereiche.

In Betracht kommt neben der chirurgischen bzw. elektrochirurgischen Entfernung im Gesunden u. U. auch die Elektrodesikkation mit nachfolgender Kürettage. Auch die Kryotherapie mit Kohlensäureschnee oder flüssigem Stickstoff sowie die topische Applikation von 5-Fluorouracil (Efudix) hat sich bewährt. Die Kombination von 5-Fluorouracil mit Etretinat, das oral verabreicht wird, kann ebenfalls als eine Alternative zum chirurgischen Eingriff gesehen werden [6, 10, 16, 19, 20].

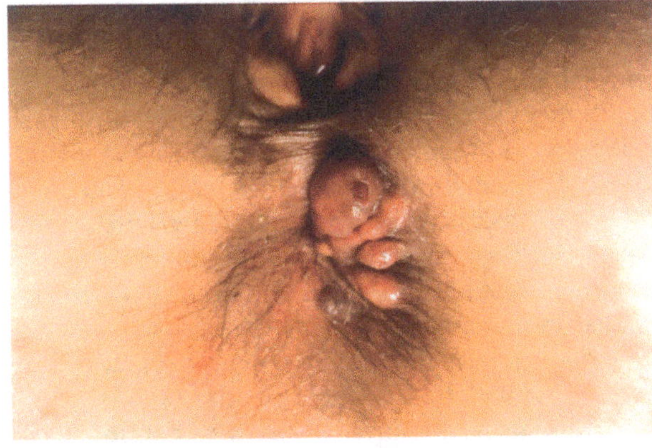

Abb. 2.49. Analkarzinom vom bowenoiden Typ. T_4-Stadium, inoperabel, Analkanal, Scheide und Beckenboden infiltrierend. Komplette Remission durch kombinierte Radio-/Chemotherapie

Schließlich spricht der Morbus Bowen auch gut auf eine Röntgen-Weichstrahltherapie an [5] (Abb. 2.49). Diese Therapie sollte jedoch im Genitoanalbereich nicht angewendet werden, da nicht auszuschließen ist, dass es bei Anwesenheit von HPV-DNA zu einer späteren malignen Entartung kommt. Dagegen scheint sich die photodynamische Therapie als eine mögliche Behandlungsoption abzuzeichnen [18].

Findet sich bereits eine Beteiligung des Kontinenzorgans, kann die abdominoperineale Rektumamputation angezeigt sein.

Abschließend sei darauf hingewiesen, dass insbesondere bei bereits länger bestehenden Morbus-Bowen-Herden einer gewissenhaften Überprüfung aller Randbereiche größte Bedeutung zukommt. Außerdem sind, um Rezidive rechtzeitig zu erkennen, konsequente Nachkontrollen unverzichtbar.

Literatur

1. Andersen SLC, Nielsen A, Reymann F (1973) Relationship between Bowen disease and internal malignant tumors. Arch Dermatol 108: 367
2. Beck SC (1933) Epitheliome. In: Jadassohn J (Hrsg) Handbuch der Haut- und Geschlechtskrankheiten. Bd XII/3. Springer, Berlin, S 433
3. Berger BW, Hori Y (1978) Multicentric Bowen's disease of the genitalia. Arch Dermatol 114: 1698
4. Bowen JT (1912) Precancerous dermatoses: A study of 2 cases of chronic atypical epithelial proliferation. J Cutan Dis 30: 241
5. Braun-Falco O, Plewig G, Wolff HH (1996) Dermatologie und Venerologie, 4. Aufl. Springer, Berlin Heidelberg New York Tokyo
6. Cleary RK, Schaldenbrand JD, Fowler JJ, Schuler JM, Lampman RM (2000) Treatment options for perianal Bowen's disease: survey of American Society of Colon and Rectal Surgeons Members. Am Surg 66/7:686–688
7. Gebbers J-O, Laissue J-A (1984) Pathologie der Analtumoren. Schweiz Rundschau Med (Praxis) 27: 847–862
8. Graham JH, Helwig EB (1959) Bowen's disease and its relationship to systemic cancer. Arch Dermatol 80: 133
9. Gross G (1987) Lesions of the male and female external genitalia associated with human papillomaviruses. In: Syrjänen K, Gissmann L, Koss LG (eds) Papillomaviruses and human disease. Springer, Berlin Heidelberg New York Tokyo, p 197
10. Gross G, Krogh G von, Barrasso R (1997) Therapy-genitoanal lesions. In: Gross G, Krogh G von (eds) Human papillomavirus infections in dermatovenerology. CRC, Boca Raton, p 389
11. Höpfl R, Guger M, Widschwendtner A (2001) Humane Papillomviren und ihre Rolle bei der Karzinogenese. Hautarzt 52: 834–846
12. Ikenberg H, Gissmann L, Gross G, Grussendorf-Conen EJ, zur Hausen H (1983) Human papillomavirus type-16-related DNA in genital Bowen's disease and in bowenoid papulosis. Int J Cancer 32: 563–565
13. Jaeger AB, Gramkow A, Hjalgrim H, Melbye M, Frisch M (1999) Bowen disease and risk of subsequent malig-

nant neoplasms: a population-based cohort study of 1147 patients. Arch Dermatol 135/7: 790–793

14. Krogh G von, Gross G, Barrasso R (1997) Warts and HPV-related squamous cell tumors of the genitoanal area in adults. In: Gross G, Krogh G von (eds) Human papillomavirus infections in dermatovenerology. CRC, Boca Raton, p 259
15. Majewski S, Jablonska S (1997) Human papillomavirus - associated tumors of the skin and mucosa. J Am Acad Dermatol 36/5: 659–685.
16. Marchesa P, Fazio VW, Oliart S, Goldblum JR, Lavery IC (1997) Perianal Bowen's disease: a clinicopathologic study of 47 patients. Dis Colon Rectum 40/11: 1286–1293
17. Nordin P, Stenquist B, Hansson BG (1994) Joint occurence of human papillomavirus type 16 DNA in Bowen's disease on a finger and in dysplasia of the vulva and the uterine cervix. Br J Dermatol 131/5: 740
18. Runfola MA, Weber TK, Rodriguez-Bigas MA, Dougherty TJ, Petrelli NJ (2000) Photodynamic therapy for residual neoplasms of the perianal skin. Dis Colon Rectum 43/4: 499–502
19. Sarmiento JM, Wolff BG, Burgart LJ, Frizelle FA, Ilstrup DM (1997) Perianal Bowen's disease: associated tumors, human papillomavirus, surgery, and other controversies. Dis Colon Rectum 40/8: 912–918
20. Schmidt K-U, Wiskemann A, Mensing H (1986) Etretinat und 5-Fluorouracil bei intraanalem M. Bowen. Der Hautarzt 37: 278–280
21. Thestrup-Pedersen K et al. (1988) Morbus Bowen. A description of the disease in 617 patients. Acta Dermatol Venerol (Stockh) 68: 236–239

2.13.5 Verruköses Karzinom

Das verruköse Karzinom stellt mittlerweile eine eigene klinisch-pathologische Entität dar. Unter diesem Begriff werden folgende Erkrankungen zusammengefasst:

- Buschke-Löwenstein-Tumor [1, 2] (*Synonyma*: Condyloma gigantum, genitale Riesenwarzen). Am häufigsten sind diese am Penis lokalisiert, aber sie können auch im Analkanal oder perianal vorkommen;
- Floride orale Papillomatose (Synonyma: Ackerman-Tumor, verruköses Karzinom der Mundschleimhaut);
- Epithelioma cuniculatum (*Synonyma*: plantare Riesenwarze);
- Papillomatosis cutis carcinoides (Gottron).

All diese Läsionen nehmen rasch an Größe zu, sind oft therapieresistent und werden daher schon meist aufgrund der Klinik und des Verlaufs als Malignome eingestuft. Sie zeigen eine blande Histologie und metastasieren nur selten, weshalb sie in manchen Nomenklaturen fälschlicherweise als Pseudokarzinome bezeichnet wurden [13].

ÄTIOLOGIE

In fast allen dieser Tumoren konnte HPV nachgewiesen werden. Bei Buschke-Löwenstein-Tumoren wurden am häufigsten HPV 6 und 11 gefunden, bei anderen perianalen Tumoren HPV 16. HPV 6 und 11 zählen eher zu den „Low-risk-Subtypen“ mit oft längerer Latenz bis zu einer potenziellen Kanzerisierung im Gegensatz zum High-risk-Subtyp HPV 16 [7, 9]. Bei HIV-positiven Patienten ist die Wahrscheinlichkeit, HPV nachzuweisen, noch höher [5]. Außerdem scheinen noch einige Kofaktoren wichtig zu sein. So stellt z. B. an der Mundschleimhaut Tabakkonsum einen signifikanten Risikofaktor dar. An der Haut wurden rezidivierende Traumata und chronische Entzündungen wie bei Acne inversa als Risikofaktoren beschrieben, die aber oftmals wohl nicht ursächlich, sondern sekundär nach Entstehen eines langsam wachsenden viralen Tumors hinzugetreten sein könnten [4].

KLINIK

Die typische perianale Läsion ist eine große Geschwulst mit blumenkohlartiger Oberfläche (Abb. 2.50 a,b). Diese kann eine Größe von bis zu über 10 cm annehmen. Da die Oberfläche aus Krypten und Spalten besteht, kann sich der Tumor oft ausbreiten oder entfalten. Auch kann die Oberfläche papillomatös oder erodiert sein. Nicht selten finden sich auch übelriechende Absonderungen. Auch wenn kleinere Läsionen eher weniger dramatisch erscheinen, ähneln sie ansonsten den oben beschriebenen „warty carcinoma of the anus“, (Abb. 2.51) [10]. Manchmal findet sich ein diskreter Knoten innerhalb eines größeren Tumors, dieser Bereich scheint dann besonders schnell zu wachsen.

DIAGNOSE

Die Diagnose wird histologisch gestellt. Über Jahre wurden Pathologen durch das überall vorhandene papillomatöse Muster, die langsam verdrängend wachsenden, verplumpten Reteleisten, die blande Zytologie und durch das Fehlen von perineuraler oder intravaskulärer Ausbreitung fehlgeleitet. Daher wurde der Begriff verruköses Karzinom anfangs nur sehr zögerlich angenommen und diese Tumoren zunächst als therapieresistente Riesenwarzen unter den o. g. Namen diagnostiziert. Erst als das klinische Potential dieser Läsionen klar wurde, stellte man die Diagnose eines verrukösen Karzinoms regelrecht anhand der Histologie (Abb. 2.52 a,b). Innerhalb eines solchen Tumors können Foci eines invasiven spinozellulären Karzinoms gefunden werden, oftmals in der Tiefe. Aus diesen aggressiven

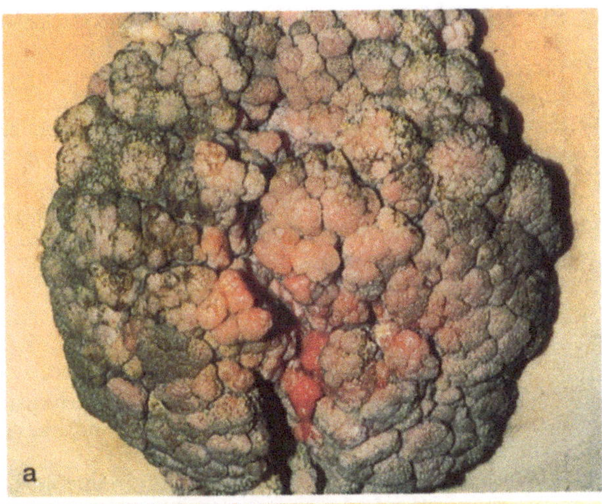

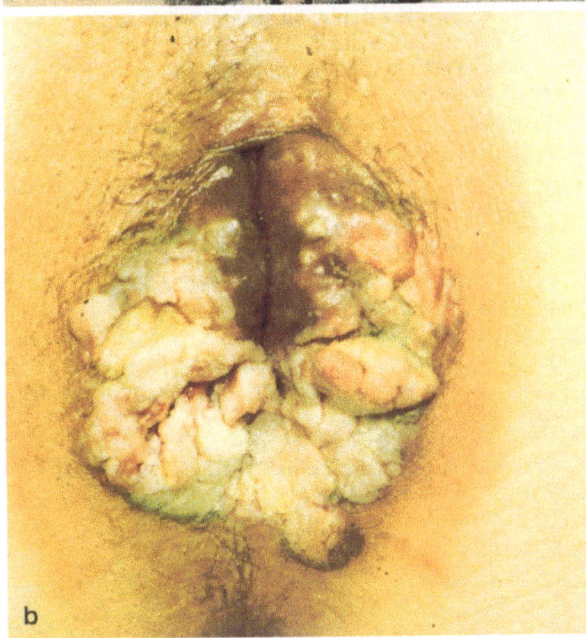

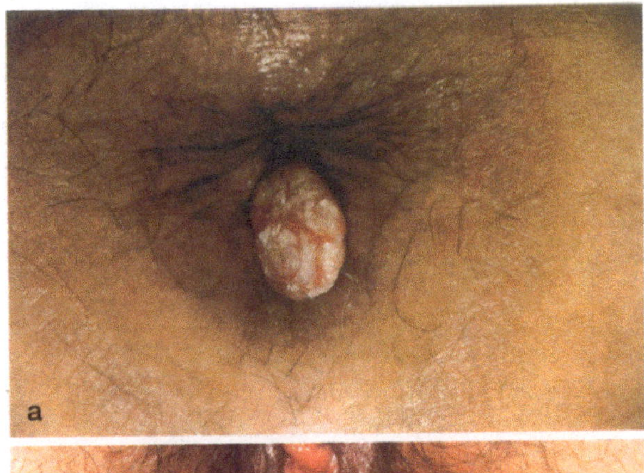

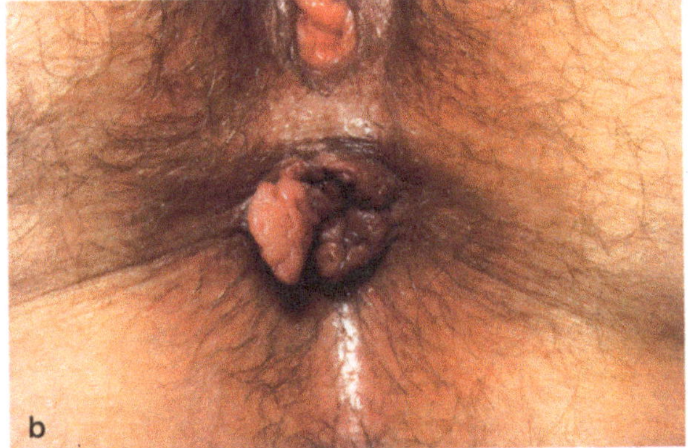

Abb. 2.51 a, b. Verruköses Analkarzinom (Ackerman-Tumor)

◁

Abb. 2.50. a Condylomata acuminata gigantea Buschke-Löwenstein der Analregion. **b** Verruköses Karzinom, auf 25 Jahre bestehenden und nicht behandelten Condylomata acuminata entstanden

Anteilen ist eine Metastasierung denkbar. Zur weiteren Bestätigung der Diagnose ist eine Untersuchung des Gewebes auf HPV möglich, allerdings bei typischer Klinik und Diagnose nicht zwingend erforderlich.

DIFFERENZIALDIAGNOSE

Differenzialdiagnostisch zu unterscheiden sind folgende Krankheitsbilder:

- Verrucae vulgares,
- Condylomata acuminata,
- bowenoide Papulose,
- Analkarzinom (Abb 3.15),
- Basaliome (Abb. 3.13, 3.14),
- Morbus Paget.

THERAPIE

Die Therapie der Wahl ist die ausreichende Exzision im Gesunden mit Schnittrandkontrolle. In älteren Berichten wurden oft hohe Rezidivraten beschrieben bei Patienten, die anfangs nicht adäquat therapiert worden waren. Da das verruköse Karzinom als ein gut differenziertes Plattenepithelkarzinom angesehen wird, wird eine zusätzliche Therapie nicht empfohlen, soweit die Läsionen richtig diagnostiziert und korrekt chirurgisch versorgt wurden.

In älteren Berichten wurde eine Verschlechterung der Prognose nach Strahlenbehandlung beschrieben. Bei vielen dieser Patienten wurde vermutlich HPV durch die Bestrahlung nicht eliminiert; möglicherweise führte die Bestrahlung sogar zu einer Transformation in eine aggressivere Form dieses

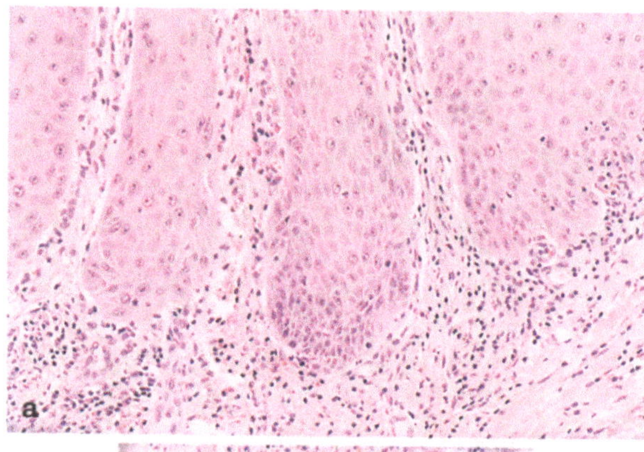

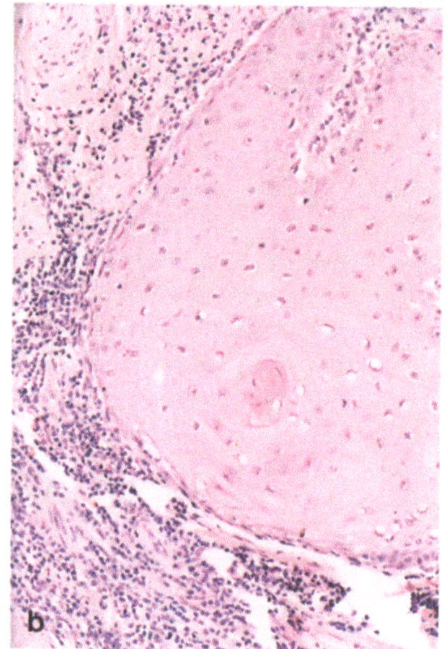

Abb. 2.52 a, b. Verruköses Karzinom. **a** Relativ benignes Bild mit Papillomatose und Akanthose, **b** bei höherer Vergrößerung, kaum Atypien oder Mitosen

Tumors. Mit den neueren zur Verfügung stehenden Bestrahlungsgeräten stellt die Bestrahlung jedoch dennoch in ausgesuchten Fällen eine Therapiealternative dar [12]. Postoperative Bestrahlung und Chemotherapie werden lediglich für sehr große Läsionen empfohlen, bei denen entweder die Schnittränder schwer zu beurteilen sind oder eine komplette Exzision nicht mit Sicherheit gewährleistet werden kann. In einer Studie wurde vorgeschlagen, beide Ansätze zu kombinieren [3].

Literatur

1. Buschke A, Löwenstein L (1925) Über carcinomähnliche Condylomata acuminata des Penis. Klin Wochenschr 4: 1726
2. Buschke A, Löwenstein L (1932) Über die Beziehungen von spitzen Kondylomen zu Karzinomen des Penis. Dtsch Med Wochenschr 58:809
3. Chu QD, Vezeridis MP, Libbey NP, Wanebo HJ (1994) Giant condyloma acuminatum (Buschke-Lowenstein tumor) of the anorectal and perianal regions. Analysis of 42 cases. Dis Colon Rectum 37/9: 950–957
4. Cosman BC, O'Grady TC, Pekarske S (2000) Verrucous carcinoma arising in hidrademitis suppurativa. Int J Colorectal Dis 15: 342–346
5. Cuesta KH, Palazzo JP, Mittal KR (1998) Detection of human papillomavirus in verrucous carcinoma from HIV-seropositive patients. J Cutan Pathol 25/3: 165–170
6. Hohenleutner U et al. (1989) Condylomata acuminata gigantea (Buschke-Löwenstein-Tumor). Dtsch Med Wochenschr 113: 985–987
7. Höpfl R, Guger M, Widschwendtner A (2001) Human Papillomviren und ihre Rolle bei der Karzinogenese. Hautarzt 52: 834–846
8. Löwenstein L (1939) Carcinoma-like Condylomata acuminata of the penis. Surg Clin N Am 23: 789
9. Majewski S, Jablonska S (1997) Human papillomavirus – associated tumors of the skin and mucosa. J Am Acad Dermatol 36/5: 659–685
10. Noel JC, Sornin De Leysat C, Peny MO, De Stadt J van, Fayt I, De Dobbeleer G (2001) Warty carcinoma of the anus: a variant of a squamous cell carcinoma associated with anal intraepithelial neoplasia and human papillomavirus infection. Dermatology 203/3: 262–264
11. Richter M et al. (1995) Plattenepithelkarzinom in einem perianalen Buschke-Löwenstein-Tumor. Coloproctology 5: 236–239
12. Sobrado CW, Mester M, Nadalin W, Nahas SC, Bocchini SF, Habr-Gama A (2000) Radiation-induced total regression of a highly recurrent giant perianal condyloma. Report of a case. Dis Colon Rectum 43: 257–260
13. Vandeweyer E, Sales F, Deraemaecker R (2001) Cutaneous verrucous carcinoma. Br J Plast Surg 54/2: 168–170

2.14 Epizootien

Epizootien sind Hautkrankheiten, die durch tierische, von außen die Haut befallende Parasiten hervorgerufen werden und in wärmeren Bereichen häufiger auftreten als in gemäßigten Klimazonen.
Als begünstigende Faktoren gelten insbesondere mangelhafte hygienische Verhältnisse, internationaler Tourismus und Promiskuität.
Von den Epizootien im engeren Sinne, zu denen die auf bzw. in den oberen Hautschichten lebenden Ektoparasiten zählen, werden solche im weiteren Sinne unterschieden, die durch bestimmte, nicht permanent auf der Haut stationäre Insekten wie Bienen, Wespen, Hornissen, Mücken usw. hervorgerufen werden.
Die für den Menschen wichtigsten Erreger von Ektoparasitosen im eigentlichen Sinne sind unter den Kerbtieren insbesondere die Läuse (Kopf-, Kleider-, Filzlaus), Wanzen (Bettwanze), Flöhe, vor allem der

Menschen-, Hunde-, Katzen-, Ratten-, Hühner- und der auch einmal die Perianalregion befallende, jedoch nur in tropischen Bereichen und damit bei uns nur relativ selten in Erscheinung tretende Sandfloh sowie unter den Spinnentieren neben einer ganzen Reihe verschiedener bevorzugt bestimmte Haustiere befallender Milbenarten insbesondere die sog. Krätzemilbe.
Für die proktologische Sprechstunde kommt allenfalls der Skabies und der Pediculosis pubis besondere Bedeutung zu.
Nachfolgend soll daher nur auf diese beiden Krankheitsbilder näher eingegangen werden.

2.14.1 Skabies

Die Skabies stellt eine seit dem Altertum bekannte, vor allem in Zeiten größerer Verwahrlosung (Kriege, Seuchen u. Ä.) auftretende Milbeninfektion der Epidermis dar.
Unabhängig von derartigen Ereignissen waren wohl aufgrund einer wechselnden Immunitätslage der Bevölkerung Häufigkeitswellen der Skabiesepidemien in den Jahren 1920, 1935, 1950, 1965 und 1980 festzustellen [10, 13, 20]. In den letzten 20 Jahren wurden solche Zyklen nicht mehr beobachtet. Obwohl die Anzahl der Erkrankungen relativ stabil geblieben zu sein scheint, verdient die Skabies erhöhte Aufmerksamkeit, da sie häufiger in Zusammenhang mit HIV/Aids gesehen wird [3].
Jeder proktologisch tätige Arzt sollte daher auch mit diesem immer noch aktuellen, weltweit auftretenden Krankheitsbild vertraut sein.

ERREGER

Der Erreger der Krätze ist die Skabiesmilbe *(Sarcoptes scabiei)* (Abb. 2.53). Das 0,3–0,4 mm große Weibchen, das etwa doppelt so groß ist wie das Männchen, gräbt meist mehrere Millimeter, selten sogar Zentimeter lange Gänge in die Hornschicht, die mit Gewebstrümmern, Kot (Skybala) und Eiern gefüllt sind. Die weibliche Milbe, die im Durchschnitt 2 Monate alt wird, befindet sich stets unter dem sog. „Milbenhügel", dem blinden Ende eines solchen Ganges. Das männliche Tier sitzt in ausgegrabenen flachen Mulden der Hornschicht auf der Hautoberfläche und geht sogleich nach der Kopulation zugrunde. Die Entwicklung vom Ei über ein Larven- und zwei Nymphenstadien bis zur geschlechtsreifen Milbe dauert etwa 14 Tage.

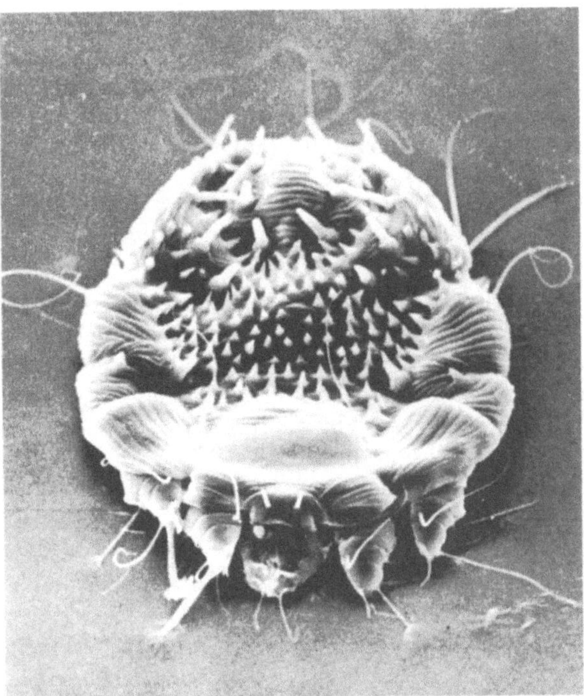

Abb. 2.53. Skabiesmilbe *(Sarcoptes scabiei)*

EPIDEMIOLOGIE

Zu einem auffälligen Morbiditätsanstieg der Krätze kommt es insbesondere aus folgenden Gründen:

- Veränderte Immunitätslage: Eine geringere Durchseuchung der Bevölkerung in den Jahren zuvor bewirkte eine Verminderung der Resistenz, wodurch die Ausbreitung dieser Ektoparasitose wieder begünstigt wurde.
- Massentourismus, auch in solche Länder, in denen die Skabies noch einen höheren Durchseuchungsgrad aufweist.
- Zunehmende Promiskuität, Indolenz der Patienten aus der Drogenszene.
- Erschwerte Erfassung und Mitbehandlung von Infektionsketten aufgrund der genannten Ursachen.
- Häufige Fehlbehandlung infolge unzureichender Kenntnis des Krankheitsbildes, wobei die Infektkette erhalten blieb.

Wegen ihres relativ seltenen Auftretens in den Jahren 1950 bis 1965 wurde die Skabies damals oft erst nach längerer Fehlbehandlung diagnostiziert. Insbesondere kann durch die Anwendung von Kortikosteroidexterna wie bei vielen anderen Dermatosen [21] das Bild der Krätze u. U. über einen längeren Zeitraum verschleiert werden. Auch gewissenhafte hygienische Maßnahmen können das Erscheinungsbild so stark unterdrücken, dass die Diagnosestellung oft sehr erschwert wird („gepflegte Krätze").

Die *Inkubation* beträgt 3–6 Wochen. Erst danach treten die zur Erkennung typischen Hautveränderungen auf, sodass der Erkrankte vor der Diagnosestellung bereits mehrere Personen infiziert haben kann.

Die *Übertragung* erfolgt i.d.R. durch direkten Körperkontakt, nur in seltenen Fällen durch Kleidungsstücke. Besonders in der Bettwärme verlassen die Milben ihre Gänge bzw. Schlupfwinkel in der Hornschicht. Da der Parasit nur maximal 3 Tage in Kleidungsstücken überleben kann, genügt es, solche Wäsche 3–4 Tage nicht mehr zu benützen, um die Infektkette zu unterbrechen.

KLINIK

Erscheinungs- und *Beschwerdebild.* Kennzeichnend sind 0,2–0,5 cm lange, meist geknickte oder leicht bogenförmige Gänge, an deren Ende die weibliche Milbe sitzt. Durch heftigen Juckreiz, besonders in der Bettwärme entsteht durch oft sekundär impetiginisierte Kratzeffekte ein multiformes Bild: Neben Exkoriationen finden sich Ekzematisationen in Form von Bläschen, Pusteln, Nässen und Krustenbildung (vgl. Abb. 2.54).

Da in die Haut eingedrungene Milben zu einer immunbiologischen Auseinandersetzung zwischen Parasiten und Organismus führen, hängt die Ausprägung des klinischen Bildes weitgehend von der Immunitätslage des betreffenden Patienten ab. So ist es zu verstehen, dass in stärker durchseuchten Gebieten, etwa in unterentwickelten Ländern, eine ausgeprägte Symptomatik der Skabies nur noch bei nicht resistenten Personen, also Kindern anzutreffen ist.

So tritt bei verminderter Abwehrbereitschaft der Haut bei debilen, kachektischen oder solchen Patienten, bei denen die Immunabwehr medikamentös oder krankheitsbedingt (s. Aids, S. 467) vermindert wurde, ein als „Skabies norvegica" oder Borkenkrätze genanntes schweres Krankheitsbild auf. Dieses ist gekennzeichnet durch generalisierte Erythrodermien, Nagelveränderungen und vor allem dicke, schmutzig-graue Borkenauflagerungen, in denen sich massenhaft Milben finden.

Bei Kindern und Jugendlichen finden sich nicht selten persistierende, braunrötliche, papulonodöse Veränderungen. Histologisch handelt es sich hierbei um reaktive retikulohistiozytäre Infiltrate, die frei von Milben sind und eine allergische Reaktion des Organismus auf Milbenantigene darstellen. Diese Skabiesknoten pflegen stets nach Wochen bis Monaten spontan abzuheilen.

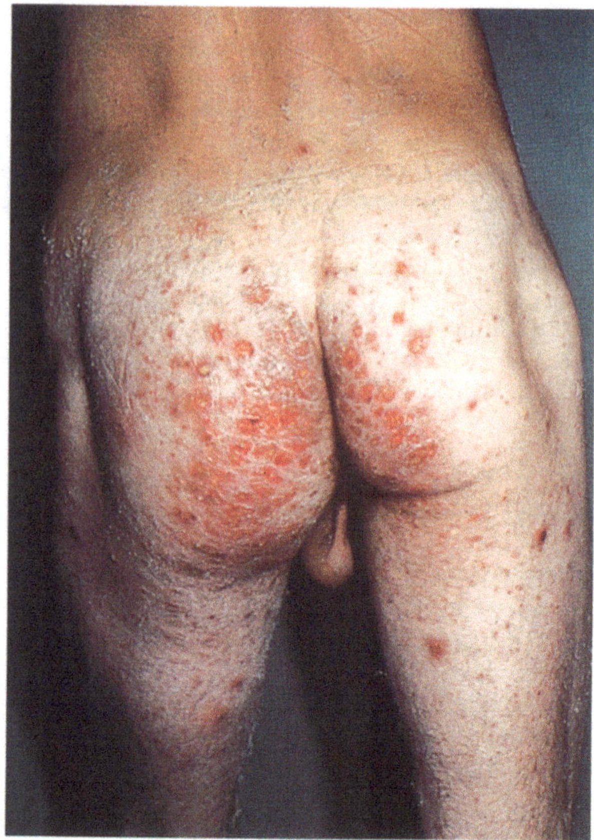

Abb. 2.54. Skabies in der Glutäalregion

Prädilektionsstellen sind neben den Kontaktflächen der Glutäen insbesondere die Interdigitalräume der Hände und Füße, Nabel- und Gürtelregion, Ellenbeugen, Beugeseiten der Handgelenke und vordere Achselfalten, Penis, innere Fußränder, Brustwarzenhöfe sowie Druckstellen der Kleidungsstücke. Skabiesbefall an Kopf, Hals, Palmae und Plantae findet sich nahezu ausschließlich nur bei Säuglingen.

DIAGNOSE

Die klinischen Zeichen, die zur Diagnose Skabies führen, sind ekzematoide Veränderungen im Bereich der o.a. Prädilektionsstellen, die sich bei näherem Hinschauen als sekundäre Kratzeffekte, aber auch als Milbengänge herausstellen.

Erhärtet wird die Vermutungsdiagnose durch die anamnestischen Angaben: nächtliche Juckkrisen sowie gleichzeitiges Vorkommen bei mehreren Personen der Hausgemeinschaft. Gesichert wird die Diagnose durch den mikroskopischen Milbennachweis, der jedoch ggf. auch histologisch erfolgen kann (Abb. 2.55).

Am vorderen Ende eines deutlich sichtbaren Milbenganges bzw. kurz vor dem Gangende kann man die weibliche Milbe oft als durchschimmerndes,

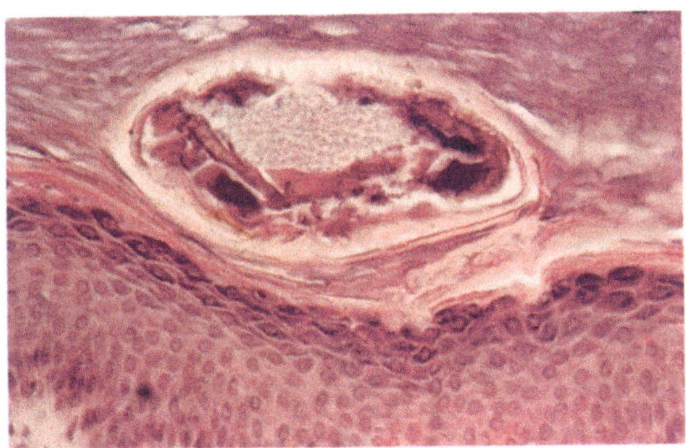

Abb. 2.55. Skabies. Milbe im Stratum corneum. HE-Färbung

dunkles Pünktchen erkennen. Mit einer nicht zu spitzen Nadel kann sie mit etwas Geschick aus dem Gang herausgehoben und bei schwacher Vergrößerung im Mikroskop gesehen werden.

Eine weitere Nachweismöglichkeit bei Vorliegen eines erkennbaren Milbenganges besteht darin, diesen mit dem Skalpell zusammen mit der benachbarten Haut als ein tangentiales Schnittpräparat abzuheben und das Material auf einem Objektträger mit Xylol aufzuhellen. Die größte Erfolgsquote dieser Blindsuchmethode wird an Hautstellen wie Fingern, Handgelenke, Füße, wo die Epidermis relativ dick ist, erreicht [22].

Schließlich besteht die Möglichkeit, verdächtige Stellen, die ggf. Milbengänge darstellen könnten, mit einem Tropfen Öl zu benetzen und mit dem Skalpell mehrfach oberflächlich aufzuschaben. Das so gewonnene Material von 8–12 derartigen Entnahmestellen wird sodann zusammen mit dem Öl auf einen Objektträger gegeben und im Mikroskop nach Milbeneiern oder Kotballen gesucht. Neuerdings wird als weitere Methode ein Milbensuchtest mittels Auflichtmikroskop (30fache Vergrößerung) empfohlen [7].

Manchmal ist jedoch, insbesondere bei klinisch atypischen Veränderungen wie etwa bei Vorbehandlung mit Kortikosteroidexterna, der Milbennachweis schwierig, wenn nicht unmöglich. In einem solchen Falle können auch die typischen Eier und Skybala die Diagnose sichern.

Zur Durchführung eines histologischen Nachweises, der stets eine eindeutige Aussage erbringt, jedoch seines höheren Aufwandes wegen nur in Ausnahmefällen in Betracht kommt, wird ein Milbengang tangential abgetragen und in Glycerin eingebettet.

Bei allen unklaren ekzematoiden Veränderungen sollte stets auch an Skabies gedacht werden. Dies allein genügt meist, die Erkrankung rasch zu demaskieren.

DIFFERENZIALDIAGNOSE

Differenzialdiagnostisch kommen alle pruriginösen, auch perianal auftretenden Exantheme (Arzneimittelexantheme u.a.) ebenso in Betracht wie die verschiedenen Formen ggf. sekundär impetiginisierter oder durch Mykosen überlagerter Perianalekzeme. Auch andere Epizootien (Wanzen, Läuse, Flöhe u.Ä.) sowie Milbenerkrankungen von Tieren, sog. Tierräuden, kommen in Betracht. Auch Tiermilben (z.B. von Hunden) können zuweilen den Menschen befallen und ebenfalls ein multiformes Bild hervorrufen, heilen jedoch nach kurzer Zeit spontan ab, sodass hierbei eine Behandlung mit Antiskabiosa selten erforderlich ist.

Ursachen pruriginöser Exantheme können schließlich auch metabolische Dysfunktionen mit Diabetes mellitus oder Leber- und Magen-Darm-Krankheiten, hormonelle Störungen oder eine Lymphogranulomatose sein. Auch eine ekzematisierte Neurodermatitis atopica kann einem skabiösen Ekzem ähneln.

THERAPIE

Die Behandlung muss zum Ziel haben:

- den Erreger einschließlich aller Entwicklungsstadien abzutöten,
- sekundär bedingte Hautveränderungen durch eine entsprechende Begleit- bzw. Nachbehandlung zu beseitigen und
- alle Kontaktpersonen mitzuerfassen.

Heute besteht die Standardtherapie aus 5% Permethrin Creme. Da diese leider in Deutschland derzeit nicht zugelassen ist, ist ein Bezug über eine internationale Apotheke oder als magistrale Rezeptur (Permethrin 5% in Ungt. emulsificans aquosum oder wasserhaltiger hydrophiler Salbe nach DAB) möglich. Fast ebenso wirksam soll Allethrin-Piperonylbutoxid-Spray (Spregal) sein. Alle Patienten über 6 Jahre können ausreichend mit einer einmaligen abendlichen Anwendung behandelt werden, mit anschließendem Bad (Dusche) am nächsten Morgen. Bei ausgeprägten Fällen empfiehlt es sich, diese Anwendung nach einer Woche zu wiederholen. Beide Präparate eliminieren alle Stadien der Parasiten, sind wenig irritierend und zeigen ein ausgezeichnetes Sicherheitsprofil.

Das früher meist verwandte Lindan als Lotion oder Gel (Jacutin) ist zwar ebenso hoch wirksam, weist jedoch eine höhere Toxizität auf. Allerdings ist es das kostengünstigste Präparat zur Skabiesbehandlung. Es sollte an zwei aufeinander folgenden Tagen und erneut am 7. Tag angewendet werden, da der Reproduktionszyklus der Milben eine Woche dauert

und auch eine Eradikation frisch geschlüpfter Milben sichergestellt werden muss [9, 12, 16].
Die Wäsche muss nicht desinfiziert werden, sondern darf zur Vermeidung einer Reinfektion lediglich 3–4 Tage nicht verwendet werden.
Besondere Vorsicht ist bei der Behandlung von Säuglingen und Kleinkindern und während der Schwangerschaft geboten. Für Kinder unter 6 Jahren wird Permethrin in einer Dosierung von 2,5% (Darreichungsform wie oben) bevorzugt. Crotamiton Creme ist ebenfalls nicht toxisch, aber deutlich weniger wirksam. Die gleichen Produkte werden in der Schwangerschaft empfohlen. Wenn möglich, sollte allerdings beim Stillen eine Pause von 48 h nach der Anwendung eingehalten werden [6, 16]. Als Ausweichpräparate kommen Crotamiton (z.B. Crotamitex) oder Benzylbenzoat (z.B. Antiscabiosum 10% oder 25%) in Betracht. Als geeignetste und gefahrlose Behandlung von Säuglingen und Kindern unter einem Jahr und bei Schwangeren gilt eine 6–10%ige Schwefelvaseline [1, 4, 8, 13, 14, 15, 17, 19, 22].
Die Einmalgabe von oral verabreichtem ivermectin (üblicherweise 200 μg/kg KG) ist eine weitere vielversprechende und hoch wirksame Therapieoption. Es wurde vermehrt eingesetzt bei Epidemien in Pflegeheimen, Gefängnissen und Schulen. Aber auch bei älteren Patienten, bei denen häufig Probleme bei der äußerlichen Anwendung auftreten, stellt es eine hilfreiche Alternative dar. Außerdem sollte es in Kombination mit Permethrin bei einer Scabies crustosa genutzt werden [11, 16, 18].
Da, wie oben angegeben, das klinische Bild der Skabies nicht allein durch die Tätigkeit des Erregers in der Haut hervorgerufen wird, sondern in besonderem Maße durch die immunbiologischen Auseinandersetzungen zwischen Wirtsorganismus und Parasiten und den daraus entstehenden Folgeerscheinungen, ist es verständlich, dass die klinische Symptomatologie des Krankheitsbildes erst abklingt, wenn alle antigenwirksamen Bestandteile des Parasiten wie Milbenleichen, Eier, Skybala usw. durch eine entsprechende Nachbehandlung eliminiert worden sind. Solche nicht selten sekundär impetiginisierten ekzematoiden Hautveränderungen stellen eine der wenigen Indikationen zur Verabreichung eines kortikosteroidhaltigen Kombinationsexternums (z.B. Decoderm comp, Linola-H-compositum N) dar.
Sofern jedoch nur akut entzündliche Veränderungen im Vordergrund stehen, empfiehlt sich als Nachbehandlung zunächst die Applikation einer reinen Kortikosteroidcreme (z.B. Delphicort). Diesem Behandlungsschritt sollte, wenn nötig, nach einigen Tagen eine konservative Lokaltherapie der entsprechenden Bereiche etwa mit einer 5%igen Thesit-, 2,5–5%igen Tumenol-, 5–10%igen Ichthyol- oder 0,5–1%igen vioformhaltigen Schüttelmixtur und schließlich zur schnelleren Regeneration der Haut eine Hautfettung etwa mit Eucerin cum aqua sowie Ölbädern (z.B. Balneum Hermal F, Linola-Fett-N-Ölbad) folgen.
Um Reinfektionen zu vermeiden, muss stets eine Simultanbehandlung aller in Frage kommenden Kontaktpersonen erfolgen, und zwar unabhängig davon, ob bei ihnen bereits Symptome der Krätze vorhanden sind oder nicht.

Literatur

1. Agathos M (1994) Skabies. Hautarzt 45: 889–903
2. Brown S, Becher J, Brady W (1995) Treatment of ectoparasitic infections: review of the English-language literature. Clin Infect Dis 20 (Suppl 1): S104–109
3. Burkhart CG, Burkhart CN, Burkhart KM (2000) An epidemiologic and therapeutic reassessment of scabies. Cutis 65/4: 233–240
4. Burns DA (1991) The treatment of human ectoparasite infection. Br J Dermatol 125: 89–93
5. Estes SA (1993) Therapy of scabies: nursing homes, hospitals, and the homeless. Semin Dermatol 12: 26–33
6. Föster-Holst R, Rufli T, Christophers E (2000) Die Skabiestherapie unter besonderer Berücksichtigung des frühen Kindesalters, der Schwangerschaft und Stillzeit. Hautarzt 51: 7–13
7. Haas N (1987) Eine einfache vitalmikroskopische Hilfe zum Nachweis von Skabiesmilben. Z Hautkrankht 62: 1395–1398
8. Haustein U-F (1991) Pyrethrine und Pyrethroide (Permethrin) bei der Behandlung von Skabies und Pediculosis. Hautarzt 42: 9–15
9. Haustein U-F, Franz H (2001) Antiparasitika. In: Korting HC, Sterry W (Hrsg) Therapeutische Verfahren in der Dermatologie: Dermatika und Kosmetika. Blackwell, Berlin, S. 337–345
10. Jung EG (1980) Scabies. Aktuel Dermatol 6: 77–84
11. Madan V, Jaskiran K, Gupta U, Gupta DK (2001) Oral ivermectin in scabies patients: a comparison with 1% topical lindane lotion. J Dermatol 28/9: 481–484
12. Meinking TL, Elgart GW (2000) Scabies therapy for the millenium. Pediatr Dermatol 17/2: 154–156
13. Mellanby K (1953) Scabies. Oxford University Press, London, pp 1–81
14. Orfanos CE, Garbe C (1995) Therapie der Hautkrankheiten. Springer, Berlin Heidelberg New York Tokyo
15. Orkin M, Maibach HI (1993) Scabies therapy – 1993. Semin Dermatol 12: 22–25
16. Paasch U, Haustein U-F (2001) Behandlung der endemischen Skabies mit Allethrin, Permethrin und Ivermectin. Evaluation eines Behandlungskonzeptes. Hautarzt 52: 31–37
17. Purvis RS, Tyring SK (1991) An outbreak of lindane-resistant scabies treated successfully with permethrin 5% cream. J Am Acad Dermatol 25: 1015–1016
18. Roos TC, Alam M, Roos S, Merk HF, Bickers DR (2001) Pharmacotherapy of ectoparasitic infections. Drugs 61/8: 1067–1088

19. Roth WI (1991) Scabies resistant to lindane 1% lotion and crotamiton 10% cream. J Am Acad Dermatol 24: 502–503
20. Schirren JM (1970) Die Scabies, eine epidemiologische Studie. Hautarzt 21: 170–176
21. Stein E (1974) Uncharakteristische dermatologische Krankheitsbilder durch Kortikosteroid-Kombiantions-Externa. Ärztl Praxis 14: 613
22. Stüttgen G (1992) Skabies und Läuse heute. Dtsch Ärztebl 17: A1-1534–A1-1546
23. Walker GJ, Johnstone PW (2000) Interventions for treating scabies. Cochrane Database Syst Rev 3: CD000320

2.14.2 Pediculosis pubis

Als Pediculosis pubis (*Synonyma*: Phthiriasis und Morpionosis) wird der Befall des Menschen durch die etwa 2 mm große Filz- oder Schamlaus *Pediculus pubis (Phthirus pubis)* bezeichnet.

Läuse sind permanent stationäre, streng auf ganz bestimmte Säugetiere bzw. den Menschen spezialisierte Ektoparasiten.

Neben der Filzlaus kommt beim Menschen noch die Kopflaus *(P. humanus capitis)* und die Kleiderlaus *(P. humanus humanus)* vor.

Die Filzlaus unterscheidet sich von diesen beiden durch ihre geringere Größe und gedrungenere schildförmige Gestalt mit typischen zapfenförmigen Fortsätzen am 5.–8. Hinterleibssegment sowie besonders stark ausgebildeten Fußklauen und schließlich dadurch, dass sie sich kaum bewegt und dadurch schwerer als die anderen zu erkennen ist (Abb. 2.56 a).

Demgegenüber sind die manschettenartig an die Haare angekitteten Nissen der sich nur langsam vermehrenden Filzläuse relativ leicht zu erkennen (Abb. 2.56 b).

Die *Übertragung* erfolgt hauptsächlich durch direkten Körperkontakt, etwa beim Geschlechtsverkehr, weshalb auch besonders Erwachsene betroffen sind; eine Ansteckung ist auch indirekt durch Kleidungsstücke, Bettwäsche o. Ä. möglich – allerdings weniger häufig, da die Filzläuse von der wärmenden Haut entfernt nur wenige Stunden überleben können [2, 6].

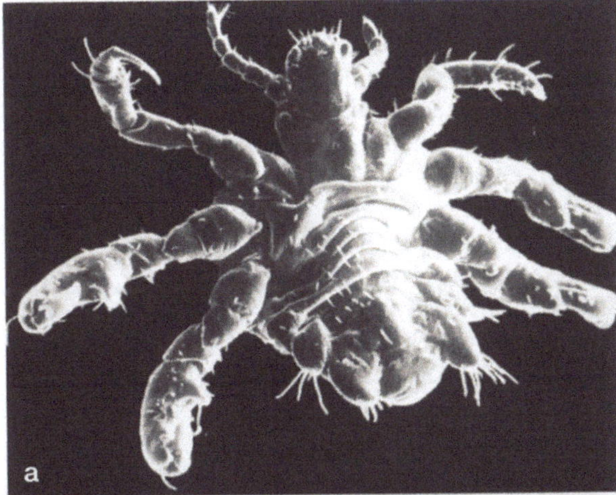

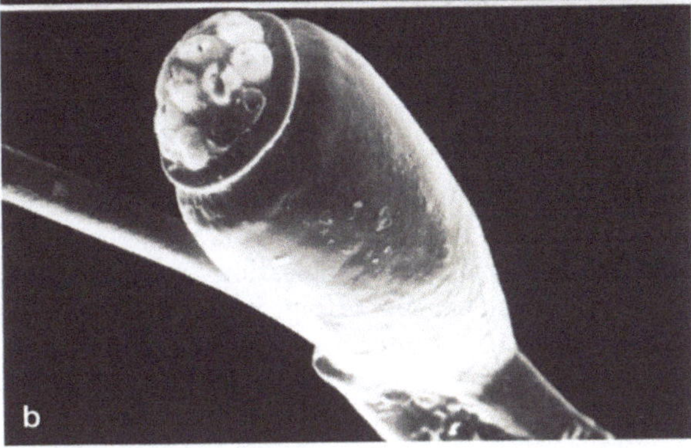

Abb. 2.56 a, b. Rasterelektronenmikroskopische Aufnahme einer Filzlaus (**a**) und Filzlaus-Nisse (**b**)

KLINIK

Das klinische *Erscheinungs-* und *Beschwerdebild* eines Filzlausbefalls ist im Regelfall gekennzeichnet durch stahlblaue oder schiefergraue, linsen- bis fingernagelgroße, meist mehr oder weniger verwaschene Flecken („tâches bleues") (Abb. 2.57). Diese, auch Maculae coeruleae genannten Effloreszenzen, stellen die Folgen von Filzlausstichen dar und entstehen

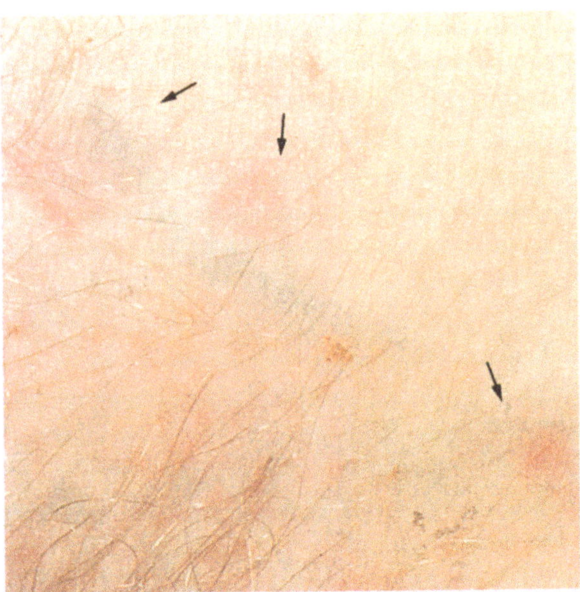

Abb. 2.57. Filzlausbefall des Perianalbereiches mit blassschiefergrauen Maculae coeruleae („tâches bleues")

vermutlich aus kleineren Hämorrhagien durch intrakutane Einlagerung eines unter Einwirkung von Läusespeichel entstandenen grünlichen Abbauproduktes des Hämoglobins. Aufgrund des nur mäßigen, nachts meist jedoch verstärkten Juckreizes kommt es demgegenüber fast nie zu sekundären Kratzeffekten in den betroffenen Bereichen.
Bevorzugte Aufenthaltsorte dieser Läuseart sind die behaarten Körperregionen mit apokrinen Schweißdrüsen. *Prädilektionsstellen* sind neben dem Schamhaarbereich die Anogenital- und Axillarregion und bei stärker behaarten Individuen ggf. auch der Bart-, Brust-, Bauch- und Oberschenkelinnenbereich. Nur in Ausnahmefällen kommt es insbesondere bei Kleinkindern auch zu einem Filzlausbefall von Kapillitium, Augenbrauen und Wimpern.

DIAGNOSE

Ein Befall mit Filzläusen ist immer dann zu vermuten, wenn neben meist leichtem Juckreiz die durch Glasspateldruck nicht abblassenden Maculae coeruleae (s.o.) in typischer Lokalisation zu finden sind. Die Diagnosesicherung erfolgt sodann durch den Nachweis der Läuse oder ihrer Nissen.

THERAPIE

Das wohl am häufigsten angewandte Mittel gegen Filzläuse ist Lindan (z.B. Jacutin). Weiterhin wurden sowohl Permethrin als auch eine Kombination aus Pyrethrinen und Piperonylbutoxid (Goldgeist forte) empfohlen [3, 7]. Als Ausweichpräparat kommt insbesondere Benzylbenzoat (z.B. Antiscabiosum) in Betracht.
Die betroffenen Bereiche sollten an 3 aufeinander folgenden Tagen und sicherheitshalber nach etwa einer Woche erneut sorgfältig damit behandelt werden. Bei Mitbefall von Augenwimpern (s.o.) wird die topische Applikation einer 5%igen wässrigen Malathionlösung (z.B. Organoderm) empfohlen [4]. Wichtig ist die Mituntersuchung bzw. -sanierung von Kontaktpersonen.

Literatur

1. Braun-Falco O, Plewig G, Wolff HH (1996) Dermatologie und Venerologie, 4. Aufl. Springer, Berlin Heidelberg New York Tokyo
2. Brown S, Becher J, Brady W (1995) Treatment of ectoparasitic infections: review of the English-language literature, 1982–1992. Clin Infect Dis 20 (Suppl 1): S104–109
3. Brown TJ, Yen-Moore A, Tyring SK (1999) An overview of sexually transmiited diseases. Part II. J Am Acad Dermatol 41/5: 661–677
4. Burns A (1987) The treatment of Phthirus pubis infestation of the eyelashes. Br J Dermatol 117: 741–743
5. Kalter DC et al. (1987) Treatment of pediculosis pubis. Arch Dermatol 123: 1315–1319
6. Opaneye AA, Jayaweera DT, Walzmann M, Wade AA (1993) Pediculosis pubis: a surrogate marker for sexually transmitted diseases. J R Soc Health 113/1: 6–7
7. Scott GR (2001) European guideline for the management of pediculosis pubis. Int J STD AIDS (Suppl) 3/10: 62

2.15 Lichen ruber planus

Der Lichen ruber planus, auch rote Knötchenflechte genannt, stellt eine im klinischen und histologischen Bild charakteristische, subakut oder chronisch verlaufende, nichtkontagiöse, weltweit und mit einer Morbiditätsquote von etwa 0,2% relativ häufig auftretende papulöse Dermatose dar.
In etwa 50% der Fälle findet sich zusätzlich bzw. allein ein Schleimhaut- und in 10% ein Nagelbefall. Die Erkrankung, die beide Geschlechter etwa gleich häufig betrifft und in jedem Lebensalter auftreten kann, befällt zumeist 20- bis 60-Jährige. Wie die Psoriasis stellt auch der Lichen ruber eine leicht irritierbare Dermatose dar. Das heißt, durch unspezifische exogene Reize wie etwa durch Kratzen mit dem Fingernagel können in der Eruptionsphase neue Effloreszenzen induziert werden. Dieser „isomorphe Reizeffekt" ist als *Köbner-Phänomen* bekannt.

ÄTIOLOGIE

Die Ätiopathogenese ist ungeklärt. Als mögliche Entstehungsursachen werden neben einer hereditären Disposition, Stoffwechselstörungen und Fokalinfekten insbesondere eine virale, psychosomatische und autoimmunologische Entstehung diskutiert [12].
Keine dieser Hypothesen konnte jedoch bislang eindeutig bestätigt werden; fest steht nur, dass das Krankheitsbild durch verschiedene Faktoren, wie etwa durch die Applikation bestimmter Medikamente (Goldsalze, Chinidin, Arsen- und Quecksilberverbindungen) oder durch intensive UV-Bestrahlung (Lichen ruber actinicus), ausgelöst werden kann.

KLINIK

Erscheinungsbild. Die Primäreffloreszenz des Lichen ruber stellt eine etwa hirsekorngroße, polygonale, oberflächlich plane und damit bei Gegenlicht wachsartig („lichenoid") glänzende, ggf. zentral eingedellte zunächst hell-, später lividrote bis bräunliche derbe Papel dar.

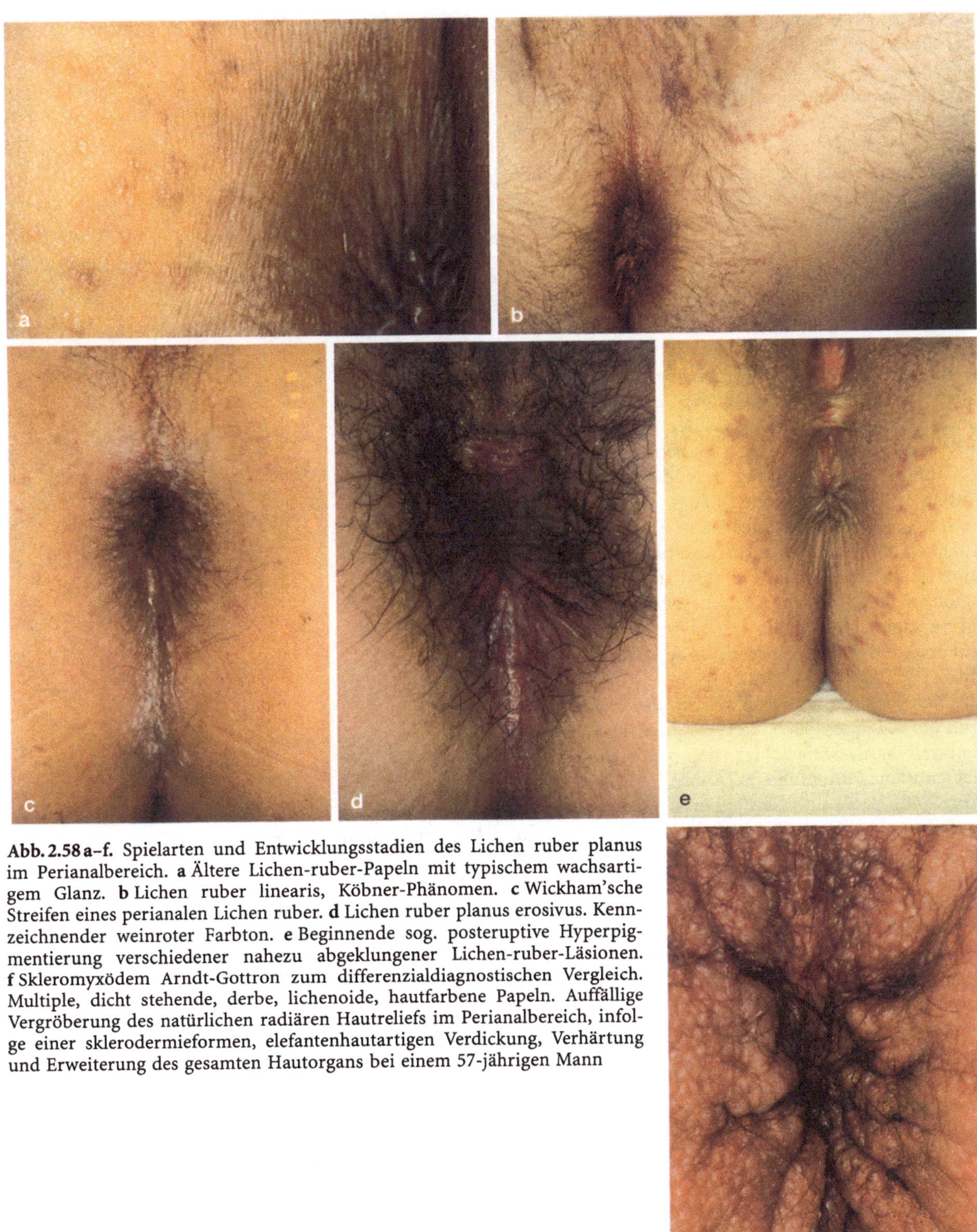

Abb. 2.58 a–f. Spielarten und Entwicklungsstadien des Lichen ruber planus im Perianalbereich. **a** Ältere Lichen-ruber-Papeln mit typischem wachsartigem Glanz. **b** Lichen ruber linearis, Köbner-Phänomen. **c** Wickham'sche Streifen eines perianalen Lichen ruber. **d** Lichen ruber planus erosivus. Kennzeichnender weinroter Farbton. **e** Beginnende sog. posteruptive Hyperpigmentierung verschiedener nahezu abgeklungener Lichen-ruber-Läsionen. **f** Skleromyxödem Arndt-Gottron zum differenzialdiagnostischen Vergleich. Multiple, dicht stehende, derbe, lichenoide, hautfarbene Papeln. Auffällige Vergröberung des natürlichen radiären Hautreliefs im Perianalbereich, infolge einer sklerodermieformen, elefantenhautartigen Verdickung, Verhärtung und Erweiterung des gesamten Hautorgans bei einem 57-jährigen Mann

Als Ausdruck einer ungleichmäßig ausgebildeten Granulose weisen die vielfach zu unterschiedlich konfigurierten Herden konfluierten Papeln beim Betrachten eine feine, milchig weiße Zeichnung in Form weißer Punkte, Netze oder randständiger Säume auf.

Diese diagnostisch wichtigen sog. Wickham'schen Streifen („signe du réseau"), die mit der Lupe oft besser zu erkennen sind, können durch Abreiben des betroffenen Bereiches mit Wasser, Öl oder Xylol besser sichtbar gemacht werden.

Prädilektionsstellen des exanthematisch oder herdförmig in vielerlei Spielarten (Lichen ruber anularis, Lichen ruber linearis) und Sonderformen (Lichen ruber follicularis, Lichen ruber verrucosus, Lichen ruber atrophicans, Lichen ruber obtusus, Lichen ruber pemphigoides, Lichen ruber planus erosivus, Lichen ruber ulcerosus [11], Lichen ruber palmare et plantare) in Erscheinung tretenden Lichen ruber sind an der *Haut* neben den Beugeseiten der Handgelenke und Unterarme, des Hals-, Knöchel-, Unterschenkel-, Kniekehlen- und Flankenbereiches insbesondere auch die Sakral-, Glutäal- und Anogenitalregion, weshalb diesem Krankheitsbild vor allem in differenzialdiagnostischer Hinsicht Bedeutung in der proktologischen Sprechstunde zukommt (vgl. Abb. 2.58) [10].

Die Kenntnis dieses Krankheitsbildes ist für den Proktologen aber auch wegen typischer *Schleimhautveränderungen* wichtig, die der Lichen ruber nicht nur im Mundhöhlen- (Abb. 2.59), Ösophagus- (Abb. 2.60) [2, 8] und Genitalbereich, sondern auch im Rektum und Analkanal hervorrufen kann. In der Literatur finden sich außerdem Hinweise, dass sich typische Lichenherde auch im Bereich von Kehlkopf, Rachen, Nasenseptum, Harnblase und Trommelfell finden können.

Charakteristisch sind hier insbesondere die sog. Wickham-Streifen in Form spinnengewebs- oder farnkrautartiger weißlicher Figuren und Leistenbildungen (Abb. 2.59).

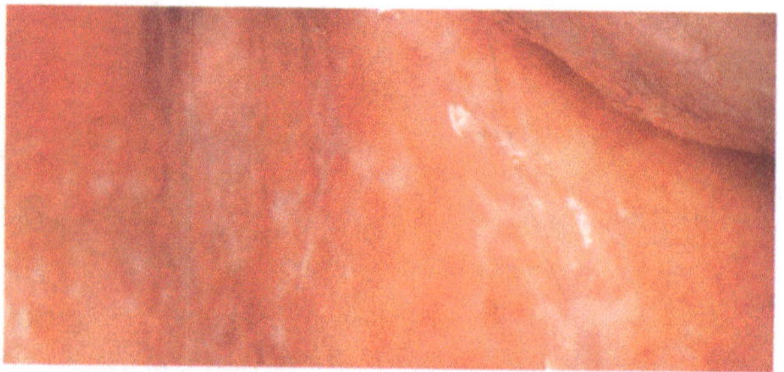

Abb. 2.59. Lichen im Bereich der Wangenschleimhaut. Typische Wickham'sche Streifen

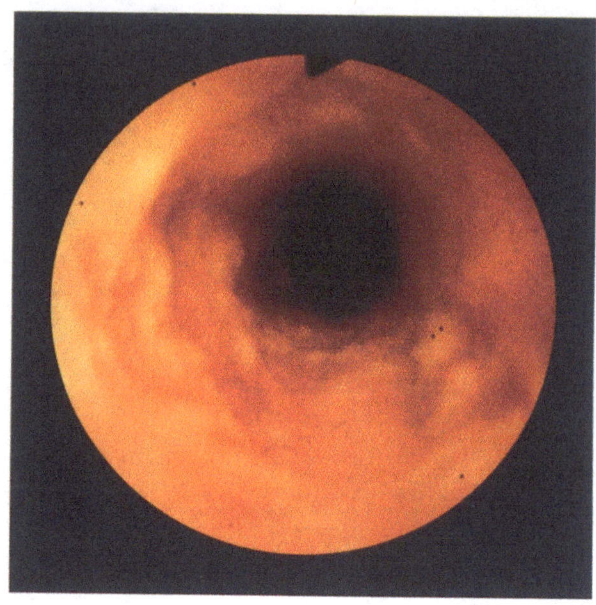

Abb. 2.60. Endoskopisches Bild eines Lichen ruber mucosae im Ösophagusbereich

Beschwerdebild. In 90% der Fälle werden Lichen-ruber-Effloreszenzen – u. U. aber auch nichtbetroffene Hautbereiche („dermatose invisible") – in der Eruptionsphase von mehr oder weniger heftigem Juckreiz begleitet. Kennzeichnend für den durch Lichen ruber ausgelösten Juckreizist hierbei, dass der betreffende Hautbereich i. d. R. nicht aufgekratzt, sondern lediglich gescheuert wird.

Lichen-ruber-Herde im Perianal- wie Analbereich können so die Ursache eines quälenden Analpruritus sein und – bei isoliertem Vorkommen – differenzialdiagnostische Probleme aufwerfen.

Nicht selten kommt es an den Schleimhäuten zu erosiv-ulzerösen Veränderungen (Lichen ruber erosivus mucosae, Lichen ruber pemphigoides), die sehr schmerzhaft sein können.

Verlauf und Komplikationen. Der klinische Verlauf des mitunter ganz akut, meist jedoch subakut oder primär chronisch auftretenden Lichen ruber ist unterschiedlich. Die Verlaufsdauer ist kaum vorherzubestimmen. Während die akut oder subakut auftretende und zur Spontanremission neigende exanthematische Form i. d. R. nach 6–12 Monaten wieder abgeklungen ist, zeigen mehr lokalisierte Herde, aber auch der Schleimhaut-Lichen-ruber besonders in seiner schmerzhaften erosiven Manifestation einen oft sehr hartnäckigen, sich über Jahre hinziehenden Verlauf.

Zu Rezidiven kann es kommen; sie treten jedoch nicht gehäuft oder regelmäßig auf.

Unter den Komplikationen steht eine mögliche, allerdings seltene karzinomatöse Entartung von Schleimhautherden im Vordergrund [6, 13]. Zur

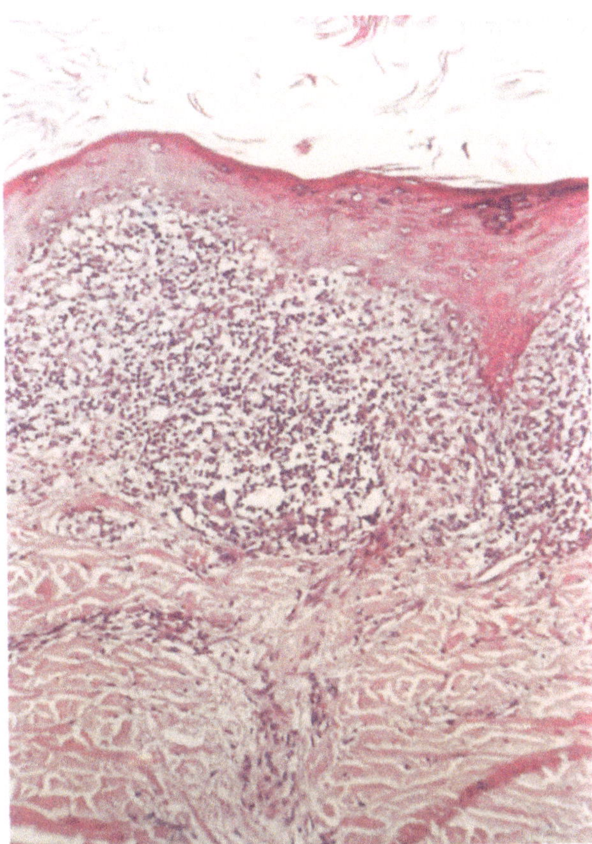

Abb. 2.61. Lichen ruber planus. *Von unten nach oben*: Dichtes lymphohistiozytäres Infiltrat im Papillarkörper, das bis an die Epidermis heranreicht, Kolliquation der Basalzellschicht, geringgradige Akanthose, Verbreiterung des Stratum granulosum, Hyperkeratose mit Abschilferung. HE-Färbung

karzinomatösen Entartung von Hautläsionen des Lichen ruber kann es ebenfalls kommen, sie stellt jedoch eine Rarität dar.
Langfristig bestehende, besonders erosiv-ulzeröse Schleimhauterscheinungen gelten als *fakultative Präkanzerosen*. Randständige hypertrophe Vegetationen, Atrophien und Therapieresistenz sind als Verdachtsmomente zu bewerten und sollten Anlass zu einer histologischen Abklärung bzw. zu regelmäßigen Kontrolluntersuchungen sein [5].
Weiterhin kann es nicht selten nach Abheilen der entzündlichen Erscheinungen zu Atrophien kommen; außerdem neigt der Lichen ruber wie eine Reihe weiterer im Anal- und Perianalbereich vorkommender Dermatosen (S. 129 ff.) zum Auftreten sekundärer Hyperpigmentierungen (Abb. 2.58 e).

DIAGNOSE

Die Diagnosestellung ist aufgrund des meist typischen klinischen Erscheinungs- und Beschwerdebildes in Verbindung mit dem Krankheitsverlauf i. d. R. prima vista möglich.
In Zweifelsfällen kann die Sicherung der Diagnose histologisch erfolgen (Abb. 2.61). Hierbei ist allerdings zu berücksichtigen, dass die histopathologischen Veränderungen von Haut- und Schleimhautläsionen bei den einzelnen Sonderformen des Lichen ruber oft erheblich variieren und damit die histologische Diagnosefindung erschweren.
Eine Hilfe kann hier die direkte Immunfluoreszenz sein. Allerdings gibt es für den Lichen ruber kein spezifisches Immunfluoreszenzmuster.

DIFFERENZIALDIAGNOSE

Die Differenzialdiagnose des isoliert auftretenden Lichen ruber im Anorektal- und Perianalbereich umfasst insbesondere folgende Krankheitsbilder:

Lichen-ruber-Herde im Anorektalbereich:

- Candidose,
- Plaques muqueuses (Lues II) (Abb. 15.29 b),
- Analrhagaden und -erosionen,
- Colitis ulcerosa,
- solitäres Ulkus,
- Morbus Bowen,
- erosiver Lupus erythematodes chronicus,
- verruköse Leukoplakien und Leukokeratosen,
- epitheliale Naevi („white sponge nevus"),
- Pemphigus mucosae,
- fixes Arzneiexanthem.

Lichen-ruber-Herde im Perianalbereich:

- lichenifiziertes Ekzem (Abb. 2.5 c, d),
- Psoriasis lichenoides,
- lichenoide Syphilide (Lues II),
- lichenoide Arzneimittelexantheme,
- Lichen sclerosus et atrophicus (Abb. 2.62),
- Parapsoriasis lichenoides,
- Parapsoriasis guttata,
- Lichen nitidus,
- Verrucae planae,
- Acanthosis nigricans (Abb. 2.68),
- Dyskeratosis follicularis (Abb. 2.70),
- Porokeratosis Mibelli (Abb. 2.75),
- Pemphigus vegetans et P. Hailey-Hailey (Abb. 279 a, b, 2.72a–c),
- bowenoide Papulose (Abb. 2.44),
- Skleromyxödem Arndt-Gottron (Abb. 2.58 f).

THERAPIE

Während die exanthematische Form des Lichen ruber i. Allg. gut auf täglich 15–30 mg Prednisolonäquivalente (z. B. Ultralan oral) über etwa 3 Wochen mit anschließender mehrwöchiger Erhaltungsdosis

oder auf Kortikosteroid-Depotinjektionen (Volon-A-40 o. Ä.) anspricht, hat sich bei isolierten Herden, wie sie im Anal- und Perianalbereich vorkommen können, die intrafokale Injektion einer Kortikosteroid-Kristallsuspension (z. B. Volon-A-10) verdünnt mit physiologischer Kochsalzlösung oder einem Lokalanästhetikum (Scandicain o. Ä.) bewährt.
Zur Lokalbehandlung von Schleimhautherden eignen sich am besten glukokortikoidhaltige Haftsalben (z. B. Volan-A-Haftsalbe). Zirkumskripte Hautherde können demgegenüber wirksam topisch mit Kortikoiden (z. B. Dermatop, Amciderm) ggf. unter Okklusionsbedingungen behandelt werden. Auf entsprechende Nebenwirkungen durch Kortikosteroide ist hierbei allerdings zu achten (S. 115 ff.).
Weitere zur Externbehandlung von Hautläsionen in Betracht kommende Externa sind 0,05–0,1 %ige Vitamin-A-Säure-Cremes (Cave: Reizung!) und – insbesondere gegen den Juckreiz – neben Fertigpräparaten (z. B. Teer-Lindola) auch konservative Rezepturen, wie 5 %ige Tumenolzinkpaste oder Zinkschüttelmixturen mit 5–10 %igem Liquor carbonis detergens, Thesit- oder Tumenolzusatz (z. B. Rp. Tumenol-Ammonium 3,5 Lotio Hermal ad 70,0). Auch teerhaltige Ölbäder werden empfohlen.
Für schwere Fälle eines Lichen ruber der Mundschleimhaut wird topisches Ciclosporin A in einer haftenden Grundlage empfohlen; allerdings konnte seine Wirksamkeit bisher nicht eindeutig belegt werden [3, 4]. Neuerdings wird auch die topische Anwendung von Tacrolimus empfohlen [7]. Für perianale Läsionen eines Lichen ruber liegen derzeit noch keine derartigen Berichte vor, aber es erscheint naheliegend, dass eine entsprechende Therapie wie bei oralem Lichen ruber Nutzen bringen könnte.
Bei stärkerem Juckreiz kommt ggf. die zusätzliche Verordnung eines Antihistaminikums mit sedierender Wirkung (z. B. Tavegil) in Betracht.
Weiterhin wird über gute Erfahrungen durch interne Behandlung insbesondere des Lichen ruber der Schleimhaut mit aromatischem Retinoid (z. B. Acitretin) in der Dosierung von 10–50 mg/Tag über mehrere Wochen berichtet [1, 9, 14]. Leider sprechen die Hautherde nicht so gut an wie die Schleimhautveränderungen.
Bei allen Therapiemaßnahmen, insbesondere solchen, die mit gravierenden Nebenwirkungen verbunden sind, sollte auch die Spontanheilungstendenz berücksichtigt werden.

PROGNOSE

Die Prognose des Lichen ruber ist quoad vitam uneingeschränkt gut, quoad sanationem jedoch vorsichtig zu bewerten.

Literatur

1. Berbis P (2001) Acitretine. Ann Dermatol Venereol 128/6–7: 737–745
2. Bobadilla J, Hulst RW van der, Kate FL ten, Tytgat GN (1999) Esophageal lichen planus. Gastrointest Endosc 50/2: 268–271
3. Cribier B, Frances C, Chosidow O (1998) Treatment of lichen planus. An evidence-based medicine analysis of efficacy. Arch Dermatol 134/12: 1521–1530
4. Epstein JB, Truelove EL (1996) Topical cyclosporine in a bioadhesive for treatment of oral lichenoid mucosal reactions: an open label clinical trial. Oral Surg Oral Med Oral Pathol Oral Radiol Endod 82/5: 532–536
5. Fundaro S, Spallanzani A, Ricchi E et al. (1998) Squamous-cell carcinoma developing within anal lichen planus: report of a case. Dis Colon Rectum 41/1: 111–114
6. Helm T et al. (1994) Lichen planus associated with neoplasia. A cell-mediated immune response to tumor antigens? J Am Acad Dermatol 30: 219–224
7. Lener EV, Brieva J, Schachter M, West LE, West DP, el-Azhary RA (2001) Successful treatment of erosive lichen planus with topical tacrolimus. Arch Dermatol 137/4: 419–422
8. Maercke P van et al. (1988) Lichen ruber mucosae with esophageal involvement. Endoscopy 20: 158–160
9. Orfanos CE, Garbe C (1995) Therapie der Hautkrankheiten. Springer, Berlin Heidelberg New York Tokyo
10. Payne CM, McPartlin JF, Hawley PR (1997) Ulcerative perianal lichen planus. Br J Dermatol 136/3: 479
11. Rußwurm R, Hagedorn M (1989) Lichen ruber ulcerosus. Hautarzt 40: 233–235
12. Shai A, Halevy S (1992) Lichen planus und Lichen planus-like eruptions. Pathogenesis and associated diseases. Int J Dermatol 31: 379–384
13. Wörheide J et al. (1991) Plattenepithelkarzinom auf dem Boden eines Lichen ruber hypertrophicus an der Glans penis. Hautarzt 42: 112–115
14. Woo TY (1985) Systemic isotretinoin treatment of oral and cutaneous lichen planus. Cutis 35: 385–393

2.16 Lichen sclerosus et atrophicus

Der Lichen sclerosus et atrophicus, erstmals von Wier 1875 [22] genannt und 1887 von Hallopeau [4, 9] als eigenständiges Krankheitsbild beschrieben (*Synonyma*: Lichen albus, „white spot disease", Weißfleckenkrankheit und kartenblattartige Sklerodermie) stellt eine relativ seltene chronisch verlaufende Dermatose, die bevorzugt bei Frauen in mittleren und höheren Jahren auftritt, dar.
Selten können auch Kleinkinder betroffen sein, wobei ebenfalls das weibliche Geschlecht dominiert (Abb. 2.62 e_1).
Ein familiäres Auftreten der Erkrankung wurde vereinzelt beschrieben [1].

ÄTIOLOGIE

Der Lichen sclerosus et atrophicus wird als kutane Bindegewebserkrankung unbekannter Ätiologie angesehen [8].

KLINIK

Das klinische *Erscheinungsbild* des Lichen sclerosus et atrophicus wird geprägt von zunächst kreisrunden erythematösen Papeln (Primäreffloreszenz), die sich in kleinste bis erbsengroße, porzellan-bläulichweiße, flache oder ganz plane, miteinander konfluierende, leicht atrophisch wirkende, scharf begrenzte Plaques weiterentwickeln. Diese i. Allg. recht charakteristisch erscheinenden Herde weisen gelegentlich einen hämorrhagischen Randsaum auf (Abb. 2.62b, e). In seltenen Fällen kommt es auch zur Ausbildung hämorrhagischer Blasen im Bereich eines solchen Herdes [7, 18].
Ältere, zunehmend atrophischer werdende Läsionen zeigen eine mehr und mehr knittrige Oberfläche, die sich besonders zentral aufgrund dicht stehender schmutzig-bräunlich erscheinender „komedoartiger" follikulärer Hyperkeratosen rau bis reibeisenartig anfühlt (Abb. 2.62c).
Der Lichen sclerosus et atrophicus kann, wenn auch selten, zu Schleimhautveränderungen in Form weißlicher scharf umschriebener Herde führen.
Prädilektionsstellen sind neben dem Vulva-, Präputial- und Glansbereich die Hals-, obere Thorax- und Kreuzbeingegend, die Beugeseiten der Handgelenke und Unterarme und insbesondere auch die Analregion (Abb. 2.62).
Bei Kindern kann ein perianaler Lichen sclerosus et atrophicus, insbesondere wenn er hämorrhagisch ist, mit den Folgen eines Sexualdeliktes verwechselt werden [21]. Einige junge Mädchen zeigen entlang der medianen Raphe zwischen Rektum und Vagina eine faltenartige Ausstülpung, auch als infantile pyramidale Protrusion bezeichnet, die sich histologisch als Lichen sclerosus et atrophicus entpuppt [3]. Bei Männern finden sich die Läsionen eher am Penis und nur selten perianal.
Über *Beschwerden* wird, außer bei mehr oder weniger stark juckenden Genitalveränderungen, nicht geklagt.
Der *Krankheitsverlauf* ist ausgesprochen chronisch. Die Herde breiten sich langsam und stetig, manchmal schubweise immer weiter aus, wobei auch neue Läsionen hinzukommen können. Ein spontanes Sistieren des Krankheitsgeschehens ist allerdings auch jederzeit möglich.
Nach Abklingen der entzündlichen Erscheinungen werden die Herde zunehmend weißlich-atrophisch, schrumpfen und verlieren ihre Elastizität. Im Genitalbereich führt diese narbige Schrumpfung bei Frauen zum Krankheitsbild der *Kraurosis vulvae* und beim Mann zu dem der *Kraurosis penis* mit sekundärer Phimose.
Aufgrund ihrer Unschärfe werden diese Begriffe heutzutage kaum noch verwandt.
Häufig kommt es im Bereich der sklerotischen, rigide gewordenen Haut- und Schleimhautbereiche zu Rhagaden- und Fissurbildungen; weiterhin neigen jahrelang bestehende Läsionen zu karzinomatöser Entartung, (Entartungsrisiko: ca. 5%), weshalb der Lichen sclerosus et atrophicus als *fakultative Präkanzerose* gilt [2, 10, 15, 20].

DIAGNOSE

Die Diagnosestellung bereitet aufgrund des sehr charakteristischen klinischen Erscheinungsbildes i. d. R. keine Schwierigkeit. Bestätigt wird die Diagnose durch die Histologie, deren kennzeichnende Merkmale in Abb. 2.63 gezeigt sind. Bei geringstem Verdacht sollte eine Biopsie vorgenommen werden.

DIFFERENZIALDIAGNOSE

Differenzialdiagnostisch muss insbesondere wegen der weißlichen, allerdings nicht abstreifbaren (!) Beläge an eine Candidose (Abb. 15.42d), weiterhin an einen kleinfleckigen atrophischen Lichen ruber planus (Abb. 2.58, 2.59), an eine oftmals nur histologisch abzugrenzende Sklerodermia circumscripta und an einen „white sponge nevus" (Abb. 15.42 d_1) gedacht werden.

THERAPIE

Die Behandlung ist symptomatisch. Kleinere Herde lassen sich exzidieren. Hierbei kommt neben der Kryotherapie heute bevorzugt der CO_2-Laser oder der ultragepulste Farbstofflaser zum Einsatz [6]. Bei großflächigerem Befall werden unter Berücksichtigung der Nebenwirkungen (s. S. 115ff.) Glukokortikosteroide (z. B. Dermatop) empfohlen, entweder in externer Anwendung, ggf. aber auch unter Okklusionsbedingungen oder intraläsional (z. B. 1 ml Volon-A-10 verdünnt mit 1 ml Scandicain) [2, 5, 15, 16].
Sowohl topisches Testosteron (2% Testosteronpropionat in Linola-Fett) als auch als topisches Östrogen (Estriol 0,05% oder Estradiolbenzoat 0,005% bis 0,015%) werden bei Lichen sclerosus et atrophicus der Vulva und der Perianalregion empfohlen. Beide sind nicht so wirksam wie topische Glukokortikoide, stellen aber eine Alternative dar, falls es unter Langzeitanwendung von Steroiden zu Atrophie kommt [19].

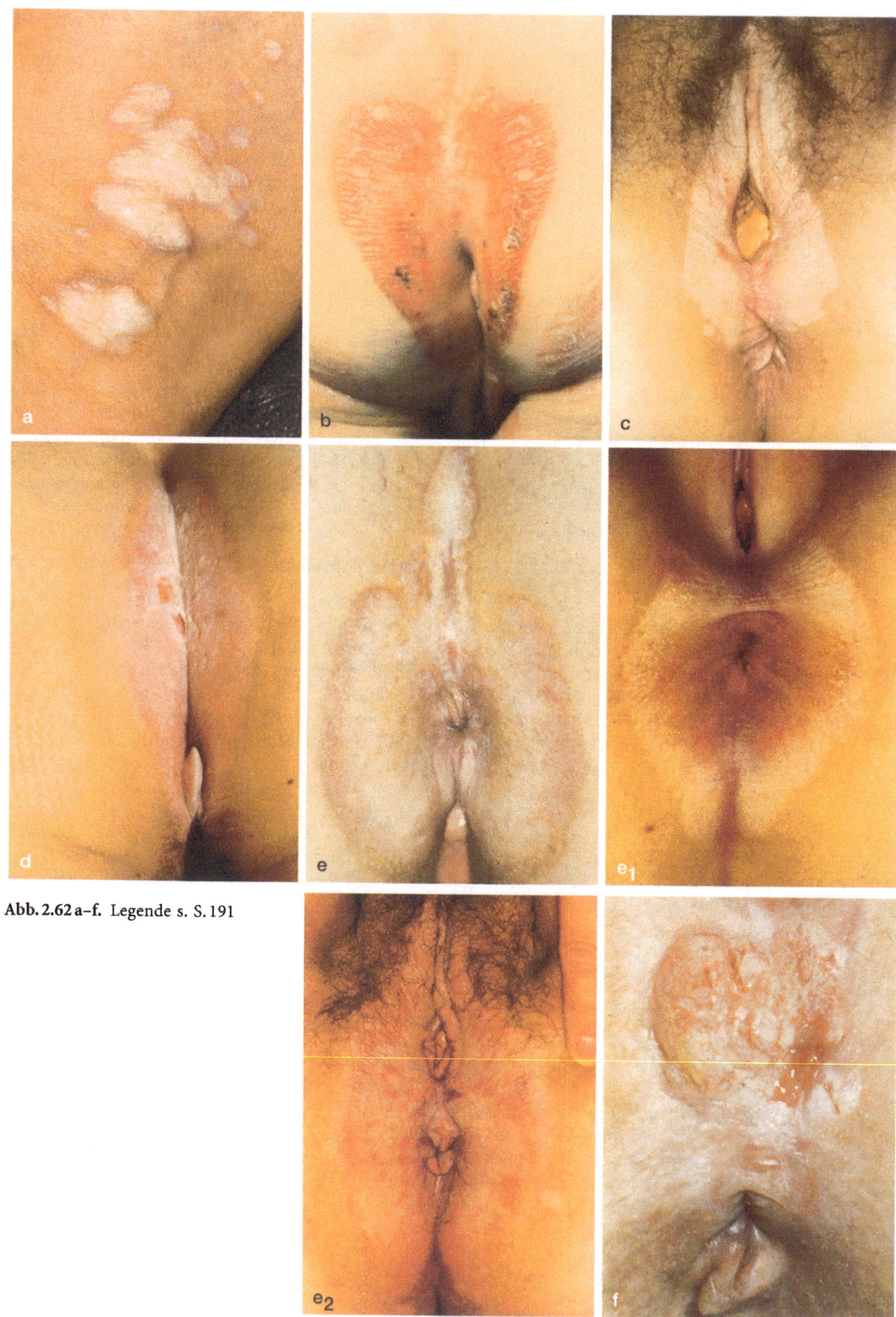

Abb. 2.62 a–f. Legende s. S. 191

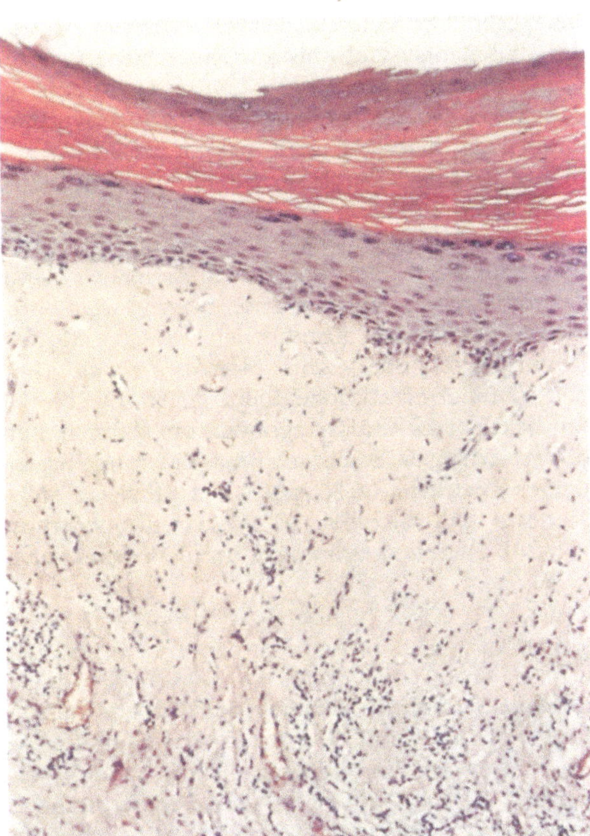

Abb. 2.63. Lichen sclerosus. *Von unten nach oben*: Rundzellinfiltrat auf der Höhe des subpapillären Gefäßnetzes, Homogenisierung des papillären Bindegewebes, Kolliquation der Basalzellschicht, Epidermis teils atrophisch, teils akanthotisch, Verbreiterung des Stratum granulosum, Hyperkeratose. HE-Färbung

Juckreizstillend wirken auch Sitzbäder (z. B. Tannosynth, Kamillosan). Neuerdings wird über Behandlungserfolge mit der Bade-PUVA-Therapie, Creme-PUVA und UVA-1-Phototherapie berichtet [11, 12, 13, 17], die jedoch bei der Anwendung in der Perianalregion problematisch sein können.

◁

Abb. 2.62. **a** Porzellanartige, plane, miteinander konfluierende, scharf begrenzte Lichen-sclerosus-et-atrophicus-Herde. Gerade erkennbarer hämorrhagischer Randsaum. **b** Hämorrhagischer Lichen sclerosus et atrophicus. Psoriasiformes Bild, seltene Variante. **c–e$_2$** Typische klinische Erscheinungsbilder (e$_1$ bei einem 6-jährigen Mädchen) eines Lichen sclerosus et atrophicus perianalis: Oberfläche stellenweise aufgeraut bzw. atrophisch, partiell exkorriiert. Scharfe Begrenzung der weißlichen weitgehend blande erscheinenden Läsionen. **f** Spinaliom, das sich auf dem Boden eines Lichen sclerosus et atrophicus entwickelt hat

Bei fortgeschritteneren Prozessen, wie etwa bei einer zunehmenden Phimosebildung, kann die Durchführung einer Zirkumzision notwendig werden. Zu operativen Maßnahmen kann aber auch der Verdacht auf karzinomatöse Entartung zwingen.

Literatur

1. Barker LP, Gross P (1962) Lichen sclerosus et atrophicus of the female genitalia. A clinical study and diagnostic guide. Arch Dermatol 85: 362–373
2. Braun-Falco O, Plewig G, Wolff HH (1996) Dermatologie und Venerologie. 4. Aufl. Springer, Berlin Heidelberg New York Tokyo
3. Cruces MJ, De la Torre C, Losada A, Ocampo C, Garcia-Doval I (1998) Infantile pyramidal protrusion as a manifestation of lichen sclerosus et atrophicus. Arch Dermatol 134/9: 1118–1120
4. Darier J (1892) Lichen plan scléreux. Ann Dermatol Syph 23: 833–837
5. Garzon MC, Paller AS (1999) Ultrapotent topical corticosteroid treatment of childhood genital lichen sclerosus. Arch Dermatol 135/5: 525–528
6. Greve B, Hartschuh W, Raulin C (1999) Extragenitaler Lichen sclerosus et atrophicus – Behandlung durch gepulsten Farbstofflaser. Hautarzt 50: 805–808
7. Hadlich J, Linse R (1983) Zur klinisch-histologischen Variationsbreite des Lichen sclerosus et atrophicus. Hautarzt 34: 453–455
8. Hagedorn M (1987) Lichen sclerosus et atrophicus: Behandlung mit Thym-Uvocal Creme. Aktuel Dermatol 13: 30–33
9. Hallopeau H (1887) Leçons cliniques sur les maladées cutanées et syphiliques. Union Med Can 43: 472
10. Hofmann U, Megahed M (1994) Spinozelluläres Karzinom auf einem Lichen sclerosus et atrophicus der Vulva. Hautarzt 45: 104–107
11. Kerscher M (1994) Treatment of localized scleroderma with PUVA-bath photochemotherapy. Lancet 343: 1233
12. Kobyletzki G von, Freitag M, Hoffmann K, Altmeyer P, Kerscher M (1997) Balneophotochemotherapie mit 8-Methoxypsoralen bei Lichen sclerosus et atrophicus. Hautarzt 48/7: 488–491
13. Kreuter A, Jansen T, Stucker M, Herde M, Hoffmann K, Altmeyer P, Kobyletzki G (2001) Low-dose ultraviolet-A1 phototherapy for lichen sclerosus et atrophicus. Clin Exp Dermatol 26/1: 30–32
14. Lipscombe TK, Wayte J, Wojnarowska F, Marren P, Luzzi G (1997) A study of clinical and aetiological factors and possible associations of lichen sclerosus in males. Australas J Dermatol 38/3: 132–136
15. Meffert JJ, Davis BM, Grimwood RE (1995) Lichen sclerosus. J Am Acad Dermatol 32/3: 393–416
16. Pampor M (1996) Therapie des Lichen sclerosus et atrophicus. Hautarzt 6: 429–430
17. Röcken M et al. (1995) Balneophototherapie. Hautarzt 46: 437–450
18. Silverio A, Serri S (1975) Generalized bullous and haemorrhagic lichen sclerosus et atrophicus. Br J Dermatol 93: 215–217
19. Skierlo P, Heise H (1987) Testosteronpropionat-Salbe – ein Therapieversuch beim Lichen sclerosus et atrophicus. Hautarzt 38: 295–297

20. Tritsch H (1968) Adenoides Plattenepithelcarcinom bei Lichen sclerosus et atrophicus. Arch Klin Exp Dermatol 232: 187–194
21. Warrington SA, San Lazaro C de (1996) Lichen sclerosus et atrophicus and sexual abuse. Arch Dis Child 75/6: 512–516
22. Wier RF (1875) Ichtyosis of the tongue and vulva. NY State Y Med 246

2.17 Acrodermatitis enteropathica

Bei der Acrodermatitis enteropathica handelt es sich um ein selten auftretendes, chronisches, autosomal-rezessiv vererbtes Leiden, das beide Geschlechter gleich häufig betrifft, bei Kindern zwischen der 3. Lebenswoche und dem 10. Lebensjahr in Erscheinung tritt und unbehandelt zum Tode führen kann. Das Gen wurde auf 8q24.3 lokalisiert, allerdings ist die Genfunktion bisher noch ungeklärt [23].

Das Krankheitsbild, das 1936 erstmals von Brandt [2] als eigenständige Erkrankung beschrieben und 1942 von Danbolt und Closs die Bezeichnung Acrodermatitis enteropathica erhielt [4], ist gekennzeichnet durch die *Trias* periorifizielle und akrale erythematovesikulöse bzw. pustulöse Dermatitis, Alopecia diffusa und Diarrhö.

Erst im Jahre 1973 konnte das Leiden sodann von Moynahan [13] und Barnes [12] als ein Mangel an Zink, das als Spurenelement für zahlreiche metabolische Prozesse im menschlichen und tierischen Organismus unentbehrlich ist [16, 19], identifiziert werden.

In den letzten Jahren kommt nunmehr einem nicht selten auftretenden *erworbenen* Zinkmangelsyndrom, das entweder durch verminderte Aufnahme oder erhöhte Ausscheidung von Zink hervorgerufen wird und im klinischen Erscheinungs- und Beschwerdebild ganz der „endogen“ bedingten Acrodermatitis enteropathica der Kinder entspricht, zunehmende Bedeutung insbesondere in gastroenterologisch-proktologischer Hinsicht zu.

ÄTIOLOGIE

Die Ursache des Zinkmangelsyndroms bei jungen Acrodermatitis-enteropathica-Patienten ist in vielerlei Hinsicht noch ungeklärt. Es steht jedoch fest, dass der Zinkmangel auf einer gastrointestinalen Zinkabsorptionsstörung beruht. Das Absorptionsvermögen, das anfangs 2–3% der Norm beträgt [25], scheint sich mit zunehmendem Alter spontan zu verbessern; die Zinksubstitution kann erfahrungsgemäß nach Erreichen des Erwachsenenalters erheblich vermindert werden.

Demgegenüber können den erworbenen Formen des Zinkmangelsyndroms ganz verschiedene Ursachen zugrunde liegen. Am häufigsten kommt es zu einem exogen bedingten Zinkmangelsyndrom durch lang dauernde totale parenterale Ernährung [6, 8, 9, 21] bzw. durch synthetische Diäten, die zu wenig oder überhaupt kein Zink enthalten, infolge kataboler Zustände (nach ausgedehnten Verbrennungen, Operationen o. Ä.) und schließlich durch gastrointestinale Malabsorption bei Vorliegen chronisch-entzündlicher Krankheiten, wie z. B. Morbus Crohn [10, 21] oder Colitis ulcerosa bzw. aufgrund von Dünndarmresektionen oder -fisteln [1, 11].

Ein sekundäres Zinkmangelsyndrom kann weiterhin entstehen bei Malabsorptionsleiden mit begleitender Steatorrhö (z. B. Pankreasinsuffizienz, Zöliakie) und schließlich bei alkoholischer Leberzirrhose [24, 25], Nierenerkrankungen und HIV-Infektionen (S. 467).

KLINIK

Erscheinungsbild. Im Bereich der Körperöffnungen (Augen, Nase, Mund, Anogenitalbereich) und distalen Partien der Extremitäten (Finger- und Zehenkuppen, Fersen) kommt es zumeist in symmetrischer Anordnung zu erythematovesikulopustulösen, erodiert-nässenden, krustösen und später psoriasiformen, ggf. licheninfizierten, sich peripherwärts ausbreitenden Hauterscheinungen [15, 17, 20, 22], die im Gesicht zunächst an ein seborrhoisches Ekzem erinnern können (Abb. 2.64 a).

Fast immer finden sich Veränderungen in der Anogenitalregion, die vom klinischen Bild her an eine Candidamykose erinnern.

Zu einer sekundären Besiedelung meist durch Candida albicans kommt es i. d. R. auch häufig [6] aufgrund des krankheitsbedingten feuchten Terrains

▷

Abb. 2.64. a–e Vesikulobullöse und krustöse Hauterscheinungen im Bereich der Körperöffnungen und Akren, verursacht durch Malabsorption und/oder inkomplette parenterale Ernährung (Zinkmangelsyndrom) bei Vorliegen eines Morbus Crohn. Kulturell konnte weiterhin ein Candida-albicans-Befall des Darmes und Perianalbereiches nachgewiesen werden. **f** Zinkmangelsyndrom bei einem 11 Wochen alten Mädchen. Perigenital, perianal und glutäal flächig, scharf begrenzte, erythematöse, z. T. erosive Hautveränderungen mit randständigen Schuppen, perioral stecknadelkopfgroße, erythematöse, gelblich-krustige Läsionen. An Händen und Füßen große intakte Blasen auf erythematösem Grund, daneben erosiv nässende Bezirke. Unter oraler Substitution von 1%iger Zinksulfatlösung 5 mg/kg KG/Tag und pflegenden Externa kam es innerhalb von 2 Wochen zum Abheilen der Hautveränderungen und zur Normalisierung des Serumzinkspiegels

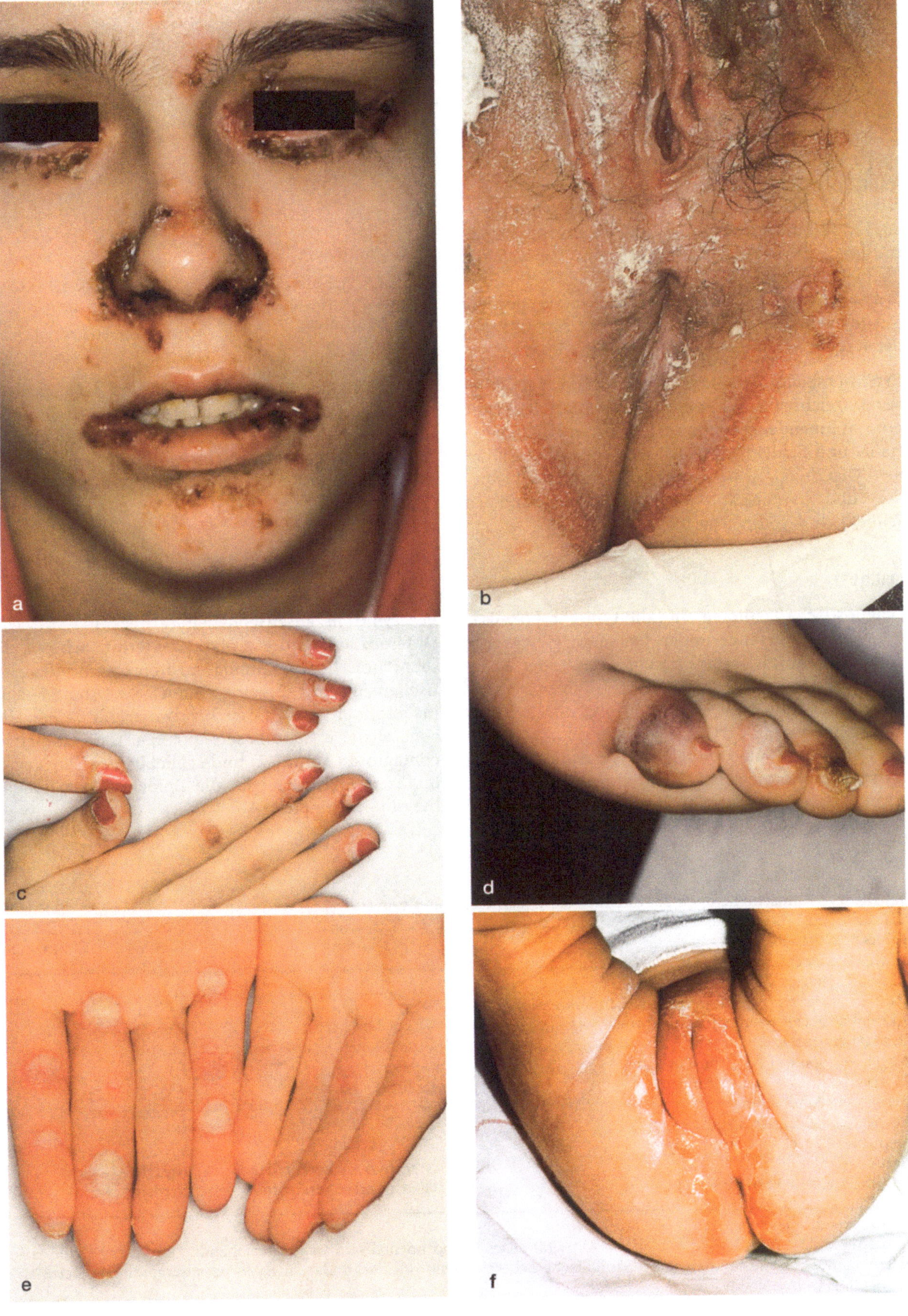
a
b
c
d
e
f

sowie durch Störungen im Immunsystem und der damit bedingten Infektanfälligkeit und Wundheilungsstörung (Abb. 2.64 b).
Auch entzündliche Schleimhautveränderungen im Anogenital-, Mundhöhlen-, Augen-, Nasen- und Ohrbereich können vorliegen.
Charakteristisch sind weiterhin zunächst lividrote, später bullöse Erscheinungen im Bereich der Nagelwälle (Abb. 2.64 c, d) verbunden mit zunehmenden Nagelveränderungen (Dystrophie, Beau'schen Linien, Hellfärbung) [25] sowie große lividrot umsäumte Blasen im Bereich der Finger- und Zehenfalten (Abb. 2.64 e).
Später tritt zumeist eine diffuse oder totale Alopezie mit telogenem Haarwurzelmuster des Kapillitiums, der Augenbrauen und Wimpern hinzu [5].

Beschwerdebild. Das klinische Beschwerdebild ist gekennzeichnet durch mehr oder weniger juckende oder brennende, sekundär oft auch impetiginisierte Haut- und Schleimhauterscheinungen. Hinzu kommen Diarrhöen, Appetit- und Gewichtsverlust. Apathie und psychische Störungen vervollständigen schließlich das klinische Bild [7].

DIAGNOSE

Diagnostische Leitlinien sind die typische Lokalisation der Hautveränderungen bei meist gleichzeitig vorliegendem diffusem Effluvium und/oder Diarrhöen.
Die Bestätigung der Diagnose erfolgt durch Nachweis eines verminderten Serumzinkgehaltes (Normalwert: 80–145 mg/100 ml) mittels Atomabsorptionsspektrophotometrie [3] und einer verminderten Aktivität der alkalischen Phosphatase im Serum (Normalwert: 60–200 U/L).

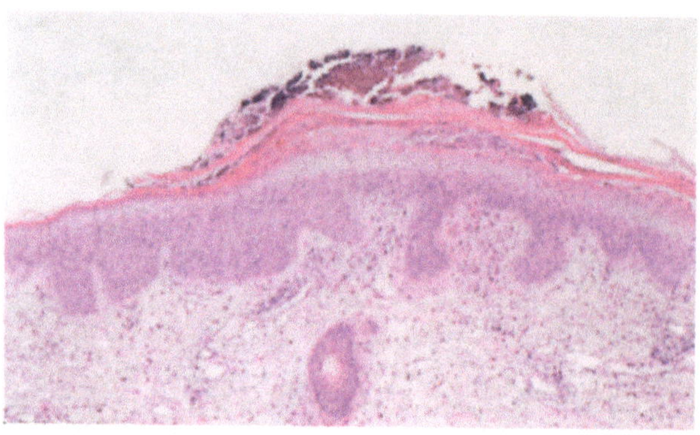

Abb. 2.65. Acrodermatitis enteropathica: Parakeratose mit Abblassung der oberen Epidermisschichten, im Korium einzelne Infiltrate

Die Abhängigkeit klinischer Befunde der Acrodermatitis enteropathica von akutem und chronischem Zinkmangel zeigt die Tabelle 2.7. Das histologische Bild kann, wenn auch nicht vollkommen eindeutig, bei der Bestätigung der Diagnose hilfreich sein (Abb. 2.65).

DIFFERENZIALDIAGNOSE

Differenzialdiagnostisch ist vor allem das *Glukagonomsyndrom* auszuschließen (s. Abschn. 2.18). Die Differenzialdiagnose umfasst weiterhin neben dem seborrhoischen, nummulären, atopischen und xerotischen Ekzem („Eczéma craquelée") (Abb. 2.3–2.6) insbesondere die Psoriasis vulgaris (Abb. 2.77), die generalisierte Candidose (Abb. 15.42), die Impetigo contagiosa (Abb. 2.27) und schließlich bei Vorliegen bullöser Veränderungen die Epidermolysis bullosa hereditaria simplex (Abb. 2.79 c).

Tabelle 2.7. Klinische Befunde bei Zinkmangel. (Nach Weismann u. Hoyer [25])

Klinischer Befund	Akuter Zinkmangel	Chronischer Zinkmangel
Akrolokalisiertes vesikobullöses Ekzem (NB: Fingerfalten, Fersen, periunguale Inflammation)	++	÷
Akrolokalisiertes psoriasiformes chronisches Ekzem	÷	++
Eczéma craquelée	÷	(++)
Nageldystrophie (inkl. Beau-Furchen)	(Später)	++
Haarverlust, Haarveränderungen	(Später)	++
Schlechte Wundheilung	++	+
Schlechter Allgemeinzustand	++	+
Depressive Psyche, Photophobie	++	+
Serumzinkspiegel	Niedrig oder herabfallend	Niedrig
Serumalkalische Phosphatase	Niedrig oder herabfallend[a]	Niedrig[a]

÷ Abwesend; + leichter Grad; ++ schwerer Grad.
[a] Bei sekundärem Zinkmangel kann die Aktivität anscheinend normal sein wegen bestehender, erhöhter Werte bei Katabolismus, Leberkrankheit (z. B. alkoholische Leberzirrhose) oder sekundärem Hyperparathyreoidismus bei Malabsorption (z. B. Zöliakie).

THERAPIE

Durch perorale Gabe von Zink (z. B. Zinkamin-Falk) bei – sofern nötig – gleichzeitiger Behandlung einer oftmals vorliegenden Begleitcandidose (s. hierzu S. 476 ff.) werden die betroffenen Patienten meist erstaunlich schnell erscheinungs- und beschwerdefrei [6, 18]. Bei mangelnder Zinkresorption im Darm bzw. bei parenteraler Ernährung kann das Zink auch intravenös zugeführt werden (0,2–0,3 mg Zink/kg KG/Tag) [14, 16].

Bei angeborener Acrodermatitis enteropathica muss die Zinksubstitution allerdings lebenslang erfolgen. Die Dosis kann jedoch, wie oben bereits dargelegt, im Laufe des Lebens oft immer weiter reduziert werden. Die empfohlene Aufnahme von Zink liegt bei Erwachsenen zwischen 8 und 20 mg/Tag [9, 16, 19].

Bei folgenden Nahrungsmitteln findet sich ein hoher Zinkgehalt: Austern (149 mg%), Weizenkleie (13,20 mg%), Bierhefe (8,0 mg%) und Haferflocken (4,40 mg%).

Literatur

1. Assmann K, Bonsmann G, Werner C, Metze D (2001) Acrodermatitis-enteropathica-ähnliche Hautveränderungen bei Ahornsirupkrankheit. Z Hautkr 76: 220–222
2. Brandt T (1936) Dermatitis in children with disturbances of the general condition and the absorption of food elements. Acta Derm Venerol (Stockh) 17: 513–546
3. Bryant TN (1981) Comparison of procedures for determination of copper and zinc in serum by atomic absorptions spectroscopy. Clin Chim Acta 110: 83–90
4. Danbolt N, Closs K (1942) Akrodermatitis enteropathica. Acta Derm Venerol (Stockh) 23: 127–169
5. Dupré A, Bonate JL, Carriere JP (1979) The hair in acrodermatitis enteropathica: A disease indicator? Acta Derm Venerol (Stockh) 59: 177–178
6. Ferrandiz C et al.(1981) Acquired zinc deficiency syndrome during total parenteral alimentation. Dermatologica 163: 255–266
7. Gschnait Th et al.(1982) Das exogen bedingte Zinkmangelsyndrom. Wien Klin Wochenschr 94: 475–479
8. Kaufmann J (1984) Acrodermatitis enteropathica bei totaler parenteraler Ernährung wegen Morbus Crohn. Z Hautkrankht 59: 1447–1453
9. Kay RG, Tasman-Jones C, Pydus J, Whiting R, Black H (1976) A syndrome of acute zinc deficiency during total parenteral alimentation in man. Ann Surg 183: 331–340
10. Krasovec M, Frenk E (1996) Acrodermatitis enteropathica secondary to Crohn's disease. Dermatology 193/4: 361–363
11. Löffler H, Effendy I (1999) Acrodermatitis-enteropathica-ähnliche Hautveränderungen durch parenterale Ernährung. Hautarzt 50: 499–502
12. Moynahan EJ, Barnes PM (1973) Zinc deficiency and a synthetic diet for lactose intolerance. Lancet 1: 676
13. Moynahan EJ (1974) Acrodermatitis enteropathica. A lethal inherited human zincdeficiency disorder. Lancet II: 399
14. Nürnberger F (1987) Zinkmangel bei künstlicher Ernährung. Z Hautkrankht 62: 104–110
15. Okada A, Takagi Y, Itakura T et al. (1976) Skin lesions during intravenous hyperalimentation: Zinc deficiency. Surgery 80: 629–635
16. Orfanos CE, Garbe C (1995) Therapie der Hautkrankheiten. Springer, Berlin Heidelberg New York Tokyo, S 704–705
17. Panizzon R (1995) Hautsymptome bei Störungen des Vitamin- und Mineralhaushalts. Ther Umsch 52/4: 257–263
18. Reich H, Opitz K, Bertram H-P, Fegeler K (1976) Lebensrettende Zinkbehandlung der Acrodermatitis enteropathica. Dtsch Med Wochenschr 101: 1724–1726
19. Schwarz T, Rütter A (1996) Zink in der Dermatologie. TW Dermatologie 26: 372–377
20. Sehgal VN, Jain S (2000) Acrodermatitis enteropathica. Clin Dermatol 18/6: 745–748
21. Stein E (1982) Das Crohn-Syndrom. Z Allgemeinmed 31: 1702–1715
22. Vloten WA van, Bos LP (1978) Skin lesions in acquired zinc deficiency due to parenteral nutrition. Dermatologica 156: 175–183
23. Wang K, Pugh EW, Griffen S et al. (2001) Homozygosity mapping places the acrodermatitis enteropathica gene on chromosomal region 8q24.3. Am J Hum Genet 68/4: 1055–1060
24. Weismann K, Hoyer H, Christensen E (1980) Acquired zinc deficiency in alcoholic liver cirrhosis: Report of two cases. Acta Derm Venerol (Stockh) 60: 447–449
25. Weismann K, Hoyer H (1982) Zinkmangeldermatosen. Der Hautarzt 33: 405–410

2.18 Glukagonomsyndrom

Das Glukagonomsyndrom zeichnet sich durch eine spezielle Hautsymptomatik aus, die als nekrolytisches migratorisches Erythem oder Erythema necroticans migrans bezeichnet wird. Dieses Syndrom wurde von Becker 1942 [2] erstmals beschrieben, ausführlicher dann behandelt von McGavran (1966) [9] und Wilkinson (1971) [21].

ÄTIOLOGIE

In fast allen Fällen werden die typischen Haut- und Systemsymptome durch einen glukagonproduzierenden Inselzelltumor der A-Zellen (α-2) verursacht. Dieser Tumor sitzt meist in der Korpus- oder Schwanzregion des Pankreas und ist in etwa 80 % der Fälle maligne [16]. In manchen Fällen können auch andere APUD- („amine precursor uptake and decarboxylation") Tumoren Glukagon produzieren, oder der eigentliche Tumor metastasiert, und diese Metastasen sind ebenfalls metabolisch ak-

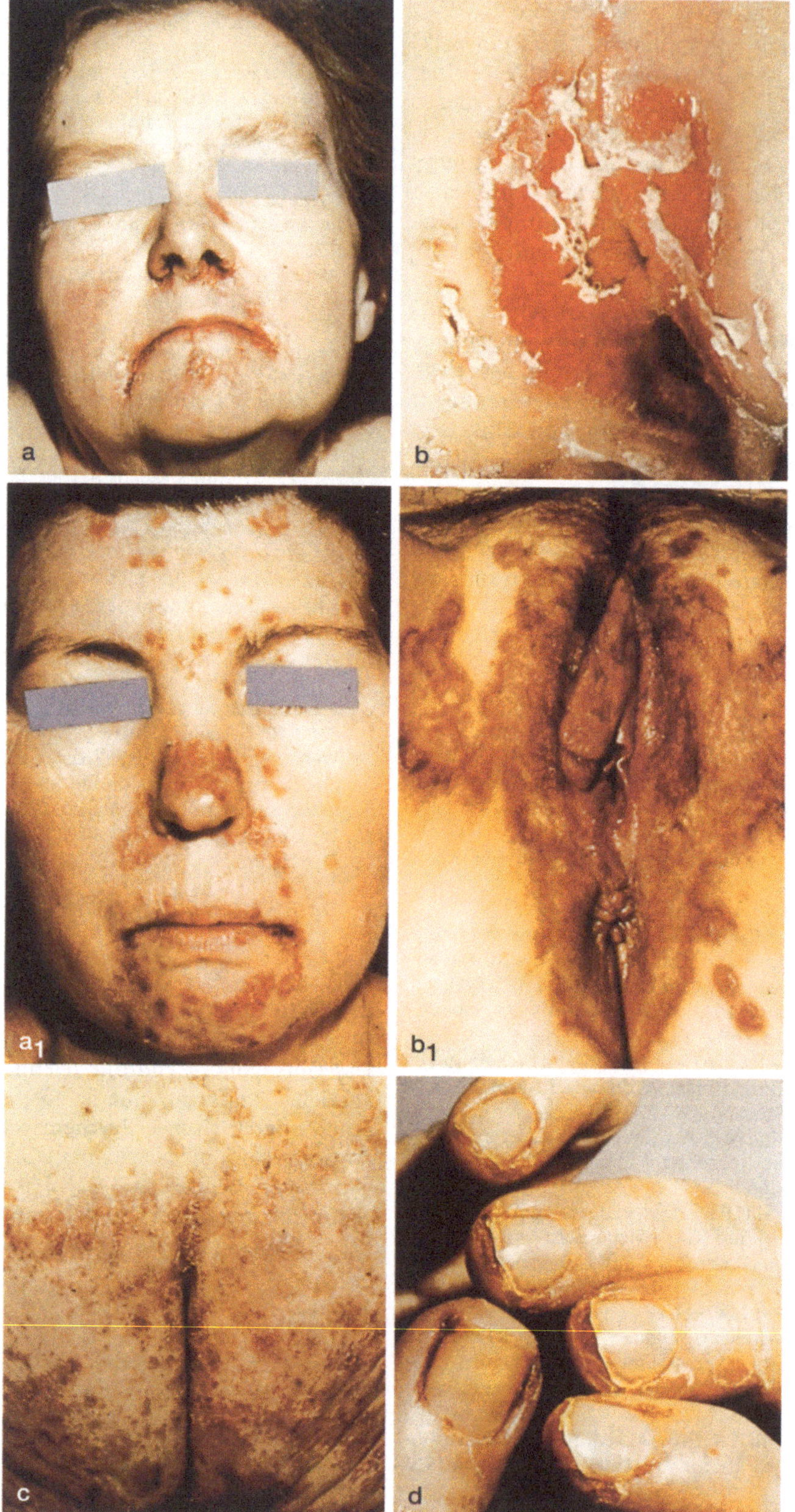

Abb. 2.66 a–d. Legende s. S. 197

tiv [20]. Außerdem gibt es Patienten, bei denen zwar das gleiche klinische Bild vorliegt, aber selbst bei der Autopsie kein endokrin aktiver Tumor gefunden wird. Einige von ihnen haben eine chronische Pankreatitis, chronische Leberentzündung oder andere Tumoren, in ganz seltenen Fällen wird gar nichts gefunden [8]. Bei dieser letztgenannnten Untergruppe spricht man dann vom Pseudoglukagonomsyndrom [4, 10, 12].

KLINIK

Die charakteristischen mukokutanen Veränderungen sind periorifizielle Läsionen (Abb. 2.66). Die initialen erythematös-entzündlichen Papeln und Plaques breiten sich langsam nach peripher aus unter zentraler Desquamation oder z. T. zentraler Abblassung. Die Läsionen bilden manchmal zirzinäre Muster aus. Zu den häufigsten Lokalisationen zählen die Inguinal-, die Perianal- und die Perioralregion [6, 13, 14, 19].

Ausgeprägte perianale Befunde, häufig vergesellschaftet mit Diarrhö, können zu starken Schmerzen bei der Defäkation und zu Blutungen führen. Auch Stomatitis und Glossitis sind häufig und oft schmerzhaft und führen somit zu Problemen bei der Nahrungsaufnahme. In manchen Fällen können Perlèche (Cheilitis angularis) ein erster Hinweis sein. Außerdem können akrale Läsionen auftreten wie Nagelbettentzündung und Nageldystrophie oder sogar Nagelverlust (Abb 2.66 d), ebenso wie bei der Acrodermatitis enteropathica. Während die Hautveränderungen oft den ersten Hinweis auf das zugrunde liegende Malignom bieten, bestehen häufig auch schon andere systemische Zeichen, wie Abgeschlagenheit und Gewichtsverlust. Diarrhö, Malabsorption, Anämie und manchmal Diabetes mellitus kommen vor. In einigen Fällen kann es auch zu neurologischen und psychiatrischen Erkrankungen kommen [17].

◁

Abb. 2.66 a–d. Klinisches Erscheinungsbild des Glukagonomsyndroms im differenzialdiagnostischen Vergleich zur Acrodermatitis enteropathica (Abb. 2.64 a-f). **a–c** Sog. nekrolytisch migratorisches Erythem an den Prädilektionsstellen. **a**, **a**$_1$ Konfluierende, z. T. erodierte und von Krusten bedeckte papulopustulöse Effloreszenzen in typischer periorifizieller Lokalisation. **b** Ausgedehnte perianale Erosion mit am Rand haftenden, silbrigweißen, squamokrustösen Auflagerungen. **b**$_1$ Großflächige randbetonte Erosion mit zentraler Reepithelisierung. **c** Erythematöserosive Herde mit zentrifugaler Ausbreitung und zentraler Abheilung. **d** Akral lokalisierte Veränderungen; periunguale Rhagaden, Erytheme und Paronychien

DIAGNOSE

Die Diagnose wird am einfachsten durch die Bestimmung des Serumglukagonspiegels gestellt. Normalerweise wird hierbei ein Radioimmunoassay verwandt. Normale Glukagonspiegel liegen bei 0,1–0,3 Einheiten/ml; bei betroffenen Patienten liegen die Spiegel bei bis zu 800–3000 Einheiten/ml. Zusätzlich findet sich normalerweise eine Hyperglykämie und ein pathologischer Glukosetoleranztest, wobei dies jedoch für die Diagnostik nur von unterstützender Bedeutung ist. Erniedrigte Zinkspiegel im Serum können ggf. zur Diagnose einer Acrodermatitis enteropathica verleiten. Aber auch beim Glukagonomsyndrom werden erniedrigte Zink- und Aminosäurespiegel gefunden [3, 5, 15].

Der Tumor kann mit verschiedenen bildgebenden Verfahren aufgespürt werden: Ultraschall, Computertomographie, Magnetresonanztomographie, Angiographie oder Radioisotopenmarkierung. In manchen Fällen ist der Tumor so klein, dass er der Bildgebung noch verborgen bleibt [1, 7]. In seltenen Fällen ist daher neben Verlaufsuntersuchungen manchmal eine explorative Laparotomie gerechtfertigt. Wenn Gewebenstücke des Tumors zur Verfügung stehen, können mittels Immunhistochemie die glukagonproduzierenden Zellen dargestellt werden.

In der Hautbiopsie sieht man histologisch als typische, jedoch nicht spezifische Befunde eine oberflächliche epidermale Nekrose mit blassen Keratinozyten, dyskeratorische Zellen und z. T. Akantholyse, außerdem ein gemischtzelliges entzündliches Infiltrat in der Dermis (Abb. 2.67).

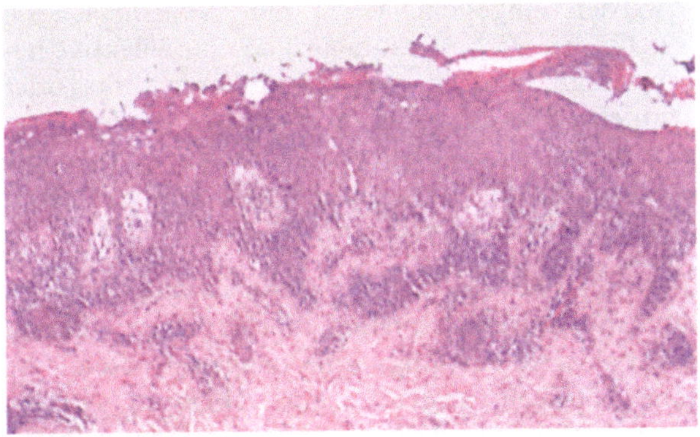

Abb. 2.67. Glukagonomsyndrom: Akanthose bei teils erodierter und superfiziell nekrotischer Epidermis

DIFFERENZIALDIAGNOSE

Differenzialdiagnostisch kommt hauptsächlich die Acrodermatitis enteropathica in Betracht. Wenn nur mukokutane Veränderungen vorliegen, ist die wahrscheinlichste andere Diagnose Candidiasis. Aufgrund der Schädigung der epidermalen Barriere kann es aber auch beim Glukagonomsyndrom zu sekundärer Infektion mit Candida albicans kommen, was irreführend sein kann. Auch an einen Mangel an essentiellen Fettsäuren oder verschiedenen Aminosäuren sollte gedacht werden, ebenso an die oben unter Pseudoglukagonom beschriebenen Erkrankungen.
Weitere differenzialdiagnostisch in Frage kommende Krankheitsbilder sind:

- Morbus Darier,
- Morbus Hailey-Hailey,
- Langerhanszell-Histiozytose,
- Psoriasis,
- Pemphigus vegetans.

THERAPIE

Die Therapie gilt dem zugrunde liegenden Tumor. Wenn technisch möglich, ist die Exzision des Tumors die Methode der Wahl. Dabei heilen die mukokutanen Läsionen dramatisch rasch ab, z.T. schon innerhalb von 48 h.
In den Fällen, in denen die Tumorresektion nicht möglich ist, können einige andere Therapieoptionen versucht werden:

- Chemotherapie: Das gängigste Therapieschema beinhaltet Streptozotozin und Adriamycin, aber auch andere Substanzen wie 5- Fluorouacil (5-FU), Dacarbazin und verschiedene Interferone werden eingesetzt. Wenn nur Lebermetastasen gefunden werden, kann auch an eine selektive hepatische Infusion mit Chemotherapeutika oder an eine Tumorembolisation gedacht werden.
- Somatostatinanaloga, wie Octreotid, können die Sekretion von Glukagon unterdrücken und somit die Symptome verringern.

Manchmal können sowohl Zink- als auch Aminosäuresubstitution zu einer Verbesserung führen, meist sind sie allerdings von geringem Nutzen.
Eine topische austrocknende Therapie ergänzt durch antimykotische Externa bei sekundärer Infektion ist zwar unterstützend hilfreich, spielt aber im Vergleich zur systemischen Therapie nur eine untergeordnete Rolle.

PROGNOSE

Die 5-Jahres-Überlebensrate nach kompletter Tumorresektion beträgt etwa 75%. Selbst wenn eine kurative Therapie nicht durchgeführt werden kann, zeigen Glukagonome eine langsame Progression, mit einer Überlebenszeit von nicht selten 10–15 Jahren nach Diagnosestellung. Über einen der ersten beschriebenen Patienten gibt es einen Follow-up-Report nach 24 Jahren [11, 18]. Ein Wiederauftreten der mukokutanen Veränderungen nach operativer Entfernung des Tumors gilt als sensitiver Marker eines Rezidivs.

Literatur

1. Alkemade JA, Tongeren JH van, Haelst UJ van, Smals A, Steijlen PM, Kerkhoff PC van de (1999) Delayed diagnosis of glucagonoma syndrome. Clin Exp Dermatol 24/6: 455–457
2. Becker SW et al. (1942) Cutaneous manifestations of internal malignant tumours. Arch Dermatol Syphilol 45: 1069–1080
3. Chastain MA (2001) The glucagonoma syndrome: a review of its features and discussion of new perspectives. Am J Med Sci 321/5: 306–320
4. Darouty M el, Abu el Ela M (1996) Necrolytic migratory erythema without glucagonoma in patients with liver disease. J Am Acad Dermatol 34/6: 1092–1093
5. Delaporte E, Catteau B, Piette F (1997) Necrolytic migratory erythema-like eruption in zinc deficiency associated with alcoholic liver disease. Br J Dermatol 137/6: 1027–1028
6. Engelmann L et al. (1991) Erythema necrolyticum migrans-Glukogonom-Syndrom Aktuel Dermatol 17: 11–17
7. Kasper CS (1992) Necrolytic migratory erythema: unresolved problems in diagnosis and pathogenesis. A case report and literature review. Cutis 49/2: 120–122, 125–128
8. Konstantinow A, Balda BR, Starz H (1998) Erythema necrolyticum migrans nach Rektumkarzinom. Hautarzt 49/7: 591–595
9. Mc Gavran MH, Unger RH, Recant L, Polk HC, Kilo C, Levin ME (1966) A glucagon-secreting alpha-cell carcinoma of the pancreas. N Engl J Med 274/25: 1408–1413
10. Meyer J, Seidel B (1998) Dapson-Therapie des Erythema necroticans migrans bei „Pseudoglukagonom-Syndrom" Akt Dermatol 24: 275–277
11. Nightingale KJ, Davies MG, Kingsnorth AN (1999) Glucagonoma syndrome: survival 24 years following diagnosis. Dig Surg 16/1: 68–71
12. Ossowski B, Baum C (1995) Das Pseudoglukagonom-Syndrom. Fallbericht, therapeutische Möglichkeiten und Hypothesen zur Ätiologie. Hautarzt 46/3: 173–176
13. Pfau A et al. (1995) Das Glukogonom-Syndrom – Klinik und Therapie. Z Hautkrht 10: 725–728
14. Rappersberger K, Wolff-Schreiner E, Konrad K, Wolff K (1987) Das Glukogonom-Syndrom. Hautarzt 38: 589–598
15. Sinclair SA, Reynolds NJ (1997) Necrolytic migratory erythema and zinc deficiency. Br J Dermatol 136/5: 783–785

16. Soga J, Yakuwa Y (1998) Glucagonomas/diabetico-dermatogenic syndrome (DDS): a statistical evaluation of 407 reported cases. J Hepatobiliary Pancreat Surg 5/3. 312–319
17. Strohm WD (1996) Paraneoplastische spastische Tetraparese bei Glukogonom-Syndrom. Erfolgreiche Therapie mit Octreotid, Dacarbacin und Interferon-α. Z Gastroenterol 34: 438–445
18. Sweet RD (1974) A dermatosis specifically associated with a tumor of pancreatic alpha cells. Br J Dermatol 90/3: 301–308
19. Thorisdottir K, Camisa C, Tomecki KJ, Bergfeld WF (1994) Necrolytic migratory erythema: a report of three cases. J Am Acad Dermatol 30: 324–329
20. Wermers RA, Fatourechi V, Kvols LK (1996) Clinical spectrum of hyperglucagonemia associated with malignant neuroendocrine tumors. Mayo Clin Proc 71/11: 1030–1038
21. Wilkinson DS (1971) Necrolytic migratory erythema with pancreatic carcinoma. Proc R Soc Med 64: 1197–1198

2.19 Acanthosis nigricans

Bei der Acanthosis nigricans (*Synonyma*: Dystrophia papillaris pigmentosa) handelt es sich um ein selten auftretendes Krankheitsbild, das gekennzeichnet ist durch dunkelpigmentierte hyperkeratotisch-papillomatöse Hautveränderungen insbesondere im Bereich der großen Hautfalten. Man unterscheidet heute 3 benigne und eine maligne Form.

Benigne Formen

1. Acanthosis nigricans benigna. Die Acanthosis nigricans benigna stellt eine Genodermatose mit unregelmäßig dominantem Erbgang unter Bevorzugung des weiblichen Geschlechtes dar, die zu verhältnismäßig geringfügigen Hauterscheinungen führt. Diese können bereits bei der Geburt vorliegen oder sich in der Kindheit entwickeln und sind niemals mit inneren Störungen assoziiert. Nach der Pubertät sind die klinischen Erscheinungen oft rückläufig.

2. Acanthosis nigricans benigna als Teil seltener, meist rezessiv vererbter Syndrome. Diese ebenfalls gutartig verlaufenden Formen stellen kennzeichnende Teilsymptome folgender komplexer Syndrome dar: Berardinelli-Seip-Syndrom, Bloom-Syndrom, Crouzon-Syndrom, Lawrence-Syndrom, Miescher-Syndrom, Prader-Willi-Syndrom und Rabson-Mendelhall-Syndrom.
Die ebenfalls nur wenig ausgeprägten Hautveränderungen treten bereits bei der Geburt oder im Laufe der Kindheit in Erscheinung.

3. Pseudoacanthosis nigricans. Bei dieser Erscheinungsform handelt es sich ebenfalls um eine benigne erbbedingte, das weibliche Geschlecht etwas häufiger betreffende, auch eher geringgradige rückbildungsfähige Hauterscheinung, die adipöse, meist dunkelhaarige und stark pigmentierte Individuen betrifft, möglicherweise aber auch durch bestimmte Arzneimittel (Glukokortikoide, Nikotinsäurederivate) verursacht bzw. mitverursacht werden kann und zumeist zwischen dem 3. und 6. Lebensjahrzehnt in Erscheinung tritt.

Maligne Form

Acanthosis nigricans maligna. Die meist erst nach dem 40. Lebensjahr geschlechtsunabhängig auftretende maligne Form ist durch ausgeprägte progredient verlaufende, auffällig dunkelpigmentierte Hauterscheinungen, die häufig auch Schleimhäute und Extremitäten befallen, gekennzeichnet und in fast 100 % der Fälle mit einem internen Karzinom verbunden. Sie stellt die wohl bestbekannte kutane Paraneoplasie dar [1, 15, 16] und erfüllt die in der nachfolgenden Übersicht hierfür aufgestellten Kriterien.

Kriterien, die eine Dermatose erfüllen muss, um als Paraneoplasie zu gelten. (Nach Schnyder [16])

1. Die verdächtigen Hauterscheinungen lassen sich durch keine andere Noxe als durch den Tumor erklären.
2. Nach Entfernung oder Rückbildung der Geschwülste bessert sich oder verschwindet die Dermatose.
3. Lokale Tumorrezidive oder Metastasen führen zum Aufflammen der Dermatose.
4. Es liegt eine statistisch gesicherte Korrelation zwischen der paraneoplastischen Hautveränderung und dem Tumor vor.
5. Haut- und Tumorsymptome treten gleichzeitig oder nahezu gleichzeitig auf.

Nach Curth-Ollendorf [5] treten die Hauterscheinungen bei 61 % der Fälle gleichzeitig, bei 17 % vor und bei 22 % erst nach der Entwicklung eines malignen Tumors auf. Häufig handelt es sich hierbei um ein Adenokarzinom mit meist hohem Malignitätsgrad, das in 64 % der Fälle ein Magenkarzinom, in 27 % einen anderen malignen Abdominaltumor und nur in 9 % ein Malignom außerhalb des Gastrointestinaltraktes darstellt.
Da es zum Zeitpunkt der Diagnosestellung „Paraneoplasie“ in den meisten Fällen bereits zur Metastasierung des Tumors gekommen ist, ist die Prognose quoad vitam der mit Acanthosis nigricans maligna assoziierten Tumoren meist infaust.

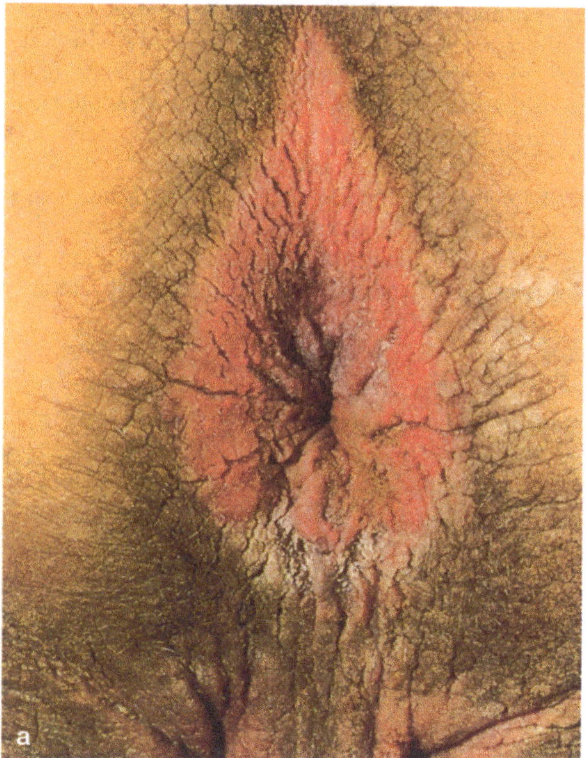

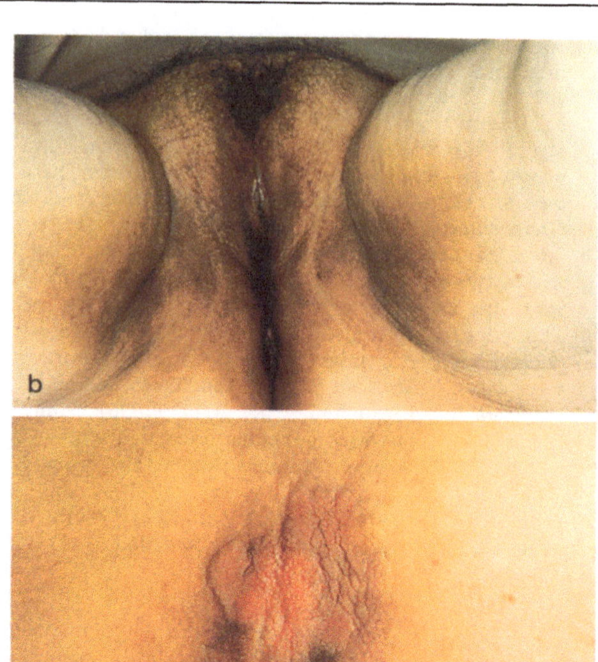

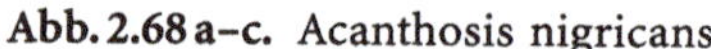

Abb. 2.68 a–c. Acanthosis nigricans

ÄTIOLOGIE

Die genetischen Formen der Acanthosis nigricans werden verursacht durch Mutationen der Insulin- oder Wachstumhormonrezeptoren. Bei der zu den Paraneoplasien zählenden Acanthosis nigricans maligna werden Botenstoffe sezerniert, die diese Rezeptoren stimulieren [7, 21]. Sicherlich spielt bei der Pseudoacanthosis nigricans das insbesondere bei Fettsüchtigen meist ausgesprochen feuchtwarme Milieu in den Intertriginalbereichen eine krankheitsfördernde Rolle.

KLINIK

Das klinische *Erscheinungsbild* ist bei allen Formen der Acanthosis nigricans einschließlich der Pseudoform identisch; Unterschiede bestehen nur in der verschieden starken Ausprägung der Veränderungen und ihrer Progredienz (Abb. 2.68).

Das klinische Bild wird geprägt von einer peripherwärts abnehmenden und unscharf begrenzten, samtartig-papillomatös-verruciformen, zerfurchten, zunächst gelblich, später graubraun bis schwärzlichen Hyperpigmentierung und Verdickung der Haut.

Prädilektionsstellen der stets symmetrisch in Erscheinung tretenden Veränderungen sind Axillen, Hals, Anogenitalbereich, Oberschenkelinnenseiten, Gesicht, Ellen- und Kniebeugen, Nabel, Brustwarzen, Knöchel, Handrücken, Augenlider und Naseneingang.

Bei der Acanthosis nigricans benigna und der Acanthosis-nigricans-Form, die Teil hereditärer Syndrome darstellt, kann in seltenen Fällen auch ein Befall der Extremitäten sowie der Schleimhäute vorliegen. Demgegenüber kommt es bei der malignen Form, die durch plötzliches Auftreten, rasche Ausbreitung und stärkere Ausprägung der Hautveränderungen gekennzeichnet ist, häufig zu samtartigen papillomatösen Veränderungen im Analkanal und an den Lippen, aber auch im Mund-, Zungen-, Vaginal- sowie Konjunktivalschleimhautbereich [1].

Als Leser-Trélat-Zeichen bezeichnet man das plötzliche Aufschießen multipler Verrucae seborrhoicae oder weicher Fibrome, inbesondere am Rumpf (Marker eines zugrunde liegenden Malignoms). Diese Veränderungen finden sich gelegentlich auch perianal [17, 19, 22].

Die distalen Extremitäten mit Übergang auf die Palmoplantarflächen sind besonders bei der malignen Form mitbetroffen, wobei diese palmoplantaren Hyperkeratosen (Acanthosis palmaris oder „tripe palms“) bei der Acanthosis nigricans maligna durch eine deutlich erhaltene, stellenweise punktförmig

unterbrochene Hautleistenzeichnung gekennzeichnet sind, die die benignen Formen nicht aufweisen [9, 14]. Diese transgrediente palmoplantare Keratose mit Hypertrophie der Fingerleisten wird sonst nur bei der kongenitalen Erythrokeratodermie mit Taubheit (Schnyder) beobachtet [10, 15].
Subjektive *Beschwerden* treten nur dann auf, wenn es in den intertriginösen Räumen milieubedingt und vor allem wiederum bei der progressiv verlaufenden Acanthosis nigricans maligna zu Mazerationsvorgängen kommt. Hierdurch kann es zur Bildung weiterer Vegetationen, aber auch zu ekzematösen, ggf. bakteriell oder mykotisch superinfizierten Veränderungen mit entsprechendem klinischen Beschwerdebild kommen. Juckreiz tritt hierbei häufig auf [3, 4].

DIAGNOSE

Die Diagnosestellung der Acanthosis nigricans ist aufgrund des charakteristischen klinischen Bildes i. d. R. problemlos möglich und kann histologisch abgesichert werden (Abb. 2.69).
Die klinischen und histologischen Bilder reichen jedoch nicht zur Unterscheidung der einzelnen Formen aus. Die sichere und notwendige Feststellung, ob es sich um eine der benignen oder die maligne Acanthosis-nigricans-Form handelt, ist – wie oben dargelegt – unter Berücksichtigung der Progredienz der Erkrankung nur durch die eingehende Erhebung der Eigen- und Familienanamnese sowie Suche nach weiteren assoziierten Symptomen bzw. eines malignen Tumors möglich.

DIFFERENZIALDIAGNOSE

Die Unterscheidung von anderen Hauterscheinungen bereitet aufgrund des charakteristischen klinischen Bildes der Acanthosis-nigricans-Formen i. d. R. keine Schwierigkeiten.
Differenzialdiagnostisch in Betracht kommt allenfalls die seltene Papillomatosis Gougerot-Carteaud, der Pemphigus vegetans (Abb. 2.79) und die Dyskeratosis follikularis Darier (Abb. 2.70).

THERAPIE

Die Behandlung richtet sich nach der vorliegenden Form. Handelt es sich um die Paraneoplasieform, so kommt es nach Beseitigung des Tumors oft zur spontanen Rückbildung der nichtmalignen Hautläsionen. Ein Tumorrezidiv oder Metastasen bewirken jedoch eine Exazerbation der Hautveränderungen. Häufig kommt es bereits vor der Diagnosestellung zur Metastasierung, sodass die Prognose infaust ist. Eine palliative Behandlung der kosmetisch störenden Hautveränderungen sowie des unangenehmen Pruritus steht dann im Vordergrund. Systemische PUVA mit einer Gesamtdosis von ca. 50 J/cm^2 oder Antihistaminika sind hilfreich [3, 12]. Gegebenenfalls kommt auch eine Kombination mit Ketotifen (z. B. Zaditen 1–2 mg/Tag) in Betracht [12].

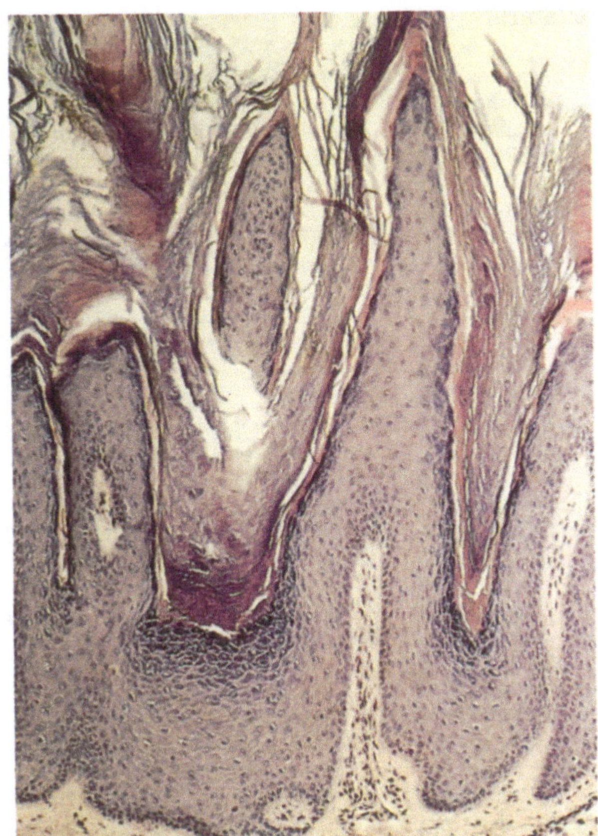

Abb. 2.69. Acanthosis nigricans. Akanthopapillomatose des Epithels, Verbreiterung des Stratum granulosum, Hyperkeratose. HE-Färbung

Bei der Pseudoacanthosis nigricans führt eine Gewichtsreduktion bzw. die Behandlung einer endokrinologischen Erkrankung, möglicherweise aber auch das Absetzen eines Medikamentes zum Rückgang der Hauterscheinungen.
Die Therapie der benignen anlagebedingten Formen erfolgt demgegenüber – sofern notwendig – rein symptomatisch, intern jeweils mit Acitretin (z. B. Neotigason) oder Isotretinoin (z. B. Roaccutan) individuell dosiert [4] und/oder äußerlich reinigend mit einem Syndet , austrocknend mit einem Puder (Ansudor o. Ä.), keratolytisch mit Vitamin-A-Säure oder 5–10 %iger Salicylvaseline (*Cave*: Reizung!).
Als zwei weitere topische Therapieoptionen haben sich Tazaroten und Calcipotriol bewährt [2, 20].
Zusätzlich kann die antibiotische oder antimykotische Behandlung einer oftmals vorliegenden Sekundärinfektion erforderlich sein.

Literatur

1. Andreev VC, Boyanov L, Tsankov N (1981) Generalized acanthosis nigricans. Dermatologica 163: 19–24
2. Böhm M, Luger A, Metze D (1999) Urthelkarzinom-assoziierte Acanthosis nigricans – symptomatische Therapie mit Calcipotriol. Hautarzt 50: 593–596
3. Bonnekoh B, Thiele B, Merk H, Mahrle G (1989) Systemische Photochemotherapie (PUVA) bei Acanthosis nigricans maligna: Regression von Keratose, Hyperpigmentierung und Pruritus. Z Hautkrankht 64: 1059–1062
4. Braun-Falco O, Plewig G, Wolff HH (1996) Dermatologie und Venerologie. 4. Aufl. Springer, Berlin Heidelberg New York Tokyo
5. Curth-Ollendorff H (1979) Malignant Acanthosis nigricans. In: Fitzpatrick TB et al. (ed) Dermatology in general medicine, 2 nd edn. McGraw-Hill, New York, 1346 ff
6. Darmstadt GL, Yokel BK, Horn TD (1991) Treatment of acanthosis nigricans with tretinoin. Arch Dermatol 127: 1139–1140
7. Elmer KB, George RM (2001) HAIR-AN syndrome: a multisystem challenge. Am Fam Physician 63/12: 2385–2390
8. Janovsky V (1890) Acanthosis nigricans. Internat. Atlas seltener Hautkrankheiten, Bd 11
9. Larrègue M et al.(1979) Pachydermatoglyphie. Signe en faveur de la malignité au cours de l'acanthosis nigricans. Ann Dermatol Vénéréol (Paris) 106: 781–785
10. Marghescu S, Wolff H, Braun-Falco O (1982) Kongenitale Erythrokeratodermie mit Taubheit Schnyder. Hautarzt 33: 416–419
11. Matsuoka LY, Wortsman J, Goldman J (1993) Acanthosis nigricans. Clin Dermatol 11: 21–25
12. Orfanos CE, Garbe C (1995) Therapie der Hautkrankheiten. Springer, Berlin Heidelberg New York Tokyo
13. Pollitzer S (1890) Acanthosis nigricans. Internat. Atlas seltener Hautkrankheiten, Bd 10
14. Requena L, Aguilar A, Renedo G, Martin L, Pique E, Farina MC, Escalonilla P (1995) Tripe palms: a cutaneous marker of internal malignancy. J Dermatol 22/7:492–495
15. Schönlein K-M, Worret W-J (1994) Paraneoplastische Syndrome der Haut. hautnah 3: 301–310
16. Schnyder UW (1971) Vorwort. In: Herzberg JJ (Hrsg) Kutane paraneoplastische Syndrome. Gustav Fischer Verlag, Stuttgart
17. Schwartz RA (1981) Acanthosis nigricans, florid cutaneous papillomatosis and the sign of Leser-Trélat. Cutis 28: 319–334
18. Schwartz RA (1994) Acanthosis nigricans. J Am Acad Dermatol 31: 1–19
19. Stieler W, Plewig G (1987) Acanthosis nigricans maligna und Leser-Trélat-Zeichen bei Doppelmalignom von Mamma und Magen. Z Hautkrankht 62/5: 344–366
20. Weishaar E, Bonnekoh B, Franke I, Gollnick H (2001) Erfolgreiche symptomatische Tarazotentherapie der juvenilen Acanthosis nigricans vom familiär adipositasassoziierten Typ bei Insulinresistenz. Hautarzt 52: 499–503
21. Wolff H (2001) Kutane Paraneoplasien. Hautarzt 52: 159–172
22. Yeh JS, Munn SE, Plunkett TA, Harper PG, Hopster DJ, Vivier WA du (2000) Coexistence of acanthosis nigricans and the sign of Leser-Trelat in a patient with gastric adenocarcinoma: a case report and literature review. J Am Acad Dermatol 42: 357–362

2.20 Dyskeratosis follicularis (Darier-Krankheit)

Unter der Dyskeratosis follicularis, auch bekannt unter den *Synonyma* Morbus Darier, Dyskératose pseudo-folliculaire de Darier, Epitheliomatosis miliaris, Dyskeratosis miliaris Darier, Dyskeratosis follicularis vegetans, versteht man eine seltene, das männliche Geschlecht häufiger betreffende Dermatose, die histologisch durch eine Dyskeratose (Abb. 2.71) und klinisch (s. u.) durch graubräunliche keratotische Papeln gekennzeichnet ist (Abb. 2.70).
Die Veränderungen manifestieren sich nicht nur – wie vom Namen her zu erwarten – im Follikelbereich, sondern treten auch interfollikulär und in follikelfreien Haut- und Schleimhautbereichen auf.
Hauptmanifestationsalter der im Laufe des Lebens meist zunehmenden Verhornungsstörung ist das zweite Dezennium. Je früher die Erkrankung einsetzt, umso schwerer ist i. Allg. der Verlauf. Durch UV-Licht kann u. U. ein stärkerer Krankheitsschub provoziert werden.

ÄTIOLOGIE

Die Dyskeratosis follicularis stellt eine Genodermatose mit unregelmäßigem, autosomal-dominantem Erbgang dar. Das ATP2A2-Gen, das für Dyskeratosis follicularis ursächlich ist, wurde auf dem Chromosom 12q23–24.1 lokalisiert. Es codiert für SERCA2, ein Membranprotein, das für den Kalziumaustausch mit dem endoplasmatischen Retikulum verantwortlich ist und vorzugsweise in Keratinozyten expremiert wird. Dyskeratosis follicularis und der ähnliche Pemphigus chronicus benignus familiaris waren die ersten Erkrankungen, bei denen die Bedeutung der Kalziumkanäle für die Zelladhäsion der Keratinozyten gezeigt werden konnte [8, 10].

KLINIK

Das klinische *Erscheinungsbild* wird geprägt von bis zu linsengroßen, isoliert oder gruppiert stehenden bzw. zu größeren Plaques konfluierenden Papeln, die von einer festhaftenden bräunlich-grauen Hornkruste bedeckt werden. Beim Abkratzen der Hornschicht finden sich leicht nässende, trichterförmige Einsenkungen [4].
Prädilektionsstellen sind vor allem die seborrhoischen und intertriginösen Bereiche.

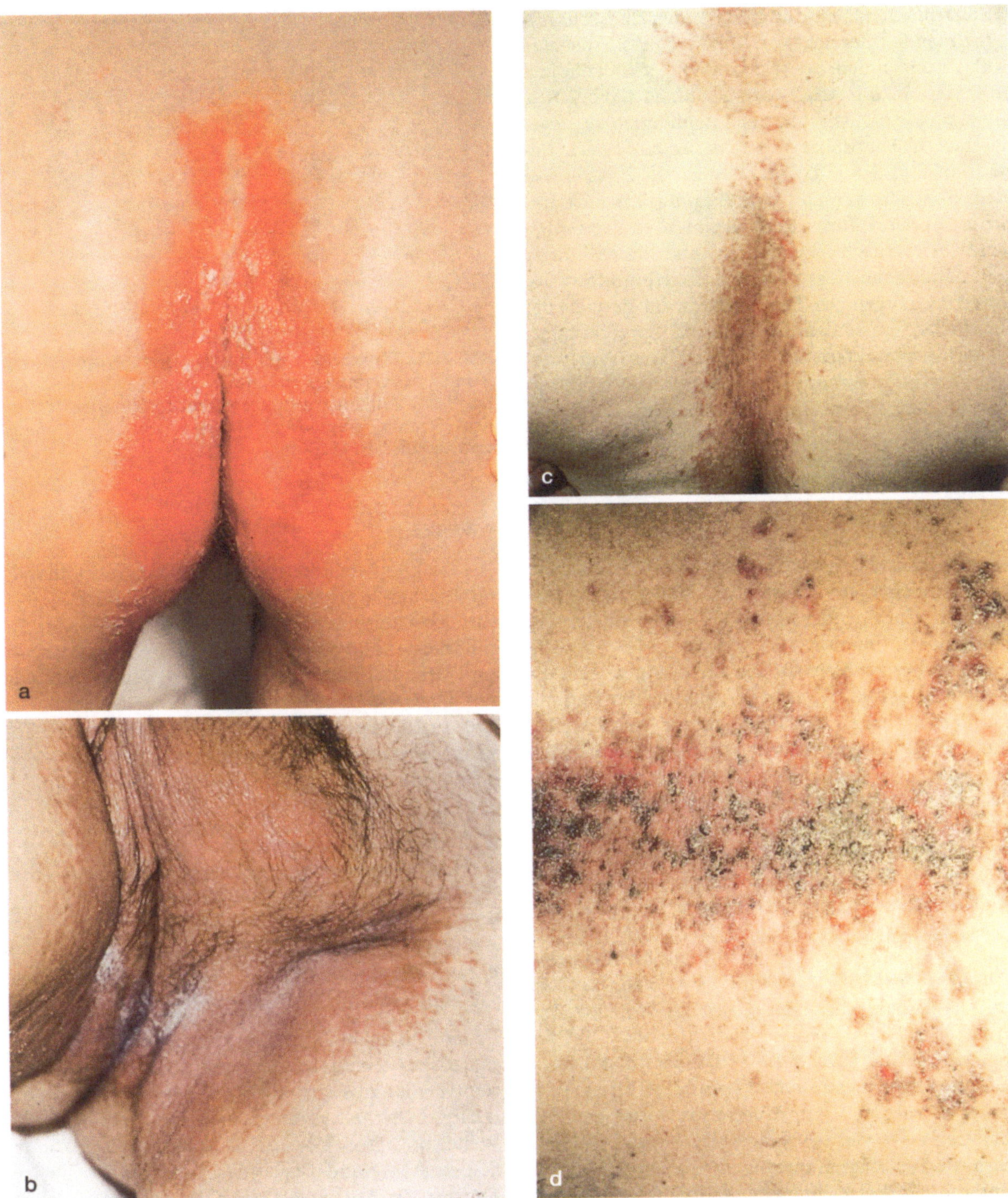

Abb. 2.70. a Intertriginöses Erscheinungsbild einer Dyskeratosis follicularis im Perianalbereich. **b** Zu einem schmutzig-bräunlich bis fleischfarbenen, z. T. mazerierten großflächigen Herd konfluierte Papeln eines Morbus Darier der Anogenitoinguinalregion. **c** Morbus Darier im Perianalbereich. **d** Isoliert, gruppiert oder zu großen Plaques konfluierte, von festhaftender rotbräunlich-grauer Hornkruste bedeckte, typische Dyskeratosis-follikularis-Papeln (Primäreffloreszenzen)

Die betroffenen, sich rau anfühlenden und schmutzig wirkenden Bereiche, die von verrukös-krustösen Auflagerungen bedeckt sein können, entwickeln insbesondere in intertriginösen Regionen (Abb. 2.70 a, b) sekundär oft fleischfarbene papillomatöse, vegetierende Wucherungen mit Neigung zu fötider Mazeration und Sekundärinfektionen. Im Palmo- und Plantarbereich kann es zur Bildung von zirkumskripten oder diffusen Keratosen, und in ganz seltenen Fällen weiterhin zu Knoten- und Blasenbildung kommen. Diagnostisch wichtig sind punktförmige Unterbrechungen der Papillarlinien im Bereich der Handteller, Fußsohlen, Zehen- und Fingerkuppen. Weiterhin charakteristisch sind an plane Warzen erinnernde Effloreszenzen (Acrokeratosis verruciformis) im Bereich von Hand- und Fußrücken.
Bei etwa der Hälfte der an einer Dyskeratosis follicularis erkrankten Patienten findet sich auch ein Schleimhautbefall [9, 11]. Betroffen wird am häufigsten die Mundschleimhaut; aber auch die Genital- und Anal-, Ösophagus-, Pharynx-, Larynx- und Konjunktivalschleimhaut kann in Form derber grau-weißlicher bis stecknadelkopfgroßer, zentral gedellter, einzeln oder gruppiert angeordneter Papeln mitbetroffen sein.
Ein spezielles Problem für den Proktologen stellt die erworbene akantholytische Erkrankung der Genital- und Perianalregion dar. Diese kommt vermehrt bei Frauen, inbesondere vulvär, vor. Die Patienten leiden unter massiv quälend-juckenden Papeln und Plaques. Die Histologie kann entweder der eines Dyskeratosis follicularis oder eines Pemphigus chronicus benignus familiaris gleichen. Daher ist es nicht klar, ob es sich hier um eine Sonderform einer dieser Erkrankungen handelt oder um eine eigene Entität [1, 6].
Schließlich finden sich neben oftmals vorliegenden Nagelveränderungen in Form von Längsstreifen bzw. -einrissen, Verdickung, Brüchigkeit und Verfärbung bei einem Teil der Patienten auch Intelligenzdefekte und psychische Verhaltensstörungen.
Zu subjektiven *Beschwerden* kommt es nur sekundär etwa aufgrund von Mazerationsvorgängen besonders in der warmen Jahreszeit. Mitunter klagen dann die Betroffenen über mehr oder weniger ausgeprägten Juckreiz, Brennen und Schmerzen oder infolge einer eingetretenen Sekundärinfektion über Allgemeinsymptome wie Temperaturerhöhung usw.
Der *Verlauf* der Erkrankung ist i. d. R. langsam progredient und therapeutisch – von passageren Besserungen abgesehen – nicht entscheidend beeinflussbar.
In seltenen Fällen kann es im Bereich der papillomatösen Wucherungen zur malignen Entartung kommen.

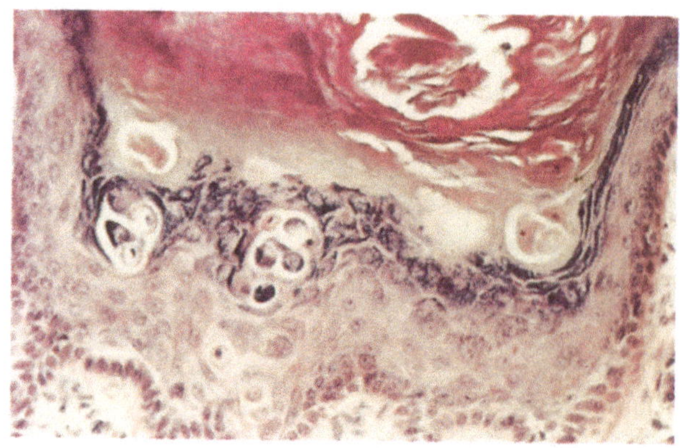

Abb. 2.71. Dyskeratosis follicularis Darier. *Mitte links*: Im Bereich des verbreiterten Stratum granulosum zwei dyskeratotische Zellnester mit „corps ronds". *Mitte rechts*: Über dem Stratum granulosum ein Nest von „corps ronds" und „grains". HE-Färbung

DIAGNOSE

Die Diagnosestellung ist aufgrund des recht charakteristischen klinischen Bildes i. Allg. einfach.
Zur Absicherung dient der Nachweis typischer Papillarleistenunterbrechungen im Fingerkuppen- und Handtellerbereich (Dermatogramm) und die histologische Untersuchung.
Das histologische Bild (Abb. 2.71) wird durch folgende Merkmale, die unterschiedlich stark in Erscheinung treten können, geprägt:

- Orthohyperkeratose, auch Parakeratose,
- Dyskeratose mit „corps ronds" und „grains",
- Akanthose mit suprabasalen akantholytischen Spalten,
- Papillomatose mit Zottenbildung,
- Pigmentschwund unter den Läsionen,
- perivaskuläres, z. T. auch diffuses entzündliches Zellinfiltrat im Papillarkörper.

Es kann manchmal sehr schwierig sein, unter dem Mikroskop einen Dyskeratosis follicularis von einem Pemphigus chronicus benignus familiaris mit letzter Sicherheit zu unterscheiden.
Weiterhin hilfreich bei der Diagnosestellung können Schleimhaut- und Nagelveränderungen, psychische und geistige Störungen sowie die Erhebung der Familienanamnese sein.

DIFFERENZIALDIAGNOSE

Differenzialdiagnostisch in Betracht kommen bei Befall der Anogenitalregion insbesondere die Acanthosis nigricans (Abb. 2.68), der Pemphigus chronicus benignus familiaris (Abb. 2.72), der Pemphigus vegetans (Abb. 2.79), der Lichen ruber planus (Abb. 2.58) und ggf. auch Verrucae planae juveniles,

Condylomata lata (Abb. 15.28), der Morbus Grover und hyperkeratotische Naevi, bei Schleimhautbefall, Leukoplakien unterschiedlicher Genese und bei einer Manifestation des Krankheitsbildes im Gesichts-, Kapillitium-, Hals- und oberen Stammbereich vor allem das seborrhoische Ekzem.

THERAPIE

Die Behandlung, die allenfalls zu passageren Besserungen führt, ist rein symptomatisch.
Eine örtliche Verabreichung von Tretinoin, ggf. im Wechsel mit keratolytisch wirkenden Externa (5–10 % ige Salicyl-Vaseline oder Guttaplast [*Cave*: Hautreizung!]) kann die Hyperkeratose bessern [2, 7].
Als konservative Standardtherapie gilt gegenwärtig die systemische Gabe des aromatischen Retinoids Acitretin (z. B. Neotigason). Verwendet wird eine Initialdosis von 0,3–0,5 mg/kg KG pro Tag [2, 3]. Die jeweils individuell benötigte Erhaltungsdosis muss durch vorsichtige Dosisreduktion ermittelt werden. Hierbei kann eine deutliche Besserung erreicht werden, die jedoch nur so lange anhält, wie das Präparat gegeben wird [5].
Darüber hinaus ggf. vorliegende mykotische oder bakterielle Sekundärinfektionen sind entsprechend der durchzuführenden Bakteriologie mit Resistenzbestimmungen bzw. Pilzkultur gezielt extern bzw. intern zu behandeln.
Sowohl bei Vorliegen stärkerer Vegetationen, als auch bei retinoidresistenten Krankheitsverläufen, kommen schließlich die Dermabrasio, Exzision mit Spalthautdeckung, elektrokaustische Abtragung oder eine CO_2-Laserbehandlung in Betracht [2, 9].

Literatur

1. Bell HK, Farrar CW, Curley RK (2001) Papular acantholytic dyskeratosis of the vulva. Clin Exp Dermatol 26/5: 386–388
2. Braun-Falco O, Plewig G, Wolff HH (1996) Dermatologie und Venerologie. 4. Aufl. Springer, Berlin Heidelberg New York Tokyo
3. Böhm I (1996) Dyskeratosis follicularis Darier (ICD Q 28.8). Therapeutische Trends und Leitlinien. Dtsch Dermatologe 44: 794
4. Burge S (1994) Darier's disease – the clinical features and pathogenesis. Clin Exp Dermatol 19/3: 193–205
5. Burge S (1999) Management of Darier's disease. Clin Exp Dermatol 24/2: 53–56
6. Leverkus M, Rose C, Bröcker EB, Hamm H (1999) Intertriginöse akantholytische Dyskeratose. Abortive Form eines Morbus Darier oder eigene klinische Entität? Hautarzt 50/10: 733–738
7. Mailänder W, Stieler W, Stadler R (1991) Ausgedehnte Kopfhautbeteiligung bei Morbus Darier. Aktuel Dermatol 17: 284–286
8. McMillan JR, Shimizu H (2001) Desmosomes: structure and function in normal and diseased epidermis. J Dermatol 28/6: 291–298
9. Orfanos CE, Garbe C (1995) Therapie der Hautkrankheiten. Springer, Berlin Heidelberg New York Tokyo
10. Sakuntabhai A, Ruiz-Perez V, Carter S et al. (1999) Mutations in ATP2A2, encoding a Ca2 + pump, cause Darier disease. Nat Genet 21/3: 271–277
11. Schuhmachers G, Vogt HJ (1992) Familiäre Dyskeratosis follicularis. Dtsch Dermatologe 1: 53–60

2.21 Pemphigus chronicus benignus familiaris (Hailey-Hailey)

Der 1939 erstmals von den Gebrüdern Hailey [8] als eigenes Krankheitsbild beschriebene Pemphigus chronicus benignus familiaris (PCBF); (*Synonyma*: Morbus Hailey-Hailey, „recurrent herpetiform dermatitis repens", Dyskeratosis bullosa hereditaria, „chronic recurrent acantholysis"), der, wie auf S. 215 dargelegt, ebenfalls zu den akantholytischen Hauterkrankungen zählt, ist im Unterschied zu den anderen Pemphiguskrankheiten eine autosomal-dominante Erbkrankheit mit unterschiedlicher Genpenetranz. Das seltene – gelegentlich auch solitär – auftretende Krankheitsbild kann mikrobiell oder durch äußere Reizung (Reiben, UV-Bestrahlung, Wärme, Feuchtigkeit, allergische oder toxische Faktoren) provoziert werden [6].

ÄTIOLOGIE

Bei dieser Erkrankung ist die Adhäsion der Keratinozyten vermindert [2]. PCBF wird autosomal-dominant vererbt. Das Gen wird ATP2C1 genannt und ist auf Chromosom 3q21 lokalisiert. Es codiert für ein Membranprotein, die sog. P-Typ-Kalziumpumpe, die für die Keratinozytenadhäsion und die epidermale Integrität von Bedeutung ist [17].

KLINIK

Erscheinungsbild. Auf erythematöser, aber auch auf intakter Haut entstehen gewöhnlich nach der Pubertät schubweise solitär oder gruppiert angeordnete und zur Konfluenz neigende, meist oval geformte Bläschen (Primäreffloreszenz) von zunächst hellem, später trübem bis eitrigem Inhalt, die alsbald platzen und sich mit Schuppenkrusten bedecken.
Da die Läsionen zentral unter passagerer Pigmentierung narbenlos abheilen und peripher immer wieder neue Bläschen aufschießen, kommt es zur Ausbildung bogig begrenzter Herde.
Das gleichzeitige Nebeneinander von Erythemen, Erosionen, Schuppenkrusten und Bläschen ver-

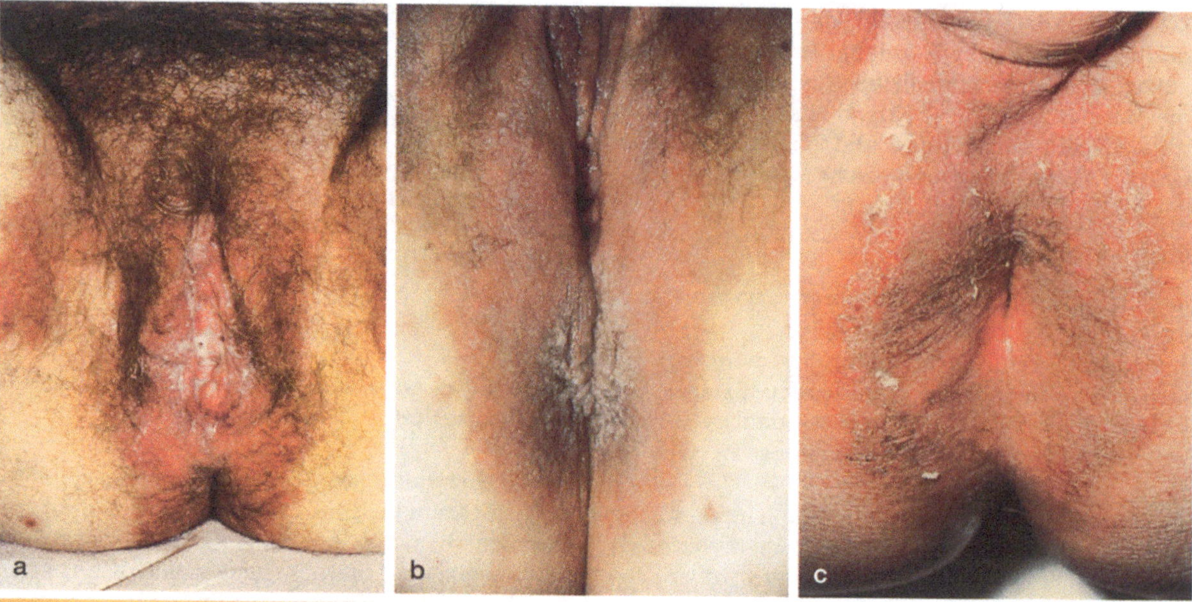

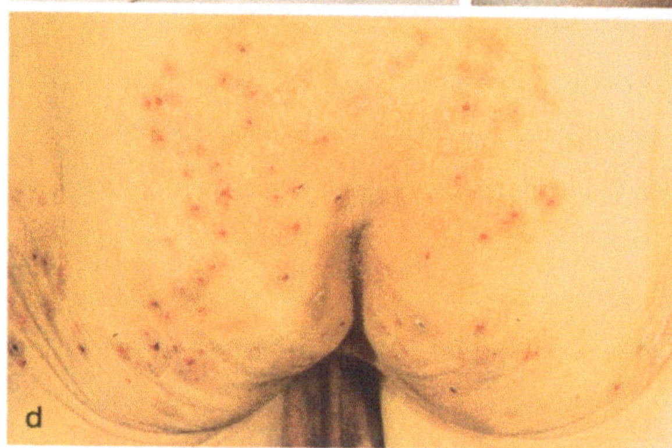

Abb. 2.72. a–c Perianaler Pemphigus chronicus benignus familiaris (Morbus Hailey-Hailey). **d** Dermatitis herpetiformis Duhring im differenzialdiagnostischen Vergleich

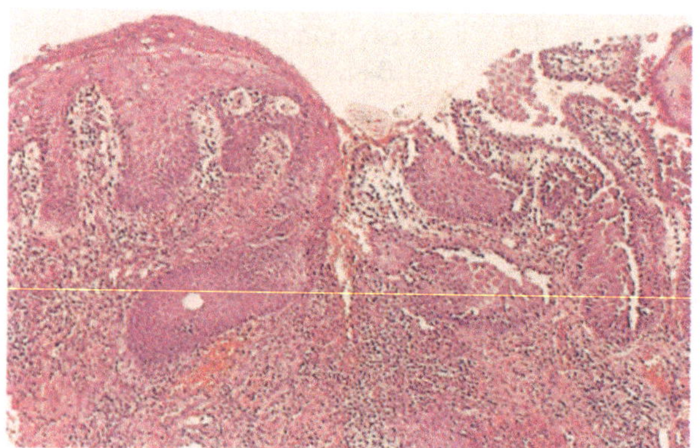

Abb. 2.73. Pemphigus chronicus benignus familiaris (Morbus Hailey-Hailey). Suprabasale Akantholyse mit starker kutan-vaskulärer Entzündung. HE-Färbung

schiedener Entwicklungsstadien gibt den betroffenen Bereichen ein recht polymorphes und ekzematoides Aussehen.
In intertriginösen, zur Mazeration und Sekundärbesiedelung neigenden Regionen sind die primären Effloreszenzen oftmals nur schwer erkennbar. Man sieht hier meist nur scharf umschriebene, rötlichbraune, von nässenden Exkoriationen durchzogene und zu flachen Vegetationen neigende, peripherwärts sich ausbreitende Plaques (Abb. 2.72 a–c).
Ebenso wie beim Dyskeratosis follicularis kommt es auch bei Patienten mit PCBF häufiger zu schwereren Verläufen einer HSV-Infektion oder eines Zosters [16].

Prädilektionsstellen. Prädilektionsstellen sind vor allem die intertriginösen Räume wie Perianal-, Inguinal- und Axillenbereiche sowie die Nacken- und seitlichen Halspartien. Ein Befall von Stamm und Gliedern ist demgegenüber weniger häufig zu beobachten.

Beschwerdebild. Die betrofffenen Patienten klagen außer über mehr oder weniger starken, örtlichen Juckreiz oder Brennen i. Allg. nicht. Das Allgemeinbefinden ist kaum gestört.
Der ausgesprochen chronische *Krankheitsverlauf* ist gekennzeichnet durch einen Wechsel von oft längeren Remissionen und Exazerbationen.

DIAGNOSE

Die Diagnosestellung ist durch die Anamnese, das klinische Erscheinungsbild und den kennzeichnenden Krankheitsverlauf i. Allg. einfach. Die Diagnose

sollte jedoch stets histologisch gesichert werden (Abb. 2.73).
Zur Erfassung genotypischer Merkmalträger der Erkrankung vor der klinischen Manifestation, etwa bei klinisch erscheinungsfreien Familienangehörigen, kann – neuerdings – der sog. UV-Provokationstest [15] hilfreich sein.
Die Immunofluoreszenzuntersuchung ist nicht weiterführend und bleibt negativ, da die Akantholyse nicht durch Autoantikörper bedingt ist.

DIFFERENZIALDIAGNOSE

Die Differenzialdiagnose umfasst vor allem die Dyskeratosis follicularis (Abb. 2.70), den Pemphigus vegetans (Abb. 2.79), perianale Ekzeme und Mykosen (Abb. 2.3, 2.5, 2.7), die Langerhanszell-Histiozytose (Abb. 2.85, 2.86), eine Impetigo, mit Einschränkung den Lichen ruber [8] (Abb. 2.58) und, insbesondere wegen der ebenfalls gruppierten Anordnung der Vesiculae, die Dermatitis herpetiformis Duhring (Abb. 2.72 d).
Eine schwerere genitale oder/und perianale Beteiligung kann ggf. auch Condylomata acuminata ähneln. Schließlich kann eine erworbene akantholytische Erkrankung der Genitalien ein PCBF imitieren.

THERAPIE

Ein überzeugendes Therapiekonzept gibt es bislang nicht. Die Behandlung besteht heute vorwiegend in der topischen Anwendung eines fluorierten Kortikosteroids in Creme- oder Pastenform (z. B. Dermatop) [1, 5, 9, 14] ggf. zusammen mit einem Antibiotikum, das aufgrund einer Bakteriologie und Resistenzbestimmung ausgewählt wurde. Alternativ zu Glukokortikoiden wird neuerdings Calcipotriol (z. B. Psorcutan) empfohlen [11]. Auch innerlich empfiehlt es sich, ein in der o. g. Weise bestimmtes Antibiotikum zu verabreichen.
Systemische Retinoide können bei PCBF eingesetzt werden, sind allerdings weniger gut wirksam als beim Morbus Darier. Auch Glukokortikoide können systemisch über kurze Zeit angewandt werden, wobei eine sorgfältige Nutzen-Risiko-Abwägung erfolgen sollte.
Sofern sich diese Behandlung über einen längeren Zeitraum erstreckt, empfiehlt es sich, auf eine mykotische Sekundärbesiedelung insbesondere durch Hefen (S. 57) zu achten.
Als weitere Therapiemöglichkeit kann neben der Dermabrasion [8, 10] bzw. der vollständigen Exzision des betroffenen Bereiches mit nachfolgender Deckung mittels Spalthaut [19] heute die Abtragung mittels Lasertechnik, insbes. mit dem gepulsten CO_2- oder dem Erbium-YAG-Laser [18] zur Anwendung kommen [4, 13].
Schließlich sollten die Patienten angehalten werden, irritative Faktoren wie Sonnenbestrahlungen, Schwitzen, Traumata u. Ä. zu meiden.

Literatur

1. Braun-Falco O, Plewig G, Wolff HH (1996) Dermatologie und Venerologie. 4. Aufl. Springer, Berlin Heidelberg New York Tokyo
2. Burge SM, Millard PR, Wojnarowska F (1991) Hailey-Hailey disease: a widespread abnormality of cell adhesion. Br J Dermatol 124/4: 329–332
3. Burge SM (1992) Hailey-Hailey disease: the clinical features, response to treatment and prognosis. Br J Dermatol 126: 275–282
4. Christian MM, Moy RL (1999) Treatment of Hailey-Hailey disease (or benign familial pemphigus) using short pulsed and short dwell time carbon dioxide lasers. Dermatol Surg 25/8: 661–663
5. Ganter G (1998) Lokale Kortikosteroidtherapie des Pemphigus chronicus benignus familiaris (PCBF) M. Hailey-Hailey. Akt Dermatol 24: 271–274
6. Gschnait Fr (1973) Pemphigus familiaris chronicus benignus (Hailey-Hailey). Hautarzt 24: 243–247
7. Hailey H, Hailey H (1939) Familial benign chronic pemphigus. Arch Dermatol Syph (Chic) 39: 679–685
8. Hamm H, Metze D, Bröcker EB (1994) Hailey-Hailey disease. Eradication by dermabrasion. Arch Dermatol 130: 1143–1149
9. Ikeda S et al. (1993) Successful management of Hailey-Hailey disease with potent topical steroid ointment. J Dermatol Sci 5: 205–211
10. Kirtschig G, Gieler U, Happle R (1993) Treatment of Hailey-Hailey disease by dermabrasion. J Am Acad Dermatol 30: 784–786
11. Korge BP et al. (1995) Morbus Hailey-Hailey: Topische Behandlung mit Calcipotriol. Z Hautkrankht 12: 910–912
12. Langenberg A, Berger TG, Cardelli M, Rodman OG, Estes S, Barron DR (1992) Genital benign chronic pemphigus (Hailey-Hailey disease) presenting as condylomas. J Am Acad Dermatol 26/6: 951–955
13. Menz P, Jackson IT, Connolly S (1987) Surgical control of Hailey-Hailey disease. Br J Plast Surg 40/6: 557–561
14. Orfanos CE, Garbe C (1995) Therapie der Hautkrankheiten. Springer, Berlin Heidelberg New York Tokyo
15. Richard G, Linse R, Harth W (1993) Morbus Hailey-Hailey. Früherfassung von Merkmalsträgern durch einen UV-Provokationstest – klinische Relevanz der Methode. Hautarzt 44: 376–379
16. Schirren H, Schirren CG, Schlupen EM, Volkenandt M, Kind P (1995) Exazerbation eines Morbus Hailey-Hailey durch Infektion mit Herpes-simplex-Virus. Hautarzt 46/7: 494–497
17. Sudbrak R, Brown J, Dobson-Stone C et al. (2000) Hailey-Hailey disease is caused by mutations inATP2C1 encoding a novel Ca(2 +) pump. Hum Mol Genet 9/: 1131–1140
18. Teikemeier G, Stein E (1996) Kontrollierte Dermabrasion mit einem neuartigen Erbium-YAG-Lasersystem. Hautarzt 47: 530–532

19. Winter H, Sönnichsen N, Lehnert W (1984) Operative Therapie des Pemphigus chronicus benignus familiaris (Hailey-Hailey). Aktuel Dermatol 10: 1–3

2.22 Porokeratosis Mibelli

Synonyma: Parakeratosis Mibelli, P. anularis, P. centrifugata atrophicans, Hyperkeratosis concentrica, Parakeratoris figurata centrifuga atrophicans, Keratodermia excentrica, Keratoatrophodermia hereditaria chronica et progressiva, Naevus keratotrophicans.
Hierbei handelt es sich um ein seltenes, lebenslang persistierendes, in mehreren Varianten (Porokeratosis linearis, Porokeratoris palmoplantaris et disseminata, Porokeratoris punctata, Porokeratoris gigantea [2, 6, 24], Porokeratoris superficialis disseminata actinica [9, 22, 26, 27]) auftretendes, 1893 von Mibelli und Respighi [12, 18] erstmals beschriebenes Krankheitsbild, das in jedem Lebensalter in Erscheinung treten kann und das männliche Geschlecht etwa doppelt so häufig betrifft wie das weibliche.

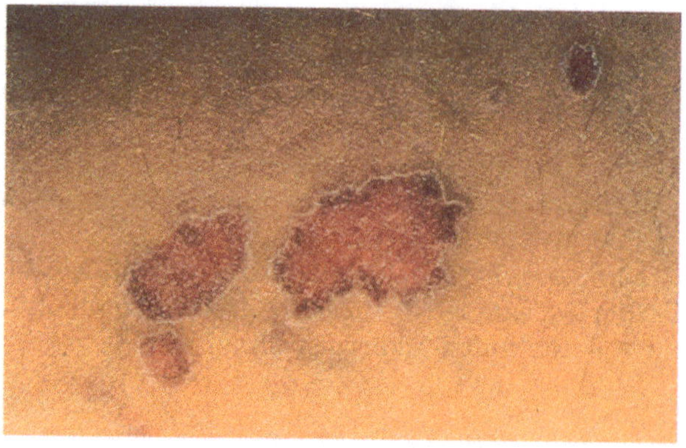

Abb. 2.74. Typische von einer graubraun-weißlichen Furche mit zaunartig eingesenkter Hornlamelle und hartem, papulösem Randwall umgebene, feinschuppende, haarlose, polyzyklisch begrenzte Herde einer Porokeratosis Mibelli

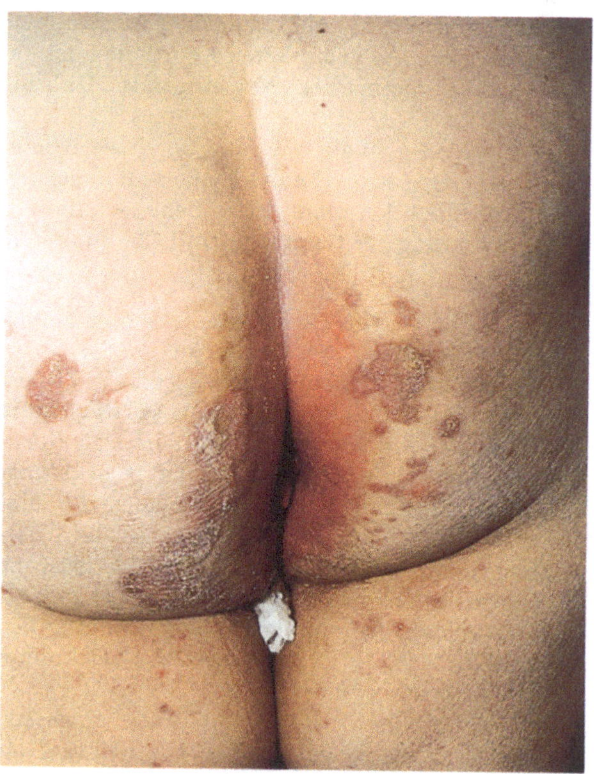

Abb. 2.75. Porokeratosis Mibelli, Läsionen im Perianalbereich

ÄTIOLOGIE

Lange Zeit wurde die Porokeratosis Mibelli als Genodermatose eingestuft; aber auch eine virale Genese oder eine Lichtschädigung werden als Ursache für die klonalen Veränderungen diskutiert. Außerdem wurde ein Zusammenhang mit Immunsuppression, speziell einer HIV-Infektion beobachtet [8, 19, 21, 25].

KLINIK

Das klinische *Erscheinungsbild* wird geprägt von meist multipel auftretenden, runden, später meist polyzyklisch geformten, von einem harten papulösen, 1–2 mm hohen Randwall umgebenen, mehr oder weniger atrophischen, oft feinschuppenden, haarlosen, linsen- bis daumennagelgroßen, ggf. zu größeren Flächen konfluierenden Herden, die stets aus einer kleinen Papel mit zentralem Hornstachel (Primäreffloreszenz) hervorgehen.
In kennzeichnender Weise werden die voll entwickelten Effloreszenzen von einer graubraun-weißlichen Furche, in die zaunartig eine Hornlamelle eingesenkt ist, umrahmt (Abb. 2.74).
Prädilektionsstellen sind vor allem die Extremitätenstreckseiten, Schulter-, Nacken- und Gesichtsbereich, insbesondere aber auch die Genital- und Perianalregion (Abb. 2.75) [10, 23]. Krankheitserscheinungen können jedoch auch in allen anderen Hautbereichen auftreten. Auch Schleimhäute können in seltenen Fällen mitbetroffen sein [13].
Der *Krankheitsverlauf* ist meist langsam progredient. Spontane Remissionen sind möglich. Als Restzustand bleiben mehr oder weniger atrophische Narben zurück.
Über subjektive *Beschwerden* wird i. d. R. nicht geklagt.

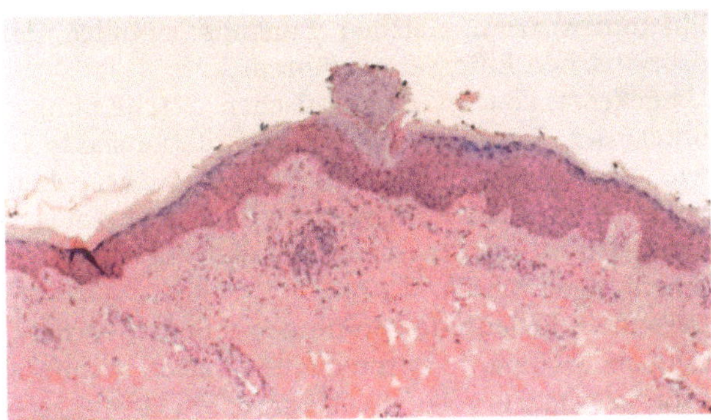

Abb. 2.76. Porokeratosis Mibelli: schlotförmige kornoide Lamelle

DIAGNOSE

Die Diagnosestellung ist aufgrund des i. Allg. charakteristischen klinischen Bildes meist problemlos prima vista möglich.
Gesichert wird die klinisch gestellte Diagnose durch das histologische Bild, dessen typische Merkmale in Abb. 2.76 dargestellt werden.

DIFFERENZIALDIAGNOSE

Die Differenzialdiagnose eines Perianalbefalles der Parakeratosis Mibelli umfasst insbesondere den Lichen ruber atrophicus, den Lichen sclerosus et atrophicus (Abb. 2.62), die Psoriasis inversa (Abb. 2.77), die Dyskeratosis follicularis (Abb. 2.70), Mykosen, Verrucae vulgares et planae juveniles sowie den Morbus Bowen (Abb. 2.46), Basaliome und Spinaliome (Abb. 3.15).

THERAPIE

Alle in Betracht kommenden symptomatischen Behandlungsmöglichkeiten sind letztlich unbefriedigend.
Empfohlen wird Kryotherapie mit CO_2-Schnee, Elektrokoagulation, sowie die Abtragung mittels CO_2-Laser [11, 17].

PROGNOSE

Die Prognose wird dadurch getrübt, dass im Atrophiebereich der Läsionen die erhöhte Gefahr (7–12% aller Fälle) einer malignen Entartung besteht [3–5, 7, 15, 16].
Bei Immunsuppression, z. B. im Rahmen einer HIV-Infektion oder nach Organtransplantation, liegt dieser Anteil deutlich höher, da die Immunsuppression einen entscheidenden Risikofaktor darstellt [1, 20].

Literatur

1. Anzai S, Takeo N, Yamaguchi T et al. (1999) Squamous cell carcinoma in a renal transplant recipient with linear porokeratosis. J Dermatol 26/4: 244–247
2. Bacharach-Buhles M et al. (1990) Porokeratosis Mibelli gigantea. Hautarzt 41: 633–635
3. Cort DF, Abdel-Aziz AM (1972) Epithelioma arising in porokeratosis of Mibelli. Br J Plast Surg 25: 318–328
4. Coskey RJ, Mehregan A (1975) Bowen disease associated with porokeratosis of Mibelli. Arch Dermatol 111: 1480–1481
5. Ehlers G, Rothe A (1971) Porokeratosis Mibelli mit multiplen Praecancerosen und Plattenepithelcarcinomen. Hautarzt 22: 68–73
6. Götz A, Kopera D, Wach F et al. (1999) Porokeratosis Mibelli gigantea. Fallbericht und Literaturübersicht. Hautarzt 50: 435–438
7. Hsu WT et al. (1992) Cutaneous T-cell lymphoma with porokeratosis-like lesious. J Am Acad Dermatol 27: 327–330
8. Kanitakis J, Euvrard S, Faure M, Claudy A (1998) Porokeratosis and immunosuppression. Eur J Dermatol 8/7: 459–465
9. Koch P et al. (1995) Disseminierte superfizielle Porokeratose, Kortikosteroidtherapie und Immunsuppression. Z Hautkrankht 11: 822–826
10. Lucker GPH et al.(1995) An unusual case of porokeratosis involving the natal cleft: porokeratosis ptychotropica? Br J Dermatol 132: 150–151
11. Merkle T et al. (1992) Reticulate porokeratosis: Successful treatment with CO_2-Laser vaporization. Clin Exp Dermatol 17: 178–181
12. Mibelli V (1893) Contribution allo studio della ipercheratosi dei canali sudoriferi. G Ital Mal Venerol 28: 313–355
13. Mikhail GR, Wertheimer GW (1968) Clinical variants of porokeratosis (Mibelli). Arch Dermatol 98: 124–131
14. Morton CA et al. (1995) Porokeratosis and Crohn's disease. J Am Acad Dermatol 32: 894–897
15. Oberste-Lehn H, Moll B (1968) Porokeratosis Mibelli und Stachelzellcarcinom. Hautarzt 19: 399–403
16. Otsuka F et al. (1991) Porokeratosis and malignant skin tumors. J Cancer Res Clin Oncol 117: 55–60
17. Rabbin PE, Baldwin HE (1993) Treatment of porokeratosis of Mibelli with CO_2-laser vaporization versus surgical excision with splitthickness skin graft. A comparison. J Dermatol Surg Oncol 19: 199–202
18. Respighi E (1893) Di unna ipercheratosi non ancora discritta. G Ital Mal Venerol 28: 356–386
19. Rodriguez EA, Jakubowicz S, Chinchilla DA, Carril A, Viglioglia PA (1996) Porokeratosis of Mibelli and HIV-Infection. Int J Dermatol 35/6: 402–404
20. Sasson M, Krain AD (1996) Porokeratosis and cutaneous malignancy. A review. Dermatol Surg 22/4: 339–342
21. Schamroth JM, Zlotogorski A, Gilead L (1997) Porokeratosis of Mibelli. Overview and review of the literature. Acta Derm Venereol 77/3: 207–213
22. Schmiedeberg S von et al. (1995) Das Spektrum der Porokeratosis Mibelli. Z Hautkrankht 4: 289–292
23. Stone N, Ratnavel R, Wilkinson JD (1999) Bilateral perianal inflammatory verrucous porokeratosis (Porokeratosis ptychtropica). Br J Dermatol 140/3: 553–555

24. Torras H et al. (1981) Porokeratosis Mibelli gigantea. Ann Dermatol Venerol 108: 477–478
25. Webster GF (2001) Are porokeratoses an infection? Arch Dermatol 137/5: 665
26. Wurth PB, Klaus MV (1992) Porokeratosis of Mibelli following heart transplant. Int J Dermatol 31: 52–54
27. Zenarola P et al. (1993) Exacerbation of porokeratosis: a sign of immunodepression. J Am Acad Dermatol 29: 1035–1036

2.23 Psoriasis inversa

Die Psoriasis stellt eine entzündliche, nichtinfektiöse Dermatose dar, die gekennzeichnet ist durch erythematöse, scharf umschriebene Herde unterschiedlicher Größe und Konfiguration sowie einer typischen, silbrig glänzenden Schuppung („Schuppenflechte"), die jedoch in intertriginösen Hautbereichen (Psoriasis inversa, Psoriasis intertriginosa) fehlt. Die Morbidität beträgt in Europa 2–3% der Bevölkerung und entspricht damit etwa der des Diabetes mellitus. Die Psoriasis tritt weltweit geschlechtsunabhängig unter Bevorzugung der weißen Rasse auf; sie ist in tropischen und subtropischen Breiten signifikant seltener.

Der Beginn der Krankheitserscheinungen ist zwar grundsätzlich in jedem Lebensalter möglich, findet sich jedoch nur selten in der frühen Kindheit oder im höheren Alter; der Gipfel der Erstmanifestation liegt im 2.–3. Lebensjahrzehnt, bei Frauen meist einige Jahre früher als bei Männern.

ÄTIOLOGIE

Die Psoriasis stellt eine genetisch verankerte Dispositionskrankheit dar, bei der lediglich die Anlage bzw. die Bereitschaft zur psoriatischen Reaktion („psoriatische Diathese"), nicht jedoch die Manifestation bzw. der Krankheitsverlauf vererbt wird [1].

Neuere Untersuchungen lassen vermuten, dass es sich um eine sog. polygene Erkrankung mit Schwellenwerteffekt handelt. Das heißt, durch die gemeinsame Wirkung verschiedener Gene wird erst die Schwelle („endogene Bereitschaft") erreicht, wo durch exogene oder endogene Stimuli der Übergang einer klinisch latenten genotypischen bzw. einer genophänotypischen oder subklinischen Psoriasis zu klinisch manifesten Erscheinungen, also einer phänotypischen Psoriasis ausgelöst werden kann.

Derartige exogene Provokationsfaktoren können, sofern der *endogene Eruptionsdruck* entsprechend hoch liegt, trotz ihrer Verschiedenartigkeit (exogene Irritationen, Infekte, Medikamente, Stress usw.) im Sinne des sog. isomorphen Reizeffektes (Köbner-Phänomen) zum gleichen Ergebnis, nämlich der psoriatischen Effloreszenz führen.

Umgekehrt können die klinischen Erscheinungen unter der Einwirkung von Inhibitationsfaktoren wieder in das subklinische Stadium zurückgehen. So kann etwa ein Klimawechsel oder eine Schwangerschaft zur Spontanremission aller klinischen Erscheinungen führen.

Besondere Bedeutung kommt der genetischen Beratung zu. Wenn *ein* Elternteil eine klinisch manifeste Psoriasis hat, beträgt die Wahrscheinlichkeit, dass die Kinder erkranken, etwa 25%, wenn beide Eltern an einer manifesten Psoriasis erkrankt sind, 60–70% [17].

Die Rolle der T-Zellen und der Zytokine gewinnt insbesondere im Bereich der Psoriasisforschung zunehmend an Bedeutung. Vermutlich fungieren fremde Antigene (wie beispielsweise Streptokokken) und wohl auch andere Faktoren als Trigger der T-Zellen, was sodann zu einer unkontrollierten Immunantwort führt. Verschiedene T-Zell-Modulatoren stellen daher vielversprechende Behandlungsansätze dar [4, 11, 13].

KLINIK

Neben den Sonderformen psoriatische Erythrodermie, Psoriasis pustulosa, einschließlich mehrerer Unterformen und der Psoriasis arthropathica unterscheidet man nach Größe und Form der Psoriasisherde die Psoriasis punctata bzw. guttata, Psoriasis follicularis (Psoriasis lichenoides), Psoriasis nummularis, Psoriasis geographica, aufgrund der Konfiguration der Läsionen die Psoriasis annularis, Psoriasis serpiginosa, Psoriasis gyrata und infolge ihrer Lokalisation bzw. ihres Aussehens die Psoriasis capillitii, Psoriasis inveterata, Psoriais verrucosa, Psoriasis vulgaris palmarum et plantarum, Psoriasis unguium (Psoriais punctata unguium, Onychodystrophia psoriaticum, Onycholysis psoriatica), Psoriasis retroauricularis, Psoriasis penis, und schließlich in intertriginösen Bereichen die Psoriasis intertriginosa bzw. Psoriasis inversa (Abb. 2.77c–e) [6].

▷

Abb. 2.77. a, b Großflächige Psoriasis vulgaris glutaealis. Charakteristische weißlich-silberglänzende Schuppung. **c–e** Typische Herde einer Psoriasis inversa perianalis. Teilweise mazerierte und rhagadiforme, intertriginöse Läsionen. Charakteristisch ist insbesondere die intensive, homogene Rötung und Infiltration sowie die scharfe Begrenzung und trockene Schuppung des Randbereiches bzw. der umgebenden Herde bei fehlenden subjektiven Beschwerden. **e_1, e_2** Typische perianale Psoriasis inversa bei Kindern. Beide wurden von einer Kinderschutzambulanz mit der Frage „sexueller Missbrauch?" überwiesen. **f–j** s. S. 212

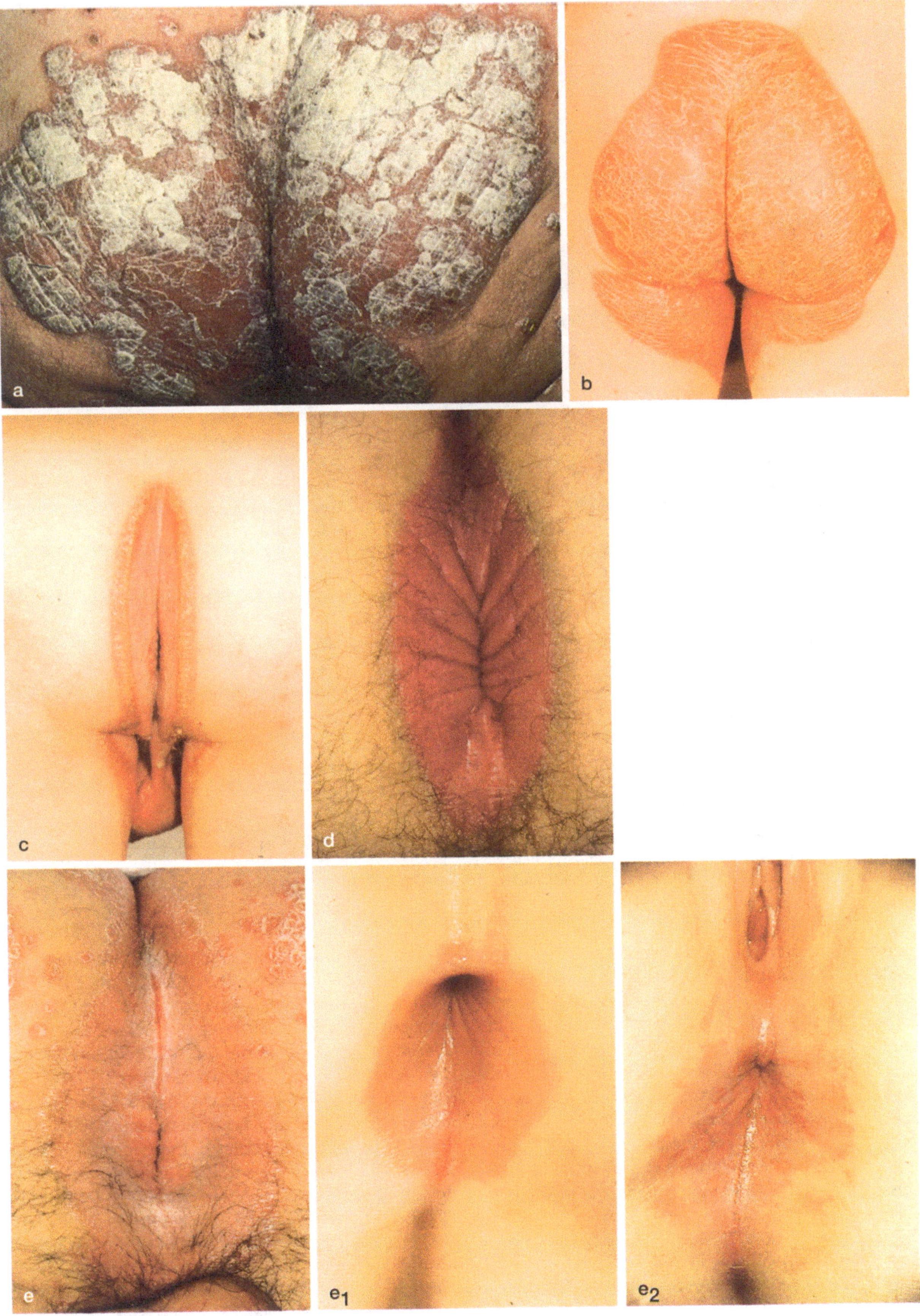
a
b
c
d
e
e_1
e_2

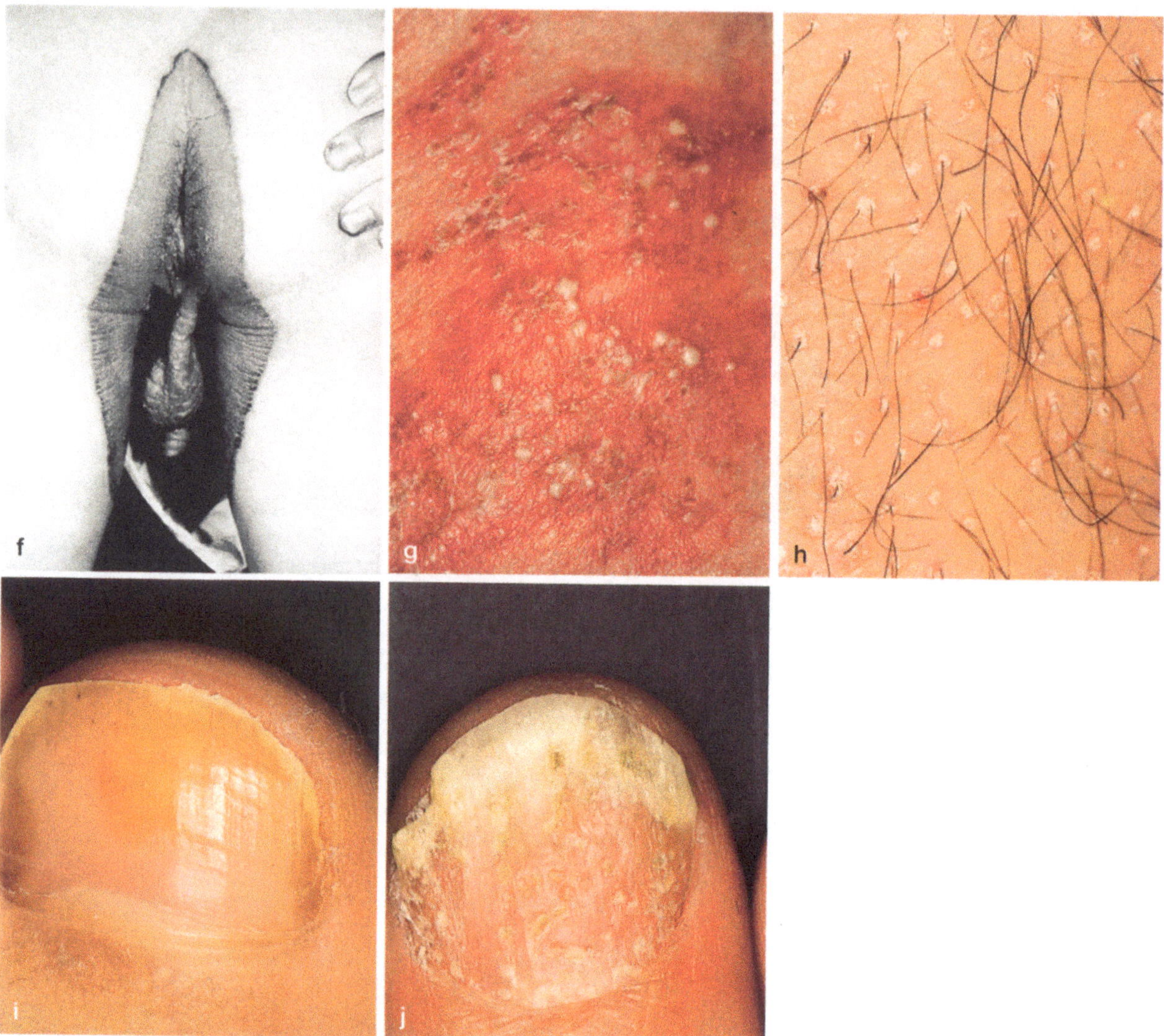

Abb. 2.77. **f** Das seltene Bild einer Erythrokeratodermia periorificialis [15, 18] zum differenzialdiagnostischen Vergleich. **g** Psoriasis pustulosa. **h** Psoriasis follicularis. **i** Psoriatischer „Ölfleck". **j** Psoriatische Tüpfelnägel bei beginnender Onycholysis

Zu Schleimhauterscheinungen, und zwar im Mundhöhlenbereich, kann, soweit heute bekannt ist, nur die Psoriasis pustulosa vom Typ Zumbusch führen.
In proktologischer Hinsicht ist vor allem die nicht selten auch isoliert im Perianalbereich auftretende und von Nichtdermatologen oftmals als „Perianalekzem" fehldiagnostizierte Psoriasis intertriginosa bzw. Psoriasis inversa bedeutsam. Nachfolgend soll daher ausschließlich auf diese für die proktologische Sprechstunde wichtige Erscheinungsform der Schuppenflechte näher eingegangen werden.
Die Perianalregion gehört neben dem Kapillitium, den äußeren Gehörgängen, Knien und Ellenbogen, dem Lendenbereich, der Glans penis und den Nägeln zu den *Prädilektionsstellen* der Psoriasis.

Eine Beteiligung der Perianalregion und/oder der Rima ani stellt einen hilfreichen Hinweis auf das Vorliegen einer Psoriasis dar, wenn erythematosquamöse Herde fehlen [16].
Durch die feuchte Wärme und die damit verbundenen Mazerationsvorgänge werden auch in anderen intertriginösen Bereichen, wie Axillen, vordere und hintere Schweißrinne, Gelenkbeugen, Nabel-, Submammär-, Inguinal-, Interdigitalbereichen, die für die psoriatischen Hautherde charakteristischen weißlichen, silberglänzenden Schuppen (Abb. 2.77 a, b) abgelöst, sodass hier keine Schuppendecken entstehen und die Herde höchstens einmal von ganz dünnen Schuppenlamellen bedeckt werden.
Das klinische *Erscheinungsbild* der Psoriasis inversa imponiert daher als leicht infiltrierter und konsis-

tenzvermehrter, im Gegensatz zum Ekzem auffällig homogen und intensiv geröteter, nicht selten leicht erosiver und von Rhagaden (Rima ani) durchzogener, scharf zur umgebenen Haut abgegrenzter Bereich.

Über *Beschwerden* klagen die betroffenen Patienten im Normalfall nicht.

Die meist ausgedehnten auffällig therapieresistenten und recht typisch erscheinenden Herde im Perianalbereich, die allenfalls einmal leichten Juckreiz oder bei Vorliegen tieferer Rhagaden Schmerzen verursachen, heilen stets ohne Atrophie bzw. Narbenbildung, jedoch häufig unter Hyperpigmentierung bzw. in selteneren Fällen unter Hinterlassung einer Hypopigmentierung (Leukoderma psoriaticum).

Der *Verlauf* ist unvorhersehbar, i.d.R. chronisch mit zwischenzeitlichen Remissionen und Exazerbationen.

DIAGNOSE

Die Diagnosestellung der Psoriasis inversa kann, sofern das Integument frei von psoriatischen Herden ist und ggf. der betroffene Bereich noch sekundär ekzematisiert oder impetigenisiert ist und/oder durch eine zusätzliche Levurose oder eine Langzeitkortikosteroidbehandlung verändert erscheint, schwierig sein. Nicht selten wird in derartigen Fällen die richtige Diagnose erst durch die ausgesprochene Therapieresistenz bzw. den Ausschluss anderer differenzialdiagnostisch in Betracht kommender Krankheitsbilder gestellt.

Hilfreich kann hierbei auch die Anamnese, insbesondere die Familienanamnese sein.

Andererseits kann die Diagnosestellung der Psoriasis inversa aufgrund des oben beschriebenen klinischen Bildes auch prima vista möglich sein, vor allem dann, wenn weitere psoriatische Läsionen vorliegen. Im Hinblick auf letzteren Fall ist es daher wichtig, neben den o.a. Prädilektionsstellen, den typischen Merkmalen psoriatischer Hautherde (Abb. 2.77) und den Nagelveränderungen auch die 3 zur Diagnosestellung der Psoriasis wichtigen Nachweismethoden zu kennen:

1. Kerzenphänomen. Werden von den psoriatischen Hautherden die weißlich-silbrigen Schuppen abgekratzt, so erscheinen diese wie Geschabsel von einer Stearinkerze.

2. Phänomen des letzten Häutchens. Sind die Schuppen von einem Psoriasishautherd entfernt, so lässt sich durch weiteres Kratzen ein zusammenhängendes, membranartiges, feucht erscheinendes Häutchen abheben, das die unterste, die Papillenspitzen überziehende Epidermisschicht darstellt

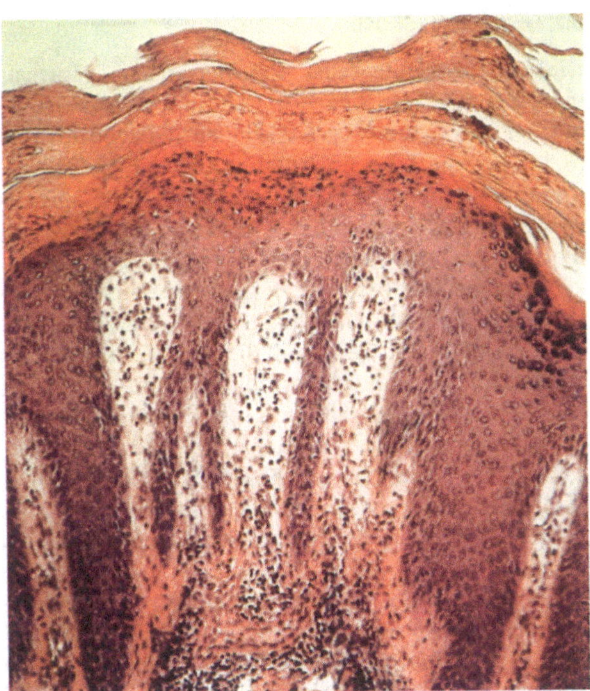

Abb. 2.78. Psoriasis. *Von unten nach oben*: Ödem des Papillarkörpers mit Rundzellinfiltrat, psoriasiforme Akanthose mit fingerförmiger Elongation der Reteleisten, Fehlen des Stratum granulosum (zentrale Abschnitte), verdickte, z.T. aufgesplitterte Hornschicht mit parakeratotischen Einschlüssen und leukozytären Abszessen. HE-Färbung

und als typischstes und damit wichtigstes Psoriasiszeichen gilt. Beim Abkratzen der Schuppung muss hierbei, sofern es sich um eine Psoriasis handelt, die Schuppung bis zur Entfernung des letzten Häutchens trocken bleiben.

3. Phänomen des blutigen Taus (Auspitz-Phänomen). Durch die Entfernung des letzten Häutchens kommt es durch Arrosion von Kapillaren im freigelegten Papillarkörper zu auffällig punktförmigen Blutungen ohne Schmerzempfindung. Allerdings kann es auch beim Ekzem, der Lues oder auch anderen Dermatosen nach oberflächlichem Kratzen zu derartigen punktförmigen Blutungen kommen, sodass dieses Phänomen nicht als psoriasisspezifisch angesehen werden kann.

Histopathologische Veränderungen finden sich in der Epidermis, die auf das 4- bis 5fache akanthotisch verbreitert ist, im Papillarkörper und im oberen Korium. Sie beruhen hauptsächlich auf einer gesteigerten Epidermopoese, einer abnormen Verhornung (Parakeratose) sowie entzündlichen Veränderungen im oberen Korium. Das histologische Bild einer Psoriasis zeigt die Abb. 2.78.

DIFFERENZIALDIAGNOSE

Die Differenzialdiagnose der perianalen Psoriasis inversa umfasst neben der Candidose (Abb. 15.42) vor allem die verschiedenen Ekzemformen (S. 118 ff.), die Tinea inguinalis (Abb. 2.30), das Erythrasma (Abb. 2.29), den Lichen ruber planus (Abb. 2.58), die Acanthosis nigricans (Abb. 2.68), die Dyskeratosis follicullaris (Abb. 2.70), die Porokeratosis Mibelli (Abb. 2.75), die bowenoide Papulose (Abb. 2.44), den Morbus Paget (Abb. 2.84), die Condylomata lata (Abb. 15.28), die Acrodermatitis enteropathica (Abb. 2.64) und, wie Abb. 2.62 b zeigt, auch den selten auftretenden sog. hämorrhagischen Lichen sclerosus et atrophicus sowie die Erythrokeratodermia periorificialis (Abb. 2.77 f).
Schließlich sollte bei der Diagnostik einer Psoriasis Folgendes Beachtung finden: Wenn ein Patient sich mit einer Guttata-Form der Psoriasis mit perianaler Entzündung und Rötung präsentiert, sollte eine perianale streptogene Dermatitis als Trigger der Psoriasis zusätzlich ausgeschlossen werden (s. Abschn. 2.8.2) [7]. Falls sich ein perianaler Herd nicht wie alle übrigen Psoriasisläsionen unter der Therapie zurückbildet oder sich sogar vergrößert, muss auch an einen Morbus Bowen (Abb. 2.46) gedacht werden (s. Abschn. 2.13.4). Eine Biopsie ist nicht nur erforderlich, um einen Morbus Bowen zu sichern, sondern auch um eine Malakoplakie (s. S. 315ff.) oder eine chronisch-reaktive Infektionserkrankung auszuschließen [19].

THERAPIE

Durch eine Reihe auch ambulant durchführbarer symptomatischer externer und interner Therapiemaßnahmen können die Hauterscheinungen einer Psoriasis heute zwar beseitigt, Rezidive jedoch nicht wirksam verhindert werden, da die Ätiologie immer noch unbekannt ist und es bislang auch noch keine Möglichkeit gibt, den „endogenen Eruptionsdruck" therapeutisch zu beeinflussen [12, 13].
Die Behandlung der meist bereits völlig schuppenlosen, oft jedoch partiell erodierten und von schmerzhaften Rhagaden durchzogenen Psoriasisherde im Perianalbereich ist schwierig und weitgehend unbefriedigend.
Zur Externbehandlung intertriginöser Einzelherde stehen fluorierte Kortikosteroide, das Vitamin-D_3-Derivat Calcipotriol und – mit Einschränkung – Dithranol (Cignolin) zur Verfügung.
Die sicherlich einfachste und am schnellsten wirksame Externbehandlung der perianalen Psoriasis inversa ist die mit einem Glukokortikoid als Creme (z. B. Dermatop, Ecural) oder – oft zweckmäßiger – in Pastenform (z. B. Locacorten-Vioform). Bei Vorliegen eines kleineren Einzelherdes kommt ggf. auch eine intraläsionale Kortikosteroidbehandlung (Volon-A-10-Kristallsuspension 1:1 verdünnt mit Scandicain 1 %) in Betracht.
Leider wird diese Behandlungsmöglichkeit nicht nur durch die bekannten Kortikosteroidnebenwirkungen (S. 115 ff.) eingeschränkt, sondern auch dadurch, dass es nach Absetzen einer örtlichen Glukokortikoidtherapie meist unverzüglich zum Rezidiv kommt und die so behandelten Psoriasisläsionen anschließend auf andere Behandlungsmethoden deutlich schwerer ansprechen.
Fluorierte Kortikosteroide sollten daher, wenn überhaupt, so nur kurzfristig und ggf. in Kombination sozusagen als alternierende Therapie mit Calcipotriolcreme (z. B. Psorcutan) [3, 5, 8, 9. 10, 14], Bufexamac (Parfenac), Solutio Castellani, mit Dithranolzinkpaste (0,01–1,0 %) in langsam und vorsichtig ansteigender Konzentration und/oder der selektierten UV-Phototherapie [2, 20, 21] – die aus anatomischen Gründen nur bedingt appliziert werden kann – angewendet werden. In einigen Fällen kann die Creme-PUVA- Photochemotherapie auf die Anwendung im perianalen Bereich angepasst werden [22]. Ein individuelles Vorgehen ist hierbei unverzichtbar, um unerwünschte Nebenwirkungen zu begrenzen.
Ist etwa durch die Anwendung einer Calcipotriolcreme oder der Cignolinpaste eine zu starke Hautreizung in Form einer toxischen Kontaktdermatitis (S. 118 ff.) eingetreten, so empfiehlt es sich, die Behandlung zu unterbrechen und den betroffenen Bereich für 1–2 Tage mit Pasta zinci mollis bzw. Lotio zinci abzudecken.
Empfehlenswert sind weiterhin Sitzbäder mit einem Ölbad (Linola-Fett-N Ölbad u. Ä.), ggf. mit Teerzusatz, um einer zu starken Austrocknung der Perianalregion vorzubeugen, sowie reizlose Wund- und Heilsalben (Bepanthen, Kamillosan, Linola-Fett, 3 % Xeroform-Zinköl o. Ä.) bei Vorliegen schmerzhafter Erosionen oder Rhagaden.
Weiterhin können u. U. eingelegte Mullstreifen vor weiteren Mazerationen schützen.

Literatur

1. Andreßen C, Henseler T (1982) Erblichkeit der Psoriasis. Hautarzt 33: 214
2. Böhringer D, Stein E (1978) Saalmannlampen-Bestrahlung der Psoriasis – Ein bedeutender Fortschritt im Urteil der Patienten. Dtsch Dermatologe 26: 21–26
3. Braun-Falco O, Plewig G, Wolff HH (1996) Dermatologie und Venerologie, 4. Aufl. Springer, Berlin Heidelberg New York Tokyo
4. Costello P, FitzGerald O (2001) Disease mechanisms in psoriasis and psoriatic arthritis. Curr Rheumatol Rep 3/5: 419–427

5. Disch R (1995) Klinik und Therapie der Psoriasis. TW Dermatologie KOMPAKT, 4–8
6. Farber EM, Nall L (1992) Perianal and intergluteal psoriasis. Cutis 50/5: 336–338
7. Herbst RA, Hoch O, Kapp A, Weiss J (2000) Guttate psoriasis triggered by perianal streptococcal dermatitis in a four-year-old boy. J Am Acad Dermatol 42/5: 885–887
8. Highton A, Quell J (1995) Calcipotriene ointment 0,005 % for psoriasis: a safety and efficacy study. J Am Acad Dermatol 32: 67–72
9. Kerscher M et al. (1993) Combination phototherapy of psoriasis with calcipotriol and narrow-band UVB. Lancet 342: 923
10. Kienbaum S et al. (1995) Intertriginöse Psoriasis: Therapie mit Calcipotriol. Z Hautkrankht 10: 764–766
11. Kirby B, Griffiths CE (2001) Psoriasis: the future. Br J Dermatol 144 (Suppl 58): 37–43
12. Lebwohl M, Ali S (2001) Treatment of Psoriasis. Part 2: Topical therapy and phototherapy. J Am Acad Dermatol. 45/4: 487–498
13. Lebwohl M, Ali S (2001) Treatment of psoriasis. Part 2: Systemic therapies. J Am Acad Dermatol 45/4: 649–661
14. Lehmann P, Ruzicka T (1996) Neue Entwicklungen in der Psoriasistherapie. Dtsch Arztbl 48: A-3188–A-3193
15. Lomholt G (1963) Psoriasis. GEC. GAD Copenhagen
16. Mauss J (1978) Die perianale Psoriasis – ein verlässlicher Befund bei der Differentialdiagnose der Schuppenflechte. Z Hautkr 53/9: 303–304
17. Meisel CW (1996) Topische Therapie der leichten bis mittelschweren Psoriasis vulgaris. Dtsch Dermatologe 44: 1132–1135
18. Michalowski R (1983) Erythrokeratodermia periorificialis mit Akrenbeteiligung. Der Hautarzt 34: 465–467
19. Schaller J, Metz K, Schmidt U, Kunze J (1996) Kutane Malakoplakie bei einem Patienten mit Psoriasis vulgaris. Hautarzt 47/10: 763–766
20. Stein E (1977) Selektiertes UV-Licht gegen Psoriasis – Fortschritt durch Verzicht auf den Photosensibilisator. Ärztl Praxis 63: 2741–2742
21. Stein E, Böhringer D (1979) UV-Bestrahlungsgeräte. Arzt Wirtschaft 20: 31–40
22. Steinmeyer K, Grundmann-Kollmann M, Podda M, Kaufmann R (2001) Creme-PUVA-Photochemotherapie bei chronisch stationärer Psoriasis vulgaris. Hautarzt 52: 885–887

2.24 Pemphigus vegetans

Der Pemphigus vegetans, auch bekannt unter den *Synonyma* Pemphigus framboesioides s. papillaris, Erythema bullosum vegetans Unna, Condylomatosis pemphigoides maligna, Herpes vegetans, Pyostomatitis vegetans, wuchernde Pyodermien, der in die zwei sich klinisch unterscheidenden Typen Neumann und Hallopeau getrennt werden kann (s. u.), wird als verhältnismäßig seltene, morphologische Variante des Pemphigus vulgaris angesehen. Betroffen sind meist Menschen mit relativ guter Widerstandsfähigkeit gegenüber der Erkrankung. Gegenüber dem Pemphigus vulgaris zeigt der Pemphigus vegetans i. Allg. auch längere Spontanremissionen und verläuft protrahierter [6].

Die Erkrankung zählt zusammen mit dem Pemphigus vulgaris, Pemphigus foliaceus, Pemphigus erythematosus, der Dyskeratosis Darier (S. 202 ff.), der „transient acantholytic dermatosis Grover", der „benign papular acantholytic dermatosis" [5] und dem Pemphigus chronicus benignus hereditarius (Hailey-Hailey) zu den sog. akantholytischen Hauterkrankungen. Man versteht darunter Krankheiten, die mit einer primären Akantholyse, d. h. dem Verschwinden der Interzellularbrücken einhergehen, was zum Verlust des Zusammenhaltes zwischen den Keratinozyten führt [2].

ÄTIOLOGIE

Der Pemphigus vulgaris ist eine Autoimmunerkrankung, bei der es – zumindest in den meisten Fällen – zur Ausbildung von Antikörpern gegen Desmogleine kommt. Hierbei handelt es sich um Proteine, die für den Erhalt des Zell-zu-Zell-Kontaktes verantwortlich sind. Bei der seltenen Sonderform Pemphigus vegetans finden sich normalerweise IgG-Antikörper, die gegen Desmoglein 1 oder 3 gerichtet sind. In einigen Fällen finden sich auch IgA-Antikörper [8]. Der Pemphigus vegetans wurde auch im Zusammenhang mit einer HIV-Infektion gesehen [7], außerdem auch in Assoziation mit Medikamenten, insbesondere ACE-Hemmern (Captopril und Enalapril) [1].

KLINIK

Erscheinungsbild. Während die Primäreffloreszenz des Pemphigus vegatans Typ Neumann eine schlaffe, weißlich-trübe Blase darstellt, deren Dach bald einreißt, handelt es sich beim Typ Hallopeau um eine gelblich-eitrige Pustel.

Auf dem erodierten Blasen- bzw. Pustelgrund des betroffenen Haut- bzw. Schleimhautbereiches kommt es zu den für den Pemphigus vegetans kennzeichnenden papillomatösen Wucherungen. In den weiter wachsenden Randbereichen der nässenden, vielfach sekundär impetiginisierten, oftmals fötid riechenden Vegetationen finden sich neben abgelösten Epithelfragmenten meist neue Blasen bzw. Pusteln.

Ältere, abgetrocknete Läsionen weisen demgegenüber einen mehr hyperkeratotisch-verrukösen Aspekt bei rot-bräunlicher Pigmentierung auf (Abb. 2.79).

Prädilektionsstellen sind vor allem die intertriginösen, zu Mazerationen und Sekundärbesiedelungen neigenden Räume, insbesondere die Perianal-, Ge-

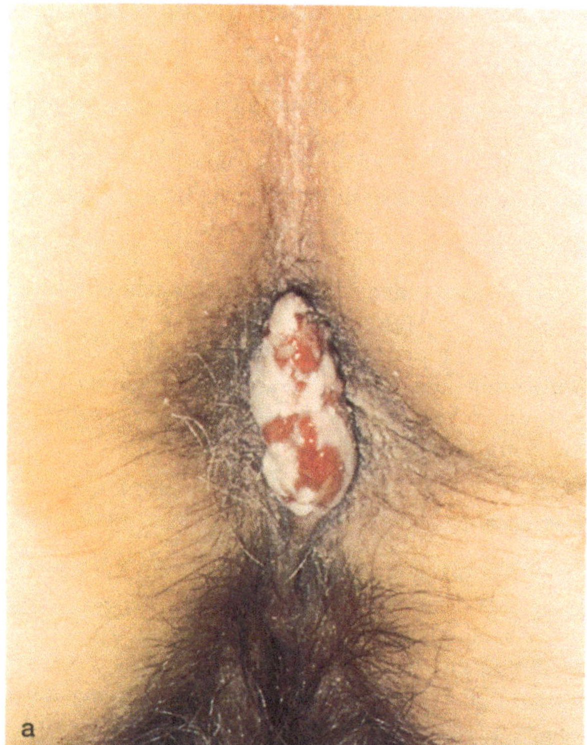

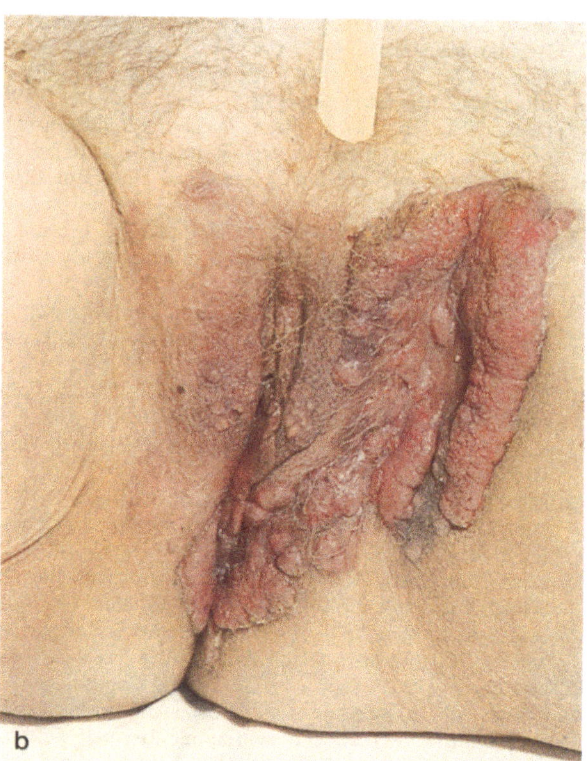

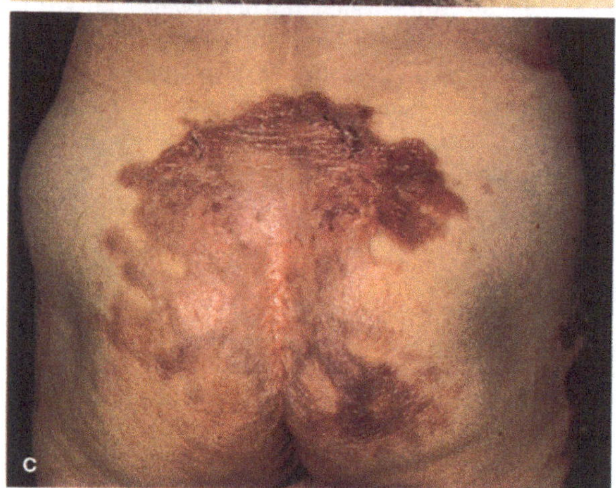

Abb. 2.79. **a** Tumorartiger Knoten bei Pemphigus vegetans im Analbereich. **b** Pemphigus vegetans in der Genitokruralgegend. **c** Epidermoylsis bullosa dystrophica inversa. Narbenplatte in der Glutäal- und Analregion im differenzialdiagnostischen Vergleich

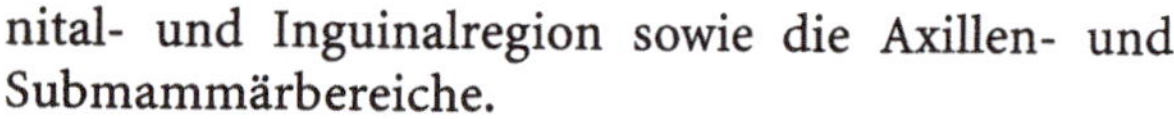

nital- und Inguinalregion sowie die Axillen- und Submammärbereiche.

Die zunächst nässenden, erodierten, später oft rhagadiformen Läsionen verursachen subjektiv meist starke *Beschwerden.*

Der *Verlauf* ist langsam, schubweise und therapeutisch oft problematischer als der des Pemphigus vulgaris. Das nicht spontan abheilende Leiden kann schließlich wieder in einen Pemphigus vulgaris übergehen und ad exitum führen.

DIAGNOSE

Die Diagnostik stützt sich auf das klinische Bild, den histopathologischen Befund und den direkten und indirekten Nachweis von Pemphigusantikörpern. Der zur Diagnosesicherung des Pemphigus vulgaris gebräuchliche Tzanck-Test versagt häufig bei den übrigen Pemphigusformen, da die akantholytischen Erscheinungen quantitativ nicht so stark ausgeprägt sind wie beim Pemphigus vulgaris.

Histologische Untersuchung. Die Histologie führt nicht nur zur Gruppendiagnose Pemphigus, sondern ermöglicht zusammen mit dem klinischen Erscheinungsbild eine genauere Typisierung, was prognostisch wichtig erscheint. Empfehlenswert ist es, möglichst frische Blasen zu exzidieren und nicht Randexzisionen aus größeren Blasen vorzunehmen. Die kennzeichnenden histopathologischen Merkmale des Pemphigus vegetans werden in Abb. 2.80 dargestellt.

Immunologie. Beim Pemphigus vulgaris, Pemphigus vegetans, Pemphigus foliaceus und Pemphigus erythematosus können – allerdings mit gewissen Ein-

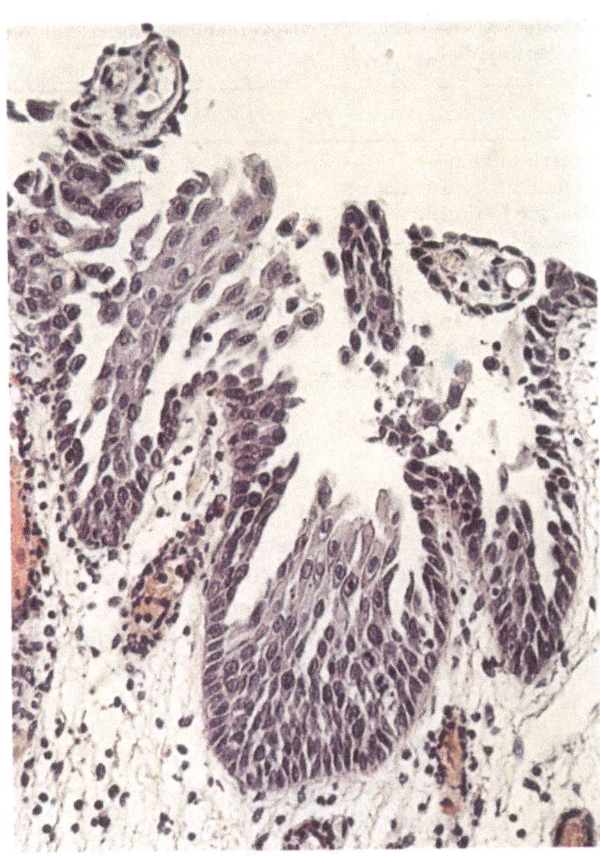

Abb. 2.80. Pemphigus vegetans, unregelmäßige Akanthose mit suprabasaler Akantholyse, Papillarkörper ödematös und locker mit Rundzellen durchsetzt. HE-Färbung

schränkungen – mittels der *direkten* Immunfluoreszenzuntersuchung (DIF) im Interzellularraum der Epidermis (Blase und Blasenrandbereich) und vielfach auch mittels des *indirekten* Immunfluoreszenzverfahrens (IIF) im Serum der Patienten in Speziallaboratorien bestimmte antiepitheliale Antikörper („Pemphigusantikörper") nachgewiesen werden.
Mit der direkten Immunfluoreszenz können in den interzellulären Räumen der Epidermis IgG- und C3-Ablagerungen, mit der indirekten Immunfluoreszenz zirkulierende IgG-Antikörper gefunden werden [3, 4].

DIFFERENZIALDIAGNOSE

Die Differenzialdiagnose eines im Perianalbereich lokalisierten Pemphigus vegetans umfasst im engeren Sinne die Condylomata lata (Abb. 15.28), eine vegetierende Pyodermie, die Acanthosis nigricans (Abb. 2.68) und ggf. auch die Dyskeratosis follicularis (Abb. 2.70), den Pemphigus Hailey-Hailey (Abb. 2.72 a–c), die Langerhanszell-Histiozytose (Abb. 2.85, 2.86) und die Epidermolysis bullosa (Abb. 2.79 c) [9].

THERAPIE

Innerlich werden Glukokortikoide je nach Schwere der Erkrankung in einer Äquivalenzdosis von anfangs mindestens 120 mg/Tag Prednisolon verabreicht, bis eine entscheidende Befundbesserung eingetreten ist. Beim Pemphigus vegetans Typ Hallopeau genügen hierbei meist etwas geringere Dosen. Danach wird die täglich zu verabreichende Gabe möglichst rasch auf eine Erhaltungsdosis, die meist bei 5–15 mg Prednisolonäquivalent liegt, reduziert.
Um Kortikoide einzusparen, kann nach Erreichen der ersten Remission zusätzlich auch Azathioprin (z. B. Imurek, 100–200 mg/Tag), Cyclophosphamid (z. B. Endoxan, 50–150 mg/Tag), Methotrexat (z. B. Methotrexat Lederle, 25–50 mg/Woche) oder Mycophenolat mofetil (z. B. CellCept 1,0–1,5 g/Tag) verabreicht werden.
Äußerlich kommen, insbesondere zur Verhütung bakterieller und mykotischer Sekundärinfektionen, feuchte Umschläge oder Sitzbäder mit Antiseptika (Kaliumpermanganat, Rivanol o. Ä.), Solutio Castellani, Farbstoffe in wässriger Lösung (Eosin 1,0 %, Brillantgrün 1,0 %, Gentianaviolett 0,5 %) oder antibiotische (z. B. Refobacin) und/oder antimykotische Cremes (z. B. Mycofug) ggf. auch Externa mit Kortikosteroidzusatz zur Anwendung.
Zur Beseitigung störender Vegetationen kommt neben Elektrokoagulation, Kürettage und ggf. Röntgenweichstrahltherapie u. U. auch der Versuch intrafokaler Injektionen einer Kortikosteroidkristallsuspension (z. B. Volon-A-10: Scandicain 1 % = 1:1) in Betracht.
Schließlich sind krankheits- bzw. therapiebedingte Mangelerscheinungen rechtzeitig durch entsprechende Flüssigkeits-, Blut-, Vitamin- oder Mineralienzufuhr auszugleichen.

Literatur

1. Bastiaens MT, Zwan NV, Verschueren GL, Stoof TJ, Nieboer C (1994) Three cases of pemphigus vegetans: induction by enalapril – association with internal malignancy. Int J Dermatol 33/3: 168–171
2. Civatte A (1943) III. Structure histologique de la bulle des pemphigus vrais. Ann Derm Syph (Paris) 8/3: 16
3. Gerharz M, Stadler R (1987) Pemphigus vegetans vom Typ Hallopeau. Hautarzt 38: 371–374
4. Guerra-Rodrigo F, Cardoso JPM (1971) Pemphigus vegetans: Immunfluorescent and ultrastructural studies in a patient. Arch Dermatol 104: 412–419
5. Heaphy MR, Tucker SB, Winkelmann RK (1976) Benign papular acantholytic dermatosis. Arch Dermatol 112: 814
6. Jansen T, Messer G, Meurer M, Plewig G (2001) Pemphigus vegetans. Eine historische Betrachtung. Hautarzt 52: 504–509

7. Lateef A, Packles MR, White SM, Don PC, Weinberg JM (1999) Pemphigus vegetans in association with human immunodeficiency virus. Int J Dermatol 38/10: 778–781
8. Schmidt E, Bröcker E-B, Zillikens D (2000) Pemphigus. Verlust des desmosomalen Zell-Zell-Kontaktes. Hautarzt 51: 309–318
9. Wong KT, Wong KK (1994) A case of acantholytic dermatosis of the vulva with features of pemphigus vegetans. J Cutan Pathol 21/5: 453–456

2.25 Morbus Behçet

Der Morbus Behçet wurde bereits von Hippokrates [15] beschrieben, von dem Istanbuler Dermatologen Hulusi Behçet [2] 1937 jedoch erstmals als eine rezidivierend verlaufende, polyorganotrope Allgemeinerkrankung definiert und ist daher fast einheitlich nach ihm benannt worden. Dieses Krankheitsbild ist auch bekannt unter den *Synonyma* Aphthosis Behçet, Behçet-Syndrom und bipolare Aphthose [9].
Es handelt sich um eine entzündliche, chronisch progredient verlaufende, prognostisch ernste Systemerkrankung vom Typ einer Systemvaskulitis mit polytoper Organbeteiligung (s. u.), die durch die 3 klinischen Kardinalsymptome *orale Aphthosis*, *genitale Ulzerationen* und *Hypopyoniritis* gekennzeichnet ist.
Die Erkrankung, die vor allem in Japan, aber auch im östlichen Mittelmeerraum relativ häufig, in Mitteleuropa und den USA jedoch nur selten auftritt, betrifft überwiegend Männer mit Schwerpunkt im 3. Lebensjahrzehnt [22].
Es konnte eine familiäre Häufung [5] und ein vermehrtes Auftreten der Erkrankung bei bestimmten Mustern des *humanen lymphozytären Antigensystems* (HLA) beobachtet werden [5, 39]. Während der mukokutane Typ häufig mit HLA-B12 assoziiert ist, treten der arthritische Typ mit HLA-B27 sowie der okuläre Typ mit HLA-B5 und HLA-DR7 auf. Nicht eindeutig ist dies beim neurologischen Typ [5].
Für die Diagnose des Morbus Behçet hat die „International Study Group for Behçet's Disease" 1990 folgende Kriterien aufgestellt [5, 6, 16, 27]:

- *Rezidivierende orale Ulzerationen*: aphthöse oder herpetiforme Läsionen mit mindestens 3 Rezidiven innerhalb eines Jahres
- *und 2 weitere der folgenden Symptome*:
  - Genitalulzera, Hautveränderungen (Erythema nodosum, Follikulitis, sterile Pusteln, aphthöse Ulzerationen),
  - Augenveränderungen (Uveitis, Iritis, Retinitis),
  - positiver Pathergietest.

Tabelle 2.8. Häufigkeit der Organmanifestationen (in %) bei Morbus Behçet. [23]

Organ	Häufigkeit [%]
Orale Aphthen	90–100
Genitale Ulzerationen	86–88
Okuläre Läsionen	27–90
Kutane Läsionen	48–88
Artikuläre Manifestationen	18–64
Neurale Manifestationen	10–29
Intestinale Manifestationen	0–59
Thrombophlebitis	10–37

ÄTIOLOGIE

Die Ätiologie des Morbus Behçet ist bislang noch ungeklärt. Für die Manifestation der Erkrankung scheinen nicht nur genetisch-familiäre, rassische und autoimmunologische, sondern auch klimatische und subtoxisch-ökologische Umweltfaktoren eine Rolle zu spielen [1, 26, 41].

KLINIK

Neben der o. a. anfangs oft nicht vollständig vorliegenden klassischen Symptomen-Trias zeigt das *Erscheinungsbild* des Morbus Behçet wohl infolge entzündlicher Gefäßveränderungen zahlreiche weitere Organaffektionen, die ihrer Häufigkeit nach in Tabelle 2.8 zusammengestellt sind.
Je nach Befall wird die Erkrankung neuerdings unter Hinzuziehung immunologischer und immungenetischer Befunde in verschiedene klinische Typen (mukokutaner, arthritischer, neurologischer, okulärer Typ) unterteilt.
Im Einzelnen kommt es zu einem Befall von:

- *Haut*: Thrombophlebitis migrans, Erythema nodosum, Pyodermien, sterile Pusteln und Abszesse, umschriebene Gangrän, Pyoderma gangraenosum, „kutane Pathergie", d. h. unspezifisch-kutane Hyperreaktivität gegen verschiedene banale Mikrotraumen (s. u.) [31, 37].
- *Gefäßsystem*: Thrombophlebitiden, Arteriitis, Aneurysmen (Mesenterialarterien).
- *Gelenk- und Knochensystem*: Arthralgien mit Synovitis, seronegative Polyarthritis, Sakroileitis.
- *Zentralnervensystem*: Meningitis, Meningoenzephalitis, nekrotisierende Enzephalomyelitis. Hohe Letalitätsrate!
- *Viszerale Organe*: Perikarditis, Pankreatitis, Nephropathien, Salpingitis, Oophoritis, Orchitis, Epididymitis, Prostatitis, atypische Pneumonien;
- *Augen*: Konjunktivitis, Keratitis, Skleritis, Uveitis. Gefahr der Erblindung! [1]

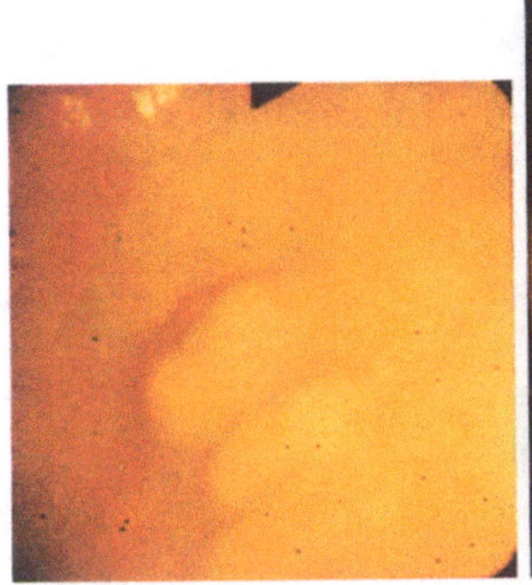
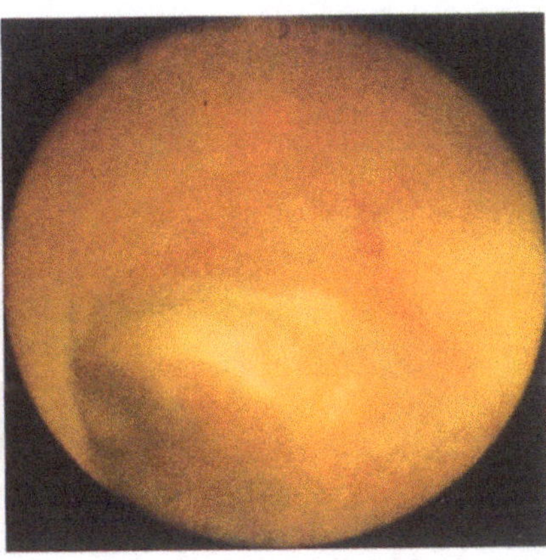

Abb. 2.81. Behçet-Syndrom mit vorwiegend gastrointestinalen Manifestationen bei einer 34-jährigen Frau, die initial insbesondere über rezidivierende Diarrhöen, Bauchschmerzen, Fieberschübe und Konjunktivitis klagte. Es bestand kein Anhalt für das Vorliegen eines Morbus Crohn. Koloskopisch fand sich am Sigma-Deszendens-Übergang eine etwa 3 mm große Exulzeration mit entzündlichem Randwall und in der unmittelbaren Nähe noch zwei kleine aphthoide Läsionen. 10 cm oral davon zeigte die Schleimhaut ein pflastersteinartiges Relief mit jeweils einer kleinen zentralen Einsenkung an der Spitze der polypösen Läsionen *(links)*. Die *rechte* Abbildung zeigt bei der gleichen Patientin eine Ulzeration im mittleren Ösophagusdrittel. Insgesamt fanden sich im oberen und mittleren Ösophagusbereich etwa 15 Ulzera

- *Gastrointestinaltrakt*: Im gesamten Magendarmtrakt kann es zu Manifestationen eines Morbus Behçet kommen [20, 23]. Prädilektionsstellen sind terminales Ileum und Zökum [28]. Morphologisch stehen auch hier Gefäßveränderungen (Angiitiden) sowie Schleimhautinfiltrate und erosive bzw. hämorrhagisch-ulzeröse Läsionen im Vordergrund. Das makroskopische Bild kann dem eines Morbus Crohn ähneln, wobei sich die „aphthoid“ erscheinenden Ulzera i. Allg. durch tiefe Penetration auszeichnen sollen. Die Schleimhautbereiche zwischen den Ulzera erscheinen makroskopisch meist unauffällig, ggf. aber auch leicht entzündlich verändert [23] (Abb. 2.81).

Auch Läsionen im Genitalbereich, die in etwa 2/3 der Fälle auftreten, können infolge nekrotischer Einschmelzungen beispielsweise zu rekto- oder vesikulovaginalen Fisteln führen und damit ebenfalls ein klinisches Erscheinungsbild ähnlich dem des Morbus Crohn hervorrufen (Abb. 2.82).

Klinisch präsentieren sich die durch einen Morbus Behçet hervorgerufenen Darmaffektionen meist als rezidivierende Kolitis.

Als subjektive *Beschwerden* werden meist Appetitlosigkeit, Übelkeit, Meteorismus, Erbrechen, Bauchschmerzen, Diarrhöen und manchmal auch Obstipation angegeben.

Andererseits können *Komplikationen* wie Darmstenosen, Dilatationen, Blutungen und Perforationen [10] ein mehr oder weniger schweres klinisches Erscheinungs- und Beschwerdebild hervorrufen.

Der *Verlauf* der prognostisch stets sehr ernsten Erkrankung ist chronisch rezidivierend. Die ausgesprochen wechselnde Organbeteiligung ist ebenso unvorhersehbar wie die Dauer und Schwere der jeweiligen Krankheitsschübe.

DIAGNOSE

Die Diagnosestellung ist bei Vorliegen der charakteristischen Symptomentrias einfach. Da die Krankheit jedoch nicht selten uncharakteristisch beginnt, sollte auf das fast immer vorliegende klinische Leitsymptom *orale Aphthosis* geachtet werden. Typisch ist hierbei die Multiplizität und oropharyngeale Ausdehnung der Aphthen im Sinne einer diffusen „Stomatitis aphthosa“. Mehr als 5 gleichzeitig vorliegende Aphthen im Mundbereich sind, sofern gleichzeitig scheinbar uncharakteristische Begleitsymptome vorliegen, verdächtig auf Vorliegen eines Morbus Behçet. Auch eine mit beschleunigter BSG, Leukozytose oder Anämie einhergehende, scheinbar isolierte ein- oder beidseitige Iritis sollte an einen Morbus Behçet denken lassen.

Hilfreich bei der Diagnosefindung kann schließlich die pathognomonische, allerdings phasenabhängige o. a. Hyperreaktivität („Pathergie“) der Haut sein. Hierbei kommt es nach intrakutaner Injektion von steriler, physiologischer Kochsalzlösung [31] oder bereits nach einem einfachen Nadelstich innerhalb von 1–4 Tagen zu einer kleinen, sterilen Pustel an der Einstichstelle.

Zur Sicherung der Diagnose sollten mindestens 2 der 3 klinischen Kardinalsymptome zusammen mit ebenfalls mindestens 2 der o. a. Nebensymptome vorliegen.

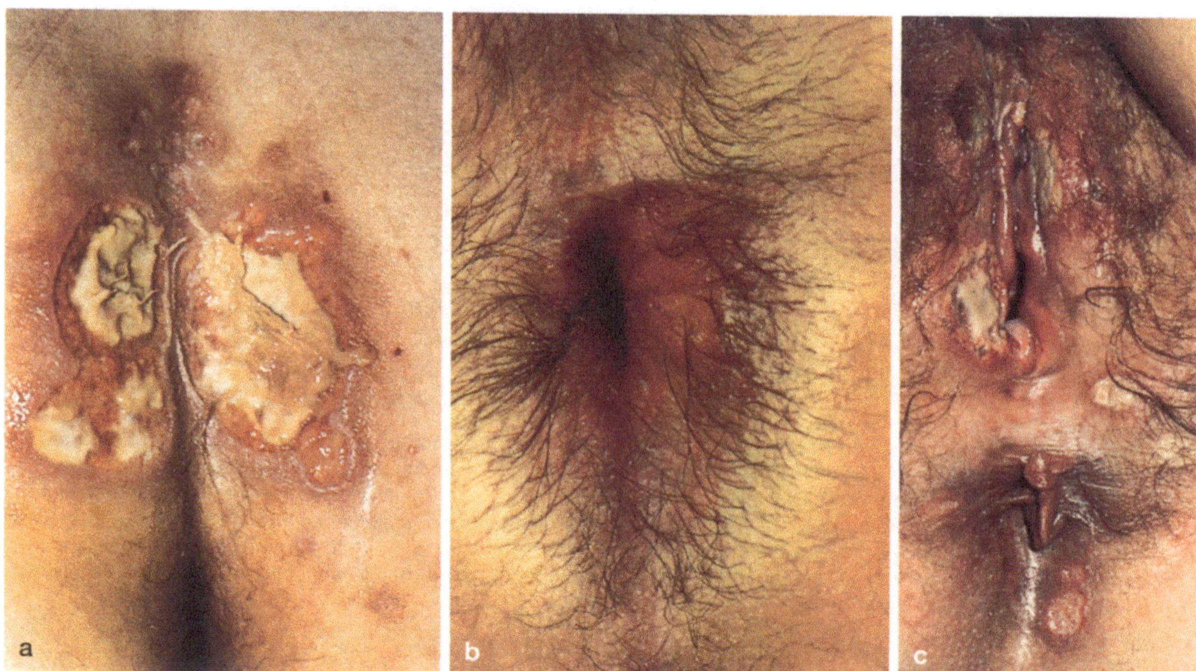

Abb. 2.82. **a, b** Morbus-Behçet-Läsionen im Perianalbereich und **c** im Anogenitalbereich

Das histologische Bild einer frischen Aphthe zeigt Abb. 2.83.

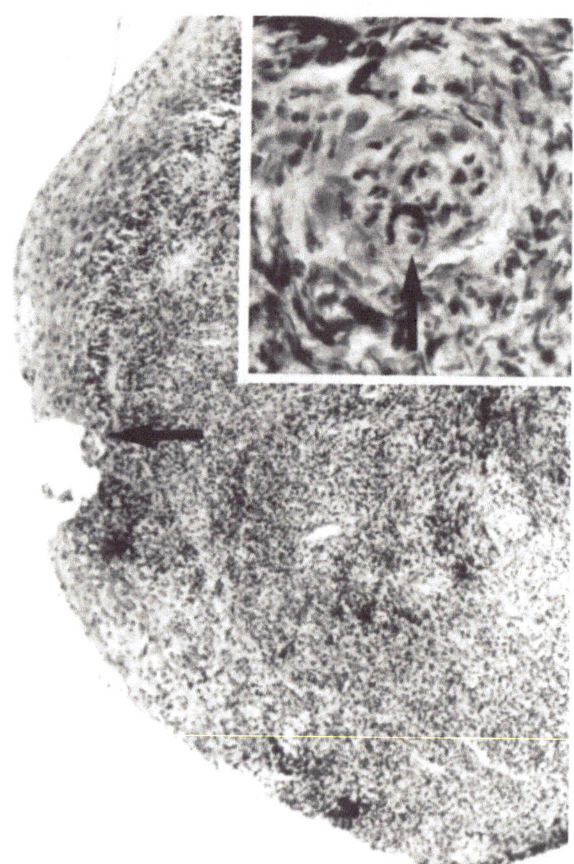

Abb. 2.83. Histologie einer frischen Aphthe. Scharfer Übergang zwischen Epithel und erodiertem Aphthengrund *(Pfeil)*. Zellreiches, exsudatives Granulationsgewebe mit oberflächlicher Fibrinmembran. *Ausschnitt*: frühe vaskulitische Gefäßveränderungen *(Pfeil)* mit Granulozytenansammlung in den tieferen Schichten des entzündlich-aphthösen Infiltrats

DIFFERENZIALDIAGNOSE

Differenzialdiagnostisch ist der Morbus Behçet insbesondere von chronisch rezidivierenden Aphthen abzugrenzen.
Die Differenzialdiagnose einer Morbus Behçet-Manifestation im Anorektal- und Kolonbereich umfasst die Colitis ulcerosa und den Morbus Crohn, die HSV-Proktitis, Ulcera mollia, das Lymphogranuloma inguinale, die Langehans-Zellhistiozytose und u. U. auch die ischämische und pseudomembranöse Kolitis.

THERAPIE

Eine ursächliche Behandlung des Morbus Behçet ist bisher nicht möglich. Die Erkrankung neigt außerdem zu einem rezidivierenden Verlauf. Deshalb ist eine Langzeitmedikation erforderlich, die wegen der Nebenwirkungen der eingesetzten Therapeutika limitiert werden kann. Somit muss jeweils für jeden einzelnen Patienten eine befundorientierte Therapie geplant werden, die über einen längeren Zeitraum kontrolliert durchgeführt werden sollte. Ausschlaggebend ist für die therapeutische Richtung das prognostisch schlechteste Symptom [27, 40].

Bei *leichteren Verlaufsformen* der mukokutanen Variante im Analbereich, die u.a. mit rezidivierenden Aphthen, Genitalulzera und anderen Veränderungen der Haut und Schleimhäute einhergehen kann, werden vorwiegend Lokalpräparate eingesetzt [40]. Die Behandlung entspricht der benigner Aphthosen [5]. Hierfür eignen sich lokale antiseptische und antiphlogistische Maßnahmen (z.B. Kamillosan), Anästhetika (z.B. Dynexan) und Kortikosteroide (z.B. Volon A) [27]. Bewährt hat sich die Kombination fluorierter Kortikosteroide und Antiseptika in einer Cremengrundlage (z.B. Dexatopic) [27]. Tetracyclinexterna (z.B. Aureomycin) und/oder eine Ätzbehandlung (z.B. Para-Muc Lsg.) isolierter Aphten werden empfohlen [27].

Schwere Verläufe müssen ebenso, wie bei nur geringem Ansprechen lokaler Behandlungsmaßnahmen, mit systemischen Kortikosteroiden angegangen werden. Prednisolon (z.B. Prednisolon-ratiopharm 40–60 mg/Tag p.o.) kann für mehrere Wochen in absteigender Dosierung eingesetzt werden. Eine Kombination mit Azathioprin (z.B. Imurek 100 mg/Tag) ist gelegentlich angezeigt [27, 40].

Um das systemische Kortikosteroid absetzen und auf eine Monotherapie z.B. mit Azathioprin übergehen zu können, ist es notwendig, die kombinierte Behandlung über mehrere Wochen durchzuführen. Colchicin und Diaminodiphenylsulfon (DAPDS) können alternativ eingesetzt werden [27, 35, 40].

Außerdem ist auch die Behandlung mit Thalidomid möglich, insbesondere bei mukokutanem Befall [3, 19, 21, 24].

Weiterhin soll Indometacin (z.B. Amuno 3- bis 4-mal tgl. 50 mg über 3 Monate) bei manchen Patienten gute Wirksamkeit zeigen. Während der gesamten Behandlungsdauer einschließlich zur Prophylaxe nach Abheilung der Läsionen empfiehlt es sich, die lokalen Maßnahmen fortzuführen.

Bei vorwiegend *vaskulärer* Ausprägung wird eine Kombination von Kortikosteroiden (z.B. Prednisolon-ratiopharm 80–120 mg/Tag) und Immunsuppressiva (z.B. Azathioprin-ratiopharm 100–150 mg/Tag) empfohlen [27].

Bei Ulzerationen im *Gastrointestinaltrakt* ist Mesalazin (z.B. Salofalk 2–4 g/Tag) die Therapie der Wahl [6, 27].

Zu den *neueren Behandlungsansätzen* des Morbus Behçet zählen die Interferon-α-2a-Therapie (z.B. Roferon 9–12 Mio. IE 3-mal je Woche s.c. über 6 Monate) bei der mukokutanen Variante [27, 32, 40], sowie Interferon-γ (100 mg/Tag s.c. initial und danach alle 2 Tage bis über 6 Monate) bei mukokutanen und arthritischen Symptomen [12, 13, 40].

Bei Uveitis hat sich die Gabe von Ciclosporin bewährt. Bei Therapieresistenz ist auch ein Versuch mit Tacrolimus möglich. Hierbei kommt es auch zur Besserung anderer Symptome, wobei deren Ansprechen nicht genauso vorhersagbar ist [7, 25, 30, 33]. Außerdem bieten bei intestinalem Morbus Behçet Behandlungsversuche mit TNF-α eine vielversprechende neue Option [36].

Literatur

1. Bang D, Lee JH, Lee ES et al. (2001) Epidemiologic and clinical survey of Behçet's disease in Korea: the first multicenter-study. J Korean Med Sci 16/5: 615–618
2. Behçet H (1937) Über rezidivierende, aphthöse, durch einen Virus verursachte Geschwüre am Mund, am Auge und an den Genitalien. Dermatol Wochenschr 105: 1152–1157
3. Bousvaros A, Mueller B (2001) Thalidomide in gastrointestinal disorders. Drugs 61/6: 777–787
4. Bratzke B, Zouboulis ChC, Kurz K, Wyrobisch W, Hoffmann F, Orfanos CE (1990) Therapie des Adamantiades-Behçet-Syndroms. Zentralbl Haut 157: 960–961
5. Braun-Falco O, Plewig G, Wolff HH (1996) Dermatologie und Venerologie, 4. Aufl. Springer, Berlin Heidelberg New York Tokyo
6. Christoph R (1993) Morbus Behçet: wie abgrenzen gegen M. Crohn? Ärztl Praxis 96: 10
7. Diaz-Llopis M, Cervera M, Menezo JL (1990) Cyclosporin treatment of Behçet's disease: a long-term study. Curr Eye Res 9 [Suppl]: 17–23
8. Djawari D (1981) Benigne orale Aphthosis und Morbus Behçet – Epidemiologie und genetische Aspekte. Der Hautarzt (Suppl V) 32: 298–301
9. Ehrlich GE (1999) Behçet's disease: an update. Compr Ther 25/4: 216–220
10. Empey DW (1972) Rectal and colonic ulceration in Behçet's disease. Br J Surg 59: 173–178
11. Ferguson MM, Wray D, Carmichael HA, Russell RI, Lee FD (1980) Coeliac disease associated with recurrent aphthae. Gut 21: 223–226
12. Fierlbeck G, Rassner G (1990) Morbus Behçet: Therapie mit rekombinantem Interferon gamma. Aktuel Dermatol 16: 226–230
13. Fierlbeck G, Rassner G (1991) Interferon gamma als Langzeittherapeutikum bei Morbus Behçet. Dermatologie 5: 14
14. Hamuryudan V, Yurdakul S, Rosenkaimer F, Yazici H (1991) Inefficacy of topical alpha interferon in the treatment of oral ulcers of Behçet's syndrome: a randomized, double blind trial. Br J Rheumatol 30: 395–396
15. Hornstein OP (1981) Orale Aphthosen und Morbus Behçet – Historische Vorbemerkungen und neue nosologische Konzepte. Hautarzt (Suppl V) 32: 297–298
16. International Study Group for Behçet's disease (1990) Criteria for diagnosis of Behçet's disease. Lancet 335: 1078–1080
17. Jorizzo JL, White WL, Wise CM et al. (1991) Low-dose weekly methotrexate for unusual neutrophilic vascular reactions: cutaneous polyarteriitis nodosa and Behçet's disease. J Am Acad Dermatol 24: 973–978
18. Jung RT, Chalmin TM, Joysey VC (1978) HLA in Behçet's disease. Lancet 2: 694
19. Kaklamani VG, Kaklamanis PG (2001) Treatment of Behçet's disease – an update. Semin Arthritis Rheum 30/5: 299–312

20. Kurtz MD (1976) Colonoscopic diagnosis of nonspecific ulcer of the colon. Gastrointest Endosc 23: 90
21. Larson H (1990) Treatment of severe colitis in Behçet's syndrome with thalidomide. J Intern Med 228: 405–407
22. Lebwohl O, Forde KA, Berdon WE (1977) Ulcerative esophagitis and colitis in a pediatric patient with Behçet's syndrome. Am J Gastroenterol 68: 550–554
23. Lehner T, Barnes CG (1980) Behçet's syndrome: Clinical and immunological features. Academic Press, New York
24. Moraes M, Russo G (2001) Thalidomide and its dermatologic uses. Am J Med Sci 321/5: 321–326
25. Nussenblatt RB, Palestine AG, Rook AH, Scher I, Wacker WB, Gery I (1983) Treatment of intraocular inflammatory disease with cyclosporin A. Lancet 2/8344: 235–238
26. Onder M, Gurer MA (2000) The multiple faces of Behçet's disease and its aetiological factors. J Eur Acad Dermatol Venereol 15/2: 126–136
27. Orfanos CE, Garbe C (1995) Therapie der Hautkrankheiten. Springer, Berlin Heidelberg New York
28. Shimizu T, Ogino T (1975) Clinico-pathological studies on the intestinal lesions in Behçet's disease – with special reference to entero-Behçet's syndrome. Stomach Intestine 10: 1593–1598
29. Simsek H, Dundar S, Telatar H (1991) Treatment of Behçet's disease with indomethacin. Int J Dermatol 30: 54–57
30. Sloper CM, Powell RJ, Dua HS (1999) Tacrolimus (FK506) in the treatment of posterior uveitis refractory to cyclosporine. Ophtalmology 106/4: 723–728
31. Sobel JD, Haim S, Shafrir A, Gellei B (1973) Cutaneous hyperreactivity in Behçet's disease. Dermatologica 146: 350–356
32. Stadler R et al. (1987) Morbus Behçet und exogenes Interferon. Hautarzt 38: 97–100
33. Sullu Y, Oge I, Erkan D, Ariturk N, Mohajeri F (1998) Cyclosporin-A therapy in severe uveitis of Behçet's disease. Acta Ophtalmol 76/1: 96–99
34. Takeuschi A, Hashimoto T (1988) Oral prostaglandin E1 as a therapeutic modality for leg ulcers in Behçet's disease. Int J Clin Pharmacol Res 7: 283–289
35. Török L, Egyedi K (1983) Behandlung von Morbus Behçet mit Kolchizin. Hautarzt 34: 87–88
36. Travis SP, Czajkowski M, McGovern DP, Watson RG, Bell AL (2001) Treatment of intestinal Behçet's syndrome with chimeric tumour necrosis factor alpha antibody. Gut 49/5: 725–728
37. Tüzün Y, Yazici M, Pazarli H, Yalcin B, Yurdakul S, Müftüoglu A (1979) The usefulness of the nonspecific skin hyperreactivity (the pathergy test) in Behçet's disease in Turkey. Acta Dermatovener (Stockh) 59: 77–79
38. Weimann C, Keitel R, Keitel W, Zimmermann Ch (1991) Das Behçet-Syndrom. Mögliche Differenzialdiagnose bei multisystemischer Symptomatik. Z Gesamte Inn Med 46: 234–236
39. Zouboulis CC, Büttner P, Djawari D et al. (1993) HLA-Muster bei Morbus Adamantiades-Behçet in Deutschland: Assoziation zum Auftreten, der klinischen Symptomatik und dem Krankheitsverlauf bei 39 Patienten. Hautarzt 44: 81–85
40. Zouboulis CC, Treudler R, Orfanos CE (1993) Morbus Admantiades-Behçet: therapeutischer Einsatz von systemischen rekombinantem Interferon-alpha-2a. Hautarzt 44: 440–445
41. Zouboulis CC, Kotter I, Djawari D et al. (1997) Epidemiological features of Adamantiades-Behçet's disease in Germany and in Europe. Yonsei Med J 38/6: 411–422

2.26 Morbus Paget

Der Morbus Paget ist ein 1874 von Sir James Paget [23] erstmals beschriebenes, seltenes Krankheitsbild (*Synonyma*: Adenocarcinoma apocrinocellulare epidermotropicum, Paget carcinoma, Intraepidermal carcinoma Pagettype, Paget'sche Dermatose), bei dem man einen mammären bzw. mammillären Befall von einer noch wesentlich seltener auftretenden extramammären Lokalisation unterscheidet. Alle Fälle weisen die gleiche klinische Morphologie auf.

Der extramammäre Morbus Paget ist an apokrine Schweißdrüsen gebunden und kommt demzufolge bevorzugt im Perianalbereich vor (s. u.). Manchmal finden sich apokrine Tumorzellen intraepidermal ohne darunterliegenden apokrinen Tumor im Korium. Außerdem können Assoziationen mit anderen zugrunde liegenden Karzinomen (wie Rektum, Prostata und Blase) vorkommen [4, 8]. Überwiegend betroffen sind, wie dies auch für die mammilläre Form zutrifft, Menschen im höheren Lebensalter unter Bevorzugung des weiblichen Geschlechtes.

HISTOGENESE

Der Morbus Paget zeigt in seiner mammären wie extramammären Lokalisation ein einheitliches, sehr charakteristisches histologisches Bild. Es wird geprägt von monomorphen, auffällig großen, klaren Zellen in der Epidermis mit oft atypischen, peripher verlagerten, meist ovalen Zellkernen und hellem, ödematös wirkendem, glykogenreichem Zytoplasma, den sog. Paget-Zellen, die weder intrazelluläre Tonofibrillen noch Interzellularbrücken zu den umgebenden Epidermiszellen besitzen und als echte Adenokarzinomzellen angesehen werden (Abb. 2.84h).

Immunhistochemische und ultrastrukturelle Untersuchungen zeigen, dass die extramammären wie auch die mammären Paget-Zellen ein Muster der Zytokeratin-Polypeptide zeigen, wie es typisch für einfache, sekretorische Drüsenepithelzellen der ekkrinen und der apokrinen Schweißdrüsen ist. Der Morbus Paget ist ein Adenokarzinom der sekretorischen Anteile der apokrinen Schweißdrüsen oder der daraus differenzierten Milchdrüsen mit einer duktalen epidermotropen Ausbreitungstendenz [1, 14, 19].

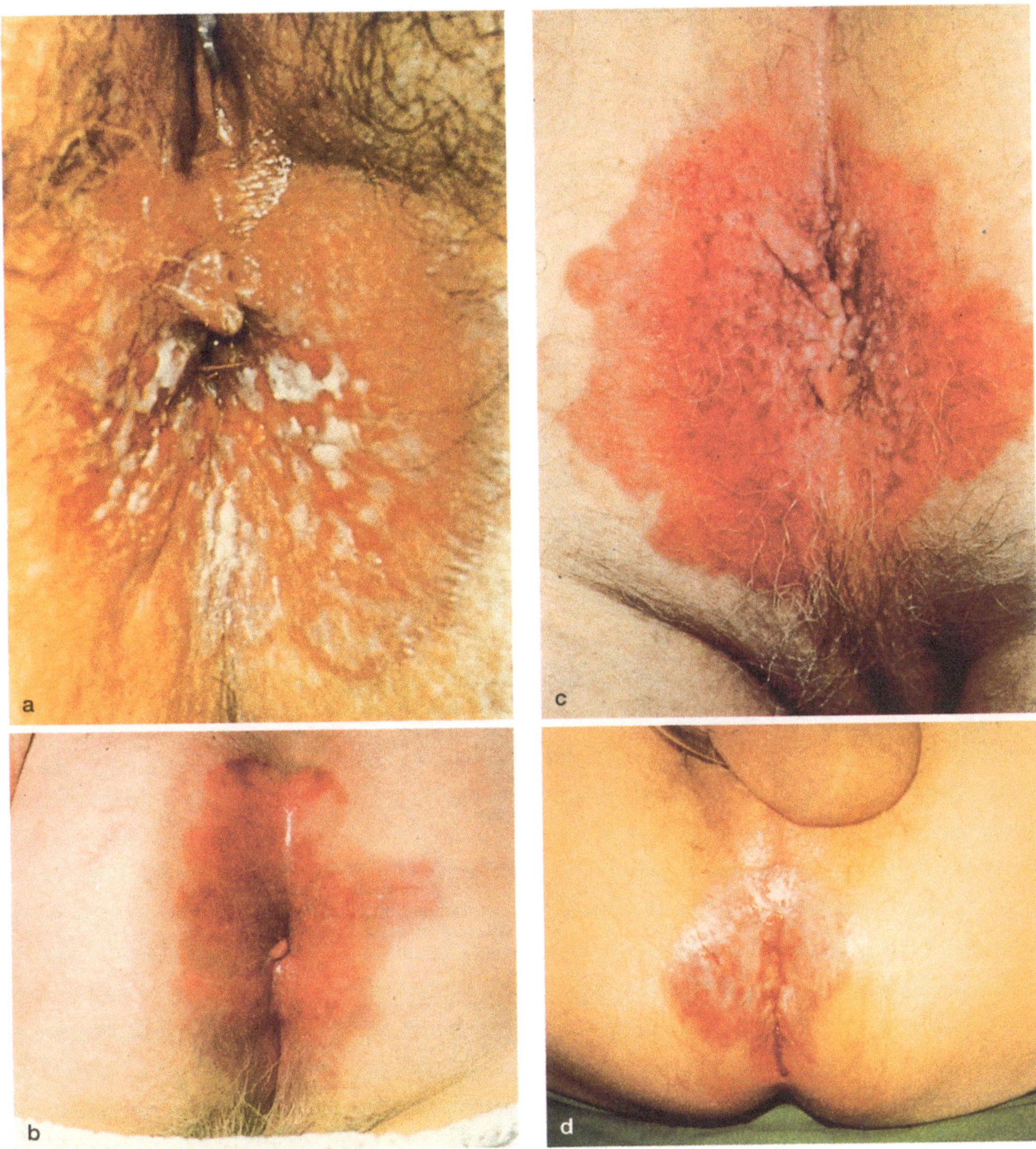

Abb. 2.84 a–h. Extramammäre Morbus-Paget-Fälle im Perianalbereich. Man beachte den typisch ekzematoiden Aspekt und die scharfe Begrenzung der Läsionen. **e–h** s. S. 224

Bei mit anderen Primärkarzinomen assoziiertem extramammärem Morbus Paget haben die intraepidermalen Tumorzellen die gleichen histologischen und immunhistochemischen Merkmale wie der zugrunde liegende Tumor.

KLINIK

Das klinische *Erscheinungsbild* des Morbus Paget wird, von gewissen lokalisationsbedingten Modifikationen abgesehen, geprägt von einem sich langsam flächenhaft ausbreitenden, entzündlich geröteten, nässend-krustösen oder von Schuppen bedeckten, stets scharf begrenzten Herd (Abb. 2.84) [9, 11, 12, 15].

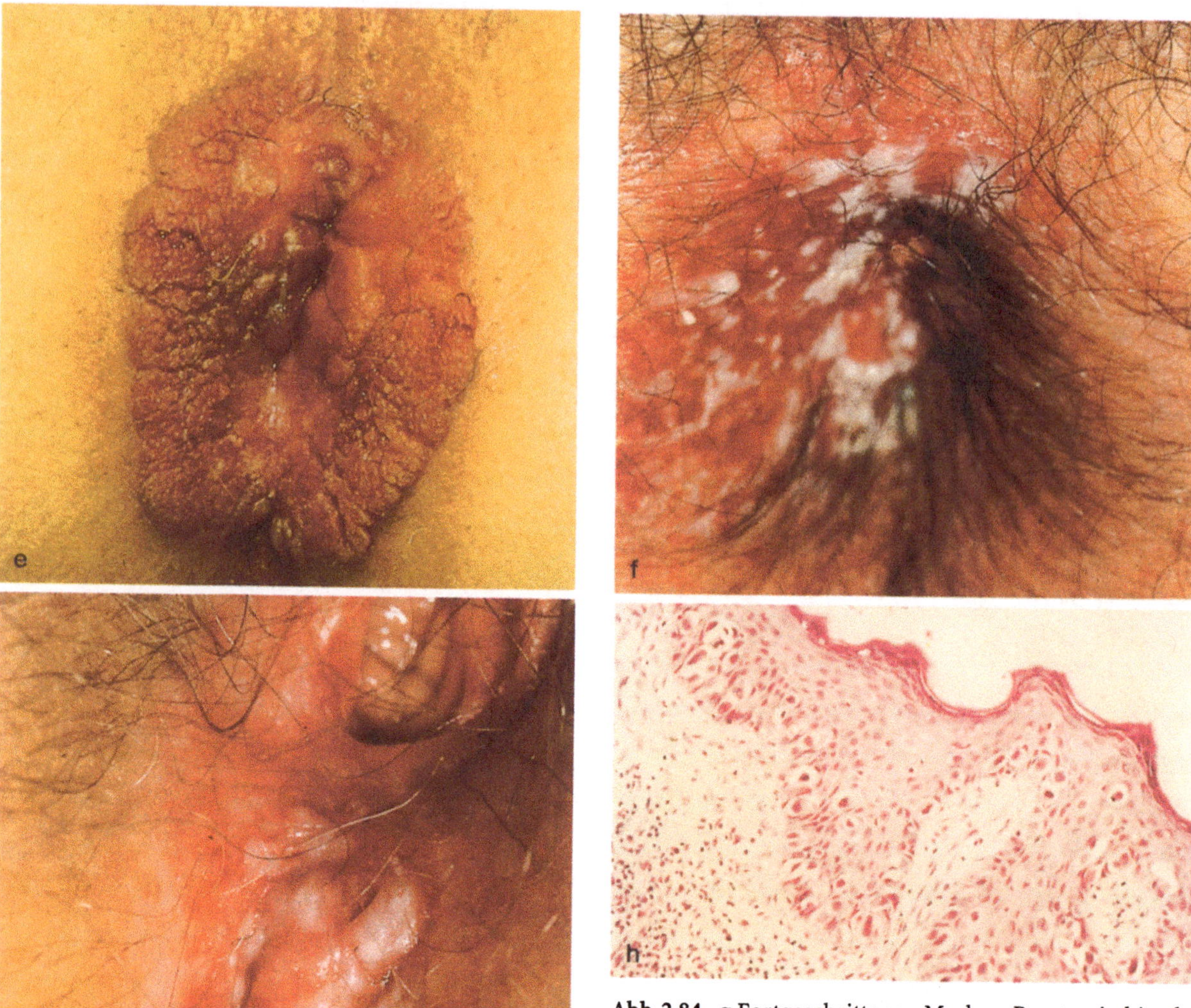

Abb. 2.84. **g** Fortgeschrittener Morbus Paget mit histologisch nachgewiesenem muzinösen Adenokarzinom. **h** Histologisches Bild eines Morbus Paget der Analregion: vorwiegend im Bereich des Stratum basale, zahlreiche Paget-Zellen. HE-Färbung

Beschwerdebild: Die ekzematoid erscheinenden, gegenüber Lokalbehandlungen therapierefraktären Veränderungen verursachen subjektiv meist mehr oder weniger starken Juckreiz, Brennen und ggf. blutige Sekretionen.

Die *Hauptlokalisationen* des an die Verteilungsbereiche der apokrinen Drüsen gebundenen extramammären Morbus Paget sind in abnehmender Häufigkeit Genitalbereich, Perianalregion und Axillen [3, 10, 19, 24]. Darüber hinaus wird auch über das Auftreten von Einzelfällen eines extramammären Morbus Paget im äußeren Gehörgang [6], am Augenlid [32], umbilikal [26], im Oberschenkelbereich sowie im Ösophagus und in der Urethra [26] berichtet. Auch ein multilokuläres Vorkommen des extramammären Morbus Paget wurde beobachtet [30, 32].

Der *Verlauf* ist langsam progredient. Eine perianale, sich flächenhaft ausbreitende Läsion kann hierbei auch den Analkanal miterfassen [3, 10].

Die *Prognose* des Perianalbefalls des Morbus Paget wird mit am ungünstigsten eingeschätzt, insbesondere bei Nachweis eines gleichzeitigen, zur frühzeitigen lymphogenen Metastasierung neigenden Adenokarzinoms des Rektums.

Patienten mit einem apokrinen Tumor ohne assoziierten Primärtumor neigen zwar zu Rezidiven, haben aber eine ebenso gute Gesamtprognose wie gesunde Kontrollpersonen [28].

DIAGNOSE

Das zuweilen recht trügerische klinische Erscheinungsbild, das gar nicht selten ein therapieresistentes Ekzem vortäuscht, kann unter Berücksichtigung anamnestischer Daten und der typischen Lokalisation die richtige Diagnose zwar vermuten lassen; eindeutig zu diagnostizieren ist ein Morbus Paget jedoch nur durch die histologische Untersuchung, die möglichst frühzeitig erfolgen sollte. Auffällig ist der häufig erhöhte CEA-Wert (s. S. 253) im Serum der Patienten [7, 21].

Darüber hinaus ist eine gleichzeitige eingehende klinische Durchuntersuchung zum Ausschluss weiterer Karzinommanifestationen unbedingt erforderlich.

DIFFERENZIALDIAGNOSE

Insbesondere die Verwechslung eines Morbus Paget mit einem perianalen Ekzem, ggf. aber auch mit einem Lichen ruber oder einer solitären Psoriasis-inversa-Läsion kann für den betroffenen Patienten schicksalhafte Folgen haben.

Weitere differenzialdiagnostisch in Betracht kommende Krankheitsbilder sind neben ekzematisierten Läsionen einer Epizootie, Mykose oder Pyodermie, insbesondere ein Morbus Bowen (Abb. 2.46), eine bowenoide Papulose (Abb. 2.44), die Langerhanszell-Histiozytose (Abb. 2.85, 2.86), ein Pemphigus chronicus benignus familiaris Hailey-Hailey (Abb. 2.72), der Lichen sclerosis et atrophicus (Abb. 2.62), das Carcinoma spinocellulare (Abb. 2.62 f) und ggf. auch ein ekzematoides („pagetoides"), perianal lokalisiertes Basaliom. Histologisch ergeben sich manchmal Schwierigkeiten bei der differenzialdiagnostischen Abgrenzung gegenüber der pagetoiden Variante des Morbus Bowen und des wenig oder gar nicht pigmentierten, superfiziell spreitenden malignen Melanoms (SSM).

THERAPIE

Die Behandlung ist abhängig vom Infiltrationsgrad und von evtl. vorliegenden Begleitkarzinomen.

Länger bestehende oder bereits erkennbar fortgeschrittene Fälle gehören sogleich in die Obhut einer chirurgischen Klinik. Grundsätzlich ist die unverzügliche Exzision des betroffenen Bereiches weit im Gesunden unter histologischer Kontrolle der Exzisionsränder anzustreben [16]. Insbesondere bei perianalem Befall soll sich die Abtragung mit dem CO_2-Laser bewährt haben [17, 22].

Sollte nach einer nicht kompletten Exzision ein residualer Tumor verbleiben, ist im Anschluss eine photodynamische Therapie erwägenswert [27].

In besonderen Ausnahmefällen, so etwa bei großflächigem Befall, wo die Exzision weit im Gesunden nicht sicher möglich erscheint, wird die topische Behandlung mit 5-Fluorouracil (z. B. Efudix) empfohlen [2].

Regelmäßige klinisch-onkologische Nachkontrollen bis zu 5 Jahre nach der operativen Versorgung sind, um mögliche Rezidive rechtzeitig zu erkennen, unverzichtbar.

Literatur

1. Achtelik W, Wolff HH (1991) Schweißdrüsentumoren und Morbus Paget: immunhistologische Marker zur Differenzierung und Differentialdiagnose. Pathologie 12: 316–321
2. Arensmeier M et al. (1994) Topische Therapie des extramammären Morbus Paget. Hautarzt 45: 780–782
3. Arminski TC, Pollard RJ (1973) Paget's disease of the anus secundary to a malignant papillary adenoma of the rectum. Dis Colon Rectum 16: 46
4. Blasco T, Garcia-Armengol J, Roig JV, Garcia-Castel J (1998) Perianal Paget's disease. Coloproctology 20: 7–10
5. Dörner A, Müller S, Dietel M (1987) Der perianale (extramammäre) Morbus Paget. Coloproctology 6: 327–330
6. Fligiel Z, Kaneko M (1975) Extramammary Paget's disease of the external ear canal in association with ceruminous gland carcinoma: a case report. Cancer 36: 1072
7. Furukawa F, Kashihara M, Miyauchi H, Yamabe H, Hamashimo Y, Imamura S (1984) Evaluation of carcinoembryonic antigen in extramammary Paget's disease. J Cutan Pathol 11: 558–561
8. Goldblum JR, Hart WR (1998) Perianal Paget's disease: a histologic and immunohistochemical study of 11 cases with and without associated rectal adenocarcinoma. Am J Surg Pathol 22/2: 170–179
9. Goldmann S, Ihre T, Lagerstedt U, Svensson C (1992) Perianal Paget's disease: report of five cases. Int J Colorectal Dis 7/3: 167–169
10. Gunn A, Fox H (1971) Perianal Paget's disease. Br J Dermatol 85: 476
11. Heitland W (1997) Anale und perianale Tumoren. Ther Umsch 54/4: 202–204
12. Herzog U, Flue M von, Roche R de, Curschellas E (1993) Perianal extramammary Paget's disease. Report of two cases. Eur J Surg Oncol 19/5: 469–473
13. Jabbar AS (2000) Perianal extramammary Paget's disease. Eur J Surg Oncol 26/6: 612–614
14. Krahl D (1994) Östrogenrezeptor-assoziiertes Protein (p 29) und Histogenese des extramammären Morbus Paget. Z Hautkrankht 11: 764–768
15. Kubota K, Akasu T, Nakanishi Y, Sugihara K, Fujita S, Moriya Y (1998) Perianal Paget's disease associated with rectal carcinoma: a case report. Jpn J Clin Oncol 28/5: 347–350
16. Lam DT, Batista O, Weiss EG, Nogueras JJ, Wexner SD (2001) Staged excision and split-thickness skin graft for circumferential perianal Paget's disease. Dis Colon Rectum 44/6: 868–870

17. Landthaler M (1988) Extramammärer Paget: Wie kann ich helfen? Ärztl Praxis 7: 109
18. Lechner W et al. (1987) Extramammärer Morbus Paget. Aktuel Dermatol 13: 43–46
19. Moll I, Moll R (1985) Cells of extramammary Paget's disease express cytokeratins different from those of epidermal cells. J Invest Dermatol 84: 3–8
20. Neumann R (1986) Extramammärer Morbus Paget – assoziiert mit einem Magenkarzinom. Hautarzt 37: 568–570
21. Oji M, Furue M, Tamaki K (1984) Serum carcinoembryonic antigen level in Paget's disease. Br J Dermatol 110: 211–213
22. Orfanos CE, Garbe C (1995) Therapie der Hautkrankheiten. Springer, Berlin Heidelberg New York Tokyo
23. Paget J (1874) One disease of the mammary areola proceeding cancer of the mammary gland. St Bart Hosp Rep 10: 87
24. Parmley Th, Woodruff JD, Julian CG (1975) Invasive vulvar Paget's disease. Obstet Gynecol 46: 341
25. Parturier-Albot M, Prevost AG, Albot G, Bolgert M (1982) Les carcinomes multicentriques de la région ano-rectale. A propos de l'association d'un épithélioma villeux de l'ampoule rectale, d'une maladie de Bowen anale et d'une maladie de Paget anale. Ann Gastroentérol Hépatol 18: 227–235
26. Remond B et al. (1993) Umbilical Paget's disease and prostatic carcinoma. Br J Dermatol 128: 448–450
27. Runfola MA, Weber TK, Rodriguez-Bigas MA, Dougherty TJ, Petrelli NJ (2000) Photodynamic therapy for residual neoplasms of the perianal skin. Dis Colon Rectum 43/4: 499–502
28. Sarmiento JM, Wolff BG, Burgart LJ, Frizelle FA, Ilstrup DM (1997) Paget's disease of the perianal region – an aggressive disease? Dis Colon Rectum 40/10: 1187–1194
29. Tjandra J (1988) Perianal Paget's disease: report of three cases. Dis Colon Rectum 31: 462–466
30. Ueki H, Kohda M (1979) Multilokulärer extramammärer Morbus Paget. Hautarzt 30: 267–270
31. Webb AT (1965) Occult Paget's disease of the anus. Report of a case. Dis Colon Rectum 8: 286
32. Whorton CM, Patterson JB (1955) Carcinoma of Moll's glands with extramammary Paget's disease of the eyelid. Cancer 8: 1009

2.27 Langerhanszell-Histiozytose

Unter dem Terminus Langerhanszell-Histiozytose (LZH, *Synonym*: Histiozytose X) werden die Abt-Letterer-Siwe-Krankheit, die Hand-Schüller-Christian-Krankheit und das eosinophile Granulom zusammengefasst, insbesondere, weil diese drei Syndrome zahlreiche Übergänge und Mischformen aufweisen [13]. Gemeinsames Kennzeichen ist die Proliferation histiozytoider Zellen (s.u.) [4, 6, 11].

ÄTIOLOGIE

Genetische oder exogene Ursachen für die LZH sind bislang nicht bekannt; in seltenen Fällen wurde allerdings ein familiäres Auftreten beobachtet.

KLINIK

Die *Abt-Letterer-Siwe-Krankheit* stellt die akute, maligne Form der LZH dar und tritt bei Kindern und Jugendlichen zumeist im 1. und 2. Lebensjahr mit Fieber, Anämie, Knochendestruktion, Lymphknotenvergrößerungen, Hepatosplenomegalie und seborrhoiden Hautexanthemen in Erscheinung. Auch perianale Ulzerationen können vorkommen [1, 17]. Außerdem kann es aufgrund von perianalen Infiltraten zu Stuhlverhalt kommen [12]. In fortgeschrittenerem Stadium zeigen sich hämorrhagische, schuppende oder verkrustende Papeln mit Narbenbildung. Die Prognose ist infaust.

Die *Hand-Schüller-Christian-Krankheit* ist die chronisch-progressive Form der LZH und tritt gewöhnlich bei Kindern im Alter von 2–10 Jahren auf [15]. Sie ist gekennzeichnet durch die Trias Exophthalmus, Diabetes insipidus und Knochendefekte, insbesondere des Schädels („Landkartenschädel") (weitergefasste Differenzialdiagnose vor allem bei Kindern: „small round and blue cell tumors"). In einem Drittel der Fälle treten ausgeprägte, an das seborrhoische Ekzem erinnernde, krustöse, infiltrierte Hautveränderungen auf. Manchmal kommt es auch zu Knoten, insbesondere axillär und inguinal [3]. Diese können Condylomata lata täuschend ähnlich sehen [5].

Das *eosinophile Granulom* schließlich ist eine benigne, umschriebene Form der LZH und kommt bevorzugt im späten Kindesalter oder jungen Erwachsenenalter vor. Die granulomatösen Veränderungen treten vor allem an Schädel, Rippen, Wirbelkörper, langen Röhrenknochen und der Haut auf.

Die LZH kann neben dem voll ausgeprägten *Krankheitsbild* auch als oligo- oder monosymptomatische, nur das Hautorgan betreffende Verlaufsform auftreten. Aus proktologischer Sicht sind hierbei besonders die in der Rima ani, aber auch perianal und/oder inguinal lokalisierten, häufig scharf begrenzten, braunroten, infiltrierten, z.T. exophytisch-vegetierenden, erosiv-nässenden und oft purulent belegten Erosionen und Ulzerationen von Bedeutung (Abb. 2.85) [11]. Neben den Intertrigines sind das Kapillitium, vordere und hintere Schweißrinne, orale und anale Schleimhäute weitere *Prädilektionsstellen*. Am Kopf und Stamm ähneln die polymorphen Hauterscheinungen häufig einem seborrhoischen Ekzem.

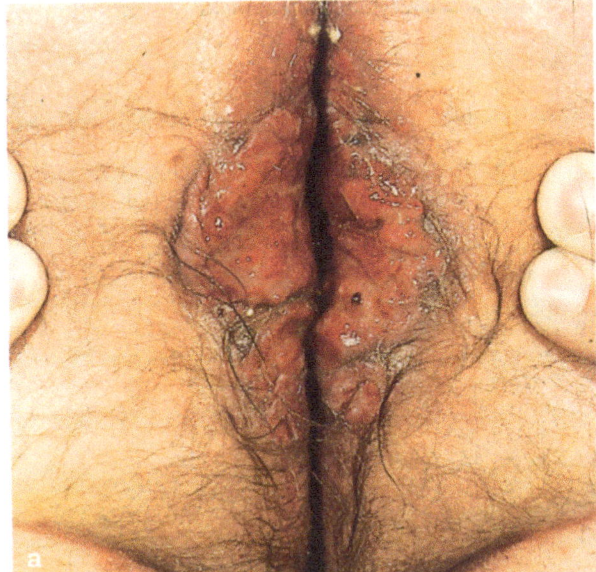

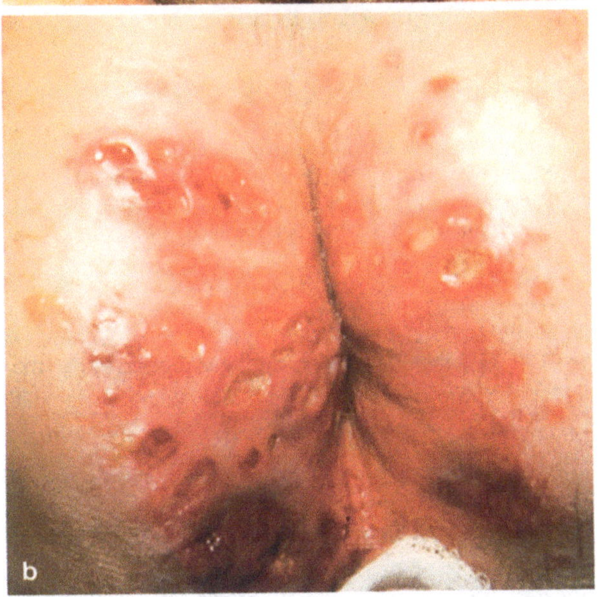

Abb. 2.85 a, b. Langerhanszell-Histiozytose. **a** Papillomatös-exophytisch wachsende, z.T. ulzerierte Hautveränderungen im perianalen Bereich. **b** Multiple nässende oder blutende, z.T. purulent belegte scharf begrenzte Ulzerationen im Perianalbereich

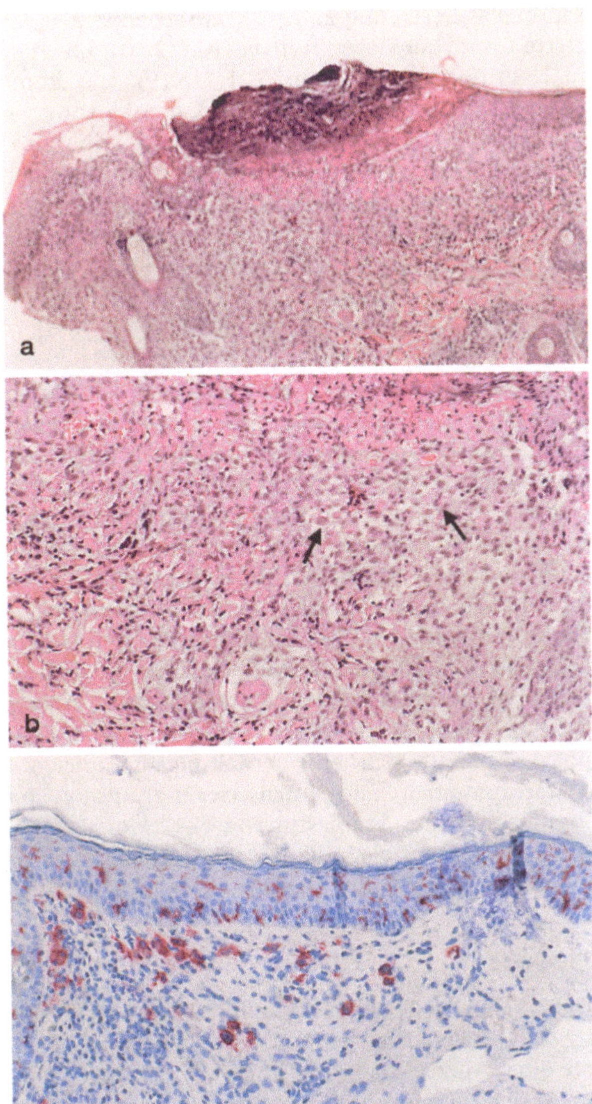

Abb. 2.86 a–c. Langerhanszell-Histiozytose. **a** Kleinere Ulzeration mit Nekrose, **b** bei höherer Vergrößerung sieht man am Ulkusgrund eine Vielzahl von typischen nierenförmigen Tumorzellen *(Pfeile)*. **c** In der S100-Färbung Darstellung sowohl der normalen Langerhans-Zellen in der Epidermis sowie der Tumorzellen im Korium

DIAGNOSE

Das klinische Erscheinungsbild der Erkrankung ist i. Allg. charakteristisch. Die Bestätigung erfolgt durch die histologische Untersuchung (Abb. 2.86). Hierbei sind große, blasse, histiozytoide Zellen mit einem zumeist nierenförmig eingebuchteten Kern in der Epidermis bzw. dem Parenchym anderer Organe nachweisbar [15]. Bei schwierigen Fällen können durch elektronenmikroskopische Untersuchung die typisch tennisschlägerartigen Langerhans-Zell-granula in den Tumorzellen bzw. in der immunhistochemischen Zelltypisierung das CD1a- und S100-Antigen nachgewiesen werden. Es gibt viele Versuche zur Stadieneinteilung, die sich alle ähneln. Man unterscheidet zwischen lokalisiertem und disseminiertem Befall.

DIFFERENZIALDIAGNOSE

Die Hautläsionen lassen insbesondere an den Pemphigus chronicus benignus familiaris (Abb. 2.72a–c), den Pemphigus vegetans (Abb. 2.79 a, b), den

Morbus Behçet (Abb. 2.82a–c), ausgedehnte, mazerierte Condylomata acuminata (Abb. 2.50), ulzerierte Hauttuberkulose (Abb. 15.21, 15.19), Basaliome (Abb. 3.13), Spinaliome (Abb. 3.15), den Morbus Bowen (Abb. 2.46) und den Morbus Paget (Abb. 2.84) denken. Durch Einbeziehung der zusätzlichen Symptome wie Diabetes insipidus, Exophthalmus, Knochendefekte usw. werden jedoch die möglichen Differenzialdiagnosen schnell eingegrenzt.

THERAPIE

Therapieoptionen der Wahl bei der lokalisierten Form sind die vollständige operative Entfernung, intraläsionale Glukokortikoidinjektionen oder, falls eine Operation nicht ohne Funktionsverlust möglich sein sollte, eine Strahlentherapie. Allerdings ist eine Strahlenbehandlung bei Diabetes insipidus mit Bestrahlung der Hypophyse nicht wirksam.
Bei disseminiertem Befall werden systematische Glukokortikoide in Kombination mit Zytostatika (Vinblastin und/oder Etoposid) bevorzugt. Die beste Kombination ist derzeit noch Gegenstand einiger Studien [7, 8]. Nach dieser 6-wöchigen Therapiephase schließt sich eine Erhaltungstherapie mit 6-Mercaptopurin und Intensivierungspulsen von Prednisolon und Vinblastin von 6–12 Monaten an. Als letzte Option bleibt eine Hochdosischemotherapie mit anschließender Stammzelltransplantation.

PROGNOSE

Die lokalisierte Form hat eine gute Prognose. Wichtig für die Prognose beim disseminierten Befall ist, ob eine Funktionsstörung von Leber, Lunge, Milz und/oder Knochenmark vorliegt. Bei Kindern unter 2 Jahren ist der Verlauf ungünstiger.

Literatur

1. Bank A, Christensen C (1988) Unusual manifestation of Langerhans' cell histiocytosis. Acta Med Scand 223/5: 479–480
2. Braun-Falco O, Plewig G, Wolff HH (1996) Dermatologie und Venerologie, 4. Aufl. Springer, Berlin Heidelberg New York Tokyo
3. Burgdorf WHC (1986) Malignant histiocytic infiltrates. In: Murphy GF, Mihm MC Jr (eds) Lymphoproliferative disorders of the skin. Butterworths, Boston, pp 217–255
4. Caputo R (1998) Text and atlas of histiocytic syndromes. Martin Dunitz, London
5. Cavender PA, Bennett RG (1988) Perianal eosinophilic granuloma resembling condyloma latum. Pediatr Dermatol 5/1: 50–55
6. Favara BE, Feller AC, Pauli M et al. (1997) Contemporary classification of histiocytic disorders (The WHO Committee on Histiocytic/Reticulum Cell Proliferations. Reclassification Working Group of the Histiocyte Society) Med Pedriatr Oncol 29/3: 157–166
7. Gadner H (1999) Langerhans cell histiocytosis – still an unsolved problem? Pediatr Hematol Oncol 16/6: 489–493
8. Gadner H, Heitger A, Grois N, Gatterer-Menz I, Ladisch S (1994) Treatment strategy for disseminated Langerhans cell histiocytosis. DAL HX-83 Study Group. Med Pediatr Oncol 23/2: 72–80
9. Gianotti F, Caputo R (1985) Histiozytic syndromes: A review. J Am Acad Dermatol 13: 383–404
10. Grundy P, Ellis R (1986) Histiocytosis X: a review of the etiology, pathology, staging and therapy. Med Pediatr Oncol 14: 45–50
11. Hoting E et al. (1988) Histiozytosis X. Aktuel Dermatol 14: 139–141
12. Kader HA, Ruchelli E, Maller ES (1998) Langerhans' cell histiocytosis with stool retention caused by a perianal mass. J Pedriatr Gastroenterol Nutr 26/2: 226–228
13. Lichtenstein (1953) Histiocytosis X: integration of eosinophilic granuloma of bones, Letterer-Siwe disease and Schuller-Christian disease as related manifestations of a single nosologic entity. Arch Pathol Lab Med 56: 84–102
14. Mejia R, Dano JA, Roberts R, Wiley E, Cockerell CJ, Cruz PD Jr (1997) Langerhans' cell histiocytosis in adults. J Am Acad Dermatol 37: 314–317
15. Nezelof C, Frileux-Herbert F, Cronier-Sachot J (1979) Disseminated histiocytosis X: analysis of prognostic factors based on a retrospective study of 50 cases. Cancer 44: 1824–1838
16. Snow JL, Su WP (1995) Histiocytic diseases. J Am Dermatol 33/1: 111–116
17. Torok L, Tiszlavicz L, Somogyi T, Toth G, Tapai M (2000) Perianal ulcer as a leading symptom of paedriatric Langerhans' cell histiocytosis. Acta Derm Venereol 80/1: 49–51

2.28 Syringocystadenoma papilliferum

Bei dem 1893 von Elliot [2] erstmals beschriebenen Syringocystadenoma papilliferum (*Synonyma*: Syringoadenoma papilliferum, Naevus syringoadenomatosus papilliferus, Hidradenoma verrucosum fistulovegetans) handelt es sich um einen sehr seltenen, in der Regel am Kapillitium oder im Gesicht auftretenden, benignen, meist solitären Schweißdrüsentumor, der in Ausnahmefällen auch am Stamm oder in der Anogenitalregion vorkommen kann. Ob der Tumor von apokrinen oder ekkrinen Schweißdrüsen abstammt, ist noch nicht endgültig geklärt [1, 7, 8, 11].

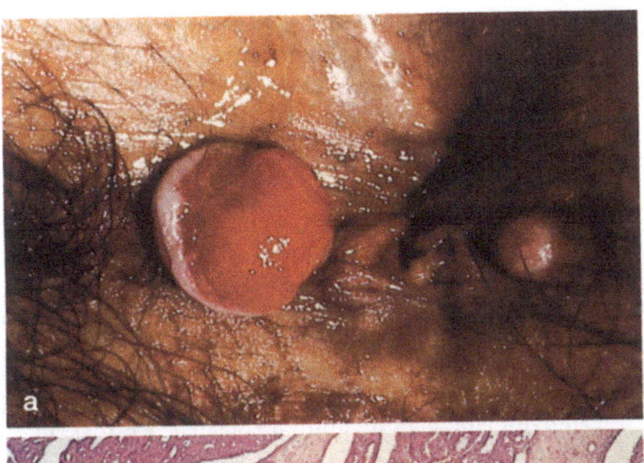

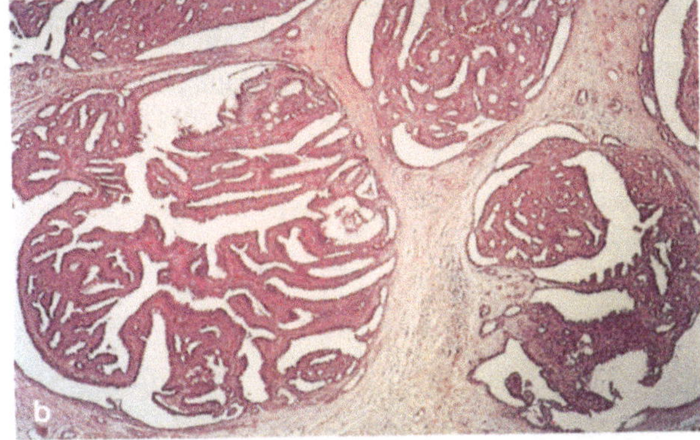

Abb. 2.87 a, b. Syringocystadenoma papilliferum. **a** Bei 9^{oo} SSL haselnuss- und bei 3^{oo} SSL etwa reiskorngroßes, haarloses, rotes Knötchen von derber Konsistenz im perianalen Bereich. **b** Zystisch-villös gebauter Tumor der perianalen Schweißdrüsen mit 2-reihigem Zylinderepithel der papillären Formationen (gleicher Fall wie **a**). HE-Färbung

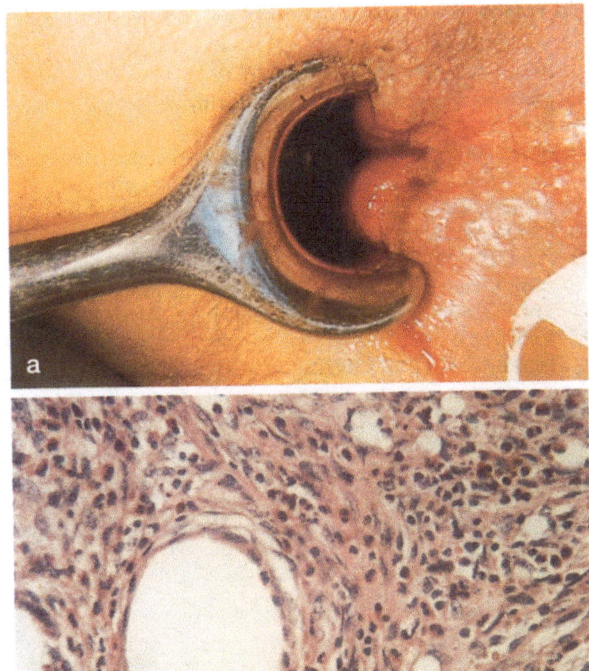

Abb. 2.88. **a** Artefiziell entstandenes sog. Ölgranulom zum differenzialdiagnostischen Vergleich zu Abb. 2.86. **b** Histologisches Bild dieses derben, schmerzhaften Tumors. Epitheloidzellige, granulomatöse Entzündung mit *Ölzysten*. HE-Färbung

KLINIK

Das *Erscheinungsbild* des Syringozystadenoms imponiert als ein infiltrierter, haarfreier Tumor, der aus manchmal eingedellten, derben Knötchen zusammengesetzt ist. Seine Farbe ist rötlich braun bis blauschwarz (Abb. 2.87 a). Die Oberfläche kann verrukös, blumenkohlartig, manchmal auch ulzerös zerfallen sein. Vereinzelt findet man eine kleine zentrale Fistelöffnung mit bräunlich verkrusteter Sekretion [5].

Das Syringocystadenoma papilliferum ist häufig mit einem Naevus sebaceus assoziiert [4]. Auch die Entwicklung von Basaliomen und Karzinomen im Tumorbereich wurde beschrieben [3, 6].

Im Perianalbereich kann es zu einer Kollision von Condylomata acuminata und Syringocystadenoma papilliferum kommen [10].

Beschwerden werden nicht hervorgerufen. Allerdings kann es durch Veränderungen wie Erosionen und Ulzerationen gelegentlich einmal zu Blut am Toilettenpapier oder Brennen im Analbereich kommen [5].

DIAGNOSE

Die Diagnosesicherung erfolgt histologisch. Das typische histopathologische Bild zeigt Abb. 2.87 b.

DIFFERENZIALDIAGNOSE

Klinisch kann eine Differenzierung insbesondere zum Molluscum contagiosum (Abb. 2.37), dem Granuloma pyogenicum (Abb. 3.25 j), einem Ölgranulom (Abb. 2.88) sowie einem Plattenepithelkarzinom schwierig sein. Vom Hidradenoma papilliferum sowie dem warzigen Dyskeratom ist der Tumor histologisch durch sein zweireihiges Epithel, sein dichtes plasmazelluläres Infiltrat und das Fehlen dyskeratotischer Zellen zu unterscheiden [9].

THERAPIE

Die Behandlung besteht in der vollständigen Exzision. Hierbei ist darauf zu achten, dass auch die Drüsenelemente an der Korium-Subkutis-Grenze mit entfernt werden.

Literatur

1. Braun-Falco O, Plewig G, Wolff HH (1996) Dermatologie und Venerologie, 4. Aufl. Springer, Berlin Heidelberg New York Tokyo, S 863
2. Elliot GT (1893) Adeno-cystoma intracanaliculare occuring in a naevus unius lateris. J Cut Genitourin Dis 11: 168. Zit. nach Helwig EB, Hackney VC (1955)
3. Ishida-Yamamoto A, Sato K, Wada T, Takahashi H, Iizuka H (2001) Syringocystadenocarcinoma papilliferum: Case report and immunohistochemical comparison with its benign counterpart. J Am Acad Dermatol 45/5: 755–759
4. Ishikowa K (1987) Syringocystadenoma papilliferum, syringadenoma papilliferum. In: Ishikowa K (ed) Adnexal tumors of the skin. Springer, Berlin Heidelberg New York, pp 96–97
5. Mlitz H (1988) Syringozystadenom der Perianalregion. In: Junghans PC, Brühl W, Zenner O (Hrsg) Aktuelle Koloproktologie, Bd 5. Edition Nymphenburg, München, S 133–136
6. Niebauer G (1983) Naevus syringocystadenomatosus papilliferus Pinkus (hydrocystoma – WHO). In: Luger A, Gschnait F (Hrsg) Dermatologische Onkologie. Urban & Schwarzenberg, Wien München Baltimore, S 88–89
7. Pinkus H (1954) Life history of naevus syringadenomatosus papilliferus. Arch Dermatol 69: 305–322
8. Pullmann H, Pfeiff B (1985) Syringocystadenoma papilliferum als Differentialdiagnose eines Unterlippencarcinoms. Hautarzt 60/4: 348–355
9. Rupec M, Horn MuW (1981) Benigne Tumoren der Haut. In: Korting GW (Hrsg) Dermatologie in Praxis und Klinik, Bd IV. Thieme, Stuttgart, S 40.61–40.62
10. Skelton HG 3rd, Smith KJ, Young D, Lupton GP (1994) Condylomata acuminatum associated with syringocystadenoma papilliferum. Am J Dermatopathol 16/6: 628–630
11. Werther J (1913) Syringadenoma papilliferum (Naevus syringadenomatosus papilliferus). Arch Dermatol Syph (Berl) 116: 865–870

KAPITEL 3

Tumoren und tumorartige Läsionen des Dickdarms, Anorektums und Perianalbereichs

3.1 Epitheliale Tumoren 231
3.1.1 Kolon- und Rektumpolypen 231
3.1.2 Karzinome 245
3.1.2.1 Kolorektales Karzinom 245
3.1.2.2 Analkarzinom 256
3.1.3 Neuroendokrine Tumoren (Karzinoide) 264
3.2 Neuroektodermale Tumoren 267
3.2.1 Malignes Melanom 267
3.3 Mesenchymale Tumoren und tumorartige Läsionen 275
3.3.1 Fettgewebe 276
3.3.2 Muskelgewebe 282
3.3.3 Blutgefäße 285
3.3.4 Lymphgefäße 299
3.4 Lymphome 299
3.4.1 Maligne Lymphome 299
3.4.2 Benigne Lymphome 304

3.1 Epitheliale Tumoren

3.1.1 Kolon- und Rektumpolypen

Polypen

Als Polypen werden alle makroskopisch sichtbaren umschriebenen Vorwölbungen der Schleimhautoberfläche von einigen Millimetern bis zu mehreren Zentimetern Größe bezeichnet. Im Dickdarm- und Rektumbereich können Polypen breitbasig aufsitzen, tailliert und gestielt oder rasenartig ausgebreitet sein. Sie haben eine glatte oder zottige Oberfläche.

Das endoskopische oder röntgenologische Erscheinungsbild eines kolorektalen Polypen ergibt zwar gewisse Hinweise auf die Polypenart, lässt jedoch keine schlüssige Aussage zu über die biologische Dignität. Nur die sorgfältige histomorphologische Aufarbeitung eines vollständig entfernten Polypen ermöglicht durch Zuordnung zu den verschiedenen Gruppen eine präzise Diagnose und damit auch eine prognostische Wertung.

Gemäß der von Morson et al. erarbeiteten und 1976 von der WHO weitgehend übernommenen Nomenklatur [54, 58] werden die Dickdarmpolypen bzw. -polyposen unterteilt (Tabellen 3.1 und 3.2).

Inzwischen gibt es eine weitere histologische Klassifikation der kolorektalen Tumoren und tumorähnlichen Läsionen (WHO 1998) [43].

Adenome

Besondere Bedeutung kommt wegen der Gefahr der karzinomatösen Entartung den neoplastischen epithelialen Polypen, den *Adenomen* zu. Sie bestehen vorwiegend entweder aus verzweigten Drüsenschläuchen, d.h. *tubulären* Formationen oder aus papillären, d.h. *villösen* Strukturen. Demgemäß unterscheidet man zwischen dem tubulären Adenom, das eine glatte Oberfläche aufweist und häufiger gestielt ist (Abb. 3.1 b), und dem villösen Adenom mit zottenartig-schwammiger, leicht verletzlicher Oberfläche sowie breitbasiger, rasenartiger Ausdehnung (s. Abb. 3.1 g, 3.3 k). Mischformen zwischen diesen beiden Typen werden *tubulovillöse* Adenome genannt (Abb. 3.3 j).

Unter den Adenomen überwiegt mit etwa 70% das tubuläre Adenom, während die villösen 10–15% ausmachen. Der Rest entfällt auf die Mischform, wobei auffällt, dass ein tubuläres Adenom umso eher auch villöse Strukturen aufweist, je größer es ist. Dies ist deshalb bedeutsam, weil die *Entartungsrate* bei villösen Adenomen 40% beträgt, während das tubuläre Adenom nach übereinstimmenden Literaturangaben nur zu etwa 4% maligne entartet [37].

Obgleich die durchschnittliche Häufigkeit maligner Strukturen für Adenomdurchmesser unter 10 mm allgemein mit etwa 1% angegeben wird, entarten villöse Adenome häufiger auch schon bei Größen unter 10 mm [39]. Grundsätzlich hängt die Häufigkeit schwerer Zellatypien und invasiver Karzinome von der Größe der Adenome ab [40, 57]. Bei Durchmessern zwischen 1–2 cm steigt die Karzinominzidenz auf 1–6% und bei über 2 cm auf 3–16%. 98% der Adenome mit invasivem Karzinom sind über 1 cm groß [61].

Hauptlokalisationsort neoplastischer Polypen ist das Rektum bzw. der rektosigmoidale Bereich. Weiterhin kennzeichnend ist eine familiäre Disposition sowie eine deutliche Prädominanz der Männer und Zunahme der Rektumpolypen ab dem 50. Lebensjahr.

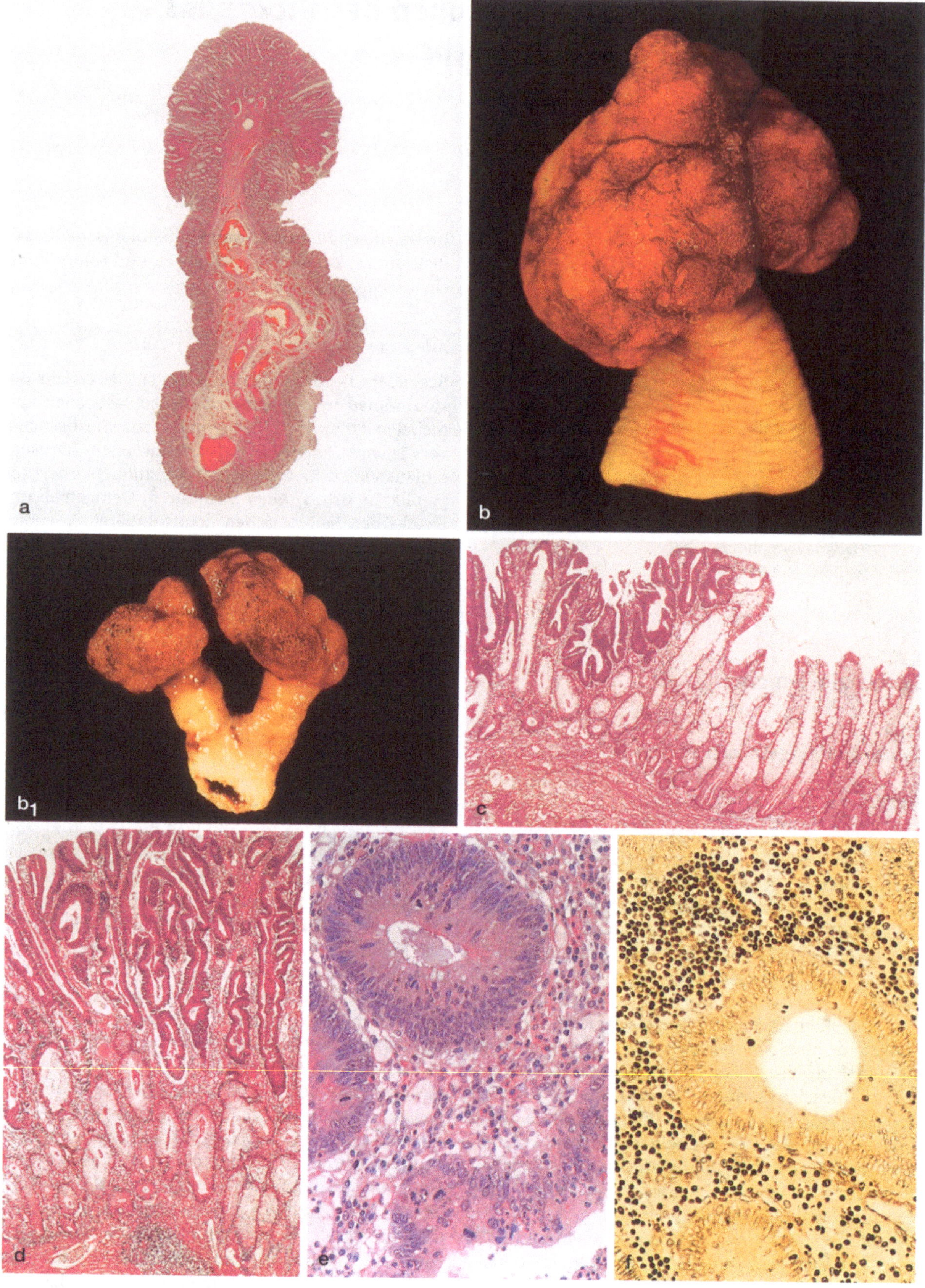

Abb. 3.1 a–f. Legende s. S. 233

Der stufenweise Übergang von benigne zu maligne (Abb. 3.2, 3.3) wird als sog. *Adenom-Karzinom-Sequenz* bezeichnet [31, 41]. Entsprechend den Vorschlägen der WHO unterscheidet man 3 Stufen:

1. Adenom mit leichten oder mäßiggradigen Zellatypien.
2. Adenom mit schweren Zellatypien. Strukturen mit Zeichen der Malignität finden sich lediglich in der Mukosa.
3. Adenom mit Karzinom. Atypische Zellformationen haben die Muscularis mucosae durchbrochen und sind in die Submukosa vorgedrungen.

Da nach Untersuchungen von Fenoglio et al. [19] die Lymphbahnen im Kolon und Rektum erst unterhalb der Krypten beginnen, können auf die Mukosa (einschließlich Muscularis mucosae) beschränkte Veränderungen, auch wenn sie maligner Art sind, nicht metastasieren. Demzufolge liegt nach neueren Empfehlungen der WHO erst dann ein Adenokarzinom vor, wenn maligne Zellen die Muscularis mucosae durchbrochen und die Submukosa erreicht haben.

Nach Hermanek [39] hat sich bei Adenomen mit Karzinom eine weitere Unterteilung in sog. „*Low risk*-" und „*High-risk*-Fälle" bewährt. Von High-risk-Fällen wird gesprochen:

- wenn es sich um ein schlecht differenziertes Adenokarzinom bzw. ein Adenokarzinom vom Malignitätsgrad 3 handelt,
- wenn ein Siegelringzellkarzinom oder ein pleomorphes undifferenziertes Karzinom vorliegt,
- wenn Lymphgefäßeinbrüche in der Submukosa histologisch nachweisbar sind.

Heute wird davon ausgegangen, dass ca. 90% der kolorektalen Karzinome auf dem Boden präexistenter Adenome entstehen [27, 62]. Die Entwicklung eines gutartigen kleinen Polypen bis hin zum Karzinom dauert etwa 10 Jahre.

◁

Abb. 3.1. **a** Tubuläres Adenom, Rektum. Polypektomiepräparat. Holoptischer Schnitt. HE-Färbung. **b** Gestieltes tubuläres Adenom. Polypektomiepräparat. $\mathbf{b_1}$ Astartig gestieltes, doppelköpfiges, tubuläres Adenom (Dickdarm). **c** Tubuläres Adenom in Status nascendi. Gut differenziert. Segmentresektion, Sigma, HE-Färbung. **d** Tubuläres Adenom. Gut differenziert. HE-Färbung. **e** Ausschnitt aus einem tubulären Adenom: mittelgradig differenziert mit deutlichen zellulären Atypien, atypische Mitosen. HE-Färbung. **f** Ausschnitt aus einem gut differenzierten, tubulären Adenom mit ausgeprägter, entzündlicher Stromainfiltration. Movat-Färbung

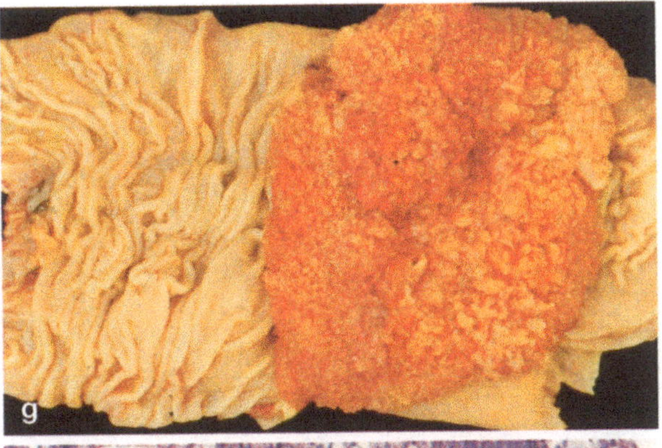

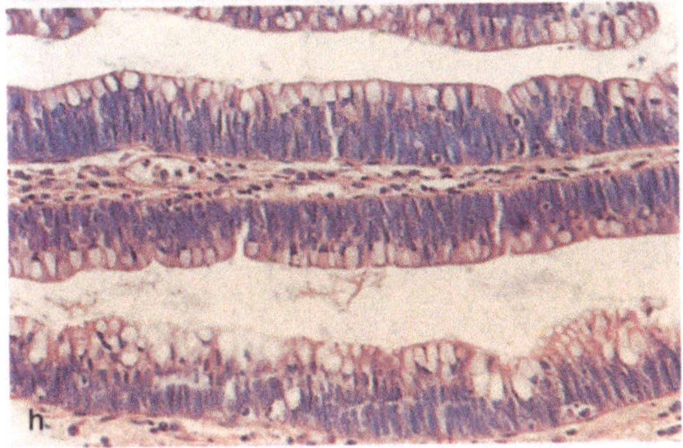

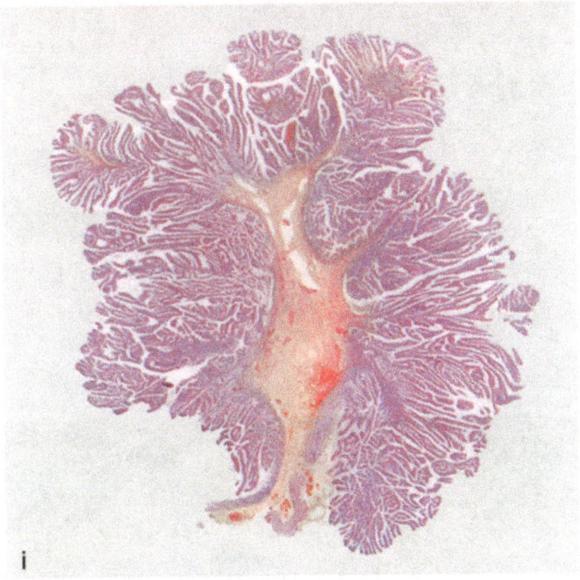

Abb. 3.1. **g** Breitbasiges, zirkulär wachsendes villöses Adenom (Zottentumor). Segmentresektion, Sigma, **h** Villöses Adenom. Zottenartige Epithelproliferationen. Histologie zu g. HE-Färbung. **i** Tubulovillöses Adenom, Rektum, Polypektomiepräparat. Holoptischer Schnitt. HE-Färbung

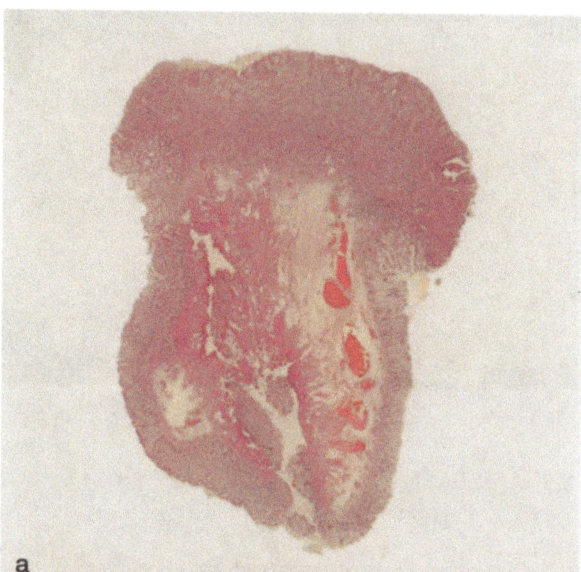

Abb. 3.3. **a** Gestieltes tubuläres Adenom am Sigma-Deszendens-Übergang mit geringgradigen Atypien, endoskopische Abtragung. **b** Tubuläres gestieltes Adenom mit mäßiggradiger Atypie; *links*: Teilaspekt des Polypen, *Mitte*: unmittelbar nach Polypektomie, *rechts*: Polypenpräparat mit markierter Basis. **c** Polypektomie eines großen tubulovillösen Zökaladenoms mit geringgradigen Atypien (größter Durchmesser 26 mm); *links*: Röntgenbefund, *zweites von links*: endoskopischer Blick auf den Polypen, *zweites von rechts*: Basis nach Abtragung, *rechts*: Präparat. **d** *Oben und unten links*: tubuläres Sigmaadenom mit geringgradigen Atypien, kurzgestielt, 8 × 7 mm, *Mitte und rechts*: tubulovillöses Sigmaadenom, langgestielt, mit mittelgradigen Atypien, Ø 15 mm. *Fortsetzung* s. S. 235, 236

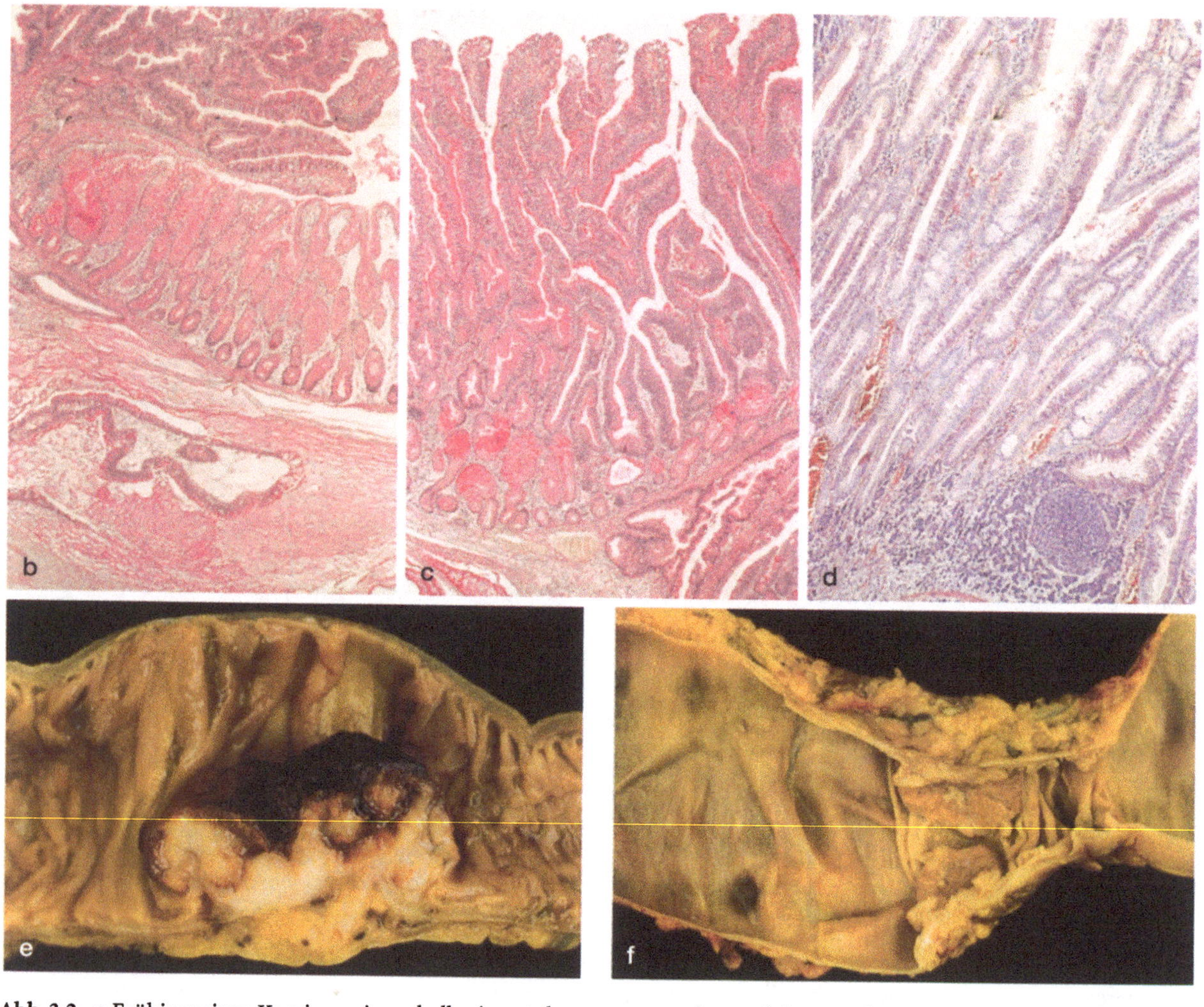

Abb. 3.2. **a** Frühinvasives Karzinom innerhalb eines tubulären Adenoms. Holoptischer Schnitt. HE-Färbung. **b** Mittelgradig differenziertes Adenokarzinom, Kolon. Zum Teil noch adenomatöse Reststrukturen. HE-Färbung. **c** Tubuläres Adenokarzinom, entstanden auf dem Boden eines tubulären Adenoms. PAS. **d** Undifferenziertes Karzinom, entstanden auf dem Boden eines villösen Adenoms. HE-Färbung. **e** Insuläres Adenokarzinom, Rektum. **f** Zirkulär wachsendes, stenosierendes Karzinom, Kolon

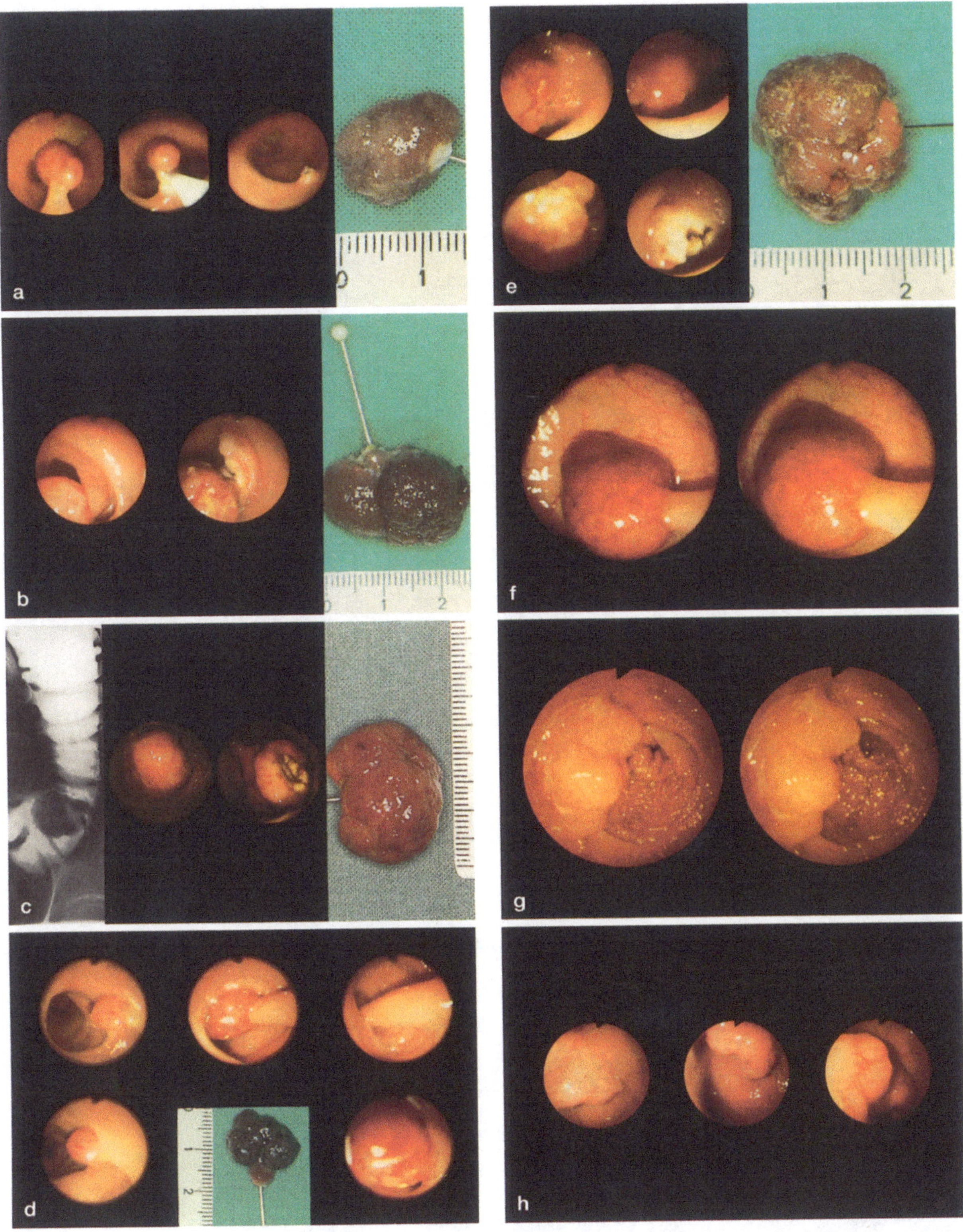

Abb. 3.3 *(Fortsetzung)*. **e** Gestieltes tubulovillöses Rektumadenom, mit schwerer Atypie, ∅ 22 mm. *Oben und links unten*: Teilansichten vor endoskopischer Abtragung, *Mitte unten*: Abtragungsstelle, *rechts*: Präparat, Basis nadelmarkiert. **f** Gestieltes tubulovillöses Sigmaadenom mit ittel- bis stärkergradigen Atypien. **g** Breitbasiges Adenom im Rektum. **h** Breitbasiger karzinomatöser Sigmapolyp mit Unterminierung der angrenzenden Schleimhaut. *Links*: Polypenoberfläche, *Mitte und rechts*: Randpartien der Basis. **i–o** s. S. 236

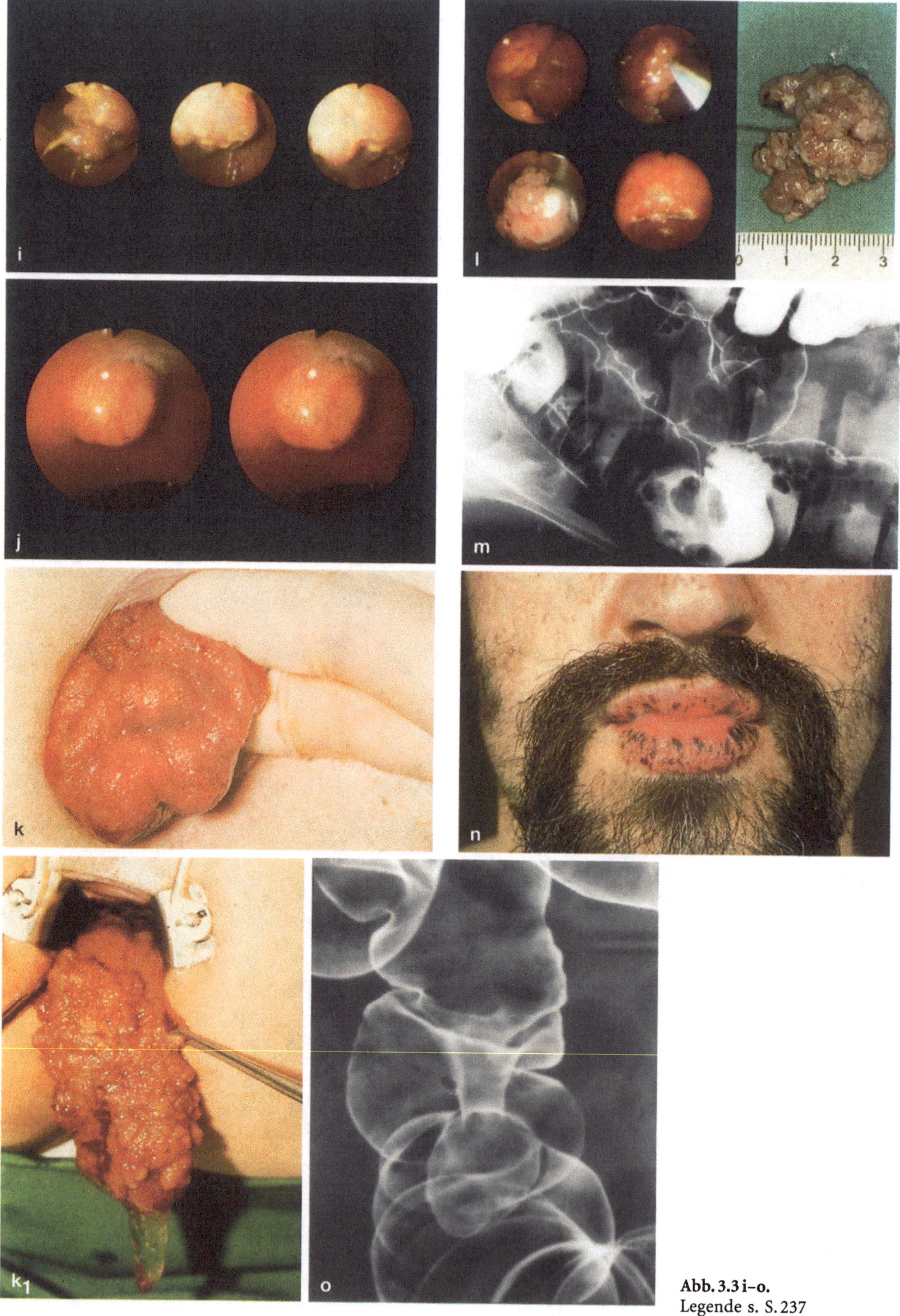

Abb. 3.3 i–o.
Legende s. S. 237

Hyperplastische Polypen

Während bei den neoplastischen Polypen die Adenome bei Weitem überwiegen, sind die bei den nichtneoplastischen mit Abstand am häufigsten vorkommenden die hyperplastischen Polypen.

Hyperplastische Polypen, die makroskopisch nicht leicht von Adenomen zu unterscheiden sind und deshalb sicherheitshalber stets abgetragen werden müssen, stellen breitbasige (sessile), nodulär geformte, 3–5 mm, in Ausnahmefällen bis 1 cm große, oft multipel, vorwiegend im Rektum und unteren Colon sigmoideum auftretende Verdickungen der Schleimhaut dar.

Ätiopathogenetisch werden sie als „reaktive" Proliferationen angesehen. Die Gefahr einer malignen Entartung hyperplastischer Polypen wird nicht einheitlich diskutiert [7, 38, 56, 58, 64, 65].

Peutz-Jeghers-Polypen

Peutz-Jeghers-Polypen sind Teil eines Syndroms (Peutz-Jeghers-Syndrom), das 1921 erstmals von Peutz [63] beschrieben und 1949 von Jeghers [44] als eigene Entität definiert wurde. Es handelt sich um eine autosomal-dominant vererbte Krankheit, die i.d.R. im 2.–3. Lebensjahrzehnt auftritt und bei der inzwischen eine molekulargenetische Früherkennung von Anlageträgern möglich ist. Patienten mit Peutz-Jeghers-Syndrom weisen Keimbahnmutationen im STK11-Gen auf [22]. Das Krankheitsbild ist gekennzeichnet durch das gleichzeitige Auftreten braunblau bis braunschwärzlicher, melaninhaltiger Pigmentflecken („Pigmentfleckenpolypose") perioral, bukkal und im Lippenrot sowie intestinaler Polypen, die äußerlich Adenomen ähneln (Abb. 3.3 m, n). Als charakteristisch gelten außerdem derartige Pigmentierungen an den seitlichen Fingerpartien [9, 50].

◁

Abb. 3.3. i Großes breitbasiges villöses Adenom des Colon ascendens. **j** Breitbasiges tubulovillöses Rektumadenom. **k, k_1** Benigne villöse Rektumadenome mit auffällig starker Schleimproduktion (**k_1**). **l** Villöses Rektumadenom mit invasivem Karzinom, Basis bei endoskopischer Abtragung karzinomfrei. *Links oben*: endoskopischer Teilaspekt mit Satellitenpolypchen, *Mitte oben*: angeschlungener Polyp, *links unten*: Adenomoberfläche nach Abtragung, *Mitte unten*: Abtragungsstelle, *rechts*: Präparat. **m** Peutz-Jeghers-Polypose im Kontrasteinlauf. **n** Pigmentflecken im Lippenrot (gleicher Patient wie **m**); Mutter und Bruder hatten gleichartige braune Pigmentflecken im Lippen- und Mundschleimhautbereich. **o** Histologisch gesichertes, keulenförmiges, breit gestieltes Kolonadenom

Die Polypen können im gesamten Gastrointestinaltrakt auftreten. Mit abnehmender Häufigkeit finden sie sich im Jejunum, Ileum, Magen, Kolon, Rektum, Duodenum, Appendix und Ösophagus [22, 45]. Peutz-Jeghers-Polypen unterscheiden sich von anderen hamartomatösen Polypen durch eine ausgeprägte, sich baumartig aufzweigende und fein verästelte Muscularis mucosae [22].

Die Gefahr einer karzinomatösen Entartung von Peutz-Jeghers-Polypen scheint gering zu sein [5, 22, 49, 56]. Eine maligne Entartung der Hautpigmentierung wurde bislang nicht beobachtet [50].

Bei diesem Syndrom scheint allerdings eine erhöhte Neigung zur Entstehung von Neoplasmen an anderen Orten wie insbesondere im oberen Intestinaltrakt, dem Pankreas, den Ovarien und den Hoden vorzuliegen [5, 22, 33, 50]. Patienten mit Peutz-Jeghers-Syndrom sollten daher auch bei Beschwerdefreiheit bereits in jungen Jahren regelmäßig durchuntersucht werden [72].

Juvenile Polypen

Juvenile (Retentions-)Polypen, die das männliche Geschlecht bevorzugt betreffen, treten überwiegend im jugendlichen Alter auf mit Häufigkeitsgipfeln zwischen dem 4. und 5. sowie dem 17. und 25. Lebensjahr [42, 60].

Die verhältnismäßig selten, überwiegend im Rektum und Rektosigmoid auftretenden, 3 mm bis 5 cm großen [52], nicht selten oberflächlich exulzerierten und blutenden juvenilen Polypen sind zumeist gestielt, seltener breitbasig und erscheinen oberflächlich im Gegensatz zu den hyperplastischen Polypen und Adenomen glatt.

Die Ätiologie der juvenilen Polypen ist umstritten. Einerseits werden sie als angeborene Fehlbildungen (Hamartome) der Schleimhaut angesehen, andererseits als Folge chronischer Entzündungen nach lokalen Traumatisierungen [59]. Eine maligne Entartung ist nicht anzunehmen.

Diffuse kolorektale oder gastrointestinale *juvenile Polyposen* (Tabelle 3.1), bei denen das Krebsrisiko auf 10% geschätzt wird [56], sind sehr selten [30, 67, 69].

Nachfolgend soll das aufgrund histologischer Kriterien zu den juvenilen Polyposen zählende *Cronkhite-Canada-Syndrom* beschrieben werden.

Cronkhite-Canada-Syndrom

Dieses 1955 von Cronkhite und Canada [14] erstmals beschriebene, seltene, ätiopathogenetisch noch ungeklärte, insbesondere nicht familiär gebundene Syndrom ist gekennzeichnet durch eine

Tabelle 3.1. Einteilung der kolorektalen Polypen nach histologischen Kriterien

1 *Neoplastische Polypen*
 1.1 Adenome
  1.1.1 Tubuläre Adenome (Abb. 3.1 a–f)
  1.1.2 Villöse Adenome (Zottentumoren) (Abb. 3.1 g, h)
  1.1.3 Tubulovillöse Adenome (papilläre Adenome) (Abb. 3.1 i)
 1.2 Adenome mit Karzinom
 1.3 Polypöse Karzinoide (S. 264)
 1.4 Mesenchymale Polypen (S. 275 ff.) (Limpome, Leiomyome, Hämangiome, Lymphangiome usw.)

2 *Nichtneoplastische Polypen („tumor-like lesions")*
 2.1 Hyperplastische Polypen
 2.2 Hamartomatöse Polypen
  2.2.1 Peutz-Jeghers-Polypen (Abb. 3.3 m, n)
  2.2.2 Juvenile Polypen (Cronkhite-Canada-Syndrom)
 2.3 Benigne lymphoide Polypen
 2.4 Entzündliche Polypen (Morbus Crohn, Colitis ulcerosa u. a.)

generalisierte gastrointestinale Polypose und das gleichzeitige Auftreten von Hauthyperpigmentierungen, Alopezie und Nageldystrophie. Das Cronkhite-Canada-Syndrom tritt i. d. R. erst ab dem 40.–50. Lebensjahr in Erscheinung. Bis heute wurden über 50 Fälle beschrieben.

Klinik. Neben den klinischen *Leitsymptomen* Diarrhö, Anorexie, Onychodystrophie, Alopezie und Hyperpigmentation der Haut wurde auch über das Vorkommen von Ödemen, Tetanien, gastrointestinalen Blutungen, Katarakten, Invaginationen, Vorfällen von Magenpolypen in das Duodenum, Duodenalulzera, rezidivierendem Rektumprolaps, Glossitis, Xerostomie, Hypothyreose und Leukodermien berichtet [1, 14, 15, 68, 77]. In der Nähe der Polypen wurden Karzinome gefunden und in den Polypen adenomatöse Strukturen nachgewiesen [1, 15, 56, 65, 80].

Diagnose. Die Diagnose wird aufgrund der klinischen Leitsymptome sowie dem Nachweis der gastrointestinalen Polypose gestellt. Röntgenaufnahmen zeigen multiple Füllungsdefekte des gesamten Gastrointestinaltraktes (Abb. 3.4 e). Bei der Endoskopie sind 0,5–1 cm messende, rundliche, glatte Polypen vor allem im Magen und Kolon sichtbar (Abb. 3.4 a). Gleichzeitig können verdickte Schleimhautfalten im Magen und Dünndarm gefunden werden.
Die Diarrhö geht mit einer Elektrolytverschiebung und Hypoproteinämie im Sinne einer exsudativen Enteropathie einher [68]. Der Fäzesfettgehalt kann erhöht sein. Histologisch handelt es sich um hamartomatöse Läsionen vom Typus juveniler Retentionspolypen (Tabelle 3.2).

Therapie. Bereits einer der ersten Fälle zeigte ein vorübergehendes Ansprechen auf Kortikosteroide [15]. Diese sind neben der Behandlung der Komplikationen (z. B. Elektrolyt- und Eiweißsubstitution) Therapie der Wahl; bei der Hälfte der Fälle kommt es hiermit zu einer symptomatischen Remission mit Verschwinden der ektodermalen Veränderungen, insbesondere einem erneuten Haar- und Nagelwachstum.

Prognose. Obwohl beobachtet werden konnte, dass sich manche Polypen spontan zurückbildeten, zeigt das Cronkhite-Canada-Syndrom i. d. R. einen progressiven Verlauf und hat somit eine schlechte Prognose.

Entzündliche Polypen

Unter entzündlichen Polypen versteht man umschriebene Schleimhautanschwellungen infolge entzündlich-ödematöser und regenerativer Veränderungen als Folge etwa eines Morbus Crohn (S. 347 ff.) oder einer Colitis ulcerosa (S. 364 ff.). Entzündliche Polypen (Abb. 3.5) imponieren als oftmals von ulzerierten Bereichen umgebene multiple, kleine, oft fingerförmig gestaltete, oberflächlich glatte Veränderungen [32].

Polyposen

Finden sich mehr als 100 Polypen der gleichen Art, spricht man definitionsgemäß von einer Polypose. Wie die solitären Polypen werden auch die Polyposen entsprechend ihrer histomorphologischen Struktur eingeteilt (Tabelle 3.2).
Alle intestinalen, neoplastischen, epithelialen Polyposen heißen heute *Adenomatosen.*
Außer der familiären adenomatösen Polypose (FAP) sind die Adenomatosen mit spezifischen Veränderungen assoziiert und werden, wie Tabelle 3.2 zeigt, demzufolge als bestimmte Syndrome benannt.
Demgegenüber wird bei den seltenen, nichtneoplastischen Polyposen („tumor-like lesions") die Benennung Polypose unter Hinzufügung einer näheren Bezeichnung beibehalten (Tabelle 3.2).
Da makroskopisch eine sichere Differenzierung der verschiedenen Formen nicht möglich ist, erfordert jede Polypose als primäre diagnostische Maßnahme die histologische Untersuchung von mehreren (5–10) Polypen. Histologisch unterscheidet sich der Polyp einer Polypose nicht von den solitär vorkommenden Polypen [39].

Tabelle 3.2. Einteilung der kolorektalen Polyposen nach histologischen Kriterien

1. *Neopolastische epitheliale Polyposen (Adenomatosen)*
   - 1.1 Familiäre adenomatöse Polypose (FAP)
     Autosomal-dominanter Erbgang. Der familiären adenomatösen Polypose (FAP) liegt u.a. eine Mutation in dem APC – („adenomatous polyposis coli") Tumorsuppressor – Gen zugrunde. Etwa 40% der Fälle treten sporadisch auf; sie sind auf Neumutationen zurückzuführen („nonfamilial polyposis") [72]. Klassisches Beispiel einer obligaten Präkanzerose. Ohne operative Eingriffe führt die FAP in nahezu 100% zur karzinomatösen Entartung [22, 41, 55, 70]. Bevorzugt im Rektum und Sigma große Zahl dicht stehender, zumeist lobulierter, selten glatter, histologisch tubulärer Adenome (> 100–5000, im Mittel 1000) [2] (Abb. 3.5 a–d). Möglich sind weitere intestinale (vor allem Magen und Duodenum) und extraintestinale Manifestationen [70]. Da bei Diagnosestellung bereits ein Großteil der Patienten (70%) [25] ein oder mehrere Karzinome aufweist, sollte man eine möglichst frühzeitige Diagnosestellung anstreben, d.h. möglichst ab dem 10. Lebensjahr, asymptomatische Familienangehörige durch Screening-Untersuchungen (Koloskopie, Zahnstatus, indirekte Ophthalmoskopie, Ösophagogastroduodenoskopie, molekulargenetische Untersuchung) [8, 13, 21, 22, 56, 70, 76] über das 30. Lebensjahr hinaus [18] miterfassen und einer chirurgischen Behandlung zuführen, da auch Manifestationen nach dem 40. Lebensjahr möglich sind [61]. Bei klassischer FAP prophylaktische Proktokolektomie, möglichst nach der Pubertät, jedoch noch vor dem 20. Lebensjahr [25, 57, 69, 71] (s. auch unter Krebsvorsorge bei Risikogruppen, S. 68). Das Intervall zwischen dem Auftreten der ersten klinischen Symptome und der Karzinomentstehung wird mit 10–15 Jahren angegeben [61] (Abb. 3.5 d).
     Von der FAP ist die *„attenuierte familiäre adenomatöse Polypose"* (AAPC) abzugrenzen. Auch hier besteht hohes Risiko an einem kolorektalen Karzinom zu erkranken, allerdings später und häufig im proximalen Kolorektum; außerdem finden sich im Gegensatz zur FAP weniger als 100 Adenome [70]. Extrakolonische Manifestationen können ebenfalls vorkommen [20, 71] (Früherkennungsmaßnahmen s. Krebsvorsorge S. 67 ff.).
   - 1.2 Gardner-Syndrom [16, 28]
     Mesenchymale Dysplasie mit Fehlbildungen des Bindegewebes. Kombination von potenziell malignen Adenomen des Intestinaltraktes (obligate Präkanzerose) mit Osteomen und Osteofibromen besonders des Schädels und Tumoren der Haut (Atherome, Dermoidzysten, subkutane Fibrome und Leiomyome) u. W. [28, 74]. Überzählige Zahnanomalien kommen vor. Gehäuftes Auftreten von Karzinomen der Schilddrüse [10, 11], der Nebenniere und Harnblase [51] sowie der periampullären Region [12]. Autosomal-dominanter Erbgang. Es handelt sich um eine phänotypische Variante der FAP, die durch spezifische Mutationen im APC-Gen bedingt ist [25]. Manifestation i. d. R. nicht vor dem 10. Lebensjahr [17, 29, 74] (Abb. 3.5 e).
   - 1.3 Turcot-Syndrom (Glioma-Adenomatosis-Syndrom)
     Sehr selten. Autosomal-rezessiver Erbgang. Kombination intestinaler Adenome mit postpubertär auftretenden ZNS-Tumoren (Medullo-, Glioblastom u. a.) [36, 61, 79].
   - 1.4 Zanca-Syndrom
     Sehr selten. Kombination einer intestinalen Adenomatose mit multiplen kartilaginären Exostosen.
2. *Nichtneoplastische Polyposen („tumor-like lesions")*
   - 2.1 Hamartomatöse Polyposen
     (s. hierzu Krebsvorsorge S. 67 ff.)
     - 2.1.1 Peutz-Jeghers-Polypose (Abb. 3.3 m, n)
     - 2.1.2 Juvenile Polypose
       - 2.1.2.1 Nicht familiär gebunden
       - 2.1.2.2 Familiäre, erbliche Form
       - 2.1.2.3 Cronkhite-Canada-Syndrom
   - 2.3 Hyperplastische Polypose
   - 2.4 Benigne lymphoide Polypose
   - 2.5 Entzündliche Polypose

KLINIK

Weder benigne noch maligne Rektumtumoren weisen eine typische *Symptomatologie* auf. Zuweilen machen sie sich durch schwache, aber auch stärkere Blutabsonderungen beim Stuhlgang, manchmal auch durch ziehende Schmerzen im Unterbauch, Flatulenz oder schleimige Durchfälle bemerkbar. Meist handelt es sich daher um Zufallsbefunde, etwa bei einer vorsorglich durchgeführten Endoskopie.

DIAGNOSE

Vom makroskopischen Aspekt her können lediglich das durch seine glatte Oberfläche und gelb-orangenen Farbton charakteristische Lipom (Abb. 3.29), das durch seine gefäßstrotzende Struktur auffällige Hämangiom (Abb. 3.39) sowie die als intakte Schleimhautinseln imponierenden glatten, ggf. teilweise mit einem Fibrinschorf bedeckten entzündlichen Polypen diagnostiziert werden. In allen anderen Fällen ist eine sichere Diagnose i.Allg. nur histo-

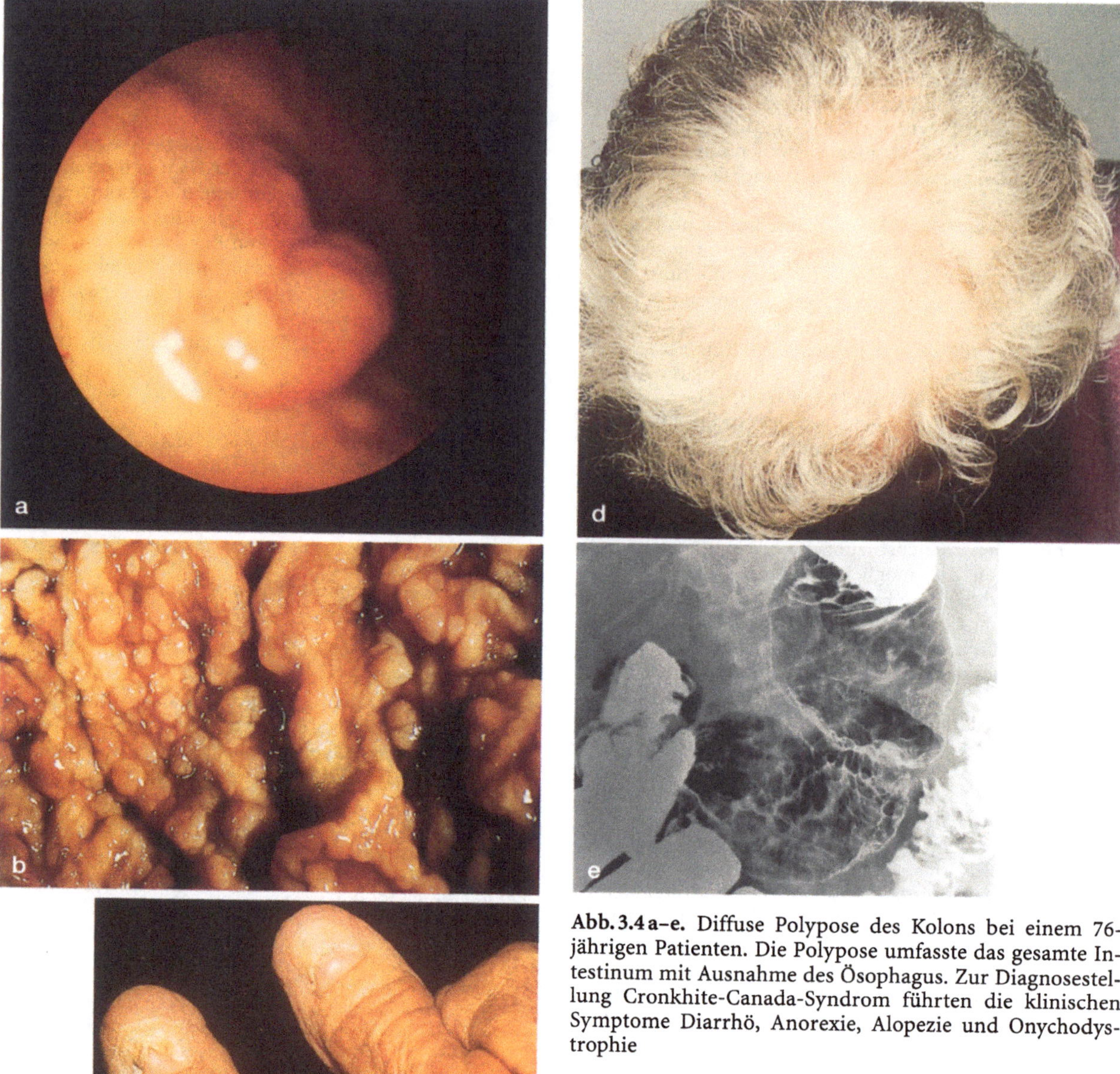

Abb. 3.4 a–e. Diffuse Polypose des Kolons bei einem 76-jährigen Patienten. Die Polypose umfasste das gesamte Intestinum mit Ausnahme des Ösophagus. Zur Diagnosestellung Cronkhite-Canada-Syndrom führten die klinischen Symptome Diarrhö, Anorexie, Alopezie und Onychodystrophie

logisch möglich. Bei der Polypendiagnostik sollten die in Tabelle 3.3 zusammengefassten Regeln beachtet werden (s. hierzu auch S. 41). Richtlinien für endoskopische Untersuchungen bei kolorektalen Polypen wurden 1994 von der Deutschen Gesellschaft für Verdauungs- und Stoffwechselkrankheiten zusammengestellt [24].

THERAPIE

Handelt es sich bei einem endoskopisch entdeckten Kolon- oder Rektumpolypen also nicht mit ausreichender Sicherheit um ein Lipom, einen entzündlichen Polypen oder ein Hämangiom, das nicht endoskopisch, sondern allenfalls operativ abgetragen werden darf, so muss dieser grundsätzlich, egal welcher Beschaffenheit, Größe und Lokalisation *in toto* abgetragen und nach den o. a. Kriterien histologisch

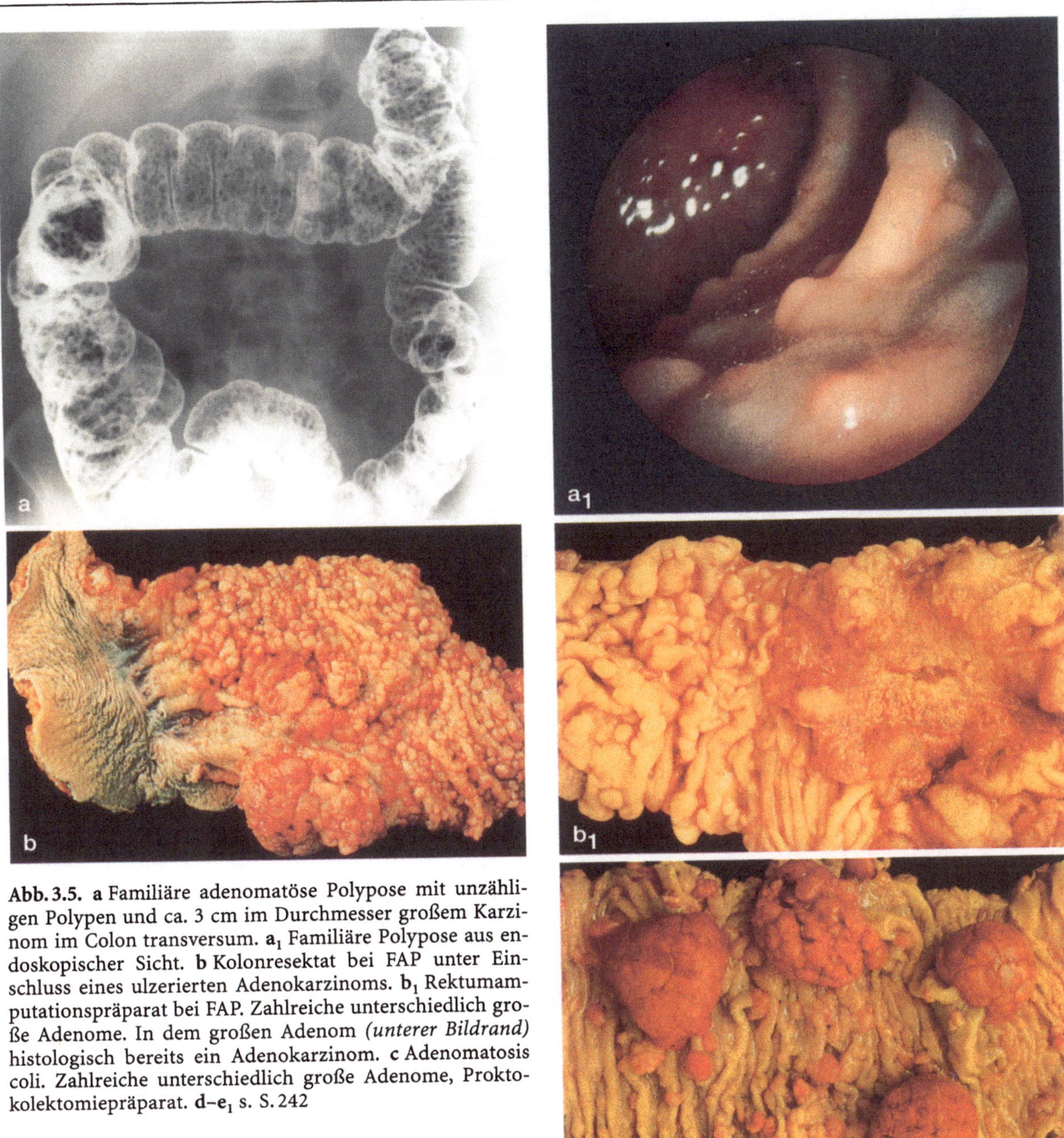

Abb. 3.5. **a** Familiäre adenomatöse Polypose mit unzähligen Polypen und ca. 3 cm im Durchmesser großem Karzinom im Colon transversum. **a_1** Familiäre Polypose aus endoskopischer Sicht. **b** Kolonresektat bei FAP unter Einschluss eines ulzerierten Adenokarzinoms. **b_1** Rektumamputationspräparat bei FAP. Zahlreiche unterschiedlich große Adenome. In dem großen Adenom *(unterer Bildrand)* histologisch bereits ein Adenokarzinom. **c** Adenomatosis coli. Zahlreiche unterschiedlich große Adenome, Proktokolektomiepräparat. **d–e_1** s. S. 242

aufgearbeitet und diagnostiziert werden [61]. Kolorektale Polypen sollten koloskopisch und bei Überschreiten einer Basisdurchmessergröße von 3 cm im Rektum transanal mit mikrochirurgischen Techniken abgetragen werden [25]. Da unter Einsatz der koloskopischen Schlingenektomie etwa 95 % der kolorektalen Polypen ektomiert werden können, ist deren konventionelle chirurgische Entfernung (transanal, Rektotomia posterior, Laparotomie) i. d. R. auf sehr große Polypen mit breiter Basis proximal des rektosigmoidalen Übergangs beschränkt [25]. Sofern bei der Abtragung kein Zug auf den zu exstirpierenden Tumor ausgeübt wird, ist die Gefahr einer eventuellen Darmperforation oberhalb der peritonealen Umschlagfalte ebenfalls sehr gering. Das Risiko der Perforation bei koloskopischer Polypektomie wird mit 0,073–3 %, die *Mortalitätsrate* mit 0,05–0,65 % [23, 25, 47, 57] und die *Blutung* mit 1,7 % [25] angegeben (s. hierzu auch S. 42 und 334).

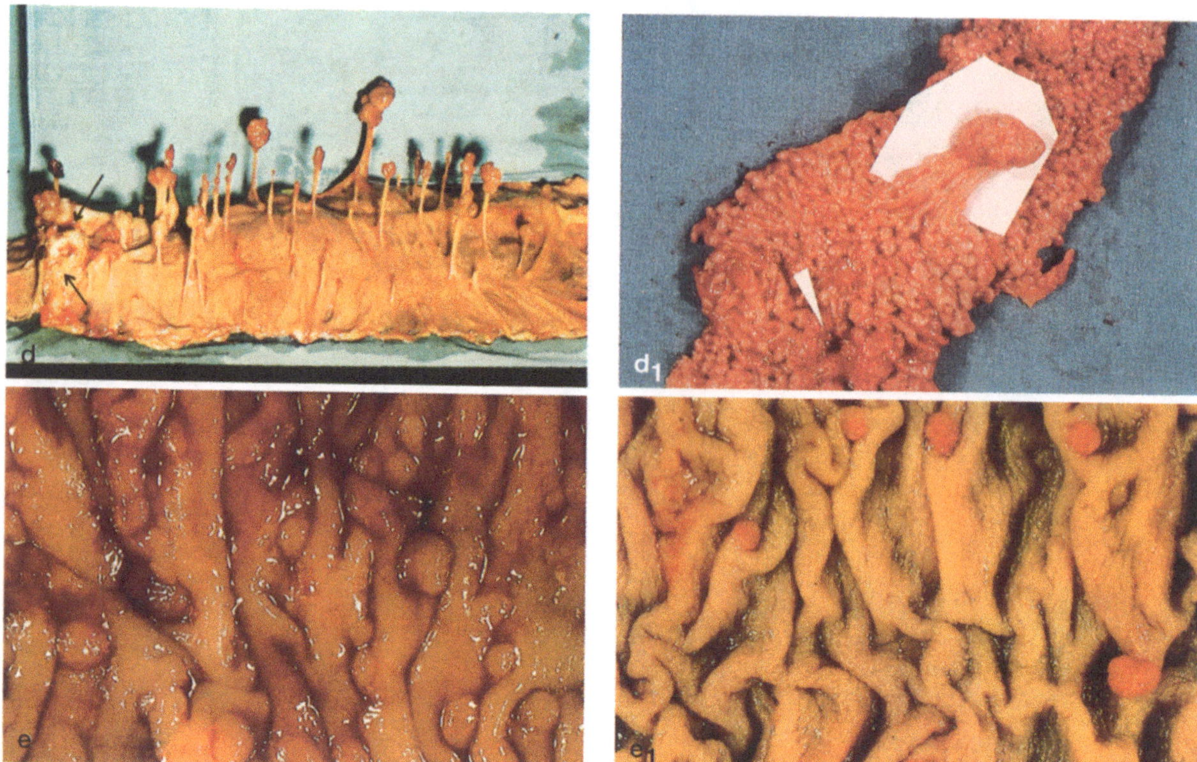

Abb. 3.5. d Familiäre Polypose. An der dem linken Bildrand zunächst gelegenen Stelle ist ein Karzinom entstanden. **d_1** Adenomatosis coli mit rasenförmig angeordneten polypösen Adenomen, einem lang- und breitgestielten polypösen Adenom und einem infiltrierenden Adenokarzinom *(Pfeil)*. **e, e_1** Gardner-Syndrom bei einer 48-jährigen Mutter **(e)** und ihrem 28-jährigen Sohn **(e_1)**. Multiple unterschiedlich große polypoide Läsionen im Kolon

Probeexzisionen aus Polypen erlauben lediglich die Differenzierung zwischen neoplastischen und nicht neoplastischen Polypen, jedoch keine sichere Aussage, ob im Falle eines neoplastischen epithelialen Polypen ein Adenom oder ein Karzinom vorliegt.

Der zweite therapeutische Schritt ist die histologische Klassifikation nach WHO-Richtlinien sowie die Feststellung, ob der Polyp im Gesunden entfernt wurde oder nicht.

Nur die Abtragung des ganzen Polypen mit anschließend sorgfältiger, histologischer Aufarbeitung kann definitiv darüber Auskunft geben, ob die Abtragung nicht nur eine diagnostische, sondern zugleich auch eine ausreichende therapeutische Maßnahme darstellt. Für das in toto entfernte *Adenom mit schweren Zellatypien* stellt die diagnostische Polypektomie gleichzeitig die adäquate Therapie dar.

Beim histologisch diagnostizierten *Adenom mit Karzinom* ist demgegenüber jedoch ein anschließender chirurgischer Radikaleingriff erforderlich, einmal, wenn der Polyp nicht im Gesunden exstirpiert wurde oder wenn der karzinomatöse Anteil des in toto entfernten Adenoms die oben angeführten Bedingungen des *High-risk-Falles* erfüllt (Abb. 3.6) [4, 34, 35, 40, 46].

NACHSORGE

In Fällen, wo bereits ein Kolon- oder Rektumkarzinom entfernt wurde, ist das Risiko, dass erneut ein solches Karzinom auftritt, erhöht.

Patienten, die gleichzeitig mehrere kolorektale Neoplasien aufweisen, behalten, gleichgültig ob sie primär maligne oder benigne sind, auch für die Zukunft ein höheres Karzinomrisiko [55]. Nach Adenomabtragung ist eine erste endoskopische Kontrolle nach 3 Jahren und weitere Kontrollen in 5-jährigen Intervallen angezeigt [3, 6, 26, 70, 78, 79].

Das weitere Vorgehen bei polypektomierten Patienten ist in Abb. 3.6 dargelegt.

Tabelle 3.3. Grundsätze der Polypendiagnostik nach Hermanek u. Frühmorgen [25]

1. Polypenregel
Der radiologische oder endoskopische Nachweis eines kolorektalen Polypen erfordert die hohe Koloskopie, die Ektomie in toto und die histologische Untersuchung.

2. Polypenregel
Nur bei neoplastischen epthelialen Polypen (Adenome) besteht Karzinomgefahr!

3. Polypenregel
Im Kolon und Rektum liegt erst bei Infiltration in die Submukosa ein Karzinom im biologischen Sinn vor.

4. Polypenregel
Das pathohistologische Gutachten über kolorektale Polypen muss enthalten:
- die histologische Klassifikation nach WHO
- eine verbindliche Aussage darüber, ob der Polyp im Gesunden entfernt ist oder nicht,
- bei Adenom mit Adenokarzinom (pT1-Stadium) die Zuordnung zu „high risk“ oder „low risk“.

5. Polypenregel
Knipsbiopsien aus kolorektalen Polypen sind bei Polypen > 5 mm kontraindiziert. Erste diagnostische Maßnahme ist die Polypektomie (Totalentfernung!).

6. Polypenregel
Bei Adenomen mit invasivem Karzinom ist zunächst die lokale Exzision anzustreben.

7. Polypenregel
Die primär diagnostische Polypektomie ist unter bestimmten Voraussetzungen zugleich auch das adäquate therapeutische Vorgehen.

8. Polypenregel
Eine kurative Polypektomie – Voraussetzung ist die Ektomie im Gesunden – liegt vor bei nichtneoplastischen Polypen sowie bei neoplastischen Polypen:
- Adenom mit leichter Dysplasie,
- Adenom mit mittelgradiger Dysplasie,
- Adenom mit schwerer Dysplasie.

9. Polypenregel
Bei Adenom mit Adenokarzinom (pT1), Ektomie im Gesunden und „Low-risk-Fall“ sind neben einer engmaschigen Nachsorge keine weiteren therapeutischen Maßnahmen erforderlich.

10. Polypenregel
Nachsorgeintervalle sind histologiebezogen.

11. Polypenregel
Nur bei mehr als 100 Polypen soll von einer Polypose gesprochen werden!

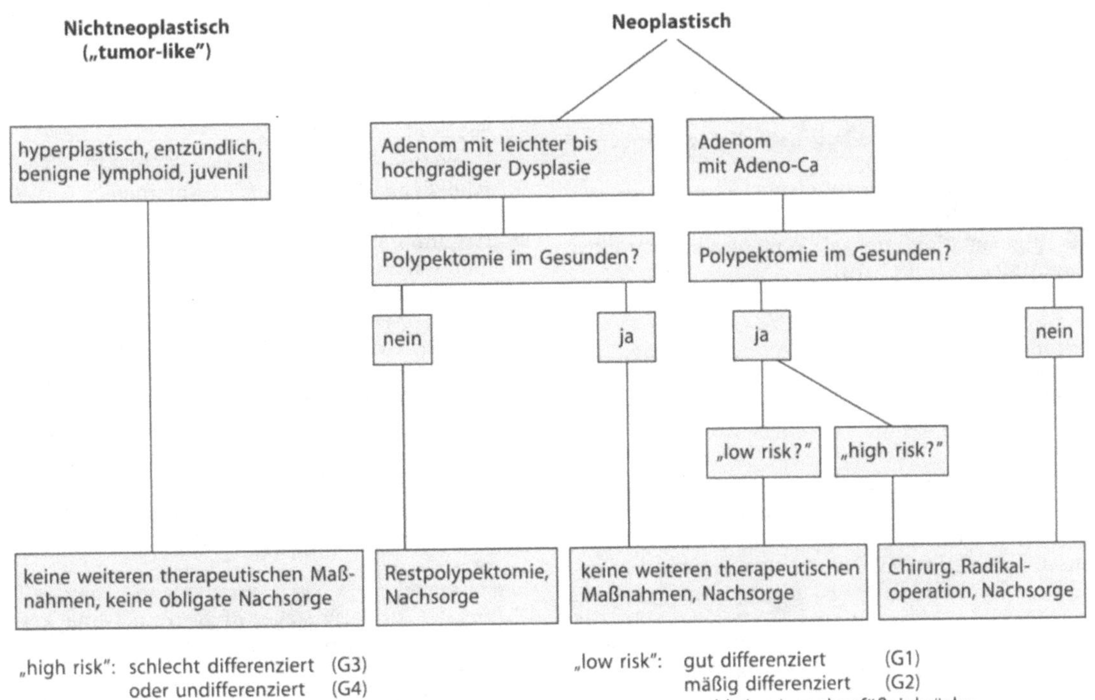

Abb. 3.6. Empfehlungen zur Therapie und Nachsorge nach endoskopischer Polypektomie unter Berücksichtigung des pathologischen Befundes nach Frühmorgen [26]

Literatur

1. Ali M et al. (1980) Das Cronkhite-Canada syndrome: a case with bacteriologic, immunologic and electron microscopic studies. Gastroenterology 79: 731–736
2. Alm T, Licznerski G (1973) The intestinal polyposis. Clin Gastroenterol 2: 577–602
3. Atkins WS, Morson BC, Cuzick J (1992) Long-term risk of colorectal cancer after excision of rectosigmoid adenomas. N Engl J Med 326: 658–662
4. Bethke B, Walter T, Stolte M (1995) Endoskopische Polypektomie. Coloproctology 4: 176–183
5. Bolwell JS, James PD (1979) Peutz-Jeghers syndrome with pseudoinvasion of hamartomatous polyps and multiple epithelial neoplasms. Histopathology 3: 39–50
6. Bond J (1993) Polyp guideline: diagnosis, treatment and surveillance for patients with nonfamilial colorectal polyps. Ann Intern Med 119: 836
7. Brady PG et al. (1993) Are hyperplastic rectosigmoid polyps associated with an increased risk of proximal colonic neoplasms? Gastrointest Endosc 39: 481–485
8. Bülow S (1991) Diagnosis of familial adenomatous polyposis. World J Surg 15: 41–46
9. Burgdorf WHC, Worret WJ (1988) Autosomal dominante Genodermatosen und ihre Assoziation mit internen Karzinomen. Hautarzt 39: 413–418
10. Camiel MR, Mulé JE, Alexander LL, Benninghoff DL (1968) Association of thyroid carcinoma with Gardner's syndrome in siblings. N Engl J Med 278: 1056–1058
11. Camiel MR, Mulé JE, Alexander LL, Benninghoff DL (1968) Thyorid carcinoma with Gardner's syndrome. N Engl J Med 279: 326
12. Capps WF, Lewis MI, Gazzangia DA (1968) Carcinoma of the colon, ampulla of Vater and urinary bladder associated with familial multiple polyposis. Dis Colon Rectum 11: 298–305
13. Caspari R, Friedl W, Böker T, Augustin A, Mandl M, Jaeger K et al. (1993) Prädiktive Diagnostik bei familiärer adenomatöser Polyposis: Bewertung der ophthalmologischen und molekulargenetischen Methoden. Z Gastroenterol 31: 646–652
14. Cronkhite LW Jr, Canada WJ (1955) Generalized gastrointestinal polyposis, an unusual syndrome of polyposis, pigmentation, alopecia and onychodystrophia. N Engl J Med 252: 1011–1015
15. Daniel ES, Ludwig SL, Lewin KJ, Ruprecht RM, Rajacich GM, Schwabe AD (1982) The Cronkhite-Canada Syndrome: an analysis of clinical and pathologic features and therapy in 55 patients. Medicine 61: 293–309
16. Devic J, Bussy G (1912) Un cas de polypose adénomateuse généralisée à tout l'intestine. Arch Mal Appar Dig 6: 278–289
17. Eichenberger P, Hammer B, Gloor F, Pelloni S, Bossart R (1980) Gardner's syndrome with glandular cysts of the fundic mucosa. Endoscopy 12: 63–67
18. Evans DGR et al. (1993) Non-penetrance and late appearance of polyps in familial adenomatous polyposis Gut 34: 1389–1393
19. Fenoglio CM, Kaye GI, Lane N (1973) Distribution of human colonic lymphatics in normal, hpyerplastic, and adenomatous tissue. Gastroenterology 64: 51–66
20. Foulkes WD (1995) A tale of four syndroms: familial adenomatous polyposis, Gardner syndrome, attenuated APC and Turcot syndrome. Q J Med 88: 853–863
21. Friedl W (1994) Familiäre adenomatöse Polyposis. Dtsch Ärztebl 3: A-128–A-130
22. Friedl W et al. (1999) Hamartomatöse Polyposis-Syndrome. Dtsch Ärztebl 96: A-2285–2291
23. Froehlich F, Gonvers J-J, Vader J-P, Dubois RW, Burnand B (1999) Appropriateness of gastrointestinal endoscopy: risk of complications. Endoscopy 31: 684–686
24. Frühmorgen P (1994) Richtlinien für endoskopische Untersuchungen bei kolorektalen Polypen (Richtlinien der Deutschen Gesellschaft für Verdauungs- und Stoffwechselkrankheiten. Standards in Gastroenterology 16). Z Gastroenterol 32: 371
25. Frühmorgen P (1996) Kolorektale Polypen und Polyposen. In: Hahn G, Riemann JF (Hrsg) Klinische Gastroenterologie, Bd 1, 3. Aufl. Thieme, Stuttgart, S 966–978
26. Frühmorgen P (1997) Kolorektale Polypen. In: Sauerbruch T, Scheurlen Ch (Hrsg) Leitlinien der Deutschen Gesellschaft für Verdauungs- und Stoffwechselkrankheiten. Demeter, Balingen, S 86
27. Frühmorgen P, Matek W (1983) Significance of polypectomy in the large bowel. Endoscopy 15: 155–157
28. Gardner EJ (1951) A genetic and clinical study of intestinal polyposis, a predisposing factor for carcinoma of the colon and rectum. Am J Hum Genet 3: 167–176
29. Gardner EJ (1969) Gardner's syndrome reevaluted after twenty years. Proc Utah Acad Sci 46: 1–11
30. Gathright JB, Cofer TW (1974) Familial incidence of juvenile polyposis coli. Surg Gynecol Obstet 138: 185–188
31. Gebbers J-O (1988) Pathologie und Klinik der Vorstadien des Dickdarmkarzinoms. Z Allgemeinmed 64: 547–556
32. Gebbers J-O, Laissue J-A (1984) Pathologie der Analtumoren. Schweiz Rundschau Med 73: 847–862
33. Giardiello FM et al. (2000) Very high risk of cancer in familial Peutz-Jeghers syndrome. Gastroenterology 119: 1447–1453
34. Göbel D (1978) Zum praktischen Vorgehen bei Polypen im Rektum- und Sigmabereich. Phlebol Proktol 7: 79–87
35. Hackelsberger A, Frühmorgen P (1998) Die endoskopische Behandlung von pT1-Karzinomen im Kolorektum. Leber Magen Darm 28: 107
36. Hamilton SR, Liu B, Parsons RE, Papadopoulos N, Jen J, Powell S et al. (1995) The molecular basis of Turcot's syndrome. N Engl J Med 332: 839–847
37. Hamperl H (1974) Praecancerose und Carinoma in situ. In: Grundmann E (Hrsg) Geschwülste. Springer, Berlin Heidelberg New York (Handbuch der allgemeinen Pathologie, Bd IV/5, S 351–415)
38. Heng Teoh H et al. (1989) Dysplastic and malignant areas in hyperplastic polyps of the large intestine. Pathology 21: 138–142
39. Hermanek P (1979) Colorektale Polypen und Polyposen: Eine grundlegende Darstellung. Proktologie 2: 8–16
40. Hermanek P (1979) Operative endoscopy as curative therapy for early stages of gastrointestinal cancer. In: Demling L, Koch H (eds) Operative endoscopy. Schattauer, Stuttgart
41. Hermanek P (1982) Pathologie der Adenom-Karzinom-Sequenz. Coloproctology 1: 57–64
42. Holgersen LO, Miller RE, Zintel HA (1971) Juvenile polyps of the colon. Surgery 69: 288–293

43. Jass SR, Sobin LH (1989) Histological typing of intestinal tumours. WHO International Histological Classification of Tumours, 2 nd edn. Springer, Berlin Heidelberg New York Tokyo
44. Jeghers H et al. (1949) Generalized intestinal polyposis and melanin spots of the oral mucosa, lips and digits: a syndrom of diagnostic significance. N Engl J Med 241: 993–1005, 1031–1036
45. Jeghers H, McKusick VA, Katz KH (1949) Generalized intestinal polyposis and melanin spots of the oral mucosa, lips and digits. A syndrome of diagnostic significance. N Engl J Med 241: 999–1005, 1031–1036
46. Jung M, Meier HJ, Mennicken C, Barth HO, Manegold BC (1988) Endoskopische und chirurgische Therapie maligner kolorektaler Polypen. Z Gastroenterologie 26: 179–184
47. Kavin H et al. (1992) Management of perforation of the colon at colonoscopy. Am J Gastroenterol 87: 161–167
48. Kindblom LG, Angervall L, Santesson B, Selander S (1977) Cronkhite-Canada syndrome. Case report. Cancer 39: 2667–2673
49. Lynch HT, Lynch PM (1978) Hereditary and gastrointestinal tract cancer. In: Lipkin M, Good RA (eds) Gastrointestinal tract cancer. Plenum Medical Book, New York London, pp 241–274
50. Marhold I et al. (1991) Peutz-Jeghers-Syndrom. Z Hautkrankht 12: 1060–1062
51. Marshall WH, Martin FIR, Mackay IR (1967) Gardner's syndrome with adrenal carcinoma. Aust NZ J Med 16: 242–244
52. Mazier WP, Bowmann HE, Sun KM, Muldoon JP (1974) Juvenile polyps of the colon and rectum. Dis Colon Rectum 17: 523–527
53. Miyoshi Y et al. (1992) Germ-line mutations of the APC gene in 53 familial adenomatous polyposis patients. Proc Natl Acad Sci 89: 4452
54. Morson BC, Sobin LH (1976) Histological typing of intestinal tumours. No 15. World Health Organisation, Geneva
55. Muto T, Bussey HJR, Morson BC (1975) The evolution of cancer of the colon and rectum. Cancer 36: 2251–2270
56. Ottenjann R (1993) Sind „nonneoplastische" Polypen immer benigne? Endoskopie heute 4: 225–227
57. Ottenjann R (1994) Die endoskopische Polypektomie – Sinn und Unsinn. Z Gastroenterol 32: 412–415
58. Otto HF (1978) Kolo-rektale Polypen: Klassifikation und Dignität. Diagnostik 11: 146–150
59. Otto HF (1982) Pathomorphologie. In: Müller-Wieland K (Hrsg) Handbuch der inneren Medizin, Teil 4. Springer, Berlin Heidelberg New York, S 839–927
60. Otto HF, Gebbers J-O (1976) Polypöse Dickdarmläsionen im Kindesalter. Differentialdiagnose und Systematik. Z Kinderchir 18: 357–373
61. Otto HF, Remmele W (1996) Kolon und Rektum. In: Remmele W (Hrsg) Pathologie, Bd 2, 2. Aufl. Springer, Berlin Heidelberg New York Tokyo, S 631–645
62. Otto HF, Wanke M, Zeitlhofer J (1976) Darm und Peritoneum. In: Doerr W, Seifert G, Uehlinger E (Hrsg) Spezielle pathologische Anatomie, Bd II/2. Springer, Berlin Heidelberg New York
63. Peutz JLA (1921) Bemerkenswerter Fall einer familiären Polypose der Schleimhäute des Intestinaltrakts und des Nasopharynx, begleitet von eigenartigen Haut- und Schleimhautpigmentierungen. Ned Tijdschr Geneeskol 10: 134–146
64. Provenzale D et al. (1990) Risk for colon adenomas in patients with rectosigmoid hyperplastic polyps. Ann Intern Med 113: 760–763
65. Rappaport LB et al. (1986) Colon cancer in the Cronkhite-Canada syndrome. J Clin Gastroenterol 8: 199–206
66. Rashid A et al. (2000) Phenotypic and molecular characteristics of hyperplastic polyposis. Gastroenterology 119: 323–332
67. Reed K, Vose PC (1981) Diffuse juvenile polyposis of the colon: a premalignant condition? Dis Colon Rectum 24: 205–209
68. Rösch W (1970) Das Cronkhite-Canada-Syndrom. Dtsch Med Wochenschr 95: 478–479
69. Rösch W (1973) Erbliche Adenomerkrankungen des Dickdarms. Dtsch Med Wochenschr 98: 2372
70. Schmiegel W et al. (2000) Kolorektales Karzinom. Prävention und Früherkennung in der asymptomatischen Bevölkerung – Vorsorge bei Risikogruppen. Dtsch Ärztebl 97: A-2234–2240
71. Soravia C, Berk T, Madlensky L et al. (1998) Genotype-phenotype correlations in attenuated adenomatous polyposis coli. Am J Hum Genet 62: 1290–1301
72. Spigelman AD et al. (1989) Cancer and the Peutz-Jeghers Syndrome. Gut 30: 1588–1590
73. Stein E (1980) Rektumpolypen. Z Allgemeinmed 56: 1798–1803
74. Török L et al. (1990) Gardner-Syndrom. Hautarzt 41: 83–86
75. Turcot J, Despres J-P, Pierre FSt (1959) Malignant tumors of the central nervous system associated with familial polyposis of the colon. Report of two cases. Dis Colon Rectum 2: 465–468
76. Vasen HFA et al. (1996) Molecular genetic tests as a guide to surgical management of familial adenomatous polyposis. Lancet 348: 433–435
77. Venecie PY, Winkelmann RK (1986) Syndrome de Cronkhite-Canada. Ann Dermatol Venereol 113: 465–467
78. Winawer SJ et al. (1993) Randomized comparison of surveillance intervals after colonoscopic removal of newly diagnosed adenomatous polyps. N Engl Med 328: 901–906
79. Winawer SJ et al. (1995) Prevention of colorectal cancer guidelines based on new data. Bull WHO 73: 7
80. Zügel NP et al. (2001) Kolorektales Karzinom bei Cronkhite-Canada-Syndrom. Z Gastroenterol 39: 365–367

3.1.2 Karzinome

3.1.2.1 *Kolorektales Karzinom*

Mit 678 000 Neuerkrankungen und 394.000 Sterbefällen pro Jahr weltweit ist das kolorektale Karzinom (KRK) der vierthäufigste solide Tumor [29]. In Deutschland ist das KRK mit jährlich über 50 000 Neuerkrankungen bei Männern inzwischen die zweit- und bei Frauen die dritthäufigste Tumorer-

krankung. Das Lebenszeitrisiko an einem KRK zu erkranken beträgt in der BRD derzeit 4–6% [93].
Kolorektale Karzinome sind überwiegend langsam wachsende Alterskrebse. Nach statistischen Angaben verteilen sich bei etwa gleicher Geschlechtsverteilung die Krankheitsfälle wie folgt: Vor dem 40. Lebensjahr etwa 5%, vom 40.–60. Lebensjahr etwa 45% und ab dem 60. Lebensjahr etwa 50%.
Von der WHO werden die kolorektalen Karzinome in folgende histologische Typen unterteilt:

- Adenokarzinome,
- muzinöse Adenokarzinome,
- Siegelringkarzinome,
- Plattenepithelkarzinome,
- adenosquamöse Karzinome,
- undifferenzierte Karzinome.

Hinzu kommen Sonderformen (von der WHO nicht besonders erwähnt) [71]:

- Endometrioide Karzinome,
- verkalkende Adenokarzinome,
- Riesenzellenkarzinome,
- „nephrogene" („hypernephroide") Adenokarzinome,
- panethzellreiche Adenokarzinome.

Die *Klassifikation* der kolorektalen Karzinome erfolgt heute gemäß UICC (International Union Against Cancer, *U*nion *I*nternationale *C*ontre le *C*ancer) [106] nach dem TNM-Schema.
Kolon- und Rektumkarzinome werden hierbei zusammen als ein anatomischer Bezirk klassifiziert (Tabelle 3.4).

Tabelle 3.4. TNM-Klassifikation und Stadiengruppierung der kolorektalen Karzinome nach UICC [105]

T – Primärtumor

TX Primärtumor kann nicht beurteilt werden
T0 Kein Anhalt für Primärtumor
Tis Carcinoma in situ[a]
T1 Tumor infiltriert Submukosa
T2 Tumor infiltriert Muscularis propria
T3 Tumor infiltriert durch die Muscularis propria in die Subserosa oder in nicht peritonealisiertes perikolisches oder perirektales Gewebe
T4 Tumor infiltriert direkt in andere Organe oder Strukturen[b] und/oder perforiert das viszerale Peritoneum

Anmerkungen:

[a] Tis liegt vor, wenn Tumorzellen innerhalb der Basalmembran der Drüsen (intraepithelial) oder in der Lamina propria (intramukös) nachweisbar sind, ohne dass eine Ausbreitung durch die Muscularis mucosae in die Submukosa feststellbar ist.

[b] Direkte Ausbreitung in T4 schließt auch die Infiltration anderer Segmente des Kolorektums auf dem Weg über die Serosa ein, z.B. die Infiltration des Sigma durch ein Zäkalkarzinom.

N – Regionäre Lymphknoten

NX Regionäre Lymphknoten können nicht beurteilt werden
N0 Keine regionären regionären Lymphknotenmetastasen
N1 Metastasen in 1–3 regionären Lymphknoten
N2 Metastasen in 4 oder mehr regionären Lymphknoten

Anmerkung:
Ein mehr als 3 mm großes Tumorknötchen im perirektalen oder perikolischen Bindegewebe ohne histologischen Anhalt für Reste eines Lymphknotens wird in der N-Kategorie als regionäre Lymphknotenmetastase klassifiziert. Ein Tumorknötchen bis 3 mm Größe wird in der T-Kategorie als diskontinuierliche Ausbreitung, d.h. T3, klassifiziert.

M – Fernmetastasen

MX Fernmetastasen können nicht beurteilt werden
M0 Keine Fernmetastasen
M1 Fernmetastasen

pTNM: Pathologische Klassifikation
Die pT-, pN- und pM-Kategorien entsprechen den T-, N- und M-Kategorien.
pN0: Regionäre Lymphadenektomie und histologische Untersuchung üblicherweise von 12 oder mehr Lymphknoten.

Stadiengruppierung

Stadium 0	Tis	N0	M0	
Stadium I	T1	N0	M0	Dukes A
	T2	N0	M0	
Stadium II	T3	N0	M0	Dukes B
	T4	N0	M0	
Stadium III	jedes T	N1	M0	Dukes C
	jedes T	N2	M0	
Stadium IV	jedes T	jedes N	M1	

Anmerkung:
Dukes B setzt sich zusammen aus einer Gruppe mit besserer (T3 N0 M0) und schlechterer (T4 N0 M0) Prognose, ebenso Dukes C (jedes T N1 M0 und jedes T N2 M0).

ÄTIOPATHOGENESE

Ein kolorektales Karzinom benötigt i.d.R. nicht unter 10 Jahren um sich über sog. Dysplasien zum invasiven Karzinom zu entwickeln. Das heißt einem KRK geht in aller Regel eine Dysplasie voraus, zumeist in Form eines polypösen oder flachen Adenoms [16, 69, 105].
Über die sog. Adenom-Karzinom-Sequenz, d.h. die Entwicklungshäufigkeit von Karzinomen auf dem Boden von Adenomen wird auf S. 233ff. berichtet.
Weitere Krankheitsbilder mit erhöhtem Risiko auf Entwicklung eines KRK sind die familiären adenomatöse Polyposis (S. 239), die hamartomatöse Polyposis (S. 239) sowie die Colitis ulcerosa (S. 364ff.), Morbus Crohn (S. 347ff.) und die Strahlenproktitis bzw. die radiogene Kolitis (S. 412ff.).
Eine weitere zu den 3 definierten Risikogruppen für die Entwicklung eines KRL zählende Erkrankung ist das hereditäre nichtpolypöse Kolonkarzinom (HNPCC).

Bei diesem *Krankheitsbild*, dem keine intestinale Adenomatose zugrunde liegt, wird ein vermehrtes Vorkommen von Karzinomen, vorwiegend im proximalen Kolonbereich, beobachtet [25, 60, 61, 85].
Wichtige klinische Kriterien stellen das frühe Erkrankungsalter, eine autosomal-dominante Vererbung, das Auftreten multipler Karzinome und eine erhöhte Fünfjahres-Überlebensrate dar [59].
Personen, die die in Tabelle 3.5 gezeigten „Amsterdam-Kriterien" oder eines der „Bethesda-Kriterien" 2–7 (bei Tumoren mit Nachweis einer Mikrosatelliteninstabilität) erfüllen, und deren Verwandte, die als Genträger in Betracht kommen, sind Risikopersonen für ein HNPCC [85].
Grundlage für die Tumorentstehung bei HNPCC sind Mutationen in sog. Mismatch-Repair-Genen [73].
Als Variante des HNPCC-Syndroms („Lynch-Syndrom") [33] kann das *Muir-Torre-Syndrom* [37, 66] aufgefaßt werden. Bei diesem kommt es zum Auftreten multipler Adenokarzinome, insbesondere im Bereich von Kolon, Rektum, der Harnorgane, Uterus, Larynx, sowie zur synchronen oder metachronen (bis zu einer Dekade zeitverschobenen) Entstehung multipler Hauttumoren [8, 17, 36, 54, 90].
Eine Kombination mit Hirntumoren wird als Turcot-Syndrom bezeichnet (s. S. 239).
Hereditäre kolorektale Karzinome machen etwa 5% aller kolorektalen Karzinome aus [85].
Etwa 75% aller Neoplasien betreffen Personen ohne einen der genannten prädisponierenden Faktoren oder genetische Belastungen [16]. Demzufolge müssen bestimmte Umwelteinflüsse, Ernährungsfaktoren und Lebensgewohnheiten wesentliche Bedeutung haben [32, 97].

Tabelle 3.5. Hereditäres nichtpolypöses Kolonkarzinom (HNPCC). Diagnostische Kriterien

Amsterdam-Kriterien [101]

- Mindestens 3 Familienmitglieder mit kolorektalem Karzinom
- Mindestens 2 aufeinanderfolgende Generationen betroffen
- Ein Familienmitglied erstgradig verwandt mit den beiden anderen
- Ein Erkrankter zum Zeitpunkt der Diagnose jünger als 50 Jahre
- Ausschluss einer familiären adenomatösen Polypose

Bethesda-Kriterien [78]

- Patienten mit Krebserkrankungen in Familien, die die Amsterdam-Kriterien erfüllen
- Patienten mit 2 HNPCC-assoziierten Karzinomen einschließlich synchroner und metachroner kolorektraler Karzinome oder assoziierter extrakolonischer Karzinome (Endometrium-, Ovarial-, Magen-, Dünndarm-, Gallenwegs-, Leberkarzinom, Karzinom im Bereich des Nierenbeckens oder Ureters)
- Patienten mit kolorektalem Karzinom und einem erstgradigen Verwandten mit kolorektalem oder assoziiertem extrakolonischen Karzinom und/oder einem kolorektalen Adenom; eine der Krebserkrankungen wurde im Alter < 45 Jahren diagnostiziert, das Adenom < 40 Jahren
- Patienten mit kolorektalem Karzinom oder Endometriumkarzinom, diagnostiziert im Alter < 45 Jahren
- Patienten mit rechtsseitigem Kolonkarzinom mit einem undifferenzierten (solid/kribiformen) Zelltyp in der Histopathologie, diagnostiziert im Alter < 45 Jahren
- Patienten mit kolorektalem Karzinom vom Siegelring-Typ, diagnostiziert im Alter < 45 Jahren
- Patienten mit Adenomen, diagnostiziert im Alter < 40 Jahren

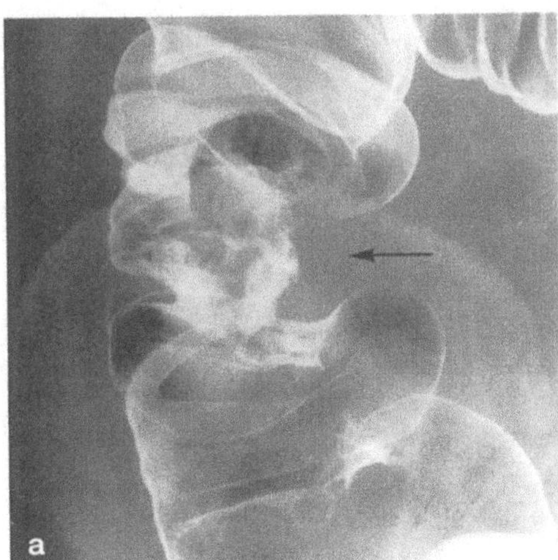

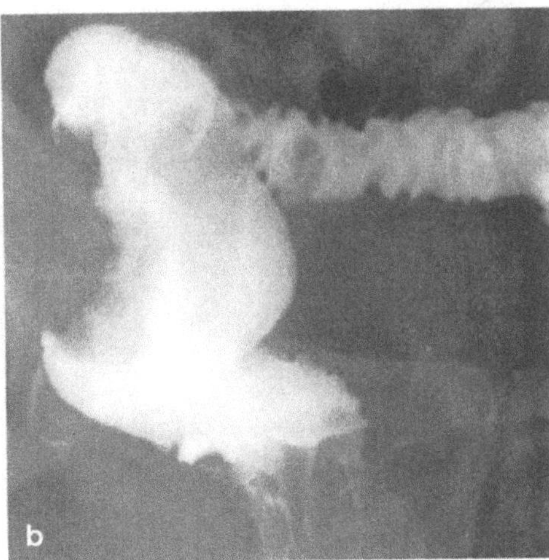

Abb. 3.7. a Kolonkarzinom. Stenosierender Tumor mit Füllungsaussparungen und Schleimhautdestruktion im Colon ascendens (Doppelkontrastmethode). **b** Rektumkarzinom. Breitbasig aufsitzender, unregelmäßig begrenzter Füllungsdefekt an der Hinterwand der Ampulle (Vollfüllung mit Bariumsulfat). c–l s. S. 248, 249

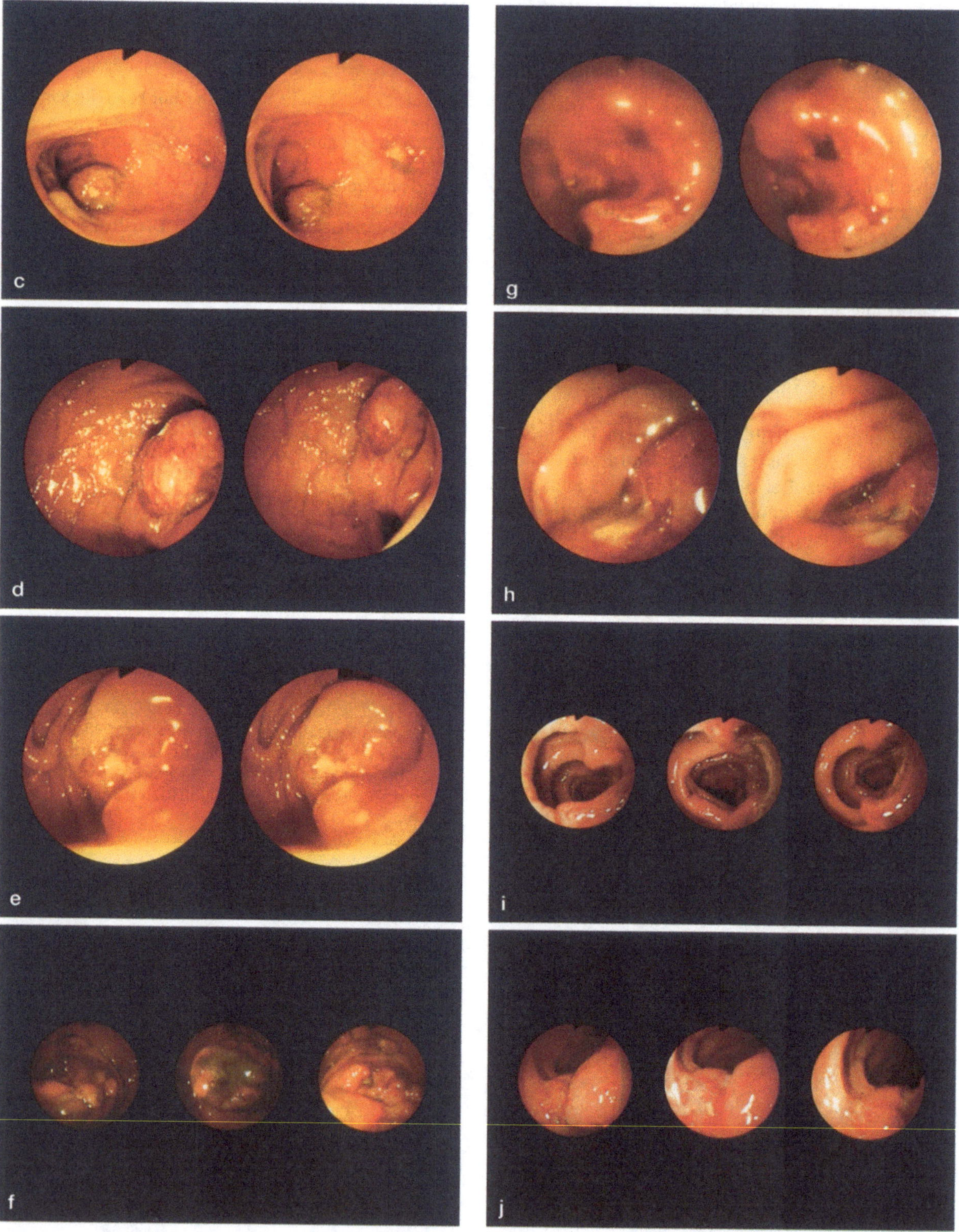

Abb. 3.7. c Rektosigmoidkarzinom (histologisch Adenokarzinom). **d** Zustand nach anteriorer Rektumresektion wegen Karzinom, lokales Rezidiv nach 8 Monaten (histologisch Adenokarzinom). **e** Stenosierendes Colon-descendens-Karzinom (histologisch Adenokarzinom), Ileus. **f** Großes polypöses Adenokarzinom des Zökums. **g** Kleines schlüsselförmiges Adenokarzinom des rektosigmoidalen Übergangs. **h** In das obere Rektum einwachsendes, stenosierendes und ulzeriertes fortgeschrittenes Prostatakarzinom. **i** Schüsselförmiges, zentral exulzeriertes Adenokarzinom der rechten Kolonflexur. **j** Breitbasiges polypöses differenziertes Adenokarzinom an der linken Kolonflexur mit zentraler Ulzeration. **k, l** s. S. 249

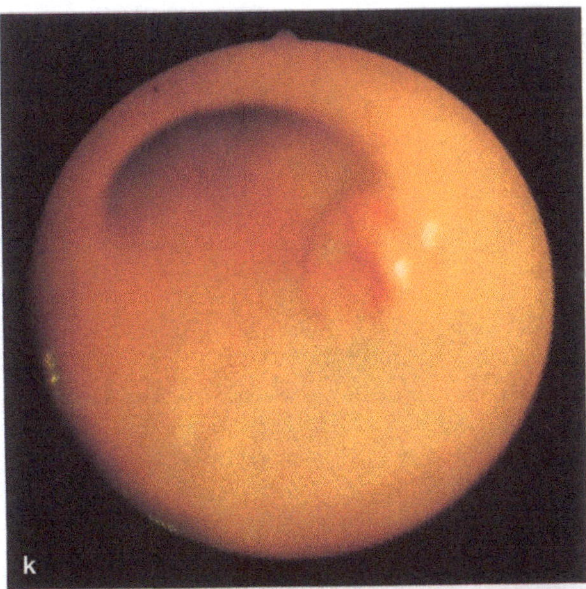

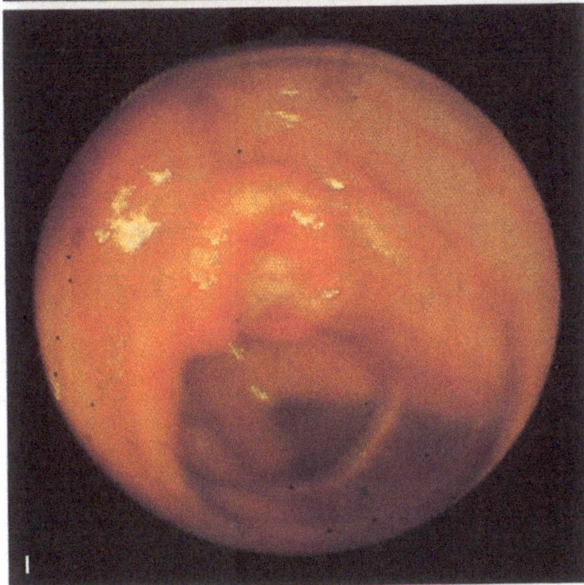

Abb. 3.7. k, l. De-novo-Karzinome: Im Rektum, postoperative Klassifizierung T_3 N_0 G II (**k**); im Querkolon T_3 N_3 G III (**l**)

Nachfolgend einige Empfehlungen aus interdisziplinären Leitlinien von Fachgesellschaften [85]:

- Zur Reduktion des Risikos eines kolorektalen Karzinoms wird bei der asymptomatischen Bevölkerung eine ausgewogene Ernährung, die insbesondere fleisch- und fettarm sowie faserreich ist, empfohlen.
- Körperliche Bewegung scheint das Risiko für ein kolorektales Karzinom zu senken.
- Übergewicht wird als Risikofaktor für ein kolorektales Karzinom angesehen.
- Es gibt derzeit keine gesicherten Daten zur wirksamen Prävention des kolorektalen Karzinoms durch Mikronährstoffe und Medikamente. Diese Angaben gelten für Kalzium, Magnesium, Betakarotin, Vitamin A, Vitamin C, Vitamin D, Vitamin E, Folsäure, Selen und Aspirin. Die Einnahme dieser Substanzen im Rahmen der Primärprävention kann deshalb nicht empfohlen werden.

KLINIK

Erscheinungsbilder von Kolon- und Rektumkarzinomen, die makroskopisch ein recht multiformes Bild aufweisen können (zentral ulzeriert, polypoid, anulär, erhaben, plaqueähnlich und selten strikturiert ohne Tumor) zeigen die Abb. 3.7–3.9.

Prädilektionsstellen von 40–50 % aller Dickdarmkarzinome liegen im Bereich des Rektums, 20–30 % im Sigma und der Rest auf die übrigen Abschnitte verteilt.

Eine typische *Symptomatologie* des kolorektalen Karzinoms gibt es nicht. Wie das Prostata-, so ist auch das ebenfalls langsam wachsende Dickdarmkarzinom dadurch gekennzeichnet, dass subjektive Beschwerden oft erst spät auftreten. Auf ein Karzinom *verdächtige Symptome* sind ganz allgemein Gewichtsverlust mit Leistungsminderung, Bauchschmerzen, im Gegensatz zu früher unregelmäßiger Stuhlgang, Wechsel von Obstipation und Diarrhö.

Besonders verdächtig sind Blutungen, die im Gegensatz zu den i. d. R. nur ab und zu auftretenden Hämorrhoidalblutungen oft zusammen mit Schleimabsonderungen kontinuierlich in Erscheinung treten.

Obwohl das klinische Beschwerdebild keine sichere Unterscheidung zwischen Rektum- und Kolonkarzinom erlaubt, gibt es doch bestimmte Hinweise, die eher für die eine oder andere Lokalisation sprechen.

Symptome, die eher auf ein *Rektumkarzinom* hinweisen, sind:

- Blutung, in etwa 80 % der Fälle [71], meist geringgradig und kontinuierlich, kirsch- bis dunkelrot, die der Stuhlsäule im hinteren Abschnitt aufgelagert ist oder nachtropft.
- Ungewohnter permanenter Stuhldrang infolge tumorbedingten Füllungsreizes der Ampulle. Hierdurch gehäufte Defäkationen mit Schleimabsonderungen und Tenesmen (kotig-blutige Schleimstühle).
- Dünnkalibrige Stühle.

Demgegenüber spricht ein auffälliger, immer kürzer werdender Wechsel zwischen Obstipation und schmerzhafter Hyperperistaltik („Coliques spasmodiques") mehr für das Vorliegen eines *Kolonkarzinoms*. Blutspuren beim Stuhl lassen sich beim Kolonkarzinom zumeist nur bei tieferem Tumorsitz noch beobachten; bei höherer Lokalisation ist das Blut mit Fäzes so vermischt, dass es von den Betroffenen allenfalls durch eine Verfärbung des Toilettenwassers bemerkt wird.

Abschließend sei auf das nicht seltene Auftreten *paraneoplastischer Syndrome* (S. 199) bei Kolonkarzinomen hingewiesen [89].

Neben Neuropathien [9], zentralnervösen Störungen [80] usw. kommt es vor allem zum Auftreten bestimmter Hauterscheinungen. Abgesehen von einigen mit extraintestinalen Veränderungen assoziierten Adenomatosen (S. 239) kann es hierbei zu diagnostisch u. U. hilfreichen Hautreaktionen unspezifischer Natur wie auch zu umschriebenen Krankheitsbildern, wie Akanthosis nigricans [89] (S. 199 ff.) oder Dermatomyositis [104] kommen.

DIAGNOSE

Bei geringstem Verdacht auf Vorliegen eines Dickdarmkarzinoms sollte unverzüglich mittels Digitaluntersuchung, Endoskopien (Abb. 3.7 c–j), Kolon-Doppelkontrast (Abb. 3.7 a, b), Sonographie (S. 47) so lange untersucht werden, bis der Verdacht bestätigt oder eindeutig entkräftet ist. Rund $^2/_3$ aller kolorektalen Karzinome können durch die Rektosigmoidoskopie und mehr als $^1/_3$ durch die digitale Rektumuntersuchung erfasst werden [71]. Digital erkennt man Karzinome insbesondere an der knorpelharten Konsistenz, der höckrigen Oberfläche und – sofern der Prozess auf die Submukosa übergegriffen hat – an der Unverschiebbarkeit auf der Unterlage.

Aus verdächtigen Schleimhautläsionen sollten möglichst mehrere Probeexzisionen aus den Randgebieten gemacht werden.

Zur prä- und postoperativen Tumor- bzw. Metastasensuche kommen weiterhin insbesondere i. v.-Pyelographie, Thoraxröntgenaufnahmen, Ultraschalluntersuchungen, Szintigraphie, Laparoskopie, Zytologie und Computertomographie zur Anwendung [3, 31, 44, 82, 94] (s. hierzu auch Tabelle 3.6).

Abschließend sei darauf hingewiesen, dass kolorektale Karzinome in 2–7% der Fälle von einem weiteren oder mehreren Karzinomen und in 12–62% mit synchronen Adenomen im Kolon oder Rektum begleitet werden [6, 11, 43, 49, 50, 85]. Weit überwiegend finden sich Adenokarzinome (Rektum 90%, Kolon 85%). Muzinöse Adenokarzinome werden im Kolon (13%) etwas häufiger als im Rektum (8%) gesehen. Alle anderen Tumortypen (s. o.) kommen zusammen nur in maximal 2% der Fälle vor [43]. Eine sorgfältige Überprüfung des gesamten kolorektalen Bereiches ist daher bei einem nachgewiesenen Karzinom unverzichtbar.

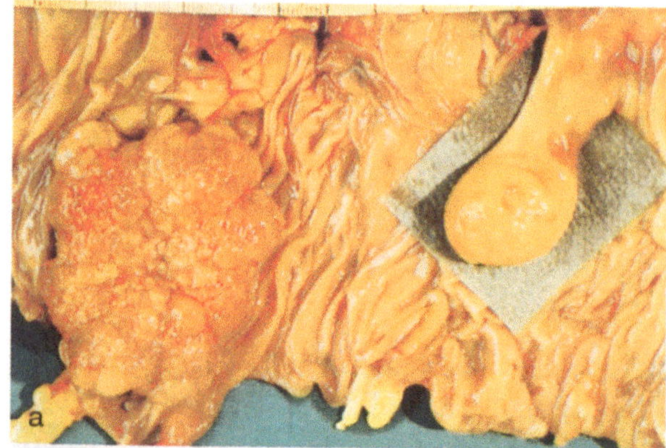

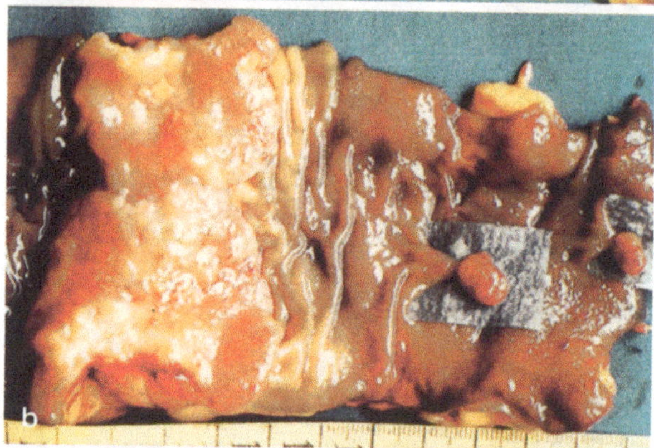

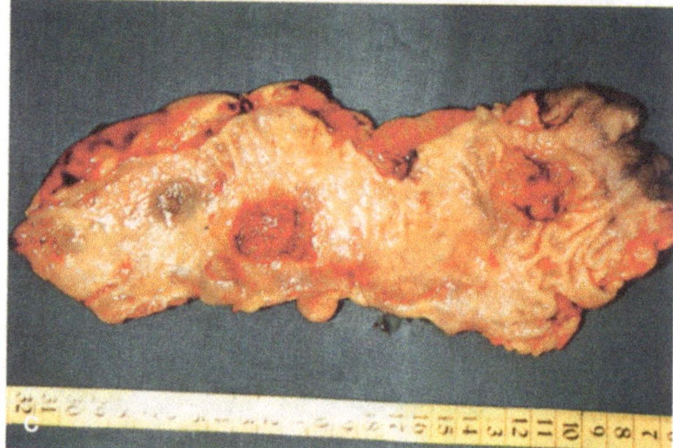

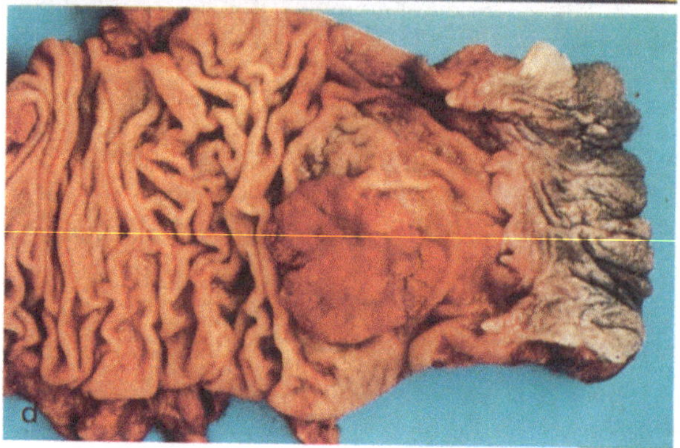

Abb. 3.8. a Höher liegendes, zunächst nicht erkanntes Karzinom bei Rektumpolyp. **b** Typische Satellitenpolypen bei zirkulär wachsendem Rektumkarzinom. **c** Polypöses Doppelkarzinom bei einem 31-jährigen Mann. **d** Insuläres, polypös wachsendes Rektumkarzinom

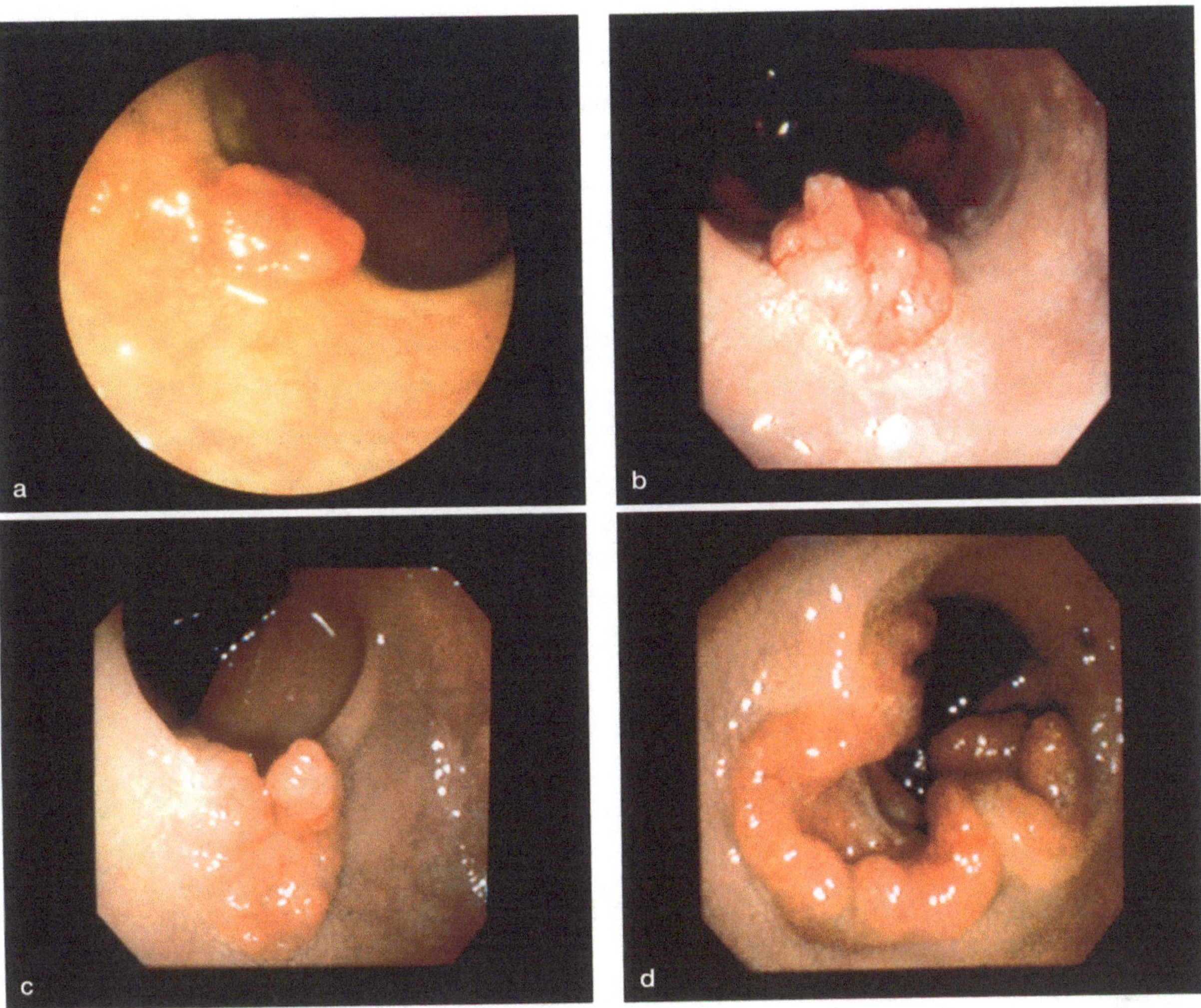

Abb. 3.9 a–d. Entwicklung eines histologisch gut differenzierten Adenokarzinoms im Colon sigmoideum [99]. **a** Flache Läsion im koloskopischen Bild. **b** Nach 4 Monaten. **c** Nach 28 Monaten. Es fällt auf, dass der Tumor zentral ulzeriert ist. **d** 45 Monate danach findet sich ein 6,0 x 3,5 cm großer invasiv wachsender, von einem knotigen Randwall umgebener, ulzerierter Tumor

PROPHYLAXE

Langandauerndes symptomloses Stadium und im Verhältnis zu Tumoren anderer Lokalisationen ungewöhnlich gute Heilungschancen des kolorektalen Karzinoms lassen konsequente prophylaktische Maßnahmen dringend erforderlich erscheinen.

So muss bei der verhältnismäßig kleinen Gruppe von Risikopatienten einer Entartung gezielt vorgebeugt werden. Verwandte von Adenomatose-Betroffenen sollten regelmäßig endoskopisch überprüft werden, um so früh wie möglich eine eventuell entstehende Adenomatose zu erkennen (s. hierzu Krebsvorsorge, S. 67ff., sowie Empfehlungen von Fachgesellschaften, S. 249).

Auch die Suche und Abtragung aller als präkanzerös anzusehenden kolorektalen Polypen stellt eine notwendige und effektive Krebsprophylaxe dar.

Es konnte gezeigt werden, das die endoskopische Polypektomie aller im Kolon nachweisbaren Adenome zu einer Karzinomprävention von bis zu 90% führt [105].

THERAPIE

Das therapeutische Vorgehen beim kolorektalen Karzinom wird durch Lokalisation und Ausbreitung des Tumors bestimmt.

Eine möglichst exakte Stadienbestimmung nach der TNM-Klassifikation ist für die Wahl der derzeit optimalen Therapiemöglichkeit endscheidend. Bei fehlender Fernmetastasierung ist die Resektion des Tumors, einschließlich des regionären Lymphabflussgebietes unter kurativer Zielsetzung, die Basis der onkologischen Behandlung [29, 38]. Postopera-

Tabelle 3.6. Labor- und apparative Untersuchungen zum präoperativen Staging bei nachgewiesenem kolorektalen Karzinom nach Hohenberger et al. [42]

Verfahren	Obligat	Fakultativ	Fragestellung/Anlass
Labor			
CEA (CA 19–9)	×		Ausgangswert für Verlaufskontrolle
Urinsediment (Rektum- und Sigmakarzinom)	×		Infiltration der Harnwege
Thoraxröntgenaufnahme in 2 Ebenen	×		Lungenmetastasen
Thorax-CT, konventionelles Tomogramm		×	Verdacht auf Lungenmetastasen in Thoraxröntgenaufnahme
Sonographie Abdomen	×		Fernmetastasen, Aszites, Aufstau der Ureteren oder des Nierenbeckens
Endosonographie (Rektumkarzinom)	×		Falls nach klinischen Befunden lokale Exzision möglich erscheint oder koloanale Anastomose geplant (T, N), Nachweis eines organüberschreitenden Wachstums für Indikation zu neoadjuvanter Radiochemotherapie
Totale Koloskopie	×		Synchrone Tumoren
Doppelkontrasteinlauf (in Kombination mit Rektosigmoidoskopie)		×	Koloskopie nicht verfügbar oder durchführbar, synchrone Tumoren
Manometrie zur Sphinkterfunktionsprüfung		×	Falls koloanale Anastomose geplant
CT (CTAP [aterioportales CT], CT mit intravenösem Kontrastmittel)			
Oberbauch		×	Sonographischer Verdacht auf Lebermetastasen oder falls in Sonographie nicht alle Leberanteile dargestellt, falls Leberresektion geplant
Kleines Becken (Rektumkarzinom)		×	Verdacht auforganüberschreitendes Wachstum, hochgradig stenosierendes Karzinom, neoadjuvante Radiochemotherapie geplant
Magnetresonanztomographie des kleinen Beckens (Rektumkarzinom)		×	Verdacht auf organüberschreitendes Wachstum, hochgradig stenosierendes Karzinom, neoadjuvante Radiochemotherapie, wenn Klärung durch konventionelles CT nicht möglich
		×	In der Nachsorge zur Differenzierung von Narbe und fraglichem lokoregionären Tumorrezidiv
Ausscheidungsurographie (nur bei Rektum- und Sigmakarzinom)		×	Verdacht auf Infiltration der Harnwege bei sonographisch nachgewiesenem Nierenstau und Erythrozyten im Urin
Zytoskopie		×	Verdacht qauf Blaseninfiltration
Gynäkologische Untersuchung		×	Verdacht auf Infiltration von Vagina/Uterus/Adnexen

tiv kommt es trotzdem bei etwa 50% dieser Fälle zu einer Metastasierung [29, 85].

Adjuvante Therapieverfahren richten sich gegen diese bereits bei der Diagnosestellung vorhandene Mikrometastasierung mit dem Ziel, das Risiko eines Lokalrezidivs und/oder einer Metastasierung zu senken [29].

Die adjuvante Chemotherapie (z. B. 6-monatige 5-FU/Folinsäure-Therapie beim Kolonkarzinom, Stadium III), die Radiochemotherapie beim Rektumkarzinom, Stadium II und III, oder die Immuntherapie in definierten Stadien der Erkrankung ist daher heute zum mehr oder weniger festen Bestandteil der Behandlung von Kolon- und Rektumkarzinomen geworden.

Bezüglich des therapeutischen Vorgehens im Einzelfall wird auf die weiterführende Literatur verwiesen [5, 7, 12, 13, 21, 23, 29, 34, 35, 38, 39, 43, 45, 48, 52, 57, 62, 63, 67 a, 68, 70, 79, 85, 86, 88, 92, 102].

Als sinnvolle Einrichtung für die Betreuung Krebskranker hat sich die „Deutsche Krebshilfe", Thomas-Mann-Straße 40, 53111 Bonn, Tel. 0228/72990-0, Internet: www.Krebshilfe.de, bewährt.

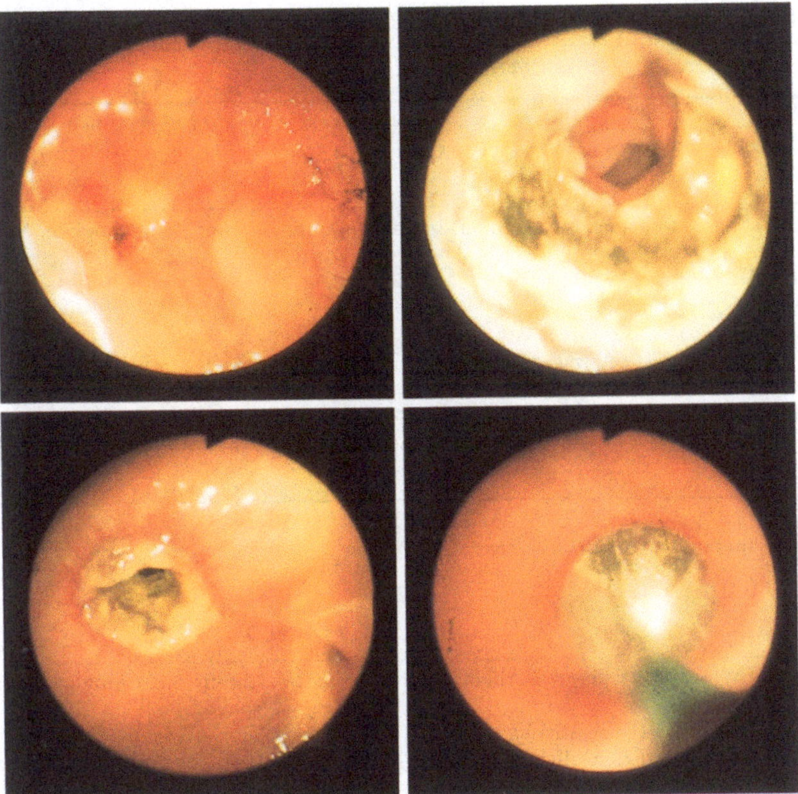

Abb. 3.10. 71-jähriger Patient. Im Juni 1994 tiefe anteriore Rektumresektion wegen eines Karzinoms (T2 No Mx G2), Klammernahtanastomose. Im Januar 1995 Laserdilatation einer narbigen Anastomosenenge mit einem Restlumen vom 3 mm. Zusätzliche hydrostatische Ballondilatation

NACHSORGE

Die postoperative Überwachung ist wegen der Häufigkeit lokaler Rezidive und der günstigen Therapieergebnisse bei rechtzeitigem Eingriff besonders wichtig (Tabelle 3.7–3.11). Über 60% aller lokalen Tumorrezidive treten innerhalb der ersten 2 Jahre nach Entfernung des Primärtumors auf [71]. Zwischen 15–20% dieser Rezidive können erneut kurativ nachoperiert werden, mit einer 5-Jahresüberlebenschance zwischen 40–55% [2].

Neben der klinischen Untersuchung, vor allem der sorgfältigen Überwachung der Operationsregion – Wundheilungsstörungen im Bereich der Anastomose sind makroskopisch oft kaum von Tumorrezidiven zu unterscheiden und sollten daher stets histologisch überprüft werden – und der Kontrolle üblicher Laborparameter (BKS, Blutbild, Gamma-GT, LDH, alkal. Phosphatase, Kreatinin, Haemoccult-Test) empfiehlt sich die Bestimmung des *karzinoembryonalen Antigens* (CEA) im Blut. Bei der Beurteilung von Dickdarmkarzinomen durch Tumormarker ist CEA der Marker der ersten Wahl. Nur bei den seltenen CEA-negativen Tumoren ist die Bestimmung des Carbohydrate-Antigen 19–9 (CA 19–9) – Marker der zweiten Wahl – angezeigt [46].

Beim gesunden Erwachsenen liegt der Normalwert bei maximal 2,5 µg/l/Serum. Werte zwischen 2,6 und 5,0 µg/l gelten als suspekt, und solche über 5 µg/l als pathologisch.

Da sich auch bei Vorliegen von Karzinomen anderer Lokalisationen [107] und selbst bei benignen Erkrankungen wie etwa Entzündungen von Darm, Leber, Pankreas oder beim Lungenemphysem und bei starken Rauchern pathologische CEA-Spiegel finden lassen, eignet sich diese Laboruntersuchung nicht zur Frühdiagnose im Sinne einer Screening-Methode, sondern ausschließlich zur postoperativen Überwachung, um Rezidive kolorektaler Karzinome frühzeitig zu erkennen.

Bei der Verlaufskontrolle ist der individuelle CEA-Spiegel entscheidend. Die Kontrollen sind besonders dann aussagekräftig, wenn sich vor der Operation erhöhte CEA-Werte (bis 70 µg/l) fanden, die sich nach kurativer Entfernung eines kolorektalen Karzinoms (6–8 Wochen später) wieder normalisiert haben. Kein, oder nur ein geringer CEA-Abfall spricht für eine unvollständige Tumorentfernung bzw. für multiple Tumoren [18]. Steigt der Titer sodann wieder deutlich an, so deutet dies mit großer Wahrscheinlichkeit auf ein Rezidiv hin. Ein solcher

Tabelle 3.7. Nachsorgeempfehlung bei Patienten mit Kolonkarzinom UICC-Stadium I [41]

Untersuchung	Monate						
	6	12	18	24	36	48	60
Anamnese, körperliche Untersuchung	+[b]			+			+
Koloskopie [a]	+[b]			+			+

[a] Drei Monate postoperativ, wenn präoperativ Abklärung des gesamten Kolons nicht möglich. Nach dem 5. Jahr alle 3 Jahre Koloskopie.
[b] Nach endoskopischer Abtragung.

Tabelle 3.8. Nachsorgeempfehlung bei Patienten mit Kolonkarzinom UICC-Stadium II–III [41]

Untersuchung	Monate						
	6	12	18	24	36	48	60
Anamnese, körperliche Untersuchung, CEA	+	+	+	+	+	+	+
Abdomensonographie	+	+	+	+	+	+	+
Röntgenthorax		+		+	+		+
Koloskopie[a]				+			+

[a] Drei Monate postoperativ, wenn präoperative Abklärung des gesamten Kolons nicht möglich. Nach dem 5. Jahr alle 3 Jahre Koloskopie.
CT-Abdomen symptomorientiert (CEA-Anstieg etc.).
HNPCC: ohne subtotale Kolektomie: jährlich Koloskopie, wenn kein Adenomnachweis in der Voruntersuchung; nach subtotaler Kolektomie: jährliche Rektoskopie.
Spiralcomputertomographie Abdomen befundorientiert (z. B. bei unklarem Sonographiebefund, CEA-Anstieg).

Tabelle 3.9. Nachsorgeempfehlung bei Patienten mit Rektumkarzinom nach lokaler Exzision [41]

Untersuchung	Monate						
	6	12	18	24	36	48	60
Anamnese, körperliche Untersuchung	+	+	+	+	+	+	+
Rektoskopie oder Sigmoidoskopie, evtl. Endosonographie	+	+	+				
Koloskopie[a]				+			+

[a] Drei Monate postoperativ, wenn präoperativ Abklärung des gesamten Kolons nicht möglich.Nach dem 5. Jahr alle 3 Jahre Koloskopie. Nach endoskpischer Abtragung eines gestielten Polypen mit T1-Karzinom „low risk“ sind bei tumorfreier Polypenbasis die Nachuntersuchungen nach 12 und 18 Monaten entbehrlich.

Tabelle 3.10. Nachsorgeempfehlung bei Patienten mit Rektumkarzinom UICC-Stadium I [41]

Untersuchung	Monate						
	6	12	18	24	36	48	60
Anamnese, körperliche Untersuchung				+			+
Koloskopie [a]				+			+

[a] Drei Monate postoperativ, wenn präoperativ Abklärung des gesamten Kolons nicht möglich. Nach dem 5. Jahr alle 3 Jahre Koloskopie.

Tabelle 3.11. Nachsorgeempfehlung bei Patienten mit Rektumkarzinom [c] UICC-Stadium II+III [41]

Untersuchung	Monate						
	6	12	18	24	36	48	60
Anamnese, körperliche Untersuchung, CEA	+	+	+	+	+	+	+
Abdomensonographie	+	+	+	+	+	+	+
Röntgenthorax (in 2 Ebenen)		+		+	+		+
Nach Rektumresektion: Rektoskopie oder Sigmoidoskopie, evtl. Endosonographie	+	+	+		+[a]	+[a]	
Koloskopie [b]				+			
Spiralcomputertomographie Becken	Drei Monate nach Abschluss der tumorspezifischen Therapie (Operation bzw. adjuvante Strahlen-/Chemotherapie						

[a] Nach adjuvanter Strahlen-/Chemotherapie wegen verzögert auftretender Lokalrezidive.
[b] Drei Monate postoperativ, wenn präoperativ Abklärung des gesamten Kolons nicht möglich. Nach dem 5. Jahr alle 3 Jahre Koloskopie.
[c] Tumoren, die nicht eindeutig dem Rektum oder Sigma zuzuordnen sind (sog. Rektosigmoidkarzinome) werden in der Tumornachsorge wie Rektumkarzinome behandelt.

Anstieg gestattet nicht selten die Erkennung von Metastasen und/oder Rezidiven bereits 6 oder mehr Monate vor der klinischen Manifestation. Aus der Art der Geschwindigkeit der Zunahme kann zumeist auch auf die Art der Progression bzw. Metastasierung geschlossen werden [19, 46].

Finden sich über wenigstens zwei Kontrollen deutliche CEA-Spiegelerhöhungen, und besteht kein Anhalt für eine entzündliche Aktivität (s. o.), sollten zum Ausschluss eines Rezidivs oder Metastasen neben den o. a. Laborproben notfalls alle dem Patienten zumutbaren endoskopischen und röntgenologischen Untersuchungen, Abdominal-CT, Sonographie, i. v.-Urographie, Knochenszintigraphie, Lymphographie usw. eingesetzt werden.

Bei Rezidiven kommt es in 70–80 %, bei hämatogener Metastasierung in 80–100 % zu einem Anstieg der CEA-Spiegel [71].

Nachsorgeempfehlungen für Kolon- und Rektumkarzinome [14, 53, 75, 87] verschiedener Stadien zeigen die Tabellen 3.7–3.11.

PROGNOSE

Ist die Prognose des kolorektalen Karzinoms auch im Vergleich zu der des Magen- und Speiseröhrenkarzinoms günstig, so muss doch festgestellt werden, dass durch die heutigen diagnostischen Möglichkeiten die Heilungsquoten noch wesentlich besser sein könnten. Entscheidend hierfür wäre eine – in den meisten Fällen mögliche – frühere Diagnosestellung, denn die Prognose kolorektaler Karzinome wird entscheidend durch das Tumorstadium zum Zeitpunkt der Primärdiagnose bestimmt. Bei 25 % der Betroffenen sollen sich bereits zum Zeitpunkt der Diagnosestellung Metastasen in der Leber finden [103]. Die Ausdehnung des Primärtumors und das Ausmaß der Metastasierung stehen in direkter Relation zur Überlebenschance der Betroffenen [71]. Patienten, bei denen das Karzinom noch auf die Darmwand beschränkt ist, haben eine 5-Jahresüberlebensrate von mehr als 80 %, während diese Wahrscheinlichkeit auf unter 50 % fällt, wenn Lymphknoten beteiligt sind, und auf unter 3 %, wenn bereits eine Fernmetastasierung eingetreten ist [15]. Die für die Prognose entscheidende Frage ist, ob eine RO-Resektion gelungen ist. Nach RO-Resektion kann mit 5-Jahresüberlebensraten von 55–60 % und 65–80 % alterskorrigiert gerechnet werden, während bei allen anderen Patienten längeres Überleben nur ausnahmsweise festzustellen ist [43].

Das langsame Wachstum des kolorektalen Karzinoms, die guten Möglichkeiten einer frühzeitigen Diagnosestellung, die relativ späte Metastasenbildung und die Möglichkeit der vollständigen operativen Entfernung stellen grundsätzlich günstige Bedingungen für die Prognose dar. So ist es zu verstehen, dass gerade das Dickdarmkarzinom im Vergleich zu den anderen gastrointestinalen Karzinomen die beste Heilungschance aufweist [22, 30, 40, 56]. Allerdings ist zu berücksichtigen, dass das Risiko nach operativer Entfernung eines kolorektalen Karzinoms, ein zweites Karzinom im restlichen Dickdarm zu entwickeln, deutlich erhöht ist. So ist bei 11 % aller Patienten, die einen ersten operativen Eingriff 5 Jahre überlebt haben, mit einem Zweitkarzinom zu rechnen [71]. Bei etwa 5 % aller kolorektalen Karzinome findet man außerdem einen extrakolischen Zweittumor, bei Frauen vor allem Mamma- und Genitalkarzinome [71].

3.1.2.2
Analkarzinom

Maligne epitheliale Tumoren im Analbereich kommen im Verhältnis zu kolorektalen Malignomen selten vor. Die analen Karzinome machen nur 1–5% aller Kolon- und Rektumkarzinome aus [43, 58, 72, 77].

Das durchschnittliche Manifestationsalter des auch multipel auftretenden [74, 107] Analkarzinoms liegt in der 6. Lebensdekade [27, 43, 58, 65, 76].

Karzinome des distalen Analkanals und Analrandes treten 3- bis 4-mal häufiger bei Männern auf, während von solchen des proximalen Analbereiches Frauen häufiger betroffen sind [58].

Karzinome des Analkanals und des Analrandes werden getrennt klassifiziert.

Gemäß der unterschiedlichen Epithelien des Analkanals kommt es zur Ausbildung histomorpholo-

Tabelle 3.12. Histologische Typisierung der Karzinome des Analkanals und des Analrandes nach WHO

Analkanal	Analrand
• Plattenepithelkarzinom (kloakogenes Karzinom, Abb. 3.11) – großzellig verhornend – großzellig nicht verhornend (Übergangsepithelkarzinom) – basaloid – mit muzinösen Mikrozysten – spindelzellig	• Plattenepithelkarzinom (Abb. 3.12) • Plattenepithelcarcinoma in situ • Morbus Bowen • Verruköses Karzinom • Basalzellkarzinom (Basaliom, Abb. 3.13, 3.14) • Andere • Morbus Paget, extramammär
• Adenokarzinom – vom rektalen Typ der Analdrüsen – in anorektalen Fisteln	
• Kleinzelliges („oat cell") Karzinom	
• Undifferenziertes Karzinom	

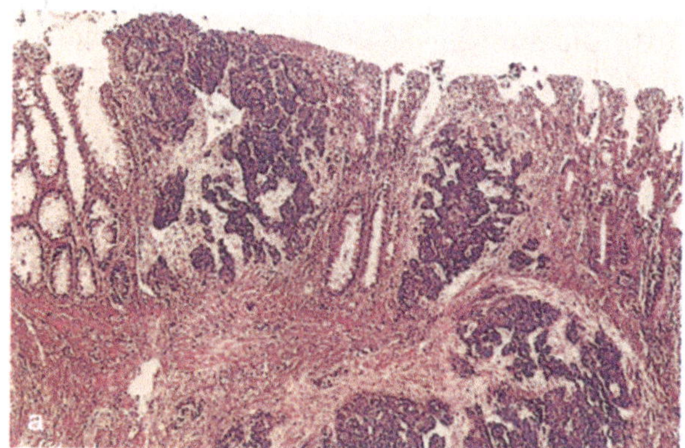

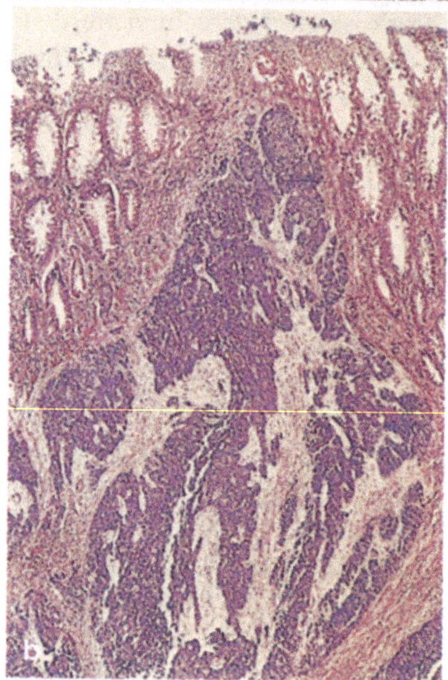

Abb. 3.11 a, b. Kloakogenes Karzinom. Kleinzellig-anaplastisches Karzinom, entstanden innerhalb von Proktodäaldrüsen. HE-Färbung

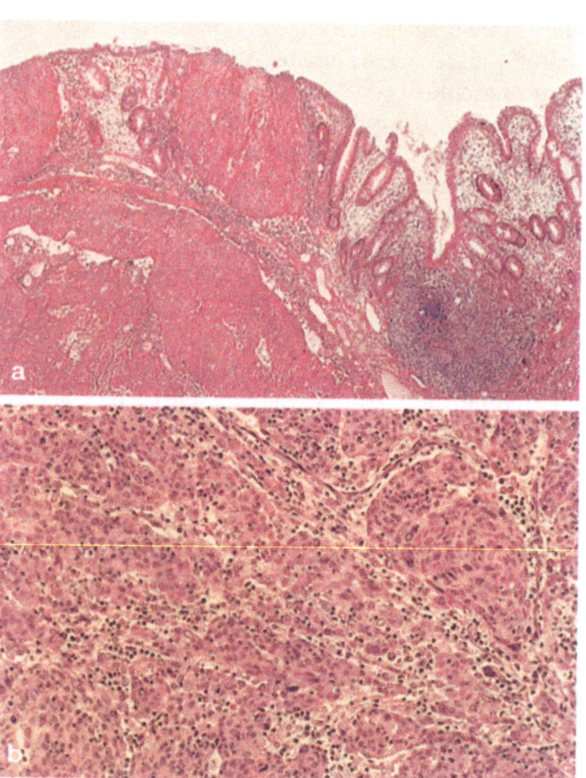

Abb. 3.12. a Epidermoides Karzinom. Rektum. HE-Färbung. **b** Ausschnitt aus **a**: mittelgradig differenziertes, nicht verhornendes Plattenepithelkarzinom. HE-Färbung

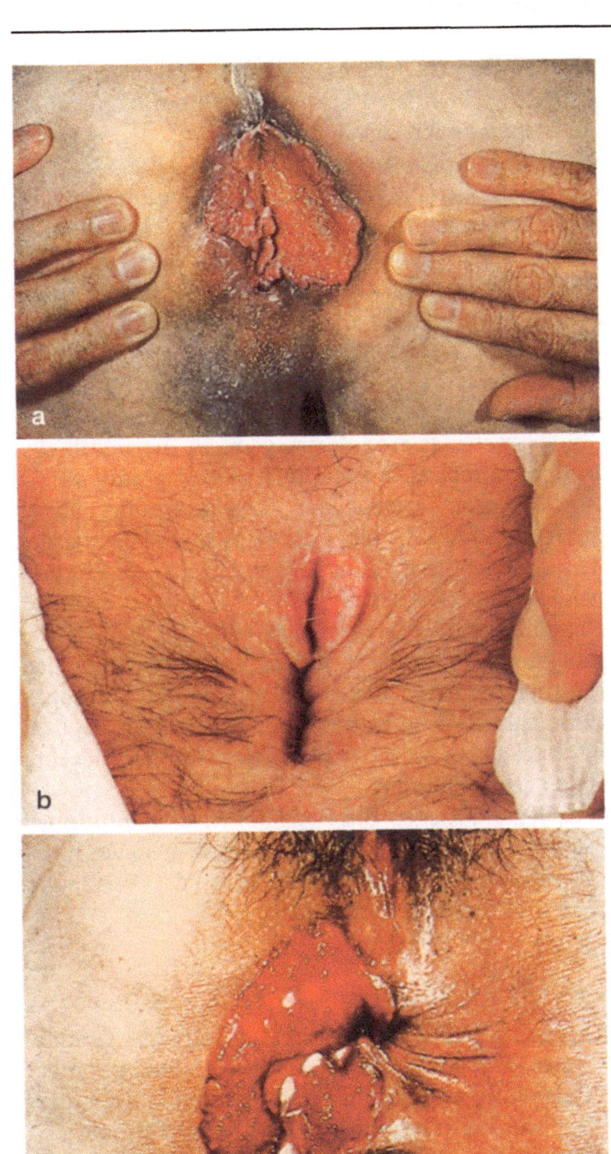

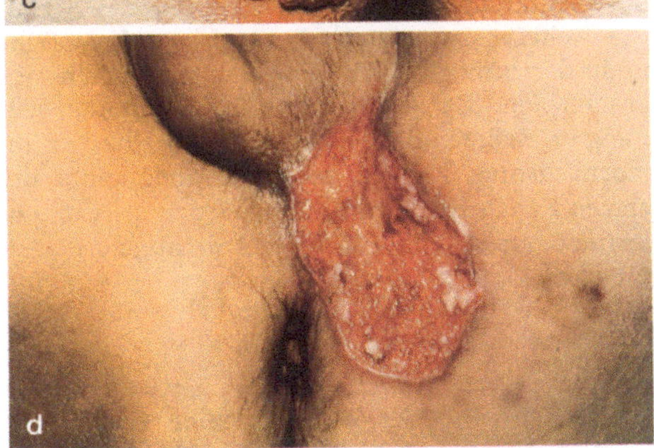

Abb. 3.13 a–d. Basaliome im Anal- und Perianalbereich

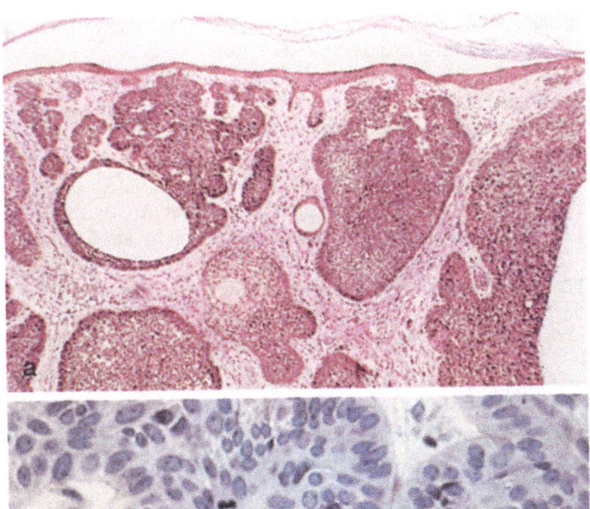

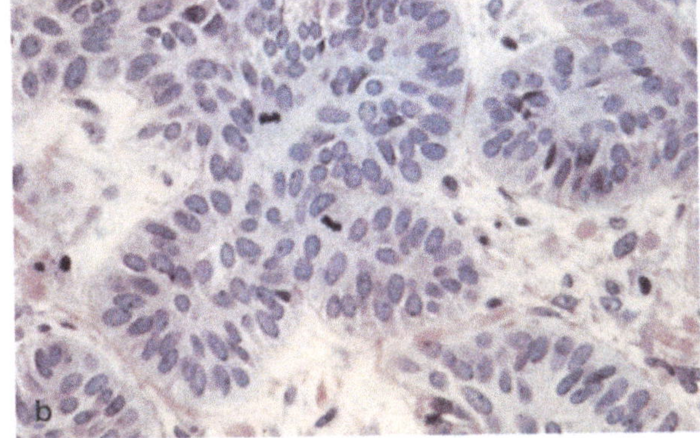

Abb. 3.14. **a** Basalioma solidum partim cysticum. Zu beachten sind einerseits die soliden epithelialen Zellzapfen im kutanen Bindegewebe und die größeren und kleineren Zysten, die von basaliomatösen Zellformationen umgeben werden; Stromareaktion gering. HE-Färbung. **b** Basalioma solidum, Detailaufnahme, solide Basaliomstränge mit palisadenförmig angeordneten Zellen in den Randabschnitten

gisch ganz verschiedenartiger Karzinomformen (s. u.). Histologisch überwiegen mit etwa 90 % Plattenepithelkarzinome [43].

Tabelle 3.12 zeigt die histologische Typisierung der Karzinome des Analkanals und des Analrandes nach WHO [20].

Die TNM-Klassifikation und Stadiengruppierung ist in Tabelle 3.13 dargelegt [106].

ÄTIOLOGIE

Ätiopathogenetisch spielen neben den als Präkanzerosen geltenden Krankheitsbildern Morbus Bowen (S. 172 ff.) und dem extramammären Morbus Paget (S. 222 ff.) vor allem bestimmte Serotypen der Papilloma-Viren eine Rolle (s. hierzu S. 161). Weiterhin wurde u. a. das Rauchen sowie der rezeptive Analverkehr als Risikofaktor beschrieben [10, 65, 91].

Tabelle 3.13. TNM-Klassifikation und Stadiengruppierung des Analkarzinoms nach UICC [106]

T – Primärtumor

TX	Primärtumor kann nicht beurteilt werden
T0	Kein Anhalt für Primärtumor
Tis	Carcinoma in situ
T1	Tumor 2 cm oder weniger in größter Ausdehnung
T2	Tumor mehr als 2 cm, aber nicht mehr als 5 cm in größter Ausdehnung
T3	Tumor mehr als 5 cm in größter Ausdehnung
T4	Tumor jeder Größe mit Infiltration benachbarter Organe, z. B. Vagina, Urethra oder Harnblase (Befall der Sphinktermuskulatur allein wird nicht als T4 klassifiziert)

N – Regionäre Lymphknoten

NX	Regionäre Lymphknoten können nicht beurteilt werden
N0	Keine regionären Lymphknotenmetastasen
N1	Metastase(n) mit perirektalen Lymphknoten
N2	Metastase(n) in inguinalen Lymphknoten einer Seite und/oder in Lymphknoten an der A. iliaca interna einer Seite
N3	Metastasen in perirektalen und inguinalen Lymphknoten und/oder in Lymphknoten an der A. iliaca interna beidseits und/oder in bilateralen Leistenlymphknoten

M – Fernmetastasen

MX	Fernmetastasen können nicht beurteilt werden
M0	Keine Fernmetastasen
M1	Fernmetastasen

pTNM: Pathologische Klassifikation
Die pT-, PN- und pM-Kategorien entsprechen den T-, N- und M-Kategorien.
pN0: Regionäre perirektal-pelvine Lymphadenektomie und histologische Untersuchung üblicherweise von 12 oder mehr Lymphknoten und/oder inguinale Lymphadenektomie und histologische Untersuchung üblicherweise von 6 oder mehr Lymphknoten.

Stadiengruppierung

Stadium 0	Tis	N0	M0
Stadium I	T1	N0	M0
Stadium II	T2	N0	M0
	T3	N0	M0
Stadium IIIA	T1	N1	M0
	T2	N1	M0
	T3	N1	M0
	T4	N0	M0
Stadium IIIB	T4	N1	M0
	jedes T	N2, N3	M0
Stadium IV	jedes T	jedes N	M1

KLINIK

Die klinischen *Erscheinungsbilder* verschiedener Analkarzinome zeigt die Abb. 3.15.
Etwa 75 % der im proximalen Analkanal lokalisierten Karzinome infiltrieren das untere Rektum und erscheinen hierdurch klinisch oftmals als Rektumtumoren.
Die aus Proktodäaldrüsen und anorektalen Fisteln sich entwickelnden Karzinome breiten sich jedoch vorwiegend nach distal aus [26].
Analkarzinome breiten sich lymphogen, hämatogen und per continuitatem aus. Zur hämatogenen Metastasierung kommt es sehr viel seltener als bei den kolorektalen Adenokarzinomen [55, 58, 95].
Die lymphogene Metastasierung der Analkarzinome erfolgt bevorzugt in die perirektalen und iliakalen Lymphknoten entlang der A. mesenterica inferior (S. 9).
Karzinome des distalen Analkanals und des Analrandes metastasieren vorwiegend in die inguinalen Lymphknoten, aber auch nach proximal [26, 58].
Die *Symptomatologie* des Analkarzinoms ähnelt gutartigen Analleiden; die Beschwerden werden demzufolge häufig als Hämorrhoiden, Fissuren u. Ä. fehldiagnostiziert.
Demzufolge und wegen der häufigen Koinzidenz mit gutartigen Analerkrankungen ist die Diagnosestellung des Analkarzinoms oft deutlich verzögert [96]. Zum Zeitpunkt der Diagnosestellung liegt daher bereits bei 63 % der Fälle ein Befall der mesenterialen Lymphknoten vor [95].
Vorwiegend klagen die Betroffenen über Blutungen (50 %), Schmerzen, Fremdkörpergefühl sowie Pruritus infolge Irritation (Sekret, Blut) der Perianalregion und Stuhlunregelmäßigkeiten.

DIAGNOSE

Therapierefraktäre ulzeröse oder polypöse Veränderungen im Analbereich sind stets malignomverdächtig und sollten unverzüglich histologisch abgeklärt werden. Eine eingehende, weiterführende endoskopische und röntgenologische Tumorsuche, die Bestimmung der Tumormarker (CEA, SCC) sowie weiterer Laborwerte und ggf. gynäkologische und/oder urologische Untersuchungen sollten sich anschließen. Zur Feststellung der Tumorausdehnung im Rahmen der Therapieplanung bzw. der Tumornachsorge kommt der Endosonographie des analen Kanals bzw. des Rektums neben der Computertomographie eine zunehmend wichtigere Bedeutung zu [43, 81].

THERAPIE

Die Behandlung der Analkarzinome richtet sich nach Lokalisation, Karzinomtyp und Tumorausdehnung.
Als Therapie der Plattenepithelkarzinome des Analkanals und -randes stehen die operative Entfernung des Tumors (lokale Exzision, abdominoperineale Exstirpation), die Radiotherapie allein oder in Kombination mit der Polychemotherapie nach dem

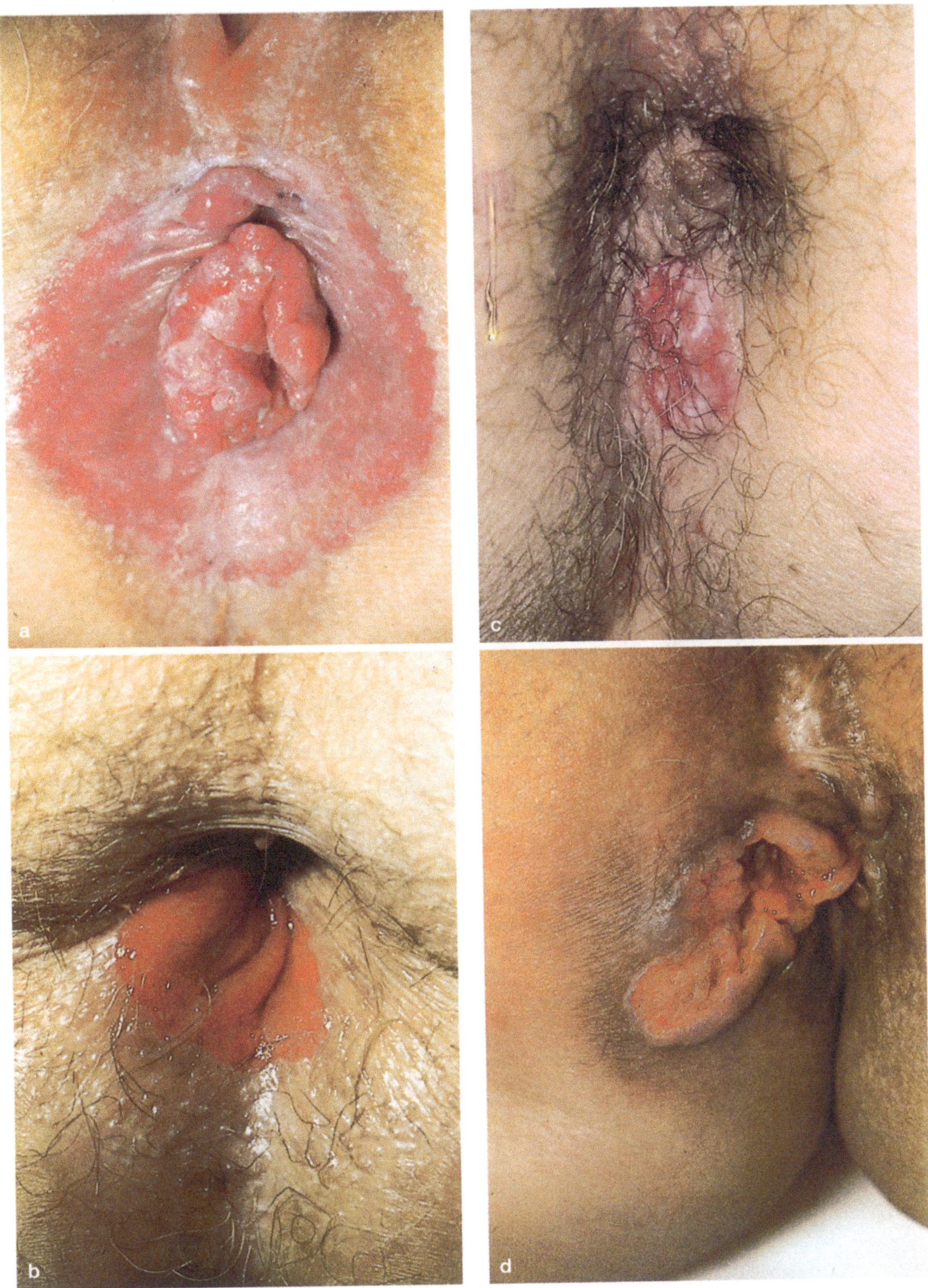

Abb. 3.15 a–g. Histologisch jeweils gesicherte Analkarzinome verschiedener Entwicklungsstadien. **e–h** s. S. 260

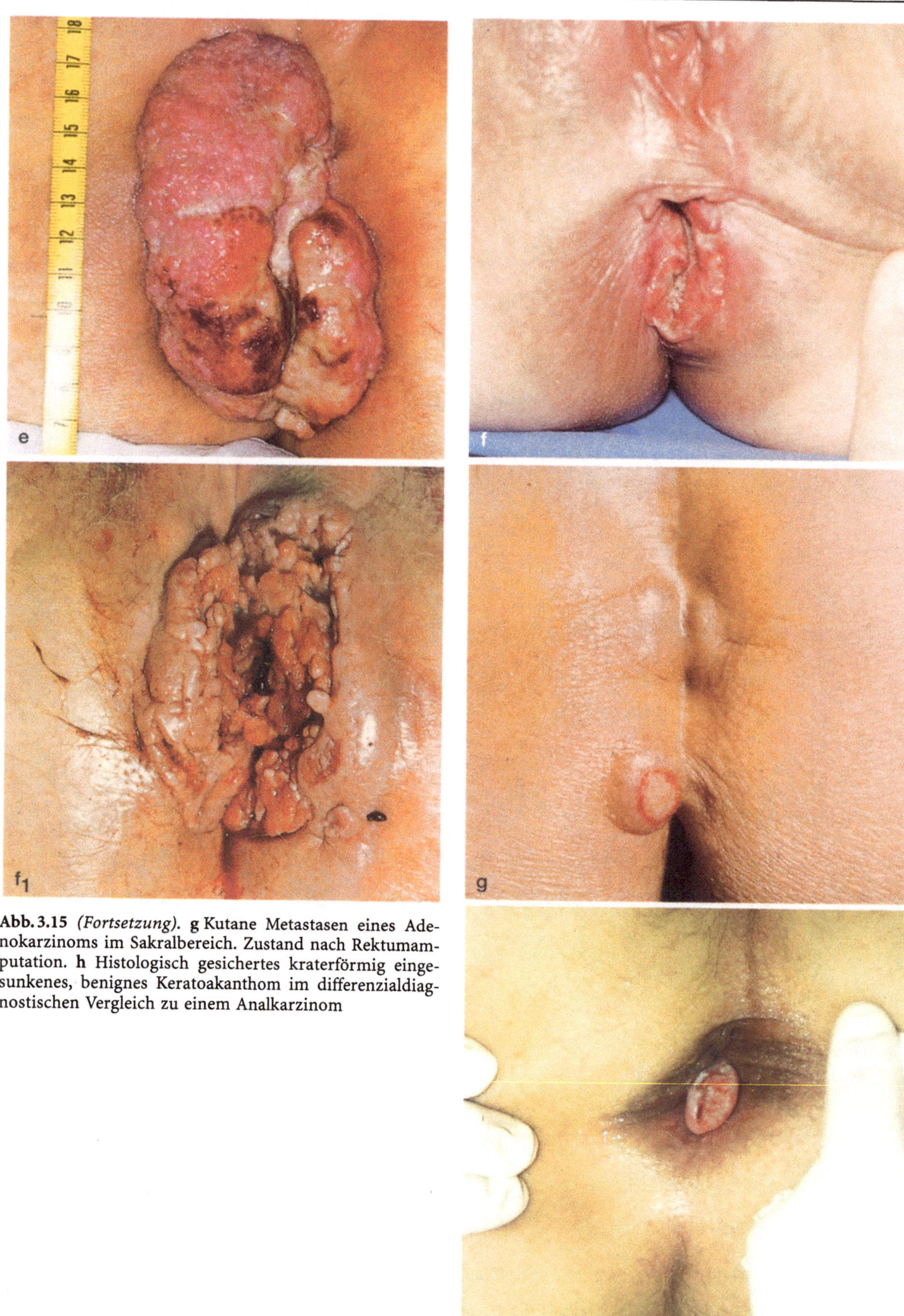

Abb. 3.15 *(Fortsetzung).* **g** Kutane Metastasen eines Adenokarzinoms im Sakralbereich. Zustand nach Rektumamputation. **h** Histologisch gesichertes kraterförmig eingesunkenes, benignes Keratoakanthom im differenzialdiagnostischen Vergleich zu einem Analkarzinom

Tabelle 3.14. Nachsorge bei Patienten mit Analkarzinom

Untersuchung	Wochen [a]	Monate [a]								
	6	3	6	9	12	18	24	36	48	60
Anamnese, körperliche Untersuchung	+	+	+	+	+	+	+	+	+	+
Sonographie des Abdomens			+		+	+	+	+	+	
Röntgen des Thorax in 2 Ebenen					+			+		+
Rektoskopie, evtl. Endosonographie	+	+	+	+	+	+	+			
MRT oder Spiral-CT des Beckens			+		+	+	+			

[a] Nach Abschluss der Radiochemotherapie.

NIGRO-Schema (5-Fluorouracil: 1000 mg/m²/Tag an den Tagen 1–5 und 29–33 als 120-h-Infustion, sowie Mitomycin C: 10 mg/m²/Tag an den Tagen 1 und 29 als intravenöser Bolus) zur Verfügung. Für die Radiochemotherapie als Erstbehandlungsverfahren spricht, dass hierdurch eine ähnlich hohe, wenn nicht höhere Heilungsrate wie durch die abdominoperineale Exstirpation erzielt werden kann, jedoch ohne Verlust der anorektalen Kontinenz.
Eine abdominoperineale Rektumexstirpation ist indiziert bei histologisch gesichertem, trotz Radiochemotherapie persistierendem Tumor oder einem lokoregionären Rezidiv [51]. Die Rezidivrate nach Radiochemotherapie wird mit 39 % und nach alleiniger Radiotherapie mit 61 % angegeben [100]. Demgegenüber ist beim Adenokarzinom des Analkanals die radikale chirurgische Entfernung (abdominoperineale Rektumexstirpation) indiziert [48]. Was das therapeutische Vorgehen im Einzelfall betrifft, wird auf die weiterführende Literatur verwiesen [4, 20, 24, 29, 47, 48, 64, 67, 83, 84, 100].

NACHSORGE

Nachsorgeuntersuchungen sollten 6 Wochen nach Abschluss der Therapie beginnen. Empfehlungen zum weiteren Vorgehen finden sich in Tabelle 3.14 [48] (Krebsvorsorge s. S. 67ff.).

PROGNOSE

Wie die jeweils einzuschlagende Therapie, so ist auch die Prognose im Einzelfall abhängig von Karzinomtyp, Tumorausdehnung und -lokalisation. Bei mit Radiochemotherapie primär behandelten Patienten beträgt die 5-Jahresüberlebensrate 60–85 % alterskorrigiert, früher bei ausschließlich chirurgischer Behandlung betrug sie 50–70 % [43].

Literatur

1. Aaltonen LA et al. (1993) Clues to the pathogenesis of familial colorectal cancer. Science 260: 812–816
2. Altendorf A, Stühler C, Hohenberger W (1995) Nachsorge beim kurativ resezierten kolorektalen Karzinom. Was ist sinnvoll? Münch Med Wochenschr 137: 203–206
3. Anderson BO et al. (1994) Transrectal ultrasonography and operative selection for early carcinoma of the rectum. J Am Coll Surg 179: 513–517
4. Bartelink H, Roelofsen F, Eschwege F et al. (1997) Concomitant radiotherapy and chemotherapyis superior to radiotherapy alone in the treatment of locally advanced anal cancer: Results of a phase III randomized trial of the European Organization for Research and Treatment of Cancer, Radiotherapy and Gastrointestinal Cooperative Groups. J Clin Oncol 15: 2040–4049
5. Barras J-P et al. (1995) Rektumkarzinom: Welcher Patient braucht eine abdominoperineale Resektion? Chir Gastroenterol 11: 340–344
6. Burns FJ (1980) Synchronous and metachronous malignancies of the colon and rectum. Dis Colon Rectum 23: 578–579
7. Caspary WF, Hanisch E, Raedle J et al. (1999) Kolorektales Karzinom und HNPCC. In: Caspary WF, Stein J (Hrsg) Darmkrankheiten, Klinik, Diagnostik und Therapie. Springer, Berlin Heidelberg New York Tokio, S 545–575
8. Cohen PR et al. (1995) Muir-Torre syndrome. Dermatol Clin 13: 79–89
9. Croft PB, Wilkinson M (1965) The incidence of carcinomatous neuromyopathy in patients with various types of carcinoma. Brain 88: 427–434
10. Daling JR, Weiss NS, Hislop TG et al. (1987) Sexual practices, sexually transmitted diseases, and the incidence of anal cancer. N Engl Med 317: 973–977
11. Del Gandio A et al. (1995) Synchrone und metachrone Läsionen beim kolorektalen Karzinom. Coloproctology 3: 119–124
12. Deutsche Krebsgesellschaft und ihre Arbeitsgemeinschaften, Deutsche Gesellschaft für Chirurgie und Deutsche Gesellschaft fürVerdauungs- und Stoffwechselkrankheiten (1999) Interdisziplinäre Leitlinie zur Therapie des Kolonkarzinoms. Forum DKG 14: 132–138
13. Deutsche Krebsgesellschaft und ihre Arbeitsgemeinschaften, Deutsche Gesellschaft für Chirurgie und Deutsche Gesellschaft für Verdauungs- und Stoff-

wechselkrankheiten (1999) Interdisziplinäre Leitlinie zur Therapie des Rektumkarzinoms. Forum DKG 14: 140–147
14. Eckardt VF, Bernhard G (1997) Nachsorge beim kolorektalen Karzinom. Dtsch Ärztebl 8: A-456–A-462
15. Eckardt VF, Kanzler G (1996) Prävention und Früherkennung kolorektaler Karzinome. In: Hahn G, Riemann JF (Hrsg) Klinische Gastroenterologie, Bd 1, 3. Aufl. Thieme, Stuttgart, S 979–984
16. Eickhoff A, Riemann JF (2000) Das Kolonkarzinom. Aktueller Stand von Früherkennung und endoskopischer Prävention. Internist 41: 860–867
17. Esche C et al. (1996) Muir-Torre-Syndrom. Z Hautkrankht 4: 301–303
18. Fateh-Moghadam A, Stieber P (1993) Tumormarker und ihr sinnvoller Einsatz, 2. Aufl. Jürgen Hartmann, Marloffstein-Rathsberg
19. Fateh-Moghadam A, Stieber P (1996) Kriterien zum Einsatz von Tumormarkern. Fortschr Med 9: 107/31–108/32
20. Feldmann HJ, Böttcher K, Rosenberg R (2000) Analkarzinom. In: Roder ID, Stein HJ, Fink U (Hrsg) Therapie gastrointestinaler Tumoren. Springer, Berlin Heidelberg New York Tokio, S 367–374
21. Frühmorgen P, Kriel L (1998) Leitlinien zur endoskopischen Ektomie kolorektaler Polypen mit der Schlinge. Z Gastroenterol 36: 117–119
22. Gagliardi G et al. (1995) New grade-related prognostic variable for rectal cancer. Br J Surg 82: 599–602
23. Gall FP, Hermanek P (1992) Wandel und derzeitiger Stand der chirurgischen Behandlung des kolorektalen Karzinoms. Chirurg 63: 227–234
24. Garbe C (Hrsg) (1998) Diagnostische und therapeutische Standards in der dermatologischen Onkologie. Zuckschwerdt, München Bern Wien New York
25. Gebbers J-O (1988) Pathologie und Klinik der Vorstadien des Dickdarmkarzinoms. Z Allgemeinmed 64: 547–556
26. Gebbers J-O, Laissue J-A (1984) Pathologie der Analtumore. Schweiz Rundschau Med 73: 847–862
27. Gebbers J-O, Remmele W (1996) Analregion. In: Remmele W (Hrsg) Pathologie, Bd 2, 2. Aufl. Springer, Berlin Heidelberg New York Tokio, S 691–701
28. Grabenbauer G, Panzer G, Hültenschmidt B et al. (1994) The prognosis factors following the simultaneous radiochemotherapy of anal carcinoma in a multicenter series of 139 patients. Strahlenther Onkol 170: 391–399
29. Graeven U, Schmiegel W (2000) Das Kolonkarzinom. Konsens der therapeutischen Strategien. Internist 41: 876–885
30. Gross T, Metzger U (1995) Prognostische Kriterien beim Rektumkarzinom. Chir Gastroenterol 11: 314–322
31. Grün R, Girona J (1993) Sonographische Diagnostik von Sigmakarzinomen. Coloproctology 2: 114–117
32. Guide to Clinical Preventive Services (1995) 2nd Report of the US Preventive Services Task Force. Dept. of Health and Human Services, Washington, DC
33. Hall HR (1994) Muir-Torre syndrome: a variant of the cancer family syndrome. J Med Genet 31: 627–631
34. Haller DG, Catalano PJ, Macdonald JS et al. (1998) Fluoruracil (FU) leucovorin (LV) and levamosole (LEV) adjuvant therapy for colon cancer: Five-year final report of INT-0089. Proc Annu Meet Am Soc Oncol 17: 256a
35. Harris JE, Ryan L, Hoover HC et al. (2000) Adjuvant active specific immunotherapy for stage II and III colon cancer with an autologous tumor cell vaccine: Eastern Cooperative Oncology Group Study E5483. J Clin Oncol 18: 148–157
36. Hartig C, Stieler W, Stadler R (1995) Muir-Torre-Syndrom. Hautarzt 46: 107–113
37. Hermanek P (1995) Klinische Pathologie des Rektumkarzinoms. Chir Gastroenterol 11: 304–308
38. Hermanek P (1995) Kurative Therapie des kolorektalen Karzinoms durch endoskopische Polypektomie – immer noch ein Diskussionsthema? Klinikarzt 24: 352–357
39. Hermanek P (Hrsg) (2000) Diagnose und Therapie maligner Erkrankungen – Kurzgefasste interdisziplinäre Leitlinien 2000. Zuckschwerdt, München, S 124–138
40. Hermanek P jr et al. (1994) Langzeitergebnisse der chirurgischen Therapie des Coloncarcinoms. Chirurg 65: 287–297
41. Hermanek P, Junginger T, Hossfeld DK, Müller R-P, Fölsch UR (1999) Nachsorge und Rehabilitation bei Patienten mit gastrointestinalen Tumoren. Dtsch Ärztebl 96: A2084–A2088
42. Hohenberger W, Meyer T, Hermanek P (1995) Diagnostische Verfahren bei kolorektalen Karzinomen. In: Hermanek P (Hrsg) Qualitätssicherung in der Onkologie. Diagnostische Standards. Zuckschwerdt, München, S 95–121
43. Hohenberger W, Hermanek jr P, König HJ (1996) Kolon-, Rektum- und Analkanaltumoren. In: Hahn G, Riemann JF (Hrsg) Klinische Gastroenterologie, Bd 1, 3. Aufl. Thieme, Stuttgart, S 991–1024
44. Hulsmans FJH et al. (1994) Assessment of tumor infiltration depth in rectal cancer with transrectal sonography: Caution is necessary. Radiology 190: 715
45. International Multicentre Pooled Analysis of B2 Colon Cancer Trial (IMPACT B2) Investigators (1999) Efficacy of adjuvant fluorouracil and folinic acid in B2 colon cancer. J Clin Oncol 17: 1356–1363
46. Janssen K (1995) Wie aussagekräftig sind Tumormarker? Fortschr Med 4: 49–51
47. Jass Jr, Sobin LH (eds) (1989) WHO histological typing of malignant tumours, 2nd edn. Springer, Berlin Heidelberg New York
48. Junginger T (2000) Analkarzinom – Interdisziplinäre Leitlinie. Coloproctology 22: 231–235
49. Junginger T (2000) Kolonkarzinom – Interdisziplinäre Leitlinie. Coloproctology 22: 145–152
50. Junginger T (2000) Rektumkarzinom – Interdisziplinäre Leitlinie. Coloproctology 22: 182–191
51. Junginger T, Hossfeld DK, Sauer R et al. (1999) Adjuvante und neoadjuvante Therapie bei Kolon- und Rektumkarzinom vom 01.07.1998. Dtsch Ärztebl 96: A698–700
52. Keller HW et al. (1995) Rektumkarzinom, Rektumamputation, Kontinenzresektion und lokale Tumorabtragung. Dtsch Ärztebl 47: A-3316–A-3321
53. Kjeldsen BJ, Kronborg O, Fenger C, Jørgensen OD (1997) A prospective randomized study of follow-up after radical surgery for colorectal cancer. Br J Surg 84: 666–669
54. Kolodner RD et al. (1994) Structure of the human MSH 2 locus and analysis of two Muir-Torre kindreds for MSH 2 mutations. Genomics 24: 516–626

55. Kuehn PG, Eisenberg H, Reed JF (1968) Epidermoid carcinoma of the perianal skin and of the anal canal. Cancer 22: 932–938
56. Li Destri G et al. (1994) Kolorektale Karzinome bei jungen Menschen: Eine schlechtere Prognose? Ist das wahr? Coloproctology 1: 56–61
57. Liver Infusion Meta-analysis Group (1997) Portal vein chemotherapy for colorectal cancer: a meta-analysis of 4000 patients in 10 studies. J Natl Cancer Inst 89: 497–505
58. Lorenz EPM et al. (1994) Die multimodale Therapie des Analkarzinoms. Coloproctology 1: 23–29
59. Lynch HT, Rozen P, Schuelke GS, Lynch JF (1984) Hereditary colorectal cancer review: colonic polyposis and nonpolyposis colonic cancer (Lynch syndrome I and II). Surv Dig Dis 2: 244–260
60. Lynch HAT et al. (1993) Cancer control problems in the lynch syndromes. Dis Colon Rectum 36: 254–260
61. Lynch HT et al. (1993) Genetics, natural history, tumor spectrum and pathology of hereditary nonpolyposis colorectal cancer: an updated review. Gastroenterology 104: 1535–1548
62. Mac Farlane JK et al. (1993) Mesorectal excision for rectal cancer. Lancet 1: 457–460
63. Mamounas E, Wienand S, Wolmark N et al. (1999) Comparative efficacy of adjuvant chemotherapy in patients with Dukes B versus Dukes C colon cancer: Results from four National Surgical Adjuvant Breast and Bowel Project Protocol Studies (C.01, C-02, C-03, and C-04). J Clin Oncol 17: 1349–1355
64. Mappes H-J (2000) Gibt es noch chirurgische Indikationen in der Therapie des Anal-Karzinoms? Zentralbl Chir 125: 365–369
65. Messinetti S et al. (1994) Perianale Adenokarzinome. Coloproctology 3: 174–181
66. Muir EG, Bell AJY, Barlow KA (1967) Multiple primary carcinomata of the colon, duodenum and larynx associated with kerato-akanthomas of the face. Br J Surg 54: 191–195
67. Myerson RJ, Karnell LH, Menck HR (1997) The national cancer data base report on carcinoma of the anus. Cancer 80: 805–815
67 a. Nehls O, Porschen R, Gregor M, Klump B (2001) Stellenwert von Oxaliplatin in der Therapie dews fortgeschrittenen kolorektalen Karzinoms. Z Gastroenterol 39: 1033–1047
68. Nekarda H, Böttcher K, Zimmermann F et al. (2000) Kolon-/Rektumkarzinom. In: Roder ID, Stein HJ, Fink U (Hrsg) Therapie gastrointestinaler Tumoren. Springer, Berlin Heidelberg New York Tokio, S 336–366
69. Nelson RL, Persky V, Turky M (1999) Determination of factors responsible for the declining incidence of colorectal cancer. Dis Colon Rectum 42: 741–752
70. O'Connell M, Laurie JA, Kahn MJ et al. (1998) Prospectively randomized trial of postoperative adjuvant chemotherapy in patients with high-risk colon cancer. J Clin Oncol 16: 295–300
71. Otto HF, Remmele W (1996) Kolon and Rektum. In: Remmele W (Hrsg) Pathologie, Bd 2, 2. Aufl. Springer, Berlin Heidelberg New York Tokio, S 645–659
72. Pack GT, Oropeza R (1967) A comparative study of melanoma and epidermoid carcinoma of the anal canal: A review of 20 melanomas and 29 epidermoid carcinomas 1930–1965. Dis Colon Rectum 10: 161–176
73. Papadopoulos N, Lindblom A (1997) Molecular basis of HNPCC: mutations of MMR genes. Hum Mut 10: 89–99
74. Parturier-Albot M, Prevost AG, Albot G, Bolgert M (1982) Les carcinomes multicentriques de la région ano-rectale. A propos de l'association d'un épithélioma villeux de l'ampoule rectale, d'une maladie de Bowen anale et d'une maladie de Paget anale. Ann Gastroentérol Hépatol 18: 227–335
75. Pietra N, Sarli L, Costi R et al. (1998) Role of follow-up in management of local recurrences of colorectal cancer. Dis Colon Rectum 41: 1127–1133
76. Pignon T et al. (1994) Epidermoidkarzinom des Analkanals – Ergebnisse einer Behandlung mit ausschließlicher Bestrahlung. Coloproctology 1: 17–22
77. Quan SHQ (1983) Carcinoma of the anus. Intern Adv Surg Oncol 6: 323–335
78. Rodriguez-Bigas MA, Boland CR, Hamilton SR et al. (1997) A National Cancer Institute Workshop on Hereditary Nonpolyposis Colorectal Cancer Syndrome: meeting highlights and Bethesda guidelines. J Natl Cancer Inst 89: 1758–1762
79. Rougier P, Sahmoud T, Nitti D et al. (1998) Adjuvant portal-vein infusion of fluorouracil and heparin in colorectal cancer: a randomised trial. Lancet 351: 1677–1681
80. Rowland R, Schneck S (1963) Neuromuscular disorders associated with malignant neoplastic disease. J Chron Dis 16: 777–795
81. Sailer M et al. (1997) Die Endosonographie des Analkarzinoms. Coloproctology 2: 84–88
82. Scheurer U, Stoupis C (1995) Rektumkarzinom: Diagnostischer Standard. Chir Gastroenterol 11: 310–313
83. Schlag PM, Hünerbein M (1995) Anal cancer: multimodal therapy. World J Surg 19: 282–286
84. Schlienger M, Krzisch C, Pene F et al. (1989) Epidermoid carcinoma of the anal canal: treatment results and prognostic variables in a series of 242 cases. Int J Radiat Oncol Biol Phys 17/6: 141–151
85. Schmiegel W, Adler G, Frühmorgen P et al. (2000) Kolorektales Karzinom: Prävention und Früherkennung in der asymptomatischen Bevölkerung – Vorsorge bei Risikopatienten – Endoskopische Diagnostik, Therapie und Nachsorge von Polypen und Karzinomen (Leitlinien der DGVS). Z Gastroenterol 38: 49–75
86. Schmoll HJ, Köhne CH, Lorenz M et al. (2000) Weekly 24 h infusion of high-dose (HD) 5-fluorouracil with or without folinic acid (FA) vs. bolus 5-FU7FA (NCCTG/Mayo) in advanced colorectal cancer (CRC): a randomized phase III study of the EORTC GITCCG and the AIO. Proc Am Soc Clin Oncol 19: 241 a (abstr 935)
87. Schoemaker I, Black R, Giles L, Toonli I (1998) Yearly colonoscopy, liver CT, and chest radiography do not influence 5 years survival of colorectal cancer patients. Gastroenterology 114: 7–14
88. Schumpelick V, Willis S, Kasperk R (2000) Moderne Operationsverfahren des Rektumkarzinoms. Dtsch Ärztebl 97: A-1138–1146
89. Schutt AJ (1976) Paraneoblastic syndromes associated with gastrointestinal cancer. Clin Gastroenterol 5: 682–702
90. Schwartz RA, Torre DP (1995) The Muir-Torre syndrome: A 25-year retrospect. J Am Acad Dermatol 33: 90–104

91. Sommer B, Hagedorn M (1996) Entstehung eines Stachelzellkarzinoms auf einem chronischen Analekzem und therapeutische Konsequenzen. Hautarzt 47: 850–853
92. Soreide O, Norstein J, Fielding LP et al. (1997) International standardisation and documentation of the treatment of rectal cancer. In: Soreide O, Norstein J (eds) Rectal cancer surgery. Optimisation – Standardisation – Documentation. Springer, Berlin Heidelberg New York Tokyo, p 430
93. Statistisches Bundesamt (1998) Statistisches Jahrbuch 1998. Metzler-Poeschel, Stuttgart
94. Strunk H et al. (1990) Hochauflösende Dünnschicht-CT zum präoperativen Staging beim Rektumtumor. Vergleich mit der endoluminalen Sonographie und Histologie. ROFO 153: 591
95. Sugarbaker PH, Gunderson LL, MacDonald JS (1982) Cancer of the anal region. In: DeVita VT, Hellmann S, Rosenberg SA (eds) Cancer: Principles and practice of oncology. Lippincott, Philadelphia Toronto, pp 724–731
96. Tanum G (1992) Diagnosis and treatment of anal carcinoma. Acta Oncol 31: 513–518
97. Tolmos J, Vargas HI, Lim S, Stamos M (1997) A fourty-year experience with anal carcinoma: Changing trends and impact of multimodality therapy. Am Surg 63: 918–922
98. Tomeo CA (1999) Harvard report on cancer prevention. Cancer Causes Control 10: 167–180
99. Tomiki Y, Kamano T, Hayashida Y et al. (2001) Natural history of sigmoid colon cancer: report of a patient observed for 4 years. Endoscopy 33(3): 280–283
100. UKCCCR Anal Cancer Trial Working Party (1996) Epidermoid anal cancer: results from the UKCCCR randomised trial of radiotherapy alone versus radiotherapy, 5-fluorouracil and mitomycin. Lancet 348: 1049–1054
101. Vasen HF, Mecklin JP, Khan PM, Lynch HAT (1991) The International Collaborative Group on Hereditary Non-Polyposis Colorectal Cancer (ICG-HNPCC). Dis Colon Rectum 34: 424–425
102. Vermorken JB, Claesen AME, Tinteren H van et al. (1999) Active specific immunotherapy for stage II and III human colon cancer: a randomized trial. Lancet 353: 345–350
103. Vogl ThI, Germer C, Mack MG (2001) Therapiestudie zu Lebermetastasen des kolorektalen Karzinoms. Dtsch Ärztebl 13: B714
104. Williams RC jr (1959) Dermatomyositis and malignancy: A Review of the literature. Ann Intern Med 50: 1174–1181
105. Winawer SJ, Fletcher RH, Miller L et al. (1997) Colorectal cancer screening: clinical guidelines and rationale. Gastroenterology 112: 594–642
106. Wittekind C, Wagner G (Hrsg) (1997) UICC: TNM-Klassifikation maligner Tumoren, 5. Aufl. Springer, Berlin Heidelberg New York Tokio
107. Yeong ML et al. (1992) Synchronous squamous and glandular neoplasia of the anal canal. J Clin Pathol 45: 261–263

3.1.3 Neuroendokrine Tumoren (Karzinoide)

Neuroendokrine Tumoren sind geschlechtsunabhängig auftretende, höheres Alter bevorzugende, sehr langsam infiltrierend wachsende, ab einer bestimmten Größe (s. u.) vorwiegend in die Leber metastasierende seltene Neoplasmen, die in über 90% der Fälle im Gastrointestinaltrakt lokalisiert sind und 0,4–1,5% der gastrointestinalen Neoplasien ausmachen sollen [12].

Karzinoide entstammen den enterochromaffinen Zellen und sezernieren daher verschiedene hormonelle Substanzen, vorwiegend Serotonin, aber auch Kallikrein, Histamin, Prostaglandine, Dopamin, Norepinephrin und vermutlich noch eine Vielzahl weiterer bisher nicht identifizierter Peptidhormone.

KLINIK

Das endoskopische *Erscheinungsbild* intestinaler Karzinoidtumoren, die überwiegend in Appendix und terminalem Ileum, aber auch im Rektum- (12–17%) [1, 14] und bevorzugt rechten Kolonbereich (ca. 5%) [8] lokalisiert sind, wird geprägt von submukös oder intramural gelegenen, zumeist graugelblich bis bläulich rot erscheinenden, im fortgeschrittenen Stadium gelegentlich ulzerierten und damit einem Karzinom ähnelnden Polypen [6] (Abb. 3.16).

Beschwerden treten bei noch kleinen Läsionen i. Allg. nicht auf.

Die Symptomatologie fortgeschrittener Karzinoidtumoren gleicht infolge mehr oder weniger starker Blutungen, Passagestörungen und den Folgen einer bevorzugt in die mesenterialen Lymphknoten und die Leber erfolgenden Metastasierung zunehmend dem eines Karzinoms.

Sofern die Tumor- oder Metastasenmasse einen bestimmten Umfang erreicht hat, können die von Karzinoiden sezernierten, hormonellen Substanzen (s. o.) zusätzlich zu dem mehr oder weniger ausgeprägten charakteristischen Beschwerdebild des *Karzinoidsyndroms* führen. Dieses ist gekennzeichnet durch Flush-Anfälle, wässrige, ggf. schmerzhafte Diarrhöen infolge gesteigerter intestinaler Motilität, asthmoiden Zuständen, Malabsorption, Ödemen, Endokardfibrose, Retroperitonealfibrose, pellagraartigen Hauterscheinungen und Arthralgien.

DIAGNOSE

Die Diagnosesicherung eines vermuteten Karzinoidtumors erfolgt histologisch. Die charakteristischen histopathologischen Veränderungen zeigen die Abb. 3.17 und 3.18.

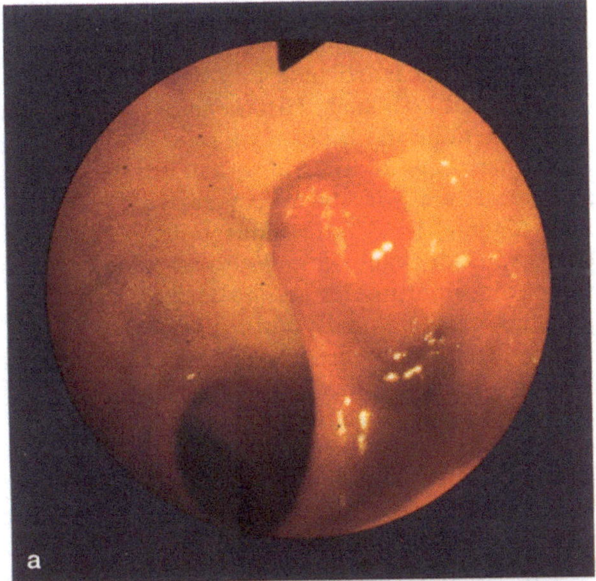

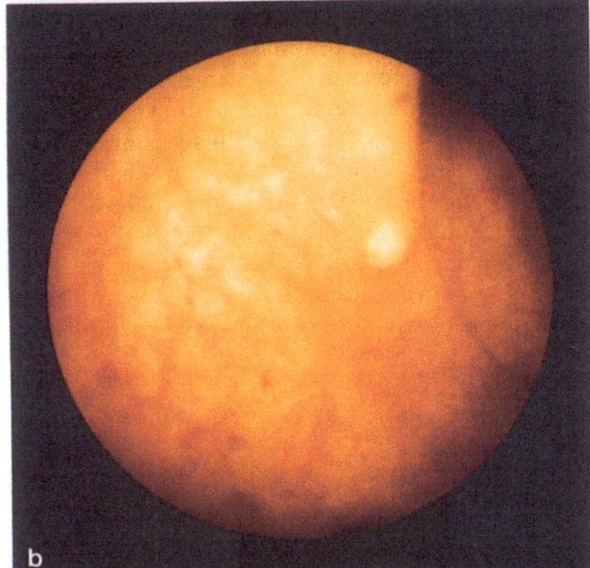

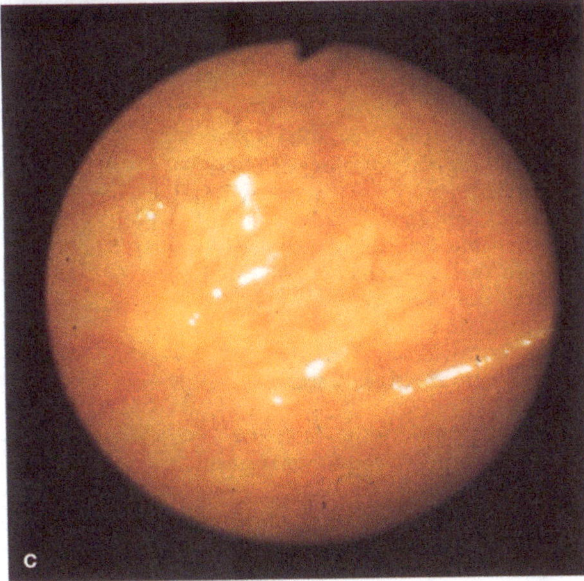

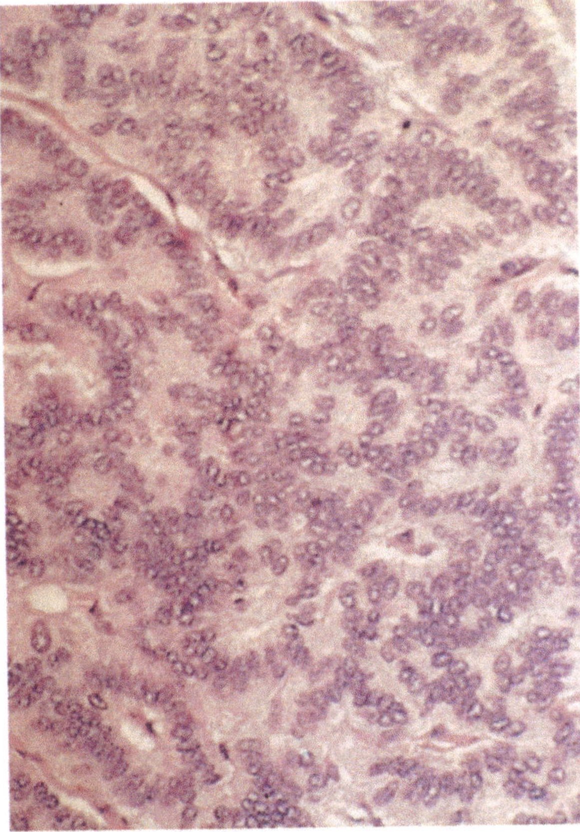

Abb. 3.17. Karzinoid der Ampulla recti. Mittelgroße Karzinoidzellen in soliden Strängen und Inseln angeordnet. Dazwischen bindegewebiges Stroma mit unterschiedlich reichlich Kapillaren. HE-Färbung. Gleicher Fall wie Abb. 3.16 a

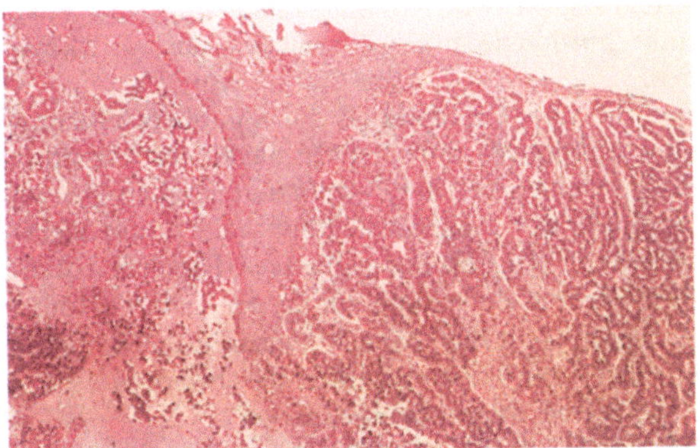

Abb. 3.18. Rektumkarzinoid. HE-Färbung

◁
Abb. 3.16 a–c. Endoskopische Erscheinungsbilder von Karzinoiden im Rektum. Verschiedene Fälle. Der etwa 4 mm große gelbliche, flach erhobene Polyp (c) wurde durch Laserkoagulation beseitigt

Die Diagnose wird jedoch in erster Linie durch einen erhöhten Serotoninspiegel im Serum (Normwert < 1,2 μM) und/oder durch den Nachweis einer gesteigerten Ausscheidung von 5-Hydroxy-Indolessigsäure (5-HIES) im Harn (Normalwert 10 mg, bei starken Rauchern bis 14 mg/24 h) gestellt. Der Verzehr u.a. von Bananen, Ananas, Johannisbeeren oder Nüssen bzw. die Einnahme insbesondere von Chlorpromazin-Derivaten muss 3 Tage vor der Untersuchung unterbleiben.
Der Nachweis einer erhöhten 5-Hydroxy-Indolessigsäure-Ausscheidung von über 30 mg/24 h mit dem Urin macht die Diagnose wahrscheinlich. Werte im Normbereich schließen ein Karzinoid nicht aus.
Schließlich kommt bei Verdacht auf eine bereits erfolgte Metastasierung die übliche Malignomsuche mittels Koloskopie, Sonographie, Röntgennachweisverfahren, Szintigraphie, Laparoskopie usw. in Betracht [4, 5, 10, 11].

THERAPIE

Die Behandlung der Wahl ist die operative Entfernung. Das chirurgische Vorgehen richtet sich hierbei nach Ausdehnung und Lokalisation der Karzinoide. Kleinere Tumoren können durch lokale Exzision im Gesunden ggf. – sofern sie kleiner als 1 cm sind – auch endoskopisch entfernt werden [6, 10, 11]. Karzinoide, deren Durchmesser 2 cm und mehr beträgt, müssen unabhängig von histologischen Detailbefunden als maligne betrachtet und nach radikalen Gesichtspunkten operativ beseitigt werden [3, 7, 13]. Zweckmäßig kann hierbei die Bestimmung der 5-Hydroxy-Indolessigsäure-Ausscheidung im Urin sein zur Feststellung, ob z.B. serotoninproduzierende Lebermetastasen zurückblieben.
Das primäre Therapieziel, die komplette chirurgische Tumorentfernung, ist nur bei einem verhältnismäßig kleinen Teil der Betroffenen möglich, da zum Zeitpunkt der Diagnosestellung meist schon Metastasen vorliegen [6]. Der palliativen Therapie kommt daher größte Bedeutung zu, da der maligne Tumor i.d.R. nur langsam wächst, sodass die Betroffenen oft über viele Jahre von ihren Beschwerden weitgehend befreit werden können.
Im Vordergrund palliativer Therapieempfehlungen stehen heute Interferon-α in therapeutischen Dosierungen (3–6 Mio Einheiten s.c. täglich 3- bis 7-mal/Woche) und Somatostatin [6, 9, 11].
Zur Verhinderung von Flush-Anfällen und Diarrhöen werden Somatostatininfusionen empfohlen [2]. Auch durch subkutane Injektion des Somatostatinanalogons Octreotid (Sandostatin) werden beim Karzinoidsyndrom Erfolge beschrieben [6, 9, 11].
Weitere zur Behandlung des Flush empfohlene Medikamente sind Chlorpromazin, Phenoxybenzamin, Aprotinin, Glukokortikoide und bei Karzinoidsyndromen mit erhöhter Histaminausschüttung im Urin Cimetidin und Diphenhydramin.
Zur Behandlung der Diarrhöen hat sich neben dem symptomatisch wirkenden Loperamid (Imodium) insbesondere der Serotoninantagonist Methysergid bewährt. Leider kann dieses Präparat jedoch zur Retroperitonealfibrose führen, die ohnehin eine Komplikation des Karzinoidsyndroms darstellt.
Abdominelle Symptome sowie Bronchospasmen im Rahmen des Karzinoidsyndroms sollen durch den Serotoninantagonisten Cyproheptadin günstig beeinflusst werden können.
Demgegenüber haben sich Zytostatika als wenig wirksam erwiesen. Die derzeit in der Mono- oder Kombinationschemotherapie bei Karzinoiden am häufigsten angewandten Zytostatika sind 5-Fluorouracil (5-FU), Adriamycin und Streptozotocin sowie seltener DTIC, Cyclophosphamid und Cisplatin. Die höchsten Remissionsraten werden nach Kombinationstherapie mit Streptozotocin und 5-FU oder Adriamycin [6, 10, 11] erreicht. Insgesamt liegen jedoch die Remissionsraten auch nach einer Kombinationschemotherapie niedrig. In Anbetracht der Nebenwirkungsrisiken erscheint daher die Durchführung einer zytostatischen Therapie heute allenfalls in einem späten Krankheitsstadium, wenn sämtliche alternativen systemischen Therapiemaßnahmen versagt haben, angezeigt.

PROGNOSE

Zur Beurteilung der biologischen Dignität der Karzinoide ist ihre Größe entscheidend. Karzinoidtumoren, die im Durchmesser kleiner als 2 cm sind, verhalten sich nahezu immer benigne [3].

Literatur

1. Cheng J-Y et al. (1992) Karzinoide Tumoren des Kolorektums. Coloproctology 2: 112–117
2. Dharmathaphorn K, Sherwin RS, Cataland S et al. (1980) Somatostatin inhibits diarrhea in the carcinoid syndrome. Ann Intern Med 92: 68–69
3. Hermanek P, Karrer K (1983) Illustrierte Synopsis kolorektaler Tumoren. Pharmazeutische Verlagsgesellschaft, München
4. Läufer JM, Zhang T, Modlin IM (1999) Current Status of gastrointestinal carcinoids- Aliment Pharmacol Ther 13: 271–287
5. Memmon AM, Neslon H (1997) Gastrointestinal carcinoid tumors. Current management strategies. Dis Colon Rectum 40: 1101–1118
6. Müller MK, Niederle N, Singer MV (1992) Neuroendokrine Tumoren des Gastrointestinaltraktes. Teil 2: Moderne Therapiekonzepte. Fortschr Med 4: 41–45

7. Otto HF, Remmele W (1996) Kolon und Rektum. In: Remmele W (Hrsg) Pathologie Bd 2, 2. Aufl. Springer, Berlin Heidelberg New York Tokio, S 660–661
8. Otto HF, Wanke M, Zeitlhofer J (1976) Darm und Peritoneum. In: Doerr W, Seifert G, Uehlinger E (Hrsg) Spezielle pathologische Anatomie, Bd 2, T 2. Springer, Berlin Heidelberg New York
9. Pavel M, Hensen J (1996) Karzinoide. In: Hahn G, Riemann JF (Hrsg) Klinische Gastroenterologie, Bd 1, 3. Aufl. Thieme, Stuttgart S 1025–1035
10. Pelley RJ, Bukowski RM (1997) Recent advances in diagnosis and therapy of neuroendocrine tumors of the gastrointestinal tract. Curr Opin Oncol 9: 68–74
11. Raedle J, Zeuzem S (1999) Tumoren des Dünndarms (einschließlich hormonproduzierender Tumoren). In: Caspary WF, Stein I (Hrsg) Darmkrankheiten. Springer, Berlin Heidelberg New York Tokio, S 371–382
12. Schmidt G, Börsch G, Reitemeyer E (1989) Synchronous carcinoid tumors of the colon – A case report. Z Gastroenterol 27: 218–220
13. Shirouzu K et al. (1990) Treatment of rectal carcinoid tumours. Am J Surg 160/3: 262–265
14. Sjöblom SM (1988) Clinical presentation and prognosis of gastrointestinal carcinoid tumors. Scand J Gastroenterol 23: 779–787

3.2 Neuroektodermale Tumoren

3.2.1 Malignes Melanom

Das maligne Melanom stellt einen bösartigen, invasiv wachsenden Tumor mit hoher Metastasierungspotenz dar.
Es kann primär überall dort auftreten, wo Melanozyten vorhanden sind: an der Haut und den Schleimhäuten des Anorektal-, Mundhöhlen- und Genitalbereiches, am Auge und an den Leptomeningen.
Melanome entwickeln sich auch im Bereich von Naevuszellnaevi. Die Mehrzahl entsteht jedoch de novo. Sie zeigen allerdings zumindest zu Beginn ihrer Entwicklung ein ähnliches klinisches Bild wie Naevuszellnaevi und können als solche fehlinterpretiert werden.
Aufgrund klinischer, histomorphologischer und prognostischer Unterscheidungsmerkmale wird das maligne Melanom in folgende Typen unterteilt:

- superfiziell spreitendes Melanom (SSM),
- Lentigo-maligna-Melanom (LMM),
- noduläres Melanom (NM),
- akrolentiginöses Melanom (ALM),
- nicht klassifizierbares Melanom (UCM).

Maligne Melanome können grundsätzlich in jedem Alter auftreten. Am häufigsten sind sie jedoch in mittleren Lebensjahren und extrem selten beim Kind. Hellhäutige Menschen sind bevorzugt betroffen. Die Geschlechtsverteilung zeigt in Mitteleuropa für Männer und Frauen ein Verhältnis von 1 : 1,7 [16].
Etwa 2 % aller bösartigen Tumoren sind Melanome, wobei ihr Auftreten im Ansteigen begriffen ist [5, 6, 36]. Anorektale Melanome werden in folgende Stadien eingeteilt [22]:

- Stadium I: lokalisiertes Tumorwachstum,
- Stadium II: Lymphknotenmetastasierung,
- Stadium III: Fernmetastasierung.

Anorektale Melanome umfassen einen Anteil von 1–3 % aller malignen Melanome und stellen insgesamt 0,5 % aller Neoplasmen des Anorektums dar [5, 18, 23, 25, 42].
Seit der Erstbeschreibung durch Moore im Jahre 1857 wurden über 400 Fälle anorektaler Melanome publiziert. 70–90 % der Fälle fanden sich in Höhe der Linea dentata [18, 23]. Anorektale Melanome zeigen einen Altersgipfel um das 60. Lebensjahr, wobei Frauen etwas häufiger betroffen sind als Männer [1, 22, 42]. Außerdem gibt es einen zweiten Altersgipfel um das 25. Lebensjahr bei HIV-positiven Männern [9].

ÄTIOLOGIE

Die Ätiologie des malignen Melanoms ist ungeklärt. Für die Melanomentstehung werden die verschiedensten Faktoren diskutiert: ethnische Herkunft, Lichtexposition, chemische Karzinogene, Viren, Traumata, Heredität insbesondere im Hinblick auf das B-K-Mole-Syndrom, endokrine Einflüsse sowie Versagen immunologischer Abwehrmechanismen [5, 17, 41].
Dass es auch Melanome in nichtlichtexponierten Arealen gibt, wie das anorektale Melanom, ist der beste Beweis dafür, dass viele andere Faktoren außer der Lichtexposition mit eine Rolle spielen. Die meisten anorektalen Melanome sollen von maligne entarteten Melanozyten der Analschleimhaut nahe der Linea dentata ausgehen, die durch submuköse Ausbreitung das Rektum infiltrieren [24] (Abb. 3.19). Es wurden jedoch auch einige Fälle beschrieben, in denen das Rektum Primärsitz der Melanome war [24, 43].

KLINIK

Das klinische *Erscheinungsbild* des malignen Melanoms ist sehr vielgestaltig. Es wird vom Entwicklungsstadium des jeweils vorliegenden Melanomtyps bestimmt.
Die einzelnen Melanomformen sind insbesondere durch folgende morphologische Merkmale gekennzeichnet:

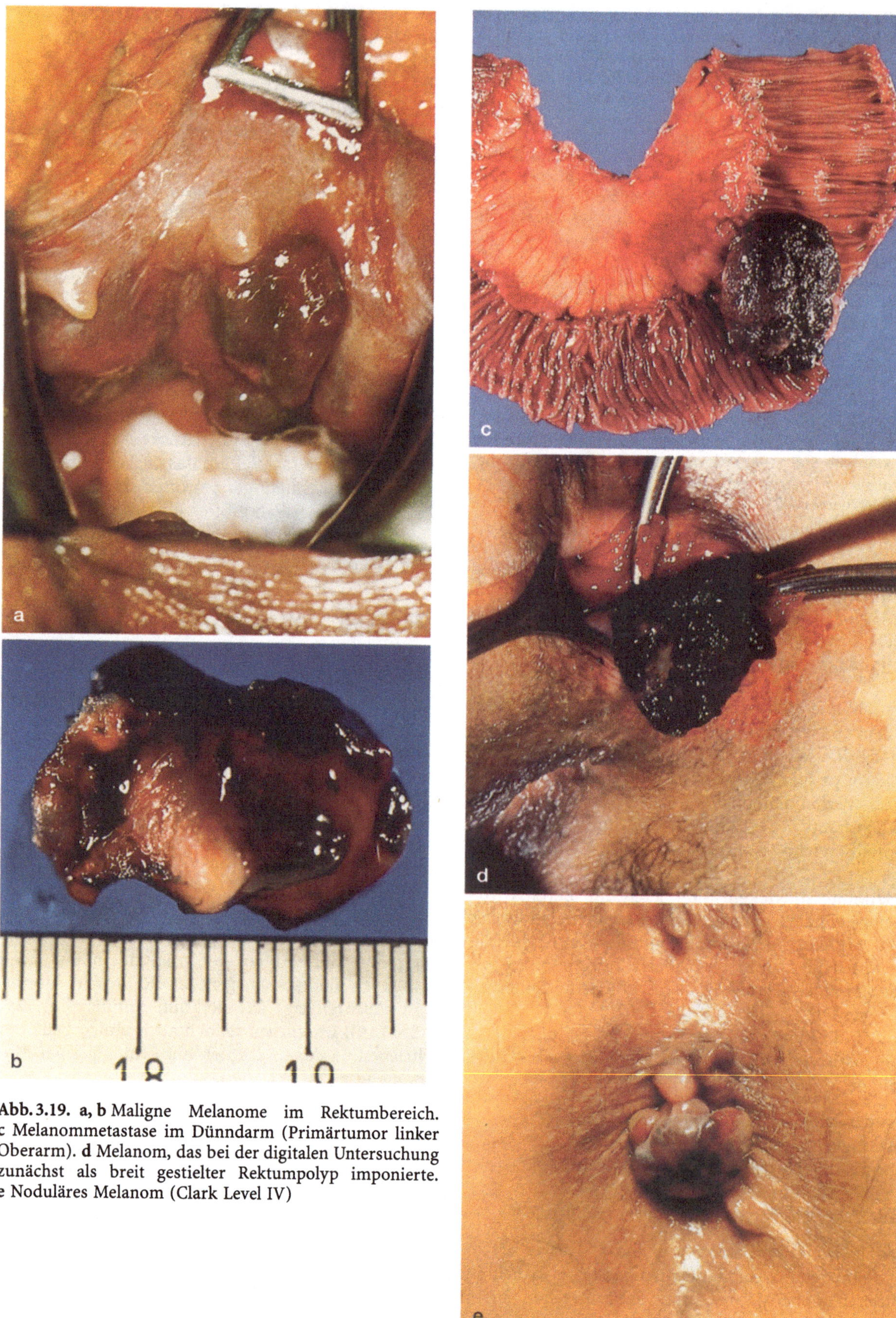

Abb. 3.19. a, b Maligne Melanome im Rektumbereich. **c** Melanommetastase im Dünndarm (Primärtumor linker Oberarm). **d** Melanom, das bei der digitalen Untersuchung zunächst als breit gestielter Rektumpolyp imponierte. **e** Noduläres Melanom (Clark Level IV)

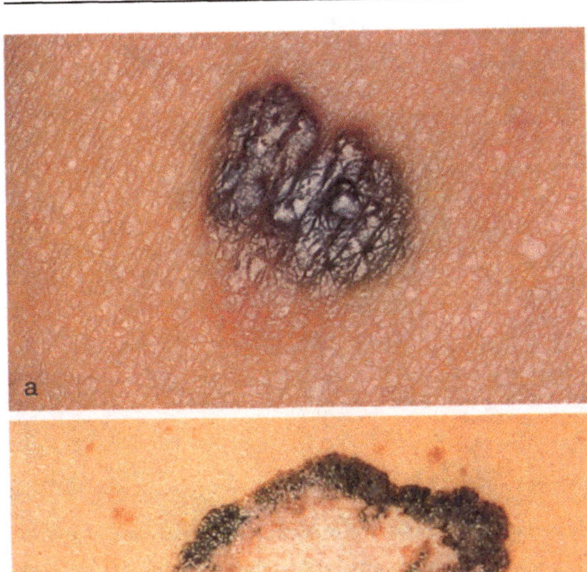
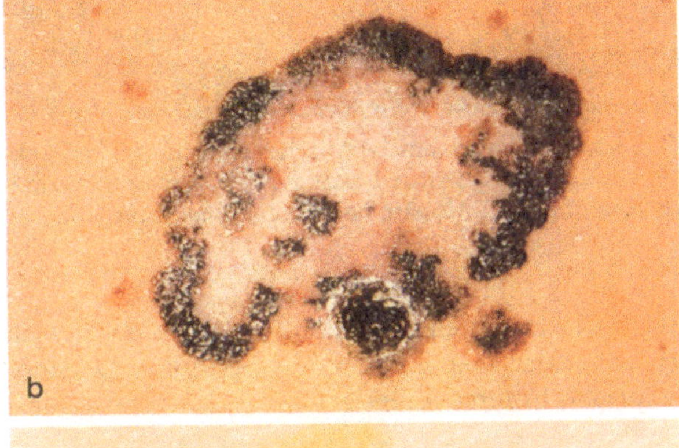
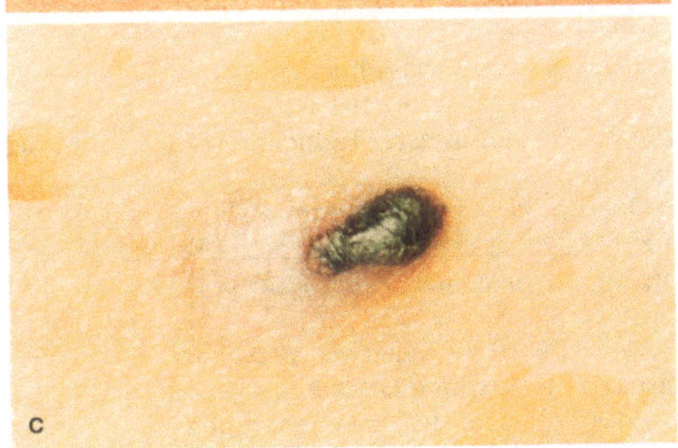

Abb. 3.20 a–c. Oberflächlich spreitende Melanome

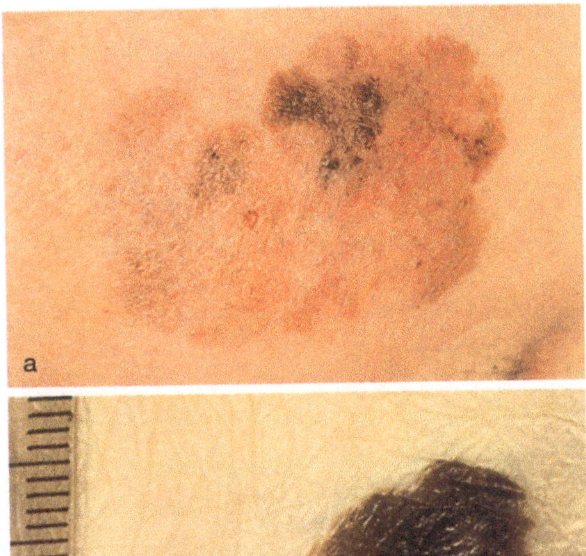
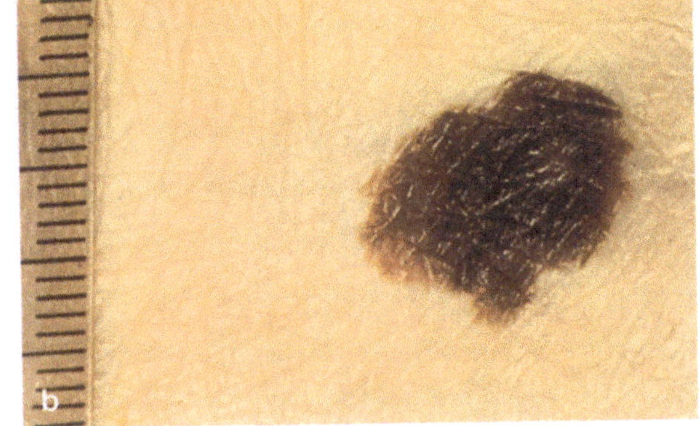

Abb. 3.21 a, b. Lentigo-maligna-Melanome

Das *oberflächlich spreitende Melanom* („superficial spreading melanoma") wächst, wie der Name bereits erkennen lässt, zunächst horizontal. Der oberflächlich feinknotige und durch einen zumeist sichtbaren Randwall scharf begrenzte, braun- bis blaugrau erscheinende und ggf. von haut- bzw. rosafarbenen, nicht selten atrophischen, im Hautniveau liegenden Bezirken (spontane Regression) durchsetzte Tumor, breitet sich zunächst u. U. über Jahre zentrifugal aus. Meist erst dann kommt es zu einem rasch, auch vertikal, d.h. in die Tiefe und in die Höhe wachsenden und damit knotig erscheinenden Tumoranteil (Abb. 3.20).

Das *Lentigo-maligna-Melanom* entsteht nicht selten erst nach 10–15 Jahren auf dem Boden einer Lentigo maligna („Melanosis circumscripta praeblastomatosa Dubreuilh"). Diese sog. obligate melanotische Präkanzerose ist im Gegensatz zum *„superficial spreading melanoma"* nicht palpabel. Es handelt sich um einen langsam peripherwärts wachsenden, bräunlichen, oft von dunkelbraunen Einlagerungen durchsetzten, polyzyklisch begrenzten Fleck, der meist auf lichtexponierten Hautarealen entsteht. Wenn in diesen Herden schwarz bis rötlichbraune Veränderungen oder kleine Knötchen entstehen, hat sich meistens schon ein Lentigo-maligna-Melanom ausgebildet (Abb. 3.21).

Das *noduläre Melanom* wächst im Gegensatz zu den vorgenannten Melanomtypen von Anfang an knotig d.h. exo- und/oder endophytisch.

Dieser am schnellsten wachsende und damit auch bösartigste Melanomtyp imponiert als dunkelbraun bis tiefschwarzer, ggf. auch amelanotischer und damit hellrötlicher Tumor mit auffällig glatter, leicht verletzlicher Oberfläche. Gelegentlich kommt es zu unregelmäßiger Pigmentierung benachbarter Hautbereiche (Abb. 3.22).

Das *akrolentiginöse Melanom* (ALM) tritt im palmoplantaren Bereich an Fingern und Zehen sowie subungual auf.

Die *Symptomatologie* des malignen Melanoms im Anal- und Rektumbereich entspricht der anderer Anorektalneoplasmen. Die Patienten klagen je

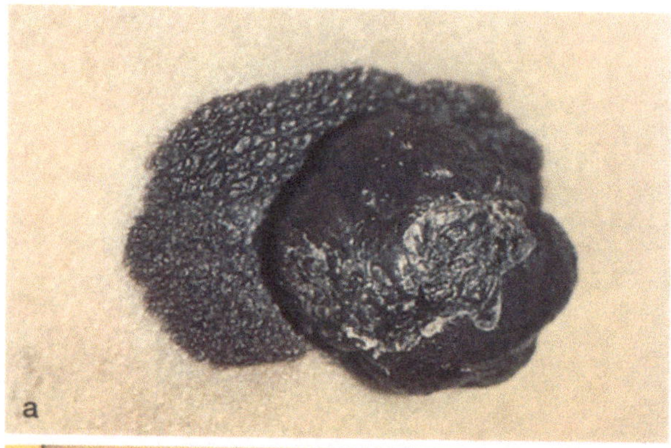

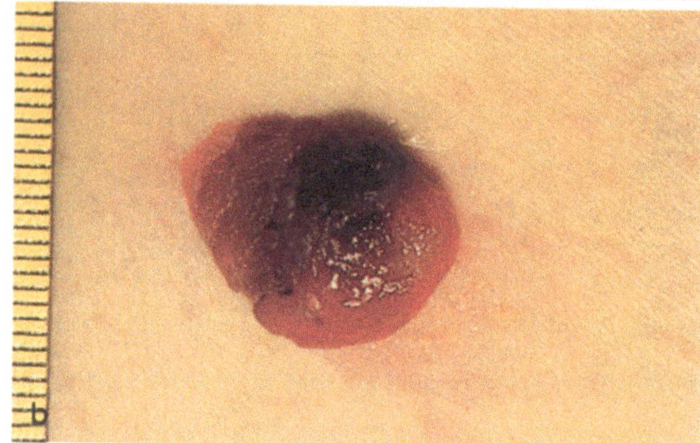

Abb. 3.22 a, b. Noduläre Melanome

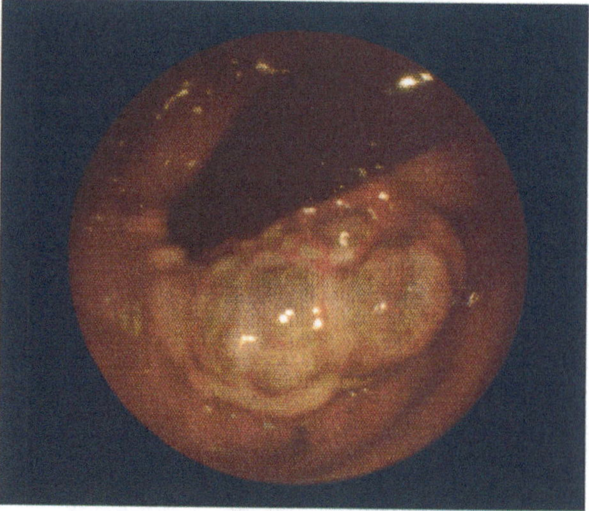

Abb. 3.23. Malignes amelanotisches Melanom des Rektums (supraanal). Exitus letalis infolge diffuser Lebermetastasierung 5 1/2 Monate nach Diagnosestellung

nach Bestandsdauer des Tumors über ein mehr oder weniger stark ausgeprägtes Fremdkörpergefühl, Schmerzen, Tenesmen und, sofern es bereits zur Exulzeration gekommen ist, über Blutspuren beim Stuhlgang [37, 44].

DIAGNOSE

Die Diagnosestellung kann vor allem bei nur partiell pigmentierten oder gar amelanotischen Melanomen sehr schwierig sein. Auch kann die Diagnose von Melanommetastasen (Lymphknoten, innere Organe, Skelett usw.) dann besonders große Schwierigkeiten bereiten, wenn sich der Primärtumor, was gelegentlich vorkommt, spontan zurückgebildet hat oder dieser als kosmetisch störender „Pigmentnaevus" einige Zeit zuvor elektrokaustisch entfernt und histologisch nicht untersucht wurde.

Ein Pigmentmal ist dann auf ein Melanom verdächtig, wenn es auffällige Veränderungen aufweist in der *Farbe* (dunkler oder zunehmend heterochrom werdend), *Form* (unregelmäßiger werdende Begrenzung, Satellitenbildung, pigmentierter oder entzündlich veränderter Hof), *Größe* (auffällig rasches Wachstum, Knotenbildung), *Oberfläche* (Zerstörung des Hautreliefs, Ulzeration, Blutungsneigung) oder wenn der betreffende Hautbereich subjektiv Empfinden wie *Juckreiz* oder *Schmerzen* verursacht.

Bei Verdacht auf ein Melanom im Anorektalbereich ist neben der Inspektion und Palpation eine endoskopische Untersuchung erforderlich. Wichtig hierbei ist, dass der Untersucher an die Möglichkeit eines anorektalen Melanoms denkt und eine Verzögerung der Diagnosestellung etwa durch die Fehldiagnose „thrombosierte Hämorrhoiden" vermeidet [15].

Endoskopisch imponieren maligne Melanome meist als leicht erhabene polypoide Veränderungen, die in ca. 40% der Fälle amelanotisch sind [31] (Abb. 3.23).

Gesichert wird die Diagnose stets durch die histologische Untersuchung (Abb. 3.24).

Da das Schicksal der an einem malignen Melanom erkrankten Patienten ganz entscheidend vom Zeitpunkt der Diagnosestellung abhängt, sollte bei geringstem Melanomverdacht die Diagnose unverzüglich durch entsprechende Konsiliarvorstellung des Patienten oder sogleich histologisch (Exzision des Tumors im Gesunden) gesichert werden.

Labormarker wie zum Beispiel das S-100β-Protein im Serum spielen keine diagnostische Rolle in der Früherkennung, können aber ggf. im Monitoring bei späteren Stadien hilfreich sein [20]. Sowohl im präoperativen Staging als auch im Rahmen der Nachsorge hat sich neben der üblichen Bildgebung insbesondere die Lymphknotensonographie als hilfreich erwiesen [29]. Dagegen ermöglicht die Sentinel-Lymphknotenektomie eine bessere diagnostische Einordnung, wobei dieses Mikrostaging schon in verschiedenen Therapieschemata berücksichtigt wird. Ein prognostischer Nutzen konnte bisher allerdings nicht nachgewiesen werden [2, 3, 12, 13].

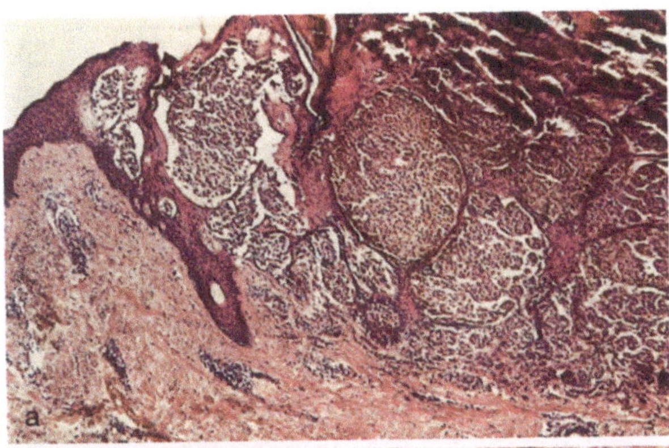

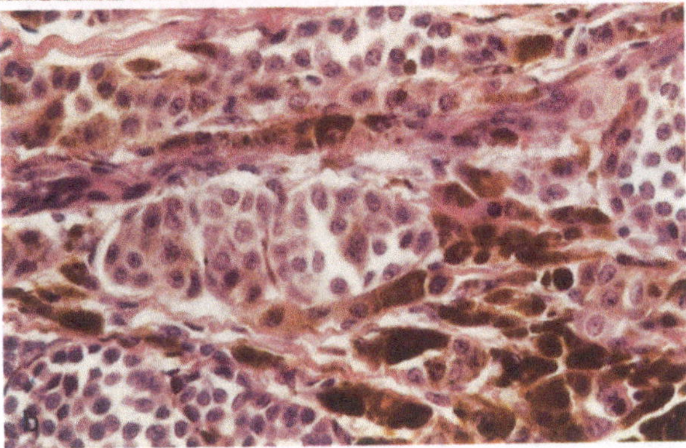

Abb. 3.24. **a** Noduläres malignes Melanom: Die alveolären Tumorzellnester durchsetzen nicht nur den Papillarkörper, sondern auch das ganze Stratum reticulare. Am oberen Bildrand ist der Tumor nekrotisch. Beachte die geringe Stromareaktion, die auf eine schlechte Abwehrlage hinweist. **b** Alveolär gebaute Melanomzellnester in einem nodulären Melanom. Beachte, dass einzelne Tumorzellen reichlich, andere Tumorzellen kein oder kaum Melanin enthalten. HE-Färbung

Eine zunehmende Bedeutung hat neben der Auflichtmikroskopie zur unblutigen Beurteilung von Gehalt und Verteilung des Pigmentes im Primärtumor die Ultraschalluntersuchung (S. 47 ff.) gewonnen. Es können hierbei, abhängig von der Gerätetechnik, Informationen über Tumordicke, Lymphknotenbefall und Metastasenbildung gewonnen werden, was nicht nur präoperativ, sondern auch bei der Verlaufskontrolle von klinischer Bedeutung ist [5, 7, 36].

DIFFERENZIALDIAGNOSE

Die Differenzialdiagnose des malignen Melanoms umfasst im Anorektal- und Perianalbereich neben thrombosierten Hämorrhoidalknoten insbesondere folgende Krankheitsbilder:

- Naevuszellnaevus (Abb. 3.25 a, b),
- Naevus coeruleus (Abb. 3.25 d),
- benignes, juveniles Melanom (Abb. 3.25 m),
- pigmentierte Verruca seborrhoica (Abb. 3.25 f),
- pigmentiertes Basaliom,
- pigmentierter Morbus Bowen,
- pigmentiertes Histiozytom (Abb. 3.25 l),
- Analthrombose (Abb. 1.6),
- Hämatom (Abb. 3.25 e),
- Hämangiom (Abb. 3.25 c),
- Angiokeratom (Abb. 3.25 i),
- schwarzer Komedo (Abb. 3.25 h),
- Glomustumor (Abb. 3.25 k),
- Granuloma pyogenicum (Abb. 3.25 j),
- Analkarzinom (Abb. 3.15 a–h).

THERAPIE

Die Behandlung des malignen Melanoms der *Haut* besteht je nach Tumordicke in der operativen Entfernung mit 1–3 cm Abstand allseits im Gesunden bis zur Faszie und nachfolgender plastischer Deckung [18 a], wenn ein primärer Wundverschluss nicht möglich ist. Sofern aufgrund von Bildgebung oder Klinik der begründete Verdacht auf Lymphknotenmetastasen besteht oder ein positiver Sentinel-Lymphknoten exstirpiert wurde, ist die radikale Ausräumung der regionären Lymphknoten indiziert [5, 14].

Bei Vorliegen eines malignen Melanoms des *Anorektums* konnte sich bislang noch kein einheitliches Therapiekonzept durchsetzen. Die therapeutischen Alternativen bei operablen Patienten bestehen in der großzügigen lokalen Exzision und der abdominoperinealen Rektumamputation mit Lymphknotenexstirpation des Beckens und der Leisten [18, 24, 27, 28, 33].

Eine adjuvante Therapie mit Interferon-α zeigt einen vielversprechenden Ansatz, wobei derzeit noch Dosisfindungsstudien laufen und auch Kombinationstherapien mit anderen Zytokinen in Protokollen untersucht werden. Eine reine Gabe von Zytostatika im Stadium der klinischen Tumorfreiheit hat keinen Nutzen gezeigt. Dagegen wird die Mono- oder Polychemotherapie als Therapiestandard bei fortgeschrittener Erkrankung mit Metastasierung angesehen. Da aber hierbei der Nutzen ebenfalls sehr eingeschränkt ist, sind Vakzine und Kombinationen aus Zytostatika und Zytokinen derzeit Gegenstand intensiver Forschung.

PROGNOSE

Die Prognose hängt v. a. vom Entwicklungsstadium ab. Weitere klinische Merkmale von prognostischer Bedeutung im Stadium I sind u. a.: Tumorlokalisation, Tumordicke, Ulzeration des Tumors und Tumortyp. Wesentliche histopathologische Kriterien sind: die vertikale Tumordicke, die Tumoreindringtiefe, der Tumortyp und die mitotische Aktivität [30, 40].

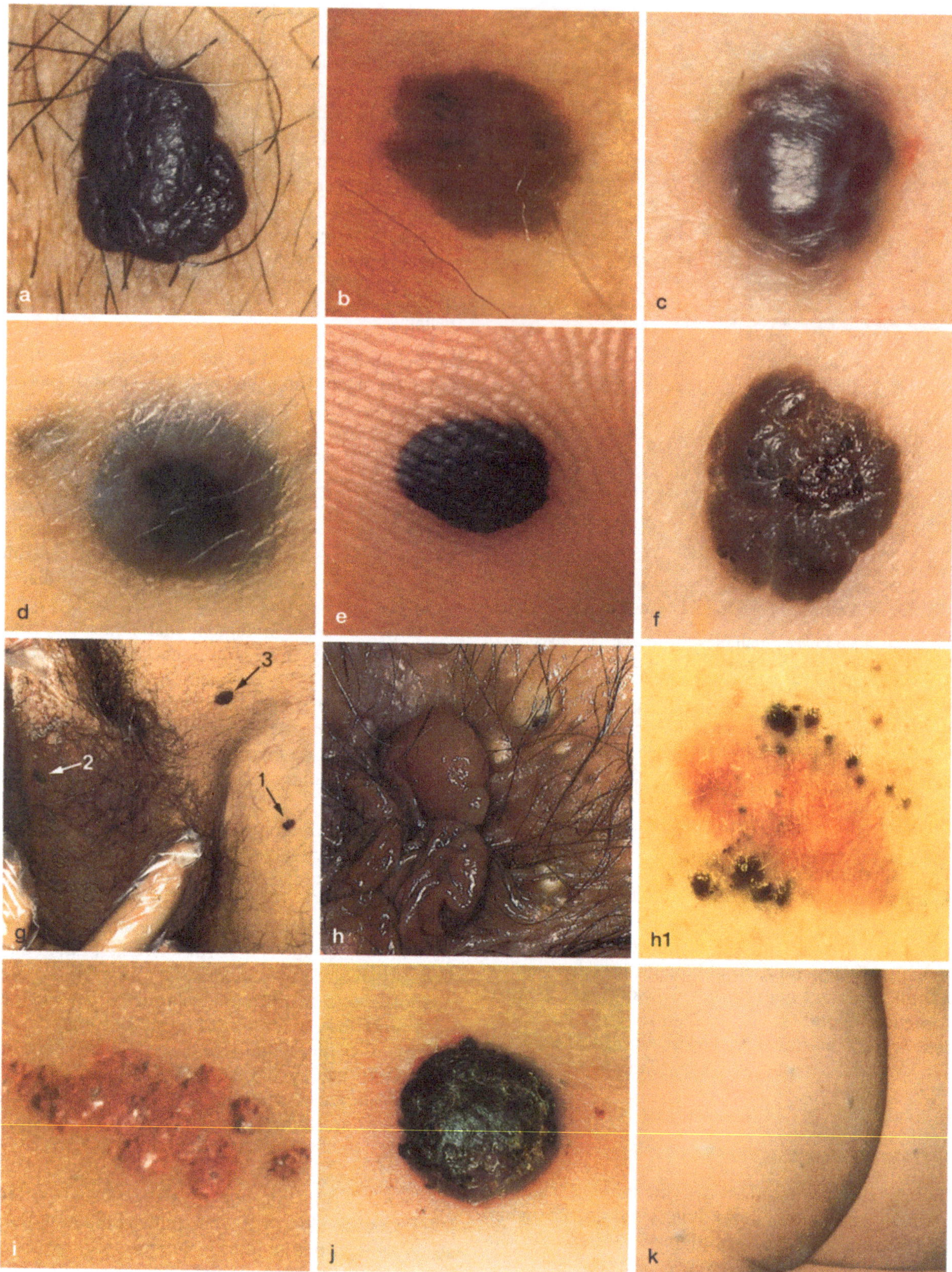

Abb. 3.25 a–k. Legende s. S. 273

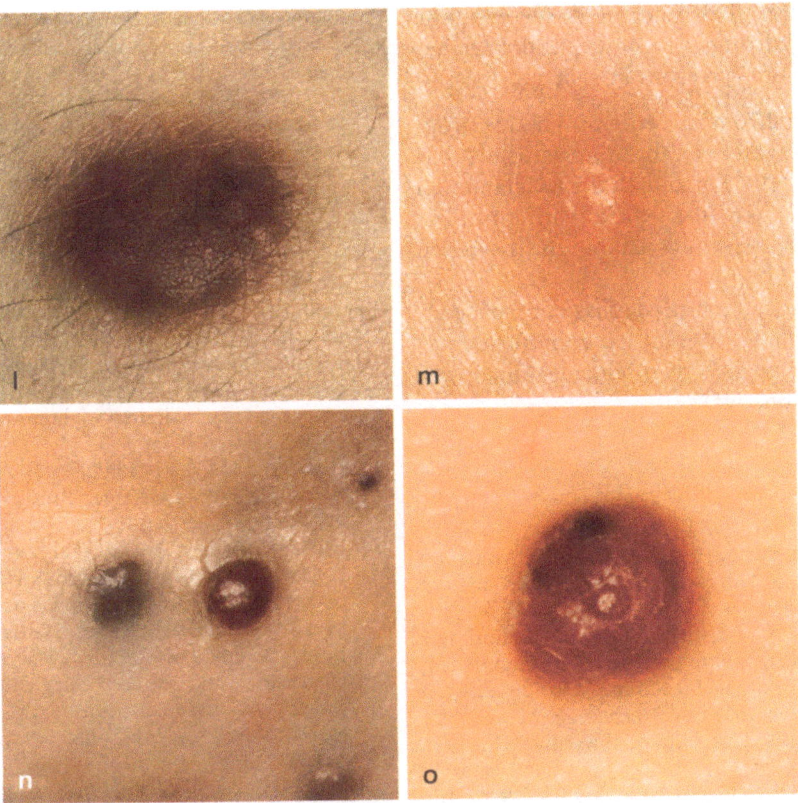

◁ **Abb. 3.25 a–o.** Im differenzialdiagnostischen Vergleich zum malignen Melanom: **a** auffällig dunkel pigmentierter, papillomatöser Naevus naevocellularis; **b** perinanaler Naevuszellnaevus vom Compound-Typ; **c** Hämangiom; **d** Naevus coeruleus („Naevus bleu"); **e** Hämatom; **f** Veruca seborrhoica; **g** noduläres Melanom (Level IV) ① im Vergleich zu den beiden vom klinischen Bild her nur schwer oder gar nicht zu unterscheidenden harmlosen seborrhoischen Warzen ② und ③; **h** schwarzer Komedo; $\mathbf{h_1}$ Randrezidive eines malignen Melanoms; **i** Angiokeratoma circumscriptum; **j** Granuloma pyogenicum; **k** Glomustumore, generalisierte Form; **l** pigmentiertes Histiozytom; **m** benignes juveniles Melanom; **n, o** z.T. amelanotische Metastasen eines malignen Melanoms

Prognostisch am günstigsten wird das Lentigo-maligna-Melanom, am ungünstigsten das früh metastasierende primär noduläre Melanom eingeschätzt.

Auch die Lokalisation ist insofern von Bedeutung, als Melanome am Stamm eine schlechtere Prognose haben als Extremitäten-Melanome.

Die Metastasierung maligner Melanome erfolgt sowohl lymphogen als auch hämatogen. Sind bereits Lymphknotenmetastasen vorhanden, ist die Heilungschance erheblich gemindert. Liegen hämatogene Fernmetastasen vor, ist die Prognose infaust.

Die Prognose speziell des anorektalen Melanoms, das meist schon sehr früh sowohl lymphogen (iliakale und oberflächlich inguinale Lymphknoten) (S. 11) wie hämatogen (A. mesenterica inferior) (S. 9) metastasiert, gilt als sehr schlecht [1, 6, 10, 31, 42].

Obgleich im Einzelfall der Verlauf eines malignen Melanoms unvorhersehbar ist und erfahrungsgemäß auch kleinste Melanome bereits Metastasen gesetzt haben können, wird der *Tumordicke* größte prognostische Bedeutung beigemessen [5].

Nach Breslow [8, 39] unterteilt man die Tumordicke (d.h. größter vertikaler Durchmesser, der in Millimeter angegeben wird) wie folgt:

$\leq$ 0,75 mm (pT_1)
$>$ 0,75–1,5 mm (pT_2)
$>$ 1,5–4 mm (pT_3)
$>$ 4 mm/Satellit(en) (pT_4)

Diese genaue metrische Erfassung der Tumordicke ist vom praktischen Nutzwert her der Bestimmung der *Eindringtiefe* nach Clark überlegen. Clark unterscheidet 5 Eindringtiefen („level of invasion") [11, 38, 39].

- *Level I*: Melanomzellen finden sich ausschließlich in der Epidermis (Melanoma in situ).
- *Level II*: Melanomzellen sind bereits in den Papillarkörper eingedrungen (< 0,75 mm).
- *Level III*: Melanomzellen durchsetzen das obere Korium (> 0,75–1,5 mm).
- *Level IV*: Melanomzellen finden sich im Stratum reticulare und im mittleren bis tieferen Korium (> 1,5–4 mm).

- *Level V*: Melanomzellen sind in das subkutane Fettgewebe eingedrungen (> 4 mm und/oder Satelliten – innerhalb 2 cm vom Primärtumor).

Tumordicken unter 0,76 mm werden i. d. R. als prognostisch günstig angesehen, ab 3 mm ist die Prognose sehr schlecht [19]. Bei anorektalen Melanomen scheint bereits ab einer Tumordicke von 2 mm ein sehr hohes Metastasierungsrisiko zu bestehen [42].

Abschließend bleibt festzustellen, dass der Erfolg aller Therapiemaßnahmen wesentlich vom Tumorstadium und damit letztlich von einer frühzeitigen Diagnosestellung abhängt.

Literatur

1. Abbas JS, Karakousis CP, Holyoke ED (1980) Anorectal melanoma: Clinical features, recurrence and patient survival. Int Surg 65: 5
2. Bachter D, Konz B (2000) Indikation und Technik der Sentinel-Lymphknoten-Ektomie. In: Volkenandt M, Plewig G (Hrsg) Maligne Melanome – Empfehlungen zur Diagnostik, Therapie und Nachsorge. Manual des Tumorzentrums München. Zuckschwerdt, München, S 46–48
3. Bachter D, Balda BR, Vogt H, Buchels H (1996) Die „sentinel" Lymphoonodektomie mittels Szintillationsdetektor. Eine neue Strategie in der Behandlung maligner Melanome. Hautarzt 47(10): 754–758
4. Bähr R, Rössel E (1986) Metastasierendes malignes Melanom im Anorektum – Ein kasuistischer Beitrag. Coloproctology 3: 162–164
5. Balch CM (ed) (1998) Cutaneous melanoma. 3rd ed. Lippincott, Philadelphia
6. Brady MS, Kavolius JP, Quan SH (1995) Anorectal melanoma. A 64-year experience at Memorial Sloan-Kettering Cancer Center. Dis Colon Rectum 38(2): 146–151
7. Breitbart EW et al. (1989) Neue Entwicklungen der Ultraschalldiagnostik in der Dermatologie. Aktuel Dermatol 15: 57–61
8. Breslow A (1970) Thickness, cross-sectional areas and depth of invasion in the prognosis of cutaneous melanoma. Am Surg 172(5): 902–908
9. Cagir B, Whiteford MH, Topham A, Rakinic J, Fry RD (1999) Changing epidemiology of anorectal melanoma. Dis Colon Rectum 42(9): 1203–1208
10. Chiu YS, Unni KK, Beart RW (1980) Malignant melanoma of the anorectum. Dis Colon Rectum 23: 122
11. Clark WH (1969) The histogenesis and biologic behavior of primary human malignant melanomas of the skin. Cancer Res 29: 705–726
12. Cochran AJ, Balda BR, Starz H et al. (2000) The Augsburg Consensus. Techniques of lymphatic mapping, snetinel lymphadenectomy, and completion lymphadenectomy in cutaneous malignancies. Cancer 89(2): 236–241
13. Dummer R, Bosch U, Panizzon R et al. (2001) Swiss guidelines for the treatment and follow-up of cutaneous melanoma. Dermatology 203(1): 75–80
14. Extevez D, Veija M, Martinez L (1981) Melanoma primario anorectal con metastasis en duodeno. Rev Clin Esp 3: 193
15. Felz MW, Winburn GB, Kallab AM, Lee JR (2001) Anal melanoma: an aggressive malignancy masquerading as hemorrhoids. South Med J 94(9): 880–885
16. Garbe C (2000) Zunehmende Häufigkeit des malignen Melanoms. Hautarzt 51: 518
17. Geissler RG (1984) Das B-K-Mole-Syndrom im Rahmen des Naevus-Dysplasie-Syndroms. Z Hautkrankht 59: 125–128
18. Goligher JC (1985) Surgery of the anus, rectum and colon, 5th edn. Baillière, Tindall & Cassell, London

18a. Hauschild A, Eiling S, Lischner S, Haacke TC, Christophers E (2001) Sicherheitsabstände bei der Exzision des primären malignen Melanoms. Hautarzt 52: 1003–1010

19. Hundeiker M, Lippold A, Peters A (1997) Metastasierende Melanome geringer Breslow-Dicke. Hautarzt 48: 171–174
20. Jäckel A, Deichmann M, Waldmann V, Bock M, Näher H (1999) S-100β-Protein im Serum als Tumormarker beim malignen Melanom. Aktueller Kenntnisstand und klinische Erfahrungen. Hautarzt 50: 250–256
21. Konstadoulakis MM et al. (1995) Malignant melanoma of the anorectal region. J Surg Oncol 58(2): 118–120
22. Nagel K, Ghussen F, Günther M (1986) Das maligne Melanom des Anorektums. Dtsch Med Wochenschr 111: 337–341
23. Pack GT, Oropeza R (1967) A comparative study of melanoma and epidermoid carcinoma of the anal canal. Dis Colon Rectum 10: 161
24. Picciocchi A et al. (1985) Das anorektale Melanom. Coloproctology 4: 209–211
25. Pickard LR, McBride CM (1976) Anorectal melanoma. In: Anderson MD (ed) Neoplasms of the skin and malignant melanoma. Yearbook Medical, Chicago, p 443
26. Rita Vieira CS et al. (1985) Das maligne anorektale Melanom 4: 213–215
27. Ross M, Pezzi C, Pezzi T, Meurer D, Hickey R, Balch C (1990) Patterns of failure in anorectal melanoma. A guide to surgical therapy. Arch Surg 125(3): 313–316
28. Roumen RM (1996) Anorectal melanoma in The Netherlands: a report of 63 patients. Eur Surg Oncol 22(6): 598–601
29. Schmid-Wendtner MH (2000) Sonographie. In: Volkenandt M, Plewig G (Hrsg) Maligne Melanoma – Empfehlungen zur Diagnostik, Therapie und Nachsorge. Manual des Tumorzentrums München. Zuckschwerdt, München, S 26–27
30. Schmid-Wendtner MH, Baumer J, Schmidt M, Plewig G, Volkenandt M, Holzel D (2001) Prognostic index for cutaneous melanoma: an analysis after follow-up of 2715 patients. Melanoma Res 11(6): 619–626
31. Schwandner GK, Betzler M, Götze V (1984) Das Melanom im Anorectum. Chirurg 55: 168–170
32. Stein E (1984) Das anorektale Melanom. Coloproctology 3: 142–146
33. Thibault C, Sagar P, Nivatvongs S, Ilstrup DM, Wolff BG (1997) Anorectal melanoma – an incurable disease? Dis Colon Rectum 40(6): 661–668
34. Tilgen W, Uhl K (1997) Adjuvant therapy of malignant melanoma. In: Altmeyer P, Hoffmann K (eds) Skin cancer and UV-radiation. Springer, Berlin Heidelberg New York Tokyo

35. Tilgen W, Seiter S, Uhl K (1997) Current therapy strategies for malignant melanoma with special regard to immunotherapy with cytokines. In: Aul C, Schneider W (eds) Interferons. Biological activities and clinical efficacy. Springer, Berlin Heidelberg New York Tokyo, pp 165–195
36. Tilgen W, Uhl K, Bröcker EB (1997) Palliative Therapie des malignen Melanoms. In: Garbe C, Dummer R, Kaufmann R, Tilgen W (Hrsg) Dermatologische Onkologie. Springer, Berlin Heidelberg New York Tokyo, S 369–386
37. Trupka A, Siebeck M, Volkenandt M (2000) Anorektale maligne Melanome: In: Volkenandt M, Plewig G (Hrsg) Maligne Melanome – Empfehlungen zur Diagnostik, Therapie und Nachsorge. Manual des Tumorzentrums München. Zuckschwerdt, München, S 116–118
38. UICC (1993) TNM-Klassifikation maligner Tumoren. Hermanek P et al. (Hrsg) 4. Aufl., 2. Rev. Springer, Berlin Heidelberg New York Tokyo
39. UICC (1998) TNM-Atlas. Hermanek P et al. (Hrsg) 4. Aufl. Springer, Berlin Heidelberg New York Tokio
40. Volkenandt M, Schmidt M, Konz B, Gummer M, Hein R, Plewig G, Hölzel D (1999) Klinisch-epidemiologische Daten von Patienten mit malignen Melanomen aus dem Bereich des Tumorzentrum München von 1977 bis 1997. Hautarzt 50: 470–478
41. Waldmann V, Bock M, Jäckel A, Deichmann M, Dockendorff K, Näher H (1999) Pathogenese des malignen Melanoms. Molekularbiologische Aspekte. Hautarzt 50: 398–405
42. Wanebo HJ, Woodruff JK, Farr GH, Quan SH (1981) Anorectal melanoma. Cancer 47: 1891
43. Werdin C, Limas C, Knodell RG (1988) Primary malignant melanoma of the rectum. Cancer 61: 1364–1370
44. Wu E, Golitz LE (2000) Primary noncutaenous melanoma. Clin Lab Med 20(4): 731–744

3.3 Mesenchymale Tumoren und tumorartige Läsionen

Die Klassifikation dieser in sich sehr heterogenen Tumorgruppe folgt heute weitgehend den Richtlinien der WHO von 1969 [2], die bezüglich einzelner Tumorentitäten inzwischen allerdings wesentlich modifiziert und erweitert worden ist (s. hierzu Tabelle 3.15).

In allen Untergruppen gibt es benigne und maligne Vertreter, wobei die malignen Tumoren einem Grading unterzogen werden müssen. Benigne und maligne mesenchymale Tumoren werden meist nur als Zufallsbefunde bei Laparotomien oder Obduktionen gefunden [7].

Während gutartige Formen die Struktur ihres Muttergewebes weitgehend nachahmen, können histogenetisch differente Sarkome ähnliche histologische Wachstums- und Differenzierungsmuster aufweisen, was nicht selten zu großen diagnostischen und differenzialdiagnostischen Problemen führt [1, 9].

Tabelle 3.15. Klassifikation der Weichgewebstumoren. (Nach Enzinger u. Weiss [3])

I.	Tumoren und tumorähnliche Erkrankungen des fibrösen Bindegewebes
II.	Fibrohistiozytäre Tumoren
III.	Tumoren und tumorähnliche Erkrankungen des Fettgewebes
IV.	Tumoren des Muskelgewebes
V.	Tumoren und tumorähnliche Erkrankungen der Blutgefäße
VI.	Tumoren der Lymphgefäße
VII.	Tumoren und tumorähnliche Erkrankungen des Synovialgewebes
VIII.	Tumoren des Mesothelgewebes
IX.	Tumoren und tumorähnliche Erkrankungen der peripheren Nerven
X.	Tumoren der autonomen Ganglien
XI.	Tumoren der paraganglionären Strukturen
XII.	Tumoren und tumorähnliche Erkrankungen des knorpel- und knochenbildenden Gewebes
XIII.	Tumoren und tumorähnliche Erkrankungen des pluripotenten Mesenchyms
XIV.	Tumoren und tumorähnliche Erkrankungen unsicherer Histogenese
XV.	Unklassifizierbare Weichgewebstumoren und tumorähnliche Erkrankungen

Neben den bei malignen Weichgewebstumoren allgemein wichtigen Prognosefaktoren Lebensalter und Tumorlokalisation sind die histologisch fassbaren *Prognosekriterien* folgende:

- Zellreichtum/-dichte,
- Zelldifferenzierung,
- zelluläre Pleomorphie,
- mitotische Aktivität,
- Wachstumsverhalten,
- Tumornekrosen,
- Hämorrhagien,
- Kalzifikationen,
- inflammatorische Infiltrate.

Im Bereich des Kolons und Anorektums treten mesenchymale Geschwülste, auch Weichgewebstumoren („soft tissue tumors") genannt, verhältnismäßig selten in Erscheinung [4, 5, 8].

Von gewisser klinischer Relevanz sind lediglich lipogene und myogene Tumoren sowie die verschiedenen Geschwülste und geschwulstartigen Neubildungen des Blut- und Lymphgefäßsystems. Lediglich auf diese Tumorentitäten wird im Folgenden unter organspezifischen Aspekten eingegangen. Bezüglich aller übrigen Weichgewebstumoren wird auf die entsprechende Literatur verwiesen.

Die malignen Formen mesenchymaler Neoplasien, die nur maximal 5% aller Malignome des Dickdarms ausmachen sollen [10], werden ihrer Bedeutung gemäß jeweils im Rahmen der entsprechenden benignen Form berücksichtigt.

Literatur

1. Costa I, Wesley RA, Glastein E, Rosenberg SA (1984) The grading of soft tissue sarcomas. Results of a clinico-histopathologic correlation in a series of 163 cases. Cancer 53: 530–541
2. Enzinger FM, Lattes R, Torloni H (eds) (1969) Histological typing of soft tissue tumours. In: International histological classification of tumors, No 3. WHO, Geneva
3. Enzinger FM, Weiss SW (1988) Soft tissue tumors, 2 nd edn. Mosby, St. Louis
4. Holzner HJ (1984) Tumoren und tumorähnliche Bildungen des Mesenchyms (sog. Weichgewebs-Tumoren, Soft tissue tumors). In: Arbeitsbuch Pathologie. Urban & Schwarzenberg, München Wien Baltimore, S 64–69
5. Lindner F, Grözinger KH (1968) Benigne Geschwülste des Verdauungstraktes. Langenbecks Arch Klin Chir 322: 94
6. Otto HF (1982) Gutartige Geschwülste des Kolons und Rektums. In: Müller-Wieland K (Hrsg) Dickdarm. Springer, Berin Heidelberg New York (Handbuch der inneren Medizin)
7. Otto HT, Remmele W (1996) Kolon und Rektum. In: Remmele W (Hrsg) Pathologie, Bd 2, 2. Aufl. Springer, Berlin Heidelberg New York Tokio, S 661
8. Otto HF, Wanke M, Zeitlhofer J (1976) Darm und Peritoneum. In: Doerr W, Seifert G, Uehlinger E (Hrsg) Spezielle pathologische Anatomie, Bd 11/2. Springer, Berlin Heidelberg New York
9. Otto HF, Born JA, Schwechheimer K (1988) Maligne mesenchymale Tumoren der Mundhöhle. In: Mesenchymale Weichteiltumoren und Melanome, Bd XXXIII. Thieme, Stuttgart New York
10. Schreiber HW, Winkler R (1982) Bösartige Geschwülste des Kolons und Rektums. In: Müller-Wieland K (Hrsg) Dickdarm. Springer, Berlin Heidelberg New York (Handbuch der inneren Medizin)

3.3.1 Fettgewebe

Lipome stellen langsam expansiv wachsende, meist kugelig umschriebene Geschwülste von submukösem bzw. subkutanem Fettgewebe dar.

Unter den gutartigen mesenchymalen Dickdarmtumoren stellen die überwiegend submukös, in etwa 10% der Fälle aber auch subserös lokalisierten meist solitär auftretenden Lipome, deren „Autopsiehäufigkeit“ mit 0,035%–5,8% angegeben wird [9] die häufigsten dar [5].

Die Kolonlipome machen unter allen gastrointestinalen Lipomen einen Anteil von 65% aus und zählen zu den zweithäufigsten benignen Tumoren des Darmes [4, 12, 13]. Frauen werden häufiger betroffen. Ihr Altersgipfel liegt zwischen dem 5. und 7. Lebensjahrzehnt [4, 5, 11].

Für den Proktologen können einige besondere Erscheinungsformen von Bedeutung sein. Zu erwähnen sind hier insbesondere die *Lipohyperplasie der*

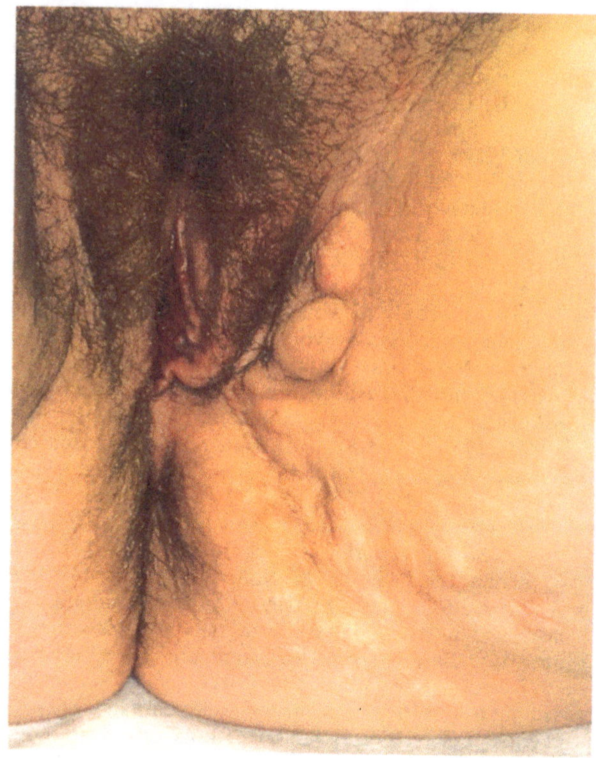

Abb. 3.26. Naevus lipomatosus cutaneus superficialis Hoffmann-Zurhelle

Ileozökalklappe (Ileozökalklappen-Syndrom) [2, 3, 4]. Bei dieser relativ seltenen Veränderung ist das submuköse Fettgewebe stark vermehrt, wodurch die Darmwand verdickt und die Lichtung eingeengt werden kann. Ein mechanischer Ileus tritt jedoch gewöhnlich erst dann ein, wenn ein ilealer Schleimhautprolaps hinzukommt [16].

Perianal lokalisiert kann der *Naevus lipomatosus cutaneus superficialis Hoffmann-Zurhelle* [1] sein (Abb. 3.26). Diese seltene Fettgewebsektopie, die vorwiegend glutäal und anokrural lokalisiert ist, zeigt zumeist eine segmentale Anordnung und überschreitet selten die Körpermitte.

Neben den relativ seltenen, ebenfalls im Perianalbereich einmal auftretenden solitären Hautlipomen (Abb. 3.27 a), kann es zum hereditären, ebenfalls benignen Auftreten einer Vielzahl von Lipomen, der sog. *Lipomatosis* kommen. Häufig besteht eine erbliche Disposition. Frauen scheinen häufiger betroffen zu sein als Männer.

Die bösartigen Tumoren des Fettgewebes, die *Liposarkome* (Abb. 3.28 a–e), entstehen gewöhnlich nicht durch maligne Entartung eines benignen Lipoms, sondern stellen primär maligne Neoplasmen dar [15].

Die histologisch verschiedenen Differenzierungstypen (gut differenziertes, myxoides, rundzelliges,

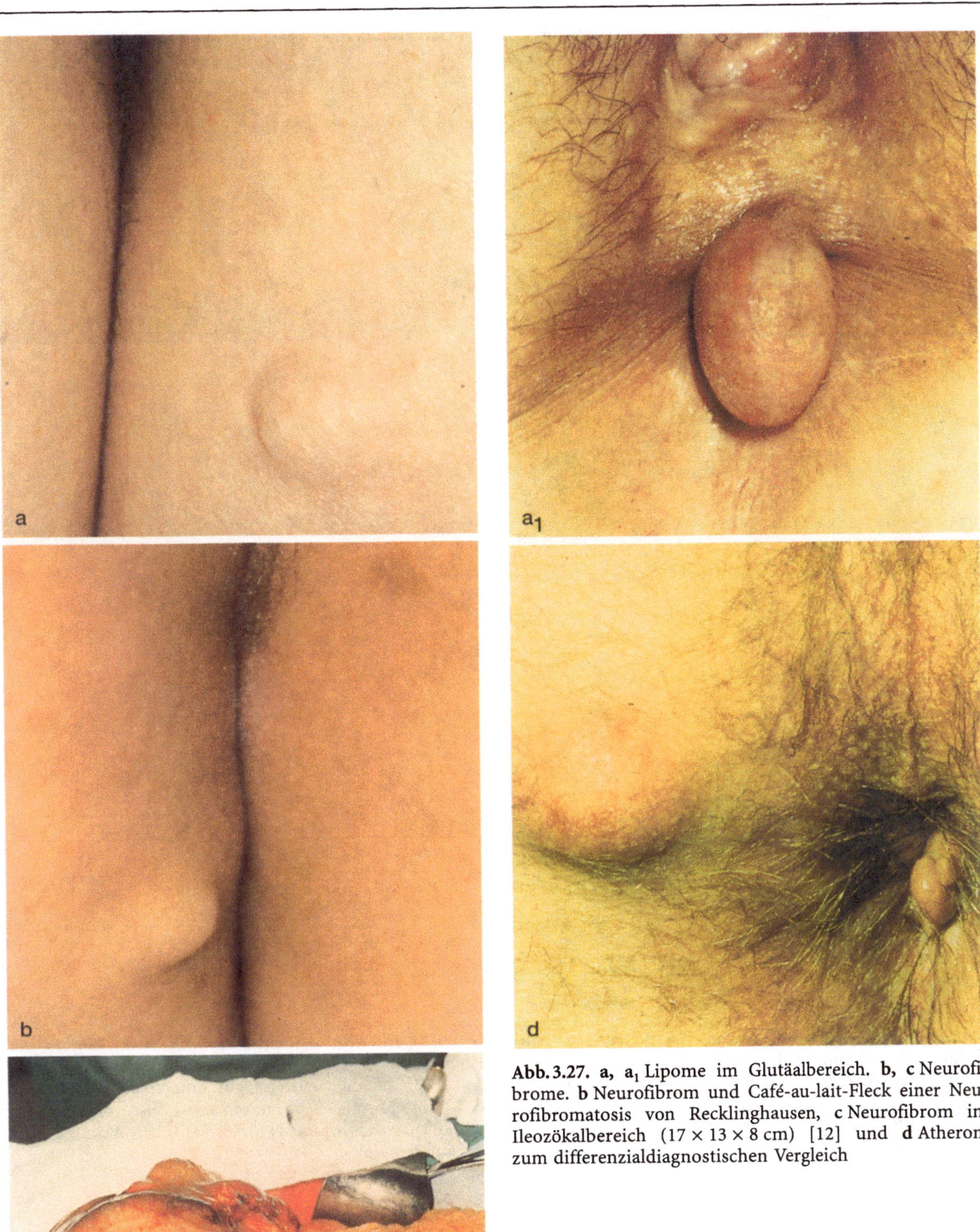

Abb. 3.27. **a, a_1** Lipome im Glutäalbereich. **b, c** Neurofibrome. **b** Neurofibrom und Café-au-lait-Fleck einer Neurofibromatosis von Recklinghausen, **c** Neurofibrom im Ileozökalbereich (17 × 13 × 8 cm) [12] und **d** Atherom zum differenzialdiagnostischen Vergleich

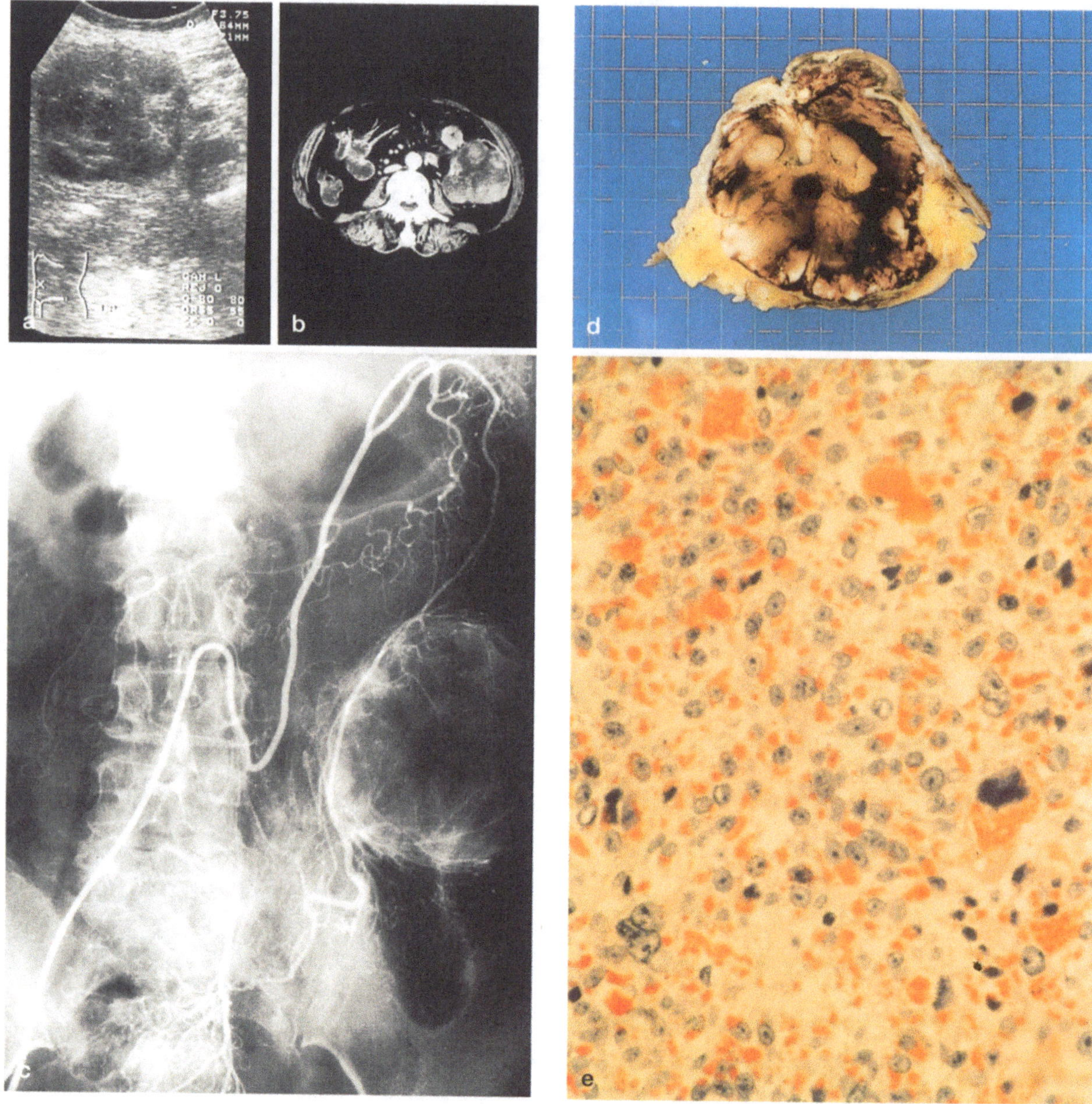

Abb. 3.28 a–e. Liposarkom, Colon descendens. **a** Sonogramm: 64 × 71 mm große, unregelmäßig rundliche Formation inhomogener Echostruktur eines fixierten derben Tumors im linken Unterbauch. **b** CT: Unregelmäßige Form und Begrenzung; sehr ungleichmäßige Dichte. **c** Angiographie: Gefäßversorgung des Tumors über die A. mesenterica inferior. **d** Schnittoberfläche des Tumors, der eingekapselt war, mit ausgedehnter Nekrose und Blutungen. **e** Histologie: Teilweise gut differenziertes, überwiegend pleomorphes Liposarkom mit großen pleomorphen Lipoblasten, multiplen zytoplasmatischen Vakuolen und irregulären Nuklei. (HE-Färbung)

pleomorphes Liposarkom) bewirken Unterschiede im biologischen Verhalten von überwiegend lokal infiltrierenden, rezidivierenden Liposarkomen bis zu rasch metastasierenden Tumoren [8].

KLINIK

Das endoskopische *Erscheinungsbild* intestinaler Lipome ist nicht charakteristisch.

Sie imponieren als meist rundliche, oberflächlich glatte, meist breitbasige, selten gestielte, weiche Tumoren von leuchtend gelbem bis gelblichrosarotem Farbton, die von unauffälliger Mukosa bedeckt werden und überwiegend submukös, seltener subserös oder submukös und subserös gelegen sind (Abb. 3.29 und 3.30).

Besonders die in das Darmlumen hineinragende submuköse Form neigt infolge kolonischer Peristal-

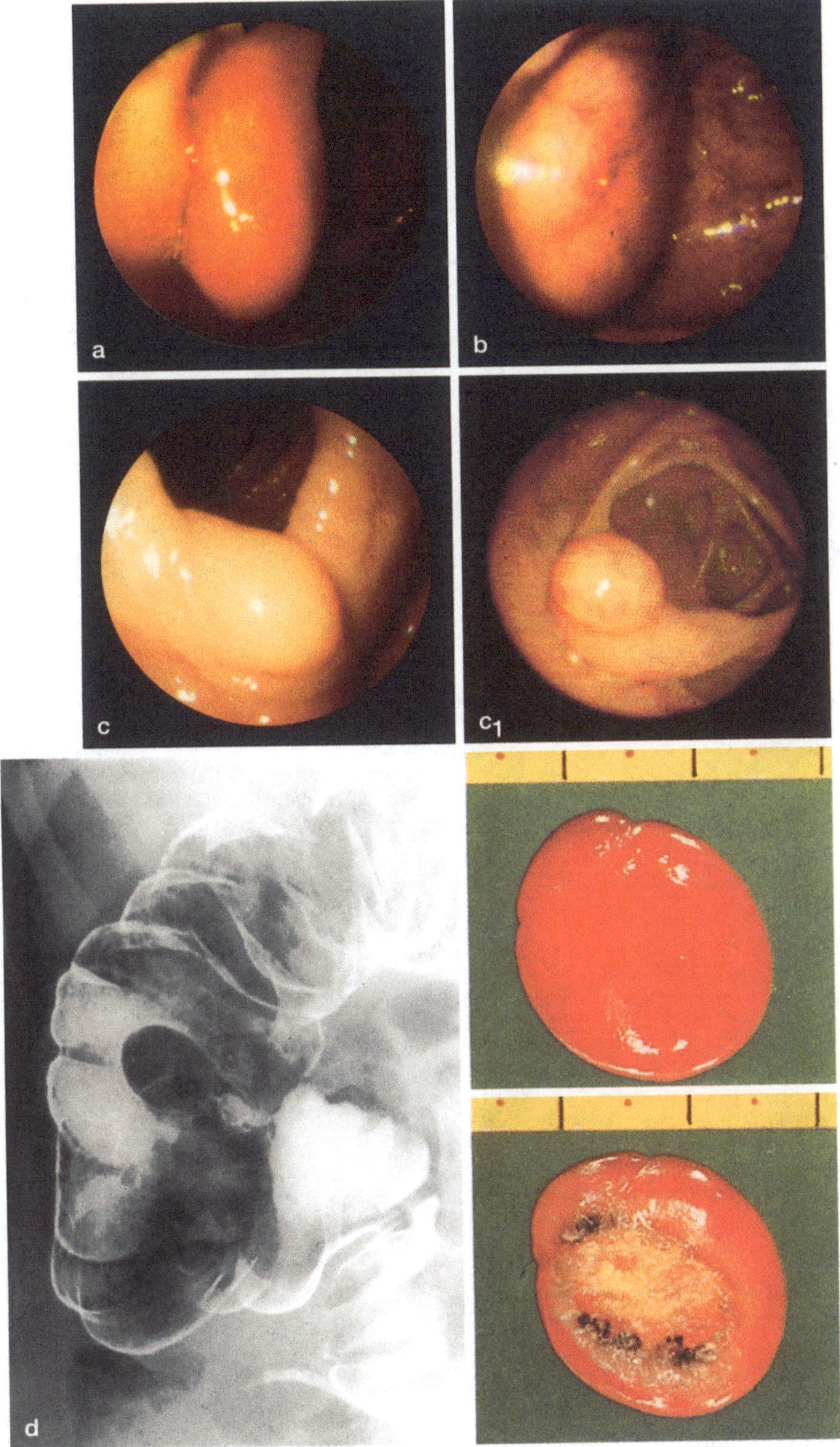

Abb. 3.29. **a** Tropfenförmiges submuköses polypöses Lipom an der Valvula Bauhini. **b** Breitbasiges submuköses Lipom an der rechten Kolonflexur, unter der Schleimhaut verschieblich. **c** Kleines birnenförmiges submuköses Lipom an der linken Kolonflexur. **c_1** Lipom auf der Valvula Bauhini. **d** Lipom im Colon ascendens nahe der Valvula Bauhini

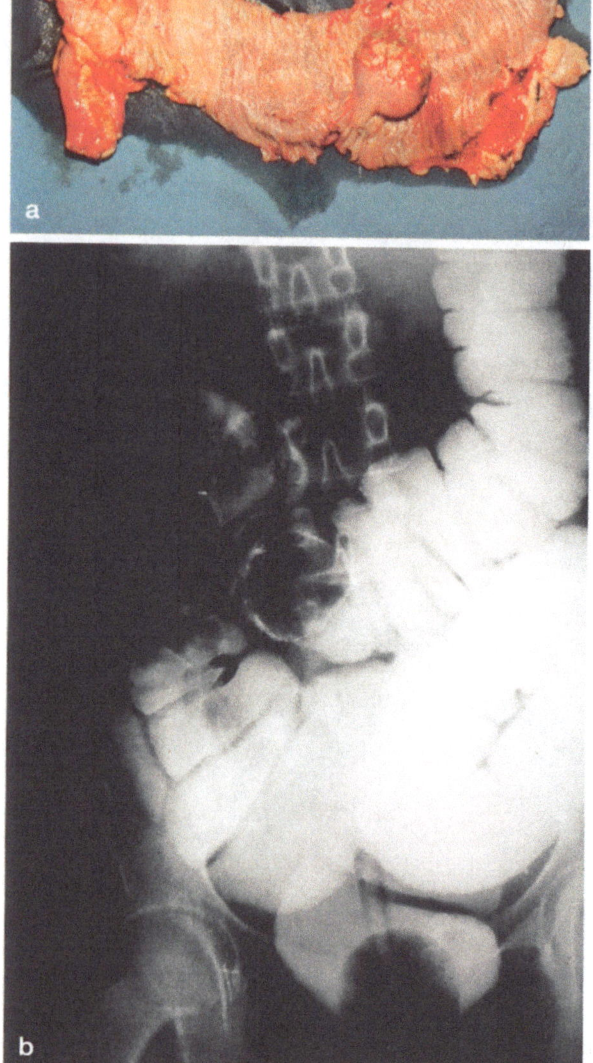

Abb. 3.30 a, b. Gestieltes Kolonlipom. **a** Operationspräparat, **b** in der röntgenologischen Darstellung im Querkolon

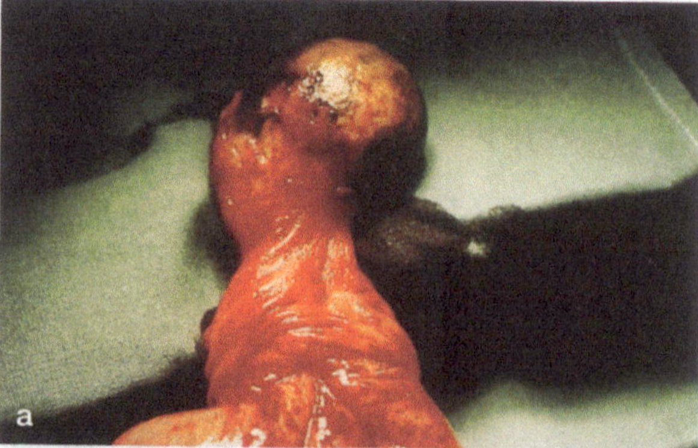

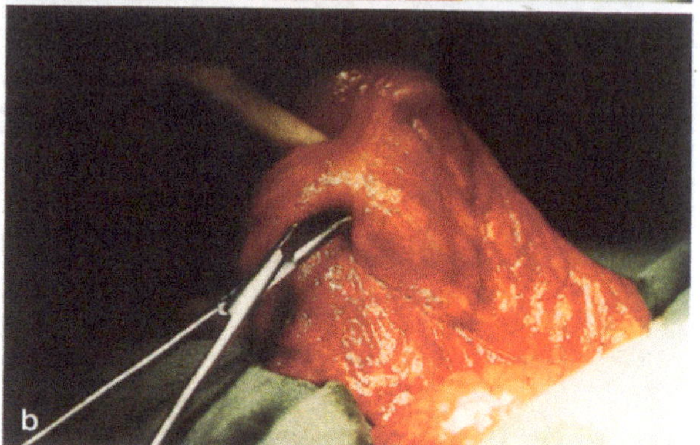

Abb. 3.31. **a** Pseudogestieltes Lipom (Transversum) mit Mukosaulzerationen; **b** Darstellung einer tumorbedingten Darmwandinvagination. Gleicher Fall wie **a**

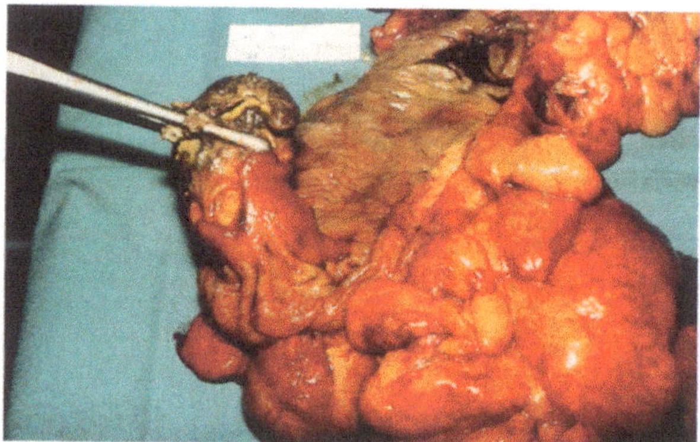

Abb. 3.32. Invaginiertes Lipom der Ileozökalklappe

tik dazu, einen Pseudostiel zu entwickeln und bei Größenzunahme zur Intussuszeption zu führen [6] (Abb. 3.31–3.33].

Die meisten Lipome sind jedoch im Durchmesser nicht größer als 2 cm. Größere, in seltenen Ausnahmefällen bis zu 30 cm [9] umfassende und bei Größenzunahme i. Allg. zunehmend gelblich bis grau erscheinende und auch in der Konsistenz zunehmende Tumoren sind histopathologisch sodann mehr und mehr als Fibrolipome zu definieren.

Im Gegensatz zum Kolonkarzinom finden sich Kolonlipome überwiegend im rechten Kolon- und Zökumbereich. Nur etwa 5% sind im Rektum lokalisiert [4].

Das *Beschwerdebild* wird von Lokalisation und Größe der Tumoren bestimmt.

Lipome mit einem Durchmesser von nicht mehr als 2 cm verursachen selten Symptome und werden daher zumeist nur zufällig entdeckt.

Ab einer Größe von 4 cm sollen sich dagegen bereits 75% klinisch bemerkbar machen, insbesondere durch Blutungen, Änderung der Stuhlgewohnheiten,

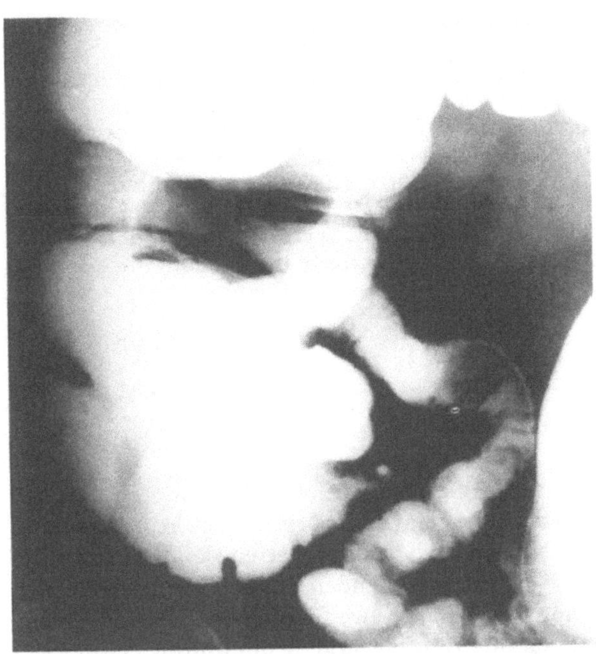

Abb. 3.33. Lipombedingter Füllungsdefekt im Zökum, gleicher Fall wie Abb. 3.32

Obstipationen, kolikartige Abdominalschmerzen usw. [6, 21].

Große intraluminal wachsende Lipome können (wie Abb. 3.31–3.33 zeigen) hierbei leicht zur Invagination mit allen sich daraus ergebenden Folgezuständen führen. 61% aller Koloneinstülpungen sollen durch Lipome entstehen, wobei in 35–44% dieser Fälle der Tumor erst durch die Intussuszeption erkannt wird, was wiederum das oft lange Zeit ausgesprochen symptomarme Verhalten von Lipomen zeigt [19].

Demgegenüber imponieren *Liposarkome* als knotige Infiltrate oder eiförmige, gehöckerte bzw. gelappte Gebilde von eher derber Konsistenz (Abb. 3.28).

Je nach Anteil fetthaltiger Tumorzellabschnitte zeigen sie makroskopisch eine überwiegend gelbe, sonst vielfach eine weißgraue, feuchte oder glasig glänzende Schnittfläche [7].

Lokale Rezidive treten bei allen Liposarkomen häufig auf. Unterschiede gibt es jedoch in der Metastasierungshäufigkeit. Je schlechter ein Liposarkom differenziert ist, umso höher liegt die Metastasierungsquote [8]. Während die 5-Jahresüberlebensrate bei gut differenzierten Liposarkomen bei 80% liegt, sinkt sie bei pleomorphen unter 20% [23].

DIAGNOSE

Eine Diagnosestellung ist präoperativ durch die Koloskopie mit Biopsie möglich und auf nichtinvasive Weise durch die Computertomographie aufgrund der in Lipomen zu messenden signifikant niedrigen Dichtewerte (um minus 100 Hounsfield-Einheiten) [18].

Im routinemäßigen Untersuchungsverlauf geht meist eine Röntgenübersichtsaufnahme des Abdomens vorher, wobei man evtl. die Zeichen einer Kolonobstruktion beobachtet.

Im Röntgenkontrasteinlauf stellen sich Lipome wie auch ausdifferenzierte Liposarkome als rundliche glattbegrenzte Füllungsaussparungen dar.

Auch die Angiographie kann, wie Abb. 3.28c zeigt, hilfreich sein. Angiographien können auch wertvolle Informationen über die Malignität von Weichteiltumoren liefern. Generell wird angenommen, dass eine hohe Vaskularität und die schnelle Passage von Kontrastmittel zur venösen Seite auf ein Malignom verweisen [20].

Entdifferenzierte Liposarkome wachsen destruktiv und zeigen eine höhere Strahlendichte.

Die *Koloskopie* schließlich kann sowohl zu diagnostischen als auch therapeutischen Zwecken eingesetzt werden. Aufgrund ihrer weichen Beschaffenheit ändern Lipome ihre Form etwa bei Druck mit der Biopsiezange oder bei der Darmentleerung („squeeze-“ oder „cushion-sign“).

Wie bei anderen submukös lokalisierten Tumoren auch lässt sich die das Lipom überziehende Mukosa mit der Biopsiezange zeltförmig anheben, was jedoch bei fortgeschrittenen entdifferenzierten Liposarkomen nicht möglich ist.

THERAPIE

Die Behandlungsmethode der Wahl ist die Operation. Die Art des chirurgischen Vorgehens ist abhängig von der Zuverlässigkeit der präoperativ gestellten Diagnose.

Die koloskopische Resektion submuköser Lipome mit der Diathermieschlinge gilt als die Methode der Wahl bei kleinen Lipomen.

Ein größeres präoperativ sicher diagnostiziertes isoliertes Lipom, das ggf. bereits zu einer reponiblen Intussuszeption führte, rechtfertigt bei ansonsten unversehrtem Kolon eine einfache Exzision nach Kolotomie [19].

Bei zweifelhafter Diagnose, d.h., wenn infolge der klinisch ähnlichen Symptomatologie ein Karzinom nicht sicher auszuschließen ist, aber auch bei persistierender Invagination, deutlicher Schädigung der Darmwand oder bei Vorliegen besonders voluminöser oder schwierig abzutragender Tumoren ist eine Segmentkolektomie oder eine Hemikolektomie indiziert [19].

Bei den Liposarkomen stellt die möglichst radikale Resektion die Therapie der Wahl dar.

PROGNOSE

Die Prognose von Liposarkomen ist abhängig von Größe, Lokalisation und histologischem Typ. Prognostisch besteht ein großer Unterschied zwischen gut differenzierten und myxoiden Liposarkomen einerseits und den schlecht differenzierten, pleomorphen oder rundzelligen Liposarkomen andererseits [17].

Literatur

1. Böhle N, Stein E (1984) Naevus lipomatosus cutaneus superficialis. Hoffmann-Zurhelle. Aktuel Dermatol 10: 36
2. Boquist L, Bergdahl L, Andersson A (1972) Lipomatosis of the ileocecal valve. Cancer 29: 136–140
3. Bourgeon R, Borelli JP, Koch G (1974) La lipomatose de la valvule iléocaecale. Arch Mal Appar Dig 63: 33
4. Castro EIB, Stearns MW (1974) Lipoma of the large intestine. Review of 45 cases. Dis Colon Rectum 15: 441–444
5. D'Javid IF (1960) Lipomas of the large intestine. Review of the literature and report of a case. J Int Coll Surg 33: 639–668
6. Dehn TCB, Flemming SJ (1982) Das submuköse Kolonlipom. Coloproctology 1: 18–20
7. Eder M, Gedigk P (1984) Geschwülste der Gewebe mesenchymaler Herkunft. In: Eder M, Gedigk P (Hrsg) Lehrbuch der Allgemeinen Pathologie und der Pathologischen Anatomie, 31. Aufl. Springer, Berlin Heidelberg New York, S 258–263
8. Enzinger FM, Weiss SW (1988) Soft tissue tumors, 2 nd edn. Mosby, St. Louis
9. Ginzburg L, Weingarten M, Fischer MG (1958) Submucous lipoma of the colon. Ann Surg 148: 767
10. Golden R (1943) Enlargement of the ileocaecal valve. AJR 50: 19–23
11. Gordon RT, Beal JM (1978) Lipoma of the colon. Arch Surg 112: 897–899
12. Gürgen T, Gökdogan C, Bilgin A (1976) On Neurofibromatosis of right colon with a review of existing literature. Chir Gastroenterol 3: 322–324
13. Herzog U (1989) Kolonlipome. Coloproctology 2: 71–74
14. Hofmann E, Zurhelle E (1921) Über einen Naevus lipomatodes cutaneus superficialis der linken Glutäalgegend. Arch Dermatol 130: 327–333
15. Holzner HJ (1984) Tumoren und tumorähnliche Bildungen des Mesenchyms (sog. Weichgewebstumoren, soft tissue tumors). In: Arbeitsbuch Pathologie. Urban & Schwarzenberg, München Wien Baltimore, S 64–69
16. Kahle M (1979) Die Lipomatose der Ileozökalklappe. Z Gastroenterol 17: 843–850
17. Kindblom L et al. (1975) Liposarcoma: a clinico-pathologic, radiographic and prognostic study. Acta Pathol Micro Scand 253 [Suppl]: 1–71
18. Lazebnik N et al. (1985) Verbesserte Diagnostik von Kolonlipomen durch die Computertomographie. Coloproctology 3: 157–159
19. Lehn E, Levasseur JC, Billon JJ, Gillier P (1982) Lipombedingte Koloninvaginationen im Erwachsenenalter. Coloproctology 6: 351–354
20. Nakada I et al. (1994) Liposarkome des Colon descendeus. Coloproctology 5: 310–315
21. Pemberton L, Manax WG (1971) Complete obstruction of the colon by lipoma. Surgery 69: 139–141
22. Roig JV et al. (1993) Transanaler Prolaps eines kolorektalen Lipoms. Coloproctology 2: 88–90
23. Weber U, Müller K (1983) Tumoren und tumorartige Veränderungen des Fettgewebes. In: Periphere Weichteiltumoren. Thieme, Stuttgart New York, S 176
24. Wolf BS (1976) Lipoma of the colon. JAMA 235: 2225–2227

3.3.2 Muskelgewebe

Unter den mesenchymalen Darmtumoren sind die aus der Muscularis propriae oder M. mucosae, in Einzelfällen auch aus der glatten Gefäßwandmuskulatur [9] hervorgehenden *Leiomyome* nach den Lipomen (S. 276) die zweithäufigsten.
Je nach Ursprungsort und Ausbreitungsrichtung werden intraluminal, intramural, extramural und kombiniert wachsende Leiomyome unterschieden. Sie kommen im gesamten Gastrointestinaltrakt vor. Im Dickdarm, bevorzugt Rektumbereich, treten sie weitaus seltener in Erscheinung als im Magen und Dünndarm. Nur 3–7% der gastrointestinalen Leiomyome sind im kolorektalen Bereich lokalisiert [9].
Hauptmanifestationsalter ist das 5.–6. Lebensjahrzehnt. In seltenen Fällen können auch Kinder betroffen sein. Ein disseminiertes Auftreten kleiner, klinisch gutartiger Leiomyome ist als „Leiomyomatosis coli" bekannt [15].
Im Bereich der Haut können Leiomyome von den Mm. arrectores pilorum ausgehen. Vorwiegend befinden sie sich an den Extremitätenstreckseiten und Glutäen, wo sie meist gruppenweise angeordnet sind. Sie sind linsen- bis erbsengroß, hautfarben, gelegentlich etwas bräunlich oder bläulich und auf seitlichen Palpationsdruck leicht druckschmerzhaft.
Eine *maligne Entartung* – vorwiegend entarten die von der Muscularis propriae ausgehenden Leiomyome [6, 10] – zum *Leiomyosarkom* wird mit 20–30% [7] – wohl zu hoch geschätzt [10, 11]. Das primäre Leiomyosarkom macht im Dickdarm 0,1% aller Tumoren [3] und im Rektum 0,5% aller Rektumtumoren [1, 5] aus. Vom Leiomyosarkom zu unterscheiden ist das im kolorektalen Bereich sehr selten auftretende durchweg ebenfalls maligne sog. *Leiomyoblastom* [9]. Weder im makroskopischen noch histologischen Bild ist eine sichere Differenzierung zwischen der benignen und malignen Form möglich [8]. Das histologische Bild entspricht oftmals nicht dem klinischen Verhalten des Tumors (Abb. 3.34, 3.35). Metastasierungen sind eher selten [3].

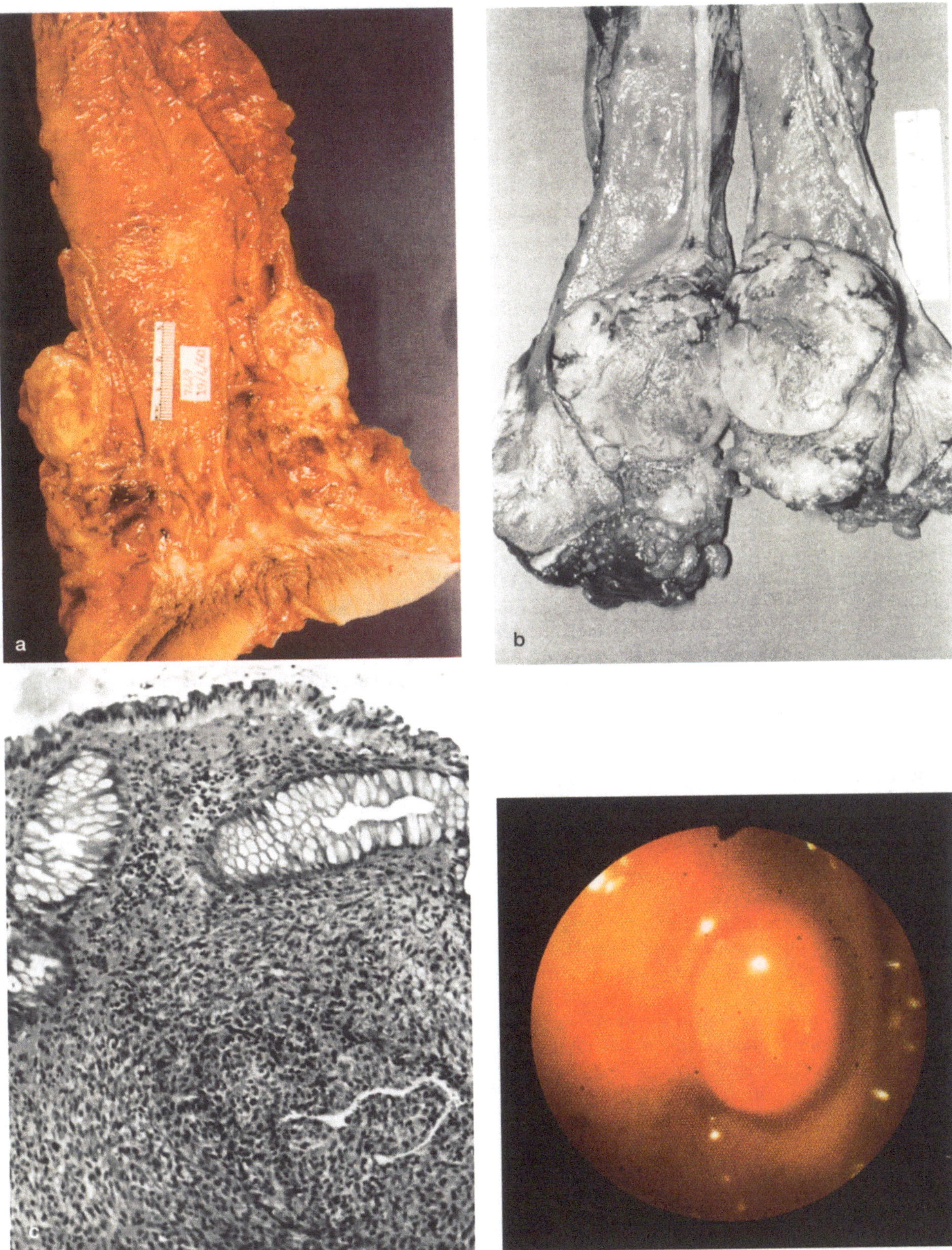

Abb. 3.34. **a** Leiomyosarkom im Rektumbereich bei einer 70-jährigen Frau. **b** Leiomyosarkom des Rektums bei einer 50-jährigen Frau. Schnitt durch den submukosalen Tumorbereich. **c** Intaktes Mukosagewebe über einem Leiomyosarkom. Biopsie, HE-Färbung. Gleicher Fall wie **a**

Abb. 3.35. Polypöses, submuköses Leiomyom des Zökums (gleichzeitig besteht eine linksseitige Colitis ulcerosa)

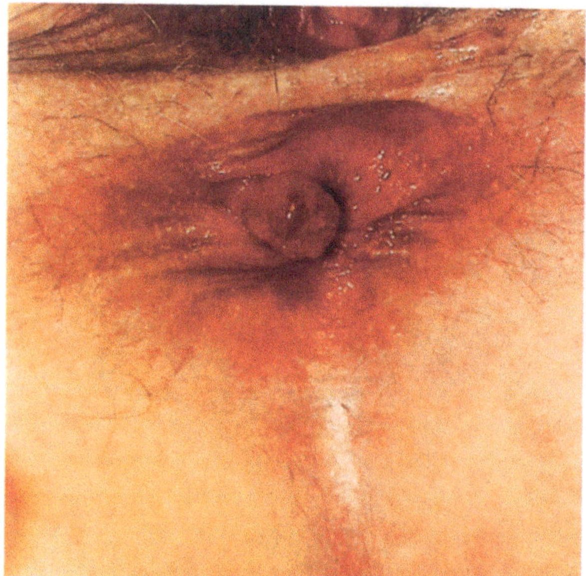

Abb. 3.36. Pleomorphes Rhabdomyosarkom im Analbereich bei einer 64-jährigen Patientin

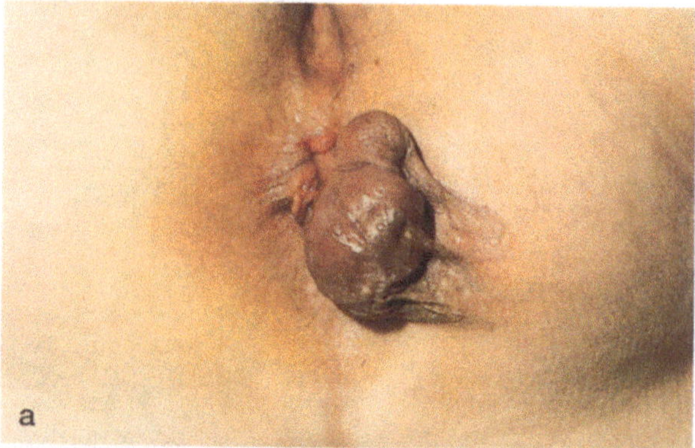

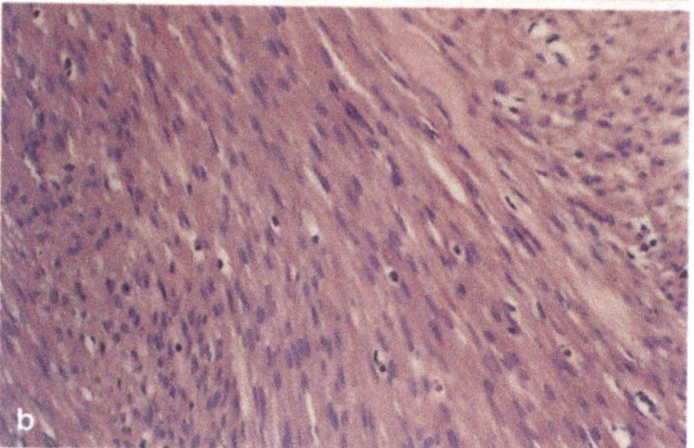

Abb. 3.37. **a** Etwa hühnereigroßes und daneben kleineres Leiomyom im Analrandbereich bei einer 64-jährigen Frau. **b** Leiomyom. Typische, irregulär gelagerte, glatte Muskelfasern; keine Kernatypien. HE-Färbung. Gleicher Fall wie **a**

Lokale Rezidive (s. u.), die meist nach etwa 15 Monaten entdeckt werden, sind dagegen häufig [3, 10, 11, 19]. Die Ausbreitung der kolorektalen Leiomyosarkome erfolgt vorwiegend per continuitatem auf die Umgebung (peri- und ischiorektales Fettgewebe, Mesokolon, Peritoneum) und hämatogen (Leber, Lungen, Skelettsystem). Lymphknotenmetastasen sind selten [4, 9].

Entscheidend ist der Nachweis einer ausgeprägten Kernanaplasie auch in nicht regressiv veränderten Tumorarealen sowie ein Mitosenreichtum [6].

Malignität wird angenommen, wenn pro stark vergrößertem Mikroskopausschnitt zwei oder mehr Mitosen erkennbar sind [16].

Von der quer gestreiften Muskulatur ausgehende Myome werden als *Rhabdomyome* bezeichnet. Es handelt sich hierbei um eine sehr seltene, gutartige Neubildung.

Die *Rhabdomyosarkome* stellen bevorzugt im Kindesalter auftretende hochmaligne Tumoren dar. Man unterscheidet verschiedene histologische Differenzierungsformen: embryonales, alveolares und pleomorphzelliges Rhabdomyosarkom (Abb. 3.36) [12, 14].

KLINIK

Erscheinungsbild. Während die von der Muscularis mucosae ausgehenden Leiomyome selten größer als 1 cm werden und unter der sie bedeckenden Mukosa als breitbasige, derbe Knötchen zu tasten sind (Abb. 3.35), weisen die von der Muscularis propriae abstammenden, wesentlich größer werdenden, entweder polypoid gegen die Lichtung oder nach außen in Richtung Serosa sich entwickelnden Leiomyome bzw. Leiomyosarkome infolge zentraler regressiver Veränderungen (Nekrosen, Zysten, Blutungen, Verkalkungen) eine oftmals auffällig weiche Konsistenz auf.

Beschwerdebild. Zu klinischen Beschwerden führen zumindest die kleineren, von der Muscularis mucosae ausgehenden Myome i. Allg. nicht.

Größere von der Muscularis propriae stammende, zu Ulzerationen neigende Tumoren machen sich durch mehr oder weniger ausgeprägte Beschwerden wie Blut- und/oder Schleimabgänge, Völlegefühl, Veränderungen der Stuhlgewohnheiten, Tenesmen usw. bemerkbar bzw. weisen auf eine ggf. eingetretene maligne Entartung hin.

DIAGNOSE

Ein Leiomyom kann vom endoskopischen oder palpatorischen Befund her vermutet werden. Wie auch bei anderen submukös gelegenen Tumoren lässt sich auch bei Leiomyomen die Schleimhaut etwa mit der Biopsiezange zeltförmig abheben. Bestätigt wird die Diagnose durch die histologische Untersuchung (Abb. 3.37). Hierbei kann bei nicht eindeutigen Histologien der immunmorphologische Nachweis von Desmin und/oder Myoglobin hilfreich sein [12].

THERAPIE

Aufgrund der oftmals recht schwierigen Differenzierung zwischen benigner und maligner Form, der o. a. relativ hohen Malignitätsrate und einer Rezidivquote von bis zu 45 % nach lokalen Exzisionen oder Enukleationen [3] wird grundsätzlich die abdominoperineale Resektion empfohlen [2]. Allerdings gibt es auch Berichte über günstige Langzeitüberlebensraten von Patienten mit lokalexzidierten Leiomyosarkomen, wobei allerdings keine der resezierten Geschwülste größer als 3 cm im Durchmesser war [13].
Literaturauswertungen haben ergeben, dass bei lokalexzidierten Tumoren, die größer als 5 cm waren, unabhängig von der histologischen Beurteilung keine Langzeitüberlebenswahrscheinlichkeit besteht [7].
Größere, bereits exulzerierte oder an die Umgebung fixierte, malignomverdächtige Tumoren sind unabhängig von histologischen Detailbefunden entsprechend radikal zu operieren.
Aufgrund der schwierigen histologischen Begutachtung sowie der hohen Rezidivhäufigkeit sollten auch die als primär gutartig klassifizierten Tumoren einer Nachsorge zugeführt werden [20].

PROGNOSE

Leiomyosarkome zeigen eine relativ geringe Metastasierungsneigung und haben demzufolge eine verhältnismäßig günstige Prognose [6].

Literatur

1. Asbun J et al. (1992) Leiomyosarcoma of the rectum. Am Surg 58: 311–314
2. Corman ML (1992) Less common tumors and tumorlike lesions of the colon, rectum and anus. In: Colon and rectum surgery. Lippincott, Philadelphia, pp 764–767
3. Fuerte Ruiz S et al. (1997) Leiomyosarkom des Nierenbeckens mit Metastasierung in Lunge und Rektum. Coloproctology 1: 45–47
4. Gebbers J-O, Remmele W (1996) Analregion. In: Remmele W (Hrsg) Pathologie, Bd 2, 2. Aufl. Springer, Berlin Heidelberg New York Tokio, S 691
5. Haque S, Dean TJ (1992) Stromal neoplasms of the rectum and anal canal. Hum Pathol 23: 762–767
6. Hermanek P, Karrer K (1983) Illustrierte Synopsis kolorektaler Tumoren. Pharmazeutische Verlagsgesellschaft, München
7. Kusminsky R, Bailey W (1977) Leiomyomas of the rectum and anal canal. Report of six cases and review of the literature. Dis Colon Rectum 20: 580–599
8. Morson BC, Dawson JMP (1972) Gastrointestinal pathology. Blackwell, Oxford
9. Otto HF, Remmele W (1996) Kolon und Rektum. In: Remmele W (Hrsg) Pathologie, Bd 2, 2. Aufl. Springer, Berlin Heidelberg New York Tokio, S 661–667
10. Otto HF, Wanke M, Zeitlhofer J (1976) Darm und Peritoneum. In: Doerr W, Seifert G, Uehlinger E (Hrsg) Spezielle pathologische Anatomie, Bd 2, Teil 2. Springer, Berlin Heidelberg New York
11. Otto HF (1982) Pathomorphologie. In: Müller-Wieland K (Hrsg) Dickdarm. Springer, Berlin Heidelberg New York (Handbuch der inneren Medizin)
12. Otto HF, Born JA, Schwechheimer K (1988) Maligne mesenchymale Tumoren der Mundhöhle. In: Mesenchymale Weichteiltumoren und Melanome, Bd XXXIII. Thieme, Stuttgart New York, S 1–6
13. Quan SQ, Berg JW (1962) Leiomyoma and leiomyosarcoma of the rectum. Dis Colon Rectum 5: 415–425
14. Schmidt D, Harms D, Reimann O, Treuner J (1986) Rhabdomyosarkom: Morphologie und zelluläre Differenzierung. Klin Pädiatr 198: 202–297
15. Spaun E, Nielsen L (1986) Leiomyomatosis of the colon and mesentery: report of a case. Am J Gastroenterol 81: 385–388
16. Stout AP (1955) Tumours of the colon and rectum (excluding carcinoma and adenoma). Surg Clin North Am 10: 1283
17. Thorlakson RH, Bores RR (1974) Leiomyocarcoma of the rectum. Int Surg 59: 616–620
18. Thorlakson RH, Ross HM (1961) Leiomyosarcoma of the rectum. Ann Surg 154: 979–984
19. Tjandra JJ et al. (1993) Leiomyosarcoma of the rectum and anal canal. Aust N Z J Surg 63: 703–709
20. Winkeltau G, Winkler R (1986) Mesenchymale Tumoren der Analregion. Aktuel Chir 21: 143–148

3.3.3 Blutgefäße

Eine sichere Unterscheidung zwischen echten Neoplasmen und tumorähnlichen Läsionen (zumeist Hamartomen) ist bei dieser Gruppe nicht immer möglich [24].

Hämangiomatöse Läsionen

Die Einteilung der hämangiomatösen Läsionen ist bislang noch nicht einheitlich. Es existieren zahlreiche Klassifikationsschemata [10, 16, 41].
Ein Einteilungsversuch nach Van Gompel et al. [61], der auf Klassifikationsschemata von Gentry et al. [16], Crawford [10] und Moore et al. [41] aufbaut und den histologischen Charakter von Gefäßmissbildungen des Kolons in Beziehung zum endoskopischen Bild setzt, zeigt Tabelle 3.16. Es wird hierbei unterschieden zwischen Hämangiomen, echten Ge-

Tabelle 3.16. Klassifikation von Gefäßanomalien des Kolons. (Nach Van Gompel et al. [61])

Hämangiome
- Kapilläres Hämangiom
- Kavernöses Hämangiom
  - Singulär, klein
  - Multipel, klein (z. B. multiple Phlebektasien)
  - Singulär, diffus, ausgedehnt
  - Multipel, diffus, ausgedehnt (nicht kontinuierlich)
- Mischformen

Echte Gefäßneoplasmen

• Benigne	Hämangioendotheliom Hämangioperizytom
• Maligne	Hämangiosarkom Kaposi-Sarkom

Arteriovenöse Missbildungen und Teleangiektasien
- Angiodysplasie
- Kongenitale arteriovenöse Missbildungen
- Hereditäre hämorrhagische Teleangiektasie

Kolonvarizen

fäßneoplasmen, arteriovenösen Missbildungen und Teleangiektasien sowie Kolonvarizen.

Hämangiome

Hämangiome (*Synonyma*: Kongenitale Angiodysplasie, vaskuläre Hamartome) stellen Blutgefäßgeschwülste der Haut, Schleimhäute und inneren Organe dar. Sie werden in kavernöse, kapilläre und gemischt aufgebaute Formen unterteilt und treten im Bereich des Dickdarmes nur sehr selten in Erscheinung [16]. Noch am häufigsten lässt sich, insbesondere im Rektum und Sigmoideum [23, 34, 44], das nach Gentry et al. [16] wiederum in verschiedene Typen (Tabelle 3.16) unterteilte *kavernöse Hämangiom* finden. Es zeigt unabhängig vom Manifestationsort histologisch eine Anhäufung dilatierter, blutgefüllter und mit ausdifferenziertem Endothel ausgekleidete Hohlräume (Abb. 3.38).

Wesentlich seltener noch als zu solitär auftretenden Hämangiomen kommt es im kolorektalen Bereich zum Auftreten diffuser Erscheinungsformen (Abb. 3.39), die sodann oftmals mit gleichzeitig bestehenden hämangiomatösen Manifestationen andernorts, insbesondere an der Haut kombiniert sind oder auch im Rahmen eines Syndroms (Klippel-Trenaunay) in Erscheinung treten können [2, 16, 17].

Dieses nach seinen Erstbeschreibern [31] benannte Syndrom ist gekennzeichnet durch örtlich begrenzte Weichteil- und Knochenhypertrophien, variköse Venektasien und einen meist ausgedehnten Naevus flammeus der Haut.

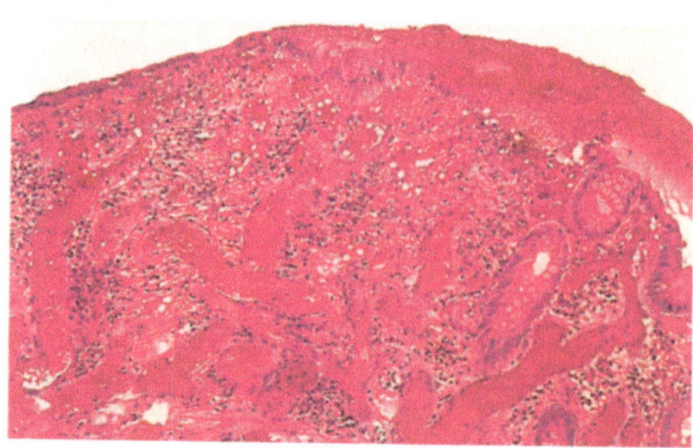

Abb. 3.38. Biopsie eines endoskopisch entfernten polypoiden Hämangioms. Der Schnitt zeigt zahlreiche dilatierte Kapillaren und eine oberflächliche Erosio. HE-Färbung

Viszerale Hämangiome im Rahmen des Klippel-Trénaunay-Weber-Syndroms, die nicht selten bereits im frühen Kindesalter zu massiven Blutungen führen sollen, werden mit einer Inzidenz von bis zu 12,5% angegeben [32].

Im *endoskopischen Bild* erscheinen Hämangiome als unterschiedlich große, flache oder erhabene, weinrot bis blauviolette, schwammartige Gebilde, die eine meist intakte, teilweise von kleinen Knötchen bedeckte oder mehr oder weniger glänzende Oberfläche aufweisen [17, 21] (Abb. 3.39).

Zu einem *Beschwerdebild* führen Hämangiome i. Allg. nur dann, wenn es zu einer Exulzeration kommt. Klinisches Leitsymptom ist die akute, ggf. sehr massive Darmblutung.

Außerordentlich selten können größere polypoide Hämangiome zu Obstruktionserscheinungen oder auch einmal zur Intussuszeption führen [63], was sodann ebenfalls zu einer operativen Intervention zwingt.

Nicht selten finden sich in Hämangiomen Phlebolithen, die in Leeraufnahmen gut erkennbar sind.

Die *Diagnosestellung* und differenzialdiagnostische Abgrenzung zu Neoplasmen ist oftmals nicht einfach, da Hämangiome häufig nicht scharf abgegrenzt sind, was insbesondere auf die Kapillarhämangiome zutrifft [10], und Mukosa wie Serosa i. d. R. nicht verändert sind.

Echte Gefäßneoplasmen

Von Blutgefäßen ausgehende benigne und maligne Neoplasmen (Tabelle 3.16) treten im Gastrointestinaltrakt nur selten in Erscheinung [10, 15].

Den eindrucksvollen klinischen und histopathologischen Befund eines Hämangioperizytoms im Bereich des Colon descendens zeigt die Abb. 3.40 a–c, den eines Hämangiosarkoms im Glutäalbereich die Abb. 3.41.

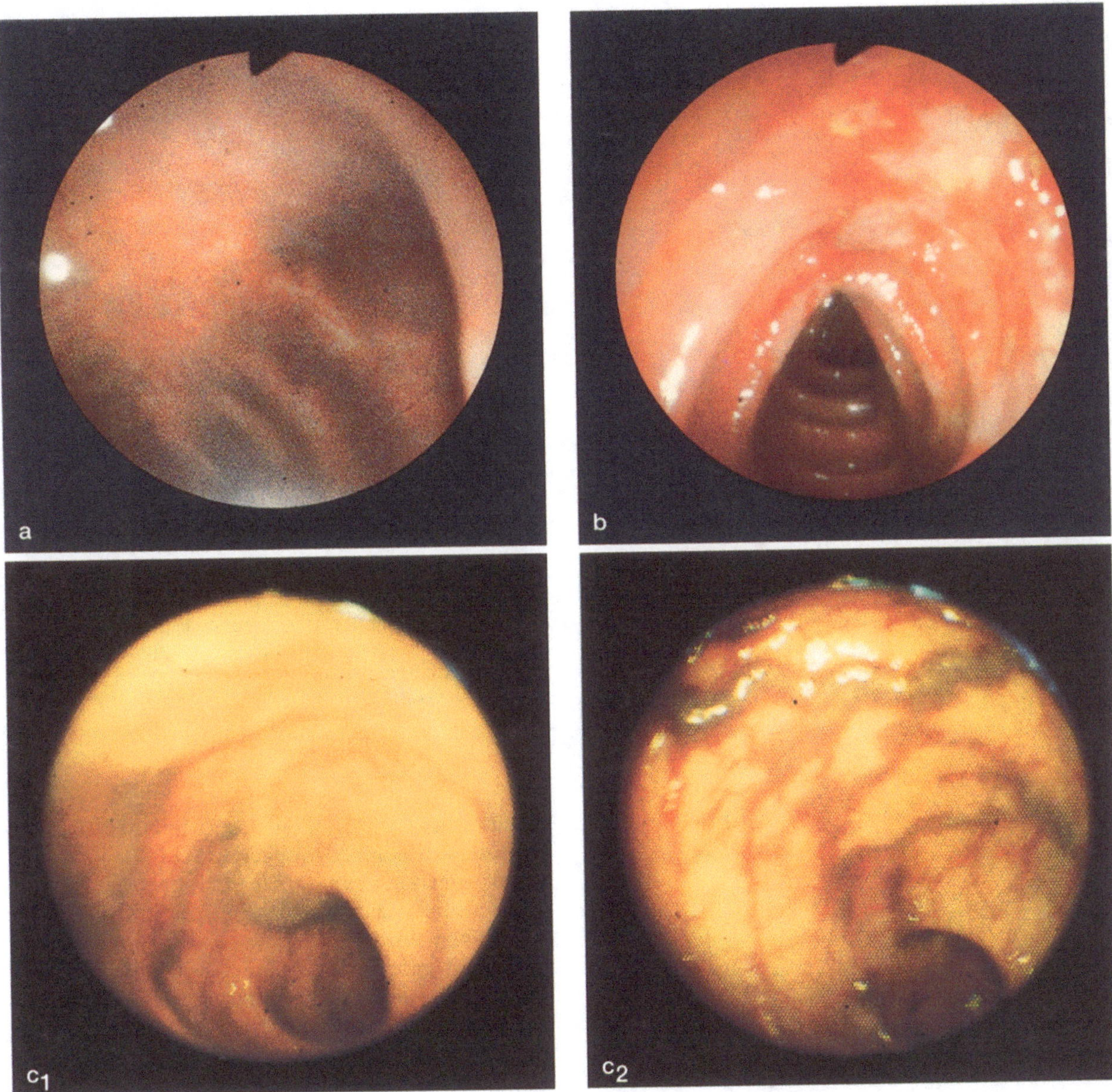

Abb. 3.39. **a** Diffuses kavernöses Hämangiom bei einem Patienten mit inkomplettem Klippel-Trenaunay-Sydrom. **b** Ausgedehntes kapilläres Hämangiom (Naevus flammeus) mit scharf abgegrenzten Rändern; im Zentrum der Läsion ist eine sekundäre Fibrose erkennbar. **c_1, c_2** Flächenhaftes, z. T. kavernöses Hämangiom mit verikösen Venektasien bei zugrunde liegendem voll ausgebildetem Klippel-Trenaunay-Syndrom. Distales Rektum. **d–f** s. S. 288

Neuerdings kommt es zu einem gehäuften Auftreten von Kaposi-Sarkomen bei Aids-Patienten (S. 467 ff.). Aus diesem Grund wird auf diese Gefäßneoplasie nachfolgend ausführlicher eingegangen.

Kaposi-Sarkom (KS)

Das von dem österreichisch-ungarischen Dermatologen Moriz Kohn Kaposi 1872 erstmals als „idiopathisches multiples Pigmentsarkom der Haut" [26] beschriebene und nach ihm benannte Kaposi-Sarkom ist auch bekannt unter den *Synonyma* Kaposi-Syndrom, Kaposi-Sarkomatose, Morbus Kaposi, Angioreticulomatosis Cazal-Ronchese-Kern, Granuloma multiplex haemorrhagicum Köbner, Pseudosarcomatosis haemorrhagica pigmentosa, Retikuloangiomatose, Sarcoma idiopathicum multiplex haemorrhagicum.

Definiert wird diese Tumorerkrankung, die ein weites Spektrum an Erscheinungsformen aufweist (s. u.), als maligne multifokale Proliferation von Kapillaren und perivaskulären Bindegewebszellen der Haut und innerer Organe.

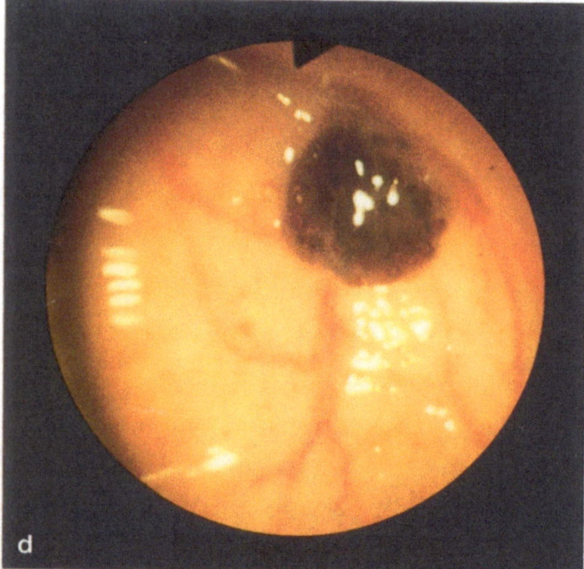

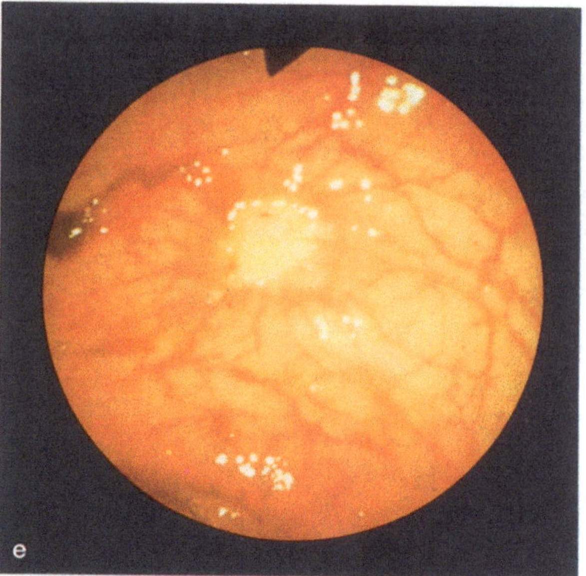

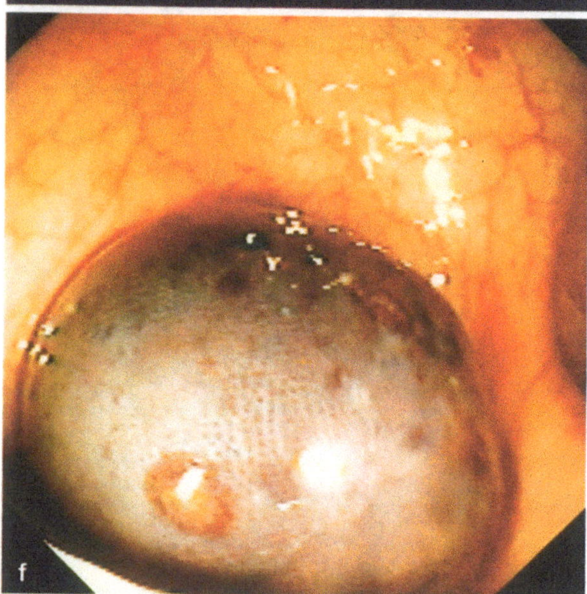

Abb. 3.39. d Kavernöses Hämangiom bei einer 60-jährigen Frau. **e** Zustand nach endoskopischer Abtragung. Gleicher Fall wie **d. f** Spontan aufgetretenes Hämatom im Colon sigmoideum bei einem 32-jährigen Mann mit Hämophilie A, zum differenzialdiagnostischen Vergleich zu den in **c** und **d** gezeigten kavernösen Hämangiomen

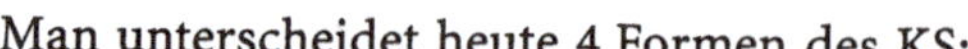

Man unterscheidet heute 4 Formen des KS:

- Klassisches KS: Diese Art des KS ist sehr selten. Es betrifft bevorzugt Männer im höheren Lebensalter, zumeist an den peripheren, überwiegend unteren Extremitäten, beginnt symmetrisch und beschränkt sich oft lange Zeit auf dieses Ursprungsgebiet [27].
- Afrikanisches KS: Seit etwa den 50er Jahren wird davon eine gehäuft schon bei Kindern und jungen Erwachsenen auftretende afrikanische Variante, das *afrikanisches KS*, mit abweichendem Verteilungsmuster und oft malignerem Verlauf unterschieden. Neben knotigen Formen, die auf die Haut beschränkt bleiben, und disseminierten Erscheinungsbildern mit Beteiligung innerer Organe wird hier relativ häufig auch eine örtlich aggressive Verlaufsform beobachtet [62].
- KS nach Nierentransplantation: Überdurchschnittlich häufig auftretende KS in disseminierter Form sowie mit Organ- und Lymphknotenbefall mit ganz unterschiedlichem Verlauf von gutartig bis rasch progressiv wurden weiterhin bei Patienten mit krankheitsbedingter oder iatrogen ausgelöster Immunschwäche beobachtet. Dies führte zur Unterscheidung einer 3. Form, dem *KS nach Nierentransplantation.*
- Epidemische oder Aids-assoziierte KS: 1981 fiel erstmals auf, dass junge Homosexuelle ebenfalls auffällig häufig an der zuletzt genannten Art von KS erkrankten. Man erkannte rasch den Zusammenhang dieses KS mit der sich weltweit ausbreitenden erworbenen Immunschwäche Aids (S. 467 ff.). Heute weiß man, dass diese 4. Form des KS, das meist rasch progressive *epidemische- oder Aids-assoziierte KS*, das bei HIV-infizierten Patienten häufigste Malignom darstellt.

ÄTIOLOGIE

Die Ätiopathogenese ist noch ungeklärt. Vermutlich handelt es sich um ein multifaktorielles Geschehen, wobei noch unklar ist, welche Bedeutung im Einzelnen besonders viralen Infektionen, immun-

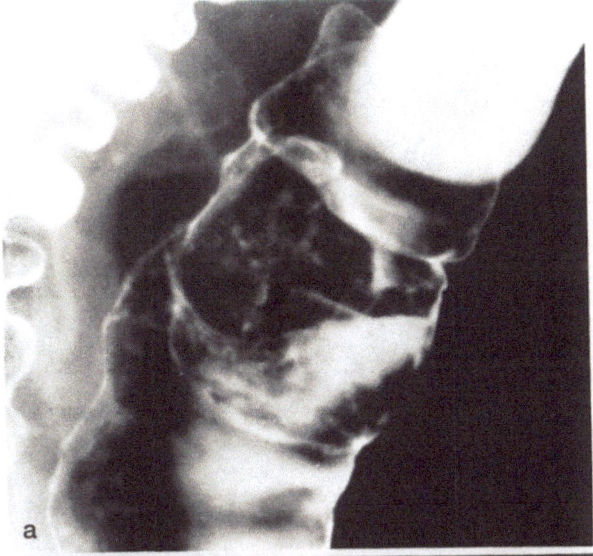

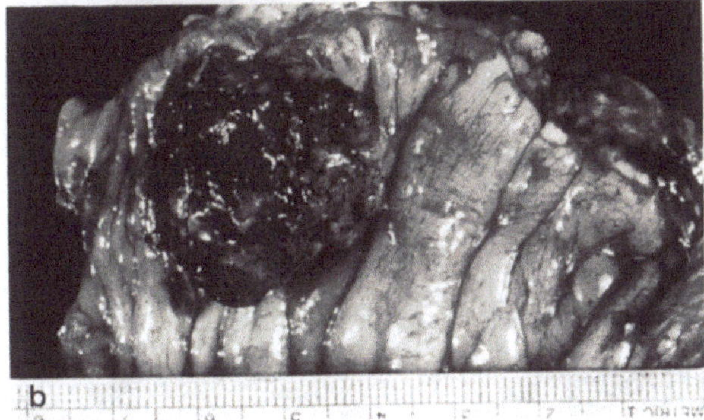

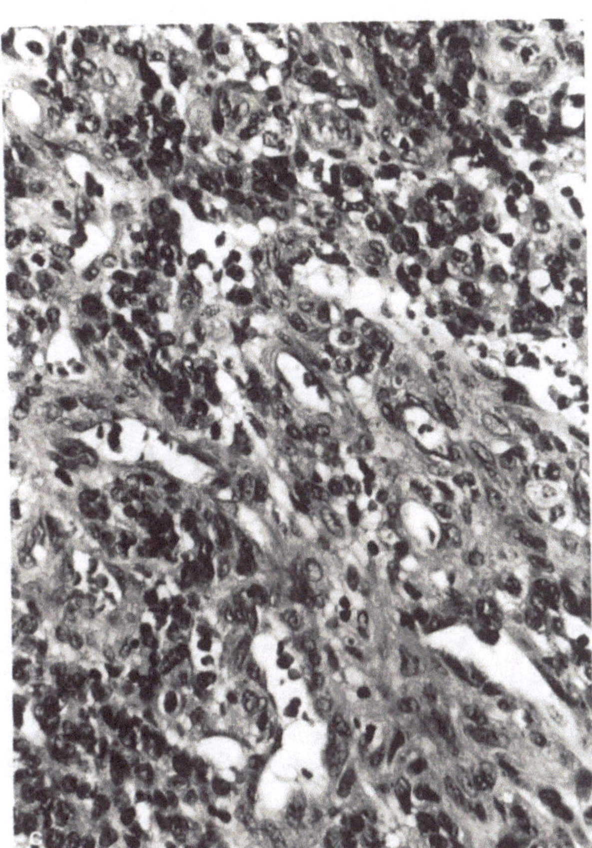

△
Abb. 3.40 a–c. Hämangioperizytom. **a** Knollig begrenzte Füllungsaussparung von 3–4 cm Ausdehnung im Colon descendens (Kontrasteinlauf). **b** Operationspräparat (gleicher Fall wie **a**). **c** LM-Aufnahme; der Tumor setzt sich aus Lagen spindelförmiger Zellen zusammen, die durch endothelbegrenzte Vaskularräume getrennt sind. HE-Färbung

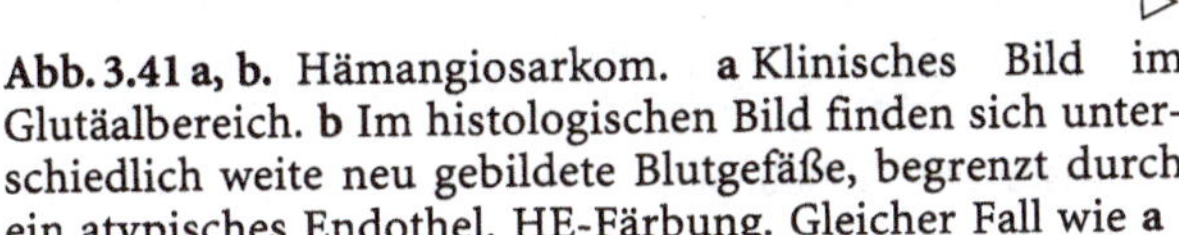

▷
Abb. 3.41 a, b. Hämangiosarkom. **a** Klinisches Bild im Glutäalbereich. **b** Im histologischen Bild finden sich unterschiedlich weite neu gebildete Blutgefäße, begrenzt durch ein atypisches Endothel. HE-Färbung. Gleicher Fall wie **a**

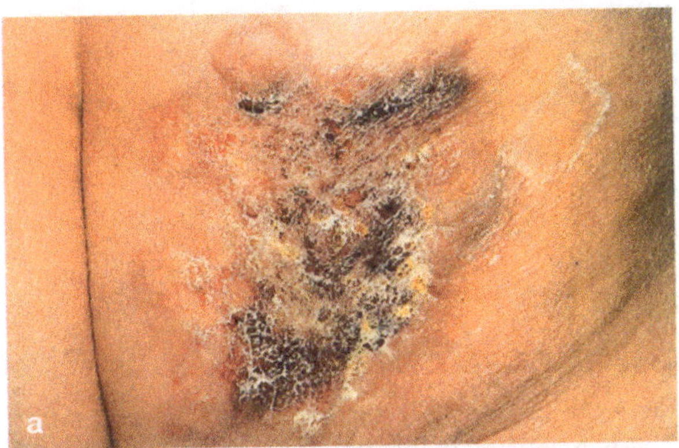

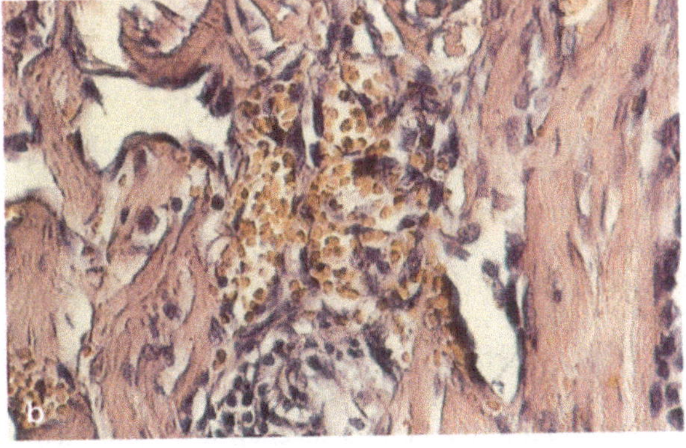

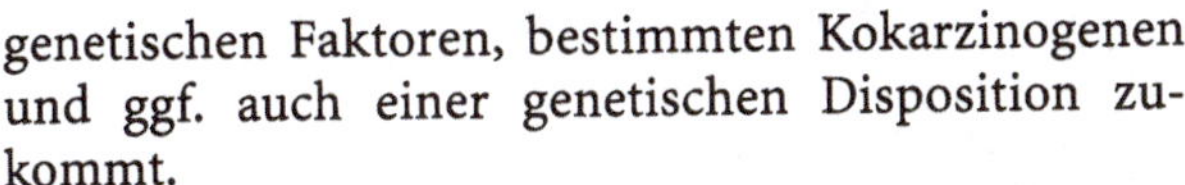

genetischen Faktoren, bestimmten Kokarzinogenen und ggf. auch einer genetischen Disposition zukommt.

Insbesondere das humane Herpesvirus 8 (HHV-8) scheint, zumindest im Zusammenspiel mit anderen Faktoren, ätiologisch eine wichtige Rolle zu spielen [7, 8, 27, 28, 39].

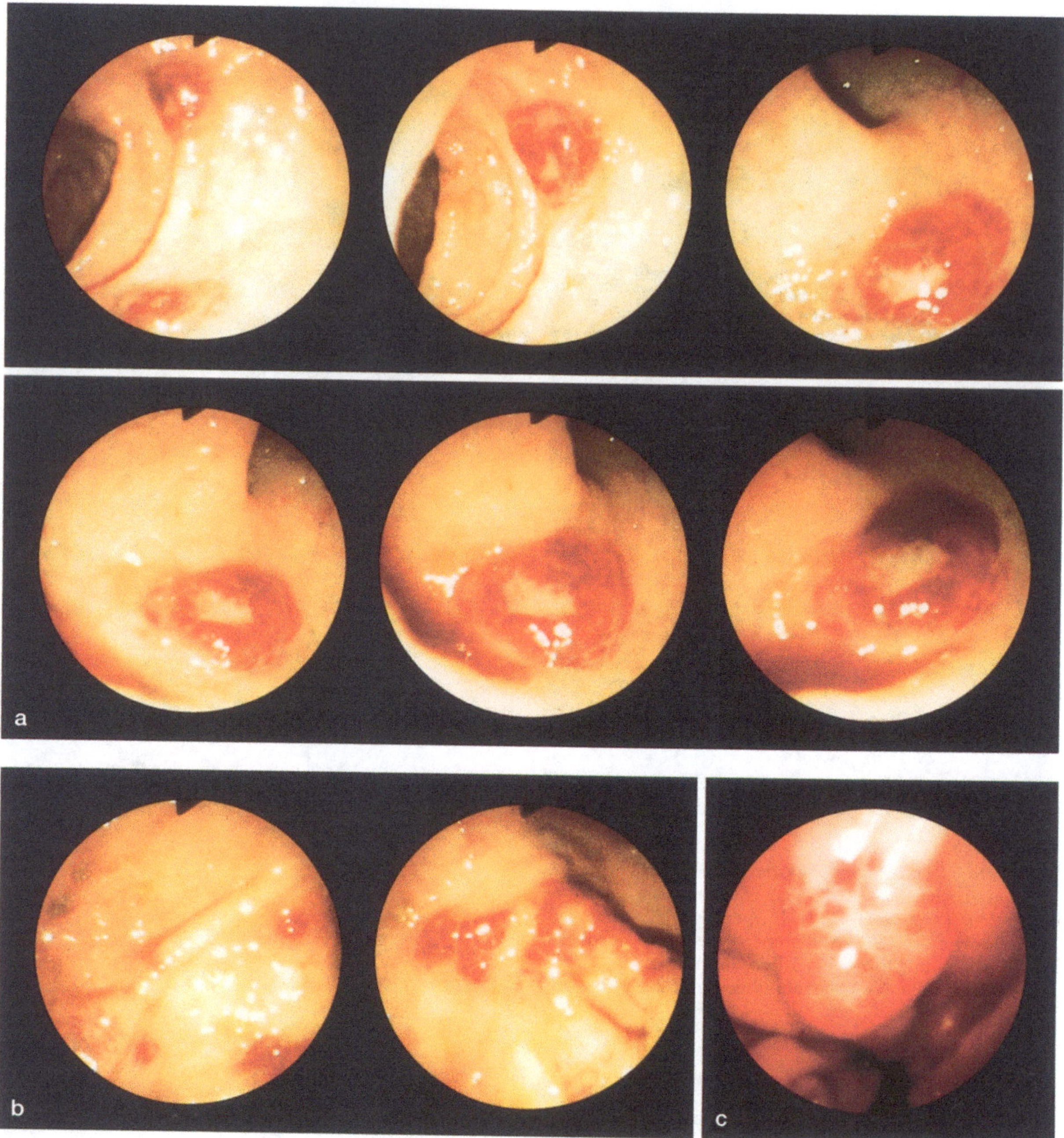

Abb. 3.42 a–c. Scharf begrenzte, z. T. konfluierende, mehr oder weniger stark erhabene, rötliche und teilweise zentral ulzerierte Kaposi-Sarkom-Läsionen im Rektumbereich

KLINIK

Das klinische *Erscheinungsbild* ist je nach Krankheitsstadium unterschiedlich. Es wird außerdem – ebenso wie der *Krankheitsverlauf* – entscheidend von der jeweils vorliegenden Form (s. o.) geprägt.
Initial finden sich verschieden große hämorrhagische Makulae von rosabläulichem Aspekt, die sich zu braunrötlichen bis dunkelvioletten flächenhaft infiltrierten Plaques bzw. schmerzhaften miteinander konfluierenden derbelastischen Knötchen, Knoten und schließlich Tumoren weiterentwickeln. Typisch für die KS-Effloreszenzen ist ihre oft spindelartige Form und Ausbreitung entlang der Langerschen Hautspaltlinien.
Allen Hautherden gemeinsam ist, dass der rötliche Farbton aufgrund von Erythrozytenextravasaten durch Glasspateldruck nur unvollständig abblasst. Die bei älteren Veränderungen zunehmend bräunlicher werdende Färbung ist die Folge einer Hämosiderinablagerung im Gewebe [37].

Insbesondere bei flächenhaftem Befall besteht Neigung zur Ulzeration. Weiterhin kommt es nicht selten infolge Behinderung des Lymphabflusses zur Ödembildung vor allem im Bereich der unteren Extremitäten. In besonderen Fällen kann das Krankheitsbild allerdings auch durch extrakutane Manifestationen in inneren Organen, Lymphknoten oder dem Magen-Darm-Trakt ausgelöst werden.
So kann es im gesamten Gastrointestinum zur Ausbildung von KS-Läsionen kommen. Endoskopisch imponieren diese meist als breitbasig aufsitzende, polypoide bis plaqueartige, hämorrhagische, nicht selten partiell ulzerierte, ggf. blutende Gebilde von rötlichlividem Farbton (Abb. 3.42) [12, 55, 59].
Die Ausbildung immer neuer Läsionen ist nicht als Metastasierung zu werten, sondern entspricht dem für das KS charakteristischen multifokalen Geschehen.
Der Morbus Kaposi zeigt, sieht man von der bevorzugten *Lokalisation* der klassischen KS-Form (s. o.) an den unteren Extremitäten ab, keine ausgesprochenen Prädilektionsstellen.
Nach der Haut ist die Schleimhaut der Mundhöhle am häufigsten betroffen. Bei ca. 30% der Patienten [62] soll es hier, vor allem im Gaumenbereich, zu Erscheinungen kommen. Die Neigung zur Ausbildung von Erosionen und Ulzerationen ist in der Mundhöhle besonders groß, wobei flache, sich auf die Mukosa beschränkende Veränderungen i. d. R. noch keine *Beschwerden* verursachen. Als weitere Lokalisationen folgen sodann Gastrointestinaltrakt, Lymphknoten, innere Organe.

DIAGNOSE

Die Diagnosestellung ist bei Vorliegen vollausgebildeter Hautläsionen prima vista i. d. R. leicht möglich.
Schwieriger kann es im Frühstadium sein, wenn – wie dies nicht selten der Fall ist – die ersten Anzeichen sehr diskret sind oder die initialen Herde extrakutan entstehen. In derartigen Verdachtsfällen kann nur die histologische Untersuchung die Diagnose sichern. Allerdings ist dabei zu beachten, dass das KS im Anfangsstadium ein uncharakteristisches histologisches Bild aufweist; nicht selten sind daher mehrere Biopsien erforderlich, um die Verdachtsdiagnose KS zu sichern.
Nach Ausschluss einer HIV-Infektion sollte demzufolge zunächst eine Probeexzision erfolgen. Hierbei ist besonders zu beachten, dass endoskopisch gewonnene Biopsien submuköses Gewebe enthalten müssen, um histologisch auswertbar zu sein.
Das KS zeigt entsprechend dem klinischen Verlauf auch histologisch recht unterschiedliche, jedoch krankheitsspezifische Veränderungen.

Die charakteristischen Unterscheidungsmerkmale der verschiedenen klinischen Erscheinungsformen werden in Abb. 3.43 a–c dargestellt.

DIFFERENZIALDIAGNOSE

Am schwierigsten ist die Abgrenzung der Frühform des KS von den kaposiformen Akroangiodermatitiden, der *Akroangiodermatitis Mali* („Pseudo-Kaposi"), und dem dem Mali-Syndrom klinisch-morphologisch ähnlichen *Stewart-Bluefarb-Syndrom*.
Beide Krankheitsbilder zeigen die für das KS typischen histologischen Merkmale wie Gefäßproliferate, Dilatation und Anastomosierung von Kapillaren, Erythrozytenextravasate und Hämosiderinablagerungen [3, 36]. Zur Unterscheidung ist daher eine ausreichende Kenntnis anamnestischer und klinischer Daten erforderlich.
Die wesentlichen klinischen Unterscheidungsmerkmale zwischen Mali-Syndrom und KS zeigt die von Marghescu et al. [37] aufgestellte Tabelle 3.17.

Tabelle 3.17. Differenzialdiagnose zwischen Mali-Syndrom und Kaposi-Sarkom

	Mali-Syndrom	Kaposi-Sarkom
Alter	Meist ältere Patienten	Meist jüngere Patienten
Lokalisation	Fast immer Füße und Unterschenkel	Ubiquitär
Voraussetzung	Chronisch-venöse Insuffizienz	Infektion
Progredienz	Sehr langsam	Schnell

Perianal lokalisierte lividrote, meist breitbasig aufsitzende KS (Abb. 3.44 a) sollten nicht mit plötzlich aufgetretenen Perianalthrombosen verwechselt werden.
Das gleiche gilt für intraanale Manifestationen des KS (Abb. 3.44 b). Im Gegensatz zu Hämorrhoidalthrombosen wachsen diese progredient und ohne die dem Hämorrhoidalleiden eigene Schmerzsymptomatik. Weitere differenzialdiagnostisch in Betracht kommende Krankheitsbilder sind:

- Angiokeratome (Abb. 3.25 i),
- Hämangiome (Abb. 3.25 c),
- Angiosarkom,
- Spindelzellnävus (Abb. 3.25 m),
- Lues II–III (Abb. 15.29),
- hämorrhagische Lymphome,
- Sarkoidose.

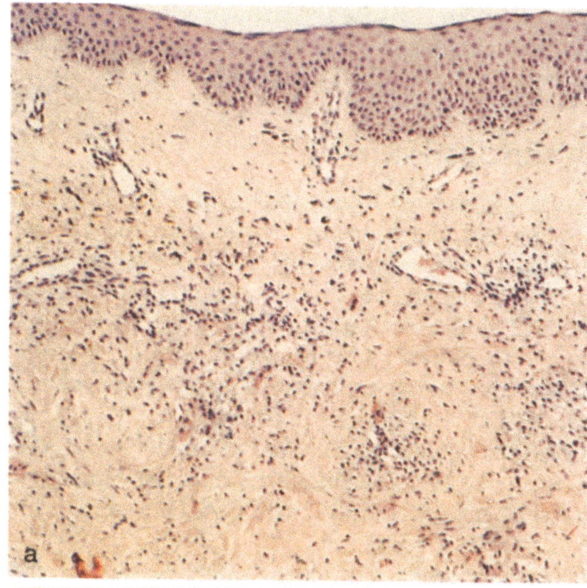

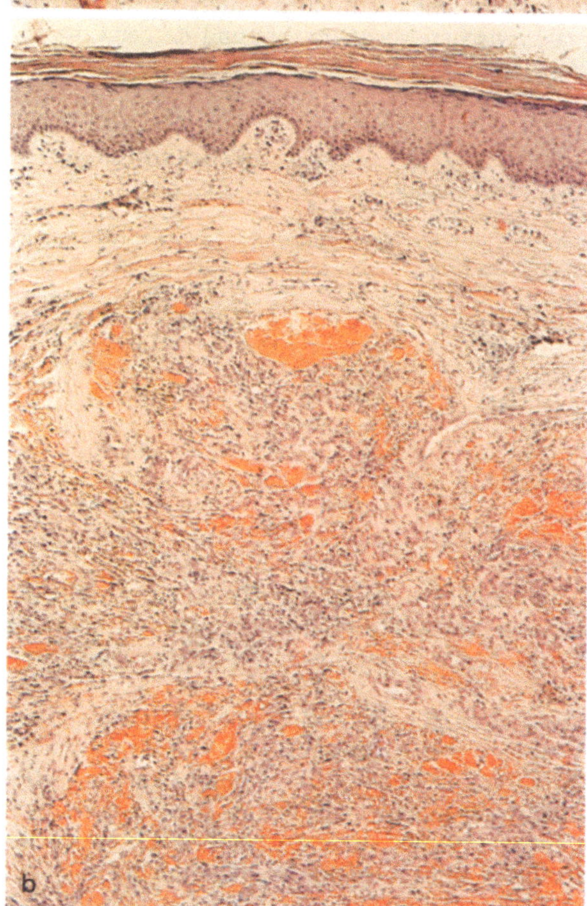

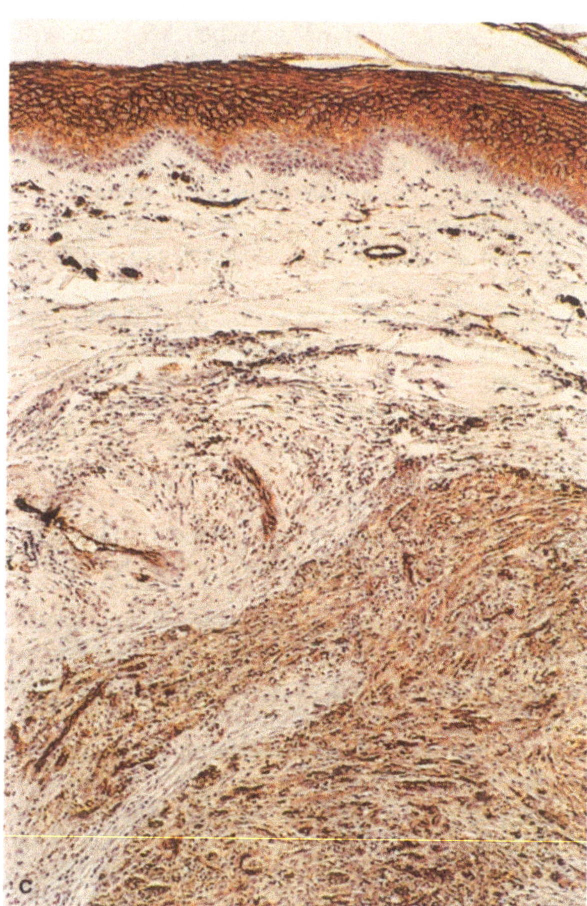

Abb. 3.43 a–c. Morbus Kaposi. **a** Initialstadium eines KS bei Aids. Ausbildung vaskulärer Hohlräume, zum Teil ohne genau definierte endotheliale Auskleidung. Keine Spindelzellen; deutliches entzündliches Infiltrat, besteht aus Lymphozyten, Histiozyten und Plasmazellen. HE-Färbung. **b** Histologie eines tumorösen Morbus Kaposi; vaskuläre Proliferation und Spindelzellen; geringgradiges, entzündliches Infiltrat. HE-Färbung. **c** Immunpathologie. Man beachte die positive Reaktion vieler Spindelzellen. Färbung mit Ulex europaeus (Marker für Endothelzellen)

PROGNOSE

Die Erkrankung verläuft unaufhaltsam progredient. Sie kann sich, insbesondere beim klassischen KS, über viele Jahre hinziehen, wobei es sogar zur Spontanrückbildung einzelner Läsionen kommen kann.

Andererseits gibt es progressive Verläufe, die durch polytope Tumorbildungen mit allen sich daraus ergebenden Folgen rasch zum Tode führen.

Die Prognose von HIV-infizierten KS-Patienten hängt im Wesentlichen vom Fortschreiten der Immunsuppression und damit vom Auftreten opportunistischer Infektionen etc. ab, weniger von der neoplastischen Aktivität des Tumors.

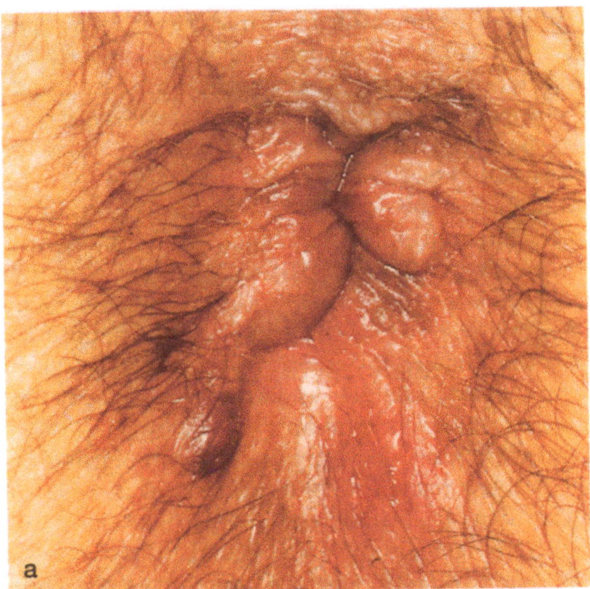

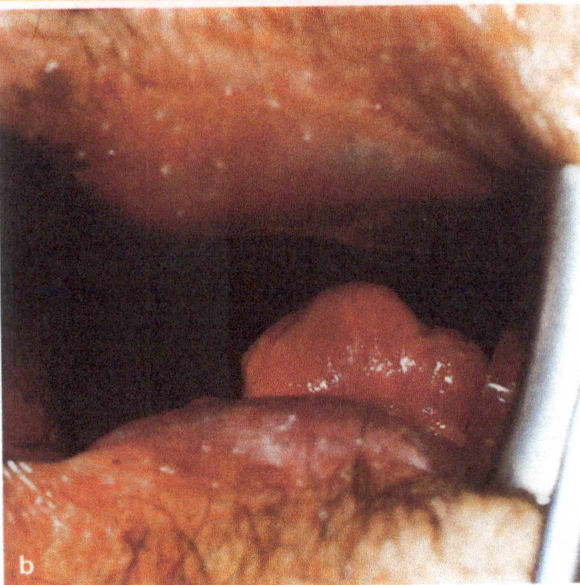

Abb. 3.44. **a** Perianales Kaposi-Sarkom (7°° SSL) und Herpes simplex (5°° SSL) bei HIV-Infektion; **b** intraanales Kaposi-Sarkom bei 6°° SSL

THERAPIE

Eine Behandlungsmaßnahme, die zur Heilung führt, ist nicht bekannt. Die derzeit zur Verfügung stehenden Therapiemöglichkeiten können allenfalls zu einer zeitlich begrenzten Remission des KS führen. Weder lokale noch systemische Therapien konnten bisher die Überlebensraten verlängern [6].

Nur ein differenziertes, dem jeweiligen Verlauf und Ausmaß der Erkrankung angemessenes therapeutisches Vorgehen kann zu befriedigenden Therapieeffekten führen.

Liegen nur einzelne Läsionen vor, sollte man sich auf *lokale Therapiemaßnahmen* beschränken.

Auch bei disseminiertem Befall können kosmetisch besonders störende Herde oder zur Exulzeration neigende Tumoren mit kleinem Sicherheitsabstand (1–2 cm) exzidiert und ggf. plastisch gedeckt werden. Für Einzelherde kommt insbesondere die Lasertherapie (bevorzugt CO_2-, ggf. Argon- und Neodym YAG-Laser), die intraläsionale Injektion von Wirkstoffen (z. B. Vincristin 0,1 mg/ml; 0,5–1,0 ml pro Läsion) und neuerdings eine Koagulationsbehandlung (Argon-Plasmakoagulator) [38] zur Anwendung. Aufgrund der Strahlenempfindlichkeit des Kaposi-Sarkoms kommt schließlich auch die Bestrahlung mit schnellen Elektronen oder Röntgenweichstrahlen in Betracht. Empfohlen wird einmal 8–10 Gy oder 1,5–2 Gy/Sitzung bis zu insgesamt 10 Gy. Für größere knotige Läsionen sollte die Gesamtdosis 15–20 Gy betragen [43, 64]. Rezidive in den behandelten Arealen sind jedoch möglich.

Bei disseminierten Hauterscheinungen und/oder viszeralem Befall kommt – ggf. zusätzlich – eine *systemische Behandlung* in Betracht. Dies kann in Form einer im Effekt allerdings vom jeweiligen Immunstatus abhängigen Immuntherapie, z. B. mit rekombinantem α_2-Interferon (Intron A, Roferon-A) in ansteigender Dosierung (30–50 Mio. IE/m^2 Körperoberfläche), erfolgen [22, 43, 60].

Eine Verbesserung der Therapieergebnisse, insbesondere bei viszeraler Ausbreitung des Tumors ist offenbar durch eine Kombination von Interferonen mit Nukleosidanalogen (z. B. Zidovudin) zu erreichen, wobei ein frühestmöglicher Beginn dieser Therapie empfehlenswert erscheint [6, 43, 48].

Zu den systemischen Chemotherapeutika, die als Mono- bzw. Kombinationstherapien eingesetzt werden, zählen insbesondere Vinblastin, Vincristin, Bleomycin, Etoposid und Doxorubicin [43]. Das liposomal verkapselte Doxorubicin (z. B. Doxil) scheint dem nicht verkapselten Präparat hinsichtlich der Nebenwirkungen und den – eher für die Frühphase indizierten – Interferonen, was die Wirksamkeit betrifft, deutlich überlegen zu sein und gilt heute beim fortgeschrittenen Kaposi-Sarkom als Mittel der Wahl [4, 6, 43].

Arteriovenöse Anomalien und Teleangiektasien

Nicht tumoröse kongenitale oder erworbene benigne Gefäßanomalien treten im Dickdarmbereich demgegenüber häufiger auf. Diese Gruppe ist gekennzeichnet durch das arteriographisch nachzuweisende gehäufte Auftreten arteriovenöser Shunts [5, 41].

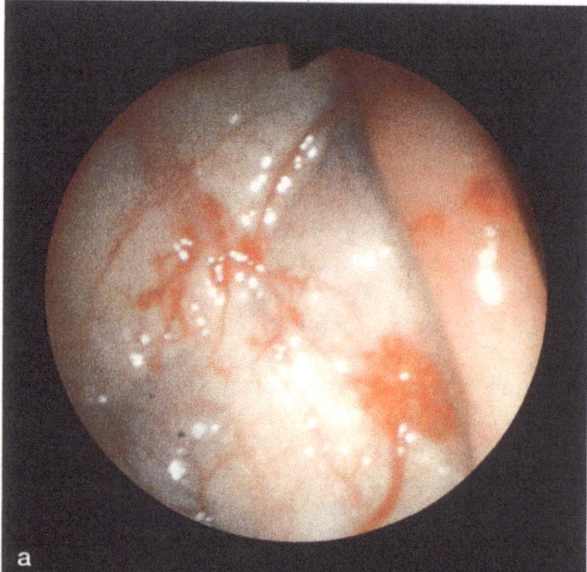

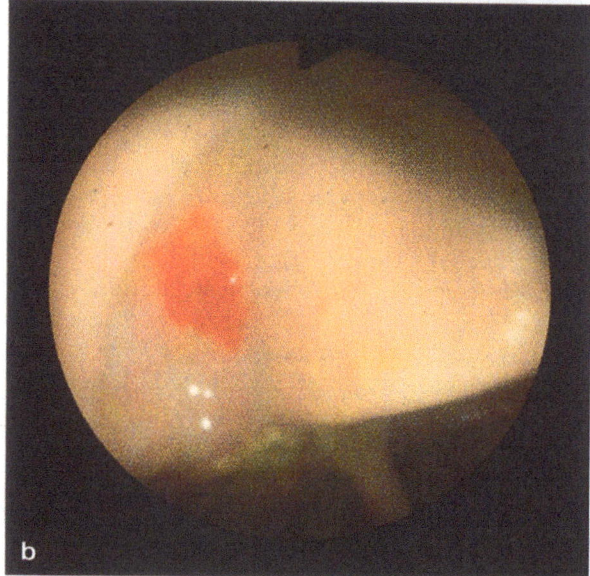

Abb. 3.45. **a** Typische angiodysplastische Läsion mit zentralem Blutgerinnsel, Kennzeichen einer kürzlich stattgefundenen Blutung. **b** Größere angiodysplastische Läsion mit zentralem Blutgerinnsel, Zeichen einer kürzlich stattgefundenen Blutung

a) Angiodysplasie

Angiodysplasien können im gesamten Gastrointestinaltrakt in Erscheinung treten [1]. Im Dickdarm stellen sie die häufigsten Gefäßmissbildungen dar. Vorwiegend sind sie hier im Zökum und/oder Colon ascendens sowie auch im Rektum lokalisiert und kommen eher multipel als solitär vor. Auch diffus („dysplastische Angiomatose") können sie in Erscheinung treten.

Das *endoskopische Bild* ist recht charakteristisch. Angiodysplasieläsionen imponieren als stecknadelkopf- bis maximal 2,0 cm große, kirschrote, runde oder unregelmäßig konfigurierte, stets scharf begrenzte, leicht erhabene, oberflächlich glänzende Flecke, von denen oftmals kleinere Gefäße ausstrahlen, die ihnen dadurch ein spiderförmiges Aussehen geben können [1, 57] (Abb. 3.45).

Angiodysplasien treten vorwiegend bei Patienten über 55 Jahren in Erscheinung [5]. Allerdings wurden typische Angiodysplasien auch bei jüngeren Leuten beschrieben [41, 50]. Ausschließlich bei älteren Patienten sollen Angiodysplasien auffällig häufig insbesondere mit kardiovaskulären Erkrankungen, Diabetes mellitus und chronisch obstruierenden Lungenleiden kombiniert sein [50].

Klinisch kommt den Angiodysplasien aufgrund ihrer ausgesprochenen Blutungsneigung besondere Bedeutung zu. Mindestens ebenso häufig, wenn nicht häufiger als die Divertikulose (S. 402 ff.) soll die Angiodysplasie Quelle von akuten oder chronisch rezidivierenden Blutungen im unteren Verdauungstrakt darstellen [61].

Die *Ätiopathogenese* der Angiodysplasie ist letztlich noch ungeklärt. Zunehmend scheint sich jedoch

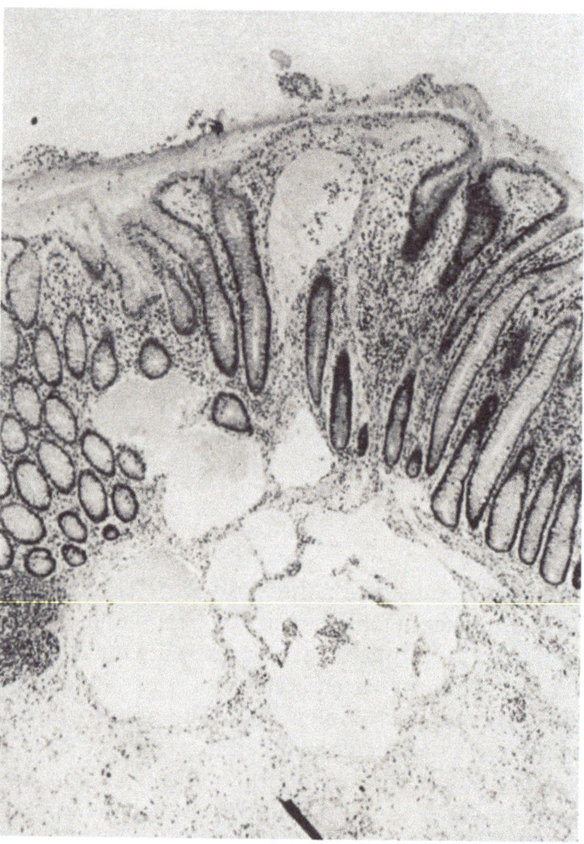

Abb. 3.46. Histologisches Bild einer Angiodysplasie des Kolons. Sowohl in der Mukosa als auch in der Submukosa sind deutlich dilatierte Gefäße erkennbar. HE-Färbung

die Auffassung durchzusetzen, dass es sich um eine degenerative Erkrankung handelt [5, 61].

Die *Diagnose* kann, sofern die Läsion nicht zu tief in der Darmwand lokalisiert ist, aufgrund des i.d.R. typischen klinischen Bildes im blutungsfreien Intervall endoskopisch erfolgen, wobei eine gründliche Darmvorbereitung unerlässliche Voraussetzung ist.

Allerdings kann der Endoskopiker in bestimmten Fällen, allein vom makroskopischen Bild her, nicht immer sicher zwischen Angiodysplasien und Teleangiektasien, z.B. im Rahmen des Osler-Syndroms (s.u.), der ischämischen Kolitis (S. 377ff.), der Strahlenproktitis (S. 412ff.) oder der chronisch entzündlichen Darmerkrankungen Morbus Crohn und Colitis ulcerosa (S. 347ff.) unterscheiden.

Ein wichtiger Vorteil der Endoskopie liegt auch in den therapeutischen Möglichkeiten. Zur Anwendung kommt die Sklerotherapie (z.B. Äthoxysklerol 1%ig), die Elektrokoagulation und die Laserbehandlung, insbesondere mit dem Neodym YAG-Laser [13, 14, 33, 35, 49, 52, 53]. Zur Abblassung Naevus-flammeus- wie auch Spider-artiger Läsionen der Haut ist der gepulste Farbstofflaser heute allen anderen Lasern überlegen; vermutlich würde der Einsatz dieser Lasertechnik auch im Gastrointestinaltrakt weitere Vorteile bringen [58].

Eine weitere wichtige Nachweismöglichkeit einer Angiodysplasie stellt neben der endoskopischen Dopplersonographie [25] die Arteriographie dar [51, 56]. Ein negativer angiographischer Befund schließt jedoch nicht aus, dass endoskopisch eine angiodysplastische Läsion entdeckt werden kann [50].

Im histologischen Bild finden sich ektatische venöse und arterielle Gefäße. Histopathologische Veränderungen, die für die Angiodysplasie spezifisch wären, existieren nicht.

Das histologische Bild einer Angiodysplasie des Kolons zeigt die Abb. 3.46.

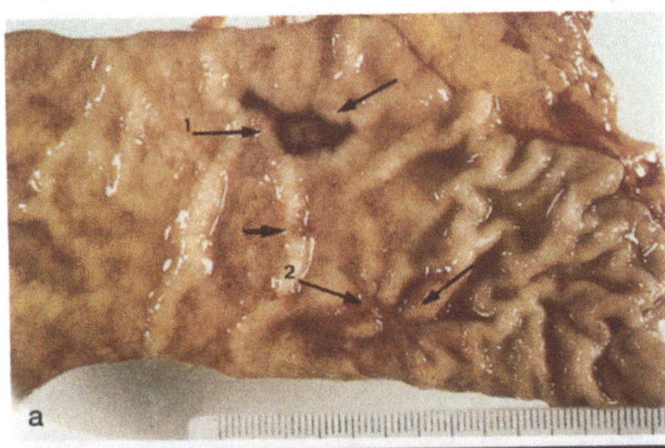

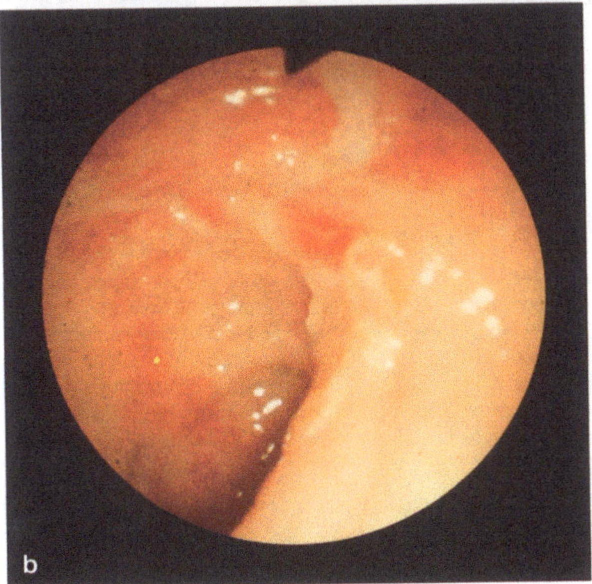

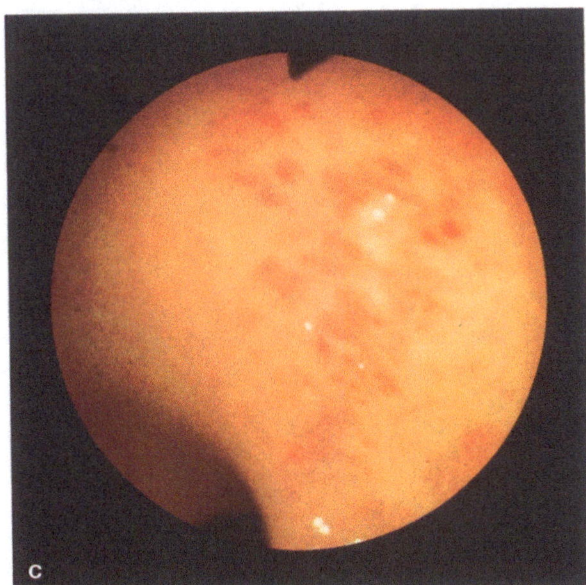

Abb. 3.47. **a** Resektionsmaterial eines Patienten mit multiplen Teleangiektasien des Magens und des Kolons. Bei dem Patienten war eine Laserphotokoagulation durchgeführt worden. Diese hatte jedoch wegen der großen Anzahl von Läsionen in den verschiedenen Abschnitten des Gastrointestinaltraktes nicht zu bleibendem Erfolg geführt. **b, c** Typische Veränderungen einer Purpura Schönlein-Henoch im Kolon zum differenzialdiagnostischen Vergleich [9, 11, 20, 42]

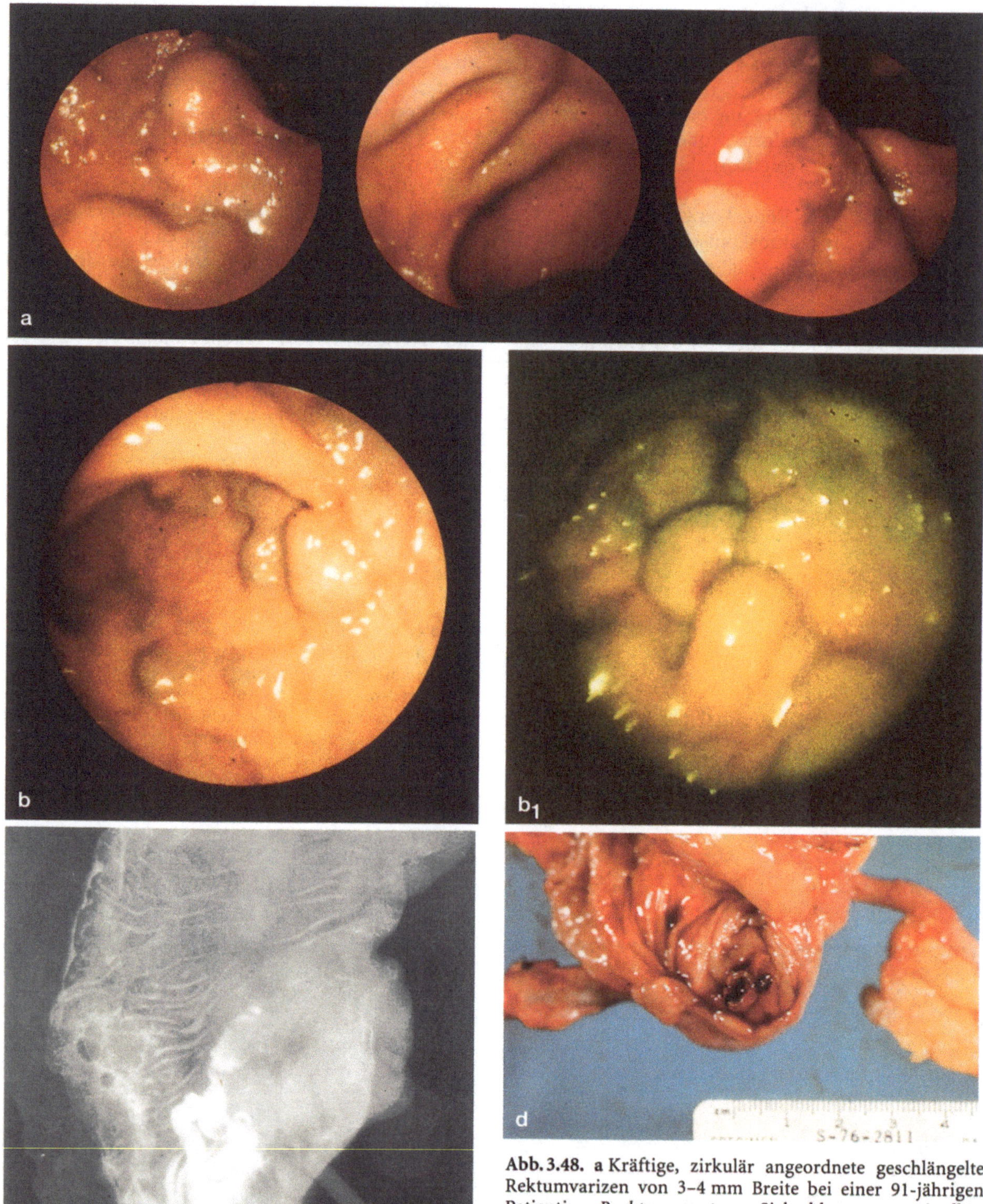

Abb. 3.48. a Kräftige, zirkulär angeordnete geschlängelte Rektumvarizen von 3–4 mm Breite bei einer 91-jährigen Patientin. *Rechts*: spontane Sickerblutung unmittelbar oberhalb des inneren Analrings aus den Rektumvarizen. **b** Kolonvarizen. $\mathbf{b_1}$ Rektale Varikosis. **c** Kontrastdarstellung einer rupturierten Varize am Operationspräparat. Rupturstelle durch Nadel markiert, *Pfeil* zeigt auf Appendix. **d** Operationspräparat, gleicher Fall wie **c**

b) Kongenitale arteriovenöse Missbildungen

Kongenitale arteriovenöse Missbildungen stellen in dem in Tabelle 3.16 dargestellten Klassifikationsschema die heterogenste und am unklarsten definierte Untergruppe dar [41, 61].
Zu dieser Gruppe zählen neben den seltener im Kolon gelegenen größeren arteriovenösen Missbildungen junger Leute auch größere arteriovenöse Anomalien im Kolon älterer Patienten, die nicht als typische Angiodysplasien oder Kolonvarizen definiert werden können [41, 50, 61].
Auch im Zusammenhang mit dem Turner-Syndrom werden verschiedene Gefäßanomalien der Darmwand wie Teleangiektasien oder dilatierte Venen beschrieben, deren Häufigkeit auf 7% geschätzt wird [54].

c) Hereditäre hämorrhagische Teleangiektasie (Osler-Syndrom)

Beim Osler-(Rendu-Weber)-Syndrom handelt es sich um eine Erkrankung mit autosomal dominantem Erbgang, bei der es zum Auftreten multipler angiomatöser Teleangiektasien an Haut, Schleimhäuten und inneren Organen kommt [29].
Endoskopisch imponieren die Teleangiektasien, die am häufigsten im terminalen Ileum und rechten Kolon vorkommen sollen [47], als kleine, flache, oftmals spiderartige, rötliche Läsionen, die bei Druck abblassen und, wenn sie verletzt werden, wie Arterien bluten können [61] (Abb. 3.47).
Klinisch ganz im Mittelpunkt steht die Gefahr einer Darmblutung, deren Quelle im gesamten Gastrointestinaltrakt zu finden sein kann. In 13–17% der Fälle soll es allerdings selten vor dem 4. Lebensjahrzehnt zu einer solchen massiven lebensbedrohlichen Gastrointestinalblutung kommen [47].
Therapeutisch werden je nach Lokalisation Resektionen, endoskopisch-operative Verfahren sowie die Angiographie mit Embolisation empfohlen [6, 30].

Kolonvarizen

Bei den Kolonvarizen handelt es sich um permanent dilatierte und geknäuelte Segmente oder Gruppen von Venen [10], die vorwiegend im linken Kolon, insbesondere im rektosigmoidalen Bereich und in 20–30% der Fälle im rechten Kolon vorkommen sollen [45, 46].
Ätiologisch soll es sich bei diesem seltenen Krankheitsbild nur bei etwa 15% der Fälle um idiopathische Varizen und bei dem Rest um sekundär hervorgerufene handeln. Als prädisponierende Faktoren gelten portale Hypertension, Rechtsherzinsuffizienz, Thrombosierung der Mesenterialvenen, postoperative intraabdominale Adhäsionen und chronische Pankreatitis mit Thrombosierung der Vena splenica [40, 46].
Bei der *Diagnosestellung* kommt der Rektoskopie bzw. Koloskopie die wichtigste Bedeutung zu, insbesondere dann, wenn die varikösen Veränderungen im Kontrasteinlauf nicht oder nicht sicher zu erkennen sind [45].
Endoskopisch imponieren die Varizen als mehr oder weniger stark dilatierte bläuliche Venen (Abb. 3.48).
Klinisch können Varizen zu rezidivierenden, u. U. schweren Intestinalblutungen führen [45, 46, 61].

Literatur

1. Athanasoulis CA, Galdabini JJ, Waltman AC, Novelline RA, Greenfield AJ, Espeleta ML (1978) Angiodysplasia of the colon: A cause of rectal bleeding. Cardiovasc Radiol 1: 3–13
2. Bell GA, McKenzie AD, Emmons H (1972) Diffuse cavernous hemangioma of the rectum: report of a case and review of the literature. Dis Colon Rectum 15: 377–382
3. Bluefarb SM, Adams LA (1967) Arteriovenous malformations with angiodermatitis. Stasis dermatitis simulating Kaposi's disease. Arch Dermatol Syph (Chic) 96: 176–181
4. Bogner JR et al. (1993) Liposomal Doxorubicin in the treatment of advanced AIDS-related Kaposi sarcoma. J Acquir Immune Defic Syndr 7: 463–468
5. Boley SI, Sammartano R, Adams A, DiBiase A, Kleinhaus S, Sprayregen S (1977) On the nature and etiology of vascular ectasias of the colon. Degenerative lesions of aging. Gastroenterology 72: 650–660
6. Brockmeyer NH et al. (1997) Therapie-Strategien beim HIV-assoziierten Kaposi-Sarkom. Z Hautkrankht 1: 19–23
7. Cesarman E, Chang Y et al. (1995) Kaposi's Sarcoma-associated Herpesvirus-like DNA sequences in AIDS-related body-cavity-based lymphomas. N Engl J Med 332: 1186–1191
8. Chang Y et al. (1994) Identification of herpesvirus-like DNA sequences in AIDS-associated Kaposi's sarcoma. Science 266: 1865–1869
9. Choong CK, Beasley SW (1998) Intra-abdominal manifestations of Henoch-Schönlein purpura. J Pediatr Child Health 34: 405–409
10. Crawford T (1976) Systemic pathology, vol 1, 2 nd edn. Churchill Livingstone, Edinburgh London New York, pp 153–166
11. DiFebo G, Gizzi G, Biasco G, Miglioli M (1984) Colonic involvement in adult patients with Henoch-Schoenlein purpura. Endoscopy 16: 36–39
12. Ell CI (1985) Endoscopic findings in a case of Kaposi's sarcoma with involvement of the large and small bowel. Endoscopy 17: 161–164
13. Foutch PG, Rex DK, Lieberman DA (1995) Prevalence and natural history of colonic angiodysplasia among healthy asymptomatic people. Am J Gastroenterol 90/4: 564–567

14. Frühmorgen P, Wehrmann K, Kobras S (2000) Notfallkoloskopie zur Therapie der massiven peranalen Blutung. Internist 41: 1382–1390
15. Genter B, Mir R, Strauss R, Flint G, Leroy L, Lowy R, Wise L (1982) Hemangiopericytoma of the colon. Dis Colon Rectum 149–156
16. Gentry RW, Dockerty MB, Clagett OT (1949) Collective review-vascular malformations and vascular tumours of the gastrointestinal tract. Surg Gynecol Obstet Suppl Intern Abst Surg 88: 281–323
17. Ghahremani GG, Kangarloo H, Volberg F, Meyers MA (1976) Diffuse cavernous hemangioma of the colon in the Klippel-Trenaunay syndrome. Radiology 118: 673–678
18. Gloor M (1988) Malignes knotiges Haemangioendothelium. Dtsch Dermatol 10: 1010–1012
19. Greenwald DA, Brandt LJ (1998) Vascular abnormalities of the gastrointestinal tract. In: Feldman M, Scharschmidt BF, Sleisenger MH (eds) Gastrointestinal and liver disease. Saunders, Phildelphia, pp 2009–2024
20. Harsch JA, Wiest GH, Hahn EG, Nusko G (2000) Die ileozökale Manifestation einer Purpura Schönlein-Henoch als seltene Differenzialdiagnose zum Morbus Crohn. Z Gastroenterol 38: 905–908
21. Hasegawa K, Lee WJ, Noguchi T, Yaguchi T, Sasaki H, Nagasako K (1981) Colonoscopic removal of hemangiomas. Dis Colon Rectum 24: 85–89
22. Hauschild A, Petres-Dunsche Ch (1992) Intraläsionäre Behandlung des klassischen Kaposi-Sarkoms mit Interferon alpha. Hautarzt 43: 789–791
23. Hellstrom J, Hiltborn KA, Engstead TL (1955) Diffuse cavernous haemangioma of the rectum. Acta Chir Scand 109: 277
24. Holzner HJ (1984) Tumoren und tumorähnliche Bildungen des Mesenchyms (sog. Weichgewebstumoren, soft tissue tumors). In: Arbeitsbuch Pathologie. Urban & Schwarzenberg, München Wien Baltimore, S 64–69
25. Jaspersen D (1992) Der endoskopische Doppler in Diagnostik und Therapie kolorektaler Angiodysplasien. Endoskopie heute 1: 31–34
26. Kaposi M (1872) Idiopathisches multiples Pigmentsarkom der Haut. Arch Dermatol Syph 4: 265–273
27. Kasten R, Rütten A, Voigtländer V (1999) Das klassische Kaposi-Sarkom – ein Fallbericht mit Literaturübersicht. H + G 6: 357–362
28. Kemeny L, Gyulai R, Kiss M, Nagy F, Dobozy A (1997) Kaposi's sarcoma-associated herpesvirus/human herpesvirus-8: A new virus in human pathology. J Am Acad Dermatol 37: 107–113
29. Kirchner J, Zipf A, Dietrich CF, Hohmann A, Heyd R, Berkefeld J (1996) Der universelle Organbefall bei Morbus Rendu-Osler-Weber: Interdisziplinäre Diagnostik und interventionelle Therapie. Z Gastroenterol 34: 747–752
30. Kleist von D et al. (1988) Blutungen bei Morbus Osler: Eine diagnostische oder therapeutische Herausforderung? Verdauungskrankht 6: 235–236
31. Klippel M, Trénaunay P (1900) Du naevus varique ostéohypertrophique. Arch Gen Med (Paris) 185: 641–672
32. Kolbert GW, Michel J, Raulf F (1999) Seltene Ursache einer Rektumblutung: Das Klippel-Trénaunay-Weber-Syndrom. Coloproctology 21: 174–177
33. Krevsky B (1997) Detection and treatment of angiodysplasias. Gastrointest Endosc Clin North Am 7/3: 509–524
34. Larpent J-L et al. (1995) Kavernöses Hämangiom des Rektums als ungewöhnliche Ursache von Beckenschmerzen. Coloproctology 4: 184–188
35. Lübke HJ et al. (1993) Angiodysplasien des Gastrointestinaltraktes: Zufallsbefund oder Ursache rezidivierender gastrointestinaler Blutungen? Z Gastroenterol [Suppl 5] 31: 27–29
36. Mali JWH, Kuiper JP, Hamers AA (1965) Acro-Angiodermatitis of the foot. Arch Dermatol Syph (Chic) 92: 515–518
37. Marghescu S, Niesert J, Becker J (1987) Differentialdiagnose des disseminierten Kaposi-Sarkoms. Aktuel Dermatol 13: 256–257
38. Mellert J et al. (1994) Verwendung des Argon-Plasmakoagulators zur lokalen Behandlung intestinaler Manifestationen des Kaposi-Sarkomes. Endoskopie heute 4: 315–320
39. Mendez JC, Procop GW, Espy MJ, Paya CV, Smith TF (1998) Detection and semiquantitative analysis of human herpesvirus 8 DNA in specimens from patients with Kaposi's sarcoma. J Clin Microbiol 36: 2220–2222
40. Mlitz H (1984) Seltene Ursachen peranaler Blutungen – exzessive Rektalvarikosis. In: Knoch HG, Hager T, Frank WL (Hrsg) Aktuelle Koloproktologie, Bd 1. Edition Nymphenburg, München, S 106–109
41. Moore JD, Thompson NW, Appelman HD, Foley D (1976) Arteriovenous Malformations of the Gastrointestinal Tract. Arch Surg 111: 381–389
42. Novák J, Márki-Zay J, Csiki Z, Sebesi J, Takáts A, Sipka S (2001) Die Schoenlein-Henoch-Purpura bei Erwachsenen (Gastrointestinale Manifestationen und Endoskopie). Z Gastroenterol 39: 775–782
43. Orfanos CE, Garbe C (1995) Therapie der Hautkrankheiten. Springer, Berlin Heidelberg New York Tokio
44. Parker GW, Murney JA, Kenoyer WL (1960) Cavernous haemangioma of the rectum and rectosigmoid. Dis Colon Rectum 3: 358
45. Patel KR, Wu TK, Powers Jr SR (1979) Varices of the colon as a cause of gastrointestinal hemorrhage. Dis Colon Rectum 22: 321–323
46. Pickens CA, Tedesco FJ (1980) Colonic varices-unusual cause of rectal bleeding. Am J Gastroenterol 73: 73–74
47. Pillon B, Riche MC, Curet Ph, May JP, Merland JJ (1981) Aspects angiographiques et possibilitiés de l'angiographie thérapeutique dans les localisations digestives de la maladie de Rendu-Osler. Ann Radiol 24: 551–560
48. Podzamczer D et al. (1993) Low-dose interferon alpha combined with zidovudine in patients with AIDS-associated Kaposi's sarcoma. J Intern Med 233: 247–253
49. Reimold WV (1991) Eine modifizierte monopolare Elektrokoagulationssonde zur endoskopischen Behandlung gastrointestinaler Blutungen. Z Gastroenterol 29: 271–275
50. Richardson JD, Max MH, Hint Jr LM, Schwelsinger W, Howard M, Aust JB (1978) Bleeding vascular malformations of the intestine. Surgery 84: 430–436
51. Rösch W (1983) Angiodysplasie. Z Gastroenterol 21: 556–558
52. Ross K (1985) Recurrent gastrointestinal bleeding in patients with vascular leasions in the gastrointestinal tract treated by endoscopic sclerotherapie. Gastrointest Endosc 31: 138
53. Rutgeerts P, Van Gompel F et al. (1985) Longterm results of treatment of vascular malformation of the gas-

trointestinal tract by neodynium YAG laser photocoagulation. Gut 586–593
54. Ruthin E, Wisloff F, Myren J, Serck-Hanssen A (1975) Intestinal Teleangiectasia in Turner's syndrome. Endoscopy 22: 43–45
55. Saltz RK, Kurtz RC, Lightdale CJ, Safai B, Myskowski P, Urmacher C (1982) Gastrointestinal involvement in Kaposi's sarcoma. Gastroenterology 82: 1168
56. Sheedy PF, Fulton RE, Atwell DT (1975) Angiographic evaluation of patients with chronic gastrointestinal bleeding. AJR 123: 338–347
57. Skibba RM, Hartong WA, Mantz FA, Hinthorn DR, Rhodes JB (1976) Angiodysplasia of the cecum: colonoscopic diagnosis. Gastrointest. Endoscopy 22: 177
58. Stein E (1994) Mit neuem Laser verblassen Feuermale ohne Narben. Ärztl Praxis 96: 22
59. Stern JO, Dieterich O, Faust M, Laubenstein L, Horowitz L (1982) Disseminated Kaposi's sarcoma: involvement of the GI-tract among a group of homosexual men. Gastroenterology 82: 1185
60. Tur E, Brenner S (1998) Classic Kaposi's sarcoma: low-dose interferon alfa treatment. Dermatology 197: 37–42
61. Van Gompel A, Rutgeerts P, Agg HO, Geboes K, Coremans G, Vantrappen G (1984) Gefäßmissbildungen des Kolons. Coloproctology 5: 247–253
62. Warner L, Fisher B (1986) Cutaneous manifestations of the acquired immunodeficiency syndrome. Int J Dermatol 6: 337–350
63. Weinstein EC, Moertel CG, Waugh JM (1963) Intussuscepting haemangiomas of the gastro-intestinal tract. Ann Surg 157: 265
64. Yildiz F, Ozyar E, Uzal D, Sahin S, Atahan IL (1997) Kaposi's sarcoma: the efficacy of a single fraction of 800 cGy. Dermatology 195: 142–144

3.3.4 Lymphgefäße

Zu unterscheiden ist das benigne Lymphangiom (kavernös, zystisch; Abb. 3.49 a–c) von den Lymphangiomatosen und dem malignen Lymphangiosarkom [3, 4].

Lymphangiomatöse Läsionen kommen als gutartige, oftmals polypoide im Röntgenbild nachweisbare Neubildungen von Lymphkapillaren (Lymphangiomen) im kolorektalen Bereich unter offenbar leichter Bevorzugung des Rektums ausgesprochen selten vor [1, 2, 6].

Noch seltener kommt es zu einem diffusen Auftreten lymphangiomatöser Läsionen im Bereich des gesamten Kolons [5, 7].

Ein Lymphangiom aus dem Bereich des Zökums zeigt Abb. 3.49.

Literatur

1. Berardi RS (1974) Lymphangioma of the large intestine. Report of a case and review of the literature. Dis Colon Rectum 17: 265–272
2. Böttger T et al. (1985) Das zystische Lymphangiom des Zökums – Ein seltener benigner Kolontumor. Coloproctology 1: 26–29
3. Brom A, Feldmann M, Mlitz H (1987) Zystisches Lymphangiom des Kolons. In: Forstmann P, Schüler H, Alpers R (Hrsg) Aktuelle Koloproktologie, Bd 4. Edition Nymphenburg, S 152–155
4. Holzner HJ (1984) Tumoren und tumorähnliche Bildungen des Mesenchyms (sog. Weichgewebs-Tumoren, soft tissue tumors). In: Arbeitsbuch Pathologie. Urban & Schwarzenberg, München Wien Baltimore, S 64–69
5. Ivey KJ, DenBesten L, Kent TH, Clifton JA (1969) Lymphangiectasia of the colon with protein loss and malabsorption. Gastroenterology 57: 709–714
6. Lawson JP, Myerson PJ, Myerson DA (1976) Colonic lymphangioma. Gastrointest Radiol 1: 85–89
7. Otto HF (1982) Gutartige Geschwülste des Kolons und Rektums. In: Müller-Wieland K (Hrsg) Dickdarm. Springer, Berlin Heidelberg New York (Handbuch der inneren Medizin, 5. Aufl, Bd 3/4)

3.4 Lymphome

Lymphome stellen entzündlich oder neoplastisch bedingte Tumoren des lymphatischen Gewebes dar. Man unterscheidet benigne von malignen Formen.

3.4.1 Maligne Lymphome

Zu unterscheiden ist zwischen einer *primären* Manifestation von Lymphomen im Gastrointestinaltrakt und *sekundären* Lymphomen, d.h. solchen, die extraintestinal entstehen – z.B. im Rahmen einer lymphatischen Systemerkrankung wie dem Morbus Hodgkin, der angioimmunoblastischen Lymphadenopathie, als extramedulläre Plasmozytome oder als Non-Hodgkin-Lymphome – und erst sekundär den Magen-Darm-Trakt befallen.

Nomenklatur und Differenzierung der gastrointestinalen malignen Lymphome, bei denen es sich in aller Regel um Non-Hodgkin-Lymphome handelt, ist bislang nicht einheitlich.

In der von Isaacson et al. [7, 8] konzipierten Klassifikation maligner Lymphome werden morphologische, immunologische und klinische Aspekte vereinigt (Tabelle 3.18).

Die gastrointestinalen Non-Hodgkin-Lymphome wurden bisher auch nach der Kieler Lymphomklassifikation [27, 39] und nach der NIH-Klassifikation („Working Formulation") [40] unterteilt.

Schließlich wurde 1994 die sog. „Revised European-American Lymphoma (REAL) Classification" [13] konzipiert. Diese basiert auf neuen Erkenntnissen über die Pathogenese maligner Lymphome und be-

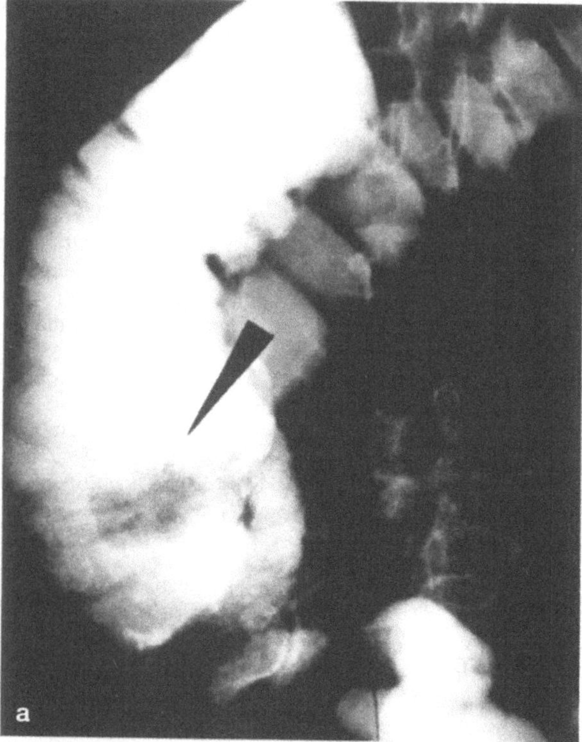

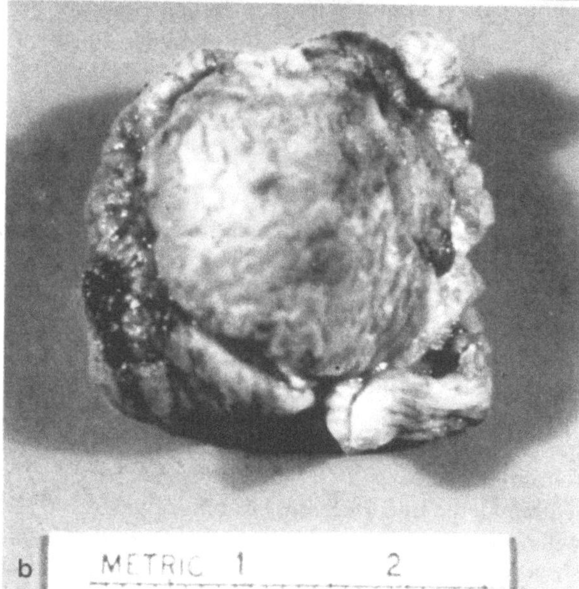

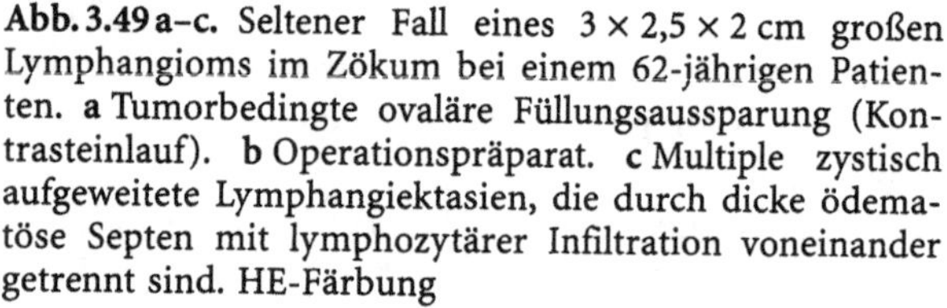

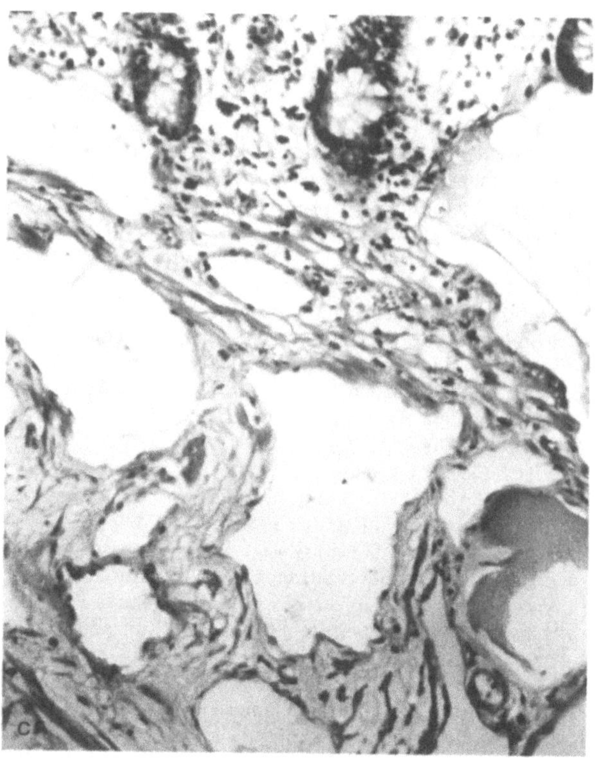

Abb. 3.49 a–c. Seltener Fall eines 3 × 2,5 × 2 cm großen Lymphangioms im Zökum bei einem 62-jährigen Patienten. **a** Tumorbedingte ovaläre Füllungsaussparung (Kontrasteinlauf). **b** Operationspräparat. **c** Multiple zystisch aufgeweitete Lymphangiektasien, die durch dicke ödematöse Septen mit lymphozytärer Infiltration voneinander getrennt sind. HE-Färbung

Tabelle 3.18. Klassifikation der MALT(„mucosa-associated lymphoid tissue")-Lymphome

B-Zell-Lymphome
- Niedrigmalignes B-Zell-Lymphom des MALT
- Hochmalignes B-Zell-Lymphom des MALT, mit oder ohne niedrigmaligne(r) Komponente
- Mediterranes Lymphom (immunoproliferative Dünndarmerkrankung, IPSID), niedrigmaligne, Mischtyp: niedrig- und hochmaligne, hochmaligne
- Lymphomatöse Polypose (Mantelzell-Lymphom) des Gastrointestinums
- Burkitt-(ähnliches) Lymphom
- Andere Typen von niedrig- und hochmalignen Lymphomen, die nodalen Lymphomtypen entsprechen

T-Zell-Lymphome
- Enteropathieassoziiertes T-Zell-Lymphom (EATCL)
- Andere, nichtenteropathieassoziierte Typen

rücksichtigt neben klassischen histopathologischen Merkmalen auch molekulare Charakteristika, die durch neue diagnostische Techniken wie insbesondere die Immunhistologie und die Molekularpathologie erhoben werden [39].

Wie die REAL-Klassifikation verzichtet nunmehr auch die mit dieser weitgehend deckungsgleiche, 1997 von einer internationalen Expertengruppe festgelegt und heute (wohl) weitgehend anerkannte sog. WHO-Klassifikation auf eine Unterteilung in niedrig- und hochmaligne Formen [7, 14, 39] (Tabelle 3.19).

Tabelle 3.19. WHO-Klassifikation primärer gastrointestinaler Non-Hodgkin-Lymphome [7]

B-Zell-Lymphome
- Marginalzonen-B-Zell-Lymphom vom MALT-Typ (niedrigmaligne)
- Immunproliferative Dünndarmerkrankung (IPSID, niedrigmaligne)
- Großzelliges B-Zell-Lymphom
- Mantelzell-Lymphom (lymphomatöse Polypose)
- Burkitt- und Burkitt-artiges Lymphom
- Andere, welche äquivalenten nodalen Lymphomen entsprechen

T-Zell-Lymphome
- Enteropathie-assoziiertes T-Zell-Lymphom (EATC)
- Anderes Lymphom ohne Assoziation mit Enteropathie

Tabelle 3.20. Stadieneinteilung primärer gastrointestinaler Lymphome [7]

Stadium	Ausbreitung
I	Uni- oder multilokulärer Befall des Gastrointestinaltraktes ohne Lymphknotenbeteiligung und ohne Organinfiltration per continuitatem
I1	Befall von Mukosa und Submukosa
I2	Infiltration über die Submukosa hinaus
II	Uni- oder multilokulärer Befall des Gastrointestinaltraktes jeglicher Infiltrationstiefe und Befall infradiaphragmaler Lymphknoten
II1	Befall regionärer infradiaphragmaler Lymphknoten
II2	Befall nichtregionärer infradiaphragmaler Lymphknoten
III	Uni- oder multilokulärer Befall des Gastrointestinalatrakts jeglicher Infiltrationstiefe. Zusätzlich Befall infra- *und* supradiaphragmaler Lymphknoten einschließlich eines weiteren lokalisierten Organbefalls im Gastrointestinaltrakt, in der Milz (IIIS) oder beider
IV	Diffuser oder disseminierter Befall extragastrointestinaler Organe mit oder ohne Lymphknotenbeteiligung
E	Infiltratives (per continuitatem) Wachstum in ein Nachbarorgan/Gewebe

Die Stadieneinteilung primär gastrointestinaler Lymphome erfolgt üblicherweise in Anlehnung an das Ann-Arbor-System unter Berücksichtigung der Musshoff-Modifikation [29, 30] und der Differenzierung des Stadiums I nach Radaszkiewicz [7, 35] (Tabelle 3.20).
Insgesamt handelt es sich bei den intestinalen malignen Lymphomen um eher seltene Erkrankungen, die in der weit überwiegenden Zahl aus Lymphomen vom B-Zell-Typ bestehen. Unter den Kolonmalignomen beträgt der Anteil der Lymphome weniger als 1% [12].

Der Gastrointestinaltrakt ist der häufigste Manifestationsort aller extranodalen Non-Hodgkin-Lymphome [12, 16, 33]. 20–30% aller Non-Hodgkin-Lymphome sollen primär extranodal und von diesen wiederum 30–40% im Gastrointestinalbereich entstehen [28, 46]. Der Anteil der sekundären gastrointestinalen Lymphome wird auf 4% geschätzt [16].
Nachfolgend sollen nur die auch das Kolon betreffenden Formen von malignen Lymphomen kurz beschrieben werden:

Lokalisierte Kolonlymphome

Die primären, zum B-Zell-Typ zählenden lokalisierten Lymphome kommen zu etwa 80% im Magen-, weniger im Dünndarm- und am seltensten im Kolonbereich vor [44] (Abb. 3.50 und 3.51).

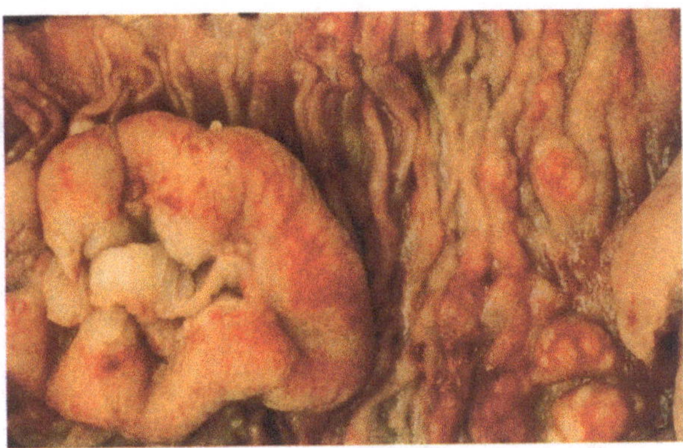

Abb. 3.50. Generalisiertes malignes Non-Hodgkin-Lymphom mit gastrointestinaler Beteiligung: multiple unterschiedlich große, zentral, z. T. exulzerierte polypoide Lymphominfiltrate der Dickdarmschleimhaut

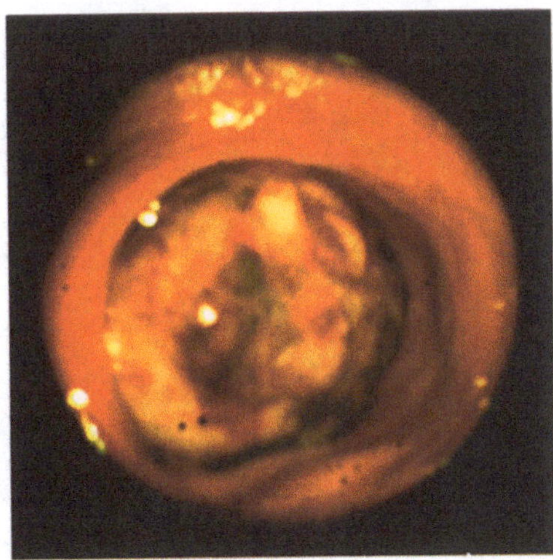

Abb. 3.51. Primäres, niedrigmalignes Non-Hodgkin-Lymphom (B-Zell-Lymphom) vom Typ eines MALT-Lymphoms des Kolon

Von den B-Zell-Typ-Lymphomen bei „immunoproliferativer Dünndarmerkrankung" unterscheiden sie sich dadurch, dass sie – umgeben von normaler Schleimhaut – als fokale Läsionen auftreten.
Die *Symptomatologie* ist vielfältig und weitestgehend unspezifisch, wie die anderer Neoplasmen dieses Darmbereiches.
Die *Diagnose* kann vom endoskopischen und/oder röntgenologischen Bild her und ggf. mittels Sonographie und Computertomographie vermutet werden, gesichert wird sie jedoch erst durch die histologische Untersuchung [28, 38, 44].
Die *Therapie* richtet sich nach der Klassifikation, dem Tumorstadium und der Lokalisation. Die Behandlung lokalisierter Lymphome umfasst die Operation, die Radiatio und heute vor allem die Kombinationschemotherapie (z.B. CHOP: Cyclophosphamid, Doxorubicin, Vincristin und Prednisolon) [2, 5, 7, 8, 12, 21, 25, 31, 44, 45] (Abb. 3.52 und 3.53).

Die *Prognose* wird insbesondere bestimmt von Klassifikation, Tumorstadium und dem Malignitätsgrad [3, 12, 22]. 40% der gastrointestinalen Lymphome zeigen einen hohen Malignitätsgrad, 53% sind mittel- und 7% niedrigmaligne [40].

Maligne lymphomatöse Polypose

Hierbei handelt es sich um eine weitere zu den B-Zell-Lymphomen zählende seltene Krankheitsentität mit diffusem Verteilungsmuster, die auch unter dem *Synonym* „multiple lymphomatöse Polypose" [15] bekannt ist. Hauptmanifestationsort ist die Ileozökalregion.
Diese Form zeigt einen mittleren Malignitätsgrad und ist im endoskopischen Bild charakterisiert durch multiple bis haselnussgroße flache Polypen (s. Abb. 3.54a, b) [6, 9, 26, 34, 44].

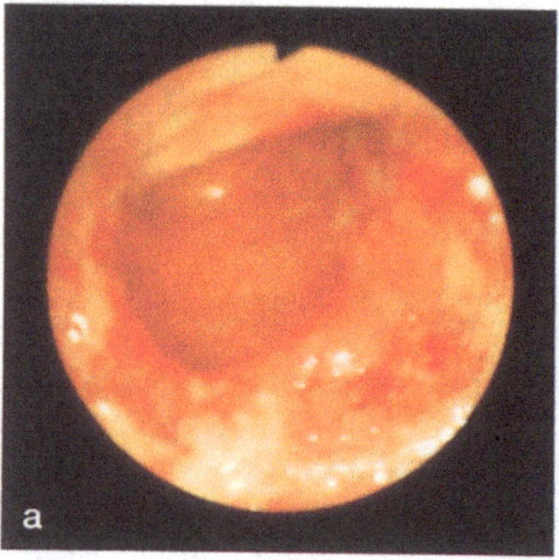

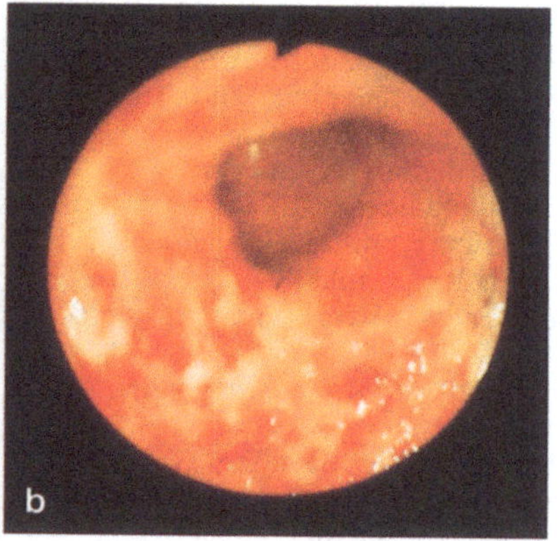

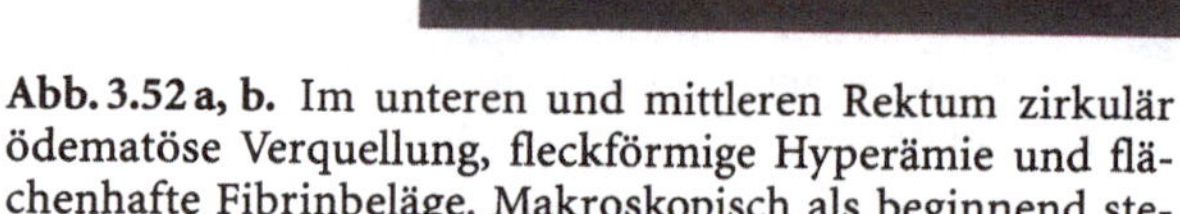

Abb. 3.52 a, b. Im unteren und mittleren Rektum zirkulär ödematöse Verquellung, fleckförmige Hyperämie und flächenhafte Fibrinbeläge. Makroskopisch als beginnend stenosierendes Rektumkarzinom imponierend. Histologisch exulzeriertes, hochmalignes MALT-Lymphom des Rektums bei einem 82-jährigen Mann

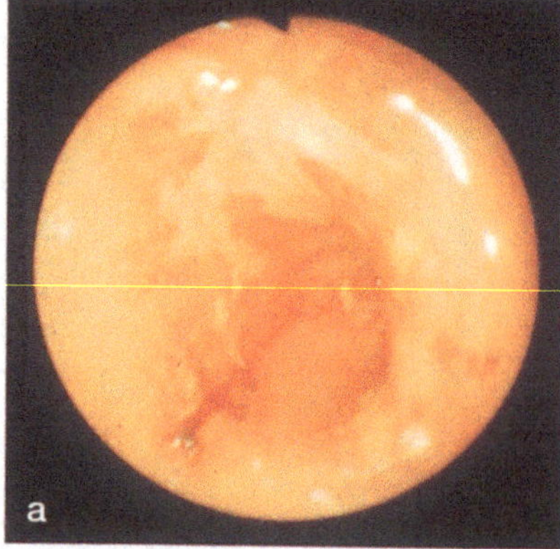

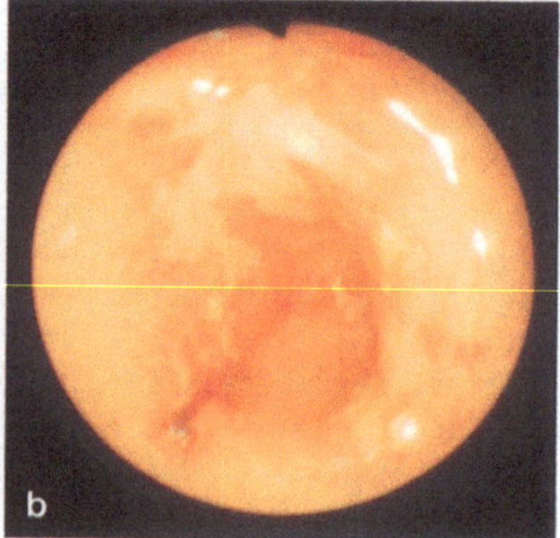

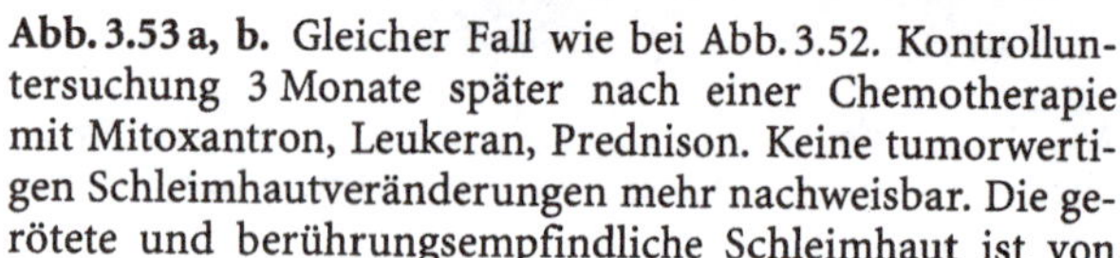

Abb. 3.53 a, b. Gleicher Fall wie bei Abb. 3.52. Kontrolluntersuchung 3 Monate später nach einer Chemotherapie mit Mitoxantron, Leukeran, Prednison. Keine tumorwertigen Schleimhautveränderungen mehr nachweisbar. Die gerötete und berührungsempfindliche Schleimhaut ist von einer dünnen Fibrintapete ausgekleidet. Histologisch floride verschorfende Proktitis mit flach polypöser Schleimhautregeneration der Rektumschleimhaut. Keine Residuen des vorher diagnostizierten hochmalignen B-Zell-Lymphoms

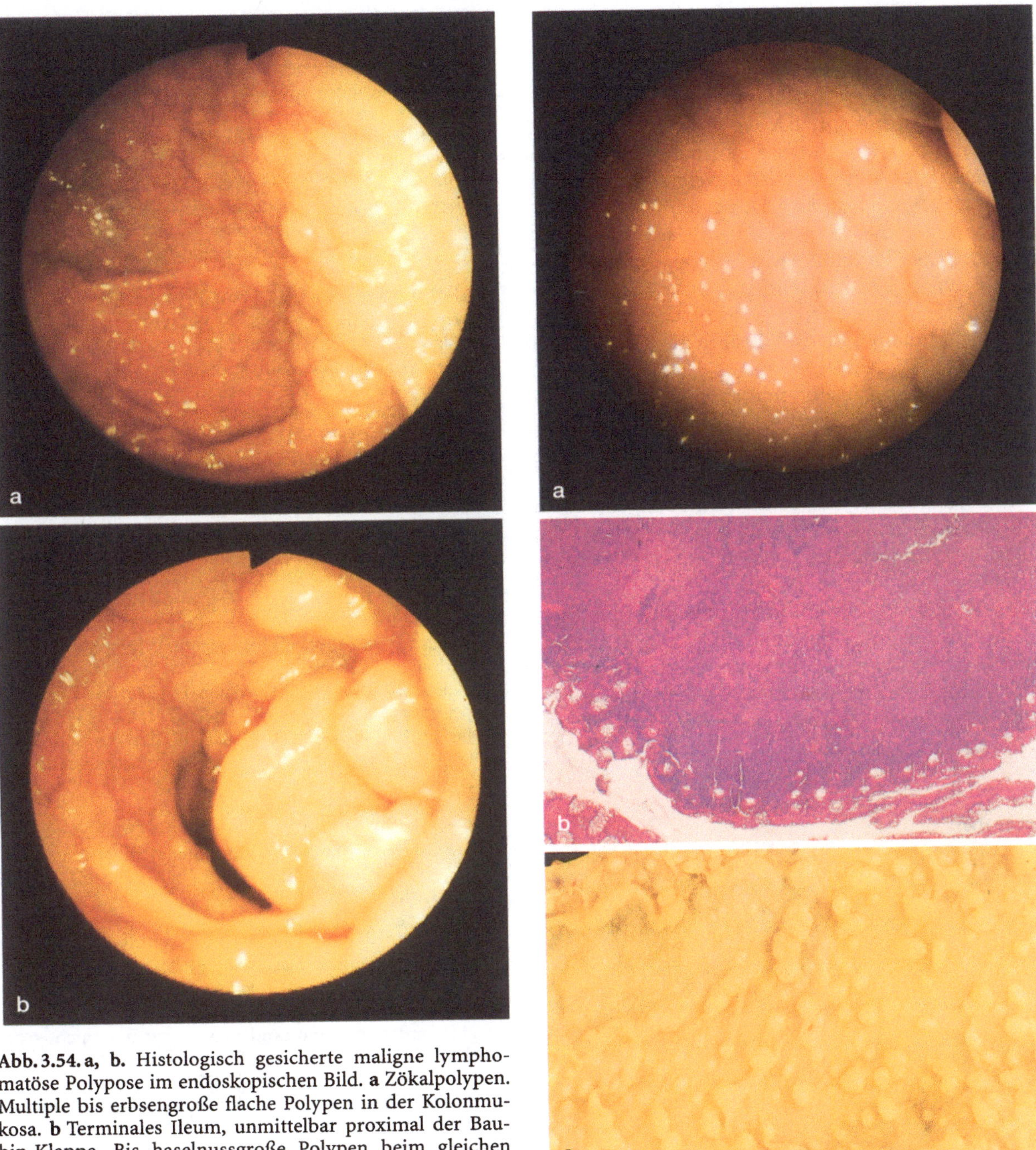

Abb. 3.54. a, b. Histologisch gesicherte maligne lymphomatöse Polypose im endoskopischen Bild. **a** Zökalpolypen. Multiple bis erbsengroße flache Polypen in der Kolonmukosa. **b** Terminales Ileum, unmittelbar proximal der Bauhin-Klappe. Bis haselnussgroße Polypen beim gleichen 77-jährigen Patienten wie **a**

Abb. 3.55. a Breitbasige gruppierte erbsengroße Pseudopolypen bedingt durch submuköse Lymphome im endoskopischen Bild. **b** Submuköses pseudopolypöses Lymphom mit Ausbildung von gruppierten Keimzentren (mit gut ausgereiften Lymphozyten). HE-Färbung, gleicher Fall wie **a.** **c** Lymphatische Pseudopolypose, terminales Ileum/Zökum

Burkitt-Lymphom

Bei den ebenfalls zu den B-Zell-Lymphomen zählenden Burkitt-Lymphomen, die einen hohen Malignitätsgrad aufweisen und vorwiegend bei Kindern und Jugendlichen vorkommen, unterscheidet man 2 Formen: Bei der afrikanischen Form, die eine hohe Assoziation mit dem Epstein-Barr-Virus aufweist, kommt es selten zu einer primären Manifestation am Gastrointestinaltrakt. Demgegenüber weist die andere u.a. sporadisch in Europa auftretende Form eine geringere Assoziation mit dem Epstein-Barr-Virus auf und zeigt meist eine primäre Manifestation am Intestinaltrakt mit bevorzugter Lokalisation im Ileozökalbereich [44].

3.4.2 Benigne Lymphome

Benigne Lymphome kommen im kolorektalen Bereich, vorwiegend im distalen Rektum, einer mit lymphoretikulärem Gewebe normalerweise reichlich versorgten Region vor. Sie treten überwiegend solitär auf. Besonders bei Kindern und Jugendlichen können sie aber auch im gesamten Gastrointestinaltrakt multipel im Sinne einer Polypose („lymphatische Polypose“ bzw. „Pseudopolypose“) in Erscheinung treten und werden als Ausdruck einer besonderen immunologischen Reaktivität verstanden (Abb. 3.55) [15, 36].

Übergänge von Pseudolymphomen in echte Lymphome wurden beschrieben. Ein prämaligner Charakter wird diskutiert und eine konsequente Überwachung der Betroffenen empfohlen [12, 44].

Im Anorektalbereich und Analtrichter treten zudem die kutanen malignen Lymphome [1, 8] solitär, meist aber im Rahmen eines multilokulären Organbefalles auf.

Schließlich sei auf die erhöhte Assoziation intestinaler Non-Hodgkin-Lymphome mit der HIV-1-Infektion [11, 20, 24, 42] (S. 473) und vermutlich auch mit chronisch-entzündlichen Darmerkrankungen, insbesondere dem Morbus Crohn [10, 12, 32] hingewiesen.

Literatur

1. Burg G, Dummer R, Kerl H (1994) Classification of cutaneous lymphomas - Dermatol Clin 12: 213–217
2. Bush RS, Gospodarowicz M, Sturgeon J, Alison R (1977) Radiation therapy of localized non-Hodgkin's lymphoma. Cancer Treat Rep 61: 1129–1136
3. D'Amore F, Brincker H, Gronbaek K et al. for the Danish Lymphoma Study Group (1994) Non-Hodgkin's Lymphoma of the gastrointestinal tract: a population-based analysis of the incidence, geographic distribution, clinicopathological presentation features, and prognosis. J Clin Oncol 12: 1673–1684
4. De Jong D, Boot H, Heerde P van, Hart AAM, Taal BG (1997) Histological grading in gastric lymphoma: pretreatment criteria and clinical relevance. Gastroenterology 112: 1466–1474
5. De Vita VT et al. (1987) The chemotherapy of lymphomas: looking back, moving forward - The Richard and Hinda Rosenthal Foundation Award Lecture. Cancer Res 47: 5810–5824
6. Erlanger L et al. (1992) Maligne lymphomatöse Polypose des Gastrointestinaltrakts. Dtsch Med Wochenschr 117: 15
7. Fischbach W (2000) Gastrointestinale Lymphome. Ätiologie, Pathogenese und Therapie. Internist 41: 831–840
8. Fridrik MA (1993) Interferon alpha therapy in non-Hodgkin's lymphoma. Wien Med Wochenschr 143: 429–434
9. Goerg KJ, Prohm P, Schubert GE (1995) Die maligne lymphomatöse Polypose - eine seltene Krankheitsentität des malignen zentrozytischen Lymphoms mit charakteristischem endoskopischem Aspekt. Z Gastroenterol 33: 453–456
10. Greenstein AJ et al. (1992) Lymphomas inflammatory bowel disease. Cancer 69: 1119–1123
11. Guarner J et al. (1991) Non-Hodgkins lymphomas in patients with human immunodeficiency virus infection. Presence of Epstein-Barr virus by in situ hybridization, clinical presentation, and follow-up. Cancer 68: 2460–2465
12. Haber DA, Mayer RJ (1988) Primary gastrointestinal lymphoma. Semin Oncol 15: 154–169
13. Harris NL, Jaffe ES, Stein H et al. (1994) A revised European-American classification of lymphoid neoplasms: A proposal from the International Lymphoma Study Group. Blood 84: 1361–1392
14. Harris NL, Jaffe ES, Dibold J et al. (1997) World Health Organization classification of neoplastic diseases of hematopoietic and lymphoid tissues: report of the clinical advisory committee meeting. J Clin Oncol 17: 3835–3849
15. Harwood RA, Abreu FB (1975) Benign lymphoma and diffuse lymphoid hyperplasia. Am J Proctol 26: 63–66
16. Herrmann R et al. (1980) Gastrointestinal involvement in non-Hodgkin's lymphoma. Cancer 46: 215–222
17. Isaacson PG (1994) Gastrointestinal lymphoma. Hum Pathol 25: 1020–1029
18. Isaacson PG, Spencer J, Wright DH (1988) Classifying primary gut lymphomas. Lancet II: 1148–1149
19. Jaffe ES, Harris NL, Diebold J, Müller-Hermelink HK (1998) World Health Organization Classification of lymphomas: a work in progress. Ann Oncology 9(Suppl 5): 25–30
20. Joachim HL et al. (1991) Acquired immunodeficiency syndrome - associated lymphomas: clinical, pathologic, immunologic, and viral characteristics of 111 cases. Hum Pathol 22: 659–673
21. Kath R et al. (2001) Bendamustin, Vincristin, Prednisolon (BOP) in der Therapie von fortgeschrittenen niedrig malignen Non-Hodgkin-Lymphomen. Dtsch Med Wochenschr 126: 198–202
22. Krieken van et al. (1989) Malignant lymphoma of the gastrointestinal tract and mesentery: A clinico - pathologic study of the significance of histologic classification. Am J Pathol 135: 281–289
23. Krüger GRF et al. (1983) A new working formulation of non-Hodgkin's lymphoma. A retrospective study of the new NCI classification proposal in comparison to the Rappaport and Kiel classifications. Cancer 52: 833–840
24. La Torre F et al. (1995) Primäres B-Zell-Lymphom des Rektums bei einem bisexuellen HIV-positiven Mann. Coloproctology 6: 283–286
25. Laurence J, Coleman M, Allen SL, Siver RT, Parmentier M (1982) Combination chemotherapy of advanced diffuse histiocytic lymphoma with the six-drug COP-BLAM regimen. Ann Intern Med 97: 190–195
26. Lavergne A et al. (1994) Multiple Lymphomatous polyposis of the gastrointestinal tract. An extensive histopathologic and immunohistochemical study of 12 cases. Cancer 74: 3042–3050
27. Lennert K et al. (1978) Malignant lymphomas other than Hodgkin's disease. In: Uehlinger E (Hrsg) Hand-

buch der speziellen pathologischen Anatomie und Histologie, Bd I/3B. Springer, Berlin Heidelberg New York

28. Möller P (1996) Maligne Lymphome des Gastrointestinaltrakts. In: Remmele W (Hrsg) Pathologie, Bd. 2: Verdauungstrakt, 2. Aufl. Springer, Berlin Heidelberg New York Tokyo, S 364–379
29. Musshoff K (1977) Klinische Stadieneinteilung der Nicht-Hodgkin-Lymphome. Strahlentherapie 153: 218
30. Musshoff K, Schmidt-Vollmer (1975) Prognosis of non-Hodgkin's lymphomas with special emphasis on the staging classification. Z Krebsforsch 83: 323–341
31. Nissen NI et al. (1983) A randomized study of radiotherapy versus radiotherapy plus chemotherapy in stage I–II non Hodgkin's lymphomas. Cancer 52: 1–7
32. Otto HF, Gebbers J-O, Matthaes P, Müller-Wieland K (1978) Malignes Lymphom und multitope Karzinome des Dickdarms als Komplikation einer langjährigen Colitis ulcerosa. Inn Med 5: 189–195
33. Otter R et al. (1989) Primary extranodal and nodal Non-Hodgkin's lymphoma – a survey of a population – based registry. Eur J Cancer Clin Oncol 25: 1203–1210
34. Pals ST et al. (1994) Expression of the mucosal homing receptor a4β7 in malignat lymphomatous polyposis of the intestine. Gastroenterology 107: 151–1523
35. Radaszkievicz T, Dragosics B, Bauer P (1992) Gastrointestinal malignant lymphomas of the mucosa-associated lympoid tissue: factors relevant to prognosis. Gastroenterology 102: 1628–1638
36. Ranchod M, Lewin KL, Dorfman RF (1978) Lymphoid hyperplasia of the gastrointestinal tract. A study of 26 cases and review of the literature. Am J Surg Pathol 2: 383–400
37. Rappaport H (1966) Tumors of the hematopoietic system. In: Atlas of tumor pathology, sect 3, fasc 8. Armed Forces Institute of Pathology, Washington, DC
38. Rossini FP, Ferrari A (1981) Maligne Kolonlymphose aus endoskopischer Sicht. Coloproctology 5: 281–286
39. Stein H, Hiddemann W (1999) Die neue WHO-Klassifikation der malignen Lymphome. Dtsch Ärtzebl 96: A-3168–3176
40. The Non-Hodgkin's lymphoma pathologic classification project (1982) National Cancer Institute-sponsored study of classifications of Non-Hodgkin's lymphomas. Summary and description of a working formulation for clinical usage. Cancer 49: 2112–2135
41. The Non-Hodgkin's Lymphoma Classification Project (1997) A clinical evaluation of the International Lymphoma Study Group Classification of Non-Hodgkin's Lymphoma. Blood 89(11): 3909–3918
42. Tirelli U et al. (1995) CD 30 (Ki-1) – positive analplastic large-cell lymphomas in 13 patients with and 27 patients without human immunodeficiency virus infection. J Clin Oncol 13: 373–380
43. WHO Clinical Advisory Committee Meeting (1997) Classification of neoplastic diseases of the hematopoietic and lymphoid systems. Airlie House, VA
44. Zeitz M (1992) Störungen des darmassoziierten Immunsystems. In: Gerok W, Hartmann F, Schuster HP (Hrsg) Innere Medizin der Gegenwart, Bd 11. Urban & Schwarzenberg, München Wien Baltimore, S 598–606
45. Zenone T et al. (1994) Complete remission of a primary cutaneous B cell Lymphoma treated with intralesional recombinant interferon alpha 2 a. Eur J Cancer 30 A: 246–247
46. Zheng T et al. (1992) Epidemiology of non-Hodgkin lymphoma in Connecticut, 1935–1988. Cancer 70: 840–849

KAPITEL 4

Endometriose

Es handelt sich immer dann um eine Endometriose, wenn Uterusschleimhaut, d.h. Epithel und Stroma mit menstrueller und dezidualer Reaktionsfähigkeit außerhalb der Mukosaschicht der Uterushöhle vorliegt. *Synonyma* sind Endometriom, mesonephrisches Myom und Fibroadenomatosis uteri.
Da das Wachstum dieser ektopischen Schleimhautherde von der Keimdrüsenfunktion abhängt, tritt das Krankheitsbild nur im geschlechtsreifen Alter auf, und zwar vorwiegend zwischen dem 30. und 50. Lebensjahr, und soll bei etwa 10% aller Frauen vorkommen [12].
Man unterscheidet die *Endometriosis genitalis interna* (primäre Endometriosis, Endometriosis interna uteri, – tubae), die durch Tiefenwucherung der Uterusmukosa in das Myometrium entsteht und somit im Zusammenhang mit dem Endometrium corporis bleibt, die *Endometriosis genitalis externa* (sekundäre Endometriose) in Douglas-Raum, Ovarien, Vagina, Vulva usw., wobei kein Zusammenhang mehr zum Endometrium corporis besteht, und schließlich die *Endometriosis extragenitalis.* Von Letzterer spricht man, wenn sich ektopische Uterusschleimhaut in den Bauchdecken, den Lungen, der Blase, dem Darm usw. findet.
Während es in etwa 40% der Fälle zu einer Endometriosis genitalis interna und in ca. 55% zur Endometriosis genitalis externa kommt, spielt die extragenitale Endometriose mit ca. 5% eine untergeordnete Rolle. Da aber in vielen Fällen der extragenitalen Lokalisation das Kolon und Rektum mitbetroffen sind [6], wird der Proktologe gelegentlich mit diesem Krankheitsbild konfrontiert und muss bei Vorliegen einer entsprechenden Symptomatologie die Dickdarmendometriose in seine differenzialdiagnostischen Überlegungen miteinbeziehen.

ÄTIOLOGIE

Die Ätiologie der Endometriosis extragenitalis ist unklar. Am wahrscheinlichsten erscheint die Verschleppungs- oder Implantationstheorie nach Sampson [14, 18, 19].
Hierbei wird eine Aussaat von Endometriumgewebe aus dem Uterus während der Menstruation in die freie Bauchhöhle oder auf dem Blut- oder Lymphwege in andere Körperteile angenommen.

KLINIK

Erscheinungsbild. Bei der endoskopischen Untersuchung des Dickdarmes stellen sich die Endometriome meist als umschriebene, bläulich durchschimmernde, polypoide, selten exulzerierte Vorwölbungen dar.

Prädilektionsstellen. Sofern es zu einem Befall des Intestinaltraktes kommt, ist in 70–85% der Fälle das Rektosigmoid betroffen, vorwiegend an der ventralen Kontur des rektosigmoidalen Übergangs [5, 13].

Beschwerdebild. Bei der Endometriose wird die Symptomatologie bestimmt von Ausdehnung und Lokalisation der Herde. Nur 2–10% der Patientinnen mit einem Endometriom von Rektum und Sigma haben Symptome [15]. Die Beschwerden können von chronischer Obstipation, Meteorismus und perimenstruellen intestinalen Blutungen bei exulzerierten Herden über prämenstruell verstärktes, abdominales Spannungsgefühl bis hin zu zyklusabhängigen, bohrenden oder auch kolikartigen Unterbauchschmerzen und sogar zur Ausbildung eines Ileus führen, wenn größere Endometrioseherde das Darmlumen einengen [8, 14].

DIAGNOSE UND DIFFERENZIALDIAGNOSE

Die diagnostischen Möglichkeiten zur Feststellung einer Dickdarmendometriose sind recht unsicher, weshalb die Abklärung dieser Diagnose nur in Einzelfällen präoperativ möglich ist. Histologisch sind die Herde vor allem in der Subserosa und Muscularis propria lokalisiert [15]. Nur die histologische Untersuchung einer in ausreichender Tiefe während oder kurz nach der Menstruation endoskopisch oder laparoskopisch entnommenen Probeexzision bzw. der Schnellschnitt intra operationem bietet i.d.R. eine ausreichende Sicherheit, differenzialdiagnostisch ein Kolonkarzinom definitiv auszuschließen (Abb. 4.1).

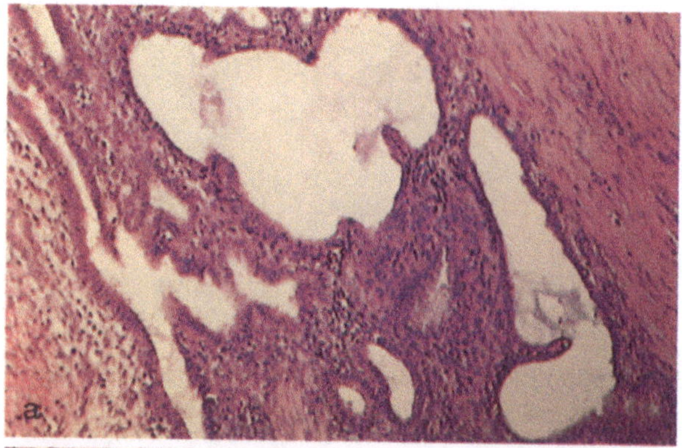

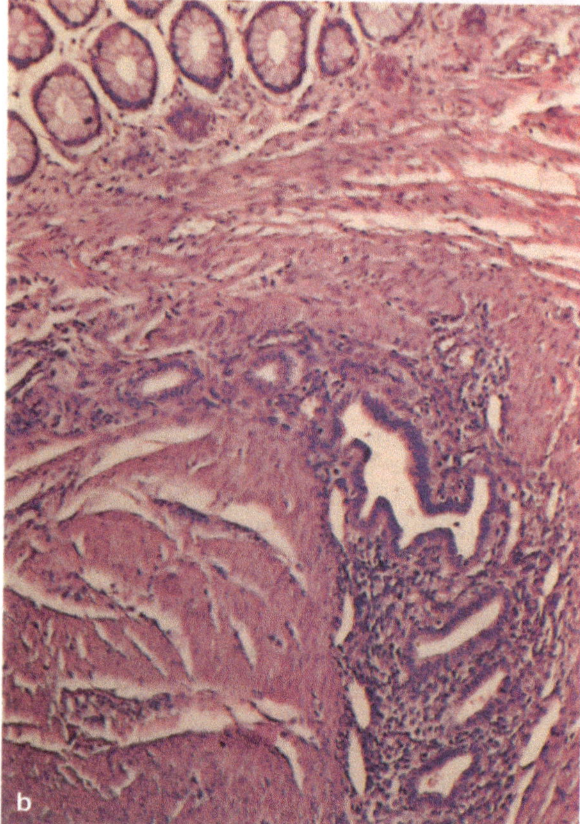

Abb. 4.1. **a** Endometrioseherde mit Drüsenformationen und endometrioidem Stroma in der Tunica submucosa des Dickdarmes. HE-Färbung. **b** Endometrioseherde in der Tunica submucosa zusammen mit endometrioidem Stroma. Dickdarmschleimhaut am Bildrand *links oben*. HE-Färbung

Trotzdem kann sowohl der koloskopische und/oder der röntgenologische Befund wie auch die abdominelle Sonographie und die Computertomographie hilfreich sein [1, 4, 10, 12, 17, 20].

Bis auf das relativ seltene Vorkommen von Exulzerationen eines Endometrioms und damit zyklusabhängiger Darmblutungen kann die (meist) intakte Schleimhaut eine wichtige Differenzierungshilfe zu einem Dickdarmkarzinom darstellen. Bei den röntgenologischen Untersuchungen des Kolons kann sich eine kurzstreckige Stenose des Darmlumens finden, die jedoch keinerlei charakteristische Merkmale für eine Endometriose aufweist (Abb. 4.2, 4.3).

Der Umstand, dass Endometriome meist an der ventralen Kontur des rektosigmoidalen Übergangs lokalisiert sind und deswegen am besten durch rein seitliche Röntgenaufnahmen erfasst werden, kann differenzialdiagnostisch ggf. hilfreich sein [23].

THERAPIE

Therapeutisch kommt je nach Alter der Patientin und vorliegendem klinischen Befund die Operation oder die Hormonbehandlung bzw. beide Maßnahmen zusammen in Betracht.

Die früher übliche, zur Rückbildung der Endometrioseherde führende Radiomenolyse der Ovarien spielt nur als Alternative bei Frauen kurz vor der Menopause, oder wenn kein Passagehindernis vorliegt, eine Rolle [7].

Das operative Vorgehen ist in allen Fällen angezeigt, in denen die Fertilität der Patientin gewahrt werden soll, die Diagnose nicht sicher feststeht, d.h. etwa ein Kolonkarzinom nicht sicher ausgeschlossen werden kann, und schwere obstruktive Symptome oder massive intestinale Blutungen keine andere Therapiemöglichkeit zulassen [4, 5, 16, 17, 20].

Da es sich um eine gutartige Erkrankung handelt, sollte zur Erhaltung bzw. Wiederherstellung der physiologischen Darmpassage operativ so schonend wie möglich vorgegangen werden. Zur Erhaltung der Kontinenz sollte hierbei die Rektumsegment- oder Sigmaresektion angestrebt werden, um die verstümmelnde Amputation zu vermeiden, obwohl dies nicht immer möglich ist [9]. Gegebenenfalls ist auch die Ausschälung lokaler kleinerer Herde möglich [16].

Bei über 45 Jahre alten Patientinnen ist stets zu erwägen, ob die Ovarien und der Uterus mitentfernt werden sollen.

Sofern es sich nur um kleinere, d.h. nicht stenosierende Darmprozesse handelt, mehrere Endometrioseherde vorliegen oder eine Kontraindikation zu einem operativen Eingriff besteht, ist im Zusammenspiel mit dem Gynäkologen eine hormonelle Behandlung beispielsweise mit Danazol (Winobanin 3-mal 200 mg/Tag über 6 Monate) [2, 3, 21] angezeigt. Ein neues Wirkprinzip ist die Östrogensuppression mittels GnRH- (Gonadotropin-Releasing-Hormon-) Analoga, z. B. Buserelin (Suprecur Nasenspray) [22].

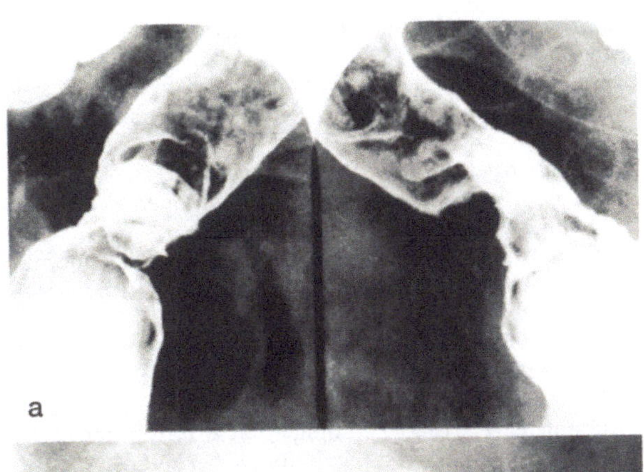

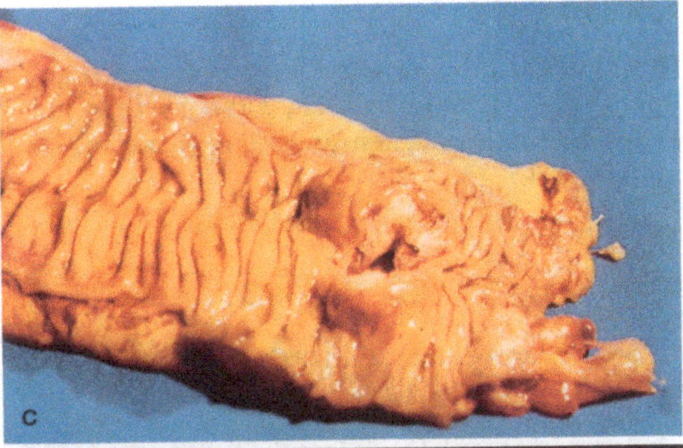

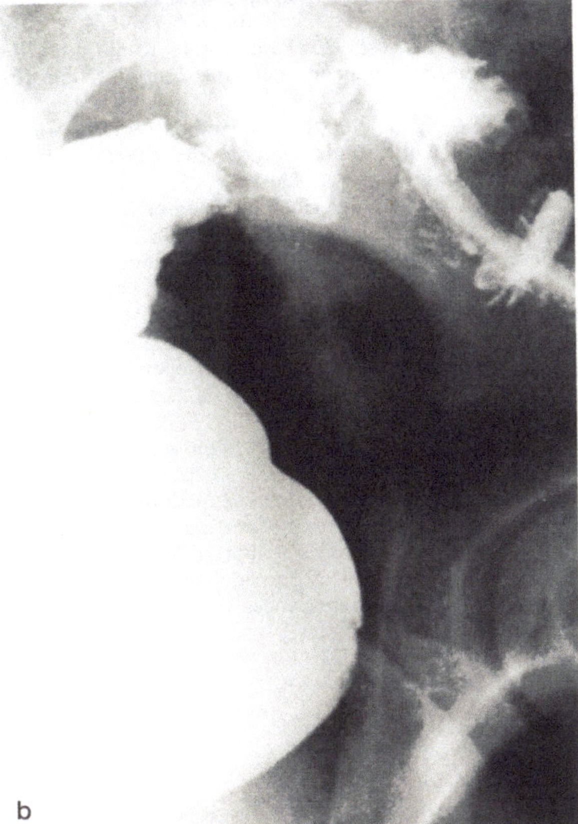

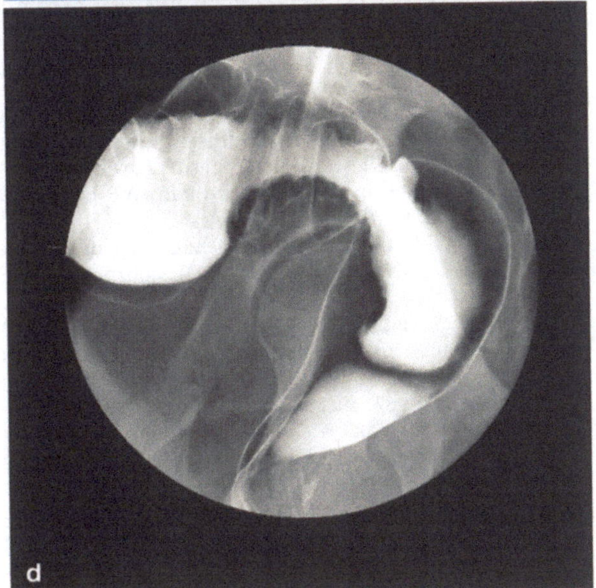

Abb. 4.2. **a** Stenosierender Prozess im Sigma, zunächst röntgenologisch als karzinomverdächtig diagnostiziert. Vor 18 Jahren Partus mit nachfolgender Peritonitis. Vor 2 Monaten Operation einer Genitalfistel. Operativ und histologisch: Endometriose. **b** Wegen Dickdarmileus Durchführung einer Sigmoideostomie bei 25-jähriger Patientin. Postoperativ bei Röntgenkontrastdarstellung ausgeprägte unregelmäßige Stenose des Rektosigmoids. Histologische Endometriose. **c** Sigmaresektat mit längseröffnetem Endometrioseherd: Umschriebene Wandverdickung mit darüber liegender intakter Schleimhaut. Röntgenologisch erfolgte der Nachweis von Sigmastenosen, die bedingt waren durch 2 Endometrioseherde, in 15 und 35 cm Höhe. Die betroffene 42-jährige Patientin klagte insbesondere über zyklusabhängige abdominelle Krampfzustände, Stuhlunregelmäßigkeiten sowie Blut- und Schleimbeimengungen beim Stuhl. **d** Histologisch gesicherte Endometriose mit Rektuminfiltration

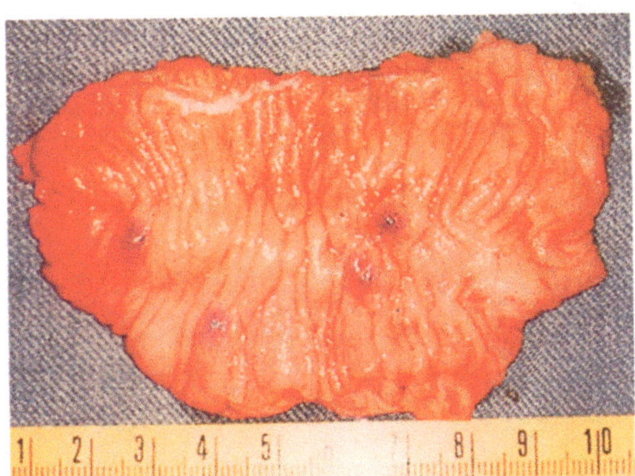

◁
Abb. 4.3. Reseziertes und aufgeschnittenes Sigma mit multiplen, bläulich durch die intakte Schleimhaut schimmernden Endometrioseherden

PROGNOSE

Obwohl es sich bei der Endometriose um ein gutartiges Krankheitsbild handelt, kann es in seltenen Fällen zu einer malignen Entartung (Sarkom) kommen [1, 11].

Literatur

1. Bergemann W, Heuer Ch (1992) Endometriosis extragenitalis mit multiplen Dünndarmstenosen. Fortschr Med 15: 281–284
2. Bertonici M et al. (1988) Intestinale Endometriose: Pathologie und Behandlung. Coloproctology 3: 177–179
3. Braun P et al. (1979) Endometriose-Behandlung mit Danazol. Gynäkologie 12: 219
4. Davila AD, Willenbucher RF (1998) Other diseases of the colon and rectum. In: Feldman M, Scharschmidt BF, Sleisenger MH (eds) Sleisenger & Fordtran's gastrointestinal and liver disease, 6th edn. WB Saunders, Philadelphia, pp 1977–1979
5. Fabrinon AM et al. (1992) Die Behandlung der Endometriose von Kolon und Rektum. Coloproctology 4: 230–234
6. Germann G, Seufert RM, Encke A, Schneider D (1985) Die Endometriose des Kolon und Rektum. Aktuel Chir 20: 21–25
7. Goligher JC (1967) Surgery of the anus, rectum and colon. Baillière, Tindall & Cassell, London
8. Gomez-Rubio M, Fernandez R, de Cuenca B, Serantes A, Martin A, Gutierrez ML (1997) Intestinal endometriosis as a cause of chronic abdominal pain leading to intestinal obstruction. Am J Gastroenterol 92: 525–526
9. Hempel K, Schoppmeier K (1978) Endometriose des Rectum u. Sigma. Chirurg 49: 648–649
10. Kameyama H, Niwa Y, Arisawa T et al. (1997) Endoscopic ultrasonography in the diagnosis of submucosal lesions of the large intestine. Gastrointest Endoscop 46: 406–411
11. Lees DH (1966) Severe endometriosis of the lower sigmoid colon and rectum. J Obstet Gynaecol Br Cwlth 13: 267
12. Löhnert M et al. (1998) Endometriosis recti – Wertigkeit der Endosonographie in der präoperativen Diagnostik. Coloproctology 20: 185–190
13. Macafee CHG, Greer HLH (1960) Intestinal endometriosis – a report of 29 cases and a survey of the literature. J Obstet Gynaecol Brit Cwlth 67: 539
14. Matzel KE et al. (1996) Endometriose des Intestinums und der Bauchdecke. Coloproctology 1: 1–9
15. Otto HF, Remmele W (1996) Kolon und Rektum. In: Remmele W (Hrsg) Pathologie, Bd 2, 2. Aufl. Springer, Berlin Heidelberg New York Tokyo, S 673–674
16. Prexl HJ, Vilits P (1976) Pathogenese, Klinik und Therapie der Dickdarmendometriose. Zentralbl Chir 101: 1112
17. Roseau G et al. (2000) Rectosigmoid endometriosis: Endoscopic ultrasound features and clinical implications. Endoscpoy 32/7: 525–530
18. Sampson JA (1921) Perforating haemorrhagic cysts of ovary. Arch Surg 3: 245–251
19. Sampson JA (1922) The live history of ovarian haematomas (haemorrhagic cysts) of endometrial (Mullerian) type. Am J Obstet Gynecol 4: 451–458
20. Schröder J, Löhnert M, Doniec JM et al. (1997) Endoluminal ultrasound diagnosis and operative management of rectal endometriosis. Dis Colon Rectum 40: 614–617
21. Schweppe K-W (1988) Medikamentöse Behandlung der Endometriose. Gynäkologe 21: 52–57
22. Waller KG, Shaw RW (1993) Gonadotropin-releasing hormone analogues for the treatment of endometriosis: longterm follow-up. Fertil Steril 59: 525–526
23. Welin S, Welin G (1976) The double contrast examination of the colon. Experiences with the Welin Modification. Thieme, Stuttgart

KAPITEL 5

Pneumatosis coli

Unter der Pneumatosis coli, bekannt auch unter den *Synonyma* Gaszysten des Darmes, Pneumatosis cystoides intestinales, Pneumatosis intestini, Pneumatose, Lymphopneumatosis, Darmwandemphysem, versteht man eine seltene, bevorzugt beim männlichen Geschlecht auftretende Erkrankung des Intestinaltraktes, die durch subserös, submukös oder in Lymphgängen lokalisierte bzw. mit spaltartigen Lymphgefäßen in Verbindung stehende [3], mit dem Darmlumen jedoch nicht kommunizierende, gashaltige Zysten gekennzeichnet ist (Abb. 5.1).

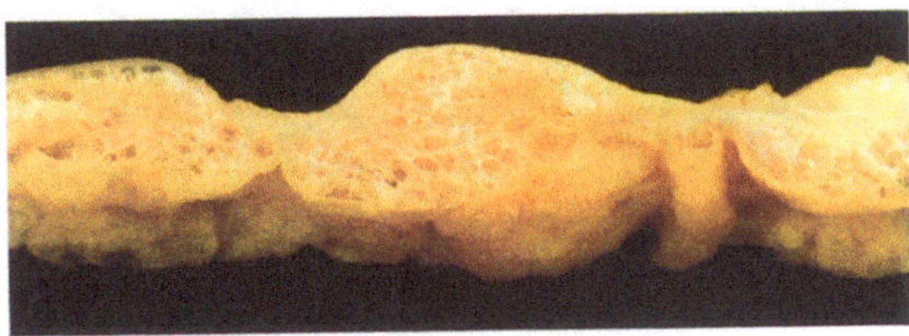

Abb. 5.1. Pneumatosis coli

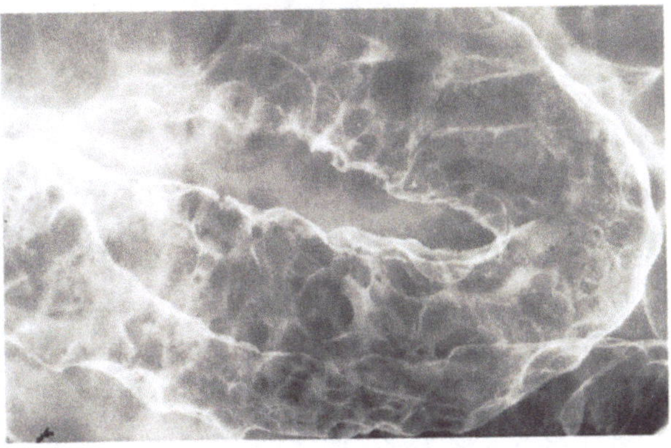

Abb. 5.2. Pneumatosis coli. Multiple Zysten im Sigmabereich

ÄTIOLOGIE

Die Auffassungen über die Ätiologie der Pneumatose sind noch uneinheitlich. Die Vielzahl der ätiopathogenetischen Hypothesen [1, 3–5, 7–10, 13, 14, 18, 23–25] reflektiert die Unklarheit, die derzeit noch über die Entstehung dieses Krankheitsbildes herrscht.

Wichtige pathogenetische Faktoren scheinen der Verlust der Gewebsintegrität sowie ein gesteigerter intraluminärer Druck darzustellen [16].

KLINIK

Das klinische *Erscheinungsbild* wird geprägt von stecknadelkopf- bis etwa 2 cm großen, teilweise konfluierenden, reihen- oder gruppenförmig angeordneten Zysten, die die sie überziehende, z. T. hyperämische, durch zunehmende Druckatrophie stellenweise u. U. auch rupturierte Mukosa polypoid in das Darmlumen vorwölben (Abb. 5.1, 5.2).

Der Dickdarm soll in etwa 10% der Fälle betroffen sein [1, 5], wobei die hier bevorzugten Lokalisationen Zökum, Colon aszendens, linke Kolonflexur und rektosigmoidaler Übergang sein sollen [1, 17, 20, 21]. Das Rektum scheint selten mitbetroffen zu sein.

Die betroffenen Bereiche lassen sich durch Druck, etwa mit der Biopsiezange, eindellen (Kissenzeichen). Die Zysten selbst fallen durch Punktion in sich zusammen.

Klinische *Beschwerden* treten i. Allg. nicht auf. Kommt es dazu, so klagen die betroffenen Patienten über mehr oder weniger ausgeprägte unspezifische Beschwerden wie blutig-schleimige Diarrhöen, Flatulenz und abdominelle Schmerzen.

In etwa 3% sollen schwerwiegende Komplikationen wie Obstruktionen, massive Blutungen, Darmperforationen u. a. auftreten [11, 12, 17, 19, 22].

DIAGNOSE

Die Diagnosestellung ist endoskopisch, röntgenologisch und durch die Computertomographie möglich (Abb. 5.2, 5.3, 5.4). Röntgenologisch können die Zysten das Bild einer intestinalen Polyposis vortäuschen. Gesichert wird die Diagnose durch eine Probeexzision [2, 17]. Das histologische Bild einer Pneumatosis coli zeigt die Abb. 5.5.

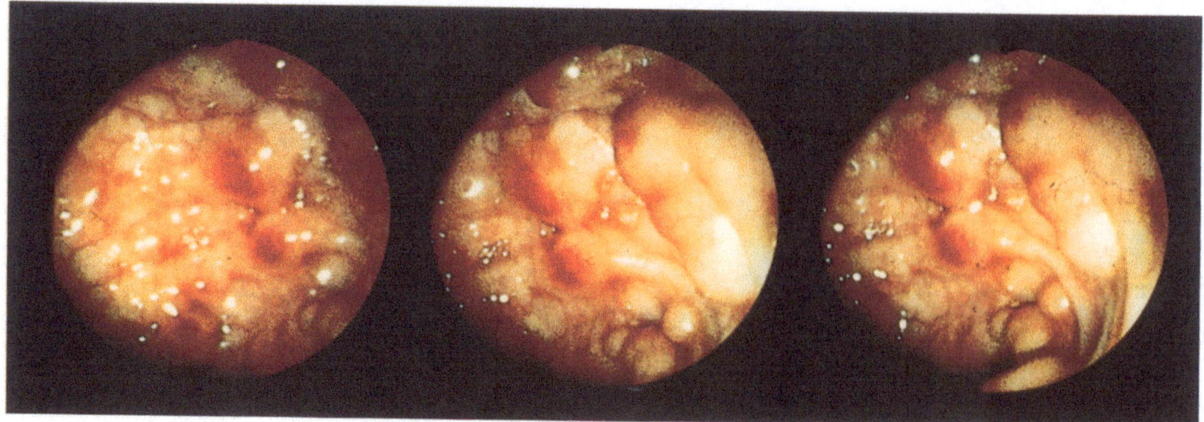

Abb. 5.3. Koloskopischer Aspekt einer Pneumatosis coli mit multiplen Zysten, die in der Mukosa der linken Flexur hervortreten

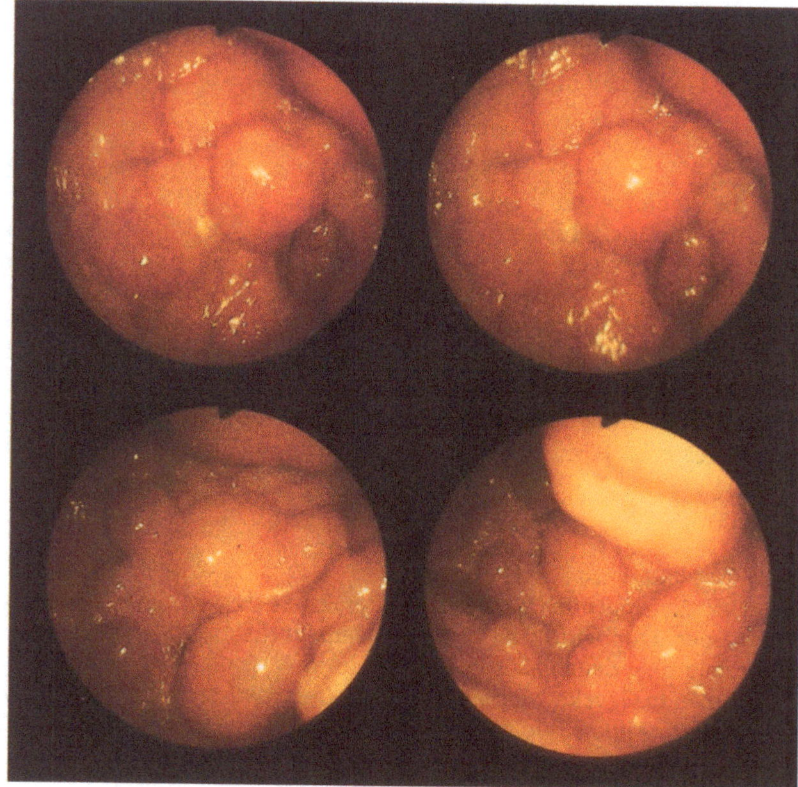

Abb. 5.4. Pneumatosis coli in der linken Kolonflexur. Vom mittleren Deszendens über die linke Flexur bis zum Transversum multiple polsterartige, teils durchsichtige Erhebungen, die sich mit der Biopsiezange eindrücken lassen

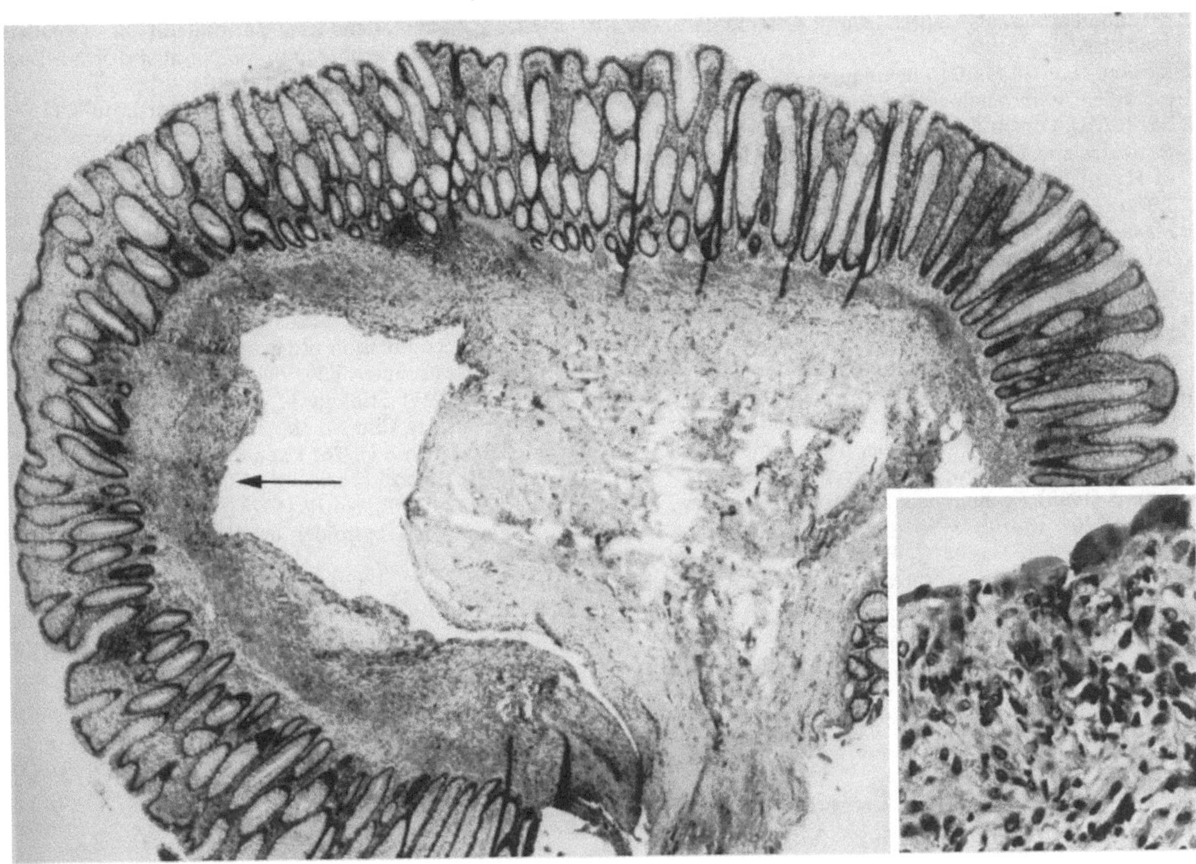

Abb. 5.5. Rektalschleimhaut mit subepithelialer Zystenbildung. Die Zyste wird begrenzt von aufgereihten Riesenzellen *(Pfeil)*, die im *Inset* vergrößert dargestellt sind. HE-Färbung

THERAPIE

Nur komplizierte Verläufe zwingen zu chirurgischer Intervention bzw. zu der auch ambulant durchführbaren sog. hyperbaren O_2-Therapie [6, 15]. In den meisten Fällen sind therapeutische Maßnahmen jedoch nicht erforderlich. Schließlich ist auch eine spontane Rückbildung der Erkrankung möglich.

PROGNOSE

Prognostisch ist die Krankheit i. Allg. als gut zu bewerten.

Literatur

1. Clemencon G (1973) Pneumatosis cystoides intestini. Gastroenterol Fortbildungsk Praxis 3: 116–125
2. Cordum NR, Dixon A, Campell DR (1997) Gastrointestinal pneumatosis: endoscopic and histological findings. Am J Gastroenterol 92: 692–695
3. Dammert K, Stenback F, Räsänen O (1967) Pneumatosis intestinalis. A pathogenetic study. Acta Pathol Microbiol Scand 71: 25–34
4. Ecker JA, Williams RG, Clay KL (1971) Pneumatosis cystoides intestinalis – Bullous emphysema of the intestine. A review of the literature. Am J Gastroenterol 56: 125–136
5. Eimoto T (1978) Pneumatosis cystoides intestinalis. Autopsy study of two fatal cases in adults. Acta Pathol Jpn 28: 481–490
6. Elberg JJ (1985) Oxygen therapy for pneumatosis coli. Acta Chir Scand 151: 399–400
7. Forde KA, Whitlock RT, Seaman WB (1977) Pneumatosis cystoides intestinalis. Report of a case with colonoscopic findings of inflammatory bowel disease. Am J Gastroenterol 68: 188–190
8. Gelman S, Brandt L (1998) Pneumatosis intestinalis und AIDS: A case report and review of the literature. Am J Gastroenterol 93: 645–650
9. Gessner Ch, Kaltenhäuser S, Borte G, Keim V (2001) Pneumatosis cystoides intestinales. Eine seltene Komplikation bei „ mixed connective tissue disease". Dtsch Med Wochenschr 126: 1099–1102
10. Ghahremani GG, Port RB, Beachley MC (1974) Pneumatosis coli in Crohn's disease. Am J Dig Dis 19: 315
11. Kopp A, Gronewaller E, Laniado M (1997) Pneumatosis cystoides intestinales with pneumoperitoneum following chemotherapy. Abdom Imaging 22: 395–397
12. Kreiss C, Forohar F, Smithline A, Brandt L (1999) Pneumatosis intestinales complicating C. difficile

pseudomembranous colitis. Am J Gastroenterol 94: 2560–2561

13. Larpent JL et al. (1992) Pneumatosis coli und Hyperlipidämie. Coloproctology 4: 227–229
14. Levitt MD, Olsson S (1995) Pneumatosis cystoides intestinales and high H_2 excretion. Insights into the role of H_2 in this condition. Gastroenterology 108: 1560–1565
15. Masterson JST, Fratkin LB, Osler TR, Trapp WG (1978) Treatment of pneumatosis cystoides intestinalis with hyperbaric oxygen. Ann Surg 187: 245–247
16. Müller-Wieland K (1982) Manifestation, Diagnose und Differentialdiagnose. In: Müller-Wieland K (Hrsg) Dickdarm. Springer, Berlin Heidelberg New York (Handbuch der inneren Medizin)
17. Otto HF, Remmele W (1996) Kolon und Rektum. In: Remmele W (Hrsg) Pathologie, Bd 2, 2. Aufl. Springer, Berlin Heidelberg New York Tokyo, S 628–630
18. Pear B (1998) Pneumatosis intestinales: A review. Radiology 207: 13–19
19. Schulenburg A, Herold C, Eisenhuber F et al. (1999) Pneumocystis cystoides intestinales with pneumoperitoneum and pneumoretroperitoneum in a patient with extensive chronic graft-versus-host disease. Bone Marrow Transplant 24: 331–333
20. Schumacher W, Gehl H, Buch KG v, Bertheau K (1972) Pneumatosis cystoides intestinalis. Z Gastroenterol 10: 527–534
21. Smith WG, Anderson MJ, Pemerton HW (1958) Pneumatosis cystoides intestinalis involving left portions of colon. Report of four cases diagnosed at sigmoidoscopy. Gastroenterology 35: 528–533
22. Tatò F, Mack M, Meissner O, Schlöndorff D (2001) A severe case of pneumatosis cystoides intestinales with massive accumulation of gas outside the gastrointestinum. Z Gastroenterol 39: 797–800
23. Yale CE (1975) Etiology of pneumatosis cystoides intestinalis. Surg Clin North Am 55: 1297–1302
24. Yale CE, Balish E (1976) Pneumatosis cystoides intestinalis. Dis Colon Rectum 19: 107–111
25. Yale CE, Balish E, Wu JP (1974) The bacterial etiology of pneumatosis cystoides intestinalis. Arch Surg 109: 89–94

KAPITEL 6

Malakoplakie

Dieses 1902 erstmals von Michaelis und Gutmann im Bereich der Blase festgestellte [17] und 1903 von David von Hansemann als Malakoplakie (griech.: „weiche Plaques") bezeichnete seltene chronisch-entzündliche Krankheitsbild [11] kann zahlreiche Organe involvieren. Bevorzugt betrifft es den Harntrakt [28]. Selten können die Veränderungen auch an der Haut, bevorzugt in der Perianalregion (Abb. 6.1) [1, 19, 25, 26] und im Gastrointestinaltrakt, vorwiegend im linken Kolonbereich, in Erscheinung treten [3, 5–9, 12–14, 22].

ÄTIOLOGIE

Die Ätiologie ist bis heute weitgehend ungeklärt. Pathophysiologisch ist die Malakoplakie durch einen Funktionsdefekt der Lysosomen gekennzeichnet [18]. Auffällig häufig scheint das Krankheitsbild mit einem malignen Tumor (kolorektale Karzinome, maligne Lymphome) sowie anderen Systemerkrankungen (Tuberkulose, Neurofibromatose, rheumatoide Arthritis, Immundefekte, Diabetes) assoziiert zu sein [2, 4, 7, 12, 14, 20, 21, 23–27].

Eine infektiöse Ursache der Malakoplakie ist insofern wahrscheinlich, als elektronenmikroskopisch coliforme Bakterien in den Phagolysosomen der Makrophagen gefunden werden (Abb. 6.2 a, b). Über die Pathogenese der Krankheit ist bislang noch wenig bekannt [18].

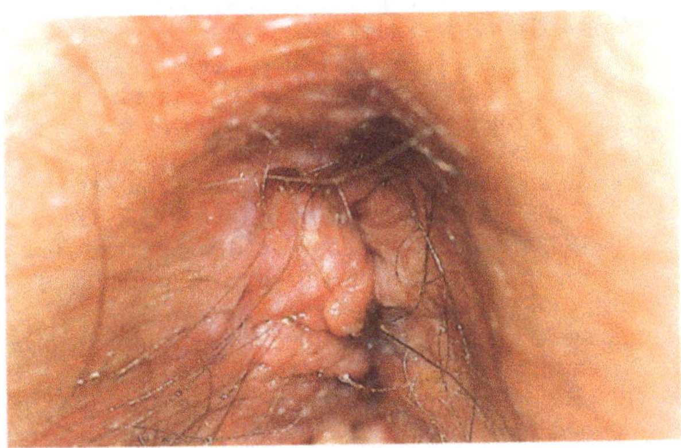

Abb. 6.1. Plaque einer Malakoplakie im Perianalbereich

KLINIK

Erscheinungsbild. Das klinische Erscheinungsbild ist gekennzeichnet von gelblichen, erythematösen, ggf. ulzerierten, leicht erhabenen bis polypoiden, stets scharf begrenzten, herdförmigen, weichen Läsionen [5]. Diese tumorähnlichen Veränderungen bestehen aus Makrophagen, die nicht abgebaute coliforme Bakterien enthalten (Abb. 6.2 a, b) und können klinisch einem malignen Tumor gleichen [10].

Beschwerdebild. Bei Befall des Kolons kann es bei pseudotumorösem, polypoidem Wachstum zur Stenosierung der Darmlichtung kommen. Weiterhin können bei der Malakoplakie Darmblutungen [20], Bauchschmerzen, Fieber, Diarrhöen und Gewichtsverlust auftreten [27]. Die Malakoplakie kann zum Tode führen, wenn lebenswichtige Organe betroffen sind und die chronisch-entzündlichen Reaktionen ungebremst fortschreiten [10]. Die Letalität soll bis über 50% betragen [18].

DIAGNOSE

Die Diagnose wird histologisch gestellt. Das histologische Bild ist gekennzeichnet durch auffällig große, histiozytäre Zellen, den *Hansemann-Histiozyten*, durch Phagolysosomen sowie die charakteristischen runden oder ovalen, eisen- und kalkhaltigen *Michaelis-Gutmann-Körperchen* (Abb. 6.3), deren pathogenetische Entstehung nicht endgültig geklärt ist und die im Frühstadium fehlen können [13, 14, 16, 17, 18, 25].

THERAPIE

Es wird über erfolgreiche Behandlungen mit dem gut in Makrophagen eindringenden Gyrasehemmer Ciprofloxacin (z. B. Ciprobay 2 mal 500 mg/Tag über einen längeren Zeitraum) selbst bei fortgeschritteneren Krankheitsfällen berichtet [10].

Empfohlen wird außerdem die kombinierte Gabe von intrazellulär wirkenden Antibiotika (Rifampicin, Trimethoprim), Cholinergika und Ascorbinsäure [27].

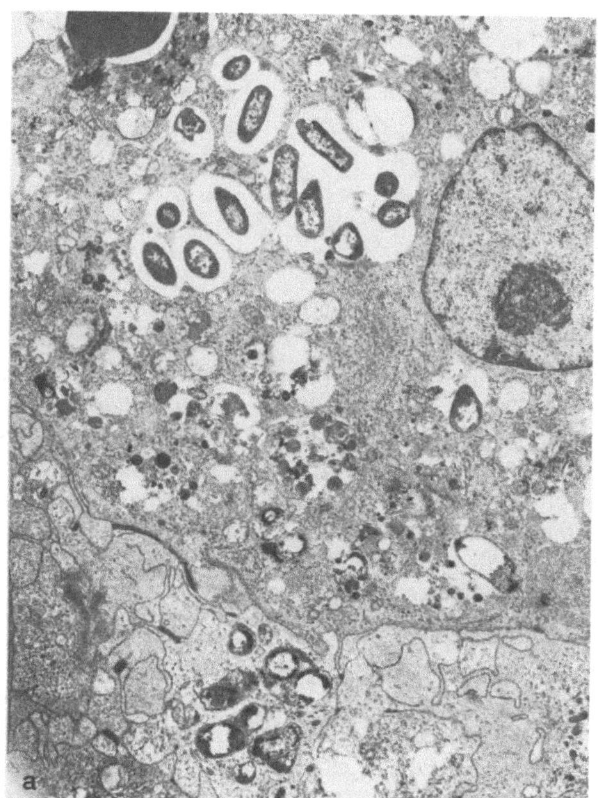

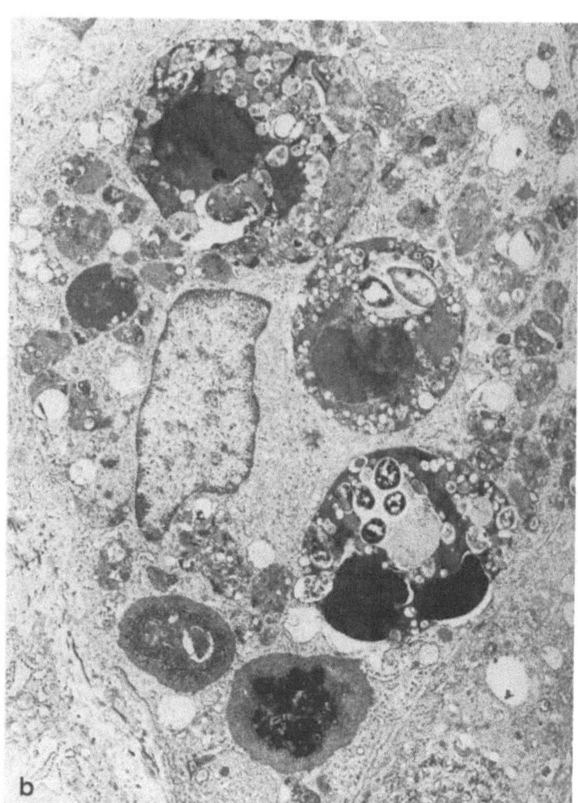

Abb. 6.2 a, b. Elektronenmikroskopischer Nachweis von intrazytoplasmatischen Bakterien (**a** TEM × 4500) und phagozytierter neutrophiler Granulozyten mit Bakterien (**b** TE × 4500)

Tumorartige bzw. stenosierende Formen bedürfen einer – ggf. zusätzlichen – chirurgischen Behandlung [12, 25].

Literatur

1. Almagro UA et al. (1981) Cutaneous malakoplakia. Report of a case and review of the literature. Am J Dermatopathol 3: 295–301
2. Bates AW, Dev S, Baithun SI (1997) Malakoplakia and colorectal adenocarcinoma. Postgard Med J 73: 171–173
3. Biggar WD et al. (1981) Malakoplakia: Evidence of an acquired disease secondary to immunosuppression. Transplantation 31: 109–112
4. Bock P, Schwarz A (2000) Malakoplakieartige Reaktion in Assoziation mit einem kolorektalen Adenokarzinom. Z Gastroenterol 38: 643–646
5. Chaudry AP, Saigal KP, Intengan M, Nickerson PA (1979) Malakoplakia of the large intestine found incidentally by necropsy. Dis Colon Rectum 22: 73–81
6. Colby TV (1978) Malacoplakia: Two unusual cases which presented diagnostic problems. Am J Surg Pathol 2: 377–382
7. Di Silvio TV, Barlett EF (1971) Malakoplakia of the colon. Arch Pathol 92: 167–171
8. Dockerty MB (1972) Primary malakoplakia of the colon. Mayo Clin Proc 47: 114–116
9. Finlay-Jones LR, Blackwell JB, Papadimitriou JM (1968) Malakoplakia of the colon. Am J Clin Pathol 50: 320–329
10. Furth R van et al. (1992) Ciprofloxacin for treatment of malakoplakia. Lancet 339: 148–149
11. Hansemann D v (1903) Über Malakoplakie der Harnblase. Virchows Arch (Pathol Anat) 173: 302–308
12. Joyeuse R, Lott JV, Michaelis M, Gumucio CC (1977) Malakoplakia of the colon and rectum: Report of a case and review of the literature. Surgery 81: 189–192
13. Lewin KJ, Harell GS, Lee AS, Crowley LG (1974) Malakoplakia. An electronmicroscopic study: demonstration of bacilliform organisms in malacoplakic macrophages. Gastroenterology 66: 28–45
14. Lou TY, Teplitz C (1974) Malakoplakia: Pathogenesis and ultrastructural morphogenesis. A problem of alteres macrophage (phagolysosomal) response. Hum Pathol 5: 191–207
15. Mc Clure J (1983) Malacoplakia. J Pathol 140: 275–330
16. Mc Clurg FV, D,Agostino AN, Martin HJ, Race GJ (1973) Ultrastructural demonstration of intracellular bacteria in three cases of Malakoplakia of the bladder. Am J Clin Pathol 60: 780–788
17. Michaelis L, Gutmann C (1902) Über Einschlüsse in Blasentumoren. Z Klin Med 47: 208–215
18. Otto HF, Remmele W (1996) Kolon und Rektum. In: Remmele W (Hrsg) Pathologie, Bd. 2, 2. Aufl. Springer, Berlin Heidelberg New York Tokyo, S 623–625
19. Palou J et al. (1988) Cutaneous Malakoplakia – Report of a case. Dermatologica 176: 288–292

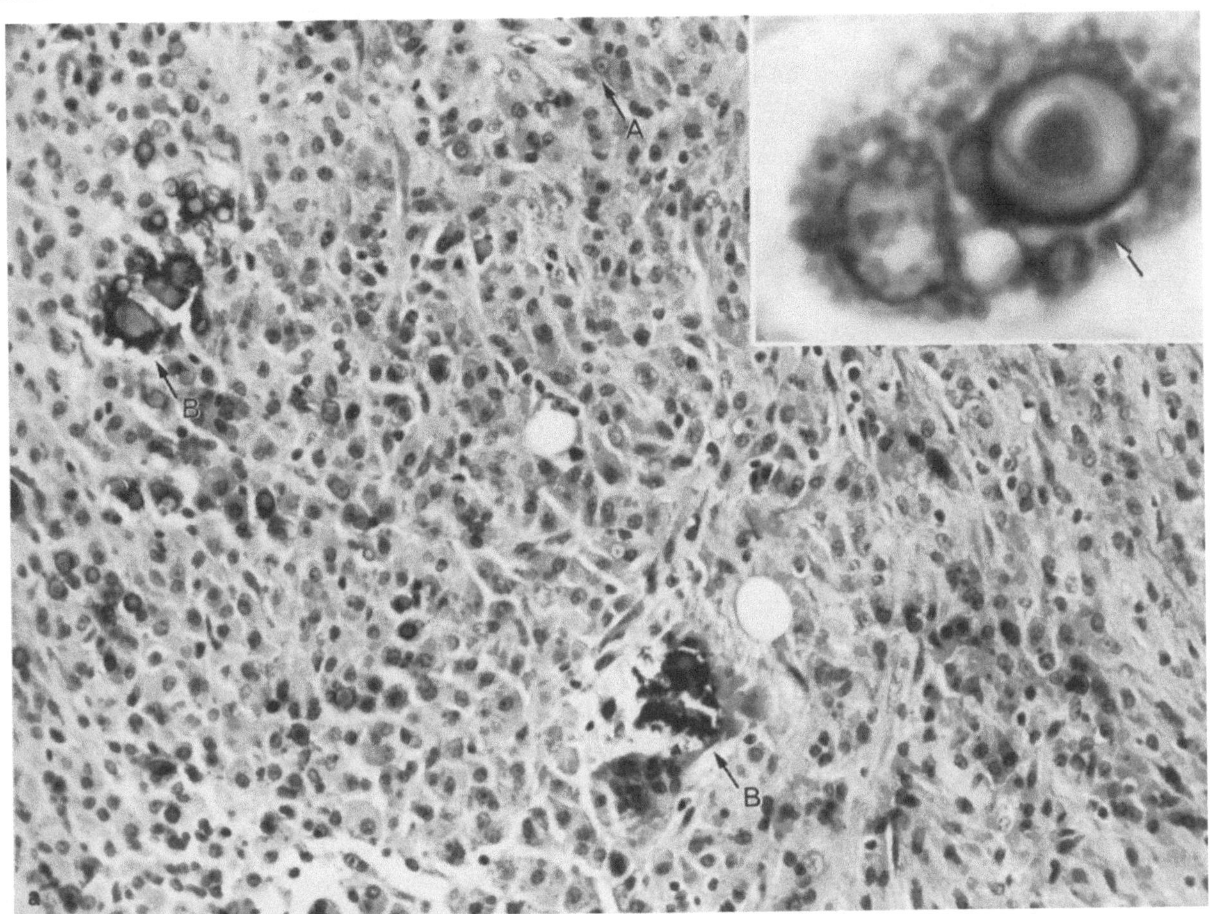

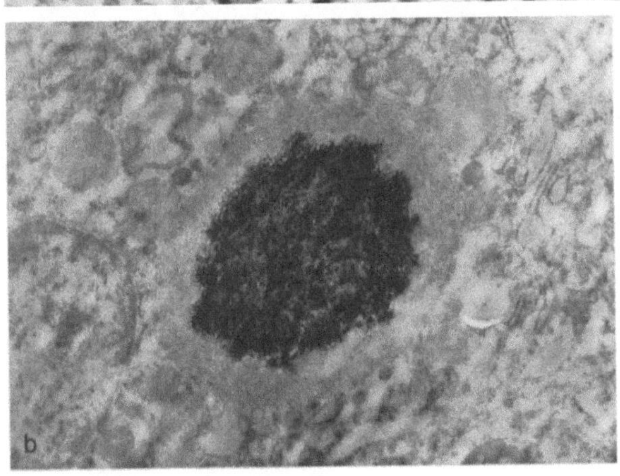

Abb. 6.3 a. Charakteristische malakoplastische Histiozyten mit granulärem Zytoplasma und zahlreichen Michaelis-Gutmann-Körperchen *(Pfeil A)*. An 2 Stellen sind Michaelis-Gutmann-Körperchen angereichert in verkalkten Massen *(Pfeil B)*. HE-Färbung. *Rechts oben*: Michaelis-Gutmann-Körperchen mit hämatoxylinophilem Zentrum und konzentrischen Lamellen *(Pfeil)*. HE-Färbung. **b** Typische Michaelis-Gutmann-Körperchen mit elektronendichtem Kern und ziemlich hellem peripherem Bereich

20. Remmele W (1984) Malakoplakie. In: Remmele W (Hrsg) Pathologie, Bd 2. Springer, Berlin Heidelberg New York, S 449–451
21. Russell GM, Mills AE (1994) Pulmonary malakoplakia related to rhodococcus equi occurring the acquired immunodeficiency syndrome. Med J Aust 160: 308–309
22. Rywlin AM, Ravel R, Hurwitz A (1969) Malakoplakia of the colon. Am J Dig Dis 14: 491–499
23. Sandmeier D, Guillou L (1993) Malakoplakia and colorectal adenocarcinoma of the caecum: A rare association. J Clin Pathol 46: 959–960
24. Satti MB et al. (1985) Colonic malacoplakia and abdominal tuberculosis in a child. Dis Col Rectum 20: 353–357
25. Schaller J et al. (1996) Kutane Malakoplakie bei einem Patienten mit Psoriasis vulgaris. Hautarzt 47: 763–766
26. Singh M et al. (1987) Cutaneous malakoplakia with dermatomyositis. Int J Dermatol 26: 190–191
27. Stanton MJ, Maxted W (1981) Malacoplakia: a study of the literature and current concepts of pathogenesis, diagnosis and treatment. J Urol 125: 139–146
28. Turani H, Kyzer S, Bayer J (1987) Malakoplakie bei chronisch rezidivierenden perianalen Fisteln. Coloproctology 6: 372–374

KAPITEL 7

Melanosis coli

Bei der 1829 von Cruveilhier [5] wohl erstmals beschriebenen Melanosis coli (*Synonym*: Pseudomelanosis coli) handelt es sich um eine in der proktologischen Sprechstunde häufig zu beobachtende [16] braunschwarze, inhomogene Pigmentierung der Schleimhaut.
Betroffen sind vorwiegend Frauen (3- bis 8-mal häufiger) mittlerer und höherer Altersgruppen [3, 11, 14, 16, 20].

ÄTIOLOGIE

Bei der Melanosis coli handelt es sich um die Folgeerscheinung einer länger andauernden Einnahme von anthrachinonhaltigen Laxanzien [1, 3, 4, 15]. Darüber hinaus sind Anthrachinone auch in zahlreichen Cholagoga und Abmagerungsmitteln enthalten. Die charakteristische, fleckige Dunkelpigmentierung der Mukosa, zu der es bei täglichem Laxanzienabusus frühestens nach etwa 4 Monaten [3, 15], meist jedoch erst viele Monate nach Beginn des Laxanzienabusus kommen kann [6], entsteht durch Ablagerung eines Lipofuszin enthaltenden, melaninartigen Pigments („Pseudomelanin"), das bislang noch nicht eindeutig identifiziert werden konnte [3, 7].
Es wird vermutet, dass zu der *exogenen* Noxe noch ein *endogener* Faktor ätiopathogenetisch eine Rolle spielt, denn ein Teil der Patienten mit chronischem Laxanzienabusus bleibt melanosefrei, und nur in etwa 90% der Melanosefälle ist eine Laxanzieneinnahme nachweisbar [11].
So wurde beobachtet, dass bei Patienten mit einem Kolonkarzinom besonders häufig eine Melanosis coli vorzuliegen scheint [6, 10, 16, 18]. Ein sicherer Zusammenhang konnte jedoch nicht bewiesen werden. Wegen der längeren Transitzeit und des damit verlängerten Kontaktes der Fäzes mit der Schleimhaut des Dickdarmes spielt die Obstipation für die Entwicklung einer Melanosis coli bzw. eines Kolonkarzinoms vermutlich eine Rolle im Sinne eines Kofaktors [14].

KLINIK

Erscheinungsbild. Endoskopisch ist das Erscheinungsbild gekennzeichnet durch eine schwarzbräunliche („leopardartige") bis flächig schwarze Pigmentierung (Abb. 7.1), die über das gesamte Kolon verteilt sein kann.

Prädilektionsstellen. Prädilektionsstellen sind Rektum, distales Kolon und Zökum. Auch in mesenterialen Lymphknoten, Duodenum, Appendix und terminalem Ileum konnte dieses Pigment nachgewiesen werden [2, 11].

Beschwerdebild und Verlauf. Die Melanosis coli verläuft völlig symptomlos, hat keinerlei Krankheitswert und ist voll reversibel [3, 6, 15]. Nach Absetzen der Noxe verschwindet die Pigmentierung meist innerhalb von 4–12 Monaten wieder [15].

DIAGNOSE

Die endoskopische Diagnosestellung Melanosis coli ist aufgrund des typischen makroskopischen Bildes i. d. R. einfach. Da die Lymphfollikel weitgehend von der Pigmenteinlagerung ausgespart bleiben, imponieren diese bei der endoskopischen Untersuchung als multiple kontrastierende weißliche Fleckchen. Demgegenüber werden die helleren Streifen, die die Pigmentfelder voneinander trennen, als darunter verlaufende Gefäße erklärt [12].
Im histologischen Bild finden sich die braunen bis schwarzbraunen Pigmentgranula vornehmlich in Makrophagen der Lamina propria mucosae, bei massiver Melanose aber auch in der Submukosa [14] (Abb. 7.2). Pigmentspeichernde Makrophagen können ggf. auch in regionären Lymphknoten nachgewiesen werden. In geringer Menge kann das Pigment auch extrazellulär abgelagert sein [11].

DIFFERENZIALDIAGNOSE

Differenzialdiagnostisch kommt mit Einschränkungen das Brown-bowel-Syndrom [8, 9, 13, 17] sowie – selten – eine diffuse Schleimhautmetastasierung bei malignem Melanom [11] in Betracht.

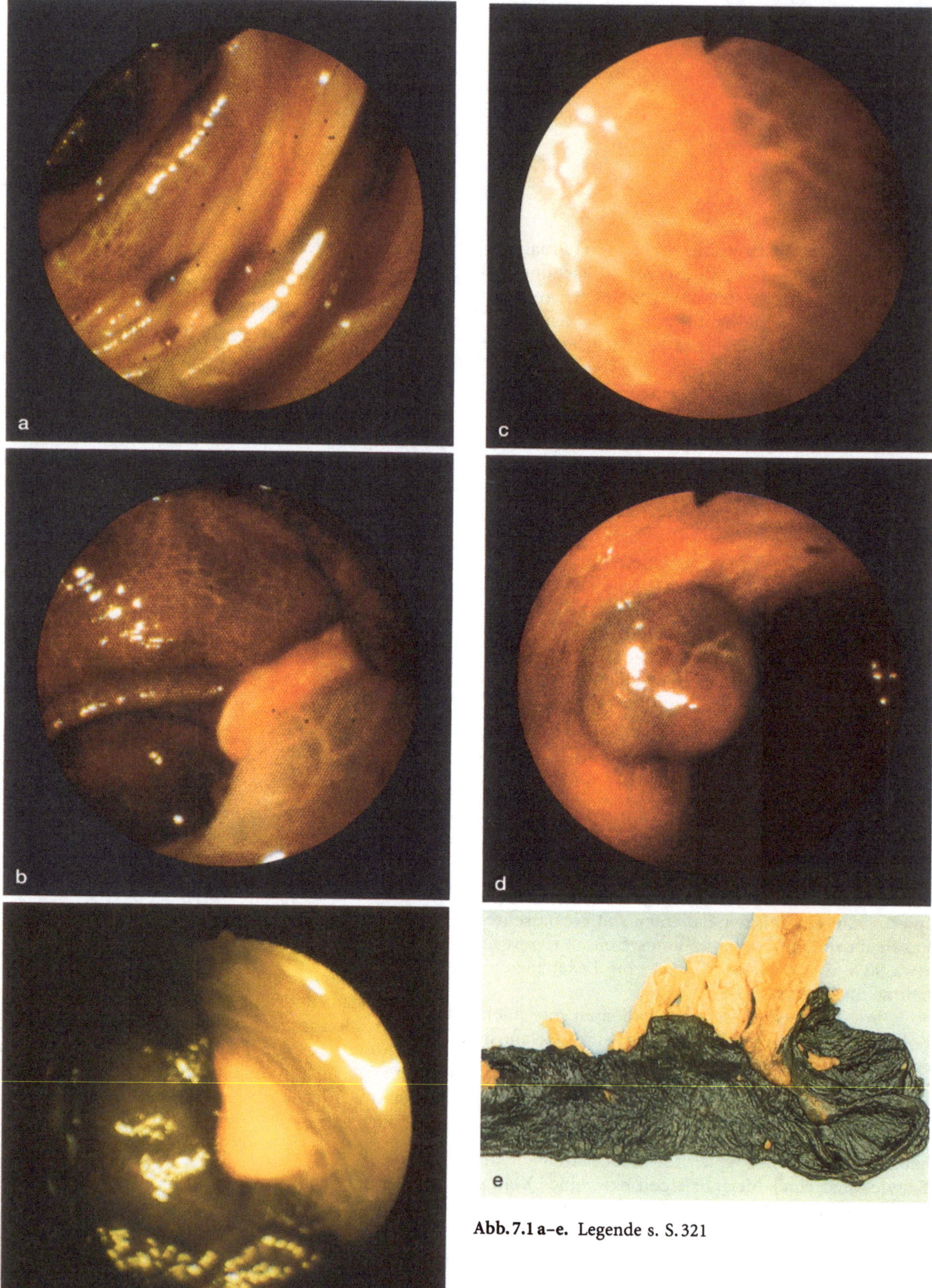

Abb. 7.1 a–e. Legende s. S. 321

Abb. 7.1. **a** Ausgeprägte Melanosis coli in Verbindung mit mehreren Sigmadivertikeln. **b** Zusätzlich ein kleines breit basiges tubuläres Adenom; das Adenom nimmt an der Pigmenteinlagerung nicht teil. **b**$_1$ Tubuläres nicht mitpigmentiertes Adenom bei Melanosis coli. **c** Typisches endoskopisches Bild einer Melanosis coli (Nahsicht). **d** Ein submuköser, oberflächlich gewellter Polyp von gut 1 cm Ø bei Melanosis coli; histologisch: isolierter Varixknoten des oberen Sigma. **e** Melanosis coli mit scharfer Grenze der flächenhaft schwarzen Pigmenteinlagerungen im Bereich der Bauhinschen Klappe

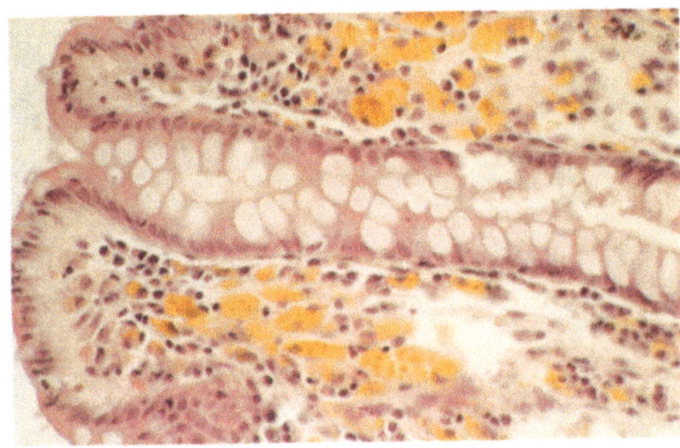

Abb. 7.2. Histologisches Bild einer Melanosis coli. Pigment in Makrophagen des Zottenstromas. HE-Färbung

THERAPIE

Eine Behandlung erübrigt sich, da der Melanose kein eigentlicher Krankheitswert zukommt. Für den Arzt sollte sie jedoch stets Anlass sein, den betreffenden Patienten über weitere Nebenwirkungen eines chronischen Laxanzienmissbrauches aufzuklären.

Vorsorglich sollte bei den therapeutischen und diagnostischen Überlegungen jedoch noch Folgendes berücksichtigt werden: Bei 4–5% der Pseudomelanosefälle findet sich ein kolorektales Karzinom bzw. etwa 50% der kolorektalen Karzinome werden von einer Pseudomelanose begleitet, woraus ein ursächlicher Zusammenhang jedoch nicht abzuleiten sei [11].

Literatur

1. Bartle HJ (1928) The sigmoid. Med J Rec 127: 521
2. Bisordi WM, Kleinman MS (1976) Melanosis duodeni. Gastrointest. Endoscopy 23: 37
3. Bockus HL, Willard JH, Bank J (1933) Melanosis coli, the etiologic significance of the anthracene laxatives; a report of 41 cases. JAMA 1: 101
4. Cooke WT (1977) Laxative abuse. Clin Gastroenterol 6: 659
5. Cruveilhier J (1829–1835) Anatomie pathologique du corps humain, vol 19. Paris, t i livraison, p 6
6. Earnest DL (1978) Other diseases of the colon and rectum. In: Sleisenger MS, Fordtran JS (eds) Gastrointestinal Diseases. Saunders, Philadelphia London Toronto
7. Ghadially FN, Parry FW (1966) Electron-microscope and histochemical study of melanosis coli. J Pathol Bacteriol 90: 313–317
8. Hitzmann JL, Weiland LH, Oftedahl GL, Lie JT (1979) Ceroidosis in the „brown bowel"-syndrome. Mayo Clin Proc 54: 251
9. Hosler JP et al. (1982) The „brown bowel syndrome": a case report. Am J Gastroenterol 77: 854–855
10. Nusko G, Schneider B, Ernst H, Wittekind C, Hahn EG (1997) Melanosis coli – a harmless pigmentation or a precancerous condition? Z Gastroenterol 35/5: 313–318
11. Otto HF, Remmele W (1996) Kolon und Rektum. In: Remmele W (Hrsg) Pathologie, Bd 2, 2. Aufl. Springer, Berlin Heidelberg New York Tokyo, S 623–625
12. Pick L (1911) Über die Melanose der Dickdarmschleimhaut. Berl Klin Wochenschr 48: 840
13. Remmele W (1984) Lipofuszinose („brown-bowel-Syndrom"). In: Remmele W (Hrsg) Pathologie 2. Springer, Berlin Heidelberg New York, S 376
14. Schmidt H, Riemann JF (1980) Die Melanosis coli und ihre klinische Bedeutung. Proctology 1: 11–15
15. Speare SG (1951) Melanosis coli. Experimental observations on its productions and elimination in 23 cases. Am J Surg 82: 631
16. Stewart MJ, Hickmann EM (1931) Observations on melanosis coli. J Pathol Bacteriol 34: 61
17. Toffler AH, Hukill PB, Spiro HM (1963) Brown bowel syndrome. Ann Intern Med 58: 872
18. Van Gorkom BAP, De Vries EGE, Karrenbeld A, Kleibeuker JH (1999) Review article: anthrakoid laxatives and their potential carcinogenic effects. Aliment Pharmacol Ther 13: 443–452
19. Virchow R (1847) Die pathologischen Pigmente. Arch Pathol Anat 1: 379
20. Wittoesch JH, Jackman RJ, McDonald JR (1958) Melanosis coli: general review and a study of 887 cases. Dis Colon Rectum 1: 172

KAPITEL 8

Stenosen und Atresieformen

8.1 Stenosen

Eine Stenose stellt definitionsgemäß die *dauerhafte* Einengung eines Kanals oder Ostiums dar, verursacht durch Narbenzug, Strangbildung, Verwachsungen usw., wobei fließende Übergänge zu Atresien, Striktur, Obturation, Obstriktion und Okklusion bestehen.
Bei *organischen* Stenosen im Anus- und Rektumbereich handelt es sich entweder um angeborene Missbildungen [4] oder, was meist der Fall ist, um Folgezustände von Verletzungen, Operationen oder malignen bzw. chronisch entzündlichen Prozessen (Abb. 8.1 und 8.2). Davon zu unterscheiden sind *funktionelle* Stenosen, die *reversibel* sind, wie etwa eine Analstenose, die durch einen Hypertonus der Sphinktermuskulatur verursacht wird.
Je nach Ursache entstehen isolierte oder ineinander übergehende, ringartige oder mehr röhrenförmige Stenosierungen. Zur Ausbildung sog. Röhrenstenosen kann es insbesondere durch die Strahlenproktitis (S. 412) wie auch durch ausgedehntere Verätzungen, Verbrühungen usw., den Morbus Crohn (S. 347), die Lymphogranulomatosis inguinalis (S. 463) und die Tuberkulose im Anorektalbereich (S. 438) kommen.
Demgegenüber führen die meisten Verletzungen oder ungünstig verlaufenden operativen Eingriffe, etwa zur Beseitigung von Fisteln, Fissuren, Prolapsen, Marisken, Adenomen, eines Karzinoms usw. (z. B. Nahtinsuffizienz einer End-zu-End-Anastomose), die Whitehead-Hämorrhoidenoperation (S. 16), aber auch zunehmend das Lumen einengende Neoplasmen oder chronisch entzündliche Prozesse (Kryptitiden, Analfissuren, ggf. der Morbus Crohn, die Colitis ulcerosa usw.) und schließlich die Pektenose (S. 341) zu meist mehr ringförmigen Stenosen des Anal- bzw. Rektumkanals.

KLINIK

Das klinische *Beschwerdebild* wird von Sitz und Ausmaß der vorliegenden Stenose bestimmt.
Im Vordergrund steht meist eine zunehmende Obstipation. Die Darmentleerung gelingt immer unvollständiger und unter immer größeren Anstrengungen, wobei die damit verbundenen mehr oder weniger heftigen, teilweise krampfartigen Leibschmerzen bis hin zu ileusartigen Attacken reichen können.
Das klinische Bild kann weiterhin gekennzeichnet sein durch zunehmend dünner werdende Kotsäulen („Bleistiftstühle") und, sofern eine mehr oder weniger ausgeprägte Inkontinenz und ggf. Geschwür- und Fistelbildungen hinzukommen, von unwillkürlichen Absonderungen von Stuhl, ggf. auch von Blut, Schleim und Eiter, was wiederum zur Ausbildung einer toxischen Kontaktdermatitis des Perianalbereiches (S. 118 ff.) führt.

DIAGNOSE

Die Diagnosestellung erfolgt durch die Inspektion, sofern es sich um Stenosierungen im Bereich der Analöffnung handelt. Tiefer lokalisierte Strikturen und Stenosen werden durch die Digitaluntersuchung oder endoskopisch – ggf. mit dem dünneren Kinderrektoskop – sowie durch die Kolondoppelkontrastdarstellung diagnostiziert. Bei digitalen und endoskopischen Untersuchungen, die vielfach nur unter Narkose möglich sind, kommt es hierbei häufig zu Blutungen, da die Innenfläche stenosierter Bereiche oft leicht verletzliches Granulationsgewebe aufweist.

THERAPIE

Leichtere externe Analstenosen werden inzidiert. Um erneuten Strikturen vorzubeugen, sollte neben der Durchführung von Sitzbädern bereits nach 3 Tagen mit der einige Zeit durchzuführenden Bougierungs-Nachbehandlung begonnen werden.
Bei ausgedehnteren vernarbenden Prozessen im Analbereich ist, sofern die Abtragung des stenosierenden bzw. zur Inkontinenz führenden Narbengewebes unter möglichst weitgehender Schonung des Anoderms nicht ausreicht, die Durchführung einer Schwenklappenplastik erforderlich [7].
Kurzstreckige Stenosen im Rektum- oder Kolonbereich machen demgegenüber oft die Resektion mit End-zu-End-Anastomose unter Anlage eines zeit-

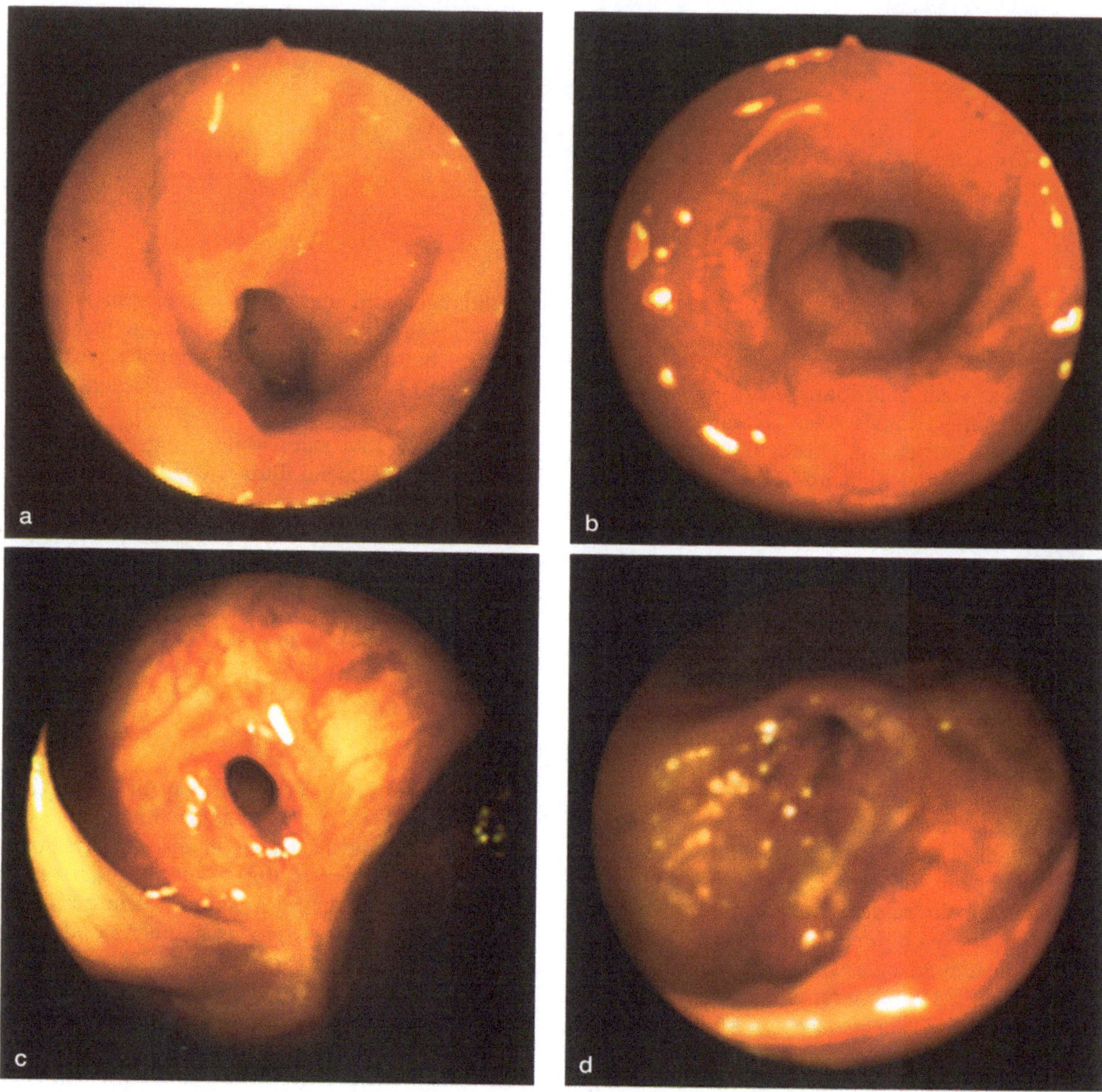

Abb. 8.1 a–d. Stenosen unterschiedlicher Genese. **a** Hochgradige Sanduhr-Stenose im Rektum nach jahrelangem Abusus ergotaminhaltiger Migränezäpfchen (s. hierzu auch Abb. 14.30 e, e_1). **b** Radiogene Stenose im Rektum (Zustand nach Bestrahlung eines urologischen Tumors). **c** Hochgradige Narbenstenose nach Ileoascendostomie. **d** Morbus Crohn. Hochgradige entzündliche Stenose bei Anastomosenrezidiv nach Kolonteilresektion

weiligen Anus praeter naturalis notwendig. Bei ausgedehnteren Stenosierungen mit Begleitentzündungen, Fistelbildungen u. Ä. kommt meist nur mehr die Exstirpation des Rektums mit Anlage eines endgültigen Anus praeter in Betracht.

Neuerdings kommen alternativ zu den herkömmlichen Behandlungsmethoden mehr und mehr endoskopische Techniken zur Anwendung [1, 2, 3, 5, 6, 7].

Literatur

1. Bedogni G, Ricci E, Pedrazzoli C et al. (1986) Endoscopic dilatation of anastomotic colonic stenosis by different techniques: an alternative to surgery? Gastrointest Endosc 33/1: 21–24
2. Brown RA, Freeman LD (1984) Balloon catheter dilation of a rectal stricture. Gastrointest Endosc 30: 95–97
3. Conigliaro R et al. (1987) Endoskopische Behandlung von Narbenstenosen des Kolons. Coloproctology 3: 144–147
4. Gorman JR et al. (1986) Kongenitale Kolonstenosen. Coloproctology 2: 75–82

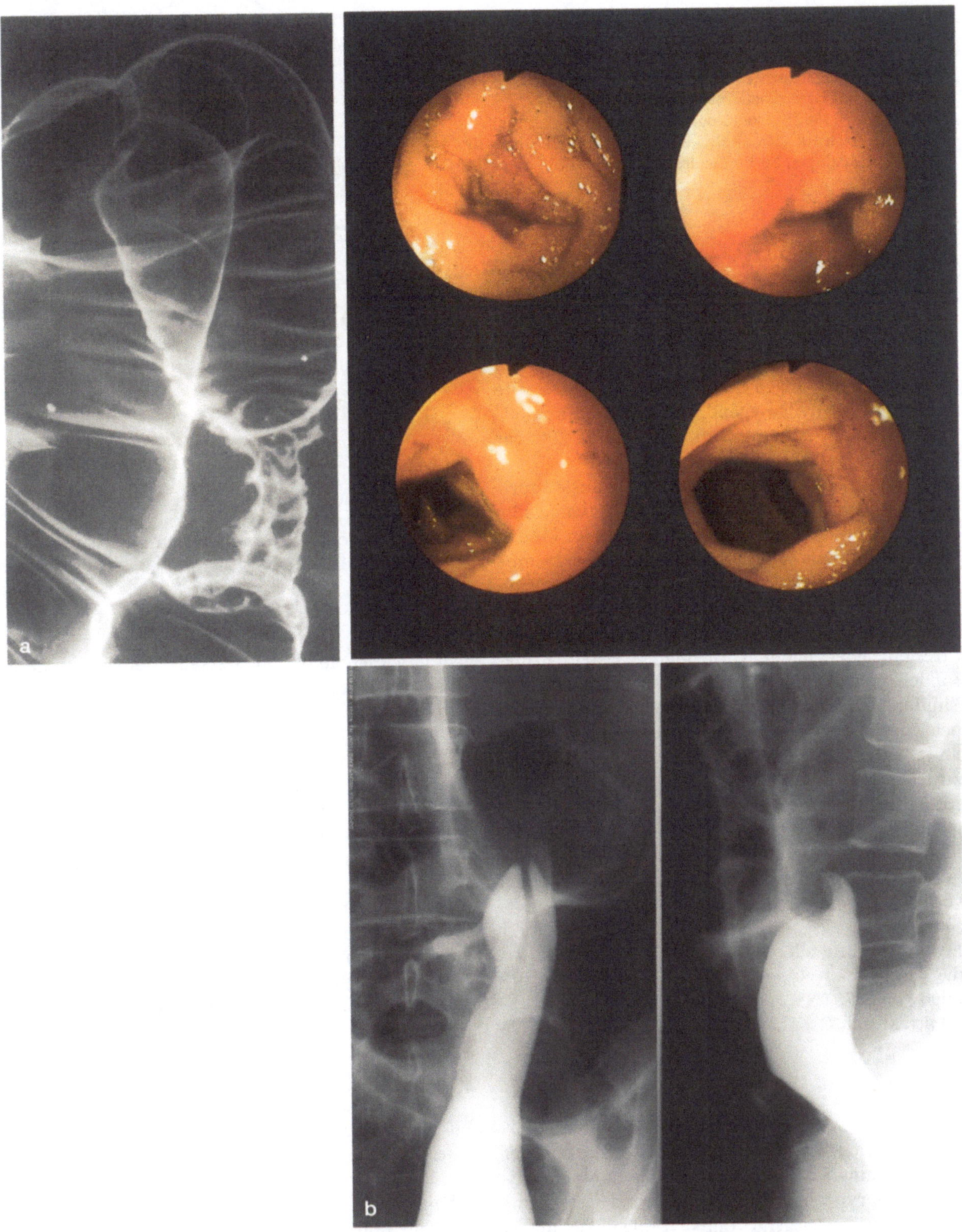

Abb. 8.2. **a** Manschettenförmige Stenose des Colon descendens durch ein infiltrierendes und metastasierendes Pankreasschwanzkarzinom. *Links*: Röntgenbefund im Doppelkontrast; *Mitte oben*: Unterrand der zirkulären Stenose; *rechts oben*: Nahsicht der Schleimhaut; *Mitte und rechts unten*: Oberrand der Stenose. **b** Sigmavolvulus. Schnabelförmige Konfiguration des torquierten Colon sigmoideum

5. Riemann JF, Ell C (1989) Lasers in gastroenterology. Thieme, Stuttgart New York
6. Venu RP, Geenen TE, Hogan WJ et al. (1984) Endoscopic electrosurgical treatment of strictures of the gastrointestinal tract. Gastrointestinal Endoscopy 97–100
7. Winkler R (1982) Proktologische Erkrankungen. In: Müller-Wieland K (Hrsg) Handbuch der inneren Medizin, Bd 3. Springer, Berlin Heidelberg New York

8.2 Atresieformen

Rektum- und Analatresien gehören zu den häufigsten kongenitalen Anomalien. Unter 2500–3500 Geburten ist mit *einer* anorektalen Missbildung zu rechnen, wobei Jungen häufiger betroffen sind. Die *Mortalität*, die vorwiegend durch Begleitmissbildungen (s.u.) bestimmt wird, soll bei 15–20% der Fälle liegen [3, 9, 15, 23, 25] (Abb. 8.3).

Man unterscheidet zwischen tiefen (translevatorischen) und hohen (supralevatorischen) Verschlüssen und entsprechenden Intermediärformen [30].

Während die tiefen Analatresien durch eine dystope oder fehlende Analöffnung gekennzeichnet sind und nur zu einem geringen Teil zusätzliche Fehlbildungen aufweisen, ist bei den hohen rektoanalen Atresien neben häufig vorhandenen Fisteln insbesondere zur Urethra, Vagina oder Vulva oft eine Minderentwicklung bzw. das Fehlen von Sakralwirbeln, des analen Schwellkörpers sowie der nervalen und muskulären Versorgung des Analbereiches festzustellen [19].

Anorektalatresien sind wie kaum ein anderes kongenitales Leiden mit den verschiedensten Begleitmissbildungen kombiniert. Bei etwa 40% der Fälle liegen eine oder mehrere weitere Missbildungen vor. Bei den hohen Formen sollen es sogar 65% sein.

Etwa die Hälfte aller Zusatzfehlbildungen betreffen den Urogenitaltrakt, gefolgt von Anomalien im Bereich von WS, ZNS, Herz und Gefäßen, Gastrointestinaltrakt und Ösophagus [23].

ÄTIOLOGIE

Pathogenetisch erklärt man sich die Ausbildung hoher Atresien insbesondere durch eine Störung der Septenbildung im Bereich der Kloake in einem früheren embryonalen Stadium, während tiefe anale Anomalien vorwiegend durch Fehlentwicklungen im Darmbereich sowie Persistenz der Kloakenmembran hervorgerufen werden.

Die Ätiologie anorektaler Missbildungen ist weitestgehend ungeklärt. Einerseits werden teratogene Noxen wie Thalidomid [10, 15], aber auch Röntgenstrahlen, Insulin [17, 29], hohe Vitamin-A-Dosen usw. angeschuldigt, andererseits deutet familiäres Vorkommen analer Missbildungen auf ein hereditär bedingtes Leiden hin [11].

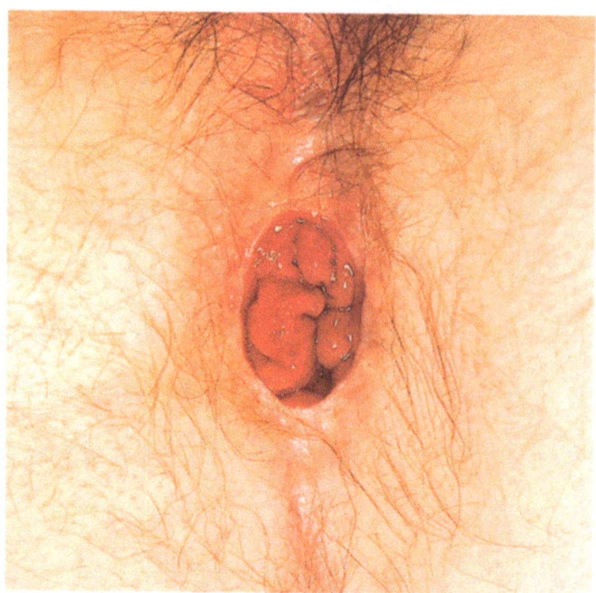

Abb. 8.3. Analatresie; Zustand nach Durchzugsoperation: Mukokutane Anostomose bei fehlendem Anoderm und fehlendem Corpus cavernosum recti. Das Klaffen des Anus lässt auf fehlende oder nur wenig Sphinktermuskulatur schließen

DIAGNOSE

Die klinische Abklärung anorektaler Missbildungen erfolgt mittels folgender Diagnostikmaßnahmen:

Translevatorische oder intermediäre Atresieformen sind, sofern Mekonium bläulich durchschimmert oder sich beim Pressen der Analbereich vorwölbt, meist einfach diagnostizierbar. In Zweifelsfällen empfiehlt sich der Versuch, Mekonium zu aspirieren bzw. den Blindsack durch Injektion eines wässrigen Kontrastmittels röntgenologisch darzustellen (Abb. 8.4).

Sowohl tiefe wie hohe Analatresien können demgegenüber diagnostiziert werden mittels folgender Röntgenmethode:

Zur Bestimmung des terminalen Darmendes erfolgt eine seitliche Röntgenaufnahme in Stirnlage des Kindes bei rechtwinkligem Anbeugen der Oberschenkel in der Hüfte. Damit sich das Rektalende mit Luft füllt, sollte das Becken des mindestens 8 h alten Kindes vor der Aufnahme etwa 5 min hoch gelagert werden. Der Ort, an dem der Anus vorhanden sein sollte, wird sodann röntgenologisch sichtbar markiert, sodass auf dem Bild der Abstand zwischen luftgefülltem Rektalende und Analmarke bestimmt werden kann. Beträgt dieser mehr als 1,5–

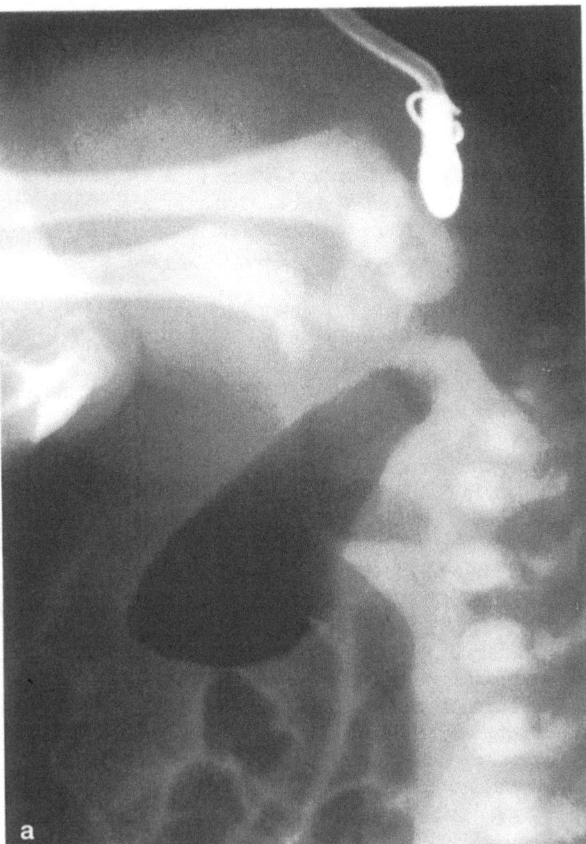

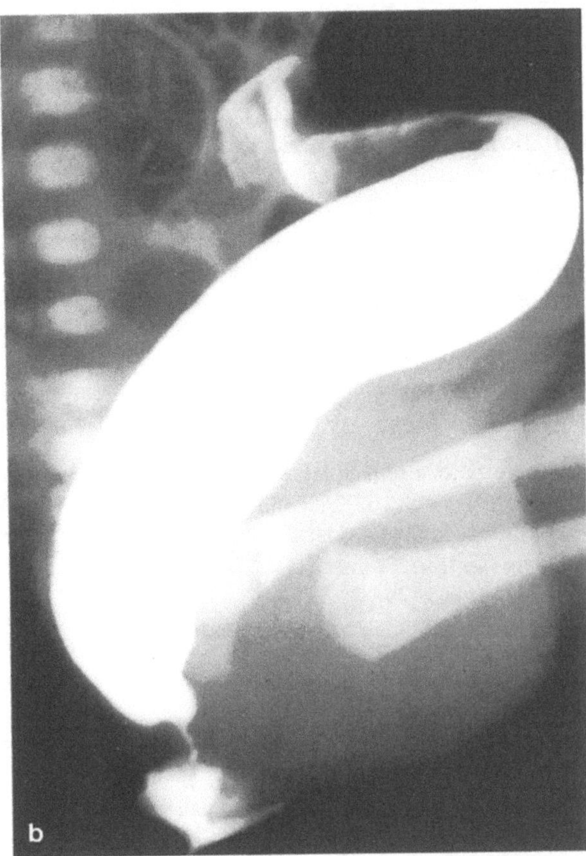

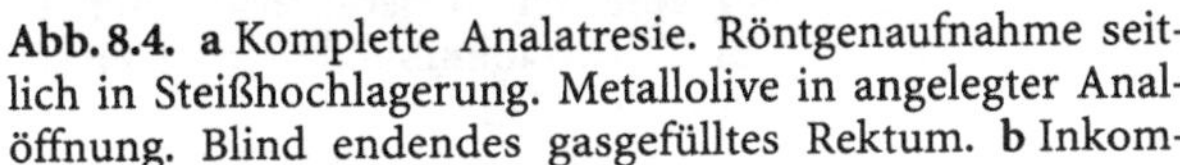

Abb. 8.4. **a** Komplette Analatresie. Röntgenaufnahme seitlich in Steißhochlagerung. Metallolive in angelegter Analöffnung. Blind endendes gasgefülltes Rektum. **b** Inkomplette Analatresie. Fadenförmige Verbindung vom Anus zum Rektum (Röntgenaufnahme nach Kontrastfüllung)

2 cm, liegt eine rektoanale Agenesie vor, ist diese Distanz geringer, so handelt es sich um eine anale Atresie [23].
Weiterhin wird die Lage des terminalen Darmendes zur sog. pubokokzygealen Linie (Verbindungslinie zwischen Symphysenmitte und dem unteren Ende des 5. Sakralwirbels) bestimmt (Abb. 8.4). Liegt das luftgefüllte Darmende auf oder über dieser Linie, handelt es sich um eine rektoanale Atresie, liegt es kaudal davon, um eine Analatresie [22, 28, 29].
Allerdings ist der Aussagewert dieser Röntgenmethode wegen verschiedener Unwägbarkeiten eingeschränkt [1, 2, 14, 16, 22, 29].
Sofern eine nach außen führende Fistel vorliegt, stellt eine röntgenologische Kontrastdarstellung, wobei ein Kontrastmittel in den Fistelgang injiziert wird, die sicherere Diagnostikmöglichkeit dar als die Röntgenaufnahme in der Kopftieflage.
Da bei über 90 % der hohen Anomalien zusätzliche Fistelbildungen vorliegen, erscheint es berechtigt, auch in allen Fällen, wo das terminale Darmende die pubokokzygeale Linie nicht überragt, zur Darstellung einer möglichen Fistel die Urethra bzw. bei Mädchen die Vagina mit wasserlöslichem Kontrastmittel zu füllen [23].
Schließlich können insbesondere bei Vorliegen zusätzlicher Anomalien weitere Diagnostikmaßnahmen wie Sonographie, Endoskopie, Miktionszytogramm, i.v.-Pyelogramm usw. notwendig werden.

THERAPIE

Die Behandlung von Rektum- und Analatresien erfolgt operativ unter stationären Bedingungen.
Da das Schicksal der Kinder weitgehend von der richtigen Wahl des Operationsverfahrens und des Zeitpunktes der Behandlung abhängt, ist die Voraussetzung jeder auf Dauer erfolgreichen Therapie die möglichst frühzeitige Erkennung des jeweils vorliegenden Atresietyps einschließlich möglicherweise vorhandener Begleitmissbildungen.
Die *translevatorischen* Analatresien bilden therapeutisch kaum Probleme. Sie können i. d. R. perineal korrigiert werden, wobei eine einwandfreie Kontinenz erwartet werden kann [24].

Bei den *intermediären* Atresieformen wird die Therapie von Fistelverlauf, Höhe der Atresie, Ausbildung von Levatormuskulatur, Sakralwirbel usw. bestimmt.

Für die *supralevatorischen* Atresien stellt je nach Sitz des Verschlusses der sogleich oder meist erst 6 oder mehr Monate nach primärer Kolostomie durchzuführende abdominoperineale bzw. sakroabdominoperineale Durchzug die jeweilige Operationsmethode der Wahl dar [4–8, 12, 19, 20, 23, 25].

Seit 1989 existiert in Deutschland eine „Selbsthilfeorganisation für angeborene Missbildungen des Analbereichs SoMA e. V." Kontaktadressen:

- Nicole Sold, Pfeilschifterstr. 14, 80997 München
  Tel. 089/14904262, Fax -63
  E-Mail: soma.ev@epost.de
- Doris Castillo, Steinstr. 29, 81667 München
  Tel. 089/485329
  E-Mail: 1221-936@onlinehome.de

Literatur

1. Berdon WE, Baker DH (1967) The inherent errors in measurements of inverted films in patients with imperforate anus. Ann Radiol (Paris) 10: 235
2. Berdon WE, Baker DH, Santulli TV (1968) The radiologic evaluation of imperforate anus. An approach correlated with current surgical concepts. Radiology 90: 466
3. Bock HB, Zimmermann JH (1967) Study of selected congenital anomalies in Pennsylvania. Public Health Rep 82: 446
4. Cain WS, Kiesewetter WB (1965) Infant colostomy. Arch Surg 91: 314
5. Hecker WCh (1967) Kontinenz, Operation und funktionelle Ergebnisse bei Atresia ani et recti. Langenb Arch Klin Chir 317: 22
6. Herzog B (1974) Die Darmnaht. Huber, Bern Stuttgart Wien
7. Herzog B (1981) Spezielle gastroenterologische Probleme der Kinderchirurgie. In: Allgöwer M et al. (Hrsg) Chirurgische Gastroenterologie, Bd 2. Springer, Berlin Heidelberg New York
8. Hirsig J (1994) Pädiatrische Aspekte der Proktologie. In: Buchmann P (Hrsg) Lehrbuch der Proktologie, 3. Aufl. Huber, Bern
9. Holschneider A (1989) Anorektale Fehlbildungen. Ärztl Praxis 28: 941–943
10. Imdahl H, Koch W, Hermanns A (1963) Thalidomid in der Frühschwangerschaft und Enddarmmißbildungen. Bull Soc Int Chir 22: 602
11. Kaijser K, Halmström-Groth A (1957) Anorectal abnormalities as a congenital familial incidence. Acta Paediatr (Upps) 46: 199
12. Kiesewetter WB, Turner CR, Sieber WK (1974) Imperforate anus. Review of a sixteen year experience with 146 patients. Am J Surg 107: 412
13. Kurlander GJ (1967) Roentgenology of imperforate anus. AJR 100: 190
14. Leck I, Recard RG, McKlown T, Edwards JH (1968) The incidence of malformations in Birmingham, England, 1950–1959. Teratology 1: 263
15. Lenz W (1962) Thalidomide and congenital abnormalities. Lancet I: 271
16. Lynn HB, Arcari FA (1962) Anal atresia. Results of surgical treatments. Surgery 51: 691
17. Passarge E, Lenz W (1966) Syndrome of caudal regression in infants of diabetic mothers: observations of further cases. Pediatrics 37: 672
18. Regenbrecht J (1979) Die kongenitalen Veränderungen im Kolon- und Anorektalbereich. Med Welt 29/30: 1101–1104
19. Rehbein F (1961) Imperforate anus: Experience with abdomino-perineal and abdomino-sacro-perineal pull-through procedures. J Pediatr Surg 2: 99
20. Rehbein F (1976) Kinderchirurgische Operation. Hippokrates, Stuttgart
21. Robertson DAR, Samuel E, Mactleod W (1965) Radiological assessment of imperforate anus. Br J Radiol 38: 444
22. Romualdi P (1960) Eine neue Operationstechnik für die Behandlung einiger Rektummißbildungen. Langenbecks Arch Klin Chir 296: 371
23. Schärli AF, Kiesewetter WB (1970) Imperforate anus: Some new concepts in continence and defecation. Dis Colon Rectum 13: 81
24. Schärli AF (1994) Tiefe Formen der Analatresie: Haben wir alle Probleme gelöst? Chir Gastroenterol 10: 287–293
25. Schärli AF, Gebbers J-O (1990) Proktologie im Kindesalter. Fischer, Stuttgart New York, S 79–98
26. Schmitt W, Freese P (1966) Zur Frage der funktionellen Ergebnisse nach Operation rekto-analer Mißbildungen. Zentralbl Chir 1: 291
27. Shopfner ChE (1965) Roentgenologic demonstration of ectopic anus associated with imperforate anus. Radiology 84: 464
28. Smith ED (1968) Urinary anomalies and complications in imperforate anus and rectum. J Pediatr Surg 3: 337
29. Stern L, Ramous A, Light I (1965) Sacral agenesis in infants of diabetic mothers. Lancet I: 1393
30. Stephens FD et al. (1986) Classification, identification and assessment of surgical treatment of anorectal anomalies. Pediatr Surg Int 1: 200–205

KAPITEL 9

Verletzungen im Kolon-, Rektum- und Sphinkterbereich

Beschwerdebild, Diagnostikmaßnahmen, Therapie und Prognose von kolorektalen und analen Verletzungen werden bestimmt von Lokalisation, Bestandsdauer und Ausmaß der eingetretenen Schädigungen.

Ähnlich wie die Vagina kann auch das Rektum als geeignetes Transportmittel für Fremdkörper missbraucht werden. Je nach Art der Gewalteinwirkung unterscheidet man die *stumpfen* von den *perforierenden* Verletzungen.

Bei Missverhältnissen zwischen einem Fremdkörper im Rektum und der Dehnbarkeit der Darmwand können Verletzungen verursacht werden. Dies gilt sowohl für rasante Überdehnung (Explosivwirkung oder Schuss) als auch für kuriose Missbrauchspraktiken. Zum Beispiel kann beim Sturz eines Wasserskifahrers oder bei Pressluftanwendung eine Berstungsverletzung im Analbereich entstehen.

Stumpfe Traumen entstehen vorwiegend durch Verkehrs-, Sport- und Berufsunfälle. Derartige Darmwandzerreißungen bzw. -abrisse können primär, d.h. unmittelbar bei Eintreten der Gewalteinwirkung entstehen oder erst sekundär (zweizeitig), d.h. erst im Laufe einiger Tage als Folge entstandener Hämatome, Durchblutungsstörungen usw.

Perforationen von Kolon- und Rektumwänden sind am häufigsten Folge von Messerstich- und Schussverletzungen.

Im angloamerikanischen Schrifttum soll nach Vogt [35] der Begriff „water sports" auch für heterosexuelle oder homosexuelle Stimulation oder für eine anale Masturbation benutzt werden. Das Einführen einer Klistierspritze kann zu gleichartigen Verletzungen wie das Einführen anderer harter Gegenstände in den After führen. Sadomasochistische Praktiken werden zur sexuellen Stimulierung bis hin zum sog. Faustverkehr („fist fucking") beschrieben. Eckert und Katchis [8] haben das Einbringen von einzelnen Fingern oder einer ganzen Hand in den Anus bei gleichzeitigem Herausreißen des Dickdarmes beschrieben. Bei hohem Druck im Rektum bis 109 mmHg soll der Zerreißdruck erreicht sein.

Aber auch den Darm passierende Fremdkörper (s.u.), Knochensplitter bei Beckenfrakturen, anorektale Sexualpraktiken mit entsprechend scharfkantigen oder überdimensionalen Objekten (Abb. 9.1, 9.2), komplizierte Geburten (Abb. 9.3), Pfählungsunfälle oder Stürze durch Glastüren usw. und nicht zuletzt koloproktologische Diagnostik- oder Therapiemaßnahmen (rektale Einläufe bzw. Spülbehandlung bei Kolostomien, intrarektalen Temperaturmessungen, Rektosigmoidoskopien und insbesondere Kolondoppelkontrastuntersuchungen, endoskopische Biopsien wie auch Prostatastanzbiopsien usw.) können perforierende Verletzungen zur Folge haben [21, 32].

Prädilektionsstellen für iatrogene Perforationen sind neben Divertikeln und Malignomen die verschiedensten Darmwandschädigungen (Loci minoris resistentiae) durch eine Kolitis verschiedener Genese, eine Darmparasitose u. a.

Selten kommt es zur freien Kolonperforation, die für eine generalisierte fäkale Peritonitis mit hoher Mortalitätsrate verantwortlich sein kann. Nakada et al. [26] beschreiben 25 Fälle mit freier Kolonperforation:

a) bei erkranktem Kolon, z. B. Divertikel (11 Fälle), Karzinome (5 Fälle) und ischämischer Kolitis (1 Fall),
b) Perforation des gesunden Kolons, überwiegend Autounfälle (4 Fälle),
c) idiopathische Perforationen (4 Fälle).

Sechs Todesfälle traten nach Operationen ein, wenn diese mehr als 24 h nach Auftreten der Perforationen durchgeführt wurden. Todesursächlich war Multiorganversagen.

Fremdkörper gelangen entweder peroral oder peranal in den Darm. Neben unverdauten Nahrungsmitteln wie Schalen, Obstkernen und dergleichen werden gelegentlich die verschiedensten Fremdkörper wie Zähne oder Zahnprothesen (Abb. 9.4), Knochen- und Muschelstücke, Fischgräten u. Ä. unbeabsichtigt geschluckt. Demgegenüber kommt es vorwiegend bei Säuglingen, Geisteskranken und Simulanten zum Verschlucken von mehr oder weniger sperrigem Spielzeug oder Werkzeugteilen, Glassplittern, Nadeln, Kaffeelöffeln (Abb. 9.5), Rouladenspießen und anderen Fremdkörpern.

Flaschen, Glühbirnen oder Gläser können bei Unfällen in das Rektum gelangen. Abweichendes Sexual-

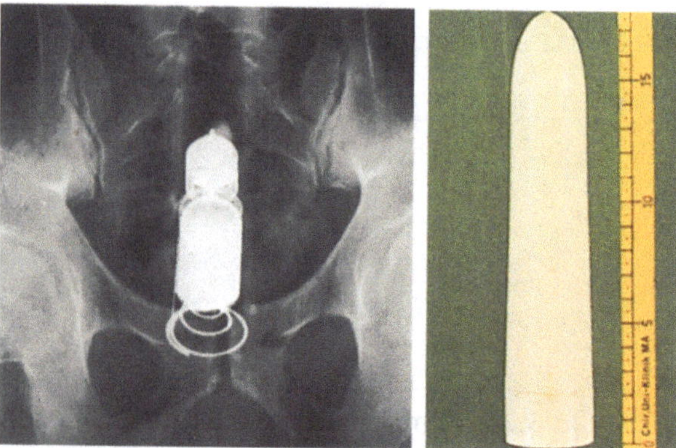

Abb. 9.1. Fremdkörper in der Rektumampulle (Massagestäbe)

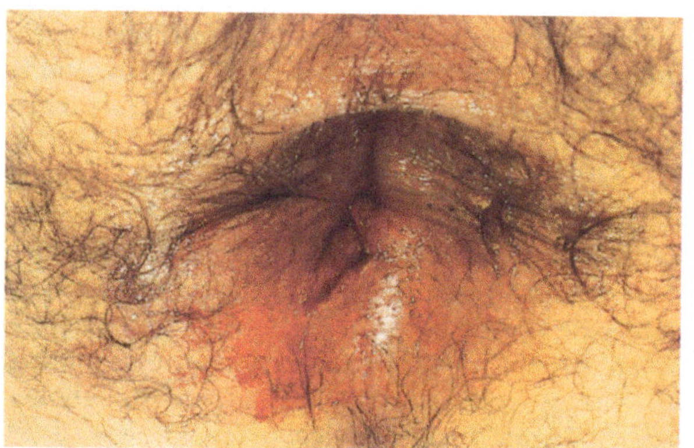

Abb. 9.2. Spießungsverletzung, angeblich infolge Sturz auf Klobürste

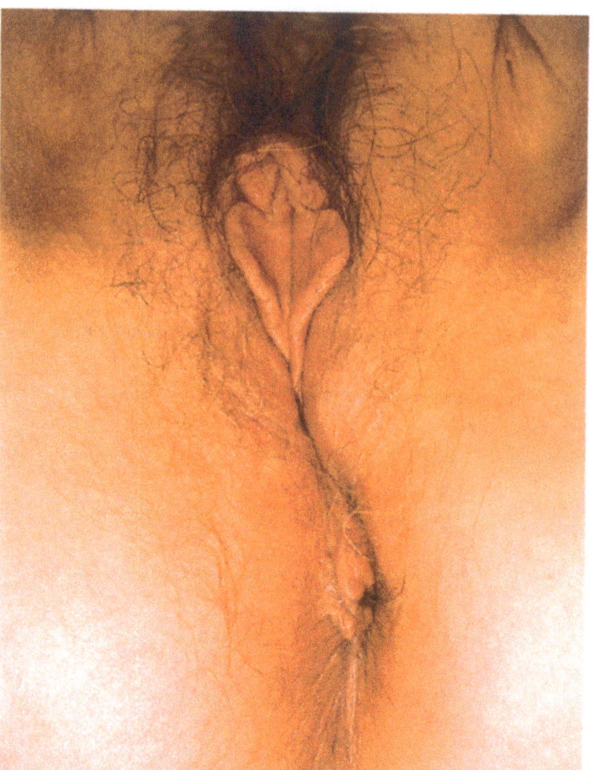

Abb. 9.3. Geburtstraumatische Teilruptur des Beckenbodens: Verlagerung des Anus aus der Medianlinie zur gesunden Seite hin

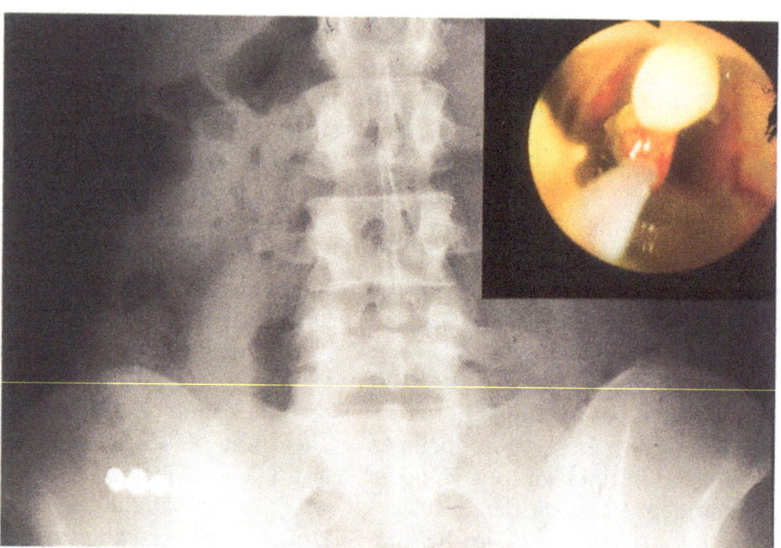

Abb. 9.4. Am 22.4. 1995 auf Gran Canaria eine bereits etwas wacklige Krone (3 Zähne) verschluckt. Die wiederholte Röntgenabdomenkontrolle zeigte den Fremdkörper unbeweglich im terminalen Ileum. Daraufhin Koloskopie am 27.4. 1995 und Extraktion der Zahnprothese aus dem Zökum

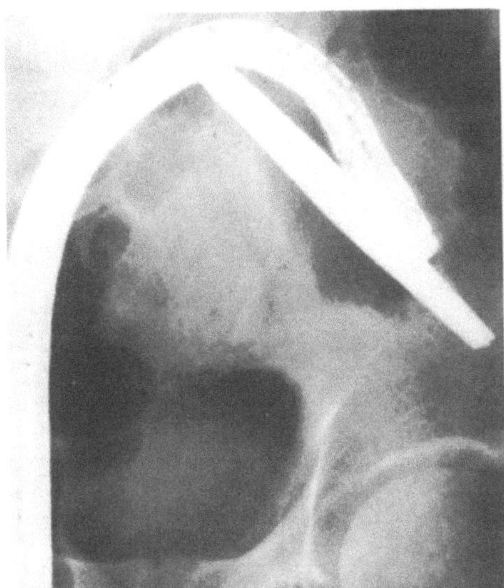

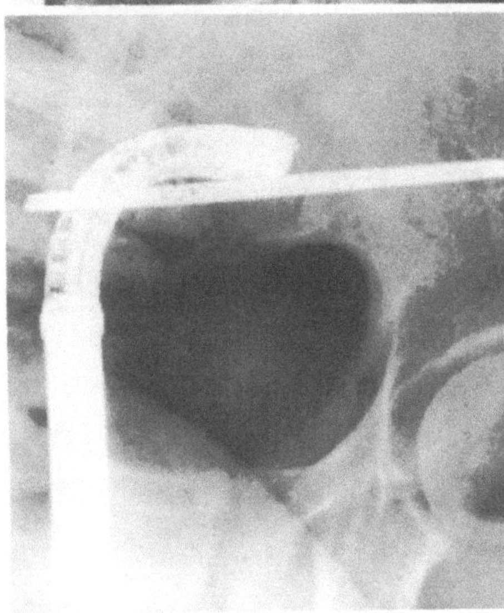

Abb. 9.5. Fremdkörper im Sigma (abgebrochener Löffelstiel eines Häftlings, koloskopische Fremdkörperextraktion)

verhalten ist die Ursache für das Einbringen von Vibratoren oder Dildos. Gleiches gilt für Lebensmittel (Bananen, Gurken, Rüben oder ähnlich geformte Gegenstände).

Der Arzt wird bei Vorhandensein von perianalen Verletzungen nicht immer verlässliche Angaben des Patienten erwarten können; vgl. Fabian [11]: Nach ausgedehntem Glutäalabszess bei einem 49-jährigen Mann erfolgte die Entfernung eines Schaschlikspießes, der das Rektum perforiert hatte. Zur Anamnese gab er an, vor 2 Tagen von einer Leiter gestürzt und mit dem Gesäß auf einen Eimer mit Wandfliesen gestürzt zu sein. Ein „zufällig" dazwischen liegender Schaschlikspieß müsse sich dabei in den After geschoben haben.

Zwei Tage nach diesem angeblichen Unfall erfolgte wegen zunehmender Schmerzen und hoher Temperaturen die Vorstellung im Krankenhaus. Bei der Aufnahme fand sich ein mannsfaustgroßer, linksseitiger periproktitischer Abszess, der zu einer schweren Begleitentzündung der Umgebung geführt hatte. Inmitten der Rötung war subkutan ein spitzer Gegenstand – ante perforationem – zu tasten.

Nusko et al. [27] hatten ähnliche Schwierigkeiten mit einem Lutscherstiel im Rektum eines 24-jährigen Mannes mit septischen Temperaturen.

Vogt [35]: „Das Wissen um die Vielfalt sexueller Praktiken ist notwendig zum besseren Verständnis des individuellen Sexualverhaltens. Unvoreingenommene Offenheit dem Patienten gegenüber, Akzeptanz auch ungewöhnlicher Sexualpraktiken als Grundlage des Patienten-Arzt-/Arzt-Patienten-Verhältnisses können bei Verletzungen durch analerotische Aktivitäten lebensrettend sein."

Nicht selten werden verschluckte oder anal eingeführte Packungen mit Drogen (z. B. Kokain, Heroin) in größeren Mengen vorgefunden [19]. Bei Undichtwerden entleeren diese Fremdkörper ihren toxischen Inhalt, zuweilen mit Todesfolge („Body-pakker-" oder „Mini-packer-Syndrom" [15, 37]). Bei Gefangenen oder Flüchtlingen spielt der Transport von Fremdkörpern im Mastdarm zuweilen eine große Rolle.

Sperrige Fremdkörper können im Enddarm nach oben wandern und zu Komplikationen, u. U. mit Notoperationen, führen.

Greiner [17] hat einen Fall beschrieben, in dem Weichplastik in Form von Käse-Imitat aufgenommen wurde, das sich im Dünndarm verhärtete, was zum Verlust der Weichmacheranteile und zu Perforationen führte. Rüdt [31] weist auf die Gefährlichkeit von Scherzartikeln aus Weich-PVC hin, wenn diese verschluckt worden sind und sich im Dünndarm verhärten.

Zur Verwendung von Spielzeug aus Kunststoffen und anderen Polymeren gibt das Lebensmittel- und Bedarfsgegenständegesetz in der 191. Mitteilung vom 15.10. 1994 nur eine vage Auskunft zu weichmacherfreiem Polyvinylchlorid und ähnlichen Polymerisaten. Es bezieht sich auf die Migration bestimmter Elemente und die Sicherheit von Spielzeug (vgl. Bundesgesundheitsblatt 12/94, S. 518 und LMBG vom 15.08. 1974; BGBl. I S. 1945).

Hiervon zu unterscheiden sind neben gelegentlich in den Darm gelangten Gallensteinen (Abb. 9.6) steinartig eingedickte Kotmassen, *Koprolithen* („Kotsteine"), die ggf. in Divertikeln, aber auch durch Einbetten von Fremdkörpern oder Parasiten entstehen können [30].

Die sterkorale Perforation des Kolons wird definiert als „eine Perforation des Darmes durch den Druck

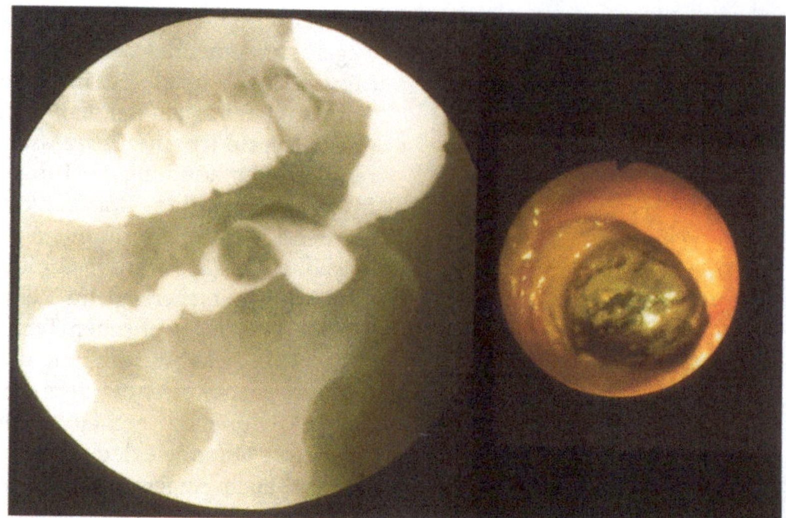

Abb. 9.6. Gallenstein im Sigma. Koloskopische Steinextraktion

einer fäkalen Masse“ [16]. Sowohl das Alter als auch der Zeitraum zwischen Auftreten der Perforation und der Operation sind signifikante prognostische Faktoren [26].

Kotsteine grotesker Größe können im Zusammenhang mit Morbus Hirschsprung vorkommen (Abb. 9.7).

Ebenfalls intraluminal entstehen *Benzoare*. Handelt es sich um Haare und Nägel, die sich im Magen zusammengeklumpt haben und der normalen Verdauung widerstehen, spricht man von *Trichobenzoaren*, bei pflanzlichen Substanzen von *Phytobenzoaren*.

Sterkorome, Koprome oder auch *Fäkulome* genannt, sind demgegenüber meist durch die Bauchdecken tastbare, meist großvolumige Kotgeschwulste veränderlicher Lokalisation (!), aus eingedickten Fäzes bestehend.

Am häufigsten trifft man Kotsteine, Enterolithen; unter 1000 Obduktionen fand Hackl [18] sie in 3%, besonders bei älteren, immobilen Frauen.

Der Gastrointestinaltrakt verfügt im Umgang selbst mit sperrigsten Fremdkörpern oft über erstaunliche Anpassungsmöglichkeiten, sodass erfahrungsgemäß die überwiegende Mehrzahl (bis zu 85%) oral inkorporierter Fremdkörper ohne Komplikationen via naturalis ausgeschieden wird [13].

Schlackenreiche, voluminöse Stühle sind für den spontanen Abgang eines verschluckten Corpus alienum förderlich.

Prädilektionsstellen im kolorektalen Bereich, an denen sich vor allem kantige bzw. spießende Fremdkörper oder solche mit aufgerauter Oberfläche bevorzugt verfangen und zu Komplikationen führen, sind neben der Bauhin-Klappe vorhandene Diverti-

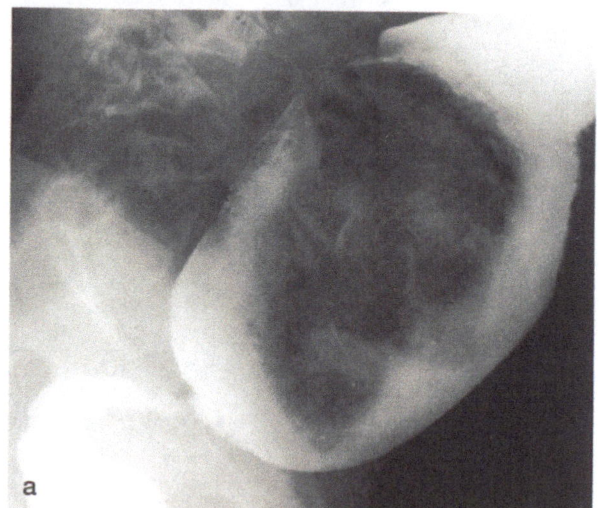

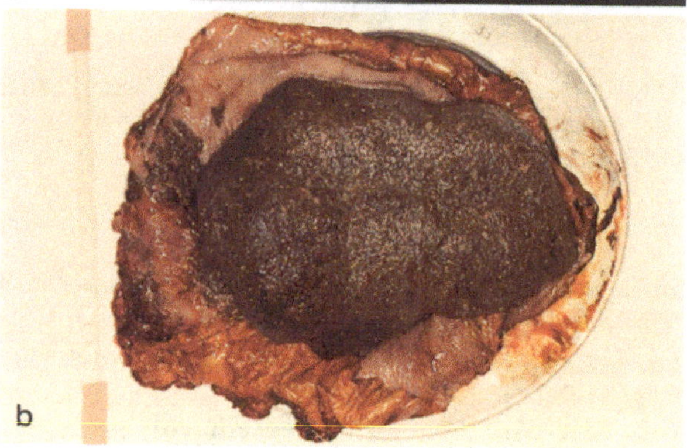

Abb. 9.7. **a** Riesiger Kotstein in einem stark dilatierten Sigma oberhalb des spastischen Segments bei Morbus Hirschsprung. Im Kontrasteinlauf große Füllungsaussparung im Sigma (gleicher Fall wie **b**). **b** Operativ entfernter Kotstein, ca. 16 × 20 cm, 1500 g

kelöffnungen, die Kolonflexuren und insbesondere der Bereich vor dem Sphincter ani internus.

Grober Unfug hat beim Umgang mit *Pressluft* zu mehreren Todesfällen geführt [20, 28, 29]: Einmal handelte es sich um einen Lehrling, dem ein anderer den Pressluftschlauch „aus Scherz" mit 5 Atü gegen das Gesäß hielt, als er knieend und in gebückter Haltung an einer Eisenplatte arbeitete. Der Lehrling überlebte mit aufgeblähtem Darm, mehrfachem Erbrechen und stechenden Leibschmerzen. Es konnte nicht geklärt werden, wie groß der Düsenabstand vom Anus war. Der zweite Fall ereignete sich, als ein Arbeiter auf dem Schlauchende saß, das er mit einer Hand abgeknickt hatte. Hier kam es sogleich zu stärksten Symptomen, und der Mann starb während des Transportes in ein Krankenhaus. „Er war regelrecht aufgeblasen und schwoll immer mehr an."

Die Leichenöffnung ergab Folgendes: „Der ganze Körper von D., die Weichteile des Kopfes und aller Gliedmaßen, ausgenommen die Weichteile der Füße, waren stark prall aufgeblasen, sie fühlten sich luftkissenartig an. Bei Eindruck blieb der Druck nur kurz stehen und glich sich sofort wieder aus. Besonders stark aufgetrieben waren der Hodensack und das Glied. Die Umgebung des Afters war ebenfalls stark aufgetrieben, die Afteröffnung selbst klaffte in 5-Markstückgröße, beschmutzt mit Kot, vereinzelt schien auch Blut in der Umgebung vorhanden zu sein.

Das rechte Zwerchfell zeigte 2 cm von der Mittellinie entfernt einen fast absolut sagittal gestellten Einriss, 1 cm breit, 7 1/2 cm lang. Auf 4 cm Länge von vorne war das Zwerchfell völlig durchtrennt. Der Darm zeigte an zahlreichen Stellen, mit Ausnahme des Dünndarmes, ausgedehnte Blutaustritte und feinste Einrisse in der Serosa. Die Leber war stark nach unten gedrängt."

Beim vorschriftswidrigen Reinigen von Arbeitskleidern mit einer Pressluftdüse soll ein weiterer Geschädigter aus 1 m Entfernung „im Scherz" angeblasen worden sein. Der 46-jährige Gastarbeiter wurde mit akuten Bauchbeschwerden im Schockzustand in die Klinik eingeliefert. Röntgenologisch war ein Pneumoperitoneum feststellbar. Bei der unverzüglich durchgeführten Laparotomie entwichen größere Mengen Gas. Perforationen und Serosarisse an Sigmoid und Colon descendens wurden übernäht. Der Patient starb 9 Tage später an Bauchfellentzündung.

Kampmann und Kijewski führten Leichenversuche durch und kamen zu dem Ergebnis, dass der Abstand kleiner als 5 cm gewesen sein muss [23].

Im Fall von Patscheider [32] war ein 43-jähriger Mann betroffen, dem ein Arbeitskollege einen Pressluftschlauch „scherzhalber" gegen die Aftergegend gehalten hatte. Er überlebte mehrere Monate mit fibrinös-eitriger Peritonitis. Versuche ergaben, dass ein „Anblasen" aus 20 cm Entfernung mit einem Ausgangsdruck von etwa 6 atü genügten, um eine Verletzung im Sigma herbeizuführen.

Rektumverletzungen bei Kindern sind schwer zu beurteilen und sollten deshalb rechtsmedizinisch und jugendpsychiatrisch geprüft werden. Der Rechtsmediziner sieht nicht selten an der Leiche eines Kleinkindes einen „klaffenden" After ohne Verletzungen. Dieser Befund kann nur in Verbindung mit Verletzungen (Risse, Schürfungen, Hämatome) näher zugeordnet werden. So vorhanden, empfiehlt sich die Spurenuntersuchung an Bettwäsche, Kleidung und Spielzeug.

Eine große Rolle spielt die Beurteilung von Erweiterungen (Dilatation) der Anusöffnung beim Kleinkind, um eine Penetration des Anus zu beweisen oder auszuschließen. Liegt eine digitale oder Fremdkörperpenetration vor?

In einer Studie von 171 Kindern aus einer pädiatrischen Gastroenterologie lagen bei weniger als 5% perianale oder anale Befunde vor. Alle diese Kinder wurden nicht wegen sexuellen Missbrauchs aufgenommen, sondern wurden speziell untersucht auf Entzündung, Rötung, Schwellung, perianalen Juckreiz, Geschwürbildung, Hautzipfel und Fissuren. Kein Kind hatte eine Erweiterung der Analöffnung oder eine Verziehung der Anusform. Lazar und Muram [23] empfehlen bei Vorhandensein von perianalen oder analen Befunden, einen sexuellen Missbrauch in Betracht zu ziehen.

Spencer und Dunklee [34] haben in einer sowohl retrospektiven als auch prospektiven Übersicht von 140 sexuell missbrauchten Knaben gefunden, dass bei 68% nach dem Augenschein eine echte oder versuchte anale Penetration durch einen Penis vorlag. Diese Statistik schließt auch eine Verschiedenheit von perianalen und analen Befunden ein, die entweder nach einem oder nach vielfachem Kontakt vorkamen. In den meisten Fällen gab es eine anale Penetration durch einen Penis, aber bei fast einem Viertel gab es entweder digitale oder Fremdkörperpenetrationen. Erythem (37%) und Abschürfungen (30%) waren die am meisten verbreiteten akuten Schädigungen, und Dilatation (50%) war die häufigste chronische Läsion [3].

KLINIK

Das *Beschwerdebild* ist je nach Lokalisation, Alter der Verletzung, eingetretenen Komplikationen und mitbetroffenen Organen unterschiedlich.

Im Vordergrund stehen meist mehr oder weniger heftige Schmerzen und Tenesmen, teilweise verbunden mit Schockzuständen.

Sofern es zu entsprechenden Darmwanddrucknekrosen, -ulzerationen oder Perforationen gekommen ist, finden sich Blut-, Schleim- und Eiterbeimengungen im Stuhl.
Während die intraperitoneale Verletzung meist rasch zur diffusen Peritonitis führt, kommt es extraperitoneal meist nach einiger Zeit zur Abszessbildung bzw. zur Entstehung einer Beckenbodenphlegmone. Nicht selten bilden sich als Folge der entzündlichen Vorgänge mehr oder weniger ausgeprägte Narbenstrikturen und Stenosen, wodurch die weitere Symptomatologie derartiger Verletzungen bestimmt wird.

DIAGNOSE

Von einer exakten Diagnosestellung hängt in vielen Verletzungsfällen in entscheidender Weise das weitere Schicksal derartiger Patienten ab. Besonders wichtig ist die Erhebung einer genauen Anamnese.
Bei tief lokalisierten Verletzungen kann bereits die digitale Untersuchung einen Fremdkörper oder eine Rektumwandverletzung nachweisen. Blut im Rektum in Verbindung mit einem vorausgegangenen Trauma ist ein nahezu sicherer Hinweis auf eine Verletzung. Aber auch schon bei Verdacht sollte vorsichtig prokto-, rekto- bzw. koloskopiert werden. Die Gefahr, dabei eine inkomplette Rektumwandverletzung in eine komplette zu verwandeln, ist bei vorsichtiger Handhabung unwahrscheinlich [4].
Bei der Abklärung intraperitonealer viszeraler Verletzungen können durch Röntgenaufnahmen von Brustkorb, Abdomen, Becken und Urogenitaltrakt das Vorhandensein von freier Luft im Abdomen (Darmperforation), Knochenbrüchen, Verletzungen der Blase, Ureteren und Urethra festgestellt werden. Ultraschall, CT-Scan, mesenteriale Arteriographie und peritoneale Lavagen können im Fall von vermuteten ausgeprägten viszeralen Verletzungen hilfreich sein [7].
Bei diagnostischer Koloskopie finden sich 0,03–0,65% [2, 12] und bei therapeutischer Koloskopie 0,073–3% iatrogene Perforationen (s. S. 241). Die Koloskopie wird als relativ sicher, jedoch nicht ohne Komplikationen bei Thrombophlebitis, Bauchspannung, vasovasalen Episoden, Hämorrhagien, Perforation und Milzruptur beschrieben.
Die Diagnose Darmperforation wird gewöhnlich durch den Nachweis freier Luft in der Abdomenübersichtsaufnahme im Stehen gestellt. Bleiben Zweifel, führt man einen Kontrasteinlauf mit einem wasserlöslichen, d.h. resorbierbaren Kontrastmittel durch [9].
Ein akutes Abdomen, das durch Schmerz, Bauchdeckenspannung, Peristaltikstörungen und Kreislauf- bzw. Atmungsstörungen gekennzeichnet ist, erfordert nahezu immer die sofortige Laparatomie.

THERAPIE

Therapeutisch muss neben einer ggf. notwendigen Schockbehandlung zunächst entschieden werden, ob konservativ oder operativ vorzugehen ist.
Handelt es sich lediglich um die Entfernung eines Fremdkörpers ohne wesentliche Begleitverletzungen oder Superinfektion, so empfiehlt sich konservatives Vorgehen, indem versucht wird, das betreffende Corpus alienum nach vorsichtiger Dehnung des Sphinkters manuell oder bei zu weit kranial gelegenen endoskopisch (z.B. mittels großkalibrigem Operationsrektoskop) mit Hilfe einer Fasszange oder Schlinge transanal zu entfernen [24, 13, 36, 22]. In manchen Fällen gelingt es auch, die Fremdkörper unter anästhesiologischer Relaxation des Schließmuskels und suprapubischem Druck zu entfernen.
Die Diskontinuitätsresektion nach Hartmann stellt in der Notfallsituation einer perforierten Divertikulitis ein standardisiertes, leicht erlernbares Verfahren dar [25].
Gelingt die in den meisten Fällen erfolgreiche peranale Extraktion jedoch nicht, muss der Fremdkörper operativ beseitigt werden.
Während geringfügige extraperitoneale Traumata meist nur einer konsequenten Kontrolle bedürfen, müssen intra- und größere extraperitoneale Verletzungen durch Laparotomie und auch Kolostomie versorgt werden.
Stumpfe Traumata wurden bei 25 Patienten behandelt [6]: Verkehrsunfälle (80%) bzw. Arbeitsunfälle (20%) verursachten Kolonverletzungen. Bei vollständigen Abrissen des linken Kolons (linke Hälfte des Colon transversum, Colon descendens und Sigmoid) wurde eine der folgenden Operationsmethoden angewendet.

1. Exteriorisation der Verletzung in Form einer Kolostomie (6 Fälle),
2. Primärverschluss mit proximaler Kolostomie (5 Fälle),
3. Resektion des verletzten Segments mit Kolostomie und ableitendem Stoma (3 Fälle).

Besonders schwierig ist die Behandlung von Schrotschuss- und insbesondere Granatsplitterverletzungen, da es hierbei neben oft unzähligen und damit unübersichtlichen Gewebszerstörungen stets rasch zur Ausbreitung einer Infektion durch kontaminierte eingestanzte Kleidungsreste, Schrotkugeln, Splitter usw. kommt.
Grundsätzlich hat bei Vorliegen einer diagnostizierten oder nicht sicher auszuschließenden Darmper-

foration, bei beginnender Ausbreitung einer Infektion sowie bei Vorliegen einer anhaltenden Blutung die unverzügliche Laparotomie zu erfolgen. Hierbei ist zunächst das Ausmaß der eingetretenen Schädigungen und evtl. Mitverletzungen weiterer Organe zu erfassen.

Sofern hierbei nur ein geringfügiger Schaden ohne nennenswerte Verschmutzung festzustellen ist und der Verletzungszeitpunkt nicht länger als maximal 4 h zurückliegt, ist ein primärer Verschluss sinnvoll. Handelt es sich jedoch um größere Läsionen oder ältere, durch eine Infektion bereits entzündlich veränderte Wunden bzw. das Vorliegen einer Peritonitis, muss zweizeitig operiert werden unter Anlage eines passageren Anus praeter naturalis oder einer Entlastungsfistel mit Drainage des Wundgebietes. Eine perioperative Antibiotikaprophylaxe sollte hierbei grundsätzlich durchgeführt werden.

In schweren Fällen kann eine mehr oder weniger ausgedehnte Darmresektion notwendig werden. Sofern noch keine Begleitperitonitis besteht, kann ein solcher operativer Eingriff im Bereich des rechten Kolons auch einzeitig erfolgen.

Wenn jedoch die Überbrückung ausgedehnter Darmzerstörungen, insbesondere bei Vorliegen von Mehrfachverletzungen, technisch aufwendig erscheint, sollte inkontinent reseziert werden, d.h. mit endständiger Ausleitung der beiden durchtrennten Darmschenkel bzw. Blindverschluss eines kurzen Rektumstumpfes [33].

Bei der Geburt gelegentlich erfolgende, zu Inkontinenz führende Sphinktermitverletzungen sollten möglichst unmittelbar post partum durch direkte Naht der Muskelstümpfe oder, sofern dies nicht möglich ist, durch eine Spät- oder Sekundärnaht versorgt werden. Die hierbei zu erwartenden funktionellen Ergebnisse sind in 90% der Fälle günstig [5, 10].

Neben einer stets sorgfältigen Nachkontrolle derartiger Patienten empfiehlt es sich in vielen Fällen, zur Infektionsprophylaxe lokal und parenteral Antibiotika und – sofern kein ausreichender Impfschutz vorliegt – Schutzseren zu applizieren.

PROGNOSE

Die Prognose wird entscheidend bestimmt vom Zeitpunkt der Versorgung und ist abhängig vom Ausmaß der eingetretenen Schädigung und der ggf. vorliegenden Sekundärinfektion.

Prognostisch als besonders ungünstig sind neben den sekundär oder schleichend verlaufenden Perforationen sowie der Barium-Perforationsperitonitis [1, 14] insbesondere die, wie oben bereits erwähnt, wegen septischer Komplikationen besonders gefürchteten Schrotschuss- und Granatsplitterverletzungen anzusehen.

Literatur

1. Appel A, Heinrich M, Brettel HF (1975) Rektumverletzungen bei Bariumkontrasteinläufen. Chirurg 46: 331–334
2. Damore LJ II, Rantis PC, Vernava AM III, Longo WE (1996) Colonoscopic perforations: etiology, diagnosis, and management. Dis Colon Rectum 39: 1308–1314
3. DeJong AR (1992) Genital and anal trauma. In: Ludwig St, Kornberg AR (eds) Child abuse – a medical reference, 2nd edn. Churchill Livingstone, New York, Edinburgh, London, Melbourne, Tokyo, pp 231–247
4. Denecke H, Demmel N (1986) Früh- und Spätversorgung anorectaler Verletzungen. Chirurg 57: 309–315
5. Deucher F (1976) Rund um den Sphinkter: Kontinenzprobleme in der Dickdarmchirurgie. Schweiz Med Wochenschr 106: 273
6. Di Natale I, Corsini A (1990) Operative Behandlung von Kolonverletzungen: Fallbericht. Coloproctology XII/90: 309–311
7. Di Natale J, Sorato R, Dal Pozzo A, Patelli G, Corsini A (1987) Chirurgische Behandlung anorektaler Traumata – Erfahrungsbericht –. Coloproctology 1: 14–16
8. Eckert WG, Katchis S (1989) Anorectal trauma: Medicolegal and forensic aspects. Am J Forensic Med Pathol 10: 3–9
9. Eigler FW, Coone HJ (1987) Was tun, wenn der Dickdarm perforiert ist? Praxis-Kurier 25/26: 16
10. Engel W, Parks AG (1976) Reinterventionen im Analbereich. Chirurg 47: 28
11. Fabian W (1991) Rektumfremdkörper. Diagnostische und therapeutische Aspekte. Z Gastroenterol 29: 131–133
12. Froehlich F, Gonvers J-J, Vader J-P, Dubois RW, Burnand B (1999) Appropriateness of gastrointestinal endoscopy: risk of complications. Endoscopy 31: 684–686
13. Frühmorgen P (1999) Endoskopische Fremdkörperextraktion. In: Frühmorgen P (Hrsg) Gastroenterologische Endoskopie, 4. Aufl. Springer, Berlin Heidelberg, New York Tokio, S 223–232
14. Gardiner H, Miller RE (1973) Barium peritonitis. A new therapeutic approach. Am J Surg 125: 350–352
15. Gerchow J, Mebs D, Raudonat H, Schmidt K, Baas H, Fischer P (1983) Zwischenfälle bei Drogenkurieren: Das „Body-Packer“-Syndrom. Dtsch Med Wochenschr 25: 1001–1002
16. Gingold BS (1981) Stercoral ulceration and perforation of the colon secondary to narcotics abuse. Am J Proct Gastroenterol 32: 5–6
17. Greiner H (1974) Veränderungen von Weich-PVC-Kunststoff bei der Magen-Darm-Passage. Z Rechtsmedizin 74: 75–79
18. Hackl H (1990) Über das Vorkommen von Enterolithen. Coloproctology XII/90: 197–200
19. Introna F, Smialek JE (1989) The „mini-packer“ syndrome: Fatal ingestion of drug containers in Baltimore, Maryland. Am J Forensic Med Pathol 10: 21–24
20. Kampmann H, Kijewski H (1983) Dickdarmperforation durch Preßluft. Experimentelle Untersuchungen zur Rekonstruktion einer Druckluftinsufflation. Arch Kriminol 171: 173–181

21. Karner I, Schulz F, Hanusch I (1985) Iatrogene Rektumperforationen. Coloproctology 4: 216–219
22. Kürkciyan I, Frossard M, Kettenbach J (1996) Conservative management of foreign bodies in the gastrointestinal tract. Z Gastroenterol 34: 173
23. Lazar CF, Muram D (1989) The prevalence of perianal and anal abnormalities in a pediatric population referred for gastrointestinal complaints. Adolesc Pediatr Gynecol 2: 37
24. Manegold BC (1979) Endoskopische Fremdkörperextraktion aus dem Verdauungstrakt. In: Manegold BC (Hrsg) Therapeutische Endoskopie. Witzstrock, Baden-Baden Köln New York
25. Meyer Th, Schweiger M (1992) Die operative Behandlung der perforierten Sigmadivertikulitis. Coloproctology XIV/92: 34–37
26. Nakada I, Yumoto J, Sato S, Tabuchi T, Yumoto K, Soma T (1992) Freie Perforation des Dickdarmes – Übersicht über 25 Fälle. Coloproctology XIV/92: 50–54
27. Nusko G, Dertinger S, Cidlinsky K, Ell C, Hahn EG (1994) Präsakrale Phlegmone und Meningitis als Komplikationen eines Fremdkörpers im Rektosigmoid. Dtsch Med Wochenschr 119: 990–993
28. Oellrich W (1936) Tötung durch Einführung von Preßluft. Arch Kriminol 99: 177–183
29. Patscheider H (1968) Darmverletzungen durch Preßluft. Dtsch Z gerichtl Med 62: 239–245
30. Roschke R (1976) Die proktologische Sprechstunde 4. Aufl. Urban & Schwarzenberg, München Berlin Wien
31. Rüdt U (1976) Die lebensmittelrechtliche Beurteilung von Scherzartikeln aus Weich-Polyvinylchlorid. Bundesgesundheitsblatt 19: 297–299
32. Schlenkhoff D, Koutsis I, Lindecken KD (1985) Iatrogene Dickdarmperforation. Coloproctology 4: 226–228
33. Schreiber HW, Winkler R (1982) Obstruktion des Kolons. Verletzungen des Kolons. In: Müller-Wieland K (Hrsg) Handbuch der inneren Medizin, Bd 3/Teil 4: Dickdarm. Springer, Berlin Heidelberg New York
34. Spencer MJ, Dunklee P (1983) Sexual abuse of boys. Pediatrics 78: 133
35. Vogt HJ (1989) Verletzungen nach analer Stimulation. Auswirkungen von Fremdkörpern, Klysmen, Faustverkehr. Sexualmedizin 18: 552–558
36. Wang YG, Seitz U, Li ZI, Soehendra N, Qiao XA (1998) Endoscopic management of huge bezoars. Endoscopy 30: 371
37. Wetli CV, Mittleman RE (1981) The „Body Packer Syndrome“ – toxicity following ingestion of illicit drugs packaged for transportation. J Forensic Sciences 26: 492–500

KAPITEL 10

Descending-Perineum-Syndrom

Der Beckenboden – Diaphragma pelvis – schließt die Bauchhöhle nach kaudal ab. Durch physiologische Lücken treten das Rektum und Teile des Urogenitalsystems durch die Beckenbodenmuskulatur. Ist diese geschwächt, entsteht eine Senkung. Diese Situation kann im Rahmen einer allgemeinen Bindegewebsschwäche und häufiger durch neuromyogene Schädigungen nach schweren Geburten eintreten [7]. Es entsteht ein Krankheitsbild, das international Descending-Perineum-Syndrom (DPS) genannt wird, nachdem Parks et al. diesen Symptomenkomplex 1966 erforscht und beschrieben haben [12].
Das DPS stellt im proktologischen Krankengut ein nicht seltenes Krankheitsbild dar, das bevorzugt Frauen in der 5. Lebensdekade betrifft [11, 15, 16].

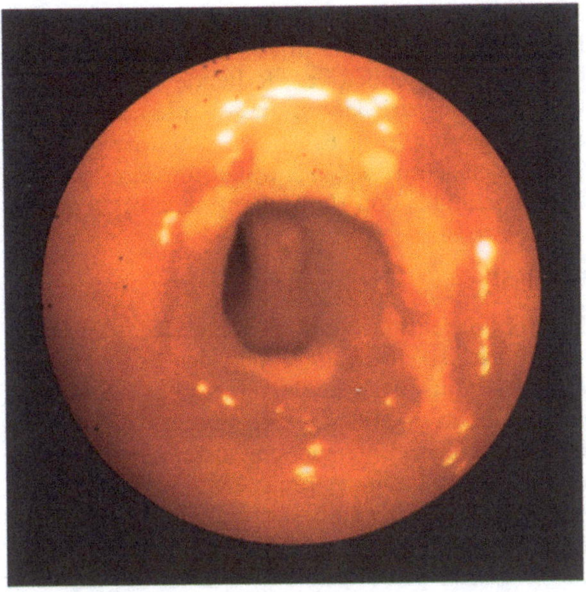

Abb. 10.1. Zirkuläres Rektumulkus und latenter innerer Prolaps bei Vorliegen eines Descending-Perineum-Syndroms

ÄTIOLOGIE

Als Ursache des DPS werden insbesondere schwere Geburten, exzessives Pressen beim Stuhlgang infolge chronischer Obstipation, anlagemäßig bedingte Bindegewebsschwäche, vaginale Hysterektomien, LWS-Traumata sowie Neuropathien vor allem des N. pudendus (Abb. 6, S. 10) diskutiert [1]. Es kann zu einem Tiefertreten des Beckenbodens um 2–3 cm, in schweren Fällen sogar bis zu 12 cm unter die Pubokokzygeallinie (Abb. 3, S. 7) kommen [5]. Gleichzeitig erfolgt eine Streckung des anorektalen Winkels auf 150–180° (Normbereich 90–110°). Hierdurch prolabiert die vordere Rektumwand in das Lumen der unteren Rektumampulle und kann sich wie eine Klappe vor den inneren Eingang des Analkanals legen (innerer Vorfall). Die hierdurch behinderte Stuhlpassage bzw. die durch den Schleimhautvorfall scheinbar stuhlgefüllte Ampulle ruft bei dem Betroffenen ein persistierendes Entleerungsbedürfnis hervor, was zu weiterem Pressen verleitet (Circulus vitiosus). Als weitere Folge des inneren Rektumvorderwandprolapses kann eine Drucknekrose der Schleimhaut entstehen, die klinisch als sogenanntes solitäres Rektumulkus (S. 399 ff.) imponiert (Abb. 10.1). Im weiteren Verlauf kann es zu einem vollständigen Rektumprolaps, bei Frauen zur Ausbildung einer Rektozele verbunden mit einem Uterusprolaps unterschiedlicher Schwere kommen.

KLINIK

Das klinische *Beschwerde-* und *Erscheinungsbild* ist vielfältig und hängt vom Schweregrad des DPS ab. Zu Beginn wird über gelegentliches Druck- und Sperrgefühl beim verlängerten Defäkationsakt mit inkompletter Entleerung geklagt, das im Liegen wieder verschwinden kann.
Bei mittlerem Schweregrad klagen die Patienten über ständiges anales Druckgefühl bei der Defäkation und bei längerem Sitzen. Das Fremdkörpergefühl wird als Barriere oder als vor dem After gelegener Ball beschrieben. Bei einer beabsichtigten Entleerung entsteht kein Gefühl dafür, ob die Rektumampulle gefüllt ist oder nicht. Bei der Stuhlganganamnese werden häufig Obstipation und Tenesmen festgestellt. Andererseits wird aber auch von mehreren, z. T. kurz nacheinander folgenden, manchmal explosionsartigen Stuhlabgängen berichtet [5]. Der Patient versucht durch langes und starkes Pressen den Stuhl zu entleeren, der sich oberhalb des inneren Vorfalles der Rektumvorderwand befindet.

Durch extreme Hockstellung und äußeren Druck auf den Darm bemühen sich die Betroffenen zumeist in langen Toilettensitzungen, den Rest des Stuhles zu entleeren. Zieht sich der innere Prolaps hierbei nicht von selbst zurück, wird oft durch Einführen des Fingers in den Analkanal versucht, die vorgefallene Schleimhaut zurückzudrücken, um so die Defäkation zu ermöglichen [15]. Hierbei kommt es nicht selten zu Schleimabgängen und Blutungen.
Demgegenüber sind bei schweren Formen wohl infolge Überdehnung multipler sensibler Nerven anhaltende, brennende oder stechende Schmerzen intrarektal und perianal vorhanden, die auch bei flacher Lagerung oftmals nicht nachlassen [5, 7]. Schließlich kann in diesem Stadium eine partielle bis totale Stuhl- und Harninkontinenz vorliegen.

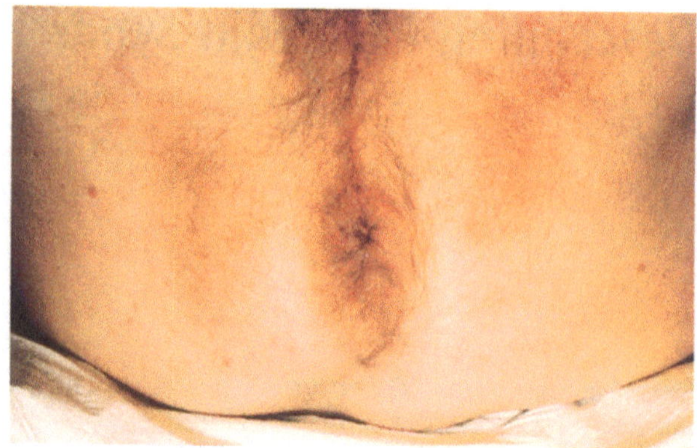

Abb. 10.2. Descending-Perineum-Syndrom. Konturenloser After bei Beckenbodeninsuffizienz

DIAGNOSE

Bei der Inspektion des Perianalbereiches in Steinschnittlage ist eine Vorwölbung des Beckenbodens und des Anus nach außen erkennbar (Abb. 10.2), die sich beim Pressen deutlich verstärkt.
Bei der digitalen Untersuchung tastet man häufig einen schlaffen Sphinktertonus, einen kurzen Analkanal und eine stuhlgefüllte Ampulle [15]. Die an der Rektumvorderwand ziehharmonikaartig zusammengefaltete, prolabierte Schleimhaut ist mitunter auch tastbar.
Bei der Rektoskopie kann der gestreckte Rektum-Sigma-Bereich auffallen, die Fältelung der Schleimhaut an der Rektumvorderwand und seltener ein Solitärulkus [13].
Eine zentrale Stellung in der Diagnostik des DPS nimmt die Defäkographie ein (S. 45 ff.). Mit dieser Technik lässt sich die Länge des Analkanales, die Abflachung des anorektalen Winkels, das Ausmaß der Beckenbodensenkung, das Vorliegen eines inneren Schleimhautvorfalles bzw. einer Rektozele in Ruhe wie auch während des Defäkationsvorganges darstellen. Wichtige Zusatzuntersuchungen sind die Manometrie und die Elektromyographie (S. 49 ff.), mit deren Hilfe sich Ursachen bzw. Folgen des DPS objektiv erfassen lassen [2, 3, 8, 9, 10, 14]. Weiterhin können durch histologische Untersuchungen von Muskelgewebe und Rektumschleimhaut zusätzliche differenzialdiagnostisch wichtige Informationen gewonnen werden.

DIFFERENZIALDIAGNOSE

Wie bei allen Defäkationsstörungen muss immer ein Rektumkarzinom insbesondere bei älteren Personen ausgeschlossen werden. Hämorrhoiden vor allem III. und IV. Grades (S. 73) sowie ein beginnender Rektumprolaps sind u. U. schwierig von einem DPS abzugrenzen. Vom Beschwerdebild her kann das DPS gelegentlich einer Kryptitis (S. 90), Fissur (S. 95), Kokzygodynie (S. 343) oder Proctalgia fugax (S. 345) ähneln [15].

THERAPIE

Die Behandlung ist abhängig vom Ausmaß der degenerativen Veränderung der Beckenbodenmuskulatur [1]. Um den Circulus vitiosus der Erkrankung zu durchbrechen, muss jeder Patient überzeugt werden, dass exzessives Pressen bei der Defäkation die Krankheit verschlimmert und deswegen unterbleiben muss [5, 15]. Die Regulierung des Stuhlganges kann meist durch ballaststoffreiche Kost (Vollkornbrot, Obst, Gemüse, Weizenkleie usw.) sowie Flüssigkeitszufuhr von mindestens 1,5 l/Tag erreicht werden. Ein Training der Sphinktermuskulatur kann durch tägliche Kontraktionsübungen des Sphinkters, Beckenbodengymnastik und monopolare Schwellstromtherapie erfolgen. Zur Behandlung des inneren Rektumvorderwandprolapses kommt ggf. die von Schüler [15] beschriebene sog. hohe Sklerosierungstherapie in Betracht.
Bei wiederholtem Versagen der genannten Therapieversuche kommt – ebenso wie bei Vorliegen eines fortgeschrittenen, schweren DPS – die chirurgische Behandlung in Betracht [4, 15, 17]. An Operationsverfahren stehen je nach Ausmaß des DPS u. a. Mukosektomie mit Raffung, Rektopexie mittels Ivalon-Sponge, „post anal repair" sowie die tiefe anteriore Resektion zur Verfügung.

Literatur

1. Athanasiadis S (1987) Pathologische Veränderungen des Beckenbodens beim Descending-Perineum-Syndrom. In: Mahlke G, Mann CV, Willital GH (Hrsg) Aktuelle Koloproktologie, Bd III. Edition Nymphenburg, München, S 35–39
2. Bremmer S, Ahlböck SO, Uden R et al. (1995) Simultaneous defecography and peritoneorgraphy in defacation disorders. Dis Colon Rektum 38: 969
3. Coremans G, Grisar P, Vantrappen G, Agg HO (1987) Physiology and pathology of the pelvic floor: A review. In: Mahlke G, Mann CV, Willital GH (Hrsg) Aktuelle Koloproktologie, Bd III. Edition Nymphenburg, München, S 15–26
4. Ecker KW et al. (1992) Symptomatologische Klassifikation der Beckenbodeninsuffizienz und therapeutische Konsequenzen. Coloproctology 3: 160–166
5. Girona J, Narro JL (1987) Chirurgische Behandlung des Descending Perineum Syndroms. In: Mahlke G, Mann CV, Willital GH (Hrsg) Aktuelle Koloproktologie, Bd III. Edition Nymphenburg, München, S 57–64
6. Henry MM, Parks AG, Swash M (1982) The pelvic floor musculature in the descending perineum syndrome. Br J Surg 69: 470–472
7. Knoch H-G, Klug W (1988) Die Beckenbodenschwäche – Descending-Perineum-Syndrom. Z Klin Med (Berlin) 43: 1581–1585
8. Lienemann A, Anthuber C, Baron A et al. (1997) Dynamic MR colpocystorectography assessing pelvic-floor descent. Eur Radiol 7: 1309
9. Mahieu P, Pringot J, Bodar P (1984) Defecography II: Contribution to the diagnosis of defecation disorders. Gastrointest Radiol 9: 253–261
10. Marti M-C (1987) Defäkographie. In: Mahlke G, Mann CV, Willital GH (Hrsg) Aktuelle Koloproktologie, Bd III. Edition Nymphenburg, München, S 40–44
11. Nicholls J, Glass R (1988) Funktionsstörungen des Beckenbodens. In: Nicho lls J, Glass R (Hrsg) Koloproktologie. Diagnose und ambulante Therapie. Springer, Berlin Heidelberg New York Tokyo, S 133–135
12. Parks AG, Porter NH, Hardcastle JD (1966) The syndrome of the descending perineum. Proc R Soc Med 59: 477–482
13. Parks TG (1987) Solitary Rectal Ulcer and Descending Perineum Syndrome. In: Mahlke G, Mann CV, Willital GH (Hrsg) Aktuelle Koloproktologie, Bd III. Edition Nymphenburg, München, S 46–50
14. Pfeifer Th, Hager Th, Scherbel J (1992) Klassifikation der Beckenbodeninsuffizienz mit Hilfe der Magnetresonanztomographie (MRT) – ein Schritt zur rationalen Therapie. Coloproctology 21: 13–19
15. Schüler H (1987) Descending-Perineum-Syndrom – Übersichtsarbeit. In: Mahlke G, Mann CV, Willital GH (Hrsg) Aktuelle Koloproktologie, Bd III. Edition Nymphenburg, München, S 51–56
16. Shull BL (1993) Clinical evaluation of women with pelvic support defects. Clin Obstet Gynecol 36: 939
17. Wehrli H (1994) Der Descensus perinei – Descending Perineum Syndrome. Chir Gastroenterol 10: 303–306

KAPITEL 11

Pektenose

Unter Pektenose (*Synonym*: anale chronische Myofibrose) versteht man ein relativ selten auftretendes, chronisch-entzündliches Krankheitsbild, das durch Fibrosierungsvorgänge im Bereich des distalen Teiles des M. sphincter ani internus zu einer ringförmigen Stenose des Analkanals zwischen der Linea pectinea (dentata) und der Linea alba (Hilton-Linie) (Abb. 1) führt.

ÄTIOLOGIE

Ätiopathogenetisch spielen sicherlich chronische Reiz- und Entzündungsvorgänge im Sphinkterbereich die entscheidende Rolle. Dies erklärt auch die auffällige Koinzidenz der Pektenose mit entzündlichen proktologischen Krankheitsbildern wie Papillitis, Kryptitis, Hämorrhoidalthrombosen, Fissuren, Fisteln usw.

KLINIK

Die *Symptomatologie* der Pektenose ist unspezifisch und wird weitgehend von Art und Schwere entzündlicher Begleiterkrankungen bestimmt.
Im Vordergrund steht eine nahezu immer vorhandene Obstipation, oft im Wechsel mit Diarrhöen. Auch zum Teil krampfartige Schmerzen im Analbereich sind charakteristisch, jedoch nicht obligat.
Die Betroffenen haben meist das Gefühl der unvollständigen Stuhlentleerung.

DIAGNOSE

Die Diagnosestellung der Pektenose erfolgt einmal durch die digitale bzw. „bidigitale" Austastung des Analkanals, zum anderen durch die Proktoskopie bzw. Anoskopie.
Bei der rektalen Tastuntersuchung findet sich im oberen Teil des Analkanals eine ringförmige, meist schmerzhafte Verengung. Je nach Ausmaß dieser fibrösen und demzufolge kaum dehnbaren Ringstenose kann dieser Abschnitt auch bidigital, d. h. zwischen Zeigefinger und Daumen (Abb. 12.1) palpiert und ggf. wie ein Ring in einem Rohr hin und her bewegt werden. Die Stenose kann in Ausnahmefällen so hochgradig werden, dass eine digitale Untersuchung des Analkanals nicht mehr möglich ist.

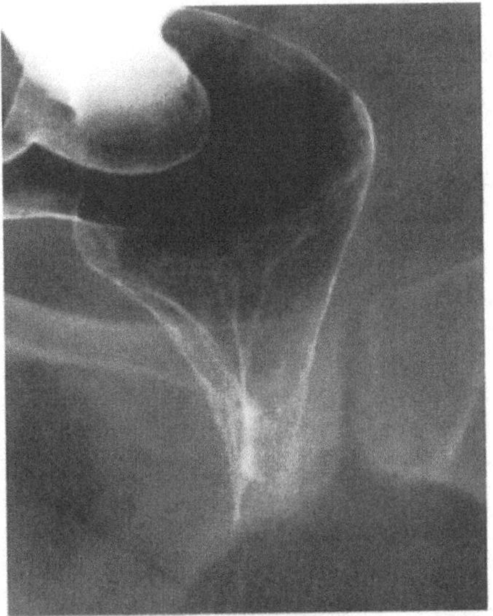

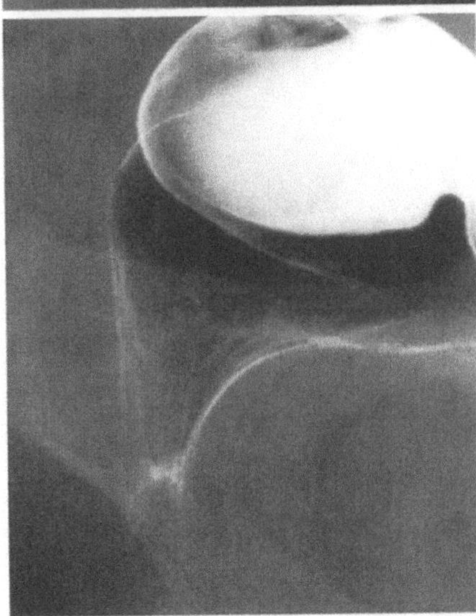

Abb. 11.1. Typische Rektumstenose bei Pektenose. Keine Schleimhautveränderungen

Bei der endoskopischen Untersuchung fällt der betroffene Bereich zwischen Linea dentata und Linea alba durch einen mehr weißlichgrauen Farbton der Schleimhaut auf. Auch die Röntgenuntersuchung kann, wie Abb. 11.1 zeigt, hilfreich sein.

DIFFERENZIALDIAGNOSE

Differenzialdiagnostisch in Betracht kommende proktologische Krankheitsbilder, die anamnestisch und durch die proktologische Untersuchung ausgeschlossen werden müssen, sind neben den oben angegebenen entzündlichen Begleitkrankheiten insbesondere funktionelle Sphinkterspasmen bzw. eine Sphinkterhypertonie, die Kokzygodynie und die Proctalgia fugax.

THERAPIE

Die Behandlungsmethode der Wahl ist die Pektenotomie. Hierbei wird in Lokalanästhesie der sklerotisch veränderte distale Teil des M. sphincter ani internus bis in Höhe der Linea dentata durchtrennt. Dieser relativ einfache, auch ambulant durchführbare Eingriff führt meist zu einer sofortigen entscheidenden Befundbesserung ohne Kontinenzstörung oder sonstige nachteilige Folgen.
Wichtig ist darüber hinaus die Mitbehandlung von Grundleiden bzw. proktologischen Begleiterkrankungen.

Literatur

1. Eisenhammer S (1953) The internal anal sphincter: Its surgical importance. S Afr Med J 27/266
2. Miles E (1919) Observations upon internal piles. Surg Gynecol Obstet 29: 497
3. Spiesmann MG (1938) Pectenosis and pectenotomy in pruritus ani. Am J Surg 42: 356
4. Stroud BB (1896) On the anatomy of the anus. Ann Surg 24: 1

KAPITEL 12

Kokzygodynie

Die von dem englischen Arzt Sir James Y. Simpson 1859 erstmals beschriebene Kokzygodynie, bei der man heute eine sog. idiopathische von einer traumatischen Form unterscheidet [5, 6, 8, 12], tritt vorwiegend bei Frauen im mittleren Lebensalter auf. Es handelt sich um meist nachts auftretende Schmerzkrisen im Bereich des Steißbeins und terminalen Mastdarmes, die gelegentlich mit einem Zervikal- und Lumbalsyndrom kombiniert sind.

ÄTIOLOGIE

Die Ätiologie ist weitgehend ungeklärt, was bereits an der ausgesprochenen Vielfalt ätiopathogenetischer Hypothesen zum Ausdruck kommt.
So werden als mögliche Ursachen u.a. genannt: Prellungen oder Hypermobilität des Steißbeins („Os coccygis mobile"), urologische oder gynäkologische Affektionen (schwere Entbindungen o.Ä.), degenerative Wirbelsäulenschäden, Spasmen der Beckenbodenmuskulatur („Coccygeus-Levator-Syndrom"), Neuralgie des Plexus sacralis oder coccygeus, neurovegetative Fehlsteuerung, Rheuma, Periostosen im Sakrokokzygealgelenk, chronische Obstipation, anorektale Reizzustände.
Bemerkenswert ist ein gehäuftes Auftreten des Krankheitsbildes bei Bechterew-Kranken sowie bei psychisch labilen Menschen.

KLINIK

Das *Beschwerdebild* der Kokzygodynie ist recht charakteristisch. Die Patienten klagen über periodisch auftretende, meist sehr heftige ziehende und stechende Schmerzen im Steißbeinbereich, die in die Analregion, sogar bis in die Hüftgelenk- und Lumbalgegend ausstrahlen können und vorwiegend beim Sitzen, bei der Defäkation, aber auch nachts im Liegen ausgelöst bzw. verstärkt werden können. Meist besteht Wetterfühligkeit.

DIAGNOSE

Die Verdachtsdiagnose Kokzygodynie wird in erster Linie aufgrund typischer anamnestischer Angaben gestellt. Zur Sicherung der Diagnose kommt die digitale bzw. „bidigitale" Palpation (Abb. 12.1) und ggf. die Röntgenzielaufnahme in Betracht.

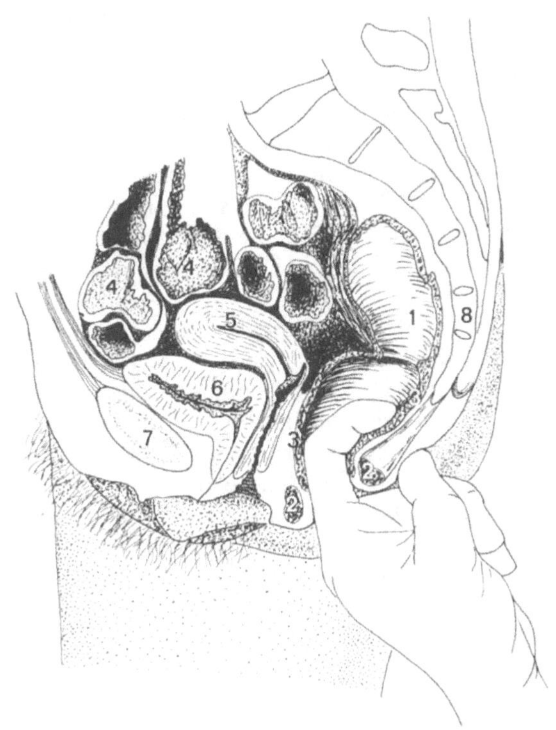

Abb. 12.1. Bidigitale Prüfung des M. sphincter ani ext. und int. *1* Ampulla recti, *2* M. sphincter ani ext., *3* M. sphincter ani int., *4* Intestinum tenue, *5* Uterus, *6* Vesica urinaria, *7* Symphyse, *8* Os sacrum

Die von rektal und außen umgriffene, gelegentlich abgeknickte oder verdickte Steißbeinspitze erweist sich meist deutlich druck- und bewegungsschmerzhaft. Weiterhin sind am Os coccygis inserierende Muskeln und Bänder infolge einer schmerzhaften Spastik oft deutlich als schmerzhaft verspannte Stränge zu tasten.
Röntgenologisch lässt sich nur ausnahmsweise ein zur Diagnosesicherung verwertbarer Befund erheben, wie beispielsweise eine Periostverdickung nach Frakturen des Steißbeines, eine starke sakrokokzygeale Abwinkelung oder Exostosen [6, 7, 10].

DIFFERENZIALDIAGNOSE

Differenzialdiagnostisch in Betracht kommende Krankheitsbilder, die anamnestisch und durch die proktologische Untersuchung ausgeschlossen werden müssen, sind insbesondere Frakturen und Luxationen, das Krankheitsbild der Proctalgia fugax, die Pektenose, tabische Krisen und chronische Analfissuren.

THERAPIE

Die Therapie ist mangels gesicherter Vorstellungen über die Ätiopathogenese des Krankheitsbildes polypragmatisch-symptomatisch und somit zumeist unbefriedigend. Sofern die Schmerzen nicht durch Aufstehen und Umhergehen spontan abklingen – was nicht selten der Fall ist – kommen mit Einschränkungen folgende Therapieversuche in Betracht:
Zunächst empfiehlt sich die lokale Infiltration eines Depotanästhetikums, ggf. auch einer Kortikosteroidkristallsuspension, insbesondere in den präkokzygealen Raum bzw. die besonders druckempfindlichen Bereiche unter Kontrolle und Führung des im Analkanal sich befindenden Zeigefingers.
Gelegentlich helfen auch physikalische Maßnahmen wie Sitzbäder, Kataplasmen, Fangopackungen und in Ausnahmefällen Röntgenreizbestrahlungen.
Auch die Massage der verspannten parakokzygealen Muskulatur vom Rektum her kann zu einer Besserung führen.
Schließlich kommt unterstützend die Applikation von Sedativa, Spasmolytika und auch Antirheumatika in Betracht.
Sofern alle konservativen Maßnahmen versagen, können derartige wiederholt auftretende heftigste Schmerzattacken schließlich zu einer operativen Intervention zwingen. Die früher in derartigen Fällen meist praktizierte Steißbeinresektion hat sich letztlich als wenig hilfreich erwiesen. Wenn überhaupt, so führt heutigen Erfahrungen gemäß noch am ehesten die Durchführung einer Kokzygotomie, d.h. die bilaterale Umschneidung des Steißbeins zur Ausschaltung schmerzhafter Muskelverspannungen zum Erfolg [2, 3, 4, 9, 11, 13, 14].

Literatur

1. Albrecht SM et al. (1994) Intracoccygeal and pericoccygeal glomus bodies and their relationship to coccygodynia. Surgery 115: 1–6
2. Bayne O, Bateman JE, Cameron HU (1984) The influence of etiology on the results of coccygectomy. Clin Orthop 190: 266–272
3. Grosso NP, Dam BE van (1995) Total coccygectomy for the relief of coccygodynia: A retrospective review. J Spinal Disorders 8: 328–330
4. Herold A, Bruch H-P (1996) Unklare Schmerzen im Beckenboden. Coloproctology 2: 69–74
5. Kim NH, Suk KS (1999) Clinical radiological difference between traumatic and idiopathic coccygodynia. Yonsei Med J 40/3: 215–220
6. Maigne JY, Tamalet B (1996) Standardized radiologic protocol for the study of common coccygodynia and characteristics of the lesions observed in the sitting position. Spine 21: 2588–2593
7. Maigne JY, Guedj S, Straus C (1994) Idiopathic coccygodynia: lateral roentgenograms in the sitting position and coccygeal discography. Spine 19: 930–934
8. Mlitz H, Jost W (2001) Leitlinie Kokzygodynie. Coloproctology (in Druck)
9. Polkinghorn BS, Colloca CJ (1999) Chiropractic treatment of coccygodynia via instrumental adjusting procedures using activator methods chiropractic technique. J Manipulative Physiol Ther 22/6: 411–416
10. Postacchini F, Massobrio M (1983) Idiopathic coccygodynia. Analysis of fifty-one operative cases and a radiographic study of the normal coccyx. J Bone J Surg (Am) 65: 1116–1124
11. Shaposhinkov VI (1997) Surgical treatment of coccygodynia. Khirurgiia (Mosk) 9: 47–48
12. Traycoff RB, Crayton H, Dodson R (1989) Sacrococcygeal pain syndromes: diagnosis and treatment. Orthopedics 12/10: 1373–1377
13. Valen B, Bringedal K (1999) Coccygectomy for coccygodynia. Tidsskr Nor Laegeforen 119/10: 1429–1430
14. Wray CC et al. (1991) Coccygodynia. Aetiology and treatment. J Bone Jt Surg 73 B: 335–338

KAPITEL 13

Proctalgia fugax

Unter Proctalgia fugax, bekannt auch unter den *Synonyma* anorektale- bzw. perineale Neuralgie, perinealer Spasmus, Sphinkterspasmus, nervöse Rektalgie, Perinealneuralgie, Neuralgia pudendoanalis, paroxysmale Proktalgie, versteht man meist in unregelmäßigen, mit zunehmendem Alter größer werdenden Intervallen, stets unvermittelt auftretende krampfartige Schmerzen im anorektalen Bereich. Diese Schmerzattacken treten bevorzugt nachts auf (Proctalgia nocturna) und halten zwischen 30 s und 20 min an, in seltenen Fällen aber auch länger.
Die am Tag auftretenden Attacken werden als i. d. R. an- und abschwellend beschrieben, während der nächtliche Anfall als ein mehr gleichmäßig anhaltender Schmerz angegeben wird [11, 13]. Beide Anfallsarten treten in unvorhersehbar unregelmäßigen Intervallen von Tagen bis Monaten – meist 1–5-mal/ Jahr [12] – auf, wobei Frequenz, Intensität und Dauer der Anfälle mit zunehmendem Alter abnehmen.
Die Proktalgie – erstmals 1883 von Myrtle [8] beschrieben und von Thaysen 1935 als Proctalgia fugax bezeichnet [11] –, deren Häufigkeit im proktologischen Krankengut auf etwa 4% geschätzt wird [5] und meist zwischen dem 40. und 50. Lebensjahr auftritt [2], wobei Männer zu Frauen im Verhältnis 1:2 befallen werden [1], stellt infolge der außerordentlichen Schmerzhaftigkeit ein für die Betroffenen zwar stets stark belastendes, jedoch harmloses Leiden dar.
Die mittlere Erkrankungsdauer beträgt nach Pilling et al. 11 Jahre [9].

ÄTIOLOGIE

Die diesem Krankheitsbild zugrunde liegende Ätiologie ist bis dato noch ungeklärt. Ein stets fehlender Organbefund, die Beobachtung, dass die von der Krankheit Betroffenen im Urlaub stets beschwerdefrei zu sein scheinen, und eine überzufällig häufige Koinzidenz des Leidens mit Migräne, vegetativer Dystonie u. ä. Krankheitsbildern berechtigen zu der Vermutung, dass die Proctalgia fugax zum Formenkreis der vegetativen Erkrankungen gehört.

KLINIK

Die *Symptomatologie* dieser wohl schmerzhaftesten anorektalen Affektion verläuft stets in charakteristischer Weise. Die Patienten klagen über einen plötzlichen, meist nachts während des Schlafes auftretenden, i. d. R. ungewöhnlich heftigen, streng begrenzten krampfartigen Schmerz im Anal- und/oder Rektumbereich, der meist einige Minuten anhält und dann wieder spontan abklingt. Bei besonders schweren Anfällen, bei denen die Schmerzen ggf. auch in den Beckenboden und Abdomenbereich ausstrahlen, kann es darüber hinaus zu Übelkeit mit Brechreiz, Schweißausbrüchen und Schwindelanfällen bis hin zum Kollaps kommen.

DIAGNOSE

Die Diagnosestellung ist infolge der typischen Beschwerden bei stets fehlendem Organbefund i. d. R. einfach.

DIFFERENZIALDIAGNOSE

Differenzialdiagnostisch müssen eine Reihe anderer, ebenfalls mit Schmerzen verbundene, morphologisch fassbare Krankheitsbilder digital, endoskopisch und ggf. histologisch ausgeschlossen werden. Dazu gehören neben der HSV-Proktitis (S. 150) die Analfissur, Analrandthrombosen, Kryptitiden, Abszesse, aber auch tabische Krisen und die Kokzygodynie sowie weitere entzündliche bzw. tumoröse proktologische Prozesse.

THERAPIE

Befriedigende Therapiemöglichkeiten existieren bislang noch nicht. Eine kausale und damit auch auf Dauer wirksame Behandlung ist aufgrund der ätiopathogenetischen Gesichtspunkte wohl am ehesten von eingehenden psychotherapeutischen Gesprächen, autogenem Training und dergleichen zu erwarten.
Symptomatisch u. U. wirksame Maßnahmen bestehen in lokaler Wärmeapplikation mittels eines Heizkissens oder warmen Sitzbädern, Einführung des

Fingers in den Anus, Durchführung eines Einlaufes. Knie-Ellenbogen-Lage oder Druck mit der Faust auf den Peritonealbereich. Wichtig scheint die Konzentration auf eine bestimmte Tätigkeit zu sein. In manchen Fällen genügt beispielsweise das Aufspringen aus dem Bett, um die Schmerzattacke zu beenden [13]. Neuerdings wird über eine Besserung der Proctalgia fugax durch Salbutamolinhalationen berichtet [3].
Die Wirkung oral zu applizierender Medikamente wie Spasmolytika oder Neuroleptika setzt mit Ausnahme sublingual zu verabreichender Präparate, wie etwa das hierbei zu empfehlende Glyceroltrinitrat (z. B. Nitrolingual), i. d. R. erst ein, wenn die Schmerzen bereits spontan abgeklungen sind.

Literatur

1. Bensaude A (1966) Proctalgies fugaces. Acta Gastroenterol Belg 28: 594–604
2. Boisson J, Debbasch L, Bensaude A (1966) Les algies ano-rectales essentielles. Arch Fr Mal App Dig 55: 3–24
3. Eckardt et al. (1996) Treatment of Proctalgia fugax with Salbutamol inhalation. Am J Gastroenterol 91: 686–689
4. Herold A, Bruch H-P (1996) Unklare Schmerzen im Beckenboden. Coloproctology 2: 69–74
5. Ibrahim H (1961) Proctalgia fugax. Gut 2: 137–140
6. Lans WR (1994) Proctalgia fugax - Doch heilbar? Coloproctology 2: 128–132
7. Lowenstein B, Cataldo PA (1998) Treatment of proctalgia fugax with topical nitroglcerin: report of a case. Dis Col Rect 41: 667–668
8. Myrtle AS (1883) Some common affections of the anus. Br Med J 1: 1061
9. Pilling LF, Wendell MS, Swenson PHD, Hill JR (1965) The psychologic aspects of Proctalgia fugax. Dis Colon Rectum 8: 372–376
10. Stein E (1984) Proctalgia fugax. Coloproctology 1: 16
11. Thaysen T (1935) Proctalgia fugax. Lancet II: 243–246
12. Thompson WC (1984) Proctalgia fugax. Am J Gastroenterol 79: 450–452
13. Vogt H-J (1986) Proctalgia fugax/Kokzygodynie. Phlebol Proktol 15: 201–202

KAPITEL 14

Entzündliche Erkrankungen des Dickdarms, Anorektums und Perianalbereichs

14.1 Morbus Crohn 347
14.2 Colitis ulcerosa 364
14.3 Ischämische Kolitis 377
14.4 Kollagen-Kolitis 383
14.5 Pseudomembranöse Kolitis 386
14.6 Reizdarmsyndrom 391
14.7 Colitis cystica profunda 396
14.8 Solitäres Rektumulkus 399
14.9 Divertikulose-Divertikulitis 402
14.10 Strahlenproktitis 412

14.1 Morbus Crohn

Dieses Krankheitsbild, das erstmals 1932 zusammenfassend beschrieben wurde von Crohn, Ginzburg und Oppenheimer [9], ist bekannt unter den verschiedenen *Synonyma* Enteritis regionalis, Ileitis regionalis Crohn, Colitis granulomatosa, Enteritis Crohn, Proctocolitis Crohn, segmentale granulomatöse Enteritis, Crohn-Syndrom, Crohn-Krankheit, Enteritis granulomatosa, Ileocolitis Crohn, Ileitis terminalis.

Definiert wird die Erkrankung als chronische, in Schüben verlaufende, segmentär lokalisierte, granulomatöse Entzündung des Magen-Darm-Traktes mit lymphatischer Hyperplasie und Lymphknotenbeteiligung. Das Hauptdispositionsalter ist das 2.–4. Lebensjahrzehnt. Frauen werden offenbar etwas häufiger befallen als Männer [71]. Es fällt weiterhin auf, dass der Morbus Crohn in hoch entwickelten Regionen häufig, in weniger zivilisierten dagegen fast unbekannt ist (s. u.). In der Gruppe der „chronisch entzündlichen Darmerkrankungen“ (CED) stellen der Morbus Crohn und die Colitis ulcerosa die überwiegende Mehrzahl der Fälle dar.

Beim Morbus Crohn gilt heute als gesichtert, dass unterschiedliche Formen der Erkrankung (penetrierend, strikturierend und nicht penetrierend, nicht strikturierend) abgegrenzt werden können, die wohl unterschiedlicher Strategien bedürfen. Dieser Krankheitstyp ist offenbar beim individuellen Patienten in der Regel lebenslang persistierend, auch wenn Übergänge möglich sind [31, 82].

Während die Erkrankungshäufigkeit an Colitis ulcerosa relativ konstant zu bleiben scheint, zeigt die des Morbus Crohn steigende Tendenz: seit Mitte der 50er Jahre bis zu Beginn der 70er Jahre stieg die Inzidenz des Morbus Crohn um das Zwei- bis Dreifache [12, 69].

So zeigt etwa eine Studie aus dem Zeitraum 1958–1973 aus Malmö eine Krankheitsinzidenz von 3,5 pro 100000 Einwohner und Jahr während einer initialen Beobachtungsperiode von 8 Jahren, die in der Folgezeit auf 6,0 pro 100000 Einwohner und Jahr anstieg [7].

Seit Mitte der 70er Jahre besteht in USA, Skandinavien und Westeuropa ein konstantes Plateau von etwa 3–5 Neuerkrankungen/Jahr und 100000 Einwohnern. Die Prävalenz liegt in den meisten Studien beim 10–15fachen der Inzidenz [7, 12, 69].

Die Zunahme ist wohl auch zumindest teilweise erklärbar durch ein verstärktes Interesse an dem Krankheitsbild und somit einer verbesserten Diagnostik.

Ätiologie

Die Ätiopathogenese des Morbus Crohn ist bis heute ungeklärt, weshalb dieses Krankheitsbild zusammen mit der Colitis ulcerosa unter dem Begriff „idiopathische chronisch entzündliche Darmerkrankungen“ zusammengefasst wird. Diskutiert wird neben Autoimmun-, nutritiv-toxischen, allergischen und psychischen Auslösungsmechanismen eine infektiöse Genese sowie eine genetische Prädisposition. Für alle Hypothesen stehen endgültige Beweise jedoch noch aus [10, 11, 12, 27, 35, 57, 60, 71, 76, 78, 83].

Bemerkenswert erscheint das überdurchschnittlich hohe Zusammentreffen sowohl des Morbus Crohn als auch der Colitis ulcerosa mit Autoimmunerkrankungen wie etwa dem Erythema nodosum oder der Polyarthritis.

Obwohl klar definierte Vorstellungen sowohl über Erbgang als auch Natur eines genetischen Defektes derzeit noch fehlen, wird vielfach angenommen, dass genetische Faktoren ätiopathogenetisch eine Rolle spielen. So wird nicht nur über ein signifikant häufig gleichzeitiges Auftreten bei eineiigen Zwillingen, sondern auch über ein überzufällig vermehrtes Auftreten sowohl von Morbus-Crohn- als auch von

Colitis-ulcerosa-Erkrankungen bei nahen Verwandten Morbus-Crohn-Kranker berichtet.
Demgemäß muss wohl eine ätiopathogenetische Verbindung des Morbus Crohn mit der Colitis ulcerosa bestehen. Eine mögliche Erklärung könnte ggf. das gehäufte Vorkommen von HL-Antigenen (z.B. HLA B 27) sowie die häufige Assoziation des Morbus Crohn mit Morbus Bechterew sein.
Weiterhin auffällig sind signifikante Unterschiede in der Erkrankungshäufigkeit des Morbus Crohn zwischen verschiedenen Rassen bei gleichen Lebensbedingungen. So erkranken nordamerikanische Juden signifikant häufiger als ihre nichtjüdischen Nachbarn [69]. Bei Negern und der indianischen Bevölkerung ist der Morbus Crohn eine Rarität.
Der Beobachtung, dass der Morbus Crohn in hoch entwickelten Ländern häufiger als in weniger zivilisierten aufzutreten scheint, hat zu der Vermutung geführt, dass auch bestimmte Lebensgewohnheiten, insbesondere die Ernährung, ätiologisch eine Rolle spielen. Ein Schlüssel zum Verständnis der Ätiopathogenese des Morbus Crohn wird daher in Interaktionen zwischen dem darmassoziierten Immunsystem und der Umwelt vermutet [71].
Pathogenetisch ist wahrscheinlich eine pathologisch gesteigerte Aktivierung des mukosalen Immunsystems auf einen noch nicht identifizierten Reiz von entscheidender Bedeutung. Immunsuppressive Strategien gewinnen demzufolge einen zunehmend höheren klinischen Stellenwert [63].
Zusammenfassend muss festgestellt werden, dass der Entstehung eines Morbus Crohn offenbar ein multifaktorieller Auslösungsmechanismus zugrunde liegt. Infektiöse, immunpathologische, nutritive, psychische und vermutlich noch weitere bislang unbekannte Faktoren vermögen - in bestimmtem Zusammenspiel - bei genetisch fixierter Prädisposition die Krankheit auszulösen.

KLINIK

Erscheinungsbild. Morphologisch kennzeichnend für den Morbus Crohn ist die im Gegensatz zur Colitis ulcerosa alle Wandschichten des Darmes, vorwiegend jedoch die Submukosa durchsetzende chronische Entzündung.
Granulomatöse, fibrosierende Gewebsreaktionen führen zu einer Einengung, Verdickung und Starre der hyperämisierten Darmwand mit hierdurch bedingter, ausgeprägter Neigung zur Ausbildung von Stenosen, Fissuren und Fisteln. Das dazugehörige Mesenterium ist meist in den entzündlichen Prozess einbezogen und ödematös aufgequollen. Auch die regionären Lymphknoten sind häufig entzündlich vergrößert (Abb. 14.1).

Für das Krankheitsbild geradezu pathognomonisch ist der „segmentale“ Befall. Neben völlig gesunden finden sich erkrankte Schleimhautareale scharf voneinander abgegrenzt, wobei diese „diskontinuierliche“ Ausbreitung, umgekehrt wie bei der Colitis ulcerosa, von proximal nach distal verläuft.
Während sich bei der endoskopischen Untersuchung im *Frühstadium* der Krankheit neben meist nur fleckförmiger Rötung der Schleimhaut flache Ulzerationen („aphthoide Geschwüre“) finden, sind für das *floride Stadium* neben einer geschwollenen und düsterrot verfärbten Schleimhaut scharfrandige, oft wie ausgestanzt wirkende, meist lang gestreckte und zuweilen konfluierende Ulzera kennzeichnend. Aus den tiefen ulzerösen Schleimhautläsionen bilden sich als Komplikationen in diesem Stadium nicht selten Fissuren, Fisteln und Abszesse.
Weiterhin kennzeichnend, jedoch makroskopisch nicht immer eindeutig zu klassifizieren, ist ein polypös pflastersteinartiges Schleimhautrelief der betroffenen Bereiche (Abb. 14.2, 14.3). Dieses entsteht durch spaltartige Ulzera und dazwischen liegende, ödematös entzündlich geschwollene Schleimhaut [2].

▷

Abb. 14.1. a Operationspräparat: terminales Ileum, ausgeprägte fibrosierende Entzündung mit polsterartiger Verdickung der Schleimhaut, histologische Diagnose: Morbus Crohn. **b** Aufgeschnittenes Dünndarmpräparat mit Enteritis regionalis, pflastersteinartiges Schleimhautrelief, sulziger Verdickung der gesamten Dünndarmwand, „Gartenschlauchphänomen“. Man sieht den Übergang zur normalen Schleimhaut, wo die Dünndarmwand auch wieder ihre normale Stärke zeigt. **c** Morbus Crohn des terminalen Ileums und des rechten Kolons. *Links*: tieferes querverlaufendes Ulkus mit aufgeworfenem Randwall und Verziehung der Haustrien; *zweites von links*: diskontinuierliche Entzündung; *zweites von rechts*: trichterförmig eingezogene Valvula Bauhini, fleckförmig feingranuläre Schleimhautveränderungen auf der Haustrie im Coecumpol; *rechts*: ulzerös pseudopolypöse und aphthöse Ileitis terminalis. **d** Morbus Crohn von Anus, Rektum und Sigma, entzündlich polypöse Sigmastenose bei 38 cm. *Links*: längsverlaufendes Ulkus mit hyperämischem Saum; *Mitte*: oberer Pol des Ulkus; *rechts*: Unterrand der entzündlichen hyperplastisch-polypösen Stenose. **e** Florider Morbus Crohn des Kolons. *Links*: Sigma mit ulzeröser Einkerbung einer Haustrie, stimulierte Lymphfollikel und kissenartige ödematöse Schleimhautanschwellung; *zweites von links*: diskontinuierliche Entzündung mit zahlreichen stimulierten Lymphfollikeln; *zweites von rechts*: landkartenartige Ulzera, kleine Pseudopolypchen, dazwischen Areale von reizloser Schleimhaut; *rechts*: pseudopolypös-ulzeröse und stenosierende Kolitis des Ascendens. **f–l** s. S. 350, 351

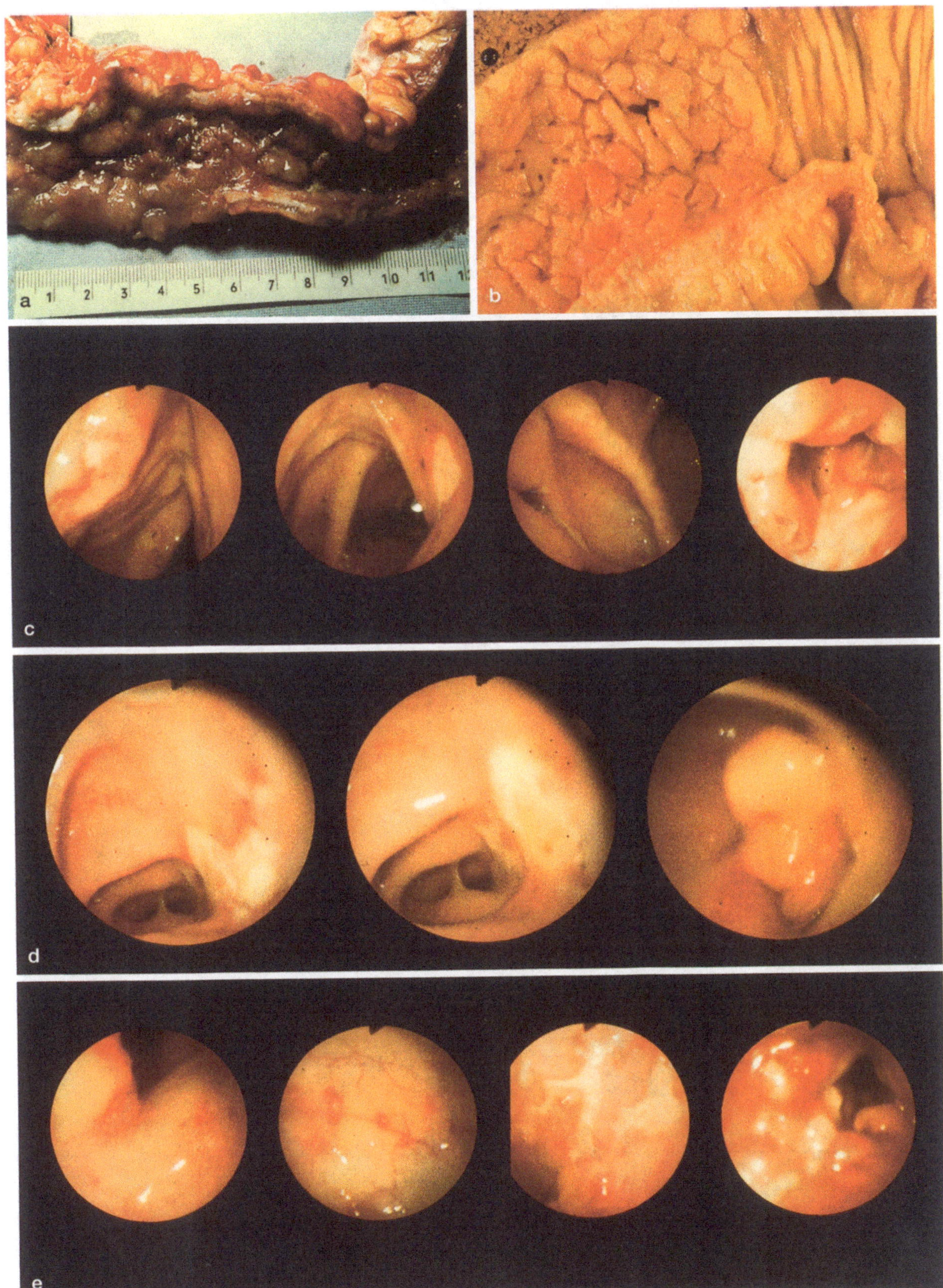

Abb. 14.1 a–e. Legende s. S. 348

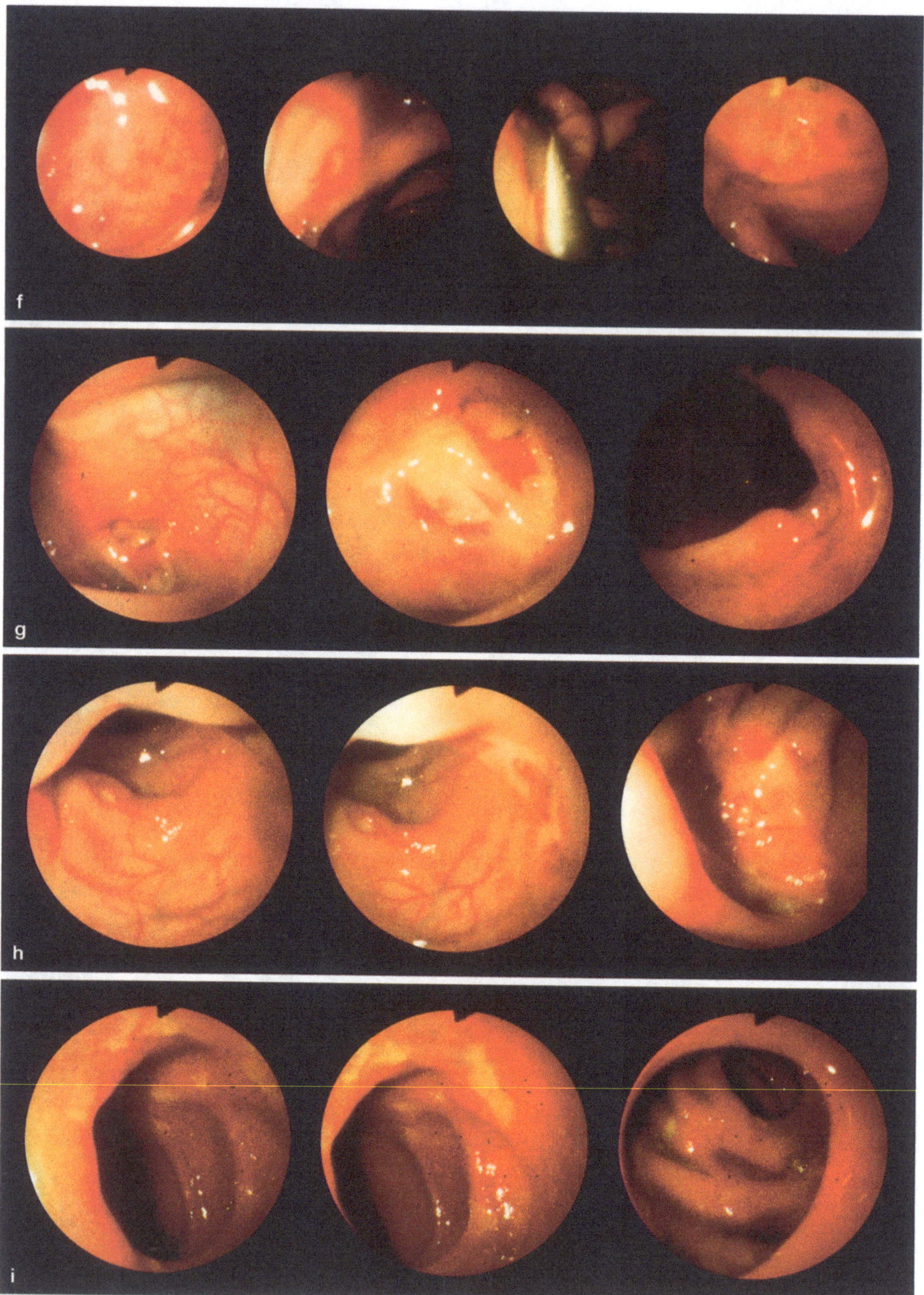

Abb. 14.1 f–i. Legende s. S. 351

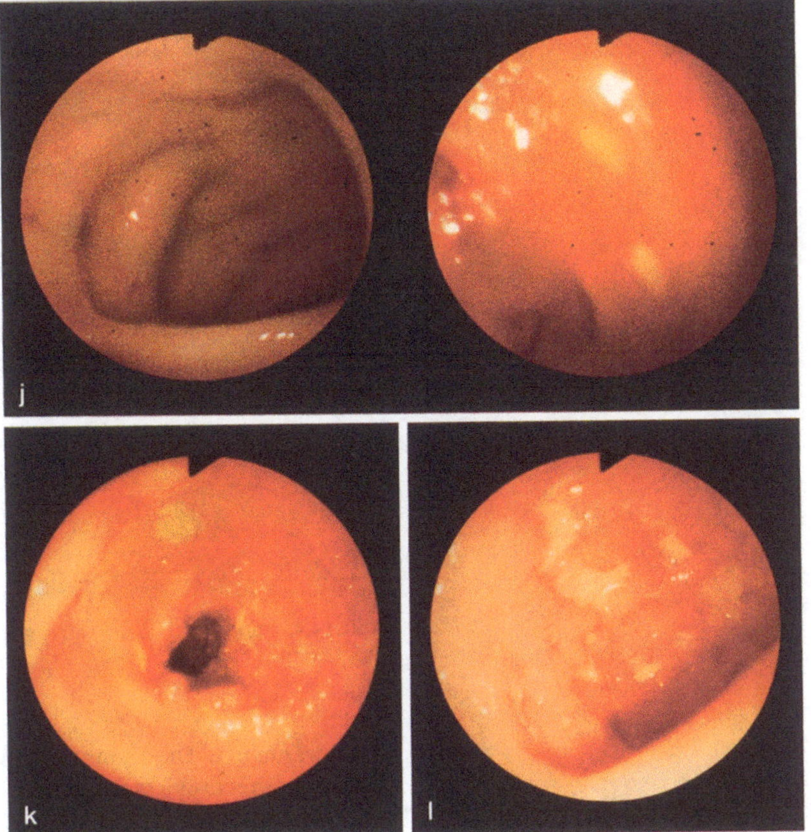

△

◁ **Abb. 14.1.** **f** Frühform eines Morbus Crohn des Kolons und terminalen Ileums. *Links*: lymphofollikulärer Reizzustand im Sigma; *zweites von links*: kleines aphthöses Ulkus; *zweites von rechts*: Biopsiezange in der Valvula Bauhini; *rechts*: aphthöse Läsionen des terminalen Ileums. Im weiteren Verlauf hat sich der Morbus Crohn klinisch, endoskopisch und histologisch bestätigen lassen. **g** Florider Morbus Crohn des Kolons mit „skip lesion". Tiefes ausgestanztes Ulkus mit fissurartigem Ausläufer in unmittelbarer Nachbarschaft von reizloser Sigmaschleimhaut; *rechts*: tiefe Einkerbung einer Haustrie durch ein ähnliches Ulkus. **h** Gleiche Patientin wie **g**, florider Morbus Crohn des Kolons; *links und Mitte*: „skip lesions" mit einem erhabenen aphthösen Ulkus (bei 9^{00}) und einem flachen längs verlaufenden Ulkus (bei 3^{00}), dazwischen regelrechte Schleimhaut; *rechts*: mehrere benachbarte, zum Teil ausgestanzte Ulzera mit Heranraffung zweier Haustrien. **i** Morbus Crohn. Zustand nach Hemikolektomie rechts mit Ileumresektion, florides Rezidiv; *links und Mitte*: multiple, z. T. aphthöse Ulzera am anastomosierten Ileum; *rechts*: Anastomose mit Blick auf kissenartige Schwellungen mit fibrinbedeckten Defekten (Erosionen). **j** Morbus Crohn. Zustand nach Hemikolektomie rechts mit Ileumresektion; *links*: im Kolon einzelne stimulierte Lymphfollikel (bei 12^{00}); *rechts*: kleine aphthöse Ulzera am anastomosierten Ileum. **k** Florider Morbus Crohn des Colon transversum mit Verlust der Haustrierung, Pseudopolypenbildung. **l** Florider Morbus Crohn des Sigmas mit tiefen Ulzerationen

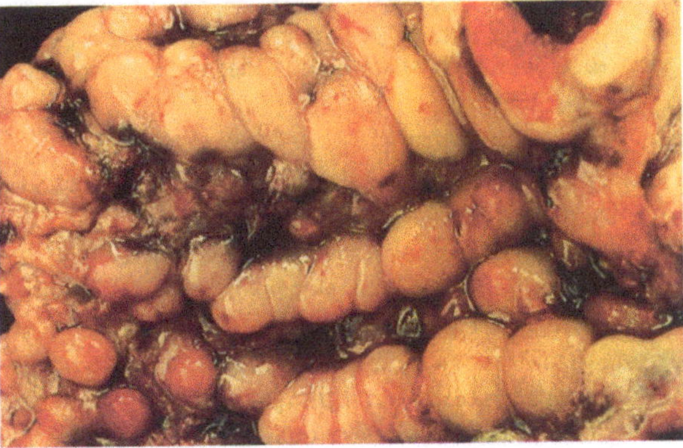

Abb. 14.2. Florider Morbus Crohn: unregelmäßig formierte Ulzerationen und ein kopfsteinpflasterartig aufgeworfenes Schleimhautrelief

Schleimhautschwellung und zunehmende Verdickung aller Wandschichten führen im *Spätstadium* zu den typischen unregelmäßigen Stenosierungen des Darmlumens, die sich röntgenologisch als schnur- oder bandförmige Kontrastmittelstreifen darstellen und ggf. einen Tumor vortäuschen können.

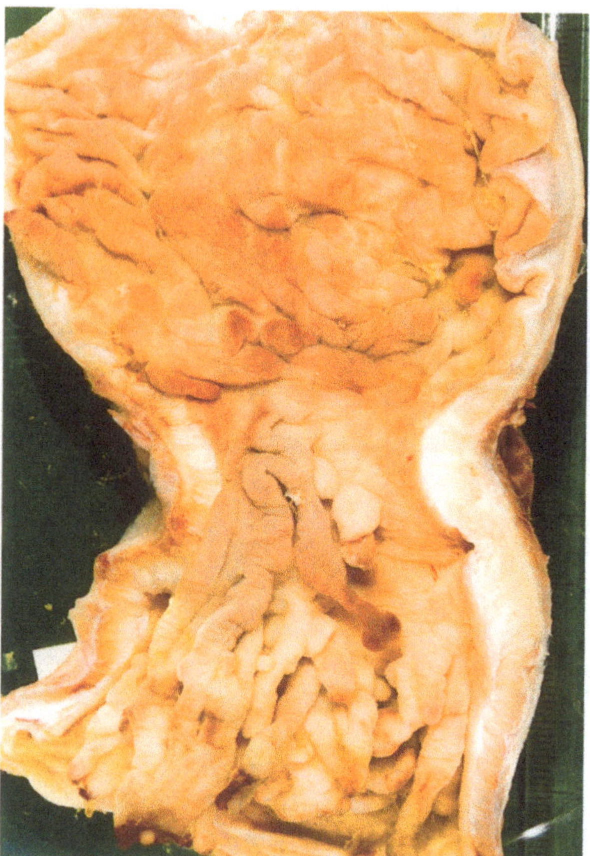

Abb. 14.3. Histologisch gesicherter Morbus Crohn bei einer 52-jährigen Frau. Zahlreiche z. T. über fingerlange Polypen, distal der Stenose im Bereich des Colon descendens

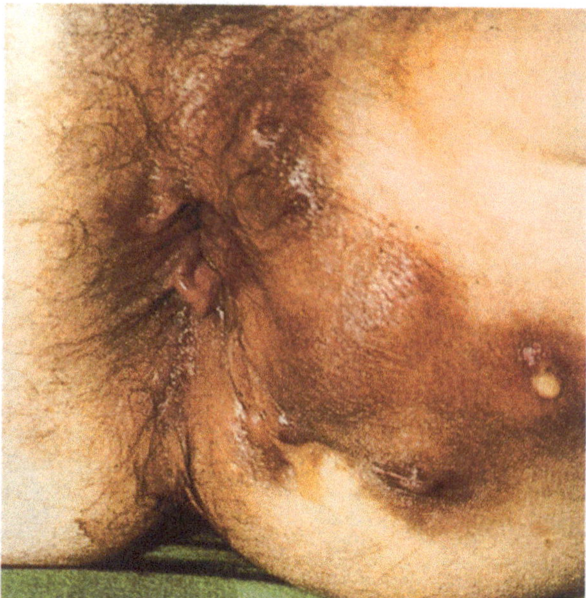

Abb. 14.4. Perianale Fisteln bei zugrunde liegendem Morbus Crohn

Lokalisation. Im Gegensatz zur Colitis ulcerosa, die sich in der Regel auf das Kolon beschränkt und nur in 10 (– 20 %) als sog. „Back-wash-Ileitis" (s. S. 365) auf die terminale Ileumschlinge übergreift, kann beim Morbus Crohn jeder Abschnitt des Gastrointestinaltraktes befallen sein. Die Literaturangaben über die häufigsten Lokalisationen differieren. In etwa 30 % aller Fälle ist das terminale Ileum allein [27] befallen. Ein isolierter Befall des Kolons wird mit 20–27 % und ein solcher des Rektums mit 2–6 % angegeben, eine kombinierte Ileokolitis mit 30–55 % [71, 72].

Prädilektionsstellen sind terminales Ileum und Colon ascendens.

Seltenere Lokalisationen (Ösophagus, Magen, Duodenum, Jejunum, Meckel-Divertikel, Gallenblase, isolierter Befall der Appendix, isolierte Analerkrankungen und schließlich Erkrankungen der Haut, der Lippen, Zunge, Larynx und Pharynx) werden angegeben in einer Häufigkeit von 2–9 %. Sogar ein rein extraintestinaler Befall ist möglich.

Beschwerdebild. Die Symptomatologie des Morbus Crohn ist recht vielgestaltig. Die uncharakteristischen Anfangssymptome bestehen meist in Dauerbauchschmerzen mit breiigen, wässrigen Diarrhön, i. d. R. ohne Blutbeimengungen, in Übelkeit, Gewichtsabnahme und zu etwa 10 % in einem walzenförmigen tastbaren Abdominaltumor (entzündlicher Konglomerattumor durch Übergreifen des Entzündungs- und Fibrosierungsprozesses auf die Serosa und das mesenteriale Fettgewebe).

Man unterscheidet eine akute und eine mehr chronische Verlaufsform. Bei der akuten Form stehen, ähnlich wie bei der Appendizitis (daher auch Pseudoappendizitis genannt), akuter Schmerz, Druckschmerz und Abwehrspannung im Bereich des rechten Unterbauches im Vordergrund.

Für die klassischen, mehr chronischen Verlaufsformen beginnt die Symptomatologie meist schleichend: rezidivierende Diarrhön, meist ohne Blutbeimengungen, spastische Bauchschmerzen, häufig im Bereich des Oberbauches (Pseudoulkus, Pseudopankreatitis), Fieber, Übelkeit, Gewichtsverlust, entzündliche Veränderungen im Rektoanalbereich mit Ausbildung von Fissuren, Fisteln, Dermatitiden und Analhautekzemen (Abb. 14.4, 14.5). Es ist typisch für die im Rahmen des Morbus Crohn auftretenden Anallläsionen, dass sie kaum schmerzen und somit von den Patienten oft nicht beachtet werden. Starke Schmerzen bei Analaffektionen des Morbus Crohn weisen auf einen Abszess hin.

Für die häufig hierbei auftretenden Fisteln ist ferner typisch, dass sie meist fuchsbauartig verzweigt sind

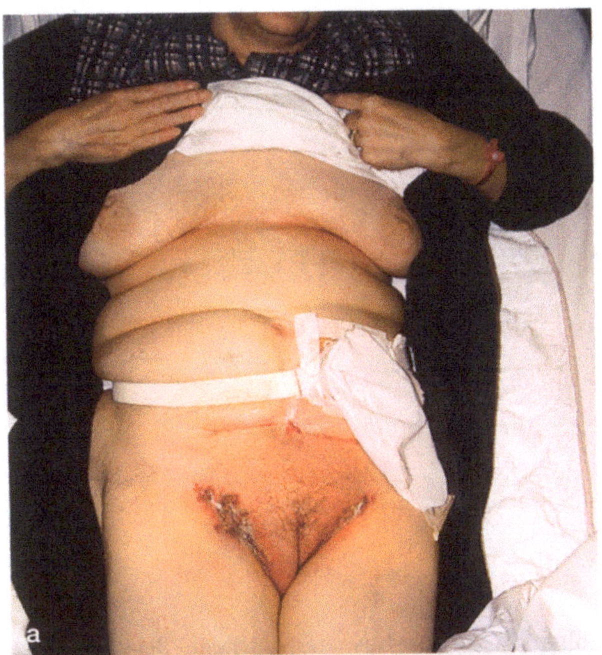

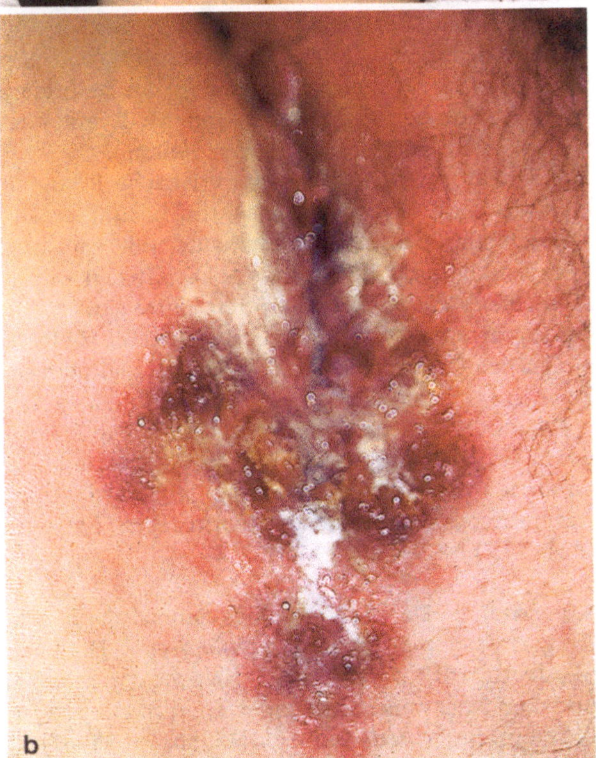

Abb. 14.5. **a** Kutaner Befall eines Morbus Crohn im inguinalen und submammären Bereich. **b** Polypoide Hautmetastasen eines Morbus Crohn inguinal. Gleiche Patientin wie **a** [34]

und mehrere Mündungen aufweisen. Perianalfisteln und periproktitische Abszesse, die gelegentlich schon vor den ersten intestinalen Crohn-Manifestationen auftreten können, sollen in 16 % der Fälle bereits bei Krankheitsbeginn nachweisbar sein [32]. Bei 34–50 % treten sie im weiteren Verlauf der Erkrankung auf [66, 71].

Hinzu kommt das eventuelle Auftreten von walzenförmigen, abdominalen Konglomerattumoren, die als tastbare Resistenzen imponieren. Bei Auftreten von Stenosen kommt es im Laufe der Erkrankung zu kolikartigen Schmerzen. Als Folge der Entzündung finden sich weiterhin häufig Fieber oder Angaben über Nachtschweiß.

Während die Colitis ulcerosa mehr durch akut exazerbierende, blutige Durchfälle mit nahezu vollständiger Remission gekennzeichnet ist, zeigt der Morbus Crohn i. Allg. einen mehr chronischen Verlauf mit weniger eindeutigen Exazerbationen und weniger vollständigen Remissionen.

Nicht selten soll die Leber an der Erkrankung beteiligt sein. Dabei beobachtet man verhältnismäßig unspezifische Veränderungen wie Verfettung, Cholangitis und reaktive Hepatitis. Nicht selten wird auch eine Stomatitis aphthosa, Pankreatitis und insbesondere bei Erwachsenen, die an einem Morbus Crohn leiden, ein Morbus Bechterew beobachtet.

Weitere *extraintestinale Manifestationen* sind Monarthritis, Polyarthritis, Arthralgien, Spondylitis, Ureteritis, Nephrolithiasis, Hydronephrose, Rektovaginalfisteln, Vulvitis granulomatosa [42], granulomatöse Pareiitis [28] und Cheilitis [61], Skrotumulzerationen, Mammafisteln, Osteomyelitis, subperiostale Reaktionen, aseptische Osteonekrosen, Uveitis, Episkleritis, Erythema nodosum (Abb. 15.5 a), Exanthema multiforme, Sweet-Syndrom, Epidermolysis bullosa, Ekzem, Pyodermia gangraenosum (Abb. 14.6), Hyperthyreose, Trommelschlägelfinger und andere mehr. Entsprechend sind auch die Sekundärerscheinungen variabel und von der Art der Organbeteiligung und der Akuität abhängig (Ödeme, Anämie, Elektrolytstörungen, Malabsorptionssyndrome, Vitaminmangelerscheinungen u. a.) [8, 44, 56, 58, 65, 71, 93].

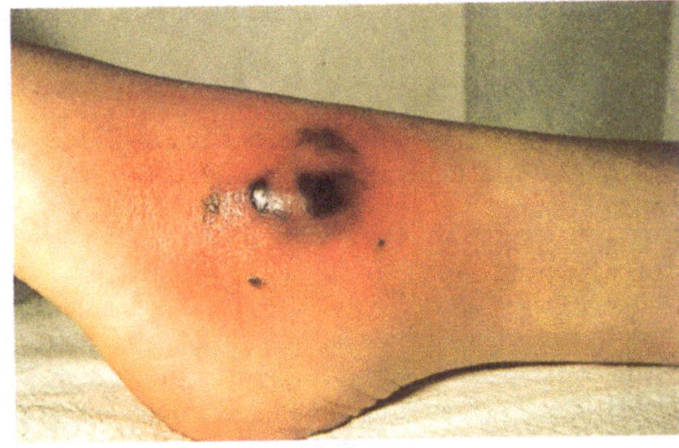

Abb. 14.6. Pyodermia gangraenosum. Extraintestinale Manifestation eines Morbus Crohn

Bei 0,5–6 % aller Fälle von Morbus Crohn ist weiterhin mit einer sekundären Amyloidose zu rechnen [16, 40, 45, 46, 53, 90].
Entsprechend vielgestaltig können die *Komplikationen* sein: Massive Darmblutungen, freie und gedeckte Darmperforation, freie und gedeckte Abszesse, toxisches Megakolon (s. S. 367), Ileuszustände, Oxalat-Nierensteine, Gallensteine, atypische Fistelbildungen, erhöhtes Malignomrisiko (Dünndarm, Dickdarm, Fistelkarzinom); durch Druck der Darmkonglomerattumoren auf den Harnleiter kann sich, vorwiegend rechtsseitig, eine intermittierende Hydronephrose entwickeln u. a.
Im Kindesalter finden sich zusätzlich in 18–30 % Wachstumsstörungen speziell des Skelettsystems, geistige Retardierung sowie verzögerte sexuelle Reifung [61, 69, 95].

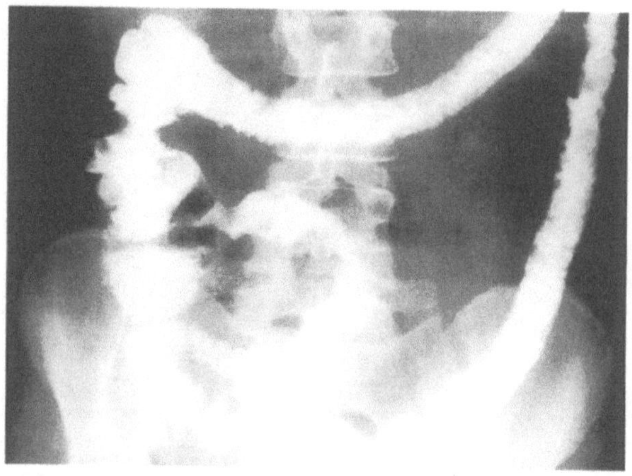

Abb. 14.7. Omega-Zeichen („Distanzphänomen"): Ω-förmige Verlagerung und Impression des terminalen Ileums bei Morbus Crohn

DIAGNOSE

Die Diagnosestellung erfolgt mithilfe des Röntgenbildes, der Ösophagogastroduodenoskopie, Proktorektoskopie, Ileokoloskopie und der Biopsie.

Endoskopie. Die Endoskopie mit histologischer Untersuchung allein erlaubt in etwa 40 % der Fälle eine Diagnosesicherung [26, 57, 70, 85].
Die Darmoberfläche zeigt diskrete, unregelmäßig begrenzte, in makroskopisch unauffälliger Schleimhaut liegende Ulzera („skip lesions") (Abb. 14.1 g). Wichtig ist, dass bei jeder endoskopischen Untersuchung möglichst mehrere Probeexzisionen durchgeführt werden. Das sicherste histologische Zeichen stellen die Epitheloidzellgranulome dar, die in sämtlichen Darmschichten sowie in den regionären Lymphknoten vorkommen können, jedoch nicht immer nachweisbar sind (s. u.).

Röntgenuntersuchungen. Neben der Endoskopie stellt die Röntgenuntersuchung des Dünn- und Dickdarmes die aussagefähigste Untersuchung dar. Die röntgenologischen Möglichkeiten sind insbesondere:

- Abdomenübersicht,
- Sondeneinlauf des Dünndarmes nach Sellink,
- Doppelkontrasteinlauf,
- Fistelfüllung,
- Angiographie.

Insbesondere durch die gezielte Untersuchung des Dünndarms nach Sellink ist fast immer eine zuverlässige Aussage über Art, Ausdehnung und Schweregrad der Erkrankung möglich. Der gesamte Dünndarm lässt sich auf diese Weise innerhalb von 15–20 min übersichtlich füllen, und kleine Schleimhautveränderungen werden erfasst. Aufgrund des hohen Aussagewertes, der geringen Belastung des Patienten und des relativ geringen Aufwandes ist die Röntgenuntersuchung im Diagnostikprogramm bei der Abklärung eines Morbus Crohn besonders wichtig (Kolondoppelkontrast und MDP mit spezieller Darstellung des terminalen Ileums).
Für den Morbus Crohn charakteristische Röntgenbefunde sind Stenosierungen im Ileumbereich, Pflastersteinrelief der Schleimhaut, weit geöffnete Ileozökalklappe, Wandstarre des betroffenen Darmsegments, tiefe Ulzera, Fissuren, Fistelgänge und der segmentäre Befall [57, 68]. Ein weiteres röntgenologisches Charakteristikum stellt das sog. Omega-Zeichen („Distanzphänomen") dar, bei dem es, bedingt durch ein entzündliches Ödem sowie Mesenteriallymphknotenschwellungen und der damit verbundenen Mesenterialverdickung, zu einer bogigen Darmschlingenverlagerung in Form eines Ω kommt (Abb. 14.7).

Sonographie. Der Sonographie kommt als Ergänzung endoskopischer und radiologischer Diagnostikschritte, insbesondere bei Verlaufsbeobachtungen und dem Nachweis auftretender Komplikationen zunehmend mehr Bedeutung zu [18, 50, 54, 59, 62].
Zur frühzeitigen Diagnostik von Komplikationen (innere Fisteln, Stenosen etc.) steht neuerdings eine Kombination von Enteroklysma und Spiral-CT zur Verfügung [80, 95].

Histologie. Das histologische Bild des Morbus Crohn wird geprägt durch die Begriffe *diskontinuierlich*, d. h. auch im histologischen Bereich finden sich entzündungsfreie Areale neben mehr oder weniger stark entzündeten Schleimhautbezirken, *transmural* und *disproportioniert*. Letzteres besagt,

dass die Entzündung vom oberflächlichen Schleimhautbereich zur Submukosa hin an Intensität zunimmt.
Histologisch relativ kennzeichnend sind neben einer transmuralen lymphoiden Hyperplasie die epitheloidzelligen Granulome mit Riesenzellen vom Langhans-Typ (ohne Verkäsung). Es handelt sich hierbei um knötchenartige Proliferationen von histiozytären Elementen mit reichlich Zytoplasma (Abb. 14.8) [11, 38, 48, 57, 65].
Letztere sind durch Biopsien in etwa 20%, in Resektionspräparaten in etwa 70% nachweisbar [30].
Wichtig zu wissen ist, dass es keinen einzelnen histologischen Befund gibt, der einen Morbus Crohn beweist [65]. Kennzeichnend für das Krankheitsbild ist vielmehr eine wechselnde Kombination verschiedener, in der nachfolgenden Übersicht zusammengestellter Einzelbefunde.

Morbus Crohn. Histologische Einzelbefunde. (Nach Otto et al. [66])

1. *Transmurale Entzündung*
   - Diskontinuierlich
   - Disproportional
2. *Ulzeröse Läsionen*
   - Aphtoid
   - Fissural
   - Kryptenabszesse
3. *Lymphoidzellige Aggregate, lymphoidzellige Hyperplasie*
4. *Granulome*
   - Sarkoid
   - Tuberkuloid
   - „Histiozytär“
   - Mikrogranulome
5. *Lamina epithelialis mucosae*
   - Becherzellen: normal (Kolon)
   - Paneth-Zellmetaplasie (Kolon)
   - Gastrale Metaplasie (Dünndarm)
   - Granulozyteninfiltrate, mikroabszedierend
6. *Gefäßveränderungen*
   - Entzündlich
   - Degenerativ
   - Lymphangiektasien
7. *Nervale Läsionen*
   - Neuritis - Ganglioneuritis
   - Inflammatorische Axonopathie
   - Neuromatöse Proliferationen/Hyperplasien
8. *Muskuläre Läsionen*
   - Destruktion
   - Desintegration
   - Hypertrophie
   - Leiomyomatöse Proliferationen
9. *Darmwandfibrose (Stenose)*

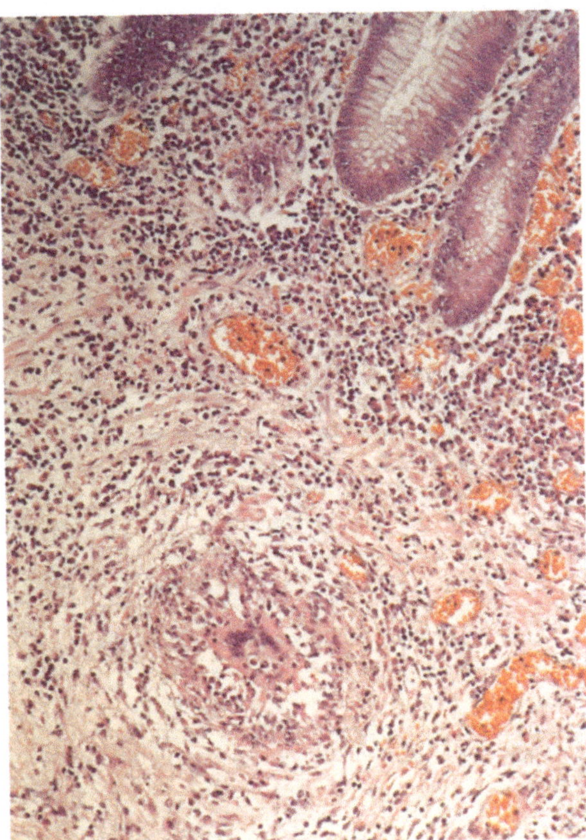

Abb. 14.8. Morbus Crohn. Submuköses Granulom mit Riesenzelle. HE-Färbung

Laboruntersuchungen. Anhand von Laborbefunden allein ist der Morbus Crohn nicht diagnostizierbar. Lediglich Schweregrade und Krankheitsverlauf können anhand von Laborbefunden mitbeurteilt werden. Wichtige Parameter sind die BSG als Zeichen für das Ausmaß der Entzündung (normale Senkung schließt das Syndrom jedoch nicht aus), der Hämoglobinwert, die Eiweißveränderungen im Serum (fäkales α_1-Antitrypsin zum Nachweis und zur Quantifizierung eines enteralen Eiweißverlustes), die Leberwerte, Orosomucoidwert, Temperaturerhöhungen und das Gewicht des Patienten [86]. Weitere Laborbefunde, die im Zusammenhang mit einem Morbus Crohn auftreten können, sind Hypocholesterinämie, Hypokalzämie, Hypokaliämie, Zinkmangel, Leukozytose, hypochrome Anämie, Thrombozytose, erhöhte Serumlysozym-(Murasidase-)Werte sowie α_2- und β_2-Globulinfraktion im Elektrophoresediagramm und der Nachweis von Blut im Stuhl.
Die 7 wesentlichsten Kriterien zur Diagnosestellung des Morbus Crohn sind in nachstehender Übersicht zusammengestellt.
Die Vielfalt möglicher Manifestationen und daraus wiederum entstehender Komplikationen sind der

Grund, warum auch heute noch trotz derart unverkennbarer anatomisch-pathologischer und röntgenologischer Befunde die Diagnose des Morbus Crohn verhältnismäßig spät, d.h. meist erst nach einer mittleren Krankheitsdauer von 3–4 Jahren, gestellt wird.

Diagnostische Kriterien beim Morbus Crohn. (Nach Lennard-Jones et al. [47])

A. Radiologische, endoskopische oder operative Kriterien
  I. Diskontinuierliche Erkrankung
  II. Ileumbeteiligung
  III. Vorhandensein tiefer Schleimhautrisse (Fissuren)

B. Darm- und Hautbefall
  IV. Enterokutane Fisteln
  V. Chronische Analerkrankungen

C. Histologische Befunde
  VI. Normaler Schleimgehalt der Becherzellen im entzündeten Gebiet
  VII. Lymphfollikel in Mukosa und Submukosa

Sind in der Biopsie Granulome vorhanden, so genügt zusätzlich eines der Kriterien I bis VII zur Diagnose. Fehlen Granulome, so müssen 3 der 7 Kriterien erfüllt sein.

DIFFERENZIALDIAGNOSE

Differenzialdiagnostisch spielt die Colitis ulcerosa die wichtigste Rolle. Weiterhin von Bedeutung sind: funktionelle Diarrhön, chronische Appendizitis, Darmtumoren (mesenteriale Lymphknoten), Darmtuberkulose, Yersiniosen, irritables Kolon, ischämische Kolitis (im Spätstadium), Whipple-Syndrom, Pankreasinsuffizienz, Ulcus duodeni, familiäre Polypose, Gardner-Syndrom, Cronkhite-Canada-Syndrom, Divertikulitis, Sprue, kollagene Kolitis, Ulcus recti simplex, antibiotikaassoziierte Kolitis, Strahlenfibrose, Morbus Behçet, Lues, Salmonellosen, Shigellosen, Campylobacter-Enteritis, Histoplasmose, Levurose, Aktinomykosen, Schistosomiase, Zytomegaliekolitis, Amöbenruhr (der indirekte Hämagglutinationstest stellt die wichtigste Unterscheidungsmöglichkeit zwischen einer Amöbenruhr und einer Crohnschen Erkrankung des Dickdarms dar), Balantidiasis, Vermes, Hyperthyreose, Morbus Addison.

Schließlich kommen differenzialdiagnostisch auch Krankheitsbilder in Betracht, die aufgrund pathologischer Veränderungen der intramuralen Arterien und Arteriolen zu Durchblutungsstörungen der Darmwand und schließlich zu mehr oder weniger ausgedehnten Ulzerationen führen können. Zu denken ist insbesondere an Kollagenkrankheiten wie den Erythematodes visceralis (Abb. 14.9a) [43], eine Purpura Schoenlein-Henoch (s. Abb. 3.47b,c) [37] und die in selteneren Fällen auch den Dickdarm betreffende Panarteriitis nodosa (Abb. 14.9b) [24, 96].

Bei isoliertem Dünndarmbefall muss an Non-Hodgkin-Lymphome und an das Dünndarmkarzinoid gedacht werden [71].

Von einer *Colitis indeterminata* spricht man in 10–20% der zu diagnostizierenden Fälle [71, 97], wo auch die histologischen Parameter keine sichere Unterscheidung zwischen einer Colitis ulcerosa und einem Morbus Crohn zunächst zulassen.

Die wichtigsten Unterscheidungsmerkmale zwischen dem Morbus Crohn und der Colitis ulcerosa sind in den Tabellen 14.1 und 14.2 gegenübergestellt. Über die Leitsymptomatik zur Differenzialdiagnose gibt Tabelle 14.3 Auskunft.

THERAPIE

Eine kausale Behandlung des Morbus Crohn ist wegen der unbekannten Ätiopathogenese immer noch nicht möglich. Die rein symptomatischen Behandlungsmaßnahmen basieren meist auf einer unspezifischen Hemmung der Entzündungsreaktion. Anwendung finden primär Glukokortikosteroide und Aminosalicylate (5-ASA-Präparate).

Neben einer bestimmten Diätkost werden, wie dies Tabelle 14.4 zeigt, zusätzlich Azathioprin, Methotrexat, Metronidazol, Ciprofloxacin und neuerdings der Tumornekrosefaktor α-Antikörper Infliximab eingesetzt.

Ein weiteres Handicap im Bemühen um eine effektive Therapie stellt die durch eine Vielzahl möglicher Komplikationen gekennzeichnete und dadurch weitgehend uncharakteristische klinische Symptomatologie dar, insbesondere auch dadurch, dass nicht selten gleichzeitig verschiedene Krankheitsphasen bei demselben Patienten auftreten.

Es kommt demgemäß ganz darauf an, die symptomatischen Behandlungsmaßnahmen anhand oft unsicherer klinischer Parameter der jeweiligen Krankheitssituation anzupassen und hierbei konservative und chirurgische Behandlungsschritte optimal zu kombinieren.

Während die Operation in der Regel den Komplikationen vorbehalten bleibt, stellt die medikamentöse Behandlung, unterstützt von einer „Ruhigstellung" des Darmes mit ballastfreier Kost bzw. parenteraler Ernährung, die Therapie der ersten Wahl dar. Welches Medikament in welcher Dosierung den gerade besten Therapieeffekt bringt, hängt weitgehend von der Beurteilbarkeit des aktuellen Aktivitätsgrades ab. Hierbei stellt der von Best et al. [4] entwickelte *Aktivitätsindex* eine wesentliche Hilfe dar. Der je-

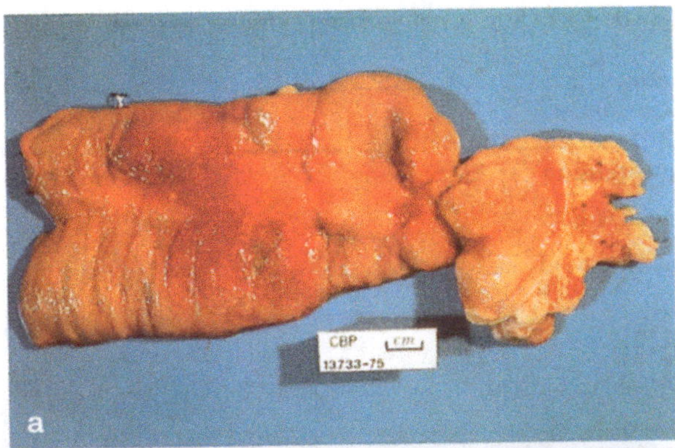

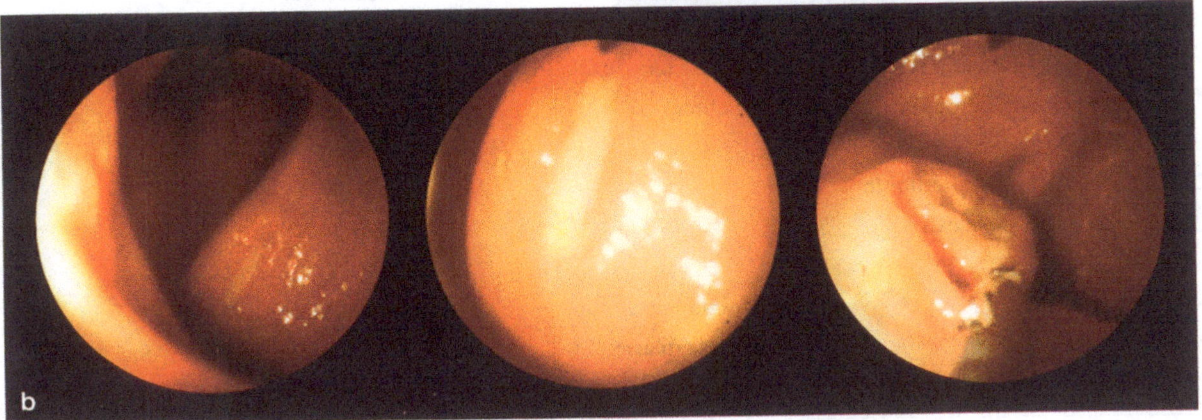

Abb. 14.9. **a** Erythematodes visceralis, hochgradige Striktur im rektosigmoidalen Übergangsbereich, eröffnetes 21 × 7 cm großes Sigmasegment. In der Nähe des distalen Randes findet sich eine 2,5 × 1,0 cm große Ulzeration mit konvergenten Falten auf frischem Wundgrund, auffällige Verdickung der Darmwand. **b** Arteriitische Kolitis (Mikroform einer Panarteriitis nodosa mit rezidivierenden schweren kolorektalen Blutungen). *Links*: kleines querverlaufendes Ulkus nahe der rechten Flexur; *Mitte*: Nahsicht des Ulkus; *rechts*: größeres Ulkus im Aszendens mit unterminiertem Rand, Ulkusgrund mit der PE-Zange gefasst

Tabelle 14.1. Zur *makroskopischen* Differenzialdiagnose zwischen Colitis ulcerosa und Morbus Crohn. (Nach Otto et al. [66])

Merkmal	Colitis ulcerosa	Morbus Crohn
Ausbreitung	Kontinuierlich, diffus	Diskontinuierlich, segmental
Beteiligung von:		
- Ileum	10% („backwash")	30% (maximal 50%)
- Rektum	über 90%	etwa 50%
- Anus	unter 25% (Fissuren)	über 75% (Fisteln, Fissuren, Ulzera
Mukosa/Submukosa	Granuliert, regellos angeordnete, oft flächenhaft entwickelte Erosionen und Ulzerationen	Kopfsteinpflasterartiges Mukosarelief, Ulzera (strickleiterartig, aphtös)
Fissuren	Keine	Häufig
Pseudopolypen	Häufig	Eher selten
Hyperämie	Massiv	Wechselnd, gering
Wandbreite bis zur Lamina muscularis propria	Normal	Stark verbreitert
Lamina muscularis propria	Zumeist normal	Deutlich verdickt
Serosa	Überwiegend normal (Ausnahme: toxisches Megakoln)	Fibrös verdickt, Serositis, „miliare" Granulome, sklerolipomatöser Überwuchs
Darmverkürzung/Strikturen	Muskuläre Verkürzung, Strikturen selten	Fibröse Verkürzung, segmental fibröse Strikturen häufig
Fistelbildung	Selten	Häufig
Toxisches Megakolon	5–10%	Wird zunehmend häufiger beobachtet

Tabelle 14.2. Zur *histologischen* Differenzialdiagnose zwischen Colitis ulcerosa und Morbus Crohn. (Nach Otto et al. [66])

Merkmal	Colitis ulcerosa	Morbus Crohn
Ausbreitung der Entzündung	Mukosa/Submukosa: „mucosal colitis"	Transmural: „full wall colitis"
Mukosadicke	Verbreitert	Verbreitert
Submukosadicke	Normal Fibrose	Stark verbreitert Ödem, Ödemsklerose, Fibrose
Becherzellverlust[a]	Immer	Gering, wenn überhaupt
Drüsenarchitektur	Schwer gestört	Gering verändert
Kryptitis/Kryptenabszesse[a]	Immer	Sehr selten
Paneth-Zellmetaplasie	Sehr häufig	Selten
Epitheloidzellige Granulome[a]	Fehlen/Sehr selten	60–70 % (20–83 %)
Fokale lymphoide Hyperplasie[a]	Mukosa/Submukosa	AlleWandschichten, oft sehr ausgeprägt
„Vaskularisation"	Häufig	Selten
Entzündliche Gefäßveränderungen	Selten	Häufig
Obliterierende Lymphangitis	Selten	Häufig
Fibrose	Mäßig	Stark
Analläsionen	Unspezifische Entzündung	Epitheloidzellige Granulome
Regionäre Lymphknoten	Reaktive Hyperplasie	Epitheloidzellige Granulome (25–50 %)
Präkanzeröse Epitheldysplasien	Relativ „häufig"	Bislang selten beobachtet

[a] Bioptisch besonders wichtig.

Tabelle 14.3. Leitsymptomatik zur Differenzialdiagnose der Colitis ulcerosa und des Morbus Crohn. (Nach Gruner [33])

Morbus Crohn	Colitis ulcerosa
Diarrhö – selten blutig	Blutig-schleimig-eitrige Durchfälle
(Druck-)Schmerz rechts	Diffuse Leibschmerzen
Walzenförmige Resistenz	Anämie-Fieber-Gewichtsverlust
Besonders Unterbauch rechts Analfistel, Fissur	Syntopien

weilige Grad der Aktivität wird infolge ganz bestimmter Kriterien als Punktwert ermittelt (Tabelle 14.5) [41].

Liegt der CDAI (Crohn-Disease-Activity-Index) unter 150, bedeutet dies, dass die Erkrankung nur geringgradig aktiv ist. Handelt es sich um einen Wert zwischen 150–300, entspricht dies einem leichteren bis mittleren Schub, und findet sich ein *Morbus-Crohn-Index* über 300, handelt es sich um eine schwere Krankheitsphase. Aufgrund dieser Aktivitätsbeurteilung kann beispielsweise gezeigt werden, dass im akuten Schub, d.h. einem Aktivitätsindex über 150–200, Glukokortikoide einen signifikant positiven Therapieeffekt ergeben, während bei einer niedrigeren Punktzahl, d.h. einer ruhigeren Erkrankungsphase, kein Unterschied zu einem Plazebo feststellbar ist.

Glukokortikoide stellen demgemäß die Therapie der Wahl für den akuten Schub dar. Besonders in der exsudativen Entzündungsphase, die nicht selten durch Begleiterkrankungen wie Erythema nodosum, Arthritis, Episkleritis und Uveitis gekennzeichnet ist, sind Kortikosteroide indiziert. Es empfiehlt sich, zunächst hochdosiert zu beginnen – 1 (–2) mg/kg Körpergewicht Prednison oder Prednisolon – und die Dosierung langsam, wie in Tabelle 14.4 angegeben, zu reduzieren.

Ein günstiges Wirkungs- bzw. Nebenwirkungsprofil zeigt das topisch wirksame Kortikosteroid Budesonid. Es zeichnet sich im Vergleich zu den systemisch wirksamen Kortikosteroiden durch eine gute Wirkung am Ort der Entzündung aus bei gleichzeitig reduzierter Nebenwirkungsrate. Dies ist dadurch bedingt, dass Budesonid einem hohen First-pass-Effekt unterliegt, wobei das resorbierte Budesonid zu etwa 90 % in der Leber zu weitestgehend unwirksamen Metaboliten verstoffwechselt wird, bevor diese

Tabelle 14.4. Therapie bei Morbus Crohn. (Nach Schölmerich [81])

Akuter Schub (geringe bis mittlere Aktivität: CDAI 150–350)	
• Prednisolon/Prednison	Initialdosis 60 mg/Tag, Dosisreduktion variabel je nach Ansprechen (z. B. um 5–10 mg/Woche). Dauer 3–6 Monate
• Budenosid	Dosis 9 mg/Tag, Dosisreduktion nach Erreichen der Remission (z. B. um 3 mg/Woche). Alternativ zu systemischen Steroiden vor allem bei ileozökalem Befall (topisch wirksam)
• Mesalazin	Dosis 4 g/Tag, Dosisreduktion nach Erreichen der Remission (z. B. um 1 g/Woche). Alternativ zu Steroiden (weniger wirksam als systemische Steroide und Budesonid)
• Formuladiäten	Additiv oder alternativ (nasoduodenale Sonde) enteral (weniger wirksam als Steroide)
Aktiver Schub (hohe Aktivität: CDAI > 350)	
• Prednisolon/Prednison	Initialdosis 100mg/Tag, i.v. oder oral, Dosisreduktion je nach Ansprechen
• Infliximab	Dosis 5 mg/kg KG i.v. bei Versagen der Steroidtherapie
• Parenterale Ernährung	Vor allem bei Obstruktion/Stenose
Chronisch aktive Erkrankung	
• Prednisolon/Prednison	Dosisanpassung individuell je nach Erkrankungsaktivität
• Azathioprin	Dosis 2–2,5 mg/Tag pro kg KG
bzw. 6-Mercaptopurin	Dosis 1 mg/kg KG. Dauer mindestens 4 Jahre
• Methotrexat	Dosis 25 mg/Woche i.m., später 15 mg/Woche oral
Fisteln (perianal)	
• Metronidazol	Dosis 2–3-mal 400 mg/Tag. Dauer 2–3 Monate (in Deutschland nicht für Dauerbehandlung zugelassen)
• Infliximab	Dosis 5 mg/kg KG i.v. (bei Therapieversagen inkl. Chirurgie)
Rezidivprophylaxe	
• Mesalazin	Dosis 2 g/Tag (vor allem postoperativ, in Einzelfällen nach medikamentös induzierter Remission, Dauer 2 Jahre)
• Azathiprin	Dosis 2 mg/Tag pro kg KG
• Methotrexat	Dosis 15 mg/Woche oral

Tabelle 14.5. Morbus-Crohn-Aktivitätsindex (CDAI). (Nach Best et al. [4])

I.	Stuhlfrequenz/Woche		...... × 2 =	
II.	Bauchschmerzen/Woche		...... × 5 =	
III.	Allgemeinbefinden/Woche		...... × 7 =	
IV.	Systemische Zeichen: Gelenkschmerzen; Schleimhaut-, Hautzeichen, Augenentzündung; anale Läsionen; Fisteln; Fieber > 37,5 °C rektal	jedes	...... × 20 =	
V.	Durchfallbehandlung	ja	...... × 30 =	
VI.	Resistenz im Abdomen, nein = 0, fraglich = 2, sicher = 5		...... × 10 =	
VII.	Hämatokrit; ? : 47 minus Hämatokrit, ? : 42 minus Hämatokrit		...... × 6 =	
VIII.	1 – Gewicht/Standardgewicht		...... × 100 =	____
		Summe	=	

Zu I: Zahl der nicht geformten Stühle.
Zu II: Schmerzen jeden Tag; Skala: 0 = keine, 1 = leicht, 2 = mäßig, 3 = stark.
Zu III: Befinden; Skala: 0 = im Allgemeinen gut, 1 = nicht ganz gut, 2 = schlecht, 3 = sehr schlecht, 4 = unerträglich.

in den Körperkreislauf gelangen. Die empfohlene Dosierung beim akuten Morbus Crohn beträgt 9- bzw 3 mal 3 mg Budesonid pro Tag [81].
Auch eine Kombination von Kortikosteroiden mit anderen Wirksubstanzen, wie z. B. mit Mesalazin (5-Amminosalicylsäure/5-ASA) oder Sulfasalazin (Salazosulfapyridin/SASP) ist möglich, wobei Mesalazin auch die eigentliche Wirksubstanz des Sulfasalazins ist. Mesalazinhaltige Präparate (z. B. Salofalk) stellen eine Weiterentwicklung der sulfasalazinhaltigen Präparate dar. Da durch Einsatz der mesalazinhaltigen Präparate die durch die Sulfapyridinkomponente des Sulfasalazins bedingten, oft beträchtlichen Nebenwirkungen entfallen, kann das Mesala-

zin bei der Behandlung des akuten Morbus Crohn höher dosiert werden (s. Tabelle 14.4).

Weiterhin hat das 1975 erstmals von Ursing und Komme [94] beschriebene Antibiotikum *Metronidazol* (s. Tabelle 14.4) zunehmende Bedeutung als Morbus-Crohn-Therapeutikum erlangt. Die bemerkenswerte therapeutische Wirkung dieser Substanz beim Morbus Crohn, vor allem bei einer Erkrankung des Kolons und bei perianalen Komplikationen (Fisteln) [3] beruht wohl vorwiegend auf der durch Hemmung der Nukleinsäuresynthese bakteriziden Wirkung gegen obligate Anaerobier, die beim Morbus Crohn nicht nur in infektiöser, sondern möglicherweise auch allergologischer Hinsicht eine Rolle spielen.

Als weiteres Medikament spielt *Azathioprin* (z.B. Azafalk) bzw. sein Metabolit 6-Mercaptopurin eine Rolle (s. Tabelle 14.4). Es ist insbesondere dann indiziert, wenn die durch Kortikosteroide erzielte Remission nur mit einer zu hohen Steroiddauertherapie aufrechterhalten werden kann. Dieses Immunsuppressivum wird in diesen Ausnahmefällen in einer Dosierung von 2–2,5 mg/kg KG/Tag als Kortikoideinsparer angewandt [6, 39, 49, 63, 64, 71, 81].

Alternativ kommt Methotrexat in Betracht [22, 81].

Schließlich wird die Gabe eines neu entwickelten monoklonalen Antikörpers gegen den entzündungsfördernden Tumornekrosefaktor (TNF) α (Infliximab) empfohlen (s. Tabelle 14.4). Hiermit soll bei einem Drittel der Fälle eines therapierefraktären aktiven Morbus Crohn eine Remission [89] und bei etwa der Hälfte der hiervon betroffenen Patienten ein Fistelverschluss erreicht werden [81]. Wegen der bislang noch weitgehend ungeklärten Nebenwirkungsgefahren sollte die Behandlung damit derzeit nur therapieresistenten Ausnahmefällen vorbehalten sein [21, 74, 81].

Generell muss schließlich festgestellt werden, dass die rein symptomatische medikamentöse Therapie bestenfalls die Schwere der entzündlichen Erscheinungen mildern und ihre Dauer abkürzen kann, am chronisch rezidivierenden Verlauf der Krankheit kann sie jedoch nichts ändern.

Wesentlich ist weiterhin die Erkenntnis, dass eine Therapiepause zwischen 2 Schüben einer Dauer- bzw. Langzeitbehandlung mit Kortikosteroiden bzw. mesalazinhaltigen oder -abspaltenden Präparaten nicht unterlegen ist.

Nach Abklingen eines Schubes sollten demzufolge die applizierten Medikamente abgesetzt werden, wobei bekanntlich bei Kortisongabe auf eine stufenweise Reduzierung der Dosis zu achten ist.

Die symptomatische Therapie der Diarrhö kann mit Loperamid (Imodium) oder Plantago-ovata-Samen (z.B. Mucofalk) bzw. die der chologenen Diarrhö mit Colestyramin (Quantalan) erfolgen.

In schweren Fällen kommt Tinctura opii (bis zu 3-mal 20 mg/Tag) oder ggf. Saccharomyces boulardi (z.B. Perenterol) in Betracht.

Was die *chirurgische* Therapie des Morbus Crohn anbetrifft, so muss grundsätzlich davon ausgegangen werden, dass dieses Krankheitsbild im Gegensatz zur Colitis ulcerosa operativ nicht heilbar ist. Die Operationsmortalität ist von 5–7% vor 20 Jahren auf unter 1% gefallen [71].

Eine wesentliche Erkenntnis ist die, dass sich das Rezidivrisiko verringert, wenn in einer inaktiven Phase der Erkrankung operiert wird. Grundsätzlich ist eine konservative Behandlung anzustreben. Nur wenn die Erkrankung durch Medikamente unbeeinflusst bleibt oder bei einem akuten Notfall ist die Operation angezeigt.

Wegen Komplikationen (Stenosen, Fisteln, Abszesse u.W.) müssen etwa 90% der Betroffenen mindestens einmal im Leben operiert werden [71, 84]. Die Wahrscheinlichkeit einer chirurgischen Intervention liegt nach 5 Krankheitsjahren bei etwa 40%, nach 10 Jahren bei 60–70% und nach 20 Jahren bei 90% [66]. 40%–50% der operierten Patienten bekommen in den darauf folgenden 5 Jahren ein symptomatisches Rezidiv und etwa 20% müssen innerhalb von 5 Jahren erneut operiert werden [66, 75].

Als Methode der Wahl gilt heute im Gegensatz zu der Ansicht noch vor einigen Jahren die spärliche Resektion irreversibel geschädigter Darmabschnitte, die gerade bis ans Gesunde reicht, wodurch auch das Risiko dieser Eingriffe i.Allg. abgenommen hat. Hierbei hat sich gezeigt, dass der Befall von Resektionsrändern keinen Einfluss auf die Rezidivhäufigkeit hat. Auch ist eine Mitentfernung veränderter Lymphknoten nicht erforderlich [22].

Die *analen* Veränderungen stellen aufgrund ihrer Chronizität und Heilungsunwilligkeit ein besonderes Problem in der chirurgischen Behandlung des Morbus Crohn dar [1, 14, 22, 29, 36]. Für die Behandlung gilt, dass möglichst spät und möglichst wenig eingegriffen werden soll [22, 71]. Die Therapie der Wahl besteht heute sogar meist in der alleinigen Resektion des befallenen Darmabschnittes, ohne dass gleichzeitig bestehende anale Läsionen wie Fisteln, Fissuren, Abszesse usw. – insbesondere wegen der Gefahr von Sphinkterverletzungen – direkt angegangen werden.

Erfahrungsgemäß schließt sich nach alleiniger Resektion des befallenen Darmabschnittes ein erheblicher Teil mitbestehender Analfisteln spontan. Dies ist bemerkenswert, da anorektale Fisteln anderer Genese in aller Regel nicht spontan ausheilen (s. Fisteln, S.110). Rezidive sind meist durch eine Exazerbation der Grundkrankheit bedingt [14, 15, 36].

Tabelle 14.6. Zusammenstellung der Operationsindikationen bei Morbus Crohn. (Nach Dölle u. Herfarth [13])

I. *Absolute Operationsindikation*

a) *Mit hoher Dringlichkeit*
- Perforation und Peritonitis
- Toxisches Megakolon
- Schwere therapieresistente Blutung
- Akuter kompletter Ileus

b) *Mit aufgeschobener Dringlichkeit*
- Septische Komplikationen mit toxisch infektiösen Erscheinungen (z. B. Abszesse, gedeckte Perforationen)
- Fisteln zur Harnblase
- Ureterkompression mit Aufstauung

II. *Relative Operationsindikation*

Bei Versagen der konservativen Therapie: Chronischer Ileus (auch Kolonstenose mit paradoxen Diarrhoöen), therapieresistente enterokutane, enterovaginale, enteroenteritische Fisteln, Konglomerattumoren sowie ausgedehnte Analfisteln mit drohender oder manifester Sphinkterinsuffizienz; ausgeprägte Mitbeteiligung von Haut, Augen und Gelenken, die auf konservative Therapie nicht angesprochen haben bzw. die sich darunter verschlechtern

III. *Symptomatische Eingriffe*

Z. B. lokale Analfisteloperationen, Abszessinzision

Lokale operative Maßnahmen (z. B. Dilatation einer Analstenose, operative Korrektur einer iatrogen verursachten Inkontinenz, Eröffnung schmerzhafter Abszesse) sind heute nur noch ausnahmsweise indiziert [1, 5 14, 15, 29, 36, 51, 84, 92, 95].

Der richtige Zeitpunkt für einen operativen Eingriff sollte möglichst von Internisten, Chirurgen und Proktologen gemeinsam bestimmt werden.

Tabelle 14.6 zeigt eine Zusammenstellung der Operationsindikationen.

Schließlich ist die *Malnutrition* mit ihren Folgen therapeutisch zu berücksichtigen. Im Bedarfsfall muss für einen Elektrolyt-, Eiweiß-, Volumen- und Blutersatz gesorgt werden.

Insbesondere ist eine hochdosierte Vitamin- (A, B, E, K und besonders B_{12}) und evtl. auch Immunglobulingabe nötig. Bewährt hat sich hierbei die *Astronautendiät* als eine dem Körperbedarf angepasste ballastfreie, vollbilanzierte Kost aus Aminosäuren, Glukose, Elektrolyten und Vitaminen. Bei Befall des terminalen Ileums und Kolons und insbesondere bei Vorliegen von Perianalfisteln u. a. proktologischen Begleiterkrankungen kann diese Kost sehr hilfreich sein, da sie bereits in den oberen Dünndarmabschnitten vollständig resorbiert wird und damit die betroffenen kaudalen Darmbereiche nicht belastet. Eine solche Diätkost sollte mindestens 3000–3500 Kcal/Tag enthalten und möglichst in mehrere kleine Mahlzeiten aufgeteilt sein. Sie kann sowohl prä- als auch postoperativ von großem Nutzen sein. Manche Patienten sind erst nach dieser Diätbehandlung überhaupt operationsfähig.

Zur Behandlung schwerer Krisen, insbesondere wenn zusätzlich ausgedehnte Fistelbildungen und/oder Stenosierungen vorliegen und ohnehin Bettruhe geboten ist, hat sich zur Entlastung und Beruhigung erkrankter Darmabschnitte die komplette parenterale Ernährung bewährt. Gemäß Literaturangaben kann allein hierdurch nicht selten ein operativer Eingriff vermieden werden. Auch die verschiedensten Mangelzustände, an denen derartige Patienten oft leiden, können hierdurch am besten ausgeglichen werden [52, 81]. Durch eine totale parenterale Ernährung oder eine Elementardiät soll bei 60–80 % der Crohn-Patienten im akuten Schub eine Remission erreicht werden können. Trotzdem stellt die Ernährungstherapie keine Alternative, sondern lediglich eine Ergänzung zur medikamentösen Behandlung dar [71].

Wie aus der Vielzahl der Behandlungsvorschläge zu ersehen ist, existiert bis heute keine Therapie der ersten Wahl. Es kommt vielmehr ganz und gar darauf an, aus der breiten Therapiepalette symptomatisch wirkender Medikamente gerade dieses einzusetzen bzw. diese Präparate bzw. Diätmaßnahmen zu kombinieren, die bei dem gerade vorliegenden Akuitätsgrad und Ausmaß der Krankheit erfahrungsgemäß am ehesten zu einer Zustandsbesserung führen.

Tritt eine *Schwangerschaft* ein, ist erfahrungsgemäß nicht mit wesentlichen Komplikationen hierdurch zu rechnen, sofern die Konzeption in Remissions- oder Ruhephasen erfolgt ist.

Bei der Empfängnis im aktiven Stadium oder wenn die Gravidität und die Krankheit gleichzeitig begonnen haben, muss jedoch mit einer Häufung von Tot-, Früh- und Spontangeburten gerechnet werden, weswegen in solchen Fällen eine Interruptio zu erwägen ist.

Die Behandlung ist bei Schwangeren grundsätzlich gleich. Kortikosteroide sollten allerdings möglichst sparsam und mesalazinhaltige oder -abspaltende Präparate einige Wochen vor der Entbindung abgesetzt werden. Teratogene Schäden durch Salazosulfapyridin oder Mesalazin sind bislang nicht bekannt geworden [20].

Azathioprin ist kontraindiziert.

Abschließend kann grundsätzlich gesagt werden, dass in der Therapie des Morbus Crohn eine unüberlegte schnelle Entscheidung meist mehr schadet als eine zurückhaltende Einstellung, insbesondere was operative Eingriffe anbetrifft.

Kollegen der verschiedenen Fachbereiche, ob in Klinik oder Praxis, sind gemeinsam zu einer konsequenten, koordinierten Überwachung, Betreuung und Aufklärung dieser Patienten aufgerufen. Jeder wesentliche Therapieschritt sollte insbesondere wegen des ausgesprochen wechselhaften Spontanverlaufes dieser Erkrankung gründlich bedacht und vor allem konsiliarisch besprochen werden.
Schließlich haben sich Selbsthilfegruppen bewährt, wie etwa die Deutsche Morbus Crohn/Colitis Ulcerosa Vereinigung (DCCV) e.V. Paracelsusstr. 15, 51375 Leverkusen, Tel. 0214/876080 oder „Kompetenznetz Darmerkrankungen", Prof. Dr. U. R. Fölsch, Klinik für Allgemeine Innere Medizin, Schittenhelmstr. 12, 24105 Kiel, Tel. 0431/5971271.

PROGNOSE

Zur Prognose kann gesagt werden, dass das Risiko für einen Morbus-Crohn-Patienten, an einem Karzinom zu erkranken, nach langjährigem Verlauf erhöht ist [17, 54, 67, 73, 88]. Derzeit gibt es allerdings im Gegensatz zur Colitis ulcerosa (s. S. 69) noch keine generellen Empfehlungen zur endoskopischen Überwachung [79]. Der an einem Morbus Crohn leidende Patient ist demzufolge nicht nur durch die Risiken, d.h. das relativ häufige Vorkommen lebensbedrohlicher Komplikationen der Grundkrankheit bedroht, sondern auch durch ein sich möglicherweise als Spätfolge entwickelndes Karzinom, wodurch regelmäßige, möglichst fachüberschreitende Kontrolluntersuchungen nötig sind. Trotzdem haben die Betroffenen durch rationalen Einsatz der modernen Therapieverfahren bei interdisziplinärer Zusammenarbeit heute die gleiche Lebenserwartung wie die Normalbevölkerung [71].
Wegen des ausgesprochen variablen Verlaufes der Krankheit und da es nach kürzerem oder längerem Verlauf durchaus spontane und auf Dauer beständige Ausheilungen zu geben scheint – Ausheilungen erfolgen, sofern überhaupt, meist nach 10- bis 15-jähriger Krankheitsdauer –, ist eine prognostische Aussage im Einzelfall nur unter erheblichem Vorbehalt möglich.
Generell darf jedoch angenommen werden, dass bei Mitbeteiligung des Dünndarmes eher mit bedrohlichen Komplikationen zu rechnen ist und dass das Krankheitsbild im jugendlichen Alter im Durchschnitt schwerer verläuft als beim alten Menschen.

Literatur

1. Athanasiadis S et al. (1998) Management der perianalen Crohn-Fistel. Dtsch Ärztebl 95: A3069–3072
2. Bauknecht KJ, Grosse G, Kleinert J, Lachmann A, Niedobitek F (2000) Filiform polyposis of the colon in chronic inflammatory bowel disease (so-called giant inflammatory polyps). Z Gastroenterol 38: 845–854
3. Bernstein LH, Frank MS, Brandt LJ, Boley SJ (1980) Healing of perineal Crohn's disease with metronidazole. Gastroenterology 79: 357–365
4. Best W et al. (1976) Development of a Crohn's disease activity index. National cooperative Crohn's disease study. Gastroenterology 70: 439–444
5. Blomberg B (1992) Endoscopic treatment modalities in inflammatory bowel disease. Endoscopy 24: 578–581
6. Bouhnik Y et al. (1996) Long-term follow-up of patients with Crohn's disease treated with azathioprine or 6-mercaptopurine. Lancet 347: 215–219
7. Brahme H, Linström C, Wenckert A (1975) Crohn's disease in a defined population. Gastroenterology 69: 342
8. Burgdorf W (1981) Cutaneous manifestations of Crohn's disease. J Am Acad Dermatol 5(6): 689–695
9. Crohn BB, Ginzburg L, Oppenheimer GD (1932) Regional ileitis: A pathologic and clinical entity. JAMA 99: 1323–1329
10. Dareuille-Michaud A, Neut C, Barnich N et al. (1998) Presence of adherent Escherichia coli strains in ileal mucosa of patients with Crohn's disease. Gastroenterology 115: 1405–1413
11. Deusch K, Reich K (1992) Immunological aspects of inflammatory bowel disease. Endoscopy 24: 568–577
12. Dirks E (1991) Die Epidemiologie des Morbus Crohn und der Colitis Ulcerosa. Verdauungskrankht 9/4: 162–167
13. Dölle W, Herfarth Ch (1979) Diagnose und Therapie chronisch-entzündlicher Darmerkrankungen. Med Welt (Stuttg) 30: 29, 1120–1124
14. Ecker KW, Lindemann W, Schmid T (1993) Der anorektale Morbus Crohn – Teil I: Klinische Klassifikation auf der Basis des lokalen Infektionszustandes. Teil II: Prognose nach Drainage-Operation akuter putrider Infektionen. Coloproctology 6: 339–344; 346
15. Ecker KW, Schüder G, Lindemann W (1994) Der anorektale Morbus Crohn – III. Indikation und Ergebnisse der kurativen Fistel-Chirurgie; IV. Problematik der Proktektomien. Coloproctology 16(1): 30–39, 40–47
16. Efstratiadis G, Mainas A, Leontsini M (1996) Renal amyloidosis complicating Crohn's disease. Case report and review of the literature. J Clin Gastroenterol 22: 308–310
17. Ekbom A, Helmick C, Zack M, Adami HO (1990) Increased risk of large-bowel cancer in Crohn's disease with colonic involvement. Lancet 336: 357–359
18. Erdozain JC, Herrera A, Molina E et al. (1998) Usefullness of abdominal echography in the diagnosis of active Crohn's disease. Gastroenterol Hepatol 21: 272–276
19. Ewe K (1994) Differentialtherapie von chronisch entzündlichen Darmerkrankungen mit oralen Aminosalizylaten. Dtsch Ärztebl 44: 3016–3020
20. Fahrländer H (1980) Salazosulfapyridin in der Schwangerschaft. Dtsch Med Wochenschr 105: 1729–1731
21. Farrell RJF et al. (2000) Clinical experience with infliximab therapy in 100 patients with Crohn's disease. Am J Gastroenterol 95: 3490–3497
22. Farthmann EH (1984) Chirurgische Therapie bei chronisch-entzündlichen Darmerkrankungen. Therapiewoche 34: 624–628

23. Feagan BG, Fedorak RN, Irvine EJ et al. (2000) A comparison of methotrexate with placebo for the maintenance of remission in Crohn's disease. North American Crohn's Study Group Investigators. N Engl J Med 342: 1627–1632
24. Feurle GE (1977) Regional enteritis and periarteriitis nodosa. Gastroenterology 72: 560–561
25. Fischbach W (1992) Chronisch entzündliche Darmerkrankungen – Konservativ die Progression aufhalten. Therapiewoche 42(22): 1370–1375
26. Fockens P, Tytgat GNJ (1992) Role of endoscopy in the follow-up of inflammatory bowel disease. Endoscopy 24: 582–584
27. Folwaczny C (1999) Virale Genese chronisch-entzündlicher Darmerkrankungen. Z Gastroenterol 37: 1067–1070
28. Freyschmidt-Paul P et al. (1997) Granulomatöse Pareiitis bei Morbus Crohn. Z Hautkrankht 1: 42–44
29. Friedl PG (1994) Perianale Läsionen bei chronisch-entzündlichen Darmerkrankungen. Chir Gastroenterol 10: 294–298
30. Fuchs HF et al. (1979) Röntgendiagnose der Colitis ulcerosa und granulomatosa. Klinikarzt 5(2): 105–111
31. Gasché C, Schölmerich J, Brynskow J et al. (2001) A simple classification of Crohn's disease: report of the Working Party for the World Congress of Gastroenterology, Vienna 1998. Inflamm Bowel Dis 6: 8–15
32. Goebell HS et al. (1987) Morbus Crohn: Klinische Erkrankungsmuster in Beziehung zur Lokalisation. Eine prospektive Analyse an 300 Patienten. Med Klin 82: 1
33. Gruner HJ (1977) Morbus Crohn des Dickdarms und Colitis ulcerosa. Z Allgemeinmed 53: 535–542
34. Guest SD, Fink RLW (2000) Metastatic Crohn's disease. Case report of an unusual variant and review of the literature. Dis Colon Rectum 12: 1764–1766
35. Hammer RE et al. (1990) Spontaneous inflammatory disease in transgenic rats expressing HLA-B 27 and human β m: an animal model of HLA-B 27-associated human disorders. Cell 63: 1099–1112
36. Hancke E (1992) Perianale Infektionen bei Morbus Crohn. Med Klin 87/6: 305–309
37. Harsch JA et al. (2000) Die ileozökale Manifestation einer Purpura Schoenlein-Henoch als seltene Differenzialdiagnose zum Morbus Crohn. Z Gastroenterol 38: 905–908
38. Hermanek P (1981) Pathologie des M. Crohn. In: Gall FP, Croitl H (Hrsg) Entzündliche Erkrankungen des Dünn- und Dickdarms. M. Crohn und Colitis ulcerosa. Perimed, Erlangen
39. Herrlinger K, Stange EF (2000) Azathioprin bei chronisch entzündlichen Darmerkrankungen. Coloproctology 4: 121–129
40. Horie Y, Chiba M, Miura K et al. (1997) Crohn's disease associated with renal amyloidosis successfully treated with an elementary diet. J Gastroenterol 32: 663–667
41. Hotz J, Goebell H (1983) Bedeutung von Aktivitätsindices beim Morbus Crohn. Verdauungskrankheit 1: 36–39
42. Jöckel A et al. (2001) Prämonitorische Vulvitis granulomatosa bei Morbus Crohn. Z Hautkrankht 76: 114–127
43. Johnson DA, Diehl AM, Finkelmann FD, Cattau EL (1985) Crohn's disease and systemic Lupus erythematosus. Am J Gastroenterol 80(11): 869–870
44. Kirsch B et al. (1992) Dermatosen bei chronisch entzündlichen Darmerkrankungen. Aktuel Dermatol 18: 17–22
45. Knebel U et al. (2001) Therapiemöglichkeiten einer AA-Amyloidose bei langjährig bestehendem Morbus Crohn. Dtsch Med Wochenschr 126: 279–282
46. Larvol L, Cervoni JP, Besnier M et al. (1998) Reversible nephrotic syndrome in Crohn's disease complicated with renal amyloidosis. Gastroenterol Clin Biol 22: 639–641
47. Lennard-Jones JE (1976) Gut 17: 477–482
48. Lennard-Jones JE (1989) Classification of inflammatory bowel disease. Scand J Gastroenterol 24 [Suppl]: 170, 2–6
49. Lewis JD, Schwarz JS, Lichtenstein GR (2000) Azathioprine for maintenance of remission in Crohn's disease: benefits outweigh the risk of lymphoma. Gastroenterology 118: 1018–1024
50. Limberg B (1999) Diagnosis of chronic inflammatory bowel disease by ultrasonography. Z Gastroenterol 37: 495–508
51. Lindemann W, Kreissler-Haag D, Hildebrandt U, Ecker KW (1994) Laparoskopische Darmresektionen bei Morbus Crohn – Was ist machbar, was ist sinnvoll? Endoskopie heute 2: 190–193
52. Lochs H et al. (1991) Comparison of enteral nutrition and drug treatment in active Crohn's disease. Gastroenterology 101: 881–888
53. Lovat LB, Madhoo S, Pepys MB, Hawkins PN (1997) Long-term survival in systemic amyloid A amyloidosis complicating Crohn's disease. Gastroenterology 112: 1362–1365
54. Maconi G, Parente F, Bollani S et al. (1996) Abdominal ultrasound in the assessment of extent and activity of Crohn's disease: Clinical significance and implication of bowel wall thickening. Am J Gastroenterol 91: 1604–1609
55. Macowiec F et al. (1997) Progression and prognosis of Crohn's colitis. Z Gastroenterol 35: 7–14
56. Marshall JK, Irvine EJ (1997) Successful therapy of refractory erythema nodosum associated with Crohn's disease using potassium sodide. Can J Gastroenterol 11: 501–502
57. Marteau P (2000) Inflammatory bowel disease. Endoscopy 32: 131–137
58. May B (1997) Extraintestinale Manifestationen der chronisch entzündlichen Darmerkrankungen. Leber Magen Darm 29: 17–20 (3)
59. Mayer D et al. (2000) Sonographic measurement of thickened bowel wall segments as a quantitative parameter for activity in inflammatory bowel disease. Z Gastroenterol 38: 295–300
60. Miller B (1993) Ist eine pathogenetisch begründete Therapie der chronisch-entzündlichen Darmerkrankungen in Sicht? Z Gastroenterol [Suppl 5] 31: 30–34
61. Mittag H, Schlemmer K, Austermann KH, Rupec M (1992) Granulomatöse Cheilitis bei Morbus Crohn im Kindesalter. Aktuel Dermatol 18: 286–291
62. Möller K, Städtler N, Martin H, Schulz H-J et al. (1999) Power-Color-Doppler als Aktivitätsmarker und in der Beurteilung von Darmstenosen bei chronisch-entzündlichen Darmerkrankungen. Ultraschall Med 20: 112
63. Neurath MF, Stange EF (2000) Evidenzbasierte Immunsuppression bei chronisch entzündlichen Darmerkrankungen. Dtsch Ärtzebl 97: A1977–1983

64. O'Brien JJ, Bayless TM, Bayless JA (1991) Use of Azathioprine or 6-Mercaptopurine in the treatment of Crohn's Disease. Gastroenterology 101: 39–46
65. Otto HF (1992) Morbus Crohn: Morphologische Befunde zu extraintestinalen Krankheitsmanifestationen. Z Gastroenterol 31: 253–259
66. Otto HF, Remmele W (1996) Kolon und Rektum. In: Remmele W (Hrsg) Pathologie, Bd 2, 2. Aufl. Springer, Berlin Heidelberg New York Tokio, S 591–616
67. Persson PG, Karlen P, Bernell O et al. (1994) Crohn's disease and cancer: a population-based cohort study. Gastroenterology 107: 1675–1679
68. Pott G (1995) Koloskopie-Atlas. Schattauer, Stuttgart New York
69. Raguse Th et al. (1981) Morbus-Crohn-Ätiologie und therapeutische Aspekte. Therapiewoche 31: 6810–6827
70. Raithel M, Ell C (1996) Diagnostik chronisch entzündlicher Darmerkrankungen: Was ist sinnvoll? Coloproctology 3: 95–116
71. Riemann JF, Martin W-R (1996) Morbus Crohn. In: Hahn G, Riemann JF (Hrsg) Klinische Gastroenterologie, Bd 1, 3. Aufl. Thieme, Stuttgart, S 881–904
72. Rohr G, Usadel KH (1990) Chronisch-entzündliche Darmerkrankungen – Praktische Aspekte der Langzeit-Therapie. Therapiewoche 40: 509–518
73. Rubio CA et al. (1991) Crohn's disease and adenocarcinoma of the intestinal tract. Dis Colon Rectum 34(2): 174–180
74. Rutgeerts P (2000) Infliximab is the drug we have been waiting for in Crohn's disease. Inflamm Bowel Dis 6(2): 132–136
75. Rutgeerts P, Geboes K, Vantrappen G (1990) Predictability of the postoperative course of Crohn's disease. Gastroenterology 99: 956
76. Rutgeerts P, Peeters M, Geboes K, Vantrappen G (1992) Infectious agents in inflammatory bowel disease. Endoscopy 26: 565–567
77. Sandborn WJ, Tremaine WJ, Wolf DC et al. (1999) Lack of effect of intravenous administration on time to respond to azathioprine for steroid-treated Crohn's disease. North American Azathioprine Study Group. Gastroenterology 117: 527–535
78. Sanderson JD et al. (1992) Mycobacterium paratuberculosis DNA in Crohn's disease tissue. Gut 33: 890–896
79. Schmiegel W, Adler G, Fölsch U, Layer P, Pox Ch, Sauerbruch T (2000) Kolorektales Karzinom. Prävention und Früherkennung in der asymptomatischen Bevölkerung – Vorsorge bei Risikogruppen. Dtsch Ärztebl 97: 34–35, A2234–2240, B1906–1912, C1697–1703
80. Schober E, Turetschek K, Oberhuber G et al. (1996) Enteroclysis spiral CT: Diagnostic yield in the preoperative assessment of Crohn's disease. Radiology 201 (Suppl): 380
81. Schölmerich J (2001) Gibt es eine Stufentherapie bei chronisch entzündlichen Darmerkrankungen? Dtsch Med Wochenschr 126: 44–51
82. Schölmerich J, Stange EF (2001) Chronisch entzündliche Darmerkrankungen. Standards und Ausblick in der medikamentösen Behandlung. Internist 42: 533–543
83. Schröder O, Stein J (1999) Escherichia coli bei Morbus Crohn: Pathogenese oder Kommensale? Z Gastroenterol 37: 469–471
84. Shorthause A (2000) Abdominal surgery for Crohn's disease. Coloproctology 2: 55–62
85. Silverstein FE, Tytgat GNJ (1994) Gastroenterologische Endoskopie – Atlas und Lehrbuch. Thieme, Stuttgart New York
86. Simonis B, Gladisch R, Bohrer MH, Heene DL (1994) Morphologische und biologische Aktivitätskriterien bei Morbus Crohn. Endoskopie heute 1: P 036
87. Singleton JW et al. (1993) Mesalamine capsules for the treatment of active Crohn's disease: results of a 16-week trial. Gastroenterology 104: 1293–1301
88. Stetter M, Schuster E, Knoflach P (1992) Langzeitverlauf des Morbus Crohn. Z Gastroenterol 30: 454–458
89. Targan SR, Hanauer SB, Deventer SJ van et al. (1997) Crohn's Disease cA2 Study Group. A short-term study of chimeric monoclonal antibody cA2 to tumor necrosis factor α for Crohn's disease. N Engl J Med 337:1029–1035
90. Thaler W et al. (1999) Amyloidosis – an unusual case of recurrent intestinal bleeding and sigmoid perforation: case report with review of the literature. Int J Colorectal Dis 14: 297–299
91. Trautvetter U, Goerz G, Megahed M (1993) Erythema elevatum diutinum bei Morbus Crohn. H + G 68(12): 807–809
92. Troidl H, Bürkner K, Spangenberger P, Kusche J (1990) Chirurgische Therapie bei entzündlichen Darmerkrankungen – Morbus Crohn: Das ist der „State of the Art". Therapiewoche 40: 3595–3604
93. Tromm A et al. (2001) Cutaneous manifestations in inflammatory bowel disease. Z Gastroenterol 39: 137–144
94. Ursing BC, Komme C (1975) Metronidazole for Crohn's disease. Lancet I: 775
95. Vogelsang H et al. (2000) Konsensus der Arbeitsgruppe für chronisch-entzündliche Darmerkrankungen der ÖGGH zum Thema „Diagnostik und Therapie von chronisch-entzündlichen Darmerkrankungen im Adoleszenzalter". Z Gastroenterol 38: 791–794
96. Wakefield AJ et al. (1990) Pathogenese des Morbus Crohn: Multifokale Gastrointestinale Infarkte. Lancet (Dtsch Ausg) 4(2): 63–70
97. Wittekind C (1996) Chronisch-entzündliche Darmerkrankungen. Coloproctology 2: 49–53

14.2 Colitis ulcerosa

Bei der Colitis ulcerosa, die seit 1875 bekannt ist und von S. Wilks [72] und W. Moxon erstmals beschrieben wurde, handelt es sich um eine chronische Entzündung der kolorektalen Schleimhaut („mucosal colitis"), die durch akute Exazerbationen mit oft blutigen Diarrhön und Remissionen gekennzeichnet ist.

Mit 42–79,9 Erkrankungsfällen pro 100 000 Einwohner stellt sie eine verhältnismäßig seltene Erkrankung dar. Frauen und Männer sind den statistischen Angaben gemäß gleich häufig betroffen [27]. Die weltweit verbreitete Colitis ulcerosa kann in jedem Alter auftreten. Zwischen dem 20. und 40. Lebensjahr ist jedoch, ebenso wie im 6.–7. Lebensjahrzehnt ein leichter Morbiditätsgipfel erkennbar. In 20 % der

Fälle tritt sie erstmals nach dem 50. Lebensjahr und vereinzelt sogar nach dem 70. Lebensjahr auf. Bei unterschiedlichen ethnischen Gruppen wurden unterschiedliche Inzidenzraten beobachtet.

ÄTIOLOGIE

Die Ätiologie ist bisher weitgehend ungeklärt. Neben genetischen, allergischen und immunologischen Faktoren werden einerseits psychogene Ursachen in Betracht gezogen und andererseits wird eine infektiöse Genese der Erkrankung diskutiert [27].
Der Einfluss psychosozialer Faktoren auf die Entstehung der Colitis ulcerosa scheint allerdings gering zu sein; es wird aber ein gewisser Einfluss psychosozialer Faktoren auf den Verlauf der Colitis ulcerosa angenommen. Außerdem scheinen chronische Stressbelastungen die Krankheit zu aktivieren. Auffällige Persönlichkeitsmerkmale werden eher als sekundäre, krankheitsbedingte Veränderungen interpretiert. Bei Erkrankung bereits in der Kindheit scheint das Risiko für die Entwicklung einer psychischen Störung erhöht zu sein [11, 64, 67].
Für die Mitbeteiligung eines hereditären Faktors spricht, dass jeder Dritte an einer Colitis ulcerosa erkrankte Patient mindestens einen Familienangehörigen hat, der ebenfalls an einer Colitis ulcerosa oder einem Morbus Crohn leidet [14]. Einiges spricht auch dafür, dass immunologische Faktoren bei der Ätiopathogenese der Colitis ulcerosa eine Rolle spielen.

KLINIK

Erscheinungsbild. Die Colitis ulcerosa zeigt einen typischen morphologischen Befund. Im *akuten Stadium* weist die Mukosa aufgrund erhöhter Verletzlichkeit diffuse, meist konfluierende Ulzerationen auf, die i.d.R. von fibrinösen Auflagerungen bedeckt werden. Das *Remissionsstadium* ist gekennzeichnet durch mehr punktförmige Blutungen in der Mukosa („pin points"), durch eine Granulierung der Oberfläche und Mitstreuung der Lichtreflexe und durch eine erhöhte Verletzlichkeit der Mukosa. Weiterhin charakteristisch ist der Verlust der normalen sichtbaren Gefäßzeichnung (verwaschene Gefäßzeichnung).
Im fortgeschrittenen bzw. im *Ausheilungsstadium* findet sich neben einer fehlenden Haustrierung eine typische Pseudopolypose. Diese sog. Pseudopolypen imponieren als stehen gebliebene Inseln in einer sonst weitgehend atrophisierten Schleimhaut.
Bei der Colitis ulcerosa sind die entzündlichen Veränderungen auf die Mukosa und Submukosa von Kolon und/oder Rektum beschränkt. Die Colitis ulcerosa beginnt i.d.R. im Rektum und breitet sich

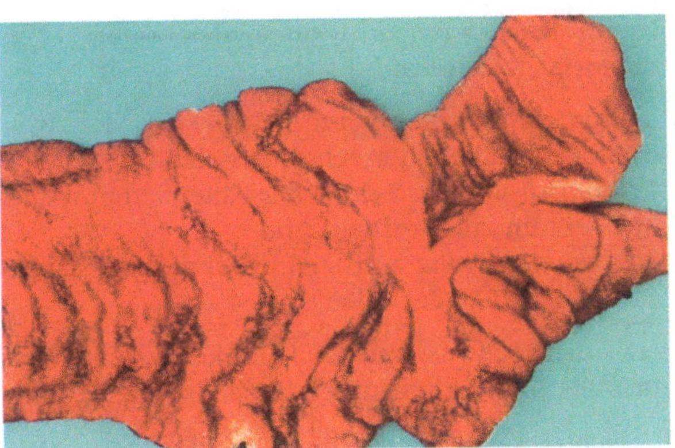

Abb. 14.10. Totale Colitis ulcerosa mit „Backwash-Ileitis"

kontinuierlich proximalwärts aus. In 60–90% der Fälle sind die unteren Kolonabschnitte (Rektum und Signal) betroffen, und nur in 10–30% kommt es zum Befall des gesamten Kolons [6, 48]. Das Rektum ist nach statistischen Angaben zu über 90% befallen. Abhängig von der Lokalisation unterscheidet man verschiedene Manifestationsformen.
Von *hämorrhagischer Proktitis* oder *Proctitis ulcerosa*, der leichtesten Form, spricht man, wenn nur die unteren 10–15 cm befallen sind. Der Patient bemerkt lediglich Blutauflagerungen beim Stuhl, ohne hierbei Beschwerden zu haben.
Bei der *Proctosigmoiditis ulcerosa* ist auch das Sigma mitbefallen. Auch hier klagt der Patient kaum über Beschwerden. Er bemerkt lediglich Blut- und Schleimbeimengungen im Stuhl.
Ist das Colon descendens mitbetroffen, so spricht man von einer *linksseitigen Colitis ulcerosa.*
Ist das Querkolon ebenfalls mitbefallen, spricht man von *subtotaler* und, sofern das gesamte Kolon befallen ist, von *totaler Kolitis* („Pancolitis ulcerosa"). Bei totalem Kolonbefall kommt es in etwa 10% (bis 20%) [48] der Fälle zu einer sekundären Einbeziehung des terminalen Ileums, der sog. *Backwash*- oder retrograden Anschlussileitis; die entzündlichen Veränderungen mit auffällig geröteter, ödematös samtartig aufgequollener, z.T. granulierter und erhöht verletzlicher Schleimhaut (Abb. 14.10) sind i.d.R. auf die distalen 5–20 cm des terminalen Ileums beschränkt [29, 31, 47].
Eine Colitis ulcerosa kann sich aber auch vom Rektum aus in den oberen Analkanal erstrecken. Entsprechend kommen auch lokale entzündliche Komplikationen im Analbereich vor [2].
Die meist schleichend beginnende und nicht selten nach Infekten, Stresssituationen und psychischen Belastungen zum Ausbruch kommende Erkrankung kann ganz unterschiedlich in Erscheinung treten, vom leichten Verlauf bis hin zum lebensbedrohlichen toxischen Megakolon.

Grundsätzlich kann die Colitis ulcerosa in 3 Verlaufsformen auftreten:

1. *chronisch-intermittierend* in 60–80% der Fälle (aktive Schübe mit beschwerdefreien Intervallen),
2. *chronisch-aktiv* in 5–10% der Fälle (Symptomatik besteht ununterbrochen) und
3. als *einmalig-akut* auftretende Erkrankung, ebenfalls in 5–10% der Fälle.

Nach dem Schweregrad des Krankheitsbildes sind ebenfalls 3 Formen zu unterscheiden:

1. Leichter Verlauf (60%):
   Dabei ist meist nur der untere Kolonabschnitt betroffen. Die Stuhlfrequenz liegt unter 4 Entleerungen pro Tag. Fieber, Anämie, Hypalbuminämie oder Gewichtsverlust fehlen. Die Patienten können ambulant versorgt werden und bleiben arbeitsfähig.
2. Mittelschwerer Verlauf (ca. 25%):
   Die Stuhlfrequenz liegt bei 5–6 Stühlen/Tag, einschließlich nächtlicher Entleerungen, die meist von Tenesmen begleitet sind. Es kommt zu erhöhten Temperaturen, Gewichtsverlust, Appetitlosigkeit, zur Anämie, Hypalbuminämie und erhöhter Blutsenkungsgeschwindigkeit. Die Patienten sind arbeitsunfähig, können aber meist ambulant behandelt werden.
3. Schwere fulminante Verlaufsformen (ca. 15%):
   Der Allgemeinzustand dieser Patienten ist aufgrund schmerzhafter eitrig-blutig-schleimiger Durchfälle (> 10-mal/Tag), der hierdurch eintretenden Folgeerscheinungen und einer Temperaturerhöhung auf über 38,5°C so stark reduziert, dass eine stationäre Behandlung, in enger interdisziplinärer Abstimmung insbesondere zwischen Internisten und Chrirurgen, unumgänglich wird.

Die Colitis ulcerosa im höheren Lebensalter ist gekennzeichnet durch eine meist nur kurze Anamnese, einen nur geringgradig beeinträchtigten Allgemeinzustand und Neigung zur Obstipation.
Der Befall ist meist auf Rektum und Sigma beschränkt. Wegen des indifferenten Verlaufes sind insbesondere in diesen Fällen differenzialdiagnostisch ein Kolon- bzw. Rektumkarzinom und auch eine ischämische Kolitis auszuschließen.

Beschwerdebild. Die klinische *Symptomatologie* der Colitis ulcerosa trägt je nach Befall der verschiedenen Dickdarmabschnitte und dem Aktivitätsgrad sehr variable Züge. Das Leitsymptom ist eine blutig-eitrig-schleimige Diarrhö. Leibschmerzen, Fieber, Gewichtsverlust, Tenesmen, nächtliche Defäkation, Gefühl der inkompletten Stuhlentleerung und Übelkeit mit Brechneigung stellen die weiteren Symptome dar.

Zwischen klinischer Symptomatik und endoskopischem Befund ist kein eindeutiger Zusammenhang feststellbar [52].
Bei einem Großteil der an Colitis ulcerosa erkrankten Patienten kommt es zu lokalen oder generalisierten *Komplikationen.*
Die häufigsten lokalen Komplikationen sind Hämorrhoiden mit allen Folgeerscheinungen, massive Blutungen, Kolondilatationen (s. u.), und Perforationen sowie ein erhöhtes Malignomrisiko (s. u.). Strikturen und Stenosen wie beim Morbus Crohn sind eher selten. Eine Stenose bei Colitis ulcerosa gilt prinzipiell als malignitätsverdächtig [52] (s. Karzinomprophylaxe S. 374). Die entzündlichen Veränderungen sind i. d. R. am stärksten ausgeprägt im Rektum mit zunehmender Besserung nach oral [27].
Als generalisierte Komplikation sind Arthritiden (10–15%), meist asymmetrisch und die großen Gelenke betreffend, Erythema nodosum (2–4%) (Abb. 15.5 a), Uveitis (3–10%), Iridozyklitis (3–10%), Pyoderma gangraenosum (1–2%) [3], Stomatitis aphthosa (5–10%), primär sklerosierende Cholangitis (bis zu 3%) und Autoimmunhepatitis, Myokarditis [63], Nephrolithiasis und bei Kindern und Jugendlichen Wachstumsstörungen zu nennen [27].
Seltenere Komplikationen sind Spondylitis ankylopoetica, Tendosynovialitis, Sweet-Syndrom [3, 50], Glomerulonephritis, Amyloidose [22, 43], Lungen- und Bronchialerkrankungen, Thrombophlebitis sowie Gallengangkarzinome (Adenokarzinome der extra- und intrahepatischen Gallenwege [48]).
Extraintestinale Symptome, die bei 60–80% der Patienten meist irgendwann während der Erkrankung auftreten, können auch jahrelang der Manifestation der intestinalen Erkrankung vorausgehen [60].
Ein Zusammenhang zwischen Lokalisation der intestinalen Erkrankung und dem Vorliegen extraintestinaler Manifestationen besteht nicht [64]. Extraintestinale Manifestationen sind in ihrer Intensität häufig unabhängig von der intestinalen Aktivität und können auch nach Kolektomie persistieren [66].
Eine nach wie vor gefürchtete Komplikation stellt die toxische Kolondilatation, das *toxische Megakolon*, dar. Hier findet man bei der Colitis ulcerosa, wie auch beim Morbus Crohn und in seltenen Fällen auch bei der Amöbenkolitis [12] und ischämischen Kolitis [54] ein armdick aufgeblähtes Kolon, unregelmäßige Konturen der Wand, subseröse Gasansammlungen und eventuell Zeichen der Perforation in die freie Bauchhöhle mit freier Luft.
Über den Einfluss einer *Schwangerschaft* auf die Colitis ulcerosa gibt es unterschiedliche Beobachtungen. Die klinische Symptomatologie kann sich bes-

sern, aber auch verschlechtern. Besonders solche Frauen sind gefährdet, deren Kolitis während der Empfängnis floride war, da in diesen Fällen mit einer Verschlimmerung durch die Schwangerschaft zu rechnen ist. Auch eine in der Schwangerschaft oder postpartal sich erstmals manifestierende Kolitis soll eine besonders schlechte Prognose haben. Zur Therapie während der Schwangerschaft s. S. 361.

In diesem Zusammenhang sei auch erwähnt, dass die Colitis ulcerosa eine der wenigen relativen Kontraindikationen für eine Sklerosierungstherapie vorhandener Hämorrhoiden darstellt, da hierdurch die Symptome der Kolitis u. U. erheblich verschlimmert werden können.

DIAGNOSE

Diagnostiziert wird die Colitis ulcerosa aufgrund von Anamnese, klinischem Befund, Endoskopie, Histologie, Sonographie, CT, Röntgenuntersuchung und durch Ausschluss spezifischer Infektionen mittels Stuhlkulturen und serologisch-infektiologischer Untersuchungen.

Endoskopisch gehört zur Initialdiagnostik eine komplette Ileokoloskopie mit Stufenbiopsien, unabhängig vom Befallsmuster. Im akuten schweren Schub kann eine Sigmoidoskopie, schon aufgrund des häufigen Befalls des Rektums (über 90%), zunächst ausreichend sein [64]. Sofern auch proximalere Kolonabschnitte, die der Rektosigmoidoskopie nicht mehr zugängig sind, überprüft werden sollen, ist die Durchführung einer Ileokoloskopie, die u. U. auch in Sedoanalgesie oder in Kurznarkose erfolgen kann, angezeigt.

Bei der Endoskopie sollte mindestens an 5 verschiedenen Stellen des gesamten Ileokolons einschließlich des Rektums (Stufenbiopsien) Gewebe zur histologischen Untersuchung entnommen werden, am besten mittels Saugbiopsie, wegen der bestehenden Gefahr einer Blutung oder Perforation der entzündlich veränderten und leicht verletzlichen Schleimhaut. Anhand von Stufenbiopsien ist die Diagnosestellung mit einer Spezifität und Sensitivität von 90% möglich [64].

Als histopathologische Charakteristika sind für die bioptische Diagnostik hervorzuheben:

- Störung der Kryptenarchitektur,
- Kryptenatrophie,
- Plasmozytose im basalen Schleimhautstroma,
- Paneth-Zellmetaplasie jenseits der rechten Flexur,
- Muzinverlust im Randbereich von Ulzerationen,
- kontinuierliche und diffuse (= transmukosale) Infiltration der Mukosa durch Lymphozyten und Plasmazellen,
- kontinuierliche Verteilung der Kryptenatrophie oder Störung der Kryptenarchitektur,
- kontinuierliche Verteilung der Schleimreduktion (bei aktiver Kolitis) [65].

Das *histologische Bild* der Colitis ulcerosa kann außer dem Entzündungsgrad auch eine Epitheldysplasie [36, 47, 59] zeigen (Abb. 14.12).

Colitis-ulcerosa-assoziierte Epitheldysplasien kommen grundsätzlich in allen Abschnitten des Kolons und Rektums vor, einschließlich der analen Transitionalzone, sowie ferner auch im terminalen Ileum. Oftmals sind sie multifokal präsent, dabei können sie kontinuierllich oder diskontinuierlich verteilt sein. Es gibt kein konstantes oder präferenzielles Verteilungsmuster [28].

Wird eine solche Präkanzerose im Rektum nachgewiesen, so spricht dies i. Allg. auch für das Vorliegen weiterer Dysplasien in weiter proximal gelegenen Kolonabschnitten. Wird dieser Verdacht durch Kontrollbiopsien (Referenzbegutachtung) bestätigt, ist die totale Proktokolektomie angezeigt (s. u.). Die kennzeichnenden histopathologischen Merkmale der Colitis ulcerosa gehen aus Tabelle 14.2 hervor.

Demgegenüber kommt der *Röntgenuntersuchung* des Dickdarms heute nur noch eine sehr untergeordnete Bedeutung zu (Abb. 14.13).

Bei hochgradig aktiver Colitis ulcerosa sollte zunächst eine Abdomenübersichtsaufnahme insbesondere zum Ausschluss einer freien Perforation oder eines toxischen Megakolons – definiert als Kolondurchmesser von > 6 cm – erfolgen [27].

Demgegenüber gilt die abdominelle Sonographie als Bestandteil sowohl der Initial- als auch der Verlaufsdiagnostik [64].

Insbesondere zur Bestimmung der Ausdehnung und zum Auswerten periluminaler Komplikationen kann der abdominelle Ultraschall hilfreich sein [16, 37, 73].

Allein mit *Laboruntersuchungen* schließlich ist eine Colitis ulcerosa nicht sicher zu diagnostizieren. Im Rahmen der oben beschriebenen Diagnostikmaßnahmen kann jedoch die Kenntnis pathologischer Laborbefunde bei der floriden Colitis ulcerosa nützlich sein. Sowohl in der initialen laborchemischen Diagnostik als auch im Verlauf wird die Bestimmung von CRP (alternativ BKS) und Blutbild empfohlen. Die zusätzliche Bestimmung der γ-GT und der AP ist, insbesondere zur Erkennung einer primär sklerosierenden Cholangitis, sinnvoll. Auch ein Test auf Laktoseintoleranz wird als notwendig angesehen.

Zum Ausschluss von Mangelzuständen sollte bei jeder Kontrolle neben dem Blutbild das Körpergewicht bestimmt werden.

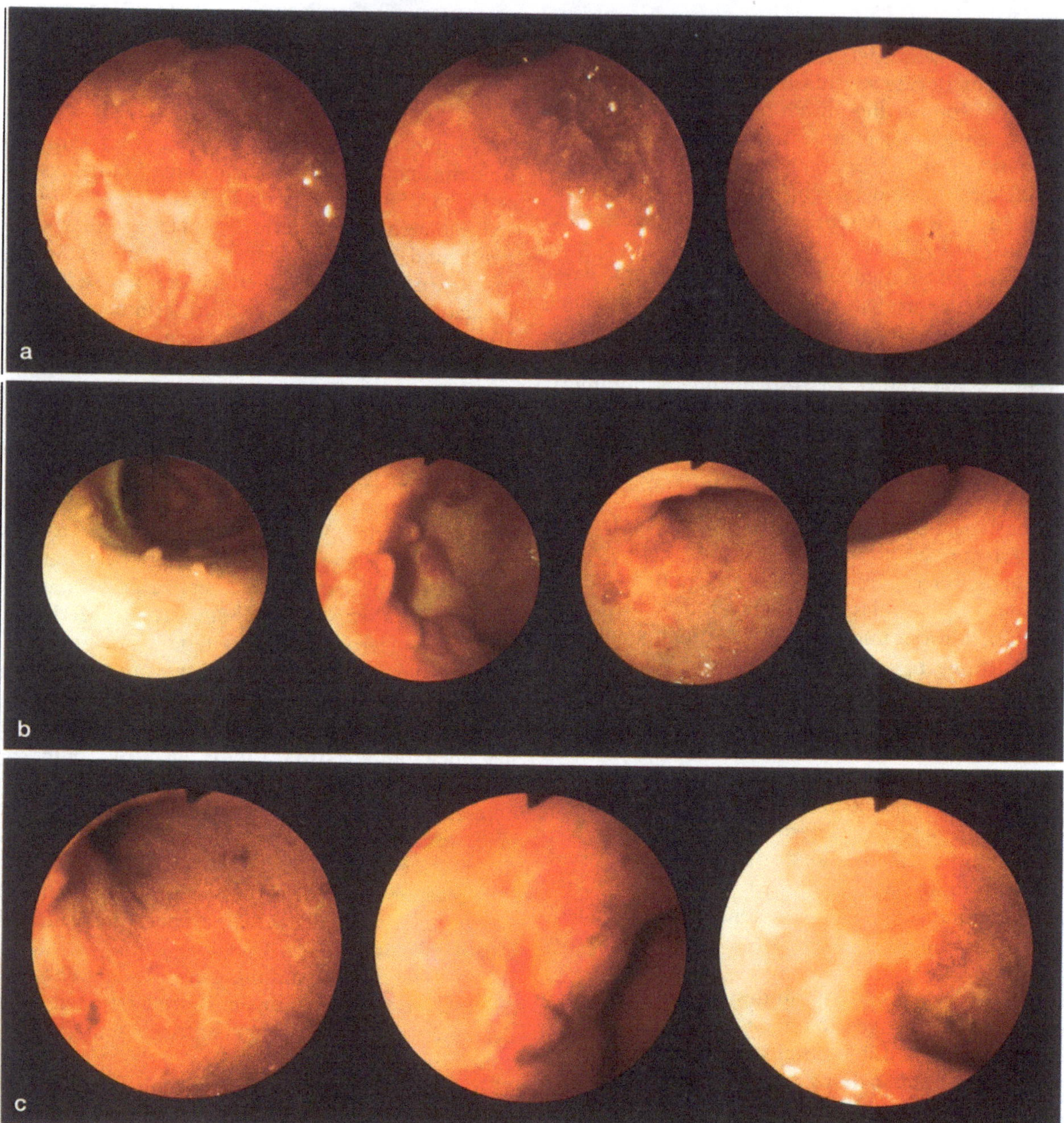

Abb. 14.11. **a** Floride Colitis ulcerosa mit diffuser Schleimhauthyperämie, angedeutet feingranulärer pseudopolypöser Schleimhautoberfläche, einem flachen fibrinbedeckten Ulkus *(links)*, netzförmigen Fibrinbelägen oberhalb des Ulkus *(Mitte)* und punktförmigen Schleimhauteinblutungen *(rechts)*. **b** Floride, in Schüben abgelaufene Colitis ulcerosa: diffuse Schleimhautverdickung; *links*: kleine Pseudopolypen; *zweites von links*: Ulzera mit pseudopolypösen Schleimhautregeneraten; *zweites von rechts*: fleckförmige flach polypöse Schleimhauthyperämie, flaches Schleimhautulkus am Oberrand; *rechts*: netzförmiger Fibrinbelag, Schleimhautverdickung, hyperämische, beginnende Pseudopolypchen. **c** Floride Colitis ulcerosa: hyperämische Schleimhautverdickung mit netzförmigen Fibrinbelägen und Schleimhautblutungen. **d** Colitis ulcerosa mit Rechts-links-Befall bei völlig gesundem Colon transversum und mit Kragenkopfulzera und Pseudodivertikeln im Sigma und Rektum. **e** Colitis ulcerosa; *links und zweites von links*: Schleimhauthyperämie und -ulzera mit Fibringirlanden; *zweites von rechts*: entzündlicher Pseudopolyp an der rechten Flexur; *rechts*: diffuser Befall auch im linken Kolon. **f** Colitis ulcerosa; *links*: im Rektum zirkuläre polypösulzeröse Stenose; *Mitte*: Schleimhauthyperämie mit Einblutungen und flachen fibrinbedeckten Ulzera; *rechts*: Übergangszone im Sigma mit fibrinbedeckter Schleimhaut neben normal-blasser Schleimhaut mit durchscheinendem Gefäßnetz und glatter Oberfläche. **g, h** s. S. 370

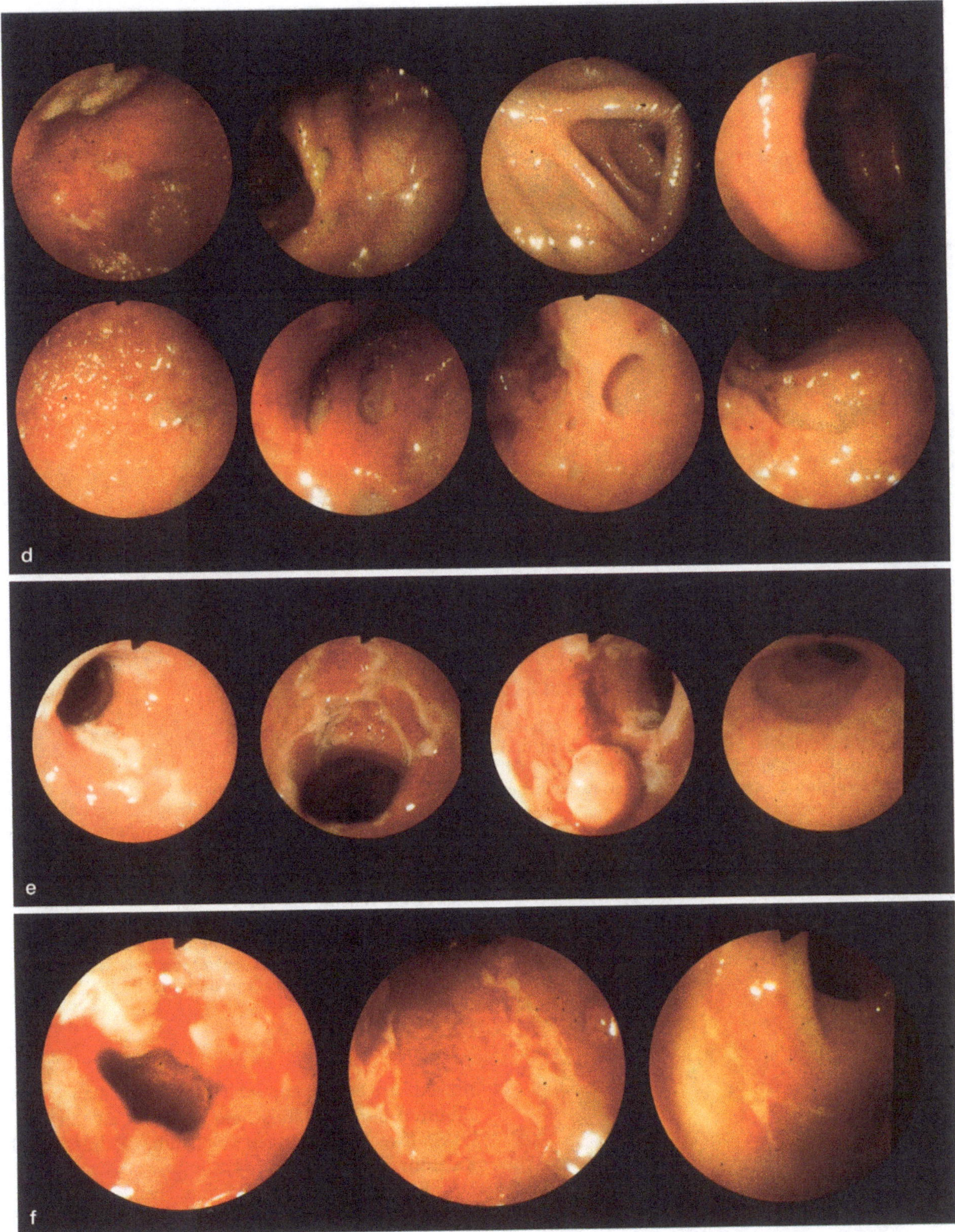

Abb. 14.11 d–f. Legende s. S. 368

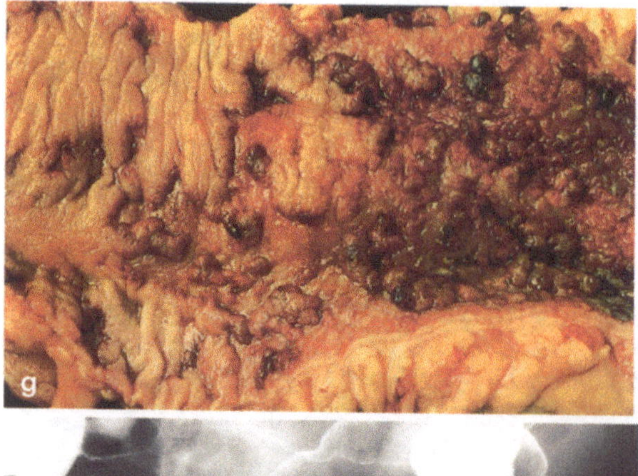

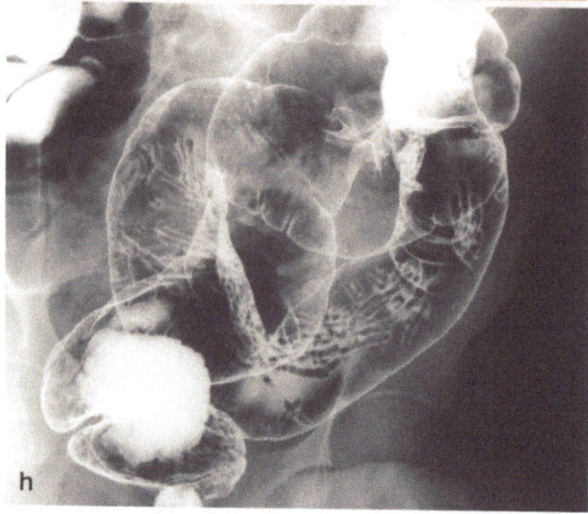

Abb. 14.11. **g** Colitis ulcerosa mit unregelmäßig formierten Ulzerationen, teilweise hämorrhagisch imbibiert und pseudopolypösen Schleimhautfaltungen. **h** Histologisch gesicherte, serpiginöse Pseudopolyposis bei abgelaufener Colitis ulcerosa

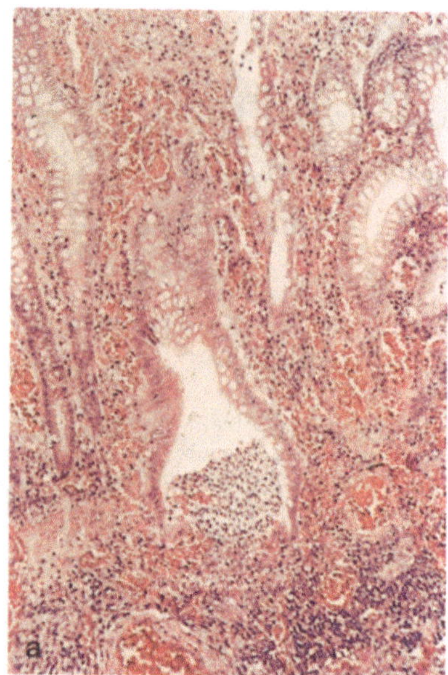

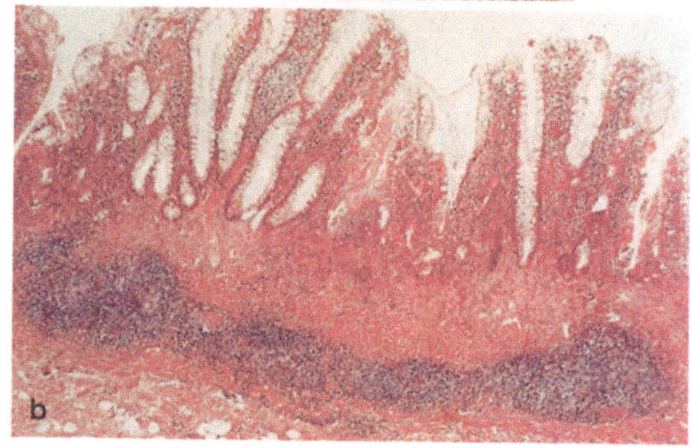

Abb. 14.12. **a** Floride Colitis ulcerosa mit charakteristischen Kryptenabszessen. HE-Färbung. **b** Vergleichsweise wenig aktive Colitis ulcerosa mit ausgeprägter lymphatischer bzw. lymphofollikulärer Hyperplasie. HE-Färbung

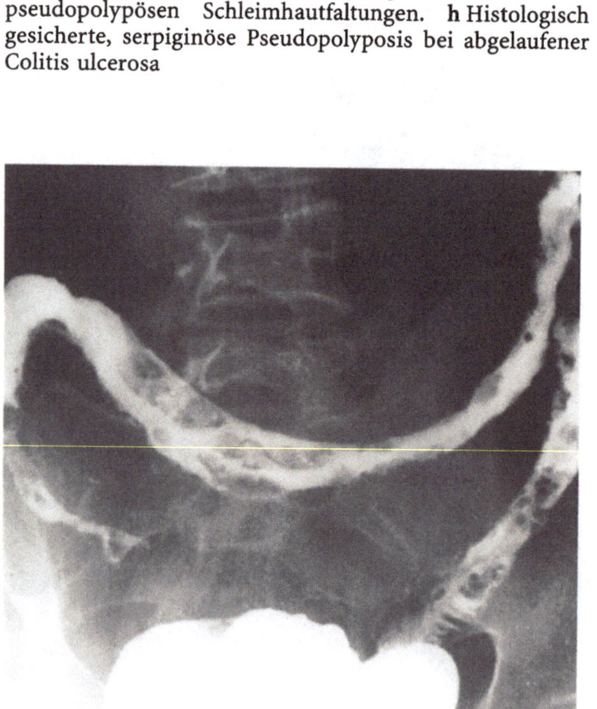

Abb. 14.13. Weit fortgeschrittene Colitis ulcerosa mit Befall des ganzen Dickdarmes, Stenosierungen und Wandstarre, Ulzerationen und pseudopolypösen Wandauflagerungen, Fehlen jeglicher Haustrierung und Schleimhautzeichnung (Kontrasteinlauf mit Bariumsulfat) ◁

Im aktiven Schub enpfiehlt es sich zusätzlich das Albumin und bei klinischem Verdacht auf Elektrolyt-Stoffwechselstörungen Natrium, Kalium und Kalzium zu bestimmen [64].

Das Blutbild zeigt neben einer Leukozytose mit Linksverschiebung eine hypochrome Anämie und Thrombozytose. Die Blutsenkungsgeschwindigkeit ist deutlich erhöht. Bei der Elektrophorese zeigt sich i. Allg. eine Hypalbuminämie (α_1-Globulin- und α_2-Globulin-Vermehrung).

Weiterhin ist Eisen stets deutlich erniedrigt und der Quickwert liegt unter 70 % (s. u.).

Schließlich sind bakteriologische Stuhluntersuchungen sowohl in der Initialdiagnostik als auch bei Verschlechterung der Krankheitsaktivität/Rezidiv notwendig. Gegebenenfalls sind bei klinischem Verdacht ergänzende mikrobiologische Untersuchungen in Serum, Stuhl und Biopsie erforderlich [64].

DIFFERENZIALDIAGNOSE

Differenzialdiagnostisch sind alle mit blutigen Durchfällen und Tenesmen einhergehenden Erkrankungen abzugrenzen.

Insbesondere sind der Morbus Crohn des Dickdarms, die Divertikulitis, die Angiodysplasie, der Morbus Behçet, Kolonulzera nach Einnahme nichtsteroidaler Antiphlogistika [5, 35, 62] sowie infektiöse Enterokolitiden (Amöbenruhr ebenso wie bakteriell verursachte Kolitiden), aber auch die Antibiotika-Enterokolitis, die Strahlenproktitis, die ischämische Kolitis und die seltene Panarteriitis nodosa des Dickdarms (Abb. 14.9 b) auszuschließen. Wegen der Blutbeimengungen beim Stuhl ist stets auch an ein Kolon- bzw. Rektumkarzinom zu denken.

Die wichtigsten Unterscheidungsmerkmale zwischen Colitis ulcerosa und Morbus Crohn sind in den Tabellen 14.1–14.3 gegenübergestellt.

Anamnestisch von der Colitis ulcerosa abzutrennen ist schließlich die 1979 von Glick et al. [19] erstmals beschriebene, ätiopathogenetisch noch ungeklärte *Diversionskolitis* („Ableitungskolitis"). Diese unspezifische, relativ seltene und unabhängig von Alter und Geschlecht auftretende Kolitisform [15, 38, 40], die sich postoperativ in ausgeschalteten, aber in situ belassenen Darmsegmenten entwickeln kann und nach Wiederherstellung der Darmkontinuität zur vollständigen Remission führt [20, 40], ist oft makromorphologisch und histologisch nicht sicher von der Colitis ulcerosa zu unterscheiden [20, 47].

Charakteristisch im endoskopischen Bild ist eine ödematös verdickte, „granulierte", von petechialen Blutungen und punktförmigen Ulzerationen durchsetzte vulnerable Mukosa (Abb. 14.14). Die Betroffenen klagen demzufolge insbesondere über Blut- und Schleimabgänge. Histologisch finden sich unspezifische Entzündungsinfiltrate (Lymphozyten, Plasmazellen, Granulozyten) des Schleimhautstromas, Kryptitiden und Kryptenabszesse, Ulzerationen sowie hyperregeneratorische Schleimhautkrypten [41, 47]. Demgegenüber findet sich im Bereich nichtexkludierter Darmsegmente ein weitgehend normaler Schleimhautbefund.

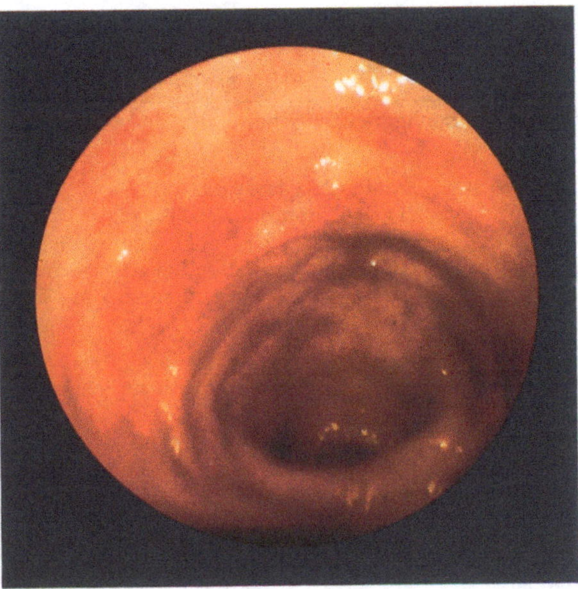

Abb. 14.14. Diversionskolitis zum differenzialdiagnostischen Vergleich zur Colitis ulcerosa. Multiple petechiale Blutungen sowie aphthöse Läsionen in einem ausgeschalteten, entzündlich veränderten Kolonsegment (s. hierzu S. 370)

THERAPIE

Eine spezifische Therapie der Colitis ulcerosa gibt es aufgrund der bislang unbekannten Ursache dieses Krankheitsbildes noch nicht. Die Behandlung ist rein symptomatisch gegen die Entzündung und die Komplikationen gerichtet. Eine Heilung bringt nur die totale Proktokolektomie.

Bei der Behandlung der Colitis ulcerosa hat es sich als zweckmäßig erwiesen, lediglich zwischen der Linksseitenkolitis und der totalen Kolitis (s. hierzu auch S. 365) zu unterscheiden.

Die Therapie basiert auf der Gabe von 5-ASA-Präparaten und Glukokortikosteroiden. Zusätzlich werden Azathioprin und Ciclosporin eingesetzt.

Die derzeitigen Therapieempfehlungen gemäß den evidenzbasierten Leitlinien der Deutschen Gesellschaft für Verdauungs- und Stoffwechselkrankheiten (DGVS) [64] zeigt die Tabelle 14.7.

Neben allgemeinen Behandlungsmaßnahmen, insbesondere der Substitution verlorengegangener Mineralien, Spurenelemente, Vitamine etc., können diätetische Maßnahmen hilfreich sein (s. u.). Eine Ernährungstherapie wird jedoch, ebenso wie die Gabe von Antibiotika, als nicht wirksam klassifiziert [61].

Steroide sind im Falle einer schweren Exazerbation oder beim Erstauftreten der Erkrankung zur Einleitung einer Remission angezeigt. Glukokortikoide sind also das Mittel der Wahl für die akute Phase

Tabelle 14.7. Therapiestandards bei Colitis ulcerosa. Angaben in Klammern: Evidenzgrade gemäß Tabelle 14.8. (Nach Schölmerich [61])

Gering- bis mäßiggradiger Schub	
Distale Colitis	
Standard	Aminosalizylate (lokal) (Ia): 1 g/Tag Suppositorien (Proktitis) 1 g/Tag Klysmen (Proktosigmoiditis)
Alternativ	Glukokortikosteroide (lokal) als Schaum oder Klysma, z. B. Budesonid 2 mg/Tag (Ia)
Ausgedehnte Colitis	
Standard	Aminosalizylate (oral): 3–4,8 g/Tag (Ia) evtl. auch Aminosalizylate (lokal) (Ib)
Alternativ	Glukokortikosteroide (oral) (Ib) 40–60 mg/Tag Prednisolonäquivalent
Schwerer oder fulminanter Schub	
Distale Colitis	
Standard	Glukokortikosteroide (oral oder parenteral): 40–100 mg/Tag Prednisolonäquivalent evtl. plus Aminosalizylate (lokal) (Ib)
Ausgedehnte Colitis	
Standard	Glukokortikosteroide (oral oder parenteral): 40–100 mg/Tag Prednisolonäquivalent evtl. plus Aminosalizylate (lokal) (Ib)
Falls steroid-refraktär	zusätzlich: Ciclosporin (4 mg/kg KG) (Ib) oder Tacrolimus (0,01 mg/kg KG) über 24 h (Dauerinfusion) (IIb)
Bei Therapie-versagen	Proktokolektomie
Chronisch aktive Erkrankung	
Standard	Azathioprin (oral) 2,5 mg/kg KG/Tag (Ia) oder 6-Mercaptopurin (oral) 1 mg/kg/Tag (IIb)
Rezidivprophylaxe	
Standard	Aminosalizylate (oral) 1,5 g/Tag (Ia)
Falls ineffektiv/ unverträglich	E.coli Nissle (oral) 200 mg/Tag (Ia)

Tabelle 14.8. Evidenzgrade zur Bewertung von Studien. (Nach Agency for Health Care Policy and Research, AHCPR [39])

Härtegrad	Art der Evidenz
Ia	Evidenz aufgrund von Metaanalysen randomisierter, kontrollierter Studien
Ib	Evidenz aufgrund von mindestens einer randomisierten, kontrollierten Studie
IIa	Evidenz aufgrund von mindestens einer gut angelegten kontrollierten Studie ohne Randomisation
IIb	Evidenz aufgrund mindestens einer anderen Art von gut angelegter, quasi experimenteller Studie
III	Evidenz aufgrund gut angelegter, nichtexperimenteller, deskriptiver Studien, wie z. B. Vergleichsstudien, Korrelationsstudien und Fallkontrollstudien
IV	Evidenz aufgrund von Berichten der Expertenausschüsse oder Expertenmeinungen und/oder klinischer Erfahrungen anerkannter Autoritäten

der Colitis ulcerosa. Sie bewirken i. Allg. eine schlagartige Remission.

Da erfahrungsgemäß eine Kortikosteroidlangzeitbehandlung in niedriger Dosierung keinerlei günstige Auswirkungen auf den Krankheitsverlauf der Colitis ulcerosa bringt, sind Kortikosteroide möglichst bald nach eingetretener Remission wieder abzusetzen.

Bei der Proktitis- bzw. der Proktosigmoiditis ulcerosa werden, wie Tabelle 14.7 zeigt, heute Suppositorien oder Klysmen, die 5-ASA enthalten, empfohlen [43, 44]. Eine weitere Möglichkeit der lokalen Anwendung stellen Glukokortikoidsuppositorien oder hydrokortisonhaltiger Schaum (Colifoam) dar, der analog den Klysmen mithilfe eines Applikators in das Darmlumen gebracht wird und aufgrund seiner besonderen Konsistenz vom Patienten besser behalten wird als flüssige Einläufe. Zur topischen Behandlung der distalen Colitis ulcerosa wird neuerdings vor allem das Glukokortikoid Budesonid (s. hierzu S. 358) empfohlen.

Das Mittel der Wahl zur Langzeittherapie während der Remission und zur Rezidivprophylaxe stellt Mesalazin (z. B. Salofalk) dar (s. Tabelle 14.7).

Eine Alternative stellt eine E.-coli-Präparation (z. B. Mutaflor 500 mg, 3-mal tägl.) dar, die eine den 5-ASA-Präparaten vergleichbare Wirkung aufweisen soll [53]. Plantago-ovata-Samenschalen sollen ebenfalls einen – Mesalazin gleichwertigen – remissionserhaltenden Effekt bewirken [13].

Spricht eine akute Colitis ulcerosa weder auf Kortikosteroide noch Salazosulfapyridin bzw. Mesalazin an, so kommt der Einsatz der *Immunsuppressiva* Azathioprin, 6-Mercaptopurin oder Ciclosporin A in Betracht.

Mit Azathioprin und 6-Mercaptopurin stellt sich ein therapeutischer Effekt meist erst nach 3- bis 6 monatiger Behandlung ein. Komplikationen, wie die bei fast allen Patienten sich entwickelnde Leukozytopenie, treten bereits recht frühzeitig in Erscheinung. Nach Dosisreduzierung oder -unterbrechung sind derlei Nebenwirkungen jedoch reversibel.

Ciclosporin A hat einen schnelleren Wirkungseintritt als Azathioprin oder 6-Mercaptopurin und kann ggf. auch für die Behandlung der akuten, unter stationären Bedingungen therapierefraktären Schübe eingesetzt werden. Die bekannte Nierentoxizität, das krebserregende Potenzial sowie die Neigung zum Rezidiv nach abruptem Absetzen der Therapie, schränken das Anwendungsspektrum von Ciclosporin ein [27, 71].

Was die konservative Behandlung mit o.g. Medikamenten während der *Schwangerschaft* betrifft, sei auf S.361 verwiesen.

Gemäß den aktuellen Leitlinien der DGVS [64] ist das akute Auftreten extraintestinaler Manifestationen eine Indikation für eine systemische Therapie, insbesondere für den Einsatz von Glukokortikoiden auch bei niedriger Aktivität der intestinalen Erkrankung. Bei Gelenkbeteiligung ist hingegen SASP Therapie der ersten Wahl. Weitere Medikamente zur Therapie von Gelenkbeteiligungen sind Immunsuppressiva (Glukokortikoide, Azathioprin, Methotrexat) und in geeigneten Fällen physikalische Therapie. Bei Anwendung von NSAR und COX-2-Inhibitoren ist ein negativer Einfluss auf die Aktivität der Colitis ulcerosa zu berücksichtigen. Ciclosporin A ist zur Therapie der Uveitis geeignet.

Ernährungsfaktoren bzw. diätetische Maßnahmen spielen bei der Behandlung der Colitis ulcerosa keine wesentliche Rolle. Der Patient darf grundsätzlich alles essen, worauf er Appetit hat. Eine blande Kost ist für den unteren Verdauungstrakt jedoch weniger belastend. So ist es sicherlich zu erklären, dass vielfach über eine Besserung des Allgemeinzustandes berichtet wird, wenn bei Vorliegen einer Colitis ulcerosa eine voll resorbierbare, ballastfreie Diät (Astronautenkost) verabreicht wird. Bei einem fulminanten Verlauf mit starken Blutungen und häufigen Stuhlentleerungen wird die Entlastung des Darmes durch eine parenterale Ernährung und eine schlackenfreie orale Kalorienzufuhr als indiziert angesehen [64]. Zuweilen ist auch eine milcheiweißfreie Kost angezeigt, da manche Patienten unabhängig von der Colitis ulcerosa an einer Milcheiweißintoleranz bzw. -allergie leiden (s.S.393). Wenn 1–2 Wochen nach dem Weglassen von Milch und deren Produkten keine Befundbesserung eintritt, sollten diese für den Eiweißbedarf wichtigen Nahrungsbestandteile wieder gegeben werden.

An spezifischen Mangelzuständen bei der Colitis ulcerosa sind Anämie, Eisenmangel und – insbesondere durch Sulfasalazineinnahme – Folsäuremangel beschrieben [64]. Eine Substitution von Eisen ist indiziert bei einem Hämoglobin unter 10 g/dl [17].

Es ist allerdings viel unproblematischer, Nahrungsbestandteile wegzulassen, als durch Diarrhön und Blutverluste bedingte Mineralien-, Spurenelemente und Vitaminverluste wieder zu ersetzen. Deshalb können allgemein roborierende und substituierende Behandlungsmaßnahmen nicht selten entscheidend zu einem Behandlungserfolg beitragen.

Neben Bettruhe, Bluttransfusionen, Infusionen mit Elektrolyt- und Vitaminzusätzen, der Verabreichung unspezifischer Mittel zur Behandlung des akuten Durchfalls tragen sicherlich auch *Sedativa* zusammen mit einer verständnisvollen, ermutigenden Zuwendung durch den behandelnden Arzt zum Abbau häufig auftretender depressiver Zustände entscheidend zu einem befriedigenden Behandlungserfolg bei.

Durch die moderne medikamentöse Therapie in Verbindung mit einer besonders bei der fulminanten Kolitis und beim toxischen Megakolon durchgeführten parenteralen Substitution der Wasser-, Elektrolyt-, Blut- und Plasmaproteinverluste sind die Behandlungsergebnisse der Colitis ulcerosa wesentlich verbessert worden.

Die Lebenserwartung scheint jedoch nach *chirurgischer* Therapie besser als nach ausschließlich konservativer zu sein. Die operative Behandlung der Colitis ulcerosa gründet sich auf die Tatsache, dass diese Erkrankung ihren Ausgang von der Dickdarmmukosa nimmt, somit auf diesen Abschnitt des Verdauungstraktes beschränkt bleibt und durch dessen Entfernung heilbar ist.

Beim operativen Vorgehen ist zwischen Notfalleingriff, der dringlichen Operation und der elektiven Operation zu unterscheiden.

Indikationen für die *Notfalloperation* sind die freie oder gedeckte Perforation in die Bauchhöhle, das Retroperitoneum oder den Beckenboden sowie die vital bedrohliche Blutung trotz maximaler konservativer Therapie [64].

Als Indikationen zur *dringlichen Operation* – „dringlich" wird als Zeitspanne von maximal 72 h definiert – gelten der medikamentös therapierefraktäre fulminante Schub [26, 74], das therapierefraktäre toxische Megakolon [1, 4] sowie eine anhaltend therapierefraktäre Blutung [4, 49, 64].

Als *absolute* Indikationen zur *elektiven Operation* gelten ein kolorektales Karzinom und/oder der sichere Nachweis einer Dysplasie [4, 30], die in ihrer Dignität nicht klärbare, suspekte Stenose, ein trotz des Einsatzes von Immunsuppressiva therapierefraktärer Krankheitsverlauf sowie Wachstumsstörungen bei Kindern und Jugendlichen [42].

Bei endoskopisch nicht abtragbarem, in seiner Dignität suspektem Adenom sollte eine Segment- oder Teilresektion durchgeführt werden, falls das übrige Kolorektum frei von Dysplasien oder höher gradiger Entzündung ist, anderenfalls sollte eine restaurative Proktokolektomie erfolgen [64].

Relative Indikationen zur elektiven Operation sind Laufzeit, Ausdehnung und Aktivität der Erkrankung sowie aktuelle und zu erwartende Lebensqualität postoperativ bzw. unter fortgesetzter medikamentöser Therapie sowie schwerwiegende Medikamentennebenwirkungen bei ausgeschöpften medikamentösen Optionen [64].

Die restaurative Proktokilektomie mit ileopouchanaler Anastomose (IPAA) und Anlage eines passageren, protektiven Ileostomas in Form eines doppelläufigen Stomas (sog. „loop ileostomy") stellt das Standardverfahren dar [4, 9, 21, 32, 33, 64, 69, 70]. Die Rückverlegung des protektiven Stomas sollte 6–12 Wochen nach dem Primäreingriff erfolgen. Im Einzelfall kann auf das protektive Stoma im Rahmen des Primäreingriffs verzichtet werden [21].

Die Proktokolektomie mit Anlage eines definitiven Ileostomas weist vergleichbare Ergebnisse in Bezug auf die Heilung und Lebensqualität auf [64].

Modifizierte Operationsverfahren sind speziellen Einzelfällen vorbehalten. So ist beispielsweise eine Kolektomie mit Ileorektostomie nach wie vor bei jungen Patienten mit Wunsch nach bestmöglicher Fortpflanzungssicherheit gerechtfertigt [33, 64].

Sofern eine kontinenzerhaltende Operationstechnik nicht möglich erscheint, erkauft sich der Betroffene seine Gesundheit mit einem künstlichen Darmausgang und bei Männern mit dem Risiko von Störungen der Blasen- und Sexualfunktion.

Ein Leben mit einem Anus praeter ist aufgrund heute technisch weitgehend perfekt funktionierender Stomaverschlüsse ohne Schwierigkeiten und ohne wesentliche Einschränkung der Lebensqualität bei normaler Lebenserwartung möglich [25] – in der BRD leben z. Zt. ca. 100 000 Patienten mit einem künstlichen Darmausgang.

Als sinnvolle Einrichtung für Stomaträger hat sich die Deutsche ILCO, Landshuter Str. 30, 85356 Freising (Postfach 1265, 85312 Freising; Telefon: 0 81 61/93 43 01, 93 43 02; Fax: 0 81 61/93 43 04; Internet: www.ilco.de; E-Mail: info@ilco.de) bewährt.

PROGNOSE

Die Prognose der Colitis ulcerosa hat sich in den letzten Jahrzehnten stetig verbessert und kann heute als sehr günstig betrachtet werden.

Das Risiko, mehr als einen Erkrankungsschub zu erleiden, wird mit 80 % angegeben.

Die Mortalitätsrate, die früher bei 30 % lag, liegt infolge intensiver konservativer Therapie und frühzeitiger Operationen bei fulminanten Verläufen – vom ersten Jahr nach Krankheitsbeginn allerdings abgesehen – nicht oder nur noch gering (nicht mehr als 1 %) über der eines vergleichbaren Normalkollektivs [27, 55].

Trotz Operation beträgt allerdings die Mortalität bei freier oder gedeckter Perforation derzeit bis zu 20 %, im Gegensatz zu 4 % bei toxischer Dilatation, aber noch nicht eingetretener Perforation.

Die Inzidenz der schweren Blutung beträgt bis zu 4,5 % [64].

Aufgrund der heutigen Therapiemöglichkeiten stellt die Colitis ulcerosa nur noch für die verhältnismäßig kleine Gruppe der an einer totalen Kolitis erkrankten Patienten eine schwere und potenziell gefährliche Erkrankung dar (Abb. 14.15).

Bei der Colitis ulcerosa ist das kolorektale *Karzinomrisiko* im Vergleich zur Normalbevölkerung signifikant erhöht. Es steigt mit der Ausdehnung und der Dauer der Erkrankung an und wird durch das Vorhandensein einer primär sklerosierenden Cholangitis zusätzlich erhöht [10, 18, 24, 36, 58, 64].

Die Prävalenz des kolorektalen Karzinoms bei Colitis-ulcerosa-Patienten beträgt 3,7 %. Die kolorektalen Karzinominzidenzraten sollen bei 2 % nach einer Erkrankungsdauer von 10 Jahren, bei 9 % nach 20 Jahren und bei 19 % nach 30 Jahren liegen [7]. Das Karzinomrisiko für Patienten mit einer Proktitis soll um den Faktor 1,7, für Patienten mit einer linksseitigen Kolitis um den Faktor 2,8 und für Patienten mit einer ausgedehnten Kolitis um den Faktor 14,8 erhöht sein [10, 24].

Eine remissionserhaltende Therapie mit Salicylaten scheint das Karzinomrisiko bei der Colitis ulcerosa zu reduzieren [8, 46, 51].

KARZINOMPROPHYLAXE

Als vorbeugende Maßnahmen zur Früherkennung kolitisassoziierter Karzinome wird von der Deutschen Gesellschaft für Verdauungs- und Stoffwechselkrankheiten [64] insbesondere folgendes Vorgehen empfohlen (s. hierzu auch S. 69):

- Bei Patienten mit (sub-)totaler Colitis ulcerosa, die mehr als 8 Jahre besteht, oder linksseitiger Kolitis, die mehr als 15 Jahre besteht, soll eine komplette Koloskopie mit Stufenbiopsien im jährlichen Abstand erfolgen [34].
  Hierzu sollen in der Remission aus allen Kolonabschnitten, auch aus makroskopisch unauffälliger Schleimhaut, eine möglichst große Anzahl von Biopsien in 10-cm-Abständen entnommen werden [57]. Als Alternative zur endoskopischen Überwachung ist dem Patienten die prophylaktische Proktokolektomie zu erläutern.
- Bei Vorliegen von fraglichen Dysplasien ist eine endoskopische Kontrolle nach Intensivierung der antiinflammatorischen Therapie innerhalb von 6 Monaten durchzuführen.
- Bei eindeutiger, durch einen auswärtigen Referenzpathologen bestätigter Dysplasie ist dem Patienten als Standardoperation die Proktokolektomie zu empfehlen.

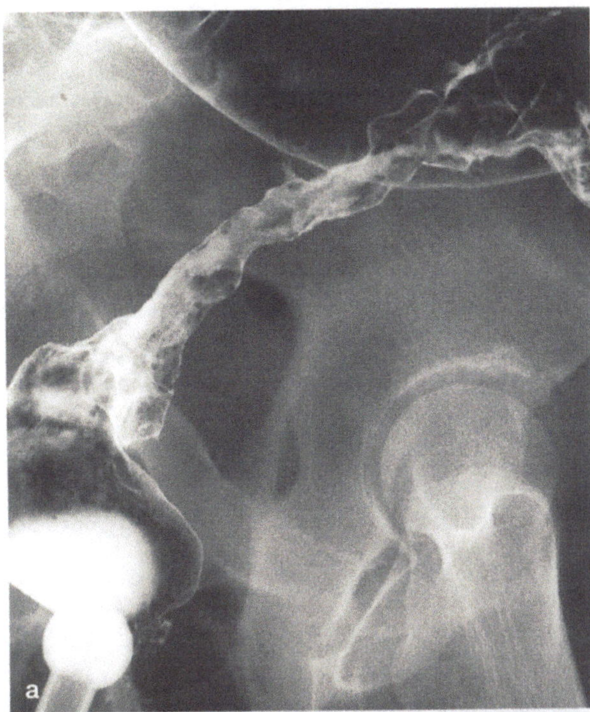

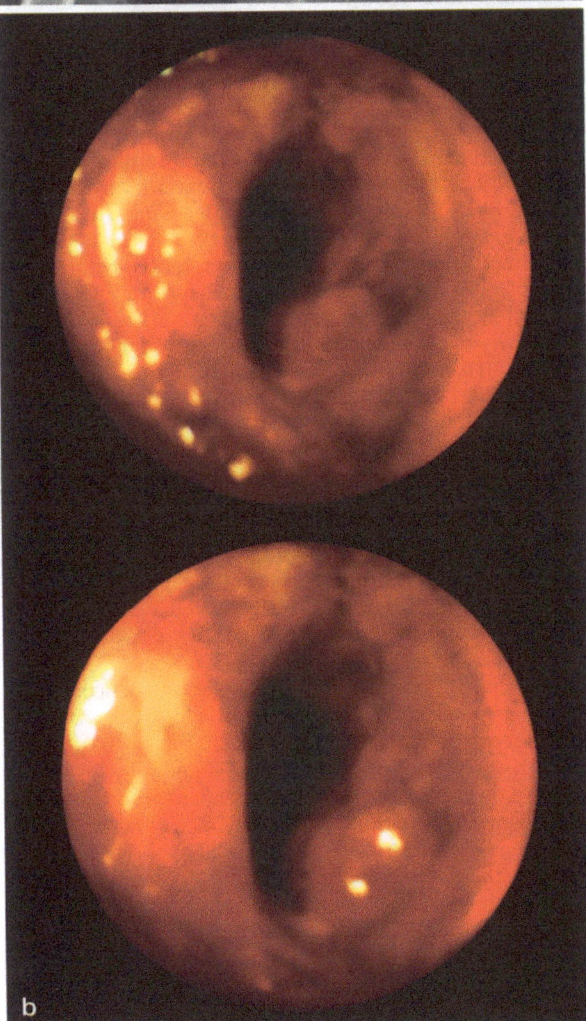

Abb. 14.15. **a** Langstreckiges Kolitiskarzinom im Röntgenbild. **b** Gleiche Patientin, endoskopischer Aspekt. Histologisch muzinöses Adenokarzinom mit partiell siegelringzelliger Komponente vom Typ $pT_3N_2G_{II}$. Anamnestisch war seit 21 Jahren eine Colitis ulcerosa bekannt; Nachuntersuchungen waren wegen einer angeblich hochgradigen Stenose längere Zeit nicht mehr durchgeführt worden. Exitus letalis 16 Monate nach Rektumamputation ◁

- Nach ileoanaler Pouchanlage sollte eine Endoskopie mit Histologie nach 3 Monaten, dann in jährlichen Intervallen, in einem spezialisierten Zentrum erfolgen [23, 56, 68].
- Zur Abklärung der Dignität ist bei endoskopisch nicht passierbaren Stenosen eine ergänzende Diagnostik erforderlich. Infrage kommen u.a. die Kontrastdarstellung der Stenose über einen Katheter im Rahmen der Endoskopie, der Kolonkontrasteinlauf, die virtuelle Endoskopie (MRT, CT), eine endoskopische Dilatation der Stenose sowie die chirurgische Exploration. Auch die Durchführung einer Sonographie als leicht durchzuführende nichtinvasive Methode gibt häufig zusätzliche Informationen [52].

Literatur

1. Aeberhard P (1998) Toxisches Megakolon: Operationszeitpunkt nicht verpassen! Zentralbl Chir 123: 1365–1369
2. Ambroze WL, Pemberton JH, Dozios RR et al. (1993) The histological pattern and pathological involvement of the anal transition zone in patients with ulcerative colitis. Gastroenterology 104: 514–518
3. Benton EC, Rutherford D, Hunter JAA (1985) Sweet's syndrome and pyoderma gangraenosum associated with ulcerative colitis. Acta Dermatol Venereol 65: 77–80
4. Binderow SR, Wexner SD (1994) Current surgical therapy for mucosal ulcerative colitis. Dis Colon Rectum 37: 610–624
5. Buchmann AL, Schwartz MR (1996) Colonic ulceration associated with the systemic use of nonsteroidal antiinflammatory medication. J Clin Gastroenterol 22: 224–226
6. Dirks E, Förster S, Thom M, Quebe-Fehling E, Goebell H (1994) Prospektive Untersuchung von Inzidenz und Prävalenz der Colitis ulcerosa in einer Großstadtbevölkerung in Deutschland (Westliches Ruhrgebiet). Z Gastroenterol 32: 332–337
7. Eaden JA, Abrams K, Mayberry JF (1999) The true risk of colorectal cancer in ulcerative colitis: A meta-analysis. Gastroenterology 116: A397
8. Eaden J, Abrams K, Ekbom A, Jackson E, Mayberry J (2000) Colorectal cancer prevention in ulcerative colitis: a case-control study. Aliment Pharmacol Ther 14: 145–153

9. Ecker KW, Kreissler-Haag D, Franz S et al. (1998) Wandel der Colitis-Chirurgie Teil I: Gibt es einen Standard in der operativen Primärbehandlung? Zentralbl Chir 123:388–395
10. Ekbom A, Helmick C, Zack M et al. (1990) Ulcerative colitis and colorectal cancer. N Engl J Med 323: 1228–1233
11. Engström I, Lindquist BL (1991) Inflammatory bowwel disease in children and adolescents: A somatic and psychiatric investigation. Acta Paediatr Scand 89: 640–647
12. Faegenburg D, Cheal H, Mandel PR, Ross ST (1967) Toxic megacolon in amoebic colitis. A case report. AJR 99: 74–76
13. Fernandez-Banares F, Hinojosa J, Sanchez-Lombrana JL et al. (1999) Randomized clinical trial of Plantago ovata seeds (dietary fiber) as compared with mesalamine in maintaining remission in ulcerative colitis. Spanish Group for the Study of Crohn's Disease and Ulcerative Colitis (GETECCU). Am J Gastroenterol 94: 427–433
14. Ferner A, Reindell A (1979) Familientherapie bei Colitis ulcerosa und Morbus Crohn. Therapiewoche 29: 6314–6319
15. Flesch P et al. (1986) Die Diversionskolitis. Dtsch Med Wochenschr 111: 1566–1569
16. Fischbach W (1993) Aktuelle Diagnostik von Morbus Crohn und Colitis ulcerosa. Fortschr Med 6: 81/29–85/33
17. Gasche C, Dejaco C, Reinisch W et al. (1999) Sequential treatment of anemia in ulcerative colitis with intravenous iron and erythropoetin. Digestion 60: 262–267
18. Gilat T, Fireman Z, Grossman A et al. (1988) Colorectal cancer in patients with ulcerative colitis. Gastroenterology 94: 870–877
19. Glick ME, Glotzer DJ, Goldman H (1979) Diversion colitis – The identification and characterization of a distinct clinical entity (abstract). Gastroenterology 76: 1139
20. Glotzer DJ, Glick ME, Goldman H (1981) Proctitis and colitis following diversion of fecal stream. Gastroenterology 80: 438
21. Gorfine SR, Gelernt IM, Bauer JJ et al. (1995) Restorative proctocolectomy without diverting ileostomy. Dis Colon Rectum 38: 188–194
22. Greenstein AJ, Sachar DB, Panday AK et al. (1992) Amyloidosis and inflammatory bowel disease. A 50 year experience with 25 patients. Medicine 71: 261–270
23. Gullberg K, Stahlberg D, Liljeqvist L et al. (1997) Neoplastic transformation of the pelvic pouch mucosa in patients with ulcerative colitis. Gastroenterology 112: 1487–1492
24. Gyde SN, Prior P, Allan RN et al. (1988) Colorectal cancer in ulcerative colitis: A cohort study of primary referrals from three centres. Gut 29: 206–217
25. Hanisch E (1999) Stomaversorgung – Ileostoma, Kolostoma. In: Caspary WF, Stein J (Hrsg) Darmkrankheiten. Springer, Berlin Heidelberg New York Tokio
26. Harms BA, Myers GA, Rosenfeld DJ et al. (1994) Management of fulminant ulcerative colitis by primary restorative proctocolectomy. Dis Colon Rectum 37: 971–978
27. Hartmann F (1996) Colitis ulcerosa. In: Hahn G, Riemann JF (Hrsg) Klinische Gastroenterologie, Bd 1, 3. Aufl. Thieme, Stuttgart, S 905–928
28. Herbay A von, Herfarth C, Otto HF (1994) Cancer and dysplasia in ulcerative colitis: A histologic study in 301 surgical specimen. Z Gastroenterol 32: 383–388
29. Herbay A von, Heuschen U, Herfarth Ch (1996) Backwash ileitis and primary sclerosing cholangitis in ulcerative colitis. Path Res Pract 192: 376
30. Herfarth Ch, Heuschen G, Heuschen UA (1998) Die maligne Entartung im Verlauf der Colitis ulcerosa und ihre chirurgischen Implikationen. Chirurg 69: 1020–1027
31. Heuschen UA, Heuschen G, Stern J et al. (1997) Backwash ileitis in ulcerative colitis – new aspects in the assessment of the disease. In: Andus T, Goebell H, Layer P, Schölmerich J (eds) Inflammatory bowel diseases – from bench to bedside. Kluwer, Dordrecht Boston London, pp 245–249
32. Hulten L (1998) Proctocolectomy and ileostomy to pouch surgery for ulcerative colitis. World J Surg 22: 335–341
33. Hulten L, Ecker KW (1998) Chirurgische Optionen bei Colitis ulcerosa. Zentralbl Chir 123: 368–371
34. Karlen P, Kornfeld D, Broström O et al. (1998) Is colonoscopic surveillance reducing colorectal cancer mortality in ulcerative colitis? A population based case control study. Gut 42: 711–714
35. Kaufman HL, Fischer AH, Carroll M, Becker JM (1996) Colonic ulceration associated with nonsteroidal antiinflammatory drugs. Report of three cases. Dis Colon Rectum 39: 705–710
36. Lennard Jones JE et al. (1990) Precancer and cancer in extensive ulcerative colitis: findings among 401 patients over 22 years. Gut 31: 800–806
37. Limberg B, Osswald B (1993) Diagnose und Differentialdiagnose von M. Crohn und Colitis ulcerosa durch Hydrokolonsonographie. Dtsch Med Wochenschr 118: 1181
38. Löhr HF et al. (1989) Diversionskolitis bei Morbus Crohn. Fallbericht und Literaturübersicht. Z Gastroenterol 27: 221–224
39. Ludwig D, Stange EF (2000) Treatment of ulcerative colitis. Hepatogastroenterology 47: 83–89
40. Lusk LB, Reichen J, Levine JS (1984) Aphthous ulceration in diversion colitis. Gastroenterology 87: 1171
41. Ma CK et al. (1990) Diversionscolitis: A clinicopathologic study of 21 cases. Hum Pathol 21: 429–436
42. Markowitz J, McKinley M, Kahn E et al. (1997) Endoscopic screening for dysplasia and mucosal aneuploidy in adolescents and young adults with childhood onset colitis. Am J Gastroenterol 92: 2001–2006
43. Marshall JK, Irvine EJ (1995) Rectal aminosalicylate therapy for distal ulcerative colitis: a meta-analysis. Aliment Pharmacol Ther 9: 293–300
44. Marshall JK, Irvine EJ (1997) Rectal corticosteroids versus alternative treatments in ulcerative colitis: a meta-analysis. Gut 40: 775–781
45. Menges M, Steffen HM (1996) Sekundäre Amyloidose bei Colitis ulcerosa – erfolgreiche Behandlung mit Kolchizin. Z Gastroenterol 34: 753–756
46. Moody GA, Jayanthi V, Probert CSJ et al. (1996) Long-term therapy with sulphasalazine protects against colorectal cancer in ulcerative colitis: A retrospective study of colorectal cancer risk and compliance with treatment in Leicestershire. Eur J Gastroenterol Hepatol 8: 1179–1183

47. Otto HF, Gebbers J-O (1982) Pathomorphologie. In: Müller-Wieland K (Hrsg): Dickdarm. Springer, Berlin Heidelberg New York (Handbuch der inneren Medizin)
48. Otto HF, Remmele W (1996) Kolon und Rektum. In: Remmele W (Hrsg) Pathologie, Bd 2, 2. Aufl. Springer, Berlin Heidelberg New York Tokio, S 582–591
49. Pardi DS, Loftus EV, Tremaine WJ et al. (1999) Acute major gastrointestinal hemorrhage in inflammatory bowel disease. Gastrointest Endosc 49: 153–157
50. Pier A et al. (1996) Sweet-Syndrom bei Colitis ulcerosa. Haut-Geschlechtskrankht 4: 299–301
51. Pinczoowski D, Ekbom A, Baron J et al. (1994) Risk factors for colorectal cancer in patients with ulcerative colitis: A case-control study. Gastroenterology 107: 117–120
52. Powell-Tuck J, Day DW, Buckell NA et al. (1982) Correlations between defined sigmoidoscopic appearances and other measures of disease activity in ulcerative colitis. Dis Dis Sci 27: 533–537
53. Rembacken BJ, Snelling AM, Hawkey PM, Chalmers DM, Axon AT (1999) Non-pathogenic *Escherichia coli* versus mesalazine for the treatment of ulcerative colitis: a randomised trial. Lancet 354: 635–639
54. Rosato EF, Rosato FG, Scott J (1969) Ischaemic dilatation of the colon. Am J Dig Dis 14: 922–928
55. Rosien U, Goebell H (1996) Colitis ulcerosa. In: Layer P, Rosien U, Goebell H (Hrsg) Praktische Gastroenterologie. Urban & Schwarzenberg, München, S 265–271
56. Sarigol S, Wyllie R, Gramlich T et al. (1999) Incidence of dysplasia in pelvic pouches in pediatric patients after ileal pouch-anal anastomosis for ulcerative colitis. J Pediatr Gastroenterol Nutr 28: 429–434
57. Schmiegel W, Adler G, Frühmorgen P et al. (2000) Kolorektales Karzinom: Prävention und Früherkennung in der asymptomatischen Bevölkerung – Vorsorge bei Risikopatienten – Endoskopische Diagnostik, Therapie und Nachsorge von Polypen und Karzinomen. Z Gastroenterol 38: 49–75
58. Schneider A, Stolte M (1993) Clinical and pathomorphological findings in patients with colorectal carcinoma complicating ulcerative colitis. Z Gastroenterol 31: 192–197
59. Schneider A, Stolte M (1993) Differenzial diagnosis of adenomas and dysplastic lesions in patients with ulcerative colitis. Z Gastroenterol 31: 653–656
60. Schölmerich J (1989) Extraintestinale Symptome bei chronisch-entzündlichen Darmerkrankungen. Dtsch Med Wochenschr 23: 911
61. Schölmerich J (2001) Gibt es eine Stufentherapie bei chronisch entzündlichen Darmerkrankungen? Dtsch Med Wochenschr 126: 44–51
62. Schwake L et al. (2000) Kolonulzera nach der Einnahme nichtsteroidaler Antiphlogistika – eine seltene Ursache gastrointestinaler Blutungen? Bericht von 3 Fällen. Z Gastroenterol 38: 957–961
63. Sorensen HAT, Fonager KM (1997) Myocarditis and inflammatory bowel disease. A 16 year Danish nationwide cohort study. Dan Med Bull 44: 442–444
64. Stange EF, Riemann J, Herbay A von et al. (2001) Diagnostik und Therapie der Colitis ulcerosa – Ergebnisse einer evidenzbasierten Konsensuskonferenz der Deutschen Gesellschaft für Verdauungs- und Stoffwechselkrankheiten. Z Gastroenterol 39: 19–72
65. Tanaka M, Riddell RH, Saito H et al. (1999) Morphological criteria applicable to biopsy specimen for effective distinction of inflammatory bowel disease from other forms of colitis and of Crohn's disease from ulcerative colitis. Scand J Gastroenterol 34: 55–67
66. Thomas PD, Keat AC, Forbes A et al. (1999) Extraintestinal manifestations of ulcerative colitis following restorative proctocolectomy. Eur J Gastroenterol Hepatol 11: 1001–1005
67. Tocchi A, Lepre L, Liotta G et al. (1997) Familial and psychological risk factors of ulcerative colitis. Ital J Gastroenterol Hepatol 29: 395–398
68. Veress B, Reinholt FP, Lindquist K et al. (1995) Long-term histomorphological surveillance of the pelvic ileal pouch: Dysplasia develops in a subgroup of patients. Gastroenterology 109: 1090–1097
69. Weinryb RM, Gustavsson JP, Liljeqvist L et al. (1995) A prospective study of the quality of life after pelvic pouch operation. J Am Coll Surg 180: 589–595
70. Weiss EG, Wexner SD (1995) Surgical therapy for ulcerative colitis. Gastroenterol Clin North Am 24: 559–575
71. Wenzl H, Petritsch W, Reicht G, Eherer A, Krejs GJ (1994) Cyclosporin for the treatment of severe ulcerative colitis. Z Gastroenterol 32: 137–140
72. Wilks S (1859) Morbid appearances in the intestines of Miss Bankes. Med Times Gaz 19: 264
73. Wijers OB, Tio LT, Tygat GNJ (1992) Ultrasonography and endosonography in the diagnosis and management of inflammatory bowel disease. Endoscopy 24: 559–564
74. Ziv Y, Fazio VW, Church JM et al. (1995) Safety of urgent restorative proctocolectomy with ileal pouch-anal anastomosis for fulminant colitis. Dis Colon Rectum 38: 345–349

14.3 Ischämische Kolitis

Die ischämische Kolitis ist ein zunehmend häufiger, bevorzugt bei älteren Menschen – über 90 % der Betroffenen sind älter als 60 Jahre [18, 25] – diagnostiziertes Krankheitsbild, von dem Männer und Frauen gleich häufig betroffen zu sein scheinen [26], das primär Folge einer Blutzirkulationsstörung ist und in 3 Schweregrade unterteilt werden kann.

Je nach Ausmaß der zumeist [12] segmental lokalisierten Ischämie führt diese entweder nur zu einer *passageren Funktionsstörung der Mukosa und Submukosa* oder zur Schädigung aller Darmwandschichten. Ist Letzteres der Fall, kommt es zu einem progredienten Verlauf mit anschließender bindegewebiger Organisation und Stenosierung des Darmlumens, sofern, was meist der Fall ist, der betroffene Bereich durch Kollateralen erreicht werden kann. Es entsteht die sog. *nichttransmurale Nekrose*. Wird jedoch das durch einen derartigen Infarkt betroffene Darmsegment nicht durch kollaterale Gefäße erreicht, kommt es zur *transmuralen Gangrän*, die unbehandelt über eine Peritonitis zum letalen Ausgang führt [14, 16].

Aus klinisch-therapeutischen Gründen (s.o.) empfiehlt es sich [8], nur zwischen 2 Schweregraden zu differenzieren, und zwar zwischen der transmuralen Gangrän und der nichttransmuralen Nekrose, einschließlich passagerer Schleimhautschädigung. Letztere werden zusammen heute als *ischämische Kolitiden im engeren Sinne* bezeichnet.

ÄTIOLOGIE

Die Ursachen einer Anoxie von Kolonanteilen können vielgestaltig sein. Einerseits führen Lumeneinengungen oder Verschlüsse von Mesenterialgefäßen durch Thrombosierung, Embolie oder Abknickung zur Entstehung ischämischer Kolitiden, andererseits kann auch ein Blutdruckabfall bei gedrosselter Zirkulation zu einem verlangsamten Blutfluss und folglich zu einer herabgesetzten intestinalen Mikroperfusion und damit zur Hypoxämie führen.
Bei der Entstehung der ischämischen Kolitis spielen demzufolge arteriosklerotische Gefäßveränderungen ebenso eine Rolle wie andere zur Durchblutungsstörung umschriebener Darmabschnitte führende Prozesse, etwa thrombotische, arterielle und venöse Gefäßverschlüsse, Diabetes, Kollagenosen (Erythematodes visceralis, Polyarthritis rheumatica, Periarteriitis nodosa), Amyloidose, chronische Herzinsuffizienz sowie temporäre Erhöhung des intraluminalen Druckes im Darm, wobei es zur Kompression der Kapillaren und Venen und somit zu einer stasebedingten Hypoxie kommen kann.
Des Weiteren zählt die ischämische Kolitis zu den seltenen Komplikationen bei Einnahme z.B. von Kontrazeptiva [3, 5, 6, 9, 10, 13].

KLINIK

Entscheidend ist wegen der ganz unterschiedlichen Prognose und einzuschlagenden Therapie die möglichst rasche Feststellung, ob es sich um eine alle Wandschichten des Organs betreffende Gangrän handelt, die eine sofortige Operation erfordert, oder ob eine ischämische Kolitis im engeren Sinne vorliegt.
Bei Vorliegen einer transmuralen Gangrän ist das *klinische Beschwerdebild* gekennzeichnet von plötzlich auftretenden krampf- bzw. kolikartigen Schmerzen, vorwiegend im linken Unterbauch, die innerhalb weniger Stunden in einen starken diffusen Dauerschmerz übergehen, begleitet von Erbrechen, Übelkeit und meist blutigen Durchfällen. Häufig besteht Fieber. Bei der klinischen Untersuchung finden sich in diesen Fällen alle Zeichen einer Peritonitis mit Abwehrspannung, Druckempfindlichkeit, Rebound-Phänomen und schließlich fehlende Darmgeräusche (paralytischer Ileus). Laborchemisch findet sich eine Leukozytose und evtl. eine leichte Azidose als wenig richtungsweisende unspezifische Befunde.
Handelt es sich demgegenüber um eine ischämische Kolitis im engeren Sinne, d.h. um eine leichte bis mittelschwere Kolonischämie, so sind die Beschwerden häufig nur vorübergehend und können folgenlos verschwinden, da es in den meisten Fällen zu einer Versorgung durch Kollateralen kommt. Die Patienten klagen hierbei meist ebenfalls über akut einsetzende mehr oder weniger starke Bauchschmerzen überwiegend im linken unteren Quadranten des Abdomens, Übelkeit und Erbrechen sowie über dünne, u.U. mit dunklem Blut vermischte Stühle. Bei der klinischen Untersuchung besteht meist eine auffällige Druckempfindlichkeit im Bereich des linken Unterbauches. Meist finden sich auch in diesen Fällen leichte Temperaturerhöhungen bei gleichzeitiger Beschleunigung der Pulsfrequenz und Erhöhung der Leukozytenzahl.
Aufgrund der Unterschiede in Symptomatologie und Verlauf der beiden Schweregrade erscheint die sorgfältige Überwachung der Patienten besonders in der initialen Phase des Krankheitsverlaufes unverzichtbar.
Prädilektionsstellen der segmentären Ischämie sind die Grenzbezirke unterschiedlicher arterieller Gefäßversorgung des Dickdarmes, wie der Bereich der linken Flexur (Grenzbereich A. mesenterica superior/inferior) mit angrenzenden Abschnitten des Colon transversum und descendens, sowie der rektosigmoidale Übergang (Grenzbereich, A. mesenterica inferior/A. iliaca interna) [19, 24]. Auch ein Rektumbefall sowie ein Befall höherer Kolonabschnitte und sogar Teile des Dünndarms (Ileum, evtl. Jejunum) ist in seltenen Fällen möglich [7, 25, 26].
Die ischämischen Kolitiden im engeren Sinne treten zwar bevorzugt an der linken Flexur auf, sie können jedoch auch fleckförmig verteilt bis diffus vorkommen [2].

DIAGNOSE

Typisches klinisches Beschwerdebild und Verlauf, oftmals in Verbindung mit Herzinsuffizienz, die schon mit Digitalispräparaten und Diuretika behandelt wurde, Diabetes, rheumatoider Arthritis oder Schockzuständen verschiedener Ätiologie [15] bei zumeist älteren Menschen, lässt die Diagnose ischämische Kolitis in vielen Fällen vermuten bzw. bereits sicher erkennen.
Sofern eine Gangrän vorliegt, können den schwer kranken Patienten allerdings keine oder nur kaum belastende Diagnostikmaßnahmen zugemutet werden; außerdem wären sie wegen der Gefahr einer

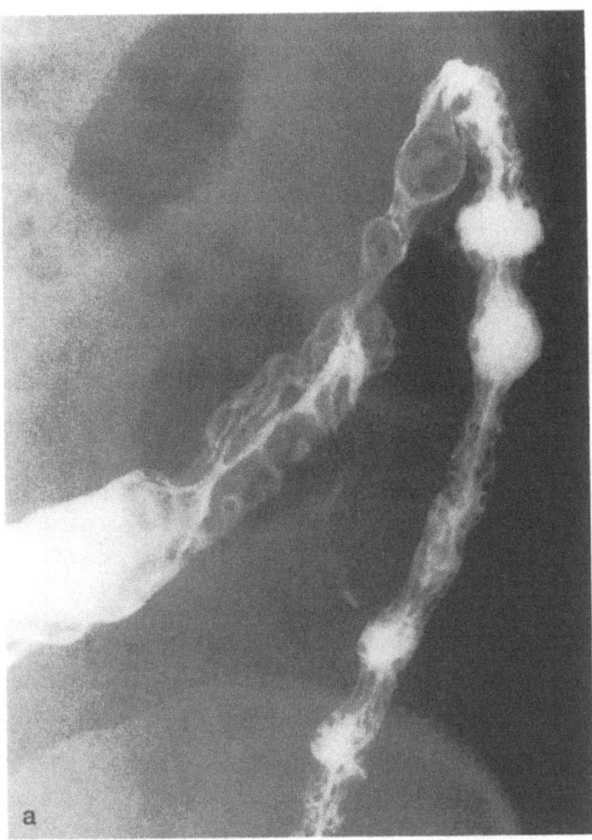

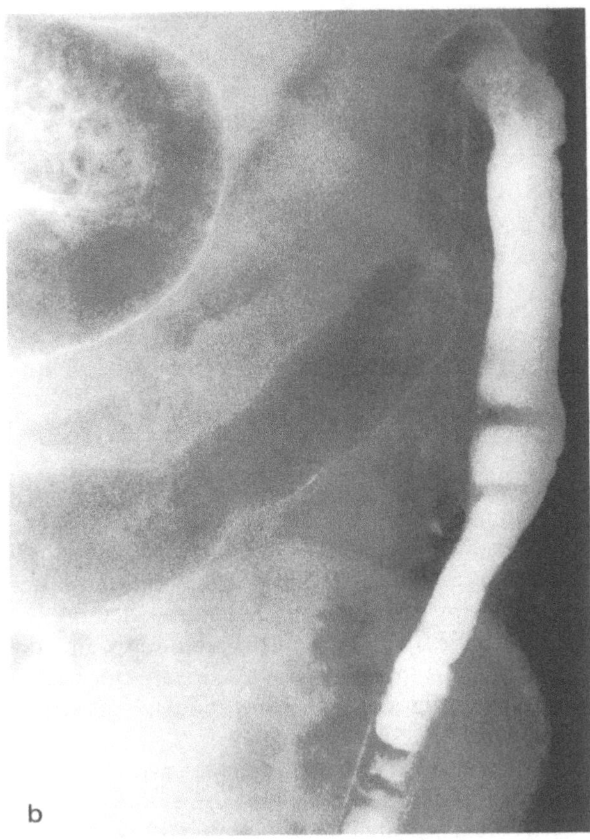

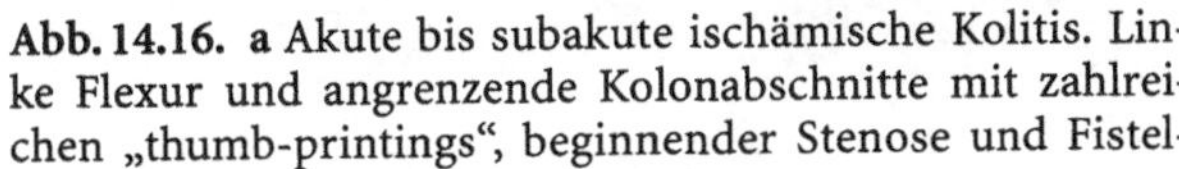

Abb. 14.16. **a** Akute bis subakute ischämische Kolitis. Linke Flexur und angrenzende Kolonabschnitte mit zahlreichen „thumb-printings", beginnender Stenose und Fistelbildung. **b** Chronische ischämische Kolitis. Linke Flexur und angrenzende Kolonabschnitte mit manifester Stenose, Fistel und Haustrienverlust

Perforation kontraindiziert. Die Abdomenleeraufnahme zeigt erst bei fortgeschrittenem Krankheitsverlauf einen paralytischen Ileus.

In Betracht kommt allenfalls eine Angiographie mit Darstellung der Arteria mesenterica superior et inferior, allerdings mit Einschränkung, da diese nur bedingt zu einer Diagnosefindung beizutragen vermag [4, 22, 28].

Kann andererseits vom klinischen Beschwerdebild her angenommen werden, dass es sich um eine ischämische Kolitis im engeren Sinne handelt, so erscheinen absichernde Diagnostikmaßnahmen indiziert. In Einzelfällen kann der Ultraschall durch den Nachweis veränderter Wandschichten zur Diagnose beitragen.

In Betracht kommen an Röntgenmaßnahmen neben der Abdomenübersichtsaufnahme vor allem der Kolonkontrasteinlauf.

Im Röntgenbild fällt hierbei eine Verengung auf, die von umschriebenen Stenosen bis zum totalen Verschluss reichen kann. Meist findet sich hierbei auch eine unregelmäßige Schleimhautbeschaffenheit zunächst in Form der sog. Daumenabdrücke („thumb-printing"), die sich 48–72 h nach dem akuten Ereignis nachweisen lassen [30] und Ausdruck eines unspezifischen Schleimhautödems sind (Abb. 14.16 a). Vielfach fehlt in dem betroffenen Bereich auch die typische Haustrierung. In einem späteren Stadium kommen sodann meist seichte Ulzerationen, teilweise auch sackartige Ausstülpungen und eine Kolonverkürzung hinzu [1, 30].

Eine weitere wichtige Diagnostikmaßnahme stellt die Endoskopie innerhalb der ersten 48 Stunden nach Symptombeginn dar. Meist genügt eine partielle Koloskopie, da 85 % der Ischämien bei oder aboral der linken Flexur lokalisiert sind [25]. Der endoskopische Befund hängt davon ab, ob die Durchblutungsstörung akut, subakut oder chronisch entstanden ist und ob ausreichend Kollateralgefäße vorhanden sind.

Bei der akuten ischämischen Kolitis, die meist eine streng segmentale Begrenzung aufweist, erscheint der betroffene Bereich infolge einer Schleimhauthyperämie und Submukosablutungen mehr oder weniger ödematös verändert und von düsterrotem Farbton (Abb. 14.17). Die Folge sind makroskopisch stets eindrucksvoll erscheinende, scharf begrenzte Nekrosen, die meist die Mukosa und Submukosa ge-

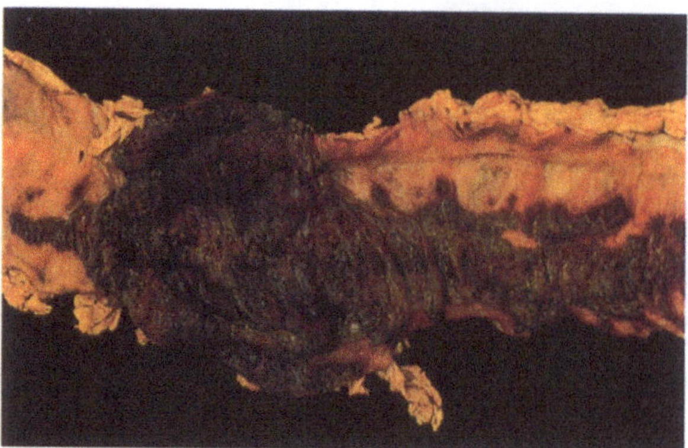

Abb. 14.17. Segmental akzentuierte ischämische Läsionen der Dickdarmschleimhaut

meinsam betreffen, wodurch ein der pseudomembranösen Kolitis ähnliches Bild entsteht. Diese aufgelagerten grauweißen bis grauschwärzlichen aus Blut, Schleim und Eiter bestehenden Membranen werden schließlich abgestoßen, wodurch dann die endoskopisch typischen seichten, bizarr oder landkartenartig figurierten Ulzerationen entstehen (Abb. 14.18) [11, 13, 17, 19].

Demgegenüber entsteht bei der chronischen ischämischen Kolitis, bei der die Nekrose auf die Muskelschicht übergegriffen hat, wodurch es zum über Monate andauernden fibrinösen Heilungsprozess kommt, die hierfür kennzeichnende segmentale Stenose bzw. die ischämische Striktur des Kolons.

Das makroskopische und insbesondere histologische Bild der ischämischen Kolitis wird jedoch durch entzündliche Vorgänge infolge einer stets frühzeitigen Besiedelung des minderdurchbluteten bzw. nekrotischen Bereichs durch Bakterien aus dem Darm sehr rasch atypisch verändert bzw. überlagert (Abb. 14.19). Die Diagnosefindung ist dadurch oft erschwert [27].

Das *histologische Bild* der ischämischen Kolitis im engeren Sinne hängt vom Stadium der Erkrankung ab. Die für die verschiedenen Krankheitsstadien wichtigsten histopathologischen Merkmale gehen aus Tabelle 14.9 hervor.

Tabelle 14.9. Histopathologische Merkmale der ischämischen Kolitis. (Nach Hermanek [12])

Akut	Hämorrhagische Nekrose der Schleimhaut
	Extreme Hyperämie der Kapillaren
	Sog. hyaline Thromben bzw. Fibrinthromben
Subakut	Granulationsgewebe
	Hämosiderin in Makrophagen
Chronisch	Atrophie der Schleimhaut
	Wandfibrose
	Stenose

DIFFERENZIALDIAGNOSE

Differenzialdiagnostisch ist neben der im endoskopischen Bild ähnlichen pseudomembranösen Kolitis hauptsächlich die Colitis ulcerosa und der Morbus Crohn auszuschließen. Hauptunterscheidungsmerkmal sind die verschiedenen Lokalisationen. Während die ischämische Kolitis fast ausschließlich die linke Kolonflexur mit benachbarten Abschnitten (Colon descendens und Colon transversum) und den rektosigmoidalen Übergangsbereich befällt, ist der Morbus Crohn hauptsächlich im Ileozökalbereich lokalisiert. Bei Colitis-ulcerosa-Befall der linken Flexur ist meist das Rektum mitbetroffen, das,

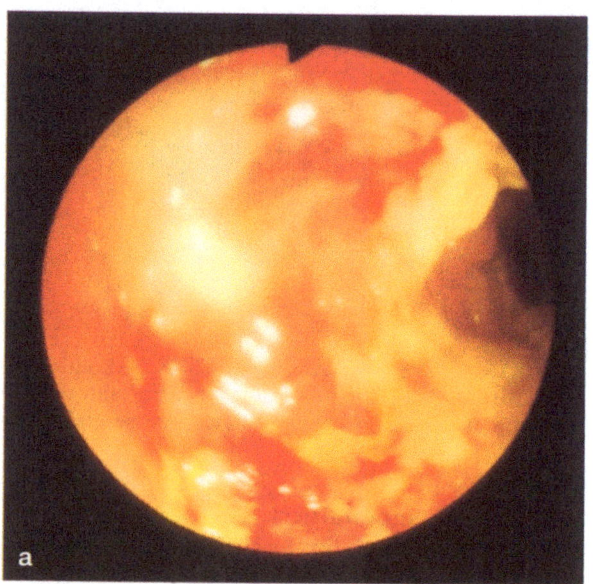

Abb. 14.18. **a** Ischämische Colitis nach Aorten-Interposition bei 50-jährigem Mann. Ausgedehnte fibrin- und schorfbedeckte unregelmäßig landkartenförmig begrenzte Ulzerationen mit hyperämischem Randsaum und eingelagerten, glasig ödematös geschwollenen Granulationsgewebeinseln. **b** Ischämische Kolitis eines Sigmasements. *Links*: hochrot geschwollene und unterminierte Schleimhautmit mit oberflächlichen Nekrosen; *Mitte*: Oberrand des stenotischen Segments, im Vordergrund verdickte nekrotische Schleimhaut, Blick auf das nicht befallene Segment; *rechts*: ischämische Schleimhaut mit zirkulärer Stenose und ausgedehnten frischen Fibrinbelägen. Die Schleimhaut ist blutig unterminiert. **c** Ischämische Kolitis. *Links und Mitte*: Schleimhautschwellung mit Verplumpung der Haustrien und oberfläschlichen Nekrosen; *rechts*: Aspekt der Schleimhautoberfläsche bei Nahsicht mit ödematös-hämorrhagischer Schwellung und netzförmigen Fibrinbelägen. **d** Ischämische Kolitis: Verdacht auf Kolonapoplexie in Form einer ausgedehnten fibrinös-nekrotischen Kolitis mit kleinen polypösen Granulationen, nachfolgend Peritonitis durch siebartige Perforationen. **e** Ischämische Kolitis: 10 Tage nach peranaler Blutung, strikt rechtsseitige pseudomembranöse Abräumphase mit gestörter Haustrierung und kleinen Pseudopolypen ▷

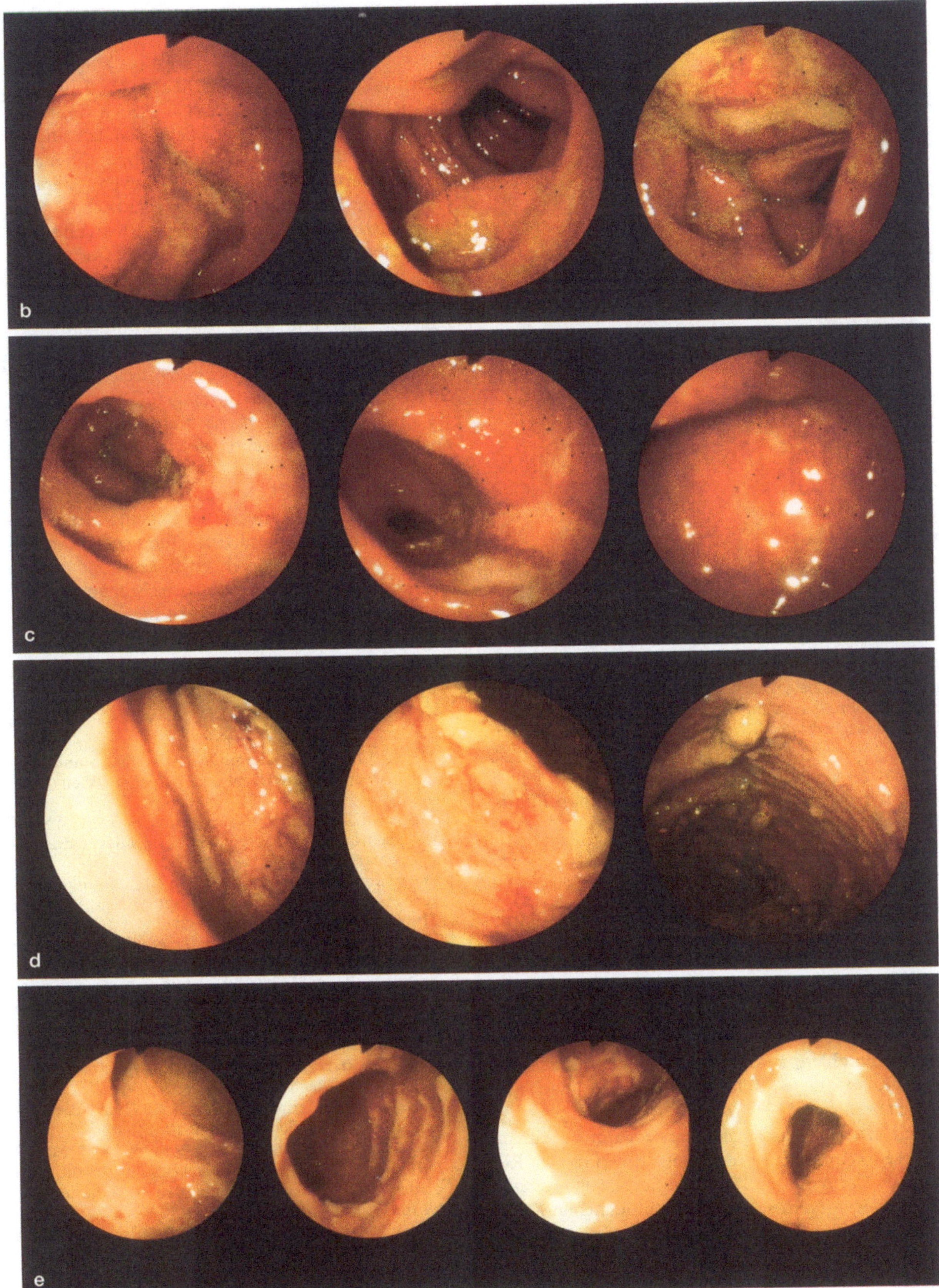

Abb. 14.18 b–e. Legende s. S. 380

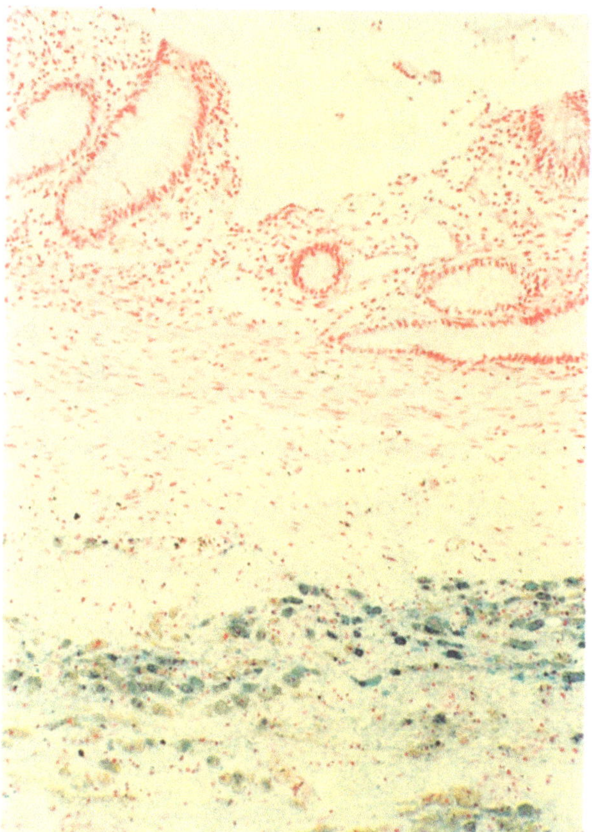

Abb. 14.19. Feingewebliches Bild einer subakut-chronischen ischämischen Kolitis. Granulationsgewebe mit Blutpigmentmakrophagen in der verbreiterten Submukosa. Berlinerblau-Färbung

wie das rechte Kolon, von der ischämischen Kolitis nahezu immer verschont bleibt [11].

THERAPIE

Die Behandlung richtet sich danach, welche Form der ischämischen Kolitis vorliegt.

Im seltenen Falle einer nachgewiesenen transmuralen Gangrän ist eine sofortige operative Intervention in Form einer weiten Resektion des betroffenen Segmentes nötig. Bei derartigen Notfällen wird zumeist empfohlen, zunächst das proximale Darmende als Kolostomie und das distale als Fistel nach außen zu verlagern [23].

Durch einen Zweiteingriff kann sodann zu einem späteren Zeitpunkt bei nun deutlich geringerem Risiko die Darmkontinuität wiederhergestellt werden. Operatives Vorgehen ist, außer bei möglichen Komplikationen der ischämischen Kolitis wie toxischem Megakolon, Peritonitis oder Darmverschluss, oftmals auch bei progredient verlaufenden Formen der ischämischen Kolitis, die aufgrund einer eventuell fortgeschrittenen segmentalen Stenose schließlich zu ileusartigen Zuständen führen können, erforderlich.

Eine vollständige Ausheilung kann bis zu 6 Monate dauern (akute Phase: 4–6 Wochen) [18].

Die leichteren Formen der ischämischen Kolitis im engeren Sinne können weitgehend spontan ausheilen und bedürfen, sofern sie überhaupt bemerkt werden, meist nur einer konservativen Therapie. Neben der zweckmäßigen prophylaktischen Gabe von breitwirksamen Antibiotika und Bettruhe steht neben dem Bemühen um eine Verbesserung der Herz- und Kreislaufverhältnisse zunächst die parenterale Ernährung im Vordergrund. 5-ASA-Präparate (z.B. Salofalk) sind wegen ihrer antiinflammatorischen Wirkung hilfreich.

Schließlich wird auf eine schlackenfreie und später schlackenarme Kost übergegangen. Digitalispräparate sind kontraindiziert, da hierdurch eine Vasokonstriktion der mesenterialen Gefäße gefördert werden kann [20].

Weiterhin wichtig ist, wie oben bereits dargelegt, eine genaue Beobachtung dieser Patienten (regelmäßige Pulsfrequenz-, Blutdruck-, Temperaturkontrollen und bei Notwendigkeit auch Kontrolle mittels Kontrasteinlauf), um bei evtl. Fortschreiten des Prozesses zum kompletten Infarkt rechtzeitig chirurgische Maßnahmen einzuleiten [2].

Literatur

1. Altaras J (1982) Radiologischer Atlas Kolon und Rektum. Urban & Schwarzenberg, München Wien Baltimore
2. American Gastroenterological Association (2000) Medical position statement: guidelines on intestinal ischemia. Gastroenterology 118: 951–953
3. Bernardino ME, Lawson TL (1976) Discrete colonic ulcers associated with oral contraceptives. Am J Dig Dis 21: 503–505
4. Boysen E (1971) Mesenteric angiography. In: Abrams HL (ed) Angiography. Little Brown, Boston
5. Brandt LJ, Boley SJ (2000) AGA technical review on intestinal ischemia. Gastroenterology 118: 954–968
6. Cotton P, Thomas LM (1971) Ischaemic colitis and the contraceptive pill. Br Med J 3: 27
7. Cynn WS, Rickert RR (1973) Ischemic proctosigmoiditis. Dis Colon Rectum 16: 537
8. DeDombal FT, Fierher DM, Harris RS (1969) Early diagnosis of ischaemic colitis. Gut 10: 131–134
9. Frager D, Baer JW, Medwid SW, Rothpearl A, Bossart P (1996) Detection of intestinal ischemia in patients with acute small-bowel obstruction due to adhesions or hernia: efficacy of CT. AJR 166: 67–71
10. Friedel D, Thomas R, Fisher RS (2001) Ischemic colitis during treatment with alosetron. Gasstroenterology 120: 557–560
11. Hermanek P (1970) Zur Differentialdiagnose segmentaler ulzeröser Colonveränderungen. Verh Dtsch Ges Pathol 54: 381

12. Hermanek P (1983) Pathomorphologie segmentaler Colitiden. In: Ottenjann R, Fahrländer H (Hrsg) Entzündliche Erkrankungen des Dickdarms. Springer, Berlin Heidelberg New York Tokyo
13. Kilpatrick SM, Silverman JF, Betancourt E, Farman J, Lawson JP (1968) Vascular occlusion of the colon and oral contraceptives. N Engl J Med 278: 438
14. Marston A (1962) Massive infarction of the colon demonstrated radiologically. Br J Surg 49: 609
15. Marston A (1962) The bowel in shock. Lancet 2: 365
16. Marston A, Pheils MT, Thomas ML et al. (1966) Ischaemic colitis. Gut 7: 1
17. Marston A, Kieny R, Szilagyi E, Taylor GW (1976) Intestinal ischemia. Arch Surg 111: 107
18. Otto HF, Remmele W (1996) Kolon und Rektum. In: Remmele W (Hrsg) Pathologie, Bd 2, 2. Aufl. Springer, Berlin Heidelberg New York Tokyo, S 553–559
19. Paul F (1983) Endoskopische Diagnose und Differenzialdiagnose der chronisch-entzündlichen Darmerkrankungen. Verdauungskrankht 1: 25–32
20. Pawlik W, Jacobson ED (1974) Effects of digoxin on the mesenteric circulation. Cardiovasc Res Cent Bull (Houston) 12: 80–84
21. Pimpl W, Umlauf M (1983) Ischäm. Kolitis nach kardiogenem Schock. Coloproctology 1: 15–18
22. Reuter SR, Kanter IE, Redman HC (1970) Angiography in reversible colonic ischaemia. Radiology 97: 371
23. Rosen IB, Cooter NB, Ruderman RL (1973) Necrotizing colitis. Surg Gynecol Obstet 137: 645
24. Saegesser F, Roenspies U, Robinson JWL (1979) Ischemic diseases of the large intestine. Pathobiol Annu 9: 303–337
25. Schönfeld J von (1996) Durchblutungsstörungen des Darms. In: Layer P, Rosien U, Goebell H (Hrsg) Praktische Gastroenterologie. Urban & Schwarzenberg, München, S 508–511
26. Schweiger H (1994) Gefäßveränderungen am unteren Gastrointestinaltrakt. Coloproctology 6: 411–413
27. Su C, Brandt LJ, Sigal SH, Alt E, Steinberg JJ, Patterson K, Parr PI (1998) The immunohistological diagnosis of *E. coli* 0157:H7 colitis: possible association with colonic ischemia. Am J Gastroenterol 93: 1055–1059
28. Westcott JL (1972) Angiographie demonstration of arterial occlusion in ischemic colitis. Gastroenterology 63: 486
29. Wiesner W, Willi UV (2001) Nonocclusive ischemic colitis in a 12-year-old girl: value of unanehanced spiral computed tomography. Int J Colorectal Dis 16: 55–57
30. Wittenberg J, Athanosoulis CA, Williams LF, Papedes S, O'Sullivan P, Brown B (1975) Ischemic colitis – radiology and pathophysiology. AJR 123: 287–299

14.4 Kollagen-Kolitis

Die von Clas G. Lindström [26] 1976 erstmals beschriebene Kollagen-Kolitis (KK) stellt ein symptomatisch und histomorphologisch charakteristisches Krankheitsbild dar (Abb. 14.20). Krankheitsspezifisch ist eine ausgeprägte subepitheliale Ablagerung von kollagenen Fasern in der kolorektalen Mukosa bei gleichzeitigem Vorliegen einer zumeist weitgehend therapieresistenten wässrigen Diarrhö (s. u.).

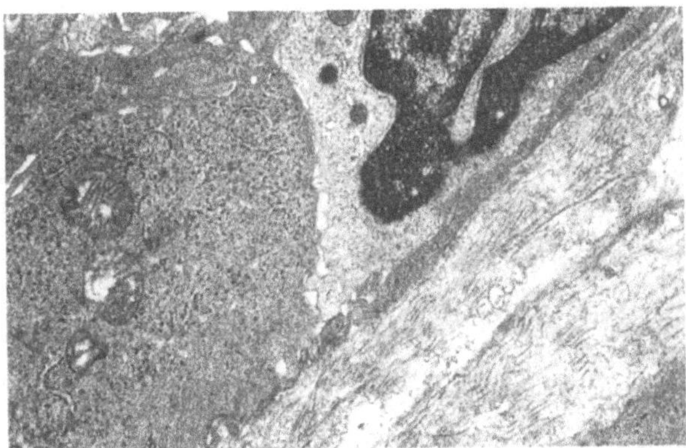

Abb. 14.20. Kollagen-Kolitis. Ultrastruktur subepithelialer, diffus und irregulär angeordneter Kollagenfibrillen, die sich bandartig entlang der Basalmembran anordnen

Die kollagene Kolitis wird heute insbesondere mit der sog. lymphozytären Kolitis unter dem Terminus *mikroskopische Kolitis* zusammengefasst. Gemeinsam ist diesen Erkrankungen des Kolons eine chronisch-rezidivierende, wässrige Diarrhö („watery diarrhea colitis syndrome") und ein makroskopisch unauffälliger Endoskopiebefund.

Pathognomonisch für die *lymphozytäre Kolitis* ist eine Vermehrung von intraepithelialen Lymphozyten bei sonst intakter Kryptenarchitektur. Die Unterscheidung ist demzufolge nur histologisch möglich [29].

Da sich in nicht wenigen Fällen überlappende histologische Bilder finden [2], ist man sich derzeit noch nicht sicher, ob es sich hierbei um jeweils getrennte Entitäten handelt oder ob das eine Krankheitsbild in das andere übergehen kann.

Überwiegend (> 80 %) betroffen sind bei der Kollagen-Kolitis Frauen im Alter zwischen 40 und 60 Jahren [1, 9, 16, 24, 26, 27, 33, 39]. Demgegenüber findet sich bei der lymphozytären Kolitis kein Geschlechtsunterschied [2, 9].

Die Häufigkeit ist derzeit noch schwer abzuschätzen. Eine zunehmende Zahl publizierter Fälle der letzten Jahre lässt vermuten, dass diese mikroskopischen Kolitisformen nicht sehr selten sind [7, 10, 16, 23, 25, 26, 29, 30, 36, 43].

ÄTIOLOGIE

Die Ätiopathogenese bislang noch ungeklärt. Als mögliche Entstehungsursache der abnormen Kollagenablagerung in der kolorektalen Mukosa wird mehrheitlich eine Entwicklungs- und Funktionsstörung der perikryptalen Myofibroblasten vermutet

[3, 5, 6, 16, 17, 31, 32]. Von einigen Autoren wird angenommen, dass diese Myofibroblastendysfunktion von einem entzündlichen oder toxischen Stimulus initiiert wird [2, 4, 11, 13, 25, 36, 38, 40]. Es wird auch vermutet, dass es sich um einen Autoimmunprozess handelt [21]. Als Ursache der wässrigen Diarrhö schließlich wird eine durch die verdickte subepitheliale Kollagenschicht verminderte Resorption von Wasser und Elektrolyten im Kolon angenommen [16, 17, 24, 26, 31, 37, 39].

KLINIK

Beschwerdebild. Das klinische Beschwerdebild wird geprägt durch langdauernde, oft über viele Jahre bestehende, wässrige Diarrhön, stets ohne nachweisbare Blutbeimengungen.
Trotz der täglich bis zu 15 Entleerungen, oftmals verbunden mit kolikartigen Leibschmerzen, ist das Allgemeinbefinden der Betroffenen i. d. R. nicht wesentlich beeinträchtigt. Auch ein Gewichtsverlust wird zumeist nicht beobachtet [16, 19, 26, 39].

Erscheinungsbild. Nur in wenigen Fällen können bestimmte Schleimhautveränderungen im *endoskopischen Bild* einen diagnostisch wertvollen Hinweis vermitteln. So kann es im Kolon gelegentlich zu einer mehr oder weniger ausgeprägten ödematösen Auflockerung und Hyperämie, zu einer verwaschenen oder aufgehobenen submukösen Gefäßzeichnung und ggf. auch zu Kontaktblutungen der Mukosa sowie zur Ausbildung einzelner weißlicher erhabener Plaques kommen [6, 14, 20, 32, 35] (Abb. 14.21). Über einen sicher seltenen Fall einer Kollagen-Kolitis mit ausgeprägten fleckförmigen, scharf begrenzten Rötungen im Kolon wurde ebenfalls berichtet [39].
Der *Krankheitsverlauf* ist nicht einheitlich. Die Diarrhön können ein Jahrzehnt oder länger unbeeinflussbar fortbestehen, ggf. aber auch von symptomfreien Intervallen unterbrochen sein [24, 42].
Andererseits gibt es Beobachtungen, dass die Beschwerden und auch die histomorphologischen Befunde (s. u.) nach kürzerer oder längerer Zeit mit oder ohne Therapie vollkommen reversibel sein können und es nicht zu Rezidiven kommen muss [3, 16, 19, 24].
Schließlich wird über einige mit Arthritiden bzw. Arthralgien [23, 28, 40, 42, 43] sowie Erythema nodosum [27] assoziierte Kollagen-Kolitis-Fälle berichtet.

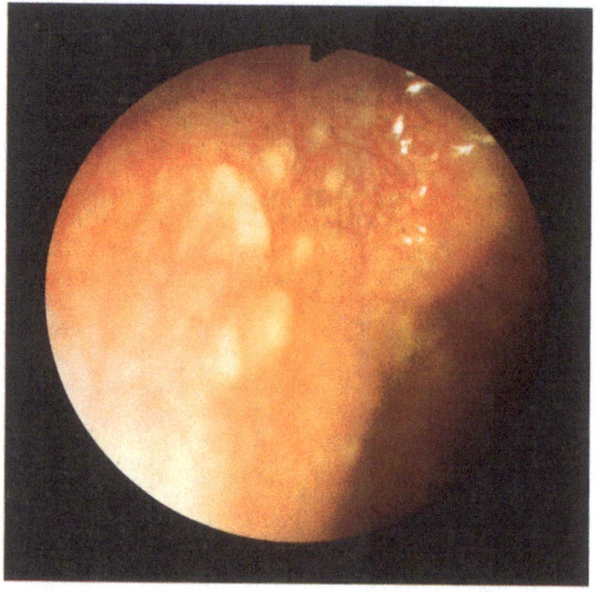

Abb. 14.21. Klinisch persistierende wässrige Diarrhön, koloskopisch auffällig monotones Schleimhautbild in allen Abschnitten des gesamten Kolons: Gefäßdestruktion, blasse Schleimhaut und einzelne, weißliche, erhabene weiche Plaques. Diese Plaques sind vornehmlich im Rektum und Sigma lokalisiert. Histologisch: Kollagen-Kolitis

DIAGNOSE

Nur durch die histologische Untersuchung von Biopsiematerial der kolorektalen Mukosa ist eine sichere Diagnosestellung möglich.
Ausschlaggebend für die histologische Diagnose ist die Dicke des Kollagenbandes; während im normalen Kolon die Dicke der subepithelialen Kollagenschicht durchschnittlich 2,3 ± 0,2 μm beträgt und damit im Wesentlichen der Dicke der Basalmembran entspricht, soll dieses Kollagenband bei der KK im Mittel 12,8–23,7 μm breit sein [9, 23, 29]. Der Bereich zwischen diesen Durchschnittswerten bildet derzeit eine Grauzone. Als Extrembefunde werden Verdickungen von 50–100 μm angesehen [36].
Bei der Bewertung der Dicke des Kollagenbandes als diagnostischer Parameter ist zu berücksichtigen, dass diese beim gleichen Patienten in den verschiedenen Abschnitten des Kolons zumeist variiert. So war in einer Studie an Stufenbiopsien von 15 Patienten der Befund durchschnittlich am stärksten in der rechten Kolonhälfte sowie im Colon descendens ausgeprägt, während im Sigma und Rektum gleichzeitig keine diagnostisch noch zuverlässige Verdickung des Kollagenbandes vorlag [23].
Es erscheint demzufolge wichtig, bei allen Patienten mit unklaren chronischen Diarrhön auch bei makroskopisch regelrechter Schleimhaut lokalisationsbezeichnende Biopsien aus allen Abschnitten von Kolon und Rektum durchzuführen [34].

Diese bandförmige, aus kollagenen Fasern bestehende Schicht färbt sich mit den üblichen Bindegewebsfärbungen homogen an. Eingeschlossen sind in wechselndem Ausmaß Myofibroblasten [16].
In der Lamina propria findet sich zumeist eine mäßiggradige unspezifisch-entzündliche Infiltration, insbesondere mit Plasmazellen und Lymphozyten, neben wenigen Eosinophilen und polymorphkernigen Granulozyten. Nicht selten ist das Epithel der luminalen Fläche der Mukosa mehr oder weniger atrophisch oder sogar flächenhaft abgestoßen [18, 31].
Wie immunzytochemische Untersuchungen zeigten, besteht das subepitheliale Band bei der KK überwiegend aus Kollagen-Subtyp III, Prokollagen-III-Peptid sowie aus Kollagen-Subtyp I, während die normale Basalmembran des Kolons aus Kollagen-Typ IV, Laminin und Fibronektin aufgebaut ist [13]. Diese Unterschiede in der Zusammensetzung können heute diagnostisch genutzt werden, wenn unfixierte Biopsien am Gefrierschnitt immunzytochemisch aufgearbeitet werden [34].
Da es für die KK keine pathognomonischen makroskopischen Veränderungen gibt, ergeben alle radiologischen und endoskopischen Untersuchungen ebenso wie Labortests keine diagnostisch eindeutig verwertbaren Befunde.

DIFFERENZIALDIAGNOSE

Differenzialdiagnostisch sind alle mit nicht blutigen Durchfällen einhergehenden Erkrankungen abzugrenzen.

THERAPIE

Eine kausale Behandlung der Kollagen-Kolitis gibt es aufgrund ihrer bislang ungeklärten Ätiologie noch nicht.
Die verschiedenen symptomatischen Therapiemaßnahmen scheinen keine überzeugenden Resultate zu bringen. Die Effektivität wird allerdings infolge spontaner Remissionen mit Sistieren der Diarrhön und kompletter Rückbildung der Kollagenablagerungen recht unterschiedlich bewertet.
Die übliche Anwendung von Antidiarrhoika scheint bei der KK wenig erfolgreich zu sein [8, 16, 20, 32, 35, 39].
Empfohlen werden u.a. Glukokortikoide in einer Dosierung von 30 mg/Tag Prednisolonäquivalent mit oder ohne oraler Salazosulfapyridin-Applikation, 5-Acetylsalicylsäure, Metronidazol, Clonidin, Octreotid [21] und Wismut-Subsalicylat [9, 12, 44].
Weiterhin wird über mehr oder weniger gute Erfahrungen mit Weizenkleie, Motilitätshemmern und Colestyramin [22] berichtet. Schließlich sollten nichtsteroidale Antirheumatika, die u.a. als Ursache der mikroskopischen Kolitis diskutiert werden [9] und andere mukosaschädigenden Substanzen abgesetzt werden.

PROGNOSE

Da es noch kein befriedigendes Therapiekonzept gibt, bleibt letztlich nur die Hoffnung auf eine spontane Besserung bzw. Rückbildung der klinischen Symptomatologie und der histomorphologischen Befunde.
Ob eine Restitutio ad integrum jedoch generell erwartet werden kann und, sofern ja, in welchem Zeitraum, kann derzeit noch nicht schlüssig beantwortet werden.
Da das Risiko der Entwicklung von kolorektalen Karzinomen nicht erhöht zu sein scheint und auch kein Übergang in ein schwerwiegenderes Krankheitsbild bekannt ist [9, 29], ist die Langzeitprognose wohl eher als günstig anzusehen.

Literatur

1. Alvira MM, Orcutt MJ (1984) The clinicopathological spectrum of collagenous colitis. Am J Clin Pathol 81: 390
2. Baert F, Wouters K, D,Haens G et al. for the Belgian IBD Research Group(1999) Lymphocytic colitis: a distinct clinical entity? A clinicopathological confrontation of lymphocytic and collagenous colitis. Gut 45: 375–381
3. Bamford MJ, Matz LR, Armstrong JA et al. (1982) Collagenous colitis: a case report and review of the literature. Pathology 14: 481–484
4. Berrebi D, Sautet A, Flejou JF et al. (1998) Ticlopidine-induced colitis: A histopathological study including apoptosis. J Clin Pathol 51: 280–283
5. Birembaut P, Adnet JJ, Feydy P, Bogomoletz WY (1982) Colite collagene: approche immunopathologique de la lésion. Gastroenterol Clin Biol 6: 833
6. Bogomoletz WV, Adnet JJ, Birembaut P, Feydy P, Dupont P (1980) Collagenous colitis: an unrecognized entity. Gut 21: 164–168
7. Coverlizza S, Ferrari A, Scevola F et al. (1986) Clinicopathological features of collagenous colitis: case report and literature review. Am J Gastroenterol 81: 1098–1103
8. Delarive J, Saraga E, Dorta G, Blum A (1998) Budesonide in the treatment of collagenous colitis. Digestion 59: 364–366
9. Dietrich CF, Caspary WF (1999) Mikroskopische Kolitis – lymphozytäre Kolitis und Kollagenkolitis. In: Caspary WF, Stein J (Hrsg) Darmkrankheiten. Springer, Berlin Heidelberg New York Tokio, S 491–495
10. Fernández-Banares F, Salas A, Forné M, Esteve M, Espinós J, Viver JM (1999) Incidence of collagenous and lymphocytic colitis: A 5-year population-based study. Am J Gastroenterol 94: 418–423

11. Feurle GE, Bartz KO, Schmitt-Gräff A (1999) Lymphocytic colitis, induced by ticlopidine. Z Gastroenterol 37: 1105–1108
12. Fine KD, Lee EI (1998) Efficacy of open-label Bismuth subsalicylate for the treatment for microscopic colitis. Gastroenterology 114: 29–36
13. Flejou JF, Grimaud JA, Molas G, Baviera E, Potet F (1984) Collagenous colitis. Ultrastructural study and collagen immunotyping of four cases. Arch Pathol Lab Med 108: 977–982
14. Galian A, Le Charpentier Y, Goldfain D, Chauveinc L (1982) La colite collagene. A propos d'un nouveau cas avec étude ultrastructurale. Gastroenterol Clin Biol 6: 365–370
15. Gossum A van, Schmit A, Peny MO (1998) Oral budesonide for lymphocytic colitis. Am J Gastroenterol 93: 270
16. Grouls V (1985) Die kollagene Kolitis. Dtsch Ärztebl 47: 3537–3540
17. Grouls V, Vogel J, Sorger M (1982) Collagenous colitis. Endoscopy 14: 31–33
18. Guarda LA, Nelson RS, Stroehlein JR, Korinek JK, Raymond AK (1983) Collagenous colitis. Am J Clin Pathol 80: 503–507
19. Hansen WE (1987) Internistische Gastroenterologie. Springer, Berlin Heidelberg New York Tokyo
20. Höchter W, Seib HJ, Elster K, Kaduk B, Ottenjann R (1982) Kollagene Kolitis. Dtsch Med Wochenschr 107, 257–260
21. Holtmann G, Rosien U (1996) Kollagene Kolitis. In: Layer P et al. (Hrsg) Praktische Gastroenterologie. Urban & Schwarzenberg, München, S 235–236
22. Järnerot G et al. (1995) Collagenous colitis and fecal stream diversion. Gastroenterology 109: 449–455
23. Jessurun J, Yardley JH, Giardiello FM, Hamilton SR, Bayless TM (1987) Chronic colitis with thickening of the subepithelial collagen layer (collagenous colitis): histopathologic findings in 15 patients. Hum Pathol 18: 839–848
24. Kayasseh L, Ohnacker H (1984) Die kollagene Kolitis. Schweiz Rundschau Med 73: 1041–1044
25. The Lancet (1986) Collagenous colitis. Lancet II: 1136–1137
26. Lindström CG (1976) ‚Collagenous colitis' with watery diarrhoe – A new entity? Pathol Eur 11: 87–89
27. Marbet UA, Spichtin HP, Fahrlaender H (1986) Klinisch-pathologische Konferenz: Chronische Durchfälle mit Erythema nodosum. Schweiz Rundschau Med Prax 75: 222–227
28. Maroy B, Moullot P (1984) Colite collagene. Association à une arthropathie inflammatoire chronique. Presse Médicale 13: 1516
29. Mühlhöfer A, Gross M, Zoller WG (1999) Inzidenz und Prognose der kollagenen und lymphozytären Kolitis. Z Gastroenterol 37: 1205–1207
30. Mullhaupt B, Güller U, Anabitarte M, Güller R, Fried M (1998) Lymphocytic colitis: Clinical presentation and long-term course. Gut 43: 629–633
31. Nielsen VT, Vetner M, Harsløf E (1980) Collagenous colitis. Histopathology 4: 83–86
32. Oord van den JJ, Geboes K, Desment VJ (1982) Collagenous colitis: an abnormal collagen table? Two new cases and review of the literature. Am J Gastroenterol 77: 377–381
33. Otto HF, Remmele W (1996) Kolon und Rektum. In: Remmele W (Hrsg) Pathologie, Bd 2, 2. Aufl. Springer, Berlin Heidelberg New York Tokio, S 579–582
34. Peeters R, Westrich P (1988) Kollagene Kolitis. Therapiewoche 38: 1901–1904
35. Pieterse AS, Hecker R, Rowland R (1982) Collagenous colitis: a distinctive and potentially reversible disorder. J Clin Pathol 35: 338–340
36. Rams H, Rogers AI, Ghandur-Mnaymneh L (1987) Collagenous colitis. Ann Intern Med 106: 108–113
37. Rask-Madsen J, Grove O, Hansen MGJ, Bukhave K, Henrik-Nielsen R (1983) Colonic transport of water and electrolytes in a patient with secretory diarrhea due to collagenous colitis. Dig Dis Sci 28: 1141–1146
38. Schmeck-Lindenau JH, Heine M (1998) Lymphozytäre Colitis unter Ticlopidin. Dtsch Med Wochenschr 123: 479
39. Schmidt HG, Matek W, Schmid A, Giering H, Lux G (1986) Kollagen-Kolitis – Fallbericht und Literaturübersicht. Coloproctology 2: 119–122
40. Teglbjaerg PS, Thaysen EH, Jensen HH (1984) Development of collagenous colitis in sequential biopsy specimens. Gastroenterology 87: 703–709
41. Tromm A, Griga T, Möllmann HW, May B, Müller K-M, Fisseler-Eckhoff A (1999) Budesonide for the treatment of collagenous colitis: first results of a pilot trial. Am J Gastroenterol 94: 1871–1875
42. Wang KK, Perrault J, Carpenter HA, Schroeder KW, Tremaine WJ (1987) Collagenous colitis: a clinicopathologic correlation. Mayo Clin Proc 62: 665–671
43. Wengrower D, Pollak A, Okon E, Stalnikowicz R (1987) Collagenous colitis and rheumatoid arthritis with response to sulfasalazine. A case report and review of the literature. J Clin Gastroenterol 9: 456–460
44. Zins BJ, Sandborn WJ, Tremaine WJ (1995) Collagenous and lymphocytic colitis: Subject review and therapeutic alternatives. Am J Gastroenterol 90: 1394–1400

14.5 Pseudomembranöse Kolitis

Die pseudomembranöse Kolitis (Abb. 14.22–14.24), auch antibiotikaassoziierte Kolitis bzw. Enterokolitis genannt, da sie als unerwünschte Folge einer Antiobiotikaapplikation auftreten kann und Kolon, Dünndarm oder beides zusammen befällt, wurde erstmals 1867 von Billroth beschrieben und 1893 von Finney [9] „diptherische Kolitis" genannt. Dieses durch zunehmenden Einsatz von Antibiotika weltweit immer häufiger auftretende Krankheitsbild verläuft insbesondere bei verspäteter Diagnosestellung nicht selten tödlich (s. u.). Frauen sollen 2–4 mal häufiger erkranken als Männer[20].

Ätiologie

Die pseudomembranöse Kolitis kann nach antibiotischer Behandlung, z. B. nach Gabe von Lincomycin, das zur Aufklärung der Pathogenese führte, aber auch anderer Antibiotika, durch das Toxin des

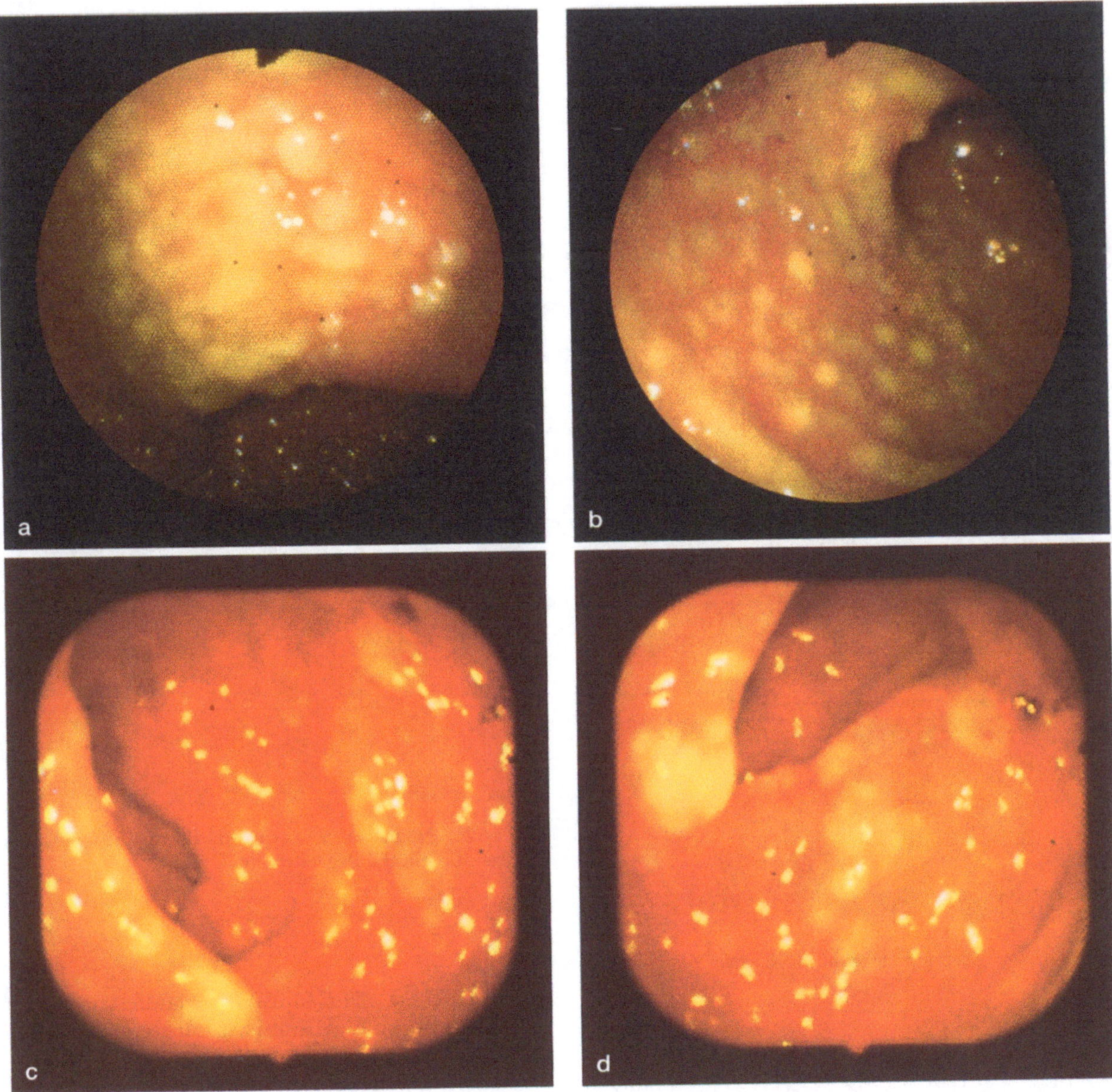

Abb. 14.22. **a, b** Pseudomembranöse Kolitis nach Clindamycin, frisches Stadium mit multiplen pilzkopfartigen Pseudomembranen. **c, d** Pseudomembröse Kolitis, antibiotikainduziert. Grauweiße bis gelbliche Plaques

anaeroben Bakteriums *Clostridium difficile* ausgelöst werden.

Heute wird das Krankheitsbild überwiegend durch die modernen Makrolide, Chinolone und Cephalosporine der verschiedenen Generationen verursacht [13].

Die toxinbildenden Stämme des Cl. difficile produzieren zwei verschiedene Toxine (A und B, wobei das Toxin B 1000 mal toxischer als A sein soll), die beide, ebenso wie Cl. difficile im Stuhl nachweisbar sind [14, 21, 22].

Chlostridium difficile soll bei ca. 2% asymptomatischer Erwachsener, in Kliniken sogar bei 5–20% und bei Kindern bei 5–60% nachweisbar sein [13, 23]. Die wichtigste Infektionsquelle im Erwachsenenalter sind Kliniken (nosokomiale Infektionen) [17] (s. S. 20).

Durch Untersuchungen an Hamstern konnte gezeigt werden, dass unter dem selektiven Einfluss einer bestimmten Antibiotikatherapie (s. o.) resistente zytotoxische Stämme von Cl. difficile die übrige Darmflora überwuchern, wodurch die zur Entstehung der pseudomembranösen Kolitis nötige intestinale Konzentration des Cl. difficile-Toxins entsteht [2, 12].

Allerdings müssen nicht alle antibiotikaassoziierten Kolitiden durch toxinbildende Chlostridium-difficile-Stämme verursacht sein und in Form der pseudo-

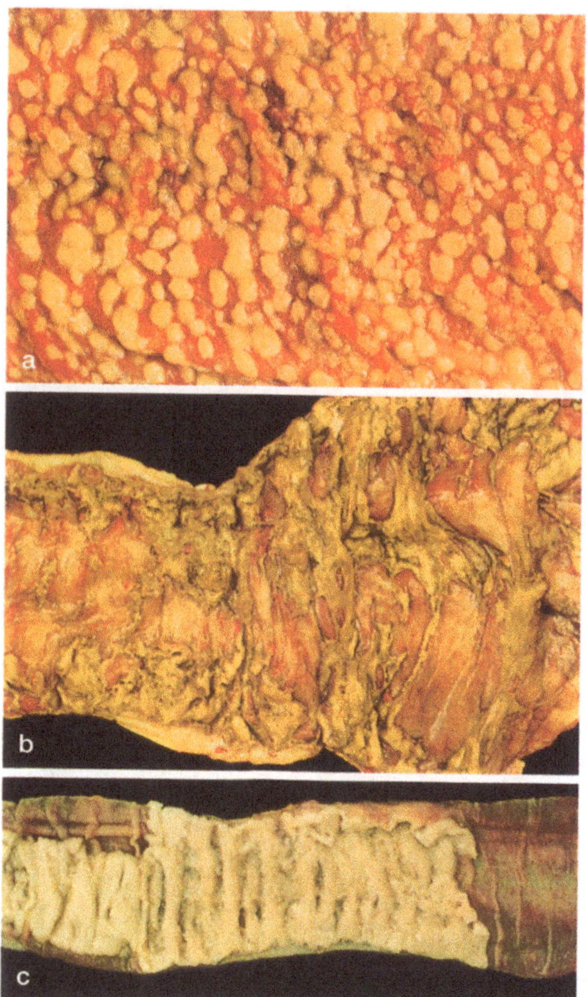

Abb. 14.23a–c. Pseudomembranöse Kolitis. Verschiedene Fälle

membranösen Kolitis verlaufen [19, 27]. So handelt es sich bei der *nichtpseudomembranösen segmentalen hämorrhagischen Kolitis* um eine durch Penicillin und seine Derivate verursachte Kolitis. Der endoskopische Befund dieses Krankheitsbildes gleicht mehr oder weniger dem einer ischämischen Kolitis und ist insbesondere gekennzeichnet durch einen scharf von unauffälliger Schleimhaut abgegrenzten segmentalen Befall.

Diese penicillinassoziierte segmental-hämorrhagische Kolitis soll, ebenso wie die unkomplizierten *blanden antibiotikaassoziierten Diarrhöen ohne Kolitis*, die eine andere Pathogenese haben, allein durch Absetzen des Antibiotikums nach wenigen Tagen abklingen [13, 18, 24].

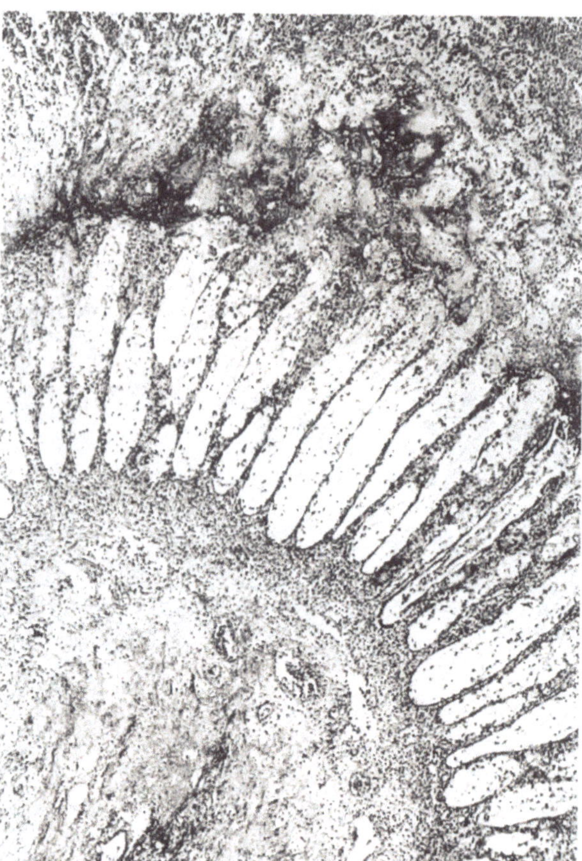

Abb. 14.24. Pseudomembranöse Kolitis mit ausgeprägten Fibrinexsudationen. HE-Färbung

KLINIK

Beschwerdebild. Die klinische Manifestation der pseudomembranösen Kolitis ist uncharakteristisch und außerordentlich variabel.

Das Spektrum reicht von unkomplizierter Diarrhö bis hin zum toxischen Megakolon und Perforation.

Erste klinische Zeichen, die insbesondere bei Patienten, die einer Antibiotikatherapie unterzogen wurden, den Verdacht einer pseudomembranösen Kolitis nahe legen, sind neben mehr oder weniger ausgeprägten, wässrigen, eitrigen, ggf. blutigen Diarrhön Fieber und uncharakteristische, jedoch sich verstärkende abdominale Beschwerden wie Bauchschmerzen, Meteorismus usw.

In fortgeschritteneren Fällen kommt es insbesondere auch durch zunehmenden Flüssigkeits-, Eiweiß- und Mineralverlust mehr und mehr zu einer allgemeinen Symptomatologie mit Übelkeit, Schwächegefühl, Tachykardie, Desorientiertsein und Schock.

Extraintestinale Manifestationen, z. B. an Gelenken sind die Ausnahme [14].

Erscheinungsbild. Das endoskopische Erscheinungsbild wird in charakteristischen Fällen geprägt von sog. Pseudomembranen, die als graue, weißlich-gelbe bis grünliche Plaques imponieren („kleieförmige Beläge"). Die meist hyperämisch, ödematös aufgequollene und vulnerabel erscheinende Schleimhaut, die oft punktuelle Blutungen aufweist, kann bisweilen auch völlig unauffällig sein, bzw. zwischen pathologisch veränderten Schleimhautzonen finden sich Inseln, die eine vollständig normale Mukosa aufweisen.

Verlauf. Die Dauer der antibiotischen Therapie scheint für die Erkrankung nicht von Bedeutung zu sein. Die Manifestationszeit schwankt zwischen 2 Tagen nach Beginn und 3–6 Wochen nach Absetzen der antibiotischen Behandlung [21].
Bei einer mittleren Krankheitsdauer von 10–12 Tagen kann die pseudomembranöse Kolitis, nachdem das auslösende Antibiotikum abgesetzt wurde, selbstlimitierend verlaufen; sie führt jedoch, da sie meist als eine den durch eine Grundkrankheit ohnehin geschwächten Patienten ggf. hochgradig gefährdende Zweiterkrankung auftritt, nicht selten zu letalem Ausgang insbesondere bei verspäteter Diagnosestellung. Die Mortalitätsrate der pseudomembranösen Kolitis ist insbesondere wegen oft zu spät einsetzender Therapie beachtlich.

Tabelle 14.10. Diagnostik der antibiotikaassoziierten Kolitis. (Nach Loeschke [13])

Disposition	Behandlung mit antimikrobiellen bzw. antineoplastischen Medikamenten, Multimorbidität, Immunsuppression
Symptome früh	Durchfall (bis ca. 6 Wochen nach Antibiotika, gelegentlich blutig), selten Obstipation, Meteroismus, Bauchschmerzen, Fieber
spät	Hypovolämischer Schock, (Sub-)Ileus, toxisches Megakolon, Perforation
Labor	Anstieg der Entzündungsparameter, Hypokaliämie, Hypalbuminämie
Sonographie (Computertomographie) und	Verdickte Darmwände, Aszites
Koloskopie und/oder Mikrobiologie	Pseudomembranöse oder uncharakteristische Kolitis
	Erregernachweis (Kultur, Latex-Agglutinationstest, niedrige Spezifiät für AAK) Toxinnachweis (verschiedene Enzymimmuno-Assays, Sensitivität 70–90%; Goldstandard: zytopathischer, durch Antitoxin neutralisierter Effekt in der Zellkultur mit höchster Spezifiät und Sensitivität > 90% für AAK

DIAGNOSE

Die Diagnose der pseudomembranösen Kolitis kann wegen des Fehlens einer typischen Symptomatologie schwierig sein. Grundsätzlich ist das Vorliegen dieses Krankheitsbildes bei jedem Patienten zu vermuten, bei dem während oder nach einer Antibiotikabehandlung abdominale Komplikationen, insbesondere in Form profuser Diarrhön auftreten.
Das grampositive Stäbchen, dessen Sporen eine hohe Resistenz gegen Umwelteinflüsse aufweisen, lässt sich innerhalb von 2 Tagen auf Selektivnährböden aus Stuhlproben züchten und leicht identifizieren [7, 14, 21]. Sein Nachweis ist jedoch für das Vorliegen einer pseudomembranösen Kolitis noch nicht beweisend (s. o.).
Die Sicherung der Diagnose stützt sich heute vor allem auf den Nachweis der Cl.-difficile-Toxine A und B im Stuhl [3, 5, 8, 11, 13, 14, 21] (Tabelle 14.10). Weitere, allerdings unspezifische Laborparameter sind: Leukozytose mit Werten meist über 15000/mm^3 und eine Hypalbuminämie.
Weitere wichtige diagnostische Hilfsmittel stellen neben der Sonographie vor allem die Endoskopie und die Biopsie dar. Da Rektum und Sigma in ca. 90% der Fälle betroffen sind, genügt meist eine flexible Sigmoidoskopie [14]. Die Durchführung einer hohen Koloskopie sollte trotzdem angestrebt werden, da die Veränderungen im Kolon unregelmäßig verteilt sind und ca. 20% der Kolitiden im Bereich der rechten Flexur lokalisiert sein sollen [24].
Da nicht immer bei der ersten endoskopischen Untersuchung die für das Vorliegen einer pseudomembranösen Kolitis zwar verdächtigen, jedoch nicht pathognomonischen pseudomembranösen Plaques nachzuweisen sind, d.h. nicht selten nur eine flächenmäßig begrenzte Ausdehnung einer sonst uncharakteristischen Kolitis vorliegt, empfiehlt es sich in derartigen Fällen, die endoskopische Untersuchung mehrfach zu wiederholen. In jedem Fall sollte zur Diagnosesicherung endoskopisch Biopsiematerial gewonnen werden. Ohne Kenntnis der Anamnese ist allerdings eine Diagnosestellung allein aus dem Biopsiematerial schwierig und oftmals unmöglich.
Im histologischen Bild ist erkennbar, dass die Pseudomembran insbesondere aus Fibrin, nekrotischem Gewebe, Muzin und polymorphkernigen Leukozyten besteht. Charakteristisch ist der abrupte Übergang von der hochentzündlich veränderten Mukosa zum gesunden Gewebe.

DIFFERENZIALDIAGNOSE

Differenzialdiagnostisch wichtig sind vor allem die ischämische Kolitis [6], bei der u. U. ähnliche Membranen festzustellen sind, bei der jedoch der Rektosigmoidalbereich ausgespart bleibt, die penicillinassoziierte, segmentale hämorrhagische Kolitis, die sog. blanden antibiotikaassoziierten Diarrhöen (s. o.) sowie die meist endoskopisch und histologisch einigermaßen sicher von der pseudomembranösen Kolitis zu unterscheidenden Krankheitsbilder Colitis ulcerosa und Morbus Crohn.

THERAPIE

Die Therapie der pseudomembranösen Kolitis ist kausal. Neben sofortigem Abbruch einer erfolgenden und das Krankheitsbild auslösenden Antibiotikatherapie erfolgt zunächst eine Substitution von Flüssigkeit, Mineralien, Plasma usw. Als Mittel der Wahl für leichtere und mittelschwere Verläufe gilt heute Metronidazol (4-mal 250–500 mg/Tag oral für 7–14 Tage) und für ernstere Fälle, Schwangere und Kinder unter 10 Jahren Vancomycin (4-mal 125 mg/Tag oral für 7–14 Tage) [13, 23]. Bei schwerem Verlauf wird Vancomycin in einer Dosierung von 4-mal 225–500 mg/Tag, kombiniert mit Saccharomyces boulardii (Perenterol 2-mal 500 mg/Tag) empfohlen [7, 14, 16]. Es scheint, dass Cl. difficile gegenüber Vancomycin besonders sensitiv ist. Jedenfalls kommt es selbst bei schwergradigen Erkrankungsverläufen schon nach 2–4 Behandlungstagen zu einem rapiden Abfall der Cl.-difficile-Toxinkonzentration im Stuhl bei gleichzeitiger Rückbildung der endoskopisch zu überprüfenden Befunde und damit zu einer entscheidenden Besserung des klinischen Beschwerdebildes. Eine Operation ist nur in seltenen, schwergradigen Fällen erforderlich, in denen die medikamentöse Behandlung den Erkrankungsprozess nicht unter Kontrolle bringt. Schwere Komplikationen wie toxisches Megakolon [21], Peritonitis und Ileus können eine Kolektomie notwendig machen.
Als Ausweichpräparate kommen Bacitracin (4-mal 25 000 IE/Tag), Teicoplanin (2-mal 400 mg/Tag oral) und Fusidinsäure (3-mal 500 mg/Tag oral) in Betracht [4, 23, 26]. Molititätshemmer sind, da sie die Kontaktzeit des Toxins mit der Schleimhaut verlängern, kontraindiziert.
Bei 10–20 % der Fälle kommt es 2 Tage bis 4 Wochen nach Beendigung der antibiotischen Therapie zu einem *Rezidiv*. Dieses kann entweder durch das Auskeimen noch vorhandener Cl. difficile-Sporen im Darm oder eine Reinfektion bedingt sein. Für die Behandlung wird ein erneuter Therapiezyklus mit Metronidazol oder Vancomycin über 10–14 Tage empfohlen. Bei multiplen Rezidiven ist eine Vancomycin-Gabe über 4–6 Wochen mit anschließender langsamer Reduktion der Vancomycin-Dosen über weitere 4–8 Wochen empfehlenswert. Mit der zusätzlichen Verordnung des Hefepräparates Saccaromyces boulardii (Perenterol 1 g/Tag 4 Wochen), das auch prophylaktisch empfohlen wird, soll die Rezidivrate weiter verringert werden können [14, 16, 23].

PROPHYLAXE

Da Patienten, die an einer pseudomembranösen Kolitis erkrankt sind, andere Patienten, die eine Antibiotikatherapie erhalten, mit Cl. difficile kontaminieren können, sollten derartige Patienten isoliert und die infektiösen Stühle vorschriftsmäßig vernichtet werden, um eine weitere Verbreitung (nosokomiale Infektion) dieser Darmkrankheit zu verhindern. Besondere Sorgfalt ist auch beim Sterilisieren der Endoskope geboten (S. 25 ff.). Abschließende bakteriologische Stuhlkontrollen sind erforderlich [1, 10, 15, 25].
Neben gewissenhaften hygienischen Vorkehrungen sollten in Krankenhäusern Breitbandantibiotika möglichst restriktiv, d.h. nur bei strenger Indikation, gezielt eingesetzt werden.
Bei besonders gefährdeten Patienten wird prophylaktisch die orale Gabe des apathogenen Hefestammes Saccharomyces boulardii (Perenterol), der als Teil der kompetitiven Darmflora das Wachstum von Cl. difficile hemmen soll, empfohlen [14, 17].

Literatur

1. Barbut F, Corthier G, Charpak Y et al. (1996) Prevalence and pathogenicity of Clostridium difficile in hospitalized patients. A French multicenter study. Arch Intern Med 156: 1449–1454
2. Bartlett JG, Onderdonk AB, Cisneros RL (1977) Clindamycin-associated colitis in hamsters, protection with vancomycin. Gastroenterology 73: 772–776
3. Buchner AM, Sonnenberg A (2001) Medical diagnoses and procedures associated with clostridium difficile colitis. Am J Gastroenterol 96: 766–772
4. Chang T, Gorbach SL, Bartlett JG, Saginur R (1980) Bacitracin treatment of antibiotic-associated colitis and diarrhea caused by Clostridium difficile toxin. Gastroenterology 78: 1584–1586
5. Cleary RK (1998) Clostridium difficile-associated diarrhea and colitis: clinical manifestations, diagnosis, and treatment. Dis Colon Rectum 41: 1435–1449
6. Dignan CR, Greenson JK (1997) Can ischemic colitis be differentiated from *C. difficile* colitis in biopsy specimens? Am J Surg Pathol 21: 706–710
7. Dorlars D, Riemann JF (1996) Akute Diarrhö. Diagnostik, Differentialdiagnostik und Prozedere. Notfallmedizin 22: 140–146

8. Fekety R (1997) Guidelines for the diagnosis and management of clostridium difficile-associated diarrhea and colitis. Am J Gastroenterol 92: 739–750
9. Finney JMT (1893) Gastroenterostomy for cicatrizing ulcer of the pylorus. John Hopkins Med J 4: 53–55
10. Klingler PJ, Metzger PP, Seelig MH, Pettit PD, Knudsen JM, Alvarez SA (2000) Clostridium difficile infection: Risk factors, medical and surgical management. Dig Dis 18: 147–160
11. Kyne L, Warny M, Qamar A, Kelly CP (2001) Association between antibody response to toxin A and protection against recurrent Clostridium difficile diarrhoea. Lancet 357: 189–193
12. Larson HE, Price AB, Honour P, Borriello SP (1978) Clostridium difficile and the aetiology of pseudomembranous colitis. Lancet I: 1063–1066
13. Loeschke K (1999) Antibiotika-assoziierte Kolitis. Dtsch Ärztebl 96(39): A-2439–2442
14. Loeschke K, Ruckdeschel G (1992) Durchfälle unter Antibiotika. Diagnostik und Therapie. Dtsch Ärztebl 5: A_1–296–299
15. McFarland LV, Mulligan ME, Kwok RY (1989) Nococomial acquisition of Clostridium difficile infection. N Engl J Med 320: 204–210
16. McFarland LV et al. (1994) A randomized placebo-controlled trial of Saccharomyces boulardii in combination with standard antibiotics for Clostridium difficile disease. JAMA 271: 1913–1918
17. McFarland LV et al. (1995) Prevention of β-lactam-associated diarrhea by Saccharomyces boulardii compared with placebo. Am J Gastroenterol 90: 439–448
18. Moulis H, Vender RJ (1994) Antibiotic-associated hemorrhagic colitis. J Clin Gastroenterol 18: 227–231
19. Mulden P de, Thien T, Fennis JF (1978) Penicillin-associated colitis. Lancet II: 1151
20. Otto HF, Remmele W (1996) Kolon und Rektum. In: Remmele W (Hrsg) Pathologie, Bd 2, 2. Aufl. Springer, Berlin Heidelberg New York Tokio, S 570–576
21. Rexroth G (1993) Toxisches Megakolon bei pseudomembranöser Kolitis. Fortschr Med 13: 219–223
22. Schmitt W (1996) Infektiöse Darmerkrankungen durch Bakterien, Viren und Pilze. In: Hahn G, Riemann JF (Hrsg) Klinische Gastroenterologie, Bd 1, 3. Aufl. Thieme, Stuttgart, S 867–869
23. Schneider T, Zeitz M (2000) Behandlung gastrointestinaler Infektionen. Internist 41: 1302–1317
24. Stein J (1999) Antibiotikaassoziierte Diarrhö und pseudomembranöse Kolitis. In: Caspary WF, Stein J (Hrsg) Darmkrankheiten. Springer, Berlin Heidelberg New York Tokio, S 511–518
25. Titov L, Lebedkova N, Shabanov A, Tang YJ, Cohen SH, Silva J (2000) Isolation and molecular characterization of clostridium difficile strains from patients and hospital envrionment in belarus. J Clin Microbiol 38: 1200–1202
26. Wenisch C, Parschalk B, Hasenhundl M, Hirschl AM, Graninger W (1996) Comparison of vancomycin, teicoplanin, metronidazole and fusidic acid for the treatment of clostridium difficile-associated diarrhea. Clin Infect Dis 22: 813–818
27. Wörmann B, Höchter W, Ottenjann R (1985) Medikamentös induzierte Kolitiden. Dtsch Med Wochenschr 110: 1504

14.6 Reizdarmsyndrom

Das Krankheitsbild wurde 1820 erstmals beschrieben [20, 36]. *Synonyma* sind Colon irritabile, Colon spasticum, Kolon- oder Darmneurose, funktionelle Kolonopathie, Dyssynergie des Kolons, emotionelle oder nervöse Diarrhö, Reizdarm, Colica (Colitis) mucosa, membranöse Kolitis oder Enteritis, neurogene muköse, spastische, mukomembranöse, neuromembranöse oder adaptive Kolitis, Myxoneurosis intestinalis (-membranacea).

Da die Störungen nicht auf das Kolon beschränkt sind, hat sich – der internationalen Bezeichnung „irritable bowel syndrome" folgend – der Terminus „Reizdarmsyndrom" durchgesetzt. Dieses Krankheitsbild wird heute zu den funktionellen Erkrankungen des Gastrointestinaltraktes gezählt, die nach dem revidierten Rom-2-Konsensus [8] in folgende voneinander abgrenzbare funktionelle gastroenterologische Störungen eingeteilt werden:

- ösophageale Störungen,
- gastroduodenale Störungen (funktionelle Dyspepsie u.a.),
- Dickdarmstörungen (Reizdarmsyndrom, funktionelle Obstipation, funktionelle Diarrhö u. a.),
- funktionelle abdominale Schmerzen u. a.,
- funktionelle Störungen des Gallen- und Pankreassystems (Gallenblasendysfunktion, Sphinkter-oddi-Dysfunktion),
- anorektale Störungen.

Unter dem Reizdarmsyndrom, das sich grundsätzlich in allen Altersgruppen findet, vorwiegend jedoch zwischen dem 20. und 60. Lebensjahr auftritt, und Frauen häufiger als Männer betrifft, versteht man die durch gestörte motorische, sekretorische und resorptive Darmfunktion entstehenden subjektiven Symptome bei gleichzeitigem Fehlen hierfür ursächlich in Betracht kommender organ-pathologischer Befunde. Die angegebenen Prävalenzzahlen schwanken zwischen 6,6 und 25% [1, 7, 15, 16, 17, 19, 22, 23, 40, 42].

Ätiologie

Die Pathogenese ist multifaktoriell und noch weitestgehend ungeklärt. Insbesondere wird vermutet, dass eine „viszerale Hypersensitivität" zur gesteigerten Wahrnehmung viszeraler Schmerzen, einer abnorm veränderten Darmmotilität etc. führt [10, 14, 17, 24].

Warum eine Infektion im unteren Gastrointestinaltrakt die Symptomatik eines Reizdarmsyndroms über Wochen verlängern bzw. dieses post operationem sogar auslösen kann [32, 34], ist letztlich ebenso ungeklärt wie die auf Erfahrung beruhenden Berichte, dass Stress das Krankheitsbild auslösen oder verschlimmern kann [47].

Schließlich scheinen psychische Faktoren zumindest bei einem kleineren Teil der Betroffenen (ca. 10%) eine Rolle zu spielen [17].

Es handelt sich hierbei um seelisch belastete Patienten mit ganz charakteristischer Persönlichkeitsstruktur. Überwiegend sind es besonders gewissenhafte, in ihren spontanen Gefühlsäußerungen gehemmte Menschen, die Angst haben, sich gehen zu lassen, und oft mit beruflichen und privaten Problemen überfordert sind.

Furcht vor Versagen im Examen oder im Beruf steht häufig im Vordergrund und bestimmt die Lebensweise. Das daraus resultierende seelische und körperliche Unbehagen (Depressionen, Schlafstörungen) führt schließlich zu der entsprechenden Darmsymptomatik (typisches Beispiel: Diarrhö vor einer Prüfung).

KLINIK

Das *Beschwerdebild* wird durch eine unkoordinierte Darmtätigkeit ausgelöst und ist durch seine Variabilität, Chronizität und Vielfalt der geklagten Beschwerden gekennzeichnet. Typisch ist insbesondere der Wechsel zwischen spastischer und somit schmerzhafter Obstipation (schafkot- oder bandförmiger Stuhl) und unvermittelt ohne erkennbaren Grund explosionsartig auftretender Diarrhö. Der Patient klagt über dumpfe, krampfartige Leibschmerzen, die wandern können, meist jedoch im linken Unterbauch angegeben werden und sich bei Nahrungsaufnahme verstärken bzw. hierdurch erst ausgelöst werden. Außerdem wird über schmerzhafte Blähungen, Völlegefühl insbesondere nach dem Essen, Flatulenz, laut kollernde und gurrende Darmgeräusche („Borborygmus"), Schleimhautauflagerungen auf dem Stuhl, die membranösen Charakter annehmen können, Abgang von Darmsekret unabhängig vom Stuhlgang und über das Gefühl unvollständiger Stuhlentleerung geklagt. Diese Beschwerden können konstant vorhanden sein, treten jedoch intermittierend auf.

Hinzu kommen nicht selten extraabdominelle Symptome wie Übelkeit, Schlaflosigkeit, migräneartige Kopfschmerzen, Appetitlosigkeit, vermehrtes Schwitzen, Globusgefühl oder Herzbeschwerden (Roemheld-Syndrom). Diese subjektiven Beschwerden können u. U. stunden- bis tagelang anhalten und treten typischerweise vornehmlich in Stresssituationen auf.

Objektivierbare Symptome finden sich wenige. Bei der Palpation des Abdomens fällt meist ein deutlicher Druckschmerz im Bereich des mit Fäzes gefüllten Kolons auf.

Besonders im Bereich des Sigmas kann infolge spastischer Kontraktionen häufig ein walzenförmiger „Tumor" getastet werden. Typisch ist auch, dass die Leibschmerzen bei anhaltendem Palpationsdruck und auch bei Darmbewegungen häufig nachlassen, ganz im Gegensatz zur Schmerzverstärkung bei einem erkrankten Organ.

Schließlich ist der Allgemeinzustand des Patienten trotz oft langer Krankheitsdauer meist gut, insbesondere bewirken rezidivierend auftretende Diarrhön keine wesentliche Gewichtsverminderung. Charakteristisch ist außerdem die Beschwerdefreiheit während der Nacht, im Urlaub und oftmals auch bei körperlicher Aktivität.

DIAGNOSE

Da die Hauptsymptome abdominelle Schmerzen und Stuhlirregularitäten, insbesondere Obstipation und Diarrhö, auch bei zahlreichen organischen Erkrankungen vorkommen, muss die Diagnose Reizdarmsyndrom vorwiegend per exclusionem gestellt werden. Im Vordergrund steht die Anamnese. Auffällig ist bei Vorliegen eines irritablen Darms, insbesondere das verhältnismäßig große Intervall zwischen dem Auftreten erster Symptome und dem Gang zum Arzt.

Eine eingehende Befragung der Betroffenen lässt in den meisten Fällen das Vorliegen einer psychosomatischen Erkrankung vermuten. Hierdurch werden weiterführende Untersuchungen zwar nicht unnötig, jedoch kann der Rahmen der Diagnostik häufig eingeengt werden. Kruis et al. [26] konnten durch ein Punktesystem zum Ausschluss organischer Erkrankungen zeigen, dass das Abfragen typischer Symptome nicht nur eine positive Diagnose zulässt, sondern dass wenige Untersuchungen genügen, eine organische Erkrankung auszuschließen. Hilfreich bei der anamnestischen Befragung können Angaben sein, die eher *gegen* das Vorliegen eines Reizdarmsyndroms sprechen, wie kurze Anamnese, Gewichtsverlust, Blut im Stuhl, monotones, aber progredientes Beschwerdebild, fehlende Stressabhängigkeit u.W. [17].

In der Regel wird es ausreichen, die sog. Basisdiagnostik durchzuführen (Blutbild, Blutsenkung [oder C-reaktives Protein], Urinstatus, Untersuchung des Stuhls auf okkultes Blut und bei Diarrhö auf entsprechende Erreger, insbesondere Parasiten, rektale Palpation, Proktoskopie, Koloskopie und Abdomensonographie) [17].

Bei unsicherem Ergebnis, insbesondere bei älteren Menschen mit neu aufgetretenen Beschwerden, bei Gewichtsabnahme, bei *nächtlichem* Auftreten von

Schmerzen oder Durchfällen oder bei Blut im Stuhl, können weiterführende Untersuchungen indiziert sein, wie z. B. Magen-Darm-Passage, Ultraschall, CT, Manometrie (Myographie), Defäkographie, Rektummyographie, -manometrie, Cholezyst-Cholangiographie, Gastroskopie, Biopsien, Schilddrüsenfunktionsdiagnostik, Wasserstoffexhalationstest zum Ausschluss einer Kohlenhydratintoleranz, vor allem der Laktose- aber auch der Fruktoseintoleranz usw. [25, 29, 31].

Fällt z. B. der Hämoccult-Test positiv aus, so muss selbstverständlich so lange weitergefahndet werden, bis die Blutungsursache unzweifelhaft lokalisiert ist. Wie die Röntgendarstellung ergibt auch die Endoskopie nur wenig Charakteristisches beim Reizdarmsyndrom. Man findet lediglich einmal Schleimauflagerungen auf der Mukosa, jedoch nie entzündliche Veränderungen. Röntgenologisch zeigt sich meist eine Hypermotilität oder auch ein unkoordinierter Bewegungsablauf.

Erschwert wird die Diagnosefindung auch durch gelegentlich nach mehrjährigem Verlauf auftretende organische Veränderungen als Folge einer intestinalen Funktionsstörung, wie etwa Divertikel, Anal- oder Rektumprolapse und Hämorrhoiden sowie deren Folgeerscheinungen (hämorrhoidaler Symptomenkomplex).

Die Diagnostik sollte keinem allzu starren Schema unterliegen. Auch sollte bei typischer Anamnese und auch bei negativer Basisdiagnostik nicht grundsätzlich auf weiterführende Untersuchungen verzichtet werden, da natürlich neben einem Reizdarmsyndrom gleichzeitig z. B. ein Dickdarmkarzinom vorliegen kann.

DIFFERENZIALDIAGNOSE

Differenzialdiagnostisch sollte zunächst ein Laktasemangel, dessen Prävalenz in der Allgemeinbevölkerung auf 15–30 % geschätzt wird [29] mittels Wasserstoffexhalationstest (H_2-Atemtest) ausgeschlossen werden. Weiterhin ist vor allem an entzündliche Erkrankungen zu denken. Daneben kommen Malignome, Leber-, Galle- und Magenleiden, chronische Pankreatitiden, Zwerchfellhernien, Divertikulosen, Parasitosen und besonders auch *Nahrungsmittelallergien* in Frage. Die immunologisch vermittelte Sensibilisierung auf Nahrungsmittelproteine kann zu den verschiedensten intestinalen und extraintestinalen Erscheinungen führen. Eine Nahrungsmittelallergie kann jeden Abschnitt des Gastointestinaltraktes betreffen und zu einem unspezifischen klinischen Erscheinungs- und Beschwerdebild (Schleimhautschwellungen, Bauchschmerzen, Diarrhö, Übelkeit, Erbrechen u. W.) führen.

Tabelle 14.11. Differenzialdiagnose des Reizdarmsyndroms. (Nach Hollerbach et al. [14])

Intestinale Erkrankungen
- Kolontumor
- Chronisch-entzündliche Darmerkrankungen (Morbus Crohn, Colitis ulcerosa)
- Divertikulitis
- Infektiöse Darmerkrankungen (v.a. bakteriell und parasitär)
- Mikroskopische oder eosinophile Kolitis
- Lambliasis
- Einheimische Sprue
- Laktoseintoleranz u.a. Kohlenhydratmalabsorption
- Nahrungsmittelallergie
- Intestinale Pseudoobstruktion (Ogilvie-Syndrom)
- Rektoanale Funktionsstörungen

Extraintestinale Erkrankungen
- Chronische Pankreatitis
- Briden-Subileus
- Akute intermittierende Porphyrie
- Gallensäuren-Verlustsyndrom
- Fehlernährung (Alkoholismus, einseitige fettreiche Kost u.a.)

Die Diagnosesicherung ist allerdings oft weder anamnestisch noch durch eine Ausschlussdiät oder Hauttestung (s. S. 62 ff.) möglich. Häufig kann – wenn überhaupt – nur ein plazebokontrollierter oraler („Kapseltest") oder intestinaler bzw. koloskopischer Provokationstest („COLAP") Aufschluss geben [2–5, 13, 30, 45, 48].

An eine allergische Kolitis ist vor allem bei Schleimabsonderungen bzw. Pseudomembranen zu denken, welche im Gegensatz zum Reizdarmsyndrom eine Eosinophilie und Charcot-Leyden-Kristalle aufweisen. Bei Verdacht auf Vorliegen einer Nahrungsmittelallergie kommt ggf. eine Ex-iuvantibus-Behandlung mit Cromoglicinsäure (z. B. Pentatop) [9, 49] in Betracht. Eine ständig aktualisierte Ernährungsliste für Patienten mit einer Milch- oder Eiallergie ist in der BRD zu beziehen bei: neuform VDR eG, Waldstraße 6, 61440 Oberursel, Tel. 06172/30030. Eine Zusammenstellung differenzialdiagnostisch besonders in Betracht kommender Erkrankungen zeigt Tabelle 14.11.

THERAPIE

Besonders wichtig ist es, die Betroffenen zunächst darüber aufzuklären, dass es sich um keine lebensbedrohliche Erkrankung handelt.

Sodann sollte der Patient angehalten werden, sich keinen Stresssituationen auszusetzen, seine Mahlzeiten stets regelmäßig und ohne Hast einzunehmen, ballastreiche Wunschkost zu bevorzugen und kalte Speisen oder Getränke sowie Bohnenkaffee,

Tabelle 14.12. Therapieempfehlungen beim Reizdarmsyndrom. (Nach Hotz u. Madisch [17])

Substanz	Vorwiegende Indikation	Wirksamkeitsnachweis
Anticholinergika (Butylscopolamin u.a.)	Akute Schmerzen/Spasmen	+ +
Spasmolytika Mebeverin Pfefferminzöl	Chronische/rezidivierende Schmerzen/Spasmen	+ + +
Prokinetika Cisaprid (seit 2000 nicht mehr im Handel)	Obstipationstyp	+ +
Antidiarrhoika Loperamid Opiumtropfen	Nur bei Diarrhötyp mit oder ohne Schmerzen	+ + +
Oberflächenaktive Substanzen Polysiloxanpräparate	Gas-/Blähtyp	(+)
Bakterien-Präparate z. B. E.-coli-Nissle	Gas-/Blähtyp	(+)
Phytotherapeutika	Gas-/Blähtyp und Schmerztyp	+
Serotonin-5-HT4-Agonist Tegaserod (zur Zeit noch nicht im Handel)	Obstipationstyp, Schmerztyp	+
Psychopharmaka, Antidepressiva, trizyklische Substanzen	Chronische refraktäre Schmerzen, Komorbidität mit Depression, Angstzuständen	+
Serotonin-Wiederaufnahmehemmer (z. B. Fluoxetin)	Schmerzen	(+)
Neuroleptika, z. B. Sulpirid/Fluspirilen Tranquillanzien Anxiolytika	Nur bei psychiatrischer Grundkrankheit	(+)
Pflanzliche Psychopharmaka	Unruhe, Schlafstörungen	(+)

+ + + = sehr gut; + + = gut; + = mäßig; (+) = Studienlage unbefriedigend.

Alkohol und Nikotin ebenso wie Abführmittel möglichst zu meiden. Bei Obstipation helfen bei ausreichender Flüssigkeitszufuhr (2–2,5 l/Tag) meist Weizenkleie und Leinsamen [27], bei Diarrhö Loperamid [6, 41], Plantago-ovata-Samen (z. B. Mucofalk) [18, 28]. Bei meteoristischen Beschwerden wird u.a. der Einsatz von Carminativa (Pfefferminztee oder -öl) empfohlen [40, 44].

Erst danach kommt ggf. eine intermittierende, möglichst kurzfristige und das Leitsymptom berücksichtigende medikamentöse Behandlung mit Psychopharmaka (z. B. Trimipramin) [33], Spasmolytika (z. B. Mebeverin) [27] und prokinetischen Substanzen (z. B. Domperidon) und Anticholinergika (z. B. Butylscopolamin) in Betracht [12, 21, 39, 46] (s. Tabelle 14.12).

Weiterhin ist es manchmal ratsam, dem oft vegetativ labilen Patienten ein konsequentes körperliches Training (Gymnastik, Schwimmen, Waldläufe usw.) bzw. autogenes Training zu empfehlen.

Keine der oben aufgeführten Maßnahmen erbrachte allerdings einen deutlich höheren Therapieerfolg gegenüber dem Plazebo [41, 43].

Letztlich wird der Behandlungserfolg auf die Dauer stets vom Geschick und Einfühlungsvermögen des betreuenden Arztes abhängen. Er muss wissen, dass er für diese Patienten weniger einen Rezeptblock als vielmehr genügend Zeit für ein ausführliches Gespräch benötigt [35].

PROGNOSE

Die Langzeitprognose ist gut. Allerdings muss im weiteren Verlauf stets auf einen Symptomenwandel geachtet werden.

Literatur

1. Allescher HD, Adler G, Hartung J, Manns MP, Riemann JF, Wienbeck M, Classen M (1999) Prospektive Epidemiologische Studie der Oberbauchschmerzen. Dtsch Med Wochenschr 15: 443
2. Bischoff SC (2000) Gastrointestinal allergy. In: Holgate ST, Church MK, Lichtenstein LM (eds) Allergy, 2nd edn. Mosby, London, pp 127–140
3. Bischoff SC, Manns MP (2001) Nahrungsmittelallergien. Internist 42: 1108–1117
4. Bischoff SC, Mayer J, Wedemeyer J et al. (1997) Colonoscopic allergen provocation (COLAP): a new diagnostic approach for gastrointestinal food allergy. Gut 40: 745–753
5. Bruijnzeel-Koomen C, Ortolani C, Aas K, Bindslev-Jensen C, Björkstén B, Moneret-Vautrin D, Wüthrich B (1995) Adverse reactions to food. Allergy 50: 623–635
6. Cann PA, Read NW, Holdsworth CD, Barends D (1984) Role of loperamide and placebo in mangagement of irritable bowel syndrome (IBS). Dig Dis Sci 29: 339–347
7. Drossman DA, Whitehead WE, Camilleri M for the American Gastroenterological Association Patient Care Committee (1997) Irritable bowel syndrome: A technical review for practice guideline development. Gastroenterology 112: 2102–2137
8. Drossman DA, Corazziari E, Talley NJ, Thompson WG, Whitehead WE (2000) Rome II – The functional gastrointestinal disorders. Diagnosis, pathophysiology and treatment: A multinational consensus, 2nd edn. Allen Press, ENC, Lawrence, KS
9. Edwards AM (1995) Oral sodium cromoglycate: ist use in the management of food allergy. Clin Exp Allergy 25(Suppl): 31–33
10. Francis CY, Whorwell PJ (1994) Brain and irritable bowel syndrome: time for reappraisal. Lancet 344: 39–40
11. Goldsmith G, Levin JS (1993) Effect of sleep quality on symptoms of irritable bowel syndrome. Dig Dis Sci 38(10): 1809–1814
12. Guthrie E, Creed F, Dawson D, Tomenson B (1991) A controlled trial of psychological treatment for the irritable bowel syndrome. Gastroenterology 100: 450–457
13. Helm RM, Burks AW (2000) Mechanisms of food allergy. Curr Opin Immunol 12: 647–653
14. Hollerbach S, Elsenbruch S, Enck P (2001) Das Reizdarmsyndrom als interdisziplinäre klinische Herausforderung. Dtsch Med Wochenschr 126: 472–478
15. Holtmann G, Goebell H, Talley NJ (1997) Functional dyspepsia and irritable bowel syndrome: is there a common pathophysiological basis? Am J Gastroenterol 92: 954–959
16. Holtmann G, Gschossmann J, Kruis W (2001) Reizdarmsyndrom – Stellenwert der aktuellen Motilitätspharmaka. Internist 42: 524–532
17. Hotz J, Madisch A (2001) Reizdarmsyndrom (RDS) – Was ist diagnostisch und therapeutisch möglich und nützlich? Dtsch Med Wochenschr 126: 28–37
18. Hotz J, Plein K (1994) Wirkung von Plantago-Samenschalen im Vergleich zu Weizenkleie auf Stuhlfrequenz und Beschwerden bei Colon irritabile-Syndrom mit Obstipation. Med Klin 89: 645–651
19. Hotz J, Enck P, Goebell H, Heymann-Mönnikes I, Holtmann C, Layer P (1999) Konsensusbericht: Reizdarmsyndrom. Definition, Diagnosesicherung, Pathophysiologie und Therapiemöglichkeiten. Konsensus der Deutschen Gesellschaft für Verdauungs- und Stoffwechselkrankheiten. Z Gastroenterol 37: 685–700
20. Howship J (1820) Practical remarks on the discriminations and successful treatment of spasmodic stricture in the colon (considered as an occasional cause of habitual confinement of the bowels). Burgess and Hill, London, p 7
21. Jailwala J, Imperiale T, Kroenke K (2000) Pharmacologic treatment of the irritable bowel syndrome: A systematic review of randomized, controlled trials. Ann Intern Med 133: 136–147
22. Jones R, Lydeard S (1992) Irritable bowel syndrome in the general population. Br Med J 304: 87–90
23. Jones J, Boorman J, Cann P, Forbes A, Gomborone J, Heaton K et al. (2000) British Society of Gastroenterology guidelines for the management of the irritable bowel syndrome. Gut II1–II19(Suppl II): 4
24. Kellow JE, Phillips SF (1987) Altered small bowel motility in irritable bowel syndrome is correlated with symptoms. Gastroenterology 92: 1885–1893
25. Kruis W (1996) Reizdarmsyndrom. In: Hahn G, Riemann JF (Hrsg) Klinische Gastroenterologie, Bd 1, 3. Aufl. Thieme, Stuttgart, S 952–959
26. Kruis W et al. (1984) A diagnostic score for the irritable bowel syndrome. Its value in the exclusion of organic disease, Gastroenterology 87: 1–7
27. Kruis W, Weinzierl M, Schüssler P, Holl J (1986) Comparison of the therapeutic effect of wheat bran, mebeverine and placebo in patients with the irritable bowel syndrome. Digestion 34: 196–201
28. Ligny G (1988) Therapie des Colon irritable. Therapeutikon 449–453
29. Lisker R, Solomons NW, Briceno RP, Mata MR (1989) Lactase and placebo in the management of the irritable bowel syndrome: a double-blind, cross-over study. Am J Gastroenterol 84(7): 756–762
30. Locke GR 3rd, Zinsmeister AR, Talley NJ, Fett SL, Melton LJ (2000) Risk factors for irritable bowel syndrome: role of analgesics and food sensitivities. Am J Gastroenterol 95: 157–165
31. MacIntosh DG et al. (1992) Is rectal biopsy neccesary in irritable bowel syndrome? Am J Gastroenterol 87(10): 1407–1409
32. McKendrick MW, Read NW (1994) Irritable bowel syndrome – post salmonella infection. J Infect 29: 1–3
33. Myren J, Lovland B, Larssen SE, Larssen S (1984) A double-blind study of the effect of Trimipramin in patients with the irritable bowel syndrome. Scand J Gastroenterol 19: 835–843
34. Neal KR, Hebden J, Spiller R (1997) Prevalence of gastrointestinal symptoms six months after bacterial gastoenteritis and risk factors for development of the irritable bowel syndrome: postal survey of patients. Br Med J 314: 779–782
35. Owens DM, Nelson DK, Talley NJ (1995) The irritable bowel syndrome: long-term prognosis and the physician-patient interaction. Ann Intern Med 122: 107–112
36. Powell R (1820) On certain painful affections of the intestinal canal. Med Transact Coll Phys 6: 106–117
37. Poynard T, Naveau S, Mory B, Chaput JC (1994) Metaanalysis of smooth muscle relaxants in the treatment of irritable bowel syndrome. Aliment Pharm Ther 8: 499–510
38. Prather CM, Camilleri M, Zinsmeister AR, McKinzie S, Thomforde GM (2000) Tegaserod accelerated orocecal

transit in patients with constipation-predominant irritable bowel syndrome (IBS). Gastroenterology 118: 463–468

39. Read NW (1999) Harnessing the patient's powers of recovery: the role of the psychotherapies in the irritable bowel syndrome. Ballieres Best Pract Res Clin Gastroenterol 13: 473–487
40. Riemann JF (1990) Verdauungstrakt: Chronische Erkrankungen – funktionelle Störungen. Therapiewoche 40(12): 789
41. Rösch W (1990) Patienten mit Reizdarm-Syndrom: Kein Grund zum Verzweifeln! Therapiewoche 40(13): 849–852
42. Rösch W (1990) Epidemiologie und Prognose. In: Hotz J (Hrsg) Obstipation und Colon irritabile-diagnostische und therapeutische Probleme und deren Bewältigung. Veranstaltung im Rahmen der Medica 1990, Düsseldorf
43. Schlauch D, Riemann JF (1992) Wichtige Motilitätsstörungen des Verdauungstraktes. Ärztebl Rheinland-Pfalz 45(5): 200–204
44. Schneider MME, Otten MH (1990) Efficacy of colpermin in the treatment of patient with the irritable bowel syndrome. Gastroenterology 98(5): A389
45. Shanahan F, O'Sullivan GC (2000) Gene therapy for food allergy. Gastroenterology 119: 269–270
46. Svedlund J, Ottosson J-O, Sjödin I, Dotevall G (1983) Controlled study of psychotherapy in irritable bowel syndrome. Lancet II: 589–591
47. Whitehead WE, Crowell MD, Robinson JC, Heller BR, Schuster MM (1992) Effects of stressful life events on bowel symptoms: subjects with irritable bowel syndrome compared with subjects without bowel dysfunction. Gut 33: 825–830
48. Young E et al. (1994) A population study of food intolerance. Lancet 343: 1127–1130
49. Zwetschenbaum JF, Burakoff R (1988) Food allergy aned the irritable bowel syndrome. Am J Gastroenterol 83: 901–904

14.7 Colitis cystica profunda

Unter der 1766 erstmals von Stark [23] beschriebenen Colitis cystica profunda (*Synonyma*: Colitis cystica polyposa, enterogene Rektumzysten, hamartomatöse invertierte Rektumpolypen, ektopische submuköse Drüsen des Kolons) versteht man ein seltenes, gutartiges Krankheitsbild, das durch schleimgefüllte, mit Zylinderepithel und Becherzellen ausgekleidete Zysten unterschiedlicher Größe in der Submukosa des Kolons und Rektums gekennzeichnet ist. Da ein enger Zusammenhang zwischen der Colitis cystica profunda und dem solitären Rektumulkus (S. 399) zu bestehen scheint, wofür u. a. ähnliche histologische Befunde bei beiden Erkrankungen sprechen [12], wurde von verschiedenen Autoren der Begriff „Mukosaprolapssyndrom" für beide Krankheitsbilder vorgeschlagen [18, 25].

Tabelle 14.13. Formen der Colitis cystica profunda bei 67 Fällen. (Nach Bernoulli et al. [2])

Lokalisierte Form	Rektum	53
Segementale Form	Sigmoid-Rektum	6
	Transversum-descendens	1
Diffuse Form	Gesamter Dickdarm	7

Je nach Ausmaß unterscheidet man eine umschriebene, eine segmentale und eine diffuse Form [9, 14]. Am häufigsten tritt die zirkumskripte Form in Erscheinung; sie manifestiert sich meist im Rektum, 5–12 cm oberhalb des Analringes [14, 15]. Demgegenüber kommen die den gesamten Sigmoid-Rektum- oder Transversum-descendens-Bereich befallende segmentale Form bzw. die sich über das gesamte Kolon ausdehnende diffuse Form nur verhältnismäßig selten vor (Tabelle 14.13).
Das Krankheitsbild, das beide Geschlechter gleichermaßen betrifft und grundsätzlich in jedem Lebensalter in Erscheinung treten kann, zeigt einen Manifestationsgipfel im 3. Lebensjahrzehnt. Eine Colitis cystica profunda im Kindesalter kommt relativ selten vor [5, 11, 26].

ÄTIOLOGIE

Die Ätiopathogenese ist ungeklärt. Sowohl externe Einflüsse (chronische Entzündungen, hoher intrarektaler Druck, Operationen usw.) [1, 3, 10, 20] wie kongenitale Faktoren [5–7, 9, 22, 26] werden diskutiert.

KLINIK

Das klinische *Erscheinungsbild* wird geprägt von unterschiedlich großen, überwiegend submukös gelegenen, muzingefüllten Zysten, die endoskopisch als tumorförmige Veränderungen imponieren und ggf. Karzinomen bzw. Polypen ähneln (Abb. 14.25–14.27). Virchow nannte das Krankheitsbild daher auch Colitis cystica polyposa [24]. Oberflächlich entstehen nicht selten Erosionen bzw. Ulzerationen, wodurch die Läsion einem solitären Rektumulkus ähneln kann [13, 26]. Die Umgebung ist mehr oder weniger stark fibrosiert [19] und chronisch entzündlich infiltriert.
Als *Komplikation* kann es zur Infektion der Zysten und damit zur Entstehung multipler, das Kolonlumen stenosierender Abszessbildungen kommen.
Charakteristische *Beschwerden* sind vor allem anale Blut- und Schleimabgänge sowie Diarrhön. Die Mehrzahl der Betroffenen scheint über Defäkationsprobleme im Sinne einer Dyschezie zu klagen. Das heißt, infolge wiederholter Unterdrückung oder Stö-

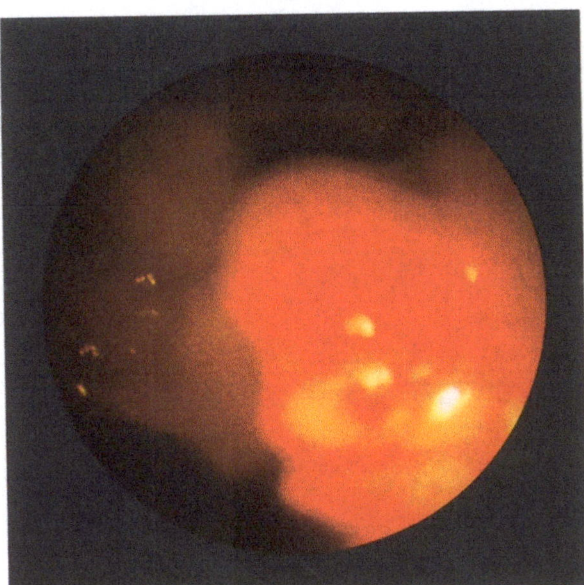

Abb. 14.25. Seltener Fall einer Colitis cystica profunda in einem Rektumpolypen

rung des Defäkationsreflexes (S. 14 und 51) kommt es zur Überdehnung des Rektums und damit zu schmerzhafter „proktogener" Obstipation [22]. Sofern es zu Passagestörungen bzw. zu Abszessbildungen kommt, sind schmerzhafte Tenesmen, Blähungen und Fieberschübe mit den Zeichen der akuten Entzündung die zwangsläufige Folge.

DIAGNOSE

Die Diagnosestellung erfolgt durch die histologische Untersuchung. Voraussetzung hierzu ist, dass das Biopsiematerial Mukosa und Submukosa enthält. Wesentliche histologische Merkmale der Colitis cystica profunda zeigt die Abb. 14.28. Neben der Kontrastmitteldarstellung (Abb. 14.29) spielt die Sonographie eine zunehmend wichtigere Rolle [4].

DIFFERENZIALDIAGNOSE

Am wichtigsten ist die differenzialdiagnostische Abgrenzung gegenüber Malignomen, insbesondere dem schleimbildenden Adenokarzinom. Die histo-

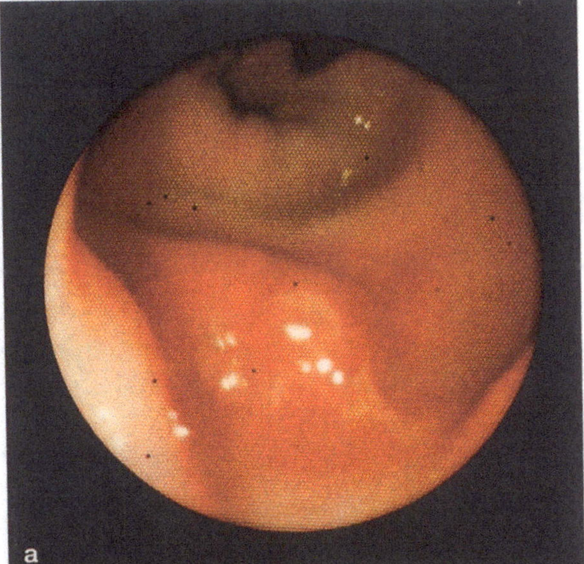

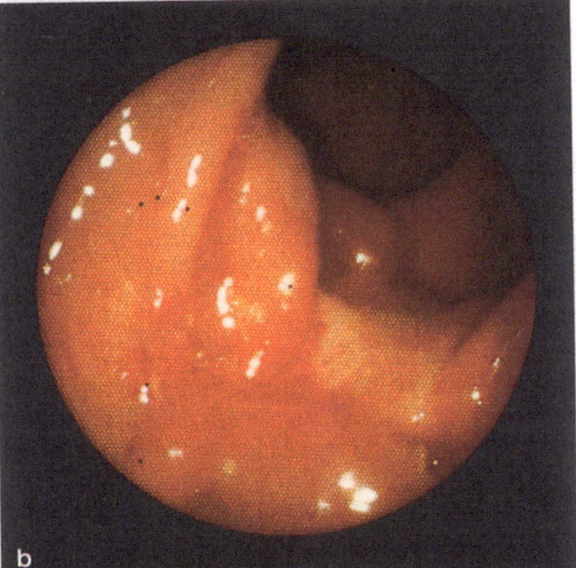

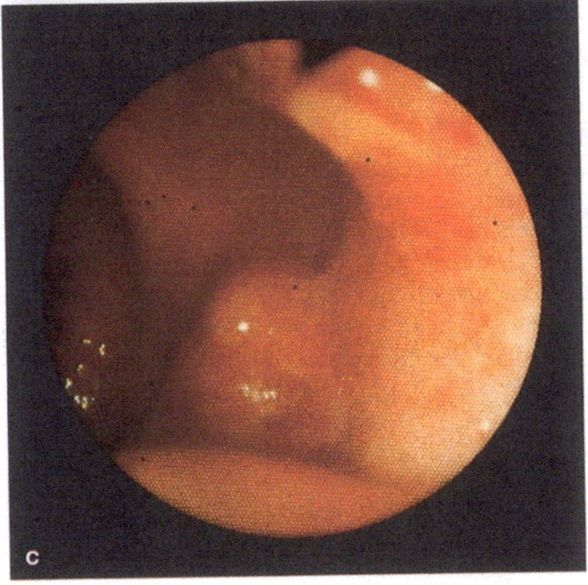

▷

Abb. 14.26 a–c. Endoskopische Aspekte einer Colitis cystica profunda bei einem 19-jährigen Patienten, der kranial keine weiteren Läsionen aufwies. **a** Flach-polypöser Bezirk an der Rektumvorderwand in 2 cm Höhe. **b** Polypöse Schleimhautveränderungen des Rektums in 6 cm Höhe mit zirkulärer Einengung des Darmlumens. **c** Kleinkirschgroße, polypöse Schleimhautveränderung an der Rektumvorderwand in 8 cm Höhe

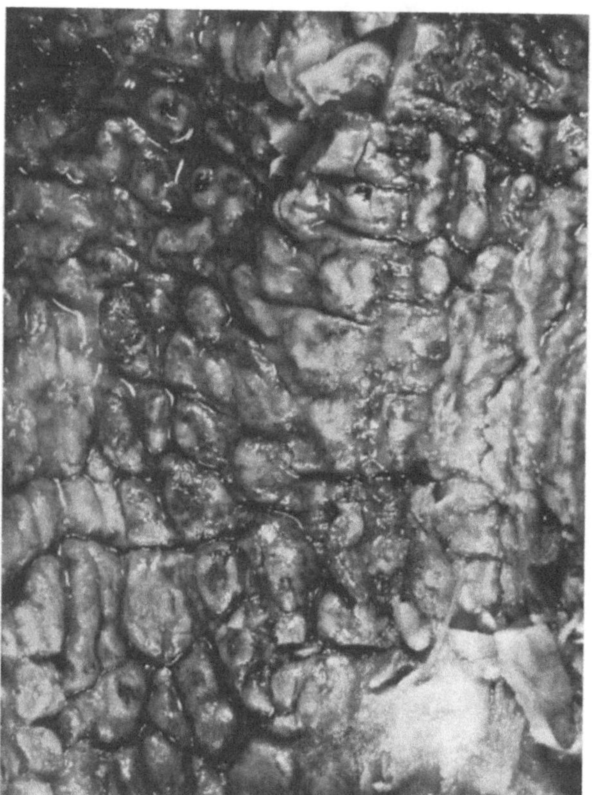

Abb. 14.27. Colitis cystica profunda des sigmoiden Kolons. Das pflastersteinartige Aussehen wird durch multiple Pseudopolypen verursacht, in die tiefe, enge Ulzera eingestreut sind

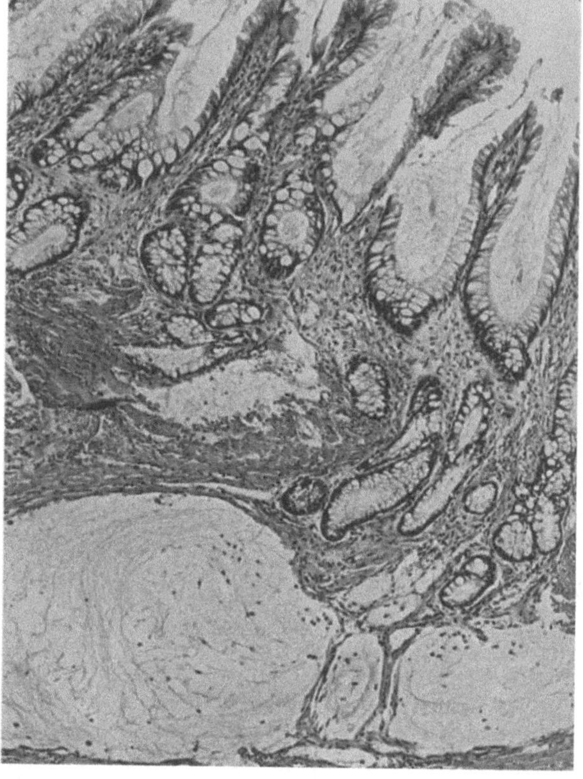

Abb. 14.28. Colitis cystica profunda: überwiegend submukös gelegene, schleimgefüllte Zysten. HE-Färbung

logische Untersuchung von ausreichend entnommenen Biopsaten bringt hier eindeutig Klarheit; bei der Colitis cystica profunda fehlen Zell- oder Kernatypien [15].

Die Differenzialdiagnose umfasst weiterhin insbesondere das Ulcus simplex recti („Mukosaprolapssyndrom") für die zirkumskripte Form und in besonderen Fällen entzündliche Dickdarmleiden, wie Morbus Crohn u. a. [21].

THERAPIE

Da nach bisherigen Erfahrungen die Gefahr einer malignen Entartung nicht besteht, wird die umschriebene Resektion des betroffenen Darmbereiches als ausreichend angesehen [2, 8].

Die konservative Therapie der Colitis cystica profunda besteht in einer schlackenreichen Ernährung und dem Vermeiden starken Pressens beim Stuhlgang [17, 22].

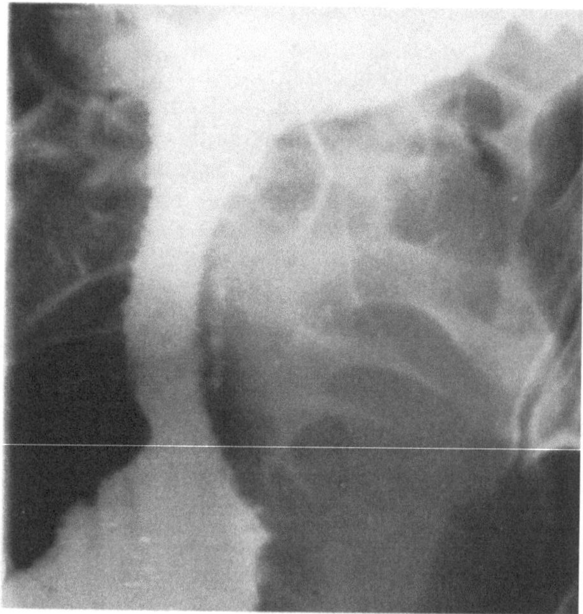

Abb. 14.29. Der Barium-Kontrastmitteleinlauf zeigt eine Colitis cystica profunda im spastisch kontrahierten distalen Kolon. Erkennbar sind polypoide Läsionen der Darmwand, kleine Zysten, die parallel zum Lumen zur Darstellung kommen sowie ein Verlust der Haustrierung

Literatur

1. Allen MS (1966) Hamartomatous inverted polyps of the rectum. Cancer 19: 257–265
2. Bernoulli RC, Spichtlin HP, Meier AL (1982) Colitis cystica localisata. Schweiz Med Wochenschr 112: 1458–1462
3. Clark RM (1969) Microdiverticula: A possible cause of granulomatous ileocolitis. Can Med Assoc J 100: 1025–1031
4. Doniec JM, Luttges J, Lohnert M, Henne-Bruns D, Grimm H (1999) Rectal ultrasound in the diagnosis of localized colitis cystica profunda (mucosal prolapse-related disease). Endoscopy 31(7): S55–56
5. Epstein SW, Ascari WQ, Ablow RC, Seaman WB, Lattes R (1966) Colitis cystica profunda. Am J Clin Pathol 45: 186–201
6. Fechner RF (1967) Polyps of the colon possessing features of colitis cystica profunda. Dis Colon Rectum 10: 359–364
7. Ghani A (1970) Colitis cystica profunda. Br J Surg 57: 596–598
8. Gross E, Schaarschmidt K, Donhuijsen K, Eigler FW (1986) Differentialdiagnostische und therapeutische Gesichtspunkte des benignen Rektumulkus. Coloproctology 6: 331–337
9. Herman AH, Nabseth DC (1973) Colitis cystica profunda: Localized, segmental, and diffuse. Arch Surg 106: 337–341
10. Kyriakos M, Condon StC (1978) Enteritis cystica profunda. Am J Clin Pathol 69: 77–85
11. Ledesma-Medina J, Reid BS, Girdany BR (1976) Colitis cystica profunda. AJR 131: 529–530
12. Madigan MR, Morson BC (1969) Solitary ulcer of the rectum. Gut 10: 871–881
13. Nagasako K, Nakae Y, Kitao Y, Aoki G (1977) Colitis cystica profunda. Dis Colon Rectum 20: 618–624
14. Neumann H, Dietze M, Poll M, Willig F (1985) Colitis cystica profunda. Beitrag zur Differentialdiagnose des Rectumcarcinoms. Leber-Magen-Darm 15: 112–116
15. Otto HF, Remmele W (1996) Kolon und Rektum. In: Remmele W (Hrsg) Pathologie, Bd 2, 2. Aufl. Springer, Berlin Heidelberg New York Tokio, S 619–623
16. Raulf F, Müller-Lobeck H, Arnold K (1987) Das Ulcus simplex recti – seine unterschiedlichen makromorphologischen Erscheinungsformen. Coloproctology 2: 71–78
17. Remmele W (1984) Mukosa-Prolaps-Syndrom: „Ulcus recti simplex“ und lokale Colitis cystica profunda. In: Remmele W (Hrsg) Pathologie Bd 2, 2. Aufl. Springer, Berlin Heidelberg New York Tokyo, S 455–461
18. Remmele W et al. (1992) Das Mukosa-Prolaps-Syndrom. Therapiewoche 42: 2440–2446
19. Rösch W, Hermanek P (1970) Ulcus simplex recti und Colitis cystica profunda circumscripta. Fortschr Med 88: 1104
20. Rutter KRP, Riddell RH (1975) The solitary ulcer syndrome of the rectum. Clin Gastroenterol 4: 505–530
21. Sakurai Y, Kobayashi H, Imazu H et al. (2000) The development of an elevated lesion associated with colitis cystica profunda in the transverse colonic mucosa during the course of ulcerative colitis; report of a case. Surg Today 30(1): 69–73
22. Spencer RJ et al. (1990) Colitis cystica profunda. Coloproctology 4: 210–216
23. Stark W (1766) Specimen septem historias et dissectiones dysentericorum exhibens. Thesis. Leiden
24. Virchow R (1863) Die krankhaften Geschwülste, Bd 1. Hirschwald, Berlin
25. Wang F, Frisbie JH, Klein MA (2001) Solitary rectal ulcer syndrome (colitis cystica profunda) in spinal cord injury patients: 3 case reports. Arch Phys Med Rehabil 82(2): 260–261
26. Wayte DM, Helwig EB (1967) Colitis cystica profunda. Am J Clin Pathol 48: 159–169

14.8 Solitäres Rektumulkus

Das solitäre Rektumulkus ist auch bekannt unter den *Synonyma* Ulcus simplex recti, Syndrom des solitären Rektumulkus, hamartomatöse invertierte Rektumpolypen, okkultes Rektumprolapssyndrom. Wegen Ähnlichkeiten zur Colitis cystica profunda (S. 396 ff.) wird das solitäre Rektumulkus gelegentlich auch als lokalisierte Colitis cystica profunda bzw. beide Krankheitsbilder als unterschiedliche Stadien der gleichen Erkrankung angesehen und daher zusammen als *Mukosaprolapssyndrom* bezeichnet [10–13].
Das solitäre Rektumulkus stellt ein relativ seltenes, bevorzugt bei weiblichen Patienten [8, 19] und überwiegend im frühen Erwachsenenalter [9] in Erscheinung tretendes, im Durchmesser 1–5 cm großes, scharf begrenztes („ausgestanztes“) benignes Geschwür dar, das in mehr als der Hälfte der Fälle an der Vorderwand und in etwa 15% an der Hinterwand des Rektums 4–12 cm kranial von der Linea pectinea lokalisiert ist [3]. In bis zu einem Drittel der Fälle [9] können mehrere Ulzera gleichzeitig vorhanden sein. Andererseits kann das Krankheitsbild auch ein Stadium ohne Ulzerationen umfassen (nicht- bzw. präulzeröse Phase); in derartigen Fällen finden sich als einzige Zeichen hyperämische, granulomatöse oder breitbasig polypoide, oberflächlich ggf. exulzerierte Veränderungen der betroffenen Mukosa [9].

Ätiologie

Die Ätiopathogenese des unspezifischen Solitärulkus ist bisher noch weitgehend ungeklärt. Als mögliche Ursachen werden u.a. Artefakte, chronische Obstipation, zu starkes Pressen bei der Defäkation, Beckenbodenspasmus (S. 46), Rektumprolaps wie auch psychogene Faktoren diskutiert [6, 14].
Vieles spricht dafür, dass das solitäre Rektumulkus die Folge eines Rektumprolapses darstellt, wobei die begleitenden Maßnahmen wie manuelle Reposition des Prolapses, digitale Untersuchung, Pressen

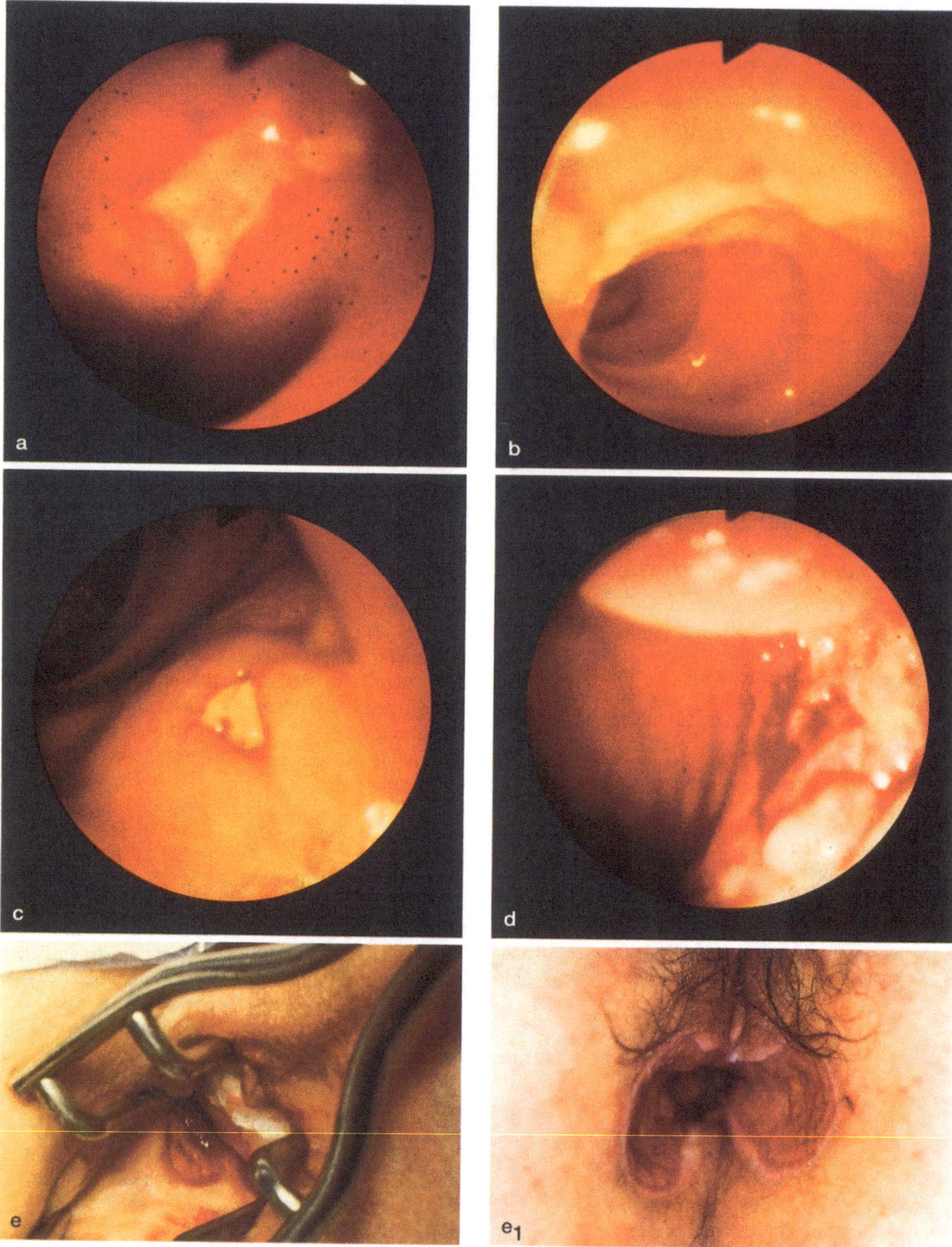

Abb. 14.30. **a** Typisches klinisches Bild eines solitären Rektumulkus. **b** 8 Tage altes Schleimhautulkus als Folge einer endoskopischen Polypektomie. **c** Ulcus recti simplex als Folge einer Sklerotherapie. **d** Solitäres Rektumulkus unklarer Genese. **e** Ergotamininduziertes Ulcus recti. Ursache: ergotaminhaltige Migränesuppositorien. Klinische Einweisung erfolgte wegen Verdacht auf Rektumkarzinom, nach Absetzen der Suppositorien folgenlose Abheilung. **e_1** Ausgedehnte Ulzeration im Perianal- und Anodermbereich („Ergotismus gangraenosus") bei einem 55-jährigen Mann infolge mehrjähriger Applikation von Ergotaminsuppositorien. Nach Absetzen Abheilung innerhalb von 6 Monaten [1, 4, 5, 18]

infolge harten Stuhls zu einer umschriebenen Ischämie (hierbei wirkt die prolabierte Rektumwand im Analkanal wie ein Ventil) und Nekrose führen können [8, 15].

KLINIK

Erscheinungsbild. Das in der Regel flache, scharf umschriebene, runde oder ovale, auch unregelmäßig geformte Ulkus ist insbesondere gekennzeichnet durch einen entzündlich veränderten, ödematös-hyperämischen Randwall und in etwa der Hälfte der Fälle mit einer Verminderung des analen Tonus vergesellschaftet [9]. Unter Umständen kann es auch zur Ausbildung ringförmiger Läsionen kommen, die die gesamte Zirkumferenz des Rektums umfassen (Abb. 10.1) und manchmal mit einer Stenose assoziiert sind [9].
Der Ulkusgrund ist meist mit einem speckig gelbgrauen Exsudat bedeckt. Entzündliche Reaktionen der Umgebung fehlen.

Beschwerdebild. Beim Krankheitsbild des solitären Rektumulkus sind die Beschwerden, sofern überhaupt vorhanden, unspezifisch. Im Vordergrund stehen neben meist unregelmäßigem Stuhlgang das Gefühl der unvollständigen Entleerung sowie ein Fremdkörpergefühl [17], mehr oder minder starke Schmerzen (Tenesmen) im Unterbauch oder auch im Bereich des gesamten Abdomens, verbunden mit hellroten Blutspuren und Schleimbeimengungen im Stuhl. Der Allgemeinzustand ist normalerweise nicht beeinträchtigt.

Verlauf. Unbehandelt verläuft das solitäre Rektumulkus chronisch, wobei die Läsion über Jahre hinweg bestehen kann oder aber intermittierend abheilt, um dann wieder aufzubrechen. Manchmal verändert sich das Ulkus über viele Jahre hinweg kaum.

DIAGNOSE

Aufgrund des oben beschriebenen endoskopischen und des histologischen Bildes gestaltet sich die Diagnosestellung meist einfach.
Die endoskopisch gewonnene tiefe Biopsie ergibt einen typischen histopathologischen Befund, der nach Madigan u. Morson [6] durch folgende Kriterien gekennzeichnet ist:

- fibromuskuläre Obliteration der Lamina propria,
- Hypertrophie der Muscularis mucosae,
- Verlagerung von Drüsen und ggf. Ausbildung kleiner Zysten in der Submukosa,
- Erosion der Mukosa.

Zum Ausschluss einer inneren Rektumprolapsform (S. 87) empfiehlt sich die Durchführung einer Defäkographie (S. 45) [7].

DIFFERENZIALDIAGNOSE

Die Differenzialdiagnose umfasst eine ganze Reihe verschiedener Krankheitsbilder, die endoskopisch, histologisch und serologisch abzugrenzen sind.
Insbesondere sind dies neben Colitis ulcerosa und Morbus Crohn ulzerierende Rektumkarzinome, ein radiogenes Ulkus (Abb. 14.30 d), ein Ergotaminulkus (Abb. 14.30 e), Lues I, Amöbiasis und Colitis cystica profunda (S. 396). Weiterhin zu nennen sind Balantidiose, Tuberkulose, Lymphogranuloma venereum, Ulcus molle, Morbus Behçet, pseudomembranöse und ischämische Kolitis (Abb. 14.30 b, c) sowie Artefakte.

THERAPIE

Über die Behandlung des solitären Rektumulkus besteht keine allgemeine Übereinstimmung. Ein therapeutisches Eingreifen ist bei Beschwerdefreiheit nicht erforderlich, sofern ein Malignom ausgeschlossen werden konnte. Wichtig ist es, den betreffenden Patienten über die Gutartigkeit der Erkrankung aufzuklären und ihm zur Vermeidung übermäßigen Pressens bei der Defäkation schlackenreiche Kost (Weizenkleie, Leinsamen usw.) zu empfehlen [8]. Empfohlen werden u.a. auch 5-ASA-Suppositorien (Salofalk 2-mal 1/Tag) [17].
Sofern entsprechende Beschwerden jedoch therapeutische Maßnahmen indizieren, kommt entweder die lokale Exzision des ausgesprochen therapieresistenten Ulkus oder als Konsequenz der ätiopathogenetischen Vorstellung, dass ein Ulcus recti simplex stets Folge eines Rektumprolapses ist, die transabdominale Rektopexie in Betracht [2, 9, 13, 16].

Literatur

1. Brandt O et al. (1997) Perianaler Ergotismus gangraenosus. Hautarzt 48: 199–202
2. Brühl W (1992) Ulcus recti simplex. Haut 5: 47–50
3. De Los Rios Magriná E (1980) Color atlas of anorectal diseases. Saunders, Philadelphia
4. Eckhardt VF, Kanzler G, Remmele W (1986) Anorectal ergotism: another cause of solitary rectal ulcers. Gastroenterology 91: 1123–1127
5. Jost WH (1999) Ergotamininduzierte Rektumläsionen. Coloproctology 21: 255–258
6. Madigan MR, Morson BC (1969) Solitary ulcer of the rectum. J Br Soc Gastroenterol 10: 871–881
7. Mahieu PHG (1986) Barium enema and defaecography in the diagnosis and evaluation of the solitary rectal ulcer snydrome. Int J Colorect Dis 1: 85–90

8. Martin CJ, Parks TG, Biggart JD (1981) Solitary rectal ulcer syndrome in Northern Ireland 1971–1980. Br J Surg 68: 744–747
9. Parks TG (1983) Pathogenese, Diagnose und Therapie des solitären Rektumulcus. Coloproctology 4: 236–238
10. Rangabashyam N et al (1989) Solitäres Rektumulkus-Syndrom. Coloproctology 2: 94–96
11. Raulf F, Müller-Lobeck H, Arnold K (1987) Das Ulcus simplex recti – seine unterschiedlichen makromorphologischen Erscheinungsformen. Coloproctology 2: 71–78
12. Remmele W (1984) Mukosa-Prolaps-Syndrom: „Ulcus recti simplex" und lokale Colitis cystica profunda. In: Remmele W (Hrsg) Pathologie, Bd 2, 2. Aufl. Springer, Berlin Heidelberg New York Tokyo, S 455–461
13. Remmele W et al. (1992) Das Mukosa-Prolaps-Syndrom. Therapiewoche 42: 2440–2446
14. Rutter Kiko RP, Riddell RH (1975) The solitary ulcer syndrome of the rectum. Clin Gastroenterol 4: 505–530
15. Schweiger M, Alexander-Williams J (1977) Solitary-ulcer syndrome of the rectum – Its association with occult rectal prolapse. Lancet II: 170
16. Schweiger M, Alexander-Williams J (1979) Das Ulcus simplex recti – seine Beziehung zum Rektumprolaps. Therapiewoche 19: 698–701
17. Wehrmann T, Hanisch E (1999) Anorektale Krankheiten. In: Caspary WF, Stein J (Hrsg) Darmkrankheiten. Springer, Berlin Heidelberg New York Tokio, S 595–599
18. Weyscheider G, Packinger W (1996) Anokutaner Ergotismus gangreanosus. Z Hautkrankht 1: 73–74
19. White CM, Findlay JM, Price JJ (1980) The occult rectal prolapse syndrome. Br J Surg 67: 528–530

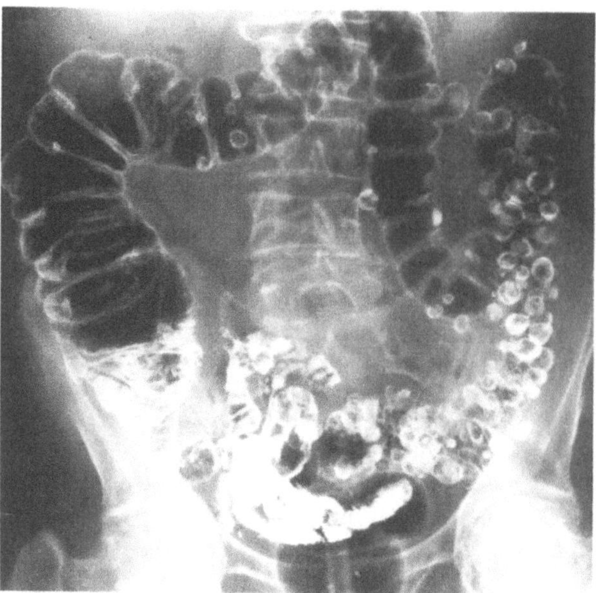

Abb. 14.31. Multiple Divertikel unterschiedlicher Größe und Lokalisation

14.9 Divertikulose-Divertikulitis

Während die Kolondivertikulose einschließlich ihrer entzündlichen Komplikationen noch im vergangenen Jahrhundert als ein ausgesprochen seltenes Krankheitsbild angesehen wurde, stellt sie heute speziell in Industrieländern die wohl häufigste Dickdarmerkrankung überhaupt dar und wird vielfach bereits zu den so genannten Zivilisationskrankheiten gezählt.

Pathologisch-anatomisch handelt es sich bei den Divertikeln um Schleimhautprolapse, d.h. um hernienartige Vorstülpungen der Mukosa und Submukosa durch Lücken der Muskularis, wo Blutgefäße von außen kommend die Darmwandmuskulatur penetrieren. Deshalb finden sich in der Divertikelwand vielfach auch Blutgefäße, was für die Divertikelblutung pathogenetisch bedeutsam ist (Abb. 14.31–14.33). Im Gegensatz zu den echten erworbenen Traktions- und angeborenen Divertikeln, die, wie das Meckelsche Divertikel, durch eine Ausstülpung der gesamten Darmwand gekennzeichnet sind (Diverticulum verum), handelt es sich bei der Dickdarmdivertikulose um sog. falsche Divertikel (Diverticulum spurium).

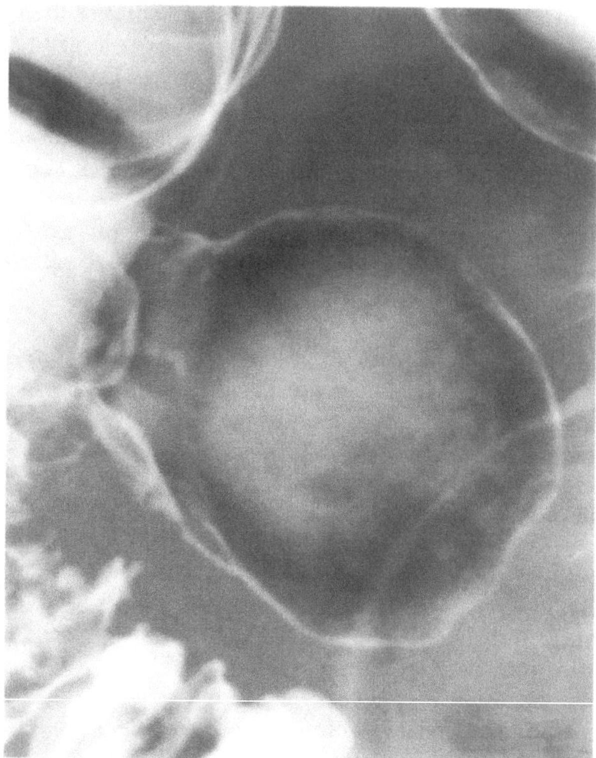

Abb. 14.32. Riesendivertikel des Colon sigmoideum

Weitere *Synonyma* sind Pseudodivertikel, Mukosahernie, Pulsionsdivertikel, physiologische Altersfalten und Graser-Divertikel, benannt nach dem Erlanger Chirurg Graser, der 1899 erstmals auf die beson-

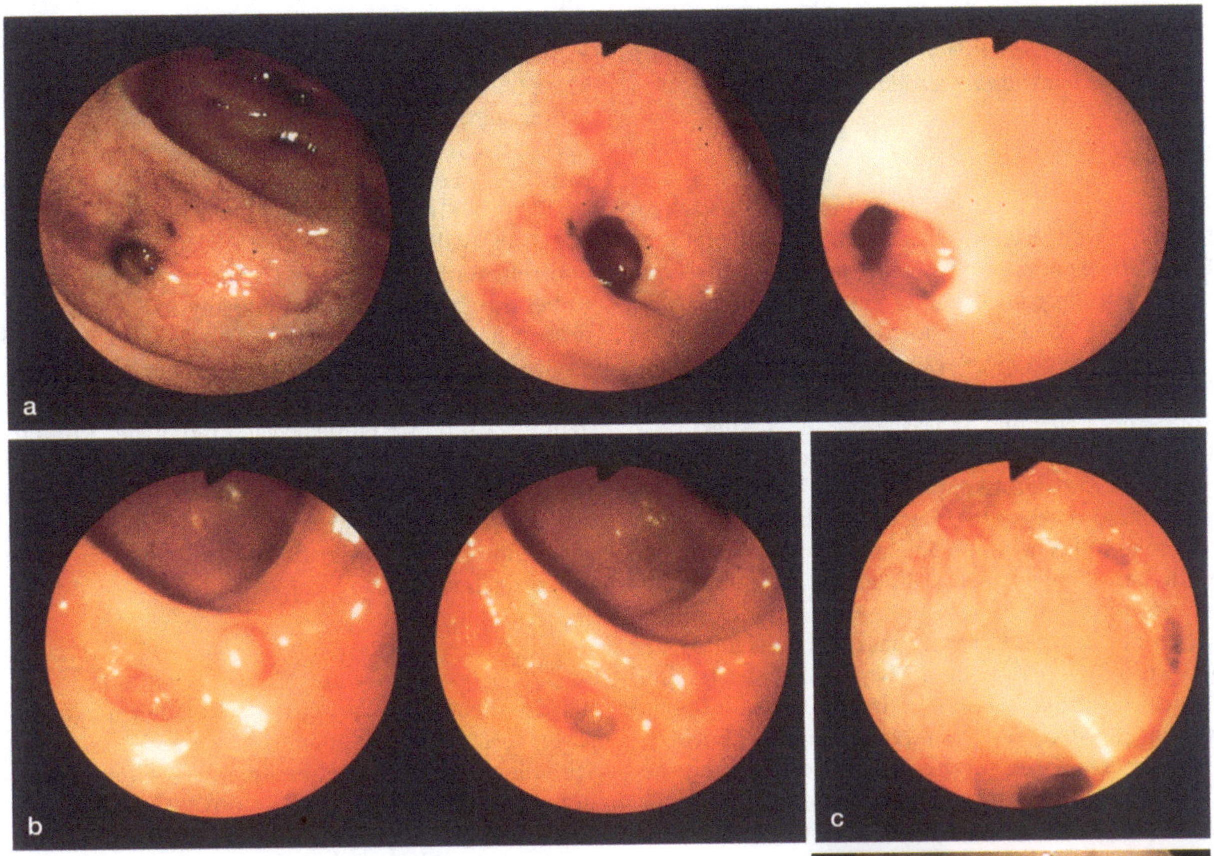

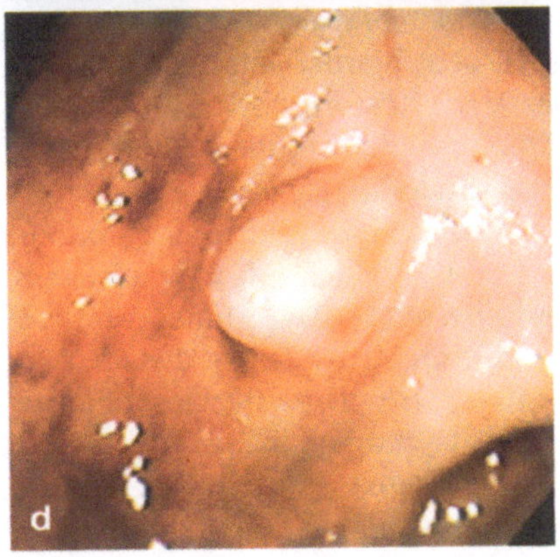

Abb. 14.33. **a** Kolondivertikulose. Zustand nach akuter kolorektaler Blutung; ein größeres Divertikel ist mit einem frischen Koagel gefüllt und zeigt eine Blutspur; Verdacht uf Zustand nach akuter Divertikelblutung. **b** Mehrere dicht bei dicht stehende Sigmadivertikel neben einem kleinen hyperplastischen Polypen. **c** Multiple Divertikel. **d** Ein nach innen gestülpter polypös erscheinender Divertikel zum differenzialdiagnostischen Vergleich zu dem in **b** gezeigten hyperplastischen Polypen

dere Ätiologie und Pathogenese der Kolondivertikel hinwies. Schließlich sind Dickdarmdivertikel auch unter dem weiteren *Synonym* „komplette Divertikel" bekannt, insbesondere zur Abgrenzung zu den inkompletten bzw. intramuralen Divertikeln [38].

Diese Divertikel, bei denen es im Gegensatz zu den kompletten Divertikeln nicht zu einem vollständigen Durchbruch durch die Muskularis kommt und die somit von meist hypertrophischer Muskulatur umgeben sind, neigen durch intramurale Ausbreitung entzündlicher Veränderungen und insbesondere Verschwielungen der Wandmuskulatur ganz besonders zu den verschiedensten Komplikationen.

Das Auftreten der Erkrankung ist deutlich vom Lebensalter abhängig. Während sie vor dem 30. Lebensjahr noch relativ selten ist, können in Ländern mit westlichen Lebens- und insbesondere Essge-

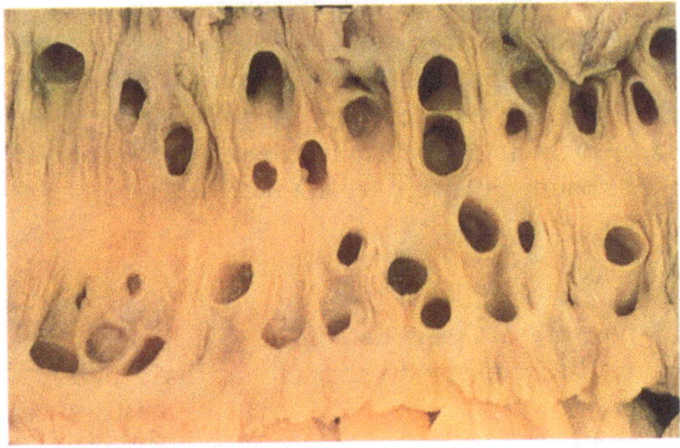

Abb. 14.34. Sigmadivertikulose mit zahlreichen kompletten und inkompletten Divertikeln

wohnheiten nach übereinstimmenden Literaturangaben etwa bei jedem zweiten 65-jährigen Kolondivertikel nachgewiesen werden.

ÄTIOLOGIE

Die Ätiopathogenese der Divertikulose ist auch heute noch weitgehend unklar. Als pathogenetische Faktoren werden Störungen der Kolonmotilität, aber auch abnorm erhöhter intraluminaler Druck, angeborene Gewebs- und damit Wandschwäche, „Muskelabnormitäten" [22, 25], emotionale Spannungen, ballastarme Ernährung, die zu erhöhter Stuhlkonsistenz und -passagezeit führt, diskutiert. Es scheint sich hierbei immer deutlicher abzuzeichnen, dass die signifikante Zunahme der Dickdarmdivertikulose wie auch des hämorrhoidalen Symptomenkomplexes bei „Wohlstandsbürgern" eine unmittelbare Folge bzw. Mitfolge moderner Ernährungsgewohnheiten darstellt. Aus epidemiologischen Studien geht hervor, dass die Entstehung der Divertikulose durch einen Mangel an Ballaststoffen in der Nahrung begünstigt wird [22, 39]. So konnte gezeigt werden, dass bei Menschen aus Entwicklungsländern, die vorwiegend Landwirtschaft betreiben und sich faser- bzw. schlackenreicher ernähren, die Kolondivertikulose ein relativ seltenes Krankheitsbild darstellt.
Man geht hierbei von der Vorstellung aus, dass ballastarme Kost durch Verminderung der Stuhlmenge, Erhöhung der Stuhlviskosität und Verlängerung der intestinalen Passagezeit zu einer erhöhten Aktivität der Kolonmuskulatur und damit zu erhöhtem intraluminalen Druck führt. Es erscheint plausibel, dass ein überhöhter Darminnendruck schließlich an den Gefäßdurchtrittsstellen, d.h. den Loci minoris resistentiae, zur Divertikelausstülpung führt. Experimentelle Studien haben gezeigt, dass im Sigmoid die stärksten Aktivitätssteigerungen der Darmwandmuskulatur und damit die höchsten intraluminalen Druckwerte auftreten. Daher ist das Sigma der *bevorzugte Ort* für die Entstehung der Kolondivertikel. In den proximal davon gelegenen Kolonabschnitten finden sich Divertikel nur in deutlich geringerem Ausmaß und in der Regel nur dann, wenn auch ein Sigmabefall vorliegt. Im Rektum dagegen kommen Divertikel fast nie vor.

KLINIK

Die *Symptomatologie* der unkomplizierten Divertikulose ist weitgehend unspezifisch. Der größte Teil (90–95% [29]) der Patienten mit nicht entzündeten Kolondivertikeln ist sogar beschwerdefrei, weshalb die Diagnose meist nur zufällig bei einer Röntgenuntersuchung wegen anderer Indikationen oder erst bei der Autopsie gestellt wird. Nur ein relativ kleiner Teil der Träger nicht entzündeter Divertikel klagt über intermittierende, dumpfe bis kolikartige Schmerzen, meist im linken Unterbauch, wo sich auch oft ein druckschmerzhaftes verdicktes Sigma palpieren lässt. Weiterhin wird über gelegentliche Übelkeit, Stuhlunregelmäßigkeiten, Neigung zu Obstipation, Blähungen und schmerzhaften Stuhldrang und seltener über Blut- und Schleimabgang geklagt, wobei durch Gas- und Stuhlabgang meist eine Besserung der Beschwerden eintritt. Das Beschwerdebild der unkomplizierten, chronischen, nicht entzündlichen Divertikulose gleicht somit weitgehend dem des Colon irritabile. Wegen möglicher Komplikationen der Divertikulose und vor allem zum sicheren differenzialdiagnostischen Ausschluss eines Kolonkarzinoms sollten zur Diagnosesicherung wenn nötig alle diagnostischen Möglichkeiten herangezogen werden.

DIAGNOSE

Bei den heute zur Verfügung stehenden diagnostischen Nachweismethoden der Divertikulose einschließlich deren Komplikationen stehen neben der Röntgenuntersuchung des Kolons (Abdomenübersicht, Doppelkontrasteinlauf, Prallfüllung), insbesondere die Computertomographie mit oraler und rektaler Kontrastmittelfüllung [34], sowie die Sonographie [37] zur Verfügung. Hierdurch kann eine Divertikulose in der Regel erkannt werden. Es muss jedoch beachtet werden, dass die Divertikulose andere Erkrankungen des Kolons überdecken oder vortäuschen kann.
Demgegenüber sind endoskopische Methoden (Koloskopie, Rektosigmoidoskopie) wesentlich unsicherer und wegen der Gefahr der Perforation im Bereich des dünnwandigen Divertikelgrundes infolge zu starker Luftinsufflation oder bei Probeexzisionen auch problematischer. Insbesondere Divertikel mit engen Öffnungen entziehen sich oft dem endoskopischen Nachweis.
Für spezielle Fragestellungen stehen als weitere diagnostische Verfahren neben entsprechenden Laboruntersuchungen insbesondere die selektive Arteriographie und die Probelaparotomie zur Verfügung.

DIFFERENZIALDIAGNOSE

Differenzialdiagnostisch kommt vor allem das Kolonkarzinom in Betracht. Eine Divertikulose sollte niemals diagnostiziert werden, solange ein Karzinom nicht mit Sicherheit ausgeschlossen ist, insbesondere dann, wenn Blut im Stuhl nachgewiesen wurde.

Stärkere und meist in kurzen Intervallen auftretende Blutungen sprechen hierbei mehr für eine Divertikelblutung. Ein Kolonkarzinom blutet demgegenüber, sofern es erst einmal damit begonnen hat, regelmäßiger, d.h. bei jeder Stuhlentleerung ist dann in der Regel Blut nachweisbar. Bei einem solchen Patienten sollte unverzüglich eine Rektosigmoidoskopie bzw. Koloskopie und ggf. ein Kolondoppelkontrast und weitere Untersuchungen erfolgen. Diese strenge Indikationsstellung erscheint auch im Hinblick darauf wichtig, dass in 3–8% der Fälle Kolondivertikulose und -karzinom gleichzeitig vorhanden sind [27].
Weitere Krankheitsbilder, die differenzialdiagnostisch in Betracht kommen, sind in der folgenden Übersicht aufgezählt.

Differenzialdiagnose der unkomplizierten Divertikulose des Kolons

- Kolonkarzinom
- Irritables Kolonsyndrom
- Morbus Crohn
- Colitis ulcerosa
- Strahlenfibrose
- Ischämische Kolitis
- Hiatushernie
- Dünndarmobstruktion
- Linksseitige Harnleiterkolik
- Endometriose des Kolons
- Tuberkulose, Syphilis

THERAPIE

Die Therapie der Divertikulose ist in erster Linie konservativ. Erst wenn damit keine entscheidende Besserung eintritt, kommt die Resektion des divertikeltragenden Darmsegments in Frage. Die konservative Behandlung stützt sich heute vor allem auf die Verordnung faserreicher Kost (Weizen- oder Haferkleie, Vollkornbrot, Gemüse, Salate, Früchte) zusammen mit reichlich Flüssigkeit.
Aufgrund der hohen Quellfähigkeit empfiehlt sich hierbei insbesondere der tägliche Verzehr von etwa 20 g grober Kleie zusammen mit möglichst quellfähigen, faserreichen Obst- und Gemüsesorten wie z.B. Äpfel, Orangen, Rosenkohl, Rüben u.Ä. Sehr hohe Quellfähigkeit besitzen Plantago-ovata-Samenschalen (z.B. Mucofalk). Auf diese Weise sollen die pathogenetischen Voraussetzungen der Divertikulose geändert werden, indem voluminösere und weichere Stühle zu einer Verkürzung der Passagezeit (1–2 Stuhlentleerungen/Tag) und Verhütung überhöhter intraluminaler Druckwerte führen.
Es scheint, dass allein die konsequente Einhaltung einer ballastreichen Ernährung in den meisten Fällen zu einer erheblichen Besserung der klinischen Symptomatologie führt.
Ob es allein durch diese diätetischen Maßnahmen auch gelingt, die Komplikationsrate der Divertikulose zu verringern und vor allem die Entstehung neuer Divertikel zu verhindern, werden erst zukünftige Studien klären. Bei entsprechender Symptomatik (schmerzhafte Tenesmen) kommt als weitere konservative Maßnahme die Applikation von Spasmolytika in Betracht. Auf morphinhaltige Präparate, die die Kontraktionen des Darms verstärken, sollte ebenso wie auf Abführmittel und Einläufe möglichst verzichtet werden.
Sofern trotz konservativer und medikamentöser Behandlung das Beschwerdebild nicht völlig abklingt oder es zu ständigen Rezidiven kommt, ist auch bei der unkomplizierten Divertikulose die chirurgische Intervention angezeigt, um mögliche Komplikationen zu verhindern. Die Therapie der Wahl ist hierbei die Resektion des gesamten divertikeltragenden Darmabschnittes mit Wiederherstellung der Kontinuität durch eine primäre Reanastomosierung. Sofern jedoch ein zu ausgedehnter Kolonanteil befallen ist, müssen die Nachteile eines radikaleren operativen Vorgehens mit den Gefahren eventuell zu erwartender Komplikationen abgewogen werden [3, 5, 16, 20, 21, 22, 23, 26, 33, 35, 36].

KOMPLIKATIONEN

Bei 10–30% aller Divertikelträger kommt es zu Komplikationen. Hierbei stellen die Blutung und die Divertikulitis, die wiederum Ausgangspunkt weiterer entzündlicher Krankheitsbilder sein können, die beiden am meisten gefürchteten Komplikationen dar (s. nachfolgende Übersicht).

Komplikationen der Kolondivertikulose

1. Blutung
2. Divertikulitis – Perikolitis
   - Abszessbildungen („Divertikeltumoren“)
   - Fistelbildungen
   - Perforation (– Peritonitis)
   - Stenose (– Ileus)

Nachfolgend sollen diese beiden wichtigsten Folgezustände, die im Wesentlichen die Morbidität und Mortalität der Kolondivertikulose bestimmen, dargestellt werden.

1. Blutung

Nur etwa 10% der akuten Blutungen aus dem Gastrointestinaltrakt haben ihre Ursache distal des Treitz-Bandes und werden somit als *untere gas-*

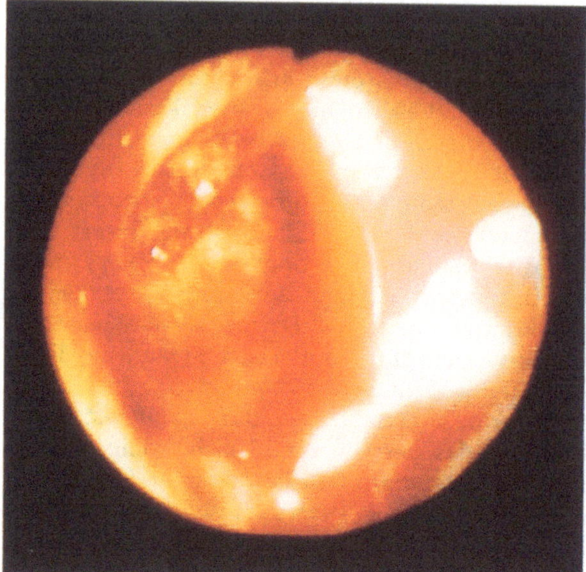

Abb. 14.35. Spritzende Blutung aus einem Sigmadivertikel. Endoskopische Blutstillung

trointestinale Blutung definiert [10]. Dabei entfallen 1–2% auf den Dünndarm und etwa 9% auf den kolorektalen Bereich [45]. Meist sind diese Blutungen von nur geringer Intensität, häufig intermittierend, und bei etwa 80% der Fälle kommt es spontan zum Stillstand der Blutung. Eine schwere und anhaltende Hämatochezie tritt bei ca. 10% dieser Patienten auf [10].

Die Divertikulose ist eine der häufigsten Ursachen massiver akuter Blutungen im unteren Intestinaltrakt [10, 41, 45]. Die Blutung tritt meist unerwartet und ohne entzündliche Begleiterscheinungen auf.

Ätiologisch bedeutsam scheint die Tatsache zu sein, dass die Divertikelausstülpung in der Regel dort erfolgt, wo Blutgefäße die Darmwand penetrieren. Durch diese enge Nachbarschaft zwischen Blutgefäßen und Divertikeln kommt es vor, dass das betreffende Gefäß mit ausgestülpt wird und vom Darmlumen nur durch die Mukosa getrennt ist. Hierdurch können Schädigungen vom Darmlumen her leicht zu einer massiven Blutung aus einer arrodierten Arterie führen (Abb. 14.35). Die Ruptur des Gefäßes erfolgt bei massiven Blutungen nach bisherigen Erfahrungen normalerweise auf der dem Darmlumen zugewandten Gefäßseite [46].

Lokalisiert sind die Divertikelblutungen entgegen aller Erwartungen weniger im linken Kolon, d.h. speziell im Sigma, wo sich die Mehrzahl der Diverti-

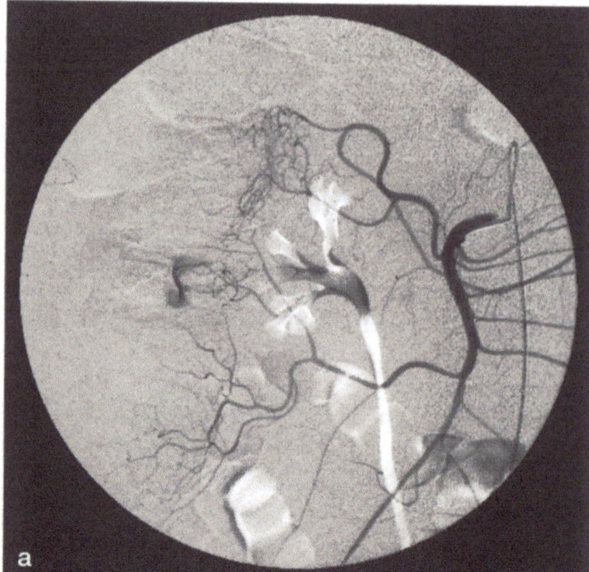

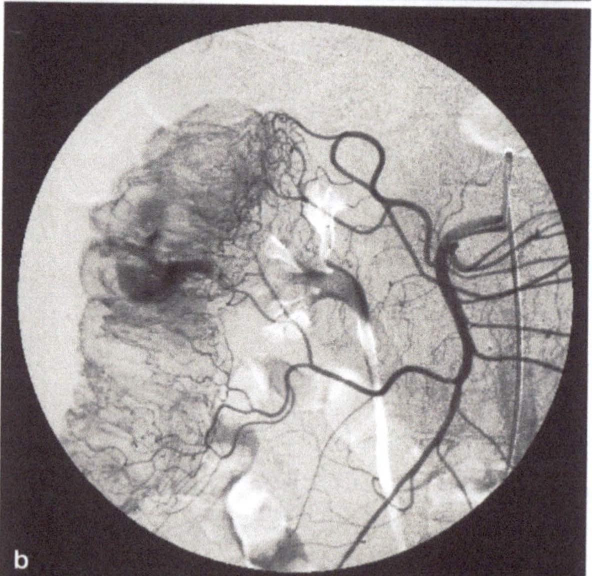

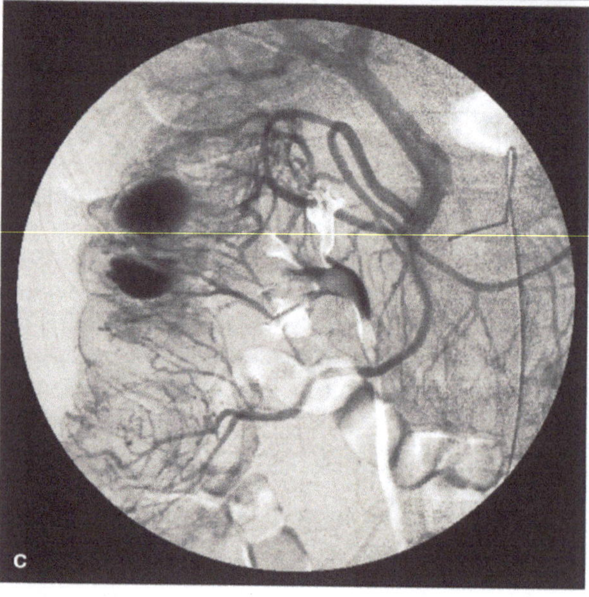

▷

Abb. 14.36 a–c. Akute Divertikelblutung im Colon ascendens. Dokumentation in angiographischer DSA-Technik

kel befindet, sondern in der rechten Kolonhälfte. Der Grund hierfür ist bislang unbekannt [39].

Die *Symptomatologie* der Divertikelblutung ist, sofern es sich nicht um eine okkulte Blutung handelt, gekennzeichnet durch plötzlichen massiven Abgang von meist hellrotem Blut bzw. Blutkoageln aus dem Anus, wobei der Patient meist weder vorher noch beim Auftreten Schmerzen oder sonstige Beschwerden verspürt.

Diagnostiziert wird die Divertikelblutung hauptsächlich durch den Ausschluss anderer Läsionen. Allerdings können fast alle Erkrankungen des unteren Gastrointestinaltraktes mit Blutungen einhergehen.

Differenzialdiagnostisch kommen insbesondere Dickdarmpolypen (-polypose), Kolonmalignome, Hämangiome, Endometriose, Kolitiden, Hämorrhoiden, Analrhagaden und -fissuren, Amyloidose [42] und bei älteren Menschen zunehmend häufiger Angiodysplasien (S. 294) als Blutungsursache in Betracht [10, 12].

Als *diagnostische* Möglichkeit zur Blutungslokalisation bietet sich neben der Prokto-, Rektosigmoido- und Koloskopie insbesondere die selektive Angiographie [2] der Mesenterialarterien an (Abb. 14.36, 14.37), der später ein Kontrasteinlauf, sicherheitshalber mit einem wasserlöslichen Kontrastmittel, folgen sollte, um die Ausdehnung der Divertikulose festzustellen.

Die *Therapie* auch stärkerer Blutungen sollte zunächst konservativ sein und vor allem darin bestehen, Blutverluste zu ersetzen. Erfahrungsgemäß führt dies in vielen Fällen bereits zum Erfolg.

Sicherheitshalber sollten die Betroffenen jedoch stets in eine chirurgische Klinik aufgenommen werden, damit bei der Notwendigkeit eines chirurgischen Eingriffs möglichst wenig Zeit vergeht.

Zur endoskopischen Blutstillung im unteren Gastrointestinaltrakt stehen heute verschiedene thermische (Laser), mechanische (Clips) Methoden sowie Injektionsverfahren (Adrenalin, Polidocanol) zur Verfügung [9, 10, 18, 32, 40]. In der Mehrzahl der Fälle kann hierdurch eine definitive Blutstillung erreicht oder zumindest Zeit für weitere diagnostische und/oder therapeutische Schritte gewonnen werden [10].

Sofern die Blutung nicht zum Stillstand kommt oder wieder einsetzt, kommt als weiterer Therapieversuch die gezielte intraarterielle Applikation mittels selektiver Arteriographie bzw. die dosierte intravenöse Dauerinfusion eines vasokonstriktorischen Präparates in Betracht. Lässt sich die Blutung auch hierdurch nicht beherrschen, ist ein chirurgisches Vorgehen indiziert [3, 5–9, 22, 23, 26, 30, 31, 33].

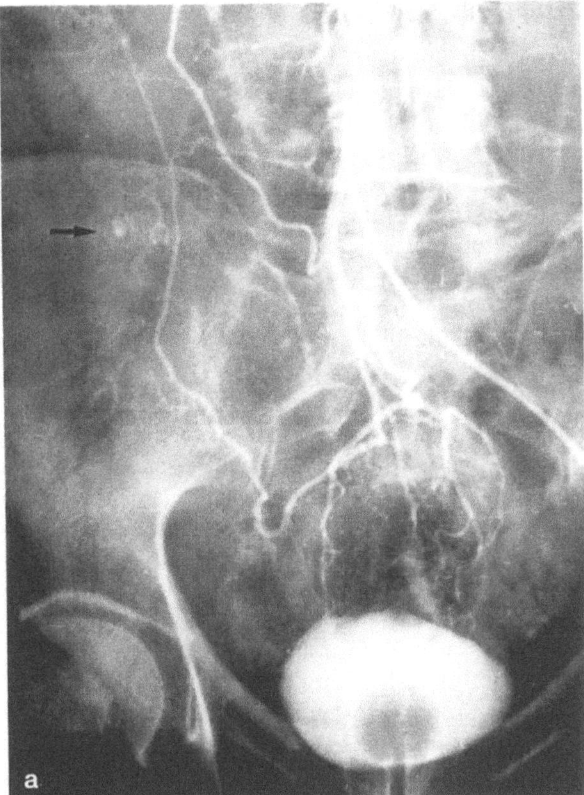

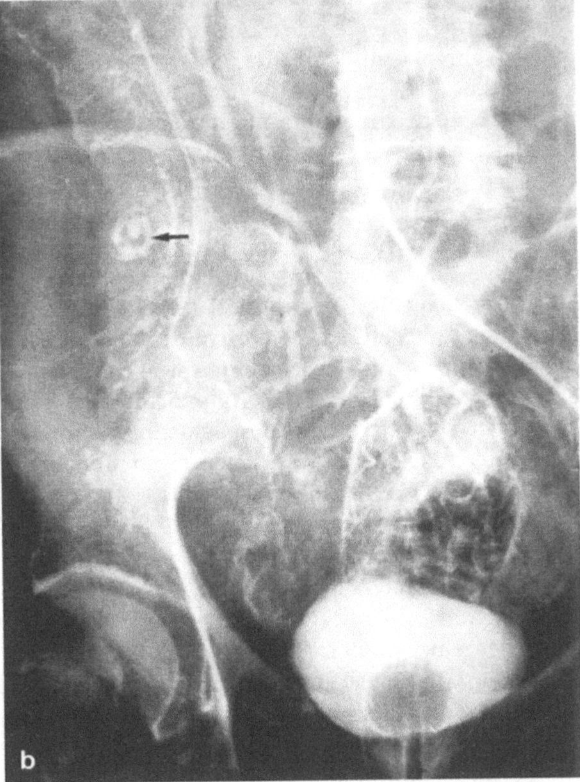

Abb. 14.37 a, b. Angiographischer Nachweis einer Divertikelblutung in konventioneller Technik. **a** Arterielle Phase mit beginnendem Kontrastmittelextravasat. **b** Kapilläre Phase mit kräftigem Kontrastmittelextravasat an der Stelle eines Divertikels

2. Divertikulitis

Treten entzündliche Veränderungen im Divertikel selbst auf, spricht man definitionsgemäß von einer Divertikulitis; finden sich die Entzündungen in seiner Umgebung, handelt es sich um eine sog. Perikolitis.

Während die Blutung aus einem Divertikel ein zwar gefürchtetes, jedoch verhältnismäßig seltenes Ereignis darstellt, handelt es sich bei der Divertikulitis und ihren entzündlichen Folgezuständen um die häufigste Komplikation der Divertikulose (Abb. 14.38).

Ätiologisch spielen für die Entstehung einer Divertikulitis die durch Stuhlretention bedingte und in diesen Fällen fast immer nachweisbaren Skybala und Koprolithen (S. 331) eine wichtige Rolle. Durch mechanische Reizung der Divertikelwand und zusätzlichen Bakterienbefall kommt es hierdurch zur akuten Entzündung, die schließlich zur chronischen Entzündung bzw. zu weiteren entzündlichen Komplikationen wie Perforation und Peritonitis, zur Abszess- und Fistelbildung oder zur Perikolitis mit narbiger Kolonstenose und Ileus führen kann. Es wird auch die Ansicht vertreten, dass der Entstehung einer Divertikulitis stets eine Mikro- oder Makroperforation zugrunde liegt [27].

Die *Symptomatologie* einer Divertikulitis ist abhängig von ihrer klinischen Manifestation. Man findet in nahezu 100% der Fälle Symptome [29]. Im Vordergrund steht ein abdomineller Druckschmerz bei lokalisierter Abwehrspannung meist im linken Unterbauch. Neben erhöhter Temperatur findet sich in der Regel eine Leukozytose bei ebenfalls erhöhter BSG. Das klinische Bild entspricht somit weitgehend dem einer „linksseitigen Appendizitis".

Subjektiv klagen Divertikulitis-Patienten nicht selten über Völlegefühl, Meteorismus, Wechsel zwischen Diarrhö und Obstipation sowie verstärktem Schmerzgefühl bei der Defäkation. Schließlich kann es bei der Divertikulitis neben Schleim- auch zu einem okkulten, teilweise auch massiven Blutabgang kommen, was zum sicheren Ausschluss anderer Läsionen des Gastrointestinaltraktes, insbesondere des Kolonkarzinoms, zu einer eingehenden diagnostischen Durchuntersuchung führen sollte.

Die *diagnostischen* Möglichkeiten bei Verdacht auf Vorliegen einer akuten Divertikulitis sind begrenzt. Wegen erhöhter Perforationsgefahr sollte sowohl auf einen Kolonkontrasteinlauf als auch wegen eventuell zu starker Luftinsufflation auf eine Rektosigmoidoskopie bzw. Koloskopie und damit auch Biopsie verzichtet werden.

Allenfalls kommt die Durchführung einer Leeraufnahme zum Ausschluss einer Perforation durch Luftnachweis in der freien Bauchhöhle (subphrene

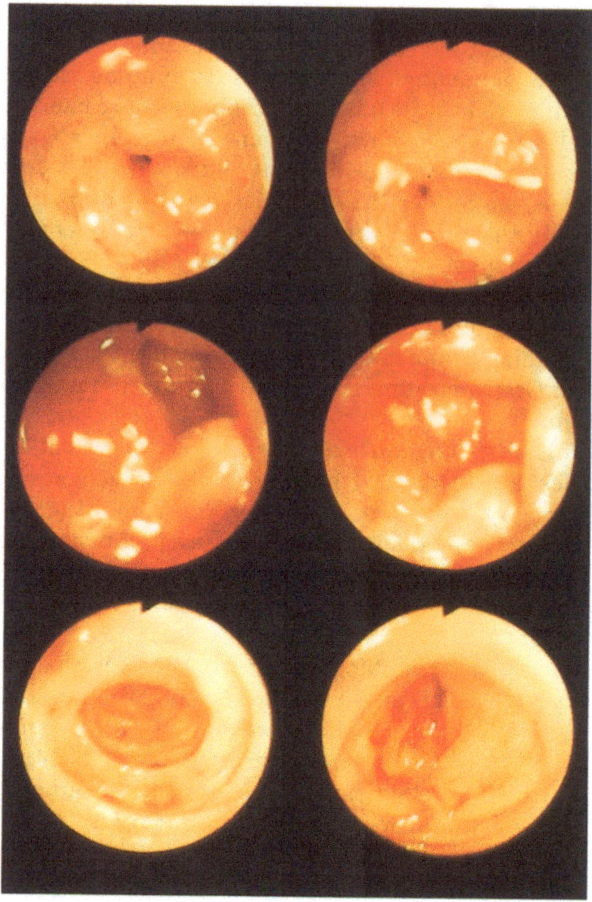

Abb. 14.38. Sigmadivertikulitis. Die Schleimhaut ist ringförmig ödematös verschwollen und hyperämisch. Die Divertikelhälse sind gerötet. Aus einem der Divertikel entleert sich putride Flüssigkeit

Luftsichel) oder retroperitoneal und neben Laboruntersuchungen die Sonographie und die Computertomographie [37, 43] in Betracht.

In der akuten Phase hat daher die Diagnosestellung der Divertikulitis durch die Anamnese und die Erhebung laborchemischer und klinischer Befunde zu erfolgen. Erst im freien Intervall kann dann die Diagnose retrospektiv durch die verschiedenen Diagnostikmethoden erhärtet werden.

Die *Differenzialdiagnose* umfasst neben der Appendizitis alle für die Divertikulose differenzialdiagnostisch relevanten Krankheitsbilder (s. Übersicht S. 405) und, sofern Blut abgeht, zusätzlich die mit entzündlichen Veränderungen einhergehenden Erkrankungen des Intestinaltraktes.

Die *Therapie* der Divertikulitis richtet sich nach dem Schweregrad der klinischen Krankheitserscheinungen. Bei der unkomplizierten Divertikulitis sollte die konservative Behandlung zunächst im Vordergrund stehen. Sie besteht aus Bettruhe, möglichst parenteraler Ernährung mit Nulldiät und ei-

ner Antibiotikatherapie (z.B. Kombination eines Cephalosporins mit Metronidazol), sofern die Appendizitis differenzialdiagnostisch sicher auszuschließen ist, und bei Schmerzen Spasmolytika.
In den meisten Fällen kommt es unter dieser Behandlung zu einer raschen Besserung des Krankheitsbildes, sodass zunächst eine ballaststofffreie Diät (Astronautenkost) und schließlich eine ballastreiche Dauerdiät verordnet werden kann. Wenn es jedoch trotz dieser diätetisch-medikamentösen Maßnahmen nicht innerhalb von 1-2 Tagen zu einer entscheidenden Befundverbesserung kommt oder sich Rezidive einstellen, wird dies als relative Operationsindikation angesehen. Während die Frühresektion statistischen Angaben gemäß ein Letalitätsrisiko von 0-3% aufweist, ist die entsprechende Operation als Notfalleingriff immer noch mit einer Letalität von ca. 30% belastet.
Eine absolute Operationsindikation besteht bei den Divertikulitiskomplikationen (s. Übersicht), über die abschließend kurz berichtet werden soll.

Absolute Operationsindikationen bei Divertikulitis

- Abszess („Pseudodivertikulitistumor")
- Fistelbildung
- Perforation (- Peritonitis)
- Stenose (- Ileus - Subileus)
- Chronisch rezidivierende Divertikulitis
- Karzinomverdacht
- Scheitern der konservativen Behandlung

Die Divertikulose des Kolons wird erst zur eigentlichen Divertikelkrankheit, wenn über die unkomplizierte Divertikulitis bzw. Perikolitis nachfolgende *Komplikationen* hinzugetreten sind:

Abszessbildung. Als Folge entzündlicher, die Divertikelwand durchsetzender Läsionen, die nicht selten gleichzeitig in mehreren benachbarten Divertikeln ablaufen, entsteht die meist erste Folge der unkomplizierten Divertikulitis, die divertikulitische Perikolitis, die wiederum zu einem oder mehreren wandständigen Abszessen führen kann.
Im fortgeschrittenen Stadium können diese Abszesse zu entzündlichen Konglomerattumoren zusammenschmelzen und das Darmlumen obliterieren. Man kann dann - meist im linken Unterbauch - einen gegen die Umgebung nur schwer abgrenzbaren „Tumor" in Form einer „druckdolenten Walze" palpieren, der dem entzündlich veränderten Darmabschnitt entspricht und differenzialdiagnostisch oft nur schwer von einem Kolonkarzinom sicher zu unterscheiden ist. Die Diagnostik wird insbesondere noch dadurch erschwert, dass im Hinblick auf erhöhte Perforationsgefahr im akuten Stadium sowohl auf endoskopische wie auf röntgenologische Untersuchungen verzichtet werden sollte.
Sofern ein solcher Abszess in eine Mesenterialvene einbricht, kann dies zu einer portalen Bakteriämie mit entsprechender Symptomatik führen (Schüttelfrost, intermittierender Temperaturanstieg u.W.). Derartige oft konfluierende Abszessbildungen stellen infolge ihrer Lage und des dadurch bedingten Abflussstaus einen idealen Nährboden für die Ausbildung von inneren und äußeren Fisteln dar.

Fistelbildungen. Aus entzündlich veränderten Kolondivertikeln hervorgegangene Fisteln können durch die Bauchdecke nach außen oder in benachbarte Organe wie Dünndarm, Uterus, Vagina oder Harnblase verlaufen und somit die verschiedenartigsten Beschwerdebilder hervorrufen. So kommt es etwa zum Auftreten einer Pneumaturie bei Vorliegen einer Kolon-Harnblasen-Fistel. Alle derartigen Fistelbildungen stellen eine absolute Indikation zu einer möglichst raschen chirurgischen Intervention dar [1, 3-5, 15-17, 19-24, 26, 28, 33, 44].

Stenose. Eine Divertikulitis kann infolge fortschreitender peridivertikulärer Entzündung entweder durch passagere entzündlich ödematöse Anschwellungen zu einer reversiblen oder in chronischen Fällen zu einer bleibenden fibrös-narbigen Kolonstenose führen.
Die durch eine Divertikulitis bedingten Kolonstenosen sind meist dadurch charakterisiert, dass sie ein längeres Segment im Sigma einnehmen und von den sie umgebenden entzündlich bedingten Wandunregelmäßigkeiten nicht scharf abgegrenzt sind. Röntgenologisch weiterhin kennzeichnend erscheint die trichterförmig zur Stenosemitte hin zunehmende Einengung bei zwar abgewandeltem, jedoch noch deutlich erkennbarem Schleimhautrelief im Stenosebereich (Abb. 14.39).
Wie beim Kolonkarzinom ist die Symptomatologie der Stenose zunächst gekennzeichnet durch Bauchschmerzen, Blähung, Obstipation bis hin zum Beschwerdebild des mechanischen bzw. paralytischen Ileus.

Perforation. Die Angaben über die Häufigkeit einer Perforation bei Divertikulitisfällen schwanken in der Literatur zwischen 10-80% [11, 14] (Abb. 14.40). Zu einer Perforation in die freie Bauchhöhle kommt es etwa durch das Platzen eines aus einer Divertikulitis hervorgegangenen Abszesses. Häufiger erfolgt eine gedeckte Perforation in das Mesokolon oder in die Nachbarorgane mit nachfolgender Fistelbildung (s.o.). Gedeckte Perforationen sind mitunter schwierig zu erkennen.

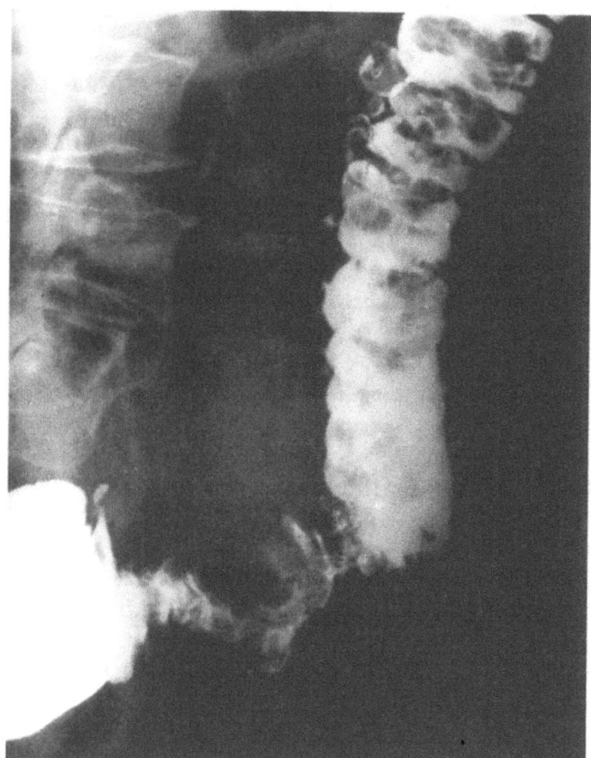

Abb. 14.39. Divertikulitische Stenose am Sigma/Colon-descendens-Übergang. Zipfelige Ausziehung der Divertikelhälse durch entzündliche Adhäsionen

Abb. 14.40. Perforation eines Divertikels im oberen Sigma. Mehrere weitere Divertikel im mittleren und unteren Sigma. Adhäsive Ausziehungen der Darmwand und Schleimhautvergröberung im Zusammenhang mit Divertikulitis. Austritt des Kontrastmittels aus dem oberen Sigma nach oben ins Retroperitoneum

▽

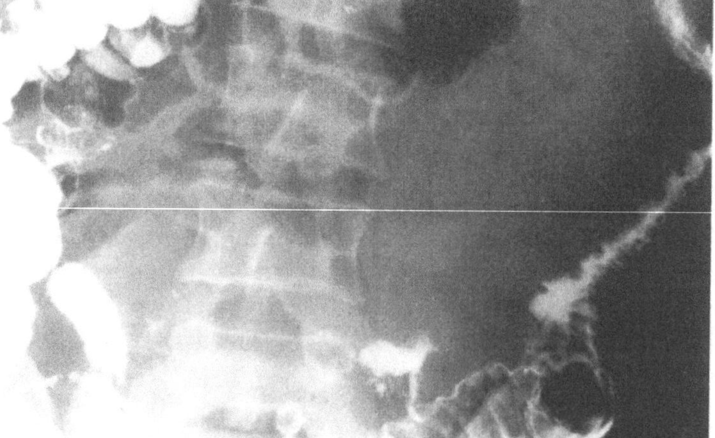

Die Diagnose muss nahezu ausschließlich klinisch gestellt werden. Neben einigen laborchemischen Untersuchungen, insbesondere der Bestimmung der Leukozyten, kommt radiologisch die Leeraufnahme zum Nachweis von freier Luft in der Bauchhöhle oder retroperitoneal und die Sonographie [37, 43] in Frage.

Die wichtigsten Symptome der durch eine Perforation entstandenen lokalen oder allgemeinen Peritonitis sind zunehmender Druckschmerz mit Abwehrspannung, meist im linken Unterbauch beginnend, der sich bis zum Oberbauch ausbreiten kann, positives Loslassphänomen, Schmerzen bei der Digitaluntersuchung und beim Husten, erhöhte Temperatur, Leukozytose. Mit fortschreitender Peritonitis kommt es zu einer immer weiter herabgesetzten und schließlich ganz aufgehobenen Peristaltik mit Sistieren der Darmgeräusche. Es kann schließlich – wie beim Kolonkarzinom oder der oben beschriebenen durch eine Divertikulitis entstandenen Stenose – zum Beschwerdebild des paralytischen bzw. des peritonitischen Ileus kommen. Dabei findet sich eine zunehmende Aufblähung des Abdomens („Trommelbauch") bei Zwerchfellhochstand und Fehlen oder Verkleinerung der Leberdämpfung, flacher Atmung, Pulsanstieg, Unruhe, Vermeiden eines Lagewechsels, Erbrechen, „Facies Hippocratica", Oligurie, Gasbildung bzw. -ansammlung in der freien Bauchhöhle (Spiegelbildungen, diffuse Verschattung) und schließlich toxische Kapillarlähmung, Indikanurie, Intoxikation durch Resorption von Enterotoxinen bei rasch fortschreitendem Kreislaufverfall.

Das Mittel der Wahl stellt bei der Perforation wie auch bei der nicht passageren Kolonstenose allein die rechtzeitige chirurgische Intervention dar [1, 3-5, 15, 19, 22, 23, 26, 28, 33, 44].

Literatur

1. Bärlehner E, Heukrodt B, Schwetling R (1998) Laparoskopische Chirurgie der Sigmadivertikulitis. Zentralbl Chir 123: 13–16
2. Baum S (1982) Angiography and the gastrointestinal bleeder. Radiology 142: 569
3. Buttenschon K et al. (1995) Chirurgischer Strategiewandel bei akuter und komplizierter Colondivertikelerkrankung. Chirurg 66: 487–492
4. Demmel N, Kirchdorfer B, Bauer W, Günther B (2000) Acute and complicated colonic diverticulitis. Surgical standard in 500 cases. Coloproctology 22: 92–95
5. Denkers D, Girona J (1997) Chirurgisches Vorgehen bei der komplizierten Divertikulitis. Coloproctology 1: 1–5
6. Farrell JJ, Kelsey PB (1999) Interventions and outcomes in significant diverticular bleeding. Gastrointest Endosc 49: AB136
7. Farrell JJ, Graeme-Cook F, Kelsey PB (1999) Endoscopic band ligation of bleeding colonic diverticula: an ex vivo and in vivo study. Gastrointest Endosc 49: AB136
8. Foutch PG (1995) Diverticular bleeding: are nonsteroidal anati-inflammatory drugs risk factors for hemorrhage and can colonoscopy predict outcome for patients? Am J Gastroenterol 90: 1779–1784
9. Frühmorgen P (1999) Notfallendoskopie bei akuten Gastrointestinalblutungen. In: Frühmorgen P (Hrsg) Gastroenterologische Endoskopie, 4. Aufl. Springer, Berlin Heidelberg New York Tokio, S 233–239
10. Frühmorgen P, Wehrmann K, Kobras S (2000) Notfallkoloskopie zur Therapie der massiven peranalen Blutung. Internist 41: 1382–1390
11. Hackford AW et al. (1985) Surgical management of complicated diverticulitis. The Lahey Clinic Experience 1967 to 1982. Dis Colon Rectum 28: 317–321
12. Halbinger W, Bergemann W (1987) Schwere rezidivierende peranale Blutungen im Senium. Verdauungskrankht 5: 6, 243–245
13. Hansen O, Graupe F, Stock W (1998) Prognosefaktoren der perforierten Dickdarmdivertikulitis. Chirurg 69: 443–449
14. Hell K, Rosetti M (1985) Chirurgische Behandlung der Divertikulitis. Hel Chir Acta 52: 47–53
15. Hoemke M, Treckmann J, Schmitz R et al. (1999) Complicated diverticulitis of the sigmoid: a prospective study concerning primary resection with secure primary anastomosis. Dig Surg 16: 420–424
16. Illert B, Thiede A (1998) Therapeutische Aspekte der Divertikelerkrankung aus chirurgischer Sicht im Wandel der Zeit. Zentralbl Chir 123: 4–9
17. Isbert C, Germer CT, Buhr HJ (2000) Chirurgische Therapie der akuten Divertikulitis. Viszeralchirurgie 35: 214–218
18. Jensen DM, Machicado GA, Jutabha R, Kovacs T (2000) Urgent coloncoscopy for the diagnosis and treatment of severe diverticular hemorrhage. N Engl J Med 342: 78–82
19. Köckerling F, Schneider C, Reymond MA et al. (1999) Laparoscopic resection of sigmoid diverticulitis. Surg Endosc 13: 567–571
20. Köhler L, Lempa M, Troidl H (1999) Laparoskopisch assistierter Wiederanschluß nach Hartmann-Operation. Chirurg 70: 1139–1143
21. Kriwanek S, Gschwandler M, Beckerhinn P et al. (1999) Langzeitergebnisse nach Hartmann-Operation. Chirurg 70: 49–53
22. Menningen R et al. (1992) Kolondivertikulitis: Natürlicher Verlauf und Komplikationen. Coloproctology 6: 324–328
23. Meyer C et al. (1994) Die Komplikationen der Kolondivertikulitis. Chir Gastroenterol 10: 331–336
24. Meyer WS, Wagner M, Sezer K et al. (2000) Behandlungsstrategien bei der akuten komplizierten Divertikulitis. Coloproctology 22: 205–210
25. Morson BG (1963) The muscle abnormality in diverticular disease of the colon. Proc R Soc Med 56: 798
26. Morton DG et al. (1995) Prospektive nationale Studie zur komplizierten Diverticulitis in Großbritannien. Chirurg 66: 1173–1176
27. Müller P (1980) Divertikulose - Divertikulitis. Therapiewoche 30: 3902–3907
28. O'Sullivan GC, Murphy D, O'Brien MG et al. (1996) Laparoscopic management of generalized peritonitis due to perforated colonic diverticula. Am J Surg 171: 432–434
29. Otto HF, Remmele W (1996) Kolon und Rektum. In: Remmele W (Hrsg) Pathologie Bd 2, 2. Aufl. Springer, Berlin Heidelberg New York Tokio, S 546–552
30. Prakash C, Chokshi H, Walden DT, Aliperti G (1999) Endoscopic hemostasis in acute diverticular bleeding. Endoscopy 31: 460–463
31. Ramirez FC, Johnson DA, Zierer ST, Walker GJ, Sanowski RA (1996) Successful endoscopic hemostasis of bleeding colonic diverticula with epinephrine injection. Gastrointest Endosc 43: 167–170
32. Rino Y, Imada T, Iwasaki H et al. (1999) Hemostasis of colonic diverticular bleeding with hemoclips under endoscopic control: report of a case. Hepatogastroenterology 27: 1733–1735
33. Rothenberger DA, Wiltz O (1993) Surgery for complicated diverticulitis. Surg Clin N Am 73: 975–992
34. Sangwan JP et al. (1994) Die Rolle von Computertomographie und Kontrasteinlauf in der Bewertung der akuten Divertikulitis. Coloproctology 4: 226–237
35. Schechter S, Mulvey J, Eisenstat TE (1999) Management of uncomplicated acute diverticulitis. Results of a survey. Dis Colon Rectum 42: 470
36. Schoetz DJ (1999) Diverticular disease of the colon. A century-old problem. Dis Colon Rectum 2: 703
37. Schwerk WB et al. (1993) Kolondivertikulitis: Bildgebende Diagnostik mit Ultraschall - eine prospektive Studie. Z Gastroenterol 31: 294–300
38. Schreiber HW (1965) Dtsch Med Wochenschr 90: 1998–2002
39. Shamiyeh F (1991) Zökum - Divertikulose. Coloproctology 3: 186–187
40. Soehendra N et al. (2001) Hemostatic clip in gastrointestinal bleeding. Endoscopy 33(2): 172–180
41. Teutsch W (1980) Die Komplikationen der Sigmadivertikulose und ihre Behandlung. Zentralbl Chir 105: 1368–1372

42. Thaler W et al. (1999) Amyloidosis – an unusual case of recurrent intestinal bleeding and sigmoid perforation: Case report with review of the literature. Int J Colorectal Dis 14: 297–299
43. Vogt W, Schölmerich J (1996) Divertikelkrankheit. Dtsch Med Wochenschr 121: 411–415
44. Wedell J, Banzhaf R, Chaoui R et al. (1997) Surgical management of complicated colonic diverticulitis. Br J Surg 84: 380–383
45. Wehrmann T, Seifert H (1999) Blutung aus Dünn- und Dickdarm. In: Caspary WF, Stein J (Hrsg) Darmkrankheiten. Springer, Berlin Heidelberg New York Tokio, S 155–160
46. Wiedmann KH, Malchow H (1979) Kolondivertikulose – Divertikulitis. Med Welt 30: 29/30; 1125–1129
47. Zillessen E (1986) Ergebnisse der Notfallkoloskopie. Krankenhaus Arzt 59: 358–368

14.10 Strahlenproktitis

Bei der Malignombehandlung mit ionisierenden Strahlen im abdominellen Bereich kann es zu einer mehr oder weniger starken Strahlenreaktion des Darmes kommen. Über strahlenbedingte Nebenwirkungen am Darm wurde erstmals 1897 von Walsh berichtet [30].

Da aus topographisch-anatomischen Gründen eine solche unerwünschte Begleitreaktion in praxi hauptsächlich bei der Strahlentherapie des Kollum- und Korpus-, des Ovarial-, Blasen- und Prostatakarzinoms im Bereich von Sigma und Rektum auftritt, ist das Krankheitsbild i. Allg. bekannt unter dem Terminus Strahlenproktitis. *Synonyma* sind Bestrahlungsrektitis, radiogene Kolitis, Strahlenkolitis, Proctitis factitia.

ÄTIOLOGIE

Besonders im Bereich des Rektums ist eine Strahlenmitbelastung weder bei endogener noch bei exogener Bestrahlungstherapie von Tumoren im Beckenbereich vermeidbar, da eine scharfe Abgrenzung des Bestrahlungsfeldes gegenüber den Nachbarorganen technisch nur unvollkommen möglich ist. Nicht selten muss mangels genauer Kenntnis der jeweiligen Tumorausdehnung neben den regionalen Lymphabflussgebieten auch eine gewisse Sicherheitszone miteinbezogen werden.

Sowohl in der Ausprägung des klinischen Bildes als auch im zeitlichen Auftreten und in Abhängigkeit von der applizierten Strahlendosis ist die Entstehung einer Strahlenproktitis grundsätzlich in erheblichem Ausmaß individuellen Schwankungen unterworfen. Eine höhere Fraktionierung und damit geringere Einzeldosen scheint die Gefahr von unerwünschten Begleitreaktionen und -komplikationen zu verringern [24]. Aufgrund der hohen Zellproliferation ist die Kolonmukosa relativ strahlensensibel. Bemerkenswert dabei ist, dass die einzelnen Darmsegmente eine unterschiedliche Strahlenempfindlichkeit aufweisen.

Duodenum, Jejunum und Ileum reagieren deutlich strahlensensibler als Colon transversum, Sigma und Rektum.

Das Ausmaß aktinischer Schäden ist nicht nur von der Radiotherapie, sondern auch von der individuellen Disposition des Patienten abhängig. Alter, Allgemein- und Ernährungszustand sowie Vorschäden durch Hypertonie, Diabetes mellitus, Gefäßerkrankungen, Eiweißmangel und Chemotherapie sind in diesem Zusammenhang zu nennen [10]. Die morphologischen Reaktionsmöglichkeiten auf die Radiation sind jedoch weitgehend einheitlich.

KLINIK

Beschwerdebild. Das Beschwerdebild ist abhängig vom Ausmaß der eingetretenen Darmveränderungen. Da es weitgehend unspezifisch ist, ist es oft nicht einfach, malignombedingte Symptome von denen einer Strahlenproktitis abzugrenzen. Neben der Endoskopie und dem histologischen Befund ist dabei insbesondere eine genaue Anamneseerhebung entscheidend.

Grundsätzlich unterscheidet man bei der Strahlenproktitis das akute vom chronischen Stadium [8]. Nach den Empfehlungen der amerikanischen Radiation Therapy Oncology Group (RTOG) und der European Organization for Research in the Treatment of Cancer (EORTC) sind akute Nebenwirkungen solche, die von Tag 1–90 nach Beginn der Strahlentherapie auftreten, und chronische Spätfolgen diejenigen, die sich danach bemerkbar machen oder sich aus akuten Nebenwirkungen entwickeln [23]. Zum *akuten* Beschwerdebild kann es in einzelnen Fällen bereits nach Dosen von 20–30 Gy (? 2000–3000 rad) schon während oder einige Tage bis Wochen nach Abschluss einer Bestrahlungsserie kommen. Die Patienten klagen über Tenesmen, Diarrhö, Meteorismus sowie Schleimabgang und in vereinzelten Fällen auch Blutbeimengungen im Stuhl. Bemerkenswert ist allerdings, dass das akut aufgetretene Beschwerdebild einer Strahlenproktitis in den meisten Fällen innerhalb von einigen Wochen, ohne Spätfolgen nach sich zu ziehen, wieder völlig abklingt, in vielen Fällen trotz Fortsetzung der Strahlentherapie.

Die Symptomatologie des *chronischen* Stadiums, das kaum Tendenz zeigt selbst abzuheilen, ja häufig immer weiter fortschreitet, entwickelt sich in der Regel innerhalb von zwei Jahren aus einem subakuten Beschwerdebild heraus (in Einzelfällen auch erst nach 20–30 Jahren) und beinhaltet Schmerzen, Tenesmen, Diarrhön, Malabsorption, Stenosesymptome sowie Blut- und Schleimabgang. In der Regel sollen Strahlenspätfolgen umso früher auftreten, je schwerer ihr Ausprägungsgrad ist [23].

Erscheinungsbild. Die bei der endoskopischen Untersuchung für das *akute* Stadium einer Strahlenproktitis typischen Veränderungen sind ödematöse Mukosaaufquellung, verwaschene bis aufgehobene Gefäßzeichnung, Granulation und erhöhte Vulnerabilität der Mukosa mit entsprechender Blutungsneigung.
Das *chronische* Stadium weist endoskopisch ebenfalls eine stark erhöhte Vulnerabilität und verwaschene bis aufgehobene Gefäßzeichnungen der Mukosa auf. Kennzeichnend sind weiterhin Erosionen und oftmals tiefe Ulzerationen mit meist schmutzig graugrünlich imponierendem Grund und glatten, nicht aufgeworfenen Rändern. Auch Teleangiektasien in der Umgebung derartiger Ulzera können, wie dies auch für bestrahlte Hautareale oft kennzeichnend ist, ein typischer Hinweis auf eine vorausgegangene Malignombestrahlung sein. Weiterhin finden sich fibröse narbige Strukturen und Stenosen, die wegen ihres tumorähnlichen Aussehens oft nur histologisch von einem Neoplasma zu unterscheiden sind (Abb. 14.41).
Typische *Spätfolgen* sind die Ausbildung von Darmstrikturen und -stenosen mit entsprechenden Subileusbeschwerden sowie Fisteln und schmerzhafte Ulzera. Bei entsprechend hoher Strahlenbelastung ist jedoch auch die Ausbildung einer akuten Darmperforation mit Peritonitis möglich.
Bei einer Gesamtdosis bis zu 30 Gy sind normalerweise keine Spätfolgen zu erwarten. Während dagegen bei Dosen zwischen 45–55 Gy ca. 5% der Patienten innerhalb von 5 Jahren eine entsprechende Spätsymptomatik aufweisen, ist ab 60 Gy mit einem erheblichen Ansteigen der Spätkomplikationen in Form einer chronischen Strahlenproktitis zu rechnen [6, 21, 25].
Akute Nebenwirkungen und chronische Spätfolgen verlaufen meist unabhängig voneinander, da unterschiedliche biologische Systeme betroffen sind. Akute Strahlenschäden spielen sich vorwiegend am Epithel des Verdauungstraktes ab, während chronische Strahlenspätfolgen i. d. R. auf einer Schädigung der Gefäße beruhen. Fibrosierung und Thrombose stehen hier als morphologisches Substrat im Vordergrund [23].

DIAGNOSE

Die Diagnosestellung einer Strahlenproktitis erfolgt in erster Linie endoskopisch und histologisch. Insbesondere vor einem operativen Eingriff können als zusätzliche Maßnahmen auch Kolondoppelkontrast- bzw. die Rektumsigmadarstellung in Prallfüllung, Computertomographie, Magnetresonanztomographie sowie eine Angiographie angebracht sein.
Röntgenologisch können damit das Ausmaß von Fisteln, Stenosen, Strikturen, Ulzera und auch subtilere strahlenbedingte Veränderungen der Kolonmukosa nachgewiesen werden.
Besonders bei nicht ausreichender endoskopischer Aussagemöglichkeit infolge massiver Blutungen oder Stenosen kann im Einzelfall auch die arteriographische Darstellung unter Einbeziehung der Arteria mesenterica inferior entsprechende Hinweise über die Lokalisation und Ausdehnung betroffener Darmsegmente bzw. über bestehende Blutungen geben [7, 26].
Mithilfe der histologischen Untersuchung kann das Stadium strahlenbedingter Veränderungen erfasst werden. Im frühen Stadium einer Strahlenproktitis ist das histologische Bild gekennzeichnet durch Schleimhautödeme und -erosionen, durch Teleangiektasien und die Ausbildung von Lymphangiektasien im Mukosa- und Submukosabereich. In Mukosa und Submukosa kommt es weiterhin zu Ulzerationen, Ödembildung und Proliferation von Endothelzellen an Gefäßen. Das chronische Stadium kennzeichnet eine diffuse Fibrinosierung der Darmwand und ihrer Umgebung. Neben den ulzerösen und atrophischen Veränderungen der Mukosa wird das histologische Bild geprägt von der Fibroblastenbildung der Submukosa und einer fortschreitenden Sklerose der Gefäße und des Bindegewebes (Abb. 14.42).
Weitere Diagnostikmaßnahmen, die bei Malignomverdacht ggf. zusätzlich in Betracht kommen, sind Zystoskopie, i. v.-Pyelographie, Sonographie und Szintigraphie.

DIFFERENZIALDIAGNOSE

Differenzialdiagnostisch sind diese unspezifischen Schleimhautveränderungen von anderen Kolitiden oft nur durch die ungewöhnliche Lokalisation als Folge der Bestrahlung eines ganz bestimmten Bereiches, d. h. anamnestisch, abgrenzbar. Zu denken ist vor allem an einen Morbus Crohn, die Colitis ulcerosa, an maligne Tumoren bzw. Tumorrezidive und bei Vorliegen isolierter Ulzera an das solitäre Rektumulkus.

Abb. 14.41. **a** Rektoskopischer Aspekt der akuten Strahlenproktitis mit geröteter und vulnerabler Schleimhaut. **b** Strahlenschaden des Sigmas im Frühstadium: diffuse ödematöse Schleimhautverdickung mit Vergröberung der Oberfläche, *unten* an dem aufgesplitteten Lichtreflex erkennbar, vermindert durchscheinendes submuköses Gefäßnetz. **c** Aktinische Kolitis. *Oben*: weiße atrophische Schleimhaut mit Gefäßverlust; *unten*: polypös ulzeröse Sigmastenose. **d** Aktinische Kolitis: solitäres chronisches Ulkus direkt an der Rektumvorderwand ein Jahr nach lokaler Radiumtherapie. Im weiteren Verlauf kam es zu einer Perforation mit rektovaginaler Fistel. **e** Blutendes, teilweise fibrinöses Strahlenulkus bei einer Patientin nach Radiation wegen eines Uteruskarzinoms

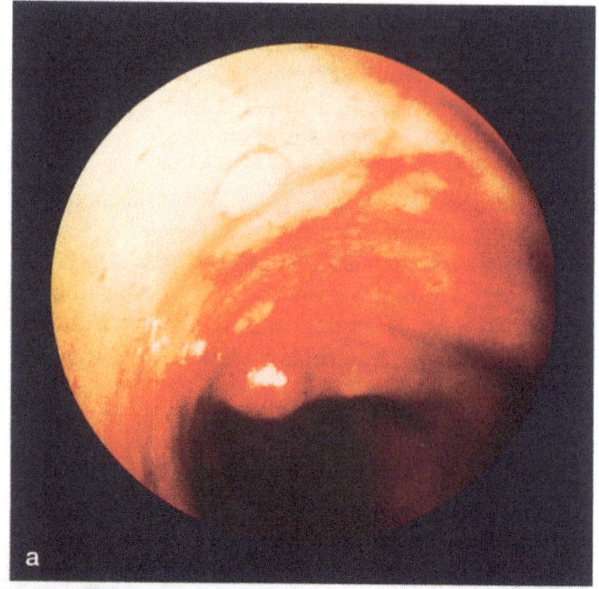

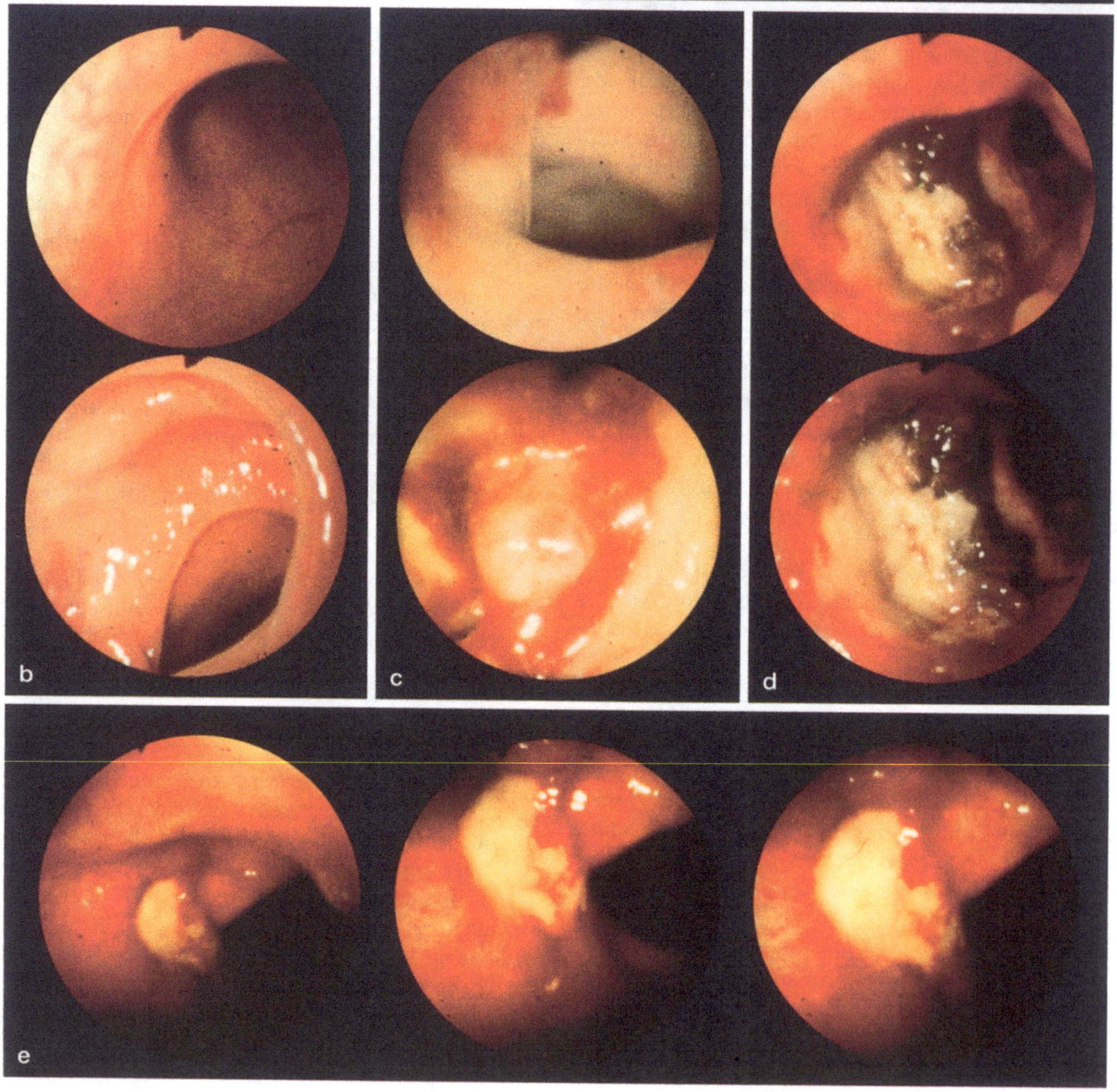

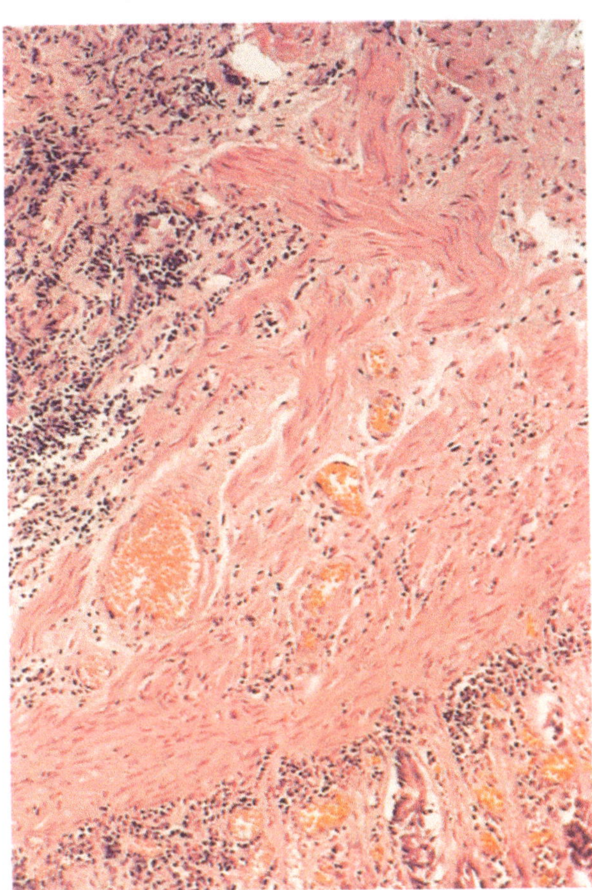

Abb. 14.42. Aktinische Proktitis mit geringgradiger entzündlicher Stromainfiltration und deutlich ausgeprägter submuköser Fibrose mit Venektasien und unterschiedlich stark ausgeprägter obliterierender Vaskulopathie. HE-Färbung

THERAPIE

Die therapeutischen Möglichkeiten sind begrenzt. Bei akut aufgetretenen Beschwerden noch während der Bestrahlungsbehandlung genügt oft schon eine kurzzeitige Unterbrechung bzw. stärkere Fraktionierung, um eine Besserung des Zustandsbildes zu erzielen.

Medikamentös werden im *akuten* Stadium einer Strahlenproktitis je nach Symptomatik Antidiarrhoika, Spasmolytika, Sedativa, Salazosulfapyridin bzw. Mesalazin, Piroxicam, hydrokortisonhaltige Suppositorien und -klysmen, ggf. mit Zusätzen von Bepanthen oder Actihaemyl verabreicht, die nach Möglichkeit jedoch ausreichend lange gehalten werden sollten. Gegebenenfalls wird zur Substitutionsbehandlung bei höheren Blutverlusten eine entsprechende Infusionstherapie eingesetzt [14, 16].

Die konservative Behandlung der *chronischen* Strahlenproktitis ist langwierig und oft auch erfolglos. Zur Anwendung kommen neben den oben bei akuten Beschwerden genannten Präparaten vor allem diätetische Maßnahmen bis hin zur parenteralen Ernährung. Empfohlen wird eine hochkalorische, fett-, ballaststoff- und gewürzarme, vitaminreiche Ernährung [4, 5, 13, 27].

Im chronischen Stadium können Ileusbeschwerden infolge von Stenosen oder Strikturen, Ulzera, Fisteln oder das Auftreten massiver Blutungen einen operativen Eingriff notwendig werden lassen. Dies soll bei 2–5% der im Abdominalbereich bestrahlten Patienten der Fall sein [2, 3, 10–12, 15, 17–19, 23, 28, 29].

Nach Girona et al. [10] zählen zu den *absoluten* Operationsindikationen mechanischer Ileus, unstillbare Blutungen, bestimmte Fistelbildungen und das induzierte Karzinom. Als *relative* Indikation zur Operation, die im freien Intervall durchgeführt werden sollte, gilt die Stenose im Rektum/Rektosigma mit Lumeneinengung um zwei Drittel, die Fistelbildungen insbesondere der Blase und Vagina wegen der Infektionsgefahr zu anderen Organen und das Ulcus recti bei fehlender Heilungstendenz mit starken Schmerzen und Blutungen.

Je nach Lokalisation des geschädigten Kolonbereiches ist hierbei eine End-zu-End-Anastomose unter Erhaltung des Sphincter ani oder die Anlage eines Anus praeter erforderlich. Wegen der schlechten Wundheilungstendenz nach Bestrahlung und der damit erhöhten Gefahr einer Nahtinsuffizienz müssen derartige Resektionen stets weit im Gesunden erfolgen.

Als alternative Therapiemöglichkeit bei bestehender Strahlenproktitis kommt heute zunehmend die endoskopische Laserbestrahlung etwa mit einem Dauerstrich-Neodym-YAG-Laser zur Anwendung [1, 9, 31].

Schließlich sind insbesondere im Spätstadium wegen des erhöhten Risikos der Karzinombildung auf Strahlenschäden regelmäßige, möglichst endoskopische Nachkontrollen erforderlich [20, 22].

Literatur

1. Ahlquist DA et al. (1986) Laser therapy for severe radiation-induced rectal bleeding. Mayo Clinic Proc 61: 927–931
2. Aitken RJ, Elliot MS (1985) Sigmoid exclusion: a new technique in the management of radiation-induced fistula. Br J Surg 72: 331–332
3. Bem J, Bem S, Singh A (2000) Use of hyperbaric oxygen chamber in the management of radiation-related complications of the anorectal region: report of two cases and review of the literature. Dis Colon Rectum 43(19): 1435–1438
4. Bydder S (2001) Acute radiation proctitis. Lancet 357(9252): 306–307

5. Cavcic J, Turcic J, Martinac P, Jelincic Z, Zupancic B, Panijan-Pezerovic R, Unusic J (2000) Metronidazole in the treatment of chronic radiation proctitis: clinical trial. Croat Med J 41(3): 314–318
6. Colcock BP, Hume A (1959) Radiation injury to the sigmoid and rectum. Surg Gynecol Obstet 109: 306–312
7. Dencker H, Holmdahl KH, Lunderquist A, Olivercrona H, Tylen U (1972) Mesenteric angiography in patients with radiation injury of the bowel after pelvic irradiation. Amer J Roentgenol 114: 476
8. Earnest DL, Trier JS (1983) Radiation enteritis and colitis. In: Slesenger MH, Fordtran JS (eds) Gastrointestinal disease. Saunders, Philadelphia London Toronto
9. Frohn R (2001) Radiogene Proctocolitis. Dtsch Med Wochenschr 126(21): A478–A480
10. Girona J, Narro JL (1986) Aktinische anorektale Schäden und ihre Behandlung. Coloproctology 4: 203–212
11. Jao SW, Beart RW, Gunderson LL (1986) Surgical treatment of radiation injuries of the colon and rectum. Am J Surg 151: 272–277
12. Kaassis M, Oberti E, Burtin P, Boyer J (2000) Argon plasma coagulation for the treatment of hemorrhagic radiation proctitis. Endoscopy 32(9): 673–676
13. Kennedy M, Brunings K, Mutlu EA, Losurdo J, Choudhary S, Keshavarzian A (2001) Successful and sustained treatment of chronic radiation proctitis with antioxidant vitamins E and C. Am J Gastroenterol 96(4): 1080–1084
14. Khan AM, Birk JW, Anderson JC, Georgsson M, Park TL, Smith CJ, Comer GM (2000) A prospective randomized placebo-controlled double-blind pilot study of misoprostol rectal suppositories in the prevention of acute and chronic radiation proctitis symptoms in prostate cancer patients. Am J Gastroenterol 95(8): 1961–1966
15. Kujath P et al. (1986) Die operative Planung beim Strahlenschaden im anorektalen Bereich. Coloproctology 4: 213–216
16. Leighton C, Fisher B, Perera F (2001) Acute radiation procitis. Lancet 357(9252): 306–307
17. Marks G (1976) Combined abdominotranssacral reconstruction of the radiation-injured rectum. Am J Surg 131: 54–59
18. Parks AG, Allen CLO, Frank JD, McPartlin JF (1978) A method of treating postirradiation rectovaginal fistulae. Br J Surg 65: 417
19. Pattermann M et al. (1987) Zur chirurgischen Therapie aktinischer Darmläsionen. Wien Med Wochenschr 16: 546–549
20. Quizilbash AH (1974) Radiation induced carcinoma of the rectum. Arch Pathol 98: 98
21. Roswit B, Malsky SJ, Reid CB (1972) Severe radiation injuries of the stomach, small intestine, colon and rectum. Am J Roentgenol 114: 460
22. Sandler RS, Sandler DP (1983) Radiation-induced cancers of the colon and rectum: assessing the risk. Gastroenterology 84: 51
23. Schnabel K, Niewald M, Berberich W (1996) Strahlenfolgen am Verdauungstrakt. In: Hahn G, Riemann JF (Hrsg) Klinische Gastroenterologie, Bd 1, 3. Aufl. Thieme, Stuttgart, S 1049–1056
24. Singh K (1978) Two regimens with the same TDF but differing morbidity used in the treatment of stage III carcinoma of the cervix. Br J Radiol 51: 357
25. Smith JS, Milford M (1976) Management of colitis caused by irradiation. Surg Gynecol Obstet 142: 569–572
26. Sprayregen S, Glotzer P (1971) Angiographic demonstration of radiation colitis. AJR 113: 335
27. Tagkalidis PP, Tiandra JJ (2001) Chronic radiation proctitis. ANZ J Surg 71(4): 230–237
28. Tam W, Moore J, Schoeman M (2000) Treatment of radiation proctitis with argon plasma coagulation. Endoscopy 32(9): 667–672
29. Taylor JG, Disario JA, Bjorkman DJ (2000) KTP laser therapy for bleeding from chronic radiation proctopathy. Gastrointest Endosc 52(3): 353–357
30. Walsh DW (1897) Deep tissue traumatism from roentgen ray exposure. Br Med J II: 272–273
31. Wenk H et al. (1990) Die endoskopische Laserbehandlung der blutenden Strahlenproktitis. Coloproctology 3: 173–176

KAPITEL 15

Infektiöse Krankheitsbilder

15.1 Reisediarrhö 417
15.2 Shigellosen 421
15.3 Yersiniosen 423
15.4 Campylobacteriosen 428
15.5 Aktinomykosen 431
15.6 Tuberkulose 438
15.7 Gonorrhö 445
15.8 Syphilis 448
15.9 Ulcus molle 458
15.10 Granuloma inguinale 461
15.11 Lymphogranuloma venereum 463
15.12 HIV-Infektion/Aids 467
15.13 Candidose 476

Infektiöse Erkrankungen des Dickdarms und des Anorektums können hervorgerufen werden durch Bakterien, Viren, Pilze und Parasiten.

Die mannigfaltigen Wechselbeziehungen zwischen Wirt und pathogenem Erreger, insbesondere Art, Virulenz und Menge des Erregers, Abwehrlage des Patienten und Manifestationsort prägen das klinische Beschwerdebild.

Besondere Bedeutung kommt bei der Diagnosestellung der Anamnese zu. Das heißt, bei uncharakteristischer Symptomatologie führt nicht selten erst die Frage nach einem Aufenthalt in tropischen oder subtropischen Bereichen auf die richtige Fährte.

Auch sollte besonders bei Personen, die sich beruflich längere Zeit in den Tropen aufhalten müssen, an die Möglichkeit von Mehrfachinfektionen durch verschiedenartige Erreger gedacht werden.

Mit Beginn des Massentourismus haben die infektiösen Erkrankungen des Gastrointestinaltraktes auch bei uns in erheblichem Maße zugenommen und damit auch eine beachtliche sozioökonomische Bedeutung erlangt.

Der Grund dafür dürfte jedoch nicht allein im internationalen Reiseverkehr zu sehen sein, sondern vor allem im zunehmenden Import mikrobiell kontaminierter landwirtschaftlicher Produkte aus tropischen oder subtropischen Bereichen.

Neben einigen zunehmend häufiger zu diagnostizierenden Darmparasitosen kommt insbesondere den bakteriell bedingten Dickdarminfektionen eine besondere Bedeutung zu.

Vor allem sind es enterotoxinbildende Colistämme, Yersinien, Campylobacter-Spezies und in zunehmendem Maße auch wieder Shigellen, die zu einem mehr oder weniger ausgeprägten Beschwerdebild führen, wobei das wichtigste Leitsymptom meist die Diarrhö darstellt.

Oft ist, wie etwa bei der Reisediarrhö, eine bilanzierte Flüssigkeits- und Elektrolytsubstitution ausreichend. Manche anderen Infekte, wie etwa die Amöbenruhr oder Shigellosen, können u. U. jedoch auch zu ernsten Notfallsituationen führen, sodass eine spezifische Therapie erforderlich wird.

Diese infektiösen Erkrankungen können demzufolge nicht nur aufgrund ihrer zunehmenden Häufigkeit, sondern auch infolge lebensbedrohlicher Verlaufsformen den auf diesem Gebiet nicht ausreichend informierten Arzt vor schwierige diagnostische und therapeutische Probleme stellen.

Aus der Vielzahl der infektiösen Darmkrankheiten sollen nachfolgend nur die Krankheitsbilder besprochen werden, die sich überwiegend bzw. ausschließlich im Dickdarm- und/oder im Anorektalbereich manifestieren.

15.1 Reisediarrhö

Unter der Reisediarrhö versteht man eine nach einer vermutlichen *Inkubation* von Stunden bis wenigen (1–2) Tagen akut auftretende Durchfallerkrankung. Von ihr werden jährlich Millionen Menschen betroffen. In einem relativ hohen Prozentsatz (20–60%) erkranken vor allem Reisende, die aus hygienisch hoch entwickelten Ländern in tropische oder subtropische Gebiete kommen [5]. Ein Risiko von bis zu 50% wird bei Reisen nach Südamerika, Afrika, dem Mittleren Osten und Asien angegeben. Das Risiko soll auf 10–20% bei Reisen in südeuropäische Länder und auf unter 10% bei Aufenthalten in den USA, Kanada, Australien und Neuseeland sinken [20, 21]. Die Erkrankungshäufigkeit ist geschlechtsunabhängig. Junge Leute scheinen jedoch häufiger davon betroffen zu sein als ältere Menschen.

Die Vielfalt der Bezeichnungen dieses Krankheitsbildes zeigt, dass die Reisediarrhö weltweit verbreitet ist. *Synonyma* sind Montezumas Rache, Malta Dog, Teheranitis, Delhi belly, Tokio trot, Tourista, Touristen-, Akklimatisations- oder Sommerdiarrhö, Rangoon runs, Bombay quick step, Backdoor sprint u.a.

ÄTIOLOGIE

Die Ätiopathogenese der Reisediarrhö ist noch weitgehend ungeklärt. Unklar erscheint insbesondere die ätiologische Bedeutung reisebedingter Einflüsse, wie etwa veränderte klimatische Bedingungen, Stresssituationen, andere Lebensgewohnheiten und eine insbesondere durch fremdartige, ggf. hygienisch nicht einwandfreie Speisen und Getränke bedingte Veränderung der Flora intestinalis.

Fest steht allerdings, dass in 40–70% der klinisch als Reisediarrhö diagnostizierten Fälle im Stuhl *enterotoxische Escherichia coli* (ETEC) nachzuweisen sind, die entgegen früherer Ansicht nicht nur in den Tropen und Subtropen, sondern weltweit, also auch in europäischen Ländern verbreitet sind, jedoch für die ortsständigen Bewohner nicht bzw. nicht mehr enteropathogen zu sein scheinen [1, 4, 10, 16, 21].

Das Enterotoxin dieser nichtinvasiven Stämme führt über eine Aktivierung der Adenylatzyklase des Darmepithels zu einer vermehrten Sekretion von Elektrolyten und Wasser und damit zu profusen wässrigen choleriformen Durchfällen, was sich u.a. dadurch erklärt, dass Coli-Enterotoxine chemisch mit Cholera-Enterotoxinen verwandt sind [3].

Demgegenüber finden sich beim Nachweis *enteroinvasiver E. coli* (EIEC), die zur teilweisen Destruktion von Darmepithelien führen, mehr dysenterische, sich ebenfalls selbst limitierende Verlaufsformen, die Shigelleninfektionen ähneln („Shigella-like *E. coli*"). In 10–20% dieser Fälle sollen sich bei der Diarrhö Blut- und Schleimbeimengungen finden [20], seltener, im Verlauf jedoch schwerer, sind Infektionen mit *enterohämorrhagischen E. coli* (EHEC). Sie produzieren ein Zellgift, das Verotoxin oder „Shigella-like Toxin" (SLT), das von mehr als 30 E.-coli-Serotypen produziert wird [7–9, 17].

In Nordamerika und Europa ist der Serotyp O157:H7 der häufigste [17, 21]. Rinder sind weltweit am häufigsten als symptomlose Ausscheider von EHEC identifiziert worden [9]. Finden sich bei einer hämorrhagischen Kolitis diese Keime, so soll es in 5–10% der Fälle zu der lebensbedrohlichen Komplikation eines hämolytisch-urämischen Syndroms (HUS) kommen [9, 12, 15, 17, 19, 21–23].

Enteropathogene E. coli (EPEC) wurden als erste E.-coli-Gruppe erkannt, die Diarrhöen auslösen kann; während die Anzahl der meist selbstlimitierend verlaufenden EPEC-Infektionen in Industrieländern inzwischen rückläufig ist, soll in Entwicklungsländern die Infektion mit EPEC bei Kindern unter 6 Monaten die häufigste bakterielle Ursache für Durchfallerkrankungen sein [17].

Schließlich sind noch die sog. *diffus-adhärenten E. coli* (DAEC) zu nennen, über deren Toxizität und Häufigkeit noch viele offene Fragen bestehen [21].

Warum bei einem allerdings weitaus geringeren Teil der Reisediarrhöfälle im Stuhl keine der o.g. Coli-Bakterien, sondern Shigellen, Campylobacter jejuni, Yersinien, Salmonellen, Lamblien, Pseudomonas, Amöben oder Viren zu finden sind [1, 10], erscheint wiederum unklar. Handelt es sich in diesen Fällen um ätiologisch verschiedene Formen von Reisediarrhöen oder liegen hier ätiologisch ganz unterschiedliche Krankheitsbilder mit nur reisediarrhöartigem Verlauf vor?

Schließlich gibt es Mitteilungen, dass nicht in allen Fällen einer klinisch diagnostizierten Reisediarrhö ein infektiöses Agens erforderlich sei [1, 10]. Es ist demzufolge also letztlich ungewiss, ob es sich bei der Reisediarrhö überhaupt um eine ätiologische Einheit handelt. Möglicherweise liegt diesem Krankheitsbild ursächlich auch ein multifaktorielles Geschehen zugrunde.

KLINIK

Beschwerdebild. Das klinische Beschwerdebild der „klassischen" Reisediarrhö, d.h. der weit überwiegenden Mehrzahl der Fälle, ist gekennzeichnet durch schlagartig einsetzende, profus wässrige Durchfälle. Es kommt hierbei zunächst zu gelblichen, sodann zu farblosen und meist geruchlosen wässrigen Stühlen, begleitet von heftigen Bauchkrämpfen, Übelkeit, Frösteln und auch Erbrechen. Nicht selten klagen die Betroffenen auch über Muskel- und Gliederschmerzen. Schüttelfrost und Temperaturen über 38 °C fehlen. Zu Blut- und Schleimbeimengungen im Stuhl kommt es nur durch invasive *E. coli* -Stämme mit oft dysenterischen Verläufen (s. o.).

Die mittlere *Krankheitsdauer* beträgt 2–4 Tage, wobei die Infektion einen selbstlimitierenden, zumeist komplikationslosen *Verlauf* zeigt und umso leichter und rascher wieder abzuklingen scheint, je später sie nach Antritt eines Urlaubsaufenthaltes einsetzt [10].

Komplikationen. In Ausnahmefällen kann es durch gehäufte wässrige Stuhlentleerungen, bei fehlender Therapie aufgrund schwerer Dehydratation und Bikarbonatverlust zu lebensbedrohlichen Situationen (Kollaps, Nierenversagen) kommen.

Auch postinfektiöse Syndrome, wie die enteropathische Arthritis und Spondylarthritis, Hauterscheinungen (Erythema nodosum, Erythema exsudativum multiforme), Augenentzündungen (Konjunktivitis, Iridozyklitis) sowie das hämolytisch-urämische Syndrom (s.o.) können auftreten [4].

DIAGNOSE

Die Diagnosestellung erfordert eine sehr sorgfältige epidemiologische Anamnese, speziell bei Reisen in Tropenländer. Hierbei muss sowohl nach der Art der Unterbringung, Ernährung und der getroffenen Vorsichtsmaßnahmen, als auch nach Fieber und anderen Begleitsymptomen sowie dem Allgemeinzustand gefragt werden. Richtungsweisend ist das klinische Beschwerdebild, der Krankheitsverlauf und der Ausschluss differenzialdiagnostisch in Betracht kommender Erkrankungen, wobei das Fehlen höherer Temperaturen sowie zumeist fehlende Blut- und Schleimbeimengungen im Stuhl wichtige differenzialdiagnostische Kriterien darstellen. Der Nachweis der o.g. *E.-coli* -Stämme (Serotypbestimmung) bleibt hingegen hochspezialisierten Laboratorien vorbehalten.

DIFFERENZIALDIAGNOSE

Die Differenzialdiagnose umfasst insbesondere folgende Krankheitsbilder, die zur Absicherung der Diagnose labortechnisch klinisch und anamnestisch meist leicht auszuschließen sind: Shigellose, Yersiniose, Campylobacteriose, Salmonellose, Amöbenruhr, Nahrungsmittelvergiftungen und schließlich pseudomembranöse Kolitis, auch Malaria.

THERAPIE

Die Behandlung ist abhängig vom jeweiligen Erreger, d.h. von dem Schweregrad des Krankheitsbildes. Grundsätzlich sollte jedoch bei allen Patienten mit Reisediarrhö ein Ausgleich von Wasser- und Elektrolytverlust erfolgen.

Geringgradige Krankheitserscheinungen

Bei nur geringgradigen Krankheitserscheinungen (maximal 3 ungeformte Stühle/Tag) genügt eine erhöhte Flüssigkeits- und Salzzufuhr. Da die Adsorptionsleistung des Dünndarmes nicht beeinträchtigt ist, kann dies durch orale Aufnahme einer entsprechenden Elektrolyt-Glukose-Lösung problemlos geschehen. Eine parenterale Substitution ist nur bei schwereren Verlaufsformen (Exsikkose, Ketonämie) erforderlich.

Derartige Trinklösungen gibt es für Kinder und Erwachsene als Fertigpräparate im Fachhandel, wie z.B. Oralpädon, Elotrans.

Eine solche möglichst körperwarm zu applizierende Salz-Glukose-Lösung, von der je nach Flüssigkeitsverlust 1–2 l/Tag verabreicht werden und die den Krankheitsverlauf rasch in günstiger Weise beeinflusst, kann auch selbst hergestellt werden. Dies kann wie folgt geschehen:

Zu 1 l möglichst abgekochtem Wasser werden 5 Kaffeelöffel Glukose, 1 gestrichener Kaffeelöffel Kochsalz, 1 gehäufter Kaffeelöffel Natriumhydrogenkarbonat und $^1/_2$ Kaffeelöffel Kaliumchlorid gegeben. Zur Geschmacksverbesserung kann diese Salz-Glukose-Lösung mit Tee oder Fruchtsaft angesetzt werden. Die Einhaltung einer bestimmten Diät scheint bei der Reisediarrhö wirkungslos zu sein.

Nicht empfohlen wird die Gabe von Adsorbenzien wie Aktivkohle, Kaolin u.a. [10].

Mittelschwere Erkrankung

Bei mittelschwerer Erkrankung (4–6 ungeformte Stühle/Tag), wozu die meisten Fälle von Reisediarrhö zu zählen sind, wird eine 2 tägige Anwendung von Medikamenten mit unspezifischer Wirkung (Tannacomp, Loperamid oder Wismutsubsalicylat) empfohlen.

Sowohl der Motilitätshemmer Loperamid als auch Wismutsubsalicylat, das antimikrobielle Eigenschaften besitzt, soll die Frequenz der Stühle um 30–60% verringern und die Begleitsymptomatik positiv beeinflussen; die Wirkung von Loperamid setzt hierbei schneller ein als die des Wismutpräparates [1, 18].

Adstringenzien wie Tannin bewirken eine Ausfällung von Eiweißen an der Oberfläche der entzündeten Darmschleimhaut. Dadurch wird die Mukosa abgedichtet, die Schleimhaut vor weiteren Reizen geschützt und die Resorption von Bakterientoxinen reduziert. Eine zusätzliche antibakterielle Wirkung wird durch Kombination mit Ethacridinlaktat erzielt. Klinische Vergleichsstudien mit der Kombination Tanninalbuminat/Ethacridinlaktat (Tannacomp) und Loperamid zeigten für beide Behandlungen eine vergleichbare, deutlich ausgeprägte und klinisch relevante antidiarrhoische Wirkung im Verlauf aller Symptomvariablen [6, 13]. Tanninhaltige Präparate haben ein geringes Nebenwirkungsrisiko und sind auch zur Prophylaxe der Reisediarrhö einsetzbar [14].

Auf die Anwendung von Antidiarrhoika sollte jedoch bei Verdacht auf invasive Erreger, d.h. bei Vorliegen erhöhter Temperaturen und Blutbeimengungen im Stuhl verzichtet werden [17, 20].

Schwere Verlaufsformen

Eine Antibiotikagabe sollte schweren Verlaufsformen (Fieber, mindestens 6 ungeformte Stühle/Tag) vorbehalten bleiben. Als besonders wirksam gelten Cotrimoxazol (2 mal täglich für 3 Tage 160 mg Trimethoprim + 800 mg Sulfamethoxazol), das jedoch nicht verwendet werden soll, wenn eine Malariaprophylaxe mit Pyrimethamin/Sulfadoxin erfolgt, und die Chinolone („Gyrasehemmer") Norfloxacin, Enoxacin, Ofloxacin u. a. Die Krankheitsdauer lässt sich damit von 3–4 Tagen auf einen Tag reduzieren [1, 18]. Als weitere ebenfalls wirksame Mittel stehen insbesondere Ampicillin und Doxycyclin zur Verfügung [1, 2, 10].

Die Indikation zur Verabreichung von Antibiotika ist bei der sich ohnehin selbst limitierenden Reisediarrhö auch schon deshalb streng zu prüfen, weil hierdurch offenbar anschließende Salmonelleninfektionen provoziert werden können.

Bei einer Infektion durch EHEC (s.o.) wird eine Behandlung mit Antibiotika kontrovers diskutiert. Mehrheitlich wird die Meinung vertreten, dass eine antibiotische Therapie eher schadet als nützt im Hinblick auf die Entwicklung und Schwere eines HUS (s.o.) [17, 23].

PROPHYLAXE

Obwohl die o.g. Präparate bei der Reisediarrhö auch prophylaktisch wirksam sind, erscheint eine Vorbeugung mit Antibiotika mehr als problematisch und sollte möglichst nur Risikopatienten, die etwa durch Elektrolytstörungen besonders gefährdet würden, vorbehalten bleiben [20, 21].

Zur Prophylaxe besonders geeignet erscheint Tannacomp, das sich gegenüber Plazebogabe als signifikant überlegen zeigte [14]. Mit guter Effizienz können auch Wismutsubsalicylat oder der Hefestamm Saccharomyces boulardii (z.B. Perenterol 5 Tage vor Abreise bis einschl. Rückreisetag 1000 mg/Tag) eingesetzt werden [11]. Die Reduktion der Durchfallinzidenz ist bei Saccharomyces boulardii regional unterschiedlich, besonders stark jedoch im Nahen Osten und Nordafrika ausgeprägt [11].

Da eine eindeutige Korrelation zwischen der Zahl der Diätfehler und der Inzidenz der Reisediarrhö besteht [18], ist die sinnvollste Prophylaxe für den gesunden Reisenden die konsequente Durchführung hygienischer Maßnahmen. Neben einer sorgfältigen Körperhygiene sollte vor allem auf den Genuss von nicht abgekochtem Leitungswasser (Eiswürfel, Zahnputzwasser, „mixed drinks"), offen stehenden Speisen und Getränken, rohem oder halb garem Fleisch bzw. Fisch, ungeschälten Früchten, Speiseeis und Salaten verzichtet werden [3, 4].

Literatur

1. Du Pont HL (1988) Conference on International Travel Medicine. Zürich, April 4–8, 1988
2. Du Pont HL, Reves RR, Galindo E, Sullivans PS, Wood LV, Mendiola JG (1982) Treatment of travellers' diarrhea with trimethoprimsulfamethoxazole and with trimethoprim alone. N Engl J Med 307: 841–844
3. Fritz H et al. (1993) Medizinische Mikrobiologie: Immunologie, Bakteriologie, Mykologie, Virologie, Parasitologie, 8. Aufl. Thieme, Stuttgart New York
4. Gheorghiu T (1990) Reisediarrhoe. Oft mehr als eine unangenehme Begleiterscheinung. Therapiewoche 40: 2373–2374
5. Gorbach SL (1982) Travelers' diarrhea. N Engl J Med 307: 881–883
6. Hoppe K (1995) Unspezifische Durchfallerkrankungen: Wirkstoffkombination mit pharmakologischer Breite. Therapiewoche 45: 1178–1181
7. Huppertz HI, Rutkowski S, Busch DH, Eisebit R, Lissner R, Karch H (1999) Bovine colostrum ameliorates diarrhea in infection with diarrheagenic Escherichia coli, Shiga toxin-producing E. coli and E. coli expressing intimin and hemolysin. J Pediatr Gastroenterol Nutr 29: 452–456
8. Karch H, Bielaszewska M, Bitzan M, Schmidt H (1999) Epidemiology and diagnosis of Shiga toxin-producing Escherichia coli infections. Diagn Microbiol Infect Dis 34: 229–243
9. Karch H, Bockemühl J, Huppertz HI (2000) Erkrankungen durch enterohämorrhagische Escherichia coli (EHEC). Dtsch Ärztebl 97(36): A2314–2318
10. Knothe H (1983) Intestinale Infektionen und deren Therapie. Therapiewoche 33: 1426–1438
11. Kollaritsch H et al. (1993) Prophylaxe der Reisediarrhöe mit Saccharomyces boulardii. Fortschr Med 111(9): 44–48
12. Peltola H, Gorbach SL (1997) Travellers' diarrhoea. In: DuPont HL, Steffen R (eds) Textbook of travel medicine and health. Decker, Hamilton, Ontario
13. Raedsch R (1995) Prospektive Cross-over Studie, Dickdarmbedingte chronische Diarrhoe. Therapiewoche 45: 1450–1455
14. Raedsch R, Walter-Sack J, Galle PR, Kommerell B (1991) Prophylaxis of traveler's diarrhea in Egypt: Results of a double blind controlled study. Klin Wochenschr 69: 863–866
15. Robert Koch-Institut (1999) Infektionen durch Enterohämorrhagische Escherichia coli (EHEC). Epidemiol Bull 31: 227–230
16. Roxe B, Taylor J, Bettelheim KA (1970) An investigation of traveller's diarrhoea. Lancet I: 1–5
17. Schneider T, Zeitz M (2000) Behandlung gastrointestinaler Infektionen. Internist 41: 1302–1317
18. Steffen R (1988) Conference on International Travel Medicine. Zürich, April 4–8, 1988
19. Steffen R, Kollaritsch H, Fleischer K (2000) Reisedurchfall. Interdisziplinäre Stae of the Art Konferenz, 2. Oktober 2000 in Prag
20. Stich A, Fleischer K (2001) Was hilft gegen Reisediarrhö? Aktuelle Empfehlungen zu Prophylaxe, Therapie und Nachsorge. MMW-Fortschr Med 28–29: 24–28
21. Wanitschke R (1998) Akute infektiöse Durchfallserkrankungen („Reisediarrhö"). Ärztebl Rheinl Pfalz 276–278

22. WHO (2001) International travel and health. WHO, Geneva
23. Wong CS, Jelacic S, Habeeb RL, Watkins SL, Tarr PI (2000) The risk of the hemolytic-uremic syndrome after antibiotic treatment of Escherichia coli O157:H7 infections. N Engl J Med 342: 1930–1936

15.2 Shigellosen

Unter der Shigellose oder Bakterienruhr (*Synonym*: bakterielle Dysenterie) versteht man eine durch Shigellen hervorgerufene, katarrhalische bis nekrotische, *meldepflichtige* Dickdarmerkrankung. Sie kommt endemisch auf der ganzen Welt sowohl in gemäßigten wie in tropischen Zonen vor und verläuft ohne Therapie nicht selten letal. Besonders betroffen sind Menschen, insbesondere alte gebrechliche Leute und Kinder vor dem 10. Lebensjahr, die in beengten und hygienisch unbefriedigenden Raumverhältnissen leben müssen.
Eine hohe Durchseuchung findet sich in südeuropäischen Ländern sowie in tropischen und subtropischen Gebieten. In der BRD handelt es sich meist um Einzelerkrankungen, von denen rund 50% Auslandsinfektionen darstellen [9].
Der Mensch ist der Hauptwirt des Erregers. Die Erkrankung zeigt eine gewisse saisonale Abhängigkeit. In gemäßigten Klimazonen findet sich die größte Häufigkeit im Spätsommer und Frühherbst [12] und in bestimmten tropischen Bereichen zu Beginn der Regenzeit [7]. Die *Inkubation* beträgt 2–3, in Extremfällen 1–7 (–10) Tage.

ÄTIOLOGIE UND EPIDEMIOLOGIE

Die zur Familie der Enterobacteriaceae zählenden, unbeweglichen, im Gegensatz zu Salmonellen nicht begeißelten, sporenlosen, aeroben, gramnegativen Erreger wurden 1898 von K. Shiga entdeckt und nach ihm benannt. Nach ihren biochemischen und serologischen Eigenschaften werden 4 Shigella-Spezies, die wiederum in zahlreiche Serotypen unterteilt werden, unterschieden, und zwar Gruppe A: *S. dysenteriae*, Gruppe B: *S. flexneri*, Gruppe C: *S. boydii* und Gruppe D: *S. sonnei*.
Die verschiedenen Arten sind unterschiedlich pathogen. Die vor allem in tropischen und subtropischen Gebieten vorkommenden „toxischen Ruhrbakterien“, *Shigella dysenteriae*, die Exo- und Endotoxine bilden und sich heute in Europa nicht mehr finden [13], verursachen hochtoxische Krankheitsbilder. Sie führen nicht nur am Dickdarm zu katarrhalisch-ulzerösen Schleimhautschädigungen, sondern auch zu toxischen Allgemeinschäden, wie Kreislaufinsuffizienz, zentralnervösen Intoxikationen usw. Ausschlaggebend für die Auslösung pathologischer Erscheinungen in der Dickdarmschleimhaut ist vor allem die Fähigkeit der Erreger, in die Darmschleimhaut zu penetrieren und sich dort zu vermehren [13].
Demgegenüber führen *S. boydii*, die hauptsächlich in Vorderasien und Nordafrika gefunden werden, sowie die weltweit verbreiteten Spezies *S. flexneri* und *S. sonnei* [13] zu relativ leicht verlaufenden Infektionen.
Da Shigellen nur im Darmtrakt des Menschen vorkommen, wird die Krankheit allein durch den Menschen und seine Fäkalien ausschließlich peroral übertragen.
Allerdings werden die Erreger auch über kontaminierte Nahrungsmittel, selbst solche aus dem Kühlschrank (!), durch verseuchtes Wasser und durch Fliegen [1] übertragen.
Obwohl Shigellen gegenüber Sonnenlicht und Austrocknung recht empfindlich sind und außerhalb des menschlichen Körpers nur unter günstigen Bedingungen länger überleben können, weswegen es auch kaum zu Trinkwasserepidemien kommt, wird die Bekämpfung der Seuche insbesondere durch klinisch gesunde Bakterienausscheider, aber auch durch den Umstand, dass Shigellen hoch kontagiös sind und bereits weniger als 100 Keime zu einer Kontaktinfektion führen können [6], erheblich behindert.

KLINIK

Der klinische Verlauf der Shigellose ist vielgestaltig. Die Schwere des klinischen *Erscheinungs-* und *Beschwerdebildes*, das vom symptomlosen Ausscheiden der Erreger über eine diarrhoische „choleraartige“, d.h. von profusen wässrigen Durchfällen gekennzeichnete Form über die dysenterische Verlaufsform (schleimig-blutig-eitrige Durchfälle) bis hin zu lebensbedrohlichem septisch-toxischem Verlauf reichen kann, ist abhängig von Alter und Abwehrlage des Betroffenen, Begleitkrankheiten und Virulenz des Erregers.
Die Erkrankung, die i. Allg. einen sich selbst limitierenden *Verlauf* von ca. 7 Tagen zeigt, beginnt meist mit mehr oder weniger ausgeprägten grippeartigen Prodromalerscheinungen wie subfebrilen Temperaturen, Frösteln, Abgeschlagenheit sowie Kopf- und Gliederschmerzen. Sodann folgen kolikartige Bauchschmerzen mit Temperaturerhöhung und rasch an Zahl zunehmenden Durchfällen. Es kann zu bis zu 50 Stuhlentleerungen pro Tag kommen und damit zur entsprechenden Symptomatologie der Wasserverarmung.
Infolge einer zunehmenden Schädigung der Darmwand, die endoskopisch zunächst diffus entzünd-

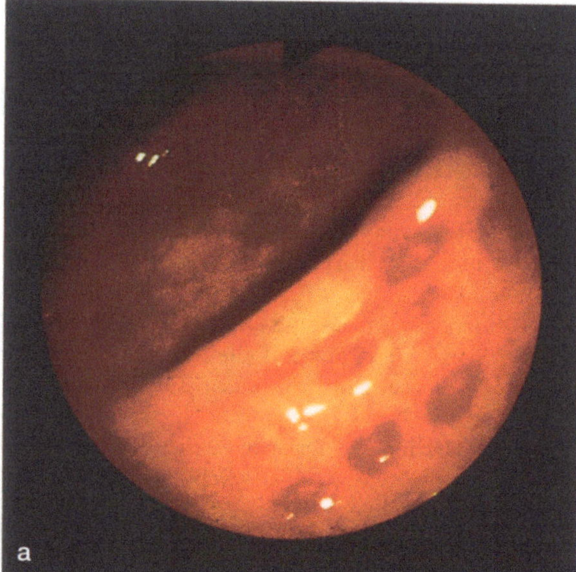

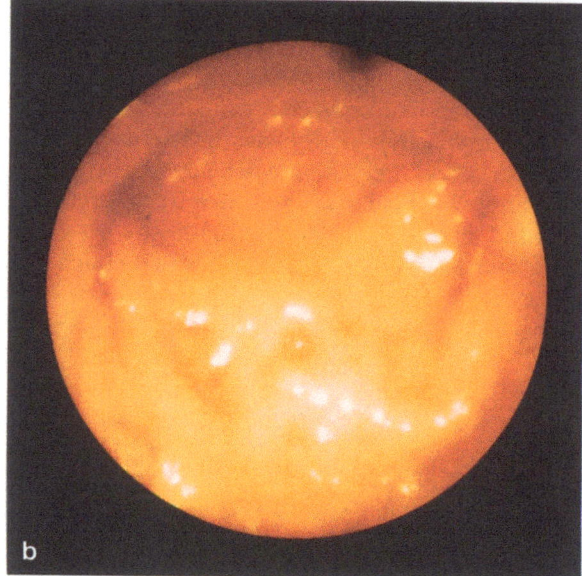

Abb. 15.1. **a** Floride Shigellose im Sigmabereich. Ausgestanzte kreisrunde Ulzera mit petechialem Randsaum auf makroskopisch sonst unauffälliger Schleimhaut; differenzialdiagnostisch abzugrenzen von Morbus Crohn. **b** Narbenzustand nach Ruhr; Rektosigmabereich

lich, gerötet-ödematös und später mehr hämorrhagisch und mit oberflächlichen Nekrosen oder auch Ulzerationen sowie diphtherieartigen Membranen aus Schleim und nekrotischem Gewebe bedeckt erscheint (Abb. 15.1 a), werden die unter Tenesmen abgesetzten, zunächst noch fäkulenten Stühle zunehmend wässrig-blutig-schleimig [8]. Eine vollständige Immunität entsteht nicht.

In fortgeschritteneren Fällen kann es zu Strikturbildungen (Abb. 15.1 b) mit Ileussituationen, zur Entwicklung einer Pseudopolyposis, aber auch infolge fortgeschrittenerer Ulzerationen zu einer Darmperforation mit nachfolgender Peritonitis und im Analbereich zu periproktalen Abszessen und Fisteln kommen.

Weiterhin können nach Abklingen der akuten Erkrankung Gelenkbeschwerden als Ruhrrheumatoid („Ruhrrheumatismus") auftreten, die meist wieder spontan abklingen. Auch die Ausbildung eines Morbus Reiter (Polyarthritis, Konjunktivitis, Uretritis) wird gelegentlich als Folgekrankheit einer Shigellose beobachtet [1, 11].

Der Krankheitsverlauf kann durch eine gleichzeitig erworbene weitere Infektionskrankheit wie etwa Thyphus, Schistosomiase (S. 489 ff.), insbesondere jedoch Amöbiasis (S. 525 ff.), für die die Shigellose sogar als Wegbereiter gilt, kompliziert werden. Obwohl virulente Shigellen im Gegensatz zu Salmonellen nur selten in das Blut gelangen, kann es in seltenen Fällen auch zu septikämischen Verläufen kommen [5].

DIAGNOSE

Die Diagnosestellung einer Shigellose erfolgt allein durch die Anamnese und den kulturellen Nachweis der Erreger im frischen Stuhl oder in Analabstrichen.

Hierbei ist es wichtig, dass das zu untersuchende Material schnellstmöglich auf einen zum Shigellennachweis notwendigen Selektiv- oder Differenzialnährboden übertragen wird, da es sonst leicht zu falschnegativen Ergebnissen kommen kann. Am günstigsten ist es, die Stuhlprobe unmittelbar nach der Entnahme auf das Nährmedium zu übertragen.

Geeignete Nährböden sind der Natriumdesoxycholatatzitratagar nach Leifson, der Salmonella-Shigella-(SS-)Agar, sowie der MacConkey-Agar. Als flüssiges Anreicherungsmedium hat sich die Selenitbrühe nach Leifson bewährt. Sofern die Proben nicht unmittelbar nach der Gewinnung im Labor verarbeitet werden können, sollte ein gepuffertes Transportmedium verwendet werden, das 30 % Glyzerin in 0,6 % iger NaCl-Lösung enthält. Hierdurch kann die Abtötung der Shigellen durch pH-Veränderungen in den Stuhlproben während des Transportes verhindert werden [13].

Serologische Nachweismethoden sind bei Shigellen in praxi nicht verwertbar.

DIFFERENZIALDIAGNOSE

Differenzialdiagnostisch muss insbesondere an andere parasitäre, bakterielle oder virale Infektionen, etwa durch Amöben, invasive *E. coli*, Salmonellen, aber auch an Cholera und in tropischen Ländern an Malaria und Schistosomiase gedacht werden.

THERAPIE

Obwohl die Shigellen-Ruhr einen leichten und sich selbst limitierenden Verlauf nehmen und nach 1-2 Wochen spontan ausheilen kann, wird heute grundsätzlich neben der Flüssigkeits- und Elektrolytsubstitution bei Ruhigstellung des Kranken eine antibiotische Behandlung empfohlen, da hierdurch sowohl Krankheitsdauer, speziell in Bezug auf Diarrhön, Abdominalkrämpfe und Fieber, wie auch die postinfektiöse Ausscheidungsdauer signifikant gesenkt werden können [9, 10].
Da die Erreger bereits gegen die verschiedensten früher allgemein eingesetzten Präparate wie Co-trimoxazol, Tetracycline oder Ampicillin Resistenzen entwickelt haben, empfiehlt es sich vor jeder antibiotischen Behandlung, die bei ausreichender Dosierung grundsätzlich nicht länger als 5, maximal 7 Tage dauern sollte [9], eine bakteriologische Untersuchung mit Resistenzbestimmungen durchführen zu lassen.
Als Mittel der Wahl gelten Gyrasehemmer wie Ciprofloxacin (z. B. Ciprobay 2-mal 500 mg/Tag) oder auch Trimethoprim-Sulfamethoxazol (160 mg/800 mg) 2-mal/Tag jeweils für 5 Tage [2, 3, 4, 7].

PROPHYLAXE

Die Infektion kann in erster Linie durch entsprechende hygienische Maßnahmen verhütet werden. Dazu gehören vor allem neben sorgfältiger Körperhygiene eine wirksame Fliegenbekämpfung, die Überwachung von Abwasserbeseitigung, Wasserversorgung, Gemeinschaftstoiletten usw. und schließlich eine konsequente Lebensmittel- und Küchenkontrolle, einschließlich der Überprüfung des Pflege- und Küchenpersonals auf symptomlose Dauerausscheider.
Schutzimpfungen konnten bis heute nicht voll befriedigen.

Literatur

1. Amor B (1977) Evolution und Prognose des Fiessinger-Leroy-Reiter-Syndroms. In: Das Fiessinger-Leroy-Reiter-Syndrom. Französisch-deutsche Rheumatage, Straßburger Symposium, S 167–187
2. Ballé C (1994) Bakterielle und virale Infektionen des Dickdarms. In: Schölmerich J et al. (Hrsg) Gastroenterologische Therapie. Urban & Schwarzenberg, München
3. Bassilly S, Hyams KC, el-Masry NA et al. (1994) Short-course norfloxacin and trimethoprimsulfamethoxazole treatment of shigellosis and salmonellosis in Egypt. Am J Trop Med Hyg 51: 219–223
4. Bennish ML, Salam MA, Halder R, Barza M (1990) Therapy for shigellosis. II Randomized, double-blind comparison of ciprofloxacin and ampicillin. J Infect Dis 162: 711–716
5. Duncan B et al. (1981) Shigella sepsis. Am J Dis Child 135: 151–154
6. Dupont HL, Hornick RB, Snyder MJ et al. (1972) Immunity in shigellosis. J Infect Dis 125: 12–16
7. Fritz H et al. (1993) Medizinische Mikrobiologie: Immunologie, Bakteriologie, Mykologie, Virologie, Parasitologie, 8. Aufl. Thieme, Stuttgart New York
8. Khuroo MS et al. (1990) The colon in shigellosis: serial colonoscopic appearances in Shigella dysenteriae I. Endoscopy 22: 35–38
9. Knothe H (1983) Intestinale Infektionen und deren Therapie. Therapiewoche 33: 1426–1438
10. Nelson JD, Kusmiez H, Jackson LH et al. (1976) Trimethoprim-sulfamethoxazole therapy for shigellosis. JAMA 235: 1239
11. Sairinen E, Paronen I, Mahonen H (1969) Reiter's Syndrome: Follow up study. Acta Med Scand 185: 57–63
12. Walther H (1968) Die Shigellosen-bakterielle Ruhr. In: Gsell/Mohr (Hrsg) Infektionskrankheiten, Bd II/2. Springer, Berlin Heidelberg New York, S 692–733
13. Wundt W (1984) Die Familie der Enterobacteriaceae. In: Brandis H, Otte HJ (Hrsg) Lehrbuch der Medizinischen Mikrobiologie, 5. Aufl. Fischer, Stuttgart New York

15.3 Yersiniosen

Unter Yersiniosen versteht man bei Mensch und Tier auftretende Infektionskrankheiten, die durch Bakterien der Gattung Yersinia hervorgerufen werden. Die Yersiniosen des Menschen müssen unter epidemiologischen, pathogenetischen, klinischen und seuchenhygienischen Gesichtspunkten in zwei Gruppen unterteilt werden:

1. die durch Y. pestis ausgelöste, über tierische Vektoren oder aerogen leicht übertragbare *Pest* und
2. die durch *Y. pseudotuberculosis* (Abb. 15.2) und *Y. enterocolitica* nach oraler Infektion verursachten *enteralen Yersiniosen*.

Die enteralen Yersiniosen treten bevorzugt in der kalten Jahreszeit auf [2] und sind bei oft gleichzeitig oder anschließend auftretenden allergisch-hyperergischen Reaktionen in Form eines Erythema nodosum, einer Arthritis oder einer Reiterschen Erkrankung durch 3 Verlaufsformen, die ineinander übergehen können, gekennzeichnet:

1. die am häufigsten auftretende enteritische bzw. enterokolitische Form (häufigste Form bei Erwachsenen),
2. die pseudoappendizitische Form (bei Kindern und Jugendlichen),
3. die sehr seltene septikämische Verlaufsform.

Der Altersgipfel der Erkrankung liegt bei 10–20 Jahren. Die *Inkubation* beträgt 24–72 h, evtl. bis zu einer Woche [32].

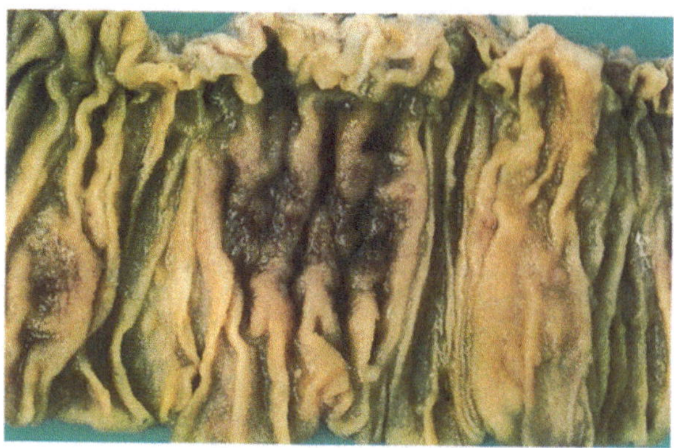

Abb. 15.2. Yersiniose. Ulzerös-aphthöse Schleimhautläsionen mit hämorrhagisch imbibiertem Randsaum. Dünndarm, Erreger: *Y. pseudotuberculosis*

EPIDEMIOLOGIE

Die früher zu den „Pasteurellen" zählenden Spezies *Pasteurella pestis* und *P. pseudotuberculosis* werden heute als *Y. pestis* und *Y. pseudotuberculosis* zusammen mit *Y. enterocolitica* zum Genus Yersinia der Familie der Enterobacteriaceae zusammengefasst.
Gastroenterologische Bedeutung kommt insbesondere der 1943 erstmals unter der Bezeichnung *Bacterium enterocoliticum* beschriebenen [18] Spezies *Y. enterocolitica* zu. *Y. enterocolitica* mit über 50 Serotypen (am wichtigsten 03 und 09) führt häufiger zur Enteritis und vor allem Enterokolitis als die schon lange bekannte, bei uns seltener auftretende *Yersinia pseudotuberculosis* (6 Serotypen) [32, 45].
Bei beiden Erregern handelt es sich um gramnegative, nicht Sporen bildende, fakultativ anaerobe und auf allen gebräuchlichen Nährböden wachsende Stäbchenbakterien, die sich morphologisch nicht voneinander unterscheiden lassen und daher nur biochemisch und serologisch zu identifizieren sind.
Von zahlreichen bisher bekannten Serotypen der beiden Spezies sind jeweils nur einige wenige menschenpathogen. Ihre Typisierung erfolgt in der Probeagglutination mit den entsprechenden Yersinia-Antiseren. Zur Isolierung aus Fäzes finden Selektiv- und Differenzialmedien Verwendung.
Erregerreservoire und Übertragungswege der für den Menschen virulenten Stämme beider Spezies sind letztlich unbekannt. Als Infektionsquellen gelten Schweine, Hunde, Katzen, Nager und Vögel, aber auch die freie Natur. Menschliche Erkrankungsfälle scheinen sowohl durch direkten Kontakt mit erkrankten Tieren oder Menschen oder ihren infektiösen Ausscheidungen als auch durch Genuss kontaminierter Lebensmittel zustande zu kommen.

KLINIK

Das klinische *Erscheinungs-* und *Beschwerdebild* ist vielgestaltig und führt daher häufig zu erheblichen differenzialdiagnostischen Schwierigkeiten.
Die durch beide Erregerarten verursachten, wenige Tage bis einige Wochen dauernden Erkrankungen treten hierbei unter klinisch weitgehend gleichen Symptomen und Verlaufsformen auf:

Enteritis und Enterocolitis. Am häufigsten manifestiert sich die Yersiniose als zunächst uncharakteristische Enteritis, Gastroenteritis oder Enterokolitis mit dünnbreiigen bis wässrig-schleimigen, selten blutigen Stühlen unterschiedlichen Ausmaßes, meist verbunden mit erhöhten Temperaturen und leichten bis kolikartigen abdominellen Schmerzen. Das *endoskopische Bild* einer Yersinia-Kolitis ist vor allem gekennzeichnet von entzündlich-hyperämischen Lymphfollikeln mit hämorrhagischem Randsaum („Lymphfollikelkokarden") [19, 41] (Abb. 15.3). Charakteristisch sind auch multiple, uniform konturierte, 1–2 mm große, flache aphthöse Ulzerationen im Zentrum eines 1–2 mm breiten rötlichen Randsaumes [27].

Pseudoappendizitische Form. Weiterhin äußert sich die Yersiniose recht häufig in Form eines „akuten Abdomens" mit mesenterialer Lymphadenitis im Ileozökalbereich bzw. einer Ileitis terminalis acuta. Diese „Appendizitissymptomatik", die nicht selten zu einem nicht indizierten chirurgischen Eingriff führt, kann sich zuweilen über mehrere Wochen rezidivierend hinziehen.
Während das histologische Bild einer durch *Yersinia enterocolitica* hervorgerufenen Lymphadenitis uncharakteristisch ist, zeigen die durch *Y. pseudotuberculosis* hervorgerufenen Lymphknotenveränderungen das typische Bild einer abszedierenden retikulozytären Lymphadenitis nach Masshoff [21] (Abb. 15.4).

Septikämisches Krankheitsbild. Beide Erregerarten können schließlich – allerdings nur in seltenen Fällen – durch hämatogene Streuung zu septischen oder „septisch-typhösen" Verläufen mit multiplen Abszessbildungen in Leber, Milz oder anderen Organen führen mit allen Symptomen einer Allgemeininfektion. Betroffen sind abwehrgeschwächte Patienten [8, 14, 20].

Weiterhin kompliziert wird das Krankheitsbild dadurch, dass alle 3 Verlaufsformen ineinander übergehen können und die beiden erstgenannten relativ häufig (bis ca. 20% [32]) von rheumaseronegativen Gelenkbeschwerden und Hautveränderungen gefolgt, aber auch begleitet sein können.

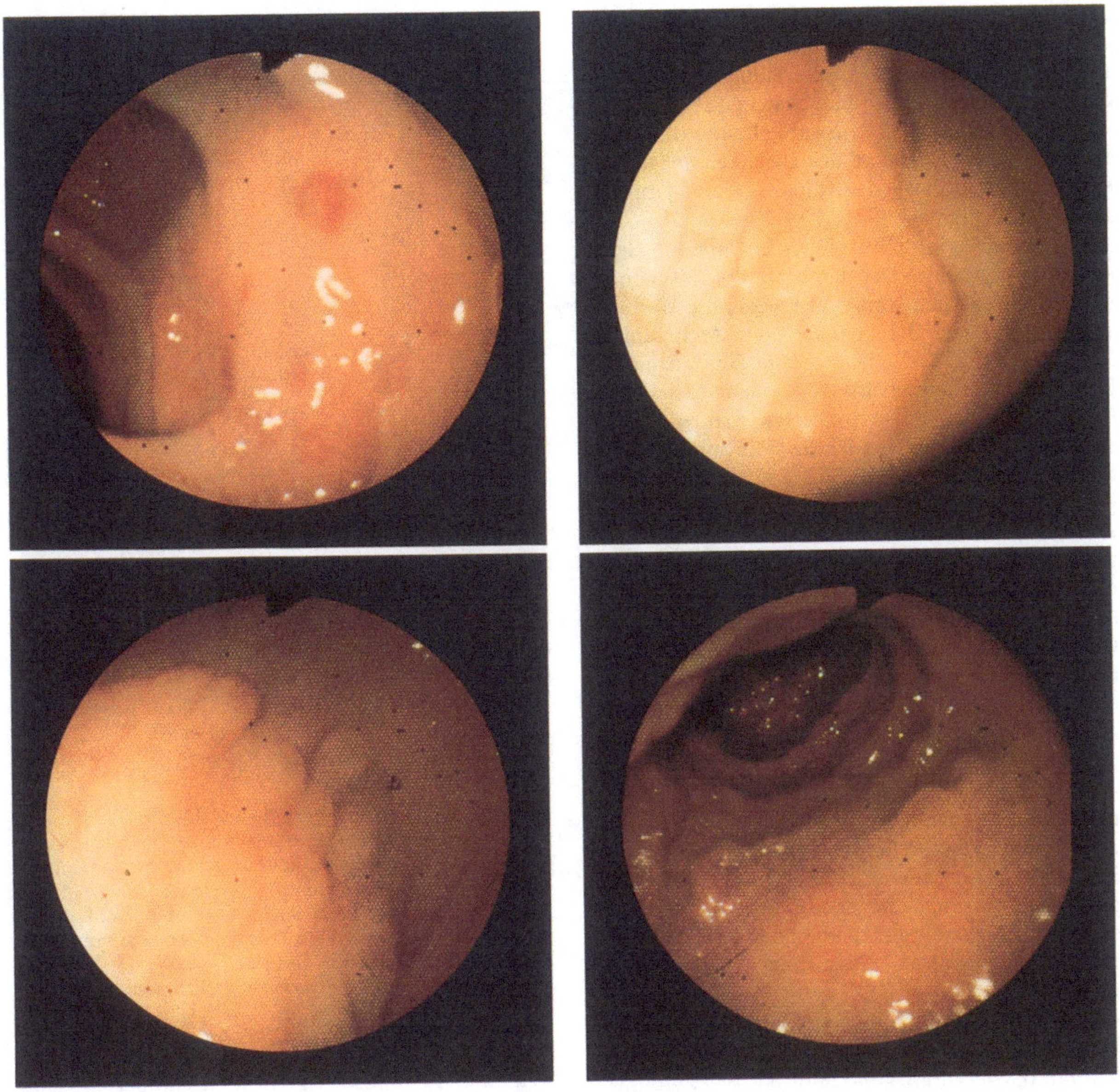

△

Abb. 15.3. Akute, infektiöse Ileokolitis durch *Yersinia enterocolitica. Links oben*: Im Kolon multiple, stimulierte, flach-polypöse Lymphfollikel, z.T. hyperämisch; *rechts oben und links unten*: dicht bei dicht stehende gereizte Lymphfollikel der Kolonschleimhaut; *rechts unten*: Blick ins terminale Ileum: verbreitet uniforme Lymphfollikelkokarden

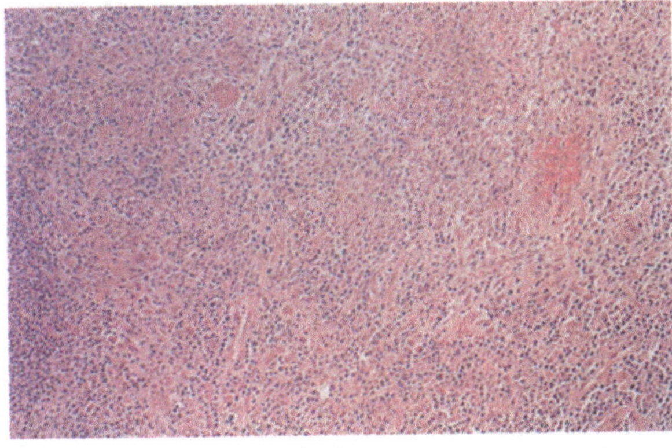

▷

Abb. 15.4. Retikulozytär-abszedierende Lymphadenitis nach Masshoff bei Vorliegen einer Yersiniose pseudotuberculosis. HE-Färbung

Die relativ häufig, 1–3 Wochen post infectionem auftretenden Arthritissymptome äußern sich meist als schmerzhafte Gelenkanschwellungen und Bewegungseinschränkungen. Sie bestehen 1–4 Monate, können aber auch über Jahre anhalten und manifestieren sich vorwiegend an den Gelenken der unteren Extremitäten in Form einer Mono- oder asymmetrischen Polyarthritis.

Die Entzündungsaktivität in den betroffenen Gelenken kann hierbei im Gegensatz zur chronischen Polyarthritis innerhalb von Tagen wechseln. Weiterhin auffällig ist, dass die überwiegende Mehrzahl der Betroffenen Träger des Histokompatibilitätsantigens HLA B27 ist, wodurch die Yersinia-Arthritis in die Gruppe der HLA B27-assoziierten Arthritiden einzuordnen ist, zu denen auch der Morbus Bechterew, die Reiter-Krankheit [3, 26, 28, 29, 35], die Arthritis psoriatica sowie Arthritiden bei Enterokolitiserkrankungen unterschiedlicher Genese gerechnet werden. Diese Krankheitsgruppe der seronegativen, d.h. Rheumafaktor-negativen Spondarthritiden verläuft im Gegensatz zur rheumatoiden Arthritis selten chronisch. Hierdurch unterscheiden sich die reaktiven Arthritiden bei Darminfektionen auch von den übrigen seronegativen HLA B27-assoziierten Arthritiden [26, 30].

Zusammen mit Gelenkbeschwerden, aber auch ohne diese, kann es meist 1–2 Wochen post infectionem und überwiegend beim weiblichen Geschlecht zur Ausbildung verschiedener, meist innerhalb von 3 Wochen wieder spontan abklingender Hautveränderungen kommen, die ebenso wie die Arthritissymptome als reaktives post- oder parainfektiöses immunpathologisches Geschehen [39] angesehen werden.

Zu Hautmanifestationen einer Yersiniose kann es in Form eines Erythema nodosum [9, 14, 22, 34, 40, 43, 45] (Abb. 15.5a), eines klinisch-morphologisch charakteristischen, für eine Yersinien-Erkrankung jedoch nicht spezifischen Erythema-exsudativum-multiforme-artigen Yersinien-Exanthems [10, 22, 34, 36, 37, 42] (Abb. 15.5c, d) und ggf. auch zu bullösen Hautveränderungen an den Beinen [24], einem Sweet-Syndrom [3, 6, 36], zu einer isolierten kutanen Sarkoidose [11] und darüber hinaus auch zur Ausbildung eines Löfgren-Syndroms [34] kommen.

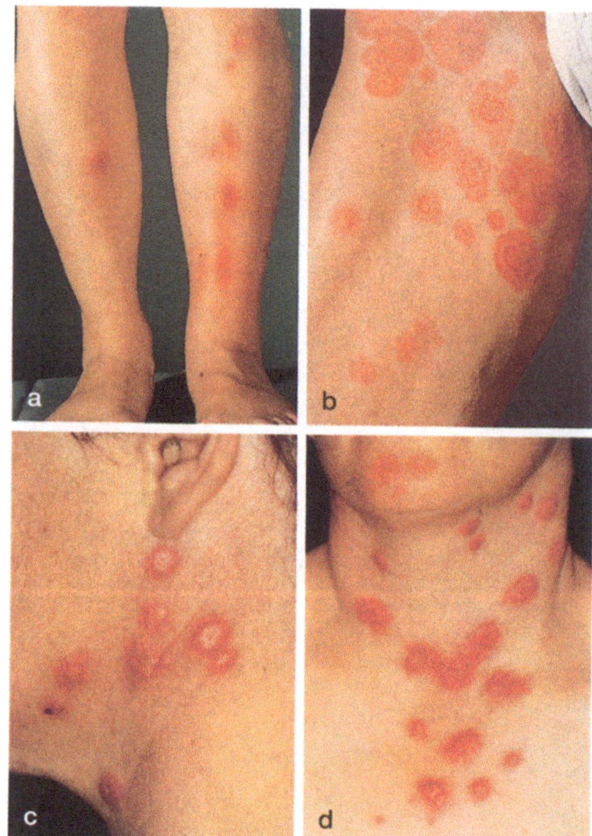

Abb. 15.5 a–d. Hautmanifestationen einer Yersiniose. **a** Typisches Bild eines Erythema nodosum an den Streckseiten der unteren Extremitäten. **b** Klassisches Erscheinungsbild eines Erythema exsudativum multiforme. Konzentrische Ringe, z.T. zu girlandenartigen Herden konfluierend. **c, d** Yersinien-Exanthem. Erythema-exsudativum-multiforme-artiges Exanthem mit Herdprädilektion am Hals, prästernal und an den Streckseiten der Oberarme

DIAGNOSE

Da das klinische Erscheinungsbild der enteralen Yersiniose sehr vielgestaltig ist und erregerspezifische Symptome insbesondere zur Abgrenzung anderer Erregerspezies fehlen, kann es in diagnostischer Hinsicht leicht zu Missdeutungen kommen, sofern nicht von vornherein auch an die Möglichkeit einer Yersiniose gedacht wird und gezielte Diagnostikmaßnahmen eingeleitet werden.

Verdächtig auf Vorliegen einer Yersinien-Infektion sind vor allem Darmerkrankungen, die das terminale Ileum betreffen, insbesondee dann, wenn der Patient auch über Gelenkbeschwerden klagt und/oder bestimmte Hautveränderungen (s.o.) vorliegen.

Eine sichere Diagnosestellung ist nur unter Berücksichtigung anamnestischer und klinischer Daten durch möglichst frühzeitige gezielte, ggf. wiederholte kulturelle Erregerisolierung und/oder serologischen Antikörper-Nachweis möglich.

Der kulturelle Erregernachweis, der nicht später als 3 Wochen post infectionem stattfinden sollte und aus Stuhl, Serum, Rektalabstrichen, eventuell Erbrochenem, verdächtigen Lebensmitteln und bei laparotomierten Patienten aus mesenterialen Lymphknoten oder Appendix erfolgt, ist nicht in jedem Falle zuverlässig. Das heißt, negative Ergebnisse können nicht als sicherer Beweis gelten, dass keine Yersinien-Infektion vorliegt. Der kulturelle Erregernachweis gelingt aus Stuhl bei *Y. enterocolitica* zuverlässiger als bei *Y. pseudotuberculosis*, wobei bei beiden Erregern die Isolierungsrate dadurch verbessert werden kann, dass das Untersuchungsmaterial einer Kälteanreicherung bei 2–6 °C in phosphatgepufferter physiologischer Kochsalzlösung für 10 Tage unterzogen wird. Bei dieser Temperatur können sich Yersinien vermehren, die störende Begleitflora kann jedoch ausgeschaltet werden [3, 15].

Im Anschluss an diese Methode sollten jedoch wegen der geringen Keimzahl keine Selektivnährböden, sondern Fleisch-Wasser- oder Blutagar verwendet werden [32, 46].

In Fällen, bei denen der kulturelle Erregernachweis nicht gelingt, ist die Diagnose für beide Erregerspezies durch den Nachweis signifikanter Agglutinintiter (Widal-Agglutinationsreaktion) in zeitlichem Zusammenhang mit den klinischen Symptomen zu sichern [3, 7, 15, 16, 32, 38]. Allerdings ist nur ein ausgeprägter Titeranstieg aussagekräftig.

Hierbei zu beachten ist zum einen, dass *Y. pseudotuberculosis* mit Salmonellen (B- bzw. D-Gruppe) bzw. *E. coli* und *Y. enterocolitica* mit Brucellen kreuzreagieren, und zum anderen, dass signifikant positive Titer bei Infektionen mit *Y. pseudotuberculosis* oft schon beim Auftreten erster Krankheitssymptome nachzuweisen sind, während dies bei *Y. enterocolitica* -Infektionen meist erst 3–7 Tage später möglich ist.

Mittlerweile sind auch Western-Blot-Untersuchungen für Yersinien-spezifische IgG, IgA und IgM möglich und haben die serologische Diagnostik bereichert [12, 32]. Weiterhin können Yersinien durch Antiseren gegen ein äußeres Membranprotein der Yersinien (YadA) mittels indirekter Immunfluoreszenz in Biopsiematerial direkt nachgewiesen werden [13, 32].

Schließlich finden sich bei enteritischen Verlaufsformen im Bereich des terminalen Ileums röntgenologisch oft Veränderungen im Sinne einer „nichtsklerosierenden Ileitis" mit Verbreiterung der Schleimhautfalten, Wandverdickungen und polypösen Veränderungen, die u. a. an einen Morbus Crohn denken lassen.

DIFFERENZIALDIAGNOSE

Differenzialdiagnostisch wichtig sind in erster Linie andere erregerbedingte Enteritis- bzw. Enterokolitiserkrankungen, deren Abgrenzung nur durch den betreffenden Erreger- oder Antikörpernachweis möglich ist. Aber auch Nahrungsmittelvergiftungen und entzündliche Dickdarmleiden noch unklarer Genese wie Colitis ulcerosa, Morbus Crohn usw. kommen differenzialdiagnostisch in Betracht.

THERAPIE

Wegen des meist selbstlimitierenden Verlaufs der Infektionen mit *Y. enterocolitica* und *Y. pseudotuberculosis* sollten chemotherapeutische Maßnahmen nur bei schweren, vor allem septischen oder chronischen Verlaufsformen angewendet werden [15, 33, 44].

Als Mittel der Wahl stehen hierzu Gyrasehemmer wie Ciprofloxacin (z. B. Ciprobay 1,5 g/Tag über 4–6 Wochen) oder Tetracycline zur Verfügung [31].

Als weitere auch in Betracht kommende Chemotherapeutika gelten Chloramphenicol, Co-trimoxazol und Cephalosporine [3, 4, 17, 33].

Die Behandlung von Begleitarthritiden und Hauterscheinungen sollte nur mit symptomatischen Dosen möglichst nichtsteroidaler Antirheumatika bzw. Antiphlogistika systemisch und lokal erfolgen [5, 23, 37, 44].

Literatur

1. Attwood SEA, Mealy K, Cafferkey MT, Buckley TF, West AB, Boyle N, Healy E, Keane FBV (1987) Yersinia infection and acute abdominal pain. Lancet 1: 529–533
2. Bockemühl J, Schmitt H, Roth J, Saupe E (1979) Die jahreszeitliche Häufigkeit der Ausscheidung von Yersinia enterocolitica im Kot gesunder Schlachtschweine. Zentralbl Bakteriol, Parasitenkd, Infekt-Kr u. Hyg I. Abt 244: 494–505
3. Braun-Falco O, Plewig G, Wolff HH (1996) Dermatologie und Venerologie, 4. Aufl. Springer, Berlin Heidelberg New York Tokio
4. Crowe M, Ashford K, Ispahani P (1996) Clinical features and antibiotic treatment of septic arthritis and osteomyelitis due to Yersinia enterocolitica. J Med Microbiol 45: 302–309
5. Debois J, Vandepitte J, Degreff H (1978) Yersinia enterocolitica as a cause of Erythema nodosum. Dermatologica 156: 65–78
6. Degen AJ, Niedner R, Schöpf E (1991) Sweet-Syndrom bei akuter Yersiniose. Aktuel Dermatol 17: 128–130
7. Fasano A (2001) Bacterial infections: small intestine and colon. Curr Opin Gastroenterology 17(1): 4–9
8. Hagen A-G, Lassen J, Berge LN (1974) Erysipelaslike disease caused by Yersinia enterocolitica. Scand J Infect Dis 6: 101–102
9. Hannuksela M, Ahvonen P (1969) Erythema nodosum due to Yersinia enterocolitica. Scand J Infect Dis 1: 17–19
10. Hannuksela M, Ahvonen P (1975) Skin manifestations in human yersiniosis. Ann Clin Res 7: 368–373
11. Hartmann AA (1984) Hautmanifestationen und diagnostisches Vorgehen bei Yersiniose. Dtsch Derm 32: 1206–1213
12. Heesemann J (1990) Enteropathogene Yersinien.Pathogenitätsfaktoren und neue diagnostische Methoden. Immun Infekt 18: 186–191

13. Hoogkamp-Korstanje JAA, Koning J de, Heesemann J (1988) Persistence of Yersinia enterocolitica in man. Infection 16: 81–85
14. Janowitz P, Wechsler JG, Malfertheiner P, Blanco J, Kern P (1994) Yersinia-enterocolitica-Infektion mit extraintestinaler Manifestation: Fallbericht und Übersicht. Z Gastroenterol 32: 152–156
15. Knapp W (1984) Die Gattung Yersinia-Yersiniosen. In: Brandis H, Otte HJ (Hrsg) Lehrbuch der Medizinischen Mikrobiologie. Fischer, Stuttgart New York
16. Knapp W, Prögel B, Knapp Ch (1981) Immunpathologische Komplikationen bei enteralen Yersiniosen. Dtsch Med Wochenschr 106: 1054–1060
17. Knothe H (1983) Intestinale Infektionen und deren Therapie. Therapiewoche 33: 1426–1438
18. Köhler W, Mochmann H (1980) Grundriss der Medizinischen Mikrobiologie, 5. Aufl. Fischer, Jena, S 330–339
19. Kühner W et al. (1983) Bakterielle Colitiden – Endoskopisch-histologische Befunde. In: Ottenjann R, Fahrländer H (Hrsg) Entzündliche Erkrankungen des Dickdarms. Springer, Berlin Heidelberg New York Tokyo
20. Lewis FC, Alexander J (1976) Facial abscess due to Yersinia enterocolitica. Am J Clin Pathol 66: 1016–1018
21. Masshoff W (1953) Eine neuartige Form der mesenterialen Lymphadenitis. Dtsch Med Wochenschr 78: 532–535
22. Mehnert J, Goos M, Christophers E (1981) Hautveränderungen bei Yersiniose. Z Hautkrankht 56: 1126–1139
23. Mygind N, Thulin H (1970) Yersinia enterocolitica: A new cause of Erythema nodosum. Br J Dermatol 82: 351–354
24. Olbrych TG, Zarconi J, File TM, Traeger SM, Tan JS (1984) Bullous skin lesions associated with Yersinia enterocolitica septicemia. Ann J Med Sci 298: 38–39
25. Pott HG (1984) Reiter-Syndrom und andere seronegative Arthritiden. Z Allgemeinmed 60: 164–169
26. Rohde HJ, Brackertz D (1984) Rheumatologische Begleiterkrankungen bei chronischen entzündlichen Darmerkrankungen. Verdauungskrankht 2: 81–94
27. Rutgeerts P, Geboes K, Ponette E, Coremans G, Vantrappen G (1982) Acute infective colitis caused by endemic pathogens in Western Europe: endoscopic features. Endoscopy 14: 212–219
28. Saari KM, Laitinen O, Leirisalo M, Saari R (1980) Ocular inflammation associated with Yersinia infection. Am J Ophthalmol 89: 84–95
29. Saebo A, Lassen J (1991) A survey of acute and chronic disease associated with Yersinia enterocolitica infection. A Norwegian 10-year follow-up study on 458 hospitalized patients. Scand J Infect Dis 23: 517–527
30. Schilling F (1976) Yersinia Arthritis. Dtsch Med Wochenschr 101: 115–119
31. Schmitt W (1996) Infektiöse Darmerkrankungen durch Bakterien, Viren und Pilze. In: Hahn G, Riemann JF (Hrsg) Klinische Gastroenterologie Bd 1. Thieme, Stuttgart, S 863
32. Schneider T, Zeitz M (2001) Häufige infektiöse Enteritiden – Teil 1: Diagnostik. Dtsch Med Wochenschr 126: 527–531
33. Schneider T, Zeitz M (2001) Häufige infektiöse Enteritiden – Teil 2: Therapie. Dtsch Med Wochenschr 126: 532–535
34. Seebacher C et al. (1982) Yersinia enterocolitica als Ursache verschiedener Dermatosen unter besonderer Berücksichtigung des Erythema nodosum. Dermatol Monatsschr 12: 789–796
35. Solem JH, Lassen J (1971) Reiter's disease following Yersinia enterocolitica infection. Scand J Infect Dis 3: 83–85
36. Steigleder GK (1991) Akute febrile Neutrophilen-Dermatose (Sweet-Syndrom) bei akuter Yersiniose. Z Hautkrankht 66: 931–932
37. Stengel R, Schöpf E, Kirchner S, Goerttler E (1979) Erythema exsudativum multiforme bei Yersiniose. Z Hautkrankht 55: 364–369
38. Tafazoli F, Holmstrom A, Forsberg A, Magnusson KE (2000) Apically exposed, tight junction-associated beta 1-integrins allow binding and YopE-mediated perturbation of epithelial barriers by wild-type yersinia bacteria. Infect Immun 68: 5335–5343
39. Toivanen A, Granfors K, Lahesmaa-Rantala R, Leino R, Stahlberg T, Vuento R (1985) Pathogenesis of Yersinia-triggered reactive arthritis; immunological, microbiological and clinical aspects. Immunol Rev 86: 47–70
40. Trautmann M, Brückner O, Nürnberger F (1983) Dermatologische Aspekte der enteralen Yersiniose. Aktuel Dermatol 9: 217–220
41. Vantrappen G, Ponette E, Geboes K (1977) Yersinia enteritis and enterocolitis; gastroenterological aspects. Gastroenterology 72: 220–227
42. Weber L (1988) Das Yersinien-Exanthem. Hautarzt 39: 773–778
43. Weiß J (1989) Yersiniosen – Häufige Auslöser des Erythema nodosum. Aktuel Dermatol 15: 17–20
44. WHO Scientific Working Group (1980) Enteric infections due to Campylobacter, Yersinia, Salmonella and Shigella. Bull WHO 58: 519–537
45. Winblad S (1969) Erythema nodosum associated with infection with Yersinia enterocolitica. Scand J Infect Dis 1: 11–16
46. Winkle St (1979) Mikrobiologische und serologische Diagnostik. Fischer, Stuttgart New York

15.4 Campylobacteriosen

Seit einigen Jahren wird zunehmend über menschliche Infektionen durch Bakterien der Gattung Campylobacter berichtet. Diese Bakterien, die früher dem Genus *Vibrio (Vibrio fetus)* zugerechnet wurden, sind in der Veterinärmedizin bereits seit 1913, vor allem als Erreger septischer Aborte bei Rindern und Schafen, bekannt.

Die menschlichen Campylobacteriosen lassen sich unterteilen in:

1. häufig vorkommende, fieberhafte, mehrere Tage dauernde Enteritiden oder Enterokolitiden, die durch *Campylobacter jejuni* oder *C. coli* (möglicherweise auch *C. laridis*) hervorgerufen werden;
2. seltene, systemische Erkrankungen unterschiedlicher Symptomatik bei abwehrgeschwächten Patienten – Erreger ist *C. fetus ssp. fetus*;
3. Infektionen der Magenschleimhaut, die möglicherweise einen Kofaktor bei der Pathogenese bestimmter Gastritisformen und peptischer Ulzera darstellen.

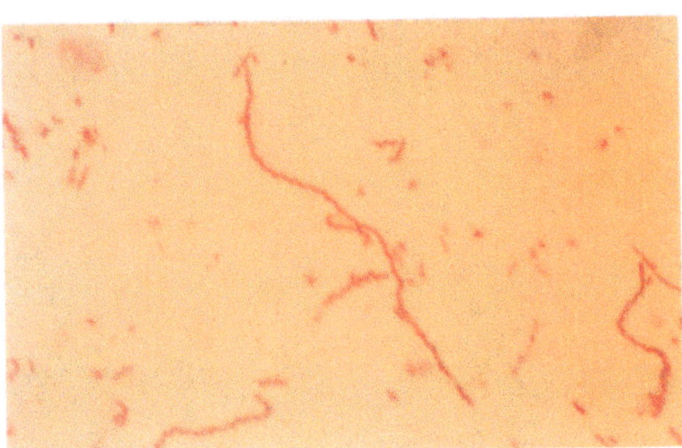

Abb. 15.6. *Campylobacter jejuni.* Gramfärbung

Campylobacter-Arten sind gekrümmt bis spiralig geformte, gramnegative, mit einer uni- oder bipolar vorhandenen Geißel ausgestattete, sehr bewegliche nicht-sporenbildende Bakterien (Länge 0,5–5 μm, Dicke 0,2–0,5 μm) (Abb. 15.6). *C. jejuni* und *C. coli* sind eng miteinander verwandt. Da sie gleichartige Krankheitserscheinungen auslösen, brauchen sie im Rahmen der mikrobiologischen Routinediagnostik nicht unbedingt gegeneinander abgegrenzt zu werden.

C. jejuni und *C. coli* stellen – unabhängig von Grunderkrankungen – eine weltweit zunehmend häufigere Ursache von akuten Durchfallerkrankungen in Form von Enteritiden und Enterokolitiden bei Erwachsenen und Kindern dar [5, 12, 17, 20, 30].

Vor allem bei Kleinkindern und Säuglingen sollen *C. jejuni* -Infektionen, die die Landbevölkerung häufiger zu betreffen scheinen und wärmere Regionen bevorzugen, fast so häufig auftreten wie Salmonellosen [6, 8, 12, 17]. Oft scheinen auch Doppelinfektionen mit Salmonellen, Shigellen, enteropathogenen *E. coli* oder Rotaviren vorzuliegen [17].

Als *Inkubationszeit* werden 1–11, speziell bei *C. jejuni* 2–5 Tage angenommen [4, 7, 15].

ÄTIOLOGIE UND EPIDEMIOLOGIE

Die Epidemiologie von Campylobacter-Infektionen beim Menschen ist noch nicht völlig geklärt. Reservoir für die Gattung Campylobacter sind Warmblüter, insbesondere zahlreiche Vogelarten. Aber auch Haustiere wie Rinder, Schweine, Schafe usw. können als Ausscheider in Betracht kommen.

Man nimmt an, dass die Übertragung vorwiegend durch kontaminierte Speisen und Trinkwasser, den Verzehr tierischer Produkte (rohe Milch, frisch geschlachtetes Geflügel usw.), aber auch durch direkten Kontakt mit infizierten Tieren und erkrankten Menschen erfolgt [3, 24]. Fünfhundert oral aufgenommene Keime von *C. jejuni* reichen bereits aus, um eine Erkrankung zu verursachen [7].

KLINIK

Das klinische *Erscheinungsbild* einer Campylobacteriose kann vielgestaltig verlaufen. Obwohl der pathogene Wirkungsmechanismus noch nicht endgültig geklärt ist, deuten die meist dysenterischen Krankheitserscheinungen mit Nachweis von massenhaft Leukozyten und auch Blut im Stuhl wie auch histologische Untersuchungsergebnisse darauf hin, dass es sich bei der *C. jejuni*-Enterokolitis um eine invasive Form ähnlich der durch Shigellen- oder invasive *E. coli* handelt [12, 32] (S. 417, 421). Außerdem produziert C. jejuni ein hitzestabiles Enterotoxin, das den Enterotoxinen von E. coli ähnlich ist [11].

Leitsymptome sind nach einem ca. 1 Tag andauernden fieberhaften Prodromalstadium (Temperaturen bis 40 °C) wässrig-schleimige, vielfach blutige Durchfälle sowie mehr oder weniger ausgeprägte, dumpfe bis kolikartige Bauchschmerzen und gelegentlich Erbrechen.

Die relativ mild verlaufende und spontan nach 2–14 Tagen, ggf. aber auch erst nach 3 Monaten wieder abklingende Erkrankung kann in Einzelfällen auch das klinische Bild einer akuten ulzerösen Kolitis vortäuschen [5, 20] und u. U. auch zu Septikämie, Meningitis, Peritonitis, Phlebitis, toxischem Megakolon und schließlich auch zu Hauterscheinungen in Form eines Erythema nodosum (Abb. 15.5 a) oder eines urtikariell-hämorrhagischen Exanthems führen [10, 13, 17, 18, 25–27].

Weiterhin können auch bei der Campylobacteriose 1–5 Wochen nach der Akuterkrankung Arthritisbeschwerden auftreten, die 2–4 Monate anhalten, und die wie etwa die Yersinia-Arthritis in die Gruppe der rheumaseronegativen HLA B27-assoziierten Arthritiden einzuordnen sind (S. 426) [23].

DIAGNOSE

Die sichere Diagnosestellung der *Campylobacter*-Enteritis erfolgt durch kulturellen Erregernachweis im Stuhl mittels auch im Handel verfügbarer Selektivmedien, z. B. dem nach Skirrow oder nach Butzler sowie durch Nachweis agglutinierender Serumantikörper, die ab dem 5. Krankheitstag aufzutreten scheinen [7, 14, 15, 30, 32].

Das Untersuchungsmaterial sollte frisch verarbeitet oder sonst nicht über 4 °C aufbewahrt werden. Für die serologische Diagnostik eignen sich Widal-Reaktion, Komplementbindungsreaktion und indirekter Immunfluoreszenztest. Ein negativer Ausfall schließt allerdings eine Infektion nicht sicher aus.

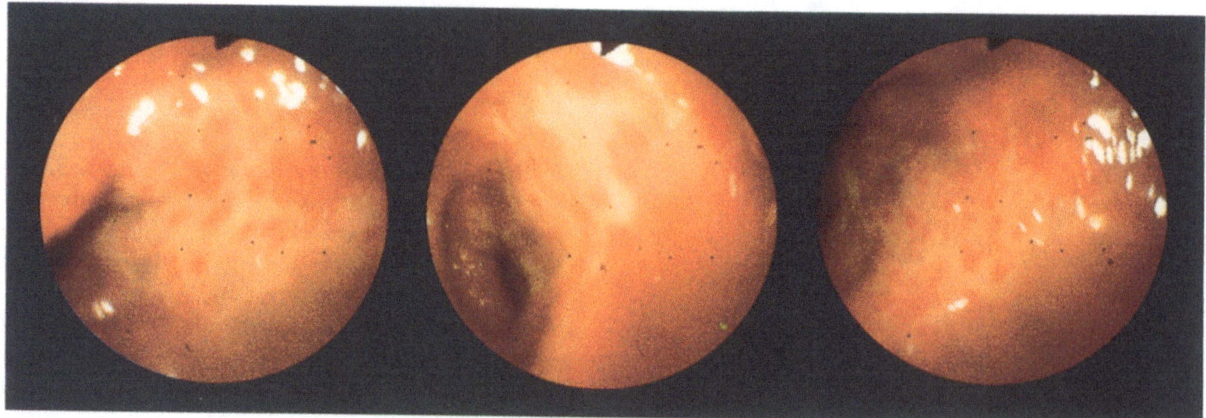

Abb. 15.7. Campylobacter-Kolitis. Diffuse, akut-infektiöse Kolitis mit Pseudomembranen und multiplen, kleinen Regenerationsinseln, Störung des Haustrenreliefs, abheilende, flache, konfluierende Ulzera

Mittlerweile stehen auch DNS-Proben zur Identifizierung der Spezies zur Verfügung [29].
Die Endoskopie kann zusätzliche diagnostische Hinweise geben, wobei die makroskopischen Veränderungen einer Campylobacter-Kolitis oftmals schwer von einer Colitis ulcerosa, einem Morbus Crohn oder einer pseudomembranösen Kolitis zu unterscheiden sind [9, 22]. Endoskopisch finden sich meist entzündliche Veränderungen mit einer mehr oder weniger deutlich ausgeprägten Hypervaskularisation, Neigung zu Kontaktblutungen, Ödembildung, schleierartigen Fibrinbelägen, Nekrosen, Erosionen und Ulzerationen (Abb. 15.7).

DIFFERENZIALDIAGNOSE

Die Campylobacteriose muss differenzialdiagnostisch von anderen infektiösen Kolitiden, aber auch von idiopathischen Dickdarmentzündungen kulturell, serologisch bzw. endoskopisch oder histologisch abgegrenzt werden.

THERAPIE

Therapeutisch steht die Elektrolyt- und Flüssigkeitssubstitution und ggf. die Applikation von Antipyretika und Analgetika im Vordergrund. Eine Behandlung mit Chemotherapeutika ist aufgrund des meist leichten und sich selbst limitierenden Krankheitsverlaufes normalerweise nicht notwendig [16].
Nur bei schweren und lang dauernden Verlaufsformen (Septikämie, hohes Fieber, Abwehrschwäche) ist eine antibiotische Behandlung angezeigt.
Als Mittel der Wahl, mit denen meist rasch Keimfreiheit zu erreichen ist, gelten Erythromycin (z. B. Erythrocin 4-mal 500 mg/Tag oral über eine Woche) oder Gyrasehemmer wie Ciprofloxacin (z. B. Ciprobay 2-mal 500 mg/Tag i. v. für 5 Tage) [1, 2, 28]. Da jedoch einige *C. jejuni*-Stämme inzwischen Resistenzen gebildet haben [31], sollte vor Beginn der Chemotherapie stets eine bakteriologische Untersuchung mit Resistenzbestimmungen erfolgen.
Als Ausweichpräparate werden Aminoglykoside [11, 21] und insbesondere Azithromycin (500 mg/Tag oral für 3 Tage) [19] empfohlen.

Literatur

1. Anders B, Paisley JW, Lauer BA, Reller LB (1982) Double-blind placebo controlled trail of erythromycin for treatment of campylobacter enteritis. Lancet 1: 131–133
2. Ballé C (1994) Bakterielle und virale Infektionen des Dickdarms. In: Schölmerich J et al. (Hrsg) Gastroenterologische Therapie. Urban & Schwarzenberg, München
3. Blaser MJ, Barth-Reller I (1981) Campylobacter enteritis. N Engl J Med 305: 1444–1452
4. Blaser MJ, Berkowitz ID, La Force FM, Cravens J, Reller LB, Wamg WLL (1979) Campylobacter enteritis: Clinical and epidemiological features. Ann Intern Med 91: 179–185
5. Blaser MJ, Parsons RB, Louwang WL (1980) Acute Colitis Caused by Campylobacter fetus ss. jejuni. Gastroenterology 78: 448–453
6. Blaser MJ, Glass RI, Hug MI, Stoll B, Kibriya GM, Arma A (1980) Isolation of Campylobacter fetus ssp. jejuni from Bangladesh children. J Clin Microbiol 12: 744–747
7. Brandis H (1984) Die Gattungen Streptobacillus, Spirillum und Campylobacter. In: Brandis H, Otte HJ (Hrsg) Lehrbuch der medizinischen Microbiologie. Fischer, Stuttgart New York
8. Communicable Disease Surveillance Center (1981) Campylobacter infections 1977–80. Br Med J 282: 1484
9. Drake AA, Gilchrist MJ, Washington II JA, Huizenga KA, Scoy RE van (1981) Diarrhea due to Campylobacter fetus subspecies jejuni. Mayo Clin Proc 56: 414–423

10. Ellis ME et al. (1982) Campylobacter colitis associated with erythema nodosum. Br Med J 285: 937–940
11. Fritz H et al. (1993) Medizinische Mikrobiologie: Immunologie, Bakteriologie, Mykologie, Virologie, Parasitologie, 8. Aufl. Thieme, Stuttgart New York
12. Geboes K et al. (1980) Akute Kolitis durch Infektion mit Campylobacter. Coloproctology 5: 292–295
13. Herbrink P, Munckhof HAM van den et al. (1988) Human serum antibody response in Campylobacter jejuni enteritis as measured by enzyme-linked immunosorbent assay. Eur J Clin Microbiol Infect Dis 7: 388–393
14. Jackson TL Jr, Young RL, Thompson JS, Cashland TM (1999) Toxic megacolon associated with campylobacter jejuni colitis. Am J Gastroenterol 94: 280–282
15. Karmali MA, Fleming PC (1979) Campylobacter enteritis. Can Med Assoc J 120: 1525–1532
16. Karmali MA, de Grandis S, Fleming PC (1981) Antimicrobial susceptibility of Campylobacter jejuni with special reference to resistance of pattern of Canadian isolates. Antimicrob Agents Chemother 19: 593–597
17. Knothe H (1983) Intestinale Infektionen und deren Therapie. Therapiewoche 33: 1426–1438
18. Kummer AF, Meyenberger C (1998) Toxic megacolon as a complication of Campylobacter jejuni colitis. Schweiz Med Wochenschr 128: 1553–1558
19. Kuschner RA, Trofa AF, Thomas RJ et al. (1995) Use of azithromycin for treatment of Campylobacter enteritis in travelers to Thailand, an area where ciprofloxacin resistance is prevalent. Clin Infect Dis 21: 536–541
20. Lambert ME, Schofield PF, Ironside AG (1979) Campylobacter colitis. Br Med J 1: 857–859
21. Lux G et al. (1994) Checkliste Gastroenterologie, 2. Aufl. Thieme, Stuttgart New York
22. Newman A, Lambert JR (1980) Letter to editor: Campylobacter jejuni causing flareup in inflammatory bowel disease. Lancet 2: 919
23. Pott HG (1984) Reiter-Syndrom und andere seronegative Arthritiden. Z Allgemeinmed 60: 164–169
24. Robinson DA, Jones DM (1981) Milk-borne Campylobacter infection. Br Med J 1: 1374–1376
25. Rubin MS, Bodenstein LE, Kent KC (1995) Severe Clostridium difficile colitis. Dis Colon Rectum 38: 350–354
26. Schmidt K-U et al. (1985) Campylobakterenteritis mit hämorrhagischem Exanthem. Aktuel Dermatol 11: 176–177
27. Schneider A, Rünzl M, Peitgen K, Birgelen C von, Gerken G (2000) Campylobacter jejuni-induced severe colitis – a rare cause of toxic megacolon. Z Gastroenterol 38: 307–309
28. Schneider T, Zeitz M (2000) Behandlung gastrointestinaler Infektionen. Internist 41: 1302–1317
29. Schneider T, Zeitz M (2001) Häufige infektiöse Enteritiden – Teil 1: Diagnostik. Dtsch Med Wochenschr 126: 527–531
30. Skirrow MB, Blaser MJ (1995) Campylobacter jejuni. In: Blaser MJ, Smith PD, Ravdin JI, Greenberg HB, Guerrant RL (eds) Infections of the gastrointestinal tract. Raven Press, New York, pp 825–848
31. Smith KE, Besser JM, Hedberg CW et al. (1999) Quinolon-resistant Campylobacter jejuni infections in Minnesota, 1992–1998. N Engl J Med 340: 1525–1532
32. WHO, Scientific Working Group (1980) Enteric infections due to Campylobacter, Yersinia, Salmonella, and Shigella. Bull WHO 58: 519–537

15.5 Aktinomykosen

Die Aktinomykosen („Strahlenpilzkrankheiten") sind entgegen früherer Ansicht keine Mykosen, sondern *bakterielle*, zur Progredienz neigende Infektionskrankheiten.
Zuweilen wird vor allem im angloamerikanischen Schrifttum behauptet, die menschlichen Aktinomykosen seien seit Beginn der Antibiotikaära seltener geworden. Eigene Beobachtungen bestätigen diese Annahme nicht. Seit dem Jahr 1950, das wenigstens in Deutschland noch ganz zu Beginn der breiten Antibiotikaanwendung liegt, ist bei uns keine Verringerung der Aktinomykoseinzidenz festzustellen. Berücksichtigt man den endogenen Entstehungsmodus der Krankheit, ist dies auch eigentlich nicht zu erwarten. Geändert haben sich allerdings seither die Verläufe: Schwere oder gar tödlich endende Verlaufsformen sind heute tatsächlich eine Rarität. Demgegenüber sind die klinisch zuweilen nicht typischen Frühstadien heute wenigstens so häufig wie vor 30 Jahren [19, 20].
Die Krankheit tritt bevorzugt in schleimhautnahen Regionen auf, wie etwa in der Umgebung der Mundhöhle, der Atemwege, des Darmkanales und in Ausnahmefällen des weiblichen Genitales.
Man unterscheidet 3 Hauptformen:

1. zervikofaziale Form,
2. thorakale Form,
3. abdominale und intestinale Formen.

Weitaus am häufigsten ist die zervikofaziale Form. Anorektale Manifestationen des Krankheitsbildes kommen demgegenüber höchstens in 4–5 % der Fälle vor [15, 18]. Weitere seltene Lokalisationen sind neben der Haut nach hämatogener Aussaat Knochen, Urogenitaltrakt und Zentralnervensystem [17, 21].
Wir finden über Jahrzehnte konstant eine deutliche Disposition des männlichen Geschlechts für diese Erkrankung. Diese Beobachtungen decken sich mit den wenigen größeren amerikanischen Statistiken. Das Verhältnis von männlichen zu weiblichen Patienten beträgt etwa 3:1 [2, 19, 20].
Der Altersgipfel der Erkrankung liegt bei Frauen zwischen dem 10. und 30. Lebensjahr, bei Männern zwischen dem 20. und 40. Lebensjahr.

ÄTIOLOGIE

Der weitaus wichtigste humanpathogene Aktinomykoseerreger ist *Actinomyces israelii. Actinomyces naeslundii* und *Actinomyces viscosus* sind inzwischen ebenfalls als Ursachen typischer, menschlicher Aktinomykosen identifiziert worden. Darüber hinaus können aktinomykoseähnliche Erkrankungen des Menschen auch durch *Arachnia propionica* und *Bifidobacterium dentium* hervorgerufen werden, obwohl es sich bei diesen Bakterienarten um keine Aktinomyzeten im engeren Sinne handelt. Demgegenüber können alle Berichte, dass auch *Actinomyces bovis*, der typische Verursacher der Rinderaktinomykose, menschliche Erkrankungen hervorrufen könnte, heute als unzutreffend angesehen werden. Derartige Mitteilungen gehen auf die erheblichen nomenklatorischen und taxonomischen Schwierigkeiten zurück, die lange Zeit im Zusammenhang mit den fermentativen Aktinomyzeten bestanden und die eine sichere Unterscheidung von *Actinomyces israelii* und *Actinomyces bovis* verhinderten.

Mit Ausnahme von *Actinomyces bovis* sind alle anderen genannten Aktinomyzetenarten Bestandteil der natürlichen residenten Schleimhautoberflächenflora des Menschen [2, 19, 21]. Regelmäßig und in nennenswerter Populationsdichte finden sie sich vor allem in der Mundhöhle; im Verdauungs-, Atem- und Genitaltrakt scheinen sie dagegen nur sporadisch oder in geringerer Zahl ansässig zu sein. Sie sind demnach als fakultativ pathogene Schleimhautepiphyten anzusprechen, die, von dem Kuriosum einer aktinomykotischen Wundinfektion nach Menschenbiss oder Faustschlagverletzungen abgesehen, ausschließlich auf *endogenem* Wege zur Erkrankung führen.

Nach allen vorliegenden Erfahrungen ändert sich die Virulenz der Erreger nicht, wenn sie von der epiphytären in eine parasitäre Lebensweise übergehen. Zur aktiven Invasion des Gewebes reicht aber offenbar auch eine bloße Kontinuitätstrennung der Haut oder Schleimhaut als Voraussetzung nicht aus. Es sind vielmehr zusätzliche bahnende Einflüsse erforderlich, die den potenziell pathogenen Epiphyten die Haftung und Ansiedlung im Gewebe ermöglichen. Diese bestehen in der Regel nicht in einer allgemeinen Resistenzminderung der betroffenen Patienten, sondern in lokalen Veränderungen (Verletzungen, Fremdkörpereintragungen, vorausgehenden anderen Infektionen) an der Eintrittspforte. Im weiteren Sinne können zu diesen bahnenden lokalen Einflüssen sicherlich auch zerfallende Tumoren gerechnet werden. Denn gerade die typischen pathogenen Aktinomyzetenarten sind auf ein negatives Redoxpotenzial angewiesen, um sich im Gewebe etablieren zu können. Eine solche lokale Herabsetzung der Sauerstoffspannung kann intra vitam zum einen durch mangelhafte Blutversorgung (bei Kreislauf- und Gefäßkrankheiten, bei Verletzungen mit Gewebsquetschungen und -zertrümmerungen, im nekrotischen Tumorgewebe), zum anderen auch durch reduzierende und nekrotisierende Wirkung gleichzeitig anwesender weiterer Mikroben zustande kommen.

Neben ihrer Funktion bei der „Initialzündung" der Aktinomykosen haben diese *Begleitbakterien* anscheinend noch die Aufgabe, die relativ geringe Invasionskraft der Strahlenpilze durch aggressive Enzyme und Toxine zu verstärken. So sind echte Aktinomykosen praktisch ausnahmslos mischinfiziert [10, 19, 20, 21]. In diesem synergistischen Mikrobenkollektiv fällt dem pathogenen Strahlenpilz der spezifische Part des „Leitkeims" [10] zu, der den charakteristischen Verlauf und die Spätsymptomatik der Erkrankung bestimmt. Die nach Arten und Zahl von Fall zu Fall wechselnde, aber obligat vorhandene synergistische Begleitflora prägt demgegenüber häufig das klinische Bild zu Beginn der Infektion und ist auch für bestimmte Komplikationen verantwortlich. Die meisten Begleitbakterien gehören ebenfalls zur residenten Schleimhautoberflächenflora des Menschen.

In fast der Hälfte der Fälle sind es ausschließlich Anaerobier; bei den übrigen Erkrankungen handelt es sich ätiologisch um aerob-anaerobe Mischprozesse. Das typischste Begleitbakterium der pathogenen Aktinomyzeten, das allerdings nur bei etwa 25% der Fälle nachweisbar ist, ist *Actinobacillus actinomycetemcomitans*. Dieser Mikroorganismus steht offenbar in besonders engen, synergistischen Wechselwirkungen mit den Aktinomyzeten und wird bevorzugt bei chronischen und ausgesprochen therapieresistenten Verlaufsformen angetroffen.

Wie bei anderen endogenen Infektionskrankheiten ist die *Inkubationszeit* der Aktinomykosen nicht normiert. Sie soll in der Regel 4 Wochen betragen, kann aber offenbar auch erheblich länger oder deutlich kürzer sein.

KLINIK

Das klinische *Erscheinungsbild* der fortgeschrittenen *zervikofazialen* Form ist gekennzeichnet durch eine meist unregelmäßig höckrige, brettharte Induration („Aktinomykom"), wobei die Haut bläulichdüsterrot erscheint bei meist ödematöser Anschwellung der Umgebung.

Neben umschriebenen Einschmelzungen (Fluktuation!) kommt es häufig zu multiplen Fistelbildungen, aus denen sich eine seröse bis purulente Flüssigkeit entleert. In etwa 25% der Fälle enthält der Abszess- oder Fisteleiter harte, bis zu einem Millimeter große, gelbliche bis rötlich-bräunliche Körnchen, die sog. Drusen. Ohne Behandlung dehnt sich der meist schmerz- und fieberfreie Prozess im unteren Wangen- bzw. Kieferwinkelbereich ständig weiter in die Umgebung aus. Bei der *abdominalen* Form kommt es meist nach gewisser Zeit zu einer Peritonealbetei-

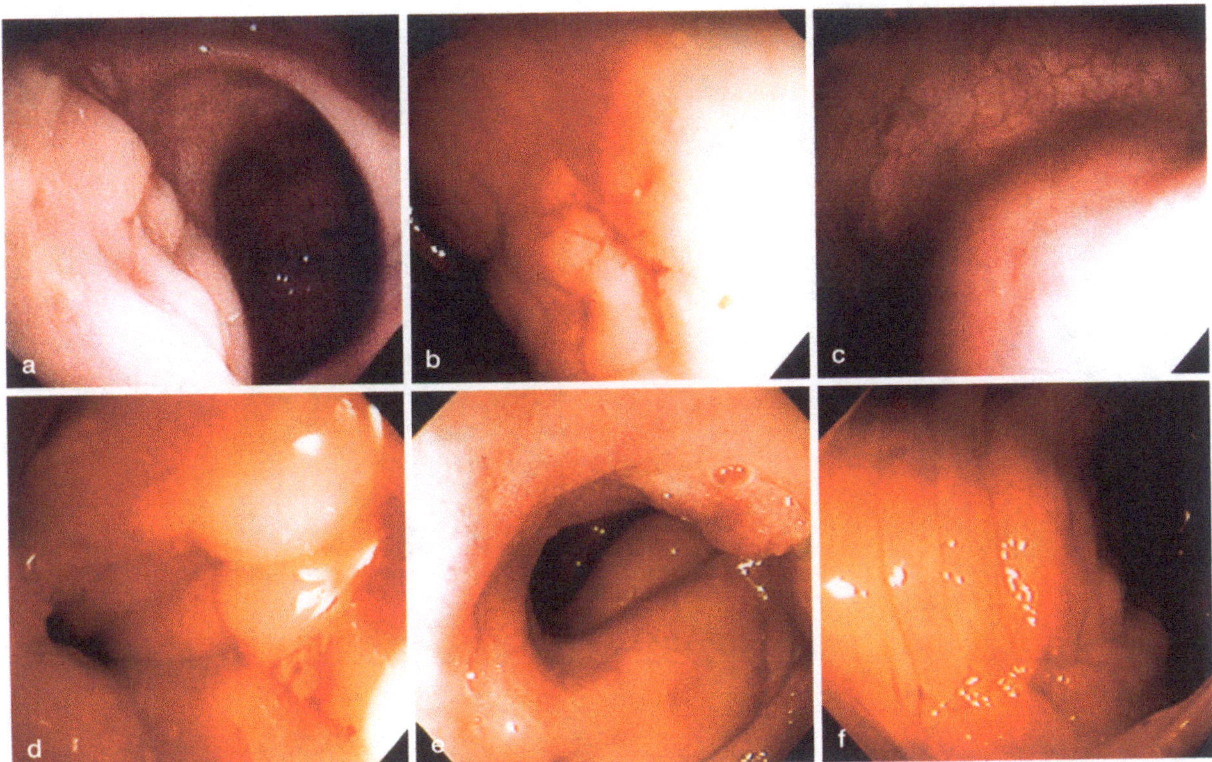

Abb. 15.8 a–f. Koloskopische Befunde einer Aktinomykose des Dickdarms. Darstellung der verschiedenen Entzündungsstufen: **a, f** keine, **b–d** milde, **e** mittelgradige. In allen Bildern finden sich Knoten verschiedener Größe zum Teil mit zentraler Umbilikation (**b, d**). Auch Stenosen finden sich in den verschiedenen Stadien: mild (**a, f**), mittelgradig (**b, c**) oder hochgradig (**d, e**)

ligung mit Abszessen und analog zu den anderen Aktinomykoseformen zu nach außen führenden Fistelbildungen (Abb. 15.8 a–f) [7]. Da in Abstrichen von Intrauterinpessaren (IUP) Aktinomyzeten nachgewiesen wurden [11], gilt ein IUP als weitere mögliche, wenn auch seltene Infektionsquelle für die abdominelle Form [9]. Auch eine hepatische Form der Aktinomykose wurde beschrieben [24].

Während das *Beschwerdebild* der *thorakalen* Form von der jeweiligen Ausdehnung des Prozesses (bronchopulmonales, pleurothorakales, fistulöses Stadium) geprägt wird, führt die *abdominale* Form, die vorwiegend den Ileozökalbereich betrifft, zu mehr oder weniger ausgeprägten uncharakteristischen Bauchbeschwerden. Thorakale und abdominale Aktinomykosen können im Gegensatz zur zervikofazialen Aktinomykose mit Allgemeinsymptomen wie Fieber, Schüttelfrost, Nachtschweiß, und Gewichtsverlust einhergehen (Abb. 15.9) [2].

Auch das klinische Erscheinungsbild der *analen* Form ist durch Abszess- und Fistelbildungen – meist Folgezustände einer zunächst vorliegenden Kryptitis [4] – sowie flächenhaft entzündlichen Indurationen bei deutlich ödematöser Anschwellung der Umgebung gekennzeichnet (Abb. 15.10, 15.11).

Bei der analen Form klagen die betroffenen Patienten nur selten einmal über Schmerzen oder Temperaturerhöhungen. Im Vordergrund stehen die wässrig-eitrigen Absonderungen aus Fisteln und bei Beteiligung des Rektums mehr oder weniger ausgeprägte Diarrhön im Wechsel mit Obstipationen und Tenesmen [26].

DIAGNOSE

Nur in fortgeschrittenen chronischen Fällen lässt sich das Vorliegen einer Aktinomykose gegebenenfalls schon anhand der genannten relativ charakteristischen klinischen Zeichen vermuten. Frühfälle und atypisch lokalisierte Prozesse entwickeln aber in der Regel eine so vieldeutige klinische Symptomatik, dass sie sich letztlich nur ätiologisch, durch Nachweis und Identifizierung der Erreger im bakteriologischen Laboratorium, sicher diagnostizieren lassen. Die histologische Untersuchung von Inzisionsmaterial stellt dazu nur eine Ergänzung, aber keine Alternative dar, weil sie nach unseren Erfahrungen ebenfalls mit erheblichen Irrtumsmöglichkeiten belastet ist.

Als Untersuchungsmaterial für die bakteriologische Diagnostik eignen sich Abszesseiter, Fistelabsonde-

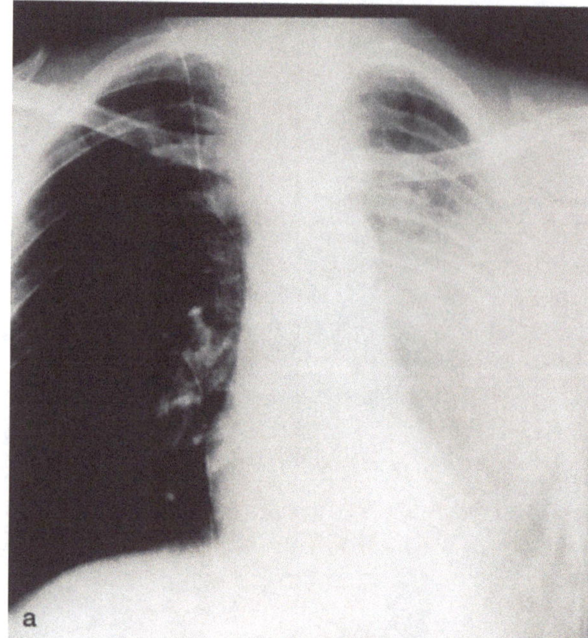

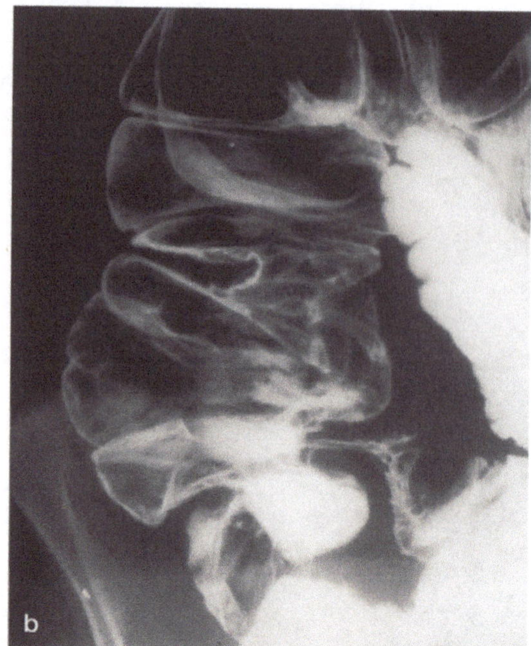

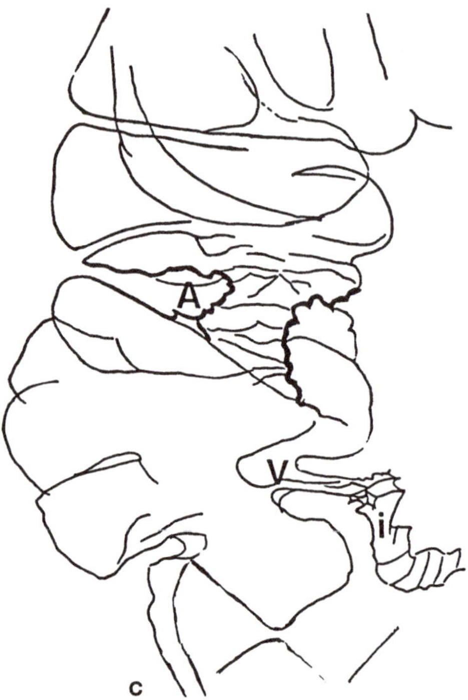

Abb. 15.9. **a** Tumorartige Organmanifestation einer Aktinomykose, milchglasartige Eintrübungen in der linken Lunge. **b** Aktinomykose des Colon ascendens: 30jährige jugoslawische Patientin mit einem retroperitoneal einwachsenden rechtsseitigen Tumor mit Darminfiltration. Röntgenologisch manschettenförmige Stenose mit erhaltenem Schleimhautrelief und Serosareaktion. Hemikolektomie rechts: histologischer Nachweis einer Aktinomykose. Postoperativ jetzt 3,5 Jahre rezidivfrei. **c** Schema der Röntgenabbildung. *A* Aktinomykose, *V* Valvula Bauhini, *i* terminales Ileum

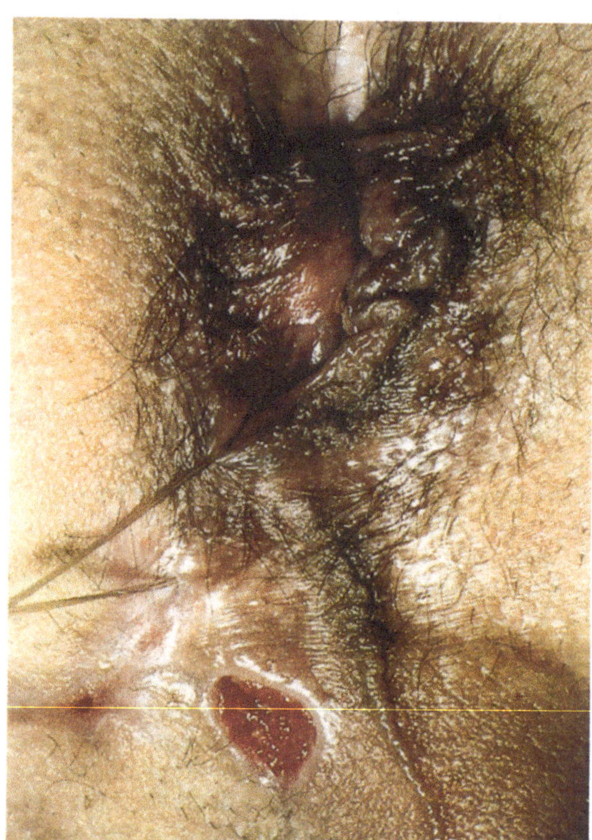

Abb. 15.10. Seit mehr als 3 Jahren bestehende Aktinomykose im Perianalbereich bei einem 63-jährigen Mann, fadendrainierte Fistel, spontan eröffneter Abszess bei einer bis zur Scrotumbasis reichenden Induration

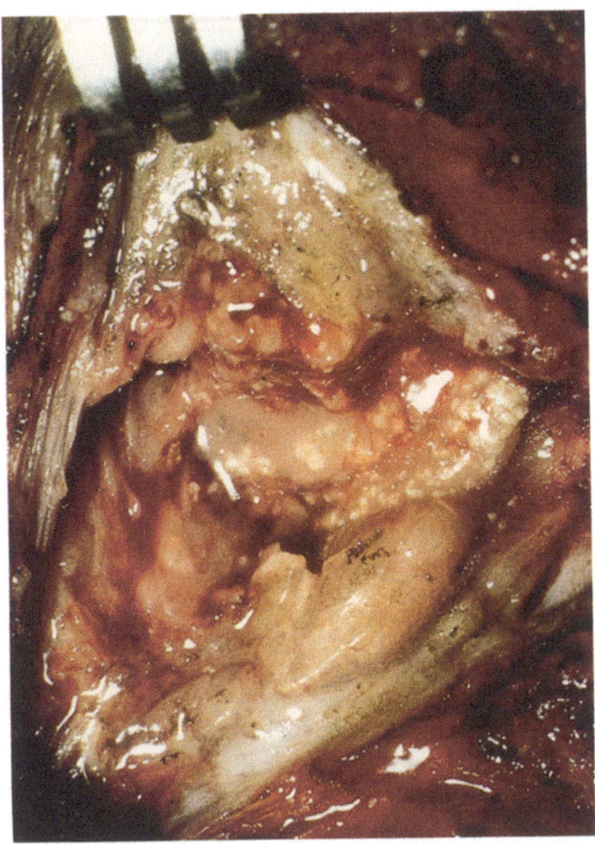

Abb. 15.11. Nach Inzision des perianalen Sinus: Entleerung von dickflüssigem Eiter mit schwefelgelben Drusen. Gleicher Fall wie Abb. 15.10

rungen, Granulationsgewebe oder Bronchialsekret. Um falschpositive Befunde zu vermeiden, ist bei der Probengewinnung stets sorgfältig darauf zu achten, dass das Untersuchungsmaterial bei der Entnahme nicht mit der artengleichen Schleimhautoberflächenflora in Kontakt kommt. Deshalb ist Sputum grundsätzlich zur Untersuchung auf Lungenaktinomykose ungeeignet. Eiter- und Gewebeproben sollten, wenn immer möglich, durch Außenpunktion oder -inzision gewonnen werden. Lungenaktinomykosen lassen sich am zuverlässigsten aus transtracheal aspiriertem Sekret oder aus transthorakalen Lungenpunktaten diagnostizieren. Um eine Oxidationsschädigung der überwiegend anaeroben Erregerflora während des Transports zu vermeiden, sollte außerdem eine möglichst große Materialprobe, die eine ausreichende eigene Reduktionskapazität gewährleistet, entnommen werden. Wenn dies nicht möglich ist, sollte unbedingt ein reduzierendes Transportmedium (z. B. Port-A-Cul) verwendet werden [19].

Das typische mikroskopische Bild von *Actinomyces israelii* zeigt Abb. 15.12. Für die Auffindung und Erkennung der Aktinomyzeten in den verschiedenen

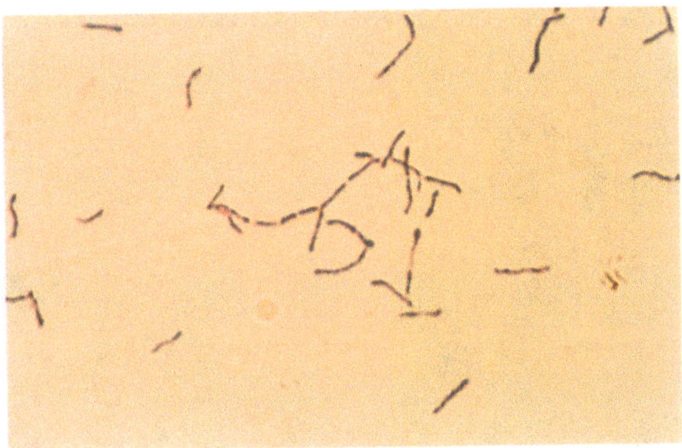

Abb. 15.12. Mikroskopisches Ausstrichpräparat von *Actinomyces israelii*. Gramfärbung

Untersuchungsmaterialien stehen sowohl mikroskopische als auch kulturelle Verfahren zur Verfügung. Die Mikroskopie allein gibt allerdings nur dann verlässliche Auskünfte, wenn sie zusammen mit der Immunfluoreszenztechnik zur Anwendung kommt. Immunfluoreszenzmethoden sind serologische Identifizierungsverfahren, die sowohl zur Erkennung und Lokalisierung von Erregern im klinischen Untersuchungsmaterial als auch zur Identifizierung oder Typisierung von Reinkulturen eingesetzt werden können. Für die Aktinomyzetendiagnostik wurden inzwischen direkte und indirekte Modifikationen dieser Technik entwickelt und mit gutem Erfolg angewandt.

Eine zweite Möglichkeit zur mikroskopischen Schnelldiagnose einer Aktinomykose ergibt sich, wenn Drusen vorhanden sind. Diese charakteristischen Gebilde sind zwar für die Krankheit pathognomonisch, ihr Fehlen schließt jedoch eine Aktinomykose keineswegs aus. Drusen bestehen aus einem Konglomerat intravital gebildeter, myzelialer Aktinomyzetenkolonien, die von den verschiedenen Begleitbakterien durchsetzt sind und von einem Leukozytenwall umschlossen werden. Obwohl sie mit bloßem Auge leicht sichtbar sind – manchmal sieht Aktinomykoseeiter wie Grießsuppe aus –, sind sie makroskopisch nicht sicher von nekrotischen Gewebsbröckeln oder Nestern anderer fädiger Mikroorganismen abzugrenzen [19]. Zuverlässiger wird die Diagnose „Druse“, wenn man verdächtige Partikel in 1 %ige Methylenblaulösung einbettet und unter leicht angedrücktem Deckglas bei schwacher Vergrößerung mikroskopiert. Dabei erkennt man deutlich die charakteristische blumenkohlartige Struktur der Körnchen (Abb. 15.13).

Endgültig abgesichert wird das Vorliegen einer Druse durch die Betrachtung eines nach Gram gefärbten Quetschpräparates bei 800–1000 facher Vergrößerung. Im positiven Falle zeigt ein solches Präparat die folgenden charakteristischen Komponenten:

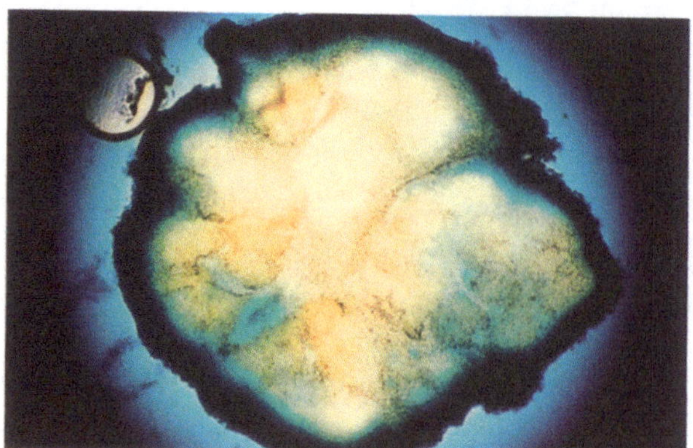

Abb. 15.13. Actinomycesdruse, mikroskopisches Präparat nach Einbettung in 1 % ige Methylenblau-Lösung

Grampositive, gewellte, verzweigte Stäbchen und Fäden, die teils einzeln, teils in Nestern gelagert sind und die das morphologische Korrelat des ursächlichen Aktinomyzeten darstellen; verschiedenartige grampositive und gramnegative, kugel- und stäbchenförmige Bakterien als Hinweis auf das Vorhandensein der Begleitflora; teils intakte, teils zerfallene neutrophile Granulozyten.

In vielen Fällen, insbesondere bei Fehlen von Drusen, ist jedoch die Anzüchtung und Identifizierung der ursächlichen Aktinomyzeten der einzige Weg, eine Aktinomykose zweifelsfrei zu diagnostizieren. Die Kultivierung der Erreger ist allerdings relativ schwierig und erfordert den Einsatz von hochwertiger Nährmedien (z. B. CC-Medium nach Heinrich und Korth oder Brain-Heart-Infusion-Agar) sowie anaerobe bis semianaerobe Kulturbedingungen. Zur Schaffung der sauerstoffarmen, kohlendioxidangereicherten Vermehrungsatmosphäre hat sich, wenigstens in Deutschland, das Fortner-Verfahren besonders bewährt, denn es erlaubt, die wachsenden Kulturen ohne Störung des anaeroben Milieus immer wieder makroskopisch und mikroskopisch (bei Verwendung durchsichtiger Nährmedien) zu begutachten. Letzteres ist deshalb von großer praktischer Bedeutung, weil die pathogenen Aktinomyzeten oft erst nach 2–3 Wochen Bebrütungszeit bei 37 °C makroskopisch erkennbare Kolonien bilden. Demgegenüber lassen sich ihre typischen „spinnenförmigen" Mikrokolonien häufig schon nach 48 h bei schwacher Vergrößerung unter dem Mikroskop erkennen (Abb. 15.14).

Die endgültige Identifizierung angezüchteter Aktinomyzeten, die zur Abgrenzung von Kontaminanten und damit zur endgültigen Sicherung der Diagnose wichtig ist, kann sowohl fluoreszenzserologisch als auch mithilfe physiologischer, biochemischer und chemotaxonomischer Verfahren erfolgen. Letzteres Vorgehen ist zwar aufwendiger und zeitfordernder

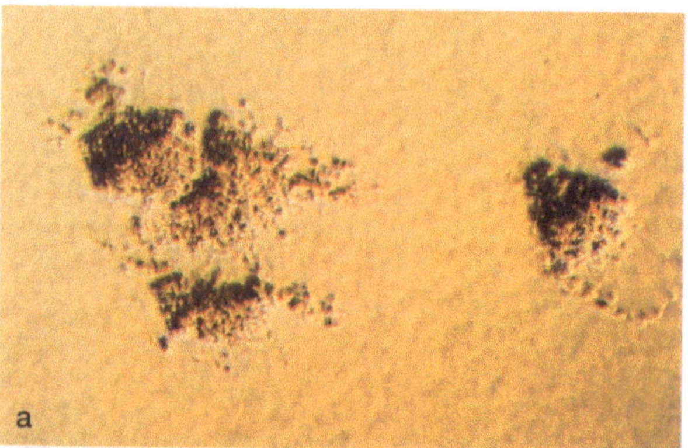

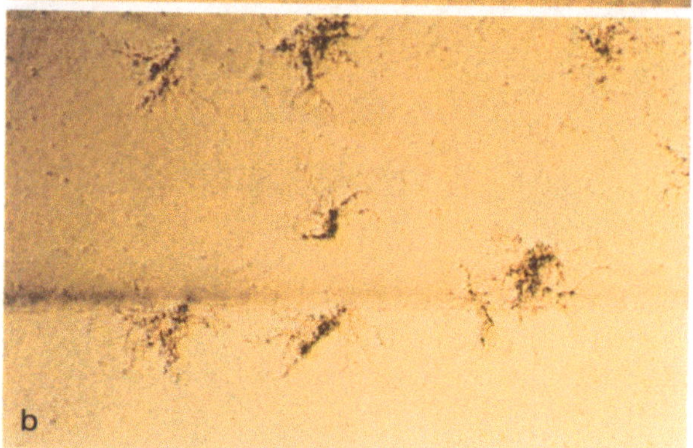

Abb. 15.14 a, b. Mikrokolonien von *Actinomyces israelii*. **a** Servovar 1, **b** Servovar 2, Bebrütung 48 h bei 36 °C auf CC-Medium

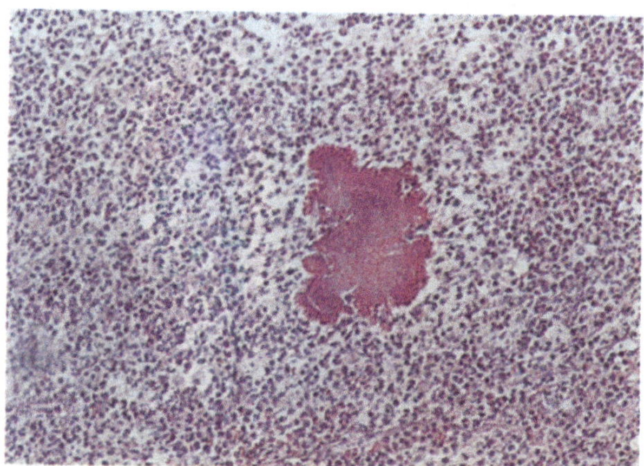

Abb. 15.15. Tumorartige Organmanifestation einer Aktinomykose, Actinomycesdruse in eitriger Einschmelzung

als die Immunfluoreszenztechnik, ergibt aber bisher noch zuverlässigere Resultate, da die Antigenstruktur der Aktinomyzeten noch nicht endgültig aufgeklärt ist.

Eine weitere Nachweismöglichkeit stellt schließlich die histologische Untersuchung dar (Abb. 15.15).

Intrakutanteste und Komplementbindungsreaktionen haben sich für die Diagnostik der Aktinomykose als völlig unbrauchbar erwiesen. Bis heute existiert kein einziges verlässliches serologisches Verfahren zur Diagnosesicherung dieser Krankheit.

DIFFERENZIALDIAGNOSE

Die Differenzialdiagnose der anorektalen Aktinomykose umfasst insbesondere folgende Krankheitsbilder:

- Tuberkulose (Abb. 15.21),
- Morbus Crohn (Abb. 14.4),
- Divertikulitis,
- Malignome (Abb. 3.15),
- Lues III (perforierende Gummata),
- Lymphogranuloma venereum (Abb. 15.36),
- Granuloma inguinale,
- Hidradenitis suppurativa (Abb. 2.22),
- unspezifischer periproktaler Abszess,
- Kryptitis,
- Sakraldermoid (Abb. 2.26),
- Amöbiasis - Balantidiose,
- sakrale Osteomyelitis,
- anale Brucellose.

THERAPIE

Neben möglichst radikalen chirurgischen Sanierungsmaßnahmen (Eröffnung von Abszessen, Ausräumung nekrotischen und hypertrophen Gewebes, Drainage usw.) besteht die heutige zur Ausheilung eine Aktinomykose führende Behandlung in einer gezielten, hoch dosierten Antibiotikamedikation. Hierbei sollte auch eine Resistenzbestimmung der Begleitflora durchgeführt und therapeutisch berücksichtigt werden [2].
Mittel der Wahl ist heute eine hoch dosierte und langfristige Therapie mit Penicillin G (z.B. Penicillin G Grünenthal) als Kurzinfusion von 4-mal tgl. 10 Mio. IE für 4–6 Wochen. Die parenterale Behandlung wird, sofern möglich, mit einer oralen Medikation von 4-mal 1 Mio. IE/Tag über mehrere Monate bis zur völligen Abheilung fortgesetzt [2, 8, 17, 21]. Bei Penicillinallergie können Tetracycline (z.B. Tetracyclin-ratiopharm) oder Erythromycin (z.B. Erythromycin-ratiopharm) 1 g/Tag, aber auch andere gegen grampositive Erreger wirksame Antibiotika, wie Imipenem (z.B. Zienam) 3- bis 4-mal tgl. 500 mg i.v., mit gutem Erfolg eingesetzt werden [8, 17].

PROGNOSE

Die Prognose war vor der Antibiotikaära sehr schlecht. 60–70% aller an einer fortgeschrittenen Aktinomykose erkrankten Patienten starben [18]. Heute sind alle früh diagnostizierten Fälle prognostisch als uneingeschränkt günstig zu bewerten. Lebensbedrohliche Komplikationen oder gar Todesfälle kommen heute bei angemessener Nutzung aller therapeutischer Möglichkeiten kaum noch vor. Um allerdings auch funktionell oder kosmetisch störende Defektheilungen zu verhüten, ist eine möglichst frühzeitige und exakte Diagnosestellung Voraussetzung.

Literatur

1. Bernardi RS (1979) Abdominal actinomycosis. Surg Gynecol Obstet 149: 257
2. Braun-Falco O, Plewig G, Wolff HH (1996) Dermatologie und Venerologie, 4. Aufl. Springer, Berlin Heidelberg New York Tokio
3. Cirillo-Hyland V, Herzberg A (1993) Cervicofacial actinomycosis resembling a ruptured cyst. J Am Acad Dermatol 29: 308
4. Domellof L (1974) Local perineal actinomycosis. Acta Paediatr Scand 63: 450
5. Heinrich S, Korth H (1967) Zur Nährbodenfrage in der Routinediagnostik der Aktinomykose: Ersatz unsicherer biologischer Substrate durch ein standardisiertes Medium. In: Heite HJ (Hrsg) Krankheiten durch Aktinomyzeten und verwandte Erreger. Springer, Berlin Heidelberg New York
6. Holmberg K (1987) Diagnostic methods for human actinomycosis. Microbiol Sci 4: 72–78
7. Kim JC, Ahn BY, Kim HC, Yu CS, Kang GH, Ha HK, Lee MG (2000) Efficiency of combined colonoscopy and computed tomography for diagnosis of colonic actinomycosis: a retrospective evaluation of eight consecutive patients. Int J Colorectal Dis 15/4: 236–242
8. Krull G, Djawari D (1996) Aktinomykose mit pulmonalem, pleuralem und abdominellem Befall. Aktuel Dermatol 22: 17–19
9. Kurz R, Amon K, Laqua D, Fischbach F, Buck J, Heinkelein J (2000) Aktinomykose des Beckens bei liegendem IUP. Z Gastroenterol 38/5: 375–379
10. Lentze F (1969) Die Aktinomykose und die Nocardiosen. In: Grumbach A, Bonin O (Hrsg) Die Infektionskrankheiten des Menschen und ihre Erreger, 2. Aufl. Thieme, Stuttgart
11. Leslie DE, Garland SM (1991) Comparison of immunofluorescence and culture for the detection of Actinomyces israelii in wearers of intra-uterine contraceptive devices. J Med Microbiol 35/4: 224–228
12. Minsker OB (1974) Actinomycosis as a complication of anatomical anomalies. Mykosen 17: 289
13. Mothes W, Wiedersberg H (1984) Aktinomykose im Kindesalter. Zentralbl Chir 109: 263–269
14. Nagler R, Peled M, Laufer D (1997) Cervicofacial actinomycosis: a diagnostic challenge. Oral Surg Oral Med Oral Pathol Oral Radiol Endod 83/6: 652–656
15. Niederau W et al. (1982) Zur Antibiotikabehandlung der menschlichen Aktinomykosen. Dtsch Med Wochenschr 34: 1279–1282
16. Okano M (1989) Primary cutaneous actinomycosis of the extremities: a report from Japan. Cutis 44: 231–233
17. Orfanos CE, Garbe C (1995) Therapie der Hautkrankheiten. Springer, Berlin Heidelberg New York Tokio

18. Poppel van HP, Christiaens MR (1981) Die anale Aktinomykose. Coloproctology 5: 322–326
19. Schaal KP (1979) Die Aktinomykose des Menschen – Diagnose und Therapie. Dtsch Ärztebl 31: 1997–2006
20. Schaal KP (1981) Actinomycoses. Rev Institut Pasteur de Lyon 1: 279–288
21. Sima J, Ströhmann G (1992) Aktinomykose auf Abwegen. Medizin aktuell 10: 19–20
22. Stein E (1984) Aktinomykosen. Allgemeinmed 8: 351–356
23. Stein E, Schaal KP (1984) Die Aktinomykosen – Das Krankheitsbild aus heutiger Sicht. Zentralbl Haut- und Geschlechtskrankh 3: 183–187
24. Sugano S, Matuda T, Suzuki T et al. (1997) Hepatic actinomycosis: case report and review of the literature in Japan. J Gastroenterol 32/5: 672–676
25. Weber G, Galli K (1983) Tumorartige Organmanifestationen einer Aktinomykose. Hautarzt 34: 92–95
26. Weese WC (1975) A study of 57 cases of Actinomycosis over a 36 year period. Arch Intern Med 135: 1562

15.6 Tuberkulose

Die Erkrankungshäufigkeit an Tuberkulose hatte seit Einführung der Tuberkulostatika und dank verbesserter Prophylaxe abgenommen. Diese *meldepflichtige* Infektionskrankheit spielte deshalb bei differenzialdiagnostischen Überlegungen eine immer, geringere Rolle, bis wir in jüngster Zeit im Zusammenhang mit den opportunistischen Infektionen bei Aids (S. 467 ff.) und anderen schweren Immundefekten auch wieder vermehrt mit der Tuberkulose und anderen Mykobakteriosen konfrontiert wurden. Das Auftreten multipler Resistenzen bei Erkrankten gegen Tuberkulostatika und die sozioökonomischen Verhältnisse, nicht zuletzt in den Ländern der Dritten Welt, sind hierfür mit verantwortlich. Auch heute ist die Tuberkulose als weltweit verbreitete Infektionskrankheit, bei erneut zunehmender Morbidität, von nicht zu unterschätzender Bedeutung [2, 6, 24, 25, 30]. An Darmtuberkulose, die bisher häufig erst in weit fortgeschrittenem Stadium entdeckt wird, sollte wieder verstärkt gedacht werden.

Der typische menschliche Tuberkuloseerreger ist *Mycobacterium tuberculosis*, ein säurefestes, stäbchenförmiges, unbewegliches, weder Sporen noch Schleimkapseln bildendes Bakterium. Ein weiterer klassischer Tuberkuloseerreger ist *Mycobacterium bovis*, der Erreger der Rindertuberkulose, der auch relativ leicht auf den Menschen übertragbar ist. Darüber hinaus gewinnen weitere Mycobacterium-Spezies (sog. atypische Mykobakterien, wie z. B. *M. avium-intracellulare* [MAI], *M. kansasii, M. fortuitum* u. a.) zunehmende Bedeutung als opportunistische menschliche Krankheitserreger (Mykobakteriosen). In Asien, Afrika und Mittel- und Südamerika stellt schließlich noch der Aussatz *(M. leprae)* mit geschätzten 12 Millionen Kranken ein großes medizinisches und soziales Problem dar.

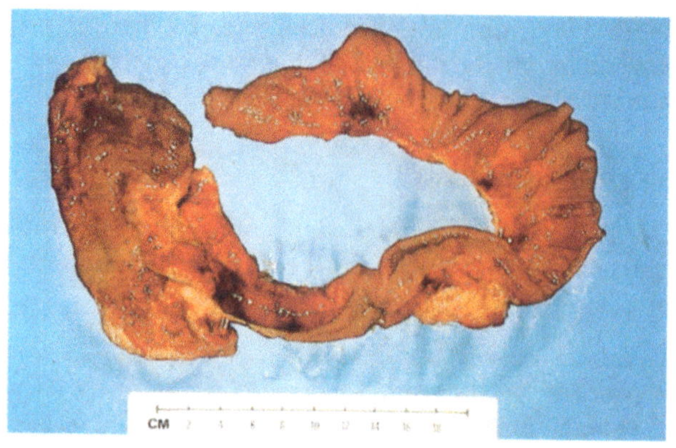

Abb. 15.16. Resektionspräparat einer ileozökalen Tuberkulose: Striktur im Bereich des terminalen Ileums

Bei Vorliegen einer intestinalen Tuberkulose findet sich als Erreger in der Mehrzahl der Fälle das heute relativ selten gewordene *Mycobacterium bovis.*

ÄTIOLOGIE UND EPIDEMIOLOGIE

Trotz verbesserter Hygiene- und Therapiemöglichkeiten kommt der intestinalen Tuberkulose weltweit gesehen noch immer Bedeutung zu. Dies gilt insbesondere für die Slums der Großstädte in Afrika und Indien sowie im Nahen und Fernen Osten [7].

Die *Infektion* erfolgt meist durch Verschlucken tuberkulösen Sputums bei Bestehen einer aktiven Lungen-Tbc oder durch Trinken kontaminierter Milch tuberkulöser Kühe. Letztere Möglichkeit ist jedoch bei uns infolge moderner Milchverarbeitung und Tierüberwachung heute nahezu ausgeschlossen.

Als weitere Ausbreitungsmöglichkeit kommt die ebenfalls seltene hämatogene Dissemination in Betracht, wobei es zu miliaren Läsionen gleichzeitig auch in anderen Organen kommt.

Schließlich kann eine direkte Inokulation von Mykobakterien durch Mangel an Körperhygiene (Autoinokulation) oder durch Analverkehr zu tuberkulösen Anorektalläsionen führen.

KLINIK

Klinisch lässt sich eine exsudativ-ulzeröse, eine produktiv-hypertrophische und eine gemischt ulzerierend-hypertrophe Erscheinungsform unterscheiden. Heute weiß man allerdings, dass es sich bei diesen Formen nur um verschiedene Stadien derselben Erkrankung handelt [11, 17, 24].

Grundsätzlich kann jeder Abschnitt des Dick- und Dünndarmes befallen werden. Unabhängig davon, ob es sich um eine primär oder sekundär entstandene intestinale Tuberkulose handelt, treten 85% der Läsionen im Ileozökalbereich auf [14] (Abb. 15.16). In der Reihenfolge der Häufigkeit findet sich die Infektion auch im Ileum, Kolon, Jejunum, Appendix, Rektum, Magen und im Bereich der Flexura lienalis [1, 15, 18, 20, 31].

Bei der am häufigsten vorkommenden *exsudativ-ulzerösen* Form, die durch Ausbildung von torpiden und schmerzlosen Geschwüren und Fisteln gekennzeichnet ist, steht die Absonderung von dickrahmigem Eiter und ggf. Blut im Vordergrund, was wiederum sekundär nicht selten zum Beschwerdebild eines toxischen Perianalekzems führt [2, 5, 16, 26]. Patienten mit analer Tuberkulose können chronische komplizierte Abszesse oder Fisteln entwickeln [22].

Demgegenüber kommt es bei der *produktiv-hypertrophischen* Form zunehmend zu Stenosesymptomen, wobei die Abgrenzung zu einem Darmkarzinom naturgemäß schwierig ist. Hinzu kommt eine auffällige Koinzidenz zwischen Tuberkulose des Dickdarms und Karzinomen. In derartigen Fällen entwickelt sich im Verlaufe des Prozesses ein tuberkulöser, i.d.R. durch die Bauchdecken tastbarer, meist sehr druckschmerzhafter Tumor mit höckeriger Oberfläche, vorwiegend im rechten unteren Quadranten [7]. Bei Fortschreiten des Prozesses und Übergreifen auf das Bauchfell kann es schließlich zur Ausbildung eines Aszites kommen.

Die *Symptomatologie* der Dickdarmtuberkulose ist weitgehend uncharakteristisch.

Im Vordergrund der oft lange Zeit verhältnismäßig geringen klinischen Erscheinungen stehen mehr oder weniger ausgeprägte Dauerschmerzen, meist im Ileozökalbereich, gehäufte, gelegentlich blutig-eitrige Durchfälle im Wechsel mit Obstipation, Meteorismus, anfangs geringe, später leicht erhöhte Temperatur, Nachtschweiß und Gewichtsverlust.

Hauttuberkulose kommt in verschiedenen Formen vor:

- Die primäre Inokkulationstuberkulose kann nach analem Geschlechtsverkehr auftreten. In Abhängigkeit vom Immunstatus kann es lokalisiert zum Auftreten von Ulzera oder Abszessen oder direkt zur Entwicklung einer disseminierten Erkrankung kommen.
- Tuberculosis cutis miliaris disseminata entsteht nach Reaktivierung einer Primärtuberkulose durch hämatogene Aussaat von *Mycobacterium tuberculosis*.
- Tuberculosis cutis orificialis stellt die direkte Infektion der perioralen oder peranalen Haut dar als Folge einer generalisierten Lungen- oder Darmtuberkulose. Außerdem kommt es im Rahmen einer Urogenitaltuberkulose zu periurethralen Läsionen. Diese bestehen meist aus kleinen Papeln, die sich schnell in große schmerzhafte Ulzera umwandeln (Abb. 15.17, 15.18).
- Lupus vulgaris ist die häufigste Form der Hauttuberkulose in der westlichen Welt, aber insgesamt sehr selten. Diese Patienten haben eine intakte Immunabwehr gegen *Mycobacterium tuberculosis* und zeigen eine aggressive Immunantwort mit Destruktion. Meistens besteht gleichzeitig eine aktive Tuberkulose an anderer Stelle; die Erreger erreichen die Haut entweder durch hämatogene Aussaat oder durch Inokulation. Typische Lokalisationen sind die Akren, wie Nase, Wangen, Ohrhelices, Streckseiten der Extremitäten, Mammae und Glutäen (Abb. 15.19, 15.20).

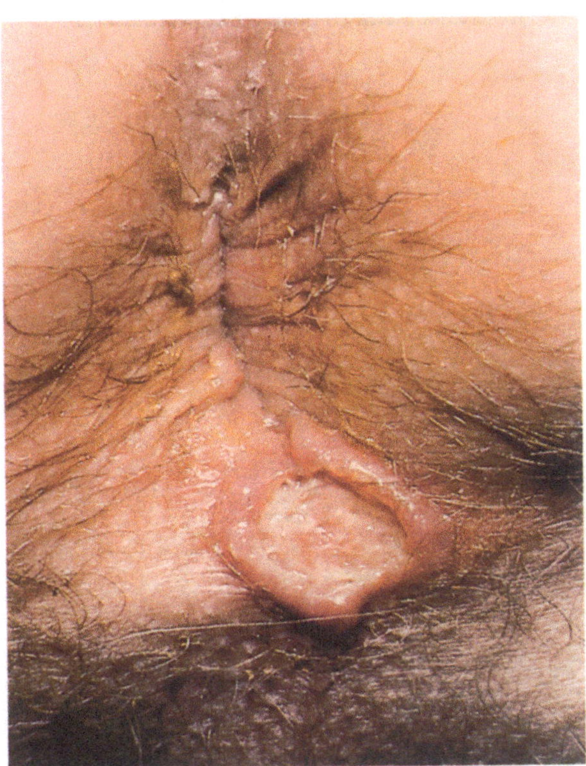

Abb. 15.17. Tuberculosis cutis orificalis. Seit 2 Monaten schmerzhafter Knoten perianal, der unter Bildung eines derben Randwalles ulzerierte. Wechsel von Diarrhön und Obstipation. Gewichtsverlust, unproduktiver Husten. Röntgenthorax: interstitielle Zeichnungsvermehrung und fein- bis mittelfleckige Infiltrate i.S. einer produktiven Lungentuberkulose. Im Sputum Nachweis von säurefesten Stäbchen. Rasche Abheilung des perianalen Befundes unter tuberkulostatischer Therapie in einer Lungenfachklinik

Die Primäreffluoreszenz ist der Lupusknoten, eine 3–4 mm große Papel, die sich in der Diaskopie (unter Glasspateldruck) apfelgeleefarben

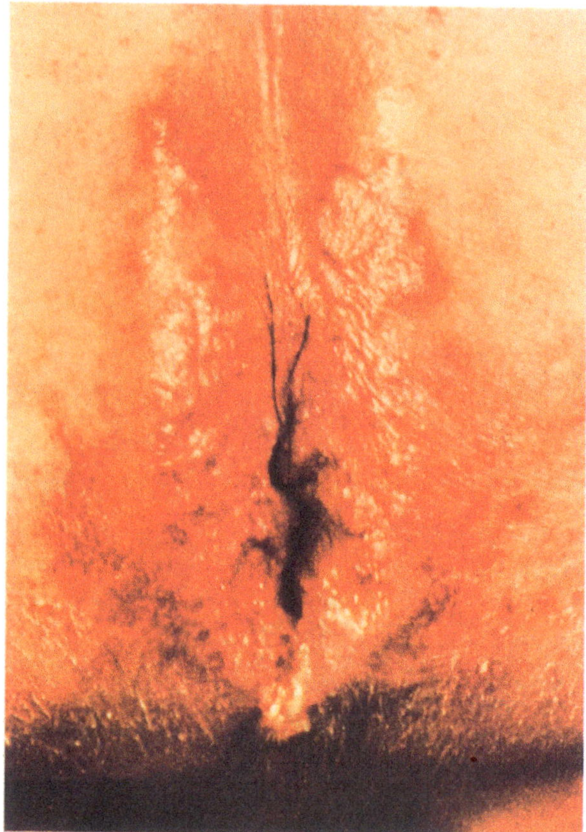

Abb. 15.18. Tuberculosis cutis orificialis

zeigt. Die Läsion neigt dazu, langsam größer und verrukös zu werden und oftmals dazu zu führen, das darunter gelegene Gewebe wie zum Beispiel den Ohr- und Nasenknorpel zu zerstören. Eine Abheilung erfolgt unter Narbenbildung, wobei diese Narben ein erhöhtes Risiko für die Entwicklung eines spinozellulären Karzinoms aufweisen.

- Tuberculosis cutis colliquativa bzw. Scrofuloderm ist eine subkutane dem Lupus vulgaris ähnliche Form. Die Erkrankung bricht von einer tieferliegenden Infektion der Haut durch, was zu drainierenden Sinus und zur Abszessbildung führt. In der Anogenitalregion, wo diese Form der Erkrankung häufig vorkommt, wird sie auch als Tuberculosis subcutanea fistulosa bezeichnet (Abb. 15.21). Früher wurde mit Scrofuloderm eine Infektion mit *Mycobacterium bovis* der zervikalen Lymphknoten mit Durchbrechen der Haut am Hals assoziiert. Heute sieht man fast nur noch die seltene perianale Form.
- Tuberculosis cutis verrucosa tritt auf, wenn eine Person mit intaktem Immunsystem mit Mycobacterium bovis über eine Reinokulation reexponiert wird. Es kommt zu einer deutlich erhabenen granulomatösen Immunantwort. Hierbei entsteht eine schnelle Weiterentwicklung aus der initialen

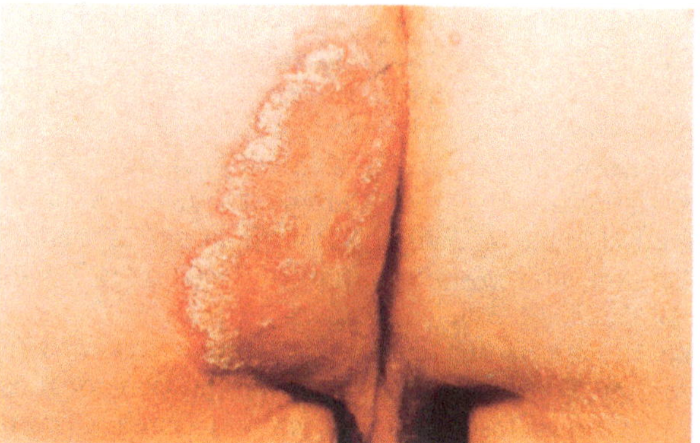

Abb. 15.19. Lupus vulgaris. Mycobacterium tuberculosis, Abheilung unter Neoteben

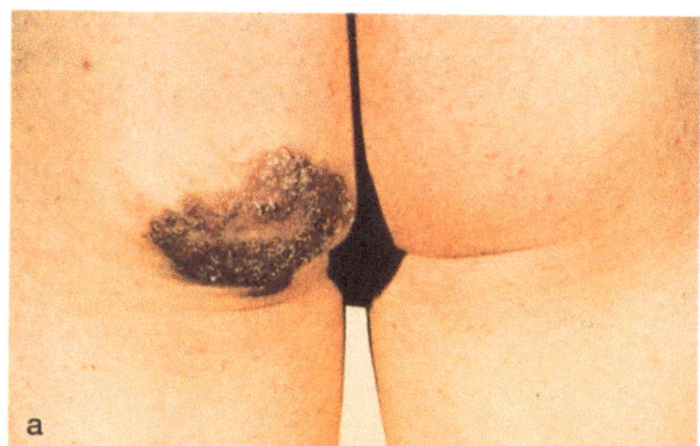

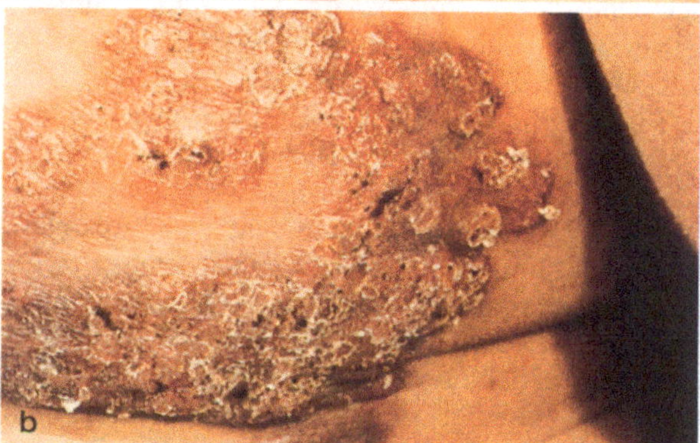

Abb. 15.20. a Lupus vulgaris im Perianalbereich. **b** Stärkere Vergrößerung aus **a**

Papel, die verrukös wird und sich rasch nach peripher ausbreitet (Abb. 15.22).

DIAGNOSE

Die Diagnosestellung einer isolierten Darmtuberkulose kann schwierig sein.
Verdächtig sind therapieresistente Darmbeschwerden mit spezifischer Lungenanamnese oder gleichzeitiger pulmonaler Symptomatik, langdauernde abdominale Beschwerden mit Gewichtsverlust auch

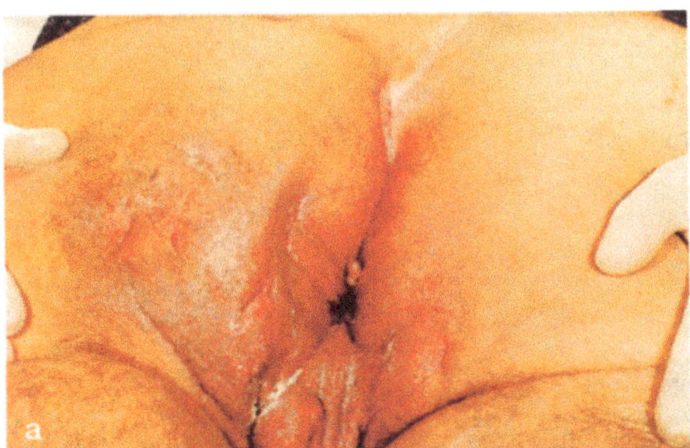

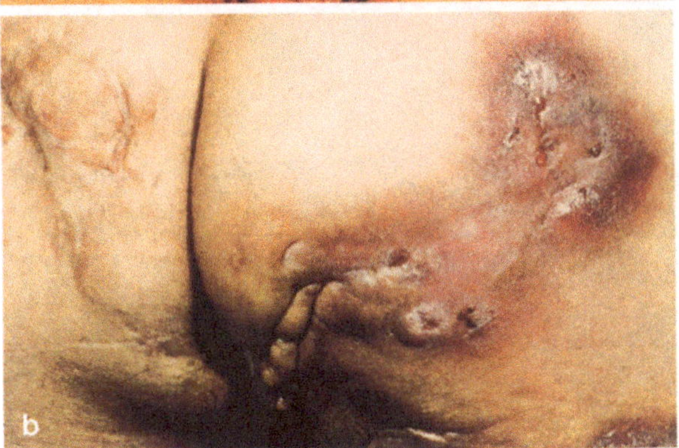

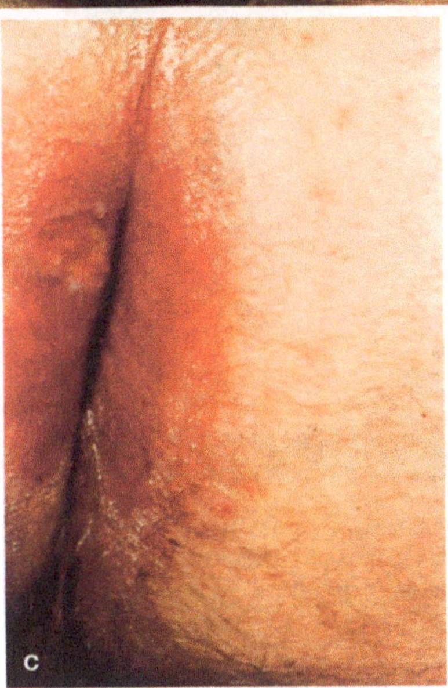

Abb. 15.21 a–c. Tuberculosis cutis colliquativa, Erregernachweis, Abheilung unter Chemotherapie

ohne Durchfall oder Fieber, endoskopische oder histologische Befunde, die für das Vorliegen eines Kolonkarzinoms, insbesondere aber eines Morbus Crohn nicht ganz typisch sind, oder auch ein rasches Rezidiv von chirurgisch einwandfrei behandelten Fisteln.

Das zur Abklärung einer fraglichen Darmtuberkulose in Betracht kommende Diagnostikprogramm umfasst folgende Schritte:

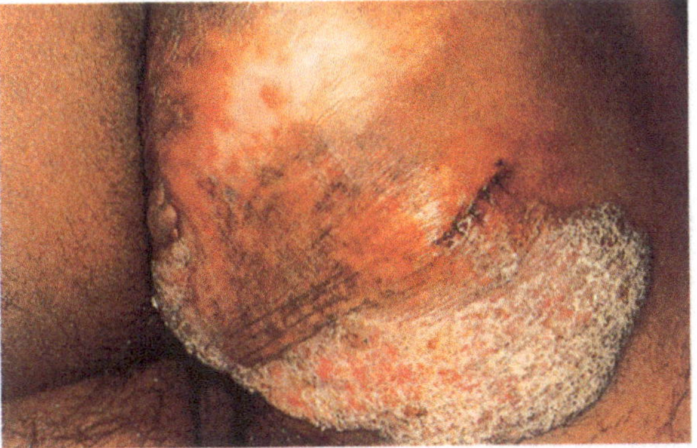

Abb. 15.22. Tuberculosis cutis verrucosa [8]. Scharf begrenztes, infiltriertes, grau-rötliches Hautareal von granulomatösem Charakter mit festhaftender weißlicher Schuppung und zahlreichen Rhagaden, kranial eine ca. handtellergroße, de- und hyperpigmentierte atrophische Narbenplatte

- Vergleich aller bereits vorliegenden Thorax-Röntgenbilder usw.;
- Tuberkulin-Teste (Tuberkulinschwellentest, Intrakutantest nach Mendel-Mantoux, Tine-Test: Nadel-Stempel) [18];
- Stuhl- (ggf. Sputum-, Magen- und Urin-) Untersuchung auf Mykobakterien und Blut;
- Blutbild;
- Endoskopie mit Gewinnung von Biopsiematerial zur histologischen Untersuchung;
- histologischer und kultureller Erregernachweis.

Die einzigen sicheren Nachweismethoden einer Darmtuberkulose stellen der kulturelle Erregernachweis aus den Absonderungen und der – allerdings nicht immer mögliche – histologische Nachweis des Erregers in endoskopisch oder durch Laparotomie gewonnenem bioptischem Material dar. Die säurefesten Stäbchen stellen sich rot in der Ziehl-Neelsen-Färbung dar oder lassen sich mit der Fluorochromfärbung nachweisen. Mit diesen Nachweismethoden wird eine Spezifität von über 95% erreicht, allerdings bei sehr eingeschränkter Sensitivität. Insbesondere bei der paucibazillären Form, bei der der Erregernachweise mittels Färbung oft nicht gelingt, ist die Histologie mit verkäsenden Epitheloidzellgranulomen hinweisend, allerdings auch nicht pathognomonisch.

Als Goldstandard dient nach wie vor der kulturelle Nachweis des Tbc-Erregers (Löwenstein-Jensen-Medium, Tarshis-Medium, modifiziert nach Kielwein, Middlebrook 7 H 10 Agar mit OADC-Anreicherungslösung o. a.). Beim kulturellen Erregernachweis liegt die untere Nachweisgrenze im günstigsten Fall bei 30 Bakterien/ml. Es ist hierbei möglich, die verschiedenen Mycobacterium-Spezies si-

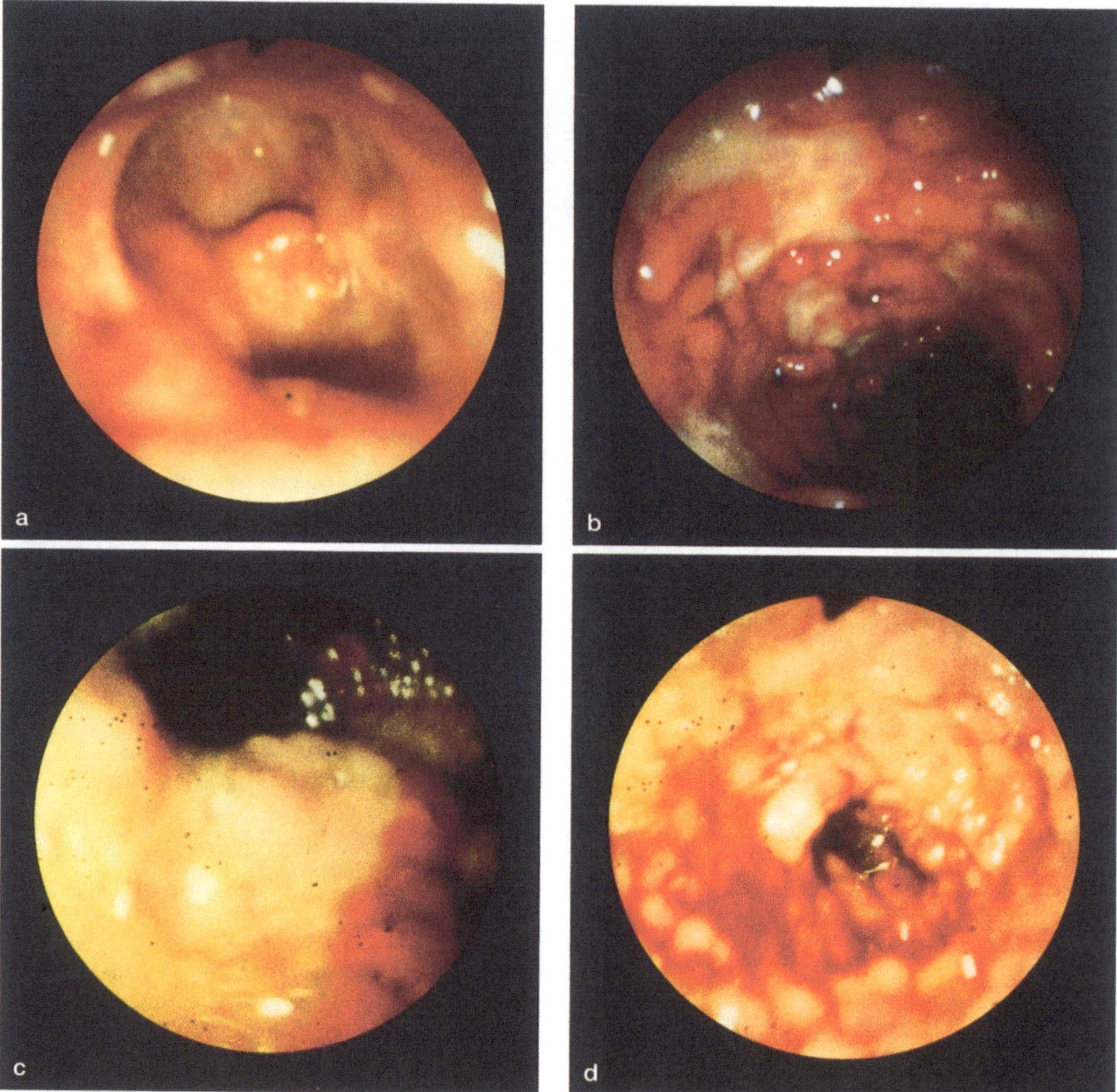

Abb. 15.23. **a** Produktiv-hypertrophische Tuberkulose im Zoecum-Bereich. Polypöse, noduläre Schleimhautveränderungen infolge chronisch entzündlicher Vorgänge. **b** Ulzerierend-hypertrophe Tuberkulose im Zoecum. Unregelmäßige, flache Ulzera in einer hyperämischen, polypoidartig veränderten Mukosa. **c** Die Koloskopie zeigt ein ulzerös polypoid verändertes Areal. **d** Ausgedehnte noduläre Veränderungen

cher zu unterscheiden sowie Resistenzbestimmungen durchzuführen. Aufgrund des langsamen Wachstums der Tb-Bakterien darf eine konventionelle Kultur erst nach 8 Wochen als negativ abgeschlossen werden. Die Ablesung der beimpften Nährböden erfolgt erstmals nach 5–7 Tagen zur Erfassung der schnellwachsenden „atypischen" Mykobakterien, dann in wöchentlichen Intervallen. Ein positiver Befund liegt nur selten vor dem Ende der 2. Woche nach Beimpfung der Kulturmedien vor, es sei denn, moderne Anreicherungskulturen mit radiometrischer Auswertung oder die Polymerase-Kettenreaktion (PCR), ein direkter Nachweis der genetischen Informationen von Mykobakterien, kommen zur Anwendung [3, 4, 13]. Diese hilfreiche diagnostische Methode bietet einen Nachweis bereits innerhalb von 24–48 h und eine hohe Sensitivität (sogar bei mikroskopisch negativen Proben von weit über 50 %).

Als neueres Schnellverfahren hat sich das sog. BACTEC-Verfahren etabliert. Hierbei wird ausgenutzt, dass die Mykobakterien das Isotop ^{14}C aus radioaktiv markierter Palmitinsäure freisetzen, was sich radiometrisch messen lässt.

Der Tuberkulosetierversuch an Meerschweinchen wird heute nur mehr in den Fällen zusätzlich zur Kultur angewandt, wenn es sich um Untersuchungsmaterial handelt, das nicht mehr oder nur unter großem Aufwand bzw. Risiko für den Patienten wiedergewonnen werden könnte, wenn das Untersuchungsgut erfahrungsgemäß sehr keimarm ist und wenn das klinische Bild trotz negativer Kulturergebnisse für eine Tuberkulose spricht.

Wie das Vorliegen einer Lungentuberkulose oder ein positiver Tuberkulintest, so gibt auch der Nachweis von Tuberkelbazillen im Stuhl zwar wichtige Hinweise, jedoch keine spezifischen Beweise für das Vorliegen einer Darmtuberkulose, da Mykobakterien beispielsweise auch aus der Lunge stammen können und als Ursache von Blutspuren im Stuhl bekanntlich eine ganze Reihe weiterer Darmkrankheiten in Betracht kommen.

Eine weitere, ebenfalls jedoch unspezifische Diagnostikhilfe stellt das Blutbild dar. Es ist bei Vorliegen einer Darmtuberkulose gekennzeichnet durch eine Leukozytose mit hochgradig toxischer Granulierung der Segmentkernigen und Linksverschiebung, wie dies bei ausgeprägten kavernösen Lungenprozessen mit Mischinfektionen zu beobachten ist.

Auch die Röntgenuntersuchung bietet bei Vorliegen einer Ileozökaltuberkulose charakteristische, jedoch nicht beweisende Veränderungen: Das stenosierte Segment ist oft abnorm kurz. Das betroffene Zökum erscheint stark deformiert und wird nicht gefüllt („Stierlin-Symptom"). Weiterhin typisch, jedoch nicht obligatorisch sind im Röntgenbild die vernarbten und entfärbten Areale.

Bei der endoskopischen Untersuchung (Abb. 15.23) finden sich bei der ileozökalen Tuberkulose makroskopisch ggf. völlig identische Befunde, wie sie bei Vorliegen eines Morbus Crohn zu erwarten sind: Verschieden große, runde oder ovale Ulzera mit z.T. unterminierten, unregelmäßig verdickten und geröteten Rändern. In chronisch hyperplastischen Fällen ist die Wand des meist mehr oder weniger eingeengten Kolons im betroffenen Segment verdickt, starr und zeigt in der Submukosa Fibrose und Verkäsung. Die Verkäsung ist bei intestinalen Läsionen nicht immer vorhanden, kann jedoch in den mesenterialen Lymphknoten zu finden sein. Daher ist eine sorgfältige Untersuchung der Lymphknoten von Bedeutung [7].

Auch histologisch sind die Veränderungen, wenn überhaupt, so oft nur schwer von denen eines Morbus Crohn zu differenzieren [14, 19]. In beiden Fällen finden sich epitheloidzellige Granulome mit Langhans-Riesenzellen, die bei der Tuberkulose mit einer im Zentrum gelegenen käsigen Nekrose einhergehen (Abb. 15.24).

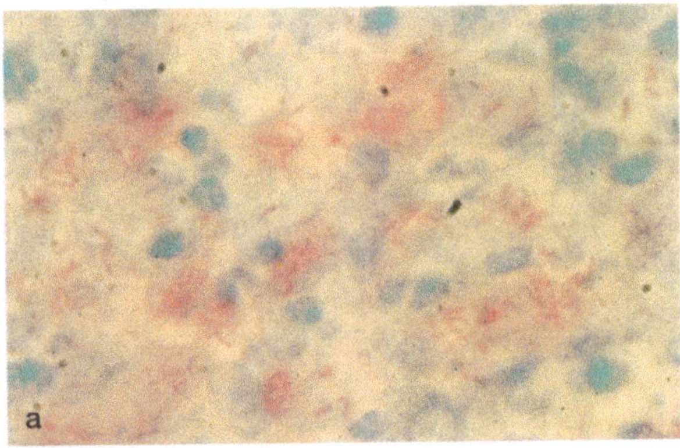

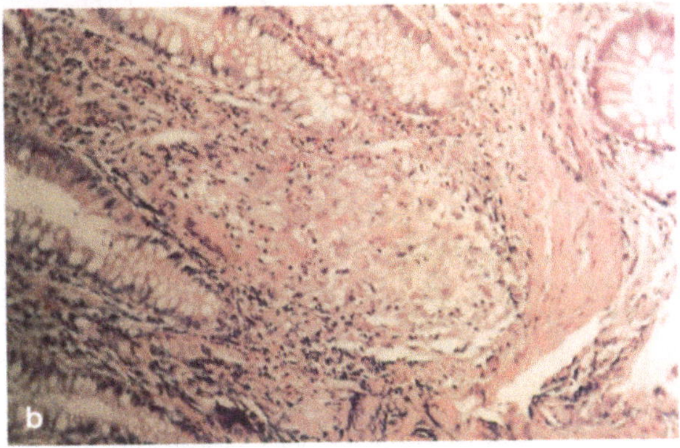

Abb. 15.24 a, b. Ileozökaltuberkulose. **a** Zahlreiche, säurefeste Tuberkelbakterien, nachgewiesen durch die Ziehl-Neelsen-Färbung. **b** Epitheloidzelliges, zentral kaum verkäsendes Granulom unter Einschluss Langhansscher Riesenzellen. HE-Färbung

Die histologische Diagnose einer Darmtuberkulose kann außerordentlich schwierig sein, wenn die Patienten präoperativ tuberkulostatisch behandelt wurden, da dann häufig die Kulturen negativ sind und weder im Darmgewebe noch in den mesenterialen Lymphknoten Verkäsungen zu finden sind [23].

DIFFERENZIALDIAGNOSE

Die Differenzialdiagnose der Darmtuberkulose umfasst insbesondere Morbus Crohn, Colitis ulcerosa, Karzinom, Aktinomykose, Yersiniose und Appendizitis.

Bei Befall des Anal- und/oder Perianalbereiches ist neben analen Komplikationen eines Morbus Crohn (Abb. 14.4) und einem Karzinom (Abb. 3.15) vorwiegend an Amöbiasis, Fremdkörpergranulome, Lymphogranuloma venereum (Abb. 3.17, 15.36), Morbus Behçet (Abb. 2.82), Keratoakanthom, Morbus Bowen (Abb. 2.46), bowenoide Papulose (Abb. 2.44), Morbus Paget (Abb. 2.84), Basaliom (Abb. 3.13), Langerhanszell-Histiozytose (Abb. 2.85) sowie Lues I (Abb. 15.27 c) und II (Abb. 15.28) zu denken.

Tabelle 15.1. Basistherapeutika der Tuberkulosetherapie [3, 24, 30]

Medikament	Einzeltagesdosis pro kg KG	Tageshöchstdosis	Mögliche Nebenwirkungen betrefffen
1. Rifampicin (RMP)	10 mg	max. 750 mg	Leberfunktion, Magen, selten: Immunsystem
2. Isoniazid (INH)	5(–7) mg	max. 500 mg	Leberfunktion, ZNS, Haut, Blut
3. Pyrazinamid (PZA)	30–35 mg	max. 2500 mg	Harnsäureausscheidung, Leberfunktion, Magen
4. Streptomycin (SM)	15 mg	max. 1000 mg	N. acusticus, Nierenfunktion
5. Ethambutol (EMB)	20–25 mg	max. 2000 mg	N. opticus

THERAPIE

Vor Einleitung der Chemotherapie ist in jedem Fall der Erregernachweis mit Testung auf mögliche Resistenzeigenschaften anzustreben [4, 30]. Die Behandlung einer Darm- ebenso wie die einer Hauttuberkulose entspricht der heute üblichen Chemotherapie der Tuberkulose. Sie besteht, um eine Resistenzentwicklung der Bakterien zu vermeiden, aus der mindestens Drei- besser jedoch Vierfachtherapie mit den verschiedenen in Tabelle 15.1 aufgeführten Tuberkulostatika über einen Zeitraum von 6–12 Monaten [3, 4, 24, 28, 30].
Eine für die initiale Behandlung empfohlene „Viererkombination", besteht z. B. in der täglichen Gabe von INH (z. B. Isozid 5–7 mg/kg KG/Tag), Rifampicin (z. B. Rimactan 10 mg/kg KG/Tag), Pyrazinamid (z. B. Pyrafat 30 mg/kg KG/Tag), Ethambutol (z. B. Myambutol 25 mg/kg KG/Tag) oder Streptomycin (z. B. Streptomycin-Hefa 15 mg/kg KG/Tag) während der ersten 2 Monate.
Nach eingetretener Besserung des Krankheitsbildes kann, allerdings unter fortlaufender Kontrolle des Resistenzverhaltens der Erreger, in eine „Zweierkombination" übergegangen werden. Empfohlen wird INH und Rifampicin mind. 4 weitere Monate, ggf. auch länger jeweils täglich [3, 4, 30].
Gemäß den derzeitigen Empfehlungen wird zu einer BCG-Impfung nicht mehr geraten [32].

Literatur

1. Al Karawi MA, Mohamed AE, Yasawy MI et al. (1995) Protean manifestation of gastrointestinal tuberculosis: Report on 130 patients. J Clin Gastroenterol 20: 225–232
2. Bettloch I, Banuls J, Sevila A, Morell A, Botella R, Roman P (1994) Perianal tuberculosis. Int J Dermatol 33/4: 270–271
3. Braun-Falco O, Plewig G, Wolff HH (1996) Dermatologie und Venerologie, 4. Aufl. Springer, Berlin Heidelberg New York Tokio
4. Brede HD (1994) Tuberkulose in Europa 1974 bis 1993: Tb wieder in Differentialdiagnose einbeziehen. Therapiewoche 44(1): 16–22
5. Candela F, Serrano P, Arriero JM, Terruel A, Reyes D, Calpena R (1999) Perianal disease of tuberculosis origin: report of a case and review of the literature. Dis Colon Rectum 42/1: 110–112
6. Clade H (1998) Tuberkulose/Epidemiologie – Keine Entwarnung. Dt Ärzteblatt 95: B116–117
7. Daccach AE (1984) Die ileozökale Tuberkulose. Coloproctology 6: 349–352
8. Detmar U (1988) Tuberculosis cutis verrucosa. Aktuel Dermatol 14: 186–187
9. Deutsches Zentralkomitee zur Bekämpfung der Tuberkulose (DZK) (2001) Richtlinien zur medikamentösen Behandlung der Tuberkulose im Erwachsenen- und Kindesalter. Pneumologie 55: 494–511
10. Enders M, Zuber MA, Venzke T, Köhler M, Zeitz M, Duchmann R (2001) Abdominale Tuberkulose. Dtsch med Wschr 126: 360–363
11. Fätkenheuer G, Diehl V, Schrappe M (1995) Klinik und Therapie der ubiquitären Mykobakteriosen. Internist 36: 987–994
12. Ferentzi CV, Sieck JO, Ali MA (1988) Colonoscopic diagnosis and medical treatment of ten patients with colonic tuberculosis. Endoscopy 20: 62–65
13. Ferlinz R (1996) Tuberkulindiagnostik. Dt Ärztebl 93: A1199–1201
14. Furtmüller F, Haidinger D (1991) Ileozäkaltuberkulose. Ein seltenes Krankheitsbild. Z Gastroenterol 29: 609–612
15. Homan WP, Graafe WR, Dineen P (1977) A 44 year experience with tuberculosis enterocolitis. World J Surg 1: 245–250
16. Honig E, Meijden WI van der, Groenix Zoelen EC, De Waard-van der Spek FB (2000) Perianal ulceration: a rare manifestation of tuberculosis. Br J Dermatol 142/1: 186–187
17. Horsburgh CR Jr, Nelson AM (1995) Mycobacterial disease of the gastrointestinal tract. In: Blaser MJ et al. (eds) Infections of the gastrointestinal tract. Raven, New York, pp 937–955
18. Huchzermeyer H, Lipper H (2000) Infektionsmedizin in Gastroenterologie und Viszeralchirurgie. Schattauer, Stuttgart
19. Jayanthi V, Robinson RJ, Malathi S et al. (1996) Does Crohn's disease need differentiation from tuberculosis? J Gastroenterol Hepatol 11/2: 183–186
20. Kim KM, Lee A, Choi KY et al. (1998) Intestinal tuberculosis: Clinicopathologic analysis and diagnosis by endoscopic biopsie. Am J Gastroenterol 93: 606–609
21. Koo J et al. (1982) The value of colonoscopy in the diagnosis of ileocaecal tuberculosis. Endoscopy 14: 48–50

22. Kraemer M, Gill SS, Seow-Choen F (2000) Tuberculous anal sepsis : report of clinical features in 20 cases. Dis Colon Rectum 43/11: 1589–1591
23. Musch E, Tünnerhoff-Mücke A (1995) Tuberkulöse Analfistel bei erworbenem Immundefektsyndrom. Z Gastroenterol 33: 440–444
24. Orfanos CE, Garbe C (1995) Therapie der Hautkrankheiten. Springer, Berlin Heidelberg New York Tokio
25. Rom WN, Garay S (1996) Tuberculosis. Little, Brown &Co, Boston New York Toronto London
26. Sarela AI, Supe AN (1996) Tuberculous perianal ulcers. J R Soc Med 89/10: 584
27. Schmidt S, Wiesner B (1994) Die Resistenzentwicklung bei Mykobakterien in einem 12-Jahres-Zeitraum (1982–1993). Pneumologie 48: 673–674
28. Schneider T, Zeitz M, (2000) Behandlung gastrointestinaler Infektionen. Internist 41: 1302–1317
29. Schulze MH, Ruf BR (2000) Tuberkulose – ein Problem für den Gastroenterologen? In: Huchzermeyer H, Lippert H (Hrsg) Infektionsmedizin in Gastroenterologie und Viszeralchirurgie. Schattauer, Stuttgart
30. Schütt-Gerowitt H (1995) Situation der Tuberkulose 1995. Fortschr Med 113/9: 115–119
31. Singh V, Kumar P, Kamal J et al. (1996) Clinicocolonoscopic profile of colonic tuberculosis. Am J Gastroenterol 91: 565–568
32. STIKO (1998) Impfempfehlungen der ständigen Impfkommission (STIKO) am Robert-Koch-Institut. Stand: März 1998. Epidemiol Bull 15: 101–112

15.7 Gonorrhö

Die Gonorrhö, auch bekannt unter dem *Synonym* Tripper, stellt eine weltweit häufig auftretende Geschlechtskrankheit dar. Mit Einführung des neuen Infektionsschutzgesetzes ab 1. Januar 2001 entfällt die Meldepflicht für Gonorrhö [1].
Während in den industrialisierten Ländern seit Jahren eine Stagnation bei Infektionen von Geschlechtskrankheiten wie Gonorrhö, Lues, Ulcus molle, Lymphogranuloma venereum, Granuloma inguinale u.a. festzustellen ist, kommt es – wie eine Erhebung der WHO (Tabelle 15.2) zeigt – weltweit zu einem massiven Anstieg der *„sexually transmitted diseases"* (STD) [21].
Immer häufiger finden sich Erscheinungen sexuell übertragener Krankheiten an ungewöhnlichen Stellen. Beachtung erfordert hierbei insbesondere die *gonorrhoische Proktitis*, wobei auffällt, dass diese Manifestation bei beiden Geschlechtern etwa gleich häufig auftritt, allerdings mit der Besonderheit, dass es sich bei Männern fast ausschließlich um Homosexuelle handelt. Besonders bei homosexuellen Männern kommt es verhältnismäßig häufig zum gleichzeitigen Vorliegen von Infektionen durch verschiedene Erreger wie *Chlamydia trachomatis, Herpes-simplex-Virus, Giardien, Campylobacter* und *Shigellen* („gay-bowel-syndrome", S. 472), was zwangsläufig zur Verwischung der für die Einzelinfektionen u. U. typischen Symptomatologie führt. Die nachfolgende Übersicht zeigt neben der gonorrhoischen Proktitis weitere bekannte extragenitale Manifestationen der Gonorrhö.

Tabelle 15.2. STD-Inzidenz weltweit

	1991 [Mio.]	1995 [Mio.]
Gonorrhö	25	62
Lues	3,5	12
Trichomonaden	120	170
Chlamydien	50	89
STD insgesamt	> 250	> 333

STD „sexually transmitted diseases".

Krankheitsbilder der extragenitalen Gonorrhö. (Nach Gründer [5])

Extragenitale Gonnorrhömanifestation mit eigenständiger Bedeutung

a) Anorektale Gonnorrhö (Proctitis gonorrhoica)
b) Oropharyngeale Gonorrhö (Pharyngitis gonorrhoica)

Extragenitale Komplikationen der Gonorrhö

Fortleitung oder Autoinokulation:
a) Regionäre Dermatitis (Erosionen, Ulzera, Abszesse)
b) Entzündungen im kleinen Becken durch Fortleitung (Douglas-Abszess)
c) Perihepatitis acuta gnorrhoica (Fitz-Hugh-Curtis-Syndrom)
d) Gonorrhoische Blepharokonjunktivitis (Blenorrhö)

Hämatogen-septisch:
e) Gonokokkensepsis
f) Endocarditis gonorrhoica
Myocarditis gonorrhoica
Pericarditis gonorrhoica
g) Hepatitis gonorrhoica
h) Purulente Arthritis gonorrhoica (Monarthritis)
i) Osteomyelitis gonorrhoica
k) Meningitis gonorrhoica
l) Nephritis gonorrhoica

ÄTIOLOGIE UND EPIDEMIOLOGIE

Die Gonorrhö wird nur von Mensch zu Mensch übertragen; die Ansteckung erfolgt fast ausschließlich durch den Geschlechtsverkehr. Nur in seltenen Ausnahmefällen kommt eine mittelbare Übertragung durch feuchte Handtücher, Toiletten usw. vor.

Als ausgesprochene Schleimhautparasiten vermögen die Gonokokken sich auch ohne vorhandene Mukosaverletzung hier anzusiedeln und zu vermehren. Nach einer *Inkubation* von 2–5 Tagen kommt es zu einer katarrhalischen Entzündung und Bildung von zunächst schleimiger, schließlich eitriger Sekretion, die als rahmig gelbgrünlicher Ausfluss kennzeichnend ist für die akute Gonorrhö (s.u.).
Die Infektion einer anorektalen Gonorrhö erfolgt bei homosexuellen Männern überwiegend durch penoanalen Koitus und ist relativ selten kombiniert mit einem genitalen Befall [12]. Bei heterosexuellen Frauen erfolgt die anorektale Infektion demgegenüber vorwiegend durch Schmierinfektion mit Genitalsekret; die rektale Nachweisrate von *Neisseria gonorrhoeae* bei Frauen hängt jedenfalls direkt von der Dauer einer vorliegenden urogenitalen Gonorrhö ab [9].
Eine isolierte, d.h. primäre Rektalgonorrhö bei Frauen soll nur in etwa 4% der Fälle vorkommen.

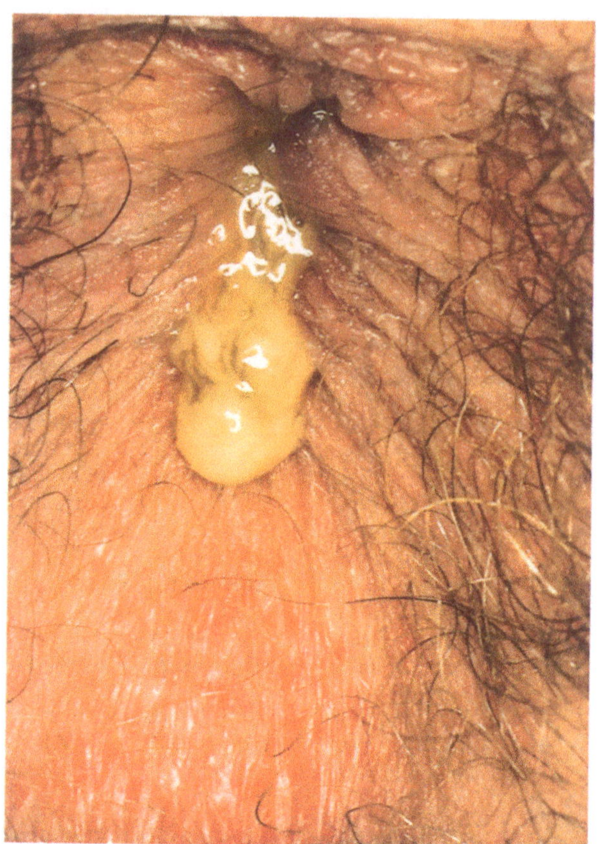

Abb. 15.25. Gonorrhoischer Ausfluss einer subakuten anorektalen Gonorrhö. Im Gegensatz zu dem in Abb. 1.20 d gezeigten Fall, wo ein „rahmig-eitriger" Ausfluss infolge einer unspezifischen Kryptitis mit inkompletter innerer Fistel vorlag, zeigt der hier dargestellte Ausfluss, bei dem im Methylenblau-Präparat Gonokokken nachgewiesen wurden, ein für die Gonorrhö eher atypisches glasig-gallertartiges Aussehen

KLINIK

Das klinische *Erscheinungs-* und *Beschwerdebild* der gonorrhoischen Proktitis ist weitgehend unspezifisch. Die Mehrzahl (über 85%) insbesondere der subakuten und chronischen Fälle verläuft symptomarm bzw. symptomlos [4, 16], worin auch eine der Ursachen für das verhältnismäßig häufige Auftreten dieser Erkrankung zu sehen ist. Die auftretenden Beschwerden hängen u.a. weitgehend vom Sphinktertonus ab. Die für die akute Gonorrhö typische gelblichrahmige Sekretbildung, die nach Abklingen der akuten Phase quantitativ abnimmt und dünnflüssiger wird (Abb. 15.25), wird bei Vorliegen eines schlaffen Sphinkters den perianalen Bereich mehr beeinträchtigen und entsprechende Symptome verursachen als bei einem erhöhten Tonus, der den „Ausfluss" zurückstaut mit allen hierdurch entstehenden Folgen, wie Rektitis, Kryptitis und Papillitis (Proktitis), einer entzündlich veränderten und damit verletzlichen Mukosa mit Erosionen und Ulzerationen. Es finden sich Rhagaden, Fissuren und nicht selten als Komplikationen daraus anorektale Fisteln und Strikturen sowie periproktale Abszesse. Bei chronischen Verlaufsformen ist die Inokulation des Warzenvirus erleichtert, wodurch die auffällig hohe Koinzidenz der Gonorrhö mit Condylomata acuminata zu erklären ist.
Die am häufigsten geklagten subjektiven Beschwerden sind demzufolge: perianaler Pruritus infolge eines toxisch-degenerativen Kontaktekzems, schmerzhafte Defäkation, Tenesmen und Druckgefühl sowie Obstipationen und Diarrhön. Objektive Zeichen, die der Patient angibt und die den Verdacht auf Vorliegen einer anorektalen Gonorrhö rechtfertigen, sind Schleim- und Blutauflagerungen auf dem Stuhl.
Der *Krankheitsverlauf* einer anorektalen Gonorrhö ist meist nur kurz und eine Spontanheilung die Regel. Wichtig ist jedoch, dass die Gonorrhö andererseits auch eine mehr oder weniger symptomlose Infektionsquelle darstellen kann.

DIAGNOSE

Für die Diagnostik der anorektalen Gonorrhö entscheidend ist die Einbeziehung dieser Diagnose in entsprechende differenzialdiagnostische Überlegungen. Ist dieser entscheidende Schritt jedoch getan, so ist es nicht schwer, die Diagnose durch mikroskopischen bzw. kulturellen Erregernachweis zu sichern (S. 60 ff.). Neben diesen „klassischen Methoden" gibt es heute immunologische Nachweisverfahren, die insbesondere auch bei asymptomatischen Verlaufsformen hilfreich sein können [10].

DIFFERENZIALDIAGNOSE

Differenzialdiagnostisch auszuschließen sind insbesondere alle mit Sekret- bzw. Schleimabgang aus dem Anus einhergehenden proktologischen Krankheitsbilder.

Die Differenzialdiagnose von Schleimabgang aus dem Anus umfasst vor allem folgende zu einer Proktitis, zu inkompletten oder kompletten Fisteln, periproktalen Abszessen usw. führenden Erkrankungen:

Infektiöse entzündliche Krankheitsbilder:

Bakteriell:
- unspezifische bakterielle Infekte,
- Aktinomykosen,
- Tuberkulose;

Viral:
- Condylomata acuminata,
- Herpes simplex;

Mykotisch:
- Candidose;

Parasitär:
- Darmbilharziose,
- Amöbiasis,
- Balantidiose.

Nichtinfektiöse entzündliche Krankheitsbilder:
- Colitis ulcerosa,
- Morbus Crohn,
- ischämische Kolitis,
- allergische Kolitis,
- pseudomembranöse Kolitis,
- Strahlenproktitis,
- Divertikulose,
- Hämorrhoiden,
- solitäres Ulkus,
- Analfissur.

Tumoren des Dickdarmes und Anorektums.

THERAPIE

Bei den Therapieempfehlungen der „Deutschen Gesellschaft zur Bekämpfung der Geschlechtskrankheiten e.V." [17] spielen infolge resistent gewordener Gonokokken-Stämme Penicilline und Tetracycline keine Rolle mehr [3, 8, 13, 20].

Wie Tabelle 15.3 zeigt, stehen heute Cephalosporine und Gyrasehemmer im Vordergrund der Gonorrhötherapie [2, 6, 7, 11, 14, 15, 22].

Allerdings ist es wichtig zu wissen, dass bei Doppelinfektionen etwa mit *Treponema pallidum* (S. 449) oder *Clamydia trachomatis* (S. 463 und 472) Spectonomycin und die Gyrasehemmer weitgehend unwirksam sind.

Bis zum Abschluss der Behandlung, d.h. dem wiederholten negativen Ausfall von Stuhlkulturen auch aller in Frage kommenden Kontaktpersonen, ist sexuelle Enthaltsamkeit geboten. Nachkontrollen in Form mikroskopischer Untersuchungen gefärbter Abstriche und wenn möglich von GO-Kulturen haben 1 und 2 Wochen nach Therapieende zu erfolgen.

Schließlich ist bei allen Gonorrhöpatienten klinisch und serologisch insbesondere eine Syphilis auszuschließen. Spätestens nach 6 Wochen ist eine Suchreaktion (S. 454) zum sicheren Ausschluss einer gleichzeitig akquirierten Lues durchzuführen.

Literatur

1. Bales S, Schnitzler N (2000) Melde- und Aufzeichnungspflicht für Krankheiten und Krankheitserreger. Konsequenzen für Ärzte und diagnostische Institute. Dtsch Ärztebl 97/52-53: A3501-A3508
2. Braun-Falco O, Plewig G, Wolff HH (1996) Dermatologie und Venerologie, 4. Aufl. Springer, Berlin Heidelberg New York Tokio
3. Center for Disease Control and Prevention (CDC) (1998) Guidelines for treatment of sexually transmitted diseases. MMWR 47 (RR-1): 1–47
4. Fluker JL, Deherogoda P, Platt DJ, Gerken A (1980) Rectal Gonorrhoea in Male Homosexuals. Presentation and Therapy. Br J Vener Dis 56: 397–399
5. Gründer K (1978) Extragenitale Gonorrhoe. Diagnostik 11: 128–132
6. Gründer K, Mayser P (1995) Gonorrhö heute. Klinik, Diagnostik und Therapie. TW Dermatologie 25: 429–441
7. Handsfield HH et al. (1991) A comparison of single-dose cefixime with ceftriaxone as treatment for uncomplicated gonorrhea. N Engl J Med 325: 1337–1341
8. Heise H (2001) Gonorrhö. In: Petzoldt D, Gross G (Hrsg) Diagnostik und Therapie sexuell übertragbarer Krankheiten - Leitlinien 2001 der Deutschen STD-Gesellschaft. Springer, Berlin Heidelberg New York Tokyo, S 31–38
9. Kingkorn GR, Rashid S (1979) Prevalence of rectal and pharyngeal infection in women with gonorrhoea in Sheffield. Br J Vener Dis 55: 408–410
10. Kohl PK (1989) Moderne Diagnostik der Gonorrhoe. Z Hautkrankht 64(5): 403–405
11. Kohl PK, Petzoldt D (1992) Klinik und moderne Therapie der Gonorrhö - Wie ist die heutige Resistenzlage? Therapiewoche 42: 37, 2116–2124
12. Merino HI, Judson FN, Bennett D, Schaffnit TR (1979) Screening for Gonorrhoe and Syphilis in Gay Bathhouses in Denver and Los Angeles. Public Health Rep 94: 376–379
13. Moran JS (1995) Treating uncomplicated Neisseria gonorrhoeae infections: is the anatomic site of infection important? Sex Trans Dis 22/1: 39–47
14. Orfanos CE, Garbe C (1995) Therapie der Hautkrankheiten. Springer, Berlin Heidelberg New York Tokio
15. Plourde PJ et al. (1992) Single dose cefixime versus single dose ceftriaxon in the treatment of antimicrobial resistant Neisseria gonorrheae infection. J Infect Dis 166: 199–202

Tabelle 15.3. Richtlinien der STD-Gesellschaft zur Therapie der Gonorrhö und ihrer Komplikationen

Form der Gonorrhö	Therapie
I. Unkomplizierte Gonorrhö	Spectinomycin (z. B. Stanilo 1-mal 2 g i. m.) Ceftriaxon (z. B. Rocephin 1-mal 250 mg i. m.) *Alternativ:* Cifixim (z. B. Cephoral 1-mal 400 mg p. o.) Ciprofloxacin (z. B. Ciprobay 1-mal 500 mg p. o.) Ofloxacin (z. B. Tarivid 1-mal 400 mg p. o.) Azithromycin (1-mal 1 g p.o.)
II. Anorektale Gonorrhö	Spectinomycin (z. B. Stanilo 1-mal 2 g i. m.) Ceftriaxon (z. B. Rocephin 1-mal 250 mg i. m.)
III. Oropharyngeale Gonorrhö	Ceftriaxon (z. B. Rocephin 1-mal 250 g i. m.) Gyrasehemmer wie bei I. (Chinolone) oder Azithromycin
IV. Disseminierte Gonokokkeninfektion (DGI) und Arthritis	*Erwachsene:* Ceftriaxon (1–2 g i. m. oder i.v. 1-mal tgl. über 7 Tage; *bei Meningitis oder Endokarditis:* 2-mal tgl. über 7 Tage) Cefotaxim (1–2 g i.v. 3-mal tgl. über 7 Tage) Alternativ *bei β*-Lactam-Allergie Ciprofloxacin (500 mg i.v. 2-mal tgl. über 7 Tage) Ofloxacin 400 mg i.v. 2-mal tgl. über 7 Tage) Spectinomycin (2 g i.m. 2-mal tgl. über 7 Tage) Erythromycin (500 mg i.v. 4-mal tgl. über 7 Tage) *Neugeborene und Kinder:* Ceftriaxon (z. B. Rocephin 50 mg/kg KG i. v.) (10–14 Tage) Cefotaxim (z. B. Claforan 50–200 mg/kg KG i. v.) (10–14 Tage)
V. „Pelvic Inflammatory Disease" (PID)	Stationäre Behandlung bis zur Besserung Kombinierte Behandlung: – Cefoxitin (z. B. Mefoxitin 4-mal 2 g i. v.) und Doxycyclin (Vibravenös 2-mal 100 mg i. v.) – Clindamycin (z. B. Sobelin 3-mal 600 mg i.v.) und Gentamycin (z. B. Refobacin 2 mg/kg KG i.v.)
VI. Ophthalmoblenorrhö	*Erwachsene:* Ceftriaxon (1,0 g i.m. 1-mal tgl. über mindestens 1 Tag oder bis zum Vorliegen einer negativen Kultur; zusätzliche konjunktivale Spülungen mit physiologischer Kochsalzlösung) *Neugeborene:* Ceftriaxon (25–50 mg/kg KG i.v. oder i.m. [max. bis 125 mg/Tag] 1-mal tgl. über mindestens 1 Tag; zusätzlich konjunktivale Spülungen mit physiologischer Kochsalzlösung)

16. Sherrard J, Barlow D (1996) Gonorrhoea in men: clinical and diagnostic aspects. Genitourin Med 72/6: 422–426
17. Simon C, Stille W (1999) Antibiotika-Therapie in Klinik und Praxis, 10. Aufl. Schattauer, Stuttgart
18. Stein E (1983) Differenzialdiagnose von Schleimabgang aus dem Anus. Med Tribune 42 a: 46–49
19. Vogt H-J, Golch S (1996) Sexuell übertragbare Erkrankungen in der Analregion. Coloproctology 5: XV–XVII
20. Wagner J, Tebbe B, Hörnle R (2000) Antibiotikaempfindlichkeit von Neisseria-gonorrhoeae-Isolaten in Berlin. Hautarzt 51/9: 666–669
21. WHO (1995) STD mit in WHO's global programme on AIDS (GPA). Global AIDS News 3/4: 1–4
22. Ziegler C et al. (1992) Quinolones as an alternative treatment of chlamydial, mycoplasma and gonococcal infectious. Dermatologica 185: 128–131

15.8 Syphilis

Die Syphilis (*Synonym*: Lues) stellt eine global verbreitete, ohne Behandlung meist chronisch verlaufende, wegen ihrer Spätfolgen besonders gefürchtete bakterielle Infektionskrankheit dar. Auch heute muss mit allen Manifestationsformen dieser Geschlechtskrankheit gerechnet werden. Eine Meldepflicht besteht seit Einführung des neuen Infektionsschutzgesetzes ab 1. Januar 2001 nicht mehr.
Die ohnehin durch außerordentlich variationsreiche klinische Erscheinungsbilder erschwerte Diagnosestellung wird durch die Zunahme asymptomati-

scher Krankheitsverläufe in den Frühstadien insbesondere infolge einer häufig ungezielten Einnahme von Antibiotika zusätzlich erschwert.

Unbehandelt verläuft die Syphilis über Jahrzehnte und führt häufig zu schweren, teilweise tödlich endenden Gefäß-, Organ- und Nervenschädigungen. Andererseits ist eine spontane Abheilung möglich.

Eine zunehmende Bedeutung spielt die anorektale Syphilis, die sich meist bei Homosexuellen findet. Ein großer Anteil der Erkrankten weist im primären, sekundären aber auch im tertiären Stadium der Erkrankung anorektale Läsionen auf.

Mit der zunehmenden Verbreitung der erworbenen Immunschwäche Aids (s. S. 467) wird wieder häufiger die *Syphilis maligna* beobachtet [21, 25]. Es handelt sich hierbei um eine foudroyante, schwere Verlaufsform der Syphilis bei geschwächter Abwehrlage.

Der *Erreger* der Syphilis ist das nur schwach lichtbrechende, mit den üblichen Färbemethoden nicht darstellbare, gegen Austrocknung, Erwärmung, Oxidation, pH-Verschiebungen und sonstige externe Einflüsse sehr empfindliche, 5–15 μm lange und im Durchmesser weniger als 0,2 μm breite, korkenzieherartig gewundene, fakultativ anaerobe *Treponema pallidum*.

Die 10–20 gleichmäßigen und sehr engen Primärwindungen bleiben auch bei den im Dunkelfeld zu beobachtenden Rotationsbewegungen um die Längsachse vor- und rückwärts erhalten. Vorübergehend können auch wellenförmige Sekundärwindungen auftreten. Starke Knickbewegungen im Mittelteil gelten als Vorstadien der Querteilung (Abb. 15.26).

Das Bakterium lässt sich in vitro nicht kultivieren; dies gelingt nur in vivo durch fortgesetzte Passagen über männliche Kaninchen, denen die Spirochäten meist intratestikulär injiziert werden. Die aus Kaninchenhoden entnommenen Treponemen können anaerob in Spezialmedien einige Tage lebend und beweglich erhalten werden, ohne dass hierbei jedoch eine Vermehrung stattfindet.

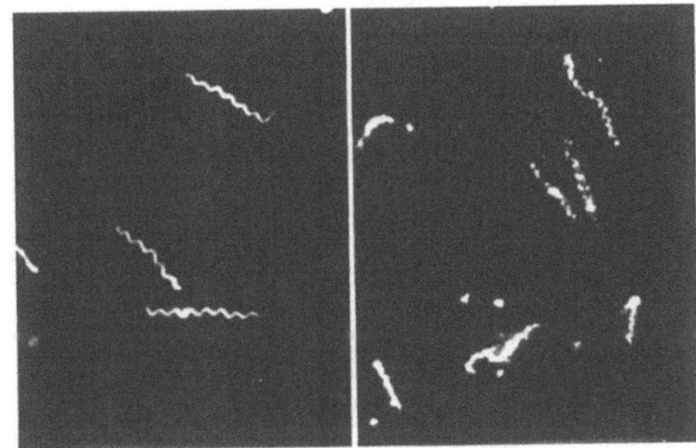

Abb. 15.26. *Treponema pallidum* im Dunkelfeld

ÄTIOLOGIE UND EPIDEMIOLOGIE

Die unmittelbare Übertragung erfolgt meist über mikroskopisch kleine Läsionen der Haut oder Schleimhäute fast ausschließlich durch den Geschlechtsverkehr. Eintrittspforte kann hierbei grundsätzlich jede Körperstelle sein. Ausnahmen bilden die diaplazentare Übertragung meist in der zweiten Schwangerschaftshälfte bei der Lues connata, beruflich bedingte Infektionen bei Ärzten, Hebammen usw. und schließlich die Ansteckung über eine frische, d.h. noch keine 3 Tage alte Blutkonserve. Letztere Möglichkeit ist heute aufgrund strenger Kontrollen so gut wie ausgeschlossen. Mittelbare Übertragung des Erregers über Kleider, Handtücher u. Ä. spielen nur eine sehr untergeordnete Rolle, da Treponemen außerhalb des Organismus sehr rasch zugrunde gehen (s. o.).

Die Ansteckung erfolgt vor allem von erodierten Primäraffekten und sämtlichen Effloreszenzen des Sekundärstadiums aus. Hochkontagiös ist allerdings nur die Frühsyphilis; d.h., die Kontagiosität der Syphilis nimmt mit zunehmendem Krankheitsverlauf ab. Ansteckungen über Läsionen des Spätstadiums sind seltene Ausnahmen.

Die *Inkubation*, d.h. die erscheinungsfreie Zeit von der Ansteckung bis zum Auftreten des Primäraffektes, beträgt meist 3 Wochen.

KLINIK

Die Syphilis wird in 3 Stadien eingeteilt, wobei jedoch nicht jeder Krankheitsfall diesem Schema exakt entspricht [15].

Dem primären Stadium (Lues I), das durch den Primäraffekt (PA) gekennzeichnet ist, folgt etwa in der 9. Woche post infectionem über die Blut- und Lymphgefäße die Generalisation der Krankheitserscheinungen. Dieses sekundäre Stadium (Lues II), das 2–3 Jahre andauert, ist geprägt von Phasen klinischer Erscheinungsfreiheit, in denen die Infektion latent verläuft und zunehmend schwächer wird bzw. die Rezidive ganz ausbleiben.

Nach 3–5 Jahren oder auch später kommt es sodann zur Spätsyphilis, dem tertiären Stadium (Lues III), das sich u. U. in die Metalues (Lues IV) weiterentwickeln kann.

Angesichts des außerordentlich variationsreichen klinischen Erscheinungsbildes der Syphilis kann nachfolgend nur der typische Krankheitsverlauf in vereinfachter Weise dargelegt werden.

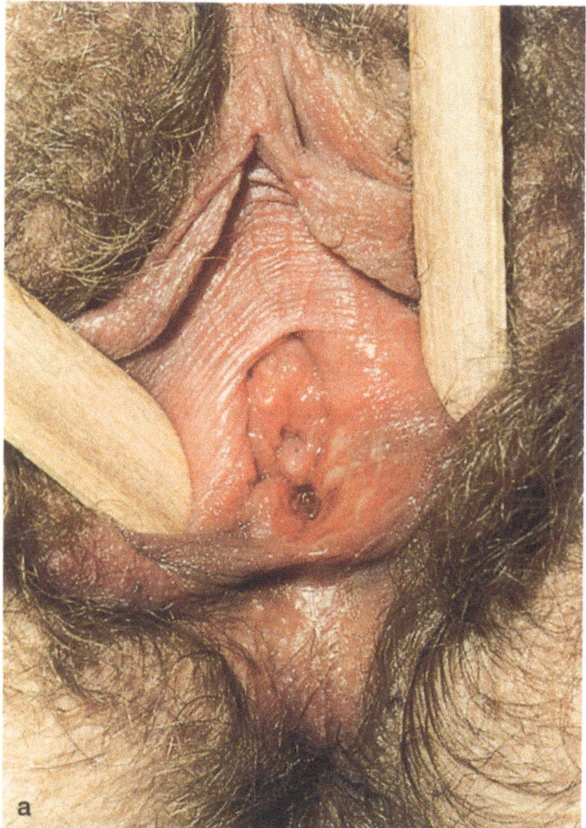

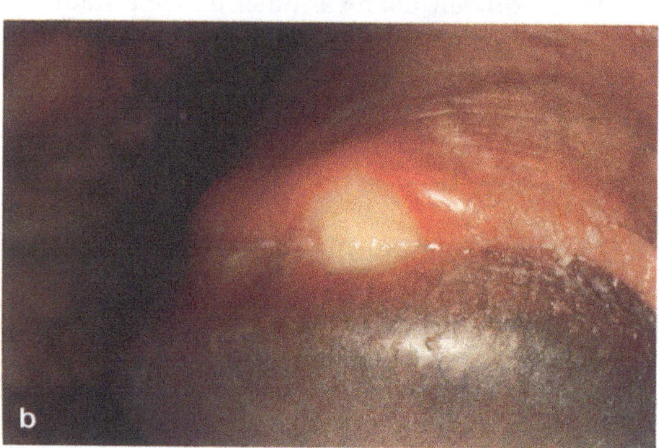

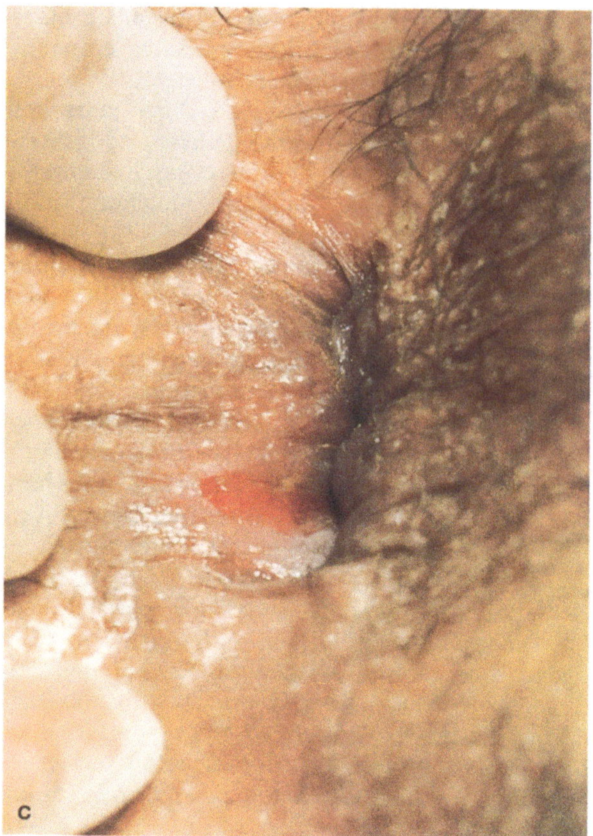

Abb. 15.27 a–c. Ulcus durum; **a** im Vulva-, **b** im Glans-, **c** im Analbereich

Primärstadium (Lues I)

Nach 2–5 Wochen kommt es an der Eintrittspforte der Erreger neben einer begleitenden, schmerzlosen Anschwellung der regionären Lymphknoten („Bubo") über eine unscheinbare Erosion oder Papel zu einer zumeist derben, ebenfalls indolenten Infiltration („Initialsklerose") von Reiskorn- bis Bohnengröße, die sodann in einen Erosivschanker übergeht und schließlich ulzeriert (Abb. 15.27). Dieses Ulcus durum („harter Schanker") weist im Gegensatz zum Ulcus molle (Abb. 15.32) einen derb infiltrierten Grund und harte, steil abfallende, jedoch nicht unterminierte Ränder auf.

Infolge Weiterverimpfung, allerdings nur während der Inkubationszeit, kann es bei entsprechender Lokalisation z. B. in der Anorektalregion in seltenen Fällen auch zur Ausbildung mehrerer nebeneinander bzw. gegenüber liegender sog. Abklatsch- oder Sukzessivschanker kommen.

In 10–15 % der Fälle finden sich extragenitale Lokalisationen des PA, bevorzugt im Anorektalbereich, an den Lippen und in der Mundhöhle.

Im Bereich des Anorektums finden sich luetische PA vor allem am äußeren Analring, aber auch intraanal besonders am anorektalen Übergang. In seltenen Fällen sind PA in der Rektummukosa lokalisiert.

Die Umgebung des luetischen Geschwüres ist meist nur wenig entzündlich verändert, kann aber auch infolge der allen PA gemeinsamen Bildung von Reizsekret mehr oder weniger stark entzündlich gerötet sein. Im Rektum lokalisierte PA können leicht mit einem beginnenden Neoplasma verwechselt werden. Wegen der geringen subjektiven Beschwerden und des auch nicht immer typischen klinischen Erscheinungsbildes bleiben besonders extragenital lokalisierte PA und insbesondere solche im Anorektalbereich oft unbemerkt.

Fötider, transanaler Ausfluss zusammen mit indolenter, inguinaler Lymphknotenanschwellung kann auf die richtige Fährte hinweisen. Durch Behandlung einer mitakquirierten Gonorrhö kann es leicht aufgrund einer für die Syphilis nicht ausreichenden Behandlung zur Ausbildung eines larvierten PA und damit zum unbemerkten Fortbestehen der Lues kommen. Man schätzt, dass bis zu 25% der Syphilisinfektionen auf diese Weise maskiert werden und ohne klinische Symptome ablaufen [12]. Ein symptomloser Verlauf der Frühsyphilis schließt jedoch eine Gefährdung hinsichtlich der Spätformen nicht aus.

Sekundärstadium (Lues II)

Das Sekundärstadium beginnt etwa in der 9. Woche post infectionem, wobei es in der Eruptionsphase zu einer indolenten Polyskleradenitis kommt. Meist ist nur ein Teil aller Lymphknoten angeschwollen.

Die für dieses Stadium kennzeichnenden, außerordentlich vielgestaltigen, keinerlei subjektive Empfindungen hervorrufenden spezifischen Exantheme und Enantheme, die grundsätzlich an jedem Haut- und Schleimhautbereich auftreten können und auch unbehandelt wieder narbenlos abheilen, werden *Syphilide* genannt. Sie können mit einer Vielzahl anderer Dermatosen verwechselt werden.

Am häufigsten kommt es zur Ausbildung eines *makulösen Syphilids* („Roseola"). Bevorzugt am Stamm, aber auch an den Beugeflächen der Gelenke, im Stirn- und Palmoplantarbereich (Abb. 15.29a) entstehen in symmetrischer Anordnung linsengroße oder größere, meist den Spaltlinien der Haut folgende, unscharfe, blass braunrötliche, isolierte, rundovale, unter Glasspateldruck völlig verschwindende Flecke.

Gleichzeitig („makulopapulöses Syphilid") oder allein kann es zu einem „papulösen Syphilid" kommen. Dieses besteht aus rötlich bis braunrötlichen, oberflächlich meist lichenoid glänzenden, derben Papeln.

Dieses zuletzt genannte Erscheinungsbild der sekundären Lues kann nicht nur an der Haut in Form papuloquamöser, psoriasiformer, pustulöser oder ulzeröser Syphilide, sondern vor allem in intertriginösen Räumen auch stark abgewandelt in Erscheinung treten.

Besonders im Perianal-, aber auch im Praeputial-, Axillar- und Inguinalbereich kommt es infolge von Mazerationsvorgängen zu breiten, vegetierenden, oberflächlich erodierten, nässenden hochkontagiösen Papelbeeten, den Condylomata lata (Abb. 15.28).

Weitere Begleiterscheinungen der Syphilis sind u. a. Enantheme der Schleimhäute in Form der ebenfalls sehr infektiösen Plaques muqueuses bzw. Plaques opalines, die den Hautsyphiliden zwar entsprechen, durch Mazerationsvorgänge jedoch ein anderes Aussehen bekommen und als grauweiße Plaques imponieren (Abb. 15.29b), die afebrile Angina syphilitica (Abb. 15.29d), die Alopecia specifica areolaris et diffusa, spezifische Leukoderme („Collier de Venus") oder auch Pigmentsyphilide, aber auch Mitbeteiligungen innerer Organe (z. B. Iritis, Nephritis) und schließlich Beschwerden, die allerdings auch völlig fehlen können, wie Abgeschlagenheit, verbunden mit leichten Temperaturerhöhungen, Knochenschmerzen, Kopfschmerzen (meist nachts) infolge einer frühluetischen Meningitis cerebrospinalis, Myalgien und polyarthritische Schmerzen.

Tertiärstadium (Lues III)

Die, wenn überhaupt, so nach 3–5 Jahren plötzlich auftretenden, meist mehr asymmetrisch lokalisierten und zur Gruppierung neigenden, sowohl im Erscheinungsbild als auch im Verlauf außerordentlich variablen Haut-, Schleimhaut- und Organläsionen des Tertiärstadiums heilen stets unter zentraler Rückbildung mit Atrophie und Narbenbildung ab und enthalten infolge der inzwischen aufgebauten zellulären Immunität kaum noch Erreger.

Die Syphilide des tertiären Stadiums an der Haut werden eingeteilt in die kutane *Lues tuberosa* und die subkutane *Lues gummosa.*

Kutane Symphilide (Stadium III). Sofern es zur Bildung von rotbräunlichen, derben bis erbsengroßen, zu einem meist bogig begrenzten Herd konfluierenden, teilweise schuppenden kutanen Papeln kommt, spricht man von einem *tuberösen* bzw. einem *tuberoserpiginösen Syphilid.*

Bilden sich Ulzerationen mit meist gelblich nekrotischem Grund, die wie ausgestanzt wirken, so handelt es sich um *tuberoulzeroserpiginöse Syphilide.*

Subkutane Syphilide (Stadium III). Wie die tuberösen, so können auch die *subkutanen Syphilide*, die *Gummata*, überall an der Haut auftreten. Das Gumma stellt ein in allen Schichten zwischen Haut und Knochen auftretendes, gummiartig derbes, knotenartiges bis apfelgroßes, auf Druck schmerzhaftes Gebilde aus Granulationsgewebe von tuberkuloidem Charakter dar, das sowohl mit der Unterlage als auch mit der darüber befindlichen livid-braunrot erscheinenden Haut fest verbacken ist und wieder spontan abheilt. Es kann jahrelang fortbestehen oder nach Wochen bzw. Monaten infolge zentraler Nekrosebildung nach außen perforieren und schließlich unter Narbenbildung und Hinterlassung einer umgebenden hyperpigmentierten Zone spon-

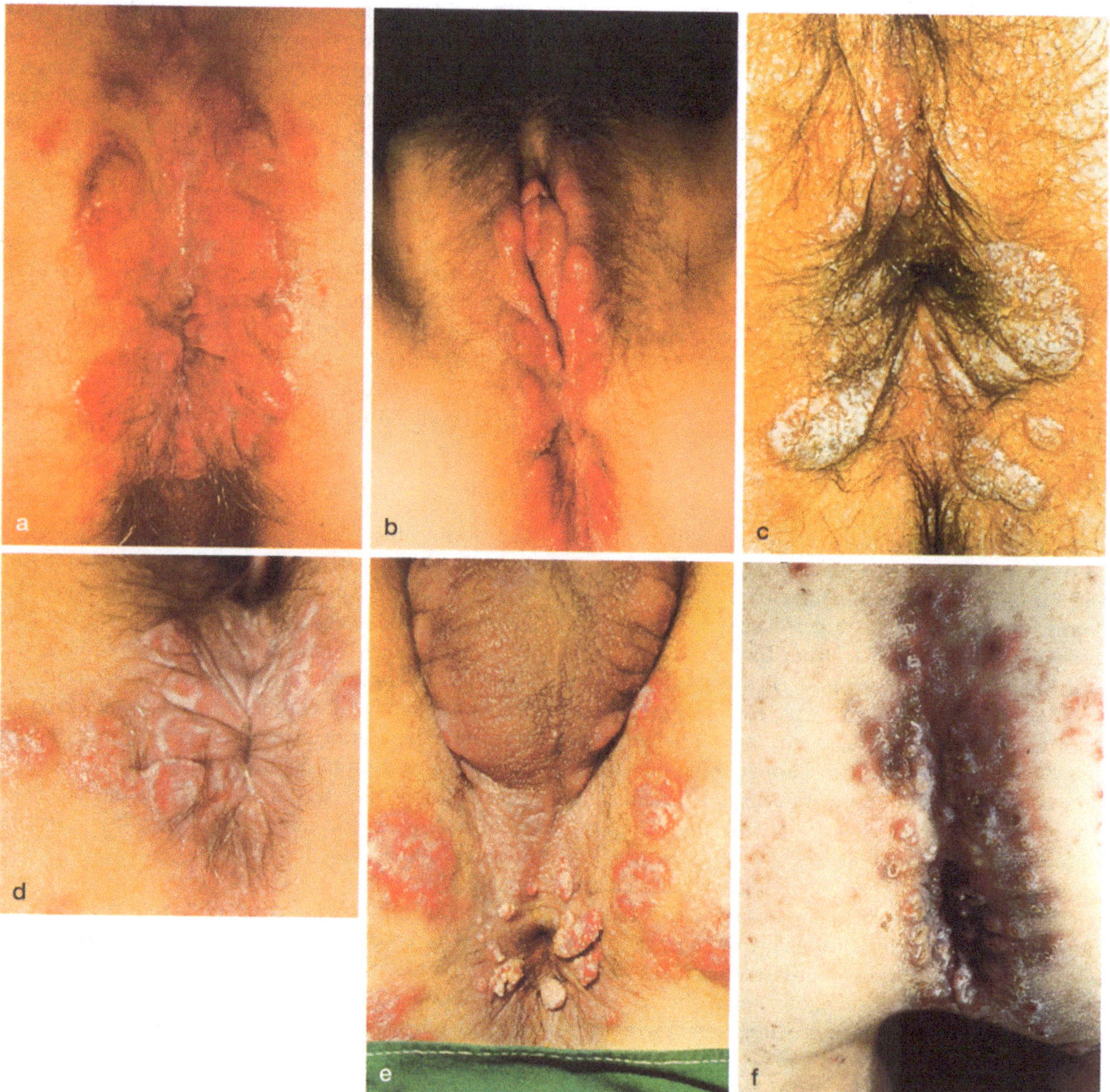

Abb. 15.28 a–d Condylomata lata. **e** Perianale Condylomata lata im Rahmen einer Lues II bei gleichzeitigem Vorliegen eines analen Kranzes von Condylomata acuminata. **f** Zum differenzialdiagnostischen Vergleich: anale Vaccinia inoculata durch digitale Verschleppung nach einer Pockenimpfung

tan abheilen. Beim Zerfall eines Gummas entsteht meist ein tiefes, scharfrandiges Ulkus mit zerklüftetem, schmierig-eitrig belegtem Grund. Begleitende Lymphknotenanschwellungen fehlen.

Unter den zahlreichen Organerkrankungen des Tertiärstadiums, die hier im Einzelnen nicht alle genannt werden können, spielen die *kardiovaskuläre Syphilis*, insbesondere das luetische Aneurysma und die verschiedenen Formen der *Neurosyphilis* („gummöse Hirnlues", „zerebrospinale Gefäßlues", „luetische Meningoenzephalitis") eine Rolle.

Luetische Veränderungen sind im Tertiärstadium aber auch am Intestinal- und Urogenitaltrakt möglich. Die tertiäre Syphilis kann wie in der Mundhöhle (Abb. 15.30) auch im Kolon und Rektum typische Gummata hervorrufen, die insbesondere im präulzerösen Stadium von anderen submukösen Neoplasien oft schwer abzugrenzen sind.

Quartärstadium (Lues IV)

Das nach 10–20 Jahren, aber auch früher auftretende quartäre Stadium der Syphilis, die *Metalues*, wird unterteilt in die *Tabes dorsalis* und die *Paralysis progressiva*. Nicht selten kommt es zum Auftreten einer Mischform („Taboparalyse"). Eine Me-

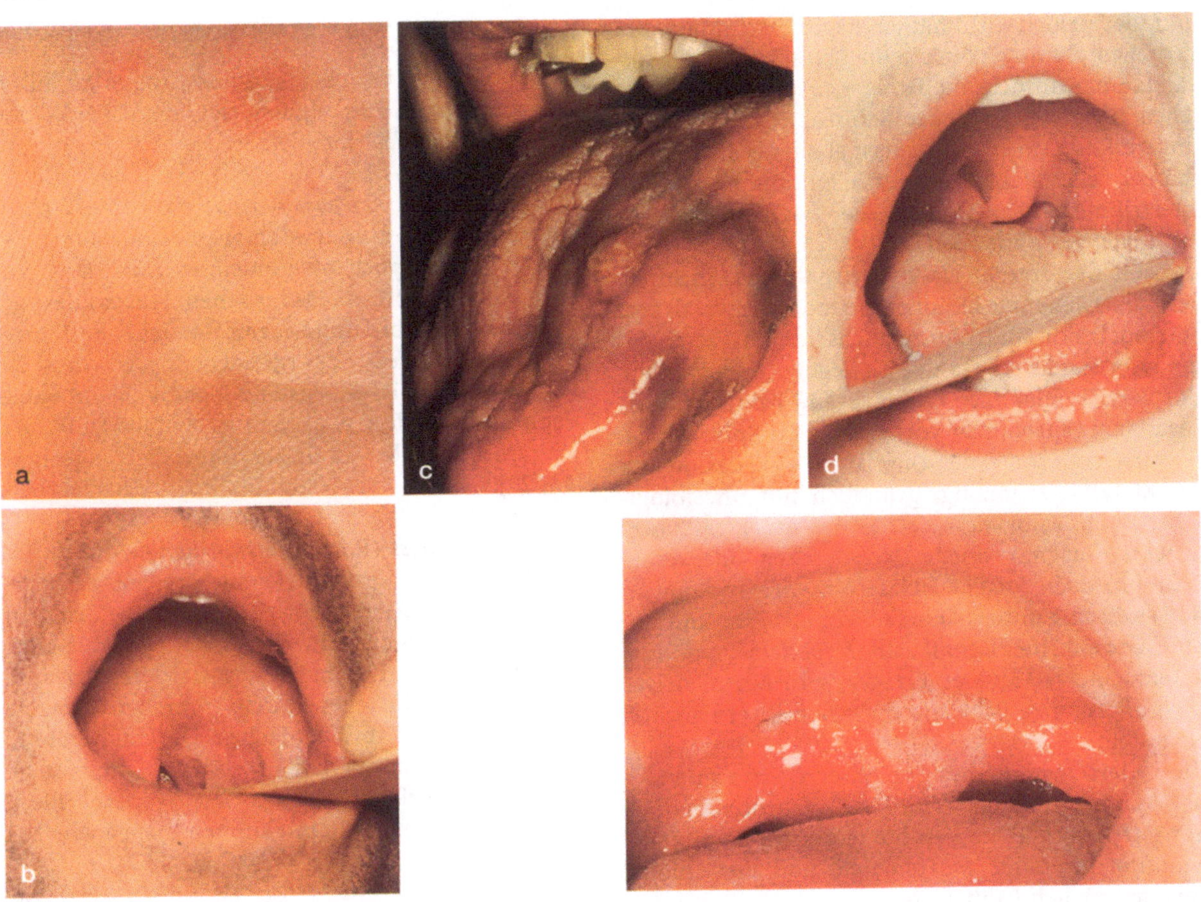

Abb. 15.29 a–d. Typische Veränderungen im Sekundärstadium der Lues. **a** Sog. makulöses Syphilid im Palmarbereich; **b** Plaques muqueuses („Plaques opalines“); **c** „Glossitis luetica“; **d** „Angina luetica“

Abb. 15.30. Gumma in Gaumenmitte mit Perforation zum Nasenraum. Durchtritt von schaumigem Schleim aus dem Nasenbereich in die Mundhöhle

talues entsteht nicht in allen Fällen aus einer unbehandelten Syphilis.

Es verhält sich vielmehr so, dass die Lues IV vermutlich infolge einer anergischen Reaktionslage nur einen anderen Weg der Weiterentwicklung darstellt als die Lues III. Nur in 3–5% aller Syphilisfälle soll es zur Entwicklung einer Metalues kommen.

Während das Krankheitsbild der Tabes dorsalis vor allem durch *lanzinierende* Schmerzen, die auch den Enddarm und den Genitaltrakt betreffen können, „Gürtelgefühl“, Ataxie, Fehlen des Patellar- und Achillessehnenreflexes, positives Romberg-Phänomen, Pupillenstörungen und als Folge von Sensibilitätsstörungen durch trophische, penetrierende und nicht heilende Geschwüre („Malum perforans pedis“) gekennzeichnet ist, handelt es sich bei der progressiven Paralyse um eine in zunehmendem Maße und in vielgestaltigen klinischen Erscheinungsbildern die Persönlichkeit verändernde, zur Demenz und schließlich ad exitum führende Krankheitsentwicklung.

Sowohl bei der Tabes dorsalis als auch bei der progressiven Paralyse kann es in seltenen Fällen zur kompletten Remission bzw. Defektheilung unter Hinterlassung bleibender Ausfallserscheinungen kommen. Fast immer führt die Metalues jedoch mehr oder weniger rasch zum Tode [10].

DIAGNOSE

Die Verdachtsdiagnose Syphilis basiert auf Anamnese, klinischem Bild und in den Frühstadien (Lues I und II) auf einer indolenten Skleradenitis. Bestätigt wird die Diagnose in praxi in den Stadien I und II mittels Erregernachweis im Dunkelfeld und serologischer Reaktionen, in den Stadien III und IV serologisch. Bei Vorliegen einer Neurolues muss zusätzlich eine Liquordiagnostik erfolgen.

Erregernachweis im Dunkelfeld. Als Untersuchungsmaterial kommt im ersten Stadium aus Primäraffekten von der Tiefe her exprimiertes Reizserum, das jedoch nicht hämorrhagisch sein darf, wie auch Lymphknotenpunktat in Betracht. Im Sekundärstadium, in dem die Erregersuche wegen inzwischen positiv gewordener Seroreaktionen eine geringere Rolle spielt, kann meist ebenfalls sehr spirochätenreiches Reizserum vor allem aus nässenden, intertriginösen Papelbeeten, wie etwa den Condylomata lata, gewonnen werden.

Da sich die Erreger als Gewebsparasiten nicht an der Oberfläche der Läsionen befinden, muss das zu untersuchende Material möglichst durch Exprimieren oder Punktion aus der Tiefe gewonnen werden. Um Verunreinigungen durch andere Bakterien, insbesondere saprophytär vorkommender Spirochäten, zu verhüten, sollte die Oberfläche der Läsion vor der Materialgewinnung, gründlich mit physiologischer Kochsalzlösung, Aceton oder Äther gesäubert werden. Das mit einem Deckgläschen oder einer Platinöse aufgefangene Reizserum wird sodann im Nativpräparat mittels Dunkelfeldmikroskop mit der Trockendunkelfeldtechnik auf *Treponema pallidum* untersucht [3, 13]: Der Erreger wird bei niedriger Vergrößerung gesucht und mit einem 40er Objektiv eingestellt.

Die Unterscheidung des Syphiliserregers von anderen Spirochätenarten erfordert Erfahrung und ist nur durch sorgfältige Beachtung der für *Treponema pallidum* typischen Morphologie und Bewegungsabläufe möglich (Abb. 15.26).

Serologische Diagnostik. Von den seither über 200 beschriebenen Nachweisreaktionen der Syphilis sind für die Praxis nur einige wenige wichtig.

In bestimmten Situationen kommt den Seroreaktionen in Verbindung mit Anamnese und klinischem Bild entscheidende diagnostische Bedeutung zu. Jeder Arzt sollte daher über die unterschiedliche Aussagekraft und das Titerverhalten dieser in Such-, Bestätigungs- und Verlaufskontrollreaktionen unterteilten Nachweismethoden der Lues informiert sein. Zu beachten ist auch das sog. Prozone-Phänomen. Es kommt dabei zu negativen Seroreaktionen auf Syphilis, da die Antikörperkonzentration so hoch ist, dass eine Ausflockung nicht sichtbar wird [16]. Abhilfe bringt ein Verdünnen des Patientenserums, bis die optimale Antigen-Antikörper-Konzentration erreicht ist.

Ein vereinfachtes Diagnostik- und Therapieschema zeigt Abb. 15.31.

Für alle nachfolgend angegebenen Seroreaktionen genügt es, einige Milliliter Serum auslauf- und bruchsicher in ein entsprechendes Labor zu schicken.

Suchreaktionen

Als Suchreaktionen bei anamnestisch oder klinischem Luesverdacht eignen sich der TPHA- und ggf. der RPRC-Test (Schnelltest):

TPHA-Test. Der *Treponema-pallidum*-Hämagglutinations-Test gilt als der wichtigste Luessuchtest. Bereits 3 Wochen post infectionem wird der auch wegen seines geringen technischen Aufwandes geschätzte, außerordentlich empfindliche und erregerspezifische Test positiv. Nachteilig ist, dass der TPHA-Test i.d.R. lebenslang positiv bleibt, auch wenn die Infektion ausgeheilt ist. Für Verlaufs- und Therapiekontrollen ist dieser Test daher ungeeignet [13, 20].

RPRC-Schnelltest (Rapid-Plasma-Reagin-Card). Der Vorteil des bei großen Versuchsreihen oder bei nicht sesshaften Patienten zur zusätzlichen und sofortigen Bestätigung einer Frühlues weltweit angewendeten Rapid-Plasma-Reagin-Card-Test, der auf wegwerfbaren Kärtchen durchgeführt wird, liegt in seiner schnellen und einfachen Durchführbarkeit. Der Patient kann auf das Ergebnis, das in weniger als 30 min vorliegt, warten. Der Nachteil dieses Tests ist, dass er bei Reinfektionen nicht mehr aussagefähig ist [2, 3, 16].

Bestätigungsreaktionen

Zur Sicherung der Diagnose, insbesondere in Fällen, wo der TPHA-Test zweifelhaft oder positiv ist, eignet sich besonders der FTA-ABS-Test. In Zweifelsfällen findet der TPI-Test Anwendung:

IgG-FTA-ABS-Test. Der IgG-FTA-ABS-Test (Fluoreszenz – *Treponema pallidum* – Antikörper – Absorptionstest), der in seiner Empfindlichkeit und Spezifität etwa dem TPHA-Test entspricht, wird ca. 4 Wochen post infectionem reaktiv und bleibt über viele Jahre positiv, gleichgültig, ob die Lues behandelt wird oder nicht. Demzufolge ist er wie der TPHA-Test zur Verlaufskontrolle ungeeignet [4]. Falsch positiv kann dieser Test beispielsweise bei Vorliegen eines Lupus erythematodes visceralis ausfallen.

Sind sowohl TPHA- wie FTA-ABS-Test positiv, ist sicher, dass eine Syphilis vorliegt oder vorgelegen hat, wobei jedoch andere Treponematosen (Framboesie, Pinta) nicht abgegrenzt werden können. Nicht zu erkennen ist jedoch, ob eine aktive, behandlungsbedürftige oder eine bereits ausgeheilte Syphilis vorliegt! Deshalb ist eine nachfolgende Verlaufskontrolluntersuchung zur Beurteilung der Aktivität der vorliegenden Infektion unumgänglich.

Als weiterer Bestätigungsnachweis kommt auch die VDRL-Titration (s.u.) in Betracht.

SERODIAGNOSTIK

I: Suchreaktion:
Bei anamnestischem oder klinischem Luesverdacht: TPHA-Test. Bei negativem Ausfall muss in Zweifelsfällen der TPHA-Test nach 3 Wochen wiederholt werden.

II: Bestätigungsreaktion:
IgG-FTA-ABS-Test.

III: Verlaufskontrolle und Beurteilung der Behandlungsbedürftigkeit:
Quantitativer VDRL-Test, der auch vor Behandlungsbeginn durchgeführt werden muss. Titeranstieg von mindestens 2 Stufen spricht für Rezidiv oder Reinfektion. Bei Lues connata, Lues latens und bei nicht zweifelsfrei zu klärender Behandlungsbedürftigkeit: 19S-IgM-FTA-ABS-Test bzw. SPHA-Test.

IV: Behandlungs-Nachkontrollen:
3, 6, 12 Monate nach Behandlungsbeginn, danach 1-mal jährlich mittels des VDRL-Tests bzw. der Kardiolipinkomplementbindungsreaktion (KBR). Sind die Reaktionen nach 2 Jahren negativ, kann die Behandlungskontrolle abgeschlossen werden.

Test	Zeitpunkt der Serokonversion post infect.		Indikation
	Positivierung	Wieder Negativierung	
TPHA	3 Wochen	Nie oder nach Jahren	Suchreaktion
IgG-FTA-ABS	3–4 Wochen	Nie oder nach Jahren	Bestätigungsreaktion
VDRL	5–6 Wochen	Wochen bis Jahre nach Behandlung	Verlaufskontrolle
19S-IgM-FTA-ABS	2–3 Wochen	Wochen bis ca. 2 Jahre nach Behandlung	Klärung der Behandlungsbedürftigkeit

THERAPIE

- Benzathinpenicillin G (Tardocillin 1200). Bei Lues I + II am 1. u. 8. Behandlungstag je 2 Amp. i.m. Bei Lues III + IV je 2 Amp. i.m. jeweils am 1., 8. und 15. Tag oder 2-mal/Woche 1 Amp. i.m. über 3 Wochen.

Zur Vermeidung einer Jarisch-Herxheimer-Reaktion (S. 457) entweder gleichzeitig mit 1. Penic.-Inj. Solu-Decortin-H 100 mg injizieren oder dem Patienten Urbason Tbl. à 40 mg mitgeben mit der Anweisung, 1-mal 3 einzunehmen, sofern Fieber etc. auftritt. Nach der 1. Penic.-Inj. sollte der Patient mehrere Stunden unter ärztlicher Kontrolle bleiben!

Bei Penicillin- oder Lidocainallergie:

- Doxycyclin 2-mal 100 mg p.o. ununterbrochen über 15 Tage bei Lues I + II und über 30 Tage bei Lues III + IV oder
- Erythromycin 1-mal 1 Film-Tbl. à 500 mg alle 6 h ununterbrochen über 15 Tage bei Lues I + II (Rp. Erythromycin-Wolff 500 mg Filmtbl. Nr. LX) und über 30 Tage bei Lues III + IV.

Bei Graviden mit Penicillinallergie: Erythromycin (Dosierung s. o.).

Bei Kindern mit Penicillinallergie: Erythromycin (Paediathrocin Trockensaft 50 mg/kg KG/Tag in 3–4 Einzelgaben) über 14 Tage.

Abb. 15.31. Diagnostik- und Therapieschema der Syphilis

TPI-Test. Der Treponema-pallidum-Immobilisationstest (Nelson-Test) gilt als der zuverlässigste treponemenspezifische Test. Insbesondere wegen seines hohen Aufwandes wird er heute nicht mehr durchgeführt. Der TPI-Test wurde als Bestätigungsreaktion herangezogen, wenn die Ergebnisse von FTA-ABS-Test, TPHA-Test und VDRL-Test nicht in Einklang zu bringen waren. Hierbei musste jedoch berücksichtigt werden, dass der TPI-Test erst 8–9 Wochen post infectionem, also erst gegen Ende des Primärstadiums reaktiv wird [2, 13].

Verlaufskontrollreaktionen

Zur Beurteilung der Behandlungsbedürftigkeit bzw. zur Therapiekontrolle steht die VDRL-Titration bzw. die KBR-Methode (Kolmer) und in Zweifelsfällen der 19S-IgM-FTA-ABS-Test bzw. der SPHA-Test zur Verfügung:

VDRL-Titration. Der VDRL (Veneral Disease Research Laboratory-Test), auch bekannt als CMT (Cardiolipin-Mikroflockungs-Test) oder Harris-Test, der die Wassermann-Komplementbindungsreaktion (WaR) heute weitgehend verdrängt hat, gilt wegen seiner quantitativen Auswertbarkeit als wichtigster Verlaufskontrolltest. Die Kontrolle der Effektivität angewandter therapeutischer Maßnahmen erfolgt durch den quantitativen Nachweis von Antikörpern gegen Lipoidantigene. Andere Ursachen, die einen unspezifisch positiven Titer bewirken können wie Hepatopathien, rheumatische Erkrankungen, Gravidität, Diabetes mellitus, Autoimmunleiden, Tumoren usw. müssen allerdings ausgeschlossen werden.
Wichtig für die Beurteilung ist der Titerverlauf (Anstieg von mindestens 2 Titerstufen). Titerabfall spricht für die Wirksamkeit der Therapie, erneuter Titeranstieg für Rezidiv oder Zweitinfektion.
Nachteil dieses nichttreponemalen Luestests ist neben seiner geringen Spezifität, dass er erst in der 5.–6. Woche post infectionem positiv wird und im Stadium der Spätsyphilis häufiger nichtreaktiv ausfällt. Seine bevorzugte Anwendung findet der VDRL-Test zur Therapieverlaufskontrolle, da er im Gegensatz zum TPHA-Test bei ausreichender Behandlung der Syphilis im Titer zurückgeht oder sogar nichtreaktiv wird [4, 13, 20].
Als Alternative zum VDRL-Test kommt die Kardiolipin-Komplementbindungsreaktion in Betracht. Auch mit der KBR-Methode (Kolmer) lässt sich ein Titerabfall zuverlässig erfassen.

19S-IgM-FTA-ABS-Test. Mit diesem hoch empfindlichen Test können bereits 14 Tage post infectionem syphilisspezifische IgM-Antikörper nachgewiesen werden. Der Nachweis derartiger Antikörper spricht für die Persistenz des Erregers im Organismus und daher für eine Behandlungsbedürftigkeit der Syphilis [20]. Bei negativem Ausfall des 19S-IgM-FTA-ABS-Tests kann man von einer *Syphilis satis curata* oder einer Spontanheilung ausgehen [27]. Eine Ausnahme stellen allerdings Luesfälle mit einem TPHA-Titer über 1 : 10 000 dar, bei denen auch falsch nichtreaktive Befunde auftreten können [14]. Von dieser Einschränkung abgesehen, stellt dieser Test in der Beurteilung der Behandlungsbedürftigkeit von seropositiven Neugeborenen, Patienten mit Syphilis im Latenzstadium sowie Patienten mit unklaren anamnestischen oder therapeutischen Angaben die bewährteste Diagnostikmöglichkeit dar. Aufgrund des hohen Aufwandes und der damit verbundenen Kosten sollte der 19S-IgM-FTA-ABS-Test nur in diesen speziellen Fällen eingesetzt werden.
Einen ähnlichen Aussagewert wie der 19S-IgM-FTA-ABS-Test hat der wesentlich einfacher durchzuführende und damit billigere *SPHA („solid phase hemadsorption")-Test*, der demzufolge alternativ in Betracht kommen kann.

DIFFERENZIALDIAGNOSE

Die Syphilis kann aufgrund ihres außerordentlich variationsreichen klinischen Bildes eine Vielzahl anderer Erkrankungen nachahmen.
Wichtig für den Proktologen ist vor allem die Differenzialdiagnose des im perianalen oder anorektalen Bereich lokalisierten Primäraffektes, der Plaques muqueuses und vor allem der Condylomata lata.
Die Differenzialdiagnose des in dieser Region auftretenden *Primäraffektes* umfasst insbesondere das Ulcus molle, das gelegentlich einmal induriert sein und so ein Ulcus durum vortäuschen kann. Unter einem *Ulcus mixtum* versteht man eine Doppelinfektion sowohl mit dem Erreger der Syphilis wie mit dem des Ulcus molle (S. 458 ff.). Wegen der kürzeren Inkubation des Ulcus molle ist das Ulcus mixtum zunächst weich und wird 3 Wochen später hart. Weiterhin kann ein Ulcus durum u. U. mit einem ebenfalls indolenten Ulcus rodens (Basaliom) oder einem exulzerierten Spinaliom (Abb. 3.15) verwechselt werden.
In weiterem Sinne kann auch ein Herpes simplex, ein Morbus Behçet oder ein traumatisches Ulkus vom klinischen Bild her einen Primäraffekt vortäuschen; wegen ihrer Schmerzhaftigkeit sind diese Krankheitsbilder jedoch meist einfach abzugrenzen.
Die Differenzialdiagnose der *Plaques muqueuses* umfasst vom endoskopischen Bild her zwar alle erosiven bzw. ulzerös verlaufenden Erscheinungen einschließlich der Herpes-simplex- und Morbus-Behçet-Läsionen. Von allen diesen Krankheitsbildern können die Plaques muqueuses jedoch durch ihren kennzeichnenden, völlig indolenten und daher nahezu immer unauffälligen Verlauf unschwer abgegrenzt werden.
Condylomata lata schließlich sind differenzialdiagnostisch vor allem von Condylomata acuminata (Abb. 2.42), Pemphigus vegetans-Läsionen (Abb. 2.79), einem bei Säuglingen häufig durch topische Applikation fluorierter Kortikosteroide entstehenden Granuloma glutaeale infantum (Abb. 2.2 b) und auch von oberflächlich mazerierten, erosiv-nässenden Marisken abzugrenzen.

THERAPIE

Bei gesicherter Diagnose gilt für alle Stadien der Syphilis einschließlich der Lues connata und während der Schwangerschaft die Penicillingabe als Methode der Wahl [2, 3, 9, 13, 22, 23]. Erregerresistenzen gegen Penicillin wurden bisher nicht beobachtet [20].

Nebenwirkungen sind sehr selten; nachteilig ist lediglich die relativ häufig auftretende Allergie gegen dieses Medikament, das zur Abtötung der Erreger führt, in alle Körperflüssigkeiten eindringt und die Liquor-cerebrospinalis- sowie Plazentaschranke überwindet.

Da die Generationszeit des Syphiliserregers etwa 33 h beträgt, ist die Voraussetzung für den Therapieerfolg die kontinuierliche Aufrechterhaltung eines treponemiziden *Penicillinblutspiegels* von mindestens 0,03 IE/ml.

Als notwendige *Behandlungsdauer* gelten für die Frühsyphilis (Lues I und II) mindestens 10–14 Tage, für die Spätsyphilis (Lues II und III mit einer Bestandsdauer von über einem Jahr) 21 Tage und für die Metalues (Lues IV) 28 Tage.

Empfohlen wird als *Standardtherapie* Penicillin in der in Abb. 15.31 angegebenen Dosierung. Patienten mit einem reduzierten Immunstatus *(Syphilis maligna)* müssen u. U. jedoch über einen längeren Zeitraum mit höheren Dosen Antibiotika ggf. intravenös behandelt werden.

Aufgrund der starken treponemoziden Wirkung des Penicillins kann es vor allem in treponemenreichen Stadien (spätes Primärstadium, Lues II, Lues connata praecox) zu Beginn der Therapie – zumeist innerhalb von 8 h nach der ersten Penicillininjektion – infolge der bei der Bakteriolyse freigesetzten Endotoxine zu Temperaturen bis 40 °C, Schüttelfrost sowie einer Verstärkung des klinischen Erscheinungsbildes kommen. Bei Organerkrankungen im Tertiärstadium oder der Neurolues kann diese sog. *Jarisch-Herxheimersche Reaktion* u. U. zu bedrohlichen Situationen führen.

Eine wirksame vorbeugende Maßnahme stellt eine gleichzeitig mit der ersten Penicillininjektion durchgeführte Applikation eines wasserlöslichen Glukokortikoides (z. B. Solu-Decortin-H 100 mg i. v. oder i. m.) dar [2, 20].

Außerdem ist es ratsam, dass jeder Patient nach der ersten Penicillininjektion zumindest 2 h unter ärztlicher Aufsicht bleibt. Bei Lidocain-/Tolycainallergie sollte ein Penicillinpräparat ohne Lokalanästhetikazusatz verwandt werden.

Bei Vorliegen einer Penicillinallergie wird als *Ausweichmittel* am häufigsten ein Doxycyclin bei Frühlues in einer Dosierung von 100 mg 2-mal tgl. p.o. ohne Unterbrechung über 15 Tage sowie Erythromycin in einer Dosierung von 500 mg ebenfalls alle 6 h bei Frühlues über 15 Tage und bei Spätlues über 30 Tage empfohlen [2, 4, 20].

Da Tetracyclinpräparate während der Schwangerschaft kontraindiziert sind und Erythromycin bei fötaler Syphilis wegen schlechter Plazentapassage nicht sicher wirksam ist, werden als weitere Ausweichpräparate speziell für die Behandlung während der Gravidität Antibiotika der Cephalosporingruppe, die eine ausreichende diaplazentare Diffusion aufweisen, empfohlen.

Nach jeder Syphilisbehandlung sind außer klinischen Nachuntersuchungen serologische *Nachkontrollen* mittels des VDRL-Tests bzw. der Kardiolipin-KBR nach 3, 6, 12 Monaten und sodann 1-mal jährlich über 4 Jahre unerlässlich.

Entscheidend für die Beurteilung des Therapieerfolges ist hierbei nicht der einzelne Titerwert einer solchen Nachweisreaktion, sondern die Titerveränderung, d. h. ein signifikanter Titerabfall. Sinnvoll ist es daher vor Therapiebeginn, die zu diesem Zeitpunkt vorliegende Titerhöhe festzustellen.

Unveränderte oder gar ansteigende Titer erfordern ebenso wie die Zunahme klinischer Erscheinungen eine erneute Behandlung.

Schließlich ist die Erfassung bzw. Mitbehandlung von Kontaktpersonen in jedem Infektionsfalle erforderlich.

Als rasche Orientierungshilfe für die Praxis kann das in Abb. 15.31 dargestellte vereinfachte Diagnostik- und Therapieschema nützlich sein.

Literatur

1. Bäumler E (1976) Amors vergifteter Pfeil, Kulturgeschichte einer verschwiegenen Krankheit. Hoffmann & Campe, Hamburg
2. Braun-Falco O, Plewig G, Wolff HH (1996) Dermatologie und Venerologie, 4. Aufl. Springer, Berlin Heidelberg New York Tokio
3. Brede HD (1994) Syphilis – das Chamäleon der Hauterkrankungen. Therapiewoche 44(25): 1437–1441
4. Brede HD, Rübsamen-Waigmann H (1990) Lues 1990 – eine Bestandsaufnahme. TW Dermatol 20: 277–293
5. Brockmeyer NH (2001) Syphilis. In: Petzoldt D, Gross G (Hrsg) Diagnostik und Therapie sexuell übertragbarer Krankheiten – Leitlinien 2001 der Deutschen STD-Gesellschaft. Springer, Berlin Heidelberg New York Tokio, S 100–111
6. Brockmeyer NH, Reimann G (1999) Syphilis – Klinik, Diagnostik und Therapie. Med Welt 50: 28–35
7. Cates W et al. (1996) Syphilis control – The historic' context and epidemiologic basis for interrupting sexual transmission of Treponema pallidum. Bekämpfung der Syphilis – der geschichtliche Hintergrund und die epidemiologischen Grundlagen für eine Unterbrechung der sexuellen Übertragung von Treponema pallidum. Schrifttum Praxis 27: 260–261

8. Center for Disease Control and Prevention (CDC) Guidelines for treatment of sexually transmitted diseases. MMWR 47 (RR-1): 1–47
9. Corcoran GD, Ridgway GL (1994) Antibiotic chemotherapy of bacterial sexually transmitted diseases in adults: a review. Int J STD AIDS 5/3: 165–171
10. Gjestland T (1955) The Oslo study of untreated syphilis: An epidemiologic investigation of the natural course of the syphilitic infection based upon a restudy of the Boeck-Bruusgaard material. Acta Dermvenerol (Stockh) [Suppl] 34: 1–368
11. Gschnait F, Schmidt BL (1997) Mikrobiologische Serologie. In: Korting HC, Sterry W (Hrsg) Diagnostische Verfahren in der Dermatologie. Blackwell, Berlin Wien, S 217–225
12. Gschwandtner WR, Zelger J (1976) Maskierte Syphilis. Z Hautkrankht 51: 735–741
13. Hartmann M (1995) Syphilis. Diagnostik und Therapie in der Praxis. TW Dermatol 25: 25–31
14. Holzmann HP, Meurer M, Braun-Falco O (1987) Aussagekraft des 19S-IgM-FTA-ABS-Tests für Diagnostik und Therapie der Syphilis. Hautarzt 38: 76–81
15. Hook E 3rd, Marra CM (1992) Acquired syphilis in adults. N Engl J Med 326/16: 1060–1069
16. Jung HD (1992) Zur Epidemiologie der Syphilis connata. Hautnah Dermatol 2: 207–208
17. Jurado RL, Campbell J, Martin PD (1993) Prozone phenomenon in secondary syphilis. Has its time arrived? Arch Int Med 153/21: 2496–2498
18. Luger A (1980) Das Problem der persistierenden Treponemen. Hautarzt 31: 237–244
19. Luger AF (1981) Syphilis. Ätiologie, Pathogenese, Klinik, Therapie und Prophylaxe. In: Korting GW (Hrsg) Dermatologie in Praxis und Klinik, Bd IV. Thieme, Stuttgart New York
20. Orfanos CE, Garbe C (1995) Therapie der Hautkrankheiten. Springer, Berlin Heidelberg New York Tokio
21. Plettenberg A, Meigel W (1995) Syphilis und HIV-Infektion. Hautnah Dermatol 11: 674
22. Rolfs RT (1995) Treatment of syphilis, 1993. Clin Infect Dis 20 (Suppl 1): S23–38
23. Rolfs RT, Joesoef MR, Hendershot EF (1997) A randomized trial of enhanced therapy for early syphilis in patients with and without human immunodeficiency virus infection. The syphilis and HIV Study Group. N Engl J Med 337/5: 307–314
24. Schmid GP (1996) Serologic screening for syphilis-rationale, cost, and realpolitik. Serologische Reihenuntersuchungen auf Syphilis – wissenschaftliche Grundlagen, Kosten und praktische Anwendung. Schrifttum Praxis 27: 259–260
25. Schröter R, Näher H, Petzoldt D (1988) Hautmanifestationen der Syphilis maligna bei HIV-Infektion. Hautarzt 39: 463–466
26. Simon C, Stille W (1999) Antibiotika-Therapie in Klinik und Praxis, 10. Aufl. Schattauer, Stuttgart
27. Ulrich K, Kuhlwein A (1986) Die Bedeutung der 19S-IgM-FTA-ABS-Tests bei 30 TPHA-positiven, klinisch unauffälligen Syphilispatienten in der Beurteilung der Therapiebedürftigkeit. Z Hautkrankht 61(4): 179–184

15.9 Ulcus molle

Das Ulcus molle, auch bekannt unter den *Synonyma* weicher Schanker, Chankroid, Soft sore, Ducreysche- bzw. Ducrey-Unnasche Krankheit, Streptobacillosis venera, stellt eine weltweit vorkommende venerische Erkrankung dar, die sowohl Haut als auch Übergangsepithel und in seltenen Fällen die Schleimhäute befällt, fast nur durch Sexualkontakt direkt übertragen wird, häufiger das männliche Geschlecht befällt und am häufigsten bei 30–45-Jährigen auftritt. Eine Meldepflicht besteht seit Einführung des neuen Infektionsschutzgesetzes ab 1. Januar 2001 nicht mehr.
Erreger ist das gramnegative Stäbchenbakterium *Haemophilus ducreyi* (Dicke 0,6–1,0 µm, Länge 1,0–2,0 µm), das 1889 von Ducrey [6] im Eiter von Ulzera entdeckt und 1892 von Unna histologisch nachgewiesen wurde.
Die *Inkubation* beträgt 2–5, in Ausnahmefällen 1–14 Tage [16].
Sonderformen sind das Ulcus molle elevatum, U. folliculare, U. serpiginosum und U. phagedaenicum s. gangraenosum (s. u.).

ÄTIOLOGIE UND EPIDEMIOLOGIE

Das Krankheitsbild zeigt keine Bindung an klimatische oder geographische Besonderheiten. Relativ häufig tritt es auch heute noch in Zentral- und Südamerika, Afrika, dem Fernen und Nahen Osten in Erscheinung. In diesen Gebieten gilt der „weiche Schanker" als *Risikofaktor* für eine HIV-Infektion. Die offenen Geschwüre stellen Eintrittspforten für HIV-Infektionen beim Geschlechtsverkehr dar. Seit Mitte der 70er Jahre scheint das Ulcus molle auch in der BRD insbesondere in Großstädten mit hohem türkischen Bevölkerungsanteil wieder etwas häufiger geworden zu sein [19].

KLINIK

Klinisches *Erscheinungs-* und *Beschwerdebild.* Meist 2–5 Tage nach der Ansteckung entsteht an der Inokulationsstelle, wozu eine Epithelverletzung notwendig zu sein scheint, zunächst ein umschriebenes Ödem. Daraus entwickelt sich sodann über eine Papel, die sich pustulös umwandelt und rasch erosiv zerfällt, meist ein einzelnes [19], seichtes, rundlich-ovales, *schmerzhaftes*, einige Millimeter bis übermarkstückgroßes, scharf und vielfach unregelmäßig begrenztes („U. m. serpiginosum") Ulkus mit *weichen*, selten erhabenen („U. m. elevatum"), unterminierten Rändern und purulent-schmierigem, gangränösem („U. m. gangraenosum") Grund

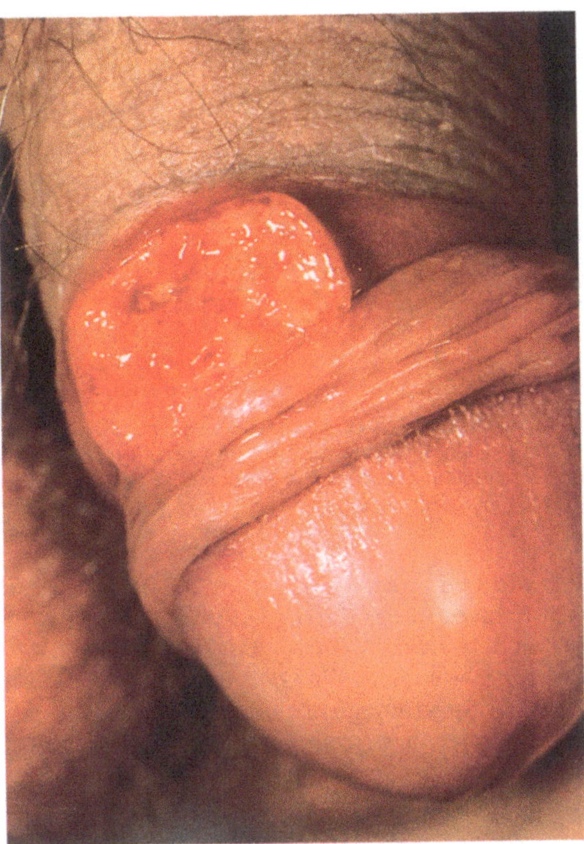

Abb. 15.32. Ulcus molle (Primäraffekt)

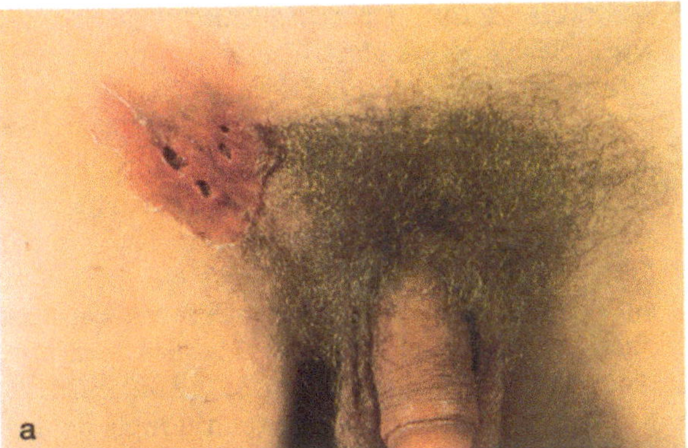

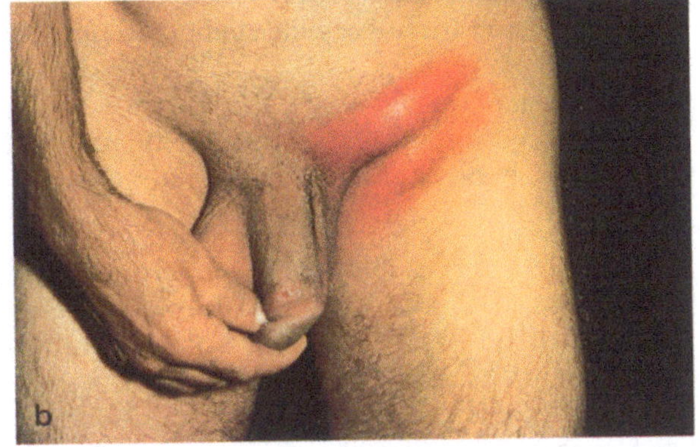

Abb. 15.33. a Fistelndes Ulcus molle inguinal rechts. **b** Ulcus molle am Penis bei einem 42-jährigen Patienten mit einschmelzender Lymphadenitis inguinalis links

(Abb. 15.32) [2, 5, 7, 26]. Durch Weiterverimpfung (Autoinokulation) kann es auch zu multiplen Ulzera (Ulcera mollia) kommen. Im Analkanal kann die Primärläsion eines Ulcus molle mehr das Bild einer Analfissur vortäuschen, während sie im Bereich der Rektummukosa durch Herpes-simplex-ähnliche Ulzerationen gekennzeichnet ist.

Prädilektionsstellen sind beim Mann insbesondere inneres Präputialblatt, Sulcus coronarius, Frenulum, Penisschaft sowie Perianalbereich, bei der Frau die Labia majora, hintere Kommissur, Klitoris und ebenfalls die Anal- bzw. Perianalregion.

Extragenitoanaler Befall ist selten, jedoch z.B. im Bereich der Mundschleimhaut, aber auch der Haut, etwa an den Fingern oder Oberschenkeln, durchaus möglich [19].

Bei gleichzeitigem Vorliegen eines Ulcus molle und des Primäraffektes einer Lues (Ulcus durum) an der gleichen Stelle spricht man von einem *Ulcus mixtum* [1].

Unbehandelt entsteht meist einige Tage später nach vorhergehender mehr oder weniger stark ausgeprägter Lymphangitis, ggf. unter Ausbildung von Lymphstrangknötchen („Bubonuli"), eine schmerzhafte, vorwiegend nur einseitige Lymphangitis, wobei die befallenen regionären – meist inguinalen – Lymphknoten zu schmerzhaften, ödematösen Paketen verbacken („schankröser Bubo"), schließlich unter Ausbildung einer Periadenitis zentral eitrig einschmelzen (Fluktuation!) und spontan perforieren. Dabei kann es zur Ausbildung einer Fistel kommen (Abb. 15.33). Hierbei kann das klinische Bild durch eine nicht selten eintretende Sekundärinfektion noch weiter kompliziert werden.

Wenn frühzeitig wirksame Therapiemaßnahmen eingeleitet werden (s.u.), kann es zu narbenloser Abheilung kommen. Mit Spätmanifestationen ist im Gegensatz zur Lues beim Ulcus molle nicht zu rechnen.

DIAGNOSE

Die Diagnose Ulcus molle kann in vielen Fällen aufgrund des recht charakteristischen klinischen Bildes – einzelnes (oder multiple) *schmerzhaftes*, bei der Palpation sich stets *weich* anfühlendes Ulkus und typische Buboentwicklung – in Verbindung mit dem zeitlichen Krankheitsverlauf und der Anamnese prima vista gestellt oder zumindest vermutet werden.

Zur Sicherung dienen sodann folgende Erregernachweisverfahren:

- *Nachweis mittels Objektträgerausstrich*: Hierzu wird eiterhaltiges Material entweder von dem unterminierten Ulkusrand oder aus Bubonen entnommen und möglichst auf mehreren Objektträgern in *einer* Richtung ausgestrichen, um so die typische „fischzugartig" angeordnete Formation der stäbchenförmigen Erreger erkennbar zu machen [22]. Die Färbung des Präparates erfolgt hierbei entweder nach der Methylgrün-Pyronin-Färbung, nach Unna-Pappenheim, mittels Löffler-Methylenblau, nach Giemsa oder Gram [3] (Abb. 15.34).
- *Kultureller Nachweis*: Dieser kann mittels defibriniertem Kaninchenblut oder auch mit Serumüberstand von frisch koaguliertem menschlichem Blut erfolgen [9, 12].
- *Elektronenmikroskopischer Nachweis*: Dieser Nachweis gelingt oft erst aus der Kultur und hat wegen des hohen Aufwandes für die Routinediagnostik keine Bedeutung.

Alle weiteren früher üblichen Nachweismethoden wie Autoinokulationsversuch nach Ricord, Intrakutantest nach Ito-Reenstierna und Komplementbindungsreaktion haben heute kaum mehr eine Bedeutung. Auch die Histologie ermöglicht keine endgültige Sicherung der Diagnose.
Wegen der Gefahr, eine möglicherweise mitakquirierte Lues zu übersehen, sollten grundsätzlich Dunkelfelduntersuchungen zum Ausschluss von Spirochäten und mehrfache serologische Lueskontrollen in 4 wöchigen Abständen erfolgen.

DIFFERENZIALDIAGNOSE

Differenzialdiagnostisch kommen insbesondere folgende Krankheitsbilder in Betracht:

- syphilitischer Primäraffekt (Ulcus durum) (Abb. 15.27),
- Ulcus mixtum,
- Herpes simplex (Abb. 2.33),
- Lymphogranuloma venereum (Abb. 15.36),
- Granuloma inguinale (Abb. 15.35),
- Ulcus vulvae acutum (Lipschütz),
- Plattenepithelkarzinom (Abb. 3.15),
- schankriforme Pyodermie,
- Katzenkratzkrankheit,
- Ergotismus gangraenosus (Abb. 14.30 e),
- solitäres Rektumulkus (Abb. 14.30 a),
- Morbus Behçet (Abb. 2.82),
- Traumen.

THERAPIE

Bei der systemischen Behandlung des Ulcus molle, die möglichst vor der Buboentstehung einsetzen sollte, ist – um eine möglicherweise mitakquirierte Lues nicht zu verschleiern – Treponemen-unwirksamen Präparaten der Vorzug zu geben.
Gegenüber einer Vielzahl bisher gebräuchlicher Präparate wie Penicillin G, Tetracycline, Sulfamethoxazol, Spektinomyzin und Trimethophrim entwickelten sich inzwischen resistente Stämme des Erregers. Als Mittel der Wahl [21, 26] gelten heute:

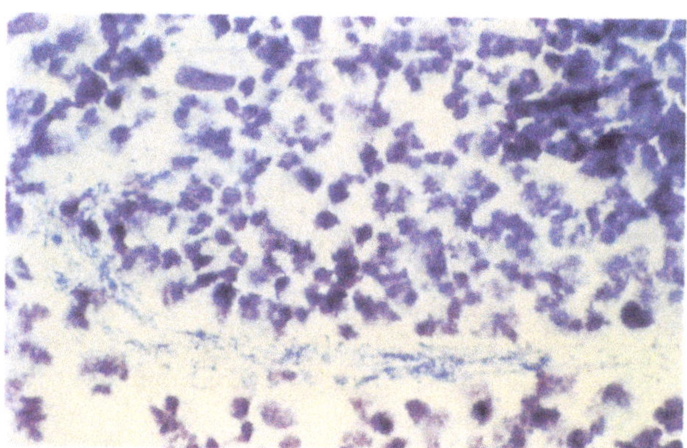

Abb. 15.34. Ausstrich des Punktates von einem Ulcus molle. Im dichten Infiltrat sind die gramnegativen Stäbchen von *Haemophilus ducreyi* als horizontaler Schweif fischzugartig angeordnet *(unteres Bilddrittel)*. Giemsa-Färbung

- Azithromycin 1-mal 1 g p.o.,
- Erythromycin (z. B. Erythrocin 4-mal 500 mg p. o. über 7 Tage),
- Ceftriaxon (z. B. Rocephin 1-mal 250 mg i. m.),
- Ciprofloxacin (z. B. Ciprobay 2-mal 500 mg p. o. über 3–5 Tage).

Darüber hinaus muss u. U. ein schmerzhaft angeschwollener Bubo, bei dem Fluktuation festzustellen ist, inzidiert und tamponiert werden.
Wenn das Präparat anspricht, kommt es zu einer raschen Abheilung der Ulzera und Rückbildung der vergrößerten Lymphknoten innerhalb von 14 Tagen [21].
Lokaltherapeutisch kommen zusätzlich desinfizierende Bäder mit Ethacridin-Laktat (z. B. Rivanol), Polyvidon-Jod (z. B. Betaisodona) oder Kaliumpermanganat in Betracht.
Sexualpartner müssen selbstverständlich in die Therapie und die Nachkontrolle (s. o.) einbezogen werden.

Literatur

1. Abeck D, Eckert F, Korting HC (1992) Atypical presentation of co-existent Haemophilus ducreyi and Treponema pallidum infection in an HIV-positive male. Acta Derm Venereol 72/1: 37–38
2. Abeck D, Korting HC, Mempel M (1998) Prospective analysis of STD related ulcers from Hamburg. Sex Transm Infect 74/5: 380

3. Braun-Falco O, Plewig G, Wolff HH (1996) Dermatologie und Venerologie. 4. Aufl. Springer, Berlin Heidelberg New York Tokio
4. Center for Disease Control and Prevention (CDC) Guidelines for treatment of sexually transmitted diseases. MMWR 47 (RR-1): 1–47
5. DiCarlo RP, Martin DH (1997) The clinical diagnosis of genital ulcer disease in men. Clin Infect Dis 25/2: 292–298
6. Ducrey A (1889) Experimentelle Untersuchungen über den Ansteckungsstoff des Weichen Schankers und über die Bubonen. Monatsh Prakt Dermatol 9: 378
7. Eichmann A (1996) Chancroid. Curr Probl Dermatol 24: 20–24
8. Greenblatt RM et al. (1988) Genital ulceration as a risk factor for human immunodeficiency virus infection. AIDS 2: 47–50
9. Hannah P, Greenwood JR (1982) Isolation and rapid identification of Haemophilus ducreyi. J Clin Microbiol 16: 861–864
10. Hartmann AA, Elsner P, Burg G (1991) Intravenous single-dose ceftriaxone treatment of chancroid. Dermatologica 183: 132–135
11. Herzberg J (1989) Eine fast vergessene Geschlechtskrankheit: Das Ulcus molle. Hautnah 89: 4–20
12. Jones CC, Rosen T (1991) Cultural diagnosis of chancroid. Arch Dermatol 127/12: 1823–1827
13. Korting HC (1990) Ulcus molle. In: Gschnait F, Korting HC, Stary A (Hrsg) Sexuell übertragbare Erkrankungen. Springer, Wien, S 75–83
14. Korting HC (2001) Ulcus molle. In: Petzoldt D, Gross G (Hrsg) Diagnostik und Therapie sexuell übertragbarer Krankheiten - Leitlinien 2001 der Deutschen STD-Gesellschaft. Springer, Berlin Heidelberg New York Tokio, S 115–118
15. Korting HC et al. (1989) Diagnose und Therapie des Ulcus molle heute. Kasuistik und Literaturübersicht. Hautarzt 40: 418–422
16. Lentini Marugan J, Taure C, Leveroni J (1980) Venerische Erkrankungen sollten nicht unterbewertet werden. Sie bedürfen einer spezifischen individuellen Behandlung. Ulcus molle (weicher Schanker). Proctology 3: 199–201
17. McCarley ME, Cruz PD Jr, Sontheimer RD (1988) Chancroid: clinical variants and other findings from an epidemic in Dallas county, 1986–1987. J Am Acad Dermatol 19: 330–337
18. Mindel A (1989) Chancroid. Br Med J 298: 64–65
19. Murat A, Nevzat Ö, Baransü O (1978) Ulcus molle Epidemie in der Türkei. Hautarzt 29: 583–585
20. Naamara W et al. (1987) Treatment of chancroid with ciprofloxacin. A prospective, randomized clinical trial. Am J Med 82: 317–320
21. Orfanos CE, Garbe C (1995) Therapie der Hautkrankheiten. Springer, Berlin Heidelberg New York Tokio
22. Ortiz-Zepeda C, Hernandez-Perez E, Marroquin-Burgos R (1994) Gross and microscopic features in chancroid: a study in 200 new culture-proven cases in San Salvador. Sex Transm Dis 21/2: 112–117
23. Plourde PJ et al. (1992) A randomized, double-blind study of the efficacy of fleroxacin versus trimethoprin-sulfamethoxazole in men with culture-proven chancroid. J Infect Dis 165: 949–952
24. Quadripur S-A (1995) Ulcus molle. TW Dermatol 25: 122–123
25. Simon C, Stille W (1999) Antibiotika-Therapie in Klinik und Praxis, 10. Aufl. Schattauer, Stuttgart
26. Trees DL, Morse DA (1995) Chancroid and Haemophilus ducreyi: an update. Clin Microbiol Rev 8/3: 357–375
27. Waugh MA (1989) Chancroid and HIV. Br Med J 298: 321

15.10 Granuloma inguinale

Synonoma: Granuloma venereum, Donovaniosis, Granuloma Donovani, Granuloma pudenda tropicum, Groin ulceration, Granuloma pudenda chronicum, Ulcerating granuloma of the pudenda, Serpiginous ulcer of the genitalia, Granuloma contagiosum.

Beim Granuloma inguinale handelt es sich um eine chronisch-infektiöse granulomatöse Erkrankung von Haut und Schleimhäuten, insbesondere der Genital-, Anal- und Inguinalregion.

Wie das Lymphogranuloma venereum zeigt das Granuloma inguinale keine Tendenz, spontan abzuheilen, befällt jedoch im Gegensatz zu diesem *nicht* die Lymphknoten.

Das stets sehr chronisch verlaufende Krankheitsbild, von dem Männer weit häufiger betroffen werden als Frauen, tritt überwiegend zwischen dem 20. und 40. Lebensjahr auf.

Der Erreger des Granuloma inguinale ist das der Klebsiellagruppe nahe stehende gramnegative Bakterium *Calymmatobacterium granulomatis (Donovania granulomatis)*. Die *Inkubation* variiert zwischen 8 Tagen und 3 Monaten [3, 18].

ÄTIOLOGIE UND EPIDEMIOLOGIE

Die Krankheit tritt vorwiegend in tropischen und subtropischen Bereichen auf, und zwar vorwiegend in Neuguinea, Australien, Südamerika, Südostasien und auf den Pazifischen Inseln [18, 19]. Bei HIV/Aids bietet das Granuloma inguinale ein ähnliches klinisches Bild, zeigt sich aber therapieresistenter [9].

Im europäischen Raum kommt das Granuloma inguinale nur vereinzelt vor und dann meist in Hafenstädten und bei Fernreisenden.

Der Kontagionsindex scheint auffällig gering zu sein. Eine Pathogenität für Tiere konnte bislang nicht nachgewiesen werden.

Der Infektionsweg ist letztlich noch nicht sicher geklärt. Vermutlich erfolgt die Ansteckung jedoch durch direkten Kontakt mit aktiven Läsionen, insbesondere beim Geschlechtsverkehr, aber auch durch Autoinokulation, wobei Tropenklima, d.h. feuchtwarmes Milieu in intertriginösen Bereichen als begünstigende Faktoren bei der Weiterverbreitung dieser Infektionskrankheit anzusehen sind.

KLINIK

Das klinische *Erscheinungs-* und *Beschwerdebild* des Granuloma inguinale, das bevorzugt im Genital-, Inguinal-, Perianal- [1] und auch im Anorektalbereich und in seltenen Fällen im Gesicht, an den Händen, Füßen oder im Mund-Rachen-Raum [3, 5, 7, 8, 11, 12, 18] in Erscheinung tritt, ist gekennzeichnet durch schmerzlose, sich ständig vergrößernde granulomatöse Ulzerationen mit aufgeworfenen, jedoch nicht unterminierten Rändern, die sich aus den zunächst vorliegenden, vorwiegend am Penis und den Labien lokalisierten Initialläsionen in Form von Bläschen, Papeln und Erosionen entwickeln (s. hierzu Abb. 15.35 a, b) [6].

Klinisch unterscheidet man die wohl am häufigsten auftretende ulzerierend-sezernierende Form zum einen von einem mehr trocken-hypertrophischen, zu papillomatösen Wucherungen neigenden Typus und zum anderen von der vorwiegend vernarbenden Erscheinungsform.

Das Allgemeinbefinden ist gut.

Unbehandelt breitet sich der Prozess kontinuierlich von den Geschwürsrändern her oder durch Autoinokulation auf benachbarte, auch entferntere Hautbereiche immer weiter aus, sodass es vorwiegend im Bereich der Genitalien und intertriginösen Leistenbeugen zu weitreichenden Gewebszerstörungen mit nachfolgenden, u. U. erheblichen narbigen Destruktionen mit entsprechenden subjektiven Beschwerden kommen kann. Bei jahrelangem Verlauf werden karzinomatöse Entartungen beobachtet.

Darüber hinaus wird über Organmanifestationen, insbesondere auch in Knochen und Gelenken, die durch metastatische Ausbreitung des Erregers hervorgerufen wurden, berichtet [3, 5, 7, 18].

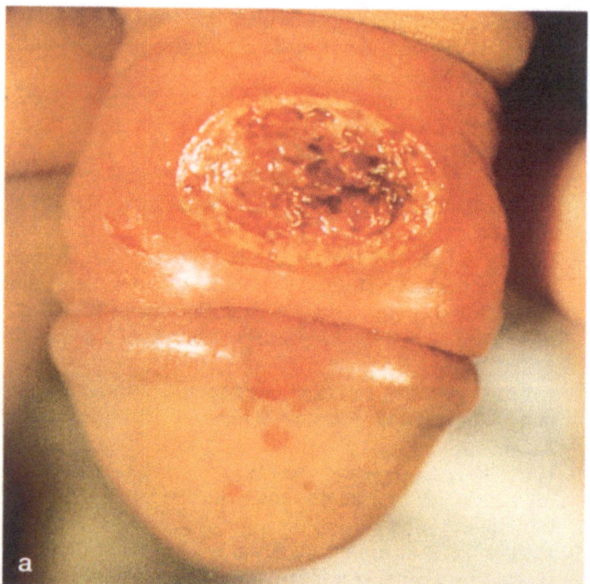

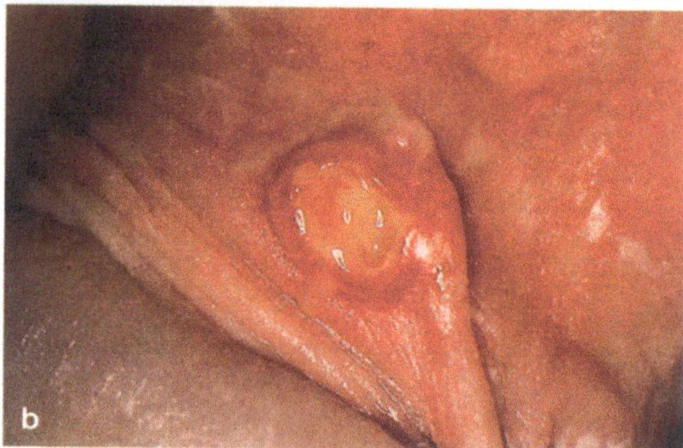

Abb. 15.35 a, b. Granuloma inguinale (Primäraffekt)

DIAGNOSE

Die Diagnosestellung ist aufgrund des meist recht eindrucksvollen klinischen Bildes, das insbesondere durch fehlende Lymphknotenbeteiligung gekennzeichnet ist, und dem chronisch fortschreitenden Verlauf einfach.

Die Sicherung der Diagnose erfolgt entweder durch den auch in der Praxis einfach durchzuführenden Nachweis der Donovanschen Körperchen (1,0–2,0 μm) im Ausstrichpräparat mittels Giemsa-Färbung oder in histologischen Schnitten. Pathognomonisch sind große mononukleäre Zellen mit einem Durchmesser von 58–90 μm mit intrazytoplasmatischen vakuoligen Aussparungen, in denen sich die Erreger gruppiert vorfinden.

Zur Materialgewinnung sollte möglichst tiefliegendes Gewebe aus dem Ulkusrandbereich oder aus frisch aufgetretenen Herden verwendet werden. Der Erreger kann weiterhin auf dotterhaltigen Nährböden gezüchtet werden, was jedoch wegen des Aufwandes Speziallabors vorbehalten ist.

DIFFERENZIALDIAGNOSE

Die Differenzialdiagnose umfasst insbesondere folgende Krankheitsbilder:

- Lymphogranuloma inguinale (Abb. 15.36),
- Ulcus molle (Abb. 15.32),
- Lues (Abb. 15.27),
- Frambösie,
- Leishmaniasis,
- Blastomykose,
- Tuberculosis cutis luposa (Abb. 15.20),
- Karzinom (Abb. 3.15),
- Amöbiasis,
- Balantidiose,

- Schistosomiasis,
- Filariasis,
- Pemphigus vegetans (Abb. 2.79),
- Condylomata acuminata (Abb. 2.42),
- Herpes simplex (Abb. 2.33).

THERAPIE

Als Mittel der Wahl gelten heute:

- Cotrimoxazol (z.B. Bactrim forte 2-mal 800 mg/160 mg/Tag p.o. über 3 Wochen);
- Erythromycin (z.B. Erythrocin 4-mal 500 mg p.o. pro Tag über 3 Wochen) (bei Schwangeren!);
- Doxycyclin (z.B. Vibramycin 2-mal 100 mg/Tag p.o. über 3 Wochen);
- Azithromycin (1-mal 1 g p.o./Woche für 3 Wochen);
- Norfloxacin (2-mal 400 mg p.o./Tag für 3 Wochen);
- Ciprofloxacin (2-mal 750 mg p.o./Tag für 3 Wochen).

Neben roborierenden und bei Vorliegen von Mutilationen chirurgischen bzw. gynäkologischen Maßnahmen kommen zur Lokalbehandlung insbesondere antiseptisch wirkende feuchte Verbände oder Bäder mit Ethacridinlaktat (z.B. Rivanol), Polyvidon-Jod (z.B. Betaisadona) oder Kaliumpermanganat zur Anwendung.
Wegen möglicher Superinfektionen sollten stets Erreger- und Resistenzbestimmungen erfolgen.
Schließlich sind sorgfältige Nachkontrollen wegen Rezidivgefahr zu empfehlen. Kontaktpersonen sollten aufgespürt und untersucht werden.

Literatur

1. Bondeson J, Bohe M, Carlsson U, Bjellerup M, Mikulowski P (1989) Perianal abscess and sinuses caused by granuloma ingiunale. Case report. Acta Chir Scand 155/11-12: 607–610
2. Bozbora A, Erbil Y, Berber E, Ozarmagan S, Ozarmagan G (1998) Surgical treatment of granuloma inguinale. Br J Dermatol 138/6: 1079–1081
3. Canizares O (1954) Modern diagnosis and treatment of minor venereal diseases. Thomas, Springfield/IL
4. Center for Disease Control and Prevention (CDC) Guidelines for treatment of sexually transmitted diseases. MMWR 47 (RR-1): 1–47
5. Endicott JN, Kirkconnell WS, Beam D (1972) Granuloma inguinale of the orbit with bony involvement. Arch Otolaryngol 96: 457
6. Fuessl HS (2000) Painless ulcer of the penis. Granuloma unguinale tropicum. MMW Fortschr Med 142/8: 43–44
7. Garg BR, Lal S, Bedi BMS (1975) Donovanosis (Granuloma inguinale) of the oral cavity. Br J Vener Dis 51: 136
8. Hart CA, Rao SK (1999) Donovanosis. J Med Microbiol 48/8: 707–709
9. Jamkhedkar PP, Hira SK, Shroff HJ, Lanjewar DN (1998) Clinico-epidemiologic features of granuloma inguinale in the era of acquired immune deficiency syndrome. Sex Transm Dis 25/4: 196–200
10. Näher H (2001) Granuloma inguinale. In: Petzoldt D, Gross G (Hrsg) Diagnostik und Therapie sexuell übertragbarer Krankheiten - Leitlinien 2001 der Deutschen STD-Gesellschaft. Springer, Berlin Heidelberg New York Tokio, S 39–41
11. O'Farrell N (2001) Donovanosis: an update. Int J STD AIDS 12/7: 423–427
12. Orfanos CE, Garbe C (1995) Therapie der Hautkrankheiten. Springer, Berlin Heidelberg New York Tokio
13. Richens L (1991) The diagnosis and treatment of donovanosis (granuloma inguinale). Genitourin Med 67: 441–452
14. Ronald AR, Plummer FA (1989) Chancroid and granuloma inguinale. Clin Lab Med 9: 535–543
15. Schaller KF (1975) Donovanosis. In: Nauck (Hrsg) Lehrbuch der Tropenkrankheiten, 4. Aufl. Thieme, Stuttgart, S 291
16. Sehgal VN, Prasad AL (1986) Donovanosis. Current concepts. Int J Dermatol 25: 8–16
17. Simon C, Stille W (1999) Antibiotika-Therapie in Klinik und Praxis, 10. Aufl. Schattauer, Stuttgart
18. Wilcocks Ch, Manson-Bahr PEC (1972) Manson's tropical diseases, 17. edn. Baillière, Tindall & Cassell, London, p 645
19. Zigas V (1971) A donovanosis project in Goilala (1951–1954) Papua N Guinea Med J 14: 148

15.11 Lymphogranuloma venereum

Synonyma: Lymphogranuloma inguinale, Lymphogranulomatosis inguinalis, Lymphopathia venerea, Lymphogranulomatose vénérienne, Lymphogranulomatosis inguinalis suppurativa subacuta, Poradenitis, Poradenolymphitis, Poradenitis inguinalis subacuta, klimatischer Bubo, tropischer Bubo, strumöser Bubo, „Vierte Geschlechtskrankheit", Morbus Nicolas-Favre, Lymphogranulomatosis inguinalis Nicolas und Favre, Nicolas-Durand-Favresche Krankheit.
Das Lymphogranuloma venereum wurde 1913/14 von Durant, Nicolas und Favre erstmals als eigenständiges Krankheitsbild beschrieben.
Es handelt sich um eine chronisch verlaufende, bakterielle, fast ausschließlich durch Geschlechtsverkehr übertragene Infektionskrankheit. Die Erkrankung tritt bei Männern weit häufiger auf als bei Frauen und weist einen Altersgipfel zwischen dem 20. und 40. Lebensjahr auf.
Hervorgerufen wird das Lymphogranuloma venereum durch bestimmte Serotypen (L_1–L_3) von *Chlamydia trachomatis*. Serotypen A–C sind Erreger des Trachoms und Serotypen D–K sind Erreger von

Urethritis, Zervizitis und anderen Urogenitalinfektionen. Weitere Chlamydien sind Erreger von nichtdermatologischen Erkrankungen wie der Psittakose (C. psittaci) oder von Pneumonien (C. pneumoniae).
Der sowohl gegen Austrocknung wie Temperaturen über 60 °C, UV-Licht und Desinfizienzien empfindliche Erreger kann in physiologischer Kochsalzlösung begrenzte Zeit und in gefrorenem Zustand über einen längeren Zeitraum lebensfähig bleiben und seine Pathogenität bewahren. Darüber hinaus kann er auf bestimmten Gewebekulturen zur Vermehrung gebracht werden (s. u.).

ÄTIOLOGIE UND EPIDEMIOLOGIE

Die Erkrankung ist seit Einführung der Antibiotika, insbesondere der Sulfonamide im Verhältnis zu anderen venerischen Infektionskrankheiten (Lues und Gonorrhö) weltweit stark zurückgegangen.
In Indien, speziell im südindischen Raum, wo das Lymphogranuloma venereum neben Zentral- und Südamerika (Kolumbien, Brasilien, Guajana), einigen Gegenden Afrikas (Marokko, Elfenbeinküste), Vorderasien und Fernost heute noch am häufigsten vorkommt, entfielen bei einer Erhebung aus dem Jahre 1975 auf 1000 Geschlechtskranke nur 24 Lymphogranuloma-venereum-Fälle [2]. Im europäischen Raum treten Neuerkrankungen selten und vor allem in Hafenstädten bzw. bei Besuchern aus den o. a. Gebieten auf.
Die *Übertragung* der Erkrankung erfolgt meist durch direkten Kontakt mit offenen Läsionen des Partners beim Geschlechtsverkehr.
Der Erreger, dessen Reservoir der Mensch darstellt, gelangt hierbei von der meist kaum sichtbaren Primärläsion im Genital-, aber auch im Anorektalbereich über die Lymphgefäße in die regionären Lymphknoten. Allerdings ist auch eine indirekte Übertragung über infizierte Wäsche usw. möglich, wodurch in Ausnahmefällen auch einmal Kinder oder im Krankenhaus Beschäftigte infiziert werden können. Als begünstigende Faktoren gelten unzureichende hygienische und sozioökonomische Verhältnisse.
Die Ansteckungsfähigkeit bei unbehandelten Patienten kann über Jahre bestehen bleiben.

KLINIK

Das klinische *Erscheinungsbild* des Lymphogranuloma venereum wird geprägt vom Krankheitsgeschehen in den regionären Lymphknoten.
Ausgehend von der *Primärläsion*, die frühestens 3 Tage post infectionem meist im Genital-, ggf. auch im Anorektal- oder in Ausnahmefällen im Oralbereich in Form einer oder mehrerer indolenter, meist recht unscheinbarer und uncharakteristischer Erosionen oder Ulzera bzw. eines meist etwa reiskorngroßen, erodierten oder exulzerierten Knötchens auftritt und nach 5–15 Tagen wieder abgeheilt ist (1. Krankheitsphase), kommt es 15 Tage bis spätestens 2 Monate nach der Ansteckung zur Entwicklung einer charakteristischen und für das Krankheitsbild namengebenden Lymphangitis und -adenitis im Einzugsbereich meist in der Leistenbeuge, dem *Bubonenstadium*. Neben den inguinalen können auch die iliakalen Lymphknoten befallen sein. Bei der Frau sind i. d. R. auch die anorektalen Lymphknoten und -gefäße betroffen, was für die Spätmanifestation im Rektumbereich bedeutsam ist.
Es bilden sich meist einseitige hühnerei- bis gänseeigroße, derbe, kaum schmerzhafte, auf der Unterlage jedoch stets verschiebbare Drüsenpakete, wobei sich die flächenhaft verdickte, mit den entzündeten Lymphknotenkonglomeraten verbackene Haut blaurötlich verfärbt (Periadenitis) (Abb. 15.36).
Schließlich kommt es zu eitriger Einschmelzung (Fluktuation!), spontaner Hautperforation und Fistelbildung. Da der Krankheitsprozess nur eine geringe Selbstheilungstendenz aufweist, entwickeln sich bei unbehandelten Fällen, meist erst nach Jahren Spätmanifestationen (Spätstadium) in Form des *genitoanorektalen Syndroms* („Esthiomène“).
In dieser tertiären Phase der Erkrankung kommt es nicht selten zu einer chronischen Proktitis, für die eine hypertrophe granuläre Mukosa typisch ist und die sich über Jahre erstrecken kann, wobei sie insbesondere das distale Rektum, den Anus- und bei Frauen meist auch den Vulvabereich betrifft. Diese Lymphogranuloma-venereum-Proktitis unterscheidet sich von anderen C. trachomatis-Proktitiden durch die Schwere des Krankheitsbildes (Fieber, Schüttelfrost, Obstipation, Gewichtsverlust usw.) [11, 18].
Aufgrund von Lymphstauungen, möglicherweise auch aufgrund von Sekundärinfektionen und entzündlichen, zur Narbenbildung führenden Prozessen in der Mastdarmwand, kommt es schließlich zu Rektumstrikturen – meist 4–6 cm vom Anus entfernt – bzw. -stenosen, die u. U. das gesamte Rektum bis zum Sigmoidbereich betreffen können, und Rektumulzerationen, perianorektalen Abszessen und Fistelbildungen [17] bis hin zu mehr oder weniger monströsen, papillomatösen („hahnenkammartigen“) und/oder geschwürigen Anschwellungen im Genital-, Anus- und Rektumbereich, oft schon einige Wochen nach der Ansteckung (Elephantiasis anorectalis, – vulvae, – penis et scroti).
Das *Beschwerdebild* wird von der jeweils vorliegenden Krankheitsphase bestimmt.

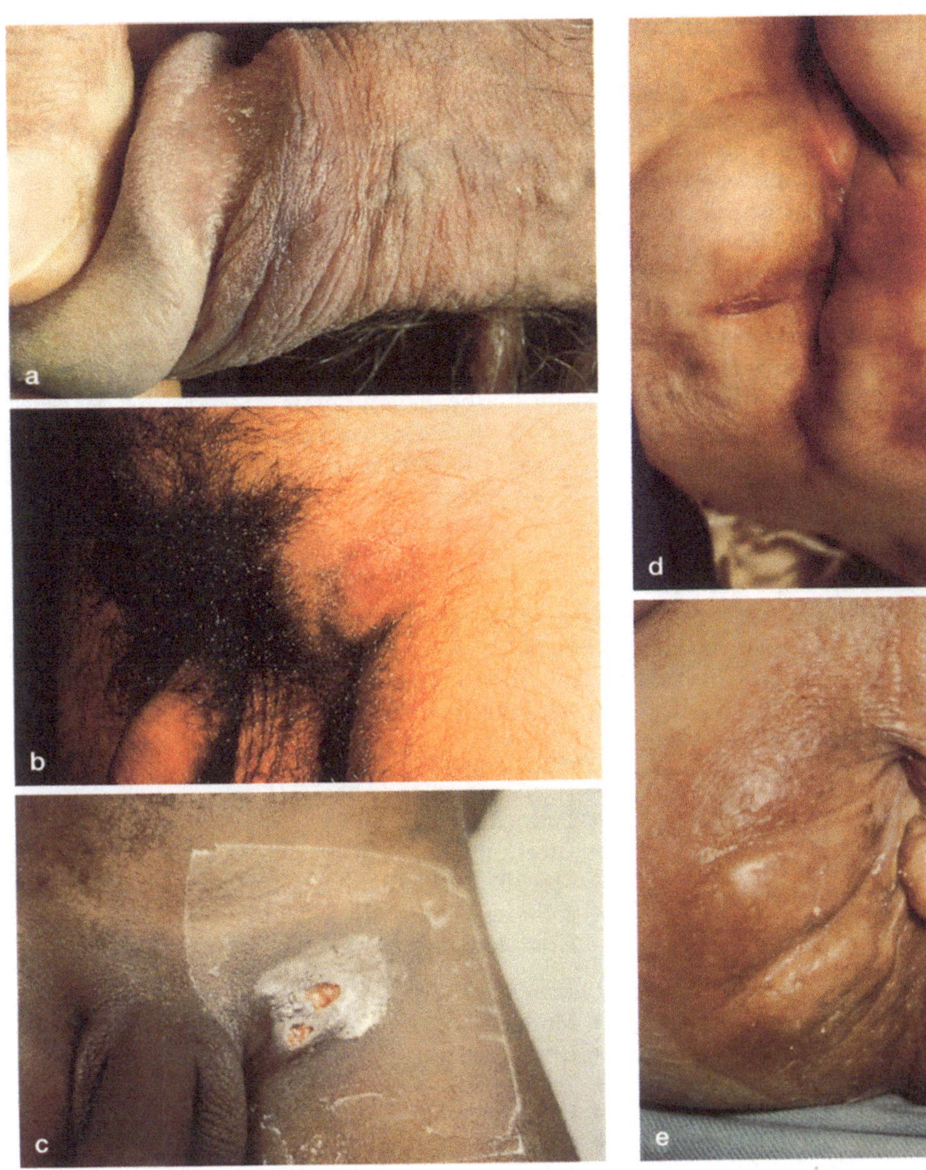

Abb. 15.36. **a** Primäraffekt eines Lymphogranuloma venereum. **b** Inguinale Lymphknotenvergrößerung (Bubonenstadium). **c** Fistelndes Lymphogranuloma venereum im linken Inguinalbereich. **d** Ausgedehnte Fistelbildungen im perianalen Bereich. **e** Narbige Veränderungen im Perianalbereich als Folge eines Lymphogranuloma venereum bei gleichzeitigem Vorliegen eines Analkanalkarzinoms

Das erste Stadium und der Beginn der 2. Phase kann von mehr oder weniger ausgeprägten Allgemeinsymptomen wie Fieber, Schüttelfrost, Appetitlosigkeit, Gewichtsverlust, Kopfschmerzen usw. geprägt sein.

Das Spätstadium kann einerseits über Monate recht symptomarm verlaufen, andererseits aber auch rasch, insbesondere infolge Stenose, Abszess- und Fistelbildung, zu einem schweren Krankheitszustand führen, der neben Blut-, Schleim- und Eiterabgängen durch quälende Tenesmen und schmerzhafte Defäkationsbeschwerden verbunden mit hohen Temperaturen, Gelenkbeschwerden, Milzanschwellung, Hautveränderungen (Erythema nodosum) usw. gekennzeichnet ist.

Der *Krankheitsverlauf* ist hierbei weitgehend von der Immunitätslage des betroffenen Patienten abhängig. Bei guter Abwehrlage kann die Erkrankung sogar unbemerkt überstanden werden.

DIAGNOSE

Die Diagnosestellung des Lymphogranuloma venereum ist aufgrund der oft kaum sichtbaren und uncharakteristischen Primärläsion im 1. Stadium der Erkrankung klinisch schwierig.

Demzufolge wird das Krankheitsbild in praxi meist erst zum Zeitpunkt des recht typischen klinischen Erscheinungsbildes des Bubonen-Stadiums oder erst bei Auftreten von Spätmanifestationen, wie chronischen Ödemen und Ulzera in der Genitalregion bzw. hartnäckigen anorektalen Abszessen, Ulzera, Fisteln usw., diagnostiziert. Bei ausgebildetem genitoanorektalem Syndrom ist die Rektalwand bei der Digitaluntersuchung geschwollen, schmerzhaft, starr und rau bis höckrig zu tasten. Endoskopisch erscheint die Mukosa entzündlich verändert, leicht verletzlich, blutend, von leukoplakieartigen Närbchen durchsetzt und von eigenartig körnigem Aussehen.

Im Blutbild findet sich eine mäßige Leukozytose, meist mit Linksverschiebung, und die Blutsenkung ist zumindest während der ersten Monate der Erkrankung deutlich erhöht. Als weitere unspezifische Diagnostikhilfen wären schließlich noch die Gammaglobulinerhöhung in der Elektrophorese und der im Spätstadium in 90% der Fälle positive, auch in der Sprechstunde leicht durchführbare *Formolgeltest* zu erwähnen.

Eine Sicherung der Diagnose ist demgegenüber heute durch folgende Nachweisverfahren möglich:

Direkter Erregernachweis. Der Nachweis des Erregers aus der Primärläsion, den Bubonen oder Fisteln ist sowohl lichtmikroskopisch im Ausstrichpräparat mithilfe der Giemsa-Färbung – die Elementarkörperchen erscheinen als basophile Partikel intra- und extrazellulär – als auch elektronenmikroskopisch [8] und durch Züchtung auf speziellen Gewebekulturen (McCoy-Zellkulturen) [19] möglich.

Alle 3 Nachweisverfahren sind im positiven Falle beweisend, ihres Aufwandes wegen jedoch Speziallaboratorien vorbehalten.

Mikroimmunfluoreszenztest. Im Gegensatz zur Komplementbindungsreaktion (s.u.) handelt es sich beim Mikroimmmunfluoreszenztest um eine spezifische Nachweisreaktion einer Chlamydieninfektion. Auch dieser Test ist nur in Speziallabors durchführbar [3].

Überwanderungsimmunelektrophorese. Bei dem ebenfalls nur in Speziallabors durchführbaren serologischen Verfahren der Überwanderungsimmunelektrophorese werden durch Verwendung eines löslichen, gereinigten, von einem Lymphogranuloma-venereum-Erreger gewonnenen Antigen nur noch Lymphogranuloma-venereum-spezifische Antikörper gemessen. Kreuzreaktionen mit anderen Serotypen von *Chlamydia trachomatis* sind hierdurch ausgeschlossen.

Komplementbindungsreaktionen. Die KBR hat den Nachteil, dass sie aufgrund der Gruppenantigenität auch bei den übrigen Erregern der PLT-Gruppe (s.o.) positiv ausfällt. Die Reaktion ist im Verlauf der Erkrankung wiederholt durchzuführen und nach ihrem Titerverhalten zu bewerten. Nach Ausheilung der Erkrankung verbleibt für $^1/_2$–1 Jahr ein Resttiter [14, 16, 19].

Hauttest nach Frei. Der 1928 von dem in Breslau und Berlin tätigen Dermatologen Frei beschriebene Test wird heute nicht mehr durchgeführt. Früher wurde hierbei denaturiertes erregerreiches Material, wie z.B. Buboneneiter intrakutan injiziert und im Intervall die Reaktion beurteilt entsprechend der Ablesung eines Tuberkulinschwellentests.

DIFFERENZIALDIAGNOSE

Die Differenzialdiagnose des Lymphogranuloma venereum umfasst unter Berücksichtigung der verschiedenen Krankheitsphasen insbesondere folgende Krankheitsbilder:

Stadium der Primärläsion:
- Herpes simplex (Abb. 2.33),
- Lues (Abb. 15.27),
- Ulcera mollia,
- Morbus Behçet (Abb. 2.82),
- solitäres Ulkus (Abb. 14.30),
- Granuloma inguinale (Abb. 15.35).

Bubonen-Stadium:
- Morbus Hodgkin,
- Leukämie,
- Tumormetastasen,
- Lues,
- Ulcus molle (Abb. 15.33),
- Tuberkulose (Abb. 15.21),
- Aktinomykosen (Abb. 15.10),
- Filariasis,
- Tularämie,
- Pest.

Tertiäre Phase:
- HSV-Proktitis (Abb. 2.33),
- Morbus Crohn (Abb. 14.4),
- Hidradenitis suppurativa (Abb. 2.22),
- Malignome,
- Tuberkulose (Abb. 15.21),
- Aktinomykosen (Abb. 15.10),
- Amöbiasis,
- Balantidiose,
- Schistosomiasis intestinalis.

THERAPIE

Das Lymphogranuloma venereum konnte mit Einführung der Sulfonamide erstmals wirksam behandelt werden, wobei die Applikation als sog. Stoßtherapie, d.h. in mehreren Serien über Monate empfohlen wurde, wozu Sulfonamide mit Langzeitwirkung besonders geeignet waren [1, 6, 13].

Als Mittel der ersten Wahl gelten – infolge bislang fehlender Resistenzentwicklungen – immer noch Doxycyclin (z.B. Vibramycin 2-mal 100 mg/tägl. p.o. für 21 Tage) und Tetracyclin-HCl (z.B. Hostacyclin 4-mal 500 mg tägl. p.o. für 14 Tage). Weiterhin werden Erythromycin (z.B. Erythrocin 4-mal 500 mg tägl. für 21 Tage) und Cotrimoxazol (z.B. Bactrim forte 2-mal 800 mg/160 mg tägl. p.o. für 21 Tage) empfohlen.

Sofern es in fortgeschritteneren Fällen bereits zur Ausbildung von mehr oder weniger ausgeprägten Strikturen, Stenosen, Fisteln usw. gekommen ist, sind zusätzliche operative Maßnahmen oftmals nicht mehr zu umgehen.

Sexualpartner müssen untersucht und ggf. mitbehandelt werden. Außerdem ist eine evtl. miterworbene Lues serologisch (S. 454) auszuschließen.

Literatur

1. Association of Genitourinary Medicine and the Medical Society for the Study of Venereal Diseases (1999) National guideline for the management of lymphogranuloma venereum. Clinical Effectiveness Group. Sex Transm Infect 75 (Suppl 1): S40–42
2. Bhargava NC, Singh OP, Lal N (1975) Analytical study of 100 cases of venereal diseases. Indian J Dermatol Venereol 41: 70
3. Braun-Falco O, Plewig G, Wolff HH (1996) Dermatologie und Venerologie. 4. Aufl. Springer, Berlin Heidelberg New York Tokio
4. Brown TJ, Yen-Moore A, Tyring SK (1999) An overview of sexually transmitted diseases. Part I. J Am Acad Dermatol 41/4: 511–532
5. Buntin D (1994) The 1993 sexually transmitted disease treatment guidelines. Semin Dermatol 13: 269–274
6. Center for Disease Control and Prevention (CDC) (1998) Guidelines for treatment of sexually transmitted diseases. MMWR 47 (RR-1): 1–47
7. Faro S (1990) Lymphogranuloma venereum, chancroid, and granuloma inguinale. Obstet Gynecol Clin North Am 16: 517–530
8. Favre M, Hellerström S (1954) The epidemiology, aetiology and prophylaxis of lymphogranuloma inguinale. Acta Derm Vener 34 [Suppl] 30
9. Kellock DJ, Barlow R, Suvarna SK, Green S, Eley A, Rogstad KE (1997) Lymphogranuloma venereum: biopsy, serology, and molecular biology. Genitourin Med 73/5: 399–401
10. Lentini-Marugan et al. (1980) Venerische Erkrankungen des Anus und Rektums. Coloproctology 3: 200–201
11. Lynch CM, Felder TL, Schwandt RA, Shashy RG (1999) Lymphogranuloma venereum presenting as a rectovaginal fistula. Infect Dis Obstet Gynecol 7/4: 199–201
12. Merlini M (1984) Clinique des tumeurs anales malignes. Schweiz Rundschau Med 73: 867–868
13. Näher H (2001) Lymphogranuloma venereum. In: Petzoldt D, Gross G (Hrsg) Diagnostik und Therapie sexuell übertragbarer Krankheiten – Leitlinien 2001 der Deutschen STD-Gesellschaft. Springer, Berlin Heidelberg New York Tokio, S 82–85
14. Nasemann T (1974) Viruskrankheiten der Haut, der Schleimhäute und des Genitales. Thieme, Stuttgart
15. Orfanos CE, Garbe C (1995) Therapie der Hautkrankheiten. Springer, Berlin Heidelberg New York Tokio
16. Osaba AO (1977) Sero-epidemiological study of lymphogranuloma venereum in Western Nigeria. Afr J Med Med Sci 6: 125–132
17. Papagrigoriadis S, Rennie JA (1998) Lymphogranuloma venereum as a cause of rectal strictures. Postgrad Med 74/869: 168–169
18. Quinn TC et al. (1981) Chlamydia trachomatis proctitis. N Engl J Med 305: 195–199
19. Stüttgen G (1981) Ulcus molle/Chancroid. Grosse, Berlin

15.12 HIV-Infektion/Aids

Das erworbene Immundefektsyndrom Aids (*A*cquired *I*mmune *D*eficiency *S*yndrome) stellt eine Infektionskrankheit viralen Ursprunges dar. Im engeren Sinne bezeichnet es das klinische Endstadium einer Infektion mit den *H*umanen-*I*mmundefizienz-*V*iren (HIV), geprägt durch opportunistische Infektionen und/oder seltene Tumoren und/oder neurologische Krankheitsbilder.

Elektronenmikroskopisch betrachtet erscheint das HIV (HIV-1 oder HIV-2), das zur Untergruppe der Lentiretroviren gehört, als rundliches, im Durchmesser ca. 100 nm großes Partikel [20–22, 28] (Abb. 15.37).

Weltweit sollen derzeit mehr als 40 Millionen Erwachsene mit dem HIV-Virus infiziert und 10 Millionen Menschen bereits an den Folgen der Infektion gestorben sein.

ÄTIOLOGIE UND EPIDEMIOLOGIE

Die *Übertragung* des HIV erfolgt am häufigsten durch Geschlechtsverkehr, durch gemeinsamen Gebrauch von kontaminierten Injektionsnadeln sowie während der Schwangerschaft oder der Geburt von Mutter auf Kind [36]. Außerdem spielten in der Vergangenheit Übertragungen mit kontaminiertem Blut oder Blutprodukten (Hämophiliepatienten) eine wesentliche Rolle; dieser Übertragungsweg ist in der BRD durch konsequente Untersuchungen aller Blutspenden seit 1985 weitestgehend ausgeschlossen.

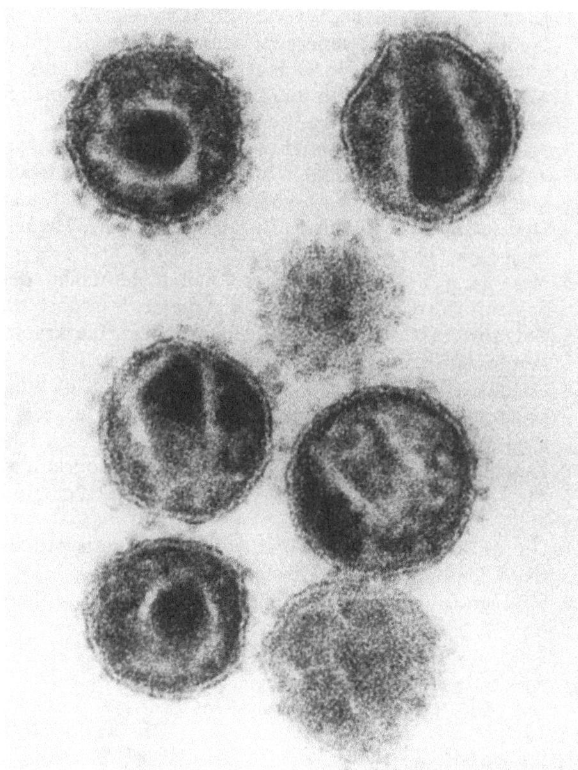

Abb. 15.37. Ultradünnschnitt von „human immunodeficiency viruses“ (HIV). Die Lentivirusnatur dieses 100–120 nm großen, von einer Lipidhülle umgebenen Erregers wird am prismatischen Innenkörper der Viruspartikeln deutlich. Dieses Core zeigt je nach Schnittebene unterschiedliche Umrisse. Die Oberflächenfortsätze des HIV gehen spontan verloren

Bei den üblichen Sozialkontakten (Handgeben) und über Tröpfcheninfektion (Niesen, Husten, Sprechen) ist eine Übertragung von HIV nicht zu erwarten.
Prophylaktische Maßnahmen in der proktologischen Sprechstunde wurden auf S. 20 dargelegt.
Homo- und bisexuelle Männer sowie Drogensüchtige stellen die Hauptgruppen der Erkrankten dar [36]. Verletzende Sexualpraktiken, rezeptiver (passiver) Analverkehr [42], häufiger Partnerwechsel und Nadeltausch bei Fixern wird dabei als ätiologisch bedeutsam erachtet. In den Panepidemieregionen wie Afrika und Asien sind vorwiegend Heterosexuelle und auch viele Kinder betroffen. Eine HIV-Infektion durch heterosexuelle Kontakte scheint allerdings zunehmend an Bedeutung auch in Deutschland zu gewinnen [4, 36].

KLINIK

Die klinische Symptomatologie einer HIV-Infektion zeigt gewöhnlich einen phasenartigen Verlauf. Eine Expertengruppe der CDC (Centers of Disease Control) hat eine Klassifikation von HIV-assoziierten Krankheitsbildern erarbeitet, die in Tabelle 15.4 und 15.5 wiedergegeben wird [48].
Die Übergänge zwischen den verschiedenen Stadien sind fließend, wobei ein bestimmtes Stadium dem vorhergehenden nicht immer folgen muss.

Tabelle 15.4. CDC-Klassifikation: Subgruppen A1 bis C3. (Nach Brodt et al. [6])

Laborkategorie (CD4-Zellen/μl)	Klinische Kategorie		
	A (asymptomatisch)	B (Symptome, kein Aids)	C (Symptome, Aids)
1: ≥ 500	A1	B1	C1
2: 200–499	A2	B2	C2
3: < 200	A3	B3	C3

1. Akute HIV-Infektion

Die Neuinfektion mit HIV verläuft in der Regel asymptomatisch. Gelegentlich tritt aber einige Tage bis mehrere Wochen nach dem HIV-Kontakt ein unspezifisches Krankheitsbild auf, das am ehesten einer infektiösen Mononukleose ähnelt [12].
Fieber, Nachtschweiß, allgemeines Krankheitsgefühl, Lymphknotenschwellung, Pharyngitis, Kopfschmerzen, Erbrechen, Durchfall, Arthralgien und ein makulöses, stammbetontes Exanthem können in diesem akuten Initialstadium auftreten. Unabhängig davon kann durch eine akute aseptische Meningitis bereits in diesem frühen Stadium auch das Nervensystem einbezogen sein.
In dieser Phase ist die Erkrankung allenfalls durch den direkten Erregernachweis verifizierbar. Antikörper treten erst zwischen der 4. und 12. Woche post infectionem auf.

2. Symptomfreies Latenzstadium

Dieses Stadium ist durch das Fehlen eines klinischen Beschwerde- und Erscheinungsbildes bei gleichzeitigem HIV-Antikörpernachweis gekennzeichnet. Gegebenenfalls kann allerdings eine Thrombopenie, Lymphopenie, T_4/T_8-Lymphozytenverminderung sowie eine kutane Anergie nachweisbar sein. Die Dauer der symptomfreien Latenzzeit ist sehr variabel und kann sich von wenigen Wochen bis zu mehreren Jahren erstrecken. Welche verschiedenen Kofaktoren für die Progression einer HIV-Infektion verantwortlich sind, ist bislang weitgehend unbekannt.

Tabelle 15.5. Klinische Kategorien A bis C der CDC-Klassifikation. (Nach Brodt et al. [6])

Kategorie A	• Asymptomatische HIV-Infektion • Persistierende generalisierte Lymphadenopathie (LAS) • Akute, symptomatische (primäre) HIV-Infektion (auch in der Anamnese)
Kategorie B[a]	• Bazilläre Angiomatose • Oropharyngeale Candida-Infektionen • Vulvovaginale Candida-Infektionen, die entweder chronisch (länger als 1 Monat) oder nur schlecht therapierbar sind • Zervikale Dysplasien oder Carcinoma in situ • Konstitutionelle Symptome wie Fieber über 38,5 oder eine länger als 4 Wochen bestehende Diarrhö • Orale Haarleukoplakie • Herpes zoster bei Befall mehrerer Dermatome oder nach Rezidiven in einem Dermatom • Idiopathische thrombozytopenische Purpura • Listeriose • Entzündungen des kleinen Beckens, besonders bei Komplikationen eines Tuben- oder Ovarialabszesses • Periphere Neuropathie
Kategorie C (Aids-definierende Erkrankungen)	• Pneumocystis-carinii-Pneumonie • Toxoplasma-Enzephalitis • Ösophageale Candida-Infektion oder Befall von Bronchien, Trachea oder Lungen • Chronische Herpes-simplex-Ulzera oder Herpes-Bronchitis, -Pneumonie oder -Ösophagitis • CMV-Retinitis • Generalisierte CMV-Infektion (nicht von Leber oder Milz) • Rezidivierende Salmonellen-Septikämien • Rezidivierende Pneumonien innerhalb eines Jahres • Extrapulmonale Kryptokokkeninfektionen • Chronische intestinale Kryptosporidieninfektion • Chronische intestinale Infektion mit Isospora belli • Disseminierte oder extrapulmonale Histoplasmose • Tuberkulose • Infektionen mit Mycobacterium avium complex oder Mycobacterium kansasii, disseminiert oder extrapulmonal • Kaposi-Sarkom • Maligne Lymphome (Burkitts, immunoblastische oder primäres zerebrales Lymphom) • Invasives Zervixkarzinom • HIV-Enzephalopathie • Progressove multifokale Leukenzephalopathie • Wasting-Syndrom

[a] Krankheitssymptome oder Erkrankungen, die nicht in die Aids-definierende Kategorie C fallen, dennoch aber der HIV-Infektion ursächlich zuzuordnen sind oder auf eine Störung der zellulären Immunabwehr hinweisen.

3. *Lymphadenopathie-Syndrom und Aids-Related-Complex*

Das *Lymphadenopathie-Syndrom* (LAS) liegt definitionsgemäß dann vor, wenn an mindestens zwei extrainguinalen Lymphknotenstationen ohne erklärbare Ursache vergrößerte Lymphknoten (> 1 cm) während mindestens dreimonatiger Dauer festzustellen sind. Das LAS wurde daher auch als persistierende generalisierte Lymphknotenschwellung bezeichnet (PGL).

Der *Aids-Related-Complex* (ARC) umfasst unspezifische Allgemeinsymptome wie Gewichtsverlust von mehr als 10 % des Körpergewichtes, Fieberschübe ungeklärter Genese (> 1 Monat) und persistierende Diarrhön ohne Erregernachweis.

Es bestehen Hinweise, dass HIV selbst eine Enteropathie auslösen kann [14, 23, 42, 43, 54].

4. *Aids-Vollbild*

Opportunistische Infektionen und *seltene Tumoren* kennzeichnen nach der CDC-Definition das Endstadium einer HIV-Infektion. Eingeschlossen in diese Definition sind inzwischen auch Krankheitsbilder wie extrapulmonale Tuberkulose, „HIV-Wasting-Syndrom“, rezidivierende Salmonellen-Septikämien und neurologische Krankheitsbilder („HIV-assoziierte subakute Enzephalitis“ u. W. [9, 26].

Unter den opportunistischen Infektionen stellt die *Pneumocystis-carinii-Pneumonie* die häufigste lebensbedrohliche Erkrankung dar.

Durch eine Vielzahl von Krankheitserregern ganz unterschiedlicher Art (Protozoen, Pilze, Viren, Bakterien) kann ein breites Spektrum opportunistischer Erkrankungen hervorgerufen werden (Tabelle 15.5).
Im Folgenden sollen einige proktologisch relevante Erkrankungen bei HIV-infizierten Patienten kurz dargestellt werden [3, 13, 46]:

Erkrankungen durch Protozoen

Die *Kryptosporidiose* (S. 538 ff.) ist das typische Beispiel für eine opportunistische Infektion, von der man bis zum Auftreten von Aids nicht sicher war, ob sie auch beim Menschen eine persistierende Erkrankung auslösen kann. Diese durch Kryptosporidien hervorgerufene Erkrankung äußert sich in profusen wässrigen Durchfällen und Flüssigkeitsverlusten bis 15 l/Tag.
Hiervon zu unterscheiden ist die durch Giardia lamblia verursachte *Lambliose* (s. 16.3.2), bei der es auch zu explosionsartig einsetzenden Durchfällen kommen kann. Allerdings steht bei der Lamblieninfektion i. d. R. eine ausgeprägte Flatulenz im Vordergrund, die bei der Kryptosporidiose zumeist fehlt.
Auch die *Isosporiasis* (s. 16.3.4 und 16.3.5) äußert sich in Diarrhön, Erbrechen, Fieber und Gewichtsverlust.

Pilzerkrankungen

In allen Stadien einer HIV-Infektion können Mykosen insbesondere der Candida-Spezies auftreten. Am häufigsten wird ein Mundsoor (Abb. 15.42 d) beobachtet, der auf den Ösophagus (Abb. 15.44) sowie den restlichen Darmtrakt (Abb. 15.43) und auch auf andere Organe (z. B. Lunge) übergreifen kann. Im Bereich der Analregion äußert sich der Pilzbefall in Form einer analen und/oder perianalen ekzematoid erscheinenden Hefemykose (Levurose) (Abb. 15.42 a–e) (s. 15.13) [17].

Viruserkrankungen

Die *Zytomegalievirusinfektion* stellt eine wichtige opportunistische Infektion im Gastrointestinalbereich bei Aids dar [49]. Im Vordergrund stehen anhaltende Diarrhön, z. T. mit Blutbeimengungen, Bauchkrämpfen und Gewichtsabnahme. Es finden sich fokale oder diffuse entzündliche Veränderungen bis hin zu tiefen Ulzerationen im ganzen Gastrointestinaltrakt und der perianalen Haut. Die Diagnose kann durch den histologischen Nachweis von typischen „Entenaugenzellen“ mit intranukleären und intrazytoplasmatischen Einschlusskörperchen sowie durch immunhistologische Methoden gestellt werden [16].
Die Therapie der Wahl besteht aus Ganciclovir allein oder in Kombination mit Foscarnet bei komplizierten Verläufen oder Retinitis. Oftmals zeigt sich erst nach erfolgter Besserung unter der Therapie, dass die gastrointestinalen Beschwerden durch CMV verursacht waren.
Die bei Vorliegen einer HIV-Infektion auftretende sog. *HSV-Anitis* ist gekennzeichnet durch zunächst flache, schmierig belegte, perianale und/oder anale Ulzerationen (Abb. 2.32 a–d), die in der Regel zu großflächigen, nekrotisierenden, äußerst schmerzhaften Läsionen fortschreiten können (Abb. 15.38 a, b). Das Erscheinungs- und Beschwerdebild der *HSV-Proktitis* (Abb. 2.33 a–c) wird in Abschn. 2.10 beschrieben.
Der *Zoster* (Abb. 2.35 a–f) neigt im Rahmen einer HIV-Infektion zu mehrsegmentalem Befall sowie Überschreiten der Medianlinie des Körpers; in Einzelfällen kann ein Zoster generalisatus auftreten (s. Abschn. 2.11, S. 154).
Die durch humane Papillomviren perianal und intraanal lokalisierten *Condylomata acuminata* (Abb. 2.42 a–d, 2.50) dehnen sich bei HIV-Infizierten häufig großflächig, ggf. bis in den Rektumbereich aus und neigen zu hohen Rezidivquoten [40].
Verrucae vulgares (Abb. 2.40) und *Mollusca contagiosa* (Abb. 2.37, 2.38) [32] erregen bei Auftreten in disseminierter Form wie auch in ungewöhnlicher Lokalisation (z. B. Genitoanalregion) stets einen Verdacht auf das Vorliegen einer Abwehrschwäche und sollten demzufolge auch an eine HIV-Infektion denken lassen. Eine virale Genese wird auch bei der von Greenspan et al. [24] erstmals beschriebenen *oralen Haarleukoplakie* angenommen. Hierbei finden sich bei HIV-Infizierten am seitlichen Zungenrand lokalisierte, weißliche, haarförmige bis leicht papillomatöse, nicht abstreifbare Auflagerungen (Abb. 15.39 a, b). Elektronenmikroskopisch konnten in den betreffenden Läsionen sowohl Epstein-Barr-Virus (EBV) als auch Humanes Papillom-Virus (HPV) nachgewiesen werden [4, 25, 52, 62, 63].

Bakterielle Erkrankungen

Auch bakterielle Infektionen treten im Verlauf einer HIV-Infektion gehäuft auf: nekrotisierende *Pyodermien*, *Abszesse* (Abb. 1.20 d), *Follikulitiden* (Abb. 2.27 b), *Impetigo* (Abb. 2.27 a), *Phlegmonen*, atypische Verläufe der *Syphilis* (Abb. 15.28 a–d und 15.40), schwere Verlaufsformen von *Salmonellosen*, *Shigellosen* (Abb. 15.1), *Yersiniosen* (Abb. 15.2), *Campylobacteriosen* (Abb. 15.7) und disseminierte

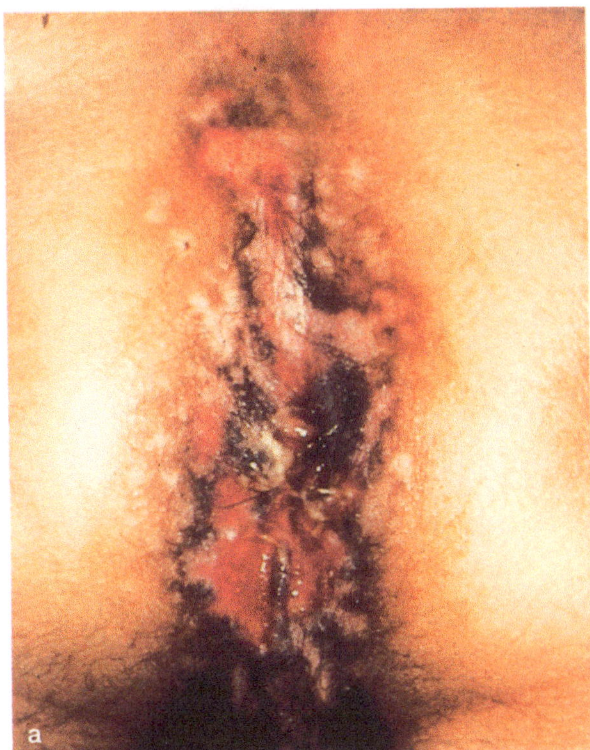

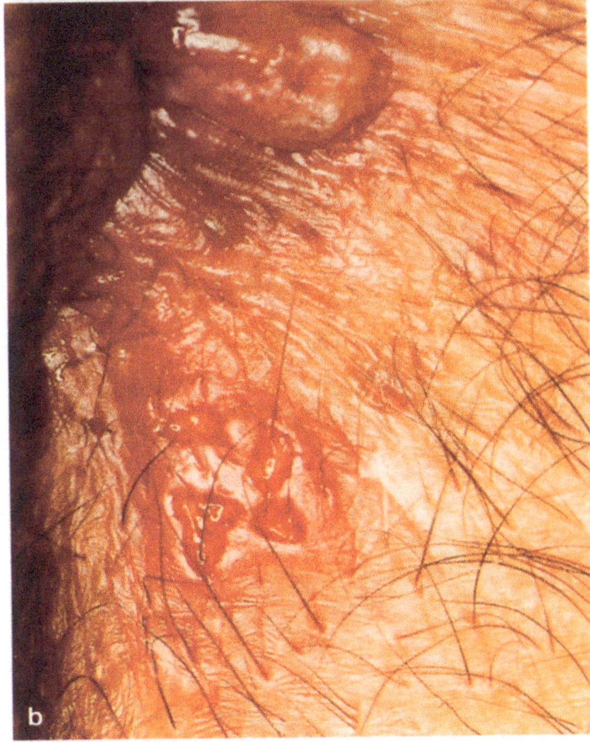

Abb. 15.38 a, b. Typische HSV-Läsionen bei HIV-infizierten Patienten. **a** Perianalbefund einer Herpes-simplex-Virus (HSV-2-Typ)-Infektion; es handelt sich im vorliegenden Fall um die klinische Erstmanifestation des erworbenen Immundefektsyndromes. **b** Flache, schmierig belegte, z.T. konfluierende Ulzerationen eines Herpes simplex perianalis (s. auch Abb. 2.32, 2.33)

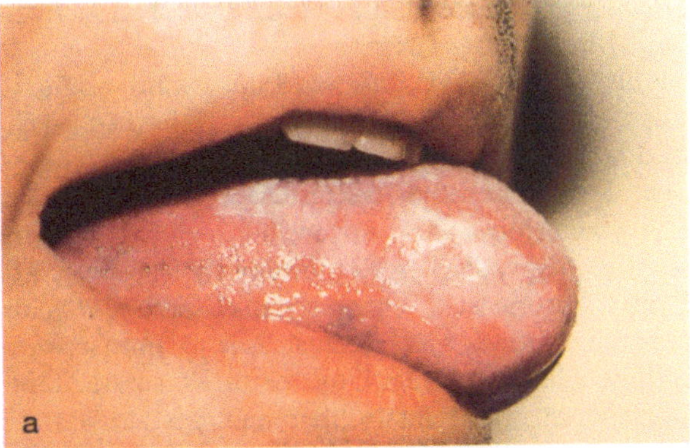

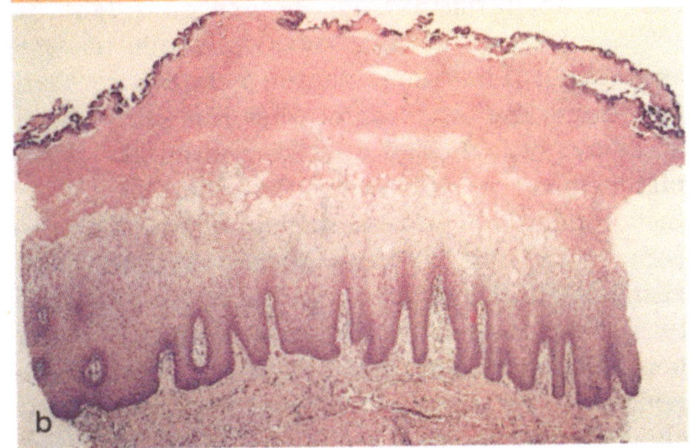

Abb. 15.39 a, b. Orale Haarleukoplakie. **a** Klinisches Bild. **b** Papillomatös geschwungene Oberfläche mit kleinen Keratinprojektionen, dichtes Bakterienwachstum, Parakeratose, ballonierte Epithelzellen mit perinukleären Aufhellungen (Koilozyten), plump- sowie schlank-elongierte Reteleisten. HE-Färbung

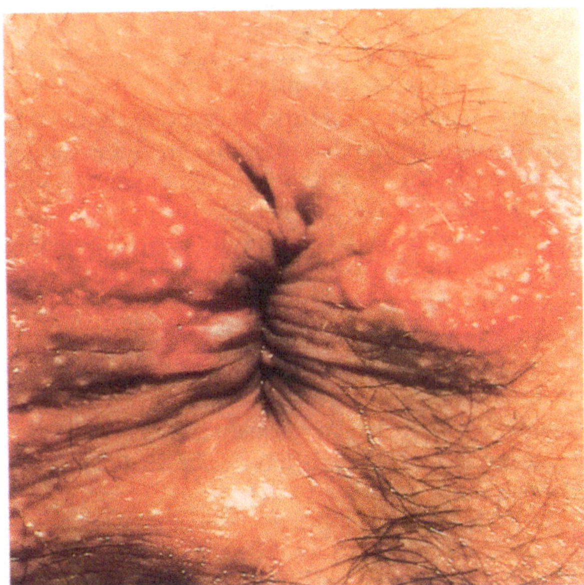

Abb. 15.40. Condylomata lata bei einem HIV-infizierten Patienten

Formen von *Tuberkulose* (Abb. 15.16, 15.18, 15.20, 15.21) werden beschrieben.

Atypische Mykobakteriosen (S. 438) sind ebenfalls Ausdruck einer ausgesprochenen Immunschwäche und konnten früher nur sehr selten beobachtet werden. Atypische Mykobakteriosen, zumeist durch Mycobacterium avium intracellulare (MAI), äußern sich in unspezifischen Symptomen wie Fieber, Abdominalschmerzen, chronischer Diarrhö, Malabsorption und Gewichtsverlust. Die Diagnose kann mittels Blut- und/oder Stuhlkulturen sowie durch Biopsien aus der Rektalschleimhaut gestellt werden. Die therapeutischen Möglichkeiten sind sehr beschränkt, da die üblichen Tuberkulostatika schlecht ansprechen. Eine Kombinationstherapie aus Clarithromycin und Ethambutol oder Rifabutin gilt als Standard, oftmals sind aber kompliziertere Therapieschemata zur Verbesserung erforderlich.

Insbesondere bei Homosexuellen fallen *Proktitiden* (Abb. 1.11 a) mit hämorrhagischen und ulzerösen Läsionen auf. *Kryptitiden* (Abb. 1.11 b) mit konsekutiver Abszess- und Fistelbildung wurden beschrieben [40]. Der praktizierte Analverkehr führt in der Regel zu mechanischen Verletzungen, wodurch auch die verschiedensten Mikroorganismen (Herpes-simplex-Viren, Chlamydien, Mykoplasmen, Treponemen, Gonokokken, Salmonellen, Amöben u. W.) übertragen werden können [37]. Dies führt zu entzündlichen bzw. entzündlich-infektiösen Veränderungen am Enddarm, die bei den Betroffenen zu Stuhlunregelmäßigkeiten, Hämatochezie, schmerzhaften Tenesmen u. W. führen können [41]. Histologisch wie endoskopisch imponiert dieses auch als *Gay-Bowel* -Syndrom (Abb. 15.41 a, b) bezeichnete Erscheinungsbild als uncharakteristische, erosive Proktitis [12, 37, 40].

Bei der *Chlamydienproktitis* handelt es sich um eine Entzündung, die durch Chlamydia trachomatis der Serotypen D–K oder durch LGV-Chlamydien (Lymphogranuloma venereum) der Serotypen L1–L3 hervorgerufen wird [31, 51]. Während die zahlenmäßig häufigeren Chlamydieninfektionen der Serotypen D–K meist asymptomatisch oder mild verlaufen, imponiert die LGV-Proktitis durch hämorrhagische Ulzerationen, die klinisch wie histologisch an einen Morbus Crohn erinnern (Abb. 15.36 d, e). Da sich Chlamydien intrazellulär vermehren, stellt der Erregernachweis in der Praxis häufig ein diagnostisches Problem dar.

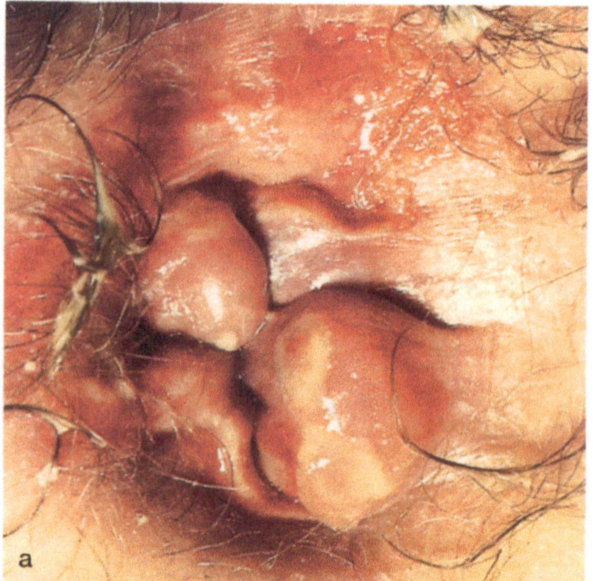

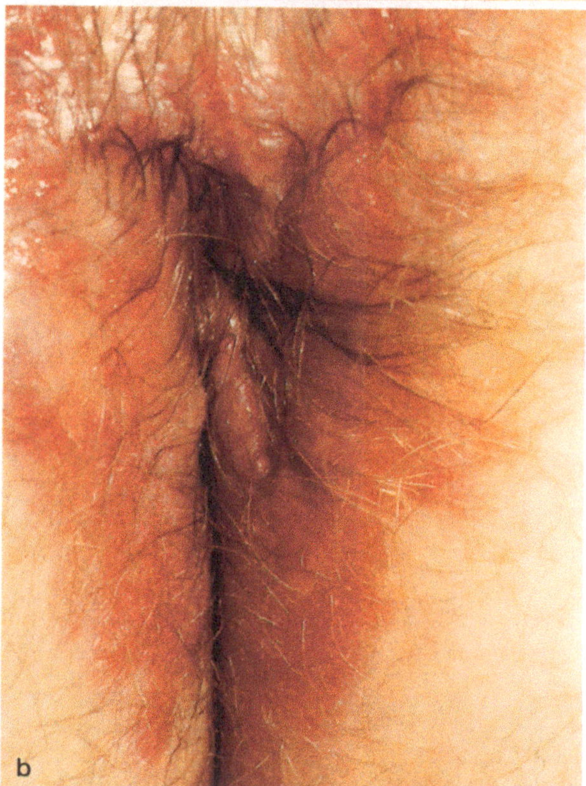

Abb. 15.41 a, b. Gay-Bowel-Syndrom bei HIV-infiziertem Patienten. **a** Gleichzeitiges Vorliegen einer Salmonellensepsis, einer eitrigen Proktitis sowie Perianalthrombosen mit aufgelagerten, flachen Ulzerationen einer Herpes simplex-Infektion (Typ 2). **b** Toxisch-degeneratives perianales Kontaktekzem als Folge einer bestehenden Analfistel

Epizootien

Auch die *Skabies* kann bei HIV-Infizierten recht atypisch verlaufen (Abb. 2.54). Die stark juckenden papulosquamösen Läsionen treten zumeist generalisiert auf, wobei auch Gesicht und Kapillitium meist mitbefallen sind [19]. Wie auch bei anderen Formen der Immunsuppression kommt es bei HIV-Positiven oft zu einem ausgeprägten Verlauf mit hoher Milbenzahl im Sinne einer Scabies norwegica, die klinisch häufig einer Psoriasis oder einem massiven Kontaktekzem ähneln kann (s. S. 163 ff.).

Nichtinfektiöse Erkrankungen

Insbesondere *seborrhoische Ekzeme* (Abb. 2.5 o_1, o_2) und provozierte bzw. auffällig exazerbierte *Psoriasis-vulgaris* -Erscheinungsbilder (Abb. 2.77) werden bei Aids-Patienten überzufällig häufig beobachtet. Insbesondere, wenn diese Krankheitsbilder atypisch lokalisiert sind und klinisch ein uncharakteristisches Bild aufweisen und/oder Patienten einer ungewöhnlichen Altersgruppe betroffen sind, sollte man eine HIV-Infektion mit in die differenzialdiagnostischen Überlegungen einbeziehen [4].
Auch *Rhagaden* (Abb. 1.14 a, b) und *chronische Analfissuren* (Abb. 1.15 a–f, 1.16) mit Wundheilungsstörungen werden gehäuft bei HIV-Infizierten diagnostiziert (s. Abschn. 1.8, 1.9). Auch anale Ulzera sind häufig [47].

HIV-assoziierte Neoplasien

Die häufigsten Malignome, die bei Aids-Patienten auftreten, sind das *Kaposi-Sarkom* [58] (S. 287 ff.) und bevorzugt am Gastrointestinaltrakt lokalisierte *maligne Non-Hodgkin-Lymphome.*
Das Risiko von HIV-Infizierten an hochmalignen undifferenzierten bzw. diffusen B-Zell-Lymphomen zu erkranken, ist um das 4 fache erhöht [15, 38, 64]. Auch Morbus Hodgkin wurde perianal beschrieben [53].
Aber auch *Plattenepithelkarzinome* (Abb. 3.15), *basaloide* und *kloakogene Karzinome* (Abb. 3.11 a, b) und das *Bowen-Karzinom* (Abb. 2.46 a) sind hier zu nennen (s. 3.1.2) [44].

DIAGNOSE

Die Diagnose wird durch Anamnese, Klinik und Laboruntersuchungen gestellt. Die derzeit wichtigsten Labor-Nachweismöglichkeiten sind:

- Nachweis spezifischer Antikörper gegen virale Proteine (Anti-HIV-AK),
- Nachweis des Virus selbst (HIV-Antigen),
- Nachweis der Viruslast mittels PCR.

Der einfachste Suchtest zum Nachweis HIV-spezifischer Antikörper ist der HIV-ELISA („enzyme *l*inked *i*mmuno *s*orbent *a*ssay"). Jeder positive ELISA-Test *muss* jedoch durch eine zweite unabhängige Methode bestätigt werden (Konfirmationstest).
Als Bestätigungstest hat sich in erster Linie das Immunoblotverfahren, der sog. Western-Blot bewährt. Andere immunologische Verfahren wie dige Radioimmunpräzipitation (RIPA) oder der Immunfluoreszenztest (IFT) sind aufgrund der aufwendigen Arbeitstechnik und der zu verwendenden Isotope nur noch in Spezialfällen indiziert [61].
Die *diagnostische Lücke* zwischen erfolgter Infektion und Positivierung der Screeningtests beträgt 6–8 Wochen, kann aber bis zu 4 Monate, in seltenen Fällen sogar noch länger dauern. In Zweifelsfällen sollten deshalb Wiederholungstests durchgeführt werden [59]. Ausmaß und Stadium der entscheidenden Schädigung der T_4-Helferzellen lassen sich im Verhältnis zu den T_8-Zellen erkennen (T_4/T_8-Quotient, Norm 1,4–2,0).
Inzwischen sind Testverfahren kommerziell verfügbar, die über den direkten Nachweis von Viruspartikeln bzw. dem spezifischen Nachweis von Virusnukleinsäure eine Verkleinerung der diagnostischen Lücke ermöglichen.
Der derzeit gebräuchlichste Test zum Nachweis freier, im Blut zirkulierender Viruspartikel ist der HIV-Antigen-Capture-Assay (Festphasen-Enzym-Immunoassay „EIA").
Neue molekularbiologische Methoden erlauben inzwischen das arbeits- und zeitaufwendige Verfahren der Virusanzucht zu umgehen und die HIV-Nukleinsäure innerhalb weniger Stunden direkt nachzuweisen.
Die derzeit bekannteste Methode ist die Polymerasekettenreaktion („polymerase chain reaction", PCR). Andere Methoden zur Viruslastbestimmung sind b-DNA und NASBA.
Die PCR dient zur Bestimmung der *Viruslast.* Diese wird gemessen als Zahl der viralen RNA-Kopien pro Milliliter Serum. Das Ausmaß der Virämie erlaubt einerseits Rückschlüsse auf die Prognose und dient andererseits als Kontrollkriterium über Erfolg oder Misserfolg therapeutischer Maßnahmen.
Die Viruslast, als derzeit bester Parameter zur Kontrolle des Therapieverlaufs, sollte – bei unkomplizierten Verläufen – in 3 monatigen Abständen gemessen werden. Gleichzeitig stellen die absolute CD4-Lymphozyten-Anzahl und die Viruslast die wichtigsten prognostischen Parameter dar.

DIFFERENZIALDIAGNOSE

Bei zweifelhaftem Labornachweis einer HIV-Infektion müssen differenzialdiagnostisch andere Ursachen einer Immundefizienz in Betracht gezogen werden. Im Kindesalter sind als primäre zelluläre

Immundefektzustände vor allem das Di-George-Syndrom und die chronische mukokutane Candidamykose bekannt. Auch andere genetische oder erworbene Immunmangelsyndrome (z. B. Agammaglobulinämie) kommen differenzialdiagnostisch in Frage. Im Erwachsenenalter können konsumierende maligne Erkrankungen wie Morbus Hodgkin, Non-Hodgkin-Lymphome, lymphozytäre Leukämie, multiples Myelom wie auch jede andere maligne Erkrankung zu einem Immundefekt führen. Ein iatrogener Immundefekt kann schließlich bei hoch dosierten Langzeittherapien mit systemisch wirkenden Kortikoiden oder anderen immunsuppressiven bzw. zytostatischen Präparaten entstehen.

THERAPIE

Es ist derzeit noch nicht möglich, HIV aus dem Organismus restlos zu eliminieren und damit die Infektion zu heilen.

Die neuen Kombinationstherapien mit antiviralen Medikamenten können allerdings die Virusvermehrung fast vollständig unterdrücken und so das Immunsystem stabil halten. Wie lange ist zur Zeit noch unklar.

Allgemein wird heute gefordert, Infizierte so früh wie möglich kombiniert zu behandeln, denn Patienten mit noch niedriger Viruslast und hoher Helferzellzahl (CD_4-Zellzahl) haben eine bessere Prognose.

Eine Therapie wird bei symptomatischen Patienten oder bei asymptomatischen mit einer CD4-Zellzahl < 500/µl und/oder einer Viruslast > 1000 (b-DNA) oder > 20.000 Kopien/ml (PCR) empfohlen. Außerdem sollte eine Therapie begonnen werden, wenn ein akutes retrovirales Syndrom diagnostiziert wird oder als Postexpositionsprophylaxe möglichst rasch nach potenzieller Inokulation. Zur Therapie wird eine Kombination aus den 3 zur Verfügung stehenden Medikamentengruppen gewählt: Hierzu zählen die nukleosidartigen Reverse-Transkriptase-Inhibitoren (NRTI), die nichtnukleosidartigen RTI (NNRTI) und die Proteaseinhibitoren. Da sich derzeit viele Neuerungen ergeben und eine umfassende Erklärung der HAART („highly active antiretroviral therapy") den Rahmen dieses Buches sprengen würde, wird für detailliertere Informationen auf die entsprechende Fachliteratur verwiesen [1, 5, 27, 33].

Zwei für den Dermatologen interessante Nebenwirkungen der antiretroviralen Therapie stellen das Lipodystrophiesyndrom meist mit Störungen auch des Insulinstoffwechsels und chronische Nagelbettentzündungen (oft unter Gabe von Indinavir) dar [29, 60].

Trotz intensiver Forschung im Bereich einer Vakzine und trotz zahlreicher vielversprechender Ansätze ist eine solche für den klinischen Alltag noch nicht in naher Zukunft in Sicht.

Neben der jeweils entsprechenden Bekämpfung der zu Rezidiven neigenden Begleiterkrankungen kommt auch weiterhin einer konsequenten Aufklärung der Bevölkerung und der psychosozialen Betreuung HIV-Infizierter entscheidende Bedeutung zu [34].

Literatur

1. Arastéh K, Müller M (2001) Neue antiretrovirale Medikamente. Verbesserte Pharmakokinetik und einfachere Dosierschemata. MMW Fortschr Med 143: 257–260
2. Barre-Sinoussi F et al. (1983) Isolation of a T-lymphotropic retrovirus from a patient at risk for acquired immune deficiency syndrome (AIDS). Science 220: 868
3. Barrett WL, Callahan TD, Orkin BA (1998) Perianal manifestations of human immunodeficiency virus infection: experience with 260 patients. Dis Colon Rectum 41/5: 606–611
4. Braun-Falco O et al. (1988) Dermato-venerologische Erkrankungen als Indikatoren für Diagnose und Prognose der HIV-Infektion. Münch Med Wochenschr 130/17: 331–336
5. Brockmeyer NH, Salzberger B, Doerr HW, Marcus U, Brodt HR (2001) Antiretrovirale Therapie der HIV-Infektion. Dtsch Ärztbl 98/4: A175–181
6. Brodt HR, Helm EB, Kamps BS (2000) AIDS 2000, 10. Aufl. Steinhäuser, Wuppertal
7. Centers for Disease Control (1981) Pneumocystis pneumonia – Los Angeles. MMWR 30: 250
8. Centers for Disease Control (1981) Kaposi's sarcoma and pneumocystis pneumonia among homosexual men – New York City and California. MMWR 30: 305
9. Centers for Disease Control (CDC) (1992) 1993 revised classification system for HIV infection and expanded surveillance case definition for AIDS among adolescents and adults. MMWR 41 (RR-17): 1–19
10. Chang Y et al. (1994) Identification of herpesvirus-like DNA sequences in AIDS-associated Kaposi's sarcoma. Science 266: 1865–1869
11. Cooper DA (1993) Zidovudine in persons with asymptomatic HIV infection and CD4 + cell counts greater than 400 per cubic millimeter. N Engl J Med 329/5: 297–303
12. Cooper DA et al. (1985) Acute AIDS-retrovirus infection. Lancet I: 537–540
13. Czelusta A, Yen-Moore A, Straaten M van der, Carrasco D, Tyring SK (2000) An overview of sexually transmitted diseases. Part III. Sexually transmitted diseases in HIV-infected patients. J Am Acad Dermatol 43/3: 409–432
14. Dancygier H (1992) AIDS and gastrointestinal endoscopy. Endoscopy 24: 169–175
15. Danzig JB, Brandt LJ, Reinus JF, Klein RS (1991) Gastrointestinal malignancy in patients with AIDS. Am J Gastroenterol 86/6: 715–718
16. Dauden E, Fernandez-Buezo G, Fraga J, Cardenoso L, Garcia-Diez A (2001) Mucocutaneous presence of cy-

tomegalovirus associated with human immunodeficiency virus infection: discussion regarding its pathogenetic role. Arch Dermatol 137/4: 443–448

17. Durden FM, Elewski B (1997) Fungal infections in HIV-infected patients. Semin Cutan Med Surg 16/3: 200–212
18. Edman JC et al. (1988) Ribosomal RNA sequence shows Pneumocystis carinii to be a member of the fungi. Nature 334: 519–522
19. Fischer B, Warner LC (1987) Cutaneous manifestations of the acquired immunodeficiency syndrome. Update 1987. Int J Dermatol 26: 615–630
20. Gallo RC, Wong-Staal F(1985) A human T-lymphotropic retrovirus (HTLV III) as the cause of the acquired immunodeficiency syndrome. Ann Intern Med 103: 679–689
21. Gallo RC et al. (1984) Frequent detection and isolation of cytopathic retroviruses (HTLV III) from patients with AIDS and at risk for AIDS. Science 224: 500–503
22. Gelderblom HR (1991) HIV – Virologische Grundlagen. Dtsch Dermatol 39/3: 292–296
23. Greenson JK, Belitsos PC, Yardley JH, Bartlett JG (1991) AIDS enteropathy: occult enteric infections and duodenal mucosal alterations in chronic diarrhea. Ann Intern Med 114: 366–372
24. Greenspan D et al. (1984) Oral hairy leukoplakia in male homosexuals: evidence of association with both papillomavirus and a herpes group virus. Lancet 2: 831–834
25. Gross J, Wiegand H, Zentgraf H (1988) Epstein-Barr-Virus Nachweis in oralen haarigen Leukoplakien bei AIDS-Patienten, in Leukoplakien und unauffälligen Zungenepithelien HIV-1-negativer Patienten. Z Hautkrankht 63/1: 44–48
26. Gutberlet H, Rösch W (1992) Primäre Darmtuberkulose bei AIDS. Z Gastroenterol 30: 869–872
27. Hartmann M (2001) HIV-Infektion. In: Petzoldt D, Gross G (Hrsg) Diagnostik und Therapie sexuell übertragbarer Krankheiten – Leitlinien 2001 der Deutschen STD-Gesellschaft. Springer, Berlin Heidelberg New York Tokio, S 58–66
28. Hartmann H, Hemsmann G (1988) Struktur und biologische Eigenschaften von humanen Immundefizienz-Viren (HIV). Internist 29: 67–72
29. Hartmann M, Petzoldt D (2000) Lipodystrophiesyndrom bei der HIV-Infektion. Hautarzt 51: 159–163
30. Hing M, Oliver Ch, Melville R (1992) Zidovudin bei HIV-Enteropathie. The Lancet – Deutsche Ausgabe, 6. Jg, 3: 180
31. Hoyme UB (1994) Chlamydieninfektionen – Schwieriger Nachweis, „einfache" Therapie. Therapiewoche 44(3): 130–136
32. Husak R, Garbe C, Orfanos CE (1997) Mollusca contagiosa bei HIV-Infektion. Hautarzt 48: 103–109
33. Jablonowski H (2001) Antiretrovirale Therapie 2001. Grundlagen und aktueller Stand. MMW Fortschr Med 143: 247–255
34. Jäger H (1988) Die psychosoziale Betreuung von AIDS- und AIDS-Vorfeldpatienten. Internist 29: 97–102
35. Janoff EN, Orenstein JM, Manischewitz JF, Smith PD (1991) Adenovirus colitis in the acquired immunodeficiency syndrome. Gastroenterology 100: 976–979
36. Kiehl W (1994) Sexuelle Übertragung von HIV-Infektionen – Situation, Infektionsrisiken, Prävention. Therapiewoche 44(3): 144–148
37. Krüger GRF (1986) Klinische Pathologie bei AIDS-Patienten und bei AIDS-Risikopersonen. AiFo 3: 139–147
38. Lee MH, Waxmann M, Gillooley JF (1985) Primary malignant lymphoma of the anorectum in homosexual men. Dis Colon Rectum 29(6): 413–416
39. Lenderking WR et al. (1994) Evaluation of the quality of life associated with zidovudine treatment in asymptomatic human immunodeficiency virus infection. N Engl J Med 330/11: 738–743
40. Lenhard B, Näher H, Petzoldt D (1987) Periproktale und anorektale Entzündungszustände bei HIV-Infektion. Hautarzt 38: 361–363
41. Löffler A, Krüger GRF (1986) Gastrointestinale Manifestationen der AIDS-Erkrankung. In: Steigleder GK (Hrsg) AIDS-Bericht 2/1986. Grosse, Berlin, S 77–90
42. Lorian V (1988) AIDS, anal sex, and heterosexuals. Lancet I: 1111
43. Mathijs JM et al. (1988) HIV infection of rectal mucosa. Lancet I: 1111
44. Melbye M, Coté TR, Kessler L, Gall M, Biggar RJ und die AIDS/Cancer Working Group (1994) High incidence of anal cancer among AIDS patients. Lancet 343: 636–639
45. Moss AR et al. (1988) Seropositivity for HIV and the development of AIDS or AIDS related condition: three year follow up of the San Francisco General Hospital cohort. Br Med J 296: 745–750
46. Nadal SR, Manzione CR, Galvao VM, Salim VR, Speranzini MB (1999) Perianal diseases in HIV-positive patients compared with a seronegative population. Dis Colon Rectum 42/5: 649–654
47. Nadal SR, Manzione CR, Horta SH, Galvao V (1999) Management of idiopathic ulcer of the anal canal by excision in HIV-positive patients. Dis Colon Rectum 42/12: 1598–1601
48. Plettenberg A et al. (1997) HIV-assoziierte Hauterkrankungen, Teil II. Hautarzt 48: 58–72
49. Prüfer-Krämer L, Krämer A, Pohle HD (1988) Die Zytomegalievirusinfektion des Gastrointestinaltraktes bei AIDS. Verdauungskrankheiten 6(4): 133–140
50. Ramsauer J, Plettenberg A, Meigel W (1996) HIV-assoziierte Hauterkrankungen. Teil 1: Verlauf und Epidemiologie der HIV-Infektion, erregerbedingte HIV-assoziierte Dermatosen. Hautarzt 47: 795–813
51. Rodier B, Catalan F, Harboun A (1987) Schwere Rektitis durch Chlamydien des Serotypus D. Coloproctology 6: 341–344
52. Rufli T, Büchner SA (1994) Klinische Erscheinungsbilder bei HIV-Infektionen. Therapiewoche 44(19): 1076–1080
53. Sapp M, Perez-Ordonez B, Brennemann F, Imrie K, Morava-Protzner I, Lim MS (2001) EBV-associated perianal Hodgkin's disease in an HIV-positive individual. Am J Hematol 66/1: 42–45
54. Schneider T, Ullrich R, Zeitz M (1994) Gastroinestinale Manifestationen bei der HIV-Infektion. Z Gastroenterol 32: 174–181
55. Schöfer H (1995) Klinische Diagnose der HIV-Erkrankung. TW Dermatologie 25: 349–356
56. Schröder U, Waller V, Kaliebe T, Agathos M, Breit R (1994) Akutes Primärstadium einer HIV-Infektion mit Nachweis einer Serokonversion. Hautarzt 45: 29–33
57. Schulte C, Meurer M, Fröschl M (1988) Prognostische Bedeutung von Antikörper gegen HIV-Kernproteine bei Patienten mit Lymphadenopathie-Syndrom. Hautarzt 39: 45–48

58. Szeimies R-M, Lorenzen T, Karrer S, Abels C, Plettenberg A (2001) Photochemotherapie kutaner Aids-assoziierter Kaposi-Sarkome mit Indocyaningrün und Laserlicht. Hautarzt 52: 322–326
59. Thomas L, Schnaith E (1994) HIV-Diagnostik. Therapiewoche 44(3): 149
60. Tosti A, Pirraccini BM, D,Antuono A, Marzaduri S, Bettoli V (1999) Paronychia associated with antiretroviral therapy. Br J Dermatol 140/6: 1165–1168
61. Wagner R, Mayer J, Reischl U (1995) Labordiagnostik der HIV-Infektion. Fortschr Med 10: 135–139
62. Winzer M, Gilliar U (1988) Die Histopathologie der oralen „hairy" Leukoplakie. Hautarzt 39: 213–216
63. Zhang X, Langford A, Becker J et al. (1988) Ultrastructural and immunohistochemical findings in oral hairy leukoplakia. Virchows Archiv [A] 412: 533–542
64. Zeitz M (1992) Störungen des darmassoziierten Immunsystems. In: Goebel H (Hrsg) Gastroenterologie. Springer, Berlin Heidelberg New York Tokyo (Innere Medizin der Gegenwart, Bd 11, S 598–606)

15.13 Candidose

Unter einer Candidose (*Synonyma*: Soor, Levurose, Moniliasis, Hefe- und Candidamykose, Candidiasis) versteht man eine Pilzerkrankung, die weit überwiegend durch Candida albicans, aber auch durch zahlreiche andere opportunistisch wachsende Candidaspezies verursacht wird (vgl. hierzu „Mykologische und bakteriologische Untersuchungen", S. 53 ff.). Befallen sind vorwiegend Haut einschließlich Hautanhangsgebilde (Haare, Nägel) und angrenzende Schleimhäute, insbesondere des Orogastrointestinaltrakts. In besonderen usnahmefällen kann es zu einem disseminierten Befall innerer Organe kommen.

Ätiologie und Pathogenese

Auf der Haut wie auch auf Schleimhäuten lassen sich – nicht selten auch bei Gesunden – fakultativ pathogene Hefen wie Candida albicans oder Candida (Torulopsis) glabrata nachweisen; im Verdauungstrakt zählen diese zwar nicht zur Normalflora, können jedoch als so genannte *Transientflora* vorkommen. Zu einer behandlungsbedürftigen Candidose kommt es erst, wenn eine allgemeine oder lokale Vorschädigung eingetreten ist, die den Erreger befähigt, sich stärker zu vermehren und parasitärpathogenen Charakter anzunehmen. Das heißt, die oben genannten Candidaspezies können durch enzymatische Prozesse (Proteasen, Lipasen usw.) erst dann in das Gewebe eindringen, wenn die humorale und zelluläre Abwehr in diesem Bereich geschwächt oder außer Funktion ist. So ist etwa eine Darmmykose in der Regel mit einem Pilznachweis im Stuhl verbunden, aber nicht jeder Pilznachweis im Stuhl mit einer Darmmykose [9, 20].

Eine manifeste Candidose ist demzufolge stets Ausdruck einer generellen oder durch Haut- bzw. Schleimhautschädigung örtlich begrenzten Abwehrschwäche des Betroffenen. Als *begünstigende Faktoren*, die zu einer weltweit zu beobachtenden Zunahme insbesondere von Candidamykosen geführt haben, gelten neben der Gabe von Antibiotika, Kortikosteroiden, Zytostatika, Immunsuppressiva und oralen Kontrazeptiva Grundkrankheiten wie Diabetes mellitus, Leukämie, Adipositas sowie Krankheiten, die mit einer Immuninsuffizienz (z. B. Aids) verbunden sind, sowie weiterhin Gravidität.

Weitere für eine Hefemykose prädisponierende Faktoren gehen aus der folgenden von Meinhof erweiterten Übersicht hervor:

Für Candidamykosen (Levurosen) prädisponierende Faktoren

Hormonelle Erkrankungen
- Diabetes mellitus
- Hypoparathyreoidismus

Hämatologische und gastroenterologische Erkrankungen
- Perniziöse Anämie
- Aplastische Anämie
- Agranulozytose
- Immunologische Defektsyndrome
- Malabsorptionssyndrom
- Ulzerierende Darmerkrankungen

Maligne Tumoren
- Lukosen
- Maligne Lymphogranulomatose
- Karzinome
- Sarkomatosen

Infektionskrankheiten
- Tuberkulose
- Chronische Bronchitis
- Influenza
- Infektiöse Enteritiden
- Aids

Arzneimittelbehandlung
- Antibiotika
- Kortikosteroide
- Ovulationshemmer
- Zytostatika und andere Immunsuppressiva

Physiologische Zustände mit besonderer Empfänglichkeit für Candidamykosen
- Säuglingsalter
- Hohes Alter
- Schwangerschaft

Nutritive Faktoren
- Mangelernährung
- Kohlenhydratreiche Ernährung

Örtliche Faktoren
- Intertrigo, Mazeration
- Okklusivverbände, Windeln, Gummihosen
- Zahndefekte
- Erosive Mundschleimhauterkrankungen

Berufliche Faktoren
- Arbeit in feuchtem Milieu
- Häufiger Kontakt mit Zucker und anderen Kohlenhydraten (Lebensmittelindustrie)

Schließlich stellen intertriginöse Bereiche, wie etwa die Anogenitalregion, durch feuchtwarmes Milieu und die dadurch oft bedingten erosiv-mazerativen Veränderungen einen für Pilze idealen Nährboden

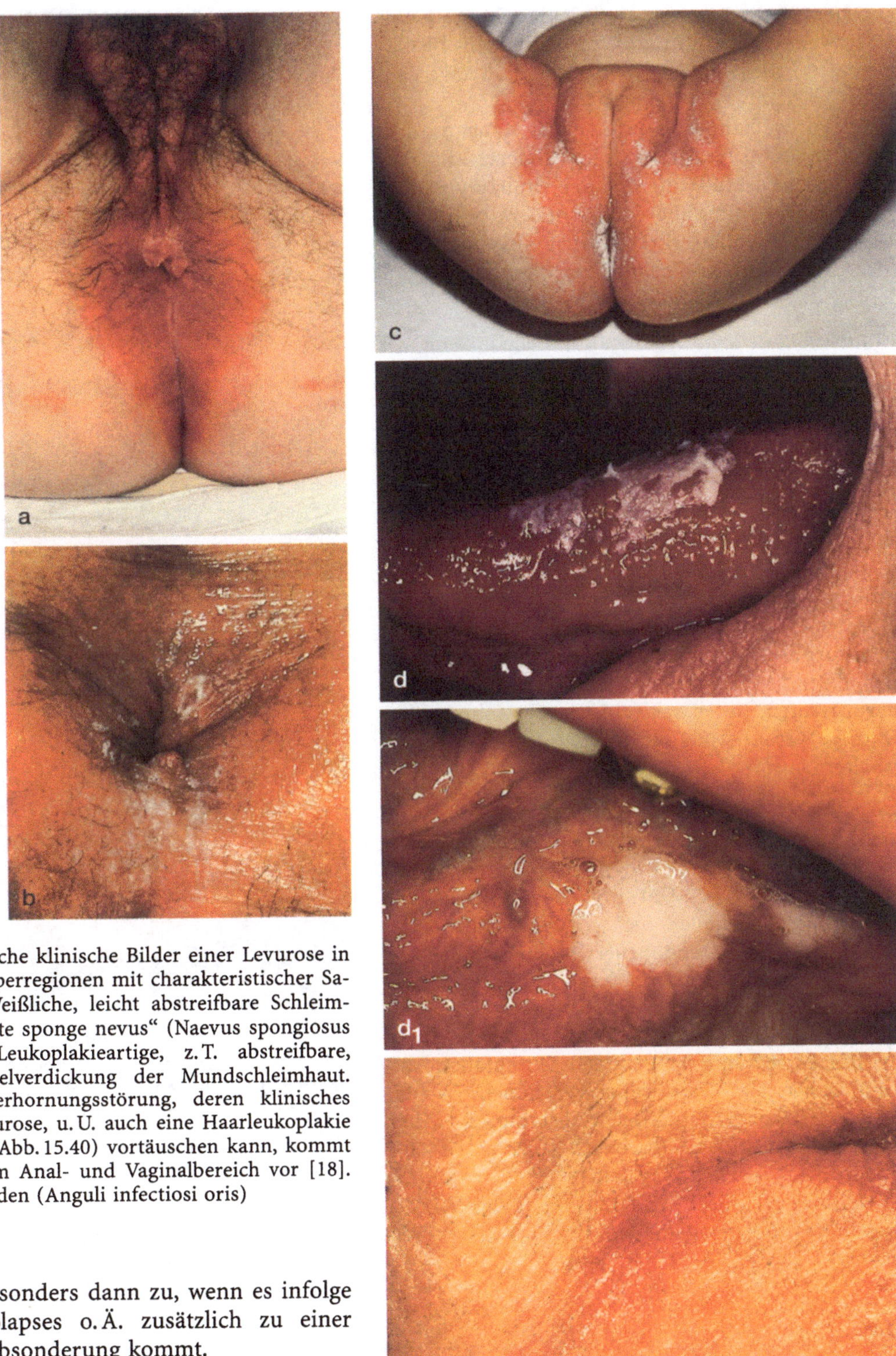

Abb. 15.42 a–e. Typische klinische Bilder einer Levurose in intertriginösen Körperregionen mit charakteristischer Satellitenbildung. **d** Weißliche, leicht abstreifbare Schleimhautbeläge. **d_1** „White sponge nevus" (Naevus spongiosus albus mucosae). Leukoplakieartige, z. T. abstreifbare, schwammige Epithelverdickung der Mundschleimhaut. Diese harmlose Verhornungsstörung, deren klinisches Bild eine orale Levurose, u. U. auch eine Haarleukoplakie bei HIV-Infektion (Abb. 15.40) vortäuschen kann, kommt gelegentlich auch im Anal- und Vaginalbereich vor [18]. **e** Mundwinkelrhagaden (Anguli infectiosi oris)

dar. Dies trifft besonders dann zu, wenn es infolge eines Mukosaprolapses o. Ä. zusätzlich zu einer ständigen Sekretabsonderung kommt.

KLINIK

Erscheinungsbild. Eine Hefemykose ist gekennzeichnet durch eine flächenhafte, infiltrierte, oft lackartig glänzende, meist polyzyklisch und scharf zur entzündungsfreien Umgebung abgegrenzte Rötung mit einem meist dem Herdzentrum zugekehrten, weißlichen Schuppensaum sowie oft vorhandenen kleineren Erosionen und flachen Rhagaden und auch mazerierten Bereichen. Vor allem bei Kleinkindern finden sich weiterhin die meist typischen papulopustulösen Streu- bzw. „Satellitenherde" in der näheren

Umgebung (Abb. 15.42 c). Sind Schleimhäute befallen, so weisen diese oft weißliche, stippchen- bis flächenhafte, meist leicht abstreifbare Beläge auf (Abb. 15.42 d).
Eine Levurose kann sich auf nur eine Rhagade, z. B. in der Rima ani beschränken [3], andererseits aber auch generalisierte Haut- und Schleimhautveränderungen hervorrufen und – inbesondere bei Vorliegen konsumierender Erkrankungen – in Ausnahmefällen auch innere Organe befallen (Abb. 15.43, 15.44).

Prädilektionsstellen. Prädilektionsstellen sind vor allem die intertriginösen Körperbereiche (Perianal-, Perigenital-, Inguinal-, Vulva-, Submammär-, Axillar-, Rektroaurikulär-, Interdigitalregion).
Nicht selten ist eine Levurose insbesondere bei älteren Menschen prima vista an Mundwinkelrhagaden erkennbar. Die oft hartnäckigen, nicht selten schmerzhaften Anguli infectiosi oris, auch Faulecken oder *Perlèche* genannt (Abb. 15.42 e), werden bei Kindern oft durch Streptokokken und bei alten Menschen, vor allem bei Vorliegen von Diabetes, Malabsorptionssyndrom, Ariboflavinose, Achylie oder Eisenmangel, meist durch *Candida albicans* hervorgerufen, wobei schlechtsitzende Zahnprothesen diese Veränderung oft mitverursachen bzw. unterhalten.

Beschwerdebild. Sofern Hautveränderungen vorliegen, klagen die Patienten subjektiv über zumeist starken Juckreiz.
Eine Besiedelung des Darmtraktes mit Hefepilzen verläuft demgegenüber meist völlig symptomlos, sodass lediglich ein endogener Infektionsherd festzustellen ist. Andererseits kann eine intestinale Candidainfektion aber durchaus auch zu mehr oder weniger ausgeprägten Krankheitserscheinungen führen, bis hin zu blutigen Durchfällen aufgrund schwerster Darmwandulzerationen. Weiterhin sind Gärungsdyspepsien mit tympanitischem Klopfschall über dem Oberbauch (Blähbauch), besonders nach kohlenhydratreichen Mahlzeiten, ein Hinweis auf eventuelle Hefebesiedelung des Verdauungstraktes. Solche Patienten sind oft „Dauerverbraucher“ von sog. Entschäumern.

DIAGNOSE

Die Vermutungsdiagnose muss durch den Erregernachweis mikroskopisch, besser mittels Pilzkultur, bestätigt werden.
Einer Hefeinfektion ist es nicht anzusehen, zu welcher Gattung der verursachende Hefepilz gehört. Die mikroskopische Untersuchung von Nativmaterial zeigt dies ebenso wenig, wie die kulturelle Anzüchtung der Hefe Gattung und Art erkennen lässt.

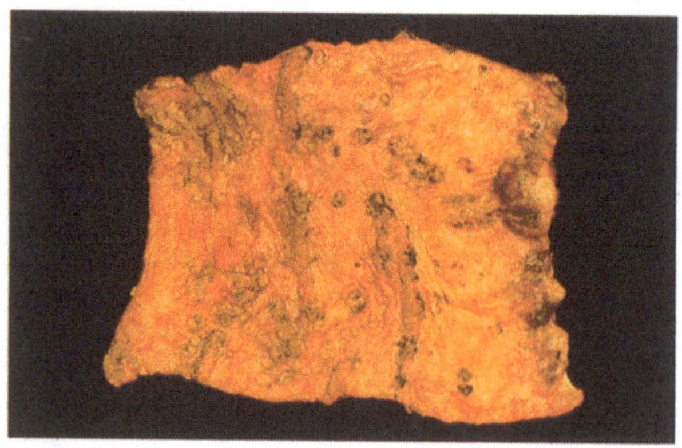

Abb. 15.43. Mykotische Proktitis (Candida albicans). Zustand nach Chemotherapie

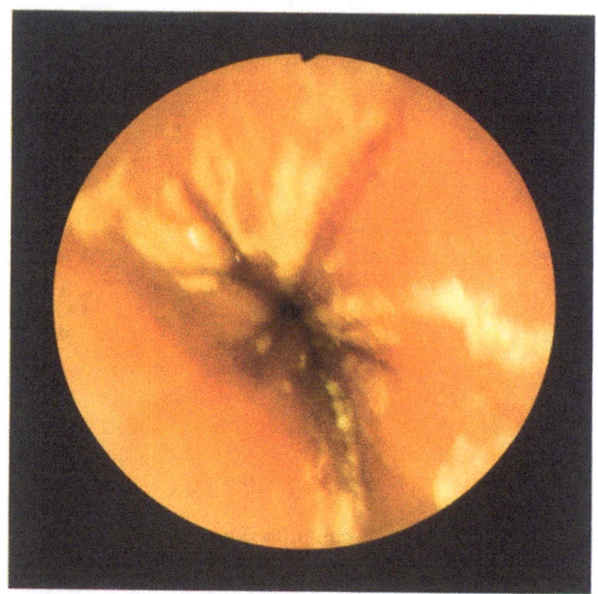

Abb. 15.44. Soorbefall (Candida albicans) des Ösophagus bei einer 28-jährigen Frau mit floridem mit Kortikosteroiden behandeltem Morbus Crohn. Weißliche, in Reihe angeordnete Plaques mit Schleimhautschwellung und Hyperämie [23]

Subkulturen auf Reisagar können mit einiger Zuverlässigkeit nur *Candida albicans* aus der Masse der Hefen herausfiltern. Biochemische Verfahren allein sind tauglich zur exakten Bestimmung von Gattung und Art einer isolierten Hefe. Sie sind zeitaufwendig und teuer. Auch sind Verfahren zur Quantifizierung der Hefemengen entwickelt worden, die allerdings bisher noch keinen Einzug in die Routinediagnostik gehalten haben.
Für therapeutische Zwecke ist es nur in sehr seltenen Fällen von zusätzlichem Nutzen, eine genaue Bestimmung der krankheitserregenden Hefepilze vorzunehmen. Die zur Diagnosestellung einer Can-

didose in Klinik und Praxis notwendigen Nachweismethoden sind auf S. 53 ff. dargestellt.
Weitere Nachweismöglichkeiten, auf die nicht näher eingegangen werden soll, da ihnen in praxi eine nur untergeordnete Bedeutung zukommt, sind:

- histologischer Nachweis mittels PAS-Färbung – besser: Versilberung nach Grocott,
- Candida-Hämagglutinationstest,
- Candida-Immunofluoreszenztest.

Um Reinfektionen einer nachgewiesenen *Candida intertrigo* vom Darm her vorzubeugen, empfiehlt sich stets auch eine Stuhluntersuchung. Anogenitale Veränderungen sind Wegweiser für das Vorliegen einer Darmhefemykose!
Bei Nachweis jedes mykotisch bedingten bzw. mykotisch superinfizierten Perianalekzems, sollte stets auch eine proktologische Durchuntersuchung erfolgen, da bei Vorliegen von Hämorrhoiden, eines Malignoms oder anderen mit Sekret-, Schleim- oder Blutabgang einhergehenden Erkrankungen das hierdurch erzeugte pathogenetische Terrain für die Mykose gleichzeitig durch entsprechende Therapiemaßnahmen beseitigt werden muss. Wichtig ist weiterhin, dass bei jeder rezidivierenden Hefemykose die erfahrungsgemäß häufigen Begleitkrankheiten (s. o.), vor allem ein Diabetes, aber auch eine Gonorrhö, Lues und Trichomonadeninfektion, mitabgeklärt werden.
Hierzu ist eine interdisziplinäre Zusammenarbeit oft unumgänglich.

DIFFERENZIALDIAGNOSE

Differenzialdiagnostisch kommen je nach Lokalisation neben den verschiedenen Kolitiden besonders dyshidrotische oder durch Kortikosteroidlangzeitapplikation verursachte Hautveränderungen, Psoriasis inversa (Abb. 2.77), Erythrasma (Abb. 2.29), mikrobielles (Abb. 2.5 i, f) oder seborrhoisches (Abb. 2.5 o_1) Ekzem, Lichen Vidal (Abb. 2.5 c, d), Kontakturtikaria, Morbus Bowen (Abb. 2.46), Morbus Paget (Abb. 2.84), Lichen ruber (Abb. 2.58 und 2.59), Pemphigus Hailey-Hailey (Abb. 2.72 a–c) und auch noch andere im Perianalbereich speziell durch Dermatophyten (Trichophyton rubrum und T. mentagrophytes, Epidermophyton floccosum u. a.) (Abb. 2.30) hervorgerufene mykotische Infektionen in Betracht.
Auch die *perianale streptogene Dermatitis* kann ein ähnliches klinisches Bild zeigen (Abb. 2.28).
Differenzialdiagnostisch wichtig können schließlich perianale Kontaktekzeme verschiedener Genese sein (S. 118 ff.), insbesondere die Intertrigo, die sog. Windeldermatitis sowie die durch eine Stuhl- oder Harninkontinenz bedingten Hautveränderungen.

Bei der *Intertrigo* (lat. wundgeriebene Stelle) der Analregion („Wolf") handelt es sich um eine irritative Dermatitis, die überall dort entstehen kann, wo in Körperfalten, wie etwa der Anal- oder Genitoinguinalregion, Haut an Haut reibt. In diesen *intertriginösen* Bereichen kommt es, besonders bei adipösen Menschen, durch ständige Hautreizung zu Mazerationsvorgängen mit bakterieller oder mykotischer Superinfektion und schließlich zu diesem juckenden und/oder brennenden ekzematoiden Erscheinungsbild.
Auch die bei Kleinkindern wohl häufigste Hautkrankheit, die *Windeldermatitits* (*Synonyma*: Dermatitis glutaealis, Dermatitis ammoniacalis, posterosives Syphiloid, Dermatitis pseudosyphilitica, Windelpsoriasis, Erythema glutaeale, Erythema papulosum posterosivum), stellt eine irritative, d.h. eine nichtallergische, kumulativ-toxische Dermatitis dar.
Bevorzugt bei Säuglingen mit einer erhöhten Hautirritabilität, wie z. B. bei Atopikern kommt es unter okklusiven Verhältnissen aufgrund feuchtigkeitsdichter Windelhöschen usw. und schädigender Mitwirkung von körpereigenen (Harn, Stuhl) oder körperfremden Noxen (z. B. Waschmittelresten) zu flächenhaft entzündlich geröteten, exsudativen Hauterscheinungen [6, 19]. Besondere Bedeutung bei der Auslösung der Windeldermatitis soll den im Stuhl enthaltenen digestiven Enzymen, insbesondere der Pankreaslipase und dem Trypsin zukommen [1, 2, 22].
Kennzeichnend für die bevorzugt im 2.–4. Lebensmonat auftretende und noch nicht bakteriell oder mykotisch überlagerte Windeldermatitis ist, dass die Veränderungen ausschließlich im Kontaktbereich der feuchten Windel (Glutaeal-, Genitoinguinal-, untere Abdominalregion) in Erscheinung treten und im Gegensatz zur Candidose nicht die auf S. 477 beschriebenen Satellitenherde (Abb. 15.42 c) bilden. Von der Candidose unterscheidet sich das klinische Erscheinungsbild der Windeldermatitis auch dadurch, dass tiefe Hautfalten, z. B. bei adipösen Säuglingen, ebenso wie Anal- und Perianalregion ausgespart bleiben.
Als vorbeugende Maßnahmen haben sich, sofern noch keine manifeste Windeldermatitis vorliegt, neben der Verwendung möglichst saugfähiger Einmalwindeln oder auch waschbarer Windeln aus Baumwolle und dem Verzicht auf zu häufige Seifenwaschungen vor allem die Abdeckung der zuvor nur mit lauwarmem Wasser gereinigten und am besten trocken geföhnten gefährdeten Hautbereiche mit weicher Zinkpaste bewährt.
Empfehlenswert ist auch folgender Puder, der leicht gerbend, austrocknend und antimikrobiell wirksam ist:

Rp. Acid tannic:
Acid salicyl. ää 1.0
Zincl oxid
Talc. veneti ää ad 100.0

Ansonsten kommen adstringierende, antimikrobiell wirkende, wässrige Farbstofflösungen wie Gentianaviolett (0,1–0,25%) oder Eosin (0,1–0,5%) ggf. in einer Schüttelmixtur (z. B. Lotio alba) verabreicht, in Betracht. Empfohlen wird auch Solutio Castellani farblos NRF [5]. Bewährt hat sich auch folgende Paste, die ggf. über einem Farbstoff aufgetragen werden kann:

Rp. Acid. tannic 2,0
Sulfur. praecipit 5,0(–10,0)
Past. zinc. moll. DAC ad 100,0

Alternativ kommen bei Candidabesiedelung nystatinhaltige Externa (z. B. Lederlind-Heilpaste, Candio-Hermal-Softpaste) zur Anwendung, anfangs ggf. mit Zusatz eines Kortikosteroids, wegen der Gefahr von Nebenwirkungen (s. Abb. 2.2 b) nur für wenige Tage (z. B. Bi Vaspit-Creme). Schließlich sollten andere Ursachen – wie z. B. eine Diarrhö – mitbeseitigt werden.

Bei Vorliegen einer *Harn-* oder *Stuhlinkontinenz* (S. 15) kann es auch bei Erwachsenen, insbesondere bei Körperbehinderten oder alten, pflegebedürftigen Menschen zu einem der Windeldermatitis ähnlichen klinischen Erscheinungsbild kommen.

Auch hier wird durch irritierende körpereigene oder fremde Noxen die physiologische Barriere der Haut zerstört; es kommt zur Mazeration und zum Verlust des sauren pH-Wertes (~5,7) der Hautoberfläche.

Das therapeutische bzw. prophylaktische Vorgehen in derartigen Fällen entspricht grundsätzlich dem bei der Windeldermatitis (s. o.). Neben der Beseitigung der Noxe kommt es vor allem auf die Austrocknung der betroffenen Region an. Zur Reinigung sind Syndets (z. B. Dermofug) empfehlenswert, um so den physiologischen Säuremantel der Haut zu regenerieren bzw. diesen nicht zusätzlich zu schädigen. Weiterhin ist ein Toilettentraining wichtig. Wo das nicht möglich ist, muss der betroffene Hautbereich durch Anlegen und konsequentes Wechseln möglichst saugfähiger Vorlagen bzw. Windeln geschützt werden. Durch Zugabe einer Puffersubstanz, die den Urin ansäuert und im neutralen Bereich stabilisiert, kann eine Alkalisierung sowie eine Ammoniakbildung verhindert werden. Auf diese Weise soll die Barrierefunktion der Hornschicht im Wesentlichen erhalten, die Vermehrung von Mikroorganismen und Geruchsentstehung reduziert werden [4]. Als Alternative zur Windelversorgung wird u. a. der sog. Incare-Fäkalkollektor empfohlen [8]. Für Fragen zur Prävention, Diagnostik und Therapie der Stuhl- und Harninkontinenz stehen in der BRD die Gesellschaft für Inkontinenzhilfe e.V. (GIH) (Adresse: Friedrich-Ebert-Str. 124, 34119 Kassel, Tel. 0561/78 06 04) und die Selbsthilfekontaktstelle HFI e. V. (Adresse: Postfach 11 13 22, 40513 Düsseldorf, Tel. 02 11/59 21 27, Fax 02 11/ 59 24 94) zur Verfügung.

THERAPIE

Mittel der Wahl bei allen Candidosen der Haut und Schleimhäute ist das in ausreichend hoher Konzentration fungizid wirkende, spezifisch gegen Candidosen wirkende Nystatin. Die lokale Behandlung einer perianalen Candidose sollte in der kombinierten Anwendung von Sitzbädern mit gerbenden und antiinflammatorischen Zusätzen (z. B. Tannosynt) und eines Nystatinpräparats (z. B. Candio-Hermal), am besten als Creme, ggf. auch als Paste (z. B. Myko Posterine), bestehen. Auch zeigen die sonst üblichen Antimykotika, wie Azole, eine Wirksamkeit gegenüber Candida spezies [15]. Wider Erwarten konnte in einer Studie auch eine Wirksamkeit für Mupirocin bei perianaler Candidiasis gefunden werden [21]. Zusätzlich oder bei einfacheren Formen alternativ kommen insbesondere bei nässenden Läsionen auch kurzfristig Pinselungen mit Castellanischer-Lösung (Rp. Solutio Castellani DRF) oder mit 0,5% iger, wässriger Brillantgrün- oder Gentianaviolett-Lösung in Betracht. Allerdings sind diese wegen ihrer schlechten Nutzen-Risiko-Relation immer weniger in Gebrauch.

Bei Vorliegen einer intestinalen Candidose empfiehlt sich eine zweiwöchige Kur, ebenfalls mit Nystatin, das, als magensaftresistente Dragees (3-mal 1–2/Tag) eingenommen, infolge nahezu fehlender Resorption kein Nebenwirkungsrisiko aufweist, und zusätzlich Suspension, sofern auch eine orale Manifestation vorliegt. Als Alternativpräparat kommt das ebenfalls nicht resorbierbare Amphotericin-B (z. B. Ampho-Moronal) in Betracht, das auch in allen notwendigen Darreichungsformen zur Verfügung steht.

Orale Antimykotika, die systemisch wirken (Azole: Itraconazol, Ketoconazol, Fluconazol) sollten den wenigen hartnäckig rezidivierenden mukokutanen Candidosen und Verdachtsfällen auf systemischen Befall vorbehalten bleiben. Bei Vorliegen eines solchen komplizierten Ausnahmefalls gilt Ketoconazol (Nizoral 2-mal 200 mg/Tag) als Mittel der ersten Wahl [11].

Hinzu kommt natürlich die Mitbehandlung bzw. Beseitigung aller oben genannten, die Infektion begünstigenden bzw. diese unterhaltenden Faktoren. Insbesondere sollte den Betroffenen empfohlen werden, sich post defaecationem nur mit lauwarmem Wasser zu reinigen und auf Seifenwaschungen, insbesondere jedoch auf die Verwendung sog. Feuchttüchlein u.Ä., zu verzichten [16].

Literatur

1. Berg RW (1988) Etiology and pathophysiology of diaper dermatitis. Adv Dermatol 3: 75–98
2. Buckingham KW, Berg DW (1986) Etiologic factors in diaper dermatitis. The role of faeces. Pediatr Dermatol 3: 107
3. David LM, Walzmann M, Rajamanoharan S (1997) Genital colonisation and infection with candida in heterosexual and homosexual males. Genitourin Med 73/5: 394–396
4. Füsgen J, Barth W (1987) Inkontinenz-Manual. Springer, Berlin Heidelberg New York Tokyo
5. Gloor M (1988) Windeldermatitis. Therapiewoche 38: 792–798
6. Günther E et al. (1987) Zur Stellung der Windeldermatitis im ekzematösen Formenkreis. Dermatol Monatsschr 172: 411–415
7. Höchter W et al. (1983) Pilzbesiedlung bei Kolitiden. Dtsch Med Wochenschr 108: 416–418
8. Klotz U (1988) Neues Versorgungssystem für immobile Patienten mit Stuhlinkontinenz als hygienische Alternative zur Windelversorgung. In: Junghans PC, Brühl W, Zenner D (Hrsg) Aktuelle Koloproktologie, Bd 5. Edition Nymphenburg München, S 121–124
9. Korting HC, Schaller M (2000) Neue Entwicklungen in der Mykologie. Dtsch Ärztebl 97/24: A1682–1684
10. Meinhof W (1995) Die intestinale Besiedlung mit Candida albicans und ihre Auswirkung auf einige chronisch-entzündliche Dermatosen. Hautarzt 46: 525–527
11. Orfanos CE, Garbe C (1995) Therapie der Hautkrankheiten. Springer, Berlin Heidelberg New York Tokio
12. Quadripur S-A (1995) Candidosen der Analregion. Z Pilzdialog 10: 9–10
13. Rieth H (1979) Hefe-Mykosen. Erreger-Diagnostik-Therapie. Urban & Schwarzenberg, München Berlin Baltimore, S 41–42
14. Rieth H (1988) Sinnvolle und wirksame Mykosenprophylaxe. Therapiewoche 38: 459–460
15. Roos TC, Roos S, Merk HF (2001) Antimykotika. In: Korting HC, Sterry W (Hrsg) Therapeutische Verfahren in der Dermatologie – Dermatika und Kosmetika. Blackwell, Berlin, S 319–336
16. Stein E (1994) Perianalekzem Chir Gastroenterol 10: 299–302
17. Stein E (1996) Anale Hauterkrankungen – Erkrankungen durch Pilze –. Coloproctology 3: XIII–XVI
18. Steinert U et al. (1987) White Sponge Nevus. 57. Tagung der Vereinigung Württembergischer Dermatologen in Tübingen, 20. Juni 1987
19. Traube H (1987) Pathophysiologie und Differenzialdiagnose der Windeldermatitis. Dtsch Dermatol 35: 986–1001
20. Wedding U et al. (1995) Candida-Besiedelung und Befall des Gastrointestinaltrakts. Dtsch Ärztebl 49 B: 2449–2454
21. Wet PM de, Rode H, Dyk A van, Millar AJ (1999) Perianal candidosis – a comparative study with mupirocin and nystatin. In t J Dermatol 38/8: 618–622
22. Wollina U (2000) Windeldermatitis – ein breites Spektrum der Differenzialdiagnosen. Häufige und seltene Ursachen eines alltäglichen Problems. Haut Dermatol 5: 212–217
23. Zillessen E, Palme W, Feichter GE (1986) Soorbefall der Speiseröhre. Dtsch Med Wochenschr 32: 1200–1207

KAPITEL 16

Darmparasitosen

16.1 Labordiagnostik der Darmparasiten 484
16.1.1 Stuhluntersuchungsverfahren auf Wurmeier 485
16.1.2 Stuhluntersuchungsverfahren auf Darmprotozoen 487
16.1.3 Serologische Nachweismethoden 487
16.1.4 Bestimmung der Bluteosinophilie 488
16.1.5 IgE-Bestimmungen 488
16.2 Würmer (Helminthes) 489
16.2.1 Plattwürmer (Plathelminthes) 489
16.2.1.1 Saugwürmer (Trematodes) 489
16.2.1.2 Bandwürmer (Cestodes) 497
16.2.2 Rund- oder Fadenwürmer (Nematodes) 507
16.3 Einzeller (Protozoen) 525
16.3.1 Entamoeba histolytica 525
16.3.2 Giardia lamblia (Lamblia duodenalis) 530
16.3.3 Leishmania donovani 532
16.3.4 Balantidium coli 533
16.3.5 Sarcocystis bovihominis und S. suihominis 535
16.3.6 Isospora belli 537
16.3.7 Cryptosporidium-Arten 538
16.3.8 Mikrosporidien 539
16.3.9 Cyclospora cayetanensis 540
16.3.10 Blastocystis hominis 541

Unter Parasiten oder Schmarotzern versteht man ein ein- oder mehrzelliges Tier (Zooparasit) bzw. eine Pflanze (Phytoparasit), das/die sich zeitweilig oder dauernd auf (Ektoparasit, -phyt) oder in (Endoparasit, Endophyt) einem i. d. R. größeren Lebewesen (Wirt) auf dessen Kosten aufhalten muss, um die für seinen Stoffwechsel oder seine Fortpflanzung nötigen Bedingungen zu finden.
Die Entwicklung eines Parasiten ist entweder nur an einen Wirt oder an mehrere gebunden. Der Mensch kann hierbei Zwischen- oder Endwirt sein. Weiterhin unterscheidet man Parasiten mit strenger Wirtspezifität von solchen, die auch näher oder weiter verwandte Wirtsgruppen befallen.
Parasiten können insbesondere durch Stoffwechseltoxine, Entzug von Nährstoffen, allergene Wirkung, Masseninvasion (Stenosen, Gewebsverletzungen) die verschiedenartigsten Krankheitserscheinungen beim Wirt hervorrufen, sodass dieser zugrunde geht. Es kann jedoch auch vorkommen – insbesondere bei geringem Parasitenbefall –, dass der Wirt durch eine Parasitose überhaupt nicht beeinträchtigt wird, sodass es zuweilen schwer fällt, eine Grenze zum Kommensalismus zu ziehen.
Der Wirt steht Schädigungen von Parasiten jedoch nicht wehrlos bzw. passiv gegenüber. Durch bestimmte unspezifische Abwehrmechanismen des retikuloendothelialen Systems wie Phagozytose oder Abkapselung sowie durch eine erworbene und damit spezifische Immunität (Antigen-Antikörperbildung) ist er meist in der Lage, Anzahl und Schadeffekte von Parasiten in Grenzen zu halten.
Die Zooparasiten werden in folgende Gruppen unterteilt:

- Protozoen (Einzeller),
- Helminthen (Würmer),
- Arthropoden (Gliederfüßer).

Nach Angaben der WHO wurden bis heute weit über 100 verschiedene Arten von Zooparasiten nachgewiesen. Im Gegensatz zu den meisten großen, durch Bakterien und Viren bedingten Seuchen stellen parasitäre Masseninfektionen ein bis heute von der Medizin weitgehend ungelöstes Problem dar.
Derartige Masseninfektionen treten zwar vorwiegend in tropischen und subtropischen Regionen der Erde auf, durch die Intensivierung des internationalen Reiseverkehrs aufgrund des zunehmenden Tourismus, aber auch durch den weltweiten Austausch von Arbeitskräften u. Ä. werden immer häufiger Infektionen tropischer Parasiten auch in andere Länder eingeschleppt, was sicherlich zu neuen Erkenntnissen in der Parasitologie führt, den behandelnden Arzt aber auch vor große diagnostische und therapeutische Probleme stellen kann. Hinzu kommen immer mehr Personen mit einem Immundefekt, der oft zu einem Ausufern von Parasiteninfektionen führt.
Das Leben in einem hoch zivilisierten Land setzt uns durch fortschreitende Industrialisierung und der damit verbundenen Veränderung unserer natürlichen Umwelt ständig neuen gesundheitlichen Gefahren aus. Andererseits haben neue Therapiemöglichkeiten dazu geführt, dass viele bakteriell bedingte Krankheiten und auch Parasitosen heute mehr oder weniger in Vergessenheit geraten sind.

Den Arzt entbindet dies jedoch nicht von dem Bemühen um eine umfassende Kenntnis dieser bei uns beinahe oder vermeintlich ganz ausgestorbenen Krankheitsbilder, da diese durch zunehmende Ausweitung des internationalen Reiseverkehrs, durch Gastarbeiter und Asylanten, aber auch durch Import von Rohfrüchten insbesondere aus tropischen und subtropischen Ländern gleichsam durch die Hintertür gar nicht selten wieder zu uns zurückkehren.

Die Diagnostik der Parasitosen wird meist durch den Mangel an pathognomonischen, klinischen Symptomen erschwert. Im Vordergrund steht meist ein unspezifisches und inkonstantes Beschwerdebild. Demzufolge kommt gerade hier der Anamnese eine ganz besondere Bedeutung zu.

Bei allen Personengruppen, die einer erhöhten Infektionsgefahr ausgesetzt sind, sollten grundsätzlich mehrmalige parasitologische Untersuchungen, einschließlich der Umgebung, erfolgen.

Eine erhöhte Infektionsgefahr besteht vor allem bei Auslandsaufenthalten in tropischen oder subtropischen Gebieten, bei aus dem Urlaub zurückkehrenden ausländischen Arbeitnehmern und deren Familienangehörigen, bei bestimmten Wohnsituationen und Essgewohnheiten, aber auch in unsauberen Sandkästen, Massenfreibädern, öffentlichen Toiletten, bei Haustieren usw.

Für die Diagnosestellung der Darmparasitosen erschwerend ist hierbei einmal die Tatsache, dass die Infektion nicht in unmittelbarer Vergangenheit stattgefunden haben muss, sodass der kausale Zusammenhang nicht mehr offensichtlich ist, und zum anderen der Umstand, dass abdominale Beschwerden von dysenterischem Charakter sekundär auch bei Protozoenkrankheiten auftreten können, deren Erreger primär keine Darmparasiten sind. Hierzu gehört z.B. ein Erreger der Malaria tropica *(Plasmodium falciparum)*, der Erreger der viszeralen Leishmaniasis *(Leishmania donovani)* und der Erreger der Chagaskrankheit in Südamerika *(Trypanosoma cruzi)*. Auch bei der abdominalen Form der Toxoplasmose werden enterale Symptome beschrieben.

Bei Patienten mit gastrointestinalen Beschwerden, die unmittelbar aus warmen Ländern zurückkamen oder anamnestisch einen auch nur kurzfristigen, früheren Aufenthalt in tropischen oder subtropischen Ländern angeben, muss insbesondere bei vergeblicher Fahndung nach Darmparasiten daran gedacht werden, dass ein derartiges Beschwerdebild u.U. auch durch sog. Blut- und Gewebeparasiten hervorgerufen werden kann.

Die von der WHO angegebenen aktuellen Befallszahlen der verschiedenen Parasitosen und die daraus resultierende Beeinträchtigung der Leistungsfähigkeit der Betroffenen lassen erkennen, welche sozialökonomische Bedeutung den parasitären Erkrankungen gerade heute zukommt.

Da Fortschritte in der Volkswirtschaft eng verbunden sind mit der Steigerung der Leistungsfähigkeit des Individuums, sollte nach Piekarski [32] Entwicklungshilfe für viele Länder der Dritten Welt bevorzugt in einer systematischen Gesundheitserziehung und der Durchführung einer individuellen Chemotherapie mit neuen, auch für die Massenbehandlung geeigneten Medikamenten bestehen.

Proktologisch bedeutsam sind nur die Protozoen und Helminthen, da im Darm nur Vertreter aus diesen Gruppen vorkommen.

Bevor nun die wichtigsten Vertreter dieser beiden Gattungen beschrieben werden, soll zunächst auf die entsprechenden diagnostischen Nachweisverfahren der Darmparasiten eingegangen werden. Die klinische Symptomatologie und die Therapie wird jeweils bei der Beschreibung des einzelnen Zooparasiten angegeben.

16.1 Labordiagnostik der Darmparasiten

Ungeklärte Abdominalsymptome bei Kindern, Aids-Patienten oder Rückkehrern aus tropischen Regionen lassen verhältnismäßig leicht den Verdacht aufkommen, dass eine Parasitose vorliegt. Fehlt allerdings eine derart typische „Reiseanamnese“, so kann die Diagnosefindung u.U. langwierig und komplikationsreich sein, da die klinischen Symptome einer intestinalen Parasitose, insbesondere bei geringem Befall, meist atypisch und inkonstant sind.

Von zufälligen Beobachtungen wie etwa dem Abgang eines Spulwurms oder von makroskopisch ebenfalls leicht erkennbaren Gliedern eines Rinder- oder Schweinebandwurms abgesehen, stützt sich die Diagnose der Darmparasitosen in erster Linie auf den direkten Erregernachweis.

Hierzu ist insbesondere eine detaillierte Kenntnis über Morphologie und Aufenthaltsort der nachzuweisenden Entwicklungsstadien in Frage kommender Darmparasiten Voraussetzung.

Nachfolgend sollen nun zunächst die wichtigsten Nachweismethoden von Wurmeiern und sodann die von Protozoen im Stuhl dargelegt werden.

16.1.1 Stuhluntersuchungsverfahren auf Wurmeier

Ein Darmbefall mit Würmern lässt sich meist durch Proglottiden oder den Nachweis von Eiern von Adulten exakt bestimmen. Ausnahmen bei den hier zu besprechenden Wurmarten bilden lediglich die lebend gebärende Trichine, deren Larven sich sogleich durch die Darmwand hindurchbohren, sowie der Zwergfadenwurm, bei dem im Stuhl ebenfalls keine Eier, sondern die bereits im Darm geschlüpften, beweglichen, mikroskopisch kleinen Larven nachweisbar sind.
Auch die Eier des Madenwurmes findet man bekanntlich selten im Stuhl, da sie im Perianalbereich abgelegt werden und hier mittels Zellophan-Abriss-Präparat (s. u.) leicht nachweisbar sind.
Schließlich machen der Rinder- und der Schweinebandwurm generell eine Ausnahme, da hier nicht die einzelnen Eier, sondern die bis 2 cm langen, die Eier enthaltenden Glieder (leere Gliederketten beim Fischbandwurm) abgestoßen werden. Beim Fischbandwurm finden sich daher zusätzlich die gedeckelten Eier in den Fäzes, da bei ihnen im Gegensatz zu den Taenien der Uterus eine Öffnung besitzt.
Die Stuhluntersuchung zum Parasitennachweis, die bei negativem Ausfall möglichst mit Stühlen von 5 verschiedenen Tagen erfolgen sollte, ist zwar relativ zeitaufwendig, technisch gesehen jedoch in jedem Praxislabor routinemäßig durchführbar. Anreicherungsverfahren und Flotationsmethoden haben hierbei zu einer wesentlichen Arbeitserleichterung und Effektivitätssteigerung beigetragen.

Nativpräparat. Eine etwa erbsengroße Stuhlmenge oder auch eine Probe des der Kotsäule anhaftenden Schleimes wird mit reichlich Wasser oder physiologischer Kochsalzlösung zu einer dünnen Suspension verrührt und davon ein Tropfen, der möglichst durchsichtig sein sollte, auf einen Objektträger gebracht und mit einem Deckgläschen bedeckt.
Das Präparat wird sodann zunächst mit 100- bis 200 facher oder auch 400 facher Vergrößerung ausgewertet.

Angefärbtes Präparat. Um Helmintheneier mit farbloser Schale, aber auch die Kerne von Amöben besser zu erkennen, kann man den Stuhl anstatt mit Wasser bzw. physiologischer Kochsalzlösung mit Lugol- oder einer 2 %igen Eosinlösung versetzen.

Konzentrationsverfahren mit Flotationstechnik zum ausschließlichen Nachweis von Nematodeneiern mit dem Ovassay-Set. 2 g Stuhl werden zunächst mit einer Flotationslösung in einem Glasgefäß vermischt und dann ein Plastikfilter eingesetzt. Anschließend wird das Gefäß mit der Flotationslösung bis zum Rand voll gefüllt und ein Deckglas aufgelegt. Eventuell vorhandene Nematodeneier steigen nach oben und haften an der Deckglasunterseite. Nach etwa 15 min kann das Deckgläschen auf einen Objektträger gelegt werden und die mikroskopische Auswertung bei 100–200- oder auch bei 400 facher Vergrößerung erfolgen.

Zinksulfat-Konzentrationsverfahren mit Flotationstechnik. Die Stuhlprobe wird zunächst mit Leitungswasser aufgeschwemmt, wobei die gröberen Zelluloseteile, u. a. Ballaststoffe des Stuhles, mit einem grobmaschigen Drahtfilter abgesondert werden. Dann wird die Suspension 1 min bei 2500 U/min zentrifugiert, der flüssige Teil abgeschüttet, der Rückstand nochmals mit Wasser aufgeschwemmt und erneut zentrifugiert. Der flüssige Überstand wird erneut vorsichtig abgeschüttet und das Zentrifugenröhrchen mit Zinksulfatlösung (Rp. Zinksulfat 33,0; Aqua dest. ad 100,0) aufgefüllt ($\gamma = 1$).
Nachdem das Sediment mit einem Glasstäbchen zunächst aufgerührt und schließlich die Suspension nochmals zentrifugiert worden ist, können mit einer Öse die nunmehr auf der Oberfläche schwebenden Wurmeier, aber auch Sporozysten und Amöbenzysten abgehoben, auf einen Objektträger gebracht und (ggf. unter Zugabe eines Tropfens Lugolscher Lösung) mikroskopisch nachgewiesen werden.

Konzentrationsverfahren nach Telemann zum Nachweis aller Wurmeier. In einem Becherglas wird eine etwa haselnusskerngroße Stuhlprobe zunächst mit 7 ml 16–18 %iger Salzsäure aufgeschwemmt und danach mit der gleichen Menge Äther zu einer möglichst homogenen Emulsion aufgerührt, die dann durch ein Drahtgazesieb von 1 mm Maschenweite, ggf. auch durch doppelt gelegten Mull in ein Zentrifugenröhrchen gegossen und 1 min zentrifugiert wird.
Der sich hierbei bildende geringe Bodensatz, über dem sich makroskopisch gut sichtbar 4 weitere Schichten ausbilden und der die Wurmeier enthält, wird mit einer Pipette entnommen, auf einen Objektträger gebracht, ein Deckgläschen aufgelegt und dann bei 100–200- oder bis 400 facher Vergrößerung untersucht.

Dekantier-Auswaschverfahren zum Nachweis von Trematodeneiern. Eine etwa haselnussgroße Stuhlportion wird mittels eines Glasstabes bei Zugabe von Wasser aus einer Spritzflasche durch ein Drahtsieb in ein Spitzglas, Standzylinder usw. gebracht. Das Untersuchungsmaterial wird dann zu einer Suspension aufgerührt und danach das Spitzglas mit Wasser aufgefüllt. Nun wird 15 min gewartet, daraufhin der Überstand abdekantiert und erneut mit Wasser aufgefüllt. Dieser Vorgang wird so oft wiederholt, bis der Überstand nur noch geringgradig getrübt erscheint. Sofern große Trematodeneier vorhanden sind, befinden sich diese im Sediment. Mit einer fein ausgezogenen Pipette wird das Sediment auf entsprechende Objektträger übertragen und diese Präparate bei entsprechender Vergrößerung mikroskopisch überprüft.

M. I. F.-Verfahren (Merthiolate-Iodine-Formaldehyde-Concentration nach Blagg et al.) zur Fixation des Untersuchungsmaterials. Hierzu sind 2 Stammlösungen notwendig, die beide in braunen Flaschen aufzubewahren und auch nur begrenzt haltbar sind:

Stammlösung A (in ml)

- Thimerosal 1:1000 — 200,0
- Formaldehyd-Lösung 40%ig — 25,0
- Glycerin — 5,0
- Aqua dest. ad — 480,0

Stammlösung B

- Jod (5 g)
- Kaliumjodid (7,5 g)
- Aqua dest. ad — 100,0

Jod und Kaliumjodid werden in 10 Teilen Wasser gelöst und nach vollständiger Lösung mit dem restlichen Wasser gemischt.

Untersuchungsablauf. Unmittelbar vor Gebrauch werden 4 ml der Stammlösung A mit 1 ml (oder ein Mehrfaches von beiden) der Lösung B gemischt und mit einer etwa haselnusskerngroßen Stuhlprobe vermengt. Diese Suspension wird sodann durch einen doppelten Gazefilter in ein Zentrifugenröhrchen gegossen und 7 ml Äther hinzugegeben. Der Inhalt wird anschließend so lange geschüttelt, bis sich kein Äther mehr auf der Oberfläche befindet. Das Röhrchen bleibt sodann 2 min stehen und wird anschließend eine Minute bei 1600 U/min zentrifugiert. Der sich zwischen Äther- und M. I. F.-Schicht gebildete Detrituspfropf wird mittels einer Nadel von der Wand des Zentrifugenröhrchens abgelöst und die Flüssigkeit abgegossen. Mittels einer Platinöse können dann aus dem Bodensatz, sofern vorhanden, sowohl Wurmeier als auch Protozoenzysten entnommen, auf einen Objektträger gebracht und bei 100–200- oder auch bei 400facher Vergrößerung mikroskopisch nachgewiesen werden.

Versand von Stuhlmaterial in ein Fremdlabor. Soll Stuhl zur Untersuchung weggeschickt werden, so empfiehlt es sich, 0,25 g Stuhl zunächst mit 0,15 ml der Lösung B und kurz danach mit 2,35 ml der Stammlösung A zu versetzen und zu einer möglichst homogenen Suspension aufzurühren. Die derart konservierte Stuhlprobe lässt sich sodann noch nach Monaten wie oben beschrieben aufarbeiten und mikroskopisch auf Darmparasiten untersuchen. Adressen parasitologischer Laboratorien in der BRD sind:

- Institut für Medizinische Parasitologie, Unikliniken, Sigmund-Freud-Str. 25, 53127 Bonn-Venusberg
- Bernhard-Nocht-Institut, Bernhard-Nocht-Str. 74, 20359 Hamburg
- Robert-Koch-Institut, Parasitologie, Nordufer 20, 13353 Berlin
- Institut für Parasitologie, Heinrich Heine Universität, Postfach, 40225 Düsseldorf
- Abt. Tropenhygiene und Parasitologie, Im Neuenheimer Feld 324, 69120 Heidelberg
- Tropenmedizinisches Institut der Universität, Wilhelmstr. 31, 72074 Tübingen
- Abt. Infektions- und Tropenmedizin, Leopoldstr. 5, 80802 München
- Medizinisches Landesuntersuchungsamt, Wiederholdstr. 13–15, 70174 Stuttgart
- Landesinstitut für Tropenmedizin, Engeldamm 62, 10179 Berlin
- Städt. Klinikum Dresden-Friedrichstadt, Institut für Tropen- und Reisemedizin, Friedrichstr. 41, 01067 Dresden
- Landeshygieneinstitut Halle, Fachgebiet Parasitologie, Burgstr. 40/41 (Postfach 70), 06114 Halle
- Medizinische Poliklinik der Universität, Ambulanz für Tropenmedizin und klin. Parasitologie, Kickerlingsberg 14, 04105 Leipzig
- Klinik für innere Medizin, Abt. Tropenmedizin, Ernst-Heydemann-Str. 6, 18057 Rostock

Zellophan-Klebestreifen-Methode zum Nachweis einer Enterobiasis (Oxyuriasis). Zum Nachweis der im perianalen Bereich abgelegten Eier des Madenwurmes *(Enterobius vermicularis)* wird möglichst

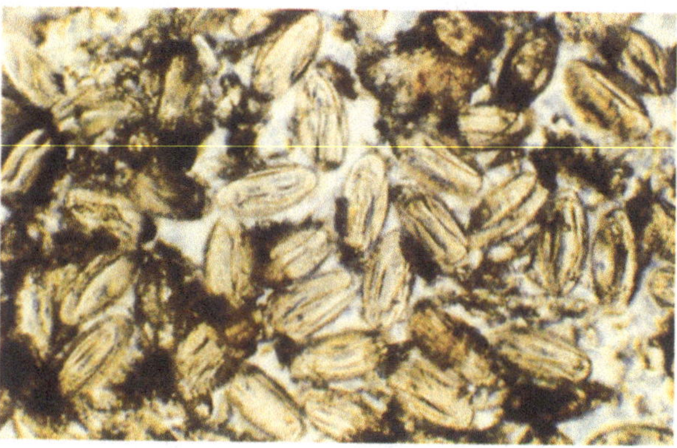

Abb. 16.1. LM-Aufnahme von *Enterobius vermicularis*, Analabklatsch mit larvenhaltigen Eiern

morgens vor dem Waschen ein Zellophan-Klebestreifen mehrfach auf die ungereinigte Analregion gepresst – ggf. auch während der nächtlichen Bettruhe über die Analöffnung geklebt – anschließend auf einen Objektträger aufgeklebt und sodann am besten mit einem Tropfen Toluol mikroskopisch bei mittlerer Vergrößerung untersucht. Die Oxyureneier sind im Nativpräparat leicht an ihrem auf S. 486 beschriebenen typischen Aussehen (Abb. 16.1) erkennbar.

16.1.2 Stuhluntersuchungsverfahren auf Darmprotozoen

Zur Untersuchung auf parasitische Einzeller ist möglichst frischer Stuhl, am besten aus dem oberen Dickdarm, evtl. nach leichtem Abführen zu verwenden. Es empfiehlt sich, über das Rektoskop mit einer Platinöse zum besseren Nachweis – besonders bei Verdacht auf Vorliegen von *Entamoeba histolytica* – Schleim von der Darmwand zu entnehmen und diesen sogleich mikroskopisch zu untersuchen.

Nativpräparat. Das Nativpräparat mit möglichst noch warmem Stuhl oder Schleim ist die wichtigste Nachweismethode für motile Darmprotozoenstadien.
Eine geringe Menge des zu untersuchenden Materials wird auf dem Objektträger mit einem Tropfen physiologischer Kochsalzlösung versetzt, ein Deckgläschen darübergegeben und bei 400–500facher Vergrößerung mikroskopisch untersucht. Die Trophozoiten werden durch ihre Bewegungen sichtbar.

Jodpräparat. Das Jodpräparat, das durch Zusatz von Lugolscher Lösung (5%) zu frischem Stuhl bzw. Schleim hergestellt wird, dient besonders zur besseren Kerndarstellung vor allem bei *Entamoeba*-Zysten.

Heidenhain-Färbung (Eisenhämatoxylin-Färbung). Die nach dem Anatomen Martin Heidenhain (1864–1949) benannte Färbung ist geeignet zur exakten Differenzierung von vegetativen Formen und Zystenformen von Protozoen und zur Anfertigung von Dauerpräparaten. Insbesondere wird sie herangezogen zur Differenzialdiagnose zwischen der Ruhramöbe und anderen Amöbenarten.
Die fertigen Präparate werden zunächst bei 40facher Vergrößerung mikroskopiert und dann zur exakten Bestimmung eines verdächtigen Befundes mit der 100er Ölimmersion untersucht. Die Zellkerne, das Zytoplasma und die inneren Zellstrukturen färben sich in unterschiedlichen Tönen zwischen schwarz und grau an, wobei die Chromatinstruktur der Kerne besonders deutlich hervortritt. Die Glykogenkörper bleiben im Gegensatz zur Jodfärbung ungefärbt.

Technisches Vorgehen. Stuhl wird entweder auf einem Objektträger oder auf 3–4 Deckgläschen dünn ausgestrichen und noch feucht 15–20 min in frisch bereitetem Sublimat-Alkohol (Schaudinns Reagens) fixiert (Vorsicht: Sublimat zerstört Metall und ist ein starkes Gift!). Danach werden die Präparate, ohne dass sie zwischendurch austrocknen dürfen (!), wie folgt weiterbehandelt:

- Etwa 30 min in Jodalkohol (Äthylalkohol 70%ig und Jodtinktur oder Lugolsche Lösung, cognacfarben).
- Mindestens 1 h in Äthylalkohol (70%).
- Kurz in Aqua dest. spülen.
- Etwa 1 h in 4%iger Eisenammoniumalaun-Lösung (nur violette Kristalle in destilliertem Wasser auflösen) beizen.
- Kurz in Aqua dest. spülen.
- 1 h färben in Heidenhainscher Hämatoxylin-Farblösung (1 g Hämatoxylin in 10 ml 95%igem Äthylalkohol und 90 ml Aqua dest. Diese Lösung muss bei Luftzutritt vorher mindestens 4 Wochen „reifen". Zusatz von 0,1 g Na-Jodat ($NaJO_3$) ergibt die sofort verwendbare Farblösung.
- Kurz in Aqua dest. spülen.
- 1–5 min einstellen, (bei ständiger Bewegung der Präparate) in Eisenammoniumalaun-Lösung (2%) zur Differenzierung. Die Lösung ist anschließend zu verwerfen.
- Mindestens 30 min in langsam fließendem Leitungswasser spülen.
- Über Alkoholreihe und Xylol mit Kanadabalsam eindecken.

Zinksulfat-Konzentrations- sowie M.I.F.-Verfahren, die sowohl zum Nachweis von Wurmeiern als auch von Darmprotozoen geeignet sind, werden auf S. 485 beschrieben.
Schließlich sei nachfolgend auf weitere Diagnostikmöglichkeiten hingewiesen, die beim Nachweis von Darmparasitosen mehr oder weniger hilfreich sein können: Serodiagnostik, Eosinophilenzählung und IgE-Bestimmung.

16.1.3 Serologische Nachweismethoden

Zur Diagnosesicherung einer Parasitose sollte stets der direkte Erregernachweis angestrebt werden. Dieser misslingt jedoch häufig, wenn beispielsweise die Parasitendichte in dem zu untersuchenden Material unter die Nachweisgrenze gesunken ist.

In den letzten Jahren erlangten demzufolge zunehmend indirekte, immunologische Methoden auch zur Diagnosesicherung parasitärer Infektionen Bedeutung. Hierdurch sind spezifische Antigen-Antikörper-Komplexe oder zirkulierende Antigene auch noch in geringsten Mengen nachweisbar. Voraussetzung hierfür ist allerdings, dass der Wirtsorganismus den Parasiten als Fremdantigen erkannt und mit der Bildung serologisch messbarer humoraler Antikörper reagiert hat. Dies trifft nicht immer zu, da Parasiten oftmals die Fähigkeit haben, immunologischen Reaktionen des Wirtes zu entgehen.
Die Aussagekraft der heutzutage gebräuchlichen serologischen Testverfahren ist von Parasitose zu Parasitose unterschiedlich. In bestimmten Fällen kann die Diagnose aber ausschließlich über immunologische Methoden gesichert werden.
Zur Anwendung kommen insbesondere folgende Nachweisverfahren:

- Enzyme-Linked Immunosorbent Assay (ELISA),
- Indirekter Hämagglutinationstest (IHA, IHAT),
- Immunfluoreszenztest (IFAT, IFT),
- Komplementbindungsreaktion (KBR).

Serologische Untersuchungen werden gegen Einsendung von ca. 5 ml Vollblut oder 2 ml Serum von den auf S. 486 aufgeführten Institutionen durchgeführt.

16.1.4 Bestimmung der Bluteosinophilie

Unter den parasitären Erkrankungen wird eine deutliche Bluteosinophilie fast nur durch Würmer hervorgerufen.
Das Ausmaß und der zeitliche Ablauf der Eosinophilie ist speziesabhängig und wird außerdem durch die Reaktionslage des Wirtsorganismus beeinflusst. Neben dem Adaptationsgrad der Parasiten an den Wirt ist ausschlaggebend, ob sich der Parasit in einem Körperlumen wie etwa dem Darm aufhält oder im Laufe seiner Entwicklung durch Gewebepenetration in engeren Kontakt mit dem Organismus des Wirtes kommt [10].
Zur ersten Gruppe mit geringerer Eosinophilietendenz zählt beispielsweise *Enterobius vermicularis*, zur zweiten *Ascaris lumbricoides*.
Neben den parasitenspezifischen Faktoren hat die jeweilige Reaktionslage des Wirtsorganismus Einfluss auf die Eosinophilenzahl. Andererseits wird eine solche oft durch eine bakterielle oder virale Sekundärinfektion vermindert.
Wie verschieden der Grad einer Eosinophilie in Abhängigkeit von der Parasitenart und dem Zeitpunkt eines bestehenden Wurmbefalles ist, zeigen die von Gentilini dargestellten Kurvenverläufe (Abb. 16.2).
Die Bestimmung der Eosinophilie bei Wurmparasitenverdacht ist demzufolge eine relativ unsichere Nachweismethode, insbesondere weil eine fehlende Eosinophilie einen Helminthenbefall nicht sicher ausschließt, eine spätere Stuhluntersuchung muss folgen.
Trotzdem muss bedacht werden, dass zumindest bei uns ein Großteil von Wurmerkrankungen nur infolge einer meist zufällig entdeckten Bluteosinophilie festgestellt wird.
Die Besonderheiten des Kurvenverlaufes der Eosinophilie bei den verschiedenen Wurmerkrankungen der Abb. 16.2 können aber wichtige diagnostische und letztlich auch therapeutische Hinweise geben.

16.1.5 IgE-Bestimmungen

Nicht nur bei Wurmerkrankungen wie Filariasis, Schistosomiasis, Strongyloidiasis, Ankylostomiasis u. a. treten mit überzufälliger Häufigkeit erhöhte

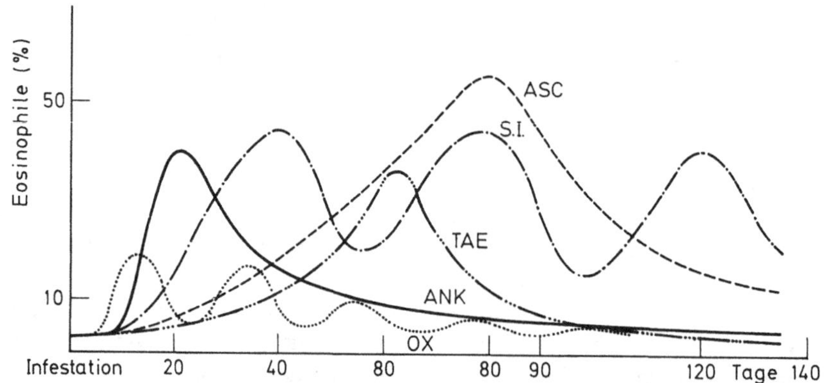

Abb. 16.2. Verschiedene Verläufe der Eosinophilie in Abhängigkeit vom Erreger nach Gentilini [10]. *ASC Ascaris lumbricoides, OX Enterobius vermicularis, S.I. Strongyloides stercoralis, TAE Taenia saginata, ANK Ancylostoma duodenale*

IgE-Werte auf, sondern auch bei Protozoenerkrankungen, wie etwa bei der invasiven Amöbiasis [25, 29]. Demgegenüber scheinen die IgE-Werte beim Vorliegen einer Taeniasis, Trichuriasis, Enterobiasis und Askariasis nur selten erhöht zu sein.
Entscheidend für das Ausmaß des IgE-Anstieges scheint neben der Parasitenspezies insbesondere die individuelle immunologische Reaktionslage der Patienten zu sein. Ein weiterer Unsicherheitsfaktor bei der Auswertung von IgE-Werten bei Parasitenverdacht ist eine nur unsichere Korrelation zu den Eosinophilenzahlen. Das heißt, in vielen Fällen besteht eine IgE-Erhöhung ohne Eosinophilie, während dies in anderen Fällen umgekehrt ist.
Trotzdem können IgE-Bestimmungen mittels der Radioimmunosorbens-Technik im Rahmen einer parasitologischen Screening-Diagnostik ebenso wie die Bestimmung der Eosinophilenzahl zuweilen hilfreich sein.

16.2 Würmer (Helminthes)

Die als Parasiten beim Menschen vorkommenden Würmer gehören zu den Stämmen Plathelminthes (Plattwürmer) und Nemathelminthes (Fadenwürmer).
Proktologisch bedeutsam sind unter den Plathelminthes nur die im Darm des Menschen parasitisch lebenden Klassen Trematodes (Saugwürmer) und Cestodes (Bandwürmer), bei den Nemathelminthes nur die Klasse der Nematodes (Fadenwürmer).

16.2.1 Plattwürmer (Plathelminthes)

16.2.1.1 *Saugwürmer (Trematodes)*

Die Klasse der Saugwürmer besteht ausschließlich aus Parasiten. Mittels je eines vorhandenen Mund- und Bauchsaugnapfes sind sie an dem von ihnen befallenen Organ ihres Wirtes verankert.
Von den Gruppen der Trematoden interessiert hier nur die Ordnung Digenea (sog. Egel), und davon wiederum nur einige wichtige Vertreter aus der Familie Echinostomatidae (*Echinostoma ilocanum* u.a.), Schistosomatidae (*Schistosoma mansoni* u.a.) und Fasciolidae *(Fasciolopsis buski)* der Unterordnung Anepitheliocystidia sowie *Heterophyes heterophyes* aus der Familie Opisthorchiidae der Unterordnung Epitheliocystidia.

a) Schistosoma mansoni, S. japonicum, S. intercalatum (Pärchenegel, Darmbilharziose)

Die Schistosomiasis, auch Schneckenfieber bzw. nach ihrem Entdecker, dem deutschen Arzt Theodor Bilharz (1825–1862), Bilharziose genannt, gehört zu den wichtigsten parasitären Erkrankungen. In tropischen und subtropischen Gebieten wird der Befall durch *Schistosoma*-Arten auf über 200 Millionen Menschen geschätzt, wobei oft mehr als 50% der Bevölkerung betroffen sind [29, 46]. Im Wesentlichen sind es 5 Saugwurmarten, die eine Krankheit hervorrufen:

- *Schistosoma haematobium* (Erreger der Blasenbilharziose); wird hier nicht behandelt (Darmbefall zu selten),
- *Schistosoma mansoni* (Erreger der Darm- und Leberbilharziose),
- *Schistosoma japonicum* und *S. mekongi* (Erreger der asiatischen Darmbilharziosen),
- *Schistosoma intercalatum* (Erreger einer Darmbilharziose in Afrika).

MORPHOLOGIE UND ENTWICKLUNGSZYKLUS

Die je nach Art und Geschlecht 10–28 mm langen adulten Schistosomen sind getrenntgeschlechtlich und leben paarweise im Lumen der Mesenterialgefäße von Warmblütern. Durch Zusammenklappen der Seitenränder schließt hierbei das blattförmige Männchen in seinem so entstandenen Canalis gynaecophorus das drehrund gestaltete Weibchen ein (Abb. 16.3).
Die reichlich abgelegten Eier (20–300/Tag) sind je nach Art insbesondere durch ihren Stachel zu unterscheiden. So besitzen die Eier von *S. mansoni* einen deutlichen Seitenstachel, die von *S. japonicum* und *S. mekongi* einen rudimentären kleinen seitli-

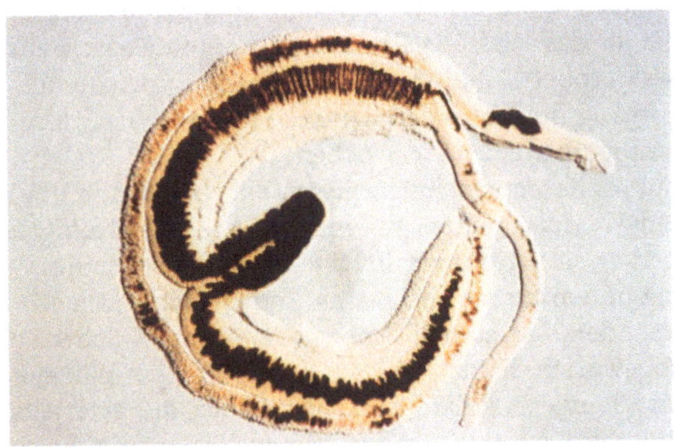

Abb. 16.3. Makroaufnahme von *Schistosoma mansoni*, ungefärbtes Pärchen aus den Mesenterialvenen des Darmes

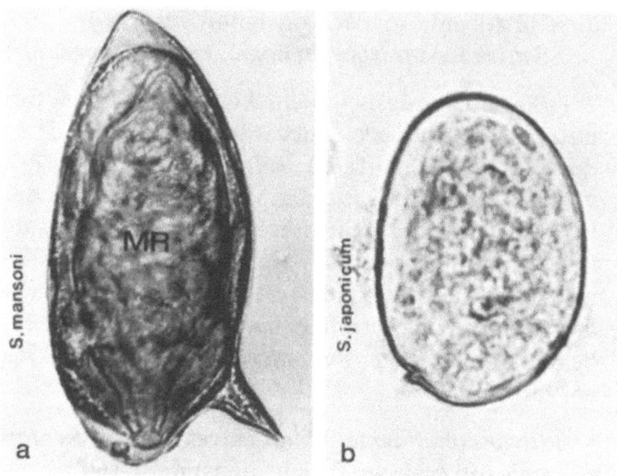

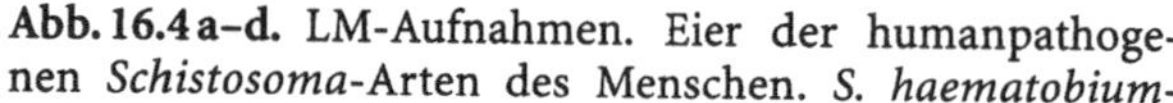

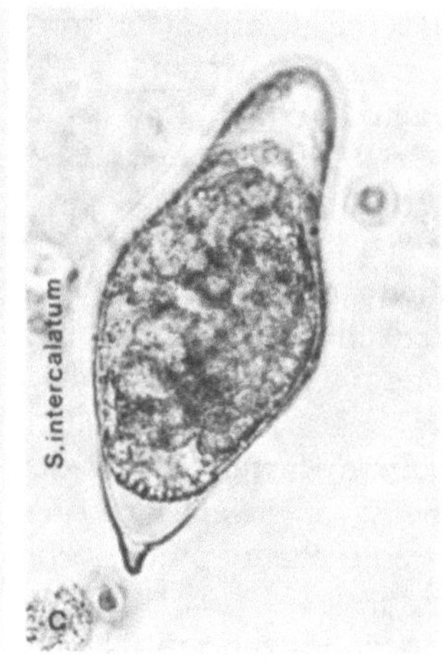

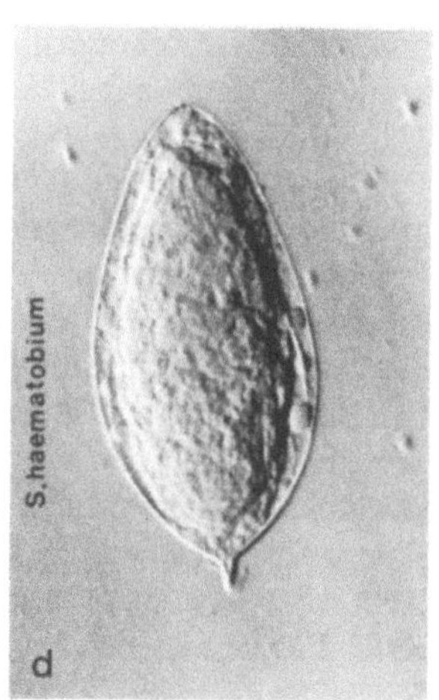

Abb. 16.4 a–d. LM-Aufnahmen. Eier der humanpathogenen *Schistosoma*-Arten des Menschen. *S. haematobium*-Eier sind nur selten im Darm anzutreffen, sondern befinden sich vorwiegend im Urin

chen Haken und die von *S. intercalatum* (wie *S. haematobium*) einen Endstachel (Abb. 16.4).

Der Entwicklungszyklus ist für alle genannten Arten im Wesentlichen sehr ähnlich. Insbesondere besteht eine strenge Abhängigkeit von ganz bestimmten Zwischenwirten (Wasserschnecken). Die in kleinsten Mesenterialgefäßen abgelegten Eier können die Schleimhautkapillaren embolisieren und beim Durchwandern der Kapillar- und Darmwand entzündliche Veränderungen hervorrufen. Über das Darmlumen erreichen die inzwischen meist ausgereiften Eier mit den Fäzes das Freie, wo die Larven (Miracidien) unter der Voraussetzung, dass Wasser vorhanden ist, durch Wärme und Licht stimuliert, schlüpfen.

Die Larve (Miracidium) muss, um überleben zu können, innerhalb weniger Stunden die für sie geeignete Wasserschnecke gefunden haben, um sich zur Muttersporozyste weiterzuentwickeln, aus der dann die Tochtersporozysten hervorgehen. Aus den herangewachsenen Tochtersporozysten entstehen schließlich die infektionsfähigen Larvenstadien, die Zerkarien, die aus der Atemhöhle der Schnecke wieder in das Wasser gelangen und phototaktisch zur Wasseroberfläche streben. Der ganze Entwicklungsvorgang innerhalb der Schnecke dauert je nach Umweltbedingungen 4–6 Wochen.

Zur Weiterentwicklung müssen die ebenfalls in oberen Wasserschichten für max. 2 Tage lebensfähigen Zerkarien perkutan mit Hilfe proteolytischer Enzyme in den für sie geeigneten Endwirt eindringen.

Nachdem sie hierbei ihren gabelförmigen Schwanz abgeworfen haben, erreichen die jungen Würmer via Hautvenen über Herz und Lunge die arterielle Blutbahn, wo sie über eine Mesenterialarterie durch die Kapillaren in die Pfortadergefäße gelangen, sich paarweise aneinander lagern, heranreifen und schließlich in die Venen des Dick- und Enddarmes weiterwandern, wobei bei *S. mansoni*- 5–8 Wochen, bei *S. japonicum*- 3–10 Wochen und bei *S. intercalatum*-Befall 5–7 Wochen nach der Invasion der Zerkarien die ersten Eier in den Fäzes nachweisbar sind (Präpatenz).

ÜBERTRAGUNG

Die Übertragung der Bilharziose erfolgt niemals direkt von Mensch zu Mensch. Als Zwischenwirt ist stets eine Süßwasserschnecke und somit das Vorhandensein von Süßwasser notwendig. Allerdings kann auch Wasser ins Meer fließender Flüsse noch eine gewisse Strecke zerkarienhaltig sein.

Der Mensch als Endwirt infiziert sich ausschließlich durch Zerkarien, die aktiv in die Haut bzw. Schleimhaut (durch Trinken verseuchten Wassers!) eindringen (s. o.). Demzufolge ist die Möglichkeit für die Ausbreitung der Schistosomiasis bevorzugt dort gegeben, wo Menschen auf sozial und hygienisch niedrigem Niveau leben. Das heißt, besonders da, wo keine hygienisch einwandfreien Trinkwasser- und Sanitäreinrichtungen bestehen, eine bevorzugt landwirtschaftlich arbeitende Bevölkerung künstlich Felder bewässert (Reisanbau), mit Fäkalien düngt usw. und die ökologischen Bedingungen für das Vorhandensein der betreffenden Wasserschnecke vorliegen, sind die Voraussetzungen für eine Schistosomiasis-Infektion gegeben.

ÖKOLOGIE UND VERBREITUNG

Das Vorkommen der Bilharziose ist an ganz bestimmte Umweltbedingungen gebunden. Hierzu gehört ein möglichst nicht bzw. nicht stark fließendes

Gewässer, dessen Temperatur nicht unter 20 °C liegen darf.
Da die verschiedenen *Schistosoma*-Arten als Zwischenwirte ganz bestimmte Wasserschnecken benötigen, müssen weiterhin die für den jeweiligen Schneckenwirt notwendigen Lebensbedingungen wie ruhiges, algenreiches Gewässer usw. gegeben sein.
S. mansoni entwickelt sich in Planorbiden der Gattungen *Biomphalaria*, *S. japonicum* in den zu den Kiemenschnecken zählenden Arten der Gattung *Oncomelania* (die als Zwischenwirt wichtigste ist *Oncomelania hupensis*) und *S. intercalatum* in *Bulinus forskalii* bzw. *B. crystallinus*. *S. mekongi* wird dagegen von Schnecken der Gattung *Neotricula* übertragen.
Die detaillierte Kenntnis der als Zwischenwirte dienenden Schneckenarten und deren Ökologie ist eine wichtige Voraussetzung für die epidemiologische Bekämpfung dieser Wurmseuche.
Die Verbreitung der verschiedenen *Schistosoma*-Arten ist unterschiedlich: *S. mansoni* ist hauptsächlich in Afrika, Arabien sowie in Süd- und Mittelamerika verbreitet; *S. intercalatum*, die wegen ihres wesentlich geringeren Vorkommens medizinisch nur eine untergeordnete Rolle spielt, kommt hauptsächlich im westlichen Zentralafrika und Kongobecken vor; *S. japonicum* schließlich tritt ausschließlich in Südost- und Ostasien auf und *S. mekongi* im Mekonggebiet [25, 29].

SYMPTOME

Die Symptomatologie der Darmbilharziose ist weitgehend uncharakteristisch. Sie ist abhängig von der Stärke des Befalls und dem jeweiligen Entwicklungsstand des Parasiten.
Nach wiederholtem Befall entsteht aufgrund einer entstandenen epidermalen Sensibilisierung infolge des perkutanen Eindringens der Zerkarien zunächst ein streng auf die betroffenen Bereiche begrenzter Pruritus, dem häufig erst nach einigen Stunden erythemato-papulöse, ggf. urtikarielle Effloreszenzen folgen, die meist erst nach einigen Tagen wieder abklingen. Bei der einheimischen Bevölkerung tritt dieses allergische Exanthem („Zerkariendermatitis", engl. „swimmer's itch") oft jedoch nicht mehr in Erscheinung, da im Laufe der Zeit genügend Antikörper gebildet wurden (Antigen-Antikörper-Reaktion).
Beim Einwandern und Heranwachsen der Parasiten kann es insbesondere infolge der Einwirkung ihrer Stoffwechselprodukte, aber auch durch ulzerogene Sekrete der Eier bzw. der sich darin entwickelnden Miracidien subjektiv zu unspezifischen Beschwerden (wie erhöhter Temperatur, Abgeschlagenheit, Übelkeit, Erbrechen, Kopf-, Glieder- und Bauchschmerzen) und objektiv zu deutlicher Eosinophilie usw. kommen. Schließlich treten die für die Dickdarmbilharziose, aber auch für Amöbenruhr charakteristischen, entzündlich-infektiösen Darmerkrankungen in Form von blutig-schleimigen Stühlen, bzw. Wechsel von Diarrhöen und Obstipationen auf. In schweren Fällen können darüber hinaus insbesondere dadurch, dass ein Teil der abgelegten Eier durch den Blutstrom in diese Organe transportiert wird, schwere Leber- und Milzschädigungen („hepatolienale Bilharziose", auch „Katayamakrankheit" oder „ägyptische Splenomegalie" genannt) auftreten. In diesen Fällen kann es zu einer mehr oder weniger starken Vergrößerung dieser Organe mit Leberfibrose, portaler Stauung, Aszites, Ösophagusvarizen und sogar letalem Ausgang kommen. Auch Anämien und bei Kindern schwerwiegende Entwicklungsstörungen können entstehen. Schließlich kann es als Folge chronisch verlaufender granulomatöser Gewebsveränderung sowohl in der Darmwand als auch im Analbereich, ggf. neben ulzerativen Veränderungen und hyperämisierten Bereichen zu papulomatösen Wucherungen kommen.

DIAGNOSE

Die Diagnose kann unter Berücksichtigung der auf S. 490 angegebenen Präpatenz durch das Sedimentationsverfahren verifiziert werden (mikroskopischer Nachweis der für jede Art charakteristisch gestalteten Eier im Stuhl) (Abb. 16.4). Zur Untersuchung eignet sich besonders blutig schleimiges Material, das der Kotsäule oft anhaftet und das bei wider Erwarten negativen Ergebnissen rektoskopisch gewonnen werden sollte. Rektoskopisch kann hier die Schleimhaut ganz ähnlich aussehen wie beim Vorliegen einer Colitis ulcerosa oder Amöbiasis.
Da die Eiabgabe periodisch erfolgt, sollten bei begründetem Verdacht negativ verlaufende Nachweisuntersuchungen stets wiederholt werden. Im Zweifelsfall können die Eier auch histologisch in Exzisaten aus der Rektum- bzw. Dickdarmschleimhaut erfasst werden (Abb. 16.5) [14]. Die Telemannsche Methode zur Anreicherung der Eier (S. 485) kann hierbei verwendet werden. Auch empfiehlt sich die Dekantiermethode (S. 485), wobei jedoch 0,9 %ige Kochsalzlösung verwendet werden muss, damit die Miracidien nicht vorzeitig ausschlüpfen.
Bei spärlichem Befall empfiehlt sich weiterhin das Miracidium-Schlüpf-Verfahren. Hierbei werden etwa 5 g Stuhl in 250 ml physiologischer NaCl-Lösung aufgerührt und sodann die gröberen Bestandteile herausgesiebt. Danach wird sedimentiert und erneut abgesiebt, so lange, bis die über dem Bodensatz stehende Flüssigkeit klar bleibt. Der Behälter

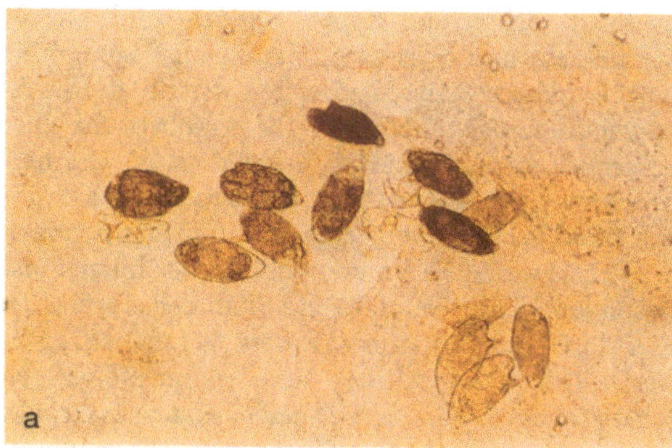

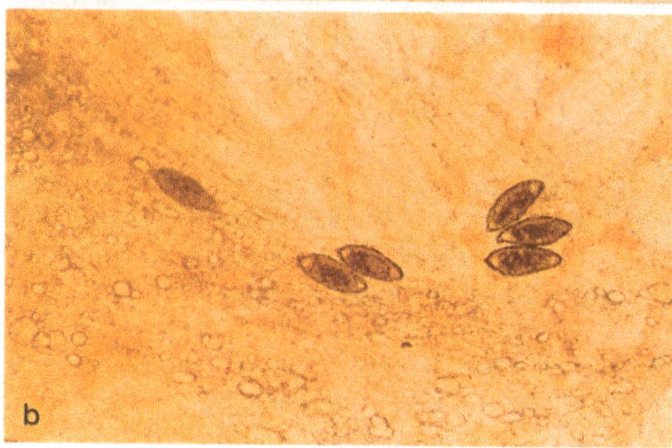

Abb. 16.5 a, b. Rektumbiopsien (Quetschpräparate): *S. mansoni*-Eier **(a)** und *S. haematobium*-Eier **(b)**

wird sodann über Nacht in den Eisschrank gestellt und am darauf folgenden Tag warmes Wasser zugegeben, bis eine Temperatur von 30–40 °C erreicht ist. Sobald nun die Flüssigkeit durch Sonnenlicht bzw. einen UV-Strahler oder auch eine starke elektrische Lampe belichtet wird, schlüpfen die weißlichen, etwa 1 mm langen Larven (Miracidien) aus und können infolge ihrer starken Beweglichkeit am besten vor dunklem Hintergrund innerhalb einiger Minuten bis Stunden nachgewiesen werden. Als weitere Diagnostikhilfen kommen insbesondere folgende – Speziallabors vorbehaltenen – indirekte Nachweisverfahren in Betracht:

- ELISA,
- Radioimmunoassay (RIA),
- Immunelektrophorese (IEP).

PROPHYLAXE

Die vorbeugende Verhütung einer Ansteckung setzt die Kenntnis der wichtigsten epidemiologischen Zusammenhänge der Wurmseuche voraus. Wenn auch einer solchen Aufklärung der in den Verbreitungsgebieten lebenden Bevölkerung, aber auch der Gastarbeiter und Touristen nicht selten erhebliche Probleme entgegenstehen mögen, so darf doch keine Anstrengung unterbleiben, ihnen insbesondere Folgendes klar zu machen:

- Niemals in stehenden oder langsam fließenden Gewässern ohne wirksame Schutzbekleidung (Gummistiefel usw.) arbeiten, Hände eintauchen (Reisfelder) bzw. baden.
- Niemals unabgekochtes Wasser trinken, da die Zerkarien zwar durch den Magensaft abgetötet werden, jedoch bereits durch die Mundschleimhaut in den Körper eindringen können.

Letztlich wichtiger noch wären jedoch auf Dauer effiziente kommunale Vorbeuge- und Bekämpfungsmaßnahmen.
Besonders wirksam wären Einrichtungen von Toiletten, Kanalisationen, Klär- und hygienisch einwandfreie Trinkwasseranlagen, um so zu verhüten, dass Kot und Urin von Schistosomen-infizierten Menschen oder Tieren in Gewässer bzw. künstliche Bewässerungsanlagen gelangen kann.
Ein wirkungsvoller Impfschutz wurde wegen der unzureichenden Kenntnis der komplexen immunologischen Beziehungen zwischen Schistosomen und dem Menschen sowie einer beträchtlichen Antigenvarianz der Wurmoberfläche noch nicht entwickelt [11, 29].

THERAPIE

Sofern mittels einer entsprechenden Nachweismethode (s. o.) eine Bilharziose diagnostiziert wurde, was bei uns gelegentlich bei zurückkehrenden Gastarbeitern oder Urlaubern aus tropischen und subtropischen Ländern der Fall sein kann, so empfiehlt sich die Durchführung einer gezielten medikamentösen Therapie. Es gibt hierfür heute eine ganze Reihe von wirksamen Präparaten.
Als Mittel der Wahl gilt Praziquantel (Biltricide, Cesol), das gegen alle humanpathogenen *Schistosoma*-Arten und gegen alle Krankheitsformen hervorragend wirkt und überdies noch gut verträglich ist. Dieses Präparat ist demzufolge für eine Massentherapie besser geeignet als alle bisherigen Bilharziose-Medikamente.

Dosierung. *S. mansoni* und *S. intercalatum*: 2 mal 20 mg/kg Körpergewicht (KG) im Abstand von 4 h.
S. japonicum, *S. mekongi*: 3 mal 20 mg/kg KG im Abstand von 4 h.
Weiterhin käme außerhalb Deutschlands (bei Nichtverfügbarkeit von Praziquantel) auch noch Oxamniquine (15 mg/kg) in einmaliger Gabe in Betracht.
Die Therapiekontrollen sollten sich zweckmäßigerweise über einen Zeitraum von 6–8 Monaten erstrecken, gegebenenfalls muss eine zweite Behandlung durchgeführt werden.

Die Therapie der Zerkariendermatitis ist rein symptomatisch: Antihistaminika (Tavegil, Systral o.Ä.), Kalzium (Calcium Sandoz fortissimum-Brausetabletten o.Ä.), ggf. kurzzeitig Kortikosteroidexterna (Extracort Creme o.Ä.). Sofern es durch sekundäre Kratzeffekte zu einer Impetiginisation kommt, zusätzlich ein Antibiotikum (Binotal per os, Fucidine Salbe u.a.).

b) Fasciolopsis buski (Großer Darmegel, Fasciolopsiasis)

Der endoparasitisch (Duodenum, Jejunum, selten Magen) Mensch und Schwein als Endwirte befallende große oder Riesen-Darmegel *Fasciolopsis buski* zählt zu den größten Trematodenarten.
Nach geschätzten Angaben u.a. der WHO sind derzeit 20–30 Millionen Menschen in Südostasien von dieser Saugwurmseuche befallen [26, 43].

MORPHOLOGIE UND ENTWICKLUNGSZYKLUS

Der adult 2–8 × 1–2 cm große, länglich-ovale, blattförmig abgeflacht gestaltete adulte Wurm ist besonders durch seine Größe gekennzeichnet (s. Abb. 16.6a, b). Die bis 160 µm ungewöhnlich groß dimensionierten Eier (Abb. 16.6c) werden mit dem Stuhl ausgeschieden.
Sofern die Fäzes in möglichst stehendes Süßwasser, dessen Temperatur nicht unter 20°C betragen darf, gelangen, schlüpfen je nach Höhe der Wassertemperatur 2 Wochen bis 2 Monate später aus den Eiern bewimperte und damit schwimmfähige Larven aus, die Miracidien. Die Larven müssen, um nicht zugrunde zu gehen, innerhalb von 2 h eine bestimmte Wasserschnecke der Gattungen *Segmentina* und *Hippeutis* als 1. Zwischenwirt gefunden haben, in die sie eindringen und sich zunächst zu Sporozysten umwandeln. Die wichtigsten Zwischenwirte sind *Segmentina nitidella* und *Hippeutis schmackeri*. Aus den Sporozysten entstehen daraufhin Mutter- und etwa 2 Wochen nach Befall der Schnecken die Tochterredien. Die letzteren erzeugen wiederum etwa 2 Wochen später die Zerkarien, die sodann die Wasserschnecke durch deren Atemhöhle verlassen und sich mittels ihrer Saugnäpfe an Wasserpflanzen, insbesondere der Gattungen Trapa (*Trapa natans* = Wassernuss) und Eleocharis (*Eleocharis tuberosa* = Wasserkastanie oder Wasserzwiebel), festsaugen und innerhalb einiger Stunden, indem sie ihren Schwanz abwerfen und sich enzystieren, zu den Metazerkarien weiterentwickeln. Sobald nun metazerkarientragende Früchte (Wassernüsse u.a.) dieser vielerorts sogar kultivierten oder auch anderer Wasserpflanzen aufgebissen bzw. gegessen werden, gelangen diese in den Magendarmtrakt des

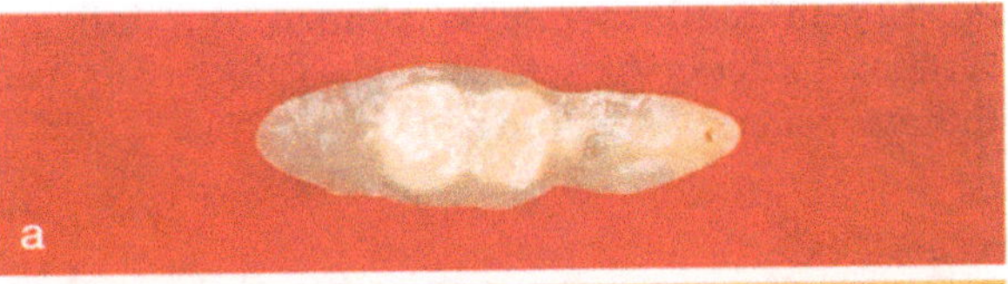

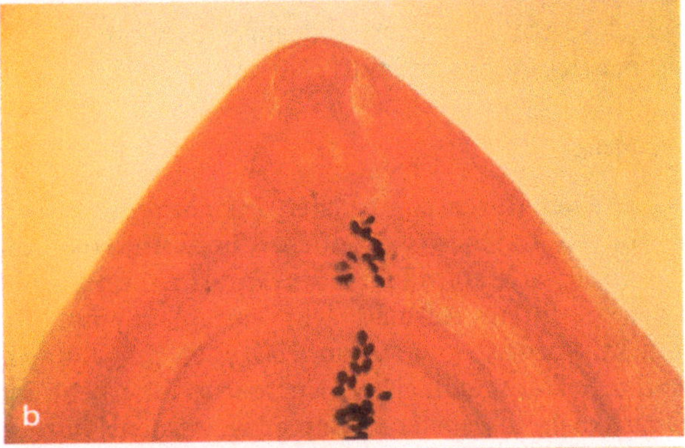

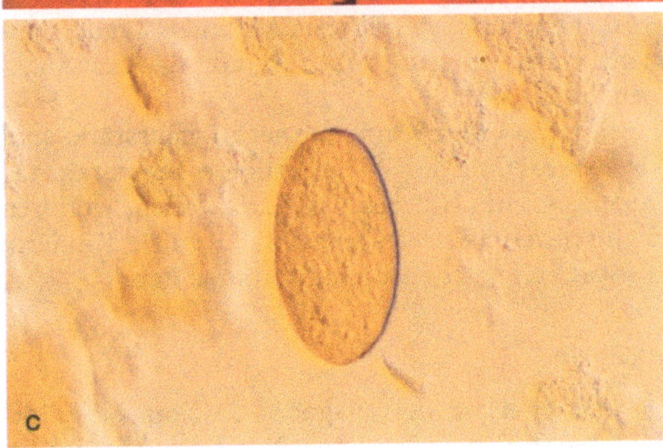

Abb. 16.6a–c. *Fasciolopsis buski*. **a** Makroaufnahme eines adulten, ungefärbten Wurmes; **b** Vorderende (Methylcarmin-Färbung); **c** ungefärbtes Ei. **b, c** LM-Aufnahmen

Menschen bzw. Schweines. Sobald nun im Dünndarm des Endwirtes die letzte Hülle der Zyste aufgelöst ist, setzt sich die Metazerkarie an der Darmwand fest und entwickelt sich schließlich zum geschlechtsreifen Parasiten.
Zwei bis 4 Monate (Mensch) – etwa 3 Monate (Schwein) – nach Metazerkarienbefall können die ersten Eier im Stuhl nachgewiesen werden (Präpatenz). Die adulten Würmer leben etwa ein Jahr.

ÜBERTRAGUNG

Eine direkte Übertragung von Mensch zu Mensch ist aufgrund des Entwicklungszyklus des Parasiten niemals möglich. Der Mensch infiziert sich als Endwirt dieser Darmparasiten stets durch rohen Verzehr von Metazerkarien an bestimmten Süßwasserpflanzen bzw. deren Früchte (s.o.). Endwirte der Seuche sind hauptsächlich der Mensch und das Schwein. Insbesondere Schweine stellen ein wichtiges Erregerreservoir der Parasitose dar. Auch Hunde, Ziegen, Kaninchen usw. können ggf. infiziert werden; epidemiologisch sind sie jedoch nur von untergeordneter Bedeutung.

VERBREITUNG

Sein Vorkommen ist auf Südostasien und den pazifischen Raum beschränkt [29].

SYMPTOME

Nach einer durchschnittlichen *Inkubationszeit* von 6 Wochen treten insbesondere durch Intoxikation der Stoffwechselprodukte des Parasiten unspezifische, in ihrem Ausmaß sehr variable Symptome auf. Im Vordergrund stehen Diarrhöen mit blutigen Stühlen, morgendlichen Nüchternschmerzen im Oberbauch, die später krampfartig werden können, Erbrechen (auch von Parasiten!) und Anämien mit mehr oder weniger starker Reduktion des Allgemeinzustandes.
In schweren Fällen können je nach Befallsstärke und Abwehrreaktion des Wirtes erhöhte Temperaturen, Ödeme, Aszites, Ikterus usw. hinzutreten, wodurch es zu schweren Entwicklungsstörungen bei Kindern, ja sogar zu letalem Ausgang kommen kann.

DIAGNOSE

Die Absicherung der Diagnose Fasciolopsiasis erfolgt durch den mikroskopischen Nachweis der im Stuhl (etwa 9–14 Wochen nach der Ansteckung) meist in erheblicher Anzahl vorhandenen Eier. Konzentrationsverfahren (S. 485) können bei der Suche der Eier ggf. hilfreich sein.

PROPHYLAXE

Eine wirksame Vorbeugung ist nur durch eine ausreichende Aufklärung der in den betreffenden Endemiegebieten lebenden Bevölkerung möglich. Hierbei ist insbesondere darauf hinzuweisen, dass der Genuss roher Wasserpflanzen oder deren Früchte grundsätzlich unterbleiben sollte und dass die Seuche stets dadurch unterhalten wird, dass die frischen Fäzes von Menschen und insbesondere von Schweinen, aber auch von anderen Haustieren direkt in Gewässer geleitet werden, in denen die auf S. 493 angegebenen Wasserschnecken (1. Zwischenwirt) und die – oft sogar kultivierten – Wasserpflanzen (2. Zwischenwirt) vorkommen.

THERAPIE

Sofern infolge einer entsprechenden Symptomatologie und insbesondere Urlaubsanamnese der mikroskopische Einachweis von *Fasciolopsis buski* erfolgt, ist die Durchführung einer medikamentösen Therapie angezeigt. Als Mittel der Wahl gilt heute Praziquantel (Biltricide, Cesol). Als Dosis wird eine einmalige Gabe von 15 mg/kg KG empfohlen.

c) Echinostoma ilocanum, E. malayanum, E. lindoënse, E. hortense u. a. (Kleine Darmegel, Echinostomiasis)

Bei der artenreichen Familie Echinostomatidae handelt es sich um Darmegel, überwiegend von Vögeln und Reptilien, aber auch von Säugern. Einigen Vertretern davon dient auch der Mensch als Endwirt.
Die wichtigsten der insgesamt 8 dort im Menschen gefundenen Arten von Echinostomatiden sind *E. ilocanum, E. hortense, E. malayanum* und *E. lindoënse*, wobei letztere besonders häufig auf Celebes vorkommen, wo in manchen Dörfern mehr als 50% der Einwohner von der Parasitose befallen sind.

MORPHOLOGIE UND ENTWICKLUNGSZYKLUS

Morphologisch kennzeichnendes Familienmerkmal ist ein ventral unterbrochener Kopfkranz von zahlreichen kleinen Stacheln, die in Querreihen angeordnet sind. Die Anzahl der Stacheln dieses nierenförmigen, bedornten sog. Kopfkragens, in dessen Mitte sich der ovale Saugnapf befindet, ist artspezifisch. Der wie alle anderen an der Wand des Dünndarmes vorwiegend im Bereich des Jejunums festgesaugte 5,4–9,2 × 0,6–1,6 mm große adulte Egel *E. ilocanum* weist i. d. R. 51 (49–55), der 7,0–12,0 × 1,9–2,5 mm große Saugwurm *E. malayanum* 45 und die von den dreien mit 1,5 × 0,25 mm kleinste Art *E. lindoënse* 37 Kragenstacheln auf (Abb. 16.7 a). Die durch einen Deckel gekennzeichneten 90 × 65 µm großen Eier (Abb. 16.7 b) werden mit den Fäzes ausgeschieden. *E. hortense* wird etwa 7–11 mm x 1,5 mm groß, findet sich vorwiegend in Japan und produziert 115 x 80 µm große Eier.
Vorausgesetzt, dass der die Eier enthaltende Stuhl in Wasser gelangt, schlüpfen je nach Temperatur nach wenigen Tagen bis mehreren Wochen die Larven (Miracidien), die sodann aktiv in den 1. Zwischenwirt (Wasserschnecke) eindringen. 1. Zwischenwirt für *E. ilocanum* sind *Gyraulus convexiusculus* und *G. prashadi*, für *E. malyanum Indioplanorbis exustus* und *Lymnaea acuminata* und schließlich für *E. lindoënse Anisus sarasinorum* und *Gyraulus convexiusculus*.
In dem jeweiligen Schneckenwirt wandelt sich das Miracidium zur Sporozyste um, in der sich Mutter-Redien und in diesen wiederum Redien 2. Ordnung oder „Tochter-Redien“ bilden, aus denen schließlich die Zerkarien hervorgehen.

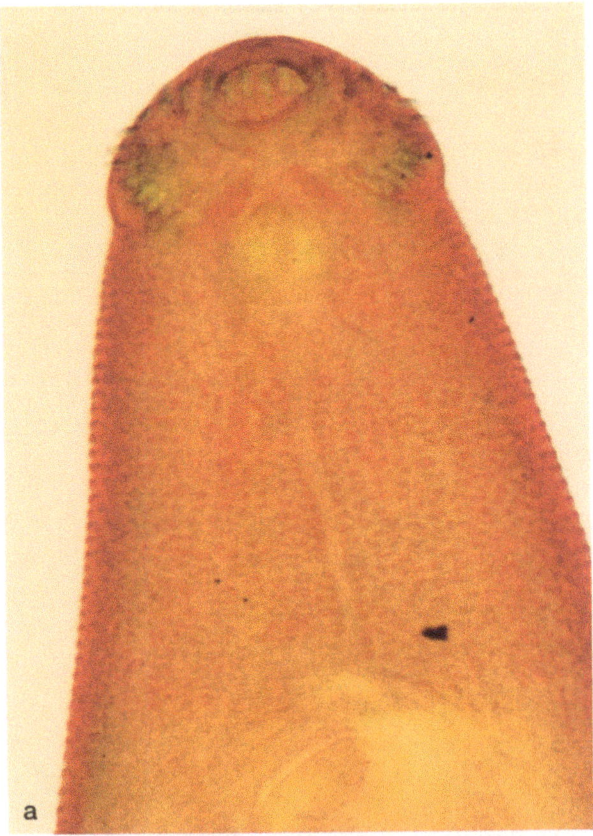

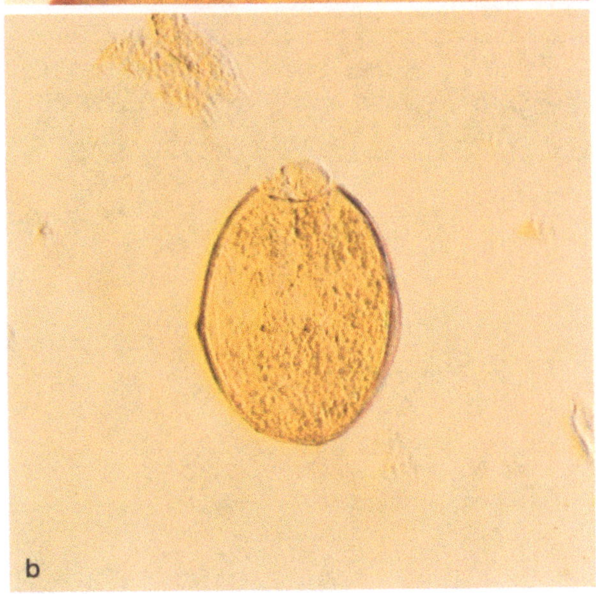

Abb. 16.7 a, b. LM-Aufnahmen von *Echinostoma* sp. **a** Vorderende; charakteristisch ist der dornenbewehrte Kragen (Methylcarmin-Färbung). **b** Ungefärbtes Ei; der Deckel (Operculum) wurde bei der Anreicherung artifiziell eröffnet und dadurch sichtbar

Die frei gewordenen Zerkarien müssen zur Weiterentwicklung einen 2. Zwischenwirt, ebenfalls meist eine Wasserschnecke, aber auch bestimmte Muscheln, Amphibien und Fische finden. 2. Zwischenwirte für *E. ilocanum* sind vorwiegend Schnecken der Art *Pila luzonica*, für *E. malayanum* und *E. hortense* sind es neben Mollusken auch Fische; *E. lindoënse* benötigt als 2. Zwischenwirt ebenfalls Mollusken.

In ihrem 2. Zwischenwirt bildet sich sodann aus der Zerkarie die Metazerkarie, aus der schließlich – nach oraler Aufnahme – im Darm des Endwirtes der geschlechtsreife, an der Darmwand vorwiegend des Jejunums haftende Parasit entsteht und sich vorwiegend von Chymus, aber auch Mukosasubstanz ernährt.

Die Präpatenz liegt bei 2–3 Wochen.

ÜBERTRAGUNG

Die Infektion erfolgt durch Verzehren roher, von *Echinostoma*-Metazerkarien befallener Wasserschnecken, Fische und Muscheln (s. o.).

Die Hauptendwirte für die humanpathogene Art *Echinostoma ilocanum* sind Reisfeldratte *(Rattus rattus brevicaudatus)* und Hund; für die ebenfalls beim Menschen vorkommende Art *Echinostoma malayanum* ebenfalls Reisfeldratte und für *Echinostoma lindoënse* Reisfeldratte und Mensch. Weiterhin kommen als Endwirte im Entwicklungszyklus der Echinostomiasis neben bestimmten Reptilien und Vogelarten insbesondere Katzen, Schweine, Affen usw. in Betracht.

ÖKOLOGIE UND VERBREITUNG

Das Vorkommen der Echinostomiasis ist wie das der anderen Saugwurmseuchen infolge des auf ganz bestimmte, allein in engen ökologischen Bereichen lebensfähige Zwischenwirte spezialisierten Entwicklungszyklus nur auf relativ wenige Gegenden begrenzt.

Die hauptsächliche geographische Verbreitung von humanpathogenen *Echinostoma*-Arten beschränkt sich auf Japan und Südostasien.

SYMPTOME

Die Symptomatologie der Echinostomiasis ist weitgehend uncharakteristisch.

Im Vordergrund stehen gastrointestinale Beschwerden, insbesondere Durchfälle und mehr oder weniger heftige Leibschmerzen. Durch Intoxikation von Stoffwechselprodukten der Parasiten kann es auch schon bei geringem Wurmbefall zu erheblichen Allgemeinsymptomen wie Übelkeit, Kopfschmerzen,

Temperaturerhöhung, toxischer Anämie, zunehmendem Kräfteverfall usw. kommen.

DIAGNOSE

Die sichere Diagnosestellung erfolgt durch den mikroskopischen Einachweis im Stuhl, am besten durch M.I.F. (S. 486). Wichtig zu wissen ist, dass die Stuhluntersuchung auch den Befund von Leber- und Lungenegel erbringen kann, da deren Eier denen der Darmegel gleichen. Da die Therapie jedoch identisch ist (Praziquantel), muss die Differenzialdiagnose nicht unbedingt betrieben werden [29].

PROPHYLAXE

Eine wirksame Prophylaxe ist nur durch eine ausreichende Aufklärung der in den von der Seuche befallenen Gebieten lebenden Bevölkerung, aber auch der Touristen, Gastarbeiter usw. möglich. Es muss hierbei insbesondere darauf hingewiesen werden, dass in diesen Endemiegebieten unbedingt auf den Verzehr roher Muschel-, Fisch- und Schneckenmahlzeiten verzichtet werden sollte.
Eine weitere Möglichkeit einer wirksamen Prophylaxe ist die möglichst gezielte Bekämpfung der betreffenden Zwischenwirte, sei es medikamentös oder durch Ansiedlung natürlicher Feinde.

THERAPIE

Als Mittel der Wahl gilt heute Praziquantel (Biltricide, Cesol). Weiterhin wirksam ist Niclosamid (Yomesan). Als sichere Dosierung wird eine Gabe von 15 mg Praziquantel/kg KG (an 1–3 Tagen) empfohlen.

Weitere Darmtrematoden

Neben den Arten *Metagonimus yokogawai, Watsonius watsoni* und *Gastrodiscoides hominis* ist es besonders *Heterophyes heterophyes*, der etwa 1,5 mm lange *Zwergdarmegel* (Abb. 16.8 a), dem mit Einschränkung eine humanpathogene Bedeutung als Darmparasit zukommt.
Da *Heterophyes heterophyes* als 2. Zwischenwirt Brackwasserfische dienen, erfolgt die Infektion durch den Verzehr von rohem Fischfleisch. Seine Eier können wie die der anderen Trematodenarten im Stuhl nachgewiesen werden (Abb. 16.8 b).

THERAPIE

Als Mittel der Wahl gilt heute Praziquantel (Biltricide, Cesol). Als sichere Dosierung wird eine Gabe von 15 mg Praziquantel/kg KG (an 1–3 Tagen) empfohlen.

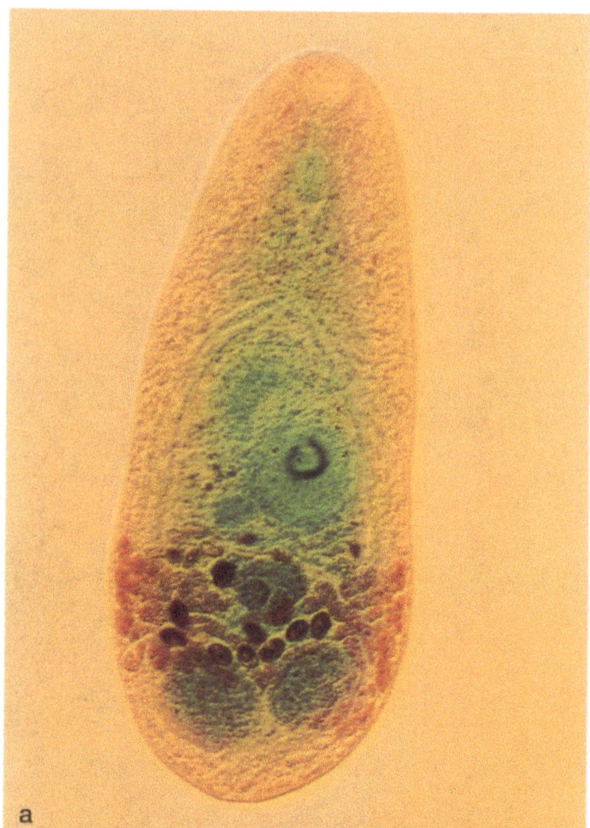

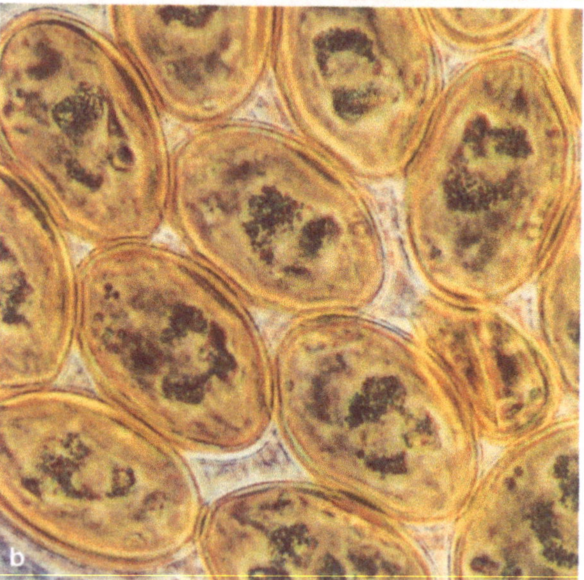

Abb. 16.8 a, b. LM-Aufnahmen von *Heterophyes heterophyes*. **a** Adulter Egel (Methylenblau-Färbung); **b** ungefärbte, larvenhaltige Eier

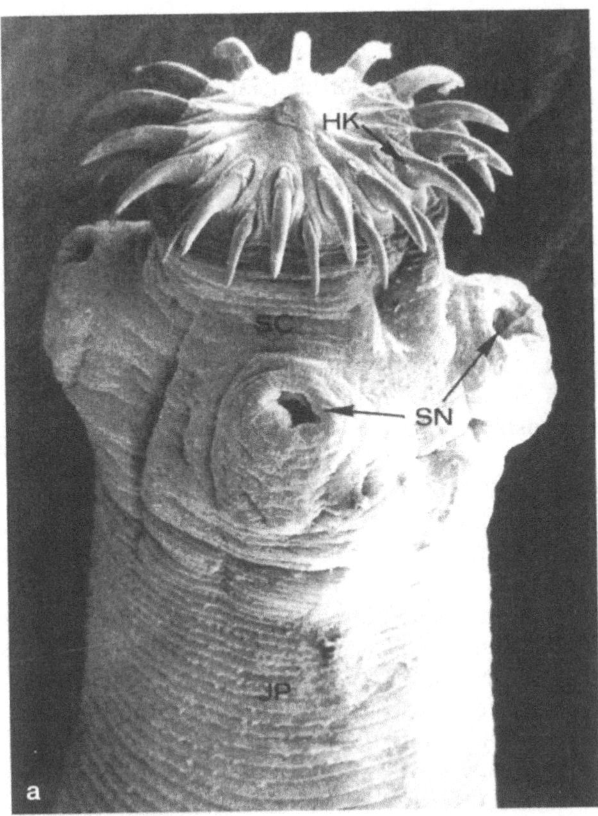

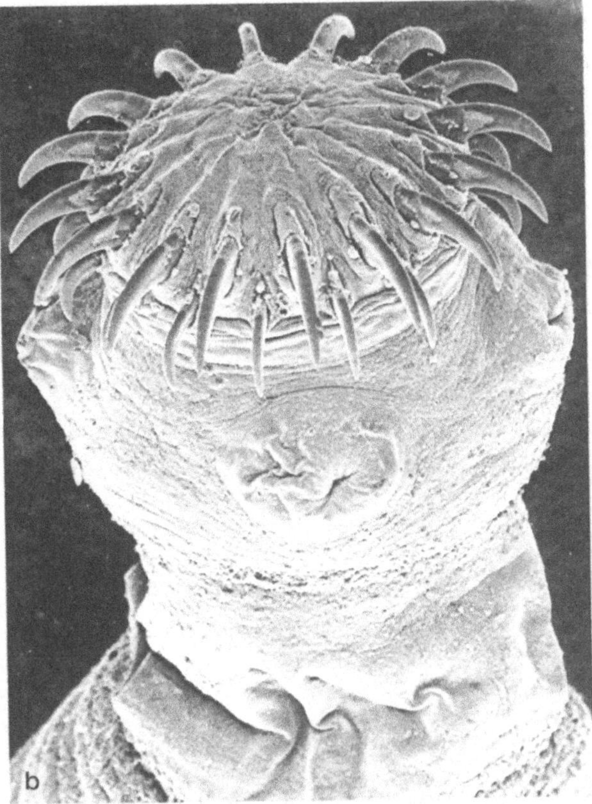

Abb. 16.9. **a** REM-Aufnahme eines hakenbewehrten Skolex von *Taenia sp. HK* Hakenkranz, *JP* junge Proglottiden, *SC* Skolex, *SN* Saugnapf. **b** REM-Aufnahme eines *Taenia*-Skolex nach Praziquantel-Behandlung; Schrumpfung und Blasenbildung beweisen die Zerstörung der Oberfläche

16.2.1.2 *Bandwürmer (Cestodes)*

Proktologisch wichtig sind die Arten *Diphyllobothrium latum* aus der Ordnung Pseudophyllidea sowie *Taenia solium* und *T. saginata* aus der Familie Taeniidae, *Dipylidium caninum* aus der Familie Dipylidae und schließlich *Rodentolepis* (syn. *Hymenolepis*) *nana* aus der Familie Hymenolepididae, letztere alle aus der Ordnung Cyclophyllidae.

a) Taenia saginata und T. solium (Rinder- bzw. Schweinebandwurm)

Taenia saginata und *T. solium* sind als geschlechtsreife Würmer spezifische Parasiten des Menschen. Das heißt, für beide der stets zwittrigen Bandwürmer, die obligat zweiwirtig sind, ist der Mensch der einzige Endwirt.

Die Larve von *T. saginata* entwickelt sich vorzugsweise im Rind, aber auch in anderen Wiederkäuern wie Kamelen, Schafen, Büffeln u. a., zur Finne *(Cysticercus bovis* bzw. *C. inermis)* und die des Schweinebandwurmes hauptsächlich im Hausschwein zum *Cysticercus cellulosae* weiter.

Bei *T. solium* kann jedoch auch der Mensch durch Hetero-, Auto- oder Retroinfektion Zwischenwirt werden, wodurch es zur Zystizerkose in Geweben kommt mit – im Gegensatz zur Taeniasis des Darmes – nicht selten lebensbedrohlicher Konsequenz (S. 500). Demzufolge ist der (allerdings in Deutschland wesentlich selteneren) *Solium*-Taeniasis mit größerer Vorsicht zu begegnen als der Darminfestation mit einem adulten Rinderbandwurm.

MORPHOLOGIE UND ENTWICKLUNGSZYKLUS

Morphologisch und auch in ihrem Entwicklungszyklus stimmen die beiden Wurmarten *T. saginata* und *T. solium* weitgehend überein.

Der adulte 4–15 m *(T. saginata)* bzw. 2–8 m *(T. solium)* lange Wurm lebt im Dünndarm des Menschen. Der 1,5–2 mm breite Kopf (Skolex) trägt beim Schweinebandwurm neben den 4 Saugnäpfen noch einen Kranz von Häkchen (Abb. 16.9 a).

T. saginata weist bis zu 1000 Glieder (Proglottiden; Abb. 16.10 a, b) auf, die durch lebhafte amöboide Ei-

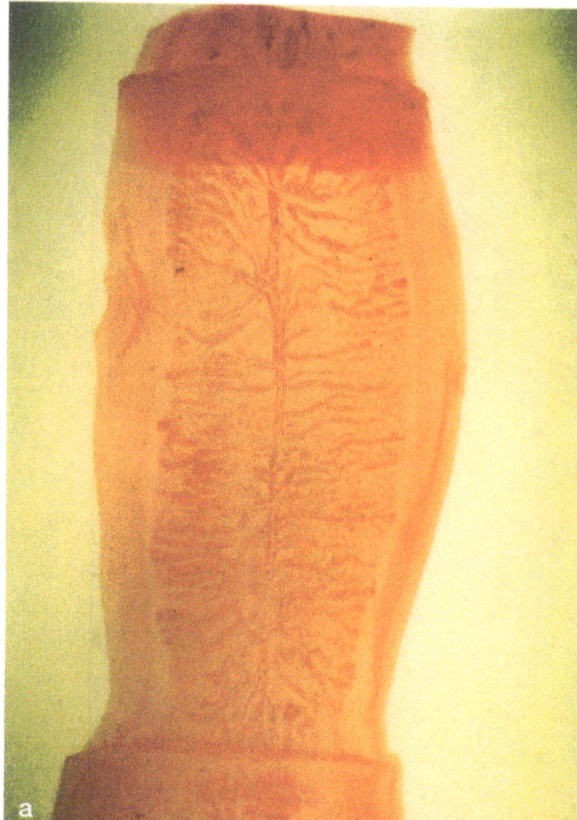

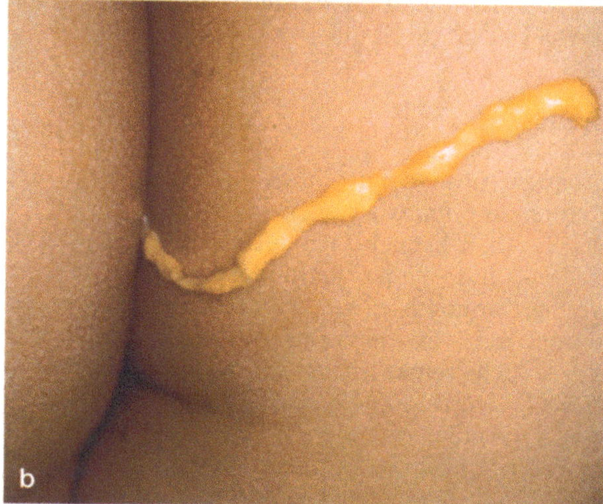

Abb. 16.10. **a** LM-Aufnahme einer terminalen Proglottide von *T. saginata* mit dem stark verzweigten Uterus. Methylcarmin-Färbung. **b** Rinderbandwurm bei einem 7-jährigen Jungen [36]

genbeweglichkeit und insbesondere durch eine Anzahl von 20 und mehr Uterusseitenästen gekennzeichnet sind. Demgegenüber besteht der in Deutschland seltenere Schweinebandwurm nur aus 300–600 etwa um ein Drittel kleineren Proglottiden, in denen man im ausgereiften Stadium mikroskopisch etwa 12 Uterusseitenäste erkennen kann und die nur zu geringer amöboider Eigenbeweglichkeit befähigt sind.

Die Größe der Proglottiden nimmt von vorn nach hinten konstant zu. Die letzten graviden Glieder, die bis zu 100 000 Eier enthalten, werden bei *T. saginata* einzeln abgestoßen, während sie bei *T. solium* manchmal zu mehreren aneinander hängend mit den Fäzes ausgeschieden werden. Infolge Kontraktions- und Kriechbewegungen der Proglottiden und infolge Verletzungen und Mazerationen der eiergefüllten Glieder erfolgt die Freisetzung der bei *T. saginata* ovalen und bei *T. solium* runden dickschaligen, etwa 50 μm großen Eier, die bereits je eine Larve (Oncosphaera) enthalten; letztere weist 6 Haken auf (Abb. 16.11).

Der jeweilige Zwischenwirt (Rind bzw. Schwein) infiziert sich durch orale Aufnahme der Eier. Durch Einwirkung von Magen-Darm-Enzymen und Galle kommt es im Dünndarm zum Ausschlüpfen der Onkosphären. Diese durchbohren sogleich aktiv die Darmwand, gelangen über das Pfortadersystem in den großen Blutkreislauf und schließlich in die gut durchblutete Skelettmuskulatur wie Kiefer-, Zwerchfell-, Interkostal-, Rücken- und Schenkelmuskulatur, aber auch in Ösophagusmuskeln und Herz, wo sie sich 1–3 Tage nach der oralen Aufnahme im Bindegewebe zwischen den Muskelfasern ansiedeln; aber auch in Leber, Lunge und Gehirn können sich Onkosphären festsetzen. Die Entwicklung zur invasionsfähigen Finne, dem 4–9 × 3–7 mm großen *Cysticercus bovis* (Rind) bzw. dem 6–20 × 5–10 mm großen *Cysticercus cellulosae* (Schwein) dauert mindestens 3 Monate. Die Zystizerken sind mit Flüssigkeit gefüllte Bläschen, die einen einzigen, meist gut erkennbaren eingestülpten Kopf (Skolex) enthalten, der in diesem Stadium eine Lebensdauer von etwa 2 Jahren hat. Gelangt er während dieser Zeit durch den Verzehr von rohem Rind- bzw. Schweinefleisch in den Verdauungstrakt des Menschen, so kommt es durch Einwirkung von Magensaft und Galle zur Aktivierung des Skolex, der auswächst und sich dann mit Hilfe seines Haftapparates an der Wand des Dünndarmes festsetzt und sich vom Darminhalt ernährt.

Bei *T. saginata*-Befall werden 10–12 Wochen, bei *T. solium*-Befall 5–10 Wochen nach der Infestation die ersten eiergefüllten Glieder (Proglottiden) abgestoßen (Präpatenz). Die adulten Würmer leben bis zu 20 Jahre.

ÜBERTRAGUNG

Die Infektion des Menschen mit dem Rinder- oder Schweinebandwurm erfolgt durch den Verzehr von rohem, ungenügend gekochtem oder zu schwach geräuchertem, finnigen Rind- oder Schweinefleisch.

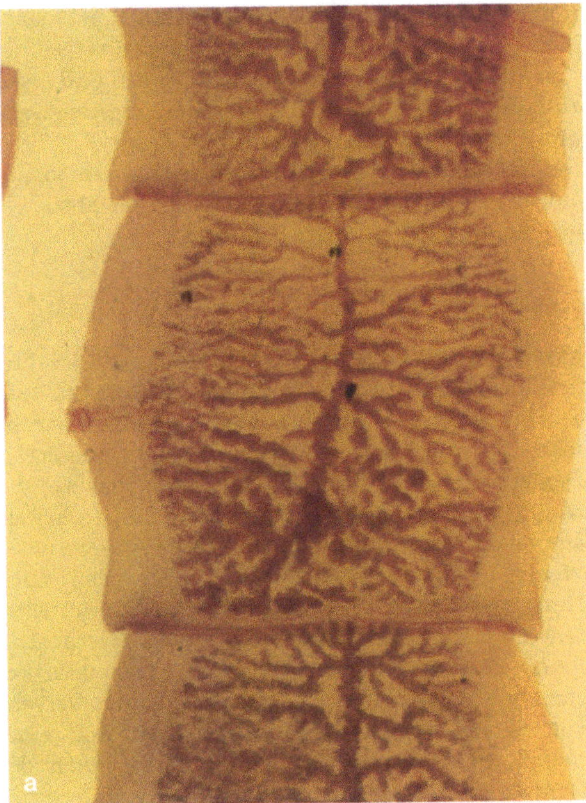

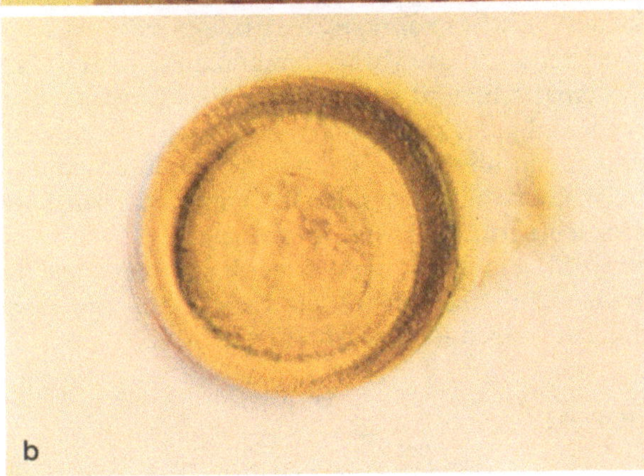

Abb. 16.11 a, b. LM-Aufnahmen von *Taenia solium*. **a** Terminale Proglottide (Methylcarmin-Färbung); **b** ungefärbtes Ei. Bemerkenswert ist die dicke Embryophorenwand; die Eier sehen bei beiden Arten gleich aus

Ein Grund, warum der *T. solium*-Befall im Gegensatz zu dem des Rinderbandwurms bei uns nur noch selten, d. h. nur noch hin und wieder nachgewiesen wird, ist sicherlich u. a. darin zu sehen, dass für die Zubereitung von rohem Hackfleisch (Tatarbeefsteak) bzw. rohen oder halbrohen Steaks stets Rindfleisch verwendet wird und der Verzehr von rohem oder gepökeltem Schweinefleisch demgegenüber wesentlich geringer ist. Die Epidemiologie der Taeniasis und Zystizerkose ist insbesondere auch zu erklären durch die hohe Tenazität sowohl der Eier als auch der Finnen. Die Eier können im Freien und auch in Abwässern bis zu 6 Monate und bei −20 °C bis zu 14 Tage überleben. Ebenso bemerkenswert ist die persistierende Infektiösität der Finnen während des oft großen Zeitraumes, in dem das Fleisch zum Endverbraucher gelangen muss, und deren Widerstandsfähigkeit gegenüber Kühlschrank- und noch tieferen Temperaturen; die Finnen von *T. solium* sind hierbei noch weniger frostempfindlich als die von *T. saginata*.

Nur mehrtägiges Tiefgefrieren unter −18 °C tötet die Zystizerken zuverlässig ab [29].

VORKOMMEN UND HÄUFIGKEIT

Beide Bandwurmarten sind weltweit verbreitet. Ihr Vorkommen wird weitgehend von den Lebens- und Ernährungsgewohnheiten der Bevölkerung bestimmt. Der Rinderbandwurm ist der häufigste Bandwurm des Menschen.

Die Hauptendemiegebiete der Schweinebandwurm-Taeniasis sind Teile Indiens (Madras, Kalkutta), Madagaskar, Mittelamerika von Mexiko bis Venezuela und Ekuador. Osteuropäische Länder haben eine *Taenia solium*-Prävalenz des Menschen von ca. 0,5 %, während der Parasit in islamischen Ländern, wo der Verzehr von Schweinefleisch aus religiösen Gründen weitgehend unterbleibt, am seltensten vorkommt.

Nach geschätzten Angaben der WHO sind derzeit 6–10 Millionen Menschen mit *T. solium* und etwa 60 Millionen Menschen mit *T. saginata* infiziert.

DIAGNOSE

Eine Taeniasis wird in der Regel durch die meist einzeln oder selten als Gliederketten per anum abgehenden, gelblich-weißen, bis max. 2,0 × 0,8 cm großen und somit mit bloßem Auge leicht zu erkennenden Proglottiden festgestellt, die besonders durch ihre lebhaften Eigenbewegungen – mit einer Tendenz zur Aufwärtswanderung – auffallen.

Demgegenüber führt eine Stuhluntersuchung auf Helmintheneier nur in Ausnahmefällen zum Nachweis eines Bandwurmbefalles, da die Proglottiden ihre Eier (wenn überhaupt) nur in geringer Menge abgeben, solange sie sich noch im Darm des Endwirtes befinden.

Stets sollte geklärt werden, um welche der beiden Bandwurmarten es sich handelt. Hierzu werden reife Proglottiden nach Fixierung histologisch aufgehellt und danach zwischen zwei Objektträger gepresst. Mikroskopisch kann dann aufgrund typischer Unterscheidungsmerkmale die Diagnose gestellt werden.

Ein wichtiger Unterschied ist, dass die Zahl der Uterusseitenäste bei *T. saginata* stets über 20 und bei *T. solium* selten mehr als 12 beträgt. Beim Hantieren mit *Taenia solium*-haltigen Fäzes ist wegen Infektionsgefahr erhöhte Vorsicht geboten!
Zum Nachweis einer Zystizerkose, d.h. Befall mit Finnen von *T. solium (Cysticercus cellulosae)*, spielen immunologische Nachweismethoden, insbesondere die Komplementbindungsreaktion, der indirekte Hämagglutinationsnachweis und der Immunofluoreszenztest, eine zunehmend wichtigere Rolle. ELISA und Western Blot (WB) sind für den Nachweis von Koproantigenen besonders geeignet [12].

SYMPTOME

Taeniasis (Taeniose). Beim Befall mit einem adulten Rinder- oder Schweinebandwurm, der sich nach der Infektion mit der Finne *(Cysticercus bovis, C. cellulosae)* im Darm entwickelt, treten klinische Erscheinungen ernster Natur nur sehr selten auf. Der Befall eines solchen Parasiten bleibt sogar oft lange Zeit unbemerkt. Aufgrund der Auswertung eines größeren Patientenpotenzials treten in abnehmender Häufigkeit folgende, weitgehend unspezifische Symptome auf: Bauchschmerzen, Brechreiz, Übelkeit, Schwäche, Gewichtsverlust, erhöhter Appetit, Kopfschmerzen, Obstipation, Schwindel, Diarrhö, Pruritus (ani) und Exzitation [29].
Hinzu kommen u. U. allergische Haut- und Schleimhauterscheinungen sowie Asthma bronchiale und insbesondere bei Kindern zerebrale Intoxikationserscheinungen (epileptiforme Krämpfe, choreatische Störungen) usw.

Cysticerciasis (Zystizerkose). Das wesentlich gefährlichere, wenn auch hierzulande seltenere Krankheitsbild der sog. Zystizerkose entsteht, wenn Proglottiden oder Eier des Schweinebandwurmes durch Auto-, Hetero- oder Retroinfektion in den Verdauungstrakt des Menschen gelangen und sich hier die aktivierten Onkosphären in der Art weiterentwickeln, wie dies normalerweise im Hauptzwischenwirt (dem Schwein) geschieht. Die Zystizerken (Finnen) finden sich in diesen Fällen meist an den Faszien von Skelettmuskeln im Unterhautbindegewebe, an Zwerchfell, Kehlkopf, Leber, Herz, in Lymphknoten, Augen und infolge der Affinität der Finnen zum ZNS nicht selten im Gehirn. Demzufolge ist die Symptomatologie der Zystizerkose sehr variabel. Während eine Haut- und Muskelzystizerkose nicht oder kaum klinisch in Erscheinung tritt, wobei die Finnen nach einiger Zeit absterben und zu scharf begrenzten erbsen- bis haselnussgroßen, prall-elastischen, schmerzlosen Knoten verkalken und damit röntgenologisch gut sichtbar werden, führt der – meist multiple – Finnenbefall beispielsweise des ZNS oft zu schweren Funktionsstörungen und sogar zum Tode. Die Zystizerkose ist die häufigste parasitäre Erkrankung des menschlichen ZNS.
Der Infestation mit einem adulten Schweinebandwurm ist demgemäß mit größerer Vorsicht zu begegnen als einer Saginata-Taeniasis.

PROPHYLAXE

Epidemiologisch wichtig ist der Umstand, dass bei der Taeniasis die Übertragung vom Menschen zum Tier und nicht, wie bei den meisten Humanparasitosen, vom Tier zum Menschen entscheidend ist.
Demzufolge besteht die wirksamste Prophylaxe darin, menschliche Fäkalien von Tieren fern zu halten. Hierzu ist notwendig, dass weder mit Abortjauche Weideflächen und Felder gedüngt werden noch Dunggruben und Abortanlagen in der unmittelbaren Umgebung von Viehweiden angelegt werden.
Eine sichere Prophylaxe gegen eine Taeniasis besteht im grundsätzlichen Verzicht auf den Verzehr von rohem oder halb garem Rind- und Schweinefleisch, besonders in Endemiegebieten. Auch der Genuss nicht ausreichend geräucherten oder gepökelten Fleisches kann zu einer Infektion führen.
Weitere wichtige Vorbeugemaßnahmen sind eine systematische und konsequente Fleischbeschau und regelmäßige Kontrolluntersuchungen gefährdeter Personen; hierdurch konnte der Bandwurmbefall beim Menschen in den letzten Jahren vielerorts wesentlich zurückgedrängt werden.
Schließlich sollte – zur Vermeidung einer Zystizerkose – auf peinlichste Sauberkeit, Händewaschen vor dem Essen usw. geachtet werden.

THERAPIE

Als zuverlässigste, gut verträgliche und damit ohne weiteres ambulant zu verabreichende Mittel gegen *Taenia*-Infektionen gelten Niclosamid (Yomesan) in einer Dosierung von 1 mal 4 Tbl. à 0,5 g oder Praziquantel (Cesol, Biltricide), ebenfalls in einer einmaligen Applikation von 10 mg/kg KG. Auch bei Zystizerkose kommt Praziquantel derzeit zur Anwendung: 50 mg/kg KG in 2–3 Dosen pro Tag für 15 Tage [9, 33]. Als Mittel der Wahl gilt heute hier Albendazol: 15 mg/kg KG, tgl. über 8 Tage.
Alle Präparate wirken vermizid, jedoch nicht ovizid. Deshalb empfiehlt sich bei *T. solium*-Befall, zur Verhütung einer Zystizerkose infolge möglicher Regurgitation von Proglottiden vor Behandlungsbeginn ein Antiemetikum sowie 1–2 h nach Einnahme des Bandwurmmittels ein Laxans einzunehmen. Falls der Kopf nicht abgeht, ist 3–5 Monate danach mit

erneutem Abgang von Proglottiden zu rechnen; die Behandlung muss sodann wiederholt werden [29].
Bei der Behandlung der Neurozystizerkose wird zur Vorbeugung des entstehenden Hirndrucks Dexamethason empfohlen.

b) Taenia asiatica

Diese erst um 1990 im Darm von Menschen aus China (Taiwan) entdeckte 5–7 m lange Art ist genetisch dem Rinderfinnenbandwurm *T. saginata* sehr ähnlich, findet sich aber als Zystizerkus auch in der Muskulatur von Schweinen, Ziegen, Ratten und Mäusen. Zudem besitzt der Bandwurmkopf hier einen doppelten Hakenkranz mit 200 nur 7 µm großen äußeren und 30–95 inneren Haken (11 µm). Im Gegensatz zu *T. solium* kommt es beim Menschen offenbar nicht zur Zystizerkose, insbesondere nicht zur lebensgefährlichen Neurozystizerkose. Als Therapiemaßnahmen haben sich die bei *T. solium* und *T. saginata* eingesetzten Medikamente (s.o.) ebenfalls bewährt.

c) Diphyllobothrium latum (Fischbandwurm)

Der weltweit vorkommende Fischbandwurm – die Zahl der befallenen Menschen wird auf ca. 10 Millionen geschätzt – ist auch unter zahlreichen *Synonyma* bekannt: *Diphyllobothrium americanum, D. taenioides, Dibothriocephalus latus, Bothriocephalus latus, B. latissimus, B. cristatus, B. taenioides, Diancyrobothrium taenioides, Dibothrium, Taenia lata*, breiter Bandwurm, Fischbandwurm, Grubenkopf(bandwurm).
Im Gegensatz zu den meisten anderen Arten aus der Gattung *Diphyllobothrium*, die eine ausgesprochen geringe Wirtsspezifität aufweisen, d.h. sowohl in Säugern als auch in Vögeln gefunden werden, kommt der Fischbandwurm ausschließlich in Säugern als Endwirten vor. Dieser Darmparasit des Menschen spielt überall da eine wichtige Rolle, wo frisch gefangene Süß- bzw. Brackwasserfische als Nahrungsmittel dienen.

MORPHOLOGIE UND ENTWICKLUNGSZYKLUS

Die blassrötliche bis graue Proglottidenkette (Strobila), die pro Tag um etwa 10 cm wächst, kann aus bis zu 3000, sogar bis 4000 Gliedern bestehen und eine Länge von 10–20 m erreichen [27]. Der Fischbandwurm zählt somit zu den größten Zestoden und Tieren überhaupt (Abb. 16.12 a).
Bemerkenswert hierbei ist, dass sich die Länge dieses Parasiten der Größe seines Endwirtes anpasst und ebenfalls stets deutlich geringer bleibt, sobald

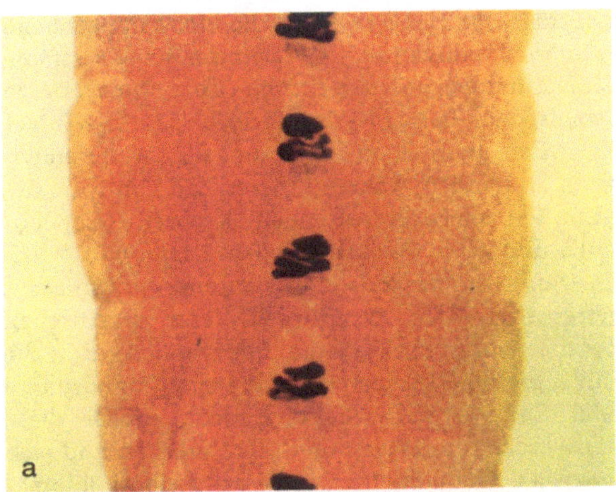

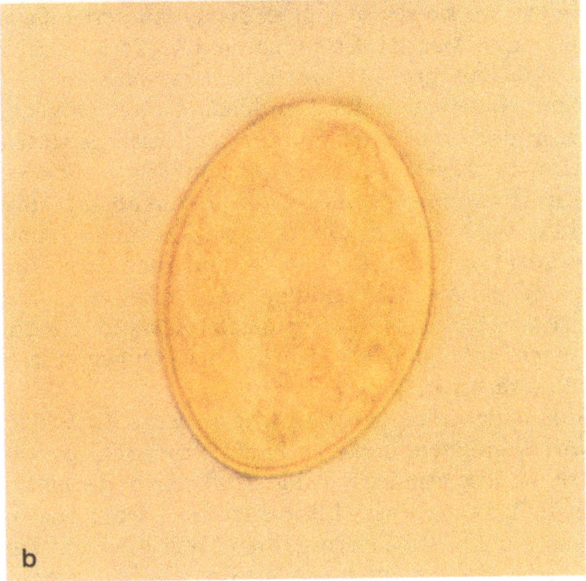

Abb. 16.12 a, b. LM-Aufnahmen von *Diphyllobothrium latum*. **a** Terminale Proglottiden (Methylcarmin-Färbung); **b** ungefärbtes Ei. Charakteristisch ist das Knöpfchen am deckelfernen Pol der Schale

ein gleichzeitiger Befall von mehreren Würmern vorliegt (*„crowding effect“*). Der 2–3 mm große Kopf (Skolex) ist spatelförmig abgeplattet mit je einer Sauggrube (Bothrium) an den Seiten. Die etwa ab dem 600sten graviden, mit bräunlich durchscheinendem Uterus gekennzeichneten Glieder haben eine Größe von 3–5 × 10–15 mm; sie sind somit breiter als lang! Die etwa 70 × 50 µm großen elliptischen, gedeckelten Eier sind in Abb. 16.12 b dargestellt.
Im Gegensatz zum Rinder- und Schweinebandwurm werden die Eier ins Darmlumen abgelegt und sind daher auch im Stuhl nachzuweisen. Sie müssen mit den Fäzes in Süßwasser gelangen. Je nach Temperatur entwickelt sich im Ei innerhalb von 10 Tagen bis 4 Wochen der Embryo (Onkosphäre), der 6 Ha-

ken trägt und dessen Oberfläche ein Wimpernkleid ausbildet, sodass er als Coracidium schwimmfähig ist. Die frei gewordenen Larven (Coracidien), deren Lebensdauer bei 12 °C 7–9 Tage, bei 22 °C weniger als 2 Tage beträgt, müssen, um sich weiterentwickeln zu können, während dieser Zeit von ganz bestimmten planktonfressenden Krebsen (Copepoden), und zwar *Cyclops strenuus, Diaptomus gracilis, Diaptomus vulgaris* und *Diaptomus oregonensis*, gefressen werden. Im Körper dieser spezifischen Zwischenwirte wird nur die Embryophore, d. h. die Hülle, die die 6 Haken tragende Larve (Onkosphäre oder Embryo) einschließt, verdaut, sodass diese frei werden, die Magenwand durchbohren und sich innerhalb von 6 Stunden in dessen Leibeshöhle befinden, wo sie sich mit ihren Haken an der Außenseite des Magens festheften und in 2–3 Wochen zum 0,5 mm großen Prozerkoid heranwachsen.

Eine Weiterentwicklung ist danach nur möglich, wenn der Krebs sodann von einem Fisch gefressen wird. In diesem 2. Zwischenwirt verliert die Bandwurmlarve ihren Kaudalanhang, durchdringt mit Hilfe ihres Drüsenapparates die Darmwand und wandert in die Muskulatur, wo innerhalb von etwa 6 Wochen die Umwandlung des Prozerkoids zur zweiten Larve der in entrolltem Zustand 1–3 cm langen und mehrere Jahre lebensfähigen Finne (Plerozerkoid) erfolgt.

Sofern der erste Wirtsfisch, d. h. der 2. Zwischenwirt, von einem größeren Fisch (Raubfisch) gefressen wird, so wandern die Plerozerkoide in die neuen Zwischenwirte über, d. h. penetrieren deren Darmwand und lassen sich im Gewebe, meist der Muskulatur, nieder, wodurch sich bei Raubfischen mit zunehmendem Alter eine beträchtliche Zahl von Plerozerkoiden ansammeln kann (sog. Stapelwirte).

Gelangt schließlich ungenügend geräuchertes oder gekochtes, Plerozerkoide enthaltendes Fischfleisch in den Verdauungstrakt eines als Endwirt geeigneten Warmblüters – neben dem Menschen kommen insbesondere fischfressende Säugetiere wie Hunde, Katzen, Schweine, Bären, Seehunde, Füchse u. a. in Betracht –, so setzt sich das Plerozerkoid an Dünndarmzotten (Duodenum, Jejunum) fest und entwickelt sich innerhalb von 3–5 Wochen (Präpatenz) zum adulten Wurm, der mehr als 10 Jahre leben kann.

ÜBERTRAGUNG

Die Übertragung des Fischbandwurmes erfolgt niemals von Mensch zu Mensch. Als Zwischenwirte sind zunächst ein bestimmter Krebs und danach mindestens ein Süßwasserfisch notwendig.

Der Mensch – neben einigen Haus- und Wildtieren (wie Hund, Katze, Schwein, Fuchs, Bär, Robbe, Tümmler u. a. fischfressende Tiere) – der epidemiologisch wichtigste Endwirt dieses Darmparasiten –, infiziert sich ausschließlich durch den Verzehr von finnenhaltigem rohem bzw. ungenügend geräuchertem oder gekochtem Fischfleisch mit darin enthaltenen Plerozerkoiden.

Der konsequente Verzicht auf nicht ausreichend gekochte oder gegrillte Fischspeisen verhindert demgemäß mit Sicherheit eine Infektion.

ÖKOLOGIE UND VERBREITUNG

Obwohl weltweit vorkommend, ist der Fischbandwurm infolge seines besonderen Entwicklungszyklus an bestimmte Umweltbedingungen gebunden. Da er als 1. Zwischenwirt ganz bestimmte, kleine Süßwasserkrebse (s. o.) benötigt, ist sein Vorkommen an solche Flüsse und Seen, in denen die Lebensbedingungen für diese Krebse vorliegen, gebunden.

Demgegenüber besteht bezüglich des 2. Zwischenwirtes nur eine geringgradige Wirtsspezifität, d. h., praktisch alle Fischarten des Süß- und Brackwassers einschließlich des Aales kommen in Frage.

Die Kenntnis insbesondere der als 1. Zwischenwirte dienenden Krebsarten und deren Ökologie ist demzufolge eine wichtige Voraussetzung für die Bekämpfung dieser Wurmseuche.

Die weltweite Verbreitung dieser Parasitose wird insbesondere auch dadurch bedingt, dass dieser Schmarotzer an kalte Klimazonen gut angepasst ist. So verlieren die Eier selbst nach zweijährigem experimentellen Einfrieren in solidem Eis nicht ihre Vitalität.

Nach Auskunft der WHO sind die derzeit wichtigsten Verbreitungsgebiete von *Diphyllobothrium latum*: Seengebiete der Ostsee und Alpenländer, das Donaudelta, Vorderasien, Sibirien, Japan, Nordamerika, Finnland, Westalaska. Die verwandte Art *Diphyllobothrium pacificum* findet sich entlang der Küsten des Pazifiks bzw. in deren Seengebieten wieder. Geschätzter weltweiter Befall: 12–15 Millionen [29, 43].

SYMPTOME

Die Symptomatologie ist inkonstant und weitgehend uncharakteristisch. Am häufigsten treten intestinale Beschwerden auf, wie variable Schmerzen im Oberbauch, Übelkeit, Müdigkeit und gelegentlich allergische Reaktionen infolge Sensibilisierung durch Bandwurmproteine. Meist bei länger bestehendem Befall tritt besonders bei Kindern und Frauen das Vitamin-B_{12}-Mangel-Syndrom (*Bothriocephalus*-Anämie) auf. Es handelt sich hierbei um eine perniziosa-ähnliche, megaloblastische Anämie (besonders bei Sitz des Bandwurms im Jejunum) infolge eines Vitamin-B_{12}-Verbrauchs des Parasiten [3].

DIAGNOSE

Die Diagnose kann frühestens 3 Wochen nach der Infestation durch den mikroskopischen Nachweis der Eier im Stuhl erfolgen. Infolge der außerordentlich großen Zahl (bis 1 Mio.) täglich einzeln abgegebener und, im Gegensatz zu allen anderen Zestodeneiern des Menschen, gedeckelter Eier (s.o.) ist der Nachweis einer Bothriocephalosis meist einfach.

PROPHYLAXE

Die wichtigste Vorbeugemaßnahme besteht in der Aufklärung der in den Verbreitungsgebieten lebenden Bevölkerung über die wichtigsten epidemiologischen Zusammenhänge der Wurmseuche. Hierbei ist insbesondere folgendes bedeutsam:

- Niemals rohes oder halbrohes Fischfleisch verzehren. Nur längeres Tiefgefrieren unter -10 °C tötet die Finnen (Plerozerkoide) infolge Eiskristallbildung in ihrem Gewebe ab.
- In Befallsgebieten sollte streng darauf geachtet werden, dass fäkalienhaltige Abwässer niemals ungereinigt in Süßwasserseen, -bäche oder -flüsse gelangen.

THERAPIE

Mittel der Wahl bei *Diphyllobothrium-latum*-Befall ist das Niclosamid-Präparat Yomesan. Erwachsene und Kinder ab 6 Jahren nehmen 4 Tbl. à 0,5 g in einer einmaligen Dosis oder Praziquantel (Biltricide, Cesol) in einer einmaligen Dosierung von 25 mg/kg KG. Nach der Kur empfiehlt sich die parenterale Applikation eines Vitamin-B_{12}-Präparates (z.B. Cytobion) in einer wöchentlichen Dosierung von 200 µg für einige Wochen.

d) Hymenolepis nana (syn. Rodentolepis) (Zwergbandwurm)

Der aus dem Orient stammende Zwergbandwurm *Hymenolepis nana* ist der kleinste Bandwurm des Menschen. Nach neuerer Systematik wird die Gattung *Rodentolepis* genannt. Er zählt zu den Hymenolepididae, einer artenreichen, zum Teil recht wirtsspezifischen Bandwurmfamilie bei Säugern, Vögeln und Menschen. Als Zwischenwirt dieser Darmparasiten dienen Arthropoden, Anneliden und Mollusken, oder die Entwicklung läuft direkt.
Der Lebenszyklus des Zwergbandwurms stellt nämlich einen Ausnahmefall dar. Bei ihm kann die Zystizerkoid-Entwicklung auch ohne Zwischenwirt, d.h. direkt in der „Endwirtmukosa" erfolgen.
Von dieser weltweit verbreiteten, zunehmend beobachteten Dünndarmparasitose (Hymenolepiasis) sind nach geschätzter Angabe der WHO derzeit 70–75 Millionen Menschen – infolge besonderer epidemiologischer Besonderheiten (s.u.) bevorzugt Kinder – befallen.

MORPHOLOGIE UND ENTWICKLUNGSZYKLUS

Die Gliederkette (Strobila) des Zwergbandwurmes wird oft nur 1–4 cm lang und 0,5–1 mm breit (Abb. 16.13b). Die 100–200 Glieder (Proglottiden) sind außer durch ihre Form – deutlich breiter als lang – insbesondere im unreifen Zustand durch je 3 Hodenbläschen und im reifen Zustand durch einen sackförmigen, den größten Teil der Proglottide einnehmenden Uterus gekennzeichnet.
Der nur 0,15–0,5 mm große Kopf (Skolex) trägt einen Rüssel (Rostellum) mit einem Hakenkranz und 4 Saugnäpfen (Abb. 16.13b).
Die 40–60 µm großen, nahezu farblosen, oval bis runden Eier, deren Inneres 2 charakteristische, polar gelegene, fadenförmige Strukturen aufweist (Polfäden), liegen zu 80–100 in Eipaketen (Uterussack) zusammen und werden oft noch im Darm des Endwirtes durch Zerfall der Proglottide frei.
Wie bei allen Bandwürmern enthalten die Eier, wenn sie den Wirtsdarm verlassen, bereits je eine ausentwickelte, kugelförmige 6-Haken-Larve (Onkosphäre s. Abb. 16.13c).
Der Entwicklungszyklus von *Hymenolepis nana* ist dadurch gekennzeichnet, dass sich das Finnenstadium (sog. Zystizerkoid) sowohl „indirekt" in einem Zwischenwirt (bestimmte Insekten) als auch „direkt", d.h. ohne Wirtswechsel im Dünndarm des Endwirtes entwickeln kann (z.B. bei Aids-Patienten und Kindern).
Epidemiologisch am wichtigsten ist der direkte Entwicklungsgang, der u.a. dadurch gekennzeichnet ist, dass das Zystizerkoidstadium wesentlich schneller durchlaufen wird. Gelangen die Eier durch kontaminierte Nahrungsmittel oder insbesondere bei Kindern durch direkte anoorale Übertragung (Autoinfektion) erneut in den Intestinaltrakt, so schlüpfen die Onkosphären im Duodenum aus und setzen sich in Dünndarmzotten fest. Hier entwickelt sich aus der 6-Haken-Larve die Finne (Zystizerkoid), die insgesamt etwa nach 4 Tagen wieder, nachdem sie die Zotte durchbrochen hat, erneut im Darmlumen erscheint, sich an der Mukosa festheftet und zum adulten, etwa 4 Wochen lebenden Wurm, weiterentwickelt. 3–4 Wochen nach der Infestation sind die ersten Eier im Stuhl nachweisbar (Präpatenz). Infolge der relativ kurzen Lebensdauer des

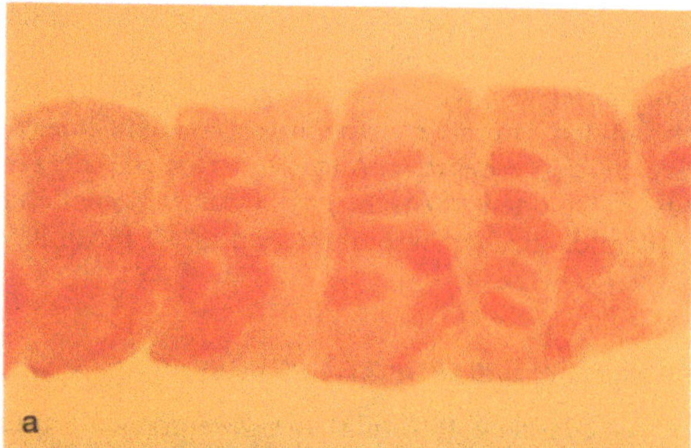

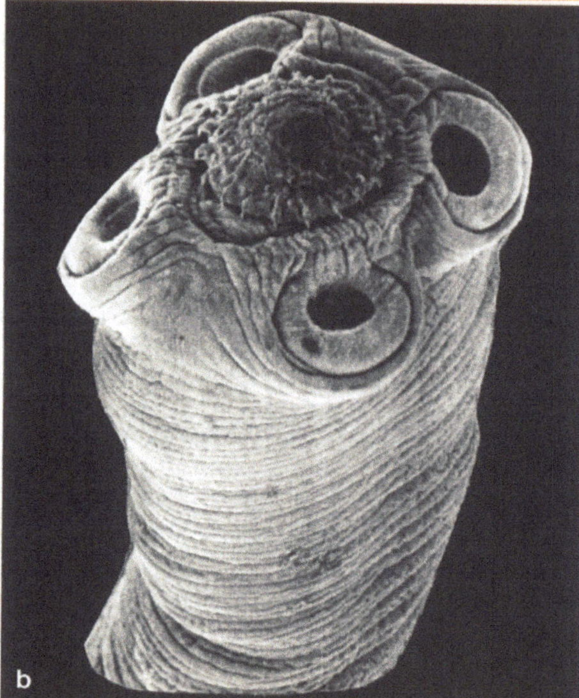

Abb. 16.13 a–c. LM-Aufnahmen von *Hymenolepis nana*. **a** Mittlere Proglottiden (Methylcarmin-Färbung); **b** Skolex (REM-Aufnahme); **c** ungefärbtes Ei

Parasiten ist ein oft mehrere Jahre bestehender Darmbefall nur durch permanente autogene Reinfektion zu erklären.
Parasiten sind, da sie oft als Einzelindividuen in einem Wirt leben – wie das meist bei Bandwürmern der Fall ist –, zur Selbstbegattung befähigt. Infolge des anatomischen Baus ihrer Geschlechtsorgane wird dies dadurch ermöglicht, dass der Bandwurm sich in Schleifen legt, wobei jüngere Proglottiden weiter hinten befindliche ältere befruchten. Selbstfertilisation bei manchen Arten kann jedoch infolge Vitalitätsverlustes nicht unbegrenzt fortgesetzt werden; z. B. bei *Hymenolepis nana* nicht über die 5. Generation hinaus.

ÜBERTRAGUNG

Die Übertragung kann beim Zwergbandwurm auch direkt durch orale Aufnahme von Parasiteneiern ohne Wirtswechsel (Zwischenwirt) über kontaminierte Nahrungsmittel, durch anoorale Übertragung (Autoinfektion) und schließlich durch Kontaktinfektion von Mensch zu Mensch erfolgen. Demzufolge wird diese Wurmseuche vorwiegend bei Kindern, besonders in hygienisch schlecht geführten Heimen, Kindergärten usw. beobachtet. Aus diesem Grund tritt diese Darmparasitose bei der Stadtbevölkerung signifikant häufiger auf als in ländlichen Wohnbereichen. Mäuse stellen ein Erregerreservoir dar.

ÖKOLOGIE UND VERBREITUNG

Wie bereits erwähnt, ist bei *Hymenolepis nana* die direkte Entwicklung, d. h. die Fortpflanzung ohne Wirtswechsel, alternativ zur indirekten über einen Zwischenwirt (Insekten, z. B. Flohlarven, Mehlwürmer u. a.), möglich. Demzufolge ist dieser Darmparasit des Menschen nicht, wie die meisten anderen Helminthen, an ganz bestimmte, für seinen Zwischenwirt ökologisch notwendige Bedingungen gebunden, sondern kommt weltweit vor. Geschätzter Befall: 75 Millionen [29, 43].

SYMPTOME

Die Symptomatologie bei *Hymenolepis nana*-Befall ist – sofern eine solche überhaupt in Erscheinung tritt – weitgehend uncharakteristisch. Nur bei massivem langzeitigem Befall, was meist nur bei verwahrlosten Menschen (Heiminsassen usw.) durch Schmutz- und Autoinfektion vorkommt, kann es im Magen-Darm-Bereich zu Leibschmerzen, Diarrhöen und weiteren unspezifischen Symptomen sowie infolge Anämie bei Kindern auch zu mehr oder weniger ausgeprägten Entwicklungsstörungen kommen.

DIAGNOSE

Die Diagnose *Hymenolepis-nana*-Befall wird bestätigt durch den mikroskopischen Nachweis der Parasiteneier im Stuhl, da die Proglottiden leicht zerfallen. Durch ihre charakteristische Gestalt (Abb. 16.13 c) sind die Eier relativ problemlos zu identifizieren. Als Hilfe hierbei empfiehlt sich die Anwendung des Kochsalz-Konzentrationsverfahrens bzw. der M. I. F.-Anreicherung (S. 486).

PROPHYLAXE

Infolge der direkten Übertragungsmöglichkeit dieser Wurmseuche besteht eine wirksame Vorbeugung nur in der Schaffung besserer hygienischer Verhältnisse in Endemiegebieten.

THERAPIE

Mittel der Wahl bei Zwergbandwurmbefall sind Praziquantel (Cesol, Biltricide) in einer einmaligen Dosierung von 25 mg/kg KG oder einmalig Niclosamid (Yomesan) 2 g/Tag.

Weitere Vertreter aus der Familie Hymenolepididae

Hymenolepis diminuta. Dieser Dünndarmparasit tritt ebenfalls beim Menschen auf, ganz überwiegend jedoch bei Kleinnagern (Ratten, Mäusen usw.), die gegen diese Würmer Immunität erlangen können. Als Zwischenwirte dienen diesem bis zu 60 cm langen und 0,6 cm breiten Bandwurm Insekten, vor allem Flöhe und Haarlinge. Die Abb. 16.14 zeigt das Ei dieses Parasiten im Vergleich zu dem von *D. latum*, *Taenia sp.* und *H. nana*. Die Eier von *Hymenolepis diminuta* sind von den Eiern des *Hymenolepis nana* durch das Fehlen der Polfäden zu unterscheiden [6, 29].

Hymenolepis fraterna. Dieser ebenfalls weltweit bei Kleinnagern (Mäusen, Ratten, Gerbilliden, Chinchillas u. a.) vorkommende Schmarotzer wird infolge seiner Morphologie und seines ebenfalls direkten und indirekten Entwicklungsganges von einigen Autoren als Unterart bzw. als Synonym von *Hymenolepis nana* angesehen.
Weitere Vertreter dieser großen Bandwurmfamilie sind *Hymenolepis gracilis* bei Enten und Gänsen und *Hymenolepis pistillum*, der die Gartenspitzmaus befällt.

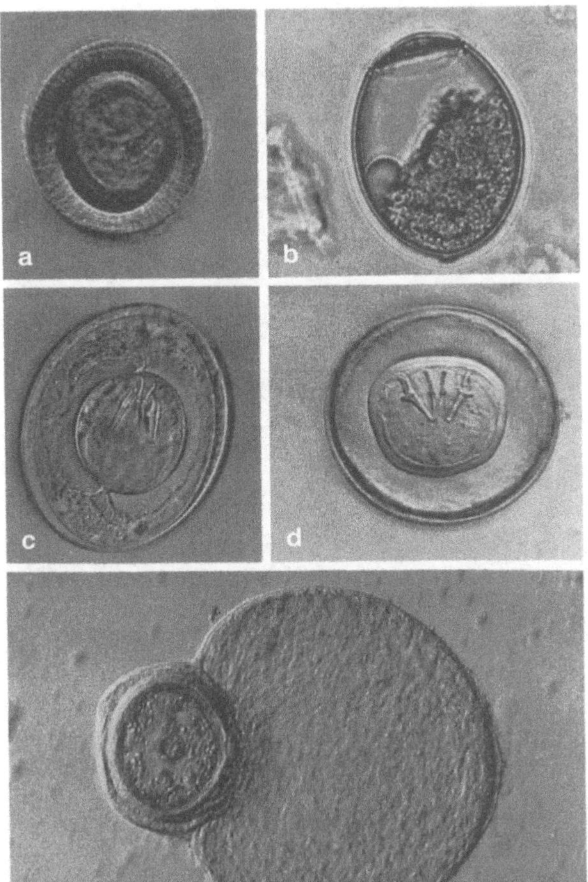

Abb. 16.14 a–e. LM-Aufnahmen. **a** Ei von *Taenia sp.*; **b** Ei von *Diphyllobothrium*; **c** Ei von *H. nana*; **d** Ei von *H. diminuta*; **e** Zystizerkoid von *H. nana*

e) Dipylidium caninum (Gurkenkernbandwurm)

Die zu der Familie Dipylidae zählende Art *Dipylidium caninum* ist bekannt unter zahlreichen *Synonyma: Dipylidium cati, D. cucumerinum, D. sexcoronatum, Taenia canina, T. cucumerina, T. elliptica, Alyselminthus cucumerina, A. cuneiceps, A. cunipes, A. ellipticus, Cryptocystis pulicidis*, Gurkenkernbandwurm, Hundebandwurm.
Wegen der Form seiner Proglottiden wird der weltweit, bevorzugt bei Hunden, Schakalen und Füchsen, zuweilen bei Katzen und selten beim Menschen als Endwirt vorkommende Parasit (Dipylidiasis) als Gurkenkernbandwurm (Abb. 16.15 a, b) bezeichnet.

MORPHOLOGIE UND ENTWICKLUNGSZYKLUS

Die Proglottidenkette des Bandwurms (Strobila) erreicht eine Länge von 10–70 cm und eine Breite von 2–4 mm. Die graviden, gelblichrötlichen, länglich gurkenkernartig geformten 4 × 20 mm großen

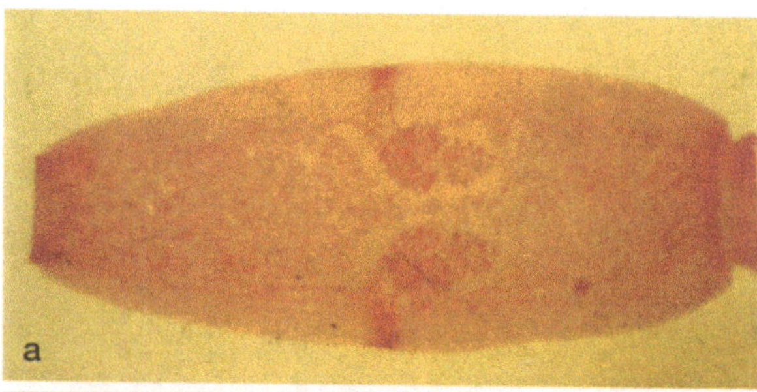

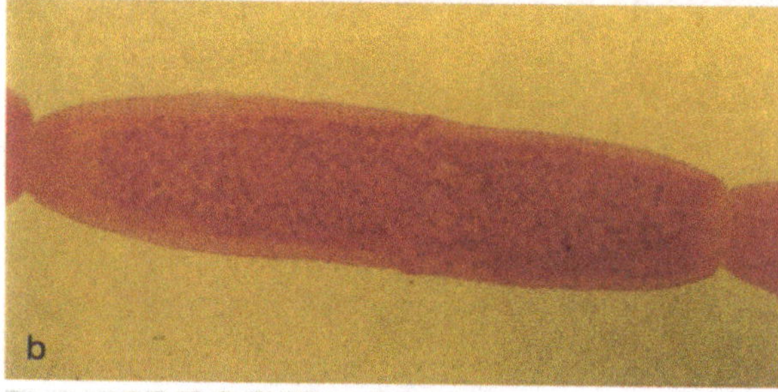

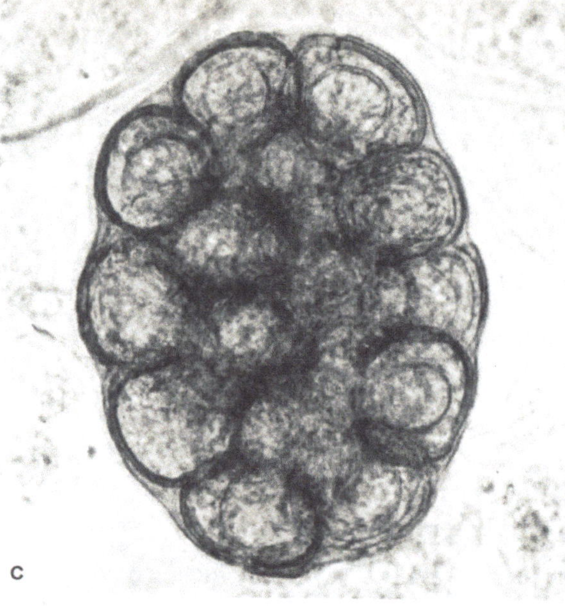

Abb. 16.15 a–c. *Dipylidium caninum.* LM-Aufnahme einer mittleren Proglottide (**a**) und einer terminalen Proglottide (**b**), die dicht mit Eiern gefüllt ist (Methylcarmin-Färbung). **c** Ungefärbtes Eipaket mit mehreren Einzeleiern

Proglottiden besitzen paarige, hermaphrodite Sexualorgane und tragen lateral je einen Genitalporus in der Mitte der Proglottide (Abb. 16.15 a, b).
Der runde, etwa 0,5 mm breite, dorsoventral abgeflachte Bandwurmkopf (Skolex) trägt außer den 4 Saugnäpfen einen Hakenkranz, der auf einem retraktilen Rostellum sitzt.
Die etwa 30–40 μm großen Eier sind nach dem Zerfall der Proglottide in Paketen („Kokons") zu 3–30 Stück zusammengeklebt (Abb. 16.15 c).

Die mit den Fäzes des Endwirtes abgegebenen Eipakete müssen zur Weiterentwicklung von Pelzfressern *(Trichodectes canis)* oder den detritusfressenden Larven von Flöhen *(Ctenocephalides felis, Pulex irritans)* aufgenommen werden. Im Darm dieser Zwischenwirte schlüpft dann die Onkosphäre aus dem Ei und durchwandert die Darmwand. Hierbei entwickelt sich die Larve weiter zum Zystizerkoid, das die Metamorphose des Zwischenwirtes zum adulten Insekt unbeschadet übersteht.
Werden der infizierte Floh, der „Haarling" oder Teile davon schließlich von einem in Frage kommenden Endwirt (Hund, Schakal, Fuchs, zuweilen Katze, selten Mensch) oral aufgenommen, so stülpt sich im Darm der Skolex des Zystizerkoids aus und setzt sich an der Darmwand fest. 15–20 Tage nach der Infestation werden die ersten Proglottiden der inzwischen geschlechtsreif gewordenen Darmparasiten mit dem Stuhl ausgeschieden (Präpatenz).

ÜBERTRAGUNG

Dipylidium caninum gilt vielerorts als der häufigste Bandwurm des Hundes. Erhöhte Infektionsgefahr für den Menschen (insbesondere Kinder) ist demzufolge überall gegeben, wo enge Wohngemeinschaften mit Hunden, aber auch Katzen bestehen, insbesondere dann, wenn diese Haustiere stark von Ektoparasiten (Flöhen) befallen sind.
Da die Infektion des Endwirtes stets durch orale Aufnahme infizierter Flöhe bzw. „Haarlinge" erfolgt (oder zerbissenen Teilen!), sind naturgemäß Kinder häufiger von diesen Darmparasiten befallen als Erwachsene.

SYMPTOME

Die Symptomatologie ist – sofern es überhaupt zu Beschwerden kommt – weitgehend uncharakteristisch und inkonstant. Klinische Erscheinungen treten i.Allg. nur bei starkem Wurmbefall oder besonderer individueller Empfindlichkeit auf. Sie bestehen in unspezifischen Darmstörungen (Diarrhöen, Leibschmerzen usw.), allgemeinen Intoxikationserscheinungen (Übelkeit, Fieber, Konvulsionen usw.) und auch allergisch-hyperergischen Reaktionen (urtikarielle Exantheme).

DIAGNOSE

Die Feststellung eines Gurkenkernbandwurmbefalles erfolgt durch den Nachweis der makroskopischen sichtbaren, charakteristischen Proglottiden (Abb. 16.15 b) im Stuhl. Auch im Anusbereich oder dem Fell von befallenen Tieren sind meist ausgetrocknete und demzufolge mehr Getreidekörnern

ähnelnde Bandwurmglieder zu finden. In Wasser oder zweckmäßiger in verdünnte Kalilauge gegeben, nehmen diese sogleich ihre ursprüngliche charakteristische Form wieder an und sind sodann leicht als *Dipylidium-canium*-Proglottiden erkennbar.
In seltenen Fällen enthalten die Fäzes auch mikroskopisch nachweisbare Eier, die stets in Eipaketen zu etwa 30 auftreten (Abb. 16.15 c).

PROPHYLAXE

Da Hund und Katze relativ oft Träger dieses Wurms sind, empfiehlt es sich, diese regelmäßig alle 3 Monate zu entwurmen und dazu eine Flohbekämpfung vorzunehmen. In Urlaubsländern sollte man insbesondere Kinder von streunenden Hunden und Katzen fernhalten, da diese meist Flohträger und somit potenziell infektiös sind.

THERAPIE

Therapie der Wahl ist auch für den Gurkenkernbandwurmbefall die Behandlung mit Niclosamid (Yomesan) oder Praziquantel (Cesol, Biltricide), s. *Taenia, T. solium* (S. 500).

16.2.2 Rund- oder Fadenwürmer (Nematodes)

Die zum Stamm der Nemathelminthes gehörenden Nematodes sind durch einen zylindrigen, meist lang gestreckt fadenartigen Körper gekennzeichnet; sie bilden eine sehr artenreiche Gruppe, deren Mitglieder nicht nur als Pflanzen- und Tierparasiten auftreten, sondern in zahlreichen Arten auch frei lebend sowohl im Meer- als auch Süßwasser und in feuchter Erde vorkommen.
Nachfolgend werden nun die proktologisch wichtigsten Arten beschrieben: *Trichuris trichiura* aus der Familie Trichuridae und *Trichinella spiralis* aus der Familie Trichinellidae, beide aus der Klasse Adenophorea. Weiterhin beschrieben werden aus der Klasse Secernentea die Arten *Strongyloides stercoralis* aus der Familie Strongyloididae, *Ancylostoma duodenale* und *Necator americanus* aus der Familie Ancylostomatidae, *Trichostrongylus orientalis* und *T. colubriformis* aus der Familie Trichostrongylidae, *Enterobius vermicularis* aus der Familie Oxyuridae und schließlich *Ascaris lumbricoides* aus der Familie Ascaridae.
Besondere Bedeutung – insbesondere in der Öffentlichkeit – haben neuerdings auch Würmer der Gattungen *Anisakis* und *Pseudoterranova* erlangt, da ihre Larven in hierzulande gerne roh gegessenen Fischen (z. B. Matjeshering) sitzen.

a) Enterobius vermicularis (Madenwurm, Oxyure)

Der Madenwurm *Enterobius vermicularis – Synonym: Oxyuris* – ist weltweit verbreitet und gilt in den gemäßigten und kühleren Zonen der Erde als der häufigste parasitische Nematode des Menschen. Die Oxyuridae sind Darmparasiten aller Wirbeltierklassen. Sie zeichnen sich insbesondere durch eine ausgesprochene Wirtsspezifität aus. So hat fast jede Säugetierart ihre eigenen, d. h. nur bei ihr vorkommenden Oxyuren. Auch *Enterobius vermicularis* ist ausschließlich auf den Menschen spezialisiert.
Dass vorwiegend Klein- und Schulkinder von dieser Wurmseuche befallen sind, wird – wie nachfolgend dargelegt – am Entwicklungsgang bzw. der besonderen Art der Infektion deutlich.

MORPHOLOGIE UND ENTWICKLUNG

Das 8–13 × 0,3–0,5 mm große adulte, leicht quer gestreifte Weibchen, das eine Lebensdauer von 37–93 Tagen hat, ist insbesondere gekennzeichnet durch ein lang und spitz ausgezogenes Schwanzende, den Pfriemenschwanz (Abb. 16.16 a, b). Die viel kleineren, 2–5 × 0,1–0,2 mm großen Männchen treten, da sie sogleich nach der Begattung absterben (etwa 14 Tage post infectionem), kaum in Erscheinung. Sie sind an ihrem meist eingerollten Hinterteil, das mit einem einzelnen, 70 µm langen Spiculum versehen ist, zu erkennen.
Die 50–60 × 20–30 µm großen Eier sind nahezu farblos, asymmetrisch geformt (Abb. 16.16 c) und entwickeln schnell (binnen Stunden) eine vollständige Larve [29].
Die wie die Männchen auch im Bereich Zökum/Rektum lebenden und sich vom Darminhalt ernährenden Weibchen verlassen 4–9 Wochen nach der Infektion zur Eiablage – meist etwa 2 h nach Beginn der Bettruhe – den Darm und legen, indem sie lebhaft herumkriechen und dadurch heftigen Juckreiz verursachen, im perianalen (ggf. auch genitalen Bereich) 8000–12 000 an der Haut bzw. an der Wäsche klebende Eier ab (Abb. 16.17). Danach gehen sie zugrunde. Unter der Einwirkung von Luftsauerstoff, ausreichender Feuchtigkeit und möglichst einer Temperatur von 36 °C entwickeln sich in den Eiern innerhalb von 5–6 h invasionsfähige Larven, die bei Zimmertemperatur 2–3 Wochen überleben können; unausgereifte Eier sind demgegenüber nur wenige Stunden lebensfähig.
Gelangen nun Eier mit schlüpffähigen Larven – wie dies leicht durch kontaminierte Hände, insbesondere bei Kindern durch nächtliches Kratzen infolge Pruritus ani geschehen kann – per os in den Verdauungstrakt des gleichen (Autoinfektion) oder eines anderen Menschen, so schlüpfen – ohne Wirts-

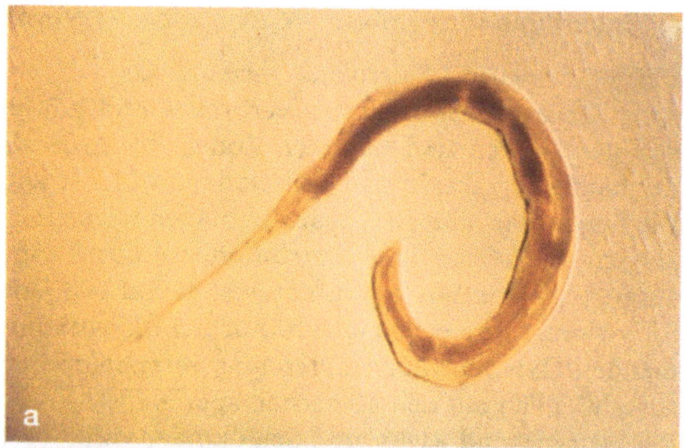

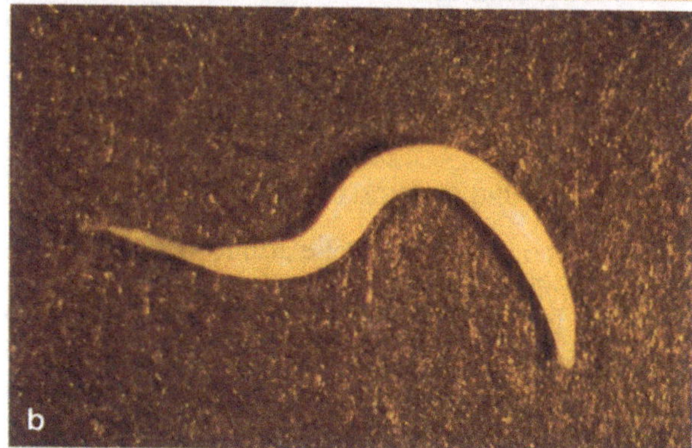

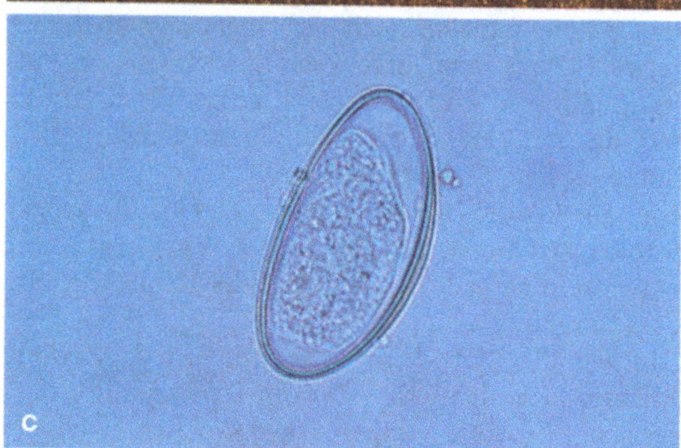

Abb. 16.16 a–c. LM-Aufnahmen von *Enterobius vermicularis*. **a, b** Adulte Weibchen; **c** ungefärbtes, frischabgelegtes Ei

wechsel – im Duodenum die Larven aus, heften sich zunächst an der Darmschleimhaut fest, häuten sich und wandern einige Tage später in den Blinddarm bzw. den oberen Dickdarm. Etwa 2 Wochen nach der Infestation und nach 4-maliger Häutung sind die Würmer geschlechtsreif. Die ersten Eier können 5–9 Wochen nach der Infektion perianal nachgewiesen werden (Präpatenz).

ÖKOLOGIE UND VERBREITUNG

Die ohne Zwischenwirt erfolgende Fortpflanzung (wodurch ökologischen Fragen nur eine untergeordnete Bedeutung zukommt) erklärt die ubiquitäre

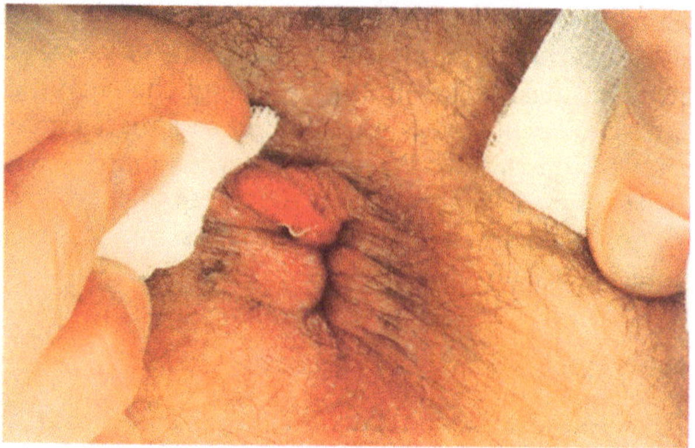

Abb. 16.17. Perianalekzem, hervorgerufen durch eine Oxyuriasis; makroskopisch gut erkennbarer Madenwurm

Verbreitung dieser Wurmseuche. Als begünstigende Faktoren sind schlechte hygienische Verhältnisse, enge Wohngemeinschaften usw. anzusehen.
Derzeit sollen weltweit etwa 1,3 Millionen Menschen von Madenwürmern befallen sein [29, 42].

ÜBERTRAGUNG

Die Ansteckung erfolgt durch Übertragung der Eier entweder direkt fäkal-oral über verschmutzte Fingernägel usw., insbesondere bei Klein- und Schulkindern, bei denen die Analtoilette bzw. das Händewaschen nach WC-Besuch nicht ausreichend eingeübt ist (digitale Autoinfektion), oder indirekt über kontaminierte Gegenstände bzw. direkt beim Händereichen von Mensch zu Mensch (Schmutz- und Schmierinfektion) und schließlich – was zur Infektion ganzer Schulklassen führen kann – durch Aufnahme der Eier über den Nasen-Rachen-Raum aus dem Staub der Atemluft (aerogene Infektion), weswegen beispielsweise das Händetrocknen in Toiletten möglichst nicht mit elektrischem Luftgebläse erfolgen sollte.
Weiterhin ist, wenn auch wohl selten, eine retrograde Einwanderung der Larven vom Anusbereich in den Darm möglich (Retroinfektion).

DIAGNOSE

Der diagnostische Nachweis einer Enterobiasis (Oxyuriasis) gelingt am sichersten durch die mikroskopische Eisuche mit Hilfe eines Analabstriches. Hierzu bewährt hat sich die auf S. 486 beschriebene Zellophan-Klebestreifen-Methode für den Analabklatsch. Die mikroskopische Suche nach Oxyureneiern im Stuhl ist demgegenüber unsicher und deshalb nicht sinnvoll. Häufig erscheinen auf frisch abgesetztem Stuhl auch weißliche adulte Würmer, die als bewegliche „Striche“ auffallen.

SYMPTOME

Im Vordergrund steht der bei Bettwärme einsetzende Analpruritus, der zu Schlaflosigkeit und insbesondere bei Kindern zu Nervosität und ggf. Entwicklungsstörungen führen kann. Die sekundär infolge ständigen Kratzens im perianalen Bereich hervorgerufenen Exkoriationen können durch Impetiginisation, Pilzbefall, chronischen Medikamentenabusus (Kortikosteroide!) usw. zu sog. chronischen „therapieresistenten" Analekzemen führen.
Weitere klinische Erscheinungen einer Enterobiasis (Oxyuriasis) sind – sofern es überhaupt zu weiteren Beschwerden kommt – weitgehend unspezifisch. Ein geringer Befall bleibt u. U. symptomlos. Bei größerer Parasitenzahl können Magen- und Darmbeschwerden, Appetitlosigkeit, Appendizitis und, sofern Madenwürmer in den Genitalbereich einwandern, in Ausnahmefällen eine Vulvitis, Vulvovaginitis, Salpingitis, u. U. sogar eine Peritonitis entstehen.

PROPHYLAXE

Die Voraussetzung für einen bleibenden Therapieerfolg ist die Verhütung ständiger Reinfektionen. Hierzu sind insbesondere folgende prophylaktische Maßnahmen notwendig:

a) Sorgfältige Körperpflege, insbesondere der Analregion und der Hände (kurze Fingernägel, Händewaschen nach jedem Toilettenbesuch, Abduschen des Analbereichs, festsitzende Baumwollunterhosen usw.).
b) Vernichtung der Eier in der Bett- und Leibwäsche durch häufigen Wechsel und Kochen. Spielzeug u. a. mit heißem Wasser und Seife säubern (Kinderarztpraxen!).
c) Konsequente Untersuchung bzw. Behandlung auch von Kontaktpersonen.

Gelingt es durch ausreichende Prophylaxe, eine Neuinfektion zu verhüten, hört eine Oxyuriasis nach etwa 13 Wochen von selbst auf.

THERAPIE

Bei der Behandlung stehen, wie oben dargelegt, allgemein hygienische Maßnahmen im Vordergrund, um Reinfektionen zu verhüten. Von den zahlreichen Chemotherapeutika (nicht während der Schwangerschaft) gegen Oxyurenbefall sind derzeit folgende Substanzen die Mittel der Wahl:

- *Albendazol* (200–400 mg-Einmaldosis; Kinder unter 2 Jahren 15 mg/kg KG);
- *Mebendazol* (100 mg Einmaldosis);
- *Pyrantel-Embonat* (10 mg/kg KG).

Die Therapie kann als erfolgreich gelten, wenn mindestens 4 Wochen nach der Behandlung keine Eier im Analbereich mehr nachgewiesen werden können, denn erst danach können sich frühestens Reinfektionen bemerkbar machen. Wegen häufiger Auto- und Reinfektionen ist eine Wiederholung der Behandlung nach 2–3 Wochen angeraten. Bei Gruppeninfektionen können 5- bis 6-malige Therapiewiederholungen notwendig sein!

b) Ascaris lumbricoides (Spulwurm)

Der Menschenspulwurm *Ascaris lumbricoides (Synonyma: Ascaris gigas, Fusaria lumbricoides, Lumbricoides vulgaris, Stomachida pereboomii)* ist einer der größten und häufigsten Darmparasiten des Menschen. Er ist weltweit verbreitet, unter Bevorzugung der warmen Regionen der Erde mit hoher Bevölkerungsdichte. Bei uns kommt er heute relativ selten vor, wird jedoch in zunehmendem Maße aus südlichen und östlichen Ländern eingeschleppt. *A. suum* des Schweins gilt heute als eigene Art, kann aber auch auf den Menschen übertragen werden.
Infolge des Übertragungsmodus (s. u.) sind Kinder häufiger betroffen als Erwachsene. Schätzungweise ist derzeit annähernd ein Viertel der Weltbevölkerung von *Ascaris lumbricoides* (Askariasis) befallen, bevorzugt in Brasilien, Japan, Südafrika, Indien und im Süden der Vereinigten Staaten [29].

MORPHOLOGIE UND ENTWICKLUNG

Die vorwiegend im Dünndarm lebenden gelblichweißen, glatten und runden Spulwürmer leben von Darminhalt. Mit dorsoventralen Schlängelbewegungen widerstehen sie dem Nahrungsstrom und können hierdurch ihren Standort beibehalten. Das adulte Weibchen erreicht eine Länge von 22–52 cm, das männliche Tier 10–30 cm bei einem Durchmesser von 3–4 mm. Während das Hinterende des Männchens eingerollt oder hakenförmig gekrümmt ist, verläuft das des Weibchens meist geradlinig in eine Spitze aus (Abb. 16.18).
Das Weibchen kann täglich bis zu 200 000, im Extremfall sogar bis zu etwa 1,6 Millionen [27] Eier ablegen.
Die typischen gelbbraun gefärbten ovalen, im Durchschnitt 50–75 × 40–50 μm großen, in ihrer Form zuweilen leicht variablen, derbschaligen Eier weisen meist eine durch ein aufgetragenes Uterussekret bedingte höckerige Oberfläche auf (Abb. 16.19). Der Reifungsgrad der Eier kann mikroskopisch erkannt werden (s. u.). Unbefruchtete Eier sind an ihrer etwas schlankeren und längeren Form erkennbar (Abb. 16.19 a).

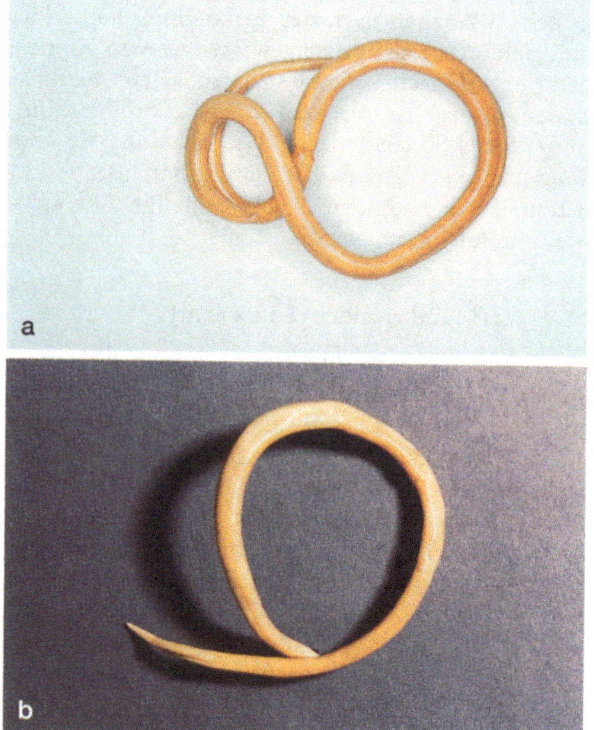

Abb. 16.18 a, b. Makroaufnahmen von *Ascaris lumbricoides*. Adulter (**a**) und präadulter (**b**) Wurm

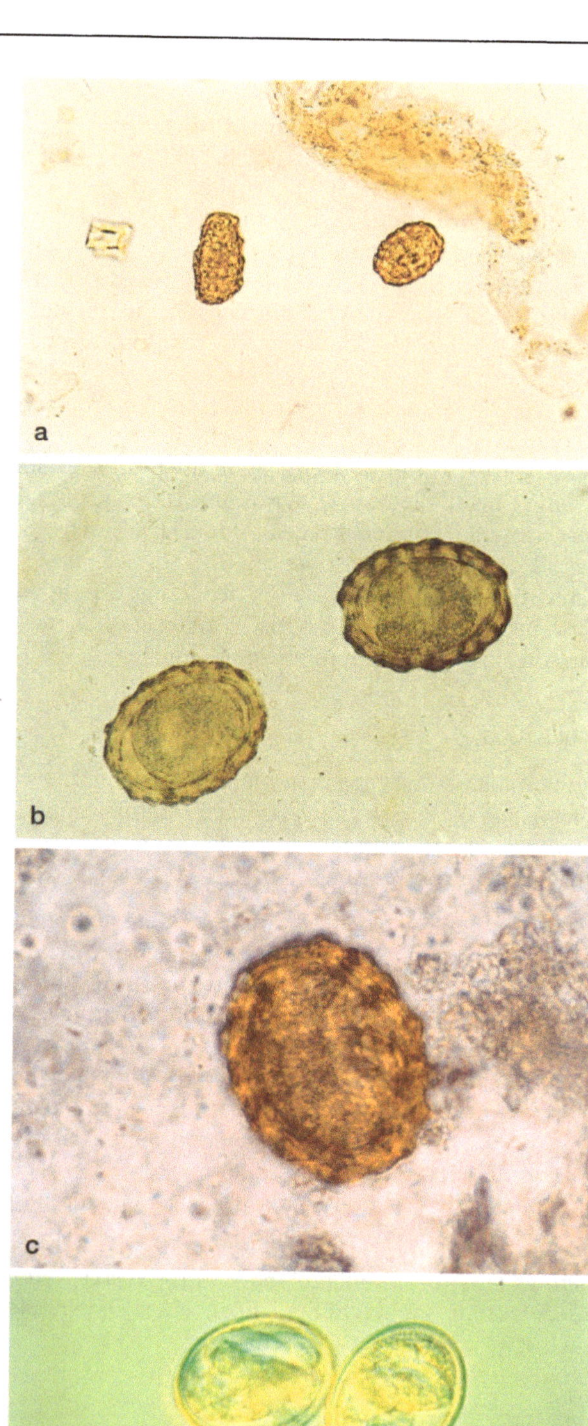

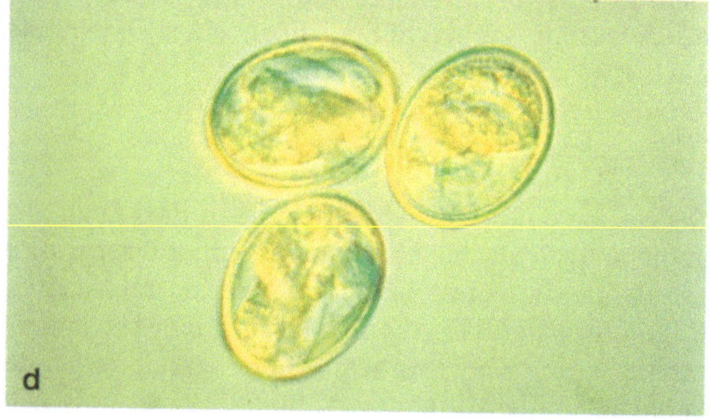

Abb. 16.19 a–d. LM-Aufnahmen von *Ascaris lumbricoides*. **a** Ein unbefruchtetes *(links)* und ein befruchtetes Ei. **b, c** Befruchtete Eier. **d** Drei larvenhaltige Eier, bei denen die äußere runzlige Eihülle verlorengegangen ist

Die Entwicklung des Parasiten erfolgt ohne Zwischenwirt. Die mit den Fäzes ausgeschiedenen Eier benötigen zur Weiterentwicklung allerdings Luftsauerstoff und ganz bestimmte Temperaturverhältnisse. Während die Larvenbildung im Ei sowohl bei Körpertemperatur (37 °C) als auch bei Temperaturen unter 8 °C gehemmt wird, beträgt die Entwicklungsdauer zur invasionsfähigen, schlüpfreifen Larve 2 (Larvenstadien s. Abb. 16.19 d) bei einer Umgebungstemperatur von 35 °C mindestens 10–14 Tage, bei Temperaturen zwischen 28–35 °C 8–10, bei 23 °C 30, bei 20 °C 30–40 und bei 16–18 °C mehr als 50 Tage.

Eine innere Autoinfektion ist demzufolge ausgeschlossen. In feuchtem Boden und unter Schutz vor UV-Licht können larvenhaltige Askariden-Eier 2, möglicherweise sogar 4 Jahre infektionsfähig bleiben und können hierbei Temperaturen bis -30 °C unbeschadet überstehen.

Nach oraler Aufnahme infestationsfähiger Eier durch einen potenziellen Wirt schlüpft im Dünndarm unter dem Einfluss eines erhöhten CO_2-Gehaltes und einer Temperatur über 30 °C die Larve 2. Diese durchbohrt sogleich die Darmwand, dringt in die Mesenterialvenen ein und gelangt über die Vena portae zunächst in die Leber, wo oft die Häutung zur Larve 3 erfolgt. Über das Blutgefäßsystem

wandert die Larve sodann weiter in das rechte Herz und von hier aus über die Arteria pulmonalis zur Lunge („Migrationsphase").
Die hier gehäuteten Larven (s.u.) durchbohren dann die Alveolen – wobei eosinophile Infiltrate entstehen – und wandern über die Bronchien zur Trachea, wo die 1,7–2 mm großen jungen Würmer vom Flimmerstrom unterstützt oder durch einen Hustenstoß passiv in den Rachen gelangen, verschluckt werden und somit wiederum in den Verdauungstrakt gelangen, wo sie sich als 2–3 mm lange Würmer im Jejunum festsetzen („askaroider Wanderungstyp"). Hier wächst nach einer weiteren Häutung der geschlechtsreif für 9–18 Monate lebende Parasit heran („Ansitzphase"). Manchmal erfolgt die Häutung zur Larve 3 erst in der Lunge. Einmal auf obigem Wege in den Darm gelangt, entwickelt sie sich dann dort über das L4-Stadium zum Adultus weiter.
Durchschnittlich 75 Tage post infectionem (ab 56 Tage) erscheinen die ersten Eier im Stuhl (Präpatenz).

ÜBERTRAGUNG

Die Infektion erfolgt durch perorale Aufnahme larvenhaltiger Wurmeier. Dies geschieht hauptsächlich durch verschmutzte Finger, weswegen besonders Kinder befallen sind, oder durch Genuss von rohem Gemüse, Salaten, Radieschen, Erdbeeren usw., die mit parasiteneierhaltigen menschlichen Fäkalien gedüngt wurden.
Wie oben dargelegt, beschleunigt warmes Klima die Embryonalentwicklung und erhöht damit die potenzielle Übertragungsfrequenz der Würmer. Wegen des stets obligat mehrtägigen Reifungsprozesses der Eier im Freien (s.o.) ist eine direkte, d.h. unmittelbare Übertragung von Mensch zu Mensch nicht möglich.
Schlechte hygienische Lebensgewohnheiten, enge Wohnverhältnisse in menschlichen Ballungsgebieten, warmes Klima sowie die Düngung von Garten- und Feldpflanzen mit menschlichen Fäkalien stellen begünstigende Faktoren dieser Wurmseuche dar. Demzufolge tritt die Askariasis bei der Stadtbevölkerung signifikant seltener in Erscheinung als in ländlichen Wohnbereichen.

SYMPTOME

Zumeist verläuft die Infektion asymptomatisch. Sofern es jedoch zu Beschwerden kommt, ist das klinische *Erscheinungsbild* einer Askariasis (Askaridosis) weitgehend uncharakteristisch. Es hängt ab von der Befallsstärke sowie der individuellen Empfindlichkeit des Wirtes und steht weiterhin in enger Beziehung zum Wanderweg des Parasiten. Bei Kleinkindern bedeutet ein Spulwurmbefall stets eine die Entwicklung beeinträchtigende Belastung.
Etwa am 9. (4.–16.) Tag p.i. kommt es zur Zeit der Lungenpassage der Larven zu flüchtigen, sog. eosinophilen Infiltraten, die röntgenologisch als reversible, milchglasartige Verschattungen erkennbar sind und u.U. als Tuberkulose fehldiagnostiziert werden können. Die hierdurch verursachten klinischen Beschwerden äußern sich meist als milde Bronchitis mit trockenem Husten mit etwas blutigem Auswurf, Fieber usw. („Löffler-Syndrom").
Starke Parasiteninfestation kann insbesondere bei Kleinkindern in Verbindung mit Sekundärinfektionen (Pneumonie) zu letalem Ausgang führen. Während der Nachweis von Larven im Sputum nur relativ selten gelingt, ist in diesem Stadium eine Bluteosinophilie von 15–50% mit einem Maximum in der 3. Infektionswoche stets feststellbar. Erst nachdem sich die Larven im Dünndarm festgesetzt haben und zu adulten Parasiten heranwachsen, geht die Bluteosinophilie auf Werte zwischen 5–20% zurück (S.488).
Je nach Anzahl der Würmer kann sodann ein in Lokalisation und Intensität wechselndes unspezifisches *Beschwerdebild* auftreten. Es kann hierbei zu enteritischen Beschwerden („Askariden-Enteritis") kommen mit Leibschmerzen, Erbrechen, Nabelkoliken und okkultem Blut, verbunden mit Müdigkeit, allgemeiner Unruhe, Blässe, Schlaf- und Appetitlosigkeit – ggf. auch Heißhunger –, Abmagerung usw. Bei Einwanderung der Würmer in Gallengänge bzw. -blase kann es in Verbindung mit hohem Fieber zu einer Gallenkolik- bzw. Cholangitis-Symptomatologie, bei Einwanderung in Appendix zu Appendicitis ascaridiaca, in Pankreas zu Pankreatitis, Pankreasnekrose und bei Durchbohren der Darm- oder Ösophaguswand zur Peritonitis bzw. Mediastinitis, kommen.
Weiterhin können zahlreiche Parasiten, u.U. aber auch einzelne große Würmer zu einem lebensbedrohlichen Ileus („Ileus verminosus") führen.
Weitere mögliche Komplikationen im intestinalen Bereich sind: Volvulus, Intussuszeption (aufgrund ihrer engen Darmlumina sind Kinder besonders gefährdet), Darmgangrän, Darmwand- und auch Gallengangperforation usw. (Abb.16.20).
Askariden konnten auch schon im Leberparenchym, Nierengewebe, in der Tuba Eustachii, im Ductus nasolacrimalis und in den Herzkammern gefunden werden, mit entsprechend variabler Symptomatologie.
Darüber hinaus kann es – unabhängig von der Befallsstärke – durch Metabolite („Ascaristoxine") der Würmer und Larven, allein abhängig von der Reak-

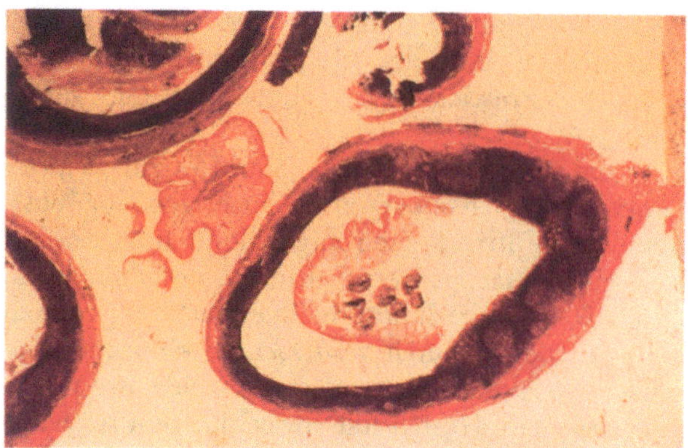

Abb. 16.20. LM-Aufnahme eines Blinddarms, der von *A. lumbricoides* (innen und außen) perforiert wurde. HE-Färbung

tionslage des Wirtes, zu mehr oder weniger ausgeprägten allergischen Reaktionen kommen. Die Stoffwechselprodukte der Parasiten und auch die Eier können als verhältnismäßig starke Allergene ein multimorphes allergologisches Erscheinungsbild hervorrufen: Neben der bereits erwähnten Bluteosinophilie und den flüchtigen eosinophilen Lungeninfiltraten kann es sowohl zu hämorrhagischen Darmveränderungen, zu urtikariellen Hauterscheinungen, einer allergischen Rhinitis, Konjunktivitis, Bronchitis bzw. einem allergischen Asthma bronchiale kommen. Eine solche, gelegentlich sehr hochgradige Sensibilisierung ist mittels Intrakutan- bzw. Pricktestung mit Askaridenextrakten nachweisbar.

DIAGNOSE

Die Diagnose Askariasis kann, sofern es sich nicht nur um einzelne männliche Exemplare handelt, durch den mikroskopischen Einachweis im Stuhl gesichert werden. Infolge der außerordentlich großen Zahl täglich abgelegter, an ihrer charakteristischen Form und Farbe leicht erkennbaren Eier (s. o.) sind diese schon bei mittlerer Vergrößerung (100- bis 200-fach) meist sogar ohne Konzentrationsverfahren i. d. R. leicht auffindbar.
Die Eisuche ist während der Eosinophilenphase, die in diagnostischer Hinsicht ebenfalls eine wichtige Rolle spielen kann (S. 488 ff.), aussichtslos.
Spulwurmeier haben ein je nach Reifungsgrad verschiedenes Aussehen. Während mikroskopisch im frisch abgelegten Ei die Eizelle zu erkennen ist, sieht man in invasionsfähigen Eiern bereits reife Larven (nach Lagerung im Freien).
Nicht selten wird eine Askariasis auch rein durch Zufall diagnostiziert, sei es durch den spontanen Abgang eines Spulwurmes per anum oder durch Erbrechen, durch den endoskopischen Nachweis oder durch eine röntgenologische Untersuchung des Abdomens mit und ohne Bariumbrei.
Bei der Röntgenkontrastdarstellung finden sich hierbei zum Teil gewundene Kontrastaussparungen, hervorgerufen durch die im Duodenum oder Jejunum lebenden Würmer. Bei Kontrolluntersuchungen kann es einige Stunden nach der Bariumbreipassage zu charakteristischen, fadenförmigen Kontrastansammlungen kommen, hervorgerufen durch festgehaltenen Kontrastbrei im Darm der Parasiten (Abb. 16.21). Dieses Phänomen tritt besonders dann in Erscheinung, wenn der Patient vor der Untersuchung längere Zeit nüchtern blieb oder wenn sich der Parasit im Dickdarm vorfindet. Aufgrund toxischer bzw. allergischer Auswirkungen einer Askariasis sind röntgenologisch u. U. auch ein mehr oder weniger irritiertes Schleimhautbild, ggf. sogar starke Reliefveränderungen einschließlich Spasmen und einer Hypermotilität feststellbar.
Schließlich können immunbiologische Verfahren zum Nachweis einer Askariasis herangezogen werden. Infolge des relativ einfachen und sicheren Einachweises im Stuhl spielen diese Methoden bei der Diagnostik eines Spulwurmbefalles jedoch keine wesentliche Rolle und sollen demzufolge hier nicht näher besprochen werden.

PROPHYLAXE

Hygienische Vorbeugemaßnahmen sind zur Verhütung einer Askariasis von größter Bedeutung. Folgende prophylaktische Verhaltensregeln sollten beachtet werden:

- Verzicht auf den Verzehr von Salaten, rohen Früchten, Gemüsen usw., die mit menschlichen Fäkalien gedüngt wurden. Gründliches Abwaschen der Früchte mit sauberem Wasser bietet einen gewissen Schutz vor der Infektion.
- Beachtung persönlicher Hygienemaßnahmen, besonders bei Kindern (Händewaschen vor jeder Mahlzeit usw.).
- Hygienisch einwandfreie WC-Anlagen, besonders in Schulen, Kindergärten, an Spielplätzen usw.
- Keine Garten- und Felddüngung mit menschlichen Fäkalien. Nur mechanische Vorreinigung des Abwassers in einer Kläranlage mit Absatzbecken entfernt die Wurmeier und lässt sie sich mit dem Sinkschlamm absetzen. Erhitzen des Letzteren auf 60 °C tötet sie mit Sicherheit ab. Ebenso können die Eier durch siedendes Wasser in 30 Sekunden zum Absterben gebracht werden [37].
- Verwendung von einwandfreiem Trinkwasser.
- Konsequente Überwachung des Küchenpersonals von Gaststätten, Kantinen usw. durch Gewerbeaufsichtsbeamte, besonders in Endemiegebieten.

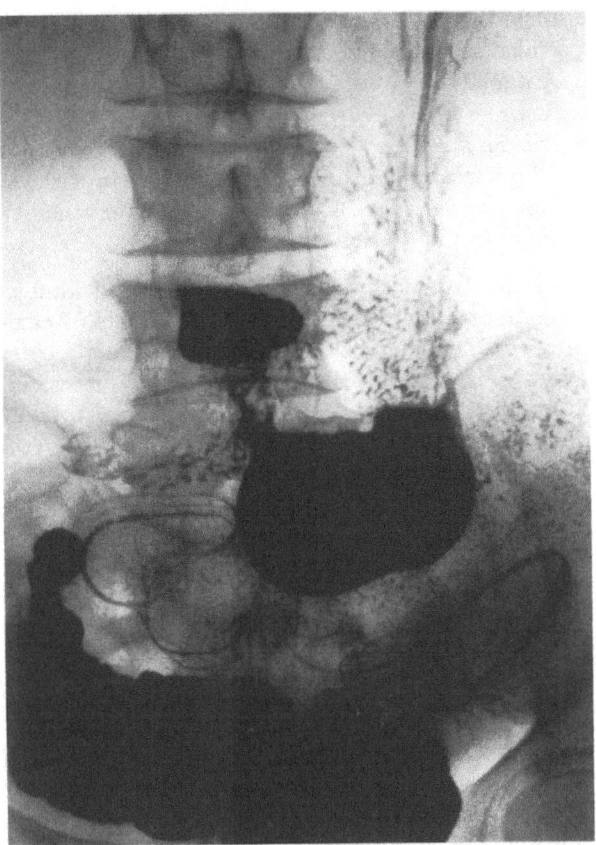

Abb. 16.21. Strich- und bandförmige Kontrastschleifen im Mittelbauch zwischen dem bariumgefüllten Magen und dem unteren Dünndarm. Die Kontrastschleifen stellen den mit Barium gefüllten Verdauungstrakt der Askariden dar

THERAPIE

Zur Behandlung einer Askariasis stehen heute hoch wirksame Chemotherapeutika zur Verfügung, die kaum noch Nebenwirkungen aufweisen:

- *Mebendazol (Vermox, Surfont)*: Dosierung: Je 1 Tbl. à 100 mg morgens und abends an 3 aufeinander folgenen Tagen;
- *Albendazol (Eskazole)*: Einmaldosis 400 mg;
- *Pyrantelpamoat (Helmex)*: Dosierung: 1 malige Gabe 10 mg Pyrantelbase/kg KG (1 Kautbl. enthält: Pyrantelpamoat 720 mg entspr. 250 mg Pyrantelbase).

Abschließend sei darauf hingewiesen, dass bei starkem Wurmbefall während der Behandlung ärztliche Überwachung empfehlenswert ist, da es hierbei infolge heftiger Bewegungen der Parasiten ggf. zu Komplikationen wie Darmperforation, Ileus usw. kommen kann.

c) Ancylostoma duodenale und Necator americanus (Hakenwürmer)

Die Ankylostomiasis (Necatoriasis), allgemein Hakenwurmkrankheit genannt, ist eine in den Tropen und Subtropen weitverbreitete Dünndarmparasitose von Säugetieren und Menschen.

Die Hakenwürmer (Ancylostomatidae) sind sehr wirtsspezifisch. Folgende 2 Arten befallen den Menschen:

- *Ancylostoma duodenale.* Hakenwurm, Grubenwurm. *Synonyma: Ancylostoma duodenojejunale, A. hominis, Dochmius anchylostomus, D. duodenalis, Strongylus duodenalis, S. quadridentatus, Uncinaria duodenalis, U. hominis.*
- *Necator americanus.*

Durch zum Teil aufwendige Bekämpfungsmaßnahmen konnten die Ankylostomiasis und Necatoriasis mancherorts bereits stark dezimiert werden. Trotzdem sind nach Schätzung der WHO derzeit immer noch etwa 900–1000 Millionen Menschen befallen [29].

Aufgrund der durch die Blut saugenden Parasiten allmählich eintretenden hypochromen, mikrozytären Eisenmangelanämie (s. u.) und der hierdurch zwangsläufig eintretenden Leistungsminderung großer Bevölkerungsteile wird die sozialökonomische Bedeutung dieser Wurmseuche deutlich.

MORPHOLOGIE UND ENTWICKLUNGSZYKLUS

Die beiden für den Menschen wichtigen Hakenwurmarten *Ancylostoma duodenale* und *Necator americanus* unterscheiden sich insbesondere durch folgende morphologische Besonderheiten:

- Die Körperlänge und -dicke der zylindrisch gebauten, infolge aufgesaugten Blutes rötlich erscheinenden, adulten Würmer, deren Kopfende deutlich dorsalwärts gekrümmt ist, liegt beim Weibchen zwischen 11–13 mm bei einer durchschnittlichen Dicke von 600 µm *(A. duodenale)* bzw. 9–11 mm × 400 µm *(N. americanus)* und beim männlichen Tier zwischen 8–11 mm × 450 µm *(A. duodenale)* bzw. 7–9 mm × 300 µm *(N. americanus)* (Abb. 16.22, 16.23).
- Die Mundkapsel weist bei *A. duodenale* 2 Zähne mit je 2 Haken und bei *N. americanus* 2 halbkreisförmige Schneideplatten auf.
- Am Körperende der Weibchen findet sich bei *A. duodenale* ein sog. Endstiftchen, das bei *N. americanus* fehlt.
- Die Vulva liegt bei *A. duodenale* hinter und bei *N. americanus* vor der Körpermitte.
- Die Spiculae der Bursa copulatrix am Hinterende der männlichen Tiere liegen bei *N. americanus*

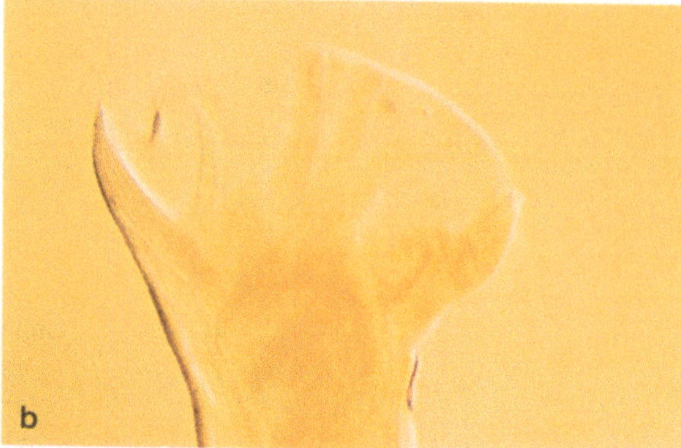

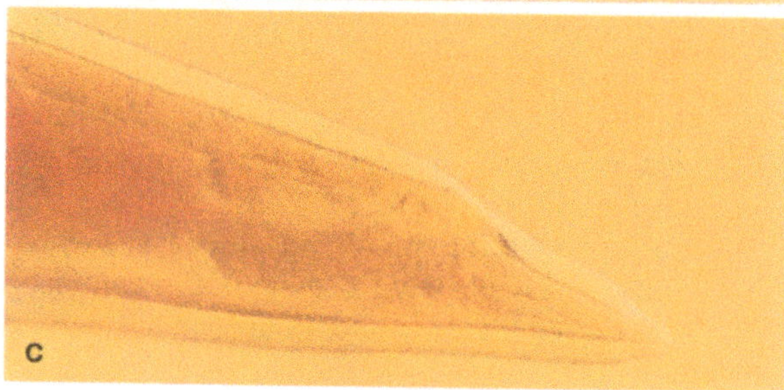

Abb. 16.22 a–c. LM-Aufnahmen von *Ancylostoma duodenale*. Vorderende (**a**), Hinterende des Männchens (**b**) und Hinterende des Weibchens mit deutlichem Stift (**c**)

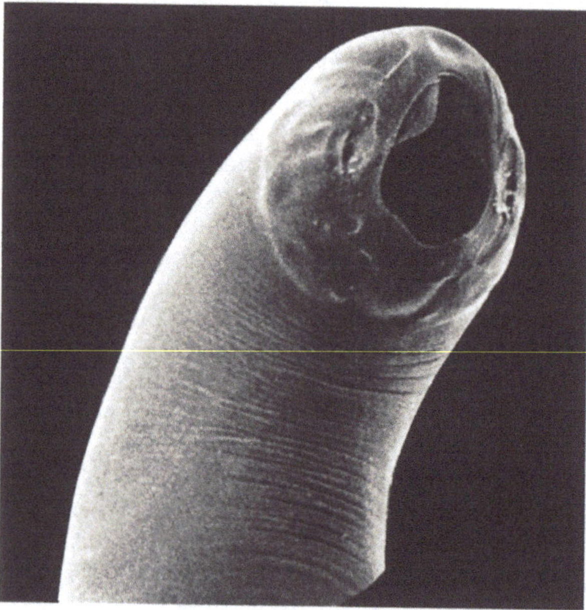

Abb. 16.23. REM-Aufnahme des Vorderendes von *Necator americanus*

dicht beieinander und tragen je einen kleinen endständigen Widerhaken, während sie bei *A. duodenale* auseinander weichen und spitz enden.

- Die 58 × 37 µm *(A. duodenale)* bzw. 68 × 37 µm *(N. americanus)* großen Eier enthalten in frischen Fäzes nur wenige Blastomeren und unterscheiden sich morphologisch nicht.

Bei Hakenwürmern liegt ein direkter Entwicklungsgang über Organwechsel vor, also ohne Einschaltung von Zwischenwirten. Die Larvenstadien beider Arten weisen keinerlei morphologische Unterscheidungsmerkmale auf. Lediglich die Wärmeansprüche der frei lebenden Stadien (s. u.) scheinen bei *Necator americanus* etwas höher zu sein als bei *Ancylostoma duodenale*.

Bei beiden handelt es sich vor allem um Darmparasiten des Menschen, wenn auch *N. americanus* außerdem in Affen und Schweinen vorkommen kann.

Hakenwürmer halten sich im Duodenum-Jejunum-Bereich auf, wo sie sich mit der Mundkapsel an der Darmschleimhaut festhalten und infolge Sekreteinwirkung aus Ösophagusdrüsen von proteolytisch verflüssigtem Schleimhautgewebe und Blut (0,2 ml/Tag bei *A. duodenale* bzw. 0,03 ml/Tag bei *N. americanus*) leben.

Die Weibchen produzieren täglich 6000–20 000 Eier, die mit dem Stuhl ausgeschieden werden und zum Zeitpunkt der frühestmöglichen mikroskopischen Untersuchung bereits ein Furchungsstadium mit 2–16 Blastomeren aufweisen (Abb. 16.24).

Die embryonale Weiterentwicklung kann nur im Freien erfolgen. Voraussetzungen hierzu sind ein warmer, feuchter Boden (> 15 °C) und ausreichender Zutritt von Luftsauerstoff. Bei 25–30 °C schlüpft nach 1–2 Tagen bereits die sog. rhabditiforme Larve (Larve 1), die sich nach weiteren 2–3 Tagen zur Larve 2 gehäutet hat. Beide Larvenstadien ernähren sich von organischem, bakterienhaltigem Detritus. 2–3 Tage danach hat sich nach einer weiteren Häutung die 600–700 µm × 24 µm große, sog. filariforme *(gescheidete)* invasionsfähige Larve (Larve 3) gebildet, die in feuchter Erde 2–3 Monate lebensfähig ist. Kommt die sich an der Erdoberfläche aufhaltende, zeitweilig mit aufgerichtetem Vorderende kreisende Suchbewegungen ausführende, filariforme Larve mit der Haut eines Menschen in Berührung, so erhöht sie sogleich ihre Bewegungsaktivität und versucht, perkutan einzudringen, was ihr i. d. R. unter Abstreifen der Larvenhaut (Scheide) auch gelingt. Im Körper wandert sie über das venöse Gefäßsystem zunächst zur rechten Herzkammer und von dort zur Lunge. Hier durchbohrt sie die Gefäßwand und gelangt wie die *Ascaris-Larven* über Alveolen,

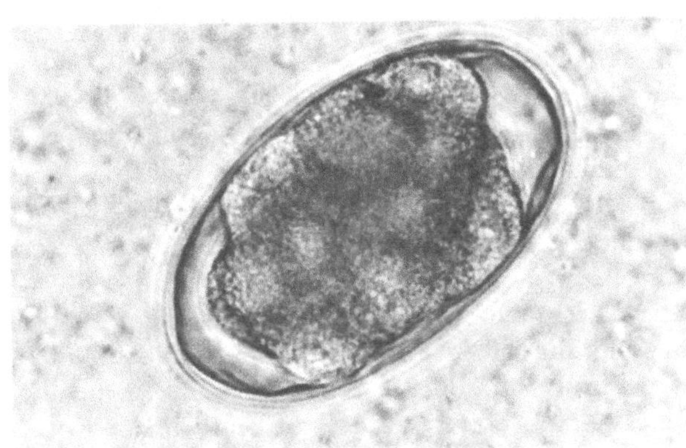

Abb. 16.24. LM-Aufnahme eines Hakenwurmeis. Charakteristisch sind die großen Blastomeren, die bei frisch abgesetzten Eiern zu beobachten sind

Bronchien, Trachea, Glottis wieder in den Intestinaltrakt. 3–5 Tage nach der perkutanen Invasion erreicht die invasionsfähige Hakenwurmlarve den Dünndarm, wo sie vorübergehend in die Mukosa eindringt und unter 2 weiteren Häutungen über die Larve 4 zum adulten Wurm heranwächst. Frühestens 3 Wochen p.i. erscheinen dann die ersten Eier im Stuhl (Präpatenz).
Die Lebensdauer der Hakenwürmer kann 5–8, sogar 20 Jahre betragen. Nach übereinstimmenden Literaturangaben gehen allerdings die meisten Würmer nach 1–2 Jahren zugrunde.

ÜBERTRAGUNG

Die Infektion erfolgt i.d.R. durch aktives Einwandern der sog. filariformen Larven (Larve 3) durch die intakte Haut. In seltenen Fällen ist eine Infestation jedoch auch passiv oral möglich. Da sich die invasionsfähigen Wurmlarven bei günstigen Temperaturbedingungen an der Erdoberfläche – auch an Pflanzenstängeln, an denen sie hochgewandert sind, – aufhalten, erfolgt die Infektion meist durch Barfußgehen, Niederknien usw. Da Embryogenese und Weiterentwicklung der Larvenstadien von bestimmten Klimabedingungen abhängen (s.o.), sind von dieser Wurmseuche besonders Menschen in warmen Ländern, die in der Landwirtschaft tätig sind, bedroht. Weitere Voraussetzung für eine Ankylostomiasis ist die Verunreinigung des Bodens mit menschlichen Fäkalien von Hakenwurmträgern. Tiere kommen als Wirte der beiden humanpathogenen Arten nicht in Betracht. Hakenwurmarten von Haustieren (Hunden, Katzen und Schweinen) werden im Menschen nicht geschlechtsreif, sondern wandern im Hautbereich umher und werden dann als Larva migrans cutanea, Hautmaulwurf oder engl. als „creeping eruption" bezeichnet.

Da es bei Zimmertemperatur rasch zur Ausbildung der Invasionslarven kommt, sollten, um Laborinfektionen zu verhüten, Stuhlproben stets dicht verschlossen in Kühlschränken aufbewahrt werden.

ÖKOLOGIE UND VERBREITUNG

Die ökologischen Erfordernisse der Ankylostomiasis, auch unter den *Bezeichnungen* Hakenwurm-, Bergarbeiter-, Minen-, Tunnel-, Ziegelbrennerkrankheit bekannt, sind folgende:

- Wärme (optimal 28–30 °C), möglichst während des ganzen Jahres;
- feuchte, möglichst sandige Böden.

Hinzu kommen muss, wie bereits oben dargelegt, eine besondere Lebensweise der Menschen, d.h. Durchseuchung des Bodens mit parasiteneihaltigen, menschlichen Fäkalien sowie häufiger Hautkontakt mit dem Erdboden.
Demgemäß erstreckt sich die Verbreitung der Hakenwurmseuche vor allem über die warmen, niederschlagsreichen, tropischen und subtropischen Gebiete, d.h. hauptsächlich zwischen dem 30.° südlicher und 35.–45.° nördlicher Breite. Etwa 20% der Erdbevölkerung sind Hakenwurmträger [29].

SYMPTOME

Die klinischen Erscheinungen der Ankylostomiasis sind abhängig vom Entwicklungsstadium des Parasiten, der Befallsstärke sowie der individuellen Empfindlichkeit bzw. körperlichen Verfassung des Wirtes.
Durch das perkutane Eindringen der filariformen Invasionslarven entstehen zunächst vereinzelt oder gruppiert angeordnete, juckende erythematopapulöse und, auch wohl infolge einer Antigen-Antikörper-Reaktion, urtikarielle Hautveränderungen unter Bevorzugung kleinerer Hautläsionen, Haarfollikeln usw., insbesondere im Bereich der Fußsohlen, Interdigitalfalten u.a. exponierter Stellen. Nicht selten tritt infolge Kratzeffekten eine sekundäre Impetiginisation hinzu.
Als Folge der Herz-Lungen-Passage der Wurmlarven kann es anschließend zu Bronchitisbeschwerden mit Unwohlsein und leichtem Temperaturanstieg kommen.
Schließlich entsteht die eigentliche Symptomatologie der Ankylostomiasis, die durch Blutsaugen und toxische Stoffwechselprodukte der adulten Würmer hervorgerufen wird.
Während einzelne Hakenwürmer symptomlos bleiben können, führt Massenbefall je nach Abwehrlage und Ernährung des Wirtes zu einem mehr oder weniger ausgeprägten klinischen Erscheinungsbild.

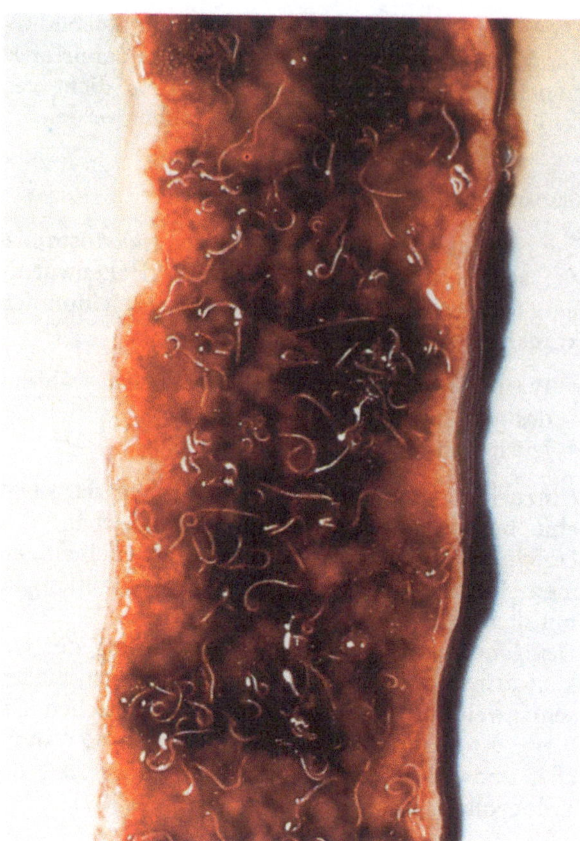

Abb. 16.25. Darm mit zahlreichen ungefärbten Hakenwürmern (Makroaufnahme)

Am Anfang stehen meist uncharakteristische Beschwerden wie zeitweilig auftretende Oberbauchschmerzen, Völlegefühl, Obstipation, Diarrhöen, Meteorismus usw. Nach einigen Wochen kommt es sodann, insbesondere infolge des ständigen Blutverlustes und dadurch hervorgerufener Eiweißmangelanämie und Serumeiweißverlust (Albuminmangel) zu einer allgemeinen Schwäche, Übelkeit, zu Ödemen, Herzinsuffizienz, Schädigung der Sinnesorgane und des Nervensystems, Kachexie bis hin zu langdauerndem Siechtum und schließlich nicht selten zu letalem Ausgang. Besonders gefährdet sind Kinder, die oft in ihrer körperlichen und geistigen Entwicklung mehr oder weniger stark beeinträchtigt werden.

DIAGNOSE

Die Diagnose Ankylostomiasis erfolgt durch den mikroskopischen Nachweis der charakteristischen Eier (Abb. 16.24) im frischen Stuhl.
Infolge hoher Eiproduktivität (s. o.) ist auch geringgradiger Hakenwurmbefall hierdurch meist auch ohne Anwendung besonderer Konzentrationsverfahren leicht nachzuweisen (Abb. 16.25).

In diagnostischer Hinsicht hilfreich kann neben auffälligem Rückgang der Erythrozytenzahl weiterhin eine ausgeprägte Bluteosinophilie (S. 488) sein, (in Frühstadien der Krankheit bis zu 70–80 %), deren plötzliches Absinken („Eosinophilensturz") einen letalen Ausgang ankündigt und somit u. U. als prognostisch ungünstiges Zeichen bedeutsam sein kann.
Schließlich kann okkulter Blutnachweis im Stuhl bzw. ein durch Blut dunkel gefärbter Stuhl ein wichtiger Hinweis für das Vorliegen eines Hakenwurmbefalles sein. Es besteht eine signifikante lineare Korrelation zwischen der Intensität des Hakenwurmbefalls und der Bluthämoglobinkonzentration [2].

PROPHYLAXE

Eine dauerhafte Bekämpfung der Hakenwurmseuche ist letztlich nicht durch „Wurmkuren", sondern allein durch eine wirksame Prophylaxe zu erreichen. Die hierfür wichtigsten Maßnahmen sind:

- Schaffung hygienisch einwandfreier und abgeschlossener Toilettenanlagen und damit Vermeidung der Defäkation im Freien. (Das Vergraben der Fäzes nützt nichts, da die Larven selbst dickere Erdschichten ohne weiteres durchwandern können.)
- Konsequentes Verbot der Düngung von Feldern mit menschlichen Fäkalien, besonders in Endemiegebieten.
- Tragen geschlossener Schuhe usw.
- Aufklärung der Bevölkerung über die wichtigsten epidemiologischen Besonderheiten dieser Wurmseuche.

THERAPIE

Gegen Hakenwurmbefall gibt es heute eine ganze Reihe wirksamer Chemotherapeutika. Zu beachten ist die unterschiedliche Wirksamkeit einiger Präparate auf die beiden humanpathogenen Arten *Ancylostoma duodenale* und *Necator americanus*. Bewährte Mittel sind:

- *Pyrantelpamoat* (Helmex): Wirksam gegen beide Hakenwurmarten.
  Dosierung: 1 malige Gabe 10 mg Pyrantelbase/kg KG (720 mg Pyrantelpamoat entspr. 250 mg Pyrantelbase).
- *Mebendazol* (Vermox, Surfont): Mittel der Wahl bei nachgewiesenem *Necator-americanus*-Befall, aber auch bei Vorliegen einer Mischinfektion.
  Dosierung: Je 1 Tbl. à 100 mg morgens und abends an 3–4 aufeinander folgenden Tagen. Diese Dosierung gilt für Erwachsene und Kinder.
- *Albendazol (Eskazole)*: Einmaldosis von 400 mg.

Wegen der infolge ständigen Blutverlustes meist vorliegenden Eisenmangelanämie und eines meist ebenfalls bestehenden Eiweißmangels ist neben der Applikation eines spezifischen Wurmpräparates auch auf die Zufuhr einer hochwertigen, speziell eiweiß- und eisenreichen Ernährung zu achten.

Zur eventuellen Behandlung der sog. *Ancylostoma*-Dermatitis (Ancylostomiasis cutis) empfiehlt sich die externe und/oder interne Gabe von Antihistaminika (Tavegil, Fenistil o. Ä.), u. U. auch von Kortikosteroiden (Extracort-Creme o. Ä.), und bei sekundärer Impetiginisation die Verabreichung eines geeigneten Antibiotikums gemäß den Ergebnissen einer Bakteriologie mit Resistenzbestimmung. Da es sich bei derartigen sekundären Hautinfektionen erfahrungsgemäß oft um Staphylokokken- bzw. Streptokokken-Befall handelt, empfiehlt sich bereits vor Erhalt des bakteriologischen Befundes ein Therapieversuch etwa mit Fucidine-Salbe bei gleichzeitiger interner Ampicillin-Application (z. B. Ampicillin-Wolff).

Die Behandlung des sog. Hautmaulwurfs („creeping eruption", *Larva migrans cutanea*) (S. 514, 522) erfolgt insbesondere bei multiplem Befall durch Tiabendazol-Salbe (15%). Da Tiabendazol auf dem deutschen Markt nicht mehr erhältlich ist, muss es über internationale Apotheken besorgt werden. Die Salbe kann mit Hautcreme (Nivea usw.) selbst aus den Tabletten hergestellt werden (1:1). Auch Albendazol soll bei Mehrfachgabe über 1–2 Wochen Wirkung zeigen.

Auch Chloräthyl-Spray oder Kohlensäureschnee kommen als wirksame Externa gegen den Hautmaulwurf in Betracht, schädigen aber evtl. die Haut.

d) Trichuris trichiura (Peitschenwurm)

Trichuris trichiura, der Peitschenwurm des Menschen (*Trichocephalus dispar s. hominis*; engl. „whipworm") aus der Nematoden-Familie Trichuridae ist ein auf den Menschen beschränkter, als adulter Wurm vorwiegend im Dick- und Blinddarm einschließlich Appendix (seltener im Dünndarm) von Chymus und Blut lebender Parasit.

Auf der ganzen Welt – unter Bevorzugung der warmen, feuchten Regionen – vorkommend, verursacht er nach oraler Aufnahme der Eier die Trichuriasis.

MORPHOLOGIE UND ENTWICKLUNGSZYKLUS

Morphologisches Kennzeichen ist seine typisch peitschenartige Gestalt. Etwa $^3/_5$ des adulten 35–50 mm (?) bzw. 30–45 mm (?) langen Darmparasiten besteht aus einem fadenförmigen, den Kopf und Ösophagus tragenden, etwa 155 µm dicken Vorderteil, an den sich ein sackförmiger, bis zu etwa

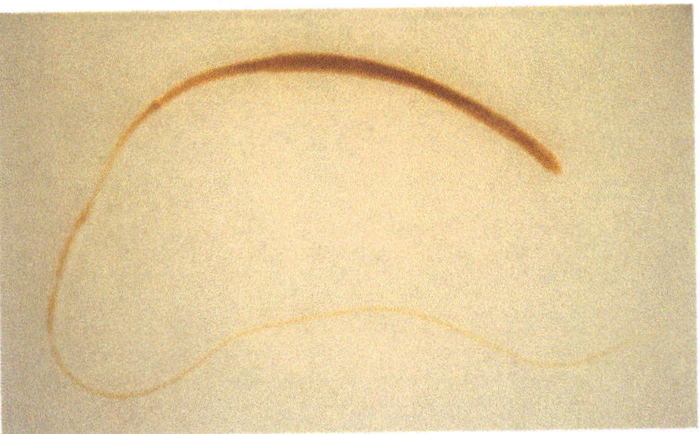

Abb. 16.26. Mikroskopische Aufnahme eines adulten Peitschenwurms – *Trichuris trichiura*

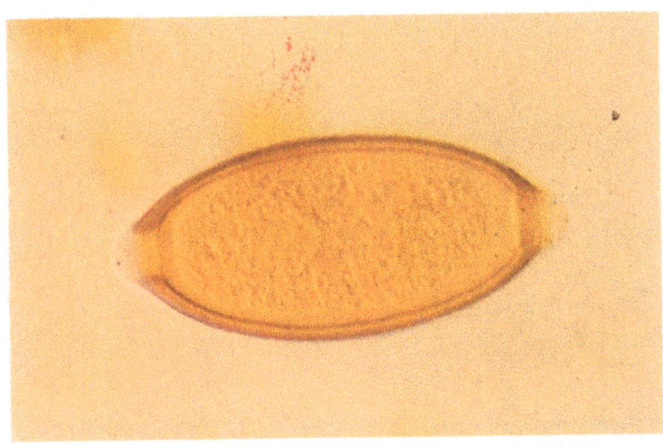

Abb. 16.27. LM-Aufnahme von *Trichuris trichiura*; ungefärbtes Ei

800 µm dicker, vorwiegend die Geschlechtsorgane enthaltender Hinterteil anschließt (Abb. 16.26).

Die im Darm ausgeschiedenen, 53 × 23 µm großen, hell- bis dunkelbraun gefärbten Eier sind infolge ihrer charakteristischen, zitronenartigen Form leicht erkennbar (Abb. 16.27).

Die Fortpflanzung erfolgt direkt, d. h. ohne Einschaltung von Zwischenwirten und auch ohne Organwanderung wie etwa bei Spul- oder Hakenwürmern. Die mit den Fäzes ausgeschiedenen noch ungefurchten Eier müssen sich bis zum 1. Larvenstadium im Freien entwickeln. Die temperaturabhängige Eireifung zur invasionsfähigen Larve benötigt Wochen bis Monate (bei optimaler Temperatur von 35 °C und genügend hoher Luftfeuchtigkeit mindestens 12–15 Tage, bei ungünstigem Klima u. U. bis zu 12 Monaten), wodurch eine Autoinvasion verhindert wird. Infolge der außerordentlich widerstandsfähigen Eischalen können die Invasionslarven innerhalb eines Temperaturbereiches zwischen −9 °C und + 52 °C u. U. jahrelang überleben.

Nach oraler Aufnahme von ausgereiften Eiern schlüpfen im Dünndarm die Larven und verweilen

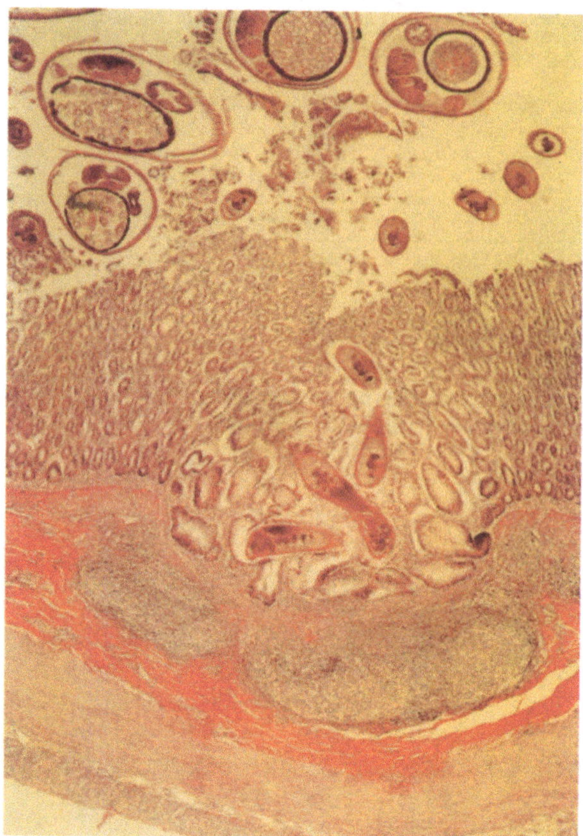

Abb. 16.28. Histologischer Schnitt durch die Darmwand; *Trichuris trichiura* steckt mit dem dünnen Vorderende in der Darmwand. HE-Färbung

dort zwischen den Zotten etwa 10 Tage, bevor sie ihren endgültigen Sitz im Dickdarm, seltener im Blind- oder Enddarm aufsuchen und über 3 weitere Larvenstadien zum adulten Wurm heranreifen [37].

Mit ihrem dünnen Vorderende bohren sich die Parasiten tief in die Darmmukosa ein, wobei nur das verdickte Körperhinterteil in das Darmlumen hineinragt (Abb. 16.28). 1–3 Monate nach der Infestation sind die ersten Eier im Stuhl nachweisbar (Präpatenz). Die Lebensdauer von *Trichuris trichiura* im Menschen beträgt max. 3–3 $^1/_2$ Jahre.

ÜBERTRAGUNG

Die Infestation erfolgt durch orale Aufnahme ausgereifter, d.h. invasionsfähige Larven enthaltender Wurmeier. Dies geschieht vor allem durch den Verzehr von rohen, durch Düngung mit menschlichen Fäkalien kontaminierten Nahrungsmitteln (Gemüse, Salate usw.), aber auch über ungewaschene Hände usw., wodurch besonders Kinder und Menschen mit hygienisch unzureichenden Lebensgewohnheiten von diesen Würmern befallen werden.

Peitschenwurmträger stellen infolge der lang dauernden, stets im Freien erfolgenden Embryogenese (s. o.) für Kontaktpersonen keine unmittelbare Gefahr dar.

Trichuris trichiura wird außer im Menschen auch in anderen Primaten gefunden (Anubispavian in Nigeria, Rhesusaffen).

ÖKOLOGIE UND VERBREITUNG

Die ohne Zwischenwirt und Organwechsel verlaufende Fortpflanzung von *Trichuris trichiura* (wodurch ökologischen Fragen nur eine untergeordnete Bedeutung zukommt) erklärt die ubiquitäre, allerdings feuchtwarme Regionen bevorzugende Verbreitung dieser Wurmseuche.

Als begünstigende Faktoren sind schlechte hygienische Verhältnisse, feuchtwarmes Klima (feuchter, beschatteter Boden) und die Düngung von Garten und Feldland mit Wurmeiern enthaltenden menschlichen Fäkalien anzusehen.

Nach Angabe der WHO sind derzeit etwa 500 Millionen Menschen von dieser Helminthose befallen.

Verwandte Arten kommen bei verschiedenen Affenarten, Schweinen, Ratten, Schafen, Ziegen, Hunden und Füchsen vor.

SYMPTOME

Geringer Befall bleibt meist symptomlos. Stärkerer Wurmbefall kann klinisch zu einem mehr oder weniger ausgeprägten, weitgehend uncharakteristischen, u. U. einer Colitis ulcerosa ähnlichen Beschwerdebild führen. Im Vordergrund stehen bevorzugt im rechten Unterbauch lokalisierte Schmerzen (Appendizitis-Verdacht!), Diarrhöen und infolge der durch chronischen Blutverlust eintretenden Anämie zunehmender körperlicher Leistungsverfall und Gewichtsverlust. Besonders gefährdet sind Kinder, die bei massivem Befall in ihrer körperlichen und geistigen Entwicklung beeinträchtigt werden können. Weiterhin kann gemäß verschiedener Literaturangaben starker Parasitenbefall bei Kindern zu einem Rektumprolaps führen.

DIAGNOSE

Die Diagnosestellung Trichuriasis erfolgt durch den mikroskopischen Einachweis im Stuhl. Die Eier sind an ihrer typischen zitronenförmigen Gestalt und an den hyalinen Polpfröpfen (Abb. 16.27) leicht zu erkennen. Wegen der meist nur spärlichen Eianzahl im Stuhl sind Anreicherungs- bzw. Konzentrationsverfahren (S. 486) der direkten mikroskopischen Stuhluntersuchung vorzuziehen.

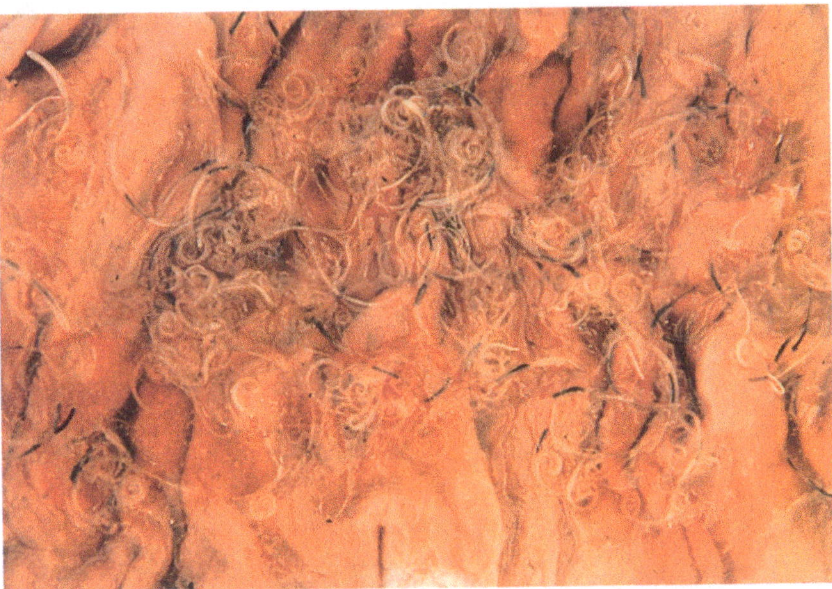

Abb. 16.29. Besiedelung des Kolons mit Peitschenwürmern

Serologischen Nachweisverfahren kommt bei Peitschenwurmbefall keine praktische Bedeutung zu.
Die Parasiten selbst können koloskopisch nachgewiesen werden (Abb. 16.29).

PROPHYLAXE

Auch gegen diese Wurmseuche sind hygienische Vorbeugemaßnahmen von größter Bedeutung. Eine wirksame Prophylaxe besteht insbesondere im:

- Vermeiden von Garten- und Felddüngung mit menschlichen Fäkalien bzw. in der Beseitigung oder Abtötung der Parasiteneier durch Aufbereitung der Fäzes, z. B. Heißvergärung u. Ä.;
- Beachten von Hygienemaßnahmen (Sauberkeit der Hände usw.);
- grundsätzlichen Verzicht auf Verzehr von rohem Gemüse, Salaten usw., insbesondere in Endemiegebieten.

THERAPIE

Die Wirksamkeit einer chemotherapeutischen Trichuriasis-Behandlung wird durch den Sitz der Parasiten in der Darmschleimhaut erschwert. Trotz durchgeführter Wurmkur kann es daher vorkommen, dass weiterhin *Trichuris*-Eier im Stuhl nachweisbar sind. Konsequente mikroskopische Stuhluntersuchungen bzw. Nachbehandlungen (ggf. Präparatewechsel) erscheinen daher bei diesem Darmparasiten besonders wichtig.
Nachfolgend sind die gegen diesen Parasitenbefall besonders wirksamen Präparate aufgelistet:

- *Mebendazol* (Vermox, Surfont): Dosierung: Je 1 Tbl. (Kinder) bzw. 2 Tbl. (Erwachsene) à 100 mg morgens und abends an 3–4 aufeinander folgenden Tagen;
- *Albendazol (Eskazole)*: 400 mg täglich für 3 Tage.

e) Strongyloides stercoralis (Zwergfadenwurm)

Der Zwergfadenwurm *Strongyloides stercoralis, auch* Darm-, Kotälchen *(Synonyma: Anguillula stercoralis, S. intestinalis, Leptoderma stercoralis, Pseudorhabditis stercoralis, Rhabdonema intestinalis)*, aus der Nematodengattung Strongyloides der Familie Strongyloididae ist die einzige auf den Menschen (vorübergehend auch bei Hunden und Katzen vorkommende) spezialisierte Art. Weitere bei Tieren parasitierende Spezies sind: *S. papillosus* (Rind, Schaf, Ziege, Kaninchen, Ratte), *S. ratti* (Ratte), *S. westeri* (Pferd), *S. ransomi* (Schwein), *S. fuelleborni* (Affe, selten auch Mensch!).

MORPHOLOGIE UND ENTWICKLUNGSZYKLUS

Die parasitischen, 2000–2200 µm × 50–55 µm großen Weibchen leben in der Schleimhaut des oberen Dünndarmes (Duodenum, Jejunum). Parasitisch lebende Männchen gibt es nicht.
Jedes Weibchen scheidet pro Tag parthenogenetisch (ohne Befruchtung) etwa 50 ca. 40 × 30 µm große embryonierte Eier (Abb. 16.30 a) teils in das Darmlumen, teils in das Mukosagewebe ab, aus denen noch im Darm bzw. teilweise sogar noch in der Mukosa die etwa 220 × 13 µm großen rhabditiformen

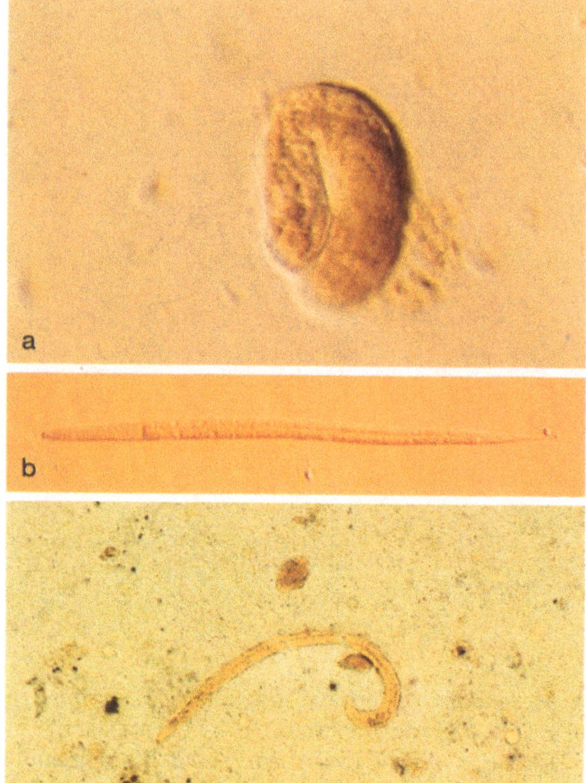

Abb. 16.30 a–c. LM-Aufnahmen von *Strongyloides stercoralis*. **a** Larvenhaltiges Ei; **b** rhabditiforme Larve; **c** Männchen

Larven schlüpfen. Diese halten sich meist noch mehrere Tage im Wirtsdarm auf, bevor sie mit den Fäzes ausgeschieden werden. Infolge ihrer lebhaften Beweglichkeit sind sie im frisch abgesetzten Stuhl oder Duodenalsaft meist leicht zu erkennen (vgl. Abb. 16.30 b).

Die rhabditiformen Larven entwickeln sich über 2 Häutungen meist außerhalb des Körpers zu den etwa 550 µm großen, infektiösen sog. filariformen Larven weiter, die in feuchtem Boden 3–4 Wochen zu leben vermögen, bei Kälte, Trockenheit und Lichteinwirkung jedoch schnell zugrunde gehen. Günstigste Temperatur ist 25–30 °C. Unter 15 °C ist eine Weiterentwicklung nicht möglich.

Bei entsprechenden Bedingungen befallen die Invasionslarven (L3) meist über Füße und Beine perkutan wiederum den Menschen und wandern über den venösen Blutweg zum rechten Herzen, zur Lunge, Trachea, Epiglottis, werden hier verschluckt und gelangen so erneut in die Darmschleimhaut, wo sie sich zu parthenogenetischen Weibchen entwickeln,

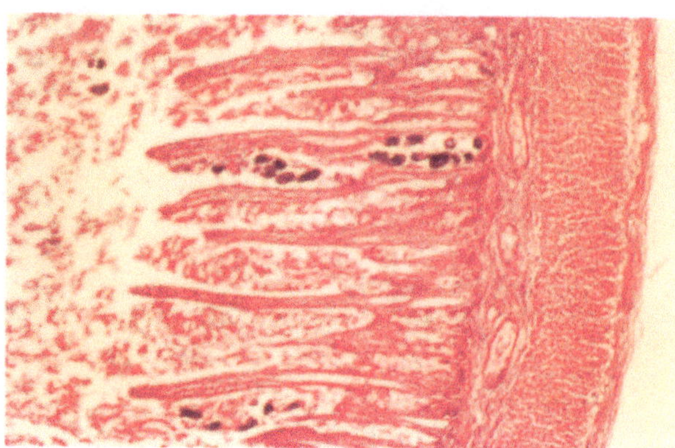

Abb. 16.31. LM-Aufnahme von *Strongyloides stercoralis*; histologischer Schnitt durch die Darmwand; mehrere Larven liegen zwischen den Darmzotten. HE-Färbung

die sich von Chylus ernähren („direkter Entwicklungsgang“).

Andererseits wiederum können sich die rhabditiformen Larven auch bereits im Darm des Wirtes zu filariformen Larven weiterentwickeln, die dann unmittelbar in die Darmschleimhaut eindringen („Endoautoinvasion“) oder häufiger aus perianalen Kotresten durch die Perianalhaut eindringen („Exoautoinvasion“) (Abb. 16.31).

Dieser Umstand bedingt die oft außerordentliche Hartnäckigkeit eines *Strongyloides*-Befalls.

Frühestens 14 Tage p. i. erscheinen die ersten rhabditiformen Larven im Stuhl (Präpatenz).

Infolge noch nicht näher geklärter Einflüsse können sich manche der ausgeschiedenen rhabditiformen Larven innerhalb von etwa 30 h auch zu einer zweigeschlechtlich differenzierten, *frei lebenden* Generation entwickeln, deren nur etwa 1000 µm × 65 µm große Weibchen (? 700–800 µm × 40 µm), erkennbar an einem hakenförmigen oder eingerollten Hinterende in diesem Falle befruchtete, etwa 30 µm große Eier erzeugen, aus denen wiederum rhabditiforme Larven schlüpfen, die sich entweder zum filariformen Larvenstadium weiterentwickeln oder die erneut zu frei lebenden, getrenntgeschlechtlichen Würmern heranwachsen („indirekter Entwicklungsgang“).

ÜBERTRAGUNG

Ein Befall des Menschen kann infolge der oben beschriebenen Entwicklungsvorgänge grundsätzlich auf folgenden Wegen geschehen:

- durch „Endo-“ und „Exoautoinvasion“,
- durch perkutane Larveninvasion:
  nach „direktem Entwicklungsgang“,
  nach „indirektem Entwicklungsgang“ (Generationswechsel).

Wie bereits erwähnt, benötigen die Larven zur Weiterentwicklung im Freien eine Temperatur, die über 15 °C liegen muss (optimal 25–30 °C), sowie ausreichende Bodenfeuchtigkeit. Da diese Bedingungen u. U. auch in Bergwerken erfüllt sein können, kann auch hier, wie bei der Ankylostomiasis, eine Verseuchung eintreten.

Infolge der „frei lebenden" Generation kann es zu einer starken Verseuchung feuchter Böden kommen. Die filariformen Larven vermögen aktiv intakte menschliche Haut – meist im Bereich der Füße und Unterschenkel – bzw. Schleimhaut zu durchdringen. Auch eine perorale Infektion etwa durch larvenverseuchtes Trinkwasser ist möglich, muss jedoch als relativ seltenes Ereignis angesehen werden. Wichtig ist, dass eine Kontaktinfektion dieser Würmer von Mensch zu Mensch möglich ist. Vorsicht ist auch beim Umgang mit verdächtigen Stuhlproben im Labor geboten. Die Übertragung durch Muttermilch ist auch möglich.

ÖKOLOGIE UND VERBREITUNG

Das Vorkommen des Zwergfadenwurms beschränkt sich – vom vereinzelten Vorkommen in Bergwerken usw. abgesehen – auf die warmen und feuchten Klimabereiche der Tropen und Subtropen. Das Verbreitungsgebiet deckt sich etwa mit dem der Hakenwürmer des Menschen (S. 513), wobei es allerdings Regionen gibt, in denen die Ankylostomiasis, und andere, in denen die Strongyloidiasis dominiert. In manchen Bereichen Afrikas, Asiens oder Südamerikas ist die Bevölkerung bis zu 60 % von dieser Wurmseuche befallen. Die Zahl der an Strongyloidiasis (Strongyloidose, Anguillulose) erkrankten Menschen wird auf derzeit 100 Millionen [29, 43] geschätzt.

SYMPTOME

Die Symptomatologie einer Strongyloidiasis ist abhängig von Befallsstärke und dem jeweiligen Aufenthaltsort des Parasiten.

Das perkutane Eindringen der filariformen Larven verursacht kleine, flüchtige, urtikariell-papulöse Hauterscheinungen, ähnlich wie dies bei der Invasion von Hakenwurmlarven der Fall ist. Tritt durch wiederholten Befall eine Sensibilisierung ein, so kommt es meist zu ausgeprägteren, heftig juckenden, allergischen Begleitreaktionen, meist in Form streifenförmig angeordneter urtikarieller Hautveränderungen, vorwiegend im Perianal- und Oberschenkelbereich infolge Exoautoinvasion.

Befallen *Strongyloides*-Larven tierischer Wirte (s. o.) den Menschen, so irren diese oft längere Zeit unter der Haut umher, ohne in der Lage zu sein, sich weiterzuentwickeln. Man spricht in diesem Fall von „creeping eruption" („Hautmaulwurf").

Passieren die *Strongyloides*-Larven die Lungen, so kann es – wie bei denen von Spul- und Hakenwürmern – zu flüchtigen, sog. eosinophilen Infiltraten mit Hustenreiz und weiteren asthmoiden Beschwerden („Asthma verminosum") kommen. Unter Umständen kommt es auch zu dem je nach Befallsstärke mehr oder weniger ausgeprägten klinischen Bild einer Pneumonie. Meist entsteht frühzeitig eine deutliche Eosinophilie, die jedoch in ihrer Stärke individuell sehr wechseln kann.

Die abdominale Symptomatologie ist ebenfalls weitgehend uncharakteristisch. Im Vordergrund stehen Oberbauchschmerzen, blutige Diarrhöen („Kotschinchina-Diarrhöen"), die mit Obstipation wechseln können, Übelkeit, Fieber, Leistungsschwäche, Gewichtsverlust, Krämpfe usw.

Enterokolonische Pseudoobstruktionsbeschwerden können eine Strongyloidiasis verschleiern [4]. In der Literatur wird weiterhin über einige wenige Fäller einer akuten Appendizitis durch *Strongyloides stercoralis* berichtet [8].

Unbehandelt besteht eine Strongyloidiasis infolge der möglichen, ständig sich wiederholenden Autoinvasion meist viele Jahre (Jahrzehnte!). Ein tödlicher Ausgang ist zwar selten, kann jedoch bei entsprechender Befallsstärke und individueller Resistenzminderung (Abwehrschwäche) des Wirtes, ggf. infolge gleichzeitiger Behandlung mit immunosuppressiven Medikamenten, z. B. Kortikosteroide, oder bei Aids, vorkommen. Bei jedem immungeschwächten Patienten mit septischer Schocksymptomatik, Darmbeschwerden, Lungeninfiltraten und Eosinophilie (nicht immer!) muss eine disseminierte Strongyloidiasis ausgeschlossen werden [27, 29, 34], da *Strongyloides* zu den opportunistischen Erregern gehört, die sich bei Immunschwäche massivst vermehren und zum Tode des Patienten führen (s.o.).

DIAGNOSE

Die Sicherung der Diagnose Strongyloidiasis ist meist problematisch, d. h. ohne Zuhilfenahme von Kultur- und Konzentrationsverfahren („Baermann-Trichter") durch den mikroskopischen Nachweis der nadelförmigen, sich lebhaft bewegenden Larven im frischen Nativstuhl- oder Rektalschleimausstrich oder im Duodenalsaftzentrifugat nicht sicher möglich. Werden in einer frischen Stuhlprobe freibewegliche Larven gefunden, so handelt es sich meist um solche des Zwergfadenwurms. Zugrundegegangene Larven in älteren Stühlen dürfen nicht mit Pflanzenhaaren u. Ä. verwechselt werden. Frische, wenig embryonierte *Strongyloides* -Eier (Abb. 16.30), die

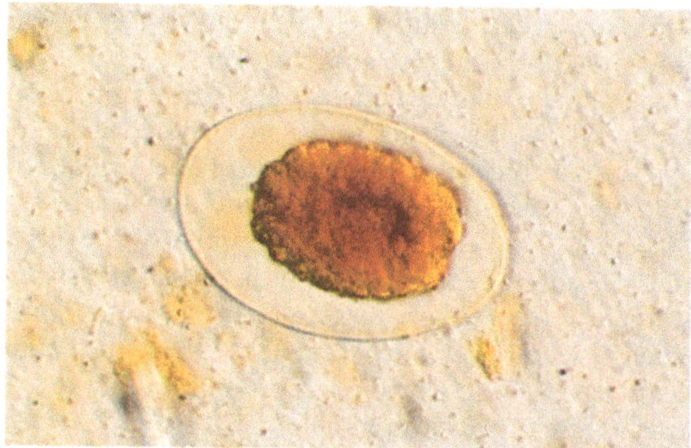

Abb. 16.32. *Trichostrongylus* sp. LM-Aufnahme eines Jod-Kali-gefärbten Eies

denen des Hakenwurmes ähneln (Abb. 16.24), findet man nur selten im Stuhl, da die rhabditiformen Larven i. d. R. bereits im Darm schlüpfen.
Da sich auf einer stehen gelassenen Stuhlprobe innerhalb von etwa 30 h die sog. filariformen Invasionslarven ausbilden, ist im Labor stets Vorsicht vor einer Infektion geboten. Der Nachweis einer *Strongyloides*-Infektion kann darüber hinaus mittels ELISA (S. 488) versucht werden.

PROPHYLAXE

Wie die Ankylostomiasis, so kann auch die Strongyloidiasis durch entsprechende sanitäre Einrichtungen und konsequente Beachtung von Hygieneempfehlungen verhütet werden.
Wirksame prophylaktische Maßnahmen sind insbesondere das Vermeiden von Barfußlaufen in Endemiegebieten und die Beachtung weiterer Infektionsquellen wie den engen Kontakt zu *Strongyloides*-infizierten Personen oder das Berühren von Stuhlproben im Labor usw.

THERAPIE

Als Mittel der Wahl bei Darmbefall gelten heute:

- *Albendazol (Eskazole)*: 400 mg täglich für 3 Tage.
- *Mebendazol* (Vermox, Surfont): Dosierung: Je 2–3 Tbl. à 100 mg morgens und abends an 7 aufeinander folgenen Tagen. Kinder: 2 mal tgl. 1 Tbl. an 3 aufeinander folgenden Tagen.

Zur Lokaltherapie bei „creeping eruption" empfiehlt sich die Anwendung einer 15%igen Tiabendazolpaste in Form von Okklusionsverbänden für einige Tage (s. S. 517).
Abschließend sei erneut darauf hingewiesen, dass die gleichzeitige parenterale Verordnung von Kortikosteroiden vermieden werden sollte, da hierdurch die intraintestinale Entwicklung invasionstüchtiger *Strongyloides*-Larven möglicherweise begünstigt wird.

f) Trichostrongylus orientalis und T. colubriformis („Magenwürmer")

Vorwiegend handelt es sich um Darmparasiten von Pflanzenfressern (Wiederkäuern), evtl. aber auch des Menschen.
Pathogenetisch haben diese Parasiten für den Menschen nur eine relativ geringe Bedeutung.
Trotzdem kann es, insbesondere abhängig von klimatischen Bedingungen, in bestimmten Gebieten Japans, Koreas, Ägyptens, Armeniens usw. zu einem mehr oder weniger starken endemischen Auftreten dieser Wurmseuche (Trichostrongyliasis, Trichostrongylosis) kommen.
Den Angaben der WHO gemäß sind derzeit 8–10 Millionen Menschen von *Trichostrongylus*-Arten befallen.

MORPHOLOGIE UND ENTWICKLUNGSZYKLUS

Die 4–9 mm langen, erwachsenen Würmer leben im Dünndarm (Duodenum, Jejunum), wo sie mit dem Kopf tief in der Mukosa stecken und mehrere Jahre alt werden können. Bei Wiederkäuern sitzen diese Parasitenstadien vorwiegend im Magen.
Die von den Weibchen abgelegten, 75–90 × 40–43 µm großen, stark gefurchten Eier (Abb. 16.32) gelangen mit den Fäzes ins Freie, wo bei ausreichender Bodenfeuchtigkeit und Wärme in 24 h das erste typisch gestaltete Larvenstadium entsteht.
Innerhalb von weiteren 60 h entwickelt sich schließlich unter weiteren zwei Häutungen das 3., sog. gescheidete Larvenstadium. Diese invasionsfähigen, gegen Trockenheit und Kälte recht widerstandsfähigen Larven müssen dann per os in den Magendarmtrakt gelangen, was i. d. R. durch den Verzehr von Salaten, rohen Gemüsen usw. erfolgt. Im Dünndarm angekommen, setzen sie sich an der Schleimhaut fest und wachsen zu geschlechtsreifen Würmern heran.
Vermutlich können die invasionsfähigen Larven jedoch auch perkutan in den Menschen einwandern und via Lungenpassage, analog den Hakenwürmern, den Dünndarm erreichen. Etwa 25 Tage p. i. können erstmals Eier im Stuhl nachgewiesen werden (Präpetanz).

ÜBERTRAGUNG

Die Auslösung einer Trichostrongyliasis erfolgt meist durch orale Aufnahme larvenkontaminierter Nahrungsmittel. Der Grund hierfür ist vor allem

die Düngung von Feldern und Gärten mit Fäkalien von Wurmträgern (Mensch, Rind).
Die Wurmlarven haben die Eigenschaft, an den Pflanzenstängeln hochzuwandern; so gelangen sie, meist durch den Verzehr von Salaten, ungekochtem Gemüse usw., in den Verdauungstrakt des Menschen.
Wie bereits erwähnt, wird weiterhin angenommen, dass die invasionsfähigen Larven den Menschen auch perkutan befallen können.

SYMPTOME

Die Symptomatologie ist wie die der anderen Darmparasitosen abhängig von Befallsstärke und Abwehranlage des Wirtes.
Bei geringem Befall können klinische Erscheinungen weitgehend fehlen. Starker Parasitenbefall führt infolge entzündlicher Darmveränderung, Blutverlust sowie allgemeiner Intoxikationserscheinungen zu einem mehr oder weniger ausgeprägten uncharakteristischen *Beschwerdebild.*

DIAGNOSE

Die Sicherung der Diagnose Trichostrongyliasis erfolgt durch den mikroskopischen Einachweis in einer frischen Stuhlprobe. Stuhl, der 24 h gestanden hat, kann bereits ausgeschlüpfte Larven enthalten.
Die farblosen, schlanken *Trichostrongylus* -Eier, die, wenn sie mit den Fäzes ausgeschieden werden, bereits ein meist fortgeschrittenes Morulastadium aufweisen, können leicht mit den ebenfalls farblosen, jedoch von der Form her etwas plumperen Eiern von *Ancylostoma duodenale* und *Necator americanus* (Abb. 16.24) verwechselt werden, die allerdings in frischen Fäzes nur wenige Blastomeren enthalten.

PROPHYLAXE

Durch entsprechende sanitäre Einrichtungen, insbesondere die Schaffung hygienisch einwandfreier Toilettenanlagen sowie konsequenten Verzicht auf die Düngung mit Fäkalien von Wurmträgern (Mensch, Rind) und den Verzehr von Salaten, ungekochtem Gemüse usw. in Endemiegebieten kann diese Wurmseuche weitgehend verhütet werden.

THERAPIE

Therapien der Wahl sind auch bei *Trichostrongylus*-Befall die Behandlung mit Mebendazol (Vermox, Surfont) oder Pyrantelpamoat (Helmex).

g) Anisakis spp., Pseudoterranova spp. und Contracaecum spp.

Spulwürmer von Meeressäugern können den Menschen als Fehlwirt befallen und zu Granulombildungen mit ausgeprägten klinischen Symptomen führen. Da diese Würmer in großer Anzahl in marinen Speisefischen auftreten, kam es u. a. im Sommer 1987 zu einer Beunruhigung der Bevölkerung, die aber in Anbetracht der doch geringen Anzahl von Humanfällen unbegründet ist.
Im Wesentlichen treten der sog. Heringswurm *Anisakis simplex (Synonyma: Acanthocheilus, Eustoma)* und der Kabeljauwurm *Pseudoterranova decipiens (Synonyma: Phocanema, Porrocaecum, Terranova)* auf.

MORPHOLOGIE

Die adulten Würmer dieser Arten leben im Darm von Meeressäugern (*Anisakis* hauptsächlich in verschiedenen Walarten; *Pseudoterranova* in Robben). Die ausgeschiedenen Eier (und die darin enthaltenen Larven) werden von marinen Kleinkrebsen als 1. Zwischenwirt aufgenommen, wo es zu einer Weiterentwicklung bis zur Larve 3 kommt. In marinen Fischen (2. Zwischenwirt) erfolgt dann ein Wachstum, wobei bis zu 5 cm Länge erreicht werden. Die Frage, ob eine Häutung zur Larve 4 vollzogen wird, ist ungeklärt. Fressen Meeressäuger (Endwirte) derartige Fische, so wachsen die Larven zu geschlechtsreifen Adulten heran. Nimmt ein Mensch jedoch derartige Larven auf, so befallen diese dessen Darmwand (s. u.), ohne die Geschlechtsreife zu erreichen. Gleiches gilt für die Gattung *Contracaecum.*

ÜBERTRAGUNG

Orale Aufnahme von roher oder ungenügend gegarter, larvenhaltiger Fischmuskulatur.

ÖKOLOGIE UND VERBREITUNG

Pseudoterranova-Arten wurden beim Menschen relativ selten beobachtet und scheinen vorwiegend auf den nordpazifischen Raum beschränkt zu sein. Sie finden sich besonders oft im Kabeljau. *Anisakis*-Arten haben als infektiöse Larven weltweite Verbreitung bei vielen Fischen (sehr wirtsunspezifisch) und finden sich sogar häufig bei Tintenfischen.

SYMPTOME

Die Symptome, die von den Vertretern beider Gattungen hervorgerufen werden, sind organspezifisch.

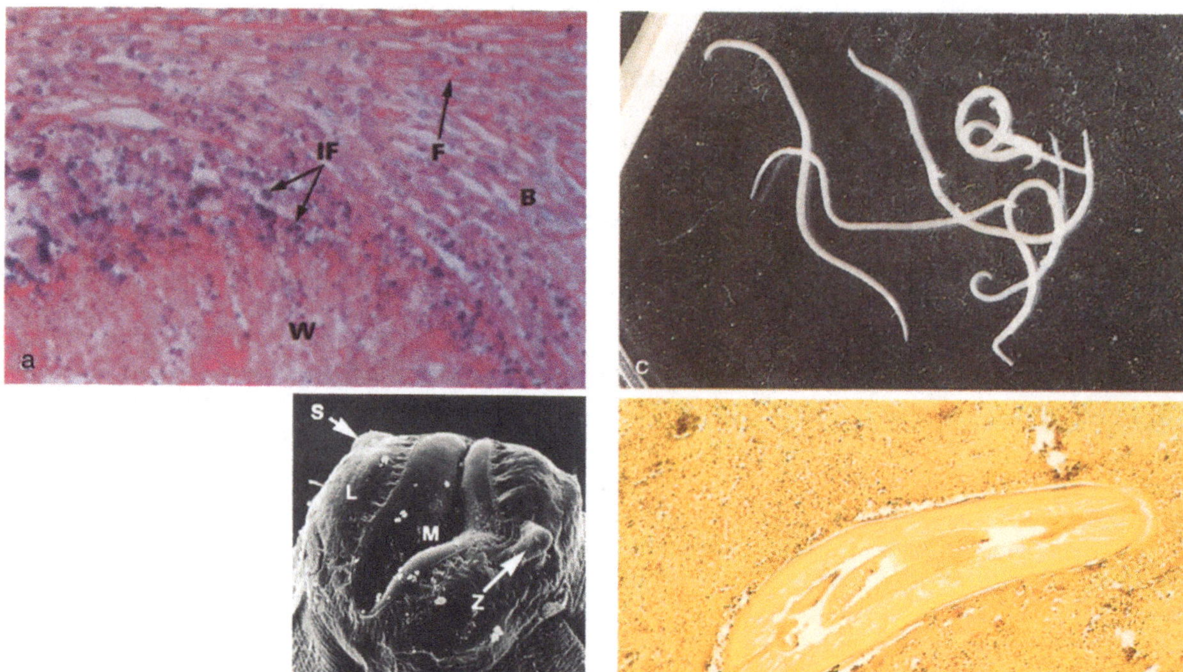

Abb. 16.33. **a** Paraffinschnitt durch die Peripherie eines eosinophilen Wurmgranuloms. *B* Bindegewebige Kapsel, *F* Faserbündel, *IF* eosinophile Infiltrationszone, *W* Reste des Wurms. **b** Rasterelektronenmikroskopische Aufnahme einer Larve 3 der Gattung *Contracaecum*. Derartige Larven werden mit dem Zwischenwirt (Fisch) oral vom Endwirt und Menschen aufgenommen. *K* Kutikula, *L* Lippe, *M* Mund, *S* Sinnespapille, *Z* Bohrzahn der Kutikula. **c** Larven von *Anisakis spec.* aus einem Blaulengfilet. **d** Querschnitt einer *Anisakis*-Larve in einem Darmgranulom (Gieson-Färbung)

Die Larven von *P. decipiens* bohren sich vorwiegend in die Magenwand ein und führen meist nur zu geringen Beschwerden. *Anisakis simplex* penetriert bei Europäern die Wand des Dünndarms in Nähe des Zökums (bei Japanern allerdings oft die Magenwand!). Daher ist die Symptomatik der einer akuten Appendizitis sehr ähnlich. Vor Ort kommt es zur Bildung von eosinophilen Granulomen. In seltenen Fällen können die Larven bis in die Leibeshöhle vordringen.

Die Erkrankungen *(Anisakiasis)* weisen daher sehr unspezifische Symptome auf, die oft nach 1–2 Wochen verschwinden. Da sehr verschiedene Fischarten befallen sind, sollte auf den Begriff „Heringswurmkrankheit" verzichtet werden.

DIAGNOSE

Die radiologischen und endoskopischen Befunde sind unspezifisch. Die Diagnose wird durch Darm- bzw. Magenbiopsien gestellt, die das Auftreten eosinophiler Granulome belegen (Abb. 16.33) [29, 35].

PROPHYLAXE

Fische, die ausschließlich als Infektionsquelle in Frage kommen, sollten nur in gegartem Zustand oder – wenn roh – stark gesalzen bzw. nach Schockfrostung verzehrt werden.

THERAPIE

Chirurgische Entfernung röntgenologisch darstellbarer Granulome. Als Chemotherapie käme bei starken Symptomen eine orale Behandlung mit Tiabendazol (25 mg/kg KG an 2 Tagen) in Betracht (andere Nematoziden werden nicht genügend resorbiert!). Da dieses Medikament in Deutschland nicht mehr erhältlich ist, muss es über internationale Apotheken bezogen werden.

16.3 Einzeller (Protozoen)

Die Protozoen werden heute u. a. in folgende Gruppen unterteilt:

- Sarcomastigophora,
- Sporozoa (Apicomplexa),
- Microspora,
- Ciliophora.

Nachfolgend beschrieben werden davon nur einige wenige, proktologisch wichtige Arten.
Aus dem Stamm Sarcomastigophora sind 3 Vertreter besonders wichtig: *Giardia lamblia* aus der Ordnung Diplomonadida der Klasse Zoomastigophorea und des Unterstammes Mastigophora (Flagellata), *Leishmania donovani* aus der Ordnung Kinetoplastida des gleichen Unterstammes und *Entamoeba histolytica* aus der Ordnung Amoebida der Klasse Lobosea und des Unterstammes Sarcodina (Rhizopoda).
Weiterhin wird auf den Erreger der Balantidienruhr, *Balantidium coli* aus dem Stamm Ciliophora, und aus dem Stamm der Sporozoa schließlich noch auf die Vertreter *Sarcocystis bovihominis, S. suihominis, Isospora belli* und *Cryptosporidium parvum* näher eingegangen. Als Anhang soll *Blastocystis hominis* dargestellt werden, obwohl nicht klar ist, ob es sich hierbei um einen Pilz handelt. Auch werden einige Mikrosporidien sowie die Kokzidien-Art *Cyclospora cayetanensis* vorgestellt, weil diese bei Aids-Patienten eine immer größere Bedeutung erlangen.

16.3.1 Entamoeba histolytica

Die Amöben (Amoeba), auch Wechseltierchen genannt, besitzen als Einzeller (Klasse Rhizopoda) keine feste Gestalt. Die Fortbewegung und Nahrungsaufnahme erfolgt durch Pseudopodien, die Fortpflanzung durch Zellteilung. Viele Amöbenarten bilden bei ungünstigen Bedingungen und zur Fortpflanzung Zysten aus. Amöben leben in feuchter Erde, Moos, Süß- und Meerwasser und als Endokommensalen oder Parasiten im Darm von Wirbellosen und Wirbeltieren.
Im Verdauungstrakt des Menschen können 7 Arten als obligate Parasiten bzw. Kommensalen gefunden werden: *Entamoeba gingivalis, E. coli, E. hartmanni, Jodamoeba (Pseudolimax) bütschlii, Endolimax nana, Dientamoeba fragilis, E. dispar* und die pathogene Art *Entamoeba histolytica.*

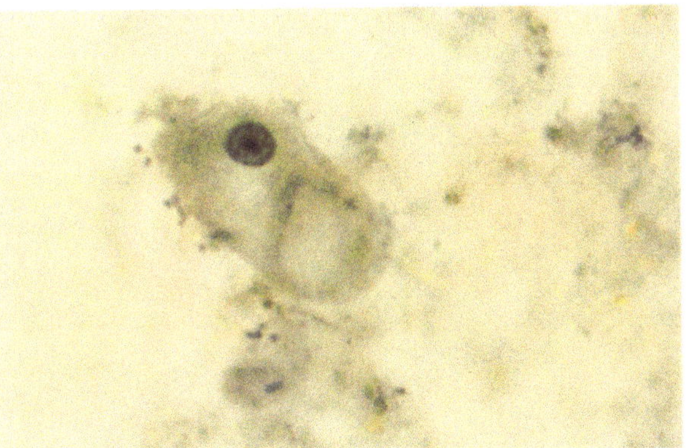

Abb. 16.34. LM-Aufnahme von *Entamoeba histolytica*, Minutaform

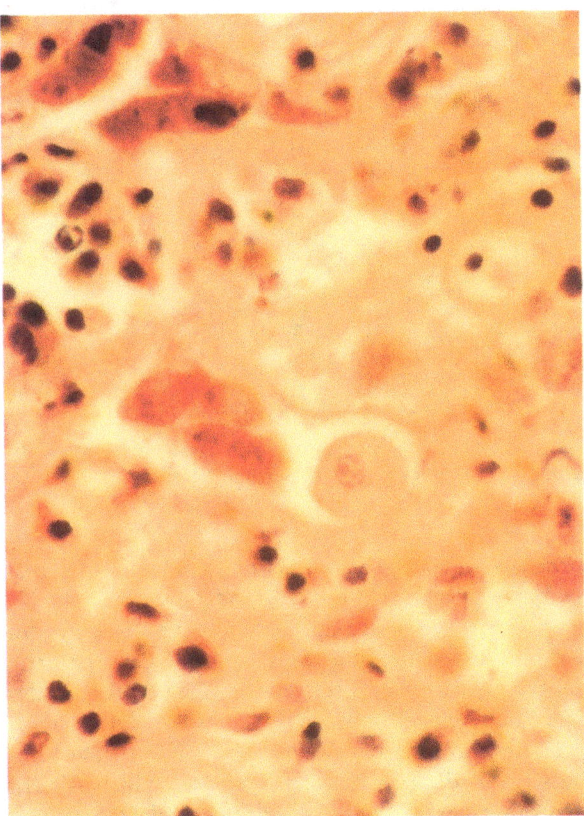

Abb. 16.35. LM-Aufnahme von *Entamoeba histolytica*; histologischer Schnitt. Magnaform in der Darmwand; charakteristisch ist der große Kernbinnenkörper (Nukleolus). HE-Färbung

MORPHOLOGIE UND ENTWICKLUNG

Der Erreger der Amöbenruhr (Amöbiasis) ist *E. histolytica*, die Ruhramöbe. Sie tritt in 3 Modifikationen auf. Einmal als harmlose, im Darmlumen lebende, 2–18 μm große Minutaform (Abb. 16.34), weiterhin als gewebsaggressive 20–30 μm große Magna-

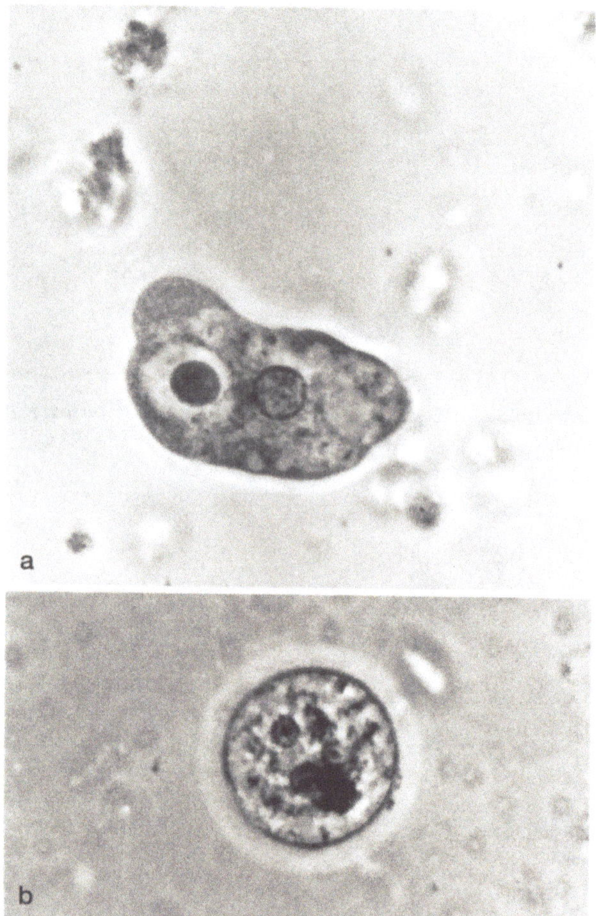

Abb. 16.36 a, b. LM-Aufnahmen von *Entamoeba histolytica*. **a** Freie Magnaform; **b** vierkernige Zyste

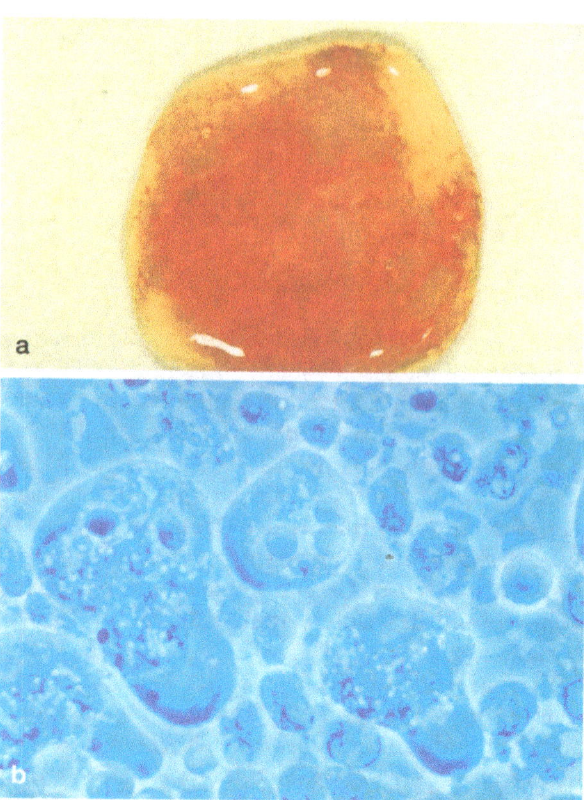

Abb. 16.37 a, b. *Entamoeba histolytica*. **a** Nativer, blutig-schleimiger Stuhl bei invasiver Amoebiasis; **b** LM-Aufnahme (Phasenkontrast) von Magnaformen, die rote Blutkörperchen gefressen haben

form (Abb. 16.35) und schließlich als 10–15 μm große, kugelig-ovale Zyste (Dauerform) (Abb. 16.36).

Eine akute Amöbenruhr ist stets verbunden mit dem Auftreten der sog. Magna- oder Gewebsform; sie gilt demzufolge als der eigentliche Erreger der Krankheit. Die Magnaform entsteht aus der harmlosen Minutaform unter bisher noch nicht näher bekannten Bedingungen. Erfahrungsgemäß vollzieht sich diese Umbildung bevorzugt bei gleichzeitigem Vorliegen von Darmstörungen wie bakteriellen Darminfektionen, Anazidität, Störung der Darmflora, Fehlernährung usw. (Abb. 16.37).

Diese großen vegetativen Stadien, die sich als solche fortzupflanzen vermögen, ernähren sich von Erythrozyten und Gewebstrümmern und sind in der Lage, in das Darmgewebe (Submukosa) einzudringen und von da aus über die Blutbahn bevorzugt in die Leber, aber auch in Lungen, Gehirn, Haut u. a. Organe vorzudringen, wo sie Abszessbildungen hervorrufen können.

Zysten werden allein von der bei chronischer Infektion im Darmlumen lebenden, harmlosen „Minutaform" gebildet. Bei chronischer Amöbenruhr („Amöbenträger") findet man in den Fäzes demgemäß nur die sog. vegetativen Darmlumenformen (Minutaformen) und Zysten. Ein großer Teil davon wird heute zu *E. dispar* gerechnet [21, 29]. Dies bedeutet, dass bei akut Erkrankten wegen der Diarrhöen zwar Minuta- und viele Magnaformen, i. d. R. jedoch keine Zysten ausgeschieden werden. Der akut an Amöbenruhr Erkrankte bedeutet demnach für seine Umgebung eine wesentlich geringere Infektionsgefahr als der nicht kranke Zystendauerausscheider („Amöbenträger"), der nur Träger von Minutaformen ist.

Gelangen die mit den Fäzes ausgeschiedenen Zysten (Dauerformen) auf oralem Wege, etwa über verunreinigte Nahrung oder Trinkwasser, erneut in den Intestinaltrakt eines Menschen, so schlüpfen die vierkernigen Amöben nach der Magenpassage aus ihren Hüllen (Exzystierung) und entwickeln sich durch einen weiteren Kernteilungsschritt vorübergehend zu achtkernigen Trophozoiten. Aus diesen entstehen über vier- und zweikernige Zwischenstufen wieder einkernige Minutaformen.

Als Präpatenzzeit wird für die Darmform ein Zeitraum von weniger als einer und für die Gewebeform, wenn sie überhaupt auftritt, von 1–2 Wochen angegeben [29].

ÜBERTRAGUNG

Die Infektion mit *Entamoeba histolytica* erfolgt durch orale Aufnahme der Zystenform durch verunreinigte Nahrung oder Trinkwasser. Neben mangelnder Hygiene können hierbei die Fliegen als Überträger der Zysten eine wichtige Rolle spielen. Insbesondere in Endemiegebieten ist es wichtig, dass Menschen, die im Lebensmittelgewerbe tätig sind, regelmäßig untersucht und saniert werden („Amöbenträger").
Nutz- und Wildtiere kommen als Infektionsquelle für den Menschen nicht in Betracht, auch wenn bekannt ist, dass Ratten, Meerschweinchen, Katzen und Hunde experimentell infiziert werden können.
Der Mensch ist demzufolge der einzige Wirt von epidemiologischer Bedeutung.

ÖKOLOGIE UND VERBREITUNG

Die Amöbenruhr ist eine in subtropischen und tropischen Gebieten stark verbreitete Erkrankung. Als Minutaform ist *Entamoeba histolytica* zwar auch in den gemäßigten Zonen anzutreffen, der Durchseuchungsgrad ist jedoch in den warmen Ländern viel höher. Jedenfalls tritt die Amöbenruhr ganz überwiegend in den tropischen und subtropischen Ländern und bei von dort zurückkehrenden Personen auf.
Derzeit sollen mehr als 500 Millionen Menschen von *Entamoeba histolytica* befallen sein und die Erkrankung soll jährlich über 75 000 Tote fordern [29, 44]. Die von der Parasitose am meisten betroffenen Bereiche sind Südeuropa, Südasien, Zentralafrika sowie Süd- und Mittelamerika.

SYMPTOME

Die Amöbenruhr kann ein sehr wechselndes Krankheitsbild hervorrufen, das alle anderen Dysenterieformen nachahmen kann. Nach zeitweiliger Besserung der Beschwerden kommt es häufig zu Rückfällen und chronischen Verlaufsformen. Unbehandelt kann die Erkrankung zwar spontan abheilen, in vielen Fällen führt sie jedoch zum Tode.
Die Symptomatologie steht in direktem Zusammenhang mit der Verhaltensänderung der Amöben. Sobald sich aus den harmlosen Minutaformen die gewebsaggressiven Magnaformen gebildet haben, dringen diese in die Darmwand ein und verursachen hierdurch zunächst stecknadelkopfgroße, meist scharf ausgestanzte Ulzera, aus denen schließlich unterminierte konfluierende Geschwüre, submuköse Abszesse, Perforationen und infolge Metastasierung extraintestinale Amöbenabszesse („Amöbome") (Abb. 16.38 a) entstehen können. Schleimhautläsionen im Kolon sind bereits 24–90 h nach der Infektion zu beobachten [21] (Abb. 16.38 b, c).
Demzufolge beginnt das Krankheitsbild meist mit blutig-schleimigen Durchfällen, die allerdings später in fast normale Stühle, ggf. sogar in Obstipationen übergehen können, verbunden mit Tenesmen und ziehenden Schmerzen vor allem im oft walzenförmig tastbaren Sigmabereich. Eine in vielen Fällen bestehende abdominale Druckempfindlichkeit wird durch Abszessbildungen in der Darmwand verursacht. Eine Perforation mit Peritonitis wie auch Striktur- und Fistelbildungen sind möglich [1].
Weiterhin kann es zu einer ausgeprägten Anorexie, Lebervergrößerung (auch ohne Amöbenhepatitis) und zu einer myxödematösen subikterischen Haut kommen.
Nicht selten treten infolge Verschleppung der Magnaform auf dem Blut- oder Lymphweg Komplikationen ein. Grundsätzlich können sich in jedem Organ sog. Amöbenabszesse bilden. Da die stets von der Darmwand ausgehende Aussaat über den Pfortaderkreislauf zuerst die Leber erreicht, ist insbesondere der rechte Leberlappen häufigster Sitz derartiger tropischer Abszesse [21].
Bei 1–3 % der Patienten mit Darmwandmanifestation entwickelt sich ein Leberamöbenabszess. Männer sind 10 mal häufiger betroffen als Frauen.
Wegen des schleichenden, ausgesprochen chronischen Verlaufs einer solchen extraintestinalen Komplikation, die sich oft erst Monate nach einem durchgemachten Darmbefall manifestiert, ist die Diagnosestellung naturgemäß erschwert und damit die Gefahr eines Abszessdurchbruches in die Bauch- oder Pleurahöhle erhöht.
Eine weitere Komplikation während oder – oft sehr spät – in der Remission einer akuten Amöbenruhr stellt die sog. Amöbenhepatitis dar. Es handelt sich hierbei um eine diffuse Hepatitis, deren Ursache eine enterotoxische oder allergische Reaktion auf *E. histolytica* zu sein scheint.
Eine ausgeheilte Amöbiasis hinterlässt keine Immunität.
Die Inkubationszeit der Amöbenruhr beträgt wenige Tage bis mehrere Wochen.

DIAGNOSE

Der mikroskopische Nachweis der Magnaform ist zur Sicherung der Diagnose *akute Amöbenruhr* unbedingt erforderlich. Der Nachweis gelingt jedoch nur, wenn die Untersuchung unmittelbar nach der Stuhlentleerung erfolgt. Eine blutige Schleimflocke

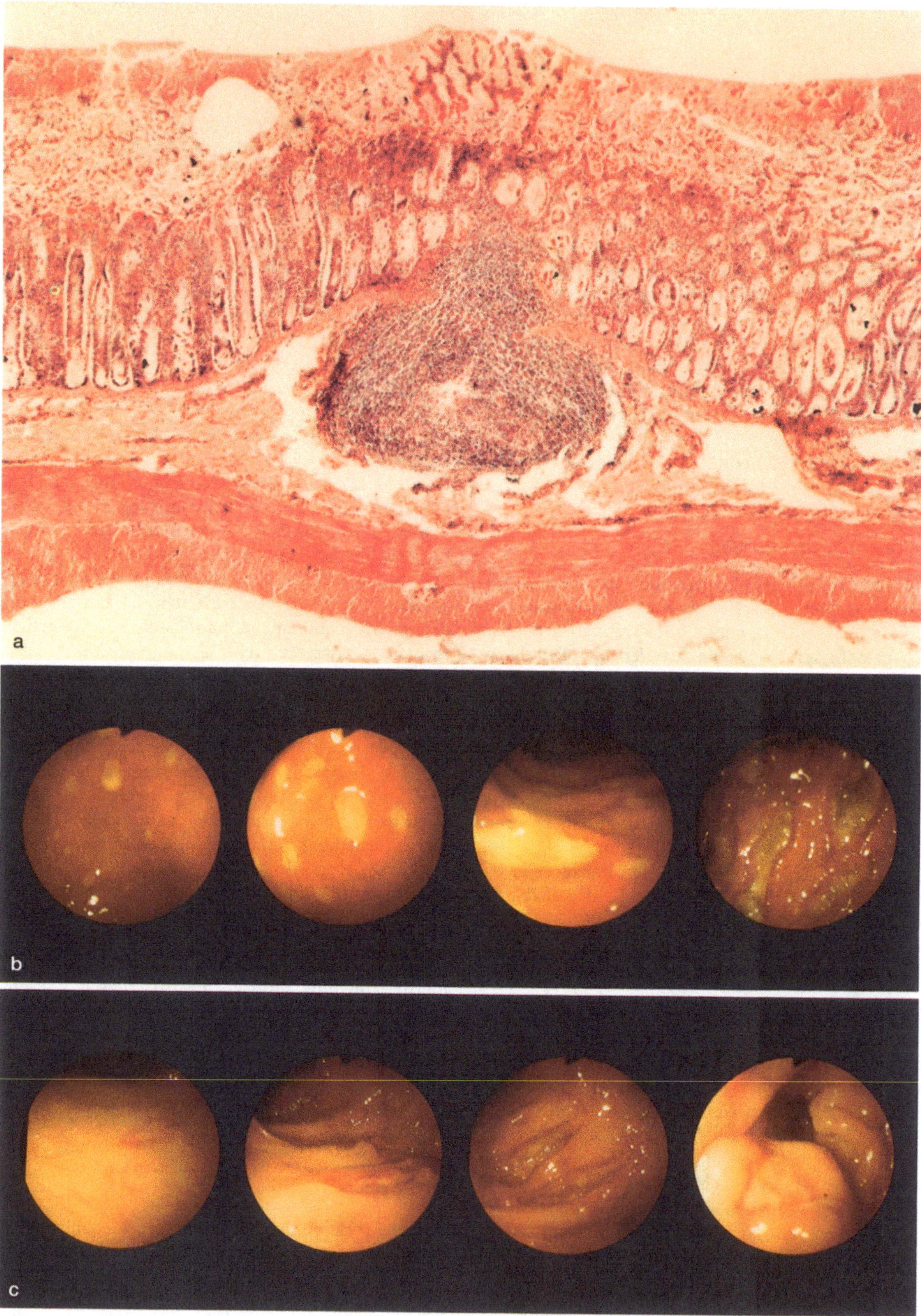

Abb. 16.38 a–c. Legende s. S. 529

aus einer noch warmen Stuhlprobe wird hierzu auf einem Objektträger ausgestrichen, mit einem Deckglas abgedeckt und sogleich mikroskopisch untersucht (Phasenkontrastoptik). Die in Abb. 16.36 a dargestellten Magnaformen sind sodann an ihrer auffällig lebhaften, durch ruckartiges Vorstoßen ihres Pseudopodiums gekennzeichneten Beweglichkeit und den orangefarbenen Erythrozyten im Zytoplasma zu erkennen. Ist die Untersuchung am Entnahmeort nicht möglich, so empfiehlt es sich, frisch entnommenes Material in Sublimatalkohol oder 3,5%iger Formalinlösung an ein parasitologisches Institut zu schicken.

Zum Nachweis einer *Darmlumeninfektion* („Amöbenträger") muss nach den Zysten (Dauerformen) gefahndet werden. Dies gelingt besser, wenn man dem frischen Stuhlausstrich 4%ige Jod-Jodkali-Lösung zusetzt, da sich hierdurch das Plasma bräunlich färbt und die Zellkerne gut erkennbar werden.

Da im direkten Ausstrich Zysten meist nur bei massivem Befall nachweisbar sind, empfiehlt sich auch die Zuhilfenahme eines Anreicherungsverfahrens (z. B. das Konzentrationsverfahren nach Telemann oder das Zinksulfat-Konzentrationsverfahren mit Flotationstechnik, S. 485). Als weiteres Hilfsmittel wird empfohlen, den Patienten vorher mit einem salinischen Abführmittel (z. B. 10–15 g Natriumsulfat) abzuführen.

Zur Herstellung von Dauerpräparaten und auch zur differenzierteren Diagnostik empfiehlt sich die Färbung mit Eisenhämatoxylin nach Heidenhain (s. S. 487).

Wichtig ist insbesondere eine sichere Unterscheidung der Zysten von *E. histolytica* von denen anderer apathogener Amöbenarten des Menschen (Abb. 16.39).

Die Fehldiagnose einer Amöbenkolitis kann auf folgende Faktoren zurückzuführen sein: Mangelhafte

◁

Abb. 16.38. **a** Histologischer Schnitt durch die Darmwand mit Entamöbenabszess. HE-Färbung. **b** Floride ulzeröse Amöbenkolitis. *Links*: Im Rektum und unteren Sigma dicht bei dicht stehende, kleinere aphthöse bis flach ulzeröse Schleimhautläsionen; *zweites von links*: Nahsicht der Ulzera im Sigma; *zweites von rechts*: im oberen Sigma konfluierende Ulzera, die eine Haustrie überbrücken; *rechts*: dicht bei dicht stehende, querverlaufende Ulzera im Descendens mit unterminierten Rändern. **c** Aphthösulzeröse disseminierte Kolitis bei einer Amöbiasis nach 2 wöchiger Therapie mit Metronidazol (gleicher Fall wie **b**). *Links*: kleines, aphthöses Ulkus; *zweites von links*: Ulzera mit erhabenem Saum, wahrscheinlich submukös infiltrierend; *zweites von rechts*: querverlaufende Ulzera mit unterminiertem Rand; *rechts*: Ulkus mit Schwellungswall, fissurähnlich auslaufend

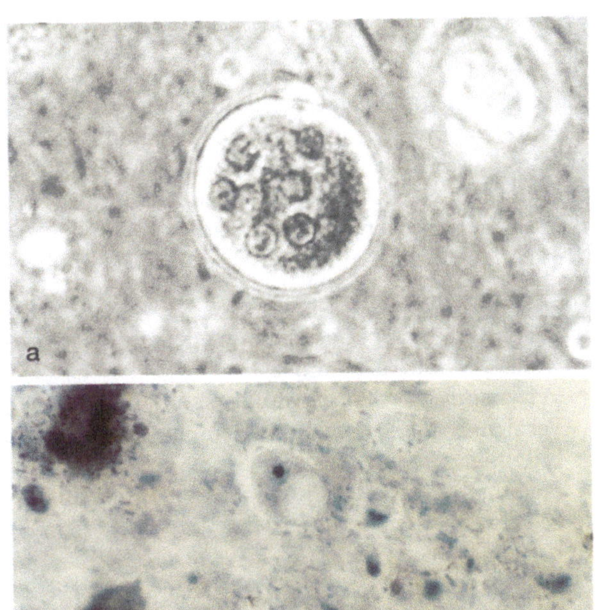

Abb. 16.39 a, b. Nichtpathogene, aber differenzialdiagnostisch wichtige Amöben. **a** Achtkernige Zyste von *Entamoeba coli*; Jodpräparat. **b** Zysten von *Jodamoeba bütschlii*; Heidenhain-Färbung

Anamnese, unspezifische Symptomatik und Fehldeutung radiologischer und endoskopischer Befunde. Die unangemessene Kortisontherapie, als Folge einer falschen Diagnose (z. B. Crohn-Kolitis oder Colitis ulcerosa), kann zu einer dramatischen Verschlechterung des Krankheitsbildes führen [22].

Die endoskopische Differenzierung eines Amöboms vom Kolonkarzinom ist möglich, wird aber umso schwieriger, je kleiner der Durchmesser der Läsion (< 1 cm) ist.

Ein Leberbefall kann Monate bis Jahre nach der Amöbeninfektion symptomatisch werden. Zum Nachweis der Leberamöbenabszesse haben sich Ultraschallsonographie und/oder Computertomographie (CT) bewährt. Der direkte Erregernachweis gelingt selten; die Diagnose wird serologisch und durch Feinnadelpunktion gesichert (Achtung: der Amöbenabszess ist „bakteriologisch" steril!) [19].

Der mikroskopische Nachweis der Gewebsformen, der in vielen Fällen negativ ausfällt, wird heute von der serologischen Diagnostik weitgehend abgelöst. Die empfindlichsten Verfahren sind: der indirekte Hämagglutinationstest (IHAT), die Methode der indirekten Immunofluoreszenz (IFAT) und ELISA [13, 21, 29, 30, 40].

PROPHYLAXE

Bei Raumtemperatur bleiben die Zysten 9–28 Tage infektiös, bei niedrigeren Temperaturen bis zu 4 Monaten. In gering bakteriell kontaminiertem Wasser überleben die Zysten 1–5 Wochen. Das Chlorieren des Trinkwassers vernichtet die Zysten nicht sicher. Filtrieren ist notwendig.
Wirksame Vorbeugemaßnahmen gegen Amöbenruhr in Endemiegebieten sind:

- Beachtung einer konsequenten persönlichen Hygiene (Händewaschen usw.),
- Verwendung von einwandfreiem Trinkwasser, Verzicht auf den Verzehr von rohen, ungeschälten Früchten, Gemüsen usw.,
- regelmäßige Überwachung aller im Lebensmittelgewerbe tätigen Personen.

THERAPIE

Als Mittel der Wahl zur Behandlung einer *Darmlumeninfektion* (Minutaformen und ihre Zysten) gilt Diloxanidfuroat (Furamide, über Auslandsapotheke). Dosierung: 3 mal 500 mg/Tag oral für 10 Tage; Kinder: 20 mg/kg/Tag. Alternativ kommt bei intraluminalen Infektionen Paromomycin (Humatin) (30 mg/kg/Tag in 3 Dosen über 5–10 Tage) in Betracht [21].
Mittel der Wahl zur Behandlung der *invasiven* bzw. *extraintestinalen* Amöbiasis stellen Nitroimidazolderivate dar. Dosierung: Metronidazol (z.B. Arilin, Clont): 3 mal 10 mg/kg/Tag, oral oder i.v. für 10 Tage oder Tinidazol (Simplotan): 2 mal 10 mg/kg/Tag für 5–10 Tage oder 2 g/Tag oral für 5 Tage.
Chloroquin (Resochin) ist beim Amöbenleberabszess ebenfalls wirksam und kann in schweren Fällen zusätzlich gegeben werden (600 mg Chloroquin-Base/Tag für 2 Tage, dann 300 mg/Tag für 2–3 Wochen; Kinder: 10 mg/kg/Tag für 2–3 Wochen).
Nicht selten persistiert jedoch eine asymptomatische Zystenausscheidung (Stuhlkontrolle nach Behandlung). Daher sollte stets eine Therapie mit Diloxanidfuroat (s.o.) angeschlossen werden, um eventuell noch im Darmlumen vorhandene *E. histolytica* sicher zu eliminieren [21, 29].
Bei drohender Perforation oder bereits perforierten Abszessen, Blutungen, Appendizitis oder therapieresistentem Amöbom kann eine ultraschallgezielte Punktion oder eine chirurgische Intervention erforderlich sein.

16.3.2
Giardia lamblia (Lamblia duodenalis)

Giardia lamblia auch bekannt unter den *Synonyma Lamblia duodenalis, G. lamblia, G. enterica, Lamblia intestinalis, G. duodenalis*, ist der wichtigste beim Menschen im Dünndarm vorkommende pathogene Flagellat.
Weitere im Dünndarm von Säugetieren als Kommensalen auftretende, bilateral-symmetrische, 2 Kerne, einen Saugnapf und 6–8 Geiseln tragende Darmflagellaten sind *G. bovis* (Rind), *G. canis* (Hund), *G. caprae* (Ziege), *G. cati* (Katze), *G. duodenalis* (Kaninchen), *G. muris* (Ratte, Maus).
Nach neueren Untersuchungen geht man allerdings davon aus, daß es sich bei vielen dieser Arten um Synonyma handelt und daß auch die Art, die beim Menschen auftritt, *G. duodenalis* heißen müßte. So gibt es 3 Genotypen: Typ A wurde beim Menschen und vielen Tieren gefunden, Typ B im Menschen, bei Hunden und Katzen, Typ C nur in Hunden. Fest steht aber, daß die Hundegiardien (13% Befall in Deutschland) auf den Menschen übertragbar sind und so eine bedeutende Infektionsquelle für Kinder darstellen dürften.
G. lamblia ist auf der ganzen Welt verbreitet, wobei die Befallsrate in warmen Ländern (Tropen) deutlich höher ist als in Ländern mit gemäßigtem Klima. Kinder sind wesentlich häufiger befallen, d.h. bei Kindern wird der Darmparasit häufiger pathogen als bei Erwachsenen.
Nach Angaben der WHO sind derzeit etwa 150 Millionen Menschen von *G. lamblia* befallen.

MORPHOLOGIE UND ENTWICKLUNG

Der im vegetativen Stadium im oberen Dünndarm (Duodenum und oberes Jejunum) lebende birnenförmig gestaltete, lebhaft bewegliche, 10–20 µm große Parasit, besitzt ein konkaves, saugnapfartig ausgebildetes Organ, mit dem er sich im Bürstensaum der Epithelzellen verankern kann. Der Trophozoit trägt 8 Geiseln. Die 2 Kerne liegen im vorderen Teil der Zelle. Eine Mundöffnung fehlt. Das Tier kann nur gelöste Nahrung aufnehmen (Abb. 16.40).
Die Vermehrung erfolgt durch Zweiteilung. Zur Verbreitung dienen vierkernige Zysten (Dauerstadien), in die sich die vegetativen Trophozoiten umzuwandeln vermögen. Hierzu nimmt das Tier eine ellipsoide Form an, zieht die Geiseln ein und verkapselt sich durch Ausbildung einer kräftigen Membran. Danach teilt sich jeder Kern, sodass die fertig ausgebildete, 10–14 µm × 7–10 µm große, ovale Zyste 4 Zellkerne aufweist.
Gelangen diese mit dem Stuhl ausgeschiedenen Zysten über verschmutzte Hände, Nahrungsmittel per

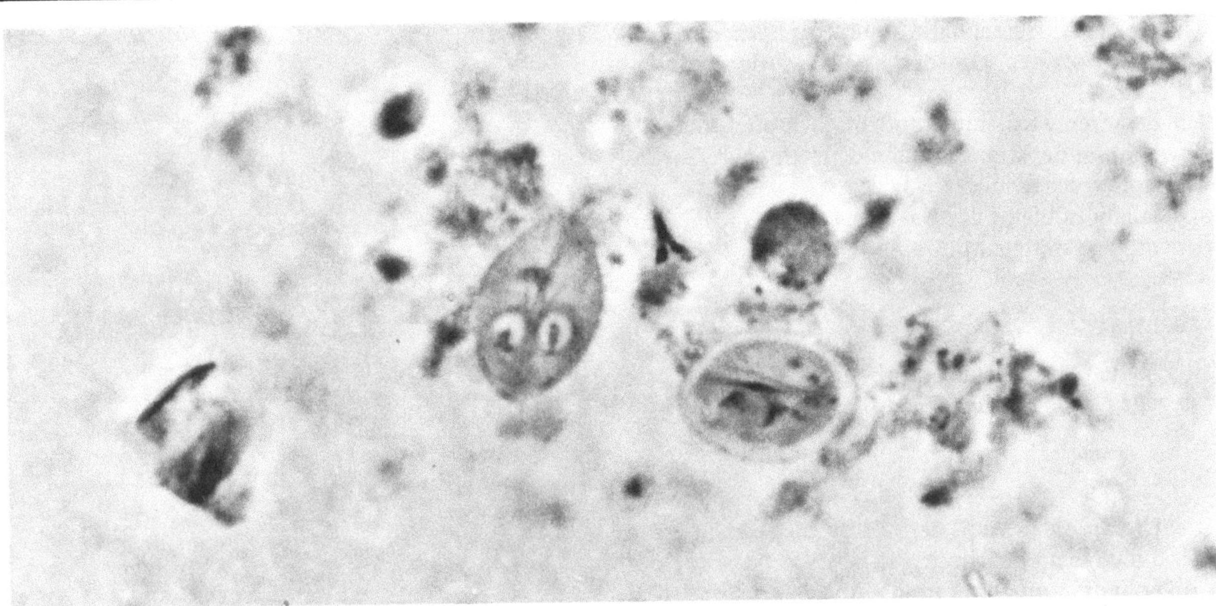

Abb. 16.40. LM-Aufnahme von *Giardia lamblia.* Ungefärbte Zyste und Trophozoit *(links)* im Ausstrich

os wieder in den Verdauungstrakt des Menschen, so gestalten sich diese im oberen Dünndarmbereich wiederum in vegetative Trophozoiten um. Die Präpatenz beträgt 1–4 Wochen.

ÜBERTRAGUNG

Die Übertragung der Giardien erfolgt ganz analog zu den Verhältnissen bei der Amöbenruhr durch orale Aufnahme der massenhaft im Stuhl von Parasitenträgern ausgeschiedenen Zysten (fäkal-orale Kontaktkette).
Hierbei spielen insbesondere viele Fliegen als Überträger der Zysten eine Rolle. Meist erfolgt die Ansteckung durch mangelnde Hygiene über kontaminierte Nahrungsmittel, verseuchtes Trinkwasser, verschmutzte Hände usw. Die Zysten bleiben in feuchter Umgebung bei 21 °C bis zu 3 Wochen, in kühlem Wasser (8 °C) etwa 3 Monate lebensfähig [6].
Eine direkte Übertragung von Mensch zu Mensch ist (ebenso wie eine Autoinfektion) stets möglich.

SYMPTOME

Die Symptomatologie einer Giardiasis ist wechselhaft und weitgehend uncharakteristisch. Die Mehrzahl der Parasitenträger ist völlig beschwerdefrei. Im Gegensatz zur *Entamoeba histolytica* vermögen Lamblien nicht in das Gewebe einzudringen. Demzufolge wird die pathogenetische Bedeutung als verhältnismäßig gering eingeschätzt.
Als Leitsymptome, die den Verdacht auf eine Giardiasis nahe legen, gelten Diarrhöe, Meteorismus, Nausea und Erbrechen. Die Inkubation beträgt 3–23 Tage.
Auch ein ausgesprochen periodisches Auftreten der Symptome, helle, voluminöse, speckig glänzende, klebrige, übel riechende Stühle, das Vorliegen einer Fett- und/oder Alkoholintoleranz, vermehrt Hauterscheinungen in Form von Akne-Effloreszenzen, Furunkeln u. Ä. sowie Kopfschmerzen usw. sollten den Verdacht auf Vorliegen einer Giardiasis nahe legen und Anlass zu einer ausgiebigen Suche nach *Giardia*-Zysten im Stuhl und ggf. Duodenalsaft sein. In jüngster Zeit hat *Giardia lamblia* große Bedeutung bei immunkompromittierten Personen (Aids) erlangt, wo es zu enormen Diarrhöen kommen kann [29].
Eine rezidivierende *Giardia*-Infektion bei Kindern ist oft der Anhaltspunkt für die Diagnose der häufigsten Immunopathie: sekretorisches IgA-Mangelsyndrom [44].

DIAGNOSE

Die Diagnosesicherung Giardiasis erfolgt entweder durch den mikroskopischen Nachweis (Phasenkontrast) der vegetativen Formen des Parasiten oder der Zysten.
Die vegetativen Trophozoiten sind im Nativpräparat (aus *frischem* Stuhl oder Duodenalsaft mittels Gastroduodenoskopie) an ihrer typischen Form und starken Beweglichkeit zu erkennen.
Zum Nachweis der *Giardien*-Zysten empfiehlt es sich, – ganz analog zu dem von *E. histolytica*-Zysten – das Nativpräparat mit 4%iger Jod-Jodkalium-Lösung zu versetzen oder sich der Eisenhämatoxylin-

Färbung nach Heidenhain (S. 487) zu bedienen, wodurch die Zysten gut dargestellt werden können (Abb. 16.40).
Zur besseren Ausbeute empfiehlt sich auch hier die Anwendung des Zinksulfatkonzentrationsverfahrens mit Flotationstechnik (S. 487).
Speziallabors bleibt der Nachweis eines *Giardia*-Koproantigens mittels ELISA vorbehalten [16].

PROPHYLAXE

Hier gelten die gleichen Vorbeugemaßnahmen wie die gegen Amöbenruhr (S. 530) angegebenen.

THERAPIE

Die Therapie der Wahl bei Giardiasis besteht heute bei möglichst gleichzeitiger Einschränkung der Kohlenhydrataufnahme in der Applikation von Nitroimidazolen. Verwendung finden Metronidazol (z. B. Arilin, Clont u.a.), Tinidazol (Simplotan) oder Nimorazol (Esclama). Empfohlene Behandlungsdauer: 5 Tage; 3 mal 250 mg täglich.
Da Giardien sehr leicht von Mensch zu Mensch übertragen werden können, ist es wichtig, auch asymptomatische Kontaktpersonen gleichzeitig mitzubehandeln, um ständigen Reinfektionen vorzubeugen. Bedeutung bei Aids s. S. 470.

16.3.3 Leishmania donovani

Drei Arten des *L. donovani*-Komplex (*L. donovani donovani, L. donovani infantum* und *L. donovani chagasi)* befallen beim Menschen auch den Intestinaltrakt. Diese eingeißligen Protozoen gehören zu der Ordnung der Kinetoplastida (so genannt wegen ihres DNA-haltigen Kinetoplasten) innerhalb der Flagellata (im Stamm Sarcomastigophora) und sind Verwandte der *Trypanosoma*-Arten (u. a. der Erreger der Schlafkrankheit beim Menschen).

MORPHOLOGIE

Die Erreger werden als promastigote Stadien (Geißel vorn) von den nachts aktiven, nur 2–3 mm großen Sandmücken der Gattungen *Phlebotomus* und *Lutzomyia* auf den Menschen übertragen (Abb. 16.41 c). Nach dem Stich werden sie in der Haut von Makrophagen phagozytiert und in Vakuolen eingeschlossen. In diesen wandeln sich die Erreger zu ovoiden, 2–4 µm großen, mikro- bzw. amastigoten Stadien (Geißel lichtmikroskopisch nicht sichtbar!, Abb. 16.41 b). Die Teilung erfolgt durch stete Zweiteilung, bis die Wirtszelle wieder platzt.

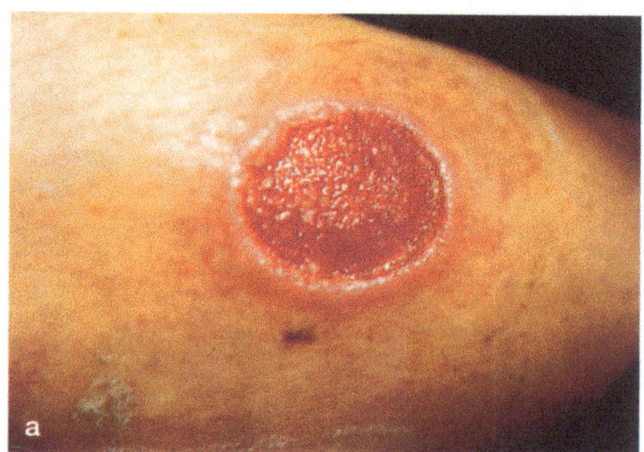

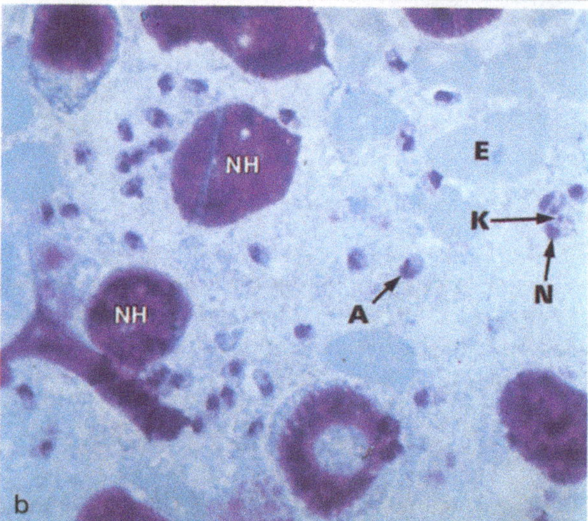

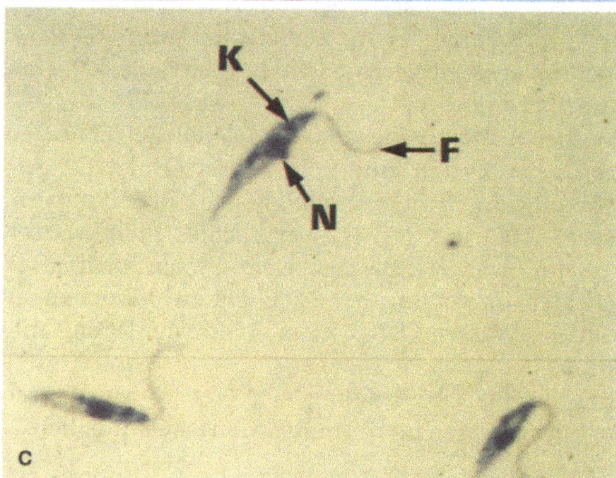

Abb. 16.41. **a** Makroaufnahme einer „feuchten" Hautläsion an der Stichstelle infolge von *Leishmania tropica.* **b** Gefärbtes Ausstrichpräparat eines Knochenmarkpunktats eines Patienten, der an Eingeweideleishmaniasis litt. Geplatzte Wirtszellen (Makrophagen) enthalten zahlreiche amastigote Stadien von *Leishmania donovani.* Die kurze Geißel ist im Lichtmikroskop unsichtbar. *A* Amastigoter Parasit, *E* Erythrozyt, *K* Kinetoplast, *N* Nukleus (Kern) des Parasiten, *NH* Nukleus der Wirtszellen. **c** Gefärbtes Ausstrichpräparat von promastigoten Stadien von *L. donovani.* Diese Stadien werden vom Vektor übertragen. *F* Flagellum, *K* Kinetoplast *N* Nukleus (Kern)

Bei den Erregern der Eingeweideleishmaniasis kommt es danach zu einem schleichenden Befall der Zellen der Intestinalorgane, was bei den Erregern der Hautleishmaniasis (z.B. *L. tropica*-Komplex, s. Abb. 16.41 a) unterbleibt.
Der Lebenszyklus wird geschlossen, wenn eine Sandmücke wieder amastigote Stadien mit der Blutmahlzeit aufnimmt. Im Vorderdarm wandeln diese sich dann wieder in promastigote Formen um, die sich ebenfalls durch Zweiteilung vermehren und nach 4–18 Tagen (artspezifisch, temperaturabhängig) wieder übertragen werden können.

ÜBERTRAGUNG

Die Übertragung erfolgt durch den Stich des Vektors (Sandmückenweibchen). Auch durch Zerdrücken der Mücken werden Leishmanien freigesetzt, die leicht an verletzten Hautstellen Infektionen hervorrufen können.

ÖKOLOGIE UND VERTEILUNG

Entsprechend der Flug- bzw. Brutgebiete der Sandmücken findet sich die Eingeweideleishmaniasis in trocken-warm-sandigen Gebieten (gesamte Mittelmeerküste, Vorderer Orient, südliche UdSSR, Ost- und Westafrika, Indien, China, Zentralasien, fokal auch in Südamerika). Mehr als 15 Millionen Menschen sind weltweit davon befallen.

KLINIK

Die viszerale Leishmaniasis (*Synonyma*: Eingeweideleishmaniose, Kala-Azar, Dum-Dum-Fieber) ist durch die Ausbreitung der Erreger in Zellen des retikuloendothelialen Systems (RES) und eine damit verbundene Immunsuppression charakterisiert. Im Vordergrund des klinischen *Erscheinungsbildes* findet sich als Folge einer Hyperplasie des RES daher stets eine ausgeprägte Spleno- und zumeist auch Hepatomegalie sowie oftmals Lymphknotenanschwellungen.
Im Gastrointestinum kommt es zu entzündlichen Infiltrationen und Schwellungen im Schleimhautbereich, Zottenatrophie und Ulzerationen mit massenhaft parasitierten Makrophagen im Zottenstruma, an der Lamina propria und in der Submukosa, besonders jedoch am Rand von Ulzera [18].
Nach einer *Inkubation*, die zwischen 2 Wochen und mehreren Monaten variieren kann, beginnt das *Beschwerdebild* oft mit Temperaturen von 39–40 °C, die in durch Pausen unterbrochene Fieberwellen von 2–6 Wochen übergehen. Hinzu kommen klinisch-gastroenterologische Symptome wie Leibschmerzen, Appetitlosigkeit, Brechreiz und vor allem Durchfälle [18].
Das Blutbild zeigt Panzytopenie, Hypergammaglobulinämie, aber nur selten Eosinophilie.
Unbehandelt führt die viszerale Leishmaniasis häufig nach 1–2 Jahren zum Tode.

DIAGNOSE

Die Erreger sind in Giemsa-gefärbten Leber- bzw. Knochenmarkspunktaten leicht zu erkennen (Abb. 16.41 b). Knochenbiopsiematerial von Patienten wird auf Labortiere übertragen; diese werden dann untersucht. Dünndarmbiopsien von Patienten bleiben ohne Verlass.
Für die Diagnose der viszeralen Leishmaniasis sind folgende serologische Methoden zuverlässig: KBR, IIFT und ELISA.

PROPHYLAXE

Vorbeugemaßnahmen sind: Verwendung von Repellents gegen Mückenstiche in Epidemiegebieten; Aufenthalt im Freien nachts und in der Dämmerung vermeiden.

THERAPIE

Als Mittel der Wahl gelten heute Antimonpräparate, z.B. Natriumstibogluconat (Pentostam) in einer Dosierung von tägl. 10–20 mg/kg KG langsam i.v. über 20 Tage, oder Megluminantimonat (Glucantime; 6–10 mg/kg KG täglich i.m. über 12–15 Tage. Je nach Notwendigkeit kann nach 10 tägiger Pause (Kumulationsgefahr!) eine erneute Kur erfolgen [18, 33].
Bei Therapieversagen (immungeschwächte Patienten haben eine hohe Rezidivrate) oder Antimon-Unverträglichkeit kommen aromatische Diamidine (Pentamidin-Isethionate in einer Dosierung von 2–4 mg/kg KG 3 mal wöchentlich i.v. oder i.m. über 15–25 Wochen) oder Amphotericin B (0,5–1 mg/kg KG i.v. jeden zweiten Tag) in Betracht. Als Begleittherapie wird Allopurinol (3–6 mg/kg KG 3 × täglich i.m. bis zu 6 Wochen) empfohlen [20, 29, 39].

16.3.4 Balantidium coli

Aus der Gattung *Balantidium*, die Darmparasiten jeweils verschiedener Spezies von Insekten, Fischen, Krebsen, Amphibien und Säugern umfasst, hat lediglich eine Art als Parasit beim Menschen Bedeutung erlangt: *Balantidium coli*, der Erreger der Balantidiosis (*Synonyme*: Balantidiasis, Balantidien-Dysenterie, Balantidien-Ruhr).
Balantidium coli lebt regelmäßig als stets harmloser Kommensale im Dickdarm des Schweines. Nur sel-

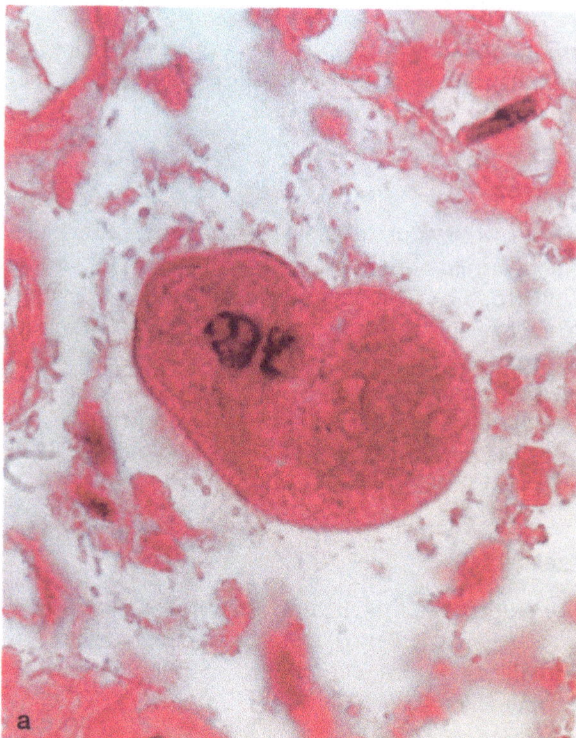

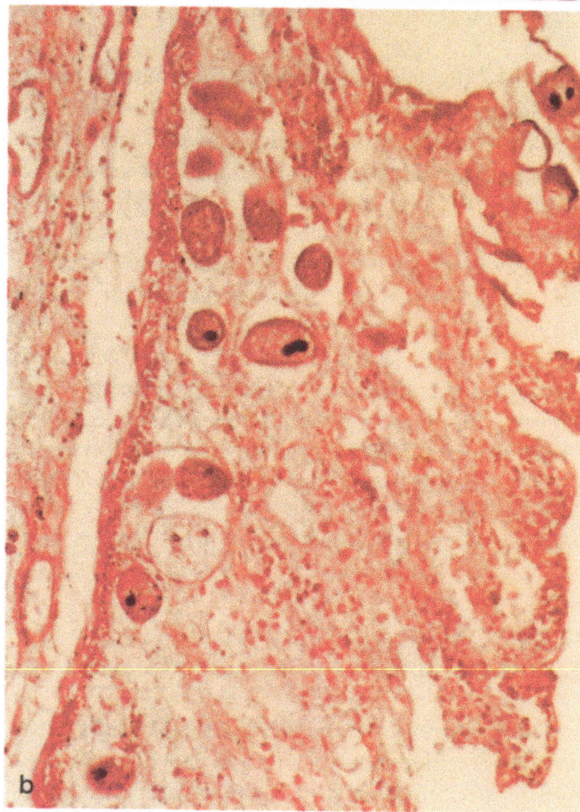

Abb. 16.42 a, b. LM-Aufnahmen von *Balantidium coli* in der Darmwand, histologische Schnitte. HE-Färbung

ten kommt es zu einer Infektion des Menschen, wobei der Parasit pathogene Eigenschaften entwickeln kann. Hierbei wird angenommen, dass es infolge einer besonderen Prädisposition, ggf. aber auch durch Mitwirkung der Balantidien primär zu Darmwandveränderungen durch pathogene Bakterien kommen muss, auf denen sich dann vorhandene Balantidien ansiedeln und in der Lage sind, weitere Schädigungen der Darmwand herbeizuführen. Zudem kann *B. coli* auch aktiv (mit Hilfe von Enzymen) in die Darmwand eindringen.

Balantidium coli ist weltweit verbreitet, jedoch mit deutlich höherer Prävalenz in wärmeren Regionen.

Nach Angabe der WHO sind derzeit viele tausend Menschen von *Balantidium coli* befallen.

MORPHOLOGIE UND ENTWICKLUNG

Das ovale, ganz mit Zilien bedeckte, 50–150 μm × 20–100 μm große vegetative Stadium von *Balantidium coli* ist die größte pathogene Protozoenart des Menschen. Sie ist insbesondere gekennzeichnet durch einen Mundtrichter, einen meist nierenförmigen Makro- und kugeligen Mikronukleus sowie zwei pulsierende Vakuolen (Abb. 16.42).

Die Nahrungsvakuolen enthalten meist Bakterien, bei Vorliegen einer klinisch manifesten Balantidiasis jedoch auch Erythrozyten und Gewebstrümmer.

Der im Kolon lebende Parasit vermehrt sich durch Querteilung. Bei *Balantidium coli* wird – wie bei allen Ziliaten – die Konjugation beobachtet (Austausch eines haploiden Kerns).

Die Verbreitung geschieht durch die 50–60 μm großen, kugelförmigen Zysten (Dauerstadien), die zusammen mit den vegetativen Trophozoiten mit dem Stuhl ausgeschieden werden (Abb. 16.43).

Während sich ein Teil der im Schwein parasitierenden vegetativen Trophozoiten regelmäßig in Zysten umbildet und hierzu auch noch außerhalb des Darmes in der Lage zu sein scheint, enzystieren sich im Menschen lebende vegetative Formen von *Balantidium coli* nur selten, was epidemiologisch bedeutsam ist.

ÜBERTRAGUNG

Die Infektion erfolgt durch orale Aufnahme der *Balantidium*-Zysten durch kontaminierte Hände, Lebensmittel usw.

Haus- und Wildschwein sind die Hauptwirte des Parasiten und dürften die fast ausschließliche Quelle der relativ seltenen Übertragung von *Balantidium coli* auf den Menschen sein. Gefährdet sind vor allem Personen, die beruflich mit Schweinen zu tun haben wie Metzger, Landwirte, Tierärzte.

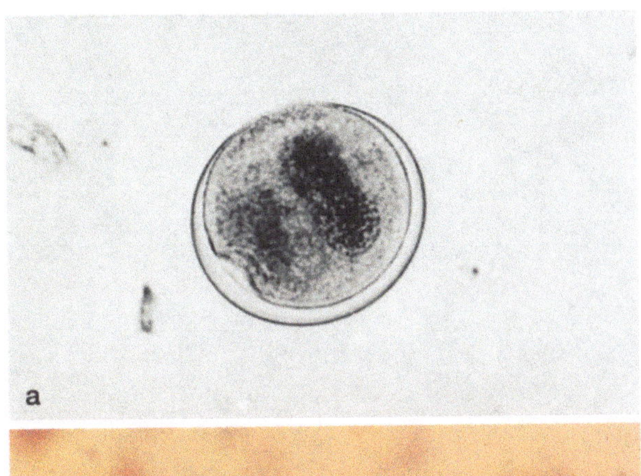

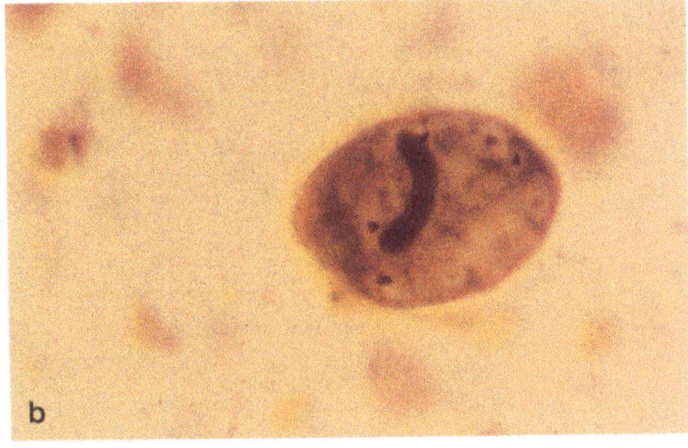

Abb. 16.43 a, b. LM-Aufnahmen von *Balantidium coli*. **a** Zyste; **b** freier Trophozoit (Giemsa-Ausstrich)

Der Mensch selbst spielt jedoch infolge der sehr geringen Zystenausscheidung (s. o.) als Überträger der Balantidiose keine nennenswerte Rolle.
Neben Schweinen können insbesondere Affen – die u. U. selbst schwer erkranken können – ein wichtiges Erregerreservoir darstellen. Außerdem ist es experimentell möglich, Kaninchen, Katzen und Ratten mit *Balantidium coli* zu infizieren.

SYMPTOME

Ein Balantidienbefall kann völlig symptomlos verlaufen, wie dies beim Hauptwirt von *Balantidium coli*, dem Schwein, die Regel ist.
Andererseits kann der Parasit aufgrund noch nicht näher geklärter Umstände (s. o.) zu einem schweren klinischen Erscheinungsbild führen, das dem der Amöbenruhr bzw. der Colitis ulcerosa gleicht. Tiefe Schleimhautulzerationen führen zu blutigschleimigen Diarrhöen, verbunden mit Spasmen, Druckschmerzen etc. Wie *Entamoeba histolytica* vermag auch *Balantidium coli* – allerdings in viel selteneren Fällen – u. U. in Lymph- und Blutgefäße der Submukosa einzudringen und ggf. zu extraintestinalen Abszessen etwa in den Lungen zu führen.
Grundsätzlich ist die relativ selten auftretende Balantidiosis eine mehr chronisch verlaufende Darmparasitose mit einer i. Allg. geringen Neigung zur Gewebedissemination. Ihre pathogenetische Bedeutung ist demzufolge wesentlich geringer als die der Amöbiasis.

DIAGNOSE

Die Sicherung der Diagnose Balantidiasis erfolgt durch den mikroskopischen Nachweis der vegetativen Formen im frischen, mit physiologischer Kochsalzlösung verdünnten Stuhl. Infolge ihrer besonderen Größe und der charakteristisch rotierenden Bewegungsart sind die Trophozoiten meist leicht zu identifizieren (Abb. 16.43 b). Die M.I.F.-Methode zeigt zudem evtl. vorhandene Zysten, die sich auch in nichtdiarrhöischen Stühlen finden (Abb. 16.43).

PROPHYLAXE

Zur Verhütung einer *Balantidium*-Infektion ist wichtig zu wissen, dass die fast ausschließliche Infektionsquelle der Parasitose das Haus- und Wildschwein ist. Demzufolge sollte sowohl möglichst jeder Kontakt mit den Tieren als auch die Düngung mit frischen Schweinefäkalien unterbleiben.

THERAPIE

Das Mittel der Wahl ist Metronidazol.
Bei Gewebsinfektionen wird eine Dosierung von 3 mal 250–500 mg/Tag (Metronidazol) über 10 Tage empfohlen.
Sofern nur eine Darmlumeninfektion vorliegt, wird eine 5 tägige Behandlung in gleicher Dosierung empfohlen. Weiterhin wird die zusätzliche Gabe von Paromomycin (Humatin) oder die eines Tetracyclins (z. B. Tetracyclin Wolff) empfohlen.

16.3.5 Sarcocystis bovihominis und S. suihominis

Sarcocystis bovihominis und *S. suihominis* (alter Name: *Isospora hominis*) sind die Erreger der Sarkosporidiose (Kokzidiose) des Menschen.
Die pathogenetische Bedeutung dieser Parasitose wird bei geringgradiger Erregeraufnahme als gering eingeschätzt, steigert sich jedoch nach Aufnahme von massiv infiziertem Fleisch. Kinder bzw. alte Menschen sind am ehesten gefährdet.

MORPHOLOGIE UND ENTWICKLUNGSZYKLUS

Bei beiden Erregern handelt es sich um heterogene Parasiten mit einem obligat zweiwirtigen Entwicklungszyklus, wobei die Wirtspassage stets mit einem

Generationswechsel verbunden ist. Bezüglich des Zwischenwirtes Rind *(S. bovihominis)* bzw. Schwein *(S. suihominis)* scheint eine strenge Wirtsspezifität zu bestehen, während als Endwirt Menschen und verschiedene Affenarten in Betracht kommen.

Im jeweiligen Zwischenwirt findet die ungeschlechtliche Vermehrung (Schizogonie) und im Endwirt die geschlechtliche Entwicklung (Gamogonie) mit anschließender Bildung der Infektionsstadien (Sporogonie) statt.

Die Zwischenwirte (Schwein bzw. Rind) infizieren sich durch orale Aufnahme der in kontaminiertem Futter enthaltenen, 12–16 μm großen Sporozysten aus dem Kot des Menschen.

Die im Darm der Tiere sich exzystierenden Sporozoiten gelangen zunächst in verschiedene Organe (Niere, Leber usw.), wo sie sich in Endothelzellen der Gefäße erst zu Schizonten und dann zu Merozoiten entwickeln. Dieser als Endopolygenie ablaufende Prozess wiederholt sich einmal.

Die Merozoiten der zuletzt gebildeten Generation wandern sodann vorwiegend in Muskelzellen, wo sie in einer 2. Entwicklungsphase zunächst zu Metrozyten heranwachsen und sich schließlich durch wiederholte Endodyogenien zu den 15 × 4,5 μm großen infektionsfähigen sog. Zystenmerozoiten weiterentwickeln.

Der Mensch infiziert sich ebenfalls oral durch den Verzehr von rohem, sarkosporidienhaltigen Rind- bzw. Schweinefleisch.

Die in relativ großen Zysten, die mitunter sogar makroskopisch erkennbar sind, enthaltenen Zystozoiten werden im Dünndarm des Menschen frei, dringen zwischen die Epithelzellschicht und Lamina propria der Zottenspitzen ein, wo sie sich zu den getrenntgeschlechtlichen sog. Mikro- oder Makrogameten differenzieren. Nach der Befruchtung entsteht dann die Oozyste, nachdem sich eine Hülle um die Zygote ausgebildet hat. Die Oozysten werden in der Regel nicht ausgeschieden, sondern bilden noch in der Darmwand die beiden für den Zwischenwirt infektiösen Sporozysten aus, die jeweils 4 Sporozoiten enthalten und mit den Fäzes über mindestens 6–8 Wochen ausgeschieden werden, bei maximaler Ausscheidung (mehrere Millionen Sporozysten) zwischen dem 14. und 22. Tag p.i. (Abb. 16.44). Die Präpatenz beträgt 6–10 Tage.

ÜBERTRAGUNG

Die Übertragung der Erreger der Sarkosporidiose von Mensch zu Mensch ist aufgrund des obligat zweiwirtigen Entwicklungsganges nicht möglich.

Die Infektion erfolgt ausschließlich durch den Verzehr von rohem oder halb garem, mit Zystozoiten kontaminiertem Rind- oder Schweinefleisch.

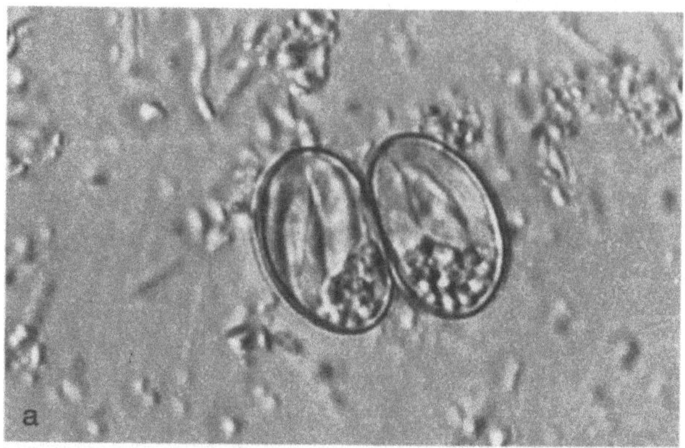

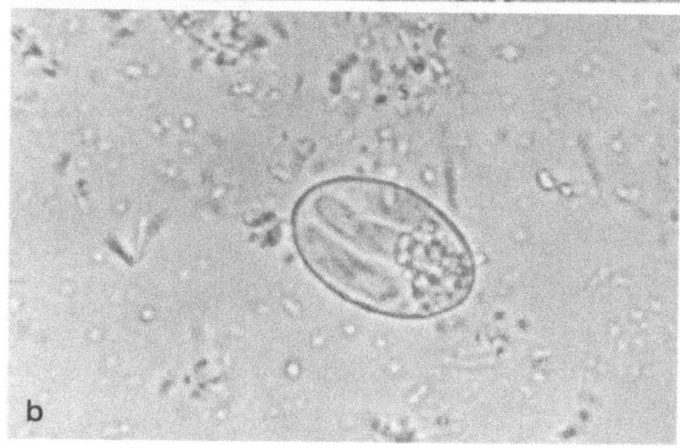

Abb. 16.44 a, b. LM-Aufnahmen von *Sarcocystis suihominis*. **a** Freie Oozyste, sie enthält 2 Sporozysten mit je 4 Sporozoiten; **b** freie Sporozyste, nachdem die Oozystenhülle aufgerissen ist

Neuere epidemiologische Untersuchungen lassen auch bei uns auf einen bemerkenswert hohen Durchseuchungsgrad der Rinder und Schweine mit Sarkosporidien schließen, wodurch auch für uns eine beachtliche Ansteckungsgefahr durch diese Parasitose besteht.

SYMPTOME

Die Symptomatologie einer Sarkosporidiose ist abhängig von der Befallsstärke. Ein klinisches Beschwerdebild tritt nur nach Verzehr von stark infiziertem Rind-, besonders jedoch von Schweinefleisch auf.

Die pathogenetische Bedeutung der Sarkosporidien liegt hierbei wohl vorwiegend in einer Irritation des Darmes, was beim Menschen etwa 6 Stunden nach dem Verzehr des kontaminierten Fleisches zu mehr oder weniger uncharakteristischen Beschwerden wie Übelkeit, Erbrechen, Durchfällen, Bauchschmerzen, Völlegefühl führt. Starker Wasserverlust kann erhebliche Störungen des Elektrolythaushalts mit seinen Folgeerscheinungen bewirken [29]. Bei Testpersonen traten zusätzlich Kreislaufbeschwerden, Atemnot, Pulsbeschleunigung auf, sodass sie mitunter sogar vorübergehend hospitalisiert werden mussten [15].

DIAGNOSE

Die Sicherung der Diagnose Sarkosporidiose des Menschen erfolgt durch den mikroskopischen Nachweis der typischen Sporozysten im Stuhl. Hierbei empfiehlt sich die Anwendung des Zinksulfat-Konzentrationsverfahrens mit Flotationstechnik (S. 486).

PROPHYLAXE

Wirksame Vorbeugemaßnahmen sind:

- Konsequenter Verzicht auf den Verzehr von rohem bzw. halb garem Rind- und Schweinefleisch. Einfrieren unter - 20 °C und Erhitzen über 60 °C tötet die Zystozoiten ab.
- Verhütung einer Kontamination von Tierställen, -ausläufen, -weiden usw. mit Sporozoiten durch menschliche Fäkalien. Sporozoiten sind sehr widerstandsfähig gegenüber äußeren Einflüssen. Sie tolerieren sogar wiederholtes Einfrieren und können bei ausreichender Feuchtigkeit jahrelang im Freien überleben.
- Klar definierte gesetzliche Vorschriften zur Durchführung einer tierärztlichen Fleischbeschau, wodurch eine Freigabe sarkosporidienhaltiger Tierkörper sicher verhindert wird.

THERAPIE

Therapeutische Erfahrungen liegen bisher noch nicht vor. Chemotherapeutisch dürften Sulfonamide wirksam sein. Auf jeden Fall müssen vorbeugende Maßnahmen gegen Elektrolytverluste und deren Folgen vorgenommen werden.

16.3.6 Isospora belli

Von der von *Isospora belli* hervorgerufenen, ebenfalls weltweit, bevorzugt in warmen Klimazonen auftretenden Kokzidiose (*Synonym*: Isosporiasis) sind nach Angabe der WHO Tausende von Menschen betroffen. Eine starke Ausbreitung erfolgt heute bei Aids-Patienten.

MORPHOLOGIE UND ENTWICKLUNGSZYKLUS

Sowohl die ungeschlechtliche (Schizogonie) wie auch die geschlechtliche Entwicklung (Gamogonie) dieses Parasiten des Menschen spielt sich innerhalb einer Vakuole des Zytoplasmas von Dünndarmepithelzellen ab.

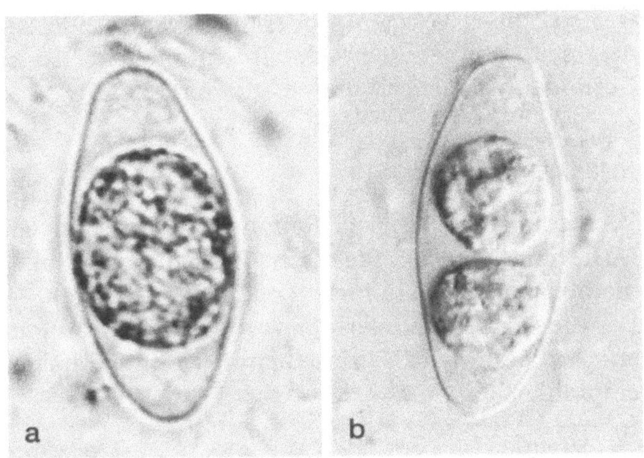

Abb. 16.45 a, b. *Isospora belli*. Unsporulierte (**a**) und sporulierte Oozyste (**b**) aus den Fäzes

Aus der Zygote entsteht nach der Befruchtung eine ei- bis kugelförmige, 25–35 μm × 18–20 μm große Oozyste (Abb. 16.45). Die Oozysten gelangen sodann mit den Fäzes ins Freie, wo bei anschließender Sporogonie in einem Zeitraum von 3 Tagen 2 Sporozysten mit je 4 Sporozoiten in jeder Oozyste gebildet werden. Die Präpatenz beträgt 7–9 Tage.

ÜBERTRAGUNG

Die Infektion erfolgt direkt von Mensch zu Mensch durch orale Aufnahme der Oozysten mit kontaminierter Nahrung. Einen Zwischenwirt gibt es nicht!

DIAGNOSE

Die Sicherung der Diagnose erfolgt durch den mikroskopischen Nachweis der unsporulierten Oozysten in Stuhl (M. I. F.-Anreicherung, Flotation) (S. 486), Duodenalsaft oder Jejunum-Biopsie.

PROPHYLAXE

Hier gelten die gleichen Vorbeugemaßnahmen wie die gegen Amöbenruhr (S. 530) angegebenen.

SYMPTOME

Das klinische Erscheinungs- und Beschwerdebild ist abhängig vom Ausmaß der Infektion bzw. vom Grad der Immunschwäche.
Nach einer *Inkubationszeit* von häufig 3 Tagen kann es bei massiver Infektion im Verlauf der Schizogonie infolge starker Parasitenvermehrung zu Übelkeit, Erbrechen und starken Diarrhöen, insbesondere bei immunkompromittierten Personen, kommen,

was sich nach Wochen wiederholen kann [29]. Andererseits können schwache Infektionen bei sonst Gesunden weitgehend unbemerkt verlaufen.

THERAPIE

Versuchsweise Gabe von Sulfonamiden in üblicher Dosierung über 5–7 Tage, z. B. Trimethoprim-Sulfamethoxazol (Bactrim forte 2 mal 1 Tabl. 5 Tage).
Bei Aids-Patienten oder bei Vorliegen einer Sulfonamid-Allergie wird Pyrimethamin (z. B. Daraprim) empfohlen.

16.3.7 Cryptosporidium-Arten

Kryptosporidien sind seit langem bekannt, blieben aber wegen fehlender Pathogenität und ihrer Größe (5 μm) ohne weitere Beachtung. Erst ihre starke Beteiligung an Erkrankungen des Aids-Komplexes (s. Abb. 15.13) rückte sie in den Vordergrund des Interesses. Viele Haus- und Nutztiere weisen Erreger der Gattung *Cryptosporidium* auf, von denen *C. parvum* und *C. muris* besondere Bedeutung für den Menschen haben.

MORPHOLOGIE

Die Infektion des Wirts erfolgt durch orale Aufnahme von ovoiden Sporozysten (5 μm, Abb. 16.46 a, b), die unmittelbar durch Wandumwandlung aus je einer Oozyste hervorgegangen sind. Auf der Oberfläche der Darmepithelzellen (Abb. 16.46 c) – und somit nicht wie bei den Kokzidien *in* den Zellen (sondern eher wie bei manchen Gregarinen) – kommt es zu einer ungeschlechtlichen Vermehrung

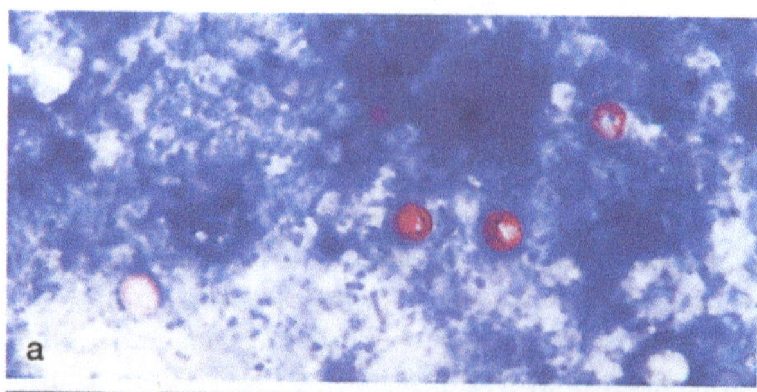

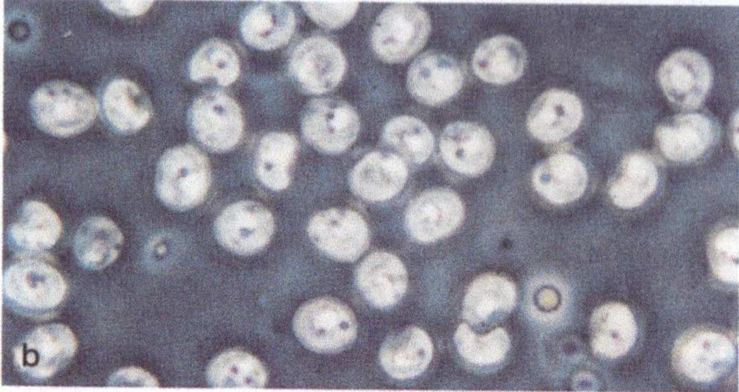

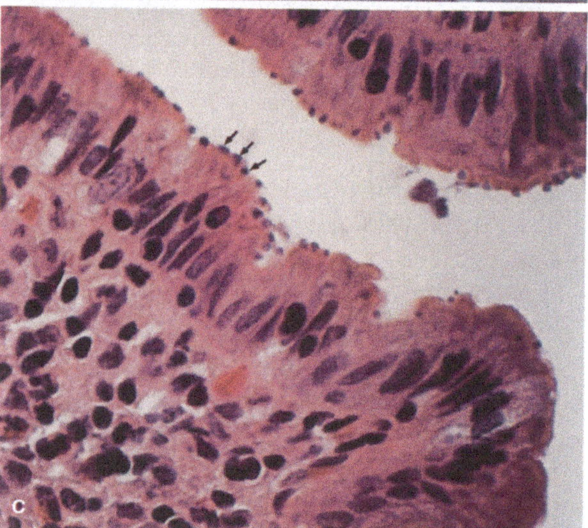

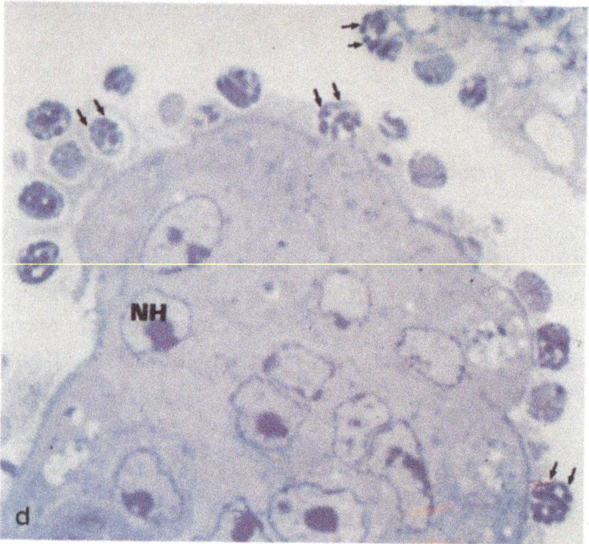

▷

Abb. 16.46 a, b. *Cryptosporidium*-Sporozysten (Oozysten). **a** Kryptosporidien im Ausstrich, Kinyoun-Färbung. Die Kinyoun-Färbung (Modifikation der Ziehl-Neelsen-Färbung) ist die am häufigsten angewandte Routinefärbung zur Darstellung der Kryptosporidien. **b** Nativ in Phasenkontrast nach Flotationsanreicherung. Die Sporozysten haben sich durch Veränderungen der Oozystenwand aus Oozysten gebildet. Im Gegensatz zu echten Kokzidien werden hier *nicht* zweierlei Wände gleichzeitig ausgebildet (= außen Oozystenwand; innen Sporozystenwand). **c** Paraffin-Schnitt durch Darmzotten, deren Oberfläche dicht mit *Cryptosporidium*-Stadien besetzt ist *(Pfeile)*. **d** Semidünnschnitt durch eine Darmzotte. Die Parasiten (hier meist als reife, merozoitenhaltige Schizonten) liegen im Mikrovillisaum der Epithelzellen *(Pfeile)*. *NH* Nukleus der Wirtszelle

(Schizogonie), schließlich zur Gamogonie mit nachfolgender Sporogonie, die mit dem Ausscheiden der infektiösen Sporozysten (Abb. 16.46b) endet. Letztere enthalten 4 Sporozoiten. Durch wiederholte Endoautoinvasion kann es zu einem enormen Befall der Darmepithelzellen kommen (Abb. 16.46c, d).

ÜBERTRAGUNG

Oral durch Aufnahme von Sporozoiten in verschmutzter Nahrung und Trinkwasser.

ÖKOLOGIE UND VERBREITUNG

Diese Parasiten finden sich in allen Klimazonen weltweit bei vielen Haus-, Nutz- und Heimtieren wie auch asymptomatisch bei vielen gesunden Menschen, insbesondere bei landwirtschaftlichen Berufen. Für die Aids-Patienten ist eine echte Bedrohung entstanden.

SYMPTOME

Bei immunkompetenten Personen bzw. Tieren treten meist keine Symptome auf. Bei Kindern und Immunkompromittierten kann es jedoch – insbesondere bei Massenbefall – nach maximal 2 Wochen *Inkubationszeit* zu starken Diarrhöen mit täglich mehrmaligen, flüssigen Stühlen kommen, die den Elektrolythaushalt bedenklich stören und von Krämpfen, Anorexie, Brechreiz und selten auch hohem Fieber begleitet werden. Die beobachtete Dauer der Diarrhöen lag bei 3–14 Tagen; sie können sich aber auch über Wochen erstrecken.
Bei HIV-Patienten können die Kryptosporidien außer dem Dünndarm auch andere Organe besiedeln: Gallenblase, Gallen- und Pankreasgänge, Ösophagus, Magen, Appendix vermiformis, Dickdarm und Respirationstrakt [31].

DIAGNOSE

Zur Diagnose der Kryptosporidien können die Sporozysten (Abb. 16.46a, b) mit der MIF-Technik bzw. der Flotation angereichert und nachgewiesen werden, da sie besonders bei Diarrhöen millionenfach auftreten. Mit Hilfe von Färbemethoden (Ziehl-Neelsen; Grocott-Gomori-Methenamin-Silber) lassen sie sich auch optisch leicht sichtbar machen.

PROPHYLAXE

Immunkompromittierte Personen sollen den Kontakt mit Human- und Tierfäzes meiden. Salate usw. sind zu waschen. Für Gesunde besteht keine Gefahr, dennoch ist massive Aufnahme zu vermeiden.

THERAPIE

Eine unmittelbare Chemotherapiemöglichkeit besteht noch nicht. Jedoch muss symptomatisch gegen die Folgen der Wasser- und Elektrolytverluste vorgegangen werden. Einige Autoren empfehlen immungeschwächten Patienten (z. B. frühe Aids-Stadien) die zusätzliche Gabe von Spiramycin (z. B. Rovamycine) in der Dosierung von 3 mal 1 g/Tag.

16.3.8 Mikrosporidien

Schon seit Jahren wird über den Befall von immunkompromittierten Menschen mit Mikrosporidien berichtet. Mit Verfeinerung der Untersuchungstechnik – insbesondere auf färberischem Gebiet und durch Einsatz von molekularbiologischen Methoden – werden heute immer mehr Mikrosporidiosefälle diagnostiziert, leider häufig erst *post mortem*. So gelten heute bis 50% der Aids-Toten als Mikrosporidienträger. Auch der Darm des Menschen kann der Sitz einiger Mikrosporidienarten sein, die allerdings stets eine Tendenz zur Generalisierung aufweisen und so in viele andere Organe vordringen.

MORPHOLOGIE

Mikrosporidien besitzen als Übertragungsstadien einzellige Sporen, die je einen einzigen, tubulären hohlen Polfaden (in aufgewundener Form) enthalten. Die Sporen werden von einer relativ dicken, zweischichtigen Sporenwand umschlossen, die so – je nach Art das ein- oder zweikernige Sporoplasma schützt. Ist die Spore in den Darm gelangt, stülpt sich der Polfadenschlauch aus, perforiert eine Zellmembran, und das Sporoplasma kriecht in die Wirtszelle hinein. Direkt im Zytoplasma erfolgt dann nach vielen Zweiteilungen bzw. Kernvermehrungen die Ausbildung neuer Sporen. Diese werden infolge der Zerstörung der Wirtszelle frei und gelangen dann via Kot ins Freie oder auf dem Blut- bzw. Lymphweg in andere Organe (Abb. 16.47).
Bei immunsuppressiven Menschen fanden sich bisher vor allem:

a) *Enterocytozoon bieneusi*: Diese Art repräsentiert 40% aller Mikrosporidienbefunde beim Menschen. Die Sporen messen nur 1,5 x 0,8 µm und sind daher nur schwer zu erkennen. Sie liegen im Zytoplasma meist unmittelbar neben dem Zellkern.
b) *Encephalitozoon intestinalis* (alter Name *Septata intestinalis*) findet sich ebenfalls vorwiegend im Darmtrakt und ist mit einer Sporenabmessung

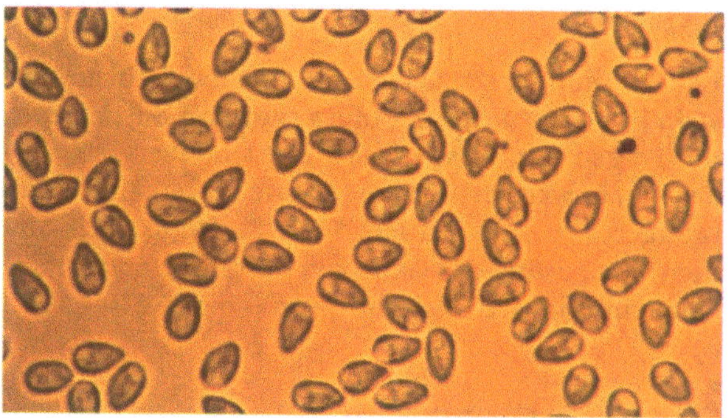

Abb. 16.47. LM-Aufnahme ungefärbter Mikrosporidiensporen im Kot nach Anreicherung

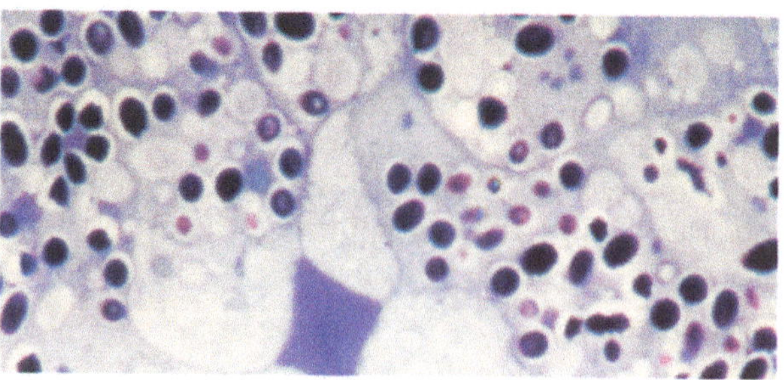

Abb. 16.48. Mikrosporidiensporen nach Methylblau-Färbung (1 %) in Darmzellen-Semidünnschnitt

von 2,3 x 1,5 μm größer als *Enterocytozoon bieneusi.*

Bei beiden Arten sind die eigentlichen Hauptwirte noch unbekannt.

ÜBERTRAGUNG

Die Übertragung erfolgt oral-fäkal durch Aufnahme von Sporen. Diese Ausbreitung wird natürlich in Stationen mit Aids-Patienten durch dichtes Beieinanderliegen von sensiblen Personen sehr begünstigt.

ÖKOLOGIE UND VERBREITUNG

Die Verbreitung ist weltweit; Aids-Patienten aus faktisch allen Erdteilen sind infiziert. Den natürlichen Wirt kenn man weder bei *E. bieneusi* noch bei *En. intestinalis*, während Kaninchen und Hasen längst als Hauptwirte von *Encephalitozoon cuniculi*, das beim Menschen in den Nieren parasitieren kann, bekannt sind.

SYMPTOME

Leitsymptome sind Diarrhöen, die infolge massiver Zerstörung von Darmzellen entstehen.

DIAGNOSE

Die kleinen Sporen (Abb. 16.48) können durch die Flotationsmethode, durch die M.I.F.-Anreicherung durch gefärbte Darmbiopsieproben oder mit Hilfe von PCR-Verfahren identifiziert werden. Pathologen finden die Sporen in histologischen Schnitten als sehr intensiv gefärbte (= gepünktelte) Zonen innerhalb der betroffenen Zellen.
Als Färbungen haben sich die Brownsche Färbung (Gram-Färbung für Gewebe), die Toluidinblau-, Azur-II-Eosin- oder die Silberimprägnierung bewährt.

PROPHYLAXE

Prinzipiell gilt es, den Kontakt mit Fäkalien jeglicher Art zu meiden. So kann angenommen werden, daß die Infektion von Aids-Patienten sowohl über den Kot befallener Menschen als auch über den der noch unbekannten Hauptwirte erfolgt.

THERAPIE

Bei der Chemotherapie der Mikrosporidiosen wurden sehr viele Medikamente erprobt. Leider wurde nicht sehr viel Spezifisches gefunden. Albendazole (Eskazole, Albenza) erwies sich in vielen Fällen jedoch als sehr hilfreich bei der Eindämmung von Diarrhöen, wenn die Behandlung mit symptomatischer Begleittherapie unterstützt wurde. Leider wird aber die Mikrosporidiose häufig erst zu spät diagnostiziert, wenn bereits massive Schäden bei den befallenen Epithelien eingetreten sind.

16.3.9 Cyclospora cayetanensis

Bei dieser Art und ihren Verwandten, die ihre Hauptwirte offenbar in Hühnern, Hunden, Insektivoren, Nagern, Reptilien und auch in Tausenfüßlern haben, enthalten die kugeligen 8–10 μm großen Zysten 2 Sporozysten mit je 2 Sporozoiden von etwa 8 x 1,5 μm Größe. Diese *E. cayetanensis*-Oozysten wurden früher auch als CLB-Körper (= „cyanobacteria-like bodies") beschrieben, weil sie relativ durchsichtig sind. Die Infektion erfolgt offenbar über mit Oozysten kontaminiertes Trinkwasser bzw. über die Nahrung. Als Krankheitssymptome treten sowohl bei immunkompetenten Personen (z. B. Reisenden aus Nepal, Peru, Honduras, Guatemala), aber auch bei Immunkompromittierten massive Diarrhöen auf. Bei ansonsten Gesunden sind die Diarrhöen selbstlimitierend, während bei Aids-Patienten die Diarrhöen lange persistieren.

Die Chemotherapie ist noch unerforscht. Da es sich bei diesen Erregern um echte Kokzidien handelt, müssten Sulfonamide eine signifikante kurative Wirkung haben.

16.3.10 Blastocystis hominis

Die Natur dieser Einzeller (ob Protozoon oder Pilz) ist auch 2002 noch ungeklärt; auch ist ungeklärt, ob die bei Haustieren beobachteten Formen eigene Arten darstellen. *B. hominis*, das bei Routineuntersuchungen häufig in großer Anzahl angetroffen wird, galt lange Zeit als Pilz - wofür auch die elektronenmikroskopischen Untersuchungen von Mehlhorn [23] sprechen - und wird daher als mehr oder minder apathogen eingestuft. Einige Autoren halten es allerdings für einen entwicklungsgeschichtlich alten amöbenartigen Organismus.

MORPHOLOGIE

Im lichtmikroskopischen Ausstrichpräparat oder im Frischpräparat stellen sich *B. hominis* meist als 5–30 μm große Gebilde dar, die durch eine große, mit Jod nicht anfärbbare Vakuole und mehrere Kerne ausgezeichnet sind (Abb. 16.49). Die *Blastocystis*-Stadien können eine Zystenwand aufweisen oder sich als dünnwandige Formen durch Knospung (wie Pilze!) vermehren. Nach Aufnahme von Nahrung kann eine Vergrößerung bis auf 150 μm Durchmesser beobachtet werden.

ÜBERTRAGUNG

Die Übertragung erfolgt oral durch zystenartige Stadien aus den Fäzes; dies wurde zumindest in Tierversuchen gezeigt.

ÖKOLOGIE UND VERBREITUNG

Die *Blastocystis*-Stadien finden sich weltweit in allen Klimazonen. Es ist unklar, inwieweit sie einen längeren Aufenthalt im Freien in kälteren Klimazonen überdauern.

DIAGNOSE

Der Nachweis aller Stadien ist mit der M. I. F.-Anreicherung und mit der Flotationsmethode (S. 486) möglich. Auch lassen sich die Stadien in vitro vermehren.

SYMPTOME

Bei gesunden Personen finden sich meist keine Symptome, obwohl *Blastocystis*-Stadien auftreten. Bei Immunkompromittierten dagegen wurden ausgeprägte Diarrhöen beobachtet (mit 8×10^6 *Blastocystis*-Stadien pro ml flüssigem Stuhl). Dennoch ist nicht klar, ob *Blastocystis hominis* der kausale Auslöser dieser Diarrhöen ist [27, 29].

PROPHYLAXE

Spezielle vorbeugende Maßnahmen sind bei Gesunden unnötig; Personen mit Immundefizienz dagegen sollten (wie bei *Cryptosporidium* sp., S. 538 ff.) den Kontakt mit Human- bzw. Tierfäzes meiden sowie Früchte und Salate etc. sorgfältig waschen.

THERAPIE

Eine gezielte Chemotherapie ist bisher unbekannt. Bekannte Antibiotika und Antimykotika wirken nicht; die Wirkung von Metronidazol (35–50 mg/kg 9 mal für 10 Tage) oder Cotrimoxazol ist umstritten, wenn auch in vielen Fällen eine Sensitivität konstatiert wurde.

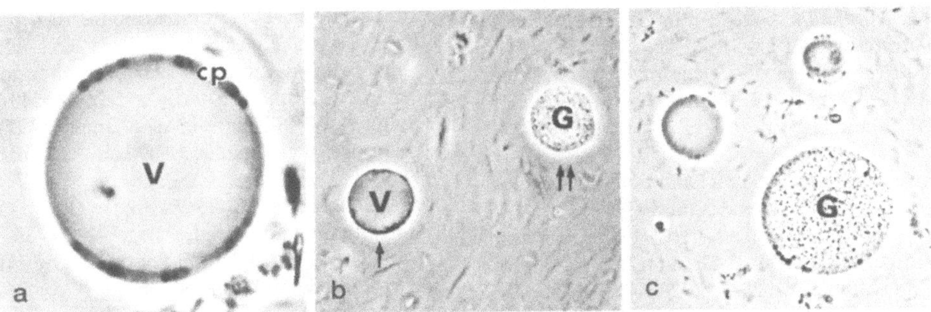

Abb. 16.49 a–c. *Blastocystis hominis*-Stadien in der Flotationsanreicherung bzw. nativem Stuhl. Die unterschiedlich großen Stadien haben eine große Vakuole, die entweder einen lichten oder einen granulären Inhalt aufweist. Das randständige Cytoplasma *(cp)* enthält mehrere Kerne. *cp* Cytoplasma, *G* Vakuole mit granulärem Inhalt, *V* Vakuole mit durchsichtigem Inhalt

Literatur

1. Andrade RC, Miranda IC, Uquillas MC (1990) Nekrotisierende Amöbenkolitis: Fallbericht über 46 Patienten. Coloproctology 3: 162–169
2. Bauerfeind P, Allemann A, Gyr N (1992) Differentialdiagnostische Wertigkeit von okkultem Blut im Stuhl bei Hakenwurmbefall in der Dritten Welt. Gastroenterology 30: 791–794
3. Bonsdorff von B (1977) Diphyllobothriasis in man. Academic Press, London
4. Dabbagh Z, Graham A, Winslet MC (1998) Strongyloides stercoralis infestation presenting as enterocolonic pseudo-obstruction. Coloproctology 20: 24–25
5. Davis CE (1994) Laboratory diagnosis of parasitic infections. In: Harrison's principles of internal medicine, 13 th edn. McGraw-Hill, New York
6. Eckert J (1993) Protozoologie, Helminthologie. In: Kayser FH, Bienz KA, Eckert J, Lindenmann J (Hrsg) Medizinische Mikrobiologie, 8. Aufl. Thieme, Stuttgart New York, S 408–532
7. El-Garem AA (1998) Schistosomiasis. Digestion 59: 589–605
8. Fernández Martínez C et al. (1998) Acute appendicitis due to Strongyloides stercoralis. Coloproctology 20: 26–29
9. Garcia LS, Bruckner DA (1995) Diagnostic medical parasitology. American Society for Microbiology, Washington, DC
10. Gentilini M (1978) (Laboratoire central de Parasitologie, Hopitaux de Paris) Vortrag auf der 6. Pariser Tagung der pädiatrischen Immuno-Allergologie, Paris
11. Gessner A, Bogdan C, Röllinghof M (1994) Leishmaniose. In: Röllinghof M, Rommel M (Hrsg) Immunologische und molekulare Parasitologie. Fischer, Jena Stuttgart
12. Geyer E (1994) Taeniose. In: Röllinghof M, Rommel M (Hrsg) Immunologische und molekulare Parasitologie. Fischer, Jena Stuttgart
13. Gonzales-Ruiz A et al. (1994) Diagnosis of amebic dysentery by detection of *Entamoeba histolytica* fecal antigen by an invasive strain-spezific, monoclonal antibody-based enzyme-linked immunosorbent assay. J Clin Microbiol 32: 964–970
14. Hanck C et al. (2000) Chronische Abdominalschmerzen und Eosinophilie bei einer jungen Afrikanerin. Z Gastroenterol 38: 799–802
15. Heydorn AO (1977) Sarkosporidieninfiziertes Fleisch als mögliche *Krankheitsursache* für den Menschen. Arch Lebensmittelhyg 28: 27–31
16. Jelinek T et al. (1996) Giardiasis in travellers: evaluation of an antigen-capture ELISA for the detection of *Giardia lamblia*-antigen in stool. Z Gastroenterol 34: 237–240
17. Keystone JS, Kozarsky P (2000) *Isospora belli, Sarcocystis Species, Blastocysti, S. hominis*, and *Cyclospora*. In: Mandell GL, Bennett JE, Dolin R (eds) Principles and practice of infectious diseases, 5th edn. Churchill Livingstone, Philadelphia, pp 2915–2920
18. Krampitz HE (1987) Leishmaniasis und Intestinaltrakt. Verdauungskrankheiten 5: 119–125
19. Limberg B (1994) Amöben rüsten zum Leberabszess. Med Trib 15: 142–149
20. Liu LX, Weller PF (1994) Therapy of parasitic infections. In: Harrison's principles of internal medicine, 13 th edn. McGraw-Hill, New York
21. Lunzen J van, Tannich E, Burchard G-D (1996) Amöbenruhr und Amöbenleberabszess. Dtsch Ärztebl 93/51–52: A3410–A3416
22. Marx M, Galle P, Dietrich R, Kommerell B, Diesfeld HJ (1990) Exazerbation der invasiven intestinalen Amöbiasis nach Kortikoidtherapie. Dtsch Ärztebl 87: 2470–2473
23. Mehlhorn H (1988) *Blastocystis hominis* Brumpt 1912: Are there different stages or species? Parasitol Res 74: 393–395
24. Mehlhorn H (ed) (2001) Encyclopedic reference of parasitology, vols 1 and 2. Springer, Berlin Heidelberg New York Tokyo
25. Mehlhorn H (2001) Helminthologie. In: Hofmann E (Hrsg) Infektiologie. Ecomed, Landsberg
26. Mehlhorn H, Heydorn AO (1979) Electron microscopical studies on gamogony of *Sarcocystis suihominis* in human tissue cultures. Z Parasitenkd 58: 97–113
27. Mehlhorn H, Piekarski G (1995) Grundriss der Parasitenkunde, 4. Aufl. G. Fischer, Stuttgart Jena
28. Mehlhorn H, Piekarski G (2001) Grundriß der Parasitenkunde, 6. Aufl. Akad Spektrum, Heidelberg
29. Mehlhorn H, Eichenlaub D, Löscher T, Peters W (1995) Diagnostik und Therapie der Parasitosen des Menschen, 2. Aufl. G. Fischer, Stuttgart New York
30. Nicholls RS et al. (1994) Standardization and evaluation of ELISA for the serodiagnosis of amoebic liver abscess. Mem Inst Osw Cruz 89: 53–58
31. Oberhuber G, Lauer E, Stolte M, Borchard F (1991) Cryptosporoidiosis of the apendix vermiformis: a case report. Z Gastroenterol 29: 606–608
32. Piekarski G (1973) Parasitäre Erkrankungen des Darmes. In: Demling LS (Hrsg) Klinische Gastroenterologie, Bd I. Thieme, Stuttgart, S 348–358
33. Piekarski G (1987) Medizinische Parasitologie in Tafeln, 3. Aufl. Springer, Berlin Heidelberg New York Tokyo
34. Plorde JJ, Ramsey PG (1991) Nematodes, cestodes and hermaphroditic trematodes. In: Harrison's principles of internal medicine, 12 th edn. McGraw-Hill, New-York, pp 817–831
35. Rosenbusch G, Reeders J (1993) Kolon. Thieme, Stuttgart New York
36. Schrauder A et al. (2001) Peranaler Abgang eines „bindfadenähnlichen Fremdkörpers." Monatsschr Kinderheilk 149: 950–951
37. Seitz HM (1982) Epidemiologie der parasitären Erkrankungen. Therapiewoche 32: 2054–2059
38. Seitz HM, Saathoff M (1987) Serodiagnostik parasitärer Erkrankungen. Dtsch Ärztebl 84: 2116–2122
39. Solbach W, Röllinghoff M, Kern P (1992) Differentialdiagnose: Leishmaniase. Dtsch Ärztebl 89(6): 2858–2866
40. Steinmann R et al. (1996) Akute Oberbauchschmerzen nach Tropenaufenthalt. Fortschr Med 35–36: 488–491
41. Variyam EP (1998) Intestinal parasitic infections. Curr Opi Gastroenterol 14: 50–56
42. Vesy CJ, Peterson WL (1999) The management of Giardiasis. Aliment Pharmacol Ther 13: 843–850
43. Volkheimer G (1996) Intestinale Helminthosen – Praxisprobleme des Gastroenterologen. Z Gastroenterol 34: 534–541

44. Walterspiel JN et al. (1994) Secretory anti-*Giardia lamblia* antibodies in human milk: protective against diarrhea. Pediatrics 93: 28–31

45. WHO (1997) Amebiasis. Wkly Epidemiol Rec 72: 97–100

46. WHO/OMS (1999) Richtlinien Genève. http://www.who.int

Sachverzeichnis

A
Abdeckelung 105
Abdomenübersichtsaufnahme 43, 45
Abführmittel (Laxanzien)
- Analfissur 97–98
- Analprolaps 87
- Marisken 82
- Missbrauch, chronischer, Analrhagaden/-erosionen 94
Abklatschpräparat, Pruritus 115
Abklatschschanker 450
Ableitungskolitis 371
Abnutzungsekzem 119–120
Abszess
- Ätiologie 102
- Aids 470
- Aktinomykose 434
- analer, Inspektion 29
- Differenzialdiagnose 345
- Digitaluntersuchung 30
- Divertikulitis 409
- Hämorrhoiden 79
- Hidradenitis-suppurativa-artiger 135
- Hufeisenabszess 102, 105
- intersphinktärer 97, 101
- - Differenzialdiagnose 97
- Ischiorektalabszess 101–103
- - Harnsperre 103
- Klassifikationsschemata 97
- Kryptenabszess 370
- Leberamöbenabszess 527, 529
- paraanaler 101
- paraproktischer 101
- paraproktitischer 101
- pelvirektaler 103–104
- - Fisteln 107
- perianaler 101
- - Anamnese 28
- periproktaler 101–106
- - Analfisteln 107
- - Diagnose 103–105
- - Differenzialdiagnose 437
- - Einteilung 101
- - Klassifikationsschemata 48
- - - intersphinktärer 101
- - - intrasphinktär gelegener, submuköser und subkutaner 102
- - - ischiorektaler 101–102
- - - pelvirektaler 103
- - - supra- bzw. extralevatorisch gelegener pelvirektaler 102
- - Klinik 103
- - Komplikationen 105
- - Therapie 105
- - - einzeitige Methode 105
- - - zweizeitige Methode 105
- - transsphinktärer 101
- periproktischer 101
- periproktitischer 101
- Prädilektionsstellen 102
- Prädispositionsfaktoren 103
- Sakralabszess **139**, 140
- Sonographie 48
Abt-Letterer-Siwe-Krankheit 226–228
Abwehrspannung 408
Acanthosis nigricans *siehe* Akanthose/Acanthosis nigricans
Achromie, reversible 132
Aciclovir, Herpes simplex 152
Acitretin, Acanthosis nigricans 201
Ackermann-Tumor **176–177**, 178
Acne *siehe* Akne (Acne)
Acrodermatitis enteropathica **192–195**
- Ätiologie 192
- Diagnose 194
- Differenzialdiagnose 121, 194, 196, 214
- Klinik 192
- Nagelveränderungen 194
- Schleimhautveränderungen 194
- Therapie 195
- Trias 192
- Zinkmangel 192
Acrokeratosis verruciformis 204
Actinomyces *siehe* Aktinomykosen (Actinomyces)
Addison-Syndrom
- Differenzialdiagnose 130
- Vitiligo 132
Adenokarzinom (Adenocarcinoma) 233, 242, 248
- A. apocrinocellulare epidermotropicum **222–225**
- A. polypöses 248
- Metastasen, kutane 260
Adenomatose (Adenomatosis) 239
- A. coli 231–236, 241–242
- Fibroadenomatosis uteri **307–309**, 310
- Glioma-Adenomatosis-Syndrom 239
Adenome
- Adenom-Karzinom-Sequenz 233, 246
- Entartungsrate 231
- gestielte, Rektosigmoidoskopie 38
- Hauptlokalisationsort 231
- Hidradenoma papilliferum, Differenzialdiagnose 229
- Hidradenoma verrucosum fistulovegetans 228–230
- High-risk-Fälle 233
- kolorektales Karzinom 250
- Low-risk-Fälle 233
- Polypose, familiäre, adenomatöse (FAP) 239, 241
- - attenuierte 239
- - - Krebsfrüherkennungsuntersuchungen 68–69
- - Differenzialdiagnose 356
- - Krebsfrüherkennungsuntersuchungen 68–69
- - Rektosigmoidoskopie 38
- Rektumadenom, tubulovillöses 94
- Sigmaadenom 234
- Syringo(cyst)adenoma papilliferum 228–230
- tubuläre A. 234
- Übergang von benignen zu malignen A. 233
Adipositas
- Hämorrhoiden 73
- Pruritus 114
Adrenalin, Divertikelblutungen 407
Adstringenzien, Reisediarrhö 419
Aeromonas 61
Ätzmittel (*siehe auch* Warzen), lokale, Verrucae vulgares 164
After, klaffender 333
After-Schließmuskel, äußerer 6
Agaroseelektrophorese, HSV-Infektion 151
Agenesie, rektoanale 327
Aids (*siehe auch* HIV) **467–474**, 538
- Ätiologie 467–468
- ARC (Aids-related-Complex) 469
- CDC-Klassifikation 468–469
- Diagnose 473
- - Bestätigungstest 473
- - diagnostische Lücke 473
- - Konfirmationstest 473
- - Suchtest 473
- - Viruslast 473
- Differenzialdiagnose 473–474
- Epidemiologie 467
- Fisteln, extrasphinktäre 107
- *Kaposi*-Sarkom 287
- opportunistische Infektionen 469
- Therapie 474
- Transmission, nosokomiale 20
- Übertragung 467
- Ulzera, perianale, HSV-bedingte 148
- Viruserkrankungen 470
- Vollbild 469–470
- Zytomegalievirusinfektion 470
Akanthom(e)
- bowenoides, multizentrisches **169–172**
- Keratoakanthom, Differenzialdiagnose 92, 160, 443
- Virusakanthome 161
Akanthopapillomatose 201

Akanthose/Acanthosis nigricans 167, **199–202**, 204
- Ätiologie 200
- benigne Formen 199
- - A. nigricans benigna 199
- - Pseudoacanthosis nigricans 199
- Diagnose 201
- Differenzialdiagnose 121, 145, 187, 201, 204, 214, 217
- Histologie 199
- Hyperpigmentierungen 129
- Inspektion 30
- Klinik 200–201
- kolorektales Karzinom 250
- maligne Formen (A. n. maligna) 199
- Prädilektionsstellen 200
- Therapie 201

Akklimatisationsdiarrhö **418**

Akne (Acne)
- A. comedonica 29, 134–135
- A. conglobata 29, 134–135
- - A. c. significa 135
- - spinozelluläres Karzinom 136
- A. cosmetica 134
- A. excoriée des jeunes filles 134
- A. fulminans 134
- A. infantilis 134
- A. inversa 135–136
- A. mechanica 134
- A. molluscoides **158–160**, 161
- A. neonatorum 134
- A. papulo-pustulosa 134
- A. sebacea molluscum **158–160**, 161
- A. umbilicata **158–160**, 161
- A. venenata 134
- Bromakne 135
- 13-cis-Retinsäure 137
- Jodakne 135
- Mallorca-Akne 135
- Ölakne 135
- Pechakne 135
- Pomadenakne 134
- prämenstruelle A. 134
- Propionibakterien 134

Aknetetrade **134–138**
- Abszess, periproktaler 105
- Diagnose 136–137
- Differenzialdiagnose 137
- Klinik 136–137
- spinozelluläres Karzinom 136

Akroangiodermatitis *Mali*, Differenzialdiagnose 291

Akrodermatitis enteropathica *siehe unter* Acrodermatitis enteropathica

Akrokeratosis verruciformis *siehe unter* Acrokeratosis verruciformis

akrolentiginöses Melanom (ALM) **267**, 269

Aktinomykom 432

Aktinomykosen (Actinomyces) **432–436**, 437
- A. bovis 432
- A. israelii 431–432, 435
- A. naeslundii 431
- A. viscosus 431
- Abszess, periproktaler 105
- Actinobacillus actinomycetem comitans 432
- Ätiologie 431–432
- Altersgipfel 431
- Begleitbakterien 432
- Diagnose 433–437
- Differenzialdiagnose 137, 356, 437, 443, 447, 466
- Disposition 431
- Drusen 435–436
- Erreger 431–432
- Fisteln, extrasphinktäre 107
- Formen 431
- Inkubationszeit 432
- Inzidenz 431
- Klinik 432
- Nährmedien 436
- Port-A-Cul 435
- Prognose 437
- Therapie 437
- Transportmedium 435

Aktivitätsindex, M. *Crohn* (CDAI) 356

Albinismus 131

Alcock-Kanal (Canalis pudendalis) 7–8

Aldehyde 21, **22**

Alkaliresistenz, verminderte
- Kontaktekzem, perianales 120
- Perianalekzem 127

Alkoholabusus, Analfissur 95

Alkohole 21, **22**
- Ethanol 22
- Isopropanol 22
- Propanol 22
- sterilfiltrierte, Hautdesinfektion 23

allergene Potenz 63
- Dinitrochlorbenzol 63
- Giftefeu 63

Allergie 63
- Allergietestungen, Epikutantest 64
- - Expositionstest 64
- - Intrakutantest 64
- - In-vitro-Test 64
- - Karenztest 64
- - Läppchen- bzw. Patchtest 64
- - Pricktest 64
- - RAST-Test 64
- allergische 143–144
- Analekzem 63
- Arzneimittelexanthem 119, 121, 124, 130, 181, 187
- Chinin/Chininlösung 79
- Eiallergie 393
- Kolitis, allergische 393
- Kontaktallergie 63, 65–66
- Kontaktdermatitis 66
- Kontaktekzem, allergisches 64, 119
- - nässendes 120
- Kortikosteroidschäden 118
- Milchallergie 393
- Nahrungsmittelallergie 64, 393
- pseudoallergische Unverträglichkeitsreaktionen 79
- Sensibilisierungsphase 63
- Sklerosierungsmittel, chininhaltige *(siehe dort)* 79
- vom Spättyp (Typ IV nach *Coombs* und *Gell*) 63, 119

Allethrin-Piperonylbutoxid-Spray, Skabies 181

Allylamine, Tinea inguinalis 145

ALM (akrolentiginöses Melanom) **267**, 269

Alopecia/Alopezie
- A. areata, Vitiligo 132
- A. specifica areolaris et diffusa 451

Altersfalten, physiologische 402

Amelanose 131

amelanotisches Melanom (AML) 270, 273
- Differenzialdiagnose 92

5-Aminosalizylsäure (5-ASA)
- Colitis ulcerosa 372
- *Crohn*-Erkrankung 359

Ammoniakbildung 480

Ammoniumbasen, quartäre 21

Amöben **525–530**
- Aids 472

Amöbenabszess 529
- extraintestinaler **527**

Amöbenhepatitis, Amöbiasis 527

Amöbenkolitis 529

Amöbenruhr 525
- Differenzialdiagnose 356, 371, 419

Amöbenträger 526, 529

Amöbiasis **525–530**
- Darmlumeninfektion 529
- Diagnose 527
- Differenzialdiagnose 98, 401, 437, 443, 447, 462, 466
- Ökologie 527
- Präpatenzzeit 526
- Prophylaxe 530
- Shigellose 422
- Symptome 527
- Therapie 530
- Übertragung 527
- Verbreitung 527

Amöbom **527**, 529

Ampicillin
- A. *Wolff*, Ancylostomiasis 517

Ampulla recti (Rektumampulle) 4, 7–8, 11, 14, 31, 35
- Röntgenuntersuchung 43

Amyloidose, Differenzialdiagnose 407

Analabszesse *siehe* Abszess 28–30, 48, 79, 97, **101–106**, 107, 135, 345, 409, 434, 437, 470

Analatresie 326–328
- Ätiologie 326
- Diagnose 326–327
- komplette 327
- Therapie 327–328
- tiefe/hohe 326
- translevatorische 327

Analblock, Epikutantestung 65

Analdilatation nach *Lord*, Hämorrhoiden 77

Analekzem, Allergene 63

Analerosionen (*siehe auch* Analrhagaden/-erosionen bzw. -fissur), Differenzialdiagnose 28, 94–95, 98, 152, 187, **407**

Analfibrome (*siehe* Fibroma/Fibrome)

Analfissur **95–100**, 109
- Aids 473
- akute 96
- Anamnese 28
- blutende 96
- - Wachtposten 96
- Blutungen 28
- chronische 96–97
- Diagnose 97
- Differenzialdiagnose 97–98, 152, 344–345, 407, 447
- Digitaluntersuchung 30
- Klinik 96–97
- Marisken 81, 96
- Therapie 98–100

Analfisteln (*siehe* Fisteln) 28–29, 31–32, 48–49, 53, 95, **105–110**, 409, 414, 434, 527

Analgetika, Koloskopie 40

Analgetikablock, Epikutantestung 65

Analhaut 13

Analhautzotte, Analfissur 97

Analhygiene
- Hämorrhoiden 79
- Kontaktekzem, perianales 119
- Pruritus 114
Analkanal (*siehe auch* Canalis analis) **3**, **4**, **7–8**, **13–14**
- anatomischer C. analis 4, 7–8, 13–14
- chirurgischer 3
- funktioneller 3
- Innervation, sensible 11
- Rektosigmoidoskopie 36
- sympathische Innervation 11
Analkanaldilatation, Analfissur 98
Analkanalhaut 3
Analkarzinom (*siehe auch* Darmkarzinom) **256–261**, 271
- Ätiologie 257–258
- CEA 258
- Diagnose 258
- Differenzialdiagnose 92, 177
- Entwicklungsstadien 259
- Klinik 258
- Manifestationsalter 256
- Metastasen, kutane 260
- Nachsorge 261
- NIGRD-Schema 258
- Polychemotherapie 258
- Prognose 261
- - 5-Jahresüberlebensrate 261
- Proktoskopie 68
- Radiochemotherapie 261
- SCC 258
- Therapie 258–261
- TNM-Klassifikation 257–258
- Typisierung, histologische 256–257
- UICC-Klassifikation 258
- verruköses 177
Analkrypten (*Morgagnische* Buchten) 3, 13–14
- Eiter 90
- Fisteln 108
- Kryptenlinie (Linea dentata sive sinosa) 3
- Sekret 90
Analläppchen 81
Analmanometrie (*siehe auch* Manometrie, anorektale) 49–51
- Descending-Perineum-Syndrom 338
- Fisteln 109
- Rektumprolaps 89
Analneurotiker 16
Analöffnung, Erweiterung 333
Analpapillen 3
- Ano-/Rektoskopie 32
- Digitaluntersuchung 30
- Hyperplasie, Analfisteln 107
- hypertrophe 85, **92–94**, 96
- - Ätiologie 92
- - Analfissur 97
- - Diagnose 92
- - Differenzialdiagnose 82, 92
- - Fisteluntersuchung 31
- - Katzenzahn 93, 96
- - Klinik 92
- - Therapie 92–94
- irritierte, Blutungen 29
- Papillitis (*siehe dort*) 28, 32, **90**, 91, 446
Analpolypen (*siehe auch* Polypen) 30, 32, 67, 82, 87, 90, 92, **231–244**, 403
Analprolaps (*siehe auch* Prolaps) **85–86**, 87
- Ätiologie 85
- Anamnese 28
- Blutungen 28
- Diagnose 85
- Differenzialdiagnose 87, 89
- Faltenbildung, radiäre 85–86
- Inspektion 29
- Inzidenz 85
- Klinik 85
- partieller, Condylomata acuminata 167
- - Inspektion 29
- - reponierbarer 86
- Therapie 87
- totaler, Inspektion 29
Analpruritus (*siehe* Pruritus) **113–114**, 115
Analrandthrombosen
- Differenzialdiagnose 345
- Inspektion 29
- Ursachen 82–83
Analreflex (*siehe auch* Reflex) 14
- Elektromyographie, anorektale 51
Analrhagaden und -erosionen 94–95
- Ätiologie 94
- Anamnese 28
- Blutungen 28
- Diagnose 94
- Differenzialdiagnose 98, 152, 187, 407
- Klinik 94
- Therapie 94–95
Analschmerzen (*siehe* Schmerzen) 28, 38, 83, 91–92, 97, 108, 150, 157, 333, 343, 345, 378, 388, 392, 401, 404, 433, 453
Analsegeln (Valvulae anales) 3
Analspekulum 32
- spreizbares 31
Analtampon
- Analpapillen, hypertrophe 92
- glukosteroidfreier 91
- Hämorrhoiden 79
Analthrombosen/Analvenenthrombosen (*siehe* Thrombosen) 82–85, 87, 271
Anamnese **28–29**
- Formblatt 29
Anastomose
- ileopouchanale (IPAA), Colitis ulcerosa 374
- koloanale, Manometrie, anorektale 49
Ancylostoma duodenale *siehe* Ankylostoma/Ancylostoma/Ankylostomiasis (Hakenwürmer)
Anepitheliocystidia 489
Anetodermie 133
Angina luetica 453
Angiodysplasie/angiodysplastische Läsion **286**, **294–295**, 296
- Ätiopathogenese 294
- Diagnose 295
- Differenzialdiagnose 371, 407
- endoskopisches Bild 294
- histologisches Bild 294–295
- Klinik 294
- kongenitale 286
Angiographie 43
- Divertikelblutungen 407
Angiokeratom 271
- A. circumscriptum 273
- Differenzialdiagnose 291
Angiomatose
- dysplastische 294
- Retikuloangiomatose 287–293
Angioreticulomatosis *Cazal-Ronchese-Kern* **287–292**, 293
Angiosarkom
- Differenzialdiagnose 291
- Hämangiosarkom 286, 289
angry back 64
Anguillula stercoralis/Anguillulose **519–521**, 522
Anguli infectiosi oris (Mundwinkelrhagaden) **477**, 478
Anisakis sp./Anisakiasis (Heringswurm) 507, **523–524**
- A. simplex 523–524
- - Appendizitis, akute 524
- Contracaecum spp. **523–524**
- Diagnose 524
- Morphologie 523
- Ökologie und Verbreitung 523
- Prophylaxe 524
- Symptome 523–524
- Therapie 524
- Übertragung 523
Anismus 46
- Anticholinergika 46
- Botulinuminjektionen 46
- Manometrie, anorektale 49
Anitis, Nässen 28
Ankylostoma/Ancylostoma/Ankylostomiasis (Hakenwürmer) **513–516**, 517
- A. cutis 513–517
- A. duodenale 513–517
- Dermatitis 517
- Diagnose 516
- Entwicklungszyklus 513–515
- Morphologie 513–515
- Necator americanus 513–517
- Ökologie und Verbreitung 515, 521
- Prophylaxe 516
- Symptome 515–516
- Therapie 516–517
- Übertragung 515
- Verbreitung 515, 521
Ann-Arbor-Klassifikation, Lymphome, gastrointestinale 301
Anoderm 16
anogenitales Karzinom 162
anorektaler
- Ring (Linea anorectalis) 3
- Winkel 14, 45, 337
Anorektalregion/Anorektum 3
- Arterien 9–10
- Blutpolster 9
- Erkrankungen, Leitsymptome 28
- Lymphabfluss 11
- Lymphdrainage 11
- Manometrie 49–51
- Venen(plexus) 9
Anoskop 34
Anoskopie (*siehe* Proktoskopie/Anoskopie) 32–34
Anoxie, Kolitis, ischämische 378
Anreicherungsverfahren, Wurmeier 485
Anschlussileitis, retrograde 365
Ansitzphase, Askariasis 511
Ansudor, Tinea inguinalis 147
antibiotikaassoziierte Kolitis 386–390
- Differenzialdiagnose 356, 371
Anticholinergika
- Anismus 46
- Reizdarmsyndrom 394

Antidiarrhoika, Kollagen-Kolitis 385
Antigensystem, humanes, lymphozytäres (HLA), *Behçet*-Syndrom 218
Antimykotika
- Candidose 480
- Tinea inguinalis 147
Antiphlogistika, nichtsteroidale, Analvenenthrombosen 84
Antiseptika, Pemphigus vegetans 217
Anulus haemorrhoidalis 13
Anus 5–6
- A. praeter, Colitis ulcerosa 374
- A. praeter naturalis, Verletzungen 335
- dilatierter 17
- Trichteranus, Kontaktekzem, perianales 119
- - Pruritus 114
- *Whitehead*-Anus 16
Aorta abdominalis 9–10
aphthoide/aphthöse
- Erosionen 150
- Geschwüre, *Crohn*-Erkrankung 348
- Ulzera 219
- - Amöbiasis 529
- - *Behçet*-Syndrom 218
Aphthose (Aphthosis)
- A. Behçet **218–220**, 221
- bipolare A. **218–221**
- orale A. 218–219
apokrine Schweißdrüsen 222
Appendizitis(verdacht)
- akute, Anisakis simplex 524
- Differenzialdiagnose 356, 443
- Fisteln, extrasphinktäre 107
- linksseitige, Divertikulitis 408
- Strongyloidiasis 521
- Trichuriasis 518
- Yersiniose 424
APUD (amine precursor uptake and decarboxylation)-Tumoren 195
Arachnia propionica 432
ARC (Aids-related-Complex) 469
Argentum-nitricum-Lösung, Analrhagaden/-erosionen 95
Argyrose, Differenzialdiagnose 130
Arndt-Gottron-Skleromyxödem 185
- Differenzialdiagnose 187
*Arning*sche Tinktur, Perianalekzem 126
Arsenintoxikation, *Bowen*-Erkrankung 172
Arsenmelanose, Differenzialdiagnose 130
Arterien/arterielle Versorgung, Anorektalregion 9–10
Arterien/arterielle Versorgung der Analregion
- A. glutea superior 9
- A. iliaca 11
- - A. i. communis 9
- - A. i. externa 9
- - A. i. interna 9
- A. mesenterica inferior (Gekröseschlagader) 9
- A. pudena interna 7, 9
- A. rectalis/Aa. rectales 3, 9, 73
- - A. r. inferior 3, 9
- - A. r. media 9
- - A. r. mediales 3
- - A. r. superior 3, 9, 11, 73
- A. sacralis mediana 9
- Aa. sigmoideae 9
- Aorta abdominalis 9–10
arteriovenöse Anomalien/Missbildungen 293–297
- kongenitale **297**
Arthritis
- Campylobacteriosen 429
- HLA-B27-assoziierte 426, 429
- Polyarthritis, Yersiniose 426
Arzneimittelexanthem
- Differenzialdiagnose 181
- fixes, Differenzialdiagnose 121, 130, 187
- - toxisches 119
- - ulzerierendes 124
- lichenoides, Differenzialdiagnose 187
Arzneistoffe, Epikutantestung 65
Arzt-Patienten-Gespräch 32
5-ASA (5-Aminosalizylsäure)
- Colitis ulcerosa 372
- *Crohn*-Erkrankung 359
Ashy-Dermatosis 130–131
Askariasis/Askaridosis 511
- A. gigas **509–512**, 513
- A. lumbricoides **509–512**, 513
- - Diagnose 512
- - Enteritis 511
- - Entwicklung 509–511
- - Infiltrate, eosinophile 511
- - Migrationsphase 511
- - Morphologie 509–511
- - Prophylaxe 512–513
- - Symptome 511–512
- - Therapie 513
- Ansitzphase 511
- Toxine 511
- Übertragung 511
askaroider Wanderungstyp 511
Aspergillus 59
Asthma verminosum 521
Astronautenkost
- Colitis ulcerosa 373
- *Crohn*-Erkrankung 361
- Divertikulitis 409
Atherom 277
Atresie(formen) **326–328**
- Ätiologie 326
- Analatresie 326–328
- Diagnose 326–327
- intermediäre 328
- Mortalität 326
- supralevatorische 326, 328
- Therapie 327–328
- translevatorische 326–327
Aufklärung des Patienten 32–33
- Einverständniserklärung (*siehe dort*) 32–33
- Merkblatt 32
- Risikoaufklärung 32
Auspitz-Phänomen (Phänomen des blutigen Taus) 213
Autoklaven 24–25
- Bakterienfilter 24
Autoklavierung, Instrumente, starre 26
Azathioprin
- *Behçet*-Syndrom 221
- Colitis ulcerosa 372
- *Crohn*-Erkrankung 360
- Pemphigus vegetans 217
Azole
- Candidose 480
- Tinea inguinalis 145

B

Baboon-Syndrom 119, 124
- Differenzialdiagnose 121
Backdoor sprint **418**
Backwash-Ileitis 352, 357, 365
- Colitis ulcerosa 365
BACTEC-Verfahren, Tuberkulose **442**
Bacterium enterocoliticum 424
Bakterien
- Infekte, unspezifische, Differenzialdiagnose 447
- mikroskopische Nachweismethoden 59
- - Differenzialfärbung 60
- - Gramfärbung 60
- - Methylenblaufärbung nach *Löffler* 60
- Oxydase-positive 61
Bakterienfilter, Autoklaven 24
bakteriologische Überprüfung, Endoskope, flexible 27
bakteriologische Untersuchungsmethoden 59–62
Balanitis
- B. plasmacellularis (*Zoon*), Differenzialdiagnose 175
- Balantidien-Dysenterie 533
- Balantidien-Ruhr 533
Balantidiasis/Balantidium coli/Balantidiose **533–535**
- Diagnose 535
- Differenzialdiagnose 98, 401, 437, 447, 462, 466
- Morphologie und Entwicklung 534
- Prävalenz 534
- Prophylaxe 535
- Schleimhautulzerationen 535
- Symptome 535
- Therapie 535
- Übertragung 534–535
Ballaststoffe (*siehe auch* Ernährung), Defäkation 15
ballaststofffreie Kost
- Colitis ulcerosa 373
- Divertikulitis 409
ballaststoffreiche Kost
- Descending-Perineum-Syndrom 338
- Divertikulose 405
- Hämorrhoiden 80
- kolorektales Karzinom 249
Ballonsonden, Manometrie, anorektale 49
Bandwürmer (*siehe* Cestodes) 497–507
Bariumgranulome **44**
Barium(kontrastmittel)einlauf 44
- Colitis cystica profunda 398
- Ileus 44
Bariumperitonitis 44, 335
Barorezeptoren, Paraproktien 15
Barron-Gummibandligatur, Hämorrhoiden 77
Basaliom/Basalioma
- Anal-/Perianalbereich 257
- Differenzialdiagnose 82, 92, 160, 177, 209, 225, 228, 443
- - Inspektion 30
- HIV-Infektion 473
- pagetoides, ekzematoides 225
- - oberflächliches 175
- pigmentiertes 271
- solidum 257
- solidum partim cysticum 257
Batemann-disease **158–160**, 161
Bauchfellüberzug 4
Bauchkrämpfe *siehe* Tenesmen
Bauchpresse, Defäkation 15

BCG-Impfung 444
Beckenbindegewebe 6–9
Beckenboden 337
- Teilruptur, geburtstraumatische 330
Beckenbodengymnastik, Descending-Perineum-Syndrom 338
Beckenbodenmuskulatur 5, **6–9**, 15
Beckenbodenphlegmone, Verletzungen 334
Beckenbodensenkung
- abnorme beim Pressen, Darmpassagezeit 44
- funktionelle, Defäkographie 46
Beckenbodenspasmus/-spastik
- Manometrie, anorektale 49
- Rektumulkus, solitäres 399
Beckenfaszie (Fascia pelvis) 6, 8
Begleitphlebitis, Analvenenthrombosen 83
Behçet-Syndrom **218–221**
- Ätiologie 218
- Diagnose 219–220
- Differenzialdiagnose 98, 152, 220, 228, 356, 371, 401, 443, 460, 466
- Klinik 218–219
- Komplikationen 219
- Manifestationen, gastrointestinale 219
- Organmanifestationen 218
- Therapie 220–221
- Typen, klinische 218
- Verlauf 219
Beläge, kleieförmige, Kolitis, pseudomembranöse 388
Bensaude-Sklerotherapie, Hämorrhoiden 78
Benzoylperoxid, Akne 137
Benzylbenzoat, Skabies 182
Bepanthen Salbe, Herpes simplex 152
Berardinelli-Seip-Syndrom 199
Bereitschaft, endogene, Psoriasis inversa 210
Bergarbeiterkrankheit 515
Bernsteindialdehydlösungen 22
Bestrahlung/Bestrahlungsfolgen
- Bestrahlungsrektitis **412**, 413–416
- ionisierende, Depigmentierungen 132
- Kolitis, radiogene 412–416
- Sterilisation 25
- - durch Gammastrahlen 25
- - durch Korpuskularstrahlen 25
- Strahlenpilzkrankheiten 431–437
- Strahlenproktitis 412–416
- Ulkus, radiogenes/Strahlenulkus 414
Betadine Salbe, Herpes simplex 152
Betadine/Braunol-Lösung, Herpes simplex 152
Betaisodona
- Analpapillen, hypertrophe 92
- Analvenenthrombosen 84
- Marisken 82
Bethesda-Kriterien, kolorektales Karzinom 247
Bezoare 332
Bezugswechselverfahren, Wischdesinfektion 24
Bifidobacterium dentium 432
Bifonazol
- Erythrasma 144
- Tinea inguinalis 145
Bilharziose (*siehe auch* Schistosomiasis) **490–491**, 492–493
- Diagnose 491–492
- Differenzialdiagnose 447
- hepatolienale 491
- Ökologie 490–491
- Präpatenz 490
- Prophylaxe 492
- Symptome 491
- Therapie 492–493
- Übertragung 490
- Verbreitung 490–491
Bindegewebsschwäche (*siehe* Beckenbindegewebe) 6–9, 337
Biofeedback (Operant conditioning)
- Inkontinenz 15
- Kontraktion, paradoxe 46
Biopsien
- Elektrokoagulationszange 41
- Knipsbiopsiezange 41
- Koloskopie 41
- Probeexzisionen 35–37
- Rektosigmoidoskopie 36–37
- Saugbiopsien 36
Biopsiezangen
- Dampfsterilisation 25
- Ultraschallbad 27
B-K-Mole-Syndrom 267
Blähbauch, Candidose 478
Bläschen, spongiotische 126
Blastocystis hominis/Blastozystose 541
- Diagnose 541
- Morphologie 541
- Ökologie und Verbreitung 541
- Prophylaxe 541
- Symptome 541
- Therapie 541
- Übertragung 541
Blastomeren, Hakenwürmer 514
Blastomyces brasiliensis 146
Blastomykose 146
- Differenzialdiagnose 462
Blastosporen 58
Bleistiftstühle, Stenosen 323
Blennorrhö, gonorrhoische 445
Blepharokonjunktivitis, gonorrhoische 445
Bloch-Sulzberger-Syndrom (Incontinentia pigmenti), Differenzialdiagnose 130
Blond-Methode (hämorrhoidale Sklerotherapie)
- Analprolaps 87
- Sklerotherapie 78
- Vorteile 78–79
Bloom-Syndrom 199
Blut/Blutungen 133
- Anamnese 28–29
- Descending-Perineum-Syndrom 338
- Diapedesisblutung 133
- Divertikulitis/Divertikulose 405–408
- - Komplikationen 405–407
- dunkles, Kolitis, ischämische 378
- Endometriose 307
- hellrotes, Hämorrhoiden 76
- - Rektumulkus, solitäres 401
- lebensbedrohliche, *Osler-(Rendu-Weber)*-Syndrom 297
- Lymphogranuloma venereum 465
- Malakoplakie 315
- okkultes im Stuhl 67
- Perianalekzem 63
- petechiale, Analprolaps 85
- Polypektomie, koloskopischer 241
- Reisediarrhö 418
- Rektosigmoidoskopie 37
- Rektumkarzinom 249
- Rhexisblutung 133
- Sekret- und Blutabsonderungen (*siehe auch* Sekret) 53, 63, 74, 90, 97, 103, 114, 137, 224, 446
- Sickerblutungen *(siehe dort)* 77
- nach Sklerotherapie 78
- Strahlenproktitis 412
- Stuhl-Blut-Screening 67
- Verletzungen 334
Blutbeule 133
Bluteosinophilie 488
- Askariasis 511
- Parasitosen 488
- Schistosomiasis 491
- Strongyloidiasis 521
Bluterguss (*siehe auch* Hämatom) 133
Blutgefäße (*siehe auch* Gefäße), Tumoren **285–297**
Blutkoagel, dunkelrote, Analvenenthrombosen 83
Blutpolster, Anorektalregion 9
Blutstillung
- Elektrokoagulation 42
- endoskopische, Divertikelblutungen 407
- Infrarotkoagulation 77
Bluttest, fäkaler, okkulter (FOBT) 67
Body-packer-Syndrom 331
Bombay quick step **418**
Borborygmus 392
Borkenkrätze 180
Bothriocephalus/Bothriocephalosis 503
- B. cristatus **501–503**
- B. latissimus **501–503**
- B. latus **501–503**
- B. taenioides **501–503**
Bothriocephalus-Anämie, Fischbandwurm 502
Bothrium (Sauggrube) 501
Botox
- Analfissur 99
- Wirkungen, unerwünschte 100
Botulinumtoxin-A-Injektionen
- Abheilungsrate 99–100
- Analfissur 98–99
- Anismus 46
- Durchführung 99
- Injektionsort 99
- Kontraindikationen 99
- Nebenwirkungen 99
Bowen-Erkrankung 162, **172–175**
- Ätiologie 172
- Analkarzinom 257
- Arsenintoxikation 172
- Beschwerden 174
- *Bowen*-Dermatose **172–174**
- *Bowen*-Epitheliom **172–175**
- *Bowen*-Karzinom 174
- - HIV-Infektion 473
- Diagnose 174
- Differenzialdiagnose 92, 167, 171, 174–175, 187, 209, 225, 228, 443, 479
- Inspektion 30
- Klinik 173
- Kortikosteroidschäden 116
- maligne Entartung 175
- Papulose, bowenoide *(siehe dort)* 162, **169–172**

Bowen-Erkrankung
- pigmentierte 271
- - multizentrische **169–172**
- Therapie 175
- Verlauf 174
Brain-Heart-Infusion-Agar, Aktinomykose 436
Brillantgrün
- Candidose 480
- Herpes simplex 152
- Perianalekzem 126
Brocq-Kürette 54
Bromakne 135
Bromoderm 135
Brown-bowel-Syndrom, Differenzialdiagnose 319–321
Brucellose, anale, Differenzialdiagnose 437
Bruchbänder, Kontaktekzem, perianales 119
Bruchsack, peritonealer, Rektumprolaps 89
Brustlage 19
Bubo 450
- klimatischer 463–467
- schankröser 459
- strumöser 463–467
- tropischer 463–467
Bubonenstadium, Lymphogranuloma venereum 464–465
Bubonuli 459
Budesonid
- Colitis ulcerosa 372
- *Crohn*-Erkrankung 358
Bürsten, Ultraschallbad 27
Bulbocavernosus-Reflex, Elektromyographie, anorektale 51
Bulbus
- B. corporis recti cavernosi urethrae 7–8
- B. vestibuli 8
Buraton 10 F 0,5 % 24
Burkitt-Lymphom **303**
Bursa copulatrix, Hakenwürmer 513
Buschke-Löwenstein-Tumoren 164–165, **176–178**
- Therapie 168
Buscopan, Koloskopie 40
Buserelin, Endometriose 308
B-Zell-Lymphome 300–301
- MALT 300

C
Café-au-lait-Fleck 130, 277
Calcipotriol, Pemphigus chronicus benignus familiaris *(Hailey-Hailey)* 207
Calcipotriolcreme, Psoriasis inversa 214
Calymmatobacterium granulomatis (Donovania granulomatosis) 461
Campylobacteriosen (Campylobacter) **428–430**
- Ätiologie 429
- Aids 470
- Arten 429
- C. coli 428–429
- C. fetus ssp. fetus 428
- C. jejuni 428–429
- C. laridis 428
- Campylobacter-Enteritis, Differenzialdiagnose 356
- Diagnose 429
- Differenzialdiagnose 419, 430
- Epidemiologie 429
- Inkubationszeit 429
- Klinik 429
- Leitsymptome 429
- Therapie 430
- Unterteilung 428
Canalis
- C. analis, anatomischer (*siehe auch* Analkanal) 4, 7–8, 13–14
- C. pudendalis (*Alcock*-Kanal) 7–8
cancer (*siehe* Tumoren, *siehe auch* Karzinome)
Candidosen (Candida)/Candidiasis 53, 57, **476–481**
- Ätiologie 476–477
- Aids 470
- C. albicans 57, **476**
- - Diagnose 478–479
- - Hefekulturen 58
- C. glabrata **476**
- C. intertrigo 479
- C. stellatoidea 57
- Candidamykose **476–481**
- Diagnose 478–479
- Differenzialdiagnose 121, 143, 187, 189, 194, 214, 447, 479
- Erreger 476
- Faktoren, begünstigende 476
- generalisierte 194
- Klinik 477–478
- Kortikosteroidschäden 118
- Myzel 56
- *Nickerson*-Candida-Selektivagar 56
- Pathogenese 476–477
- perianale, Differenzialdiagnose 145
- Prädilektionsstellen 478
- Therapie 480
- Transientflora 476
Canifug, Erythrasma 144
Carbohydrate Antigen 19-9 (CA 19-9), kolorektales Karzinom 253
Carcinoma (*siehe auch* Karzinome)
- C. in situ 172, 175
- C. spinocellulare, Differenzialdiagnose 225
Cardiolipin-Mikroflockungs-Test (CMT) **456**
Carminativa, Reizdarmsyndrom 394
Castellanische Lösung, Candidose 480
Cauda equina 17
Cazal-Ronchese-Kern-Angioreticulomatosis **287–292**, 293
CC-Medien nach *Heinrich* und *Korth*, Aktinomykose 436
CD_4-Zellzahl 474
CDAI (M. *Crohn*, Aktivitäts-Index) 358–359
CDC (Centers of Disease Control)-Klassifikation, Aids/HIV-Infektion 468–469
CEA (karzinoembryonales Antigen)
- Analkarzinom 258
- CEA-Wert 255
- kolorektales Karzinom 253
- Paget-Syndrom 225
- Rektumkarzinom 255
Centrum tendineum perinei 6
Cephalosporine, Gonorrhö 447
Cestodes (Bandwürmer) 497
- Fischbandwurm (*siehe* Diphyllobothrium latum) 501–503
- Gurkenkernbandwurm (*siehe* Dipylidium caninum) 501–503
- Hundebandwurm 505–507
- Rinder- bzw. Schweinebandwurm (*siehe* Taenia saginata) 497–501
- Spulwurm (*siehe* Askariasis) 509–513
- Zwergbandwurm (*siehe* Hymenolepsis nana) 503–505
Chagaskrankheit 484
Chankroid (*siehe auch* Schanker) **458–461**
Charcot-Leyden-Kristalle, Kolitis, allergische 393
Chemotherapie
- adjuvante, kolorektales Karzinom 252
- Glukagonomsyndrom 198
Chinin/Chininlösung
- Chinin-Urethan-Lösung, Sklerotherapie 78
- Sklerosierungsmittel, chininhaltiges, allergische Reaktionen 79
- Sklerotherapie 78
chininfreie Präparate, Sklerotherapie 79
Chinolone, Reisediarrhö 420
Chlamydien (Chlamydia)
- Aids 472
- Chl. pneumoniae 464
- Chl. psittaci 464
- Chl. trachomatis 463, 466
- Chlamydienproktitis, Aids 472
Chlamydosporen 58
Chloramin, Perianalekzem 126
Cholera, Differenzialdiagnose 422
chronic recurrent acantholysis **205–208**
Chrysiasis, Differenzialdiagnose 130
Ciclopiroxolamin, Tinea inguinalis 145
Ciclosporin A, Colitis ulcerosa 372
Cidex 22
Cignolinpaste, Psoriasis inversa 214
13-cis-Retinsäure, Akne 137
Clarithromycin, Erythrasma 144
Clark-Level/-Eindringtiefe, Melanom, malignes 268, 273
Clindamycin, Akne 137
Clostridium difficile
- Kolitis, pseudomembranöse 387
- Toxine 387
Clotrimazol
- Erythrasma 144
- Tinea inguinalis 145
CMT (Cardiolipin-Mikroflockungs-Test) **456**
Coccygeus-Levator-Syndrom 343
COLAP (intestinaler bzw. koloskopischer Provokationstest) 393
Colchicin, *Behçet*-Syndrom 221
Coli-Enterotoxine 418
Colifoam Rektalschaum, Colitis ulcerosa 372
coliques spasmodiques (*siehe auch* Kolik) 249
Colitis (*siehe* Kolitis)
Collier de Venus 451
Colon (*siehe* Kolon)
Colon-descendens-Karzinom 248
Coloxid, Fisteln 108
Columnae anales (*Morgagnische* Säulen) 3–4, 8–9, 14
Combustio (toxische Dermatitis) 124
Compliance (plastische Adaptationsfähigkeit), Manometrie, anorektale 51
Computertomographie (CT) 44

Condylomata (*siehe* Kondylome) 29, 82, 87, 92, 109, 118, 158–168, 171, 175–178, 205, 207, 214, 217, 228, 446–447, 451, 456, 463, 470–471
Condylomatosis pemphigoides maligna **215–216**, 217
Condylox, Condylomata acuminata 167
Contracaecum (*siehe* Anisakis sp.) 523
- spp. 523–524
Conus medullaris 17
Coombs, Allergie vom Spättyp 63, 119
Copepoden 502
Coracidium 502
corps ronds 204
Corpus cavernosum recti 4, 9, 13–14, 73
Corynebacterium minutissimum 143
- Fluoreszenz, ziegelrote 61
- Fluoreszenz-Nachweismethode 59
Cotrimoxazol
- Akne 137
- Reisediarrhö 420
Cowden-Syndrom, Krebsfrüherkennungsuntersuchungen 69
creeping eruption (Hautmaulwurf)
- Strongyloidiasis 521
- Therapie 522
Cremes, antimykotische, Pemphigus vegetans 217
Crohn-Erkrankung **347–362**
- Abszess, periproktaler 105
- Ätiologie 347–348
- Aktivitätsindex (CDAI) 356
- anale Veränderungen 360
- aphthoide Geschwüre 348
- Astronautendiät 361
- Ausbreitung 348
- Definition 347
- Diagnose, falsche 529
- Diagnose/diagnostische Kriterien 354, 356
- Differenzialdiagnose 98, 220, 356, 371, 390, 398, 401, 405, 437, 443, 447, 466
- - histologische 358
- - makroskopische 357
- Erkrankungshäufigkeit 347
- extraintestinale Manifestationen 353
- Fisteln 32, 110
- - extrasphinktäre 107
- - perianale 352
- Glukokortikoide 358–359
- Hauptdispositionsalter 347
- Histologie 354–355
- HLA B 27 348
- Klinik 348–354
- kolorektales Karzinom 246
- Komplikationen 354
- Konglomerattumor, entzündlicher 352
- Krebsfrüherkennungsuntersuchungen 69
- Laboruntersuchungen 355–356
- Lokalisationen, häufigste 352
- Malnutrition 361
- Operationsindikationen 361
- Operationsmortalität 360
- Pflastersteinrelief 348, 354
- Polypen, entzündliche 238
- Prädilektionsstellen 352
- Prävalenz 347
- Prognose 362
- Pseudoappendizitis 352
- Pseudopankreatitis 352
- Pseudopolypen 349
- Pseudoulkus 352
- Rektosigmoidoskopie 38
- Schwangerschaft 361
- segmentaler Befall 348, 354
- Selbsthilfegruppen 362
- *Sellink*-Sondeneinlauf 354
- skip lesion 349
- Stenosen 323
- Therapie 356
- Vitiligo 132
Cromoglicinsäure, Kolitis, allergische 393
Cronkhite-Canada-Syndrom **237–238**, 239–240
- Diagnose 238
- Differenzialdiagnose 356
- Klinik 238
- Prognose 238
- Therapie 238
Crotamiton, Skabies 182
Crouzon-Syndrom 199
crowding effect 501
Crus penis 8
Cryptococcus 57
Cryptosporidium (*siehe* Kryptosporidien) **538**, 539
CT (Computertomographie) 44
cushion-sign, Lipome 281
Cyclophosphamid, Pemphigus vegetans 217
Cyclospora cayetanensis **540–541**
Cysticercus/Cysticerciasis (*siehe* Zystizerkose) **500**

D

Dampfdrucktopf 24
Danazol, Endometriose 308
Darier-Erkrankung (Dyskeratosis follikularis *Darier*) **202–205**
- Ätiologie 202
- Diagnose 204
- Differenzialdiagnose 121, 198, 204
- Hauptmanifestationsalter 202
- Klinik 202–204
- Prädilektionsstellen 202
- Schleimhautbefall 204
- Therapie 205
- Verlauf 204
Darm
- Dickdarmpassage 43
- Magendarmpassage 43
- Mastdarm *(siehe dort)* 3–6
- Perforation *(siehe dort)* 35, 37, 40, 42–43, 329, 331, **334, 408–409**, 410, 527
- Ringmuskulatur 6
Darmbilharziose (*siehe* Bilharziose) 489, **490–493**
Darmegel
- großer 493–494
- kleiner 494
Darmerkrankungen/-krankheiten
- chronisch-entzündliche, Krebsfrüherkennungsuntersuchungen 69
- infektiöse (*siehe auch* Infektionen) 417–481
Darmflagellaten **530–532**
Darmgas (*siehe auch* Gas), Explosion 20
Darmkarzinom/Darmkrebs (*siehe auch* Karzinome)
- Analkarzinom *(siehe dort)* **256–260**, 261, 271
- Darmkrebsmortalität, Stuhl-Blut-Screening 67
- Dickdarm, Früherkennungsuntersuchung 67
- - Koloskopie 39
- Mastdarm 39
- Rektosigmoidoskopie 38–39
- Rektumkarzinome/kolorektales Karzinom (*siehe* Rektumkarzinome)
Darmneurose **391–394**
Darmparasiten/Darmparasitosen (*siehe* Parasiten) **483–527**, 528, **529–542**, 543
Darmperforation *siehe* Perforation, Darm
Darmprotozoen (*siehe* Protozoen) **525–541**
Darmreinigung, Koloskopie 39
Darmspülung, orthograde, Elektrolytlösung, isotone 39
Darmtenesmen (*siehe* Tenesmen) 38, 92, 97, 150, 333, 337, 341, 401, 405, 412, 418, 422, 433
Darmtrematoden (*siehe* Trematodes) **496–497**
Darmtuberkulose (*siehe* Tuberkulose) 438–444
Darmwand
- Drucknekrosen/-ulzerationen, Verletzungen 334
- Emphysem 311
- Perforation *(siehe dort)*
- Überdehnung, Koloskopie 40
Dauerform, Amöben 526
Dauerprolaps, nicht zu reponierender, Hämorrhoiden 76
Dauerschmerzen, Analvenenthrombosen 83
Dauerspasmus, Analfissur 97
Daumenabdrücke (thumbprintings), Kolitis, ischämische 379
Defäkation 13, 15
- Analfissur 97
- Bauchpresse 15
- Frequenz 15
- Hämorrhoiden 73
- N. pudendus, Neuropathie 52
- nervöse Steuerung 14
- Puborektalschlinge, Tonus 45
- Störungen, Differenzialdiagnose 338
Defäkationsreflex 14–15
Defäkationsschmerzen, Fisteln 108
Defäkographie 45
- Descending-Perineum-Syndrom 338
- Rektumprolaps 89
Dehnbarkeit des Rektums
- Dehnungsreize, Inkontinenz, rektale 16
- Manometrie, anorektale 51
- Sphinkterdehnung, Analfissur 98
- Überdehnung, Koloskopie 40
Dehnungsreize, Inkontinenz, rektale 16
Dehnungsschmerz, Anamnese 28
Dekantier-Auswaschverfahren, Trematodeneier 485–486
Delhi belly **418**
Dellwarzen (*siehe auch* Verrucae) **158–161**

Denervierung, Elektromyographie, anorektale 51
Depigmentierungen **127–133**
- Bestrahlungen, ionisierende 132
- Dermatosen, entzündliche 132
- erworbene, ohne erkennbare Ursache 131
- Noxen, chemische 132
- perianale 130–133
- Verletzungen 132
Dermatitis
- Acrodermatitis enteropathica *(siehe dort)* 121, **192–195**, 214
- D. ammoniacalis **479**
- D. glutaealis **479**
- D. herpetiformis *Duhring*, Differenzialdiagnose 207
- D. perianalis fistulosa 135
- D. praecancerosa *Bowen* **172–174**, 175
- D. pseudosyphilitica **479**
- entzündliche, Depigmentierungen 132
- kumulativ-toxische D. 63, **479**
- perianale, streptogene **141–142**, 142–143
- - Ätiologie 141
- - Diagnose 143
- - Differenzialdiagnose 143, 479
- - Klinik 141–142
- - Therapie 143
- seborrhoische D. 124
- - Differenzialdiagnose 143
- toxische (Combustio) 124
- - Differenzialdiagnose 143
- - kumulativ-toxische 63, 479
- Windeldermatitis **479**
- - Differenzialdiagnose 479
- Zerkariendermatitis **491**
Dermatomykose **145–147**
Dermatomyositis
- kolorektales Karzinom 250
- Kortikosteroidschäden 116
Dermatophyten 53, 57–59
- Differenzialdiagnose 479
- Nativpräparate 55
- *Taplin*-Dermatophyten-Selektivagar 56–57
- Vertreter 59
Dermatophytie/Dermatophytose **145–147**
Dermatose (Dermatosis)
- *Ashy*-Dermatosis 130–131
- D. cenicienta 130
- dermatose invisible 186
- entzündliche, Depigmentierungen 132
- *Pagetsche* Dermatose **222–224**, 225
Dermofug 480
- Erythrasma 144
Dermoid
- Differenzialdiagnose 437
- Inklusionsdermoid 139–140
- perianales, Abszess, periproktaler 105
- Sakraldermoid **139**, 140
- Traktionsdermoid **139**, 140
Dermoidsack **139–140**
- Pilonidalsinus 140
descending-perineum-syndrom (*siehe* DPS) **337–338**
Desinfektion 20–27
- chemische 21
- Fiberskope 26
- Fußboden 24
- Hände (*siehe* Händedesinfektion) 22–23
- Haut 23–24
- Instrumente 25–26
- - starre 26
- Oberflächen 23–24
Desinfektionsmittel, chemische
- Aldehyde 22
- Alkohole *(siehe dort)* 22
- DGHM-Liste 22
- Glukoprotamin 22
- Händedesinfektion 22
- Liste, offizielle 21
- Phenolderivate 22
Desmogleine 215
Desorption, Gassterilisation 25
Deutsche Gesellschaft
- zur Bekämpfung der Geschlechtskrankheiten e.V. 447
- für Hygiene und Mikrobiologie, Desinfektionsmittel, Richtlinien für die Prüfung 21–22
Deutsche Ileostomie-Colostomie-Vereinigung e.V. (ILCO) 374
Deutsche Krebshilfe 252
DGHM-Desinfektionsmittelliste 22
D-H-S/D-H-S-Diagnostik 55, 57
Diabetes, Vitiligo 132
Diät/Diätkost (*siehe auch* Ernährung)
- Astronautenkost 361, 373, 409
- ballaststofffreie, Colitis ulcerosa 373
- - Divertikulitis 409
- *Crohn*-Erkrankung 361
Diätfehler, Analfissur 95
Diaminodiphenylsulfon (DADPS), *Behçet*-Syndrom 221
Diancyrobothrium taenioides **501–503**
Diapedesisblutung 133
Diaphragma
- D. pelvis 3, **6**, 337
- D. urogenitale **6**, 7
Diarrhö 16
- Akklimatisationsdiarrhö **418**
- antibiotikaassoziierte, ohne Kolitis 388
- Antidiarrhoika 385
- blutige, Colitis ulcerosa 364
- - Kolitis, ischämische 378
- - - pseudomembranöse 388
- choleraartige, Shigellose 421
- Colitis cystica profunda 396
- Divertikulitis 408
- emotionelle **391–394**
- Fasciolopsiasis 494
- *Kotschinchina*-Diarrhö 521
- nervöse **391–394**
- Reisediarrhö *(siehe dort)* **417–419**, 420
- Reizdarmsyndrom 392
- Rektosigmoidoskopie 38
- schleimig-blutig-eitrige, Shigellose 421
- schmerzhafte, Karzinoide 264
- Strahlenproktitis 412
- wässrige, Kollagen-Kolitis 384
- - Reisediarrhö 418
- - Shigellose 421
Diathermieschlinge
- Polypektomie 41
- Ultraschallbad 27
Dibothriocephalus latus **501–503**
Dibothrium **501–503**
Dickdarmdivertikulose **402**
Dickdarmerkrankung, meldepflichtige **421–423**
Dickdarmkarzinom
- Früherkennungsuntersuchung 67
- Koloskopie 39
Dickdarmpassage 43
Dickdarmpolypen, Differenzialdiagnose 407
Dickdarmtuberkulose 439
Diclofenac-ratiopharm, Analvenenthrombosen 84
Differenzialfärbung, Bakteriennachweis 60
Digenea (*siehe* Egel) 489
Di-George-Syndrom, Differenzialdiagnose 474
Digitaluntersuchung **30–31**
- Fisteln 108
Dinitrochlorbenzol, allergene Potenz 63
Diphenylalkane 22
Diphyllobothrium
- D. americanum **501–503**
- D. latum (Fischbandwurm) **501–503**, 505
- - Diagnose 503
- - Entwicklungszyklus 501–502
- - Morphologie 501–502
- - Ökologie und Verbreitung 502
- - Präpatenz 502
- - Prophylaxe 503
- - Symptome 502–503
- - Therapie 503
- - Übertragung 502
- D. pacificum 502
- D. taenioides **501–503**
Dipylidium canium/Dipylidiasis (Gurkenkernbandwurm) **505–507**
- Diagnose 506–507
- Entwicklungszyklus 505–506
- Morphologie 505
- Prophylaxe 507
- Symptome 506
- Therapie 507
- Übertragung 506
Diskontinuitätsresektion nach *Hartmann* 334
Distanzphänomen (*Omega*-Zeichen), *Crohn*-Erkrankung 354
Diversionskolitis 371
Divertikel (Diverticulum)
- angeborene **402**
- Blutungen 406
- - Angiographie 407
- D. spurium **402**
- D. verum **402**
- falsche **402**
- *Graser*-Divertikel **402**
- komplette **403**
- *Meckel*-Divertikel **402**
- Pseudodivertikel 368, 402
- Pulsionsdivertikel 402
- Traktionsdivertikel 402
Divertikulitis **408–411**
- Abszessbildung 409
- Blutungen 28
- Diagnose 408
- Differenzialdiagnose 356, 371, 408, 437
- Fistel(bildung) 409
- - extrasphinktäre 107
- Operationsindikationen 409
- Perforation 408–410
- Symptomatologie 408
- Therapie 408
Divertikulose **402–411**
- Ätiologie 404
- Diagnose 404

- Differenzialdiagnose 393, 404–405, 447
- Hämatochezie 406
- Klinik 404
- Komplikationen 405–411
- - Blutungen 405–407
- - Divertikulitis *(siehe dort)* 405, 408–410
- - Perikolitis 405
- Prädilektionsstellen 404
- Therapie 405
DNA-Hybridisierung, HSV-Infektion 151
Dolo-Posterine, Hämorrhoiden 79
Doloproct, Analvenenthrombosen 84
Doloproct Creme, Perianalekzem 126
Donovania granulomatis (Calymmatobacterium granulomatis) 461
Donovaniosis **461–463**
Donovansche Körperchen, Granuloma inguinale 462
Dopamin, Karzinoide 264
Doppelkontrast, Röntgenuntersuchung 43
Dornwarzen 161
Douglas-Raum (Excavatio rectouterina) 6
DPS (descending-perineum-syndrom) 337
- Ätiologie 337
- Diagnose 338
- Differenzialdiagnose 338
- Inspektion 29
- Klinik 337
- Therapie 338
Dreizipfelresektion nach *Milligan-Morgan* 74
Druck/Drücke
- Druckgefühl, anales, Descending-Perineum-Syndrom 337
- - Rektumprolaps 88
- - schmerzhaftes, Ischiorektalabszess 103
- Drucknekrose, Analvenenthrombosen 83–84
- Druckschmerz, Kryptitis/Papillitis 91
- Drucksteigerung, intraabdominelle 14
- Eruptionsdruck, endogener, Psoriasis inversa 210, 214
- Relaxationsdruck 51
- Walze, druckdolente, Divertikulitis 409
- Willkürdruck, maximaler, Manometrie, anorektale 50
Drüsen, Proktodäaldrüsen/Proktodealdrüsen 3–4, 13–14, 102, 107
Drusen, Aktinomykose 435–436
Dubreuilh-Melanosis circumscripta praeblastomatosa 269
Ducrey-Erkrankung **458–461**
Ducrey-Unna-Erkrankung **458–461**
Dünndarmerkrankung
- immunoproliferative (IPSID) 300
- *Sellink*-Sondeneinlauf 354
Dünndarmobstruktion, Differenzialdiagnose 405
Duhring-Dermatitis, herpetiforme, Differenzialdiagnose 207
Dum-Dum-Fieber 533
Durchfall *(siehe* Diarrhö) 16, 38, 264, 364, 378, 384–385, 388, 391–394, 396, 408, 412, 417–421, 494, 521
Durchzugsmanometrie 50
- Perfusionsmanometrie 50
Dyschezie, Colitis cystica profunda 396
Dysenterie, bakterielle **421–423**
Dyskeratose (Dyskeratosis) 204
- D. bullosa hereditaria **205–208**
- D. follicularis 128, **202–205**
- - Ätiologie 202
- - Diagnose 204
- - Differenzialdiagnose 187, 201, 204, 207, 209, 214, 217
- - Hauptmanifestationsalter 202
- - Hyperpigmentierungen 129
- - Inspektion 30
- - Klinik 202
- - Papeln 203
- - Prädilektionsstellen 202
- - Schleimhautbefall 204
- - Therapie 205
- - vegetans **202–205**
- - Verlauf 204
- D. miliaris *Darier* **202–205**
- Differenzialdiagnose 229
Dyskératose pseudo-folliculaire de *Darier* **202–205**
Dysport, Analfissur 99
Dyssynergie des Kolons **391–394**
Dystrophia papillaris pigmentosa **199–202**

E
EBV (*Epstein-Barr*-Virus)
- Aids 470
- *Burkitt*-Lymphom 303
E. cayetanensis-Oozysten 540
Echinostoma ilocanum/Echinostomatidae 489
Echinostomiasis (kleiner Darmegel) 494
- Arten 494
- Diagnose 496
- Entwicklungszyklus 494–495
- Kopfkragen 494
- Morphologie 494–495
- Ökologie 495
- Prophylaxe 496
- Symptome 495–496
- Therapie 496
- Übertragung 495
- Verbreitung 495
- Zwischenwirt 494
Econazol, Tinea inguinalis 145
Eczema
- herpeticatum 148
- marginatum *Hebra* **145–146**, 147
Eczéma craquelée, Differenzialdiagnose 194
Effloreszenzen
- Differenzialdiagnose 167
- primäre 94
- sekundäre 94
Egel (Digenea) 489
- Darmegel 493–494
- großer *(siehe* Fasciolopsis) 493–494
- kleiner *(siehe* Echinostomiasis) 494
- Pärchenegel 489
- Zwergdarmegel 496–497
EIA-AG 151
Eiallergie, Kolitis, allergische 393
Eichenrinden-Sitzbänder
- Aknetetrade 138
- Analfissur 98
Eingeweideleishmaniasis 533
Einlauf
- Bariumeinlauf 44
- Kolonkontrasteinlauf *(siehe dort)* 43–44
Einmal-Klistier (Practo-Clyss), Rektosigmoidoskopie 34
Einmal-Waschlappen, Perianalekzem 127
Einverständniserklärung
- Ano-/Rektoskopie 32
- Koloskopie 33
- Proktoskopie 33
- Rektosigmoidoskopie 33
Einzelfaserelektromyographie 51
Einzeller (Protozoen) **525–541**
Eisenhämatoxylin-Färbung, Protozoen 487
Eiter
- Abszess, periproktaler 105
- Analkrypten 90
- Fisteln 109
- HSV-Proktitis 150
- im Stuhl, Rektosigmoidoskopie 38
Ekchymosen 134
- Kortikosteroidschäden 118
Ekthyma 141
Ektoparasiten/-parasitosen 178, 483
Ektophyt 483
Ektropium 16
Ekzematid, seborrhoisches 124
Ekzeme
- Abnutzungsekzem (toxisch degeneratives E.) 119–120
- akute, Nässen 28
- Analekzem 63
- Differenzialdiagnose 479
- dysregulativ-mikrobielle 118
- Inspektion 29
- Kontaktekzem *(siehe dort)* 62–64, 74, 83, 92, 94, 97, 103, 108, 114, 116, 118–129, 145
- lichenifizierte, Differenzialdiagnose 187
- mikrobiell-parasitäre, Differenzialdiagnose 121
- perianale 29, 53, 133
- - Differenzialdiagnose 207, 225
- - Juckreiz 28
- 2-Phasen-Ekzem 63
- psoriasiforme, Differenzialdiagnose 175
- Reizekzeme, perianale 73
- seborrhoische 192
- - Aids 473
- - Differenzialdiagnose 121, 175, 205
Elektrokoagulation 20
- Blutstillung 42
Elektrokoagulationszange, Polypektomie 41
Elektrolytlösung, isotone, Darmspülung, orthograde 39
Elektromyographie, anorektale *(siehe* EMG) 51
Elektrostimulation, Inkontinenz 16
Eleocharis 493
- tuberosa 493
ELISA 151
Elotrans, Reisediarrhö 419

EMG (Elektromyographie/ Elektromyogramm), anorektale 51
- Descending-Perineum-Syndrom 338
- Einzelfaserelektromyographie 51
- Fisteln 109
- Rektumprolaps 89
En-bloc-Exzision, Analfissur 98
Encephalitozoon
- E. cuniculi 540
- E. intestinalis 539
Endoautoinvasion
- Cryptosporidium 539
- Strongyloidiasis 520
Endodyogenie 536
endogene Bereitschaft, Psoriasis inversa 210
endogener Eruptionsdruck, Psoriasis inversa 210, 214
endokrine Tumoren 266
Endometriose (Endometriosis) des Kolons **307–310**
- Ätiologie 307
- Buserelin 308
- Danazol 308
- Diagnose 307
- Differenzialdiagnose 307, 405, 407
- E. extragenitalis 307
- E. genitalis externa 307
- - interna 307
- GnRH-Analoga 308
- Klinik 307
- Prädilektionsstellen 307
- Prognose 310
- Sarkom 310
- Therapie 308
- Verschleppungs- oder Implantationstheorie nach *Sampson* 307
Endometrium 307–310
Endoparasit 483
Endophyt 483
Endoskopie
- flexible, bakteriologische Überprüfung 27
- Koloskopie, endoskopische Prophylaxe 41
Endosonographie 47
- dreidimensionale 48
Endstiftchen, Hakenwürmer 513
Entamoeba
- E. dispar 526
- E. histolytica 487, 525, **526–530**
Enteritis
- Askariden-Enteritis 511
- E. *Crohn* **347–362**
- E. granulomatosa (segmentale granulomatöse E.) **347–362**
- E. membranöse **391–393**, 394
- E. regionalis **347–362**
- Yersiniose 424
Enterobacteriaceae 424
Enterobiasis (Oxyuriasis) 28, 143, 486–487, 507–509
Enterobius vermicularis (*siehe* Oxyure) 486, **507–509**
Enterocytozoon bieneusi 539–540
Enterokolitis
- antibiotikaassoziierte **386–390**
- infektiöse, Differenzialdiagnose 371
- Yersiniose 424
Enterolithen 332
Enterozele, Darmpassagezeit 44
Entleerungsstörungen
- Manometrie, anorektale 49
- obstruktive, Rektozele 45
Entseuchung (*siehe* Desinfektion)
entzündliche Erkrankungen (*siehe auch* Infektionen) **347–416**
- *Crohn*-Erkrankung 32, 38, 69, 98, 105, 107, 110, 220, 238, 246, 323, 347–362, 371, 390, 398, 401, 405, 437, 443, 447, 466, 529
- Darmerkrankungen/ -krankheiten, chronisch-entzündliche, Krebsfrüherkennungsuntersuchungen 69
- Dermatitis *(siehe dort)* 121, **135**, 141–143, **172–175**, 192–195, 207, 214, **479**
- Dermatomyositis 116, 250
- Entzündungen, Hidradenitis-suppurativa-artige 135, 137
- Hidradenitis-suppurativa-artige Entzündungen 30, 105, 135, 137, 141, 437, 466
- Hyperpigmentierungen 129
- Kolitis, ischämische *(siehe dort)* 220, 356, 377–382, 390, 401, 405, 447
- - pseudomembranöse 220, 386–390, 401, 447
- Kollagen-Kolitis *(siehe dort)* 356, 383–385
- Konglomerattumor 409
- Papillitis *(siehe dort)* 28, 32, **90**, 91, 446
- Polypen/Analpolypen (*siehe auch* Polypen), entzündliche 238
- Proktitis (Proctitis; *siehe dort*)) 28, 90–92, 148, 150, 152, 220, 302, 365, 412–416, 445–446, 472
- Pseudopankreatitis 352
- Reizdarmsyndrom *(siehe dort)* 391–394
- Rektumulkus *(siehe dort)* 89
- seborrhoische D. 124, 142–143, 479, 491
- solitäres 399–401, 414, 460
- Strahlenproktitis (*siehe* Bestrahlungsfolgen) 246, 371, **412–415**, 416, 447
- Therapie 132, 356
EORTC (European Organization for Research in the Treatment of Cancer) 412
Eosin, Perianalekzem 126
eosinophile Infiltrate, Askariasis 511
Eosinophilie
- Askariasis 511
- Bluteosinophilie 488
- Parasitosen 488
- Schistosomiasis 491
- Strongyloidiasis 521
EO-Sterilisation 24–25
Epidermoidzyste **139–140**
Epidermolysis
- E. bullosa, Differenzialdiagnose 217
- - dystrophica inversa 216
- - hereditaria simplex, Differenzialdiagnose 194
Epidermophyton (Epidermophytia) 58
- E. floccosum 58–59, 145
- - Differenzialdiagnose 479
- E. glutaealis **145–147**
- E. inguinalis **145–147**
- Kortikosteroidschäden 116
Epikutantestung
- Allergie(diagnostik) **64–66**
- - vom Spättyp 64
- Analblock 65
- Analgetikablock 65
- Arzneistoffe 65
- Kontaktallergie 65
- Kontaktekzem, allergisches 64
- Lokalanästhetika 65
- Nahrungsmittelallergene 64
- Standardblock 65
- Testpflaster 65
epitheliale Tumoren (*siehe unter* Tumoren)
Epitheliocystidia 489
Epitheliom (Epithelioma)
- *Bowen*-Epitheliom 172–175
- E. contagiosum 158–161
- E. cuniculatum 176–178
- E. in situ 172–175
- E. molluscum 158–161
- intraepitheliales 172–175
Epitheliomatosis miliaris **202–205**
Epitheloidzellgranulome, verkäsende, Tuberkulose 441
Epizootien **178–188**
- Inspektion 29
Epstein-Barr-Virus (EBV)
- Aids 470
- *Burkitt*-Lymphom 303
Ergotaminulkus 400
- Differenzialdiagnose 401
Ergotismus
- Differenzialdiagnose 98
- E. gangraenosus 400
- - Differenzialdiagnose 460
Ernährung (*siehe auch* Diät)
- ballaststoffreiche, Hämorrhoiden 80
- - Rektumprolaps 89
- parenterale, Zinkmangelsyndrom 192
Erosion (*siehe auch* Analrhagaden und -erosionen und -fissuren) 94–95
- aphthoide E. 150
- Differenzialdiagnose 151
Erosivschanker 450
Eruptionsdruck, endogener, Psoriasis inversa 210, 214
Erysipel 141
- Differenzialdiagnose 121
- Inspektion 30
Erythem (Erythema)
- Ätiologie 143
- E. anulare centrifugum 146
- - - Differenzialdiagnose 145
- E. bullosum vegetans Unna **215–217**
- E. chronicum migrans, Differenzialdiagnose 121
- E. dyschromicum perstans 130
- E. glutaeale **479**
- E. necroticans migrans **195–199**
- E. nodosum, *Behçet*-Syndrom 218
- - Lymphogranuloma venereum 465
- E. papulosum posterosivum **479**
- Klinik 143
- migratorisches, nekrolytisches **195–199**
- perianales 142
- periunguales 196
- Prädilektionsstellen 143
- prädisponierende Faktoren 143
- teleangiektatisches 124

Erythematodes visceralis 357
- Differenzialdiagnose 356
- Kolitis, ischämische 378
Erythrasma 128, 141, **143–144**
- Diagnose 144
- Differenzialdiagnose 121, 144–145, 214
- Inspektion 30
- mikrobielles, Differenzialdiagnose 479
- Nachweismethode, Fluoreszenz, ziegelrote 61
- - Fluoreszenz-Nachweismethode 61–62
- - Porphyrinfluoreszenz 62
- - Wood-Lampe 62, 144
- seborrhoisches, Differenzialdiagnose 479
- Therapie 144
Erythrokeratodermia/Erythrokeratodermie
- E. periorificialis 212
- - Differenzialdiagnose 214
- E. psoriatische 210
- kongenitale 201
Erythromycin 138
- Akne 137
- Erythrasma 144
Erythroplasie 173
- E. *Queyrat*, Differenzialdiagnose 171, 175
Escherichia coli
- E. c. diffus-adhärente (DAEC) 418
- E. c. enterohämorrhagische (EHEC) 418
- E. c. enteroinvasive (EIEC) 418
- E. c. enteropathogene (EPEC) 418
- E. c. enterotoxische (ETEC) 418
- E. c. invasive, Differenzialdiagnose 422
Esemtan-Lotion 23
Esthiomène 464
Ethylenoxid-(EO-)Gas 24
- Sterilisation 24–25
European Organization for Research in the Treatment of Cancer (EORTC) 412
Exanthem
- Arzneimittelexanthem *(siehe dort)* 119, 121, 124, 130, 181, 187
- Differenzialdiagnose 181
- urtikarielles, chininhaltige Sklerosierungsmittel 79
Excavatio
- rectouterina (*Douglas*-Raum) 6
- rectovesicalis 6
Exkoriationen, Skabies 180
Exoautoinvasion, Strongyloidiasis 520
Expositions- bzw. Karenztest, Allergiediagnostik 64
Exsudation (*siehe auch* Nässen), Analrhagaden/-erosionen 94
Externa
- heparinhaltige 134
- keratolytisch wirkende, Dyskeratosis follicularis 205
- kortikosteroidhaltige, Analvenenthrombosen 84
- - Pruritus 115
- lokalanästhesierende 157
- Nystatinhaltige, Candidose 480
- Vitamin-A-Säure-haltige, Verrucae vulgares 164
- Zoster 157
Exzystierung, Amöben 526

F
Facies *Hippocratica*, Divertikulitis, Perforation 410
Fadendrainage, Fisteln 110
Fadenligaturmethode, Fisteln 110
Fadenpilz/Fadenpilzerkrankung 145–147
Fadenwürmer (*siehe* Nemathelminthes) 489, **507–524**
Färbung
- Eisenhämatoxylin-Färbung 487
- Fluorochromfärbung 441
- *Giemsa*-Färbung, Haemophilus ducreyi 460
- *Gram*-Färbung 60
- *Heidenhain*-Färbung 487, 532
- Immunperoxidase-Färbung 167
- Methylenblau 60, 108
- - Färbung nach *Löffler* 60
- - Methylenblau-Milch 108
- Methylgrün-Pyronin-Färbung 460
- *Neelsen*-Färbung, Tuberkulose 441
Falten/Fältelung
- Altersfalten 402
- *Houston*-Falte (Plica transversalis recti) 4
- *Kohlrausch*-Falte (Plica transversalis recti) 4, 7, 14, 31, 35–36
- Längsfalten 14
- *Morgagnische* Falten 36
- Querfalten 14
- radiäre Faltenbildung, Analprolaps 85–86
Farbstoffe, Pemphigus vegetans 217
Fascialopsis/Fasciolopsiasis (großer Darmegel) **493–494**
- Diagnose 494
- Diarrhö 494
- Entwicklungszyklus 493
- F. buski 489, **493–494**
- Morphologie 493
- Prophylaxe 494
- Symptome 494
- Therapie 494
- Übertragung 493–494
- Verbreitung 494
- Zwischenwirte 493
Fasciolidae 489
Faszien (Fascia)
- Becken 8
- F. bulbi vestibuli 8
- F. clitoridis 8
- F. diaphragmatis 6–8
- - F. d. pelvis inferior 6–8
- - F. d. pelvis superior 6–8
- - F. d. urogenitalis inferior 6–9
- - F. d. urogenitalis superior 6–9
- F. dorsalis laminae vas. et nerv. 7
- F. m. obturatorii interni 7–9
- F. obturatoria 6–7
- - F. o. pelvis interna 8
- F. pelvis (Beckenfaszie) 6
- - F. p. parietalis 7
- - F. p. parietalis interna 7
- F. penis 7–8
- F. penis superficialis 9
- F. perinealis 8
- - F. p. superficialis 9, 104
- F. transversalis 6–7
- F. visceralis 7–8
- - F. v. prostatae 7–8
- - F. v. recti 7
- - F. v. uteri 7
- - F. v. vaginalis 7
- - F. v. vesicae 7–8
Faulecken **478**
Feig- oder Feuchtwarzen 161, **164–168**
Feinkontinenz 73
Fensterproktoskop 34
Fertignährböden (*siehe auch* Nährboden/Nährmedium), Pilze 57
Fettgewebe, Tumoren **276–282**
Fettgewebstumoren **276–282**
Feuchttüchlein
- Marisken 82
- Perianalekzem 127
Fiberskope
- Desinfektion 26
- Reinigung 26
- Sterilisation 26
Fibringirlanden, Colitis ulcerosa 368
Fibroadenomatosis uteri **307–309**, 310
Fibrolipome 280
Fibroma/Fibrome
- Acanthosis nigricans 200
- Differenzialdiagnose 163
- F. pendulans 92
- - Inspektion 29–30
- Inspektion 29
- perianale 81
- suprafissuräre, Analfissur 97
Filariasis, Differenzialdiagnose 463, 466
Filzlaus (*siehe* Pediculosis pubis) **183–184**
Finnen (Plerozerkoid) 498, 502–503
Fischbandwurm (*siehe* Diphyllobotrium latum) **501**, 502–503
Fissuren
- Fisteluntersuchung 31
- Inspektion 29
Fissuroperation, Manometrie, anorektale 49
Fisteln/Analfisteln **106–109**, 110
- Abszess, periproktaler 105, 107
- Ätiologie 107
- äußere Fistelöffnung 108
- Amöbiasis 527
- Analfissur 95
- Anamnese 28
- anorektale 109
- *Crohn*-Erkrankung 32
- Diagnose 108
- Differenzialdiagnose 109
- Digitaluntersuchung 108
- Divertikulitis 409
- Einteilung/Klassifikationsschemata 106
- - extrasphinktäre F. 107
- - intersphinktäre F. 106
- - suprasphinktäre 106–107
- - transsphinktäre 106
- Elektromyographie 109
- Fuchsbaufisteln 106
- *Goodsall*-Regel 108
- Haarnestfistel 139–140
- Hämorrhoiden 79
- Hufeisenfistel 106
- inkomplette 90, 109
- Inkontinenz 110
- innere, Blutungen 28
- - inkomplette 105, 108
- Inspektion 29
- Karzinome 110
- Klinik 108
- kommissurale F. (Hufeisenfistel) 106
- Komplikationen 110
- Lippenfisteln (F. labiformis) 106
- Manometrie 109

Fisteln/Analfisteln
- Nässen 28
- perianale 32
- Pilonidalfistel 139–140
- Raphefisteln **135, 139,** 140
- rektovaginale 414
- Röhrenfistel 106
- Schmerzen 108
- Sekretabgang 53
- sekundäre, Abszess, periproktaler 105
- Sondierung 32
- Sonographie 48
- Steißbeinfistel 135, **139,** 140
- subkutane 107
- submuköse 107
- Therapie 109–110
- - Fadendrainage 110
- - - Aktinomykose 434
- - Fadenligaturmethode 110
- Untersuchung 31–32

Fisteloperation, Manometrie, anorektale 49
Fitz-Hugh-Curtis-Syndrom 445
Flächendesinfektionsmittel 24
Flagellat **530–532**
Fleck/Flecken
- Café-au-lait-Fleck 130, 277
- Mongolenfleck 130
- Ölfleck, psoriatischer 212
- Weißfleckenkrankheit 131, **188–190,** 191

Flexur (Flexura)
- F. perinealis 4
- F. sacralis 4
- rektosigmoidale 35

Flöhe, Hundebandwurm 506
Flotationsmethoden, Wurmeier 485
Fluktuation, Abszess, periproktaler 103, 105
Flumazenil, Koloskopie 40
Fluoreszenz
- Erythrasma, Fluoreszenz-Nachweismethode 61–62
- ziegelrote, Erythrasma-Nachweismethode 61

Fluorochromfärbung, Tuberkulose 441
Flush-Anfälle, Karzinoid 264
Follikulitis
- Aids 470
- *Behçet*-Syndrom 218
- Kortikosteroidschäden 118
- perianale 142

Formaldehyd
- MAK-Wert 25
- Sterilisation 25

Formblatt
- Anamnese 29
- Ano-/Rektoskopie 32
- Koloskopie 33
- Proktoskopie 33
- Rektosigmoidoskopie 33, 37

Formolgeltest, Lymphogranuloma venereum 466
Fossa ischiorectalis 5–6, 8–9, 11, 101, 107
Frambösie, Differenzialdiagnose 462
Frei-Hauttest
- Lymphogranuloma venereum 466

Fremdkörper (*siehe auch* Verletzungen) 103, 329–330, 332
- verschluckte, Fisteln, extrasphinktäre 107

Fremdkörpergefühl
- Analpapillen, hypertrophe 92
- descending-perineum-syndrom 337
- Rektumprolaps 88

Fremdkörpergranulome, Differenzialdiagnose 443
Fruktoseintoleranz, Reizdarmsyndrom 393
Fuchsbaufisteln (*siehe auch* Fisteln) 106
Fucidine, Marisken 82
full wall colitis 358
Furunkel/Furunkulose 141
- perianale 142
- rezidivierende 135

Fusaria lumbricoides **509–513**
Fußbodendesinfektion 24

G

Gärungsdyspepsie, Candidose 478
Gallensteine 331
Gammastrahlen, Sterilisation 25
Gamogonie 536–537
Ganglion impar 10
Gangrän, transmurales, Kolitis, ischämische 377
Gardner-Syndrom 239, 242
- Differenzialdiagnose 356

Gassterilisation 24
- Ethylenoxid-Sterilisation 24–25
- Formaldehyd-Sterilisation 25

gastroenterologische Störungen, funktionelle 391
Gaszysten des Darmes 311
gay-bowel-syndrome 445, 472
Gefäßanomalien 286
- Klassifikation 286

Gefäße *siehe* Blutgefäße
Gefäßlues, zerebrospinale 452
Gefäßneoplasmen, echte **286–287**
Gekröseschlagader (A. mesenterica inferior) 9
Gel (*siehe* Gleitgel) 30, 34–35, 78, 87, 98
Gelenkbeschwerden
- Lymphogranuloma venereum 465
- Yersiniose 424, 426

Gell, Allergie vom Spättyp 63, 119
Genitalporus 506
genitoanorektales Syndrom 464
Gentianaviolett(lösung)
- Analrhagaden/-erosionen 95
- Candidose 480
- Fisteln 108
- Perianalekzem 126
- Pilonidalsinus 140
- Sklerotherapie 78

Geotrichum 59
Gerbstoff- oder Kamillensitzbäder
- Analrhagaden/-erosionen 95
- Marisken 82
- Perianalekzem 126

Gerinnungsstatus, Koloskopie 39
Geschlechtskrankheiten
- Deutsche Gesellschaft zur Bekämpfung der Geschlechtskrankheiten e.V. 467
- Gonorrhö *(siehe dort)* 28–29, 59–61, 107, **445–446,** 447–448
- Lues *(siehe dort)* 28, 98, 107, 116, 151, 175, 291, 356, 401, 437, 443, **445, 448–456,** 457, 462, 466
- Lymphogranulomatosis inguinalis *(siehe dort)* **323, 463–467**
- vierte Geschlechtskrankheit **463–466,** 467

Geschwür(e) 219
- aphthoide, Amöbiasis 529
- - *Behçet*-Syndrom 218
- ausgestanztes benignes, Rektumulkus, solitäres 399

Gesellschaft für Inkontinenzhilfe e.V. (GIH) 480
Gewebsform, Amöben 526
Giardia/Giardiasis **530–532**
- Diagnose 531
- Entwicklung 530–531
- G. duodenalis **530–532**
- G. enterica **530–532**
- G. lamblia (Lamblia duodenalis) **530–532**
- Morphologie 530–531
- Prophylaxe 532
- Symptome 531
- Therapie 532
- Übertragung 531

Giardien-Zysten 531
Giemsa-Färbung, Haemophilus ducreyi 460
Giftefeu, allergene Potenz 63
Gigasept 22
Glans clitoridis 5
Gleitgel
- Analfissur 98
- Digitaluntersuchung 30
- Sagittaproct *(siehe auch dort)* 30, 34–35, 78, 87

Gliederketten 499
Glioma-Adenomatosis-Syndrom 239
Glomera rectalia 14
Glomustumor 271, 273
Glossitis luetica 453
Glukagonomsyndrom **195–199**
- Ätiologie 195–196
- Diagnose 196
- Differenzialdiagnose 194, 198
- Klinik 196
- Nagelveränderungen 196
- Prognose 198
- Therapie 198

Glukokortikoide
- Colitis ulcerosa 371
- *Crohn*-Erkrankung 358–359
- Hautblutung 134
- Kollagen-Kolitis 385
- Lichen sclerosus et atrophicus 189
- Pemphigus chronicus benignus familiaris *(Hailey-Hailey)* 207
- - vegetans 217

Glukoprotamin 22
glukosteroidfreier Analtampon 91
Glutaraldehydlösungen 22
GnRH-(Gonadotropin-Releasing-Hormon-)Analoga, Endometriose 308
Go-Kulturen 61
Goldgeist, Pediculosis pubis 184
Golytely-Lösung, Darmreinigung, Koloskopie 39
Gonokokken 60, 446
- Aids 472
- Infektion, disseminierte, Therapie 448
- Oxydasereaktion 61
- *Thayer-Martin*-Selektivmedium 61

Gono-Nährboden 61
Gonorrhö **445–447**
- Ätiologie 445–446
- akute 59
- anorektale 60
- - Fisteln, extrasphinktäre 107

- - Nässen 28
- - Therapie 448
- Diagnose 446
- Differenzialdiagnose 447
- Epidemiologie 445–446
- extragenitale Manifestation 59
- - Krankheitsbilder 445
- Inkubation 446
- Inspektion 29
- Klinik 446
- Koinzidenz mit Condylomata acuminata 446
- Krankheitsverlauf 446
- Nachweis, kultureller 60–61
- oropharyngeale, Therapie 448
- Therapie 447
- - Richtlinien der STD-Gesellschaft 448
- Transportmedium 61
- unkomplizierte, Therapie 448
Goodsall-Regel, Fisteln 108
Gottron (Pigmentatio maculosa idiopathica) 130
Gougerot-Carteaud-Papillomatosis 201
grains 204
Gram-Färbung, Bakteriennachweis 60
Granatsplitterverletzungen 334
Granulome (Granuloma)
- eosinophiles **226–228**
- - Klinik 226
- epitheloidzellige 358
- - Tuberkulose 443
- G. anulare, Differenzialdiagnose 171
- G. contagiosum **461–463**
- G. *Donovani* **461–463**
- G. glutaeale infantum 117
- - Differenzialdiagnose 456
- - Kortikosteroidschäden 116
- G. inguinale 445, **461–463**
- - Ätiologie 461–462
- - Diagnose 462
- - Differenzialdiagnose 437, 460, 462, 466
- - *Donovansche* Körperchen 462
- - Epidemiologie 461–462
- - Erreger 461
- - Inkubation 461
- - Klinik 462
- - Therapie 463
- G. multiplex haemorrhagicum *Köbner* **287–293**
- G. pudenda 461–463
- - G. p. chronicum 461–463
- - G. p. tropicum 461–463
- G. pyogenicum 271, 273
- - Differenzialdiagnose 92, 160, 229
- G. venereum **461–463**
- Lipidgranulomatose *Hand-Schüller-Christian* 226–228
- Lymphogranuloma (Lymphgranulomatosis; *siehe dort*) 105, **107**, 110, 137, 152, 220, 323, 356, 401, 437, 443, 445, 460, 462, **463–466**, 467
- Ölgranulom, Differenzialdiagnose 229
- postskabiöse, Differenzialdiagnose 171
Graser-Divertikel 402
Groin ulceration 461–463
Grower-Krankheit, Differenzialdiagnose 205
Grubenwurm (Ancylostoma duodenale) **513–517**
Guajak-Test nach *Greegor* 67–68
Günther-Sebozystomatose, Inspektion 29
Gürtelgefühl, Lues III, Tertiärstadium 453
Gürtelrose 154–158
Gummata 451
Gummibandligatur nach *Barron*, Hämorrhoiden 77
Gurkenkernbandwurm (*siehe* Dipylidium canium) **505–507**
Gyrasehemmer
- Campylobacteriosen 430
- Gonorrhö 447
- Malakoplakie 315
- Reisediarrhö 420
- Shigellose 423
- Yersiniose 427

H

H_2-Atemtest 393
Haarleukoplakie, orale 471
- Aids 470
Haarlinge, Hundebandwurm 506
Haarnestfistel/-drüse **139**, 140
Haarnestgrübchen **139–140**
HAART (highly active antiretroviral therapy) 474
Hämagglutinationstest 151
Hämangioendotheliom 286
Hämangiome/hämangiomatöse Läsionen 271, 273, **285–286**
- Beschwerdebild 286
- Diagnosestellung 286
- Differenzialdiagnose 291, 407
- endoskopisches Bild 286
- Inspektion 29
- kapilläre 287
- kavernöse 286–287
- Klassifikationsschemata 285
Hämangioperizytom 286, 289
Hämangiosarkom 286, 289
Hämatochezie, Divertikulose 406
Hämatom 271, 273
- perianales 82, 132, **133–134**
- perivenöses 82
Haemoccult-Test 67
- positiver, Koloskopie, hohe 68
Hämochromatose, Differenzialdiagnose 130
Haemophilus
- H. ducreyi 458
- - *Giemsa*-Färbung 460
- - Methylgrün-Pyronin-Färbung 460
Hämorrhagie 133
- Kolitis, hämorrhagische 388
- Lymphome, hämorrhagische 291
Hämorrhoidalknoten 73
- Ano-/Rektoskopie 32
- entzündeter, Sekretabgang 53
- ligierter 77
- thrombosierter, Digitaluntersuchung 30
- Zuflussgebiete 78
Hämorrhoidalmittel, Kontaktekzem, perianales 119
Hämorrhoiden/Hämorrhoidalleiden **73–80**
- Abszesse 79
- Ätiologie 73–74
- äußere 82
- - Inspektion 29
- akute, perforierende 84
- Analfissur 95
- Analpapillen, hypertrophe 92
- Anamnese 28
- Beschwerdebild 74
- Blut, hellrotes 76
- Blutungen 28, 74
- Diagnose 74
- Differenzialdiagnose 92, 407, 447
- Ernährung, ballaststoffreiche 80
- Fisteln 79
- innere 82
- Klinik 74
- Kryptitis 79
- Lokalisation 9
- Marisken 75
- Perianalekzem 79
- Prädilektionsstellen 75
- Proktoskopie 75
- Prolaps 85
- - Differenzialdiagnose 89
- - nicht zu reponierender 76
- Pruritus 115
- Reizekzeme, perianale 73
- Schäden 115
- Schweregrade 73
- Sklerotherapie (*siehe dort*), Pruritus 115
- Therapie 74–80
- - Analdilatation nach *Lord* 77
- - Dreizipfelresektion nach *Milligan-Morgan* 74
- - Hämorrhoidektomie, submuköse 74
- - Infrarotkoagulation 77
- - Kryochirurgie 74–77
- - operative 74–79
- - symptomatische 79
- - *Whitehead*-Hämorrhoidektomie 85, 323
- Thrombose/Hämorrhoidalthrombose 82, 84
- - äußere 82
- - Fehldiagnose 270
- Vorpostenhämorrhoide, Analfissur 97
Hämosiderinablagerung 132
- Kortikosteroidschäden 117
Händedesinfektion 22–23
- chirurgische 23
- hygienische 22
Hailey-Hailey-Erkrankung (*siehe unter* Pemphigus) 121, 129, 145, 187, **198**, **204–206**, 207–208, 217, 225, 227, 479
Hakensonde 91, 109
Hakenwürmer (*siehe* Ancylostoma) **513–517**
- Bergarbeiterkrankheit 515
- Grubenwurm (Ancylostoma duodenale) 513–517
- Peitschenwurm (*siehe* Trichuris trichiura) 517–519
- Zwergfadenwurm (*siehe* Strongyloides stercoralis) 519–521
Hallopeau-Pemphigus vegetans 215
Hamartome 237, 285
- Inspektion 29
- vaskuläre **286**
Hand-Schüller-Christian-Krankheit **226–228**
- Ätiologie 226
Hansemann-Histiozyten, Malakoplakie 315
Harnblase 8

Harninkontinenz, Windeldermatitis-ähnliches klinisches Erscheinungsbild 480
Harnleiterkolik, linksseitige, Differenzialdiagnose 405
Harnsperre, Ischiorektalabszess 103
harter Schanker 450
Hartmann-Diskontinuitätsresektion 334
Haustra coli 4, 14
Haustrenverlust, Kolitis, ischämische 379
Hautatrophie, Kortikosteroidschäden 117
Hautbürzel oder -zipfel, anale 81
Hautdesinfektion 23–24
Hauterkrankungen, akantholytische 215
Hautfibrome 81
- Analfissur 97
Hautleishmaniose (*siehe auch Leishmania d.*) 484, **532–533**
Hautmaulwurf (creeping eruption)
- Strongyloidiasis 521
- Therapie 522
Hautpigmentstörungen (*siehe* Pigmentstörungen der Haut) **127–133**
Hautsyphiliden 451
Hauttest nach *Frei*, Lymphogranuloma venereum 466
Hauttuberkulose 439
- Differenzialdiagnose 228
Heck-Syndrom 161
Hefekulturen 56–58
Hefemykose (*siehe* Levurose) 58, **476–481**
- Aids 470
Hefen 53, **57–58**
- Nativpräparate 55
Heidenhain-Färbung
- Giardiasis 532
- Protozoen 487
Heinrich, CC-Medien, Aktinomykose 436
Helminthes (*siehe* Würmer) 489
- Bandwürmer (*siehe* Cestodes) 497–507
- Cestodes (Bandwürmer) 497–507
- - Fischbandwurm (*siehe* Diphyllobothrium latum) 503
- - Gurkenkernbandwurm (*siehe* Dipylidium caninum) 501–503
- - Hundebandwurm 505–507
- - Rinder- bzw. Schweinebandwurm (*siehe* Taenia saginata) 497–501
- - Spulwurm (*siehe* Askariasis) 509–513
- - Zwergbandwurm (*siehe* Hymenolepsis nana) 503–505
- Fadenwürmer (*siehe* Nemathelminthes) 489, **507–523**, 524
- Hakenwürmer (*siehe* Ancylostoma) 489, **513–516**, 517
- Heringswurm/Heringswurmkrankheit (*siehe* Anisakis) 523–524
- Magenwürmer (*siehe* Trichostrongylus) **522**, 523
- Peitschenwurm (*siehe* Trichuris trichiura) **517–521**, 522
- Plattwürmer (Plathelminthes) **489–506**, 507
- Saugwürmer (Trematodes) 489–497
heparinhaltige Salben, Hämatom 134
Hepathrombin-Procto, Analvenenthrombosen 84
Hepatitis, Perihepatitis acuta gonorrhoica 445
Hepatitis-B-Infektion 21
hepatolienale Bilharziose 491
hereditary nonpolyposis colorectal cancer-syndrome (HNPCC) 68, 246–247
Heringswurm/Heringswurmkrankheit (*siehe* Anisakis) 523–524
Herpes
- H. analis 148
- H. genitalis 148
- - chronisch-ulzerierender, Therapie 153
- H. glutaealis 148
- H. impetiginisatus 148
- H. simplex **147–153**
- - Aciclovir 152
- - analis 148
- - Diagnose 151
- - Differenzialdiagnose 98, 151–152, 447, 460, 463, 466
- - Epidemiologie und Pathogenese 148
- - Inspektion 29
- - Klinik 148–150
- - Kortikosteroidschäden 118
- - Neugeborenensepsis 148
- - Prädilektionsstellen 148
- - Proctitis herpetica (HSV-Proktitis) 150
- - Therapie 152
- - Virusisolation auf Zellkulturen 151
- - Virustatika 152
- H. vegetans **215–217**
- H. zoster (*siehe* Zoster) **154–158**
- Herpesvirus hominis (HSV) 147
- Herpesvirus humanes (HHV-8), *Kaposi*-Sarkom 289
herpetiform 148
- recurrent herpetiform dermatitis repens **205–207**, 208
Herxheimersche Reaktion 457
Heterophyes heterophyes 489, 496–497
- Therapie 496
- Zwischenwirt 496
Hiatus genitalis/Hiatushernie 6
- Differenzialdiagnose 405
Hidradenitis suppurativa 141
- Differenzialdiagnose 137, 437, 466
- Fehldiagnose 135
- Inspektion 30
- periproktale 105
- suppurativa-artige Abszesse 135
- suppurativa-artige Entzündungen 135, 137
Hidradenoma
- H. papilliferum, Differenzialdiagnose 229
- H. verrucosum fistulovegetans 228–230
high-risk-Fälle, Adenome 233
Hilton-Linie (Linea anocutanea) 4, 6, 8, 341
Hirnlues, gummöse 452
Hirschsprung-Krankheit 51
Histamin, Karzinoide 264
Histiozytom, pigmentiertes 271, 273
Histiozytose X (*siehe unter Langerhanszell*-Histiozytose) 226–228
Histokompatibilitätsantigene (*siehe* HLA) 426
Histoplasmose, Differenzialdiagnose 356
Hitzesterilisation 24
- durch feuchte Hitze 24
- durch trockene Hitze 24
HIV (human immunodeficiency virus; *siehe auch* Aids) **467–474**
- Ätiologie 467–468
- akute 468
- CDC (Centers of Disease Control) 468–469
- Diagnose 473
- - Bestätigungstest 473
- - diagnostische Lücke 473
- - Konfirmationstest 473
- - Suchtest 473
- - Viruslast 473
- Differenzialdiagnose 473–474
- Epidemiologie 467
- HIV-1-Infektion, Non-*Hodgkin*-Lymphome, intestinale 304
- HIV-Antigen-Capture-Assay 473
- HIV-ELISA (enzyme linked immuno sorbent assay) 473
- HIV-Infizierte 21
- HIV-Wasting-Syndrom 469
- *Kaposi*-Sarkom 288, 292
- Klinik 468–473
- Latenzstadium, symptomfreies 468
- Mykosen 470
- Neoplasien, HIV-assoziierte 473
- opportunistische Infektionen 469
- Pemphigus vegetans 215
- Skabies 472
- Therapie 474
- Transmission, nosokomiale 20
- Tumoren 469
- Übertragung 467
- Ulcus molle 458
- Ulkus, Differenzialdiagnose 98
- Ulzera, perianale, HSV-bedingte 148
HLA (Histokompatibilitätsantigene)
- HLA B27, *Crohn*-Erkrankung 348
- - Yersiniose 426
- Yersiniose 426
HLA (humanes lymphozytäres Antigensystem), *Behçet*-Syndrom 218
HNPCC (hereditary nonpolyposis colorectal cancersyndrome) 68, 246–247
Hodgkin-Lymphom 299
- Differenzialdiagnose 466
Hoffmann-Zurhelle, Naevus lipomatosus cutaneus superficialis 276, 536
Hokridiose (*siehe* Sarkosporidiose) **535–536**, 537
hormonelle Substanzen, Karzinoide 264
Hospitalinfektionen 20
Houston-Falte (Plica transversalis recti) 4
HPV-16-DNA 169, 171
HPV (human papilloma virus) **161–178**
- Typen 162–163
- - onkogene Potenz 161, 164

HSV (Herpes simplex virus) **147–153**
- Erregernachweis, Elektronenmikroskopie 151
- H. analis 148
- H. genitalis 148
- - chronisch-ulzerierende 153
- H. glutaealis 148
- H. impetiginisatus 148
- H. simplex 29, 98, 118, **147–153**, 447, 460, 463, 466
- H. vegetans 215–217
- HSV-Anitis, Aids 470
- HSV-Proctitis (Proctitis herpetica) 148, 150
- - Aids 470
- - Differenzialdiagnose 151, 220, 345, 466
- Hybridisierungstechnik 151
- Primärinfektion 149
- Rezidiveruption 149
- serologischer Nachweis 151
- Therapie 152

Hufeisenabszess 102, 105
Hufeisenfistel 106
human immunodeficiency virus (*siehe unter* HIV)
human papilloma virus (*siehe unter* HPV)
Hundebandwurm 505–507
- Diagnose 506–507
- Entwicklungszyklus 505–506
- Morphologie 505
- Prophylaxe 507
- Symptome 506
- Therapie 507
- Übertragung 506

Hybridisierungstechnik, HSV-Infektion 151
hydrokortisonhaltiger Schaum, Colitis ulcerosa 372
5-Hydroxy-Indolessigsäure (5-HIES)
- Karzinoide 266
- neuroendokrine Tumoren 266

Hydroxypyridone, Tinea inguinalis 145
Hydrozystome, Differenzialdiagnose 160
Hygiene
- Analhygiene, Hämorrhoiden 79
- - Kontaktekzem, perianales 119
- - Pruritus 114
- Artikel, Kontaktekzem, perianales 119
- Deutsche Gesellschaft für Hygiene und Mikrobiologie 21–22
- Empfehlungen der Deutschen Gesellschaft für Verdauungs- und Stoffwechselkrankheiten 240
- Maßnahmen 20
- Recycling-Hygienepapier, Kontaktekzem, perianales 119

Hymenolepidae/Hymenolepsis **503–505**
- H. diminuta 505
- H. fraterna 505
- H. nana/Hymenolepiasis (Zwergbandwurm) **503–505**
- - Diagnose 505
- - Entwicklungszyklus 503–504
- - Morphologie 503–504
- - Ökologie und Verbreitung 504
- - Prophylaxe 505
- - Symptome 504
- - Therapie 505
- - Übertragung 504
- - Zwischenwirt 503

Hyperhidrose, Kontaktekzem, perianales 119
Hyperkeratose (Hyperkeratosis)
- H. concentrica **208–209**
- reaktive 123

Hyperpigmentierungen, perianale **127–133**
- anlagebedingte 129
- chemische 129
- entzündliche 129
- kalorische 129–130
- mechanische 129–130
- posteruptive 128, 185
- rassebedingte 129–130
- sekundäre 187

Hypersekretion, Kryptitis/Papillitis 91
Hypersensitivität, viszerale 391
Hyperthyreose, Vitiligo 132
Hypertonie/Hypertonus
- Dauerspasmus, Analfissur 97
- Muskeldauerhypertonus, Analfissur 98
- Sphinkterhypertonus, Analfissur 95
- - Differenzialdiagnose 342

Hypertrichose, Kortikosteroidschäden 118
Hypomelanose 130
Hypopigmentierungen (Leucoderma psoriaticum), Psoriasis inversa 213
Hypopyoniritis 218
Hypoxämie, Kolitis, ischämische 378

I

Ibuprofen, Analvenenthrombosen 84
Ichtho-Bad, Perianalekzem 127
Idoxuridin (IDU), Herpes simplex 153
IgE-Bestimmungen, Parasitosen 488–489
IgG-FTA-ABS-Test 454–455
- IgG-FTA-ABS-Test 455
- 19S-IgM-FTA-ABS-Test **456**
- Intrakutantest 64, 441

19S-IgM-FTA-ABS-Test **456**
ILCO (Deutsche Ileostomie-Colostomie-Vereinigung e. V.) 374
Ileitis
- Anschlussileitis, retrograde 365
- aphthöse 348
- Backwash-Ileitis 352, 357, 365
- I. regionalis *Crohn* 347–362
- I. terminalis 347–362
- ulzerös pseudopolypöse 348

Ileocolitis *Crohn* 347–362
ileopouchanale Anastomose (IPAA), Colitis ulcerosa 374
Ileoskopie 40
Ileostoma, Colitis ulcerosa 374
Ileozökalklappen-Syndrom (Lipohyperplasie) 276
Ileus/Ileuszustände
- Bariumeinlauf 44
- Divertikulitis 409
- I. verminosus 511
- paralytischer, Divertikulitis, Perforation 410
- - Kolitis, ischämische 378
- peritonitischer, Divertikulitis, Perforation 410
- Shigellose 422

Imiquimod Creme, Condylomata acuminata 167
Immundefekt, Differenzialdiagnose 474
Immundefektsyndrom (*siehe auch* Aids) **467–468**, 469–474
Immunfluoreszenzuntersuchung
- direkte (DIF) 217
- indirekte (IIF) 217

Immunperoxidase-Färbung 167
Immunsuppressiva, Colitis ulcerosa 372
Immuntherapie, kolorektales Karzinom 252
Impetigo contagiosa 141–142
- Aids 470
- Differenzialdiagnose 151, 194, 207
- Kortikosteroidschäden 118

Implantations- oder Verschleppungstheorie nach *Sampson* 307
Inaktivierung, thermische 21
Incare-Fäkalkollektor 480
Incontinentia (*siehe* Inkontinenz) 15, 110, 130
Indometacin, *Behçet*-Syndrom 221
Inertia
- I. coli 44
- I. recti, Manometrie, anorektale 49

Infektionen/infektiöse Krankheitsbilder (*siehe auch* Entzündungen) 417–481
- aerogene, Oxyuriasis 508
- Aids (*siehe dort*) 467–474, 538
- Aktinomykosen (*siehe dort*) 432–437
- Campylobacteriosen (*siehe dort*) 356, 419, 428–430, 470
- Desinfektion (*siehe dort*) 20–27
- Dickdarmerkrankung **421**, 438, 448, 458
- endogene 20
- exogene 20
- Gonorrhö (*siehe dort*) 28–29, 59–61, 107, 445–448
- Granuloma inguinale (*siehe dort*) 437, 445, 460–463, 466
- HIV-Infektion (*siehe dort*) 467–474
- Hospitalinfektionen 20
- kryptoglanduläre, Abszess, periproktaler 103
- - Fisteln 107
- Levurose/Hefemykose (*siehe* Levurose) 58, 356, 470, 476–481
- Lymphogranuloma inguinale (*siehe dort*) 137, 152, 220, 462, **463–466**, 467
- meldepflichtige (*siehe dort*) 21, **421–422**, 423, 448
- nosokomiale 20
- Prophylaxe 20, 22
- - Händedesinfektion 22
- Reisediarrhö (*siehe dort*) **417–419**, 420
- Retroinfektion 508
- Shigellosen (*siehe dort*) 356, 419, 421–423, 470
- Syphilis (*siehe* Lues) 187, 405, **448–456**, 457, 470
- thermische Inaktivierung 21
- Tuberkulose (*siehe dort*) 105, 107, 405, 437, **438–443**, 444, 447, 466, 472

Infektionen/infektiöse Krankheitsbilder
- Ulcus molle *(siehe dort)* 98, 151, 160, 401, 445, 450, **458–460**, 461–462, 466
- Wundinfektionen, postoperative 20
- Yersiniosen *(siehe dort)* 356, 419, **423–426**, 427, 443, 470
- Zytomegalievirusinfektion 356, **470**

Infiltrate, eosinophile 521
- Askariasis 511
- Strongyloidiasis 521

Infliximab, *Crohn*-Erkrankung 360
Infrarotkoagulation, Hämorrhoiden 77
Inhibitionsreflex, rektoanaler 51
Initialsklerose 450
Injektion
- einer Farblösung 108
- einer Farblösung, Fisteln 108
- sklerosierende, Analprolaps 87

Inklusionsdermoid 139–140
Inkontinenz (Incontinentia) 15–17, 51, 77, 85, 105, 110, 156
- Abszess, periproktaler 105
- Analinkontinenz/Stuhlinkontinenz nach Analdilatation nach *Lord* 77
- - Schweregrade 16
- - Zoster 156
- Analprolaps 85
- Biofeedback (Operant conditioning) 15
- Elektromyographie, anorektale 51
- Elektrostimulation 16
- Fisteln 110
- I. alvi 15
- I. faecalis 110
- I. pigmenti *(Bloch-Sulzberger)*, Differenzialdiagnose 130
- neurogene, Einzelfaserelektromyographie 51
- partielle, Rektumprolaps 88
- psychoorganische Ursachen 17
- rektale, Dehnungsreize 16
- Rektumprolaps 88
- symptomatische 16
- Verletzungen 335

Inokulationstuberkulose 439
Inselzelltumor, glukagonproduzierender 195
Inspektion 29–30
Instrumente
- Desinfektion 25–26
- mykologische 54
- starre, Desinfektion 26
- - Reinigung 26
- - Sterilisation 26
- Sterilisation 25–26

Interferon/Interferongel
- Condylomata acuminata 168
- Hydrogel, Condylomata acuminata 168
- Interferon-γ, *Behçet*-Syndrom 221
- Interferon-α-2a-Therapie, *Behçet*-Syndrom 221
- Papulose bowenoide 171
- Zoster 157

Intertrigo **479**
- Differenzialdiagnose 479
- *Wolf* 479

Intrakutantest
- Allergiediagnostik 64
- nach *Mendel-Mantoux* 441

Intussuszeption
- graduelle 87
- rektale, Rektumprolaps 89

Invasionslarven 520, 522
- filariforme 522

In-vitro-Test, Allergiediagnostik 64
irritables Kolon **391–393**, 394
- Differenzialdiagnose 356

Iruxol, Marisken 82
Ischiorektalabszess 101–103
Ischiorektalmembran 104
Isospora/Isosporiasis **537–538**
- Aids 470
- Diagnose 537
- I. belli **537–538**
- I. hominis **535–537**
- Morphologie und Entwicklung 537
- Prophylaxe 537
- Symptome 537–538
- Therapie 538
- Übertragung 537

Isotretinoin, Acanthosis nigricans 201
itchy skin 114
Ivalon-Sponge, Descending-Perineum-Syndrom 338
Ivermectin, Skabies 182

J

jeep disease **139–140**
Jodakne 135
Jodamoeba bütschlii 529
Jod-Jodkalium-Lösung, Giardiasis 531
Jododerm 135
Jodpräparat, Protozoen 487
Jodverbindungen, Schleimhautdesinfektion 23
Juckreiz 113
- Anamnese 28
- Kortikosteroidschäden 117
- Paget-Syndrom 224
- Reizschwelle 114
- Skabies 180

K

Kala-Azar 533
Kalilaugenpräparat, Pilzfäden 55
Kaliumchlorid, Reisediarrhö 419
Kaliumpermanganat-Sitzbäder
- Analfissur 98
- Analrhagaden/-erosionen 95
- Analvenenthrombosen 84
- Marisken 82
- Perianalekzem 126

Kallikrein, Karzinoide 264
Kamillen- oder Gerbstoffsitzbäder
- Analrhagaden/-erosionen 95
- Marisken 82
- Perianalekzem 126

Kamillosan, Analvenenthrombosen 84
Kandidose, Juckreiz 28
Kaposi-Sarkom (KS) 286, **287–293**
- Ätiologie 288–290
- afrikanisches 288
- Aids-assoziiertes 288
- Diagnose 291
- Differenzialdiagnose 291–292
- Formen 288
- Herpesvirus, humanes (HHV-8) 289
- HIV-Infektion 288, 292, 473
- klassisches 288
- Klinik 290–291
- Kokarzinogene 288
- Lokalisation 291
- Nierentransplantation 288
- Prognose 292–293
- Therapie 293
- ulzeriertes 290
- Unterscheidungsmerkmale, klinische 291

Kaposi-Sarkomatose 287–293
Kapseltest, oraler, plazebokontrollierter 393
Karbunkel 141
Karenz- bzw. Expositionstest, Allergiediagnostik 64
karzinoembryonales Antigen (CEA)
- Analkarzinom 258
- CEA-Wert 255
- kolorektales Karzinom 253
- Paget-Syndrom 225
- Rektumkarzinom 255

Karzinoide **264–267**
- Diagnostik 264–266
- hormonelle Substanzen 264
- 5-Hydroxy-Indolessigsäure (5-HIES) 266
- Karzinoidsyndrom 264
- - Serotoninantagonisten 266
- - Zytostatika 266
- Karzinoidzellen 265
- Klinik 264
- Prognose 266
- Therapie 266

Karzinome (Carcinoma; *siehe auch* Tumoren) **245–264**
- Acanthosis nigricans maligna 199
- Adenokarzinom (Adenocarcinoma; *siehe dort)* **222–224**, 225, 233, 242, 248, 260
- Analkarzinom *(siehe dort)* 68, 92, 177, **256–260**, 261, 271
- basaloides, HIV-Infektion 473
- *Bowen*-Karzinom 174, 473
- C. in situ 172, 175
- C. spinocellulare, Differenzialdiagnose 225
- Darmkarzinom/Darmkrebs *(siehe dort)* 38–39, **67**, **256–260**, 261, 271
- Differenzialdiagnose 443, 462
- epidermoides 256
- Fisteln 110
- intraepidermal carcinoma *Pagettype* **222–224**, 225
- kleinzellig-anaplastisches 256
- kloakogenes 256
- - HIV-Infektion 473
- Kolitiskarzinom 375
- kolorektale Karzinome (*siehe auch* Rektumkarzinom) 68, 246–247, 249–250, 254, 405
- Pankreaskarzinom 195
- Plattenepithelkarzinom *(siehe dort)* 175, 229, 460, 473
- Prostatakarzinom 30
- Rektumkarzinom 68, 246–247, 249–250, 254, 405
- spinozelluläres 136
- verruköses 162, 165, **176–178**
- - Ätiologie 176
- - Diagnose 176–177
- - Differenzialdiagnose 177
- - High-risk-Subtypen 176

- - Klinik 176
- - Low-risk-Subtypen 176
- - der Mundschleimhaut **176–178**
- - Therapie 177–178
Katayama-Erkrankung **491**
Katheter
- Mikrotipkatheter 49
- Open-side-Katheter 49
- Open-tip-Katheter 49
- Perfusionskatheter 49
Katzenzahn
- Analpapillen, hypertrophe 93, 96
KBR (Kardiolipinkomplementbindungsreaktion)
- *Kolmer*-Methode, Syphilis 456
- Syphilis 455
KBR (Komplementbindungsreaktionen), Lymphogranuloma venereum 466
Keratoakanthom, Differenzialdiagnose 92, 160, 443
Keratoatrophodermia hereditaria chronica et progressiva **208–209**
Keratoconjunctivitis herpetica 148
Keratodermia excentrica **208–209**
Keratolytika
- Dyskeratosis follicularis 205
- Verrucae vulgares 164
Kerzenphänomen 213
Kiel-Klassifikation, Lymphome, maligne 299
Kimmig-Agar, Pilze 56
Klean-Prep, Darmreinigung, Koloskopie 39
Kleiderlaus (*siehe* Pediculosis humanus humanus) 183
kleieförmige Beläge, Kolitis, pseudomembranöse 388
Klippel-Trenaunay-Syndrom 286–287
kloakogenes Karzinom 256
- HIV-Infektion 473
Knie-Brust-Position, Rektosigmoidoskopie 35
Knie-Ellenbogen-Lage 19
- Rektosigmoidoskopie 35
Knipsbiopsiezange, Polypektomie 41
Knötchenflechte, rote (*siehe* Lichen ruber planus) **184–187**, 188
Knopfsonde
- Fisteluntersuchung 31
- flexible 108
- Pilonidalsinus 140
Köbner-Granuloma multiplex haemorrhagicum **287–292**, 293
Köbner-Phänomen 184–185
- Psoriasis inversa 210
Kohlenhydratintoleranz, Reizdarmsyndrom 393
Kohlrausch-Falte (Plica transversalis recti) 4, 7, 14, 31, 35
- Rektosigmoidoskopie 36
Koilozyten 167
Kokons 506
Kokzidiose **535–537**
- Diagnose 537
- Entwicklungszyklus 535–536
- Morphologie 535–536
- Prophylaxe 537
- Symptome 536–537
- Therapie 537
- Übertragung 536
Kokzygodynie **343–344**
- Ätiologie 343
- Diagnose 343
- Differenzialdiagnose 97, 342, 344–345
- Klinik 343
- Palpation, bidigitale 343
- Therapie 344
Kokzygotomie 344
Kolik/kolikartige Schmerzen
- coliques spasmodiques 249
- Harnleiterkolik, linksseitige, Differenzialdiagnose 405
- Kollagen-Kolitis 384
- Shigellose 421
Kolitis (Colitis/Colica)
- adaptive K. **391–394**
- aktinische K. 414
- allergische K. 393
- - Differenzialdiagnose 447
- antibiotikaassoziierte K. **386–390**
- - Differenzialdiagnose 356
- arteriitische K. 357
- bakterielle K. 371
- Blutungen 28
- C. c. profunda *(siehe dort)* **396–399**
- - Ätiologie 396
- - Barium-Kontrastmitteleinlauf 398
- - Diagnose 397
- - Differenzialdiagnose 397–398, 401
- - Formen 396
- - Klinik 396–397
- - Komplikationen 396
- - Manifestationsgipfel 396
- - Rektumpolypen 397
- C. cystica **396–397**, 398
- C. cystica polyposa **396–399**
- C. granulomatosa **347–362**
- C. indeterminata, Differenzialdiagnose 356
- C. mucosa **391–394**
- C. ulcerosa **364–375**
- - Ätiologie 365
- - Diagnose 367–371
- - - falsche 529
- - Differenzialdiagnose 98, 187, 220, 371, 390, 401, 405, 443, 447
- - - histologische 358
- - - makroskopische 357
- - Entzündungsinfiltrate, unspezifische 371
- - Fisteln 110
- - - extrasphinktäre 107
- - Glukokortikosteroide 371
- - Histologie 367
- - Karzinomprophylaxe 374–375
- - Klinik 365–367
- - kolorektales Karzinom 246
- - Komplikationen 366
- - Krebsfrüherkennungsuntersuchungen 69
- - Kryptenabszess 370
- - Laboruntersuchung 367
- - linksseitige 365
- - Manifestationsformen 365
- - Megakolon, toxisches 366–367
- - Morbiditätsgipfel 364–365
- - Operationsindikationen 373
- - Polypen, entzündliche 238
- - Prognose 367, 374
- - Pseudopolypen 368, 370
- - Rektosigmoidoskopie 38
- - Schwangerschaft 366, 373
- - Sklerosierungstherapie 367
- - Stenosen 323
- - Symptome, extraintestinale 366
- - Therapie 371–373
- C. ulcerosa, Therapie 374
- - Therapiestandards 372
- - Verlaufsformen 366
- Campylobacter-Enteritis 356
- Differenzialdiagnose 371, 407
- diphtherische K. **386–390**
- disseminierte K., aphthös-ulzeröse, Amöbiasis 529
- full wall colitis 358
- hämorrhagische K., segmentale, nichtpseudomembranöse 388
- ischämische K. 371, **377–382**
- - Ätiologie 378
- - Diagnose 378–380
- - Differenzialdiagnose 220, 356, 380–382, 390, 401, 405, 447
- - Gangrän, transmurale 377
- - Haustrenverlust 379
- - histopathologische Merkmale 380
- - Klinik 378
- - Kolonverkürzung 379
- - Nekrose, nichttransmurale 377
- - Pseudopolypen 380
- - Schweregrade 377
- - Therapie 382
- - thumb-printings 379
- - Ulzerationen 380
- Kollagen-Kolitis *(siehe dort)* **356**, **383**, 384, **385**
- lymphozytäre K. 383
- membranöse K. **391–394**
- mikroskopische K. 383
- mukomembranöse K. **391–394**
- neurogene, muköse K. **391–394**
- neuromembranöse K. **391–394**
- pseudomembranöse K. *(siehe dort)* **386–389**, 390
- - Ätiologie 386–388
- - Clostridium difficile 387
- - Diagnose 389
- - Differenzialdiagnose 220, 390, 401, 447
- - Erscheinungsbild, endoskopisches 389
- - Klinik 388
- - Manifestationen, extraintestinale 388
- - Manifestationszeit 389
- - Mortalitätsrate 389
- - Prophylaxe 390
- - Therapie 390
- radiogene K. **412–416**
- - kolorektales Karzinom 246
- spastische **391–394**
- subtotale 365
- totale 365
- Zytomegaliekolitis 356
Kolitiskarzinom 375
Kollagen-Kolitis **383–385**
- Ätiologie 383
- Antidiarrhoika 385
- Diagnose 384–385
- Differenzialdiagnose 356, 385
- Glukokortikoide 385
- Häufigkeit 383
- Klinik 384
- Therapie 385
Kollagenschicht, Kollagen-Kolitis 384

Kolmer, KBR-Methode 456
Kolon (Colon)
- C. descendens 15
- C. sigmoideum 3–4, 9–10, 14
- C. spasticum (spastisches Kolon) **391–394**
- irritables **391–393**, 394
- - Differenzialdiagnose 356
- Megakolon *(siehe dort)* 366–367, 390
- Reizdarmsyndrom *(siehe dort)* 391–394
Kolon-Cocktail 43
Kolondivertikel/-divertikulose **402–411**
- Komplikationen 405
- Polypen, hyperplastische 403
Kolondoppelkontrasteinlauf 43
Kolonkarzinom *siehe* Rektumkarzinome/kolorektale Karzinome
- UICC-Klassifikation 246
Kolonkontrasteinlauf 43
- Komplikationen 44
- Sekretionshemmung 44
- Spasmolytika 44
- Vorbereitung 44
Kolonlipome 276
- gestielte 280
Kolonmalignome, Differenzialdiagnose 407
Kolonneurose **391–394**
Kolonpathie **391–394**
Kolonpolypen **231–245**
Kolonsonographie, Sonographie 48
Kolonsyndrom, irritables 405
- Differenzialdiagnose 405
Kolonulzera, Differenzialdiagnose 371
Kolonvarizen 286, **297**
- Ätiologie 297
- Diagnose 297
- Endoskopie 297
- Klinik 297
- prädisponierende Faktoren 297
Kolonverkürzung, Kolitis, ischämische 379
kolorektale Neoplasie, Haemoccult-Test, positiver 68
kolorektales Karzinom *siehe* Rektumkarzinome/kolorektale Karzinome
Koloskopie **39–42**
- Biopsie 41
- Darmperforation 42
- Darmreinigung 39
- diagnostische 334
- - Komplikationsrisiko 41
- Einverständniserklärung 33
- endoskopische Prophylaxe 41
- Formblatt 33
- hohe, Haemoccult-Test, positiver 68
- Indikationen 40
- Komplikationen 41–42
- Kontraindikationen 40–41
- - absolute 41
- - relative 41
- Krebsprophylaxe 42
- Lipome 281
- Nachblutungen 42
- partielle 39
- Polypektomie 41
- therapeutische 334
- - Komplikationsrisiko 41
- totale 39
- Untersuchung 40
- vorbereitende Maßnahmen 39
- zytologisches Material, Gewinn 41
Komedo 134
- schwarzer 271
Komedonen 135
- Differenzialdiagnose 160
Kommensalismus, Parasiten 483
Komplementbindungsreaktionen (KBR), Lymphogranuloma venereum 466
Kompressen, Analvenenthrombosen 84
Kondylome (Condylomata)
- C. a. gigantea (*Buschke-Löwenstein*-Tumoren) 164–165, 177
- C. acuminata 161–162, **164–168**
- - Ätiologie 165
- - Aids 470
- - Analprolaps, partieller 167
- - Begleiterkrankungen 167
- - begünstigende Faktoren 165
- - Diagnose 165–167
- - Differenzialdiagnose 82, 92, 163, 167, 171, 175, 177, 207, 228, 447, 463
- - Fisteln 109
- - Inkubationszeit 165
- - Inspektion 29
- - Klinik 165
- - Koinzidenz mit Gonorrhö 446
- - Kortikosteroidschäden 118
- - onkogene Potenz 164
- - Prädilektionsstellen 165
- - sexually transmitted diseases 165
- - Sonderform 165
- - Therapie 167–168
- - Verlaufsarten 164
- C. gigantea **176–178**
- C. lata 471
- - Differenzialdiagnose 82, 92, 163, 167, 171, 205, 214, 217, 456
- - Inspektion 29
- - Syphilis 451
- C. plana 161–162, 164
- C. porcellaneum **158–161**
- Differenzialdiagnose 87
- Riesenkondylome 164
- spitze **164–168**
Konglomerattumor
- entzündlicher, *Crohn*-Erkrankung 352
- - Divertikulitis 409
Kontaktallergen 63
Kontaktallergie
- Epikutantestung 65
- Reaktionsgrade 66
Kontaktdermatitis
- allergische, Differenzialdiagnose 143–144
- perianale 124
- toxische (*siehe auch* Dermatitis), Differenzialdiagnose 143
Kontaktekzem, perianales (*siehe auch* Ekzeme) 62, **118–127**
- Abklärung 63
- Ätiologie 119–120
- allergisches 63, 119
- - Epikutantest 64
- - nässendes 120
- Analpapillen, hypertrophe 92
- Analrhagaden/-erosionen 94
- degenerativ-toxisches 128
- - Analvenenthrombosen 83
- Diagnose 121–124
- Differenzialdiagnose 121, 145
- Formenkreis 118
- Hyperpigmentierung 129
- Kortikosteroidschäden 116
- kumulativ-toxisches 63
- Pruritus 114
- Therapie 124–127
- toxisch-degeneratives 63, 119–120
- - Abszess, periproktaler 103
- - Hämorrhoiden 74
- toxisches 62, 119
- - Analfissur 97
- - Fisteln 108
Kontakturtikaria, Differenzialdiagnose 479
Kontinenz **13–15**
- Feinkontinenz 73
- Inkontinenz (Incontinentia) 15
- Inkontinenz *(siehe dort)* 15–17, 51, 88, 110, 130, 335
- nervöse Steuerung 14
Kontraktion, paradoxe 46
- Biofeedback-Training 46
Kontrastdarstellung/Kontrasteinlauf
- Doppelkontrast 43
- Kolondoppelkontrasteinlauf 43
- Kolonkontrasteinlauf *(siehe dort)* 43–44
- Negativkontrastverfahren 156
Konzentrationsverfahren nach *Telemann*
- Amöbiasis 529
- Wurmeier 485
Kopfkragen, Echinostomiasis 494
Kopflaus (*siehe* Pediculosis) 183
Koprolithen (Kotsteine) 103, 331–332
- Divertikulitis 408
Koprome 332
Korpuskularstrahlen, Sterilisation 25
Korth, CC-Medien, Aktinomykose 436
Kortikosteroidcreme, Skabies 182
Kortikosteroide
- Applikation, Pruritus 114
- *Behçet*-Syndrom 221
- Externa, kortikosteroidhaltige, Analfissur 98
- - fluorierte 98
- - Skabies 179, 181
- fluorierte 116
- - Nebenwirkungen 118
- - Psoriasis inversa 214
- - Tinea inguinalis 145
- K.-Kristallsuspension, Lichen ruber 188
- - Pemphigus vegetans 217
- Kombinationsexterna, kortikosteroidhaltige 116
- - Kontaktekzem, perianales 124
- Lichen ruber 188
- Missbrauch, chronischer, Analrhagaden/-erosionen 94
- Mollusca contagiosa 158
- Präparate, antimykotika- und antibiotikafreie 116
- Pruritus 115
- Salben, Perianalekzem 126
- Zoster 157
kortikosteroidfreie Salben, Analfissur 98

Kortikosteroidschäden **115–118**
- Differenzialdiagnose 121, 145
- Kortikosteroidhaut, atrophische 29
Kortison, langzeitige 117
Kost (*siehe auch* Ernährung)
- ballaststoffreiche, Descending-Perineum-Syndrom 338
- - Divertikulose 405
- - kolorektales Karzinom 249
Kotgeschwulst 332
Kotmassen, eingedickte 331
Kotschinchina-Diarrhö, Strongyloidiasis 521
Kotsteine (Koprolithen) 103, 331–332
- Divertikulitis 408
Krätze (*siehe* Skabies) **179–181**, 182
Kragenkopfulzera, Colitis ulcerosa 368
Krankheiten, meldepflichtige (*siehe dort*)
Kratzeffekte
- Differenzialdiagnose 151
- Kontaktekzem, perianales 120
- Skabies 180
Kraurosis
- penis 189
- vulvae 189
Krebs
- Früherkennungsuntersuchungen 67
- Prophylaxe/Vorsorge 67–69
- - Koloskopie 42
Krebse 502
Kryochirurgie, Hämorrhoiden, Therapie 74–77
Kryotherapie, Aknetetrade 138
Kryptenabszess, Colitis ulcerosa 370
Kryptenlinie (Linea dentata sive sinuosa) 3
Kryptitis **90–91**, 107
- Ätiologie 90
- Aids 472
- Aktinomykose 433
- anale 90
- Analfissur 95
- Analpapillen, hypertrophe 92
- Anamnese 28
- Anos-/Rektoskopie 32
- Diagnose 91
- Differenzialdiagnose 91, 98, 345, 437
- Fisteluntersuchung 31
- Gonorrhö 446
- Hämorrhoiden 79
- Klinik 90–91
- pyogene, Abszess, periproktaler 102
- Sonde 91
- Spreizspekulum 91
- Therapie 91
Kryptosporidien (Cryptosporidium) **538–539**
- Arten **538–539**
- C. muris **538–539**
- C. parvum **538–539**
Kryptosporidiose **538–539**
- Aids 470
- Diagnose 539
- Morphologie 538
- Ökologie und Verbreitung 539
- Oozysten 538
- Prophylaxe 539
- Symptome 539
- Therapie 539
- Übertragung 539
Kryptotom 91
Kunstfehler, Probeexzision, Kolon- oder Rektumpolypen 37

L

Labium minus pudendi 5
Laboratorien, parasitologische 486
Laboruntersuchung
- Colitis ulcerosa 367
- Parasiten/Parasitosen **484–488**, 489
- VDRL-Test 454–455, **456**
Längsfalten 14
Läppchen- bzw. Patchtest
- Allergiediagnostik 64
- Kontaktekzem, perianales 123
Läuse (*siehe auch* Pediculosis)
- Filz- oder Schamlaus 183–184
- Kleiderlaus 183
- Kopflaus 183
Lagerung des Patienten
- Knie-Brust-Position, Rektosigmoidoskopie 35
- Knie-Ellenbogen-Lage 19
- Rektosigmoidoskopie 35
- *Sims*-Seitenlage 19
- - Rektosigmoidoskopie 35
- Steinschnittlage 19–20
- - Rektosigmoidoskopie 35
Laktoseintoleranz, Reizdarmsyndrom 393
Lamblia/Lambliasis
- L. duodenalis (*siehe* Giardia lamblia) **530–532**
- L. intestinalis **530–532**
Lambliose, Aids 470
Lampe
- *Wood*-Lampe 143
- - Erythrasma-Nachweis 62, 144
Landkartenschädel 226
Langhans-Riesenzellen 443
- Tuberkulose 443
Langerhanszell-Histiozytose **226–228**
- Ätiologie 226
- Diagnose 227
- Differenzialdiagnose 175, 207, 217, 220, 225, 227–228, **443**
- Klinik 226–227
- Prädilektionsstellen 226
- Prognose 228
- Therapie 228
Larven/Larva
- filariforme, Strongyloidiasis 520
- Invasionslarven (*siehe dort*) 520, 522
- L. migrans cutanea 517
- rhabditiforme, Strongyloidiasis 519–520
Larynxpapillom 161–162
LAS (Lymphadenopathie-Syndrom) 469
Latenzzeit, N. pudendus 51–52
Lavage
- saline-lavage 39
- sweet-lavage 39
Lavrence-Syndrom 199
Laxanzien (*siehe* Abführmittel)
Leberamöbenabszess 527, 529
Leeraufnahme 43
Leibschmerzen, kolikartige, Kollagen-Kolitis 384
Leiomyoblastom 282
Leiomyome **282–285**
- Beschwerdebild 284
- Diagnose 284–285
- Entartung, maligne 282
- Enukleationen 285
- Hauptmanifestationsalter 282
- Klinik 284
- polypöse 283
- Prognose 285
- Therapie 285
Leiomyosarkom **282**, 283
- Differenzialdiagnose 92
- Prognose 285
- Verkalkungen 284
Leishmania donovani/Leishmaniasis 484, **532–533**
- Diagnose 533
- Differenzialdiagnose 462
- Inkubation 533
- Klinik 533
- Morphologie 532–533
- Ökologie und Verteilung 533
- promastigote Stadien 532
- Prophylaxe 533
- Therapie 533
- Übertragung 533
- Vektoren 533
- viszerale 533
Leitsymptome
- Blutungen 28
- Juckreiz 28
- Nässen 28
- Schmerzen 28
Lentigo-maligna-Melanom (LMM) 267, **269**
Leptoderma stercoralis **519–522**
Leser-Trélat-Zeichen, Acanthosis nigricans 200
Leukämie, Differenzialdiagnose **466**
Leukoderm/Leucoderma 131–132, 451
- Differenzialdiagnose 133
- L. psoriaticum 133, 213
Leukokeratosen, Differenzialdiagnose 187
Leukoplakien
- Differenzialdiagnose 205
- Haarleukoplakie, orale 470–471
- verruköse, Differenzialdiagnose 187
Levatorlücke 45
Levatorspalt 6
Levatortrichter 3
level of invasion 273
Levurose/Hefemykose 58, **476–481**
- Aids 470
- Differenzialdiagnose 356
LGV-Proktitis, Aids 472
Lichen/Lichenifikation
- Kontaktekzem, perianales 120
- L. albus (white spot disease) **188–191**
- L. nitidus, Differenzialdiagnose 187
- L. ruber 132
- - Ätiologie 184
- - atrophicans, Differenzialdiagnose 209
- - Diagnose 187
- - Differenzialdiagnose 121, 163, 167, 171, 187, 207, 225, 479
- - - Herde im Anorektalbereich 187
- - - Herde im Perianalbereich 187
- - Juckreiz 28
- - Klinik 184–187
- - L. r. actinicus 184
- - L. r. erosivus mucosae 186
- - L. r. pemphigoides 186
- - L. r. perianalis 128
- - L. r. planus **184–188**
- - - Differenzialdiagnose 175, 189, 204, 214
- - - Hyperpigmentierungen 129
- - Prognose 188
- - Schleimhautveränderungen 186
- - Therapie 187–188

Lichen/Lichenifikation
- - Verlauf und Komplikationen 186–187
- L. sclerosus et atrophicans **188–191**
- - Ätiologie 189
- - Diagnose 189
- - Differenzialdiagnose 121, 133, 171, 187, 189, 209, 214, 225
- - hämorrhagischer 191
- - Inspektion 29
- - Klinik 189
- - Krankheitsverlauf 189
- - perianalis 191
- - Prädilektionsstellen 189
- - Therapie 189
- L. simplex chronicus, Differenzialdiagnose 121
- - Inspektion 30
- L. *Vidal* 123
- - Differenzialdiagnose 479
lichenoid 184
Ligamentum
- Lig. anococcygeum 5
- Lig. sacrospinale 6
- Lig. sacrotuberale 5
- Lig. transversum perinei 9
Lincomycin, Kolitis, pseudomembranöse 386
Lindan
- Pediculosis pubis 184
- Skabies 181
Linie (Linea)
- L. alba 4, 341
- L. anocutanea (*Hilton*-Linie) 3–4, 8
- L. anorectalis (anorektaler Ring) 3–4
- - Fisteln 110
- L. dentata 3–4, 6, 9, 92
- - L. d. sive sinuosa (Kryptenlinie) 3
- - Rektosigmoidoskopie 36
- L. pectinea 4
- L. pubosacralis 7
- L. terminalis 7
Linola
- Linola-Fett-N-Ölbad, Psoriasis inversa 214
- - Skabies 182
- Linola-H-compositum N, Skabies 182
- Linola-HN Creme, Perianalekzem 126
- Teer-Linola-Fett, Lichen ruber 188
- - Perianalekzem 126
Lipofuszin, Melanosis coli 319
Lipohyperplasie der Ileozökalklappe 276
Lipomatosis 276
Lipome **276–282**
- Autopsiehäufigkeit 276
- Beschwerdebild 280
- Diagnose 281
- Differenzialdiagnose 92
- Differenzierungstypen 276
- Ileozökalklappe 280
- Inspektion 30
- Klinik 278–281
- Prognose 282
- pseudogestielte 280
- Therapie 281
- Valvula Bauhini 279
Liposarkome 276, 278, **281**
- Prognose 282
Lippenfisteln/F. labiformis (*siehe auch* Fisteln) 106
LMM (Lentigo-maligna-Melanom) **267, 269**
Locacorten-Vioform, Perianalekzem 127
Löffler, Methylenblaufärbung 60
Löffler-Syndrom, Askariasis 511
Löfgren-Syndrom, Yersiniose 426
Löwenstein-Jensen-Medium, Tuberkulose 441
Lokalanästhesie/-anästhetika
- Analfissur 97
- Analpapillen, hypertrophe 92
- Analvenenthrombosen 84
- Digitaluntersuchung 30
- Epikutantestung 65
loop ileostomy, Colitis ulcerosa 374
Loperamid, Reisediarrhö 419
Lord-Analdilatation, Hämorrhoiden 77
Lotio alba, Candidose 480
Low-risk-Fälle, Adenome 233
Lues (Syphilis/Syphilide) 445, **448–457**
- Ätiologie 449
- Aids 470
- anorektale 449
- Ansteckung 449
- Diagnose 453–456
- - Bestätigungsreaktionen 454–455
- - Erregernachweis im Dunkelfeld 453–454
- - IgG-FTA-ABS-Test 454–455
- - 19S-IgM-FTA-ABS-Test 456
- - KBR-Methode (*Kolmer)* 456
- - RPRC-Schnelltest 454–455
- - serologische 454
- - SPHA-Test 456
- - Suchreaktionen 454–455
- - TPHA-Test 454–455
- - TPI-Test 455
- - VDRL-Titration 454–455, **456**
- - Verlaufskontrollreaktionen 455
- Differenzialdiagnose 98, 151, 175, 291, 356, 401, 405, 437, 443, 456, 462, 466
- Epidemiologie 449
- Erreger 449
- Fisteln, extrasphinktäre 107
- gummosa 451
- Inkubation 449
- kardiovaskuläre 452
- Klinik 449–453
- - Primärstadium 450
- Kortikosteroidschäden 116
- kutane 451
- Lues I (Primärstadium) 450–452
- Lues II (Sekundärstadium, lichenoide Syphilide) 451
- - Differenzialdiagnose 187
- Lues III (Tertiärstadium) 451–452
- Lues IV (Quartärstadium) 452
- makulöses Syphilid (Roseola) 451, 453
- makulopapulöses Syphilid 451
- Meldepflicht 448
- Nässen 28
- papulöses Syphilid 451
- subkutanes 451
- Syphilis maligna 449, 457
- Syphilis satis curata 456
- Therapie 455, **457**
- - Ausweichmittel 457
- - Behandlungsdauer 457
- - Nachkontrollen 457
- - Penicillinblutspiegel 457
- - Standardtherapie 457
- tuberöses Syphilid 451
- tuberoserpiginöses Syphilid 451
- tuberoulzeroserpiginöses Syphilid 451
- ulzeröses Syphilid 451
Luftinsufflation/Lufteinblasung 20
Lumbalsyndrom, Kokzygodynie 343
Lumbricoides vulgaris **509–513**
Lupus
- L. erythematodes chronicus, erosiver, Differenzialdiagnose 187
- - Vitiligo 132
- L. vulgaris 439–440
- - Differenzialdiagnose 175
- - Inspektion 30
- - Kortikosteroidschäden 116
Lupusknoten 439
Lutzomyia 532
Lymphabfluss des Anorektums 11
Lymphadenitis 459
- L. inguinalis, Ulcus molle 459
- nach *Masshoff* 424–425
Lymphadenopathie
- angioimmunoblastische L. 299
- Lymphadenopathie-Syndrom (LAS) 469
Lymphangiektasien 300
Lymphangiom/lymphangiomatöse Läsionen, Zökum 299–300
Lymphangiosarkom 299
Lymphdrainage, Anorektum 11
Lymphgefäße, Tumoren 299
Lymphknotenmetastasen, Sonographie 48
Lymphogranuloma (Lymphogranulomatosis)
- L. inguinale/L. inguinalis **463–467**
- - Differenzialdiagnose 137, 152, 220, 462
- - Fisteln 110
- - - extrasphinktäre 107
- - *Nicolas* und *Favre* **463–467**
- - Stenosen 323
- - suppurativa subacuta **463–467**
- L. venereum/L. venerea/L. vénérienne 445, **463–467**
- - Abszess, periproktaler 105
- - Ätiologie 464
- - Altersgipfel 463
- - Diagnose 465–466
- - Differenzialdiagnose 356, 401, 437, 443, 460, 466
- - Epidemiologie 464
- - Erreger 463
- - Formolgeltest 466
- - Hauttest nach *Frey* 466
- - Klinik 464
- - - Beschwerdebild 464
- - - Bubonenstadium 464–465
- - - Krankheitsverlauf 465
- - - Primärläsion 464
- - - Spätstadium 464
- - Komplementbindungsreaktionen (KBR) 466
- - *McCoy*-Zellkulturen 466

- - Mikroimmunfluoreszenztest 466
- - Therapie 467
- - Überwanderungsimmunelektrophorese 466
Lymphome **299–304**
- benigne 304
- *Burkitt*-Lymphom 303
- B-Zell-Lymphome 300–301
- gastrointestinale, *Ann-Arbor*-Klassifikation 301
- - *Musshoff*-Klassifikation 301
- - Stadieneinteilung 301
- hämorrhagische, Differenzialdiagnose 291
- *Hodgkin*-Lymphom *(siehe dort)* 299, 466
- Kiel-Klassifikation 299
- maligne **299–303**
- - Kiel-Klassifikation 299
- - lymphatische Systemerkrankungen 299
- - NIH-Klassifikation 299
- - primäre 299
- - REAL-Klassifikation 299–300
- - sekundäre 299
- - WHO-Klassifikation 300
- - Working Formulation 299
- MALT-Lymphome *(siehe dort)* 300, 302
- Mantelzell-Lymphom 300
- NIH-Klassifikation (working formulation) 299
- Non-*Hodgkin*-Lymphome *(siehe dort)* 299, 301, 304, 473
- pseudopolypöse 303
- REAL-Klassifikation 299–300
- T-Zell-Lymphome 300–301
Lymphonodi
- L. iliaci (interni et interiliaci) 11
- L. inguinales superficiales 11
- L. lumbales et sacrales 11
Lymphopathia venerea **463–467**
Lymphopneumatosis 311
Lynch-Syndrom 247

M

M.I.F. (Merthiolate-Iodine-Formaldehyde)-Verfahren
- Protozoen 487
- Wurmeier 486
Madenwurm (*siehe* Oxyure) **507–509**
Magendarmpassage 43
Magenwürmer (*siehe* Trichostrongylus) **522–523**
Magnaform, Amöben 525–526
Magnetresonanztomographie (MRT) 44
Makrogameten 536
Makronukleus, Balantidiasis 534
MAK-Wert (maximale Arbeitsplatzkonzentration), Formaldehyd 25
Malabsorption/Malabsorptionsleiden, Zinkmangelsyndrom 192
Malakoplakie **315–316**
- Ätiologie 315
- Diagnose 315
- Klinik 315
- Plaques 315
- Therapie 315
Malaria/M. tropica 484
- Differenzialdiagnose 422
Malassezia furfur 55, 123
Malathionlösung, Pediculosis pubis 184
malignes Melanom (*siehe* Melanom, malignes) 267, **268–274**, 275, 319–321
- Typen *(siehe dort)*
Malignom
- Blutungen 29
- Differenzialdiagnose 437, 466
- Fisteln, extrasphinktäre 107
- Sekretabgang 53
Mali-Syndrom (Akroangiodermatitis), Differenzialdiagnose 291
Mallorca-Akne 135
Malnutrition, *Crohn*-Erkrankung 361
Malrotation, Dickdarmpassage 43
Malta Dog **418**
MALT-Lymphome (mucosa-associated lymphoid tissue)
- B-Zell-Lymphome 300
- Klassifikation 300
- Rektum 302
Malum perforans pedis, Lues III (Tertiärstadium) 453
Mangeldurchblutung, Analfissur 95
Manometrie, anorektale 49–51
- Descending-Perineum-Syndrom 338
- Durchzugsmanometrie 50
- Fisteln 109
- Rektumprolaps 89
Mantelzell-Lymphom 300
Marisken **81–82**
- Ätiologie 81
- Analfissur 96–97
- Diagnose 82
- Differenzialdiagnose 82, 87
- Hämorrhoiden 75
- Inspektion 29
- Juckreiz 28
- Klinik 82
- Therapie 82
Masshoff-Lymphadenitis 424–425
Mastdarm 3–6
- Karzinome, Rektosigmoidoskopie 39
- Pars pelvina 4
- Pars perinealis 4
- Vorfall (*siehe* Rektumprolaps)
Mazerationsvorgänge/Mazerationen
- Analrhagaden/-erosionen 94
- fötide 204
- Kontaktekzem, perianales 121
- Pilonidalsinus 139
- Pruritus 114
- Psoriasis inversa 212
- Syphilis 451
McCoy-Zellkulturen, Lymphogranuloma venereum 466
Meckel-Divertikel **402**
Megakolon, toxisches
- Colitis ulcerosa 366–367
- Kolitis, pseudomembranöse 390
Megarektum (Perzeptionsschwelle) 51
- Manometrie, anorektale 49
Mekonium 326
Melanin 129–130
Melanogenese 129–130, 132
Melanom
- akrolentiginöses (ALM) **267**, 269
- amelanotisches (AML) 270, 273
- - Differenzialdiagnose 92
- benignes, juveniles 271
- Inspektion 30
- malignes **267–275**, 319–321
- - Ätiologie 267
- - Altersgipfel 267
- - Clark Level 268, 273
- - Diagnose 270–271
- - Differenzialdiagnose 271
- - Geschlechtsverteilung 267
- - Klinik 267–270
- - Kriterien, histopathologische 271
- - Prognose 271–274
- - S-100β-Proteine 270
- - Stadien 267
- - Symptomatologie 269–270
- - Tumordicke 273
- nicht klassifizierbares (UCM) 267
- noduläres (NM) **267**, 269–270, 273
- superfiziell spreitendes (oberflächlich spreitendes) Melanom (SSM) 267, **269**
- - Differenzialdiagnose 225
Melanommetastasen 270
Melanose (Melanosis coli) **319–321**
- Ätiologie 319
- Diagnose 319
- Differenzialdiagnose 319
- Klinik 319
- M. circumscripta praeblastomatosa *Dubreuilh* 269
- Prädilektionsstellen 319
- Pseudomelanosis coli 319–321
- Therapie 321
Melanosomen 129
Melanozyten 129, 131
Meldepflicht
- Cholera *(siehe dort)* 422
- Dickdarmerkrankung **421–422**, 423
- Gonorrhö *(siehe dort)* 445–447
- Lues *(siehe dort)* 448
- Lymphogranuloma inguinalis *(siehe dort)* 463–467
- Malaria tropica 422, **484**
- Shigellose 421
- Tuberkulose *(siehe dort)* 438
- Ulcus molle *(siehe dort)* 458
Mendel-Mantoux-Test 441
Meningitis
- aseptische 150
- cerebrospinalis 451
Meningoencephalitis 148
- luetische 452
Meningomyelitis, sakrale 150
Menschenspulwurm **509–513**
MEP (motorisch evozierte Potenziale) 52
6-Mercaptopurin, Colitis ulcerosa 372
Merkblatt, Aufklärung 32
Merozoiten 536
Merthiolate-Iodine-Formaldehyde-Concentration nach *Blagg*, Wurmeier 486
Mesalazin
- Colitis ulcerosa 372
- *Crohn*-Erkrankung 359

mesenchymale Tumoren **275–298**, 299
Mesoprokton 4
Mesosigmoideum (Peritonealduplikatur) 3
Metalues 449, **452**
Metastasen
- kutane, Adenokarzinom 260
- - Analkarzinom 260
- Lymphknotenmetastasen, Sonographie 48
Metazerkarien 493, 495
Methan 20
Methotrexat, Pemphigus vegetans 217
Methylenblau
- Färbung nach *Löffler*, Bakteriennachweis 60
- Fisteln 108
- Methylenblau-Milch, Fisteln 108
Methylgrün-Pyronin-Färbung, Haemophilus ducreyi 460
Metronidazol, *Crohn*-Erkrankung 360
Mibelli-Porokeratosis *(siehe dort)* 121, 187, **208–209**, 214
Michaelis-Gutmann-Körperchen, Malakoplakie 315, 317
Miconazol, Tinea inguinalis 145
Midazolam, Koloskopie 40
Middlebrook 7 H 10 Agar mit OADC-Anreicherungslösung, Tuberkulose 441
Miescher-Syndrom 199
Migrationsphase, Askariasis 511
Mikrobiologie
- Deutsche Gesellschaft für Hygiene und Mikrobiologie 21–22
- Ekzem, dysregulativ-mikrobielles 118
- - mikrobiell-parasitäres 121
Mikrogameten 536
Mikroimmunfluoreszenztest, Lymphogranuloma venereum 466
Mikronukleus, Balantidiasis 534
Mikrosporidien **539–540**
- Diagnose 540
- Morphologie 539–540
- Ökologie und Verbreitung 540
- Prophylaxe 540
- Symptome 540
- Therapie 540
- Übertragung 540
Mikrosporon
- M. audouinii 59
- M. canis 59
- M. furfur 143
- M. gypseum 59
Mikrotipkatheter, Manometrie, anorektale 49
Milbenhügel 179
Milbeninfektion **179–182**
Milbensuchtest 181
Milchallergie, Kolitis, allergische 393
Miliaria cristallina, Differenzialdiagnose 160
Milligan-Morgan-Operation, hämorrhoidale Dreizipfelresektion 74
Mindestperfusionsrate, Manometrie, anorektale 49
Minenkrankheit 515
Mini-packer-Syndrom 331
Minutaform, Amöben 525
Miracidien 490
Mismatch-Repair-Gene 247
Missbildungen
- anorektale 326
- Atresieformen *(siehe dort)*
Mitesser 134
Molitor hominis 158
Mollusca contagiosa **158–161**
- Aids 470
- Diagnose 159
- Differenzialdiagnose 159–160, 163, 167, 171, 229
- Epidemiologie 158
- Erreger 158
- Inkubation 158
- Klinik 159
- M. epitheliale **158–161**
- M. gigantea 159
- M. pediculata 159
- M. varioliforme **158–161**
- M. verrucosum **158–161**
- Prädilektionsstellen 159
- sexually transmitted diseases 158
- Therapie 160–161
- Virus 158
Molluskumkörperchen 159
Moncorps- oder Star-Messer 160
Mongolenfleck 130
Moniliasis **476–481**
Montezumas Rache **418**
Moraxella 61
Morbus *(siehe auch* Syndrome) 466
- M. *Abt-Letterer-Siwe* **226–227**, 228
- M. *Addison (siehe dort)* 130, 132
- M. *Behçet (siehe dort)* 98, 152, **218–220**, 221, 228, 356, 371, 401, 443, 460, 466
- M. *Bowen (siehe dort)* 30, 92, 116, **162**, 167, 169–171, **172–174**, 175, 187, 209, 225, 228, 257, 271, 443, 479
- M. *Crohn (siehe dort)* 32, 38, 69, 98, 105, 107, 110, 132, 220, 238, 246, 323, **347–361**, 362, 371, 390, 398, 401, 405, 437, 443, 447, 466
- M. *Darier* 198, **202–204**, 205
- M. *Ducrey* 458–461
- M. *Ducrey-Unna* 458–461
- M. *Grover*, Differenzialdiagnose 205
- M. *Hailey-Hailey (siehe unter* Pemphigus) 198, **205–207**, 208
- M. *Heck* 161
- M. *Hirschsprung* 51
- M. *Hodgkin* 299, 466
- M. *Kaposi (siehe auch* Kaposi-Sarkom) **287–292**, 293
- M. *Nicolas-Durand-Favre* **463–466**, 467
- M. *Nicolas-Favre* **463–466**, 467
- M. *Paget (siehe dort)* 92, 116, 121, 167, 171, 175, 177, 214, **222–224**, 225, 228, 257, 443, 479
- M. *Reiter* 422
Morbus-*Crohn*-Aktivitätsindex (CDAI) 358–359
Morgagnische
- Buchten/Krypten (Analkrypten/Sinus anales) 3
- - Abszess, periproktaler 102
- - Analfisteln 107
- - Entzündung 90
- Falten, Rektosigmoidoskopie 36
- Säulen (Columnae anales) 3–4
Morpionosis **183–184**
Mortalitätsrate, Polypektomie, koloskopische 241
Mosaikwarzen 161
Motilitätsstörungen, Reizdarmsyndrom 391
motorisch evozierte Potenziale *siehe* MEP
MRT (Magnetresonanztomographie) 44
Mucofalk
- *Crohn*-Erkrankung 360
- Divertikulose 405
- Reizdarmsyndrom 394
- Rektumprolaps 89
mucosal colitis 358, **364–375**
Muir-Torre-Syndrom 247
Mukopolysaccharidsynthese-Hemmung, Analfissur 98
Mukosa/mucosal
- Kolitis **358**, **364–374**, 375
- Prolaps/Mukosaprolapssyndrom **46**, 87, **396–400**, 401
Mukosahernie **402**
Mukosaprolapssyndrom 87, **396–401**
- Defäkographie 46
- Differenzialdiagnose 398
Mukosektomie mit Raffung, Descending-Perineum-Syndrom 338
Mundkapsel, Hakenwürmer 513
Mundwinkelrhagaden (Anguli infectiosi oris) **477**, 478
Muskeldauerhypertonus, Analfissur 98
Muskeln (Musculus)
- M. bulbocavernosus 6
- M. bulbospongiosus 5–6
- M. coccygeus 5–6
- M. corrugator ani 13
- M. iliococcygeus 6
- M. ischiocavernosus 5–6
- M. levator, M. l. ani 5–6, 8–9, 11, 14, 46, 101, 105, 110
- - M. l. prostatae 6
- M. obturatorius internus 6–8
- M. piriformis 7
- M. pubococcygeus 6
- M. puborectalis 6, 14–15, 46, 51, 107
- M. pubovaginalis 6
- M. sphincter ani *(siehe auch* Sphinkter) 14
- - M. sphincter ani externus 4–8, 11, 13, 15–16, 31, 35, 46, 50, 101
- - - Abszess, periproktaler 103
- - M. sphincter ani internus 4, 6–8, 13–16, 50, 96, 106, 110, 341
- - Training, Descending-Perineum-Syndrom 338
- M. sphincter urethrae 6
- M. transversus abdominalis 15
- M. transversus perinei
- - profundus 5–9
- - superficialis 5–6
- Muscularis propria, Sonographie 48
- Muskelgewebe, Tumoren **282–284**, 285
- *Nelatonscher* Muskel 14
Musshoff-Klassifikation, Lymphome, gastrointestinale 301
Mutter-Redien 494
Muttersporozysten 490
Myasthenia gravis, Vitiligo 132
Mycophenolat, Pemphigus vegetans 217
Mycospor, Erythrasma 144

Mykobakteriosen/Mycobacterium spezies
- atypische 438
- - Aids 472
- M. avium-intracellulare (MAI) 438
- M. bovis 438
- M. fortuitum 438
- M. kansasii 438
- M. leprae 438
- M. tuberculosis 438
Mykoplasmen, Aids 472
Mykosen (*siehe auch* Pilze) 53, 133
- Analpapillen, hypertrophe 92
- Differenzialdiagnose 137, 181, 207, 209, 225
- Faktoren, begünstigende 53
- Hefemykosen (Levurose *siehe dort*) **58**, 470, **476–480**, 481
- HIV-Infektion 470
- Hyperpigmentierungen 129
- Inspektion 29
- Juckreiz 28
- Materialgewinnung 54
- mykologischer Arbeitsplatz 54
- Nährboden/Nährmedium (*siehe auch dort*) 54
- Nativpräparat 55
- - negatives 56
- - positives 56
- Pilzdifferenzierung 57
- Pilzkultur 56–57
- Pruritus 114
Myofibrose, anale, chronische **341–342**
Myom, mesonephrisches **307–310**
Myxoneurosis intestinalis (-membranacea) **391–394**
Myzel, Candida 56

N
Nachblutungen, Koloskopie 42
Nachweismethoden, serologische, Parasitose 487–488
Nadel-Stempel 441
Nägeli-Franceschetti-Jadassohn-Syndrom, Differenzialdiagnose 130
Nährboden/Nährmedium
- Aktinomykose 436
- Aufbewahrung und Haltbarkeit 57
- Candida-Selektivagar nach *Nickerson* 56
- Dermatophyten-Selektivagar nach *Taplin* 56–57
- *Kimmig*-Agar 56
- Mykosen 54
- *Nickerson*-Candida-Selektivagar 56
- Pilze 56
- Reisextraktagar 56
- *Sabouraud*-Dextrose-Agar 56
- Selektivagar 56
- *Taplin*-Dermatophyten-Selektivagar 56–57
Nässen
- Analpapillen, hypertrophe 92
- Analprolaps 85
- Anamnese 28
- Kontaktekzem, perianales 119
- Kryptitis/Papillitis 91
Naevoxanthoendotheliome, Differenzialdiagnose 160
Naevus (Nevus/Naevi)
- epitheliale, Differenzialdiagnose 187
- hyperkeratotische, Differenzialdiagnose 205
- N. coeruleus (N. bleu) 130, 271, 273
- N. depigmentosus 131
- N. keratotrophicans **208–209**
- N. lipomatosus cutaneus superficialis *Hoffmann-Zurhelle* 276
- N. naevocellularis 273
- N. spongiosus albus mucosae 477
- N. syringoadenomatosus papilliferus **228–230**
- Naevuszellnaevus 271
- - vom Compound-Typ 273
- - pigmentierte, papillomatöse, Inspektion 29
- systematisierte, Inspektion 29
- white sponge nevus 187, 189, 477
Naftifin, Tinea inguinalis 145
Nahrungsmittelallergene, Epikutantest 64
Nahrungsmittelallergie
- Differenzialdiagnose 393
- Kolitis, allergische 393
Nahrungsmittelvergiftung, Differenzialdiagnose 419
Nahrungsvakuolen, Balantidiasis 534
Narbenring, stenosierender, submuköser (*siehe* Pectenosis) 16, 97, **152**, 323, 341–342, 344
Nativpräparat
- negatives, Mykosen 56
- positives, Mykosen 56
- Protozoen 487
- Wurmeier 485
Natriumhydrogenkarbonat, Reisediarrhö 419
N-Docosanol, Herpes simplex 152
Necator/Necatoriasis (*siehe auch* Ankylostoma) **513–517**
- N. americanus **513–517**
Neelsen-Färbung, Tuberkulose 441
Negativkontrastverfahren, Zoster 156
Neisseria
- Isolierung 61
- N. catarrhalis 61
- N. gonorrhoeae (*siehe auch* Gonorrhö) 59, 61, 446
- N. meningitidis 61
Nekrosen
- nichttransmurale, Kolitis, ischämische 377
- nach Sklerotherapie 78
Nelatonscher Muskel 14
Nelson-Test (Treponema pallidum-Immobilisations-Test) **455**
Nemathelminthes (Fadenwürmer) 489, **507–524**
- Arten 507
- Gruppen 507
- Rund- oder Fadenwürmer (Nematodes) **489**, **507–523**, 524
Neodym-YAG-Laser, Strahlenproktitis 415
Neoplasien
- HIV-assoziierte 473
- kolorektale 68
Nerven (Nervus)
- N.pelvis 10
- N.praesacralis 11
- N.pudendalis 7, 15
- N.pudendus 10–11
- - Latenzzeit 51–52
- - Neuropathie, Defäkation 52
- Nn. anococcygei 11
- Nn. erigentes 10
- Nn. rectales inferiores 11
- Nn. splanchnici pelvini 11
- Nn. splanchnici sacrales 11
Nervengeflecht
- intramurales 15
- sympathisches 11
nervöse
- Rektalgie 345
- Steuerung 14
- - Defäkation 14
- - Kontinenz 14
Neumann-Pemphigus vegetans 215
Neuralgien (Neuralgia)
- anorektale 345
- N. pudendoanalis 345
- perineale 345
- postzosterische 154
Neurodermitis
- Differenzialdiagnose 145
- N. atopica 123
- - Differenzialdiagnose 121
- N. circumscripta 123
- N. circumscripta (*Vidal*) 145
neuroektodermale Tumoren **267–275**
neuroendokrine Tumoren **264–267**
- Diagnostik 264–266
- 5-Hydroxy-Indolessigsäure (5-HIES) 266
- Klinik 264
- Prognose 266
- Therapie 266
Neurofibromatose *von Recklinghausen* 130, 277
Neurofibrome 277
- Differenzialdiagnose 92
neurologische Erkrankungen 51
Neuropathien, kolorektales Karzinom 250
Neurose
- Darmneurose 391–392, **393**, 394
- Kolonneurose 391–394
- Myxoneurosis intestinalis (-membranacea) 391–394
Neurosyphilis 452
Neurozystizerkose 501
Nickerson-Candida-Selektivagar 56
Nicolas-(Durand-)Favre-Erkrankung **463–466**, 467
Nierentransplantation, *Kaposi*-Sarkom 288
NIGRD-Schema, Analkarzinom 258
NIH-Klassifikation (working formulation) Lymphome, maligne 299
Nissen (*siehe auch* Filzlaus) 183
Nitroglycerin-Salbe, Analfissur 98
NM (noduläres Melanom) **267**, 269–270, 273
Non-*Hodgkin*-Lymphome 299
- gastrointestinale, WHO-Klassifikation 301
- intestinale, HIV-1-Infektion 304
- maligne, HIV-Infektion 473
Non-Polyposis-coli-Kolonkarzinom, hereditäres (HNPCC), Krebsfrüherkennungsuntersuchungen 68–69
Norepinephrin, Karzinoide 264
Nosokomialinfektionen 20

Noxen
- chemische, Depigmentierungen 132
- hautschädigende, Kontaktekzem, perianales 62
Nukleosidanaloga, Herpes simplex 152
Nystatin, Candidose 480

O

O_2-Therapie, Pneumatosis coli 313
Oberflächendesinfektion 23–24
Obstipation 15, 44, 51
- Aktinomykose 433
- Descending-Perineum-Syndrom 337
- Divertikulitis 408
- Divertikulose 404
- Hämorrhoiden 73
- Passagegeschwindigkeit 44
- proktogene 397
- Reizdarmsyndrom 392
- Rektosigmoidoskopie 38
- Rektumulkus, solitäres 399
- Transitzeitbestimmung 44
Obstruktion/Obstruktionsgefühl
- Dünndarmobstruktion, Differenzialdiagnose 405
- Rektumprolaps 88
Obturator 34
- Rektosigmoidoskopie 35
Ochronose, Differenzialdiagnose 130
Octreotid, Karzinoide 266
Ölakne 135
Ölbad
- Linola-Fett-N-, Psoriasis inversa 214
- - Skabies 182
Ölfleck, psoriatischer 212
Ölgranulom, Differenzialdiagnose 229
Östrogene, Lichen sclerosus et atrophicus 189
Omega-Zeichen (Distanzphänomen), *Crohn*-Erkrankung 354
Onkosphäre 501–502
Onychodystrophia psoriatica 210
Onycholysis psoriatica 210, 212
Oozysten
- E. cayetanensis-Oozysten 540
- Kryptosporidiose 538
- sporulierte 537
- unsporulierte 537
Open-side-Katheter, Manometrie, anorektale 49
Open-tip-Katheter, Manometrie, anorektale 49
Operationen, Fisteln, extrasphinktäre 107
Operationsrektoskop, großkalibriges 334
Operculum 495
Ophthalmoblennorrhö, Therapie 448
Opisthorchiidae 489
opportunistische Infektionen, HIV-Infektion 469
Oralpädon, Reisediarrhö 419
Orthohyperkeratose 204
Os coccygis 5
- O. c. mobile 343
Os pubis 7
Os sacrum 4, 10
*Osler-(Rendu-Weber-)*Syndrom (hereditäre hämorrhagische Teleangiektasie) **297**
Osteomyelitis
- Fisteln, extrasphinktäre 107
- sakrale, Differenzialdiagnose 437
Ostiofollikulitis, Differenzialdiagnose 160
Ostium
- O. urethrae externum 5
- O. vaginae 5
outlet obstruction 44
Ovasay-Set, Wurmeier 485
overstagings, Sonographie 48
Ovulationshemmer, cyproteronacetat- oder chlormadinonacetathaltige, Aknetetrade 138
Oxydase-positive Mikroorganismen 61
Oxydasereaktion, Gonokokken 61
Oxyure/Oxyuris/Oxyuriasis (Enterobiasis) **507–509**
- Diagnose 508
- Differenzialdiagnose 143
- Entwicklung 507
- Juckreiz 28
- Morphologie 507
- Ökologie und Verbreitung 508
- Präpatenz 508
- Prophylaxe 509
- Symptome 509
- Therapie 509
- Übertragung 508
- Zellophan-Klebestreifen-Methode 486–487

P

Pärchenegel 489
Paget-Erkrankung **222–225**
- Analkarzinom 257
- CEA-Wert 225
- Diagnose 225
- Differenzialdiagnose 92, 121, 167, 171, 175, 177, 214, 225, 228, 443, 479
- extramammärer M. *Paget* 224
- Hauptlokalisationen 224
- Histogenese 222
- Klinik 223
- Kortikosteroidschäden 116
- Lokalisation 222
- P. carcinoma **222–225**
- P.-Dermatose **222–225**
- P.-Zellen 222
- Prognose 224
- Therapie 225
- Verlauf 224
pagetoides Basaliom
- ekzematoides 225
- oberflächliches 175
Palpation
- bidigitale 343
- - Kokzygodynie 343
- - Pektenose 341
- bimanuelle, Abszess, periproktaler 104
Panarteriitis nodosa 357, 371
- Differenzialdiagnose 356, 371
Pancolitis ulcerosa 365
Pankreaskarzinom 195
Pankreasschwanzkarzinom, Stenosen 325
Papelbeete, Syphilis 451
Papillae coronae glandis 165
Papillitis **90**, 91
- Ätiologie 90
- Anamnese 28
- Ano-/Rektoskopie 32
- Diagnose 91
- Differenzialdiagnose 91
- Gonorrhö 446
- Klinik 90–91
- P. hypertrophicans 90
- Therapie 91
Papillom (Papillomata)
- HPV (human papilloma virus) **161–177**, 178, **470**
- P. acuminata sive venerea **164–168**
Papillomatose (Papillomatosis) 167, 204
- *Gougerot-Carteaud*, Differenzialdiagnose 201
- orale **176–178**
- - disseminierte 161
- P. coronae glandis, Differenzialdiagnose 171
- P. cutis carcinoides *(Gottron)* **176–177**, 178
- P. mucosae carcinoides, Differenzialdiagnose 167
Papillom-Virus, humanes (HPV) **161–178**
- Aids 470
- Analkarzinom 257
Papovaviren **164–168**
Papulose, bowenoide der Anogenitalregion 163, **169–171**, 172
- Ätiologie 169
- Diagnose 170–171
- Differenzialdiagnose 163, 171, 174, 177, 187, 214, 225, 443
- Klinik 169–170
- Krankheitsverlauf 170
- Prädilektionsstellen 169
- pseudoverruköse, Kortikosteroidschäden 116
- Therapie 171
Paracoccidioidomycosis 146
Paracystium 8
Parakeratose (Parakeratosis) 204
- P. anularis **208–209**
- P. centrifugata atrophicans **208–209**
- P. figurata centrifuga atrophicans **208–209**
- P. *Mibelli (siehe auch* Porokeratosis *Mibelli)* **208–209**
- Psoriasis inversa 213
Paralyse (Paralysis)
- P. progressiva **452**
- progressive, Lues III, Tertiärstadium 453
paraneoplastische Syndrome, Kolonkarzinom 250
Paraproktium/Paraproctium/Paraproktien 7–8
- Barorezeptoren 15
Parapsoriasis
- P. guttata, Differenzialdiagnose 187
- P. lichenoides, Differenzialdiagnose 187
Parasiten/Parasitosen 483, **484–543**
- Bluteosinophilie/Eosinophilie 488
- Ektoparasit 178, 483
- Endoparasit 483
- Fisteln, extrasphinktäre 107
- IgE-Bestimmungen 488–489
- Labordiagnostik **484–489**
- Nachweismethoden, serologische 487–488
- Phytoparasit 483
- Zooparasiten *(siehe dort)* 483
parasitologische Laboratorien 486
Parasympathikus 11
- Anorektum 10
- Rektum 10
Paronychien, periunguale 196
Pars
- P. pelvina 4

- P. perinealis/P. perinealis recti 4, 14
- - (Canalis ani) 13
Passagegeschwindigkeit, Obstipation 44
Pasten
- P. zinci mollis, Analrhagaden/-erosionen 95
- Perianalekzem, subakutes 126
- Phenolzinkpaste, Herpes simplex 153
- Teerpaste, Perianalekzem 126
Pasteurellen (Pasteurella) 424
- P. pestis 424
- P. pseudotuberculosis 424
Patch- bzw. Läppchentest
- Allergiediagnostik 64
- Kontaktekzem, perianales 123
Pathergie
- *Behçet*-Syndrom 219
- Test, *Behçet*-Syndrom 218
Patienten
- Arzt-Patienten-Gespräch 32
- Aufklärung 32–33
PCR (Polymerasekettenreaktion) 473
- HSV-Infektion 151
- Tuberkulose 442
- Zoster 156
Pechakne 135
Pectenosis (stenosierender submuköser Narbenring) 16, **341–342**
- Ätiologie 341
- Diagnose 341
- Differenzialdiagnose 97, 152, 342, 344
- Klinik 341
- Palpation, bidigitale 341
- Stenosen 323
- Therapie 342
Pediculosis (Pediculus)
- P. humanus capitis (Kopflaus) 183
- P. humanus humanus (Kleiderlaus) 183
- P. pubis (Filz- oder Schamlaus) **183–184**
- - Diagnose 184
- - Erreger 183
- - Klinik 183–184
- - Prädilektionsstellen 184
- - Therapie 184
- - Übertragung 183
Peitschenwurm (*siehe* Trichuris trichiura) **517–519**
Pektenotomie 342
Pektenzone 3
Pelvic Inflammatory Disease (PID), Therapie 448
Pemphigus
- Differenzialdiagnose 463
- P. chronicus benignus familiaris *(Hailey-Hailey)* **205–207**, 208
- - Ätiologie 205
- - Diagnose 206–207
- - Differenzialdiagnose 121, 145, 187, 204, 207, 217, 225, 227, 479
- - Hyperpigmentierungen 129
- - Klinik 205–206
- - Krankheitsverlauf 206
- - Prädilektionsstellen 206
- - Therapie 207
- P. erythematosus 216
- P. foliaceus 216
- P. framboesioides s. papillaris **215–217**
- P. mucosae, Differenzialdiagnose 187
- P. vegetans **215–217**, 463
- - Ätiologie 215
- - Diagnose 216–217
- - Differenzialdiagnose 167, 187, 198, 201, 204, 207, 217, 227, 456
- - Histologie 216
- - Hyperpigmentierungen 129
- - Immunologie 216
- - Klinik 215–216
- - Prädilektionsstellen 215
- - Therapie 217
- - Typ *Hallopeau* 215
- - Typ *Neumann* 215
- P. vulgaris 215–216
- Pemphigusantikörper 217
Penicillin, Dermatitis, perianale, streptogene 143
Penicillium 59
penile intraepithelial neoplasia (PIN) **169–171**, 172
Penis 5
Penispapeln
- bowenoide **169–172**
- pigmentierte **169–172**
Penispapillome, hirsutoide 165
Pentatop, Kolitis, allergische 393
Pentazocin, Koloskopie 40
Peptidhormone, Karzinoide 264
Percutol, Analfissur 98
Perforation, Darm 329
- Abdomenleeraufnahme 43
- Amöbiasis 527
- Diagnose 334
- Divertikulitis 408–410
- iatrogene 334
- Koloskopie 40, 42
- Prädilektionsstellen 329
- Rektosigmoidoskopie 35, 37
- sterkorale 331
- Verletzungen 334
Perfusionskatheter, Manometrie, anorektale 49
Perianalekzem (*siehe auch* Ekzeme) 53, 62, **118–127**
- akutes, nässendes, Therapie 126
- - nicht nässendes, Therapie 126
- degenerativ-toxisches 119
- - Faktoren, auslösende 63
- Differenzialdiagnose 181
- Hämorrhoiden 79
- impetiginiertes 142
- Kontaktekzem, perianales *(siehe dort)* 62–63, 92, 94, 118–127, 129
- Kortikosteroidschäden 116
- subakut-chronisches, Kontaktekzem, perianales 121
- - Therapie 126
Perianalerkrankungen 113–230
Perianalfalten 81
Perianalfisteln, Sondierung 32
Perianalthrombose 82
- Anamnese 28
- Marisken 81
Perianitis, Pruritus 114
Periarteriitis nodosa, Kolitis, ischämische 378
Perifollikulitis, abszedierende 135
Perihepatitis acuta gonorrhoica 445
Perikolitis 408
Perinealneuralgie 345
Peritonealduplikatur (Mesosigmoideum) 3
Peritoneum 4, 6–8
Peritonitis
- Amöbiasis 527
- diffuse, Verletzungen 334
- Divertikulitis 409
Perlèche 478
Permethrin, Skabies 181
Perniciosa, Vitiligo 132
Perzeption 15
Perzeptionsschwelle (Megarektum) 51
- Manometrie, anorektale 51
Pest 423
- Differenzialdiagnose 466
Petechien 134
Pethidin, Koloskopie 40
Peutz-Jeghers-Polypose 236, **237**, 239
- Krebsfrüherkennungsuntersuchungen 69
Pfählungsunfälle (*siehe auch* Verletzungen) 329
- Fisteln, extrasphinktäre 107
Pflasterreizung, erythematöse, Testpflaster 66
Pflastersteinrelief
- Colitis cystica profunda 398
- *Crohn*-Erkrankung 348, 354
- Pseudopolypen 349
- skip lesion 349
Pfriemenschwanz, Oxyuren 507
Phänomen
- des blutigen Taus (*Auspitz*-Phänomen) 213
- des letzten Häutchens 213
Phagolysosomen, Malakoplakie 315
2-Phasen-Ekzem 63
Phenolderivate **22**
Phenole 21
Phenollösung
- ölige, Sklerotherapie 78
- Pilonidalsinus 140
Phenolzinkpaste, Herpes simplex 153
Phenylketonurie 131
Phlebotomus 532
Phlegmone 141
- Aids 470
Phthiriasis **183–184**
Phthirus pubis **183–184**
Phytobezoare 332
Phytoparasit 483
PID (Pelvic Inflammatory Disease), Therapie 448
Piebaldismus 131
Pigmentatio maculosa eruptiva idiopathica *(Gottron)*, Differenzialdiagnose 130
Pigmentfleckenpolypose 237
Pigmentnaevi, papilläre, Differenzialdiagnose 163
Pigmentstörungen der Haut/Pigmentierung **127–133**
- anlagebedingte **127–132**, 133, **185**, 187
- Depigmentierungen *(siehe dort)* **127–132**, 133
- Hyperpigmentierungen *(siehe dort)* 133
- Hypopigmentierungen (Leucoderma psoriaticum) 213
- Pigmentatio maculosa idiopathica *(Gottron)*, Differenzialdiagnose 130
Pigmentverschiebungen, Kortikosteroidschäden 118
Pilonidalfistel 139–140
Pilonidalkrankheit, sakrokokzygeale **139–140**

Pilonidalsinus 135, **139–140**
- Ätiologie 139
- Diagnose 140
- Klinik 140
- Therapie 140
Pilzdifferenzierung, Mykosen 57
Pilze (*siehe auch* Mykosen) 53
- Fadenpilz **145–146**, 147
- Nährböden/Nährmedium *(siehe dort)* 56–57
- Schimmelpilze 55, 59
Pilzfäden, Kalilaugenpräparat 55
Pilzhospitalismus 53
Pilzkultur
- Beseitigung 59
- Mykosen 56–57
PIN (penile intraepithelial neoplasia) **169–172**
pin points, Colitis ulcerosa 365
Pinselwarzen 162
Pinta, Differenzialdiagnose 130
Piperonylbutoxid, Pediculosis pubis 184
Pityriasis
- P. rosea 123
- - Differenzialdiagnose 121
- P. rubra pilaris 124
- P. versicolor 55, 123
- - Differenzialdiagnose 121, 130
Planorbiden 491
Plantago-ovata-Samenschale, Rektumprolaps 89
Plantarwarzen 161
Plaques
- Differenzialdiagnose 152, 187
- grauweiße bis gelbliche, Kolitis, pseudomembranöse 387
- Malakoplakie 315
- P. muqueuses 152, 451, 453
- - Differenzialdiagnose 456
- P. opalines 451, 453
- P. pseudomembranöse 389
Plasmasterilisation 25
- Instrumente, starre 26
Plasmodium falciparum 484
Plasmozytome, extramedulläre 299
Plathelminthes (Plattwürmer) **489–507**
Plattenepithelkarzinom
- Differenzialdiagnose 175, 229, 460
- HIV-Infektion 473
Plattwürmer (Plathelminthes) **489–507**
Plerozerkoid (Finnen) 498, 502–503
Plexus
- Pl. haemorrhoidalis cranialis 82
- Pl. hypogastricus 10
- - Pl. h. dexter 10
- - Pl. h. inferior (pelvinus) 10
- - Pl. h. superior 10
- Pl. mesentericus 11
- Pl. prostaticus 9
- Pl. rectalis 10
- Pl. sacralis 10
- Pl. uterovaginalis 9
- Pl. venosus pudendalis 9
- Pl. venosus rectalis 9
- - Pl. v. r. inferior 9
- - Pl. v. r. superior 9
- Pl. vesicalis 9
Plica (Plicae)
- P. semilunares coli 4, 14
- P. terminalis 4
- P. transversalis recti 4, 14
- - *Houston*-Falte 4
- - *Kohlrausch*-Falte 4, 7, 31, 35
Pneumatose (Pneumatosis) 311
- P. coli **311–313**
- - Ätiologie 311
- - Diagnose 311–313
- - Klinik 311
- - Prognose 313
- - Therapie 313
- P. cystoides intestinalis 311
- P. intestini 311
Pneumocystis-carinii-Pneumonie, Aids 469
PNTML (pudendal nerve terminal motor latency) 52
Podophyllinspiritus, Condylomata acuminata 167
Podophyllotoxin, Condylomata acuminata 167
Poikiloderma congenitum 124
Polfäden 503
Polidocanol
- Divertikelblutungen 407
- Sklerotherapie 79
Polyäthylenglykol (PEG), Darmreinigung, Koloskopie 39
Polyarthritis (*siehe auch* Arthritis), Yersiniose 426
Polychemotherapie, Analkarzinom 258
Polymerasekettenreaktion (PCR) 473
- HSV-Infektion 151
- Tuberkulose 442
- Zoster 156
Polypektomie
- diagnostische, Zellatypien 242
- endoskopische, Koloskopie 39
- - Rektosigmoidoskopie 37
- - Therapie und Nachsorge, Empfehlungen 243
- Koloskopie 41
- koloskopische, Blutung 241
- - Mortalitätsrate 241
- Rektosigmoidoskopie 35
Polypen/Analpolypen **231–244**, 245
- Analpolypen 30, 32, 67, 82, 87, 90, **92**, **231–243**, 244, 403
- Diagnostikgrundsätze 243
- Dickdarmpolypen 407
- entzündliche 238
- fibröse 81
- hyperplastische 237, 403
- - Kolondivertikel 403
- Inspektion 29
- irritierte, Blutungen 29
- juvenile **237**
- Kolonpolypen 231–245
- kolorektale P., Einteilung 238
- - Nomenklatur 231
- *Peutz-Jeghers*-Polypose 236–237, 239
- - Krebsfrüherkennungsuntersuchungen 69
- Pigmentfleckenpolypose 237
- präkanzeröse, Früherkennungsuntersuchung 67
- prolabierende, Differenzialdiagnose 87
- Pseudopolypen (Pseudopolypose *siehe dort*) **304**, 368, 370
- - Colitis ulcerosa 365, 368, 370
- - Kolitis, ischämische 380
- - lymphatische 303
- - Shigellose 422
- Rektumpolypen *(siehe dort)* 32, **90**, **231–244**, 245, 397
- - hamartomatöse, invertierte 396–401
- Richtlinien für endoskopische Untersuchungen 240
- tumor-like lesions 239
Polypose (Polyposis) **238–242**
- Diagnose 239–240
- entzündliche 239
- epitheliale, neoplastische 239
- familiäre, adenomatöse (FAP) 239, 241
- - attenuierte 239
- - - Krebsfrüherkennungsuntersuchungen 68–69
- - Differenzialdiagnose 356
- - Krebsfrüherkennungsuntersuchungen 68–69
- - Rektosigmoidoskopie 38
- hamartomatöse, kolorektales Karzinom 246
- - Krebsfrüherkennungsuntersuchungen 69
- hyperplastische 239
- juvenile 239
- - Krebsrisiko 237
- Klinik 239
- kolorektale, Einteilung 239
- kolorektales Karzinom 246
- lymphatische **304**
- lymphoide, benigne 239
- lymphomatöse 300, 303
- - maligne **302–303**
- - multiple **302–303**
- Nachsorge 242
- nichtneoplastische 239
- P. coli, juvenile, Krebsfrüherkennungsuntersuchungen 69
- *Peutz-Jeghers*-P. 236–237, 239
- - Krebsfrüherkennungsuntersuchungen 69
- Therapie 240–242
- tumor-like lesions 239
Pomadenakne 134
Poradenitis **463–467**
- P. inguinalis subacuta **463–467**
Poradenolymphitis **463–467**
Porokeratosis *Mibelli* **208–209**
- Ätiologie 208
- Diagnose 209
- Differenzialdiagnose 121, 187, 209, 214
- Klinik 208
- Krankheitsverlauf 208
- Prädilektionsstellen 208
- Primäreffloreszenz 208
- Prognose 209
- Therapie 209
Porphyrinfluoreszenz, Erythrasma-Nachweis 62
Port-A-Cul, Aktinomykose 435
post-anal-repair, Manometrie, anorektale 49
Posterisan-Zäpfchen 91
- Analpapillen, hypertrophe 92
- Hämorrhoiden 79
Potenz
- allergene 63
- onkogene 161, 164
Pouch-Operation, Manometrie, anorektale 49
Poxvirus mollusci 158

Prader-Willi-Syndrom 199
Präkanzerosen
- fakultative 187, 189
- obligate, melanotische 269
- Rektosigmoidoskopie 38
prämenstruelle Akne 134
Präparate, teerhaltige
- Teer-Linola-Fett, Lichen ruber 188
- - Perianalekzem 126
- Teerpaste, Perianalekzem 126
Prakto-Clyss (Einmal-Klistier) 34
Prednisolon
- Lichen ruber 187
- Prednisolonäquivalent 217
Prednison, Zoster 157
Pressen, exzessives 337
Pricktest, Allergiediagnostik 64
Probeexzision
- Kolon- oder Rektumpolypen, Kunstfehler 37
- Rektosigmoidoskopie 35-36
Proctalgia
- Differenzialdiagnose 152
- P. fugax 152, **345-346**
- - Ätiologie 345
- - Diagnose 345
- - Differenzialdiagnose 97, 342, 344-345
- - Erkrankungsdauer 345
- - Häufigkeit 345
- - Klinik 345
- - Salbutamolinhalation 346
- - Therapie 345
- P. nocturna 345
Proctocolitis *Crohn* **347-362**
Proctosigmoiditis ulcerosa 365
Proglottiden 485, 497-499
Proglottidenkette (Strobila) 501
Proktalgie, paroxysmale 345
Proktitis (Proctitis) 90, 148, 302
- aktinische 415
- akute 91
- Analpapillen, hypertrophe 92
- Chlamydienproktitis 472
- Differenzialdiagnose 152
- Gonorrhö 446
- gonorrhoische 445
- hämorrhagische 365
- HSV-Proktitis (Proctitis herpetica) 150, 220
- LGV-Proktitis 472
- Nässen 28
- P. factitia **412-416**
- P. herpetica 150
- P. ulcerosa 365
- Sklerosierung 91
- Strahlenproktitis (*siehe* Bestrahlung/Bestrahlungsfolgen) 412-416
Proktodäaldrüsen/Proktodealdrüsen 3-4, 13-14, 107
- Abszess, periproktaler 102
proktologische Untersuchung 19-70
Proktoskopie - Anoskopie **32-33**, 34
- Analkarzinom 68
- Analrhagaden/-erosionen 94
- Einverständniserklärung 33
- Formblatt 33
- Hämorrhoiden 75
- Rektumkarzinom 68
Prolaps
- Analprolaps *(siehe dort)* 28-29, **85-86**, 87, 89, 167
- Darmpassagezeit 44
- Dauerprolaps, nicht zu reponierender 76
- Hämorrhoidalprolaps (*siehe* dort) 85
- Mukosaprolaps/Mukosaprolapssyndrom **46**, 87, **396-400**, 401
- Nässen 28
- Rektumprolaps/Rektumprolapssyndrom *(siehe dort)* 28-29, 46, 49, 85, **87-90**, 91, 337, **399-400**, 401
- Sekretabgang 53
- Uterusprolaps 88, 337
Propionibakterien, Akne 134
Prostaglandine, Karzinoide 264
Prostata 7-8, 31
- Tastbefund 30
Prostatakarzinom, Digitaluntersuchung 30
Prostata-Tastung 31
Prostatitis, Fisteln, extrasphinktäre 107
Proteaseinhibitoren 474
Protozoen (Einzeller) **525-541**
- Stämme 525
- Stuhluntersuchungsverfahren 487
Providencia recti 87
Provokationstest, intestinaler bzw. koloskopischer (COLAP) 393
Prozerkoid 502
Pruritus, perianaler **113-114**, 115
- P. ani 114
Pseudoacanthosis nigricans 199
- Therapie 201
pseudoallergische Unverträglichkeitsreaktionen, chininhaltige Sklerosierungsmittel 79
Pseudoappendizitis
- *Crohn*-Erkrankung 352
- Yersiniose 423
Pseudobowen **169-172**
Pseudocarcinomatosis haemorrhagica pigmentosa **287-293**
Pseudodivertikel **402**
- Colitis ulcerosa 368
Pseudodivertikulitistumor, Divertikulitis 409
Pseudo-*Kaposi* (Akroangiodermatitis *Mali*), Differenzialdiagnose 291
Pseudomelanin, Melanosis coli 319
Pseudomelanosis coli **319-321**
- kolorektales Karzinom 321
Pseudomembranen, pilzkopfartige, Kolitis, pseudomembranöse 387
pseudomembranöse Kolitis **386-389**, 390
- Ätiologie 386-388
- Clostridium difficile 387
- Diagnose 389
- Differenzialdiagnose 220, 390, 401, 447
- endoskopisches Erscheinungsbild 389
- extraintestinale Manifestationen 388
- Klinik 388
- Manifestationszeit 389
- Mortalitätsrate 389
- Prophylaxe 390
- Therapie 390
Pseudomonas 61
Pseudopankreatitis, *Crohn*-Erkrankung 352
Pseudopodien 525
Pseudopolypen/Pseudopolypose **304**
- Colitis ulcerosa 365, 368, 370
- Kolitis, ischämische 380
- lymphatische 303
- Pseudopolypen 303, **304**, 365, 368, 370, 380, 422
- Shigellose 422
Pseudorhabditis stercoralis **519-522**
Pseudoterranova 507
- Pseudoterranova sp./Pseudoterranova decipiens (*siehe* Anisakis sp.) **523**, 524
Pseudothrombose 82
Pseudoulkus, *Crohn*-Erkrankung 352
Psoriasis 473
- Differenzialdiagnose 143, 145, 171, 198
- P. arthropathica 210
- P. follicularis 212
- P. guttata 142
- P. intertriginosa 210
- P. inversa 145, **210-214**
- - Ätiologie 210
- - Diagnose 213
- - Differenzialdiagnose 121, 144, 175, 209, 214, 225, 479
- - endogene Bereitschaft 210
- - Erscheinungsbild 212
- - Eruptionsdruck, endogener 210, 214
- - Juckreiz 28
- - Klinik 210
- - Nachweismethoden 213
- - Parakeratose 213
- - perianalis 210
- - Prädilektionsstellen 212
- - Provokationsfaktoren 210
- - Sonderformen 210
- - Therapie 214
- P. lichenoides, Differenzialdiagnose 187
- P. pustulosa Typ *Zumbusch* 212
- P. vulgaris 114, 128, 132-133
- - Aids 473
- - Differenzialdiagnose 194
- - Hyperpigmentierungen 129
- - P. v. glutaealis 210
- Parapsoriasis *(siehe dort)* 187
- Windelpsoriasis 479
Psychopharmaka
- Reizdarmsyndrom 394
- Rektumprolaps 90
pTNM 246
Pubokokzygeallinie (Linea pubosacralis) 7, 45-46, 337
- Anal-/Rektumatresie 327
Puborektalisdysfunktion, Darmpassagezeit 44
Puborektaliskontraktion, paradoxe, Manometrie, anorektale 49
Puborektalschlinge 105, 107, 110
- Tonus 45
- Verlauf und Lage 7
Pudendusneuropathie, Manometrie, anorektale 49
Pudendus-SSEP (somatosensibel evozierte Potenziale) 52
Pulsionsdivertikel 402

Purpura 134
- Kortikosteroidschäden 118
- P. *Schoenlein-Henoch*, Differenzialdiagnose 356
- P. senilis 134
- - Kortikosteroidschäden 117
Pustel, gelblich-eitrige 215
PUVA, Acanthosis nigricans 201
PVP-Jod-Präparate 23
Pyodermien (Pyodermia) 141
- Aids 470
- Differenzialdiagnose 225
- P. fistulans sinifica 135
- vegetierende, Differenzialdiagnose 137
- wuchernde **215–217**
Pyoktanin-Lösung, Herpes simplex 152
Pyostomatitis vegetans **215–217**
Pyrethrine, Pediculosis pubis 184
Pyrimethamin/Sulfadoxin, Reisediarrhö 420

Q
Querfalten 14
Queyrat-Erythroplasie, Differenzialdiagnose 171, 175

R
Rabson-Mendelhall-Syndrom 199
Radiärfältelung, Vergröberung, Kontaktekzem, perianales 121
Radiation Therapy Oncology Group (RTOG) 412
Radiochemotherapie
- Analkarzinom 261
- kolorektales Karzinom 252
radiogene
- Bestrahlungsfolgen *(siehe dort)* 25, 132, 412, **412–415**, 416
- Kolitis *(siehe dort)* **412–415**, 416
- - kolorektales Karzinom 246
Radioimmunessay (RIA) 151
radiologische Untersuchung 43–46
Rändel-Tropf-Spritze nach *Roschke* 78
Ramus ossis
- R. o. ischii 5
- R. o. pubis 8
Rangoon runs **418**
Raphefisteln 135, **139–140**
RAST (Radio-Allergo-Sorbens-Test), Allergiediagnostik 64
Rauchen, Analkarzinom 257
Reaktion
- kontaktallergische 63, 65–66
- Oxydasereaktion 61
- pseudoallergische, chininhaltige Sklerosierungsmittel 79
REAL (Revised European-American Lymphoma)-Klassifikation, Lymphome, maligne 300
von Recklinghausen-Neurofibromatosis 130, 277
Rectum (*siehe* Rektum)
recurrent herpetiform dermatitis repens **205–208**
Recycling-Hygienepapier, Kontaktekzem, perianales 119
Redien 494
- Mutter-Redien 494
- Tochter-Redien 493–494
Redressverband, Analprolaps 87
Reflex 15
- Analreflex 14, 51
- anorektaler, Durchzugsmanometrie 50
- Bulbocavernosus-Reflex 51
- Defäkationsreflex 14–15
- rektosphinktärer 46, 51
Reflexlatenzen, Elektromyographie, anorektale 51
Reinigung
- Fiberskope 26
- Instrumente, starre 26
Reisediarrhö (*siehe auch* Diarrhö) **417–420**
- Ätiologie 418
- Diagnose 419
- Differenzialdiagnose 419
- Erkrankungshäufigkeit 417
- geringgradige Krankheitserscheinungen 419
- Inkubation 417
- Klinik 418
- Komplikationen 418
- Krankheitsdauer 418
- mittelschwere Erkrankung 419
- postinfektiöse Syndrome 419
- Prophylaxe 420
- schwere Verlaufsformen 420
- Therapie 419
- Verlauf 418
Reisextraktagar 56
Reiter-Syndrom, Shigellose 422
Reizdarm/Reizdarmsyndrom **391–394**
- Ätiologie 391–392
- Anticholinergika 394
- Carminativa 394
- Diagnose 392
- Differenzialdiagnose 393
- Ernährungsliste 393
- extraabdominelle Symptome 392
- Klinik 392
- Prognose 394
- Psychopharmaka 394
- Therapie 393–394
Reizeffekt, isomorpher (*Köbner*-Phänomen), Psoriasis inversa 210
Reizekzeme, perianale, Hämorrhoiden 73
Rektalgie, nervöse 345
Rektalgonorrhö 446
Rektalschaum (Colifoam), Colitis ulcerosa 372
Rektitis 90
- Ano-/Rektoskopie 32
- Gonorrhö **446**
Rektopexie, Descending-Perineum-Syndrom 338
rektosigmoidale Flexur 35
Rektosigmoiditis, Blutungen 28
Rektosigmoidkarzinom 248
Rektosigmoidoskopie 20
- Biopsie 36–37
- Dokumentation des Untersuchungsbefundes 36
- Einverständniserklärung 33
- flexible 39
- Formblatt 33
- - zur Befunderhebung 37
- Indikationen 38–39
- Koloskopie *(siehe dort)*
- Komplikationen 37
- Lagerung des Patienten *(siehe dort)* 35
- Normalbefund, rektoskopischer 36
- Obturator 35
- Polypektomie, endoskopische 37
- starre **34–39**
- Untersuchungsvorgang 35–36
- vorbereitende Maßnahmen 34
Rektoskopie, Lufteinblasung 19
rektosphinktärer Reflex 46
Rektozele 337
- Darmpassagezeit 44
- Defäkographie 45–46
- Differenzialdiagnose 89
- Entleerungsstörungen, obstruktive 45
Rektum/Rectum (*siehe auch* Anorektum) 8, 10–11
- Dehnbarkeit, Manometrie, anorektale 51
- Längsmuskelschicht 6
- MALT-Lymphom 302
- parasympathische Versorgung 10
- R. mobile 4
- sympathische Innervation 11
- Völlegefühl 10
Rektumadenom, tubulovillöses 94
Rektumampulle (Ampulla recti) 15
- Rektosigmoidoskopie 36
Rektumatresie **326–328**
- Ätiologie 326
- Diagnose 326–327
- Therapie 327–328
Rektumkarzinoide (*siehe* Karzinoide) 265
Rektumkarzinome/kolorektale Karzinome **245–255**
- Ätiopathogenese 246–249
- *Bethesda*-Kriterien 247
- Carbohydrate-Antigen 19–9 (CA 19–9) 253
- CEA 253, 255
- Colitis ulcerosa 374
- Diagnose 250–251
- Differenzialdiagnose 92, 405
- Digitaluntersuchung 30
- Früherkennungsuntersuchung 67
- Geschlechtsverteilung 246
- hereditäres 247
- - nichtpolypöses (HNPCC) 68, 246–247
- Immuntherapie 252
- Klassifikation 246
- Klinik 249–250
- Kost, faserreiche 249
- Krankheitsbild 247
- Lymph- oder Metastasenstraße 11
- Nachsorge 253–255
- Nachsorgeempfehlung 254–255
- paraneoplastische Syndrome 250
- Prädilektionsstellen 249
- Prognose 255
- - 5-Jahresüberlebensrate 255
- Proktoskopie 68
- Prophylaxe 251
- Pruritus 115
- Pseudomelanose 321
- Radiochemotherapie 252
- Rektosigmoidoskopie 39
- Risikoreduktion 249
- Sonderformen 246
- Sonographie 48
- Staging, präoperatives 252

- Symptomatologie 249
- Symptome 249
- - verdächtige 249
- Therapie 251–253
- - Chemotherapie, adjuvante 252
- TNM-Klassifikation 246
- Typen, histologische 246
- ulzerierende, Differenzialdiagnose 401
- Vorsorgeuntersuchung, Risikopatienten 68
- Wachstum 255
Rektumpolypen (*siehe auch* Polypen) 90, **231–245**
- Ano-/Rektoskopie 32
- Colitis cystica profunda 397
- hamartomatöse, invertierte **396–401**
Rektumprolaps/Rektumprolapssyndrom (*siehe auch* Prolaps) **87–91**, 337
- Ätiologie 88
- äußerer 87
- Blutungen 28–29
- Diagnose 89
- Differenzialdiagnose 87
- innerer 87
- - Manometrie, anorektale 49
- Inspektion 29
- Inzidenz 85
- Klinik 88–89
- kompletter 87
- okkultes Rektumprolapssyndrom **399–401**
- - Defäkographie 46
- partieller 87
- Therapie 89–90
- mit Uterusprolaps 88
Rektumstenose, Pektenose 341
Rektumteratom, Differenzialdiagnose 89
Rektumulkus (*siehe auch* Ulkus)
- Ergotaminulkus 400–401
- solitäres **399–401**, 414
- - Ätiologie 399–401
- - Diagnose 401
- - Differenzialdiagnose 152, 187, 401, 447, 460, 466
- - histopathologischer Befund 401
- - Klinik 401
- - Rektumprolaps 89
- - Therapie 401
Rektumvarizen 296
Rektumverletzungen (*siehe auch* Verletzungen), Kindesalter 333
Rektumvorderwandprolaps 337
Rektumwandplastik, transanale 46
Rektumzysten (*siehe* Zysten), enterogene **396–399**
Relaxation, reflektorische 51
Relaxationsdruck 51
Resektion
- Diskontinuitätsresektion nach *Hartmann* 334
- Dreizipfelresektion nach *Milligan-Morgan* 74
Retentionspolypen, juvenile 238
Retikuloangiomatose 287–293
Retinoide, Papulose, bowenoide 171
Retroinfektion, Oxyuriasis 508
Retroperitoneum 7
Reverse-Transkriptase-Inhibitoren
- nichtnukleosidartige (NNRTI) 474
- nukleosidartige (NRTI) 474
Revised European American Lymphoma (REAL)-Klassifikation, Lymphome, maligne 299
Rhabdomyome **284**
Rhabdomyosarkom **284**
- pleomorphes 284
Rhabdonema intestinalis **519–522**
Rhagaden **94–95**
- Aids 473
- Analrhagaden und -erosionen *(siehe dort)* 28, **94**, 95, 98, 152, 187, **407**
- Inspektion 29
- Kontaktekzem, perianales 121
- Mundwinkelrhagaden (Anguli infectiosi oris) 477–478
- periunguale 196
- Psoriasis inversa 213
Rheuma
- HLA-B27-assoziierte Arthritis 426, 429
- Ruhrrheumatismus 422
Rhexisblutung 133
Rhizopoda 525
Rhodotorula 57
Richtlinien für endoskopische Untersuchungen, Polypen 240
Riesenkondylome 164
Riesenwarze
- genitale **176–178**
- plantare **176–178**
Rinder- bzw. Schweinebandwurm (*siehe* Taenia saginata) **497**, 498–501
Ring
- anorektaler (L. anorectalis) 3–4
- - Fisteln 110
Risikoaufklärung 32
Risiko-HPV-Typen 171
Rivanol-Sitzbäder, Marisken 82
Roaccutan, Akne 137
Rodentolepis **503–505**
Röhrenfistel (*siehe auch* Fisteln) 106
Roemheld-Syndrom, Reizdarmsyndrom 392
Röntgenschäden, Inspektion 29
Röntgenuntersuchung 43
- Doppelkontrast 43
Rom-2-Konsensus 391
Roseola 451
Rotorschallkopf 48
RPRC (rapid-plasma-reagin-card), Schnelltest 454–455
RTOG (Radiation Therapy Oncology Group) 412
Rubeosis steroidica, Kortikosteroidschäden 118
Ruhedruck, analer 50
Ruhr 422
- Amöbenruhr *(siehe dort)* 356, 371, 419, 525
- Balantidien-Ruhr 533
Ruhrrheumatismus, Shigellose 422
Rundwürmer **507–524**

S
Sabouraud-Dextrose-Agar 56
Saccharomyces boulardii
- Kolitis, pseudomembranöse 390
- Reisediarrhö 420
Sagittaproct Gleitgel 34–35
- Digitaluntersuchung 30
- Sagittaproct CH 20%ig, Analprolaps 87
- - Sklerotherapie 78
Sakralabszess **139**, 140
Sakraldermoid **139–140**
- Differenzialdiagnose 437
Salazosulfapyridin (SASP)
- Colitis ulcerosa 372
- *Crohn*-Erkrankung 359
Salbe
- antibiotische, Zoster 157
- heparinhaltige, Hämatom 134
- kortikosteroidfreie, Analfissur 98
Salbenkompressen, Marisken 82
Salbutamolinhalation, Proctalgia fugax 346
Salicylvaseline, Acanthosis nigricans 201
saline-lavage, Koloskopie, totale 39
Salmonella
- S. boydii 421
- S. dysenteriae 421
- S. flexneri 421
- S. sonnei 421
Salmonellosen
- Aids 470, 472
- Differenzialdiagnose 356, 419
Salofalk
- *Behçet*-Syndrom 221
- Colitis ulcerosa 372
- *Crohn*-Erkrankung 359
Salz-Glukose-Lösung, Reisediarrhö 419
Sampson-Verschleppungs- oder Implantationstheorie 307
Sarcocystis
- S. bovihominis **535–537**
- S. suihominis **535–537**
Sarcoma idiopathicum multiplex haemorrhagicum **287–293**
Sarcoptes scabiei 179
Sarkoidose
- Differenzialdiagnose 291
- Yersiniose 426
Sarkom, Endometriose 310
Sarkosporidien/Sarkosporidiose (Hokridiose) **535–537**
- Diagnose 537
- Entwicklungszyklus 535–536
- Morphologie 535–536
- Prophylaxe 537
- Symptome 536–537
- Therapie 537
- Übertragung 536
SASP (Salazosulfapyridin)
- Colitis ulcerosa 372
- *Crohn*-Erkrankung 359
Satellitenherde, Windeldermatitis 479
Saugbiopsie, Rektosigmoidoskopie 36
Sauggrube (Bothrium) 501
Saug- und Spülapparaturen, Rektosigmoidoskopie 34
Saugwürmer (Trematodes) 489–497
Scandicain, Analpapillen, hypertrophe 92
SCC, Analkarzinom 258
Schanker **458–461**
- Abklatschschanker 450
- Bubo, schankröser 459
- Erosivschanker 450
- harter 450
- Sukzessivschanker 450
Schaum/Rektalschaum (Colifoam), Colitis ulcerosa 372
Schieferölsulfate, Perianalekzem 127
Schimmelpilze 59
- Nativpräparate 55
Schistosomen (Schistosoma)/Schistosomiasis (*siehe auch* Bilharziose) 489, **489–493**
- Diagnose 491–492

Schistosomen
- Differenzialdiagnose 356, 422, 463
- Entwicklungszyklus 489–490
- Morphologie 489–490
- Ökologie und Verbreitung 490–491
- Präpatenz 490
- Prophylaxe 492
- Sch. haematobium 489, 492
- Sch. intercalatum 489, 492
- Sch. intestinalis, Differenzialdiagnose 466
- Sch. japonicum 489, 492
- Sch. mansoni (Schistosomatidae) 489, 492
- Sch. mekongi 489, 492
- Symptome 491
- Therapie 492–493
- Übertragung 490
Schizogonie 536–537
- Cryptosporidium 539
Schlafkrankheit **532–533**
Schleim im Stuhl, Rektosigmoidoskopie 38
Schleimabgang, Lymphogranuloma venereum 465
Schleimhaut
- Desinfektion 23
- Papillome 161
- Pflastersteinrelief, Colitis: cystica profunda 398
- - *Crohn*-Erkrankung 348, 354
- - Pseudopolypen 349
- - skip lesion 349
- Ulzera, Balantidiasis 535
- - nach Sklerotherapie 78
- Warzen 161
Schließmuskel 13
Schlinge
- Diathermieschlinge 27, 41
- Puborektalschlinge 7, 45, 105, 107, 110
Schmarotzer 483
Schmerzen
- Aktinomykose 433
- Analfissur 97
- Analpapillen, hypertrophe 92
- Analschmerzen 28, 38, 83, 91–92, 97, 108, 150, 157, 333, 343, 345, 378, 388, 392, 401, 404, 433, 453
- Analvenenthrombosen 83
- Anamnese 28
- coliques spasmodiques 249
- Dauerschmerzen, Analvenenthrombosen 83
- Defäkationsschmerzen, Fisteln 108
- Dehnungsschmerz, Anamnese 28
- Diarrhö, schmerzhafte, Karzinoide 264
- Divertikulose 404
- Druckschmerzen
- - Ischiorektalabszess 103
- - Kryptitis/Papillitis 91
- Fisteln 108
- Harnleiterkolik, linksseitige 405
- Herpes simplex 150
- Herpes zoster (*siehe auch* Zoster) 157
- Kokzygodynie 343
- kolikartige 384
- - Shigellose 421
- Kolitis, ischämische 378
- - pseudomembranöse 388
- Kollagen-Kolitis 384
- Kryptitis/Papillitis 91
- lanzinierende, Lues III (Tertiärstadium) 453
- Proctalgia fugax 345
- Reizdarmsyndrom 392
- Rektosigmoidoskopie 38
- Rektumulkus, solitäres 401
- Stuhldrang, schmerzhafter, Divertikulose 404
- Tenesmen/Darmtenesmen, schmerzhafte, Divertikulose 405
- Ulkus, schmerzhaftes 458
- Verletzungen 333
Schmerzmittel, Zoster 157
Schnecken 491, 495
- Wasserschnecken 491
Schneckenfieber 489
Schoenlein-Henoch-Purpura, Differenzialdiagnose 356
Schrotschussverletzungen 334
Schüttelmixturen, Zoster 157
Schuppenflechte **210–214**
Schutzkleidung 21
Schwangerschaft
- Colitis ulcerosa 366, 373
- *Crohn*-Erkrankung 361
Schweine- bzw. Rinderbandwurm (*siehe* Taenia saginata) **497**, 498–501
Schwellkörper, analer, hyperplastischer 85
Schwellstromtherapie, monopolare, Descending-Perineum-Syndrom 338
Sclerodermia circumscripta, Differenzialdiagnose 189
Scopulariopsis brevicaulis 59
Scratch-Test 79
- Pruritus 115
Scrofuloderm 440
seborrhoische
- Dermatitis 124
- - Differenzialdiagnose 143, 167
- Ekzeme (*siehe auch* Ekzeme) 121, 175, 192, 205
- Inspektion 29
- Warzen (*siehe auch* Verrucae) 175
Sebozystomatose *(Günther)*, Inspektion 29
Sedativa, Koloskopie 40
segmentaler Befall, *Crohn*-Erkrankung 354
Seifen, Kontaktekzem, perianales 119
Seifenwaschungen, alkalische, Kontaktekzem, perianales 120
Sekret/Sekretion 53
- Analfissur 97
- Analkrypten 90
- blutige, *Paget*-Erkrankung 224
- eitrige, Abszess, periproktaler 103
- - Gonorrhö *(siehe auch dort)* 446
- fötides 137
- Hämorrhoiden 74
- Perianalekzem 63
- Pruritus 114
Sekretionshemmung, Kolonkontrasteinlauf 44
Sekundärimpetiginisationen 141
Selbsthilfegruppen
- *Crohn*-Erkrankung 362
- Selbsthilfekontaktstelle HFI e.V. 480
- Selbsthilfeorganisation für angeborene Missbildungen des Analbereichs SoMA e.V. 328
- Stomaträger 374
Selektivagar 56
Sellink-Sondeneinlauf, *Crohn*-Erkrankung 354
Senkung, Beckenboden *(siehe dort)* 337
Sensibilisierung
- epidermale 64, 66
- - Perianalekzem 127
Sensibilisierungsphase, Allergie 63
Septata intestinalis 539
Septikämie, Abszess, periproktaler 105
Serotonin, Karzinoide 264
Serotoninantagonisten, Karzinoidsyndrom 266
serpiginous ulcer of the genitalia **461–463**
Sertaconazol, Tinea inguinalis 145
sexually transmitted diseases (STD) 445
- Condylomata acuminata 165
- Inzidenz 445
- Mollusca contagiosa 158
Shigella-like Toxin (SLT) 418
Shigellen-Ruhr *siehe* Shigellose
Shigellosen (Shigella) **421–423**
- Ätiologie 421
- Aids 470
- Diagnose 422
- Differenzialdiagnose 356, 419, 422
- E. coli, shigella-like 418
- Epidemiologie 421
- Erreger 421
- Inkubation 421
- Klinik 421–422
- Meldepflicht 421
- Prophylaxe 423
- Therapie 423
- Verlauf 421
Shunts, arteriovenöse 293–297
Sickerblutungen, parenchymatöse, Infrarotkoagulation 77
Siegelringkarzinom 233
Sigma/Sigmoid 3
- Adenom, tubuläres 234
- Divertikel 406
- Koloskopie 40
- Rektosigmoidoskopie 36
- Röntgenuntersuchung 43
- Schlingenform 40
Sigmakarzinom, Rektosigmoidoskopie 39
Sigmapassage, Koloskopie 40
signe du réseau (*Wickham-sche* Streifen) 186
Sims-Seitenlage 19
- Rektosigmoidoskopie 35
Sinus
- S. anales (*Morgagnische* Buchten) 3, 8, 14
- S. urogenitalis 6
Sitzbäder
- Aknetetrade 138
- Analvenenthrombosen 84
- Erythrasma 144
- Tinea inguinalis 147
Skabies/Scabies (Krätze) **179–182**
- Diagnose 180–181
- Differenzialdiagnose 121, 181
- Epidemiologie 179–180
- Erreger 179
- HIV-Infektion 472
- Inkubation 180
- Klinik 180
- Prädilektionsstellen 180
- S. norvegica 180, 473
- Therapie 181–182
- Übertragung 180

Sklerodermie
- kartenblattartige **188–191**
- Vitiligo 132
Skleromyxödem *Arndt-Gottron* 185
- Differenzialdiagnose 187
Sklerosierung/Sklerotherapie 78
- *Bensaude*-Methode 78
- *Blond*-Methode 78
- - Nebenwirkungen 79
- - Vorteile 78–79
- Colitis ulcerosa 367
- hohe, Descending-Perineum-Syndrom 338
- Proktitis 91
- ringförmige, Analprolaps 87
Skolex 497, 501, 503
Skybala 179, 181–182
- Divertikulitis 408
small round and blue cell tumors 226
Sobelin solubile 138
Soforttypallergene in Nahrungsmitteln 64
soft sore **458–461**
soft tissue tumors (Weichgewebstumoren) 275
Solitärulkus, Descending-Perineum-Syndrom 338
Solium-Taeniasis 497
Solutio *Castellani* 480
- Candidose 480
- Pemphigus vegetans 217
- Perianalekzem 126
somatosensibel evozierte Potenziale *siehe* SSEP
Somatostatin, Karzinoide 266
Somatostatinanaloga, Glukagonomsyndrom 198
Sommerdiarrhö **418**
Sonden
- Ballonsonden, Manometrie, anorektale 49
- Hakensonde 91, 109
- Knopfsonde *(siehe dort)* 31, 108, 140
- Kryptitis 91
Sondierung
- Fisteln 32
- Perianalfisteln 32
Sonographie **47–48**
- anale 48
- endorektale bzw. transrektale 47–48
- overstagings 48
Soor/Soorbefall **476–481**
Southern-Blot-Methode 167
Spannungsgefühl
- Abszess, periproktaler 103
- Analvenenthrombosen 83
Spasmolytika
- Divertikulitis 409
- Kolonkontrasteinlauf 44
- Koloskopie 40
Spasmus
- perinealer 345
- Sphinkterspasmus 28, 345
spastische Kolitis **391–393**, 394
Spatien (Spatium)
- S. interfasciale pelvis 7
- S. intermusculare 106
- S. intersphinktäres 13
- S. pelvis subperitoneale 6, 11
- S. praeperitoneale 7
- S. praevesicale 7
- S. rectoprostaticum 7
- S. rectovaginale 7
- S. retrorectale 7
- S. subperitoneale 8
- S. urethrovaginale 7
Spekulum, spreizbares, Kryptitis 91
Sperrgefühl, Descending-Perineum-Syndrom 337
SPHA(solid phase hemadsorption)-Test **456**
Sphinkter (Sphincter; *siehe auch* M. sphincter)
- S. ani externus, Analfissur 95
- - internus, Analfissur 95, 97
- - Training, Descending-Perineum-Syndrom 338
Sphinkterabszess (*siehe auch* M. sphincter) 101
- Differenzialdiagnose 97
- Klassifikationsschemata 97
Sphinkterdefekt, Elektromyographie, anorektale 51
Sphinkterdehnung, Analfissur 98
Sphinkterfunktion, gestörte 17
Sphinkterhypertonus
- Analfissur 95
- Differenzialdiagnose 342
Sphinkterinsuffizienz
- Nässen 28
- relative, Analprolaps 85
Sphinkterläsion/-verletzungen 335
- Manometrie, anorektale 49
Sphinkternaht, Manometrie, anorektale 49
Sphinkterotomie
- chemische, Analfissur 98
- laterale, Analfissur 98
- partielle, Analprolaps 87
Sphinkterschwäche 16
Sphinkterspasmus 345
- Anamnese 28
- Differenzialdiagnose 342
- funktionelle, Differenzialdiagnose 97
Sphinktertonus
- Analfissur 95
- Rektumprolaps 89
- schlaffer, Descending-Perineum-Syndrom 338
Spicula (Spiculae)
- Hakenwürmer 513
- Oxyuren 507
Spießungsverletzung 330
Spinaliom (*siehe auch* Karzinom) 190
- Differenzialdiagnose 98, 163, 209, 228
- Inspektion 30
Spindelzellnävus, Differenzialdiagnose 291
spinozelluläres Karzinom 136
- Acne conglobata 136
- Aknetetrade 136
Splenomegalie, ägyptische **491**
Spontanperforation
- Abszess, periproktaler 103, 105
- Analvenenthrombosen 83
Sporogonie 536
- Cryptosporidium 539
Sporozoiden 540
Sporozysten 540
- Muttersporozysten 490
- ovoide Sp. 538
- Tochtersporozysten 490
Spreizspekulum, Kryptitis 91
S-100β-Proteine, Melanom, malignes 270
Sprue, Differenzialdiagnose 356
Spulwurm (*siehe* Askariasis) **509–512**, 513
squeeze-sign, Lipome 281
SSEP (somatosensibel evozierte Potenziale) 52
SSM (superfiziell spreitendes (oberflächlich spreitendes) Melanom) **267**, 269
- Differenzialdiagnose 225
Staging
- präoperatives, kolorektales Karzinom 252
- Sonographie 48
Stammzelltransplantation, *Langerhanszell*-Histiozytose 228
Standardblock, Epikutantestung 65
Standard-Epikutantest-Hermal 64
Stapelwirte 502
Stapler-Hämorrhoidektomie 74
Star- oder -Moncorps-Messer 160
STD (sexually transmitted diseases) 445
- Condylomata acuminata 165
- Inzidenz 445
- Mollusca contagiosa 158
Steatorrhö, Zinkmangelsyndrom 192
Steinschnittlage 19–20
- Rektosigmoidoskopie 35
Steißbeinfistel (Pilonidalfisteln) 135, **139**, 140
Stenosen **323–326**
- Ätiologie 323
- Aktinomykose 433
- Diagnose 323
- Digitaluntersuchung 30
- funktionelle 323
- Klinik 323
- Narbenring, stenosierender, submuköser (*siehe* Pectenosis) 16, **97**, 152, **323**, 341–342, 344
- organische 323
- Pankreasschwanzkarzinom 325
- Therapie 323–324
Sterilisation 20–21, 24–27
- Autoklaven 24–26
- Bestrahlung *(siehe dort)* 25
- EO-Sterilisation 24–25
- Fiberskope 26
- Gassterilisation *(siehe dort)* 24–25
- Hitzesterilisation *(siehe dort)* 24
- Instrumente *(siehe dort)* 25–26
- - starre 26
- Plasmasterilisation 25
Sterkome 332
Sternenhimmel 155
Stewart-Bluefarb-Syndrom, Differenzialdiagnose 291
Stichinzision, Analvenenthrombosen 84
Stichverletzungen, Nadeln 21
Stierlin-Symptom, Tuberkulose 443
Stomachida pereboomii **509–513**
Stomatose/Stomatitis 29, 219
- Sebozystomatose *(Günther)* 29
- St. aphthosa 219
Stomaträger, Selbsthilfegruppen 374
Strahlen (*siehe* Bestrahlung/Bestrahlungsfolgen) 132, 412–416
- Sterilisation 25, 414, 416
Strahlenfibrose, Differenzialdiagnose 356, 405
Strahlenkolitis **412–416**
- Stenosen 323
Strahlenpilzkrankheiten **431–437**

Strahlenproktitis **412–416**
- Ätiologie 412
- Diagnose 413
- Differenzialdiagnose 371, 413–415, 447
- Histologie 413
- Klinik 412–413
- kolorektales Karzinom 246
- Neodym-YAG-Laser 415
- Operationsindikationen 415
- Spätfolgen 413
- Therapie 415

Strahlenulkus 414
Streptobacillosis venerea **458–461**
Stresskontinenzprüfung 51
Strikturbildungen, Shigellose 422
Strobila (Proglottidenkette) 501, 503, 505
Strongyloides stercoralis/Strongyloidiasis/Strongyloidose (Zwergfadenwurm) **519–522**
- Diagnose 521–522
- Entwicklungszyklus 519–520
- Morphologie 519–520
- Ökologie 521
- Pathogenese 519
- Präpatenz 520
- Prophylaxe 522
- S. intestinalis **519–521**, 522
- Symptome 521
- Therapie 522
- Übertragung 520–521
- Verbreitung 521

Strongyloplasma, St. hominis 158
Stuhl
- Bleistiftstuhl 323
- Blut, okkultes 67
- dünnkalibriger, Rektumkarzinom 249
- Entleerung, unvollständige, Kryptitis/Papillitis 91
- - Pektenose 341
- Materialversand, Wurmeier 486
- Passage, anorektale 46
- Schleim und Eiter 38
- Stuhl-Blut-Screening, Darmkrebsmortalität 67
- Untersuchungsstühle 19
- Untersuchungsverfahren, Darmprotozoen 487
- - Wurmeier 485–487
- Volumen, maximal tolerierbares, Manometrie, anorektale 51

Stuhl (*siehe auch unter* Diarrhö)
Stuhldrang 15
- falscher, Hämorrhoiden 74
- imperativer 17
- Rektumprolaps 88
- schmerzhafter, Divertikulose 404

Stuhldrangvolumen, Manometrie, anorektale 51
Stuhlinkontinenz (*siehe auch* Inkontinenz) 15
- Windeldermatitis-ähnliches klinisches Erscheinungsbild 480

Subileus
- Divertikulitis 409
- Zoster 156

Suffusion 134
Sugillation 134
Sukzessivschanker 450
Sulcus coronarius 165
Sulfasalazin, *Crohn*-Erkrankung 359
superficial spreading melanoma 269
superfiziell spreitendes (oberflächlich spreitendes) Melanom (SSM) **267**, 269
- Differenzialdiagnose 225

sweet-lavage, Koloskopie, totale 39
Sweet-Syndrom 353
- Colitis ulcerosa 366
- Yersiniose 426

swimmer's itch **491**
Sympathikus/sympathische Innervation
- Analkanal 11
- Anorektum 10
- Rektum 11

Syndets, Erythrasma 144
Syndrome (nur Namen benannte; *siehe auch* Morbus)
- *Baboon-* 119, 121, 124
- *Batemann*-disease 158–161
- *Behçet-* **218–220**, 221, 228, 356, 371, 401, 443, 460, 466
- *Berardinelli-Seip-* 199
- *Bloom-* 199
- *Brown*-bowel- 319–321
- *Crohn-* (*siehe* Crohn-Erkrankung) 32, 69, 98, 105, 107, 110, 132, 220, 238, 246, **347–362**, 371, 390, 398, 401, 405, 437, 529
- *Cronkhite-Canada-* **237**, 238–240, 356
- *Crouzon-* 199
- *Di-George-* 474
- *Fitz-Hugh-Curtis-* 445
- *Gardner-* 239, 242, 356
- *Kaposi-* (*siehe auch Kaposi*-Sarkom) **286–292**, 293, 473
- *Klippel-Trenaunay-* 286–287
- *Lavrence-* 199
- *Löffler-* 511
- *Löfgren-* 426
- *Lynch-* 247
- *Mali-* 291
- *Miescher-* 199
- *Muir-Torre-* 247
- *Nägeli-Franceschetti-Jadassohn-* 130
- *Osler-(Rendu-Weber)-* **297**
- *Paget-* (*siehe Paget*-Erkrankung) 92, **116**, 121, 167, 171, 175, 177, 214, **222–224**, 225, 228, 257, 443, 479
- *Peutz-Jeghers-* 69, **236–237**, 239
- *Prader-Willi-* 199
- *Rabson-Mendelhall-* 199
- *Roemheld-* 392
- des solitären Rektumulkus **399–401**
- *Stewart-Bluefarb-* 291
- *Sweet-* 353, 366, 426
- *Thomson-* 124
- *Turcot-* 239, 247
- *Turner-* 297
- *Whipple-* 356
- *Zanca-* 239

Syphilid, post-erosives **479**
Syphilis (*siehe* Lues) 187, 405, **448–457**, 470
Syringo(cyst)adenoma papilliferum 228–230
- Diagnose 229
- Differenzialdiagnose 160, 229
- Klinik 228–229
- Therapie 229

T

Tabes dorsalis **452**
tabische Krisen, Differenzialdiagnose 344–345
Taboparalyse **452**
Taenia
- T. asiatica **501**
- T. lata (*siehe* Diphyllobothrium latum/Fischbandwurm) **501–503**
- T. libera 14
- T. mesocolica 14
- T. omentalis 14
- T. saginata (Rinder- bzw. Schweinebandwurm) **497–501**
- - Diagnose 499–500
- - Häufigkeit 499
- - Prävalenz 498–499
- - Prophylaxe 500
- - Symptome 500
- - Therapie **500–501**
- - Übertragung 498–499
- - Vorkommen 499
- T. solium **497–501**
- - Diagnose 499–500
- - Häufigkeit 499
- - Prävalenz 498–499
- - Prophylaxe 500
- - Symptome 500
- - Therapie **500–501**
- - Übertragung 498–499
- - Vorkommen 499

Taeniasis 497
- Entwicklungszyklus 497–498
- Morphologie 497–498

Tampositorien, Analprolaps 87
Tannacomp, Reisediarrhö 419
Tanninalbuminat/Ethacridinlaktat, Reisediarrhö 419
Tannosynt
- Analrhagaden/-erosionen 95
- Analvenenthrombosen 84
- Erythrasma 144
- Herpes simplex 152
- Marisken 82
- Tinea inguinalis 147

Taplin-Dermatophyten-Selektivagar 56–57
Tarshis-Medium, modifiziert nach *Kielwein*, Tuberkulose 441
Teer-Linola-Fett
- Lichen ruber 188
- Perianalekzem 126

Teerpaste, Perianalekzem 126
Tefilin, Akne 137
Teheranitis **418**
Teleangiektasien 293–297
- hereditäre, hämorrhagische (*Osler*-Syndrom) **297**
- Kortikosteroidschäden 118

Temperaturerhöhung, Aktinomykose 433
Tenesmen/Darmtenesmen
- Aktinomykose 433
- Analfissur 97
- Analpapillen, hypertrophe 92
- Descending-Perineum-Syndrom 337
- Herpes simplex 150
- Pektenose 341
- Reisediarrhö 418
- Rektosigmoidoskopie 38
- Rektumulkus, solitäres 401
- schmerzhafte, Divertikulose 405
- Shigellose 422
- Strahlenproktitis 412
- Verletzungen 333

Terbinafin, Tinea inguinalis 145
Terracortril-Creme, Herpes simplex 153
Testosteronpropionat in Linola-Fett, Lichen sclerosus et atrophicus 189

Testpflaster 64
- Epikutantestung 65
- Pflasterreizung, erythematöse 66
Tests
- Allergietestungen *siehe dort*
- *Guajak*-Test nach *Greegor* 67–68
- H_2-Atemtest 393
- Haemoccult-Test 67–68
- Hauttest nach *Frei* 466
- intestinaler bzw. koloskopischer (COLAP) 393
- Konfirmationstest 473
- Läppchen- bzw. Patchtest 64, 123
- *Mendel-Mantoux*-Test 441
- Mikroimmunfluoreszenztest 466
- Milbensuchtest 181
- *Nelson*-Test (Treponema pallidum-Immobilisations-Test) **455**
- *Pathergie*-Test 218
- PRC (rapid-plasma-reagin-card) 454–455
- Pricktest 64
- Provokationstest 64
- RAST (Radio-Allergo-Sorbens-Test) 64
- Scratch-Test 79, 115
- SPHA(solid phase hemadsorption)-Test 456
- Standard-Epikutantest-Hermal 64
- Testpflaster 64–66
- *Tine*-Test 441
- TPHA-Test 454–455
- TPI-Test 455
- Tuberkulinschwellentest 441
- Tuberkulin-Test 441
- *Tzanck*-Test 216
- VDRL-Test 454, 456
- Wasserstoffexhalationstest 393
Tetracycline, Akne 137
Tetracyclinhydrochlorid 138
Thalidomid, *Behçet*-Syndrom 221
Thayer-Martin-Selektivmedium, Gonokokken 61
Thomson-Syndrom 124
Thrombektomie, Analvenenthrombosen 84
Thrombophlebitis, perianale, Pruritus 115
Thrombosen **82–84**, 85, **271**
- Ätiologie 82
- Analrandvenenthrombose 82
- Analvenenthrombose **83–85**
- - Ätiologie 82
- - Diagnose 83
- - Differenzialdiagnose 83, 87
- - Entwicklungsstadien 84
- - Klinik 83
- - mehrkammerige 83
- - Stichinzision 84
- - zweikammerige 84
- Diagnose 83
- Differenzialdiagnose 83, 87
- Entwicklungsstadien 84
- Hämorrhoidalknoten 83
- Klinik 83
- mehrkammerige 83
- perianale 83, 85
- - Blutungen 29
- Stichinzision 84
- Therapie 84
- zweikammerige 84
thumb-printings (Daumenabdrücke), Kolitis, ischämische 379
Tinea
- T. cruris **145–147**
- T. incognita 116, 124
- T. inguinalis **145–147**
- - Diagnose 145
- - Differenzialdiagnose 121, 145, 214
- - Klinik 145
- - Prädilektionsstellen 145
- - T. i. glutaealis 145–146
- - Therapie 145
- T. perianalis 146
Tine-Test 441
TMOH (Tetramethylammoniumhydroxid) 55
TNM-Klassifikation 246
- Analkarzinom 257–258
- Kolonkarzinom 246
- pTNM 246, 257–258
Tochter-Redien 493–494
Tochtersporozysten 490
Toilettenpapier
- Kontaktekzem, perianales 119
- Recycling-Hygienepapier, Kontaktekzem, perianales 119
Tokio trot **418**
Torulopsis 57
- T. glabrata **476**
Tourista **418**
Touristendiarrhö (*siehe auch* Diarrhö) **418**
Toxine, Clostridium difficile 387
toxisch/toxische/toxisches
- Abnutzungsekzem (toxisch degeneratives E.) 119–120
- Arsenintoxikation 172
- Arzneimittelexanthem, toxisches 119
- Coli-Enterotoxine 418
- Dermatitis, kumulativ-toxische 63, **479**
- - toxische (Combustio) 124
- E. coli, enterotoxische (ETEC) 418
- Kontaktdermatitis, toxische 143
- Kontaktekzem, perianales 108
- - toxisches 83, 97, 108, 119, 128
- Megakolon, toxisches 366–367
- Podophyllotoxin, Condylomata acuminata 167
- Shigella-like Toxin (SLT) 418
- Substanzen 62
- toxisches 62–63
Toxoplasmose 484
TPHA (Treponema-pallidum-Hämagglutinations)-Test 454–455
TPI (Treponema-pallidum-Immobilisations- bzw. *Nelson*)-Test **455**
Traktionsdermoid **139–140**
Traktionsdivertikel **402**
Transgrow-Medium der Fa. *Becton Dickinson*, Gonokokkennachweis 61
transient acantholytic dermatosis *Grover* 215
Transientflora, Candidose 476
Transitzeitbestimmung, Obstipation 44
Transkriptase-Inhibitoren, reverse, nichtnukleosidartige (NNRTI) 474
Transportmedium
- Aktinomykose 435
- Gonokokken 61
- Port-A-Cul 435
Trapa 493
- T. natans 493
Trauma/Traumen (*siehe auch* Verletzungen)
- Diagnose 334
- Differenzialdiagnose 460
- Geburtstrauma 330
- stumpfe 329, 334
Trematodeneier, Dekantier-Auswaschverfahren 485–486
Trematodes (Saugwürmer) 489–497
Treponema pallidum 449, 454
Treponema-pallidum-Immobilisations-Test (*Nelson*-Test) **455**
Treponema-pallidum-Hämagglutinations-Test s. TPHA-Test
Treponemen, Aids 472
Tretinoin, Mollusca contagiosa 160
Trichobezoare 332
Trichophyton
- T. mentagrophytes 59, 145
- - Differenzialdiagnose 479
- T. rubrum 59, 145–146
- - Differenzialdiagnose 479
- T. schoenleinii 59
- T. tonsurans 59
- T. verrucosum 59
Trichosporon 57
Trichostasis spinulosa 135
Trichostrongylus/Trichostrongyliasis/Trichostrongylosis (Magenwürmer) **522–523**
- T. colubriformis **522–523**
- T. orientalis **522–523**
- Therapie 523
- Übertragung 522–523
Trichteranus
- Kontaktekzem, perianales 119
- Pruritus 114
Trichuris trichiura/Trichuriasis (Peitschenwurm) **517–519**
- Appendizitis-Verdacht 518
- Diagnose 518–519
- Entwicklungszyklus 517–518
- Morphologie 517–518
- Ökologie und Verbreitung 518
- Präpatenz 518
- Prophylaxe 519
- Symptome 518
- Therapie 519
- Übertragung 518
Tripper (*siehe* Gonorrhö) **445–447**
Trommelbauch, Divertikulitis, Perforation 410
Trophozoiten
- Amöben 526
- vegetative 531
Truncus sympathicus 10
Trypanosoma
- Arten **532–533**
- T. cruzi 484
Tuber ischiadicum 5
Tuberkulin(schwellen)test 441
Tuberkulose (Tuberculosa/Darmtuberkulose) **438–444**
- Abszess, periproktaler 105
- Ätiologie 438
- Aids 472
- Diagnose 440–443
- Differenzialdiagnose 356, 405, 437, 443, 447, 466
- Dreifachtherapie 444
- Epidemiologie 438
- Erreger 438

Tuberkulose
- Fisteln, extrasphinktäre 107
- Formen 439
- Klinik 438–440
- Meldepflicht 438
- *Stierlin*-Symptom 443
- T. cutis colliquativa 440–441
- T. cutis luposa, Differenzialdiagnose 462
- T. cutis miliaris disseminata 439
- T. cutis orificialis 439–440
- T. cutis verrucosa 440–441
- T. subcutanea et fistulosa, Differenzialdiagnose 137
- Therapie 444
- - Basistherapeutika 444
- - Viererkombination 444

Tüpfelnägel, psoriatische 212
Tularämie, Differenzialdiagnose 466
tumorartige Läsionen/tumor-like lesions 239, **275–299**
Tumoren (*siehe auch* Karzinome, *siehe auch* Krebs)
- Blutgefäße **285–297**
- *Buschke-Löwenstein*-Tumoren *(siehe dort)* 164, **165–177**, 178
- EORTC (European Organization for Research in the Treatment of Cancer) 412
- epitheliale **231–267**
- Fettgewebe **276–282**
- HIV-Infektion 469
- Lymphgefäße 299
- mesenchymale **275–299**
- - Klassifikation 275
- - Prognosekriterien 275
- Muskelgewebe **282–285**
- neuroektodermale **267–274**, 275
- neuroendokrine **264–266**, 267
- pTNM 246, 257–258
- RTOG (Radiation Therapy Oncology Group) 412
- small round and blue cell tumors 226
- soft tissue tumors (Weichgewebstumoren) 275
- TNM-Klassifikation 246, 257–258
- Tumordicke, Melanom, malignes 273
- UICC-Klassifikation 246, 258
- Zottentumoren 233

Tumormarker, CEA (karzinoembryonales Antigen) 225, 253, 255, 258
Tumormetastasen, Differenzialdiagnose 466
Tumornekrosefaktor (TNF), *Crohn*-Erkrankung 360
Tunica muscularis 4
Tunnelkrankheit 515
Turcot-Syndrom 239, 247
Turner-Syndrom, arteriovenöse Missbildungen 297
Tzanck-Test 216
T-Zell-Lymphome 300–301
- enteropathieassoziierte (EATCL) 300

U

UCM (unklassifizierbares Melanom) 267
Überlaufinkontinenz 15, 51
- Manometrie, anorektale 49

Überwanderungsimmunelektrophorese, Lymphogranuloma venereum 466
UICC (International Union Against Cancer, Union Internationale Contre le Cancer) 246
UICC-Klassifikation
- Analkarzinom 258
- Kolonkarzinom 246

Ulcerating granuloma of the pudenda **461–463**
Ulkus (Ulcus/Ulcera)/Ulzerationen
- aphthöses, Amöbiasis 529
- - *Behçet*-Syndrom 218
- aphthoide 219
- benignes, Analfissur 96
- duodeni, Differenzialdiagnose 356
- durum 459
- genitale 218
- HIV-Infektion, Differenzialdiagnose 98
- Kolitis, ischämische 380
- orale, rezidivierende, *Behçet*-Syndrom 218
- perianale, HSV-bedingte, Aids 148
- - - HIV-Infektion 148
- radiogenes, Differenzialdiagnose 401
- schmerzhaftes 458
- U. durum 450, 456
- - Differenzialdiagnose 460
- U. folliculare 458
- U. mixtum 456, **459**
- - Differenzialdiagnose 460
- U. molle 445, 450, **458–461**
- - Ätiologie 458
- - Diagnose 459–460
- - - Erregernachweis 459–460
- - Differenzialdiagnose 98, 151, 160, 220, 401, 460, 462, 466
- - Epidemiologie 458
- - Erreger 458
- - extragenitaler Befall 459
- - Inkubation 458
- - Klinik 458–459
- - Meldepflicht 458
- - Prädilektionsstellen 459
- - Risikofaktor 458
- - serpiginosum 458
- - Sonderformen 458
- - Therapie 460
- U. m. elevatum 458
- U. m. gangraenosum 458
- U. phagedaenicum s. gangraenosum 458
- U. recti 458
- - U. r. ergotamininduziertes 400
- - U. r. simplex **399–401**
- - - Differenzialdiagnose 356, 398
- U. rodens 456
- U. serpiginosum 458
- U. solitäres, Descending-Perineum-Syndrom 338
- - Differenzialdiagnose 98, 152, 187, 447, 466
- - Rektumprolaps 89
- U. vulvae acutum *(Lipschütz)*, Differenzialdiagnose 460

Ultraschall *siehe unter* Sonographie
Ultraschallbad
- Biopsie-Zangen 27
- Bürsten 27
- Diathermieschlinge 27

Unfallverhütungsvorschrift 21
Untersuchung(smethoden/-verfahren) 28–70
- allergologische 62–66
- Anamnese **28–29**
- Anoskopie **32–34**
- bakteriologische 59–62
- Digitaluntersuchung **30–31**
- Fisteluntersuchung **31–32**
- Ileoskopie 40
- Inspektion **29–30**
- Koloskopie **39–42**
- mykologische 53–59
- Positionen 19
- proktologische 19–70
- Proktoskopie **32–34**
- radiologische 19, 43–46
- Rektosigmoidoskopie **34–39**

Untersuchungsstühle 19
Urethra 8
Urethritis
- Chlamydien 464
- Fisteln, extrasphinktäre 107
- U. gonorrhoica 59

Urogenitalinfektionen, Chlamydien 464
Urogenitaltuberkulose 439
Uterus 8
Uterusprolaps 337
UV-A-Licht 143
UV-Phototherapie, Psoriasis inversa 214

V

Vakzine, Verrucae vulgares 163
Valvula(e)
- V. anales 3
- V. *Bauhini*, Lipome 279

Varicella-Zoster-Virus (VZV; *siehe* Zoster) **154–157**, 158
Varigloban, Sklerotherapie 78
Varikosis, rektale 296
Varizellenbläschen 155
VDRL (venereal disease research laboratories) 456
- Test **456**
- Titration 454–455

Vektoren, Leishmaniasis 533
Venektasien, variköse, Inspektion 29
Venen/venöse Versorgung der Analregion
- Anorektalregion 9
- V. cava inferior 9
- V. glutea superior 9
- V. iliaca communis 9
- V. iliaca externa 9
- V. iliaca interna 9
- V. mesenterica inferior 9
- V. pudenda interna 9
- V. sacralis media 9
- Vv. rectales inferiores 9
- Vv. rectales mediae 3, 9
- Vv. rectales superiores 3, 9
- Vv. sigmoideae 9

Venenplexus (*siehe* Plexus venosus rectalis), Anorektalregion 9
venerische Erkrankung **458–461**
Verletzungen (*siehe auch unter* Traumen) **329–336**
- Ätiologie 329–333
- Anus praeter naturalis 335
- Depigmentierungen 132
- Diagnose 334
- Differenzialdiagnose 98
- Granatsplitterverletzungen 334
- Klinik 333–334
- Pfählungsunfälle 329
- Prognose 335

- Rektumverletzungen, Kindesalter 333
- Schrotschussverletzungen 334
- Spießungsverletzung 330
- Stichverletzungen 21
- Therapie 334–335

Verrucae (*siehe auch* Warzen)
- V. acuminatae **164–168**
- V. planae 162
- - Differenzialdiagnose 187
- - V. p. juveniles 161, 163
- - - Differenzialdiagnose 171, 204, 209
- V. plantares 161–162
- V. seborrhoicae 170, 273
- - Acanthosis nigricans 200
- - Differenzialdiagnose 171
- - pigmentierte 271
- V. vulgares **161–164**
- - Ätiologie 162
- - Aids 470
- - begünstigende Faktoren 162
- - Diagnose 163
- - Differenzialdiagnose 160, 163, 167, 177, 209
- - Inkubationszeit 162
- - Klinik 162
- - Therapie 163–164
- - Übertragung 162
- - V. v. et planae juveniles, Inspektion 30
- - Verlauf 163

verruköses Karzinom **176–178**
- Ätiologie 176
- Diagnose 176–177
- Differenzialdiagnose 177
- High-risk-Subtypen 176
- Klinik 176
- Low-risk-Subtypen 176
- Therapie 177–178

Verschleppungs- oder Implantationstheorie nach *Sampson* 307
- Endometriose 307

Vesica urinaria 7–8, 31
Vestibulum vaginae 5
Vibrio 61
- V. fetus 428

vierte Geschlechtskrankheit **463–466**, 467
VIN (vulvar intraepithelial neoplasia) **169–172**
Vioform-Zinkschüttelmixtur, Herpes simplex 153
Virus/Viren
- Aids 470
- Akanthome 161
- Herpes (*siehe dort*) 29, 98, 118, **147–153**, 215–217, 447, 460, 463, 466
- Papillome (*siehe dort*; *siehe auch* HPV) **161–176**, 178
- Papovaviren **164–167**, 168
- Poxvirus mollusci 158
- Strongyloplasma hominis 158
- Varizella-Zoster-Virus (VZV; *siehe auch* Zoster) **154**, 155–158

Virustatika
- Herpes simplex 152–153
- Zoster 157

Vitamin-A-Säure
- Acanthosis nigricans 201
- Akne 137
- Mollusca contagiosa 160

Vitamin-A-Säure-haltige Externa, Verrucae vulgares 164
Vitamin-B_{12}-Mangel-Syndrom, Fischbandwurm 502
Vitiligo 130–132
- Inspektion 29

Völlegefühl, Rektum 10
Volon-A-Haftsalbe, Lichen ruber 188
Vorfall, innerer 337
Vorpostenhämorrhoide, Analfissur 97
Vorsorgeuntersuchung, Risikopatienten, kolorektales Karzinom 68
vulvar intraepithelial neoplasia (VIN) **169–172**

W

Wachtposten 81
- Analfissur 97
- - blutende 96

Wächter 81
Wäschedesinfektion 21
Walze, druckdolente, Divertikulitis 409
Wanderungstyp, askaroider 511
Wandstarre 354
warty carcinoma of the anus 176
Warzen (*siehe auch* Verrucae)
- Dellwarzen **158–160**, 161
- Dornwarzen 161
- Feig- oder Feuchtwarzen 161, 164–168
- filiforme 162
- juvenile, plane 161
- Kortikosteroidschäden 118
- Mosaikwarzen 161
- Pinselwarzen 162
- Plantarwarzen 161
- seborrhoische 170–171, 200, 271, 273
- - Differenzialdiagnose 167, 175
- - Inspektion 29
- vulgäre (*siehe* Verrucae vulgares) 160, **161–163**, 164, 167, 470

Wasserschnecken 491
Wasserstoffexhalationstest 393
water sports 329
Wechseltierchen 525
Weichgewebstumoren (soft tissue tumors), Klassifikation 275
Weißfleckenkrankheit 131, **188–191**
Whipple-Syndrom, Differenzialdiagnose 356
white sponge nevus 477
- Differenzialdiagnose 187, 189

white spot disease **188–191**
Whitehead-Anus 16
Whitehead-Hämorrhoidektomie 85
- Stenosen 323

WHO-Klassifikation
- Lymphome, maligne 300
- Non-*Hodgkin*-Lymphome, gastrointestinale 301

Wickhamscher Streifen (signe du réseau) 186
Willkürdruck, maximaler, Manometrie, anorektale 50
Windeldermatitis **479**
- Differenzialdiagnose 479

Windelpsoriasis **479**
Wischdesinfektion 24
Wolf-Intertrigo, Differenzialdiagnose 479
Wood-Lampe 143
- Erythrasma 144
- Erythrasma-Nachweis 62

Working Formulation, Lymphome, maligne 299
Würmer (Helminthes)
- Fadenwürmer (*siehe* Nemathelminthes) 489, **489**, **507–523**, 524
- Hakenwürmer (*siehe* Ancylostoma) **513–516**, 517
- Magenwürmer (*siehe* Trichostrongylus) **522**, 523
- Peitschenwurm (*siehe* Trichuris trichiura) 489, **517–521**, 522
- Plattwürmer (Plathelminthes) **489–506**, 507
- Saugwürmer (Trematodes) 489–497
- Zwergfadenwurm (*siehe* Strongyloides stercoralis) **519–521**, 522

Wundauflagen, nichthaftende, Zoster 157
Wundheilungsstörungen, Kortikosteroidschäden 118
Wundinfektionen, postoperative 20
Wurmeier
- Anreicherungsverfahren 485
- Flotationsmethoden 485
- Stuhlmaterial, Versand 486
- Stuhluntersuchungsverfahren 485–487

Wurmseuche 521

X

Xanthogranulom
- juveniles 159
- - Differenzialdiagnose 160

Xanthom, papulöses, eruptives 159

Y

Yersinien-Exanthem, Erythema-exsudativum-multiforme-artiges 426
Yersiniosen (Yersinia) **423–427**
- Aids 470
- Altersgipfel 423
- Diagnose 426–427
- Differenzialdiagnose 356, 419, 427, 443
- Endoskopie 424
- enterale 423
- Enteritis 424
- Enterocolitis 424
- Epidemiologie 424
- Gelenkbeschwerden 424, 426
- Gruppen 423
- - Y. enterocolitica 423–425
- - Y. pestis 423–424
- - Y. pseudotuberculosis 423–425
- Histokompatibilitätsantigene 426
- HLA B27 426
- Inkubation 423
- Klinik 424
- Polyarthritis 426
- pseudoappendizitische Form 424
- septikämisches Krankheitsbild 424
- Therapie 427
- Übertragungswege 424
- Verlaufsformen 423

Z

Zanca-Syndrom 239
Zellophan-Klebestreifen-Methode
- Enterobiasis 486–487
- Oxyuriasis 486–487, 508

zerebrospinale Gefäßlues 452
Zerkarien 492
- Metazerkarien 493
- Zerkariendermatitis **491**

Zervikalsyndrom, Kokzygodynie 343
Zervizitis, Chlamydien 464
Ziegelbrennerkrankheit 515
Zinkabsorptionsstörungen, Acrodermatitis enteropathica 192
Zinkgehalt, Nahrungsmittel 195
Zinkmangel/Zinkmangelsyndrom
- Acrodermatitis enteropathica 192
- akuter 194
- chronischer 194
- Ernährung, parenterale 192
Zinkschüttelmixturen, Lichen ruber 188
Zinksubstitution 195
Zinksulfat-Konzentrationsverfahren
- Amöbiasis 529
- mit Flotationstechnik, Wurmeier 485
- Protozoen 487
Zökalpolypen 303
Zona
- Z. cutanea 4
- Z. intermedia 4
Zoon (Balanitis plasmacellularis) 175
Zooparasiten 483
- Arten 483
- Gruppen 483
Zoster **154–157**, 158
Zoster (HZV/VZV) **154–158**
- *siehe auch* Herpes zoster
- Ätiologie 154
- Aids 470
- Auslöser 154
- Diagnose 156
- Differenzialdiagnose 152, 156–157
- Epidemiologie 154
- Inspektion 30
- Klinik 154–156
- Lokalisation 155–156
- Negativkontrastverfahren 156
- Prognose 157
- Reaktivierung 154
- Therapie 157
- Z. duplex 156
- Z. gangraenosus 154
- Z. generalisatus 154, 156
- Z. haemorrhagicus 154
- Z. multiplex unilateralis 155
- Z. ophthalmicus 157
- Z. segmentalis 155
Zosterbläschen 155
Zottentumor 233
Zwerchfellhochstand, Divertikulitis, Perforation 410
Zwergbandwurm (*siehe* Hymenolepis nana) **503–504**, 505
Zwergdarmegel **496**, 497
Zwergfadenwurm (*siehe* Strongyloides stercoralis) **519–522**
Zwischenwirt, Zystizerkose 500
Zygoten 537
Zysten
- Amöben 526
- E. cayetanensis-Oozysten 540
- enterogene **396–398**, 399
- Epidermoidzyste **139**, 140
- Gaszysten des Darmes 311
- Giardien-Zysten 531
- Oozysten *(siehe dort)* 537–538, 540
- Pneumatosis coli 311
- Rektumzysten 399
- schleimgefüllte, Colitis cystica profunda 398
- Sporozysten 490, 538, 540
Zystenmerozoiten 536
Zystizerkoid 503, 505
Zystizerkose (Cysticercus/Cysticerciasis) 497, **500**
- C. bovis 498, 500
- C. cellulosae 498, 500
Zystozoiten 536
Zytologie, Materialgewinnung, Koloskopie 41
Zytologiebürsten, Dampfsterilisation 25
Zytomegalie
- Kolitis, Differenzialdiagnose 356
- Virusinfektion, Aids 470
Zytostatika, Karzinoidsyndrom 266

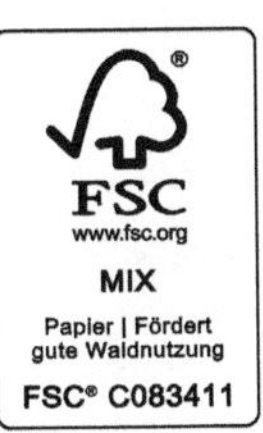

Zeitfracht Medien GmbH
Ferdinand-Jühlke-Straße 7
99095 Erfurt, Deutschland
produktsicherheit@kolibri360.de